原书第4版

Textbook of
Gastrointestinal
Radiology

下 卷

胃肠影像学

原著　[美] Richard M. Gore
　　　[美] Marc S. Levine

主译　孙应实

中国科学技术出版社
·北 京·

图书在版编目（CIP）数据

胃肠影像学：原书第 4 版. 下卷 /（美）理查德·M. 戈尔 (Richard M.Gore)，（美）马克·S. 莱文 (Marc S.Levine) 原著；孙应实主译. — 北京：中国科学技术出版社，2021.2

ISBN 978-7-5046-8922-1

Ⅰ. ①胃… Ⅱ. ①理… ②马… ③孙… Ⅲ. ①胃肠病—影像诊断 Ⅳ. ① R573.04

中国版本图书馆 CIP 数据核字 (2020) 第 243617 号

著作权合同登记号：01-2018-7574

Elsevier (Singapore) Pte Ltd.
3 Killiney Road, #08-01 Winsland House I, Singapore 239519
Tel: (65) 6349-0200; Fax: (65) 6733-1817

Textbook of Gastrointestinal Radiology, 2-Volume Set, 4/E
Copyright © 2015, 2008, 2000, 1994 by Saunders, an imprint of Elsevier Inc. All rights reserved.
ISBN-13: 978-1-4557-5117-4

This Translation of Textbook of Gastrointestinal Radiology, 2-Volume Set, 4/E by Richard M. Gore and Marc S. Levine was undertaken by China Science and Technology Press and is published by arrangement with Elsevier (Singapore) Pte Ltd.
Textbook of Gastrointestinal Radiology, 2-Volume Set, 4/E by Richard M. Gore and Marc S. Levine 由中国科学技术出版社进行翻译，并根据中国科学技术出版社与爱思唯尔（新加坡）私人有限公司的协议约定出版。

胃肠影像学（原书第 4 版）（孙应实，译）
ISBN: 978-7-5046-8922-1
Copyright © 2021 by Elsevier (Singapore) Pte Ltd. and China Science and Technology Press.

———— 注 意 ————

本译本由中国科学技术出版社完成。相关从业及研究人员必须凭借其自身经验和知识对文中描述的信息数据、方法策略、搭配组合、实验操作进行评估和使用。由于医学科学发展迅速，临床诊断和给药剂量尤其需要经过独立验证。在法律允许的最大范围内，爱思唯尔、译文的原文作者、原文编辑及原文内容提供者均不对译文或因产品责任、疏忽或其他操作造成的人身及（或）财产伤害及（或）损失承担责任，亦不对由于使用文中提到的方法、产品、说明或思想而导致的人身及（或）财产伤害及（或）损失承担责任。

目 录

上 卷

第一篇　放射学原理

第二篇　腹部放射学

第三篇　咽 部

第四篇　食　管

第五篇　胃和十二指肠

第六篇　小　肠

第七篇　结　肠

下　卷

第八篇　实质脏器成像与介入的放射学原理

第九篇　胆囊和胆道

第十篇　肝　脏

第十一篇　胰　腺

第十二篇　脾

第十三篇　腹膜腔

第十四篇　儿科疾病

第十五篇　常见的临床问题

第八篇

实质脏器成像与介入的放射学原理

General Radiologic Principles for Imaging and Intervention of the Solid Viscera

Textbook of Gastrointestinal Radiology
(4th Edition)

胃肠影像学（原书第 4 版）

第 65 章　腹部实质脏器 CT 成像
Computed Tomography of the Solid Abdominal Organs

Cecil G. Wood Ⅲ　Senta Berggruen　**著**

赵　博　**译**　史燕杰　**校**

一、发展历史

计算机断层成像（CT）的发明和应用为医疗带来革命性的变化。对 CT 技术重要性的高度认可，将 1979 年诺贝尔奖授予 Cormack 和 Hounsfield，表彰他们在 CT 研究方面取得的成就[1]。1971 年 10 月 1 日，Atkinson Morley 医院安装了第一台 CT，且应用于临床[1]。采集一幅图像需要 4min，重建相应的序列需要 2 天。CT 在临床应用中的重要性立即受到重视，1976 年已经有 22 家公司生产 CT 扫描仪，于 1979 年，全球超过 1000 多台扫描仪投入临床使用。自此，由于硬件和软件技术飞速发展，先后出现了螺旋 CT、多排螺旋 CT 以及双能 CT，CT 时间及空间分辨率明显提高。

二、创建 CT 图像

CT 基本原理是 X 线束对选定的对象多个方向投影，从而重建选定对象的内部结构[2, 3]。创建 CT 图像分为三个步骤：第一，数据采集，指通过 X 线曝光扫描患者，产生原始数据；第二，图像重建，指将原始数据处理为能够反映选定对象内部结构的数值矩阵；第三，图像显示，指将数值矩阵数据转化为灰阶图像。在常规 CT 讨论中，对上述各点进行深入探讨，在螺旋和多排螺旋 CT 讨论中，将进一步探讨 CT 发展所引起的创建图像的变化。

（一）数据采集

CT 扫描部分主要由 X 线管、探测器及扫描架构成，X 线管与探测器相对应，扫描架中包含一系列相关的电子元件。X 线管产生扇形 X 线束，人体对 X 线吸收或散射。探测器可以接收穿过人体后的 X 线。在数据采集期间，管球和探测器围绕患者旋转，探测器重复测量穿过患者后的 X 线能量。计算机记录探测器接收穿过患者后的 X 线能量及扫描架角度（图 65–1）。典型的探测阵列包含 500～1000 个探测器，每个探测器约采样 1000 次 / 转。探测器采集一次的信息反映了该 X 线路径中所有结构衰减系数的总和。"原始数据"包括所有探测器所接收的一整套数据，依据原始数据信息，计算机重建一幅图像。常规扫描或增强扫描需要患者屏气。每次扫描完毕，患者才可呼吸，同时扫描床向前移动，对于大部分 CT，管球和探测器需旋转至原位，以开始下一次扫描[4]。

（二）图像重建

根据原始数据，应用多种技术创建数字图像。无论是否应用傅里叶变换模式，这些技术都依靠反投影迭代公式原理或解析公式[5]。数据结果是一个数字矩阵，一般情况下，腹盆 CT 常用矩阵为 512×512。矩阵中的每个数字称为像素或图片元素。每个像素对应于患者体内组织的体积或体素，组织内体素的平均密度是像素值表示。一个像素相对水的衰减差异被定义为 CT 衰减值，单位是 HU[6]。

（三）图像显示

数字图像或数字矩阵转换为可视化的格式。不同密度的组织表现为不同的灰阶，如骨骼（最高

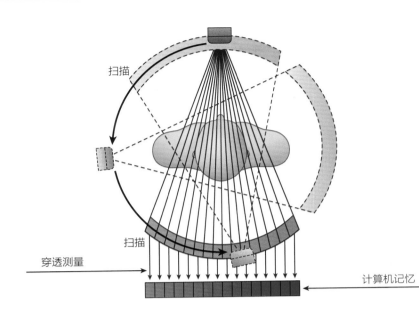

◀ 图 65-1　测量三个位置数据获得单个图像

探测器旋转一周约收集 1000 个位置数据。阵列中的探测器测量每个位置的数据，虽然示例显示了 16 个探测器，但实际上使用了 500～1000 个探测器。整组测量结果形成原始数据，用于重建扫描对象内部结构（改编自 Sprawls P: Physical Principles of Medical Imaging. Gaithersburg, Md, Aspen, 1987）

扫描

扫描

穿透测量

计算机记忆

HU），指定为较亮的影像，而疏松的组织，如空气（最低 HU），指定为较暗的影像。面临的问题是，显示设备只能显示约 60 个灰阶度，人的眼睛只能分辨 30 个灰阶度，因此，4096 个 CT 值不是简单的重建图像，而是通过转化后重建图像。CT 值范围通过调整窗宽和窗位进行转换，以便显示图像。窗位是指灰阶中心的 CT 值，窗宽是 CT 值的范围。如果窗位设为 0，窗宽设为 500，以 0 位中心，CT 值低于 250 为黑色，CT 值高于 250 为白色；如果设定 50 个灰阶，每个灰阶包含 10 个 CT 值，中间灰阶 CT 值接近 0。

三、螺旋计算机断层扫描

随着患者匀速前进，螺旋 CT 扫描架能够连续旋转，不再需要像传统 CT 间断的采集数据[4, 7]。螺旋 CT 扫描架连续旋转产生大量原始数据，这些原始数据必须进行分段，然后重建成平面图像。1989 年，螺旋 CT 技术被迅速接受，而广泛应用。螺旋扫描的主要优点包括快速采集、不受限制地获得重叠图像而不增加患者辐射剂量、高质量的多平面重建，以及不受呼吸不良的限制[8]。

螺旋 CT 引入了一些独特新概念，医师需要了解这些概念。第一个概念扫描床移动速度与扫描架旋转速度之间的关系，称为螺距，定义为扫描架旋转一周进床距离与探测器准直宽度之比（图 65-2）。

当扫描架旋转一周进床距离等于准直宽度时，螺距为 1。增加螺距能够增加 z 轴方向范围，但是增加了图像噪声。另外，螺距＞1 可降低患者辐射剂量[7]。

螺旋 CT 第二个重要的新概念是重建层厚和重

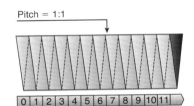

Pitch = 1:1

0 1 2 3 4 5 6 7 8 9 10 11

Pitch = 2:1

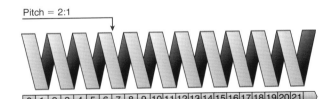

0 1 2 3 4 5 6 7 8 9 10 11 12 13 14 15 16 17 18 19 20 21

▲ 图 65-2　**Concept of pitch (table increment per revolution of the gantry over collimation)**

Pitch of 1 : 1 (*top*). The table increment is a constant 1cm/s with a collimation of 1cm. Pitch of 2 : 1 (*bottom*). The table increment is 2cm/s with the 1-cm collimation. Advantages of pitches greater than 1 include increased coverage (20cm versus 10cm in this example with a 10-second acquisition) and decreased radiation exposure. However, there is increased noise and slice profile broadening with increased pitches. In clinical scanning of the abdomen, pitches of 1.3 to 2.0 are frequently used with single detector helical CT. [Modified from Zeman RK, Fox SH, Silverman PM, et al: Helical (spiral) CT of the abdomen. AJR Am J Roentgenol 160: 719–725, 1993.]

叠重建。常规 CT 扫描完成后，图像层厚不能改变。然而，螺旋 CT 连续采集数据，所以沿着 z 轴图像中心的位置可以改变。螺旋 CT 有两方面实际应用价值：后处理过程中能够应用重叠重建，同时不增加患者的辐射剂量，并且减少了容积效应，提高了对小病灶的检出（图 65-3）[9]。

尽管螺旋 CT 带来了巨大的进步，但对扫描速度的要求仍在继续。通过提高扫描架转速和增加每旋转一周所获得的层数来提高 CT 扫描速度[10]。扫描架旋转速 2° 已经降低到零点几秒，大多数高端扫描仪的速度 < 0.5s/ 转。CT 技术的下一个发展方向是增加每旋转一周所获得的扫描层数称为多排螺旋 CT（MDCT），也称为多排 CT 和多层 CT[11]。

四、多排螺线 CT

MDCT 是沿着患者的 z 轴方向组成探测器阵列，允许多排探测器同时采集数据。1992 年，ELSCIN（Haifa，以色列）引进了第一个 MDCT，双层 CT。然而，直到 1998 年几家制造商推出了四通道 CT，该技术才广为使用。MDCT 背后的技术令人着迷，但在很大程度上超出了本章的范围。现已经出版了若干评论和书籍，感兴趣的读者可以阅读参考文献 12～15。如同其他 CT 技术改进一样，多排探测器的主要优点是提高了性能，包括缩短扫描持续时间、增加扫描范围和提高分辨率。在腹部实质器官成像中，放射

科医师利用了这项新技术提高了图像分辨率和扫描速度[16]。多排螺旋 CT 最显著进步是可以一次静脉团注造影剂后获得器官多时相图像[17]。

在 MDCT 讨论中，需要明确区分数据采集通道数量（层）和探测器排数。如制造商和放射科医师经常提到 4 排或 16 排 MDCT，然而，这是一个错误的名称，并且提到 4 通道（层）或 16 通道（层）MDCT 更准确。数据采集通道的数目决定了探测器同时获取的图像层数。探测器排数是探测器在 z 轴方向的物理排列数目，探测器排的数量通常大于通道的数量[18]（图 65-4）。然而，随着通道数量的增加，这种差异减小。

MDCT 中另一个重要的新概念：采集层厚与图像层厚。常规 CT，图像层厚是采集参数。扫描完毕后，图像层厚不能改变。然而，在多探测器 CT 中，图像层厚是重建参数，扫描完成后可改变图像层厚。不同制造商可选择不同的常规重建层厚。重建图像层厚不能小于采集图像的准直器宽度。可以应用原始数据重建不同层厚的图像。

MDCT 已用于腹部多种实质器官成像。与常规 CT 比较，多排螺旋 CT 减少了腹部和盆腔成像的图像间隔和缩短了扫描时间。与单排螺旋 CT 比较，多排螺旋 CT 更容易完成腹盆腔增强扫描，在静脉快速注射造影剂，对单个器官，如肝脏或胰腺进行多次扫描，已经成为放射科医师常规工作的一部

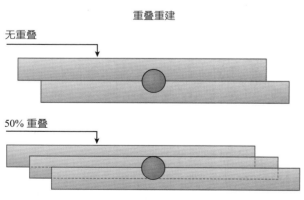

▲ 图 65-3 螺旋 CT 重叠图像的应用

（上例）如果小病灶位于相邻两层图像之间，由于体积平均效应，此小病灶难以观察，因为"结节"中心位于顶部图像和底部图像之间。（下例）通过使用 50% 重叠，结节在中间图像很好地显示。螺旋 CT 重叠图像没有增加患者的扫描时间或辐射剂量

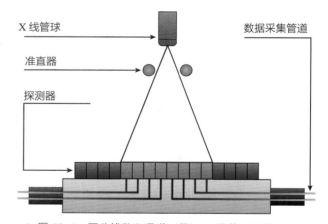

▲ 图 65-4 区分排数和通道（层），4 通道 -16 排 MDCT

在这个例子中，蓝色和浅紫色表格代表 16 个探测器。中央 8 排探测器接收 X 线的数据。从每对中心探测器获得的 X 线信息在探测器后面以组成 4 组数据，4 组数据分别流至 4 个通道。常用的用法是将其称为 4 排 MDCT，这意味着 4 通道 MDCT

分。注射造影剂后，动脉期采集的薄层图像可重建动脉血管（CT angiography，CTA），CTA 通常与常规的 CT 图像相结合，应用于临床影像诊断工作中。

五、双能 CT

双能 CT（DECT）是一种有望为 CT 成像增加新的发展方向的新技术，原理是基于每个元素的衰减随着成像 X 线能量而变化。X 线衰减和 X 线能量之间的关系不是线性的。由于光电效应，当 X 线的能量在或刚好在元素的 k 壳（k-shell）结合能之上时，衰减达到高峰，这个能级称为 k- 边缘。k- 边缘随元素的不同而不同，但随着元素的原子序数而增加[19]。DECT 通过在两个不同的管电压下对患者进行成像来应用这种原理。这可以通过在单个 X 线管绕患者旋转时快速切换管电压（快速切换 DECT）或通过一对成 90°X 线管和探测器对患者进行成像来完成（双源 DECT）。管电压较低的通常为80kVp，管电压较高的通常为 140kVp。而 X 线管发射的 X 线能量是变化的能量频谱，管电压越低，平均能量谱越低[20]。

通过测定体素在两种不同管电压下的衰减，DECT 有几个潜在的优点：第一是提高了对碘化造影剂灵敏度，当在 80kVp 下成像时，X 线能谱大部分接近碘的 k 边缘（33.2keV）。因此，碘在低管电压下的衰减比在高管电压下大。这增加了 CT 检测碘化造影剂的灵敏度（图 65-5）[19]。然而，在 80kVp 的成像产生的固有噪声比在高管电压成像高。

通过将 80kVp 的噪声图像与"更清洁"的 140kVp 图像混合可降低图像噪声，以创建可接受的图像质量[21]。这更有利于肝脏富血供病变及胰腺乏血供病变的检出[20]。

DECT 还具有根据某些物质在不同 X 线能量下不同衰减系数来检测某些物质的能力。关于胃肠成像方面，已经有研究使用 DECT 检测和定量肝脏铁和脂肪沉积[22-24]。相反，DECT 也被用来通过增强 DECT 中去除碘来创建虚拟的非增强图像。这两种技术实现了在非增强 CT 扫描中探测病变强化情况[21]。

六、放射剂量测定与降低剂量

在医学成像中，公众和专业人士对辐射剂量的认识都有了显著的提高[25]。由于 CT 是一种相对高放射剂量的检查，且应用较为广泛，受到很大程度关注[26]。1999 年，大不列颠国家放射防护委员会估计，虽然在诊断程序中，CT 扫描仅占 4%，但 CT 辐射剂量却占了医疗辐射剂量的 40%[27]。由于计算 CT 辐射剂量非常复杂，难以对剂量问题提供简单的答案[28]。CT 的应用遵循以下重要原则：① CT 辐射只针对身体的某一部分；②辐射剂量可通过技术参数设置而发生改变，辐射剂量与 CT 机型和所产生的图像类型相关；③与常规 X 线比较，CT 中心剂量的比重高于皮肤剂量[2, 3]。

吸收剂量是每单位质量吸收的能量，用 SI 单位灰度（Gy）测量。CT 吸收剂量包括体积 CT 剂量

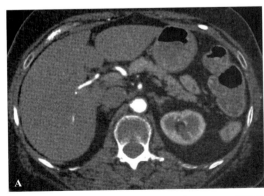
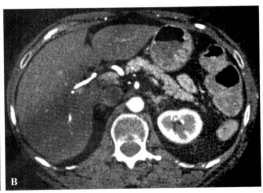

▲ 图 65-5 与 140kVp 图像比较，80kVp 图像碘的衰减增加

在 140kVp（A）和 80kVp（B）的同时获得腹部的两个轴位增强图像。80kVp 图像上主动脉和实质器官衰减增加，是 80kVp 时碘衰减增加造成的。测量结果显示，主动脉的 CT 值从 420HU 增加到 835HU。胰腺的 CT 值从 119HU 增加到 184HU

指数（mGy），它反映扫描体积内的平均辐射剂量，以及剂量长度乘积（mGy-cm），它反映整个扫描范围内辐射剂量。在新 CT 机器的操作控制台上显示其中一个或这两个值。

另一个重要的描述是有效剂量（mSv），评估生物风险度。有效剂量可以通过将剂量 - 长度乘以转换因子来计算，转换因子是基于被扫描患者部位和患者的大小。对于成年人腹部 CT 转换因子是 0.15 [29]。有效剂量是临床医师和患者都关注的剂量方面信息。腹盆部 CT 扫描有效剂量值范围为 8~16mSv [26, 30]。而美国的背景辐射范围是 1~10mSv，平均约 3.6mSv。如果想进一步了解相关信息，可以参阅几个综述 [31-33]。

采取几种策略可以减少 CT 总体辐射剂量。第一，放射科医师强调，只有 CT 可能为临床提供影响治疗过程有用信息的人群行 CT 检查，这可以降低 CT 检查人数；第二，避免 CT 重复检查，以减少辐射；第三，降低扫描范围，扫描范围仅限于感兴趣区域，避免无效辐射；第四，考虑其他无电离辐射的成像方式，如超声、磁共振成像（MR）。

一项研究表明，可以调整扫描参数来降低患者辐射剂量。关键点是平衡辐射剂量和图像质量之间关系。一般来说，减少患者辐射剂量的参数也同时减少到达探测器的光子数量，导致图像质量降低。因此，放射科医师认识到，高质量图像常常是以增加辐射剂量为代价。

影响辐射剂量和图像质量的三个关键参数包括：管电流 - 时间乘积、管电压和螺距。管电流 - 时间乘积是管电流和扫描时间的乘积，单位为毫安秒（mAs）。千伏（kV）是 X 线管电压。电流时间乘积的减小导致辐射剂量的线性比例减小，由于图像噪声与电流时间乘积平方根的倒数成正比，因此降低电流时间乘积会导致图像噪声增加（如电流时间降低一半，图像噪声增加 41%）[34]。降低管电压导致辐射剂量的减少，而图像噪声增加，其他伪影也会增加 [34]。螺距与辐射剂量成反比，与图像噪声成正比 [34]。

尽管在临床应用中，管电流 - 时间乘积、管电压和螺距并无最优的固定值来获得最佳的图像，但是可以通过调整这些参数尽可能降低辐射剂量，同时仍然可以获得用于临床诊断图像质量。CT 临床应用中，最重要考虑因素是患者的体积 [35]。根据患者体积，如儿童患者需要较低的管电流 - 时间乘积。而肥胖的成年患者通常需要增加管电流 - 时间乘和管电压以获得诊断图像 [36]。

重建层厚是影响辐射剂量的另一个因素。MDCT 可以选择更薄的层厚重建。然而，与较大重建层厚的图像比较，较小重建层厚图像噪声更大。如图像噪声固定，与较大重建层厚的图像比较，较小重建层厚图像将需要更高的辐射剂量 [37]。

CT 制造商最近已经应用自动曝光控制的功能，其尝试简化优化剂量过程。通过自动曝光控制，操作者设定图像质量参数、管电压和扫描层厚。然后，当扫描架围绕患者旋转时，扫描器调制管电流，以最低电流来获得期望的图像质量。然而，可接受的图像质量判断是临床面临的另外一个问题。厂商之间调控图像质量参数值不同。另外，不同的放射医师对图像质量的判断亦不同 [34]。尽管如此，随着这项技术应用越来越普遍，在 CT 应用中，自动曝光控制技术已经成为降低辐射剂量的最常用手段。

降低辐射剂量的另一个技术是迭代重建。迭代重建是一种替代重算法，其需要比滤波反投影更少的辐射曝光，就可产生类似质量的图像。该算法的细节超出了本文的范围。然而，迭代重建的主要局限在于它是一种计算密集型技术，重建时间较长。迭代重建是一种用于重建第一批 CT 图像的旧技术，重建时间较长使其在临床应用中受到限制。然而，随着最近降低辐射剂量关注度增加以及计算处理能力方面发展，应用迭代重建技术重建图像时间缩短，使得这种技术重新得到应用。研究表明将传统的滤波反投影与迭代重建相结合，在保持图像质量和可接受的重建时间的情况下，辐射剂量减少了 25%~40%。最近研究报道显示，虽然重建时间较长和图像质量轻度受损，应用纯迭代重建形式（基于模型的迭代重建）可以减少 57%~88% 的辐射剂量 [38]。但是随着计算能力的提高和算法的改进，迭代重建在 CT 的剂量减少方面具有很大的希望。

七、静脉注射造影剂原理

静脉注射碘造影剂常用于腹部实质器官的 CT 检查。如果使用得当，这种造影剂可提高病变检出和病变特征的显示。但是，如果使用不当，造影剂降低了病变的检出[39]。早期常规 CT，腹部增强分为三个时相，即快速团注期、非平衡期和平衡期[40, 41]。平衡期一般在注射后 90～120s 开始，肝脏扫描需要在平衡期前完成[42]。因此，患者或技术问题可导致增强扫描失败。

应用螺旋 CT 和 MDCT 对腹部增强已有全面的研究[43]（图 65-6）。动脉早期是指动脉系统中大量造影剂充盈，而静脉系统或器官内则很少或无造影剂。动脉早期扫描时间为注射造影剂开始后 15～25s。动脉晚期指造影剂大量进入富血管性肿瘤和富血管器官，扫描时间为注射开始后 30～45s。动脉晚期也称为门静脉流入期，造影剂通常也见于门静脉，而不见于肝静脉，此期肝实质强化主要依赖于肝动脉血流。门静脉期，注射后 50～80s 扫描，是肝脏强化程度最强的时相。门静脉期，肝脏主要通过门静脉供血。造影剂经过肠系膜和肠道血供通过门静脉到达肝脏，也被称为肝实质期和肝静脉期[43]。

碘造影剂有各种不同的浓度。60% 的碘浓度（300mg/ml）最常用于腹部检查。随着最近高浓度碘的使用趋势，已经研究了不同浓度的碘[44]。高浓度碘（美国 350～370mg/ml，其他国家 400mg/ml）的基本原理是在相同注射速率情况下能够将更多的碘原子引入到腹部器官[45]。较低的注射速率可能更安全，也更容易使用[46]。与 300mg/ml 碘制剂相比，使用较高浓度的碘可提高对富血供性肝细胞癌的检出[47]。

注射造影剂应该使用高压注射。高压注射器可保证造影剂注射速率和扫描延迟时间。注射造影剂的速率和扫描延迟时间（从注射开始的时间）已经得到了广泛的研究[48]。随着螺旋 CT 和 MDCT 扫描速度的提高，需要对造影剂注药策略进行重新全面评估[42]。对于常规 CT，最关键的问题是造影剂在平衡期达到最大化，扫描在平衡期开始之前完成。螺旋 CT 很容易解决这些问题，而螺旋 CT 关注的重点是在特定时相最大限度地显示病灶。

静脉注射造影剂涉及两个问题：剂量和注药方法。目前使用的所有碘造影剂都可快速地分布到细胞外空间。因此，血管和器官的强化不仅取决于造影剂剂量，而且在于注射速率以及从注射开始到成像的时间（延迟扫描）（图 65-7）。

注射造影剂的量与 CT 类型和所观察的特定器官相关。由于造影剂碘浓度不同，造影剂量需要考虑碘总量（g）。CT 血管造影，可通过提高螺旋 CT 和 MDCT 扫描速度使血管碘浓度增加，而可适当降低造影剂剂量。然而，肝脏增强扫描目的是检出局灶性病变，这并不依赖于 CT 扫描速度，而与造影

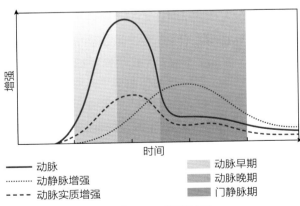

▲ 图 65-6 增强时相

曲线显示动脉密度，富含动脉实质脏器和病灶强化（如富含血管肿瘤或胰腺），以及肝脏的门静脉增强。这些图表展示了每个时相的时间

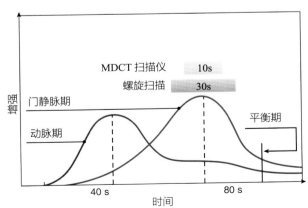

▲ 图 65-7 在增强扫描中获得同一时相，不同类型的 CT 延迟时间不同

肝脏增强需要肝实质强化达到峰值，扫描延迟时间取决于将扫描仪对整个器官成像的时间。4 层螺旋 CT 完成肝脏扫描需要 10s，而单层螺旋 CT 完成肝脏扫描需要 30s

剂剂量密切相关。因此，建议螺旋 CT 肝脏增强扫描使用最低造影剂的碘量为 38g（125ml，300mg/ml 碘造影剂）[49]。一般实质脏器 CT 增强扫描通常使用 120～150ml 的 300～370mg/ml 碘造影剂 [50]。

成人 CT 检查使用造影剂的总量通常保持恒定。根据患者的体重调整对症造影剂量。临床工作中，遵守原则是使用较低量造影剂而获得较好图像质量，这样能够节省耗材。常规检查中，大多数患者通常使用 1.5ml/kg 的造影剂量 [51]。

一般情况下，以较高速率注射造影剂能够获得血管和器官快速显影，并避免在平衡期显影。增强程度和强化峰值时间与注射速率直接相关 [52]。腹部造影剂注射速率通常为 2～3ml/s，这种速率能够满足腹部脏器门静脉期强化。然而，多期成像时，更快速的造影剂团注有助于产生不同时相，如在肝脏增强扫描中，以较高速率注射较大量的造影剂，造影剂未到达门静脉前可获得动脉期肝脏较高程度的强化 [53]。肝脏增强扫描注射造影剂速率一般为 3～6ml/s。

延迟扫描为从注射造影剂开始到 CT 图像采集开始的时间间隔。临床工作中，通常需要不同时相来解决临床中所面临的问题，因此腹部 CT 扫描因时相不同而延迟扫描时间会发生变化。常规腹部检查需要获得门静脉期图像，CT 血管造影需要获得动脉期早期图像，肝脏增强扫描需获得动脉晚期图像。延迟扫描时间还取决于扫描速度，还需要考虑扫描开始和结束的时间。理想情况下，造影剂在设定时相内达到高峰时 CT 进行扫描。因此，对于最慢的扫描仪，在造影剂达到理想显影之前，必须先开始，以确保扫描结束时增强时相仍然合适，反之，对于最快的扫描仪，延迟时间需要延长，以便在增强峰值的时相采集数据（图 65-7）。最佳的延迟扫描时间取决于注射速率和注射量，当注射速率改变时，延迟时间也需要做出相应的调整 [54-57]。

在文献中用于描述 CT 造影剂管理的术语根据当地习俗和感兴趣的器官而有所不同。多时相通常是指注射造影剂后获得的一系列增强时相图像，如肝脏"两相"扫描通常包括注射造影剂后两个时相扫描，它可能包括或不包括预增强扫描。如果包括预增强扫描，有人会称之为三时相检查，而另一些人则不会称之为三时相检查。

随着注射造影剂相关研究发展，注射造影剂的方案需要重点考虑患者自身因素。大多数机构对大多数成人患者使用几乎相同的技术。然而，心输出量、体重、最近一餐时间、体液状况等方面的差异，影响了实际增强效果 [58, 59]。在为特定患者量身定制的检查中，可以使用团注跟踪系统，当达到最佳增强时间，启动扫描 [60, 61]。一般情况下，团注跟踪系统通过测定腹腔某个部位的强化值，当该部位强化值达到一定水平时，CT 自动触发扫描。可将感兴趣区域放置于主动脉或肝脏，设定阈值强化密度。注射造影剂后，CT 约每秒扫描一次放置感兴趣区域的层面，直到感兴趣区域内测量的密度达到阈值，CT 自动触发扫描。

随着 64 层 CT 和 CT 血管造影应用，出现了另一种技术是"生理盐水冲洗"。最初，这种技术是将造影剂和生理盐水放在一个注射器腔中，但现在是使用双孔注射（一孔注射造影剂，一孔注射生理盐水）[62]。生理盐水具有两种功能：作为非造影剂提高造影剂的效率，在注射结束后将留在管中或臂部周围循环中的造影剂以团注的形式注入静脉内，这样可以减少造影剂总量 [63]。

一些新的静脉造影剂研究主要用于肝脏成像，目的是改善肝脏病变的检测和特征的显示。这些造影剂靶点是网状内皮系统（库普弗细胞）或肝细胞。

八、读片原则

传统的 CT 读片方法基于"硬拷贝"胶片，现改变为"软拷贝"。随着多探测器技术的发展，腹部获得的图像数量增加，允许创建更多（通常更薄）的图像。另外，多时相扫描和多平面重建应用导致产生更多图像。胶片打印较多图像并不可行。影像存储和传输系统（PACS）可以保存大量的图像，当需要的时候能够很快调回使用，同时增加影像诊断读片功能。

图像设置合适的窗宽、窗位来区分含固体、液体及气体的结构，体部窗位 = 40～70，窗宽 = 380～550。放射医师发现上腹部窄窗（肝脏窗位 = 60～80，窗宽 = 125～150）有助于识别与正常肝脏密度差较小的病变[64,65]。放射学报告中包括能够体现病灶特征的测量数据。勾画出感兴趣区以获得病灶平均密度，有助于病灶的定性诊断。对于螺旋 CT 采集的数据，在轴位、矢状位、冠状位上均可测量病灶大小[66]。测量病灶大小时，需要在图像上确定其最长径线，然后测量病灶的垂直径线[67]。

九、图像后处理

螺旋采集最重要的优点之一是获得了真实的体积数据，这些数据能够应用于后处理重建。最基本后处理是矢状面和冠状面重建。这些重建对诊断有一定的帮助。如在判断肿块的起源方面，冠状或矢状面重建能够更好地显示肿块与脏器之间的脂肪层，进一步判断肿块与邻近器官的关系。此外，某些结构，如小血管或胆总管，通常在矢状或冠状面平面上更容易评估。

曲面重建是另一种后处理方法，指沿着曲线创建单一解剖图像。曲面重建可应用于胆道和胰管解剖结构显示，以及更好地显示肿瘤与这些结构的关系。曲面重建在判断血管管腔狭窄、血栓和动脉瘤方面有一定的优势[68]。另外，临床医师非常认可在同一平面显示复杂解剖结构的曲面重建图像[68]。

最大强度投影，指将层面内每个体素的密度与其他所有层面内同一投影方向的衰减体素进行比较，选择最大像素值进行成像。CT 血管造影常使用最大密度投影重建方式，通过这种技术评估小血管结构。该重建方式也用于外科手术计划制定，以帮助解决血管解剖，肿瘤与邻近血管的关系等问题[69]。

最小密度投影，指将层面内每个体素的密度与其他所有层面内同一投影方向的衰减体素进行比较，选择最低像素值进行成像。最小强度投影图像可用于评估低密度结构，如胰管和胆管[70]。

容积重建能够创建感兴趣区的三维结构。该重建方法可见立体显示实质器官、血管等结构。容积重建联合最大密度投影观察血管解剖及血管与肿瘤毗邻关系[69]。因此，容积重建对肝移植、肝捐献、肝部分切除及胰腺部分切除术前手术方案规划有非常大的帮助。

体积测定法是一种用于计算组织器官体积的后处理技术。在工作站手动或自动勾画组织器官的连续断层图像。然后，工作站相关软件计算组织器官的体积。比较治疗前后肿瘤体积变化可以评估肿瘤的疗效[71]。体积测量法对活体肝捐献的手术方案制定非常重要，该方法评估捐献肝脏体积和捐献后的剩余肝脏体积[72]。肝切除术后，该方法评估残留肝脏体积[73]。

以上是一些比较常见的后处理方法。一些后处理方法，如多平面重建可以常规应用，而另一些重建方法可针对某些特定情况而使用。这些重建方法通常对临床医师非常有用，因为重建图像更立体地显示解剖结构，容易被临床医师理解。

十、扫描方案

准确的扫描方案取决于许多因素，包括临床适应证、患者相关因素，如体重、静脉通路方式、CT 扫描仪类型和厂家等[74]。本文中提供了一些基本扫描原则，由此可以设定准确的 CT 方案。

（一）腹盆腔 CT 检查

腹部 CT 检查适应证包括腹痛、胀肿或恶性疾病等。对于一般检查，在无禁忌证情况下，最好同时使用口服和静脉注射造影剂[75]。标准层厚 5mm，层间距 5mm。以 3ml/s 的速率静脉注射 125ml 造影剂。大多数患者延迟时间 70s。如果患者可以耐受，可以口服 900ml 造影剂。然而，采集层厚度为 0.5~2.5mm。用于读片的图像通常较厚，为 3~5mm[76]。

只要原始数据在扫描仪内储存，就可以创建更薄的图像。静脉腹部检查过程中需要考虑注射的时长与 CT 扫描速度。如患者静脉通路不佳，需要较低注射速率。如果注射速率 1.5ml/s，注射时长约 90s。根据采集准直和扫描架旋转速度，如在 70s 启动扫描则在所有静脉造影剂进入腹部循环之前已经完成扫描。为了避免这种情况，可以增加延迟扫描时间，降低扫描速度，或者减少造影剂量。如腹盆腔检查方案见表 65-1。

表 65-1　腹部 CT 扫描方案	4 层	16 层	64 层
静脉造影剂（300mg/ml）*	125ml	125ml	125 或 100ml+50ml 盐水冲洗
注射速率	2～3ml/s	2～3ml/s	2～4ml/s
延迟扫描	60～70s	60～70s	60～70s
探测准直器宽度	2.5～5mm	1～1.5mm	0.5～0.625mm
图像层厚	5mm	5mm	5mm

无禁忌证情况下，应使用口服和静脉注射造影剂
*. 可以使用其他浓度造影剂，可以调节造影剂的剂量以保证碘量固定不变

（二）肝脏 CT 检查

螺旋 CT，特别是 MDCT 已成为肝脏 CT 检查的常用技术（表 65-2）。由于技术原因，常规 CT 不能应用于特定的肝脏成像。具体方案主要集中于显示病灶特征、高位人群中肝细胞癌的筛查、胆管癌的评估、术前分期。此外，还包括一些特殊技术，如 CT 导管造影。

肝脏特殊扫描方案的一般原理是基于肝脏的双重血液供应 [77]。正常肝脏约 25% 的血液供应来自肝动脉，75% 的血液供应来自门静脉。在外周静脉注射造影剂后首先到达肝动脉，时间为注药后的 15～25s，这取决于注射速率和患者循环时间 [78]。造影剂到达门静脉系统较晚，因为它必须首先通过肠系膜血管和毛细血管。在注射造影剂后，造影剂到达门静脉时间为 35～40s。最后，在 60～70s，造影剂进入肝静脉内。

与肝实质的血供不同，大多数肝脏肿瘤仅由肝动脉供血。肝局灶性肿块特性取决于其血供和扫描时相 [79]。肝脏富血供肿瘤通常在动脉晚期图像上最容易显示，动脉晚期是指肝实质强化全部依赖于肝脏动脉系统，造影剂仅到达门静脉系统，门静脉系统造影剂还没有到达肝实质，为 35～40s（图 65-8）。该时相也被称为动脉期、动脉晚期或门静脉流入期 [79]。肝脏乏血供的肿瘤显示主要依赖于肝脏实质的强化，肝实质由肝动脉及门静脉供血，在平衡期之前肝实质强化最明显，扫描时长为 60～70s，并可通过肝静脉显影来识别该时相。该时相被称为门静脉期、实质期或肝静脉期。肝脏乏血供肿瘤在早期可能显示不佳（图 65-9）。因为肝脏乏血供肿瘤可能早期接受造影剂，与富血供的肝呈等密度。特定患者每个时相的准确扫描时间可以通过小剂量造影剂预扫描实验确定 [77]。

特定准直、螺距、扫描架转速、扫描床移动速度因 CT 扫描仪类型和制造商而异。通常，调整以上参数，保证每个时相可以在 10～15s 一次屏气完成。对于大多数时相扫描方案，螺距变化值为 0.75～1.5。重建间隔通常等于图像层厚，从而得到连续的图像。CT 血管造影扫描时相为动脉早期，重建间隔一般为图像层厚的 50%。

CT 平扫的意义一直存在争议。支持者认为平扫可以提高某些恶性病变的敏感性 [80]。反对者认为，与附加成本和辐射曝光相比，优势较低 [81]。采集准直通常也保持相对较大，图像层厚通常保持在 3～5mm（表 65-2）。

动脉早期图像可以提供外科手术方案需要的腹部和肝动脉血管树的三维重建。动脉早期成像的关键包括高注射速率非常重要（4～6ml/s）；使用薄的采集器准直；尽可能快的扫描架转度；不应给予阳性口服造影剂，因为阳性造影剂会干扰重建。

动脉晚期图像用于鉴别血管性病变以及显示病灶特征 [43]。动脉晚期图像也需要高注射速率（4～6ml/s），以便在门静脉显影前将足够量的碘注入肝脏。随着造影剂浓度的增加，每单位时间注入相同量的碘的速率会稍微慢一些。采集层厚范围从 4 层 CT 的 2.5mm 到 64 层 CT 0.5mm。一般原

表 65–2　肝脏 CT 方案

		4 层	16 层	64 层
平扫	探测器准直	5mm	1.5mm	0.5～0.625mm
	图像层厚	5mm	5mm	5mm
注射	造影剂量（300mg/ml）	125ml	125ml	125ml
	注射速率	3～4ml/s	3～4ml/s	3～4ml/s
动脉早期*（CT 动脉造影）	延迟扫描时间	15s	15s	15s
	探测器准直	1～1.25mm	0.75mm	0.5～0.625mm
	图像层厚	2mm	1mm	1mm
动脉晚期（动脉、门静脉血流）	延迟扫描时间	30s	30s	30s
	探测器准直	1～2.5mm	0.75mm	0.5～0.625mm
	图像层厚	2～4mm†	2mm†	2mm†
门静脉期（肝静脉、实质）	延迟扫描时间	60～70s	70 s	70 s
	探测器准直	5mm	1.5mm	0.5～0.625mm
	图像厚度	5～7mm	2～5mm	2～5mm
延迟期‡	延迟扫描时间	10～20min	10～20min	10～20min
	探测器准直	5mm	0.75mm	0.5～0.625mm
	图像层厚	5～7mm	2～5mm	2～5mm

对于大多数情况下，选择三个时相，即平扫、晚期动脉和门静脉期。动脉早期图像可以显示动脉血管，有利于外科手术方案制定。延迟期图像在评估胆管癌方面有一定的临床意义

*. 单时相扫描，不能与动脉期同时扫描。不应使用阳性肠溶造影剂，可以使用中性或阴性肠溶物质造影剂。应该应用 50% 图像重叠（重建间隔等于图像厚度的 1/2）

†. 创建更薄层的图像，应用最大密度投影和容积重建方式重建动脉

‡. 胆管癌的鉴别和评价

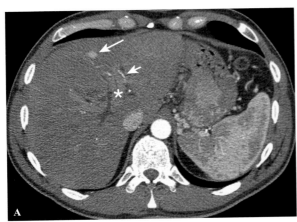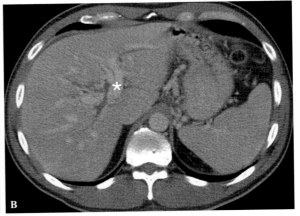

▲ 图 65–8　富血供肝转移双时相肝脏检查

A. 动脉晚期图像显示肝左叶中间段可见 1cm 富血供转移（长箭）。注意肝动脉部分显影（短箭），门静脉见少量造影剂（＊）。B. 门静脉期，与 A 图同样的位置，病变（＊）

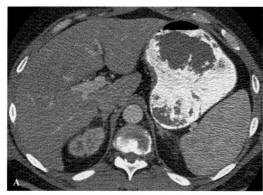 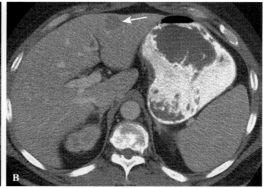

▲ 图 65-9 乏血供转移双时相肝脏检查

A. 结肠癌肝转移患者，动脉晚期图像并未显示病灶。B. 门静脉期，同样的位置，肝左叶外侧段乏血供转移显示清晰（箭）

则是在大量造影剂通过门静脉进入肝脏之前，尽可能薄准直度完成扫描。动脉晚期图像可评估肝动脉血管树，而不需要动脉早期图像。图像层厚为 2.5～5mm，较薄的图像有助于小血管的识别，然而，一项研究表明，在层厚小于 5mm 图像中对富血供肝细胞癌检出并无明显改善[82]。

门静脉时相参数与常规的腹部检查参数相似。MDCT 门静脉期扫描始于注药后 60～70s，准直为 0.5～5mm。MDCT 图像层厚一般大于准直器宽度，通常为 3～5mm。以往研究对比不同层厚图像对病灶检出的差异。一项研究发现，与 5、7.5 或 10mm 的层厚图像比较，2.5mm 层厚图像对小病灶（定义为 ≤ 10mm）更敏感[83]。然而，另外研究比较 5、3.75 和 2.5mm 层厚图像，发现较薄层厚图像对小转移瘤的检出没有改善，可能原因为较薄图像的噪声增加[84]。对于恶性肿瘤的患者，CT 检出的小病灶（10mm）80% 是良性，应用 CT 鉴别其良恶性非常困难[85]。在评估小的转移瘤方面，可能需要应用其他方法，如灌注成像[86]。

延迟扫描在注射后 10～20min 后进行，用于胆管癌的检出和评估[87, 88]。此时，造影剂持续存在于纤维致密的结构中，由于肾脏排泄大多数组织造影剂浓度降低。这种延迟扫描与门静脉扫描参数相同。

如果使用团注跟踪或团注预实验来优化延迟时间，感兴趣区域应放置于腹主动脉，以 100HU 为触发点；动脉晚期，触发后延迟 16s 扫描；门静脉期触发后延迟 50s 扫描[89]。如果延迟扫描评估胆管癌，则不需要团注跟踪或团注预实验监测扫描时间。

肝脏成像的一个重大的挑战是肝脏灌注减低的患者的成像。包括肝硬化、心功能不全、门静脉血栓。这些患者行肝脏 CT 成像非常普遍。这些患者在门静脉期肝实质强化减低，可能会掩盖肝脏乏血供病变。可以尝试应用较高浓度的碘或较大量造影剂以降低影响[90]。

其他肝脏 CT 成像技术已经存在，但在大多数机构中并不经常使用。注药后 6h 延迟成像显示，由于肝细胞将造影剂排泄到胆汁中，肝脏密度略有增加，局灶性病变呈稍低密度[91]。CT 动脉造影和 CT 门静脉造影采用动脉导管置入肝脏、脾脏或肠系膜上动脉，直接肝动脉显影（肝脏 CT 血管造影）或在造影剂首次通过肝脏门静脉系统（CT 动脉门静脉造影）期间获得图像[92, 93]。这些技术已被证明是肝脏病灶检测最敏感的检查[94]。

（三）胰腺 CT 检查

MDCT 扫描仪缩短了采集时间，提高了多期增强的成像能力和多平面重建能力，改善了胰腺成像。胰腺的 MDCT 增强扫描的主要目的是评估正常胰腺和胰腺病灶。平扫图像有助于识别胰腺钙化和钙化胆管结石。然而，MDCT 对胰腺全面的评估，需要使用静脉造影剂。水或阴性口服造影剂可用于扩张胃和十二指肠，更有利于胃和十二指肠壁病变的评价。与阳性的口服造影剂相比，阴性口服造影剂不会掩盖胆总管或胰腺钙化[95]。CT 扫描方案见表 65-3。

胰腺CT增强扫描是以碘浓度、造影剂量、注射速率等参数为基础，最大碘剂量不应超过35～45g[96]。通过增加注射速率或碘浓度，同时保持总碘剂量恒定，可以实现胰腺高对比强化。如果造影剂的注射速率和总碘剂量恒定，与低浓度造影剂相比，较高浓度的造影剂可显著改善胰腺强化[97]。高浓度静脉造影剂可提高胰腺病变的检出率。静脉造影剂剂量采用基于重量的方法，碘剂量为550mg/kg，造影剂剂量为1.8～2.0ml/kg，具体剂量取决于造影剂碘浓度[98]。

上腹部平扫，层厚5～10mm，范围为覆盖胰腺。增强扫描可分为三个时相，即动脉早期、胰腺期（也称为动脉延迟期）和门静脉期[99]。

动脉早期，团注125～150ml造影剂，注药后延迟20s扫描，注射速率4～5ml/s。动脉早期胰腺几乎没有强化。动脉期早期用于手术方案制定中评估动脉血管与胰腺关系[100]。胰腺内没有足够的造影剂，很难用于鉴别富血管或乏血管病变[100, 101]。

胰腺期（动脉延迟期）注射造影剂后，延迟35～40s获得胰腺（延迟动脉）期。扫描范围从膈肌水平延伸到十二指肠的下缘，层厚2mm。在胰腺期，胰腺强化达到峰值，动脉血管系统显影良好[102]。胰腺期获得的图像用于鉴别胰腺富血管和乏血管病变，鉴别肿瘤和炎症，评估肿瘤对血管的侵犯[103]（图65-10）。

在注射造影剂后70～80s，行门静脉期扫描。层厚2.5～5mm，准直覆盖整个上腹部。门静脉期图像可显示肝实质、肝乏血供转移和肿瘤累及静脉结构[99]。

如果使用团注跟踪或团注预实验技术，感兴趣

表 65-3　胰腺 CT 方案

		4层	16层	64层
平扫*†	探测器准直	5mm	1.5mm	0.5～0.625mm
	图像层厚	5mm	5mm	5mm
注射	造影剂量（300mg/ml）	125ml	125ml	125ml
	注射速率	4～6ml/s	4～6ml/s	4～6ml/s
动脉期（CT血管造影）	扫描延迟时间	15s	15s	15s
	探测器准直	1～1.25mm	0.75mm	0.5～0.625mm
	图像层厚	1.25mm	1mm	1mm
实质期‡§	扫描延迟时间	35～45s	35～45s	35～45s
	探测器准直	2.5mm	0.75mm	0.5～0.625mm
	图像层厚	2～3mm	2mm	2mm
门静脉期‖	扫描延迟时间	60～70s	70s	70s
	探测器准直	5mm	0.75mm	0.5～0.625mm
	图像层厚	5～7mm	2～3mm	2～3mm

胰腺扫描包括四期，然而，大多数机构仅扫描三期（选择动脉期或实质期）以限制辐射剂量。肠造影剂应为中性或阴性

*. 评估慢性胰腺炎或胆道梗阻；一般不用于常规肿瘤评价

†. 平扫z轴方向仅覆盖胰腺

‡. 可用于动脉评估和重建（CT动脉造影），而静脉强化减低。原始数据可以用于重建，其图像层厚等于准直宽度并且具有50%重叠

§. 在已知或怀疑为富血供胰腺肿瘤（即神经内分泌肿瘤）的情况下，该时相扫描范围包括肝脏，用于肝转移的评估

‖. 一般包括整个腹部

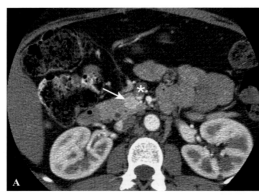 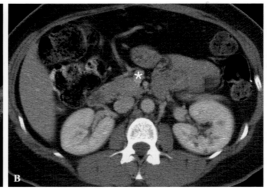

▲ 图 65-10　胰岛素瘤，患者的临床症状和实验室检查结果支持胰岛素瘤诊断

A. 胰腺期图像清晰显示胰头内富血供肿瘤（箭）。B. 门静脉期，同一位置的图像无法显示肿瘤。*. 肠系膜上静脉

区域放置于胰腺上方的主动脉，设置 50～100HU 的阈值用于触发扫描。在触发后 8s 开始扫描动脉期，触发后 25s 胰腺期扫描，触发后 50s 门静脉期扫描[89]。

十一、发展前景

CT 技术不断进步发展，空间及时间分辨率与扫描速度明显提高。螺旋和多排探测器技术使 CT 发生了革命性的变化。尽管 64 层 CT 已经实现了一个主要目标，即各向同性体素，但是 CT 仍然存在许多问题需要进一步解决。

随着多层螺旋 CT 的发展，追求扫描速度和解剖细节显示仅仅是 CT 未来发展的一个方面，CT 发展同时伴随一些新的问题。如何有效地利用 CT 产生新的更大的数据集？对于单次检查可能产生数以千计的图像，探讨最优化的 CT 数据重建方案，最大限度保证读片的效率，同时保证较高诊断准确性。最后，我们该如何看待那些小发现，虽然其临床意义值得怀疑，但是现代 CT 发展带来的解剖学细节有可能揭示这些小发现的临床意义（如胰腺小的囊性病灶）。CT 发展的另一个领域是向放射科医

师提供解剖学和密度之外的信息。虽然腹部多期动态增强扫描已经广泛应用，但是多期动态增强 CT 尚处于早期阶段，这是一个活跃的研究领域，影像学图像有可能为放射科医师提供增强的对比敏感度以及组织化学组成的临床相关信息。另一个感兴趣的领域是腹部和盆腔灌注，尤其是肝脏的灌注 CT[104-106]。随着 CT 创新发展，这项技术在神经放射学中变得越来越重要，在腹部的应用可能很快实现（心脏和呼吸运动及更广 z 轴覆盖范围是额外挑战）。灌注是最近研究热点，可能产生实际的临床效益。但是，灌注 CT 潜在的高辐射剂量，需与 MR 灌注技术比较。

最后，CT 面临的核心问题是辐射。随着每年 CT 检查数量不断增加，CT 带来的辐射剂量也增加，CT 面临着来自公共卫生官员、媒体和公众日益增加安全问题。从短期来看，CT 仍将是主要的检查手段，但从长远来看，对辐射的关注及 MR 应用日益增加和超声技术的持续改进，有可能降低 CT 在成像设备中的主导地位。制造商们已经提供如前所述自动化曝光控制和迭代重建等技术。CT 技术改进以及新的硬件和软件的技术发展，来降低 CT 辐射剂量，对维持其长期应用至关重要。

第 66 章　腹部实质脏器的超声检查
Ultrasound Examination of the Solid Abdominal Viscera

Stuart A. Barnard　Patrick M. Vos　Peter L. Cooperberg　**著**

赵　博　**译**　史燕杰　**校**

超声是腹部实性脏器检查的理想方法。超声相对便宜、便携，不需要使用有潜在危害的电离辐射或造影剂。它能实时检查，可用于急诊科和病房床边。自医学超声首次被开发以来，超声技术和计算机的持续改进，确保了其仍然是腹部许多应用的首选检查方法。与计算机断层扫描（CT）和磁共振成像（MRI）相比，超声有几个优点，包括低成本、实时成像、便携性、无电离辐射、无禁忌证。超声技术的进一步发展将确保它将来在腹部成像中保持核心地位。

1942 年，Karl Dussik 在奥地利记录了如何第一次使用医学超声，他拍摄了大脑的脑室和脑肿瘤。另一位医学超声先驱 Ian Donald 在格拉斯哥在声呐、雷达和超声探伤领域的创新基础上对子宫肌瘤和卵巢囊肿进行成像。在 1958 年，他还发表了一篇题为《脉冲超声对腹部肿块的研究》的论文[1]。作为我们今天所知的常见医学成像技术，若干技术创新对于推动超声向前发展是必要的。第一批静态臂商用医疗扫描仪在 20 世纪 60 年代上市，但技术很慢，机器也很笨重。实时扫描仪很快取代了静态臂扫描仪，这些早期扫描仪采用 A 型模式技术，其中在一个示波器屏幕上显示单行回波的振幅。后期 B 型复合扫描图像由黑白构成，灰阶成像提高了清晰度，是现在腹部成像的标准。晶体管的发展和后来的集成电路改善了信号的产生和放大。现在所有的现代机器都采用数字信号处理技术，探头设计和制造的改进已经允许为各种应用开发紧凑、坚实和多用的探头。

超声成像的实时性使其本身特别适合于解决问题。可以检查呼吸运动，可以跟踪管状结构，并且可以在不同平面检查结构。超声可以辅助介入性手术，如细针抽吸、穿刺活检和引流置放，它是在腹部实性器官内指导介入性手术的选择方式[2]，尽管有时可能需要用透视、CT 或 MRI 检查来补充。然而，超声的实时性要求超声医师或超声专家有能力进行超声检查。虽然检查是实时进行的，每秒最多 60 帧，但只有一小部分图像被保存为代表图像，以供将来回顾。因此，操作员的经验很重要，因为他们将决定要存储的图像。图像存储和传输（PACS）系统已经使更多的静止图像能够被存储，而不会带来印刷胶片的成本，并且还可以电影循环的形式存储显示动态过程。

超声波可以轻易地显示血流而不需要肾毒性造影剂，患者和操作者都不暴露在有害的电离辐射下。超声区分实性结构和囊性结构的能力特别强。

一、基本原理

医用超声使用由传感器发射和接收的短脉冲声波（图 66-1）。耦合剂用于促进声波向探针传输，这将探针的声阻抗与组织的阻抗相匹配并消除探头与皮肤之间的气隙。大多数电流传感器的基本元件是压电晶体，当施加电压时，压电晶体发出声波（传输），当反射声波返回（接收）时，压电晶体产生电压。由接收到的反射声波产生的每个晶体的电压由模数转换器转换为数字信号，并由超声机处理以形成图像。未来的换能器设计可以使用换能结构来替代[3]，但声波产生和接收的原理将保持不变。

探针包含多个晶体，其排列呈条带或网格状。换能器阵列内通常有 128 个单独的晶体，它们可以独立地被激活，这允许超声波束被电子操纵和聚焦。早期的设计使用机械装置来操纵和聚焦光束，但是这些已经被电子控制所取代。图像的最佳分辨率在焦区内，并且聚焦允许焦区根据所检查的感兴趣区域而变化。换能器的波束可以集中在发射和接收两个方面。一些传感器允许选择多个焦区以增加有效焦区，但这将降低扫描的帧速率或时间分辨率。

应用选择最合适的换能器时必须考虑几个因素。适合腹部成像的现代传感器包括线性阵列、曲线线性阵列和扇形扫描器。线性阵列（通常为 7～12MHz）以牺牲穿透力和视野为代价提供极好的分辨率。它们对于浅表病变或腹部脏器表现的检查是非常理想的，如肝脏（图 66-2）可以通过使用梯形成像（图 66-3）或复合（或扩展视野）来扩展视野。在成像中，移动探头穿过一个结构，而超声机"缝合"这些图像以产生全景图像。适用于大的浅表病变，如软组织肿瘤（图 66-4）。曲线（或曲线形）阵列不太适合浅表结构检查，但是可提供更好的穿透性（因为它们的频率较低）和更宽的视野。扇形探头在常规腹部超声检查中作用有限，但是通过小体积可提供广阔视野。在检查小儿腹部等检查受限时可以有用。穿透和分辨率呈反比，必须平衡两者。由于波长的缩短，提高发射超声脉冲的频率将提高分辨率，但是当高频比低频衰减更多（声波的衰减与频率成比例）时，也会降低穿透率。许多现代的传感器允许操作者在一定范围内改变发射频率，而不必改变探头，如对于典型的曲线探头，从 1MHz 到 5MHz。大多数现代的超声机将根据用户对预置的选择，优化图像的细节或分辨率（高频）或穿透（低频）来选择发射频率。

声波以三种主要方式与身体组织相互作用：反射、吸收和散射。用于描述超声图像术语是对结构亮度的描述，反射回换能器的声能越多，图像上的物体就越亮。物体被描述为低回声（比相邻结构更暗）、等回声（与相邻结构相同的亮度）或高回声（比相邻结构更亮）。无回声结构呈黑色，表明有液体，内部回声可能由碎片、隔膜或伪影引起。通常，肝脏被选择作为腹部的参考，但是必须注意确保参考

器官具有正常的反射性，如不是由于脂肪浸润而引起的异常。反射回换能器的能量的大小取决于几个因素。最简单的反射形式发生在声波遇到垂直于声束的平坦界面时，相邻组织之间的声速相差很大，这被称为镜面反射，并且将出现边界清晰的亮线（图 66-5）。较小的界面（直径为 0.1～1mm）可能产生各个方向的散射，只有很小一部分的透射能量返回到探头，但是，当存在多个这样的结构时，回波之间干扰会产生可见的纹理。这个过程主要出现在肝、脾和肾实质的超声图像。

声波以不同的速度在组织中传播，这在不同组织之间存在界面，声波可以被反射或折射（就像光可以被玻璃棱镜反射或折射）。相邻组织之间的速度差越大，反射的比例就越大（如果光束的入射角大），或者光束的折射越多（如果光束的入射角小）（图 66-6）。

二、最新发展

随着新技术的引入，超声机器持续快速发展。尽管物理学的原理仍然相同，但是制造商已经开发

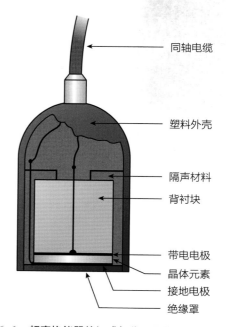

同轴电缆

塑料外壳

隔声材料
背衬块

带电电极
晶体元素
接地电极
绝缘罩

▲ 图 66-1　超声换能器的组成部分，晶体元件具有压电性能
引自 Curry TS, Dowdey JE, Murry RC: Christensen's Physics of Diagnostic Radiology, 2nd ed. Philadelphia, Lea & Febiger, 1990, p 328

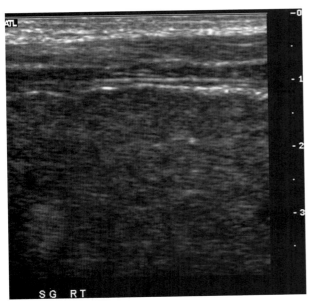

▲ 图 66-2　肝硬化

用 7MHz 线型换能器扫描肝脏，因肝硬化而表面呈结节样

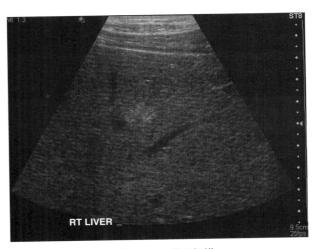

▲ 图 66-3　梯形扫描

梯形扫描区域可以选择一些线性传感器，以扩大视野，但保持了高频线性传感器的分辨率

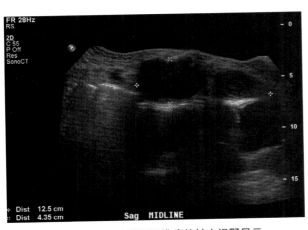

▲ 图 66-4　腹壁硬纤维瘤的扩大视野显示

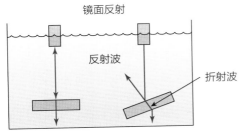

▲ 图 66-5　镜面反射与非镜面反射

镜面反射器是与声波路径相垂直的大界面，反射波在多个方向上，一些声波返回到换能器（引自 Sarti DA：Diagnostic Ultrasound：Text and Cases，2nd ed. Chicago，Year Book Medical，1987，p 10）

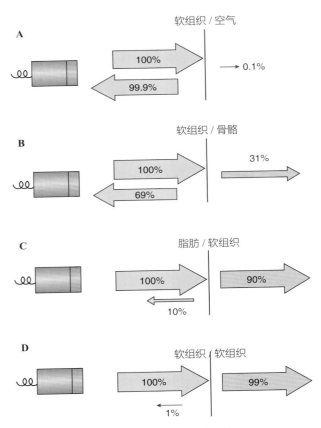

▲ 图 66-6　声波传播与反射

显示在不同界面上，声透射和反射百分比，这是声波的振幅（引自 Sarti DA：Diagnostic Ultrasound：Text and Cases，2nd ed. Chicago，Year Book Medical，1987，p8）

出新的探头构造、超声波产生和后处理算法。这些被赋予特定商标的新技术对用户是不透明的。

现在，许多超声设备允许用户选择一种实时复合成像模式，通过这种模式，待检查的区域通过用于发射和接收的电子束从几个不同的方向照射。所显示的图像是从不同的干涉角得到的图像的平均值。这已被证明可以改善整体图像质量，增加病灶显著性，并减少伪影[4]。然而，如果换能器或检查体移动，它可降低帧速率并且可能会导致图像模糊。

目前大多数机器最新发展方向是组织谐波成像。"常规"无谐波成像被称为基础成像，因为只有基波发射频率用于发射和接收。组织谐波成像最初被提出与超声造影剂一起使用，但是它已经被证明在不使用造影剂的情况下可以改善腹部结构的可视化[5, 6]。透射波形的形状随着声波的传播而变化，尤其在强度高区域。组织的抗压缩能力大于抗膨胀能力。这就是所谓的非线性行为。反射脉冲的波形是变化的，并且包含比发射脉冲更高的频率。较高频率是发射基频的倍数，称为谐波频率。目前，通常采用二次谐波（基频的 2 倍）进行成像，但也可以采用高倍频。基频在接收后被滤掉只留下谐波频率。谐波频率在返回探头时只在组织中传播一次，因此相当于探头发射和接收频率的一半。特别是在肥胖患者中，散射较少，皮下脂肪和浅层肌肉引起基本频率的散射和衰减，这可能引起回声的浑浊，使基本成像的图像质量降低。降低图像质量的旁瓣伪影与振铃伪影也变弱，因为较弱的旁瓣伪影与伪影能量不够产生谐波伪影。图像更清晰，组织谐波成像可以提高患者诊断性能[7]。相位反转成像也利用了组织的非线性特性，但是采用了与基于频率的组织谐波成像不同的技术[8, 9]。发送两个相位差为 180° 的脉冲。如果脉冲以线性方式反射，反射波就会相互抵消。如果以非线性方式反射波，则不会抵消而是用来成像。相位反转谐波成像由于需要发射 2 倍的脉冲，降低了帧速率，但空间分辨率优于基于频率的组织谐波成像。

三维和四维超声已经初步应用于产科超声中[10]，但其在腹部成像中的应用价值尚未得到证实[11]。处理和探测技术的改进使得实时三维体积重建和多平面重建成像成为可能。类似于螺旋 CT 容积数据采集方式使多平面重建和便面再现技术得以实现。

三、多普勒超声

多普勒超声检查血流是实时灰阶腹部超声的一个有价值的补充。当声波从移动表面反射时，发射声脉冲和接收声脉冲的波长不同。当反射界面向换能器移动时波长变短，远离换能器时，波长变长。波长的变化伴随着频率和相位的变化，称为多普勒效应。测量多普勒频率（或相位）偏移，计算血流的速度和方向。显示信息的方法是"彩色血流"，彩色血流叠加在灰度实时图像上。根据惯例，流向换能器的血液为红色，远离换能器的血液为蓝色，尽管操作者可能会反转这一点。彩色血流多普勒用于腹部动脉血管树、门静脉系统和全身静脉（图 66-7）。它也可以用来检查实体器官内的血管，如在肿块内部或周围的血管。可以调整移动显示血流信号框的大小以包括图像的不同部分。需平衡彩色框大小与图像刷新率，因为增加彩色血流框的大小将减慢图像的刷新率。

能量多普勒是一种类似的技术，能显示反射多普勒信号总能量。其没有速度数据，因此没有流动方向的指示，但是在某些情况下，能量多普勒比彩色多普勒多一些优点[12]。能量多普勒对慢速流动更敏感，与彩色多普勒不同，它能够显示几乎垂直于

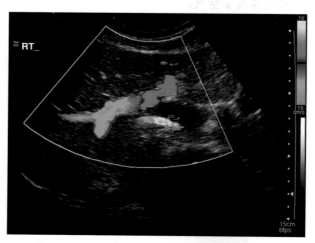

▲ 图 66-7　彩色多普勒超声显示门静脉左右分支血流
红色表示流向换能器的血流，蓝色表示远离换能器的血流

超声波的流动。背景噪声在彩色多普勒中表现为明亮的斑点，可能分散注意力，而在功率多普勒中，背景噪声是暗的，允许使用更高的增益。当需要显示低速血流，但方向不重要的情况下，这种技术很有用。

血管内血流的波形和方向在疾病状态中可能改变，如门静脉高压。脉冲多普勒将流速显示为波形，这通常与灰阶成像结合起来作为双工成像（图 66-8）。在可以放置在感兴趣区域的小样本体积中测量流量。操作者可以调整样本体积的位置和大小。当多普勒波束与血流成一定角度时，如果需要定量测量流量，则必须进行校正。血流与多普勒波束之间的角度应尽可能地保持小，如果该角度超过 60°，则不可能获得可靠的多普勒速度测量 [13]。该定量数据可用于评估血管阻力，如在移植肝脏内。

四、超声造影剂

常规超声在肝脏病变的检测和表征方面有一定的局限性。另一种横断面成像技术，如 CT 和 MRI，经常被用来补充超声以克服这些限制。为了提高超声造影剂对肝脏小病变的敏感性，并根据其灌注特性改善病变的检测特性研制了超声造影剂。第一代超声造影剂以充气气泡为基础，要求较高的声压（高机械指数）来破碎气泡，对比度增强是短暂的。现在可以使用第二代造影剂。这些气泡充填其他气体而非空气，如六氟化硫 [14]，以低机械指

数显示肝脏中特别有用的不同阶段血流信号并允许实时扫描。可以观察到病变在动脉期、门静脉期和血窦期的血流特点（分别为 15~35s、35~90s 和 90~240s）[15]。

大多数现代超声机都包括造影剂成像技术，但据估计目前全世界在使用的超声机中，60% 没有这种功能 [16]。造影剂通过静脉快速注射，然后盐水冲洗。然后连续扫描该区域以描绘不同血管时相，并且图像通常被记录为电影剪辑以便后续回放。可根据临床需要，重复注射造影剂，因为造影剂是低毒性 [17]。

当使用造影剂时，亚厘米级肝转移的检出得到改善 [18]。超声应用造影剂增强扫描在鉴别良恶性肿瘤和鉴别病变方面有重要的临床价值 [19, 20]。有人建议，在腹部创伤的评估中也应使用造影剂 [21]，在 FAST（创伤内超声聚焦评估）方案中可以增加超声造影评估病变 [22]。

尽管有一些较好的临床结果，但是超声造影剂的使用仍然有许多不确定因素。由于许多因素影响，包括工作流问题、合适的超声机的可用性和报酬。甚至一些支持者认为，将来超声造影不太可能成为显示肝脏病变特征的手段 [23]。

五、超声伪影

超声专家应该熟悉常见的伪影，以尽量减少伪影对图像质量的影响，并避免与明显的病理变化混淆 [24]，尽管有一些伪影可能有助于解释图像。

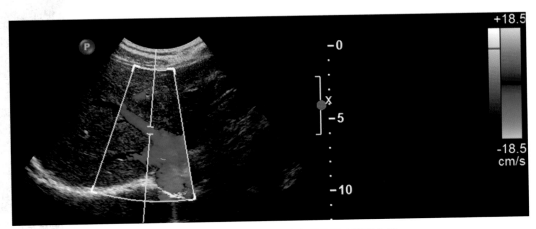

▲ 图 66-8 肝脏脉冲多普勒检查显示肝中静脉血流

在形成超声图像时有几个假设，假设超声束从探头沿直线行进并进入人体。假设声波的速度在路径上是恒定的，并且假设接收的回波已经沿直线返回到探头。如果这些假设中的任何一个不正确，就会产生伪影。

与周围组织相比，如果超声波通过衰减较小的物质传播，其以外的区域将显得更明亮或回声更大。这是由于图像应用了时间增益补偿，从而接收的回波被放大，与声波传输与回波接收之间的时间间隔成比例。当声波通过组织器官时，声波被衰减，反射回波在返回到换能器时也被衰减。如果不应用时间增益补偿，更深的结构无法显示。如果一个结构，如一个充满液体的囊肿，能够有效地传输声波，而且衰减很小，那么囊肿之外的组织将比等效的相邻组织更亮（图 66-9），这种现象称为声增强，它是充液性病变的一个重要特征。相反，如果一个组织结构比周围的组织衰减得更多，那么它之外的组织就会显得更暗且位于声影内，这是实性病变的典型特征（图 66-10）。一个强反射界面，如骨骼或空气，将反射超声束并表现为一条明亮的线，后壁回声非常暗（图 66-11）。区分实体和囊性病变是超声的优势。肠内积气和积气容易产生"脏"影，比结石等实性病变产生的阴影更不清楚[25]。

混响伪影是一种可能掩盖疾病的图像退化的常见来源。它们发生于声波在强界面和换能器之间来回跳动。当反射增加路径的长度时，伪影在界面的深处可见。这种伪影通常出现在膀胱的表面或肝脏的近场。

大的镜面反射界面，如横膈处的空气 - 胸膜界面，天然的结构产生混响伪影。举个例子，肝脏内病变在声波传输路径。一部分声波被反射回传感器形成正确的病变位置，部分声波通过右侧胸膜充气肺界面作为反射器向换能器返回。这些声波将比来自肝脏病变的"真实"回波晚到达换能器，因而，天然结构在显示器上比反射界面更深的位置。常见的例子包括肝脏病变出现在膈肌后部（图 66-12）和明显的盆腔肿块出现在骨盆含气肠管后面。

如果有两个或两个以上的反射器彼此靠近，声波可以在它们之间来回跳动，并产生彗星尾或环形伪影。振铃是一种超声伪影，它表现为一条实线或

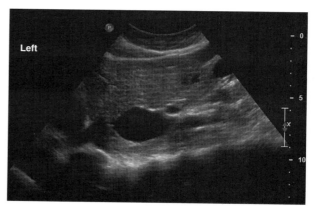

▲ 图 66-9　单纯性肝囊肿
表现为侧壁回声失落，腔内无回声，后壁回声增强

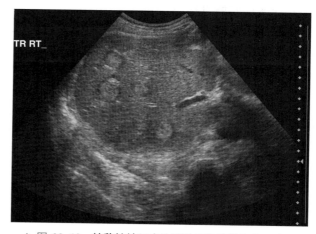

▲ 图 66-10　转移性神经内分泌肿瘤多发性肝实质病变
注意低回声的边缘，病灶内的回声，以及缺乏后壁增强，将它们与囊性结构区分开

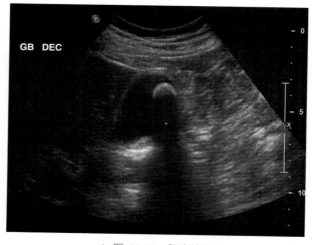

▲ 图 66-11　胆囊结石
因强反射造成的强回声，后壁声影

一系列平行的带子，从反射界面后面明亮线条带状结构向外辐射，线条越短强度越小。形成原因包括胆囊壁内罗阿窦（图 66-13）、胆道中的气体（图 66-14）和手术夹。彩色多普勒将类似彗星尾巴显示伪闪烁伪影。

当有不同声速的组织之间存在倾斜界面时，发生折射。这是最常见的光束穿过腹直肌时可产生深层结构重复。移动探头可以消除伪影。

六、肝脏

肝脏超声是普通超声检查中最常见的检查之一。弥漫性肝病可以获得关于肝脏回声结构的信息，而肝脏局灶性病变可以表征为囊性或实性。它可以作为 CT 替代或辅助检查，以及超声经常用于引导穿刺活检和引流过程。

检查过程中，要确保检查肝脏的所有节段。在胶片或 PACS 系统上拍摄并记录代表性的图像，但是这些仅用于显示关键的解剖结构或病理学发现的选定视图。操作者利用实时超声的动态特性来区分正常和异常。操作者需要覆盖整个肝脏，并且具有足够的经验来识别病理变化。充液结构的横截面，如肝静脉，在静态图像上可能具有与囊性病变相似的外观，但是，在实时上，它可以随着移动探头从一侧到另一侧追踪显示或者旋转探头 90°，在纵向上显示其管状结构。一个微小的运动也会使细微的回声改变区域更加明显。

了解肝脏解剖对于确保充分扫描肝脏和病变的定位很重要。肝门是门静脉和肝动脉进入肝脏、肝总管离开肝脏的区域。肝门静脉的平面大致水平，门静脉在进入肝脏前分为左支和右支，肝动脉的解剖结构变化很大，但总位于门静脉的前面。动脉位于肝总管和门静脉中间，90% 通过肝总管的后方，10% 通过肝总管的前方。右门静脉分为前支和后支之前在肝内横向通过，左门静脉在前方和上方通过，呈 C 形。

肝脏的血管结构在将肝脏分成 Couinaud 定义的肝段[26, 27]，这能够准确定位和评估病变的可切除性，尽管该系统是基于胎儿而不是成人的循环模式。Ⅰ段是尾状叶，它接受来自右门静脉和左门静

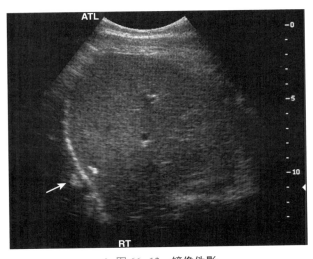

▲ 图 66-12　镜像伪影

肝右叶血管瘤（箭）在右胸膜 - 肺界面反射（高于肝脏的弯曲亮），在右肺底部产生伪像

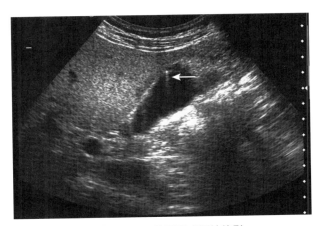

▲ 图 66-13　彗星尾或振铃伪影

彗星尾伪像（箭）来自于胆囊前壁罗阿氏窦内胆固醇晶体强反射

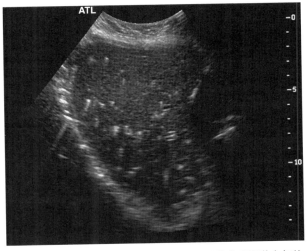

▲ 图 66-14　胆道内气体内镜括约肌切开术后胆道内气体形成亮线及后方振铃伪影

脉的血液，它也通过它自己的短静脉（通常在超声上看不见）回流入下腔静脉（IVC）。在早期弥漫性肝病，如肝硬化或肝静脉阻塞（Budd-Chiari 综合征）中，肝 I 段常可不受影响。节段 II 和 III 由左门静脉提供，左肝静脉的平面为分界。第 IV 段对应于方形叶，并且通过脐裂与第 II 段与 III 段分开。在 IVC 后部和胆囊窝之间的平面，前部划分肝脏的左叶和右叶，对应于肝中静脉。门静脉右支平面可用于将 IV 段分为上段 IVa 和下段 IVb，肝右叶由 V 段至 VIII 段组成。右门静脉前支和后支平面将肝右叶分为上叶（VIII 上段和 VII 下段）和下叶（V 前段和 VI 后端）。肝右静脉将右叶分为前叶和后叶。随着不同横断面形态之间的相关性增加，以及肝局灶性病变的分段切除和射频消融等干预措施的使用，肝脏解剖学变得越来越重要（图 66-15）。

由于肝脏是一个大器官，因此用肝脏代表性图像系统性显示肝脏。患者最初是仰卧的，尽管可能需要将患者旋转到左侧或左后倾位。在检查过程中，要求患者深吸一口气，然后屏气，因为吸气会使肝脏和胰尾移动。如果无法从肋下对整个肝脏显像，从肋间探测也是必要的。对于患者来说，最好用曲线探测器（5～1MHz）在左后斜或左侧纵向扫描。在拍摄任何图像之前，在具有最大扇区纵向和横向对肝脏快速扫描。这使操作者有机会观

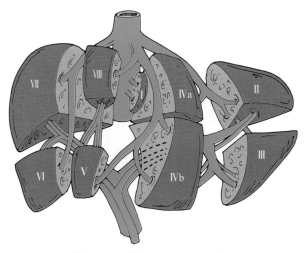

▲ 图 66-15 **依据 Couinaud 肝脏分段**
引自 Meire H, Cosgrove D, Dewbury K, Farrant P: Clinical Ultrasound: A Comprehensive Text—Abdominal and General Ultrasound, vol 1, 2nd ed. London, Churchill Livingstone, 2001, p 167

察肝脏实质特征，并相应地调整系统设置以优化图像，检查任何肿块或囊肿以及异常肝脏轮廓和回声区，并确定扫描以肋间或者肋下方式，确定是否有肝大或存在 Riedel 叶，因此采取额外的图像来证明这一点。

斜置探头沿肋下角朝向患者的右肩。通过连续扫描运动，换能器从肝右叶最外侧部分移动到肝门。当肝脏左叶的最外侧部分已被显示，将换能器顺时针旋转 90° 到横向位置。然后，将换能器从肋下位置沿头颅方向成角度，以便于观察左肝叶上部以外的情况。从这个位置开始，将换能器从左肝叶的上部尾侧移动到下部。横向扫描是在患者暂时吸气情况下重复对整个肝脏探测，在肝右叶最下缘结束。一旦这项肝脏普查结束，换能器就返回到初始倾斜位置，并在肋下向患者右肩倾斜。

当换能器处于矢状方向时，嘱患者吸气并调整图像的深度，以便显示肝右叶穹顶和横膈膜的最侧面。调整增益和时间增益补偿以优化图像，将确保从近场到远场的回声均匀分布，从而使肝脏正常的均匀回声结构。如果肝脏具有异质性回声结构，则必须仔细调整增益和时间增益补偿，以显示此回声结构。肝脏回声应该与右肾比较，并在一张图像上同时显示肝脏和右肾。如果肝脏比肾脏回声强，可能是由于肝脏实质的脂肪浸润。将探头向中间移动，直到下腔静脉、尾状叶前部及后部显示。肝门部结构（门静脉、肝动脉和胆总管）显示。肝左叶包括肝左静脉，然后对肝左静脉成像。内侧为胆囊窝、静脉韧带和尾状叶的完整视图。

从纵向位置开始，换能器顺时针旋转 90° 进入横向位置。肝脏左叶成像以显示左肝静脉和左门静脉。下一张图像是左、主和右肝静脉引流到 IVC 的图像。这些灰度和彩色多普勒图像显示肝静脉血流。下一幅图像应记录静脉韧带和尾状叶。由于左门静脉或肝裂对超声束的衰减，可能需要整体增益和时间增益补偿调整来充分显示尾状叶，因为尾状叶与肝脏的其余部分相比可能出现低回声。然后，将门静脉主干（MPV）曲棍球棒形分叉进入左和右分支进行成像。检查右叶包括门静脉和肝右静脉的分支。

高频线性探头（8～4MHz）可以用来检查肝脏

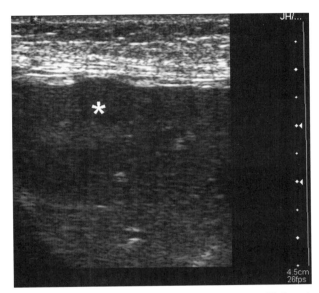

▲ 图 66-16 高频线性探头（7～12MHz）检出胆管癌肝脏表面或浅层的转移灶（*）。线性探头对浅表病灶具有较高的分辨率，但其穿透能力有限。因此，它们适合于浅表病变的显示

表面是否有结节或浅表病变（图 66-16）。肝硬化的细小表面结节表现为肝脏表面的断线[28]。

在扫描中发现的任何肿块、囊性病变或肝脏异常区域应分别在纵向和横向平面上显示其特征。根据肝段对病变标记，对病灶进行测量，并用彩色多普勒或能量多普勒对病变进行检测，以检查异常血供或邻近肝组织的占位效应。肝囊肿的图像优化可通过减小扇形宽度、将病灶区域调整到囊肿的水平、放大焦点及去除空间复合成像来实现，以显示超声束的增强透射。

肝脏血管系统也应用彩色和脉冲多普勒检查。彩色血流可显示血流方向（应该朝向肝脏），血栓可明显表现为充盈缺损（图 66-17）。患者于左侧卧位行门静脉主干矢状及冠状位评估。冠状径路可以显示 MPV 的纵向轴。正常门静脉血流是低速的，向肝脏方向有轻微的呼吸变化（图 66-18）。在门静脉高压症中，血流可能变成"来回流动"，然后反转（图 66-19）。

用频谱多普勒对门静脉主干血流的波动性进行评价，在禁食状态下的平均流速为 15～18cm/s，进食后增加 50%～100%[29]。脉冲波取样体积被放置在 MPV 的腔内（在它分叉成右支和左支之前），

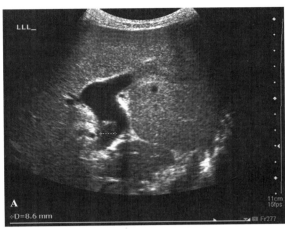

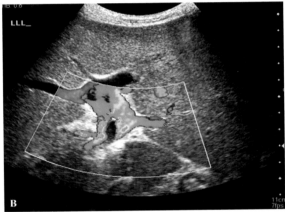

▲ 图 66-17 门静脉右支非闭塞性血栓
门静脉右支非闭塞性血栓（A 中颈线）灰度图像（A），彩色多普勒（B）

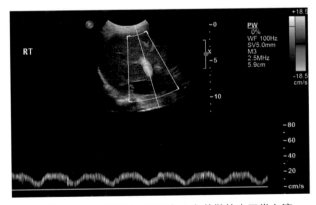

▲ 图 66-18 门静脉右支彩色和多普勒检查正常血流

在 MPV 的纵向视图上，而不包括血管壁，并确保 MPV 的轴线和多普勒波束之间的多普勒角小于60°。应调整流速标度以提高敏感性，正常肝血流波形为单相肝血流。随着门静脉高压的发展，血流可能变成双相（收缩期前向血流，舒张期反向血

流），然后最终逆转（离肝）。

肝门静脉血流显示严重门静脉高压症，常见的原因是肝硬化。如果识别出肝门静脉血流，则可能发生脐静脉再通和其他门体分流，应寻找这方面的证据（图 66-20）。应检查腹部的其余部分，寻找脾大和腹水。肝血流可能是由于血栓或肿块致门静脉主干闭塞所致。门静脉海绵样变性时，在栓塞的门静脉主干周围见多发小的迂曲血管。

矢状位扫描可以在门静脉入肝的位置测量门静脉主干的直径。将换能器于剑突下和肋下扫描获得图像。门静脉的直径是在它穿过下腔静脉的位置测量的（肝内部分和门静脉汇合处）。在 B 模式图像上进行 MPV 的测量，颈线垂直于血管，以排除回声门静脉壁，仅测量门静脉腔。这是在患者保持轻微呼吸时进行的，＞ 13mm 被认为异常[30]。

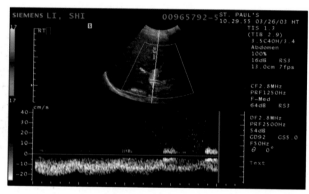

▲ 图 66-19 肝硬化和门静脉高压患者，彩色和脉冲多普勒检查门静脉右支显示反流

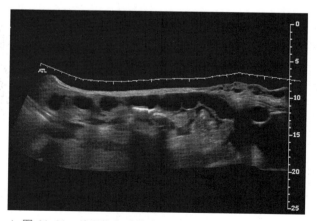

▲ 图 66-20 从肝指向脐静脉扩大的视野图像显示扩张再通脐静脉

肝动脉直径通常不超过 6mm，但在酒精性肝炎或肝硬化的情况下可能超过 6mm[31]。肝静脉血流通常是三相的，但波形可能由于右心衰竭（也可能导致静脉扩张）或血栓形成而改变。血栓可能与肝实质呈等回声，如果不是特意寻找肝静脉，可能漏诊，彩色血流有助于显示低回声或等回声血栓。静脉阻塞可导致 Budd-Chiari 综合征伴充血性肝病。

七、胆囊和胆道

超声长期以来被视为一种最好的检查胆囊和胆道的方法[32]。它经常与肝脏和胰腺的检查一起进行，但有时也会对胆囊和胆道重点检查，如在选择性胆囊切除术前来确定胆管探查的必要性。

患者应在检查前确保胆囊充分扩张。5～1MHz 曲线线阵探头对大多数检查来说已经足够，但是一个更高频率的换能器（9～4MHz）可以用来评估一些更瘦的患者或儿童的眼底。组织谐波成像有助于胆囊和胆道显示[33]，需要注意组织谐波的使用，因为它将消除近场胆囊腔中的混响伪影，还可能模糊细微结石或"淤泥"。患者最初是仰卧位，在检查过程中患者需要转变体位右前斜或左外侧卧位。这个动作将有助于胆囊的展开，允许胆囊从嵌入右肝叶的内脏表面转移到更容易接近的中线位置。它还可以进一步评估胆囊颈部。从仰卧位到左侧卧位的运动将导致任何移动的石头或淤泥进入新的位置。应进行直立定位寻找活动性胆石，还可能通过充满水的胃和十二指肠间观察远端胆总管。还应注意，患者是否在扫描期间胆囊有任何压痛（超声墨菲征阳性）。

将换能器置于右锁骨中线矢状旁方向，寻找胆囊的长轴。长轴视图可补充短轴视图，并应检查整个胆囊。屏气检查有助于胆囊尾部显示，肋间扫描也会有帮助。胆囊的大小、形状和位置变化很大，但直径＞ 5cm 被认为异常，表明胆囊扩张。它通常呈梨形，颈部靠近肝门，底部位于肝右叶下表面的窝内，但它可能位于肝内位置或肠系膜上，而底部可能到达右髂窝，尤其是老年人。胆囊底可以折叠，展开胆囊底的动作包括进一步禁食以扩张胆囊，并将患者置于左侧位置。胆囊壁通常薄而均匀，胆汁应表现为低回声。应特别注意胆囊的颈部，因为仰卧位时胆囊结石可能聚集在胆囊颈。胆囊未显示可能是由于胆囊切除术后、非空腹状态、结石疾病、胆囊近壁处的阴影或混响，或先天性胆囊缺失[34]。

胆囊结石呈回声结构伴远处声影。它们的大小和形状可变，除非嵌顿于胆囊颈部，否则通常是可移动的。高频换能器可用于寻找浅表胆囊中的小结石。假阳性包括胆囊壁内的褶皱，通过将换能器转动 90°（图 66-21）或重新定位可以与结石区分开，以及回肠襻的声影嵌入胆囊后壁，后者在蠕动时产生模糊伪影，不像胆囊结石清楚的声影。当收缩的胆囊充满结石时，可以看到囊壁 - 声影模式[35]（图 62-22）。息肉有回声，但比结石回声小，它们产生远处声影，而且不能移动。它们可能是单一的或多个的，大多数是良性的。息肉恶性的概率随着大小（大多数恶性息肉直径＞ 10mm）、患者年龄、是否存在胆囊结石以及息肉数量（是否＞ 3 个）而增加[36-38]。

胆囊壁在急性胆囊炎中可大致增厚（＞ 2mm），但这不是一个特殊的征象[39]。它也可能发生在餐后状态和其他情况下，包括腹水、低蛋白血症和肝炎。急性胆囊炎的其他体征是胆囊壁水肿（图 66-23）、墨菲阳性、胆囊周围积液。在腺肌瘤病、胆囊癌和转移灶中可见胆囊壁局灶性增厚。胆囊通过胆囊管填充与引流，与肝总管在一段可变的长度内形成胆总管。这种现象发生的确切水平通常是看不见的，当不清楚胆囊管在哪里与肝总管连接以形成胆总管时，肝外胆管可以被称为胆总管。

超声检查包括肝内胆管及肝外胆管。肝左、右管更外周胆管即使使用现代设备，通常也无法看到。当肝内胆管扩张时，它们可被识别为邻近门静脉分支，并且由于邻近脂肪的存在，可被它们的回声边界识别，这种表现被比喻为双管征[40]。

如果梗阻位于肝门中央，或位于胆总管远端，或如果近端梗阻位于肝段或肝叶内，则近端胆管明显扩张。胆管弥漫性病变如弥漫性胆管癌，则胆管呈弥漫扩张。超声检查应该沿肝外总管到 Vater 壶腹。肠气阴影可能遮蔽中远端胆管，但改变患

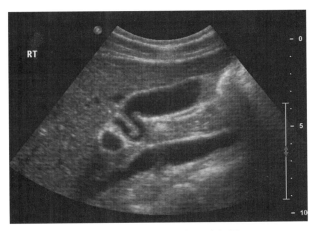

▲ 图 66-21　胆囊颈部胆囊折叠
在横轴位时会产生声影类似结石

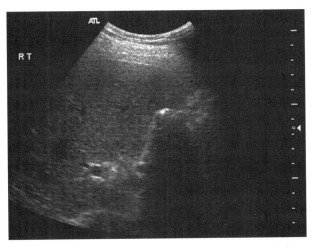

▲ 图 66-22　当胆囊充满结石时，囊壁 - 回声 - 声影征象可见，这可能会与肠道充气段回声混淆

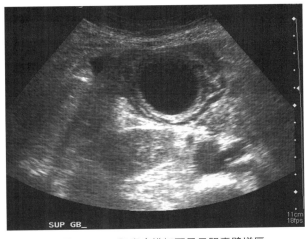

▲ 图 66-23　胆囊底横切面显示胆囊壁增厚

者的体位、使用"胆囊"作为声窗或通过进水提高胆管显示。超声发现胆道近端扩张，寻找梗阻的水平和原因尤其重要。远端胆管内结石和胰头肿块是远端胆总管梗阻的常见原因。测量胆总管靠近门静脉，正好远离右肝动脉在门静脉和胆管之间交叉的点（图 66-24）。然后，胆管在小网膜的游离边缘继续到胰腺头部和 Oddi 括约肌，在胰腺头部逐渐变细之前，胆管的直径在肝外段增加。成人正常管径随年龄而变化，但应 < 5mm[41]。随着年龄的增长，胆管确实会扩张，老年人的正常上限应该增加到 8mm。如果患者在胆囊切除术前有扩张的胆管，术后胆管可能不会恢复到正常直径，胆囊切除术后直径可达 10mm，被认为是正常的[42, 43]。

八、胰腺

胰腺超声检查是一种实用的技术[44]，但是胰腺的视野可能因肠道气体所限制。通过加压消除肠充气环，患者坐位，或给予无气液体，并通过充满液体的胃扫描胰腺可以获得改善图像。胰腺是斜横向走行，分为头部（包括钩突）、颈部、体部和尾部。头位于十二指肠 C 环中部右侧。钩突在肠系膜上静脉后部和中部（图 66-25）。胰颈在肠系膜上动脉及静脉前方连接胰体及胰尾。然后，胰体横向并轻微的弯曲，尾部在脾门中。为了充分评估整个器官，5～1MHz 曲型换能器在剑突下方从左上象限到右髂窝倾斜扫描（图 66-26）。从头侧到尾侧移动探头可以对胰头和钩突进行全面评估肿块、局部回声改变、肿大淋巴结和胰腺周围液体。脾动脉沿着胰腺上缘迂曲走行，而脾静脉以直线在胰后方走行，这是寻找胰腺的一个标志。脾静脉与肠系膜上静脉相连，在胰颈后方形成门静脉。钩突走行于此连接处后方。胰腺的正常轮廓是小叶状的，如果腺体的回声与肝实质相比，通常比肝脏回声稍高。胰腺可能随着脂肪浸润而变得更强回声。钩突和头部后部可能是相对低回声（图 66-27），这不应该与肿瘤混淆[45]。正常人可以看到主胰管，但头部的直径不应超过 3mm。胰管的扩张应寻找梗阻性病变。

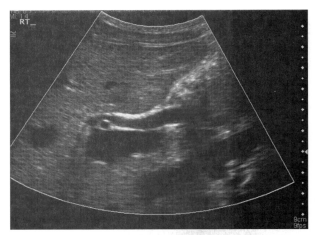

▲ 图 66-24　正常肝十二指肠韧带解剖
正常管道显示，肝右动脉穿行于肝总管（前）和门静脉间（后）

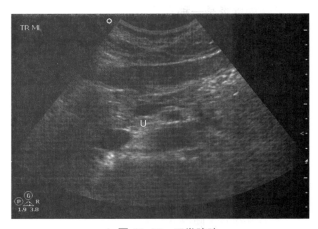

▲ 图 66-25　正常胰腺
胰腺横断图显示正常钩突（U）走行于肠系膜上静脉后方

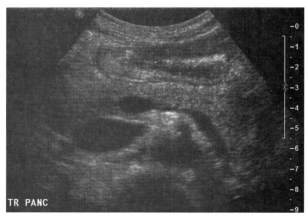

▲ 图 66-26　正常胰腺横切面
探头倾斜成角度，包括胰腺的尾部，胰腺走行为横向和头侧

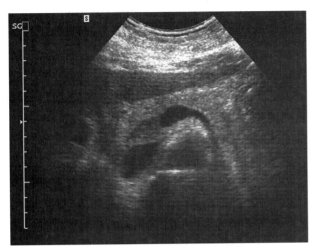

▲ 图 66-27 胰腺钩突呈低回声
高达 25% 的患者正常变异

急性胰腺炎是一种常见的疾病，常与胆结石或饮酒史有关。24 ～48h 内超声或 CT 检查无异常。然后腺体区域变得肿胀和水肿，超声表现为低回声区。主胰管可能因肿胀而阻塞，导致主胰管扩张。在胰周腹膜后间隙或小网膜囊内可见积液。胆结石作为胰腺炎的可治疗病因，胰腺炎消退后选择性胆囊切除术可防止进一步发病。胰腺炎的并发症包括假性囊肿和假性动脉瘤。在早期阶段慢性胰腺炎可导致腺体肿胀，慢性胰腺炎腺体萎缩、钙化和回声增强更为常见。慢性胰腺炎特征常见表现是胰管狭窄、扩张伴结石，胰管造影显示较好。

胰腺癌最常见于头部，并可能引起胆总管和胰管的扩张。肿瘤典型表现是低回声，因回声衰减可检测 < 1cm 肿瘤。内镜或术中超声可提高病变检测和特征显示。使用高频探头可以降低穿透性，但是需提高图像分辨率。胰腺中发现的其他肿瘤包括导管内乳头状黏液性肿瘤和神经内分泌肿瘤（其中胰岛素瘤是最常见的）。

九、脾脏

脾脏受到左下肋骨遮挡，脾脏成像对超声医师来说是一个挑战。患者处于右后斜位或右侧卧位，从肋骨下或肋间入路扫描脾脏。脾脏在吸气时向尾部移动，并且通常这种呼吸运动和探头移动，在一个肋间隙实现对整个脾脏的全面检查。判断在脾脏

上方的膈下腔有无积液，在膈肌上方经常可以看到左侧胸腔积液（图 66-28）。判断左上腹部肿块的起源时，应嘱咐患者吸气，脾脏移动到左肾前面。

脾脏回声结构均匀，与肾脏和肝脏回声相比，通常稍微高回声。外表面光滑凸起，而内脏表面凹凸不平，相邻器官可能出现凹陷。脾动脉和脾静脉在脾门处进入和离开脾脏，脾门位于内脏表面。副脾比较常见（尸检中 10% 的受检者发现副脾），常在肾门区或肾盂韧带内或胃脾韧带内。呈圆形或椭圆形，直径 1～2cm，与脾呈等回声[46]。血管通常可从脾动脉和静脉到副脾[47]。鉴别副脾与淋巴结或肿块非常重要，在血液病脾切除术患者中，术前应仔细记录是否存在副脾[48]。少数情况下，脾脏可能有一个长的血管蒂，可在左上腹以外的部位发现并易于扭转。

通过体格检查评估脾脏大小并不准确，经常需要应用影像学评估。单次超声测量脾脏长度可以准确评估脾脏体积[49]。与 CT 扫描比较，超声更便宜，更容易获得，而且没有电离辐射的危险。脾脏纵径应 < 11cm[50]。弥漫性脾大的原因很多，包括感染、肝病、门静脉高压症、淋巴瘤和其他转移和原发性肿瘤、造血性疾病和脾静脉血栓形成（图 66-29）。

超声可以用来检测不稳定外伤患者游离液体，虽然大的脾裂伤是可以观察到，但超声对脾损伤的敏感性（即使使用造影剂）非常低[51]。CT 是急诊患者首选检查方法。在非创伤性情况下，脾脏局灶性病变分为囊性和实性病变。囊性病变可以是

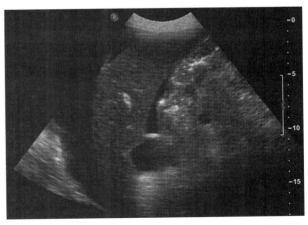

▲ 图 66-28 膈上见左侧基底部胸腔积液，脾脏周围也有少量腹水

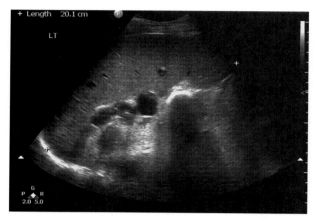

▲ 图 66-29　肝硬化和门脉高压伴脾大的患者，超声显示脾门可见扩张的脾静脉分支

先天性、感染性（包虫病）或继发于创伤。实性病变分为良性或恶性。脾脏血管瘤和错构瘤可以通过多普勒成像上血管血流来鉴别。梗死早期通常为周边、楔形和低回声，晚期为高回声。常见的恶性实性病灶包括原发性淋巴瘤和转移瘤，为典型的低回声[52, 53]。

第 67 章　实质器官的磁共振成像
Magnetic Resonance Imaging of the Solid Parenchymal Organs

Jennifer W. Uyeda　Sandeep S. Hedgire　Mukesh G. Harisinghani　Raj R. Chinnappan　Pritesh Patel **著**

赵　博 **译**　史燕杰 **校**

磁共振成像（MRI）作为疾病诊断过程中最常用的检查手段，成像方式多样，可以应用于全身各器官。由于 MRI 技术发展、广泛应用以及临床和放射科医师对 MRI 熟悉度增加，MRI 成为实质病灶检出、病灶定位和病变特征显示的检查手段。磁共振具有较高的空间和时间分辨率，而无电离辐射，可以应用于更大范围人群的精确成像，包括孕妇和儿童。

近年最近，MRI 技术飞速进展，包括磁场强度的提高、线圈技术的改进和先进的成像序列。本章目的是探讨腹部 MRI 中常用的成像序列和方案，以及 MRI 序列的研究进展。腹部疾病的全面总结超出了本章的范围，本章重点总结 MRI 在腹部实质器官病灶的定位及定性诊断中的临床应用价值。

一、磁共振成像技术

（一）场强

磁共振成像的最新进展是磁场强度的增加。MRI 临床应用中最常见的场强是 1.5T 和 3.0T。较高的磁场强度可以增加纵向磁化强度和信号强度，从而提高信噪比（SNR）。增加的 SNR 可用于提高空间分辨率，减少扫描时间，改善图像质量。

高磁场强度的缺点包括购买价格及维护价格较高。在图像对比度方面，组织 T_1 值随磁场强度增高而变大，T_1 弛豫时间延长，当 TR 为固定值时，T_1 图像对比度反而下降，造成 T_1 图像质量下降。磁场不均匀性、患者运动和化学位移的敏感性增加也是高磁场强度 MRI 的缺点。

（二）表面线圈

腹部成像目标是最大限度地提高成像部位的信噪比，通常使用多通道相控阵体线圈。柔性线圈能够保持躯干的轮廓，从而实现腹部和盆腔高分辨率成像。相控阵线圈能在同一时间从多个方向接受主磁场的视频脉冲，同时有多个数据采集通道与之匹配，其中每个通道都有接收器，多通道系统增加了接收器的数量。相控阵线圈技术的进步提高了图像信噪比，改善了图像质量，加快了扫描时间，扩大了扫描范围。

身体其他部位，如直肠或女性盆腔，可以应用相控阵体部线圈成像，该相控阵体部线圈可实现小视野高分辨率成像。腔内线圈还用于对盆腔器官，如前列腺，其可产生高信噪比和高分辨率图像。高分辨 MRI 可以评估前列腺解剖结构、前列腺癌侵犯被膜外、周围血管侵犯和淋巴结肿大。

（三）磁共振序列

腹部实质器官成像的基本 MR 序列包括轴位及冠状位 T_2 加权成像（抑脂序列和不抑脂序列）、扩散加权图像（ADC）、正和反相梯度回波图像，以及动态增强扫描（三维抑脂 T_1 梯度回波序列）。也可以获得由二维和三维自由呼吸导航触发的磁共振胰胆管成像（MRCP）序列。另外序列包括 T_2^* 定量脂肪序列。

单脉冲 T_2 加权快速成像、重 T_2 加权成像，在评价短 T_2 的液体和结构有很大的作用。该序列的优势是图像采集时间短，缺点是 SNR 低。轴位 T$_2$ 抑脂快速自旋回波序列（FSE）优点是增加了肝 - 脾对比度，用于检出病灶，该序列也用于检出淋巴结。PROPELLER（周期性旋转重叠平行线采集和增强后处理重建算法）是一种快速成像技术，这种技术将在 K 空间中采集多组数据带，每个数据带由多条平行数据线构成，其中包含了图像的低频信息，数据带以一定的角度在 K 空间中连续选择，直至全部数据在 K 空间收集完成，可以减少呼吸运动的伪影（图 67-1）。其他的 T$_2$ 加权序列，如三维快速自旋回波序列，称为 SPACE（可变翻转角可以是参考组织的信号按照设定的要求进行衰减），该序列可减少图像采集时间。利用这个序列，所获取的图像用作数据集，该数据集可用于轴位、冠、矢状位过后处理。SPACE 序列减少了获取 T$_2$ 加权图像的数量，并且可以替代二维 T$_2$ 加权图像。

扩散加权成像（DWI）已成为鉴别恶性肿瘤和炎症的重要手段[1]。扩散加权成像的原理是基于微观水分子的随机运动和水分子在生物体组织内的运动状态改变间接地反映组织结构和细胞功能变化等信息。扩散加权成像能够提供组织细胞的功能信息以及 ADC 值。原发性恶性肿瘤、转移、感染或脓肿等病变中细胞数量增加导致细胞外空间缩小，进一步限制水分子运动。

T$_1$ 加权同相和反相梯度回波图像可检测局灶性和弥漫性肝脂肪变性。但该序列存在 T$_2^*$ 效应和磁敏感伪影。在反相位图像上水 - 脂肪界面存在信号缺失，导致勾边效应，即水 - 脂肪界面显示为黑色

边缘。对于同一像素中的水和脂肪中的氢质子，给予 RF 激发后，水和的脂肪的横向磁化矢量处于同一相位，当 RF 停止后，由于水中的氢质子比脂肪中的氢质子进动频率快，经过一定的时间后，当水中的氢质子的相位与脂肪中氢质子相位差为 180° 时，其宏观横向磁化矢量相互抵消，MR 检测到的信号为水和脂肪信号相减的差值，这种图像称为反相位（out of phase）。在经过一段时间后，水中氢质子的相位与脂肪中氢质子的相位相差 360°，两者的相位再次重合，此时 MR 检测到的信号为水和脂肪信号相加的和，这种图像称为同相位（in phase）。局灶性和弥漫性脂肪变性表现为反相位图像上信号缺失（图 67-2）。

双梯度回波图像可通过 T$_2^*$ 效应提供有价值的信息，此序列在肝实质沉积型疾病，如血色素沉着病和含铁血黄素沉着症的诊断中有重要的临床意义。随着回波时间延长，T$_2^*$ 信号强度降低（图 67-2）。磁敏感伪影，也称磁化率伪影，是指不同物质具有不同的磁化率，当两种不同物质的交界的磁化率相差较大时，将会造成局部磁场不均匀，而导致局部信号变形和扭曲，信号丢失和错误。常见原因为金属物体、积气的肠道及胆道积气（图 67-3）。脂肪分子中的氢质子和水分子中的氢质子周围电子云分布不同，造成水分子中质子所感受的磁场强度稍高一些，最终导致水分子中氢质子的进动速率稍快。脂肪质子和水质子的进动速率之差与磁场强度成正比。1.5T，水分子比脂肪分子中的质子进动速率快 3.5ppm 或 225Hz。在 3T 时，水分

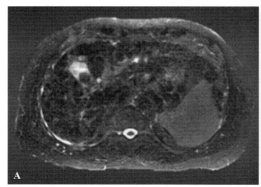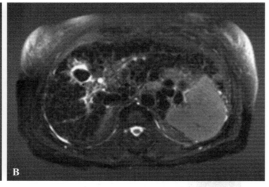

▲ 图 67-1 呼吸运动伪影
A. 轴位抑脂 T$_2$ 图像因呼吸运动伪影，而图像质量减低。B. 快速采集 PROPELLER 技术减少了呼吸运动伪影

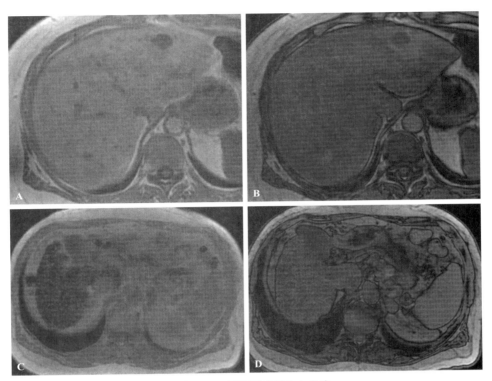

▲ 图 67-2　肝脂肪变性和血色病

轴位梯度回波同相（A）和反相（B）图像显示肝脂肪变性在反相位信号减低。肝左叶血管瘤，周围有局灶性脂肪保留。图 C 和 D 为不同的患者，轴位同相（C）和反相（D）图像显示在同相图像上信号减低，反映了血色素沉着病回波时间延长，T_2^* 缩短

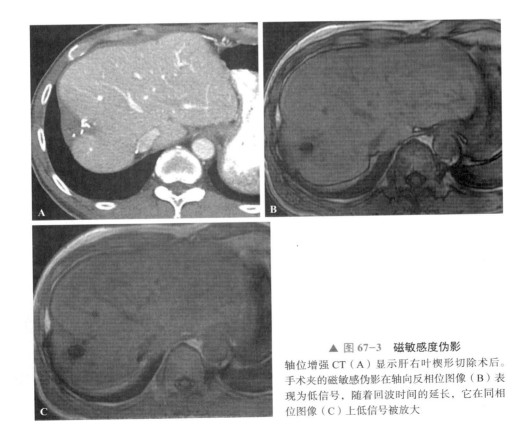

▲ 图 67-3　磁敏感度伪影

轴位增强 CT（A）显示肝右叶楔形切除术后。手术夹的磁敏感伪影在轴向反相位图像（B）表现为低信号，随着回波时间的延长，它在同相位图像（C）上低信号被放大

子比脂肪分子中的质子进动速率快 450Hz。因此，反相位质子是 1.1ms、3.4ms、5.6ms 等，而正相位，质子是 2.2ms、4.5ms、6.7ms 等。以 1.1ms 的短时间间隔获取反相位图像以及随后以 2.2ms 的同相位图像可能具有一定挑战性，并且可能需要获得二阶或三阶回波。DIXON 算法使用 T_1 同相位和反相位图像来数学计算出"纯脂肪"和"纯水"图像，这种成像在高磁化率区域有一定的应用价值，可以减轻磁敏感伪影（图 67-4）。

动态增强的三维抑脂 T_1 加权梯度回波序列有助于评估增强程度以及病灶的增强模式。动态增强扫描包括动脉期、门静脉期、平衡期和延迟期，可用于评估上腹部器官，包括肝脏、脾脏、胰腺、肾上腺和肾脏。一次屏气 15～20s 完成一期扫描。减影图像是通过动态增强图像减去平扫图像而获得，有助于评估组织器官及病灶强化的程度。

二维和三维 MRCP 采用自由呼吸导航技术，具有较好的空间和时间分辨率。磁共振 MRCP 对肝胆胰管的准确评估已取代内镜逆行胰胆管造影（ERCP）和经皮肝胆管造影，成为评估肝胆胰管的首选方法。

（四）磁共振造影剂

磁共振造影剂可分为五类，即细胞外、肝胆管、网状内皮细胞、血池和联合造影剂 [2-6]。完整的造影剂名称和作用机制和不良反应超出了本章的范围，但本节简要回顾了磁共振常用的技术。

细胞外造影剂如钆喷酸葡胺（Magnevist），其在临床上应用时间最长。此药物分布于细胞外空间，一次扫描注药 20ml，几乎完全经肾脏排泄 [2]。

肝胆特异性造影剂如钆塞酸（Eovist），此药物被肝细胞吸收并通过胆道系统排泄，肝脏、胆道和含肝细胞的病灶因含造影剂表现为 T_1 高信号 [3-6]。一次扫描注射平均剂量为 0.025mmol/kg，约 10ml，肝排泄率约 50%，肾排泄率 50%。延迟肝胆期范围 10min 至数小时。与联合造影剂钆贝葡胺

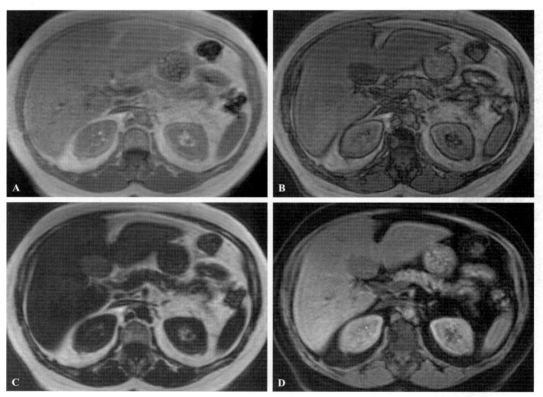

▲ 图 67-4 DIXON 序列

轴位 T_1 同相位图像（A）示 IV 和 V 段中的椭圆形区域，反相位图像（B）信号减低，符合局灶脂肪沉积。C. 轴位脂相显示局灶脂肪为高信号。D. 轴位水相呈低信号

（MultiHance）相比，应用肝胆特异性造影剂延迟时间明显缩短[6]。

与血管外造影剂相比，血池造影剂在血管内停留时间较长，主要用于血管成像[2, 3]。但是，在腹部实质器官的成像中，应用血池造影剂成像较少。

联合造影剂，指造影剂同时具备细胞外、血池和肝胆造影剂的特点。钆贝葡胺（MultiHance）被肝细胞吸收，5% 经胆汁中排泄，95% 经肾脏排泄。此药物有一定的局限性，肝胆期延迟扫描时间为注射药物后的 1~2h，明显高于肝胆特异性造影剂的延迟扫描时间[2, 6]。

二、腹部脏器的影像学

对腹部每一种疾病的系统总结超出了本章的范围，因此，本章回顾腹部实质器官疾病的典型 MRI 影像学特征。MRI 的影像学特征对腹部病灶的鉴别诊断及精确诊断具有重要的临床意义。

（一）肝脏

最常见的肝脏良性病变包括海绵状血管瘤、局灶性结节增生（FNH）和肝腺瘤。虽然 FNH 和腺瘤影像学特征相似，但不同的 MR 扫描序列和肝脏特异性造影剂可以准确鉴别这两种肿瘤。

1. 肝海绵状血管瘤

肝海绵状血管瘤，为常见的原发性肝良性肿瘤，发病率约 20%。病理学，血管瘤内由大小不等及形态各异的扩张异常血窦组成。一般情况下，血管瘤较小，单发多见。巨大海绵状血管瘤可超过 20cm。超声（US）显示血管瘤为均匀稍高回声。MRI 影像学表现，T_1 低信号，T_2 高信号，动态增强，早期血管瘤周围结节状增强，延迟期呈向心分布（图 67-5）[7-9]。血管瘤也可表现为动脉期均匀强化，延迟期进一步填充。此外，海绵状血管瘤 T_2 信号明显高于转移瘤，此征象鉴别两种肿瘤具有较高敏感性（100%）和特异性（92%）。

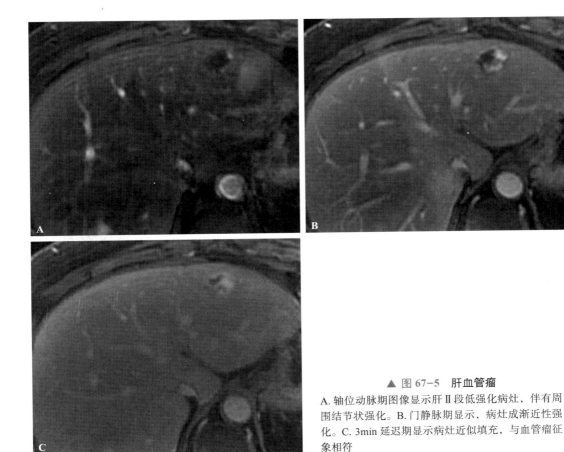

▲ 图 67-5　肝血管瘤
A. 轴位动脉期图像显示肝Ⅱ段低强化病灶，伴有周围结节状强化。B. 门静脉期显示，病灶成渐近性强化。C. 3min 延迟期显示病灶近似填充，与血管瘤征象相符

2. 肝局灶性结节增生

肝局灶性结节增生（focal nodular hyperplasia, FNH）是肝内仅次于血管瘤的第二常见良性肝肿瘤。FNH 是由肝细胞、血管和库普弗细胞组成，病灶中央为星状纤维瘢痕向周围形成放射状分隔，代表血管畸形或呈簇状分布的血管和胆管[7-10]。MRI 表现为 T_1 呈低或等信号，T_2 呈等或稍高信号[7-9]，增强扫描，动脉期肿块表现快速、明显强化，门静脉期强化程度减低，中央瘢痕渐进性延迟强化（图 67-6）。

约 20%FNH 影像学征象不典型。影像学征象不典型的 FNH 包括三种亚型：毛细血管扩张型、细胞异型性、混合增生和腺瘤型。以上三种病理类型 FNH 中心无血管畸形[7, 9]。以上三种不典型 FNH 均由胆管和正常肝细胞组成，可摄取和排泄肝胆特异性造影剂。

中央瘢痕延迟强化有助于鉴别 FNH 和纤维板层 HCC。纤维板层 HCC 表现为巨大混杂 T_1 低信号和 T_2 高信号肿块，大多数（80%）纤维板层 HCC 包含一个真正的中央瘢痕（图 67-7）[9]。与 FNH 不同，中央瘢痕是 T_2 低信号的真正瘢痕，增强扫描中央瘢痕无强化[9]。

3. 肝细胞腺瘤

肝细胞腺瘤是一种罕见的良性肿瘤，肝细胞分化良好，无或很少胆管成分。大多数腺瘤为单发病灶，多见于女性，约占 90%。腺瘤病理学分型为炎症性、肝细胞核因子 1α（HNF-1α）突变型、β- 连环蛋白突变型、未分类型。

炎症性腺瘤之前称为毛细血管扩张性腺瘤或毛细血管扩张性 FNH。这种亚型通常发生于口服避孕药和肥胖年轻女性。炎症性腺瘤 MRI 表现为 T_1 呈等或稍高信号，T_2 呈弥漫性稍高至明显高信号。T_1 同相和反相位几乎没有信号减低。增强扫描炎症型腺瘤动脉期强化，门静脉期和延迟期持续强化（图 67-8）[8]。肝腺瘤的并发症包括瘤内出血和癌变。25%～50% 的腺瘤可发生出血，> 5cm 的肿瘤出血和破裂风险增加。炎症性腺瘤在所有亚型中出血的风险最高。

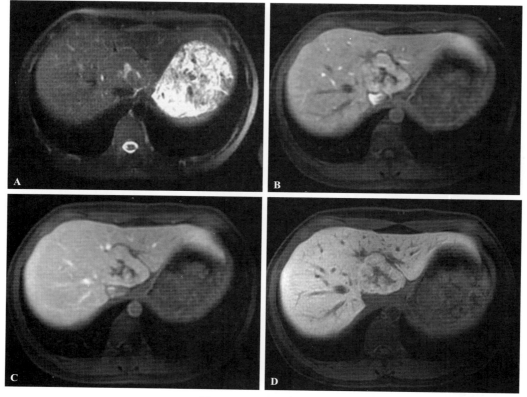

▲ 图 67-6　肝局灶性结节增生

A. 轴位抑脂 T_2 图像，显示 T_2 呈信号，中央 T_2 高信号"瘢痕"。增强扫描轴位抑脂 T_1。B. 25s。C. 70s。D.肝胆延迟期显示肿瘤动脉期明显、均匀高强化，门静脉期强化减低，肝胆期仍呈稍高强化，中央可见低强化星状瘢痕

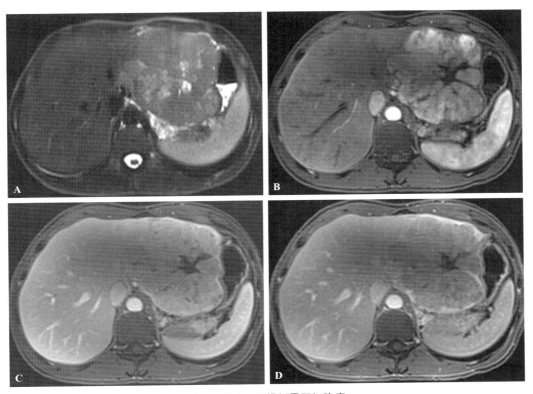

▲ 图 67-7 纤维板层肝细胞癌

A. 轴位抑脂 T_2 图像显示巨大稍高信号肿块，伴中央瘢痕。B-D. 动态增强图像显示早期不均匀动脉期强化，而中央真正瘢痕几乎很少或无强化

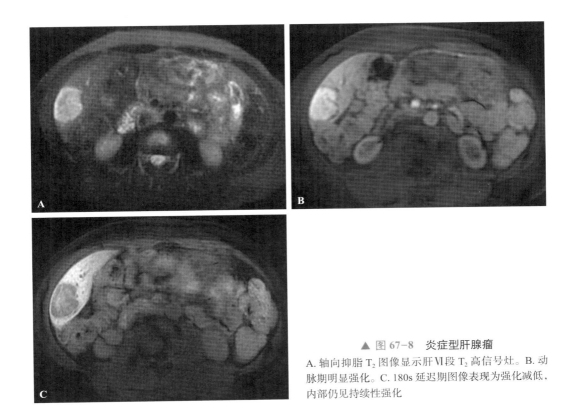

▲ 图 67-8 炎症型肝腺瘤

A. 轴向抑脂 T_2 图像显示肝Ⅵ段 T_2 高信号灶。B. 动脉期明显强化。C. 180s 延迟期图像表现为强化减低，内部仍见持续性强化

HNF-1α 突变型肝细胞腺瘤占 30%～35%，是第二常见的亚型。这种亚型几乎完全发生于女性，大多数患者口服避孕药。避孕药物中的雌激素可引起 HNF-1α 腺瘤的体细胞突变，而 HNF-1α 基因的失活导致 HNF-1α 蛋白失活，从而促进肝细胞增殖和脂肪生成，同时脂肪酸调节受损，导致肝细胞内脂肪沉积。

HNF-1α- 突变型肝细胞腺瘤 MRI 表现为 T_1 呈高或稍高信号，T_2 呈等或轻微高信号，增强扫描动脉期中度强化，门静脉或延迟期无持续性强化。由于细胞内脂肪变性，反相位图像显示信号减低，该征象诊断腺瘤的灵敏性和特异性分别为 85% 和 100%。HNF-1α- 突变型肝细胞腺瘤出血和癌变的风险都很小，即使病灶＞ 5cm，其出血和癌变风险也很低。

β- 连环蛋白突变型肝腺瘤占所有腺瘤 10%～15%，这种亚型男性更常见，与外源性睾酮的应用、家族性腺瘤病息肉病和糖原贮积症等有关。谷氨酸 - 氨脂酶基因过表达，导致谷氨酰胺合成酶水平升高。MRI 表现为病灶呈均匀或混杂 T_1 和 T_2 高信号，其信号特征取决于内部出血和坏死情况[8]。动脉期强化明显，门静脉期和延迟期不同程度持续强化。该亚型腺瘤与 HCC 鉴别较困难。具有高度恶变风险，总体风险为 5%～10%，原因为 β- 连环蛋白通路与肝癌的发病机制有关。其他危险因素包括性别、糖原累积病、＞ 5cm 和使用外源性合成类固醇。

4. 局灶性和弥漫性脂肪变性

脂肪浸润表现多样，包括局灶性、斑片状和弥漫性[15, 16]。局灶性脂肪沉积和局灶性乏脂肪病灶可被误认为是肝脏局灶性病变[15]。MRI 检查有助于鉴别，尤其是 T_1 加权同、反相位梯度回波图像。与同相位图像相比，在相反相位图像上局灶脂肪沉积信号较低，并且在 DIXON 纯脂图像表现为高信号（图 67-4）。相反，局灶性乏脂病灶，反相位图像信号无降低，相对于周围肝脂肪变性表现为高信号。

另一个影像学征象有助于诊断脂肪沉积。观察肝Ⅳ段中央区域，血管通过肝局灶性脂肪变性和乏脂区域，在邻近结构或肝实质没有占位效应[15]。正常强化的肝脏背景，有助于确诊局灶性脂肪沉积和乏脂肪改变。

弥漫性肝脂肪变性指大部分肝实质发生脂肪变性，MRI 表现为在反相位图像上，肝脏脂肪浸润的信号比同相位图像的信号强度明显下降（图 67-2A 和 B）[15, 16]。表现为肝实质广泛性受累，而不是局灶性肝信号异常。

5. 胆管细胞源性疾病

MRI 对胆管细胞源性病变的诊断和鉴别诊断有重要的价值，包括单纯肝囊肿、胆管错构瘤、胆管周围囊肿、胆管囊腺瘤和胆管囊腺癌[7]。MRCP 序列有助于评估病变与胆管树的关系。

单纯性肝囊肿内衬胆管上皮，起源于前体微错构瘤[7]。囊肿通常呈圆形，边界清晰，直径＞ 1cm，可以单发或多发。多发的单纯性肝囊肿可在成人多囊肾病中见到。单纯性肝囊肿 MRI 为 T_1 低信号、T_2 高信号，增强扫描无强化。

肝内胆管弥漫性错构瘤也被称为 von Meyenburg 综合征（VMC）。罕见的胆管系统良性畸形，继发于胚胎胆道退化失败[7]。表现为多发数毫米，边界明确的 T_1 低信号，T_2 高信号，与胆管系统不相通，增强扫描无强化（图 67-9A）。

胆管周围囊肿是胆管壁周围腺体阻塞引起的良性囊性扩张[7]。炎症和门静脉周围循环异常导致腺体梗阻，胆管周围形成囊肿。胆管周围囊肿常与肝硬化门静脉高压和门静脉血栓形成有关。胆管周围囊肿表现为多发的管状结构，T_1 低信号，T_2 高信号，沿胆管分布（图 67-9B）。囊肿壁光滑，内部无实性成分，与胆系不相通。

胆管囊腺瘤是一种罕见的良性囊性肿瘤，是囊腺癌的癌前病变[7, 17]。大部分起源于肝内胆管，MRI 表现病灶呈多房囊性肿块，增强扫描内部分隔强化（图 67-9C）。MRI 表现多样性，取决于病灶的内部成分，囊性成分由黏液或浆液组成。病灶内强化结节提示恶性胆管囊腺癌。胆管囊腺瘤术后复发率较高。胆道囊腺瘤可发生恶变。

6. 肝硬化与肝细胞癌

肝硬化指在各种病因的作用下，肝细胞出现弥漫型变性、坏死，进一步发生肝脏纤维化增生和肝细胞结节状再生[6, 18-23]，最终导致肝脏变形、变硬，肝脏结构发生不可逆破坏，约 90% 肝细胞癌合并肝硬化。全世界肝硬化最常见病因常为丙型肝炎病

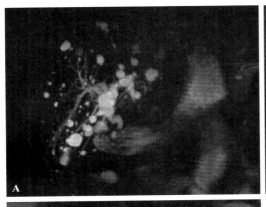
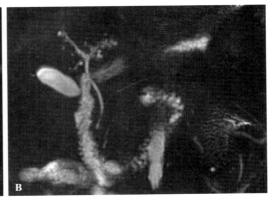
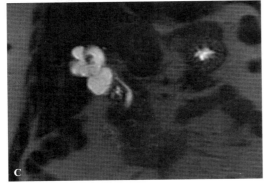

▲ 图 67-9　胆道疾病的 MRI

A. MRCP 图像显示多发大小不等 T_1 低信号、T_2 高信号灶，边界清晰，与胆道不相通，符合胆管错构瘤。B. 肝硬化患者，MRCP 图像显示胆管周围囊性灶沿胆道走行，符合胆管周围囊肿。C. 黏液性囊腺瘤，冠状面 T_2 图像显示复杂多囊性肿块，手术切除证实为黏液性囊腺瘤

毒、乙型肝炎病毒、酒精和非酒精性脂肪性肝炎。在美国和欧洲，最常见的病因是酒精性肝硬化。乙肝和丙肝使肝癌发生风险增加了 20 倍。对于肝硬化患者，每年患肝癌的风险增加 1%～4%。

多种因素导致肝细胞恶性转化，肝癌的发展是一个多级缓慢连续演变过程[6, 18-23]。探讨肝癌形成机制，是为了更好地诊断肝癌。肝细胞结节分为两种类型，再生结节和不典型增生结节。由于肝细胞和基质增殖，导致肝细胞转化，形成再生结节，结节之间没有纤维间隔。再生结节可以是单腺泡或多腺泡，可以是微结节（＜ 3mm）或大结节（＞ 3mm）。不典型增生结节是由于肝细胞的异常增殖或发育异常，伴有结构紊乱和细胞异型性。肝细胞癌是一种恶性肿瘤，伴随肝细胞分化和新生血管形成，门静脉血流逐渐减少和动脉血流增加。

肝硬化的影像学特征包括肝脏某些节段的萎缩和肥大、肝脏轮廓改变、肝结节、肝实质纤维化和脂肪变性，以及门静脉高压症。肝右叶和肝左叶内侧段（Ⅳ段）萎缩，而肝尾叶（Ⅰ段）和外侧段（Ⅱ段和Ⅲ段）增大。肝脏轮廓趋向于结节状，肝叶和节段之间肝裂变宽。肝实质内见再生结节，并可出

现弥漫的带状纤维化，在肝硬化中也可见弥漫性或局部的脂肪变性。门静脉高压的征象包括肝硬化患者存在不同程度脾大、门静脉扩大、静脉曲张（胃、脾、食管、脐周）和胆管周囊肿。

对于肝硬化患者，MRI 在早期肝癌诊断中具有重要的临床意义[18-22]。MRI 能准确诊断肝硬化相关结节，其关键作用是早期诊断 HCC。MRI 检查简单、准确、重复性好，可以对肝癌进行分期、参与治疗方案规划和评估治疗反应。肝癌 MRI 表现为 T_2 高信号，动脉期明显强化，在延迟期强化减低（图 67-10）。

再生结节 MRI 表现 T_1 信号表现多样，T_2 呈低信号，强化后结节通常与周围实质信号接近，因为再生结节可维持肝细胞功能。不典型增生结节影像学表现多变，与再生结节和 HCC 表现有重叠之处。低度不典型增生结节常是 T_2 低信号，高度不典型增生结节呈 T_2 稍高信号。低级别和高级别不典型增生结节 T_1 信号多变，但通常表现为 T_1 高信号。此外，低度不典型增生结节与再生结节具有相同的增强模式，而高度不典型增生结节与 HCC 具有相同的增强模式，但低度不典型增生结节和高度不典型增生结节强化程度与肝实质相同。两种结节都可以存在

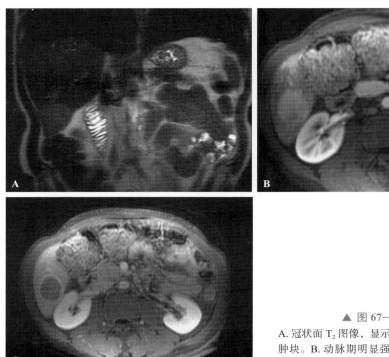

▲ 图 67-10　肝细胞癌
A.冠状面 T_2 图像，显示肝Ⅵ段约 3.5cm T_2 稍高信号肿块。B.动脉期明显强化。C.门静脉期强化减低，伴假包膜

铁质沉积。由于局部磁化率不均匀，铁磁性结节 T_1 和 T_2 均为低信号。在影像学上很难区分再生铁质结节和异常增生性铁质结节。

　病变进一步发展，不典型增生结节中可出现含微瘤灶结节，形成所谓的"结中结"。不典型增生结节呈 T_2 低信号，增强扫描可见动脉期强化灶。肝癌大小和分级决定了肿瘤的 MRI 表现。小肝癌为直径＜2cm，分为早期和进展期。早期肝细胞呈 T_1 高信号，T_2 低信号或等信号，动脉期呈稍低强化，门静脉期呈低强化。动脉期血管减少被认为是继发于门静脉血管分布减少，但动脉血供不足所致。应用肝胆特异性造影剂增加了早期肝癌检出率，肝胆期正常肝细胞明显强化，而肝癌细胞不摄取造影剂，而呈低信号。然而，高分化早期肝癌可能残余肝细胞，并摄取造影剂，导致假阴性的结果。进展期肝癌较少出现误诊，MRI 表现为边界清晰的 T_1 等信号和 T_2 中等信号的结节，早期明显强化，而门静脉期延迟期强化明显减低。小肝癌诊断要点是病变大小 1～2cm，强化"快进快出"，且边缘见强化假包膜。2～5cmHCC 诊断要点为动脉期明显强化，静脉期、延迟期强化减低，或者 6 个月随诊病变增大 50% 以上。

7. 铁质沉积病

　原发性血色素沉着病，起源于肠吸收铁增加的遗传性疾病，继发性血色素沉着病与输血或慢性疾病有关。铁通常储存在肝细胞和网状内皮细胞中，但过量的铁可作为过氧化氢转化为自由基的催化剂，导致细胞损伤。MRI 可以无创、定量地评估肝脏中的铁含量，评估治疗反应，具有高度的敏感性和特异性[24-27]。原发性血色素沉着病遵循肝实质沉积模式，铁沉积在肝细胞中，然后扩散到肝脏、胰腺、甲状腺和心脏。继发性血色病遵循网状内皮沉积模式，铁质积聚在肝的网状细胞系统、骨髓和脾脏。由于铁不沉积在肝细胞中，继发性血色素沉着病无相关组织损伤。继发性血色病晚期，铁沉积可能超过网状内皮细胞的储存能力，导致铁质沉积于肝实质细胞。

　MRI 能够准确、快速地诊断血色素沉着病，由于铁离子是顺磁性效应，导致纵向弛豫（T_1）和横向弛豫（T_2）缩短，其表现为 T_1 与 T_2 均为低信号，磁场不均匀，从而加快质子失相位，导致 T_2^* 缩短[24-27]。在 T_1 加权的同相位的反相位梯度回波图像上，随着回波时间的延长（图 67-2C 和 D）。图

像强度呈弥漫性降低，这通常是 $T_{1.5}$ MRI 上的同相位图像。与反相位信号强度比较，血色素细胞沉积症表现为肝实质弥漫性 T_1 正相位信号强度减低。MRI 常规 T_1 正反相位、T_2^* 序列能够准确地定量测量肝实质内铁沉积 [24, 25]。

（二）胆管与胆囊

超声是评价胆囊疾病的首选影像学检查方法，其诊断胆囊疾病具有较高的敏感度和特异性。然而，超声存在一定的局限性，包括操作者能力水平不同和肥胖患者图像质量下降。随着 MRI 技术的改进和图像采集速度加快，MRI 在胆系诊断中的作用越来越大，成为超声和 CT 的重要补充手段 [28-31]。MRI 能够完成对胆道系统的全面和详细的评估，包括胆道系统解剖学和疾病进程的诊断，是 ERCP 的替代方案之一 [28-31]。

1. 胆石症与胆总管结石

胆石症是胆汁在胆道系统中形成的结石，有两种类型：胆固醇结石（75%～80%）和胆色素结石（20%～25%）。胆结石可由过饱和胆固醇形成，危险因素包括肥胖、妊娠、快速减肥、高脂饮食、女性和高龄。胆囊结石也可继发于胆囊运动能力下降，胆汁结晶，易形成结石，危险因素包括快速减肥、使用全肠外营养、妊娠和口服避孕药。胆色素结石为棕色或黑色大体，由于慢性溶血状态，游离胆红素增多形成，与复发性胆管炎和寄生虫感染有关。

肝内外的胆系结石可以是原发性，在胆管内形成；或继发性，由胆囊结石迁移至胆总管。原发性胆总管结石的易感因素包括寄生虫感染、复发性胆管炎、先天性胆道畸形和手术。

MRI 准确且持续地检测胆囊结石，在 T_2 加权图像中，胆囊结石表现为 T_2 高信号，胆汁充盈的胆囊中有多个充盈缺损 [28,30]。MRI 也能够鉴别胆结石的类型，胆固醇和胆色素结石均表现为 T_2 低信号，但是胆色素结石的 T_1 信号高于胆固醇结石，并且高信号范围也较大 [30]。MRI 和 MRCP 重 T_2 加权序列对胆总管结石的诊断具有较高的敏感性和特异性（> 95%），表现为胆管内信号充盈缺损（图 67-11）[28-33]。

2. 急性胆囊炎

急性胆囊炎是急诊科最常见的急腹症之一，也是胆石症最常见的并发症，高达 95% 的胆囊炎与胆结石有关。对于怀疑有急性胆囊炎的胆石症患者，超声是最传统的成像方式。由于 MRI 序列采集速度提升和技术进步，MRI 应用越来越广泛。对于可疑急性胆囊炎病例，影像学有助于规划立即或延迟胆囊切除术和手术路径（腹腔镜或开腹）。MRI 在临床和超声学不明确的急性胆囊炎病例中尤其有效，其敏感性高达 95%，特异性高达 89% [29]，并可用于评估胆管是否存在胆总管结石。急诊 24h 内进行的 MRI 和 MRCP 检查在评估急性胆系疾病方面提供了额外的信息，尤其是对于超声表现不明确的病例 [29]。MRI 对急性胆囊炎的诊断敏感性 95%，特异性 90%。

单纯性急性胆囊炎的 MRI 表现包括胆囊颈部或胆囊管结石，胆囊扩张（横径 > 4cm），胆囊壁增

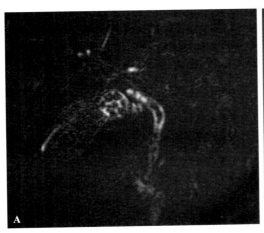
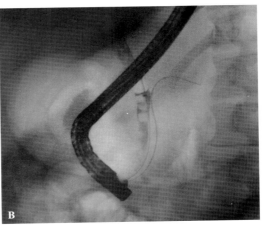

▲ 图 67-11　胆石症与胆总管结石

A. 冠状面 MRCP 图像显示在胆囊和胆管内的多个充盈缺损。B. ERCP 证实胆管结石

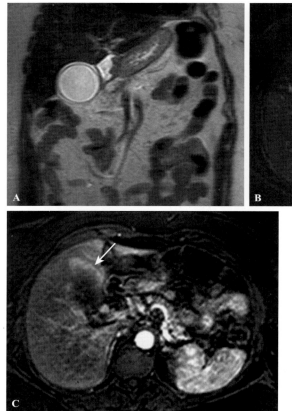

▲ 图 67-12　急性胆囊炎
冠状动脉 T_2 图像（A）和轴向抑脂 T_2 图像（B）显示胆囊壁轻度增厚和胆囊周位积液。增强扫描（C）轴向抑脂 T_1 图像显示胆囊窝周围肝实质充血（箭）

厚（> 3mm），胆囊壁异常 T_2 信号增高增厚和水肿分层，胆囊壁充血和囊周积液 [28-31]。MRI 具有极好的组织对比度，可以显示胆囊壁水肿和囊周积液，表现为胆囊周围 T_2 高信号（图 67-12）。急性胆囊炎的高度特异性征象（特异性为 70%）是增强后立即可见胆囊周围肝实质的短暂强化，是继发于急性炎症的胆囊周围肝脏实质反应性充血。

急性胆囊炎发生并发症的概率高达 40%，包括胆囊穿孔伴胆囊积脓、坏疽性胆囊炎、气肿性胆囊炎、出血性胆囊炎和胆囊穿孔伴胆肠瘘 [30, 31]。除气肿性胆囊炎外，MRI 可以快速识别大多数并发症。对于气肿性胆囊炎，CT 是观察胆囊腔内气体和囊壁的最佳方式。

3. 胆囊癌

胆囊癌是胆系最常见的恶性肿瘤，常见胃肠道肿瘤中发病率排名第五 [30, 34]。胆囊癌预后差，5 年生存率仅为 5%。在初次发现病变时，通常为晚期，出现邻近肝实质浸润和淋巴结转移。胆囊壁薄，胆囊周围的结缔组织与肝脏相连，导致胆囊癌容易侵

犯肝实质和周围淋巴管。大多数胆囊癌（约 90%）与胆囊结石有关，可能继发于慢性炎症。其他危险因素包括瓷质胆囊和胰胆管共同通道延长。

早期胆囊癌可见胆囊壁局灶性或弥漫性增厚超过 1cm，胆囊癌典型影像学表现为胆囊窝内见浸润性肿块。与邻近肝脏相比，肿块 T_1 呈低信号至等信号，T_2 呈不均匀高信号，增强扫描肿块强化。肿瘤直接压迫肝内胆管，肿瘤直接侵犯胆管或淋巴结侵犯胆管均可导致肝内胆管扩张，MRCP 图像显示最佳，且有助于定位阻塞部位。少数情况下，胆囊病灶不明显，但肿瘤广泛浸润，肿块内胆结石有助于诊断（图 67-13）。

25% 的胆囊腔内息肉样病变局限于肌层。与胆囊癌弥漫浸润型相比，这一类病变预后较好。与肝脏相比，胆囊息肉样结节 T_1 呈等信号，T_2 高信号，肿块突向胆囊腔，增强扫描胆囊息肉样病变早期持续强化。

4. 胆管癌

胆管癌是原发于胆管上皮的恶性肿瘤，是仅次

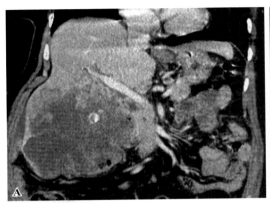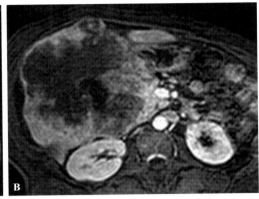

▲ 图 67-13　胆囊腺癌

冠状位 CT（A）和轴位增强 MRI（B）图像显示起源于胆囊窝巨大的不均质性肿块。CT 图像上可见肿块内钙化性胆囊结石

于肝细胞癌的常见原发肝脏肿瘤[35, 36]。发病高峰年龄为 51—70 岁，危险因素包括胆总管囊肿、原发性硬化性胆管炎、家族息肉病、慢性感染和先天性肝纤维化[35, 36]。大多数（95%）为腺癌。胆管癌解剖上分为肝内胆管癌和肝外胆管癌，前者包括中央型、外周型。中央型肝内胆管癌起源于胆管分叉和胆总管近端，而周围型肝内胆管癌则累及二级胆管。肿瘤按生长方式分为息肉型（导管内）、浸润型（导管周围）或外生型（肿块形成），浸润型中央性肝内胆管癌（汇管区肿瘤）根据 Bismuth Corlette 分类进一步细分。

MRI 表现为肿块型胆管癌 T_1 呈低信号至等信号，T_2 信号多变，取决于肿瘤内部纤维化、出血和坏死等情况。增强扫描由于肿瘤内部纤维化和肿瘤中央坏死以及促结缔组织增生反应，动脉期肿块几乎不强化，延迟期呈渐进性低增强（图 67-14）。较小的肿瘤由于未出现纤维化，动脉期强化明显，均匀且持续性强化。胆管内肿瘤 T_1 低至等信号，T_2 稍高信号且强化不均。在 MRCP 序列上，依据胆管狭窄和上游导管扩张的区域可以很容易显示肿瘤的位置和特征。

（三）胰腺

MRI 是评估胰腺疾病的重要检查方法[37, 38]。MRI 通过显示胰腺病变特定的形态学特征和信号强度表现，实现精确诊断，如急慢性胰腺炎、胰腺癌、胰腺神经内分泌肿瘤、微囊腺瘤、大囊腺瘤、浆液性囊腺瘤、导管内乳头状黏液性肿瘤和实性假乳头状瘤。与 ERCP 相似，MRCP 可以很容易地评估胰管的解剖和病理过程。在 T_1 加权图像上胰腺表现为

固有的稍高信号，增强扫描胰腺动脉期（15～20s）强化达到峰值，在随后动态增强图像上逐渐等强化。

1. 急性胰腺炎

急性胰腺炎是一种累及胰腺实质和周围器官的急性炎症。诊断根据临床和实验室检查结果，影像学用于确认诊断和检测并发症。CT 是最常用的检查手段，但 MRI 在胰腺炎诊断中的作用越来越大，因为急性胰腺炎患者更年轻，需要多次检查[38-42]。此外，MRI 技术的进步，实现了更好的胰腺成像和并发症诊断，如坏死、积液和血管并发症，包括血栓和假性动脉瘤[39-41]。急性胰腺炎的病因包括酒精、胆结石、代谢异常、感染、创伤和药物治疗等。

胰腺导管的解剖学变异，包括胰腺分裂症和胰胆管共同通道过长，与急性胰腺炎有关，MRCP 易于评估胰腺导管的先天变异。胰腺分裂症是最常见的先天性畸形，胚胎发育过程中腹侧和背侧胰管融合异常，腹侧胰管（Wirsung 管，主胰管）引流腹侧胰液，而背侧胰管（Santorini 管，副胰管）引流背侧胰液，因背侧胰管与腹侧胰管未融合，不能与胆总管汇合后开口于十二指肠内，导致背侧的胰液只能通过小乳头排出，但是小乳头较小，在引流大量的胰液过程中，因小乳头局部炎症等因素，而造成狭窄或梗阻，胰液排出不畅，胰管内压力增高而发生胰腺炎。MRCP 可检出胰腺分裂，具有较高的敏感性和特异性。较长的胆管及胰管共同通道（＞15mm）致使部分胆汁回流到胰管，引起急性胰腺炎。

急性胰腺炎的典型 MRI 表现是胰腺局灶性或弥漫性肿大，T_1 低信号，T_2 不均匀高信号，增强扫描

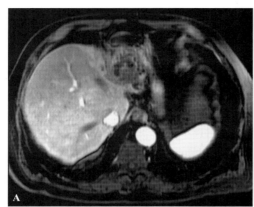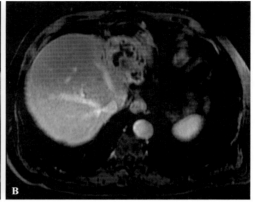

▲ 图 67-14　胆管癌

增强扫描（A）轴位动脉期和（B）轴位门静脉期图像显示肝左叶内肿块，伴肝左叶萎缩，伴有远端胆管扩张和被膜皱缩。动脉期肿块轻度强化，门静脉期渐近性强化

正常强化或轻度不均匀强化[37-40]。轻度急性胰腺炎表现为胰腺周围积液，T_1WI 表现为胰腺周围低信号，较重的胰腺炎，T_2WI 显示胰腺周围 T_2 高信号[37-40]。

坏死性胰腺炎占 20%～30%，增加了急性胰腺炎的死亡率。根据亚特兰大修订的分类系统，急性胰腺炎分为三种类型：胰腺实质坏死、胰腺周围坏死、胰腺实质与周围合并坏死，胰腺炎症是无菌性或感染性。坏死程度与总体预后相关，因此 MRI 评估坏死程度有重要的临床意义。T_2 显示坏死区为低信号，但炎症内部出现液化坏死时，表现为 T_2 高信号。增强扫描胰腺炎坏死区域表现为低强化。

急性胰腺炎可见胰腺和胰周积液[39, 40]。如果胰腺炎内部存在坏死，急性积液为急性胰管积液（APFC），如果内部存在坏死，则为急性坏死性积液（ANC）。胰腺炎发作 4 周后，胰腺炎内部无坏死，局限性胰液（APFC）聚集被纤维包裹形成假性囊肿。胰腺坏死与 ANC 坏死物包裹有关。MRI 显示 APFC 为液性成分，边界清楚，无明显的壁，即 T_1 低信号和 T_2 高信号。急性胰腺炎中后期，APFC 可能发展为假性囊肿，为单房囊性液体信号，T_1 低信号和 T_2 高信号。坏死性胰腺炎发生后，ANC 由液体和坏死物质构成，取代正常胰脏实质。胰腺炎中后期，ANC 逐渐发展为被包裹的坏死，由于存在非液化坏死的胰腺实质和坏死的脂肪，MRI 显示信号不均匀。

急性胰腺炎的血管并发症包括静脉血栓形成和假性动脉瘤。静脉血栓是急性胰腺炎最常见的血管并发症，可发生于脾静脉、肠系膜上静脉和门静脉，MRI 增强扫描可见血栓。假性动脉瘤是由蛋白水解酶引起的血管壁变薄，最常累及脾动脉、胰十二指肠动脉和胃十二指肠动脉。增强扫描可检出假性动脉瘤，动脉早期即可见显影。假性动脉瘤破裂会导致胰腺周围出血性液体聚集，由于高铁血红蛋白 T_1 呈高信号，由于含铁血黄素沉着呈 T_2 呈低信号边缘。

2. 胰腺囊性病变

MRI 是评估胰腺囊性病变的最佳成像手段，其准确诊断及鉴别诊断对后续治疗方案制定至关重要[43]。胰腺囊性病变可以为原发性，如假性囊肿、浆液性囊腺瘤和黏液性病变，包括黏液性囊腺瘤、囊腺癌和导管内乳头状黏液性肿瘤，也可以是实体瘤的囊性变，包括腺癌、神经内分泌肿瘤、实性假乳头状肿瘤（或实性和乳头状上皮肿瘤）[43-46]。

浆液性囊腺瘤是由许多小囊肿组成的良性囊性肿瘤，通常 < 1cm，小囊肿之间可见放射状纤维间隔[45]。肿瘤常发生在年龄较大的女性，年龄超过 65 岁，常为偶然发现。MRI 表现为一簇 T_2 高信号的小囊肿，内部见分隔，中央瘢痕钙化可见低信号。病变与主胰管没有相通（图 65-15）[43, 45]。

黏液性囊腺瘤常发生于胰腺体或尾部，壁厚、单室或多室的囊性病变，内衬有产生黏液的柱状上皮，与胰腺导管不相通。常发生于女性，大多数女性是偶然发现。黏液性囊腺瘤具有恶性转变潜能，需要手术切除[43]。MRI 显示病变多呈单房或多房，信号强度随液体成分变化而改变，多表现为 T_1 低信号 T_2 高信号，少数情况可表现为 T_1 高信号

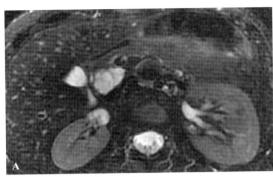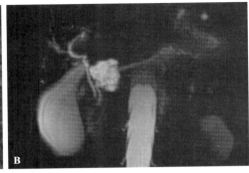

▲ 图 67-15　胰腺浆液性囊腺瘤

A. 轴位 T_2 脂肪抑制 MR 图像显示一簇小 T_2 高信号囊肿伴细小分隔。B. MRCP 图像显示主胰管未见扩张征象

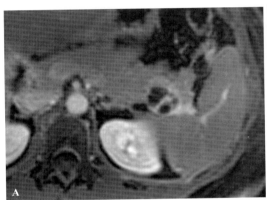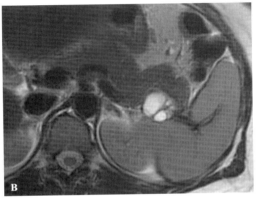

▲ 图 67-16　胰腺黏液性囊腺瘤

A. 轴位脂肪抑制增强图像。B. 轴位 T_2 图像显示胰尾部 T_1 低信号，T_2 高信号灶，伴厚壁分隔及强化

（图 67-16）[43]。由于囊壁纤维化及内部分隔，增强扫描呈延迟期明显强化。囊内结节性软组织成分提示浸润性癌可能。黏液囊腺癌表现为在黏液囊肿中可见结节状软组织成分。

　　导管内乳头状黏液性肿瘤（IPMN）是由主胰管或分支胰管的内衬上皮细胞产生黏液引起的肿瘤[43]。胰腺导管上皮细胞转化成生产肿瘤性黏蛋白细胞，形成乳头状结构，过多的粘蛋白导致胰管的囊性扩张（图 67-17）。在 ERCP 中，黏液常溢出至 Vater 腹[43]。本文介绍了 IPMN 与伴随的胰腺导管腺癌和由 IPMN 引起的胰腺导管腺癌之间的关系，这两者具有良好的生物学行为，可在早期可被发现[43, 47, 48]。IPMN 分为主胰管型和分支胰管型，这具有重要的临床意义，因为 60%～70% 的主胰管 IPMN 伴有浸润性癌，而 20% 分支胰管型 IPMN 伴有浸润性癌[43, 49]。MRI 是评价 IPMN 以确定病变部位和类型的首选成像方式。主胰管型 IPMN 可见主胰管的局灶性或

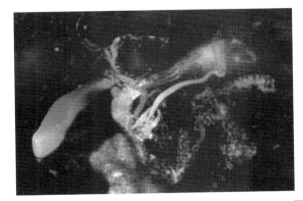

▲ 图 67-17　主胰管和分支胰管混合型 IPMN，MRCP 图像显示钩突内多分叶囊性肿块，与扩张的胰管直接相通

弥漫性扩张。需要与慢性胰腺炎鉴别，慢性胰腺炎可表现为胰管的弥漫性扩张，但慢性胰腺炎表现为 T_1 低信号和由于胰腺纤维化所引起的延迟强化。分支胰管型 IPMN 可见多发分支胰管 T_2 高信号扩张。IPMN 中强化的软组织结节提示伴有恶变，它可能来自于 IPMN 或胰管的不同部位。

3. 胰腺实质病变

胰腺实性病变包括胰腺癌、神经内分泌肿瘤、实性假乳头状瘤和转移瘤。上述肿瘤的 MRI 上表现不同。如前所述，胰腺实性肿瘤可发生囊性变。

4. 胰腺癌

胰腺癌是胰腺最常见的恶性肿瘤，起源于导管上皮。胰腺癌的预后很差，5 年生存率约为 6%[50, 51]。

正常胰腺实质为 T_1 高信号。然而，由于胰腺癌内部严重的纤维化、结缔组织增生反应，与正常胰腺实质比较，胰腺癌表现为不规则 T_1 低信号肿块。增强扫描动脉期轻度强化，偶尔表现为延迟期强化。扩散加权成像和 ADC 图在检测小腺癌方面有重要的应用价值，因为胰腺癌内部纤维化及扩散受限，扩散加权成像显示病灶为高信号伴低 ADC 值[52]。MRCP 图像用于评估胰腺导管梗阻伴上游导管扩张，当胆总管于病灶处截断而近端胆管扩张时，形成所谓的双管征。

5. 神经内分泌肿瘤

胰腺神经内分泌肿瘤罕见，神经内分泌癌占所有胰腺肿瘤的 1%～2%，但是由于神经内分泌病灶检出增加，发病率呈上升趋势[53]。胰腺神经内分泌肿瘤是由神经内分泌细胞引起的肿瘤，包括一系列肿瘤。它们可能是功能性或无功能性的，最常见的类型是胰岛素瘤和胃泌素瘤。功能性肿瘤常伴有临床症状，容易发现，体积常较小，而非功能性肿瘤体积常较大，可能伴有静脉侵袭和转移灶。MRI 表现为 T_1 加权脂肪抑制图像上表现为低信号，T_2 呈高信号，增强扫描动脉期明显强化，是典型的 MRI

表现之一。术前 MRI 有助于神经内分泌肿瘤的准确诊断，有助于肿瘤分期和分级[53]。

6. 实性假乳头状肿瘤

实性假乳头状瘤少见，占胰腺肿瘤的 1%，恶变潜能低[43]。通常发生于年轻女性（平均年龄 30 岁）。影像学表现为病灶边界清晰，不均匀，体积较大，由肿瘤细胞变性引起囊性区域表现为 T_2 高信号。实性假乳头状瘤可为完全实性，T_2 信号稍高，而大部分病灶发生囊性变，为 T_2 高信号。增强扫描肿瘤内部实性成分通常可见强化。

（四）肾上腺

化学位移 T_1 加权同相和反相梯度回波成像是肾上腺成像中最有价值的 MRI 序列。该序列能够检出肾上腺病变内脂肪。含有脂肪的肾上腺肿块可分为两组：含细胞内脂肪的病变，如腺瘤；含成熟脂肪（细胞外脂肪）的病变，如骨髓脂肪瘤[54]。另外，肾上腺嗜铬细胞瘤具有典型的 MRI 表现。

1. 肾上腺腺瘤

肾上腺腺瘤是肾上腺最常见的病变[54]。检出细胞内脂肪可诊断肾上腺腺瘤，可以在反相位梯度回波序列上准确检测（图 67–18）[54, 55]。相比同相位图像，反相位图像上肾上腺病灶的信号强度降低 20%，可诊断肾上腺腺瘤。腺瘤动脉早期均匀的强化，延迟期强化减低超过 50%。

2. 髓样脂肪瘤

髓样脂肪瘤是罕见的肾上腺良性肿瘤，占偶发性肾上腺肿块的 7%～15%[54]。髓样脂肪瘤由脂

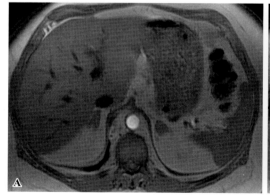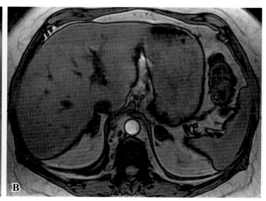

▲ 图 67–18 双侧肾上腺腺瘤
A. 轴位 T_1 同相位图像显示双侧肾上腺结节。B. 反相位图像显示肾上腺结节信号减低，符合含脂腺瘤

肪细胞和造血组织（髓系和红细胞）组成，无功能性[54, 56]。MRI典型特征为肿瘤内部含成熟脂肪成分。根据MR表现，髓样脂肪瘤可分为三种类型[56]：第一，髓样脂肪瘤信号均匀，T_1呈高信号，T_2呈中等信号，提示肿瘤内部含成熟脂肪成分；第二，肿瘤信号不均匀，不均匀组织内的T_1高信号，提示为成熟脂肪，T_2高信号，为混合脂肪和髓样成分；第三，与肝脏信号相比，结节T_1低信号，T_2高信号，表示内部主要为髓样成分。肾上腺髓质脂肪瘤很少自发破裂导致出血。

3. 嗜铬细胞瘤

嗜铬细胞瘤是起源于肾上腺髓质嗜铬细胞的肿瘤。约90%嗜铬细胞瘤来自肾上腺，10%的病变是肾上腺外病变，并沿交感神经链发生。嗜铬细胞瘤MRI表现为明显的T_2高信号，即所谓灯泡征，明显强化。约33%的嗜铬细胞瘤无灯泡征表现，T_2加权图像上信号混杂。嗜铬细胞瘤是"10%"的肿瘤，即10%是肾上腺外，10%是家族性的，10%是恶性的，10%双侧存在，10%发生于儿童。

（五）肾脏

MRI有助于评估肾脏病变的强化特征，并确定病灶内是否存在脂肪成分，进一步准确诊断肾脏病灶[57]。肾脏病变包括囊肿、血管平滑肌脂肪瘤、嗜酸细胞瘤、肾细胞癌（RCC）和移行细胞癌（TCC），以上病变具有特征性的MRI表现[57, 58]。

1. 肾囊肿

肾囊肿是常见病变，中年人群发病率为20%～30%。单纯肾囊肿呈圆形，T_1呈均匀低信号，T_2均匀高信号，增强扫描不强化。复杂的囊肿可出血、感染或含蛋白质成分，其信号特征多变。

2. 血管平滑肌脂肪瘤

血管平滑肌脂肪瘤是由血管、平滑肌和脂肪成分组成的良性肾肿瘤，是最常见的良性肾肿瘤。90%血管平滑肌脂肪瘤单侧单发，而其余10%可多发性和双侧，并与结节性硬化综合征有关。血管平滑肌脂肪瘤含有脂肪成分，然而5%的病灶检测不到脂肪。MRI可显示病灶内部脂肪信号。检测病灶内部脂肪的最可靠方法是，比较非脂肪抑制序列和脂肪抑制序列的图像，脂肪抑制序列图像发现信号减低区域，则提示病灶内部存在脂肪成分（图67-19）。

3. 嗜酸细胞瘤

嗜酸细胞瘤是肾脏良性肿瘤，由集合管嗜酸性上皮细胞组成，是仅次于血管平滑肌脂肪瘤的第二常见的肾脏良性肿瘤。肿瘤中央星芒状纤维组织，伴有压缩血管称为中央瘢痕，约半数病例可见。与肾脏皮质相比，病灶T_1低至等信号，T_2稍高信号。中央瘢痕表现为星芒状T_1低信号和T_2高信号。

4. 肾细胞癌（RCC）

肾癌是肾小管上皮恶性肿瘤。肿瘤呈外生性生长，使肾皮质变形（图67-20）。肾细胞癌的亚型包括透明细胞（70%）、乳头状细胞（10%～15%）、颗粒细胞（7%）、嫌色细胞（5%）、肉瘤样细胞（2%）和集合管（1%）。MRI表现因病理亚型而异，但最常见为透明细胞，与肾实质相比，T_1呈等信号，T_2呈稍高信号。在反相位图像上，肾透明细胞癌见信号减低区，表明肿瘤内部存在脂肪变性，约见于60%肿瘤，增强扫描肿瘤细胞活跃区域明显强化。

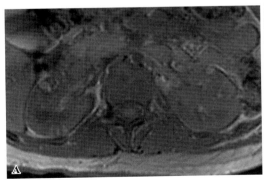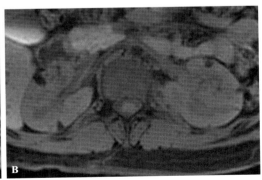

▲ 图67-19　双侧肾血管平滑肌脂肪瘤

A. 轴位非脂肪抑制T_1图像。B. 轴位脂肪抑制T_1图像显示双肾小T_1高信号灶，在脂肪抑制序列上信号降低，证实病变内存在脂肪

乳头状 RCC 是第二常见的亚型，T$_2$ 信号低，增强扫描强化程度较低。

5. 移行细胞癌

TCC 最常见于膀胱，占所有泌尿系上皮细胞来源肿瘤的 90%。分为乳头状和非乳头状两种亚型，乳头状 TCC 更为常见。TCC 常为多发病灶，范围可以包括整个泌尿系统。与肾髓质比较，TCC 呈 T$_1$ 等信号，可浸润肾窦，T$_2$ 加权像上表现为充盈缺损，因为尿液呈 T$_2$ 高信号（图 67-21）。TCC 多为低强化肿块，但可表现为快速增强，增强扫描局灶性充

盈缺损的强化高度提示 TCC。MRI 也有助于评估肿瘤侵犯肾静脉或下腔静脉。

三、总结

MRI 是一种常用的评估腹部实质脏器的成像方式。随着 MRI 的应用越来越多，熟悉 MRI 成像序列和技术非常重要。此外，了解和熟悉各种实质器官病变的典型 MRI 特征至关重要。

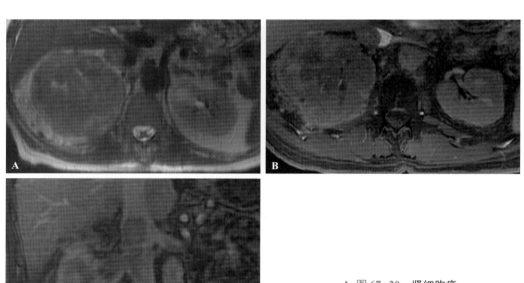

▲ 图 67-20 肾细胞癌

轴位 T$_2$ 图像（A）示右肾上极一体积较大的外生性肿块，呈不均匀 T$_2$ 等信号。轴向（B）和冠状（C）增强扫描，右肾静脉延伸到下腔静脉见血管腔内瘤栓形成

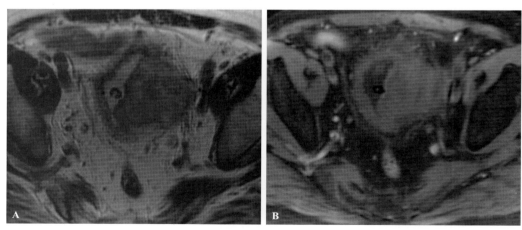

▲ 图 67-21 膀胱移行细胞癌

轴位 T$_2$（A）和增强 T$_1$（B）图像显示膀胱左侧壁不规则 T$_2$ 稍高信号肿块，增强扫描不均匀强化，肿块侵犯左侧盆壁，与左侧髂外动脉和静脉分界不清

第 68 章　实质器官的 PET/CT

Positron Emission Tomography/Computed Tomography
of the Solid Parenchymal Organs

Shaunagh McDermott　Selim R. Butros　Michael A. Blake　**著**

赵　博 **译**　史燕杰 **校**

在本章中，我们讨论腹部实质性器官的 [18]F- 脱氧葡萄糖正电子发射断层摄影（[18]F-FDG PET）和正电子发射断层摄影 / 计算机断层摄影（PET/CT），并特别强调 PET 显像技术在肝胰胆管、脾脏和肾上腺成像上的优、缺点。

一、胆囊和胆道

胆囊和胆道与肝脏基本无法区分，因为这些结构中 FDG 的生理活性很低。

（一）胆管癌

一些研究表明，FDG PET 对原发性胆管癌具有 90% 或更高的敏感性 [1-4]。然而，FDG PET 检测胆管癌的准确性取决于病灶解剖位置、生长模式和病理特征。研究表明，FDG PET 检测肝内胆管癌的敏感性相对高于肝门周围和肝外肿瘤的敏感性（图 68-1）。如 Corvera 及其同事 [5] 发现，PET 检测肝内胆管癌的灵敏度为 95%，而检测肝外胆管癌的灵敏度仅为 69%。Petrowsky 和同事 [6]、Lee 和同事 [7] 也发现，检测肝内胆管癌的敏感性高于肝外胆管癌（分别为 93% vs. 55%、100% vs. 78%）。此外，Moon 和同事发现原发肿瘤的位置影响 FDG PET 的敏感性，FDG PET 对肝门周围肿瘤的敏感性低于肝内肿瘤和胆总管癌（83% vs. 91%，91%）。此外，对于肝门周围肿瘤，PET 检测的敏感性低于 CT（83% vs. 92%）。Yamada 和同事们 [8] 也得出结论，肝门部胆管癌的检测灵敏度低于肝内和肝外胆管癌（分别为 78%、100%、84%）。然而，Reinhardt 及其同事 [9] 能够通过 PET/CT 鉴别肝外胆管癌与无胆管癌患者，通过延迟 FDG 摄取时间

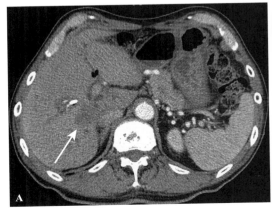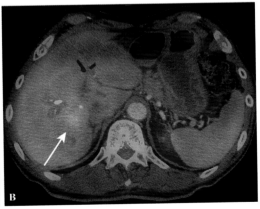

▲ 图 68-1　胆管癌

A. 增强 CT 显示肝脏右叶（箭）低密度模糊区。胆道内见支架。B. PET/CT（箭）显示该部位 FDG 摄取增加。活检证实为胆管癌

和设定最大标准摄取值（SUV$_{max}$）阈值为 3.6。

FDG PET 诊断胆管癌的准确性与肿瘤的生长方式有关。Anderson 和同事[10] 发现检测结节的敏感性为 85%，但浸润形态病灶检出率仅为 18%。Kato 和他的同事[11] 同样发现，CT 报告的胆管内肿瘤 13 例中有 11 例在 PET 上检出（85%），而在 11 例浸润型肿瘤中只有 4 例（36%）由 PET 检出。FDG PET 的诊断准确性也与病理组织学相关。Fritscher-Ravens 及其同事[12] 发现，在肿瘤细胞数量高、黏液含量低的管状细胞型胆管癌中，PET 检查结果均为阳性，而在 3 例黏液腺癌患者中，PET 检查结果均为假阴性。

胆管癌是原发性硬化性胆管炎（PSC）的恶性并发症。PSC 中胆管癌的平均发病率约为 10%[13]。尽管形态学成像有所改善，检出 PSC 患者并发胆管癌仍然具有难度。Alkhawaldeh 及其同事[14] 发现，FDG PET/CT 对 PSC 和可疑胆管癌患者的 SUV$_{max}$ 阈值大于 3.9，其敏感性、特异性和准确性分别为 94%、83% 和 91%。然而，Fevery 和同事们[15] 的一项研究发现，PET 对 PSC 患者并发胆管癌的诊断并不可靠，因为在他们的研究中，10 名患者中有 2 个假阳性和 1 个假阴性结果。

胆管癌是否可切除取决于它的位置和远距离扩散情况。外科手术的发展，增加了局部疾病控制的可能性。准确的分期对于外科手术计划至关重要，而且对于疾病晚期的患者来说，也可以防止不必要的外科干预[6, 11, 16, 17]。与 CT 相比，PET 对局部淋巴结转移的诊断具有较高的特异性，但敏感性较低。另一项研究发现，FDG PET 可以检测 CT 未检测到的淋巴结转移，并且在许多病例中改变治疗方案[4, 10, 17, 18]。关于远处转移，一些研究已经证实 FDG PET 在检测远处转移方面的较高的准确性。PET 发现传统影像学检查没有检出的远处转移，在临床决策中也起到了重要作用。

对于复发性胆管癌的检测，PET/CT 可用于检测手术后疾病复发。Jadvar 和同事[19] 评估了 PET/CT 在检测术后复发中的效能，发现 PET/CT 检查的敏感性和特异性分别为 94% 和 100%，而 CT 检测的敏感性和特异性分别为 82% 和 43%。

PET/CT 可以预测正在接受治疗的胆管癌患者的生存。Zhu 和同事[20] 发现，晚期胆管癌联合吉

西他滨、奥沙利铂和贝伐珠单抗治疗后，SUV 最大值的下降与疾病控制没有关联，和总体生存率增加有关。此外，Haug 和同事[21] 发现在肝内胆管癌行 ^{90}Y 放射栓塞术几个月后，SUV 最大值、SUV 均值和代谢活性肿瘤体积的变化，可以预测患者的预后。

（二）胆囊癌

FDG PET 在胆囊病变的诊断中有一定的应用价值（图 68-2）。Koh 和同事[22] 在对 16 名患者的研究中发现，FDG PET 检出胆囊病变的敏感性为 68%，特异性为 88%。在另一个由 Rodriguez-Fernandez 和同事[23] 的 16 例患者研究中，胆囊中 SUV 值 > 2.5 认为肿瘤呈阳性，发现 FDG PET 的敏感性为 80%，特异性为 82%。Oe 和同事的一项研究表明，PET 对于鉴别胆囊壁良恶性增厚具有 75% 的敏感性和 100% 的特异性。

Nishiyama 和同事[25] 发现延迟 FDG PET 比早期 FDG PET 更有助于评估胆囊恶性病变，因为延迟扫描增加了病变摄取，提高了病变与背景对比度。选择 SUV 早期阈值 4.5、SUV 延迟 2.9 和保留指数 −8 作为鉴别良恶性病变的分界点，延迟显像和早期与延迟联合显像的敏感性分别从 83% 提高到 96% 和 100%。然而，由于工作流程限制，很少中心执行延迟 FDG PET 扫描。

Lee 和同事[7] 发现，在 16 例胆囊癌患者中，PET/CT 检出 14 例（88%），而多排螺旋 CT 检出 15 例（94%）。在 Corvera 和同事[5] 的研究中，15 例原位胆囊癌中，FGD PET/CT 检出率 100%。在 Petrowsky 及其同事[6] 的一项研究中，PET/CT 可检测每一例原发性或复发性胆囊癌（100%），而增强 CT 只在 14 例肿瘤患者中检出 10 例（71%）。

对于术前诊断为良性疾病，经胆囊切除术后诊断为偶发性胆囊癌患者，PET/CT 可用于选择可能治愈的患者，并可能有助于减少进行非治疗性再探查的患者的数量[26, 27]。

胆道系统癌较低的生存率与其远处转移有关，与治疗无关。因此，PET 主要作用是发现远处转移，以便筛选出适合手术的患者。Albazaz 及其同事[18] 在一项关于 FDG PET/CT 对临床管理决策相关影像

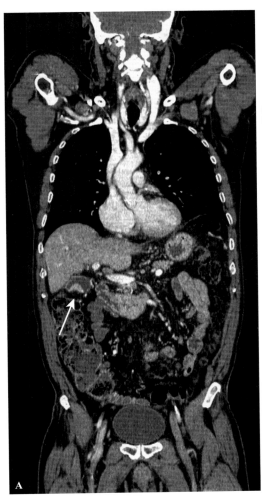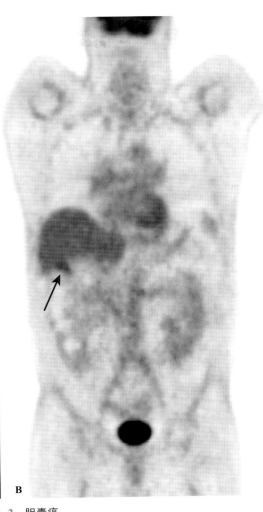

▲ 图 68-2　胆囊癌

A. 增强 CT 显示胆囊下壁局灶性增厚（箭）。B. 该区域显示 PET（箭）FDG 对高代谢，没有远处转移的证据。手术切除证实为胆囊癌

的研究中发现，PET/CT 对 39% 胆囊癌患者的治疗策略有重大影响，其中包括 27% 的病例扫描后分期上升。Corvera 和他的同事们[5] 还发现，在胆囊癌患者中，有 23% 的患者因 PET/CT 改变了治疗方法，因为它显示了在其他影像学检查中没有发现转移性病灶，从而避免了无效和不必要的检查。

FDG PET/CT 在胆囊癌复发诊断中有一定作用。Kumar 和同事[28] 发现 FDG PET/CT 对肿瘤复发的检测灵敏度为 98%，特异性为 90%。他们还发现，与常规成像（增强 CT，MRI）比较，PET/CT 对复发的检测具有更好的敏感性。

FDG PET/CT 可能也有助于胆囊息肉患者的危险分层。Lee 和同事[29] 进行的一项研究发现，对于诊断 1~2cm 恶性胆囊息肉，图像分级、息肉 SUV 最大值阈值为 2.14、息肉与肝比值阈值 1.14，准确性分别为 80%、78% 和 84%。

（三）局限性

FDG PET 在 PSC 患者和其他胆道狭窄患者中必须仔细鉴别，如胆道支架、已知的肉芽肿性疾病或其他良性炎症可能摄取 FDG。在胆囊癌病例中，假阳性的 FDG PET 结果包括黄色肉芽肿性胆囊炎[22]、胆囊结核样肉芽肿[23] 和胆囊腺肌病[23, 30]。

二、肝脏

在 FDG 注药后约 1h 的标准图像采集中，肝脏活性通常稍微增强，具有相对均匀的斑点外观。

（一）肝细胞癌

高分化肝癌葡萄糖 -6- 磷酸酶水平较高，导致 FDG-6- 磷酸盐去磷酸化，FDG 积累较低，而低分化肝癌 FDG-6- 磷酸盐水平较低，FDG 较为活跃。由于 HCC 葡萄糖代谢是可变的，FDG PET 在 HCC 检测中效能不高。对于原发性未经治疗的肝癌，PET/CT 检出率为 50%～70%[31-33]。最近一项关于 PET/CT 检测原发性肝癌的研究报道显示其敏感性达 61%[34]。研究人员还发现，晚期肿瘤、门静脉血栓、大肿瘤和多发肿瘤与 FDG PET/CT 阳性结果显著相关。PET 检测 1～2cm、2～5cm、5cm 以上病灶的敏感性分别为 27%、48%、93%。

虽然已经发现 FDG PET 检测 HCC 的敏感性低于其他成像方式，但它仍然在治疗和预后方面发挥着重要作用。HCC 肝外转移灶虽然罕见，但 PET 对临床治疗影响很大。Kawaoka 等[35] 比较了 PET/CT 与 CT 对肝外转移（肺、淋巴结、骨）病灶的检测效果，发现 CT 对肺转移的检测比 PET/CT 更敏感，对检测淋巴结转移效能相当，然而，PET/CT 可更准确地检测到骨转移。3 例在 PET 检查中表现为假阴性的肺转移灶，大小均 < 8mm。Sugiyama 和同事[36] 发现了类似的问题，对于 > 1cm 的肝外转移灶，FDG PET 的检出率为 83%，而对于 ≤ 1cm 的病灶，FDG PET 的检出率仅为 13%。

Shiomi 和同事[37] 发现，SUV 比率（肝脏肿瘤与非肿瘤的 SUV 比率）与肿瘤体积倍增时间相关，并且可以根据 SUV 比率预测生存率。Kawamura 及其同事[38] 还发现，SUV 比值与生存有关，SUV 比值超过 1.6 的患者存活率更低。另一项研究发现，肿瘤 SUV 超过 7 的患者中位生存期显著降低（4 个月 vs.15 个月）[39]。Hatano 和同事[40] 评估了术前 PET 在预测患者术后方面的作用。在 SUV 比率 > 2 的患者中，总体生存时间明显短于 SUV 比率较低的患者（182 天 vs. 2310 天）。Seo 和同事[41] 发现相似的结论，高 SUV 组（> 2）的总存活率和无病存活率显著低于低 SUV 组。

肝细胞癌是肝移植的主要手术指征之一，然而，选择合适的患者非常困难。一项对 43 例在肝移植前接受 PET 检查的肝癌患者研究发现，PET 阴性的晚期肿瘤患者和符合 Milan 标准的肝癌患者的 3 年生存率相当（80% vs. 94%）[42]。在 PET 检查阳性组中，肝癌复发率为 50%，而 PET 检查阴性组复发率仅为 3.8%。Lee 及其同事[43] 的另一项研究试图评估 FDG PET 预测肝移植术后肝癌复发的效能，其发现，肿瘤 SUV_{max} 与正常肝脏 SUV_{max} 的比值是预测肿瘤复发的最显著参数，阈值为 1.15。在肿瘤复发患者中，93% 的肿瘤复发值为 1.15 或更高，而只有 18% 肿瘤没有复发患者的值为 1.15 或更高。两组 1 年和 2 年未复发患者的生存率有显著差异。

无法手术或等待移植的肝癌患者可行消融或栓塞治疗。PET 在监测治疗疗效中发挥了作用。Torizuka 和同事发现，经动脉化疗栓塞后，与正常肝脏实质 FDG 摄取相比，摄取增加或接近表明残余存活的肿瘤，而 FDG 摄取减少或不存在则表明坏死超过 90%。Paudyal 和同事[45] 发现，射频消融术后，PET 比 CT 更早检测到肿瘤复发，并且具有更高的检出率（PET 为 92%，CT 为 75%）。Han 及其同事[46] 发现，PET/CT 对经动脉化疗栓塞或射频消融后，以及 CT 增强扫描未发现异常，但是不明原因血清甲胎蛋白升高的患者很有价值。

对于晚期肝癌患者或治疗后的疾病进展，选择治疗方式非常有限。然而，最近研究表明索拉非尼可以延长晚期 HCC 患者生存期。PET/CT 可能在监测索拉非尼治疗和预测治疗反应方面发挥作用。一个基于两名 FDG PET 阳性患者的报道发现，治疗开始后早期进行 PET 扫描是监测早期反应的有效技术[47]。Lee 和同事们[48] 最近进行的一项研究得出结论，接受索拉非尼治疗的患者，病灶摄取 FDG 的程度与患者总体生存率和无进展生存期显著相关。

（二）肝转移瘤

转移瘤占肝脏恶性病变的很大比例。肝转移是决定患者生存的主要因素之一，需要积极治疗。FDG PET 在检测肝转移中具有高度敏感性（图 68-3）。Delbeke 和他的同事[33] 发现，FDG PET 能够检测到不同原发肿瘤中所有 > 1cm 的肝转移。Kinkel 和他的同事[49] 分析发现，在同等特异性情况下，FDG PET 是诊断胃肠道癌肝转移最敏感的无创影像学方法。Bipat 和同事[50] 的另一项分析发现，在结直肠

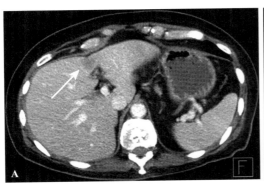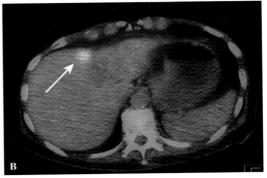

▲ 图 68-3　肝转移瘤

A. 增强 CT 显示镰状韧带（箭）裂隙附近有一模糊的低密度区，以前认为是局灶性脂肪变性所致。B. 然而，PET/CT 显示 FDG 摄取（箭）增加，符合肝转移

肝转移患者中，FDG PET 检出患者肝转移敏感性明显高于 CT 和 MRI。

　　肝局部切除是治疗肝转移患者的最有效的方法。然而，严格的筛选标准非常重要，因为肝切除后有可能残留的活性病灶，对于延长生存没有意义。Arulampalam 及其同事[51] 发现，39% 的结直肠肝转移患者术前 FDG PET 改变了治疗方法，最常见的改变是避免了不必要的手术。Fernandez 和同事[52] 的一项研究发现，应用 FDG PET 评估结直肠癌肝转移，筛选出可以行手术切除的肝转移瘤患者，这部分患者行手术切除后 5 年生存率较好。

　　完全手术切除是肝转移患者治愈的最佳手段。然而，在一些患者中，由于肿瘤的位置、多病灶或功能肝储备不足等因素，无法行手术根治。在这些情况下，局部消融治疗可能有效。PET 可能在消融患者的随访中发挥作用（图 68-4）。Donckier 和同事[53] 比较了 28 例转移瘤射频消融术后 1 周、1 个月、3 个月的 PET 及 CT 表现，1 周的 PET 扫描发现了 4 例残留病灶，而在 1 周、1 个月和 3 个月的 CT 扫描中均没有发现该残留病灶。

　　⁹⁰Y 微球放射栓塞技术已成为肝转移瘤的姑息治疗方法。Szyszko 和同事[54] 进行了一项研究，针对 21 例接受了 ⁹⁰Y 微球放射栓塞治疗的患者，根据实体瘤疗效评价标准（RECIST）进行 PET 早期评估，他们发现 86% 的患者在 6 周时 PET 活性降低，而只有 13% 的患者在 CT 扫描中表现肿瘤大小变化。Haug 和同事[55] 研究了 58 例行 ⁹⁰Y 放射栓塞治疗的乳腺癌肝转移患者，发现治疗后 3 个月行 PET/CT

检查是生存率的最有效预测因子（治疗有效者生存为 67 周，治疗无效者生存为数周）。此外，他们发现肝转移瘤 SUV_{max} 大于 20 的患者的中位生存时间明显短于 SUV_{max} 小于 20 的患者（21 周 vs. 52 周）。另一项比较 RECIST、肿瘤密度标准与 FDG PET/CT 的研究发现，PET/CT 预测无进展生存期效果显著（部分有效患者的无进展生存期中位数为 12 个月，而病情稳定的患者为 5 个月），而 RECIST 和肿瘤密度标准则没有体现[56]。

　　在过去几年中，在常规化疗中增加生物制剂（抗表皮生长因子受体抗体和抗血管内皮生长因子抗体）提高了转移性结直肠癌患者的总体生存率，还提高了肝转移瘤治疗疗效，可以使无法切除的肝转移瘤治疗以后获得手术机会。Bertolini 及其同事[57] 的一份报道发现，对手术切除效果不理想的结直肠癌转移患者，经过 FOLFOX（亚叶酸、氟尿嘧啶、奥沙利铂）和贝伐珠单抗治疗，SUV_{max} 降低至少 1 单位，无进展生存期更长（平均无进展生存期为 22 个月 vs. 14 个月）。另一项研究发现，对于贝伐珠单抗新辅助化疗后的结直肠癌肝转移患者，随访发现低 SUV 最大值和完全代谢反应，提示适合进行肝脏手术的有利因素[58]。

（三）淋巴瘤

　　原发性肝淋巴瘤定义为仅局限于肝脏而不涉及任何其他器官或淋巴结的病变，单发或多发，非常罕见，占所有结外淋巴瘤的 1% 以下。它通常表现为一孤立肿块（图 68-5）或多个独立病灶[59]。这种疾

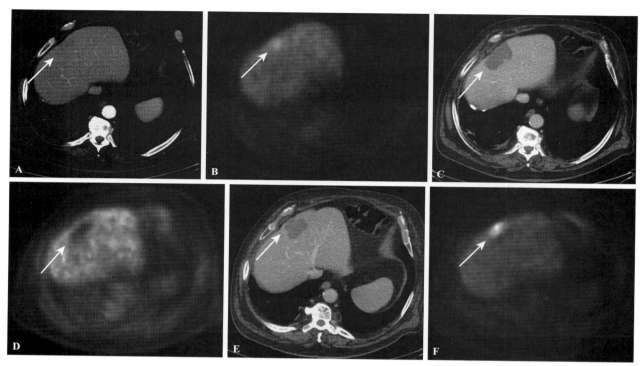

▲ 图 68-4　肝肿瘤复发

增强 CT 显示肝脏边缘不规则的低密度灶（A，箭），PET 显示病灶 FDG 摄取增加（B，箭）。活检证实结肠癌肝转移，经射频消融治疗。消融后 1 个月 CT 增强扫描显示，消融区呈无强化低密度区（C，箭），PET（D，箭）呈阴性，与治疗后改变一致。消融后 9 个月增强 CT 显示消融区附近低密度区（E，箭），显示 FDG 摄取增加（F，箭）。符合肿瘤局部复发

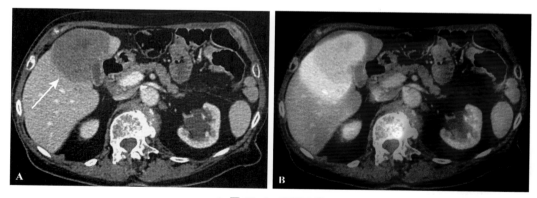

▲ 图 68-5　肝淋巴瘤

A. 增强 CT 显示肝脏（箭）邻近胆囊肝实质内孤立性巨大低密度病灶。B. PET/CT 显示病变的 FDG 摄取增高。经皮穿刺活检证实淋巴瘤

病很少表现为肝脏弥漫性病变[60]。PET/CT 表现为高代谢[61, 62]。

（四）局限性

FDG PET 假阴性的原因包括病灶小、摄取不足、病灶对位不良、近期化疗结束。FDG 摄取不足和病灶对位不良是由发射扫描时肝脏的生理运动引起的。PET 恶性病变的假阳性结果也有报道。病因包括肝内脓肿和良性炎性病变，如肝硬化的再生结节。

三、脾脏

正常脾脏中 FDG 摄取量略低于肝脏。

（一）淋巴瘤

脾淋巴瘤可为原发性或继发性，继发性脾淋巴瘤更常见。脾脏涉及 1/3 的 HL 和 30%～40% 的 NHL。原发性脾淋巴瘤为脾脏淋巴瘤，伴有或不伴有脾门淋巴结，在所有淋巴瘤中占 1%～2%[63]。FDG PET/CT 上脾脏淋巴瘤浸润的两种模式为弥漫性的脾脏 FDG 摄取增高，其 FDG 活性高于肝脏和正常骨髓，通常 CT 表现为正常（图 68-6），以及脾脏病变呈单发或多发 FDG 高摄取[64]。一项研究发现，CT、PET 和 PET/CT 对淋巴瘤初期脾脏受累诊断的敏感性和特异性分别为 91%、96%、75% 和 99%、100%、95%[65]。

原发性脾脏非造血系统肿瘤极为罕见。它们可能来自淋巴窦上皮（血管肉瘤和血管内皮瘤）或结缔组织（梭形细胞肉瘤和纤维肉瘤）。

（二）转移瘤

在肿瘤患者尸检中，2.3%～12.9% 的患者发生脾转移。最常见发生脾转移的恶性原发肿瘤包括黑素瘤、肺癌、乳腺癌和卵巢癌（图 68-7）。Metser 及其同事们[66]发现，FDG PET/CT 在区分良恶性脾实质病变中的敏感性、特异性、阳性预测值和阴性预测值分别为 100%、100%、100% 和 100%、83%、80% 和 100%。他们还发现，在已知的恶性疾病患者中，SUV 阈值设为 2.3，正确区分脾脏病变的良恶性，灵敏度、特异性、阳性预测值和阴性预测值均为 100%。他们还发现，在未发现恶性疾病的患者中，假阳性常见的是肉芽肿性病灶。

（三）局限性

淋巴瘤治疗后脾脏活动性增强，特别是在造血

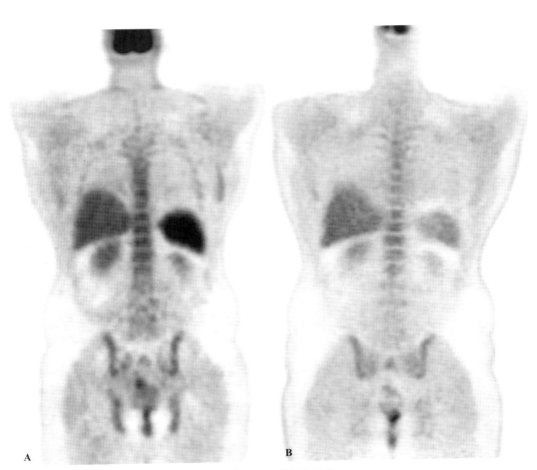

A   B

▲ 图 68-6　脾脏淋巴瘤

A. PET 扫描显示脾脏与肝脏 FDG 摄取异常增加，与淋巴瘤一致。B. 化疗后 1 个月的 PET 扫描显示 FDG 摄取降低，与治疗疗效相一致

刺激治疗后，限制了 PET 对脾淋巴瘤的评估，可导致假阳性结果。然而，长轴骨骨髓中弥漫对称的 FDG 摄取提示是造血刺激而不是脾淋巴瘤[63]。

大多数良性脾脏实质病变，如脾错构瘤和脾血管瘤，均未发现异常的 FDG 摄取。然而，一些良性病变表现为 FDG 摄取异常，最常见的是脾脓肿和脾脏肉芽肿增殖期。相反，一些摄取 FDG 较低的肿瘤，如某种类型肾癌和甲状腺癌，可转移至脾脏。因此，需要应用 PET/CT 中的 CT 评估摄取 FDG 较低的脾脏病灶，判断是否存在潜在的相关恶性肿瘤。

四、胰腺

PET/CT 胰腺的生理摄取最小。正常胰腺平均 SUV_{max} 为 2.7 ± 1.3（范围为 $1.8 \sim 5.1$）[68]。

（一）胰腺癌

对于疑似胰腺癌患者，影像学的作用是显示病变的特征以进一步判断肿瘤是否可以切除。胰腺腺癌通常表现为摄取增加（图 68-8），然而，由于结缔组织不同程度增生反应和肿瘤不同的生物学行为，它可能显示低水平的 FDG 摄取或不摄取[69]。胰腺小病灶多与相邻正常胰腺实质等密度病变，CT 上很难发现。无论大小，SUV_{max} 在恶性病变中通常较高，因此 FGD PET 可用于检出胰腺小病变（＜ 2cm）。Okano 及其同事[70] 报道，对于 2cm 以下的胰腺小病灶，FDG PET 的敏感性为 100%，增强 CT 的敏感性仅为 40%。Delbeke 和同事们[71] 证明，FDG PET 在胰腺癌的诊断中比 CT 具有更高的敏感性、特异性和准确性（FDG/PET 分别为 92%、85%

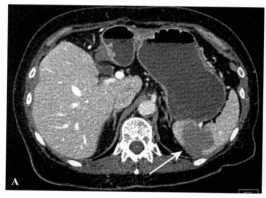
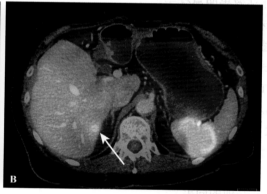

▲ 图 68-7 **脾转移瘤**

A. 对比增强 CT 显示脾脏内低密度肿块（箭）。B. PET/CT 显示脾脏肿块 FDG 摄取增加。符合结肠癌脾脏转移。在肝脏边缘（箭）FDG 摄取明显增加，CT 上没有明确显示，这是因为右肾集合系统的 FDG 配位不良造成

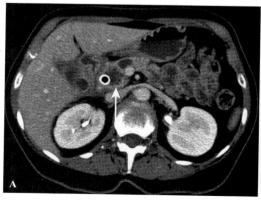
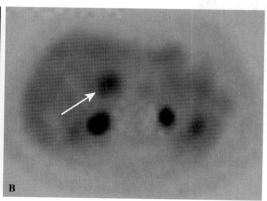

▲ 图 68-8 **胰腺癌**

A. 增强 CT 显示胰头（箭）处 2cm 肿块，邻近胆总管见支架。B. PET 显示在肿块 FDG 摄取增加（箭）。内镜活检证实为胰腺癌

和 91%，CT 分别为 65%、61% 和 65%）。在另一项研究中，Lemke 和同事 [72] 比较了 CT、PET 和 PET/CT 融合对 104 例胰腺癌的诊断价值，并发现图像融合使恶性肿瘤的检测灵敏度从 77%（CT）和 84%（PET）提高到 89%（图像融合）。Kauhanen 及其同事 [73] 发现 FDG PET/CT 对胰腺恶性肿瘤的诊断准确率为 89%，而螺旋 CT 为 76%，磁共振为 79%。Buchs 及其同事 [74] 发现，增强 PET/CT 在胰腺癌的检测方面优于未增强 PET/CT，增强 PET/CT 的敏感性、特异性为 96%、67%，而未增强 PET/CT 的敏感性、特异性为 72%、33%。

为了判定肿瘤是否可切除，必须确定是否存在转移，并评估静脉（肠系膜上静脉和门静脉）受累程度以及与相邻动脉（肠系膜上动脉、腹腔干、肝动脉、胃十二指肠动脉）的关系 [75]。Strobel 和同事 [76] 认为，在判断肿瘤的可切除术性方面，增强 PET/CT 评估效果明显优于单纯 PET，且增强 PET/CT 优于未增强 PET/CT；PET/CT 和未增强 PET/CT 的敏感性均为 100%，但单独 PET 的特异性为 44%，而未增强 PET/CT 的特异性为 56%；对比增强 PET/CT 优于未增强 PET/CT，灵敏度 96%，特异性 82%。对于淋巴结转移（N 期），FDG PET/CT 的敏感性为 30%～ 42%，而对于远处转移（M 期）的敏感性为 88%～94%[73, 77]。

FDG PET/CT 有助于胰腺癌患者的放疗射野规划。Topkan 和他的同事 [78] 对 14 名正在接受放疗的胰腺癌患者进行了一项研究，结果发现，加做 PET 检查使 5 名患者的总体积增大了 30%。FDG PET/CT 的另一个作用是预测术前放化疗（CRT）的疗效。Kittaka 和同事 [79] 发现 PET 可以较好地预测胰腺癌的疗效，放化疗前病灶高 SUV 值（≥ 4.7）和高回归指数（≥ 0.46）的胰腺癌，治疗后疗效较好。回归指数 =（1– 放疗后 SUV 值）／疗前 SUV 值。

FDG PET/CT 对诊断胰腺癌术后复发也有一定作用。Sperti 和同事 [80] 发现，63 例胰腺癌术后患者中，CT 检测到 35 例复发，PET 检测到 61 例，PET 检查结果影响 44% 患者的治疗策略。Casneuf 和同事 [81] 的结论是，在评估复发时，PET 和 PET/CT 的敏感性（90%）和准确率（92%）最高，而 CT 的敏感性（80%）较低。Ruf 和同事 [82] 的一项研究表明，96% 的局部复发由 PET 检测到，而 CT 或 MRI 仅检测到 39%。Asagi 及其同事 [77] 发现，11 例复发病例，增强 PET/CT 均能正确检测到局部复发，而增强 CT 仅检测到了其中的 7 例。

（二）胰腺囊性肿瘤

胰腺的囊性肿瘤包括良性、交界性、潜在恶性及恶性的广泛病理类型。Sperti 和同事 [83] 发现摄取活跃的 IPMN 表现为恶性或侵袭性，而 FDG– 阴性的病变可能是良性、交界恶性或非侵袭性恶性。其他研究发现，设置 SUV 阈值为 2.5 可以鉴别 IPMN 的良恶性 [84-86]。

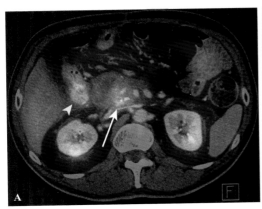
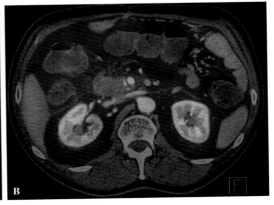

▲ 图 68-9 胰腺感染性病灶类似于胰腺癌复发

A. 在壶腹癌 Whipple 手术 9 个月后，PET/CT 显示肠系膜上血管（箭）周围 FDG 摄取增加的软组织灶。双侧肾实质中的局灶性摄取是继发于双侧肾收集系统中 FDG 配位不良造成。还注意到十二指肠中 FDG 摄取增加（箭头）。经皮穿刺活检发现放线菌病。感染是引起胰腺 FDG PET/CT 假阳性的原因之一。B. 经静脉注射青霉素治疗后 PET/CT 中 FDG 摄取降低

（三）局限性

血清葡萄糖水平可影响 FDG PET 的检查结果。一项研究发现，FDG PET 对正常血糖患者检出胰腺肿瘤的敏感性（86%）高于血糖水平升高的患者（42%）[87]。假阳性结果可能是由于炎症或感染（图 68-9）、炎性假瘤、胰腺结核、慢性胰腺炎和局灶性高级别异型增生[88]。

五、肾上腺

肾上腺偶发瘤占普通人群 CT 检查的 4%～10%，在健康人群中偶然发现的肾上腺肿块中[89]，80% 是良性，而在已知原发性恶性肿瘤中，40%～57% 是良性[90]。正常肾上腺在 FDG PET 上通常不可见，在联合 PET 扫描和 CT 扫描中可以看到腺体位置正常的轻度 FDG 摄取。正常肾上腺最大 SUV 为 0.95～2.46[91]。

（一）肾上腺转移瘤

如果肾上腺病变的强度高于肝脏，通常认为是恶性，然而，由于肝脏的平均 SUV 为 1.5～2.0，在某些情况下，生理性肾上腺摄取可能在恶性病变的范围内。Jana 和同事[92] 报道当使用高于肝脏摄取作为恶性肿瘤的标准（图 68-10），表现为 93% 的敏感性和 96% 的特异性。Metser 和同事[93] 发现，当设置 SUV 最大值 3.1 作为的阈值时，PET/CT 在良恶性病变鉴别中的敏感性和特异性分别为 98.5% 和 92%。Watanabe 和同事们[94] 得出结论，肾上腺 - 肝

SUV 比值是鉴别肾上腺转移瘤和腺瘤的最佳参数，使用肾上腺 - 肝 SUV 比值阈值为 1.37，诊断的敏感性为 96%，特异性为 100%。Boland 及其同事[95] 分析发现，FDG PET 在鉴别肾上腺良恶性疾病方面具有 97% 的敏感性和 91% 的特异性。

（二）肾上腺皮质癌

肾上腺皮质癌是肾上腺皮质最常见的原发性恶性肿瘤，但仍占所有肾上腺偶发瘤的小于 5%。Groussin 和同事[96] 发现，当肾上腺 - 肝 SUV 最大比值的临界值 > 1.45 时，区分肾上腺腺瘤和肾上腺皮质癌的敏感性和特异性分别为 100% 和 88%。Becherer 和同事[97] 对已知肾上腺皮质癌患者的 FDG PET 进行了评估，发现 FDG PET 诊断肾上腺皮质癌的敏感性和特异性分别为 100% 和 95%。与其他形态学影像相比，应用 PET 检查，约 30% 的患者发现了肾上腺外的病灶，改变了 20% 的患者治疗策略。首次完成手术的患者在随访的前 2 年内复发的风险很高。一项研究发现，38% 的局部复发患者是通过 PET/CT 而不是 CT 发现，导致这 5 名患者中 3 人的治疗发生了变化[98]。他们还发现，肾上腺皮质癌的 FDG 摄取强度（SUV_{max}）和 FDG 摄取量与存活率显著相关[98]。

（三）嗜铬细胞瘤

嗜铬细胞瘤是相对罕见的儿茶酚胺分泌神经内分泌肿瘤，来源于肾上腺髓质的嗜铬细胞。Shulkin 和同事[99]，比较 FDG PET 与间碘苄甲胍（MIBG）的闪烁成像技术检测嗜铬细胞瘤的效能。他们发现

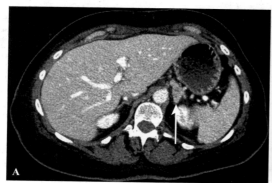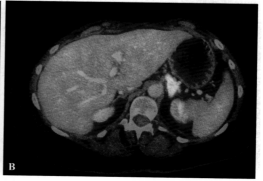

▲ 图 68-10　肺癌肾上腺转移
A. 增强 CT 显示左侧肾上腺 2.9cm 结节（箭），特征不典型。B. PET/CT 显示结节中 FDG 摄取增加。经皮穿刺活检为来自肺原发性腺癌

对于良性嗜铬细胞瘤，MIBG 闪烁成像的敏感性为 83%，而 FDG PET 的敏感性为 58%。而对于恶性嗜铬细胞瘤，MIBG 闪烁成像灵敏度为 88%，FDG PET 灵敏度为 82%。虽然 MIBG 闪烁成像比 FDG PET 有更好的敏感性，但所有 MIBG 阴性病变都显示了明显的 FDG 摄取。最近，一项针对嗜铬细胞瘤和副神经节瘤患者的大型前瞻性研究发现，FDG PET/CT 和 123I-MIBG 单光子发射计算机断层扫描（SPECT）同样能很好地识别原发性肿瘤，这是目前标准的成像方式。研究人员还发现，与 123I-MIBG SPECT 比较，FDG PET 发现转移灶效能更高，灵敏度分别为 49% 和 80%[100]。

（四）淋巴瘤

原发性肾上腺淋巴瘤是罕见的，通常为双侧、均质和浸润性，肾上腺肿大趋向于保持其整体形状（图 68-11）。据报道，1%～4% 的患者继发肾上腺病变。PET/CT 可用于鉴别无功能性肾上腺肿瘤或淋巴瘤浸润继发肾上腺增生[90]。

（五）局限性

假阳性和假阴性肾上腺 FDG PET 结果均有报道。假阳性结果的原因包括一些肾上腺腺瘤（图 68-12）、肾上腺内皮囊肿、炎症和感染性病变中显著的 FDG 摄取。由于棕色脂肪引起的肾上腺区或膈角后的区域 FDG 摄取增加，可能类似肾上腺病变，是 PET 的另一个局限性，然而，这些患者应该很容易识别，因为他们的颈部和纵隔也有特征性的棕色脂肪的 FDG 摄取。伴有出血或坏死的肾上腺转移灶，小的转移灶，以及非 FDG 摄取的原发肿瘤转移灶，如肺支气管肺泡癌和类癌，可能导致 PET 肾上腺检查结果假阴性[101]。

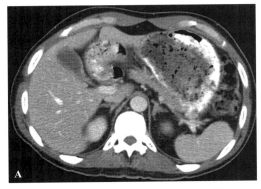
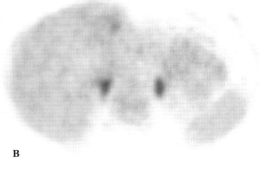

▲ 图 68-11　肾上腺淋巴瘤

A. 增强 CT 显示双侧肾上腺基本正常。B. PET 扫描显示双侧腺体中 FDG 摄取增加。左侧肾上腺经皮穿刺活检证实为淋巴瘤

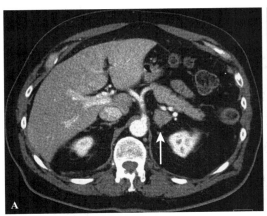
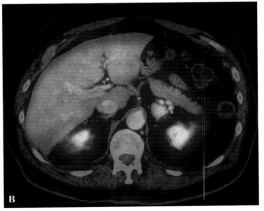

▲ 图 68-12　肾上腺腺瘤

A. 增强 CT 显示左肾上腺 2.2cm 结节（箭），特征不典型。B. 在 PET/CT 上左肾上腺结节显示 FDG 摄取增加，摄取大于肝脏。在切除后显示为腺瘤。5% 的肾上腺腺瘤可显示 FDG 摄取增加，如本例恶性肿瘤假阳性

第 69 章 腹部扩散加权成像
Diffusion–Weighted Imaging of the Abdomen

Yee Liang Thian　Dow–Mu Koh **著**
赵 博 **译**　史燕杰 **校**

磁共振扩散加权成像（MRI-DWI）于 20 世纪 90 年代中期引入临床应用。由于 DWI 诊断脑缺血性梗死的敏感度较高，其主要用于脑部成像。最近 10 年，由于技术进步，DWI 广泛应用于体部成像，并获得了医师的认可。腹部 DWI 的临床应用包括肿瘤学和非肿瘤学，DWI 对肿瘤学的帮助尤为重要。

DWI 能够定性和定量评估机体的组织结构。DWI 与 MRI 增强扫描相互补充。腹部 DWI 不必使用造影剂，但与增强扫描比较，DWI 能够更清晰地显示病灶。DWI 用于发现和评估病灶，能够提供多于单纯形态学成像的信息。

本章讨论 DWI 的原理、技术应用、图像判读、临床应用以及该技术在腹部成像中的潜在误区。

一、扩散加权成像原理

DWI 是一种探测水分子微观运动的方法。水分子真实扩散系数是单位时间内水分子有效移动距离，它是一个随机运动（布朗运动），与温度有关。扩散系数可认为是水分子在特定体积中的运动自由度。

一些生物物理机制可以改变水分子在组织中随机布朗运动。这些机制包括细胞密度、细胞膜完整性、细胞结构以及是否存在与水分子结合的大分子[1]。表观扩散系数（ADC）表示当组织中的水分子运动被这些生物物理相互作用改变时，观察到的水分子扩散常数。

扩散加权图像对比度是基于水分子扩散系数的差异。如由于肿瘤组织细胞膜相对高密度，其表现为低的水分子扩散性（或"阻碍扩散"）。水 - 质子 - 细胞膜相互作用的频率增加，阻碍了水分子的运动。相反，囊肿表现为高的水分子扩散性，原因为囊肿内部没有影响水分子扩散的障碍（图 69-1）。

（一）应用磁共振观察与测量水分子的扩散

Stejskal 和 Tanner 在 20 世纪 60 年代最早描述了 DWI 序列，后来将其发展为可测量的磁共振技术，DWI 技术于 20 世纪 90 年代应用于临床系统[2]。目前常规采用的成像技术是在传统的 T_2W_1 自旋回波序列中 180° 脉冲两侧对称地施加一个长度、幅度和位置均相同的对扩散敏感的梯度脉冲（扩散敏感梯度）（图 69-2）。当质子沿梯度磁场进行扩散时，其自旋频率发生改变，在回波时间内相位分散不能完全重聚，从而信号下降。分别使用不同扩散敏感度脉冲，两次相减就剩下扩散运动的质子在梯度脉

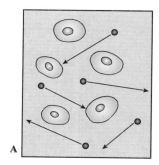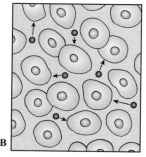

▲ 图 69-1　水分子在图示化感兴趣体素中的扩散
A. 自由扩散。水分子（蓝色小圆圈）在细胞较少的环境中具有相对自由的运动，其中大多数分子在细胞外空间自由扩散。为体素内高表观弥散系数。B. 扩散受限。在细胞较多的环境中，如肿瘤内部，水分子与细胞膜频繁碰撞。阻碍了水分子的自由运动，为体素内的低表观弥散系数

冲方向上引起的信号下降成分。水分子的位移越大（即其扩散性越高），信号衰减的程度就越大。

　　与所有的 MR 序列一样，由于不同组织之间扩散系数不同而形成 DWI 图像。DWI 受到水扩散显著影响，因此 DWI 序列使用扩散加权这个名称。

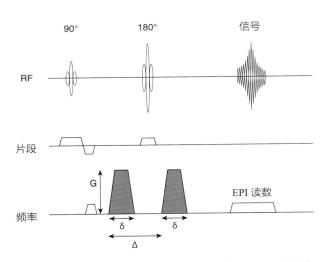

▲ 图 69-2　**Stejskal-Tanner 扩散加权自旋回波 MR 脉冲序列图解**
省略相位编码梯度的时间线以简化图表。在 180° 射频（RF）重聚焦脉冲前后插入两个对称的扩散敏感梯度（红色）。该序列的扩散灵敏度或 b 值序列由 G、脉冲的振幅、δ、敏感梯度脉冲持续时间、两个敏化梯度脉冲的间隔时间决定。EPI. 回波平面成像

然而，图像对比度由 T_2 加权序列和 b 值（扩散梯度因子）影响。临床扫描设备上，尽管调整 b 值可以改变梯度的持续时间和时间间隔，但是调整 b 值通常通过改变扩散敏感梯度的幅度来实现。

　　b 值为零（b = 0s/mm²）表示没有扩散加权，类似于 T_2 加权图像。在腹部应用中，较低的 b 值通常为 50～150s/mm²，较高的 b 值通常为 500～1000s/mm²。腹部 DWI 通常使用至少两个 b 值，一个较低和较高的 b 值。为了计算定量 ADC 值，每个体素在不同 b 值处的相对信号根据以下方程用指数函数进行数学拟合。

$$ADC = \ln(S_1/S_0)/(b_1 - b_0) \qquad （公式 69-1）$$

　　其中，S_0 是 b 值为 0 的图像上的信号强度，S_1 是 b 值 =b 图像上的信号强度（该方程假定重复时间和回波时间保持恒定）。这个公式的图形表示如图 69-3A 所示。

（二）体素不相干运动模型

　　某些特定器官（如肝脏），随着扩散加权的增加，在 b 值的较低范围内（通常为 0～100s/mm²），脏器实质信号强度急剧下降，然后随着 b 值的进一步增加，脏器实质信号呈逐渐衰减。这种信号衰减

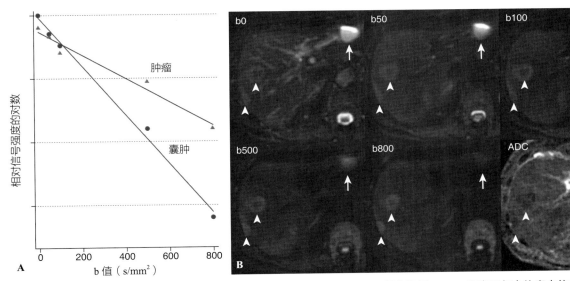

▲ 图 69-3　**A.** 示意图表示病灶信号强度（以对数标度）随 b 值增加而不同程度降低。**ADC** 值表示每个体素中信号强度随 b 值改变的斜线的斜率。囊肿内体素随着 b 值的递增而信号衰减更明显，从而导致 ADC 值较高（斜率更陡）。肿瘤微环境的体素内随着 b 值增加，信号衰减不明显，肿瘤对应于较低的 ADC 值（更平缓的斜率）。**B.** 肝脏扩散加权图像序列显示随着 b 值的增加，囊肿（箭）显著信号衰减。肿瘤（箭头）为渐进性的信号衰减，由于相对较高信号的病变与较低信号的背景形成病灶较高的对比度，在 b=800 图像上对比度最佳。**ADC** 图显示高信号强度表示囊肿的 **ADC** 值较高，低信号强度表示肿瘤的 **ADC** 值较低

的双向行为归因于体素内不相干运动（IVIM）[3]。在低 b 值时，血管内微毛细血管灌注产生伪扩散效应。因此，在计算 ADC 值时，包含这些低 b 值会高估组织扩散性。在较高 b 值时，很大程度上消除了伪扩散效应，如果排除较低的 b 值，评估高灌注组织的扩散率可能更可靠。然而，更复杂的方法是将双元 IVIM 模型应用于数据拟合，从中导出假性扩散系数（D^*）、灌注分数（f）和组织扩散系数（D）（图 69-4）。D^* 和 f 都反映组织灌注，并且可以独立变化。

在定量 DWI 分析中，需要考虑微毛细血管灌注因素，并且在某些器官和病变发展过程中更为重要。然而，基于 IVIM 的定量指标的应用仍然主要局限于研究[4]，准确估计灌注敏感参比较困难，特别是在低血管灌注的病灶中。此外，目前缺乏用于数据分析的商业软件。尽管如此，新的研究表明，在具有足够信噪比（SNR）的图像和具有显著灌注

效应的疾病或器官中，IVIM 分析可提供疾病诊断的额外信息。

二、关键技术

（一）图像采集与序列优化

目前最新的 1.5T 和 3.0T MRI 均具有腹部成像的 DWI 序列。与任何 MR 序列一样，DWI 图像扫描需要综合考虑空间分辨率、图像 SNR 和扫描持续时间。最广泛应用的技术是单次激发脂肪抑制自旋回波平面回波成像（SS-EPI）。这种技术的主要优点是采集速度（对整个 k 空间进行亚秒级采集），但是序列容易出现低信噪比以及重影、图像失真、卷曲和易感性伪影[5]。其他的 k 空间捕获技术，如多次激发 EPI DWI、快速自旋回波 DWI 和 k 空间采集方案（PROPELLAR DWI），可能具有减少与 SS-EPI 技术相关联的一些伪影，但尚未广泛实施。

在 SS-EPI 中，成像参数选择的基本原则应该是获得良好信噪比图像并减少伪影。讨论影像图像信噪比和伪影的 MR 原理超出了本章的范围，但是本节提到与 EPI DWI 特别相关的几点。首先，脂肪抑制通常用于减少 EPI 图像中的较大的化学位移和增加 DWI 图像的成像范围。脂肪抑制通过反转恢复（如短时反转恢复序列，STIR 序列）技术来实现，反转恢复序列提供更均匀的脂肪抑制但是信噪比较低，也可以通过化学饱和法脂肪抑制实现（如具有反转恢复序列或化学位移选择成像），该方法能够产生更好的信噪比，但更容易受到磁场不均匀性的影响。其次，回波时间应随着信噪比的增加而最小化，重复时间应足够长以避免 T_1 饱和效应（至少是成像组织的 T_1 弛豫时间的 3～5 倍）。使用同步梯度方案实现了减少回波时间。再次，虽然增加扫描时间，但是可以增加采集信号平均数以获得更好的信噪比。一些扫描机器允许采集信号的平均值的数目随 b 值而不同，对于 SNR 差的高 b 值 DWI 图像可采集更多的平均值。最后，由于平行成像缩短了回波序列的长度，因此应该始终对腹部 DWI 应用平行成像，从而减少磁化率和与场不均匀性相关的伪影，以及减少采集时间（表 69-1 和表 69-2）。读者

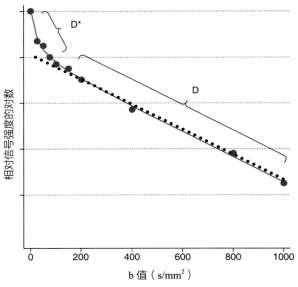

▲ 图 69-4　示意图显示体素非相干运动（IVIM）的扩散参数
随着 b 值增加，相同解剖位置的每个图像体素的信号强度的对数变化。在低和高 b 值范围内导致信号衰减的不同主导过程，观察到信号衰减的双向行为。D^* 表示在低 b 值范围内的曲线斜率（通常为 0～100s/mm²）。在较低 b 值时信号衰减更快（斜率更陡），主要原因为微循环灌注的主导效应，产生假伪扩散效应。D 代表在高 b 值（> 100s/mm²）范围内的斜率，实质信号的逐渐下降反映了真正的扩散效应。注意，在 b 值的较低范围中获取较高密度的数据点，以提高 D^* 的计算准确度（改编自 Koh DM, Collins DJ, Orton MR：Intravoxel incoherent motion in body diffusion-weighted MRI：Reality and challenges. AJR Am J Roentgenol 196：1351–1361, 2011）

表 69-1　回波平面扩散加权成像推荐优化列表

问　题	解决方案
低信噪比	使用最短的回波时间 以下技术可以缩短回波时间： 　平行成像（最大 2×） 　同步梯度应用方案（如三方位扫描） 　增加接收机带宽 　单极梯度模式的应用 使用多个平均值（最大值 6） 选择更大的体素（增加扫描野、缩小矩阵、增加扫描厚度） 选择小 b 值 高场成像（3T） 优化接收带宽
脂肪抑制不良与化学位移伪影	使用非化学选择性脂肪抑制方案（如短时反转恢复序列，STIR） 增加接收带宽 在 3T MRI，联合脂肪抑制方案
涡流伪影（几何变形，图像剪切）	优化 / 增加接收带宽 双极梯度方案的应用 并行成像技术的应用 同步梯度应用方案
尼奎斯特（N/2）重像	降低接收带宽

表 69-2　用于腹部扩散加权磁共振成像的典型扫描参数

参　数	取　值
脉冲序列	单次激发自旋回波平面成像
成像平面	轴位
扫描野	380mm×380mm
矩阵大小	150×256
重复时间（TR）	14 000ms
回波时间（TE）	72ms
回波平面成像因子	150
平行成像系数	2
平均信号数	4
扫描层厚	5mm
运动探测梯度方向	3 方位扫描
接收带宽	1800Hz / 像素
脂肪抑制	短时反转恢复序列（反转时间，180ms）
b 值	0s/mm^2、100s/mm^2、900s/mm^2
呼吸技术	自由呼吸
采集时间	4.5min

可以参考 Koh 及其同事的文章[6]，以便更详细地讨论影响 EPI DWI 图像成像质量的技术参数。

（二）如何减少或消除生理运动引起的伪影

与大脑 DWI 成像不同，腹部存在多种生理运动产生运动伪影，降低图像质量。这些生理运动包括呼吸运动、肠蠕动，以及心脏搏动等。

克服呼吸运动引起伪影的策略包括屏气 DWI、呼吸或导航器触发 / 控制的 DWI 和自由呼吸情况下采集多个信号平均值。在这三种技术中，采用屏气扫描方法（SS-EPI DWI）优点是扫描速度快，通过两次屏气扫描覆盖整个肝脏或腹部，每次持续约 20s。图像保持良好的解剖细节，并不会因为呼吸不均造成图像质量下降。主要的缺点是图像的信噪比较低，这限制了图像空间分辨率（通常扫描层厚为 8～10mm）和使用的最大 b 值成像（随着较高的 b 值，图像信噪比降低）。由于可以接受的屏气内的 b 值获取的数量有限，因此使用该技术获得的 b 值较少。屏气技术也可能对磁敏感伪影和动脉搏动伪影更敏感[1]。

呼吸或导航器触发 / 控制技术使数据采集与呼吸运动同步，并且数据仅在呼吸周期的特定时期（通常是呼气期）内采集。与屏气 DWI 相比，该方法具有主观图像质量好、信噪比高、病灶与肝脏对比度高、ADC 定量准确等优点[7, 8]。然而，采集时间显著增加（最多 5～6min），并且与屏气和自由呼吸 DWI 相比，ADC 测量可重复性低[9]。此外，该技术可能产生与门控图像采集相关伪影[10]。

在完全自由呼吸 EPI DWI 中，从同一成像体积多次采集的信号平均产生高信噪比的图像。薄层扫描（4～5mm），可行多平面重建。可以采集更多的 b 值图像，能够评估 ADC 值以及病变的 IVIM 参数。然而，与屏气成像相比，图像采集时间更长（覆盖肝脏范围，采集时间 3～6min），并且信号/体积平均可能导致病变不均匀性特性显示欠佳，尤其对于较小病变特征显示不好。即使考虑到运动的存在，在自由呼吸 DWI 中的 ADC 值的测量已被证明准确性较好，与屏气 DWI 相当，甚至优于屏气 DWI。

心脏搏动导致自旋去相位，紧邻心脏下方的结构受影响最大，如肝脏的左叶，自旋去相位最明显，导致严重的信号丢失和高估 ADC[11]。心脏门控技术似乎减少了肝脏中的心脏运动伪影，但是一些作者发现很难找到心脏周期的一个时相，在该时相中，产生没有信号丢失的扩散加权图像[12]。此外，呼吸和心脏门控的组合将显著延长扫描时间，临床上可行性较低。低 b 值图像不易产生心脏运动引起的信号丢失，因此对于易产生心脏搏动伪影区域的病变，DWI 检出病灶的准确性并不高[13]。

通过给予抗蠕动药物（如丁溴东莨菪碱和胰高血糖素）可以减少肠蠕动产生的伪影。然而，这些并不是常规应用于上腹部脏器 MRI 扫描方案中。

（三）如何选取 b 值

对于腹部 DWI 扫描方案中，使用 b 值的数量和大小没有明确的共识。b 值选取考虑的因素包括评估的器官、图像 SNR 以及 DWI 是否主要用于定性或定量分析。对于 ADC 定量分析，通常推荐三个或更多的 b 值，一个是较低的 b 因子（$\leq 100s/mm^2$），一个是较高的 b 因子（$> 500s/mm^2$）。可以考虑附加的 b 值来提高 ADC 测量的准确性，或者如果需要用双参数建模以提取 IVIM 参数[14]。b 值的增加导致成像时间的增加。目前，一些研究人员倾向于在 ADC 计算中省略 $b=0s/mm^2$，以获取灌注不敏感值。

三、图像判读

（一）定性评估

多 b 值原始扩散加权图像和 ADC 图都能够用于腹部病灶的定性评估。在高 b 值时，扩散受限区域的水分子信号衰减程度较小（该区域水分子在高 b 值图像上产生较高的信号）。与正常组织相比，大多数病变，如肿瘤、炎症和感染，显示更大的水扩散受限，从而在扩散加权图像上表现更高信号。

在腹部，由于原始 b 值扩散加权图像对正常实质器官背景信号有很好的抑制作用，因此用于检测实质脏器内部的病变和病变的变化过程，增加了肿瘤和炎症的对比度。即使应用最小的扩散加权，血管结构信号也被抑制（"黑血"），并且扩散加权序列内在脂肪抑制增加了病灶的对比度。在低 b 值图像上，病变与背景的对比度高，解剖信息显示良好，涡流伪影较少[13]。然而，由于在 T_2 弛豫时间延长的区域（如胆囊、囊性或黏液性病变的内容）中保留了较高的信号，所以存在 "T_2 穿透" 效应。高 b 值图像（如 $b=1000s/mm^2$）降低了 T_2 信号强度，但是 T_2 同样会影响高 b 值图像，如果在高 b 值图像上，病灶显示为高信号并不一定是该病灶扩散受限，因为高信号有可能是该组织的 T_2WI 高信号而不是真正的扩散受限所致，称为 "穿透效应"。应用较高的 b 值（如 b 值 $> 1000s/mm^2$）方法来降低 T_2WI 对扩散图像的影响，但是更高 b 值图像可以减轻 T_2 穿透效应，但是不能完全消除 T_2 穿透效应。一些研究者已经应用较高的 b 值（如 b 值 $> 1000s/mm^2$）方法来检测身体其他部位的疾病[15, 16]，但是这种方法在腹部疾病中没有显示出更多的优势。

ADC 图通常能够鉴别 T_2 穿透效应和真正扩散受限的区域。真正扩散受限的区域具有较低的绝对 ADC 值，在 ADC 图上呈现低信号，而 T_2 穿透区域具有较高的 ADC 值，并表现为高信号。即使当 ADC 图无效时，观察者可以在不同 b 值图像中推断扩散受限的情况。这个概念如图 69-3B 所示。

然而，扩散加权图像应该总是结合其他形态学图像进行判读。传统的 MR 序列能更好地显示解剖结构，能够定位扩散受限区域，并排除正常和生理原因所致的扩散受限。本节后面详细介绍的在 DWI 图像判读方面，通过 DWI 图像与形态图像结合来避免许多误区。一些学者已经提出图像 "融合" 的评估方法，其中功能扩散信息与形态学数据融合，类似于 PET/CT 图像。

（二）定量评估

ADC 图通过处理获得，依据原始 b 值图像每个体素计算所得的 ADC 值。在这些参数图中，勾画感兴趣区得到区域，能够获得该感兴趣区域内平均或中位 ADC 值。这些值有助于判定病灶的性质，以及为了解组织微观结构提供线索，如在肝硬化。扩散受限越明显，ADC 值越低。然而，ADC 值依赖于大量扫描参数。因此很难界定良恶性或病理和非病理状态下的临界值。腹部脏器 ADC 值正常参考范围见表 69-3[17]。

表 69-3　腹部脏器表观扩散系数正常值范围		
器官	正常值（×10^{-3}mm²/s）	疾病脏器值（×10^{-3}mm²/s）
肝脏	1.55 ± 0.30 ～ 1.63 ± 0.31	肝硬化 1.45±0.13～1.60±0.19
肾	2.60±0.32～2.67±0.29	慢性肾衰竭 2.11±0.25～2.15±0.30
胰腺		慢性胰腺炎
头	1.82±0.40	1.71±0.20
体	1.81±0.41	1.67±0.17
尾	1.65±0.37	1.58±0.39
脾脏	1.26±0.23	
胆囊	3.50±0.51	

改编自 Yoshikawa T, Kawamitsu H, Mitchell DG, et al: ADC measurement of abdominal organs and lesions using parallel imaging technique. AJR Am J Roentgenol 187: 1521–1530, 2006

DWI 中 ADC 最有可能作为可量化的生物标志物来反映治疗疗效。一般来说，治疗有效与肿瘤 ADC 显著增加相关，最早可以在治疗后的第一周内观察到。ADC 的增加原因是细胞损伤导致坏死[18]，并且已经在包括乳腺癌、宫颈癌、前列腺癌和肝癌在内的多种肿瘤中证实[19-23]。ADC 定量指标评估疗效的优点之一是与形态学指标相比较，ADC 能够更早地发现肿瘤的变化，更早地评估治疗疗效，是潜在替代手段。由于扩散率反映组织细胞、微循环和坏死，从而影响对化疗的反应，因此基线 ADC 值的测量也作为预测肿瘤治疗有效性的因素。目前较为成熟的 ADC 定量分析方法包括 ADC 直方图分析、IVIM 分析，甚至纹理分析，但这些都超出了本章的范围。

（三）图像伪影

1. 回波平面成像的相关伪影

在腹部临床应用中，大多数 DWI 采用单次激发回波平面成像的序列。回波平面成像是基于方向相反的频率读出梯度交替采集 MR 信号的奇、偶回波，这种超快的 k 空间填充方法需要大的梯度反转，信号接收回路及滤波器的相位偏移会导致采集的回波之间出现相位移动。高速梯度开关场导致的涡流引起的几何畸变、图像剪切，以及奈奎斯特伪影或 N/2 重影（图 69-5）[5]。由于磁场（B0）中更大的

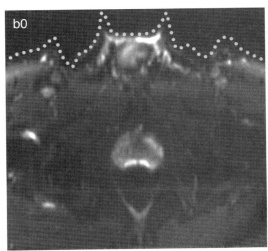 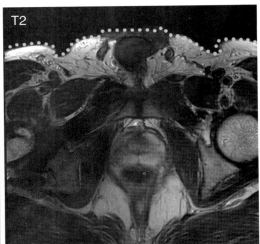

▲ 图 69-5　通过单次激发回波平面成像技术获得盆腔扩散加权图像（b0）

注意几何畸形，特别在皮肤 - 空气界面容易出现（点线）。在前列腺的后部也可见较大范围的凹凸不平的伪影。T₂ 形态学图像可以提供参考

非均匀性、更大的抗磁化率效应以及更短的 T_2^* 弛豫时间，这些效应在更高的场强下更加明显。在现代扫描仪上，硬件和序列优化减少了上述伪影。多次激发成像技术正在探索中，在未来将会进一步减少伪影。

2. 磁敏感相关的信号缺失

由于回波平面成像，扩散加权序列易产生磁敏感效应。DWI 图像的低信号可能是由于异常铁沉积、出血和炎症缩短 T_2 或 T_2^*（称为 T_2 暗化效应）[24]。这些区域的 ADC 值可能非常低 [25]。在腹部，充满气体的内脏，如肠和靠近肺的结构，也可能产生虚假的低或高信号，导致漏诊病变或假阳性。在腹部脏器病理性铁沉积（最常见于肝脏）和金属植入物是其他潜在的磁敏感原因，可能掩盖病变的检测。

3. 生理运动

像 EPI 超快采集方法对生理运动有一定抵抗性，但并不是完全不受生理运动影响。生理运动以两种方式降低图像质量，这取决于在扫描期间发生的情况。数据采集期间的运动会引入额外的相位条件，而采集间隔之间的运动导致移动前后的数据不一致。在这两种情况下，所获得的信号的一致性降低产生重影、模糊和较低的图像 SNR。运动相关的数据不一致也使 ADC 评估小目标病灶不准确。

在腹部较大运动主要原因是呼吸运动、心脏运动和胃肠道蠕动。前面已经讨论过降低腹部伪影策略。尤其难以补偿心脏搏动引起的自旋去相位，这种去相位导致左肝叶信号丢失。心脏搏动伪影降低了病灶的可检测性，并降低了位于心脏下方的左叶 ADC 测量的可靠性。

（四）诊断误区

1. T_2 穿透效应

即使在高 b 值 DWI 图像中，具有长 T_2 弛豫时间的组织（如自由水）也可能出现高信号，这可能被错误地判断为水分子扩散受限。与 ADC 图或其他图像对照，有助于避免这种影响。在真正扩散受限的情况下，DWI 信号增高，相应的 ADC 值减低，而 T_2 穿透效应，此区域 ADC 值较高。

2. 正常和良性结构呈现扩散受限

某些生理组织因为其内细胞丰富，在 DWI 高 b 值图像上表现为高强度。这些组织包括脾脏、淋巴结、神经节、脊髓、肠黏膜、子宫内膜、睾丸和卵巢。有时，在 b 值图像上检测到扩散受限的微小病灶（1～2mm），这些病灶很难与相应形态序列上的结构相匹配。这些可能是小神经或小静脉。除了恶性或炎症过程外，细胞丰富良性肿瘤病变，如肝腺瘤、局灶性结节增生和硬化性血管瘤，也可显示不同程度的扩散受限。

3. 无扩散受限的肿瘤

DWI 对黏液性或囊性病变的诊断存在潜在误区，因为囊性病灶内容物扩散不受限，而肿瘤的细胞成分可能不明显，或仅局限于病变壁（图 69-6）。细胞不丰富，如低级别肿瘤，可能在 DWI 上不显示。已治疗的肿瘤或脓肿也可能无扩散受限，但这

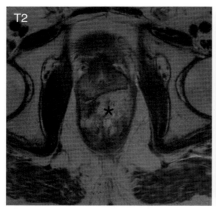 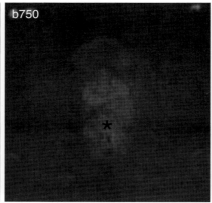 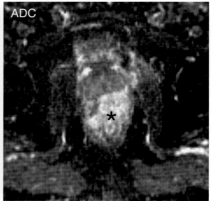

▲ 图 69-6 扩散加权成像的诊断误区

64 岁女性，直肠下段黏液性癌，轴位 T_2 加权图像显示肿瘤（＊）具有明显的高信号，其特征为黏液组织。高 b 值扩散加权图像（b=750）显示极少的肿瘤信号，而表观弥散系数（ADC）较高是由于在细胞外大量自由扩散的水分子的比例较大

并不影响 DWI 用作治疗反应的标志物。了解相关的临床病史，尤其是病理亚型和治疗史在图像解读中很重要。

4. 定量评估的误区

要克服一个重要的困难是在多中心，不同成像平台上，设置统一的参数以定量 ADC 的测量。然而，最近 DWI 成像研究显示 ADC 定量参数有较好的可重复性。此外，使用类似的成像参数，扫描仪间的测量变异性仅为 12%。

放射科应确定 MR 扫描仪 ADC 测量的可重复性，并制定标准化扫描方案，以便能够有信心地获得治疗前和治疗后 ADC 测量，以评估治疗疗效[27]。通过最差平台重复测量来确定 ADC 显著变化的阈值，可以使用类似的技术对来自不同中心的数据进行汇总分析。显然，这种方法需要在未来的临床试验中加以验证。

在定量 ADC 评估中，另一个考虑的因素是如何确定感兴趣区域的大小和位置。这对于治疗后非常小的残留肿瘤尤其重要。感兴趣区域的变化对肿瘤 ADC 值和观察者间变异性具有显著影响[28]。另外，DWI 分析病变异质性具有一定挑战性，因为测量值，如平均或中位 ADC，可能不代表潜在的 ADC 变化。因此，现在正在评估更复杂的数据分析方法，以更好地描述病变异质性和肿瘤反应的异质性。

总之，DWI 的诊断需要结合形态学序列和临床信息，并了解与该技术相关的伪影和诊断误区。

四、扩散加权成像在腹部的临床应用价值

DWI 在腹部应用广泛，最常见的病变包括肿瘤、炎症和感染，其内部微环境发生改变，从而阻止病变内部的水分扩散。目前，腹部 DWI 最常见的临床应用价值是疾病的检出和显示疾病的特征。然而，越来越多的证据表明，DWI 定量参数也有助于评估疾病的治疗反应，并可作为潜在的预测疾病预后的生物标志物。

（一）肝脏

1. 病灶的检出

在扩散加权图像中，肝脏背景信号降低，而局部肝脏病灶呈显著性高信号，从而形成病灶与背景的高度对比。由于 DWI 扫描应用 SS-EPI 技术，DWI 成像不易受到呼吸运动的影响，为病变检出提供了可靠的序列。诸多文献中已经表明，与传统的 T_2 加权成像比较，DWI 在检测肝转移方面更敏感，其检出病灶效能与钆造影增强序列相当[29-34]。DWI 与肝细胞造影剂增强扫描的组合模式可能是肝转移瘤检测的最佳手段[35]，该序列更有利于检测 < 10mm 的肝脏病灶（图 69-7）。

DWI 也可提高肝细胞癌（HCC）的检出率。一项 Meta 研究显示，DWI 检出 HCC 的敏感性为 81%，特异性为 89%，与常规 MRI 增强扫描检出 HCC 的效能相当[36]。然而，一些研究发现 DWI 的敏感性低于常规 T_1 增强加权成像[37]。肝纤维化或肝硬化引起背景水分子扩散受限，或病灶分化良好，降低了病变与背景的对比度，可能造成漏诊。随着肝硬化的增加[38]和 HCC 组织病理学分级的降低，DWI 对 HCC 检出的敏感性降低[39]。

尽管 DWI 尚未被正式纳入美国肝病研究协会或欧洲肝病研究协会关于肝癌诊断的指导方针，但是 DWI 与细胞外造影剂联合应用对乏血供肝细胞癌的检出和诊断有一定帮助[40]。HCC 多表现为扩散加权成像的高信号，肝细胞期显像（Gd-EOB-DTPA）的低信号，与不典型增生或再生结节的征象不同。尽管 DWI 确实是一个有效的辅助手段，但还没有足够的理由推荐 DWI 作为肝癌诊断的造影增强成像的替代手段。

2. 病灶特征

DWI 能够可靠地区分囊性和实性病变，在较高的 b 值图像上，囊肿显示为低信号，而 ADC 值呈高信号。在 DWI 高 b 值图像上所有实性病变呈相对较高信号，然而，在良、恶性实性病变（如局灶性结节增生和腺瘤）之间 ADC 值有很大重叠，因此该技术在良、恶性实性病变的鉴别方面不太成功[41, 42]。此外，由于 ADC 量化值的易变性，任何规定的 ADC 临界值本身都容易受到错误病变分类的影响。为此，应将 DWI 与常规形态学 MR 图像结合以进行最佳评估。

有趣的是，由于细胞和黏性碎片及脓肿腔内的渗出物，肝脓肿 ADC 值呈明显低信号。应用 ADC

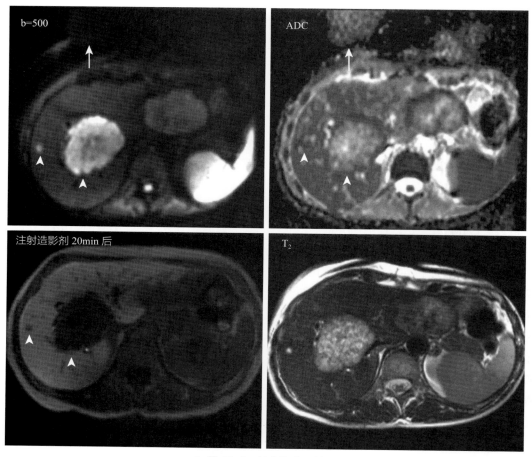

▲ **图 69-7　结直肠癌肝转移**

第一排图像，扩散加权图像（b 值 =500）显示病灶呈高信号（箭头）。表观扩散系数（ADC）图显示病灶壁呈低信号，表明有肿瘤的活性细胞位于病灶周围，而坏死组织位于病灶中央。注意存在 Nyquist 鬼影伪影（箭）从真实图像中移动一半的视野。第二排图像，左侧图为在注射肝细胞特异性造影剂 20min 后获得的肝细胞期图像，转移瘤呈相对低信号（箭头）。右侧 T₂ 加权图像病灶显示稍高信号

值有助于鉴别肝脓肿与肿瘤内部的坏死或囊变，肿瘤中心坏死或囊性变的 ADC 值常增高 [43]。此外，肝脓肿壁通常与肝实质呈等信号，而由于其富细胞，囊性或坏死性肿瘤的壁在 DWI 上呈高信号。然而，早期脓肿形成可能伴有 ADC 值升高，从而导致误诊 [44]。

3. 肿瘤疗效的评估

细胞死亡和肿瘤细胞减少可表现为 ADC 值的增高。肝转移和肝癌的相关研究发现治疗有效的肿瘤 ADC 值增加 [22, 45, 46]。ADC 值变化早于形态学改变，早在治疗后 3 天即可观察到 [47]。在全身治疗（化学治疗）和局部区域治疗（射频消融和化疗栓塞）中，肿瘤治疗有效伴有 ADC 值的增加。然而，治疗后 ADC 的确切演变非常复杂，因为伴随的病理

改变，如急性细胞肿胀、纤维化和灌注改变，都可能影响肿瘤的扩散系数。

据报道，结肠癌肝转移治疗前 ADC 值较高，预测化疗反应不佳 [45, 48]。原因可能为肿瘤内部存在坏死，推断肿瘤更具侵袭性或药物对肿瘤中心的渗透减低而出现治疗耐药性。然而，治疗前 ADC 值和长期临床效果的 ADC 相关研究尚未见相关报道。

4. 肝纤维化与肝硬化的诊断

常规 MRI 对肝纤维化和肝硬化的无创诊断具有一定的挑战性，因为当肝纤维化相对晚期时，MRI 才能显示其变化。与非肝纤维化肝脏比较，肝硬化肝脏的 ADC 值显著降低 [49-51]，但是，由于不同程度的肝脏纤维化之间 ADC 值存在重叠，因此 DWI 不能区分不同程度的纤维化。IVIM 分析表明，肝硬化

中的扩散受阻，部分原因是毛细血管灌注减少[52,53]。

（二）胰腺

MRI 扩散加权成像已用来检测胰腺病变，并且用来区分胰腺囊性和实性病变。胰腺病变如胰腺癌、胰腺神经内分泌肿瘤、胰腺实性假乳头状瘤、急性胰腺炎和自身免疫性胰腺炎均显示扩散受限[54-57]。由于这些病变的 ADC 值存在很大重叠，因此 DWI 不能鉴别这些病变。尽管相关研究较多，但是 ADC 定量参数还是不能鉴别胰腺癌和肿块型胰腺炎。最近，IVIM 分析显示胰腺癌的灌注分数低于正常胰腺或肿块型胰腺炎。然而，在常规临床应用中，实施这一技术尚不实际[58,59]。

胰腺癌在 DWI 上的对比度也是可变的。在一项研究中，包含 80 例胰腺癌患者，尽管 80% 的胰腺癌呈 DWI 高信号[55]，但是只有约一半的胰腺癌 DWI 高信号，并且与周围胰腺实质呈较高的对比度。DWI 对胰腺癌检出的敏感性降低，可能与肿瘤引起的胰腺炎有关，肿瘤引起的胰腺炎累及肿瘤远端胰腺区域，导致肿瘤组织和胰腺炎症实质之间的对比度降低，原因为胰腺肿瘤和炎症均可阻碍水分子扩散（图 69-8）。

胰腺的囊性病变，包括黏液性囊腺瘤、浆液性囊腺瘤和导管内乳头状黏液瘤，显示 ADC 值较高。尽管 DWI 可以显示胰腺囊性病变内的实性成分，如导管内乳头状黏液瘤恶变，但是 DWI 鉴别胰腺囊性病变的良恶性有一定的局限性[60]。

（三）胆囊

超声仍然是胆囊疾病诊断首选检查。然而，随着 DWI 在腹部 MR 中的应用，一些研究回顾性地研究了 DWI 在该领域的效能。胆囊癌显示较低的 ADC 值，表明扩散受限[61-63]。然而，DWI 不能鉴别胆囊癌与其他息肉样病变、腺肌瘤病和增生性息肉或腺瘤[63,64]。到目前为止，关于急性胆囊炎 DWI 的研究尚未见大样本的研究，但是这仍然是恶性肿瘤误诊的潜在原因。由于胆囊与肠管结构相毗邻，EPI 相关的伪影可能导致假信号改变，DWI 对胆囊

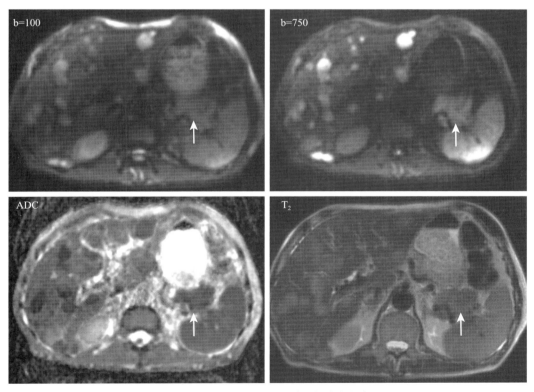

▲ 图 69-8　**70 岁男性，胰尾部胰岛素瘤**

轴位扩散加权图像（b=100 和 b=750）显示肿瘤稍高信号（箭）和肝多发性转移，显示局限性扩散受限。注意，脾脏由于其内部细胞丰富，正常脾脏表现为与肿瘤相似的低表观扩散系数

的评估受到一定的限制。

（四）脾

有关 DWI 在脾脏的临床应用的研究甚少。这是因为脾脏细胞丰富，因此在高 b 值序列上，脾脏实质扩散受限而呈固有高信号，使得其内的任何病变对比度不高，表现为等或低信号。脾脏已经被用作 ADC 值标准化内部参照器官[65]，这种方法受到一些作者的青睐，但是具有局限性。ADC 值标准化对图像噪声更敏感，脾 ADC 值与抗肿瘤治疗无关。有趣的是，一些研究表明脾脏中的 ADC 值可能与肝纤维化和肝硬化的严重程度相关[66, 67]。

（五）淋巴结

DWI 对检出正常和病理淋巴结非常敏感。因为正常和反应性增生淋巴结也密集地充满淋巴细胞，所以在扩散加权图像上表现为高信号。DWI 能够显示其他形态学序列不能显示的正常淋巴结[68]。大多数研究显示，与良性淋巴结相比，恶性淋巴结的 ADC 值较低[68-70]，这可能改善淋巴结大小和形态学分类标准。尽管恶性淋巴结的 ADC 值有明显降低的趋势[71]，但在这两种类型淋巴结 ADC 值仍存在很大重叠[72, 73]。因此，DWI 鉴别淋巴结良恶性非常困难。DWI 因部分容积效应导致有限的空间分辨率，也降低了 ADC 值对小淋巴结测量精度。

目前，DWI 最适合于腹部淋巴结的检测，应该结合形态学序列的特征。然而，DWI 与超小氧化铁颗粒增强成像的结合应用[74] 在淋巴结转移检测中有非常好的前景。

（六）腹膜

较小的腹膜转移甚至较大的腹膜肿块，在计算机断层扫描或常规 MR 序列可能会漏诊，因为它们

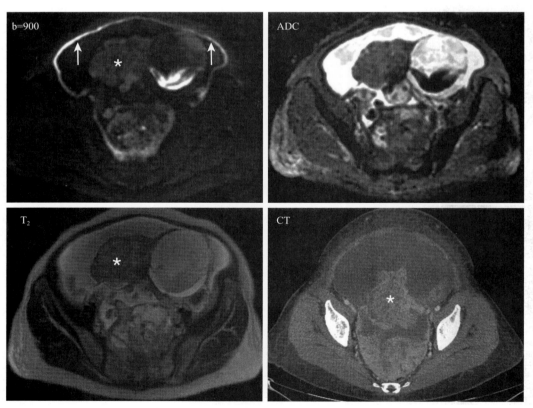

▲ 图 69-9　52 岁女性，卵巢癌和腹膜种植转移

高 b 值扩散加权图像（b 值 =900）显示腹膜内（箭）高信号肿瘤，与盆腔积液之间形成良好的对比度，腹水呈低信号。原发性卵巢肿块（*）在 DWI（b 值 =900）图像上呈高信号。与 DWI 比较，形态学 T₂ 加权和 CT 图像上容易被低估腹膜病变的范围

ADC. 表观扩散系数

经常与相邻的肠襻和血管呈等密度或等信号。DWI图像通过结合脂肪抑制和肠道及系膜血管的无信号提供了有效的背景抑制。在高 b 值图像上腹水的信号强度很低。因此，即使较小的腹膜疾病也表现为腹部的高信号灶。

一些研究证实了 DWI 对腹膜肿瘤检测具有较高敏感性[75-77]，当其与常规 MR 序列结合使用时，其敏感性为 84%～90%。DWI 与钆增强成像结合应用，可准确预测接受细胞减瘤术术前腹膜癌指数[78]。这可能会鉴别哪些患者适合外科手术，哪些患者适合新辅助化疗，以减少肿瘤负担（图 69-9）。

（七）胃肠道

1. 疾病的检测与特征显示

DWI 已成功地应用于检出胃肠道恶性病变和肠道炎症。与其他 MR 序列相比，拥有 k 空间快速采集的 SS-EPI 技术降低了肠蠕动产生的伪影，提高了图像质量，使得 DWI 应用于胃肠道的疾病诊断。DWI能够显示食管、胃、小肠和大肠的肿瘤[15, 72, 79-84]。在高 b 值扩散加权图像上，胃肠道肿瘤表现为高信号，相应的 ADC 值减低。DWI 特别适用于鉴别由于肌肉收缩或良性炎症过程引起的肠壁假性增厚，如低 ADC 值有助于鉴别恶性疾病引起的胃壁增厚与良性原因如胃炎和门静脉性胃病引起的胃壁增厚[80]。在壶腹区，DWI 比常规 MR 序列结合应用提高了壶腹癌的诊断准确性，DWI 能够区分恶性和良性乳头状病变，如乳头状狭窄和乳头炎[81]。

一些研究认为 DWI 在胃肠道中的应用价值较小。DWI 很难发现早期肿瘤（T_1 和 T_2）。在食管应用中，DWI 检出原发性肿瘤的敏感性特别低，仅为 49%[72]。主要原因是相邻"非相干"心脏运动导致食管信号缺失。另一个问题是黏稠的肠内容物呈

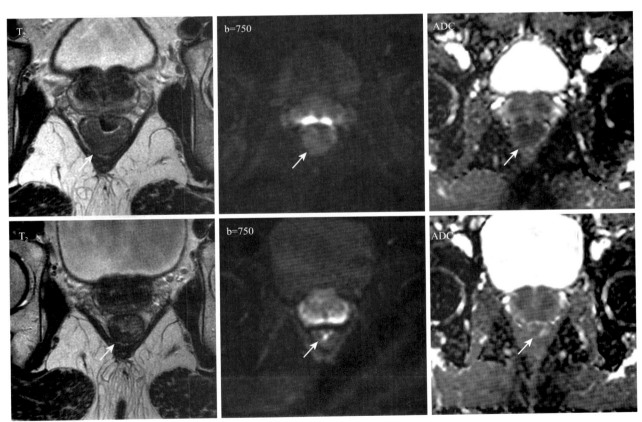

▲ 图 69-10　DWI 评价直肠癌疗效

第一排，直肠下段腺癌（箭）治疗前特征。在扩散加权成像（b 值 =750）上，直肠原发肿瘤呈高信号，表观扩散系数（ADC）图呈低信号，表明扩散受限。第二排，直肠癌放化疗 3 个月后。T_2 加权图像显示肿瘤为明显低信号，提示纤维化改变。在扩散加权图像上，肿块与周围直肠壁呈等信号。由于治疗后，肿瘤细胞减少

高信号，这可能掩盖黏膜下病变。肠道内的气体也可能导致磁敏感伪影，这些伪影可能掩盖病理变化或产生假信号。最后，DWI 检测癌前病变（如小息肉）的能力不高 [83]。这可能与目前 DWI 分辨率技术限制以及腺瘤的组织结构有关，腺瘤内部细胞密度较低。

2. 治疗疗效与疾病复发的评估

在直肠癌新辅助化疗 - 放疗的疗效评估中，MRI 形态学序列（T_2 加权成像）很难鉴别治疗后的纤维化和残余肿瘤。T_2 加权成像结合 DWI 能够用于鉴别直肠癌治疗后纤维化和残余肿瘤，因为残余肿瘤扩散受限，高 b 值图像呈高信号，而纤维化在高 b 值图像上呈相对较低信号。DWI 可以预测直肠癌治疗后系膜筋膜的阳性率 [85]、评估直肠癌治疗后病理完全缓解与否 [86] 和检测肿瘤活性区域的范围 [87]（图 69-10）。

3. ADC 作为评估预后生物标志物

目前，ADC 定量预测直肠癌患者预后的价值尚不清楚。在一系列研究中，发现肿瘤较低的 ADC 值与直肠系膜筋膜受累、较高淋巴结分期和较差的肿瘤组织学分化有关 [88]。研究表明，ADC 值较低的肿瘤疗效更佳 [18, 89]。一种可能的假设是，由于肿瘤内部坏死，具有较高的 ADC 值，因此肿瘤内部缺氧和灌注不良，导致肿瘤对化疗疗效不佳。

4. DWI 在非肿瘤性肠道疾病的应用

DWI 也成功地应用于肠病炎性疾病的影像学检查。溃疡性结肠炎和克罗恩病活动性炎症表现为 DWI 高信号 [90, 91]。DWI 有助于检出肠道疾病的并发症，如脓肿、瘘管和狭窄节段 [92]，与增强 MRI 诊断敏感性相当。肠道炎性病变扩散受限可能是由于细胞肿胀引起的细胞外空间减少或淋巴细胞迁移到肠壁引起的细胞密度增加所致。DWI 在定期影像学随访中主要优势为无电离辐射，不需要静脉注射造影剂以及肠道准备。

低 b 值成像可用于研究肠蠕动的改变，如肠缺血坏死的诊断 [93]。在正常蠕动的肠腔内，腔内容物的湍流导致其低 b 值，DWI 呈低信号。相反，缺血坏死的肠段严重受损或缺乏蠕动，导致其内容物的信号相对保存。

五、发展前景

近十年来，DWI 已迅速应用于腹部疾病的评估。DWI 在腹部疾病的定性诊断中起到重要的作用，但是定量 ADC 值用于疾病的定性和肿瘤疗效评估还没有完全实现 [27]。

技术优化和标准化的途径沿着两种理念广泛发展。一个学派认为，所有的技术细节都应该严格规定，包括所有的 b 值，并在所有扫描仪上严格执行。另一个学派认为，不同的肿瘤应该应用不同的 b 值范围和数量来测量 ADC 值。前一种方法面临的问题是在不同的 MR 系统中实现完全相同的成像方案有困难。不同的 MR 系统具有不同的梯度性能，将影响扫描设置的选择，从而影响 ADC 结果。后一种方法可能更实用，但可以跨中心引入更多的 ADC 变异性。目前，这两种方法都认为是合理的，如何选择 DWI 成像参数还需要结合不同中心的现实情况而决定。

对于 ADC 数据分析，可以认识到平均或中位 ADC 值可能不足以反映病变的异质性。一些新的方法，如体积或直方图 ADC 分析法，可以获得稳定的数据 [94, 95]。然而，这种复杂的扩散加权 MRI 数据分析方法目前在商业 MRI 平台上不可获得。

最后，尽管 DWI 本身具有较高的诊断准确性和实用性，但它可以与其他功能 MRI 技术相结合，如动态增强 MR 成像、MR 弹性成像或 MR 波谱成像。这种多参数成像模式已被用于前列腺成像，并可提高诊断性能 [96]。随着 MRI 技术发展，还有更多的技术和研究应用于腹部，以进一步评估腹部病灶。

六、总结

MRI 扩散加权成像为腹部疾病的检出和特征显示提供了一种独特且有效的机制，DWI 很容易纳入标准腹部 MRI 扫描方案中 [97]。优化采集技术，了解其局限性和诊断误区是 DWI 在临床实践中成功实施的关键。DWI 应该与常规 MRI 图像结合应用于腹部疾病的诊断中。DWI 作为定量生物标记物具有巨大的潜力，有很好的发展前景。

第 70 章　腹部及盆腔的 CT 与 MRI 灌注成像

Perfusion Computed Tomography and Magnetic Resonance Imaging in the Abdomen and Pelvis

Surabhi Bajpai　Dushyant V. Sahani　Avinash Kambadakone　**著**

赵　博　**译**　　史燕杰　**校**

灌注成像是一项新的放射学检查方法，它通过测量静脉注射造影剂（IVCM）后组织特征的变化来评估组织血供的功能成像。计算机断层扫描（CT）和磁共振成像（MRI）技术的迅速发展，图像后处理能力的创新，拓宽了灌注成像在研究领域和临床应用的范围[1-10]。

在早期发展过程中，灌注成像能够准确显示脑卒中患者脑血管系统的结构和功能状态，在脑卒中评估中显示出重要的应用[11-13]。随着对组织血管生理学认识的提高，灌注成像已广泛地用于身体其他各部位。在肿瘤学中，灌注成像不仅在恶性肿瘤的诊断和分期中起着关键作用，而且在各种癌症的预后评估和监测治疗反应方面也起着关键作用[3, 6, 9, 10, 14-27]。此外，灌注成像评估肿瘤生物学和功能的能力在提供治疗反应的早期替代生物标记物方面具有广阔的前景，从而促进患者个体化治疗的发展。在本章中，我们回顾了灌注 CT 和 MRI 的基本原理，并讨论了它们在腹部和盆腔疾病治疗中的应用价值。

一、基本原理

灌注成像，无论是 CT 还是 MRI，实质上都涉及在 IVCM 给药后通过特定组织器官顺序获取图像[7, 8, 22, 28, 29]。静脉给药后，造影剂通过血管系统，从组织血管系统渗出，积聚在组织中，然后扩散回血管系统，最后通过泌尿系统排泄[7, 8, 22, 28, 29]。通过利用连续图像测量造影剂运动过程中组织密度或信号强度的变化，灌注 CT 或 MRI 能够评估各种灌注的半定量测量，从而能够评估组织血供情况[7, 8, 22, 28, 29]。通过将感兴趣区域（ROI）放置在组织上，进行组织增强的客观测量，然后生成组织密度或信号强度随时间变化的曲线，从而能够获得半定量值。

二、CT 灌注成像

灌注 CT 通过测量注射碘化 IVCM 后组织密度的进行性变化来评估组织血供。在日常临床实践中，这种功能性 CT 技术通常用于评估组织灌注，因为其广泛的可用性和存在更好的经验。由于图像获取的速度和随时可行 CT 扫描的特点，CT 灌注在评估脑卒中患者的神经学环境中特别有价值，在脑卒中患者中它可以立即进行治疗干预[21]。碘浓度和组织密度变化之间的简单线性关系以及商业后处理软件的易用性使得 CT 血管定量更容易[7, 21, 22, 30]。此外，常规使用多探测器 CT（MDCT）进行肿瘤诊断和疗效评估使得灌注 CT 在肿瘤学环境评估中成为首选选择，因为它可以更容易应用到治疗方案中[21]。

（一）技术原理

CT 灌注的基本原理是描述静脉注射碘基造影剂后组织强化程度随时间变化而衰减（图 70-1）[29]。组织增强是指 IVCM 给药后组织衰减的增加，与组织的碘浓度成正比。因此，IVCM 给药后的动态 CT 采集允许评估组织强化，这代表了组织血管性和血

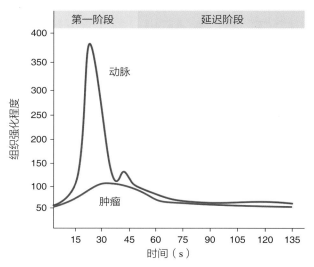

▲ 图 70-1　时间 - 增强曲线显示在灌注 CT 的第一阶段和延迟阶段，动脉和肿瘤的增强特征

管生理学的间接测量[29]。根据造影剂在血管内腔室和血管外腔室的分布特征，IVCM 给药后的组织增强可分为两个阶段[8, 29]。增强的初始阶段或第一期（通常在造影剂注入后持续 30～60s）主要由于造影剂在血管腔内的分布引起[8, 29]。在第二阶段，组织增强主要原因为造影剂在血管腔内和腔外间隙的分布，在此阶段，造影剂从血管内跨越毛细血管移动到血管外间隙[8, 29]。因此，第一阶段的组织增强主要由组织血流量和血容量决定，而 IVCM 的毛细血管通透性有助于第二期的增强[8, 29]。基于动态 CT 采集的组织灌注半定量评估可通过分析方法实现，最常用的两种分析方法是去卷积法和间隔分析[8, 21, 22, 31]。

去卷积和间隔建模方法大体相当，在理论假设和对噪声和运动的敏感性方面几乎没有差异[8, 21, 22, 31]。间隔分析（单室法和双室法）基于在测量时造影剂保留在感兴趣器官内的假设，这有时会导致低估快速血管传输的器官的灌注值[8, 21, 22, 31]。间隔分析使用三组图像进行灌注估计，包括基线图像和最大对比度增强率之前和之后的图像，因此通常不因患者运动而退化[8, 21, 22, 31]。然而，较高的图像噪声，影响间隔模型的灌注值计算，因此动态 CT 技术优选具有较低图像频率的较高管电流[8, 21, 22, 31]。

去卷积分析是基于使用动脉和组织时间 - 浓度曲线来计算组织灌注和相对血容量[8, 22, 32]。虽然该建模技术对大多数器官都有效，但它可能不适合

评估脾脏和肾脏等复杂微循环器官的灌注，对于它们来说，间隔分析是首选[8, 22, 32]。去卷积方法适合于测量较低的灌注值［＜20ml/（min·100ml）］，该方法可有较大的图像噪声，因为计算包括完整的图像时间序列[8, 22, 32]。因此，去卷积分析特别适合于监测治疗反应，因为它能够准确地测量成功治疗后通常观察到的较低灌注值。然而，包括完整的图像序列使得该方法容易受到来自患者运动影响，导致图像配准不当，因此计算错误[8, 22, 32]。由于去卷积方法对噪声不太敏感，因此它允许使用较低的管电流，并且允许以更高的时间分辨率扫描用于动态电影 CT 采集[8, 22, 32]。各种分析方法、采集方案和软件包在不同的 CT 扫描仪和商业供应商之间不同（表 70-1）。然而，无论使用何种技术，灌注 CT 都能够定性和定量评估组织灌注[8, 22, 32]。

（二）扫描方案

灌注 CT 扫描方案需要根据需解决的临床问题、扫描部位、采用的数学建模技术、CT 扫描配置和辐射剂量等因素而综合考虑做出调整[8, 21, 22, 32, 33]。典型的动态 CT 方案包括初步平扫，随后在 IVCM 给药后进行动态采集。CT 平扫，用于选择包括在动态 CT 采集中的适当扫描组织区域。根据不同类型的扫描仪（16 层或 64 层 CT 扫描仪），常规选择 2～4cm 的肿瘤组织区域进行动态扫描[21]。引入 128 层到 320 层 MDCT 扫描仪，可以扫描更大面积的肿瘤组织（8～16cm）以评估组织灌注[21, 34]。已经引入了若干技术以允许对组织或整个器官的体积进行灌注成像，包括轴向穿梭模式（以往复方式在两个相邻工作台位置上重复轴向扫描以双检测器覆盖）和螺旋穿梭模式（变间距连续式双向工作台运动）[34-38]。

根据需要分析的相关生理参数和相关组织，动态 CT 采集包括第一通过阶段、延迟阶段或两者兼有[21]。第一通过阶段或初始电影阶段包括在注射 IVCM 之后总共获得 40～60s 的 CT 图像[8, 29-31]。为了获得渗透率测量，在第一阶段之后进行 2～10min 的第二延迟阶段[8, 29-31]。在第一通阶段，每隔 1～3s 获取一次 MDCT 图像，在第二阶段，每隔 5～15s 获取一次 MDCT 图像[8, 29-31]。组织灌注最佳评估的关键因素是用于动态 CT 获取的 IVCM 丸（表 70-2）。

表 70-1　不同 CT 灌注分析模型的比较

数学模型	去卷积法	二室模型	斜率法
厂家	通用医疗	西门子	飞利浦、东芝、西门子
主要原理	使用动脉和组织时间 - 浓度曲线估算组织灌注	基于 Patlak 分析，假设造影剂从 IVS 和 EVS 单向传递与血液清除常数成正比	灌注被估计为标准化最大动脉增强的组织浓度曲线的最大斜率
测量参数	BF、BV、MTT、PS	BV 和渗透率	BF、MTT、峰值增强时间
优势	灌注参数可通过单次 CT 研究计算	分析简单 速率常数值的有效计算	无静脉假设 流出和不再循环 对运动不太敏感
局限性	需要部分体积平均校正	基于造影剂从 EVS 到 IVS 的反向通量在初始 1～2min 内可以忽略的假设	对图像噪声敏感

引自参考文献 [4, 5, 8, 17, 21, 29, 30, 70, 71]；改编自参考文献 [21]
BF. 血流量；BV. 血容量；EVS. 血管外；IVS. 血管内；MTT. 平均通过时间；PS. 血管表面渗透面积

表 70-2　典型 CT 灌注扫描方案的技术参数

千伏 *	100～120
毫安秒（mAs）*	50～150
碘浓度（mg I/ml）†	370～400
造影剂团注（ml）	40～70
注射速率（ml/s）‡	4～10
延迟扫描（s）	5～10

引自参考文献 [8, 21, 29–31]
*. 建议降低千伏电压峰值和毫安秒，以减少辐射暴露
†. 高碘浓度 370mg I/ml 是首选的，因为碘浓度与组织增强呈线性关系
‡. 较高的注射速率有利于组织最大化增强和提高信噪比

上腹部动态 CT 评估的另一个主要因素是需要向患者提供适当的屏气指令，以限制运动对估计灌注值的潜在不利的影响 [8, 21, 29–31]。一些作者建议使用运动抑制药，如胰高血糖素，以限制在图像采集期间肠蠕动 [1, 19–21, 39]。

（三）后处理

灌注 CT 扫描后获得的动态 CT 数据在专用工作站上使用特定的基于供应商的灌注软件进行处理 [21]。CT 灌注数据的后处理产生彩色参数灌注图，然后通过 ROI 放置在所述组织上，从这些灌注图获得定量组织灌注测量。各种定量灌注参数评估描绘了组织或肿瘤血管生理学的各个方面 [21]（表 70-3）。随

着 CT 灌注在各种身体应用中的使用越来越多，可以使用几种非基于供应商的软件模型来评估组织灌注。

（四）临床应用

灌注 CT 已成为评估组织血流灌注的有价值的技术。一些动物和人的相关研究证实了这种功能成像的 CT 技术的有效性和重复性，并与其他技术（如氙气冲洗法）进行了对比 [12, 21, 40–42]。早期的研究已经证实了这种技术在定量肝脏、胰腺、脾脏和肾脏等实质内脏器官的组织灌注方面的价值 [9, 10, 15, 19–21, 24, 27, 43]。灌注 CT 在肿瘤学中广泛的应用，如确定肿瘤生物学包括病变性质、分类，风险分层和分期，监测对各种治疗方案（化疗和抗血管生成药物）的疗效，并预测治疗效果 [21, 22, 33, 44]。除了在肿瘤学方面所进行的大量研究之外，这种技术还用于探索评估各种非肿瘤学应用中的组织灌注，如在肝硬化和肾动脉狭窄的患者中的应用。

1. 肿瘤生物学

肿瘤生理学的关键因素之一是肿瘤微血管（新生血管）的状态，它影响肿瘤的侵袭性和对治疗的反应 [7, 21, 22, 30, 31, 33, 44]。肿瘤血管生成是指肿瘤中新血管的发育，导致血管化 [7, 21, 22, 30, 31, 33, 44]。组织病理学标志物，如肿瘤微血管密度计数，是肿瘤血管生成的标志物。尽管微血管密度是"金标准"属性，但它是有创性获得组织，往往在难以接近血管最丰富的区域，并存在采样误差。此外，它缺乏关于血管

表 70-3 描述组织血管生理学的各种 CT 灌注参数术语

灌注参数	定 义	标记（肿瘤学）	单 位
血流灌注（BF）	在感兴趣区域中通过组织脉管的流速	肿瘤血管 肿瘤分级	ml/（100g·min）
血容量（BV）	在感兴趣区域内组织血管内流动的血液量	肿瘤血管	ml/100g
平均排出时间（MTT）	从动脉到静脉的平均时间	灌注压力	s
渗透率 - 表面通透性（PS）	从等离子体到间隙空间的总通量	未成熟漏血管	ml/（100g·min）
峰值时间（TTP）	大动脉血管造影剂到达峰值增强的时间	灌注压力	s
峰值增强强度（PEI）	注射造影剂后组织密度的最大增加密度	组织血容量	HU

引自参考文献 [4, 5, 8, 17, 21, 29, 30, 70, 71]; 改编自参考文献 [21]

生成的功能信息，并且常常在多个时间点监测反应性是不切实际的。在动态增强 CT（CECT）上的灌注能够反映肿瘤血管特征，因此 CT 灌注可以用来预测组织血管的状态，从而预测肿瘤生物学行为 [7, 21, 22, 30, 31, 33, 44]。一些研究已经证明灌注 CT 在评估肿瘤生物学中的作用，包括病变特征和肿瘤分级的评估 [5, 9, 10, 15, 18, 24, 27, 33, 45]。

一些研究显示正常组织与肝脏、胰腺和结肠的良恶性肿瘤之间的组织灌注值是否有显著差异 [5, 9, 10, 15, 18, 24, 27, 33, 45]。一般来说，恶性肿瘤显示较高的灌注值（肿瘤灌注和毛细血管通透性增加）。在大肠研究中，结肠癌与正常结肠壁相比显示出更高的肿瘤灌注 [5, 10, 39]。较高的肿瘤灌注也可以用来区分憩室炎和结肠癌所致的结肠壁增厚 [5, 10, 39]。在肝脏，灌注 CT 可更早地检测肝转移，因为肝转移患者的肝动脉灌注增加 [46-50]。与肝实质的其余部分相比，病变被视为血流增加的区域。肝转移瘤的基线肿瘤灌注也可以用来预测治疗效果，因为与低灌注相比，高灌注的转移灶具有更好的预后 [46-50]。在肝细胞癌（HCC）患者中，由于 HCC 可见较高灌注（较高的血流量、血容量和渗透性 – 表面积），灌注 CT 有可能区分 HCC 与肝脏背景 [9, 24]。

灌注 CT 还有助于评估肿瘤的侵袭性，并有助于区分高分化和中低分化肿瘤 [9, 24]。在胰腺，动态 CECT 可以显示高血供性胰腺肿瘤，如胰岛素瘤，显示较高的灌注 [15, 51]。胰腺神经内分泌肿瘤的灌注测量值也与预后有关 [15, 51]。在前列腺，恶性病灶显

示显著增加的灌注值，因此灌注 CT 有可能检测肿瘤病灶，从而能够在对周围组织的最小辐射下进行靶向放射治疗 [52]。

2. 风险分层与分级

肿瘤血管生成是肿瘤侵袭性的标志物，较高的肿瘤血管往往表示具有侵袭性的生物学行为，经常与不良预后相关 [21, 33]。通过对肿瘤血供的研究，CT 灌注成像已被证明是有价值的危险分层及肿瘤分期的方法 [21, 33]。具有基线肿瘤高灌注的转移性肾细胞癌患者的预后较差 [53]。直肠癌患者的动态增强 CT 在描述局部浸润时可比常规 CT 更准确和具体 [54]。在肝癌中，基线灌注参数已显示与临床结果相关 [9, 27]。

即使在非肿瘤性的病变，灌注 CT 已被证明有助于风险分层。在肝硬化患者中，CT 显示的灌注变化与慢性肝病的严重程度密切相关 [55, 56]。在急性胰腺炎患者中，灌注 CT 对于检测胰腺缺血敏感度较高，与正常胰腺相比急性胰腺炎灌注值降低 [24]。缺血区域的识别可以帮助预测胰腺坏死的晚期发展，这具有治疗意义，因为它的早期检测和识别将提示对这些患者重症监护，以防止感染并发症，以及改善预后 [24]。在肠系膜缺血患者中，动态 CECT 具有识别肠缺血损伤的潜在作用。

3. 监测治疗反应

新型抗血管生成药物以肿瘤新生血管为靶点，通过循环因子如血管内皮生长因子、成纤维细胞生长因子和血小板源性内皮细胞生长因子介导 [14, 21, 25, 33, 45, 57]。经抗血管治疗后，肿瘤血管大小和血管通透性的变

化先于肿瘤大小的变化[2, 14, 21, 25, 33, 44, 45, 57]。传统上，根据诸如实体瘤反应评价标准（RECIST）或世界卫生组织标准，通过连续评估 CT 或 MRI 上的肿瘤负荷来监测其对各种治疗方案的治疗疗效[2, 44, 58]。然而，这些传统的疗效评估方法在显示靶向治疗后的早期变化方面并不有效，因为功能和灌注变化先于形态学变化[2, 44, 58]。这些疗法的理想成像标记物需要无创、可重复、易于获得，并且应该动态地反映活体个体的微循环功能[2, 44, 58]。灌注 CT 在监测各种癌症对多种治疗方案（包括化疗和新型抗血管生成药物）的治疗反应方面尤其显示出日益重要的作用。除了监测治疗反应外，动态 CECT 还可用于预测疗效和预后。

在肝癌中联合应用奥沙利铂和贝伐单抗后，CT 灌注显示肿瘤血管减少，这与临床疗效有关（图 70-2）[27]。在直肠癌中，在包括抗血管生成治疗的联合化疗后，CT 显示肿瘤灌注持续减少（血流下降和平均传输时间增加）（图 70-3）[10, 25, 45]。也有证据表明，在肾细胞癌和神经内分泌肿瘤的抗血管生成治疗后，CT 灌注显示肿瘤灌注减少[59, 60]。

三、磁共振灌注成像

灌注 MRI 是一种动态成像技术，它能够在静脉注射顺磁示踪剂后无创地显示组织血供特征[28, 61-65]。将示踪剂通过组织引起的信号随时间而发生变化，灌注 MRI 能够评估肿瘤灌注和毛细血管通透性[28, 61-65]。钆基造影剂，如钆戊四酸二葡胺，经常使用，因为它们具有足够小的分子量，可以显示病变的血管结构[28, 61-65]。灌注 MRI 比灌注 CT 有几个优点，包括无电离辐射，优越的软组织对比分辨率，以及改进的解剖学覆盖范围。其他优点包括多种可行性的功能成像技术的能力，如扩散加权成像和磁共振波谱，这些技术在评估肿瘤生理和监测治疗反应方面提供补充信息。

（一）技术原理

灌注 MRI 应用基于钆的造影剂通过感兴趣的

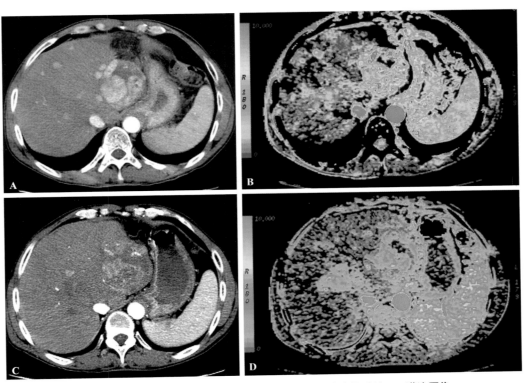

▲ 图 70-2 **56 岁肝细胞癌，接受抗血管生成药物治疗前后的 CT 灌注图像**
动态增强扫描（A）的轴位增强 CT 显示左叶明显强化的圆形肝细胞癌。相应彩色灌注图（B）显示血流增加［102ml/（100g·min）］。抗血管生成治疗后，轴位增强 CT 图像（C）显示增强减低，相应的彩色灌注图（D）显示血流减少［15ml/（100g·min）］

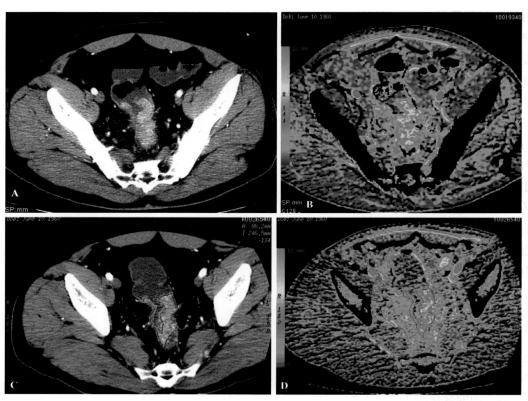

▲ 图 70-3　72 岁男性，直肠癌，接受抗血管生成药物治疗前后的 CT 灌注图像

动态增强扫描（A）的轴位增强 CT 图像显示直肠明显强化的肿瘤，相应的彩色灌注图（B）显示血流增加［78ml/（100g·min）］。贝伐单抗治疗后，轴位增强 CT 图像（C）增强减低，相应的彩色灌注图（D）显示血流减少［20ml/（100g·min）］

特定组织期间顺序获取图像，并测量随时间变化的血管和组织的强化程度[28, 61-65]。它描述了钆在组织内移动时随时间引起的信号变化[28, 61-65]。灌注 MRI或动态对比 MRI（DCE-MRI）通常采用 T_1 加权成像[28, 61, 65]。一般来说，T_2 加权图像在灌注成像中很少应用，因为尽管血管内示踪剂具有强烈的 T_2 效应，但示踪剂渗入间质空间后 T_2 加权消失[65]。另一方面，T_1 加权不受示踪剂外渗的影响，因此可以通过分析信号的慢分量导出渗透率测量。出于同样的原因，必须避免使用蛋白结合的钆示踪剂以便渗透率测量[28, 61, 65]。

（二）扫描方案

选择合适的 DCE-MRI 技术应根据所检查的器官而相应调整，并包括选择合适的 MRI 序列、造影剂、注射方案和后处理软件[65]。由于提高了对比度 - 噪声比，3T 扫描仪通常比 1.5T 扫描仪更适合灌注磁共振成像[65]。典型的 MRI 灌注序列包括平扫 T_1 加权图像，然后是给药后的一系列 T_1 加权图像[65]。在团注之前 10～20s 开始数据采集，以允许采集足够量的平扫数据。典型的注射方案包括每千克体重注射 0.1mmol 的二乙烯三胺五乙酸钆（Gd-DTPA）[65]。钆剂通常以 2ml/s 的速率注入[65, 66]。造影剂团注后，应用相同注射速率注射 20～30ml盐水冲洗[65, 66]。MRI 灌注采集时间与 CT 灌注时间相似，1min 的采集时间通常足以进行灌注测量，而用于渗透率测量的时间较长，通常达 5min[65]。在较慢增强的组织中，可能需要更长时间的采集[65]。由于示踪剂在毛细管床中的传输时间通常在 3～5s 的范围内，因此通常建议使用 < 2s 的采样间隔来测量灌注[65]。平衡采样间隔和图像质量之间的关系是必要的，因为较慢的采样允许提高空间分辨率和信噪比[65]。具有较长采样间隔的低时间分辨率可用于渗透率测量，因为血管外空间中的传输时间以分钟为单位较长[65]。

DCE-MRI 序列通常是二维或三维梯度回波序

列[65]。由于需要获得更高的时间分辨率，最早的灌注 MRI 序列在二维序列中的扫描层数有限[65]。然而，随着并行成像和快速 MRI 序列的引入，三维梯度回波序列的应用越来越广泛[65]。通常优选多声道序列，因为它们可以消除任何 T_2 效应[65]。DCE-MRI 的技术进步导致更短的回波时间和更高的场强，提高了图像质量[65]。腹部磁共振灌注成像的主要障碍之一是呼吸运动的不利影响[65]。这可以通过应用屏气或触发机制采集数据达到最小化，以确保数据总是在呼吸周期的同一点获取[65]。多段屏气也可应用于灌注扫描，其缺点是不同屏气之间存在错配的风险，并且可能影响量化[65]。触发机制可以将时间分辨率降低到能够精确灌注测量的最低要求[65]。

（三）数据分析

灌注 MRI 数据集的分析通常在具有专用复杂灌注软件的工作站上进行。依据灌注数据，绘制组织信号强度随时间的变化曲线，以获得灌注相关参数，如峰值增强时间、曲线下面积或最大增强、最大强化值[61-65]。通过进行定量分析以测量生理参数，例如组织血流量、血容量、间质体积或表面通透性，可以获得对组织血供的更稳定的评估[61-65]。获得定量参数可以通过 ROI 分析或基于体素的分析来完成[61-65]。ROI 分析包括手动或半自动地在感兴趣组织或病变组织上勾画 ROI，ROI 中所有体素的平均信号强度 – 时间曲线，并计算出 ROI 的平均值[61-65]。基于体素的分析涉及对每个体素后处理算法的应用，可以评估器官或肿瘤内的灌注或渗透的异质性[61-65]。运动校正还可以应用于后处理，以识别错配伪影[65]。通过使用参考图像，应用校正的配准方法来实现[65]。这避免了为每个单独的动态图像重绘 ROI 的烦琐过程[65]。各种定量灌注参数包括血流量、血容量、渗透率 – 表面积、容积转换常数（K^{trans}）和回流速率转换常数（K_{ep}）[65]。

（四）临床应用

MRI 显示肿瘤的灌注特性与预后因素有关，如组织学分级和总生存率[61-64, 66]。一些研究表明，DCE-MRI 在监测肿瘤对治疗的反应中的价值及其作为治疗反应的早期指标的作用[61-64, 66]。这些研究主要针对乳癌、宫颈癌、肠癌、肝癌、肺癌及头颈部癌症[61-64, 66]。

灌注 MRI 不仅可以评估组织灌注，而且可以显示单个肿瘤内血管生成特性的异质性[61-64, 66]。肿瘤组织内异质性的确定对于评估早期治疗反应和个性化治疗方案至关重要，因为它可以识别对治疗耐药的肿瘤细胞小亚群[61-64, 66]。然而，由于技术和研究群体的差异，这些结果的推广应用还有一定的困难[61-64, 66]。

在一项直肠癌患者的灌注 MRI 研究中，George 及其同事[67]表明，基线渗透率较高的患者对化疗反应较好。Mayr 和同事[68]表明，灌注 MRI 可根据宫颈癌患者放疗后 2 周内的增强率预测肿瘤复发，增强效果差，复发率高（78%）。Loncaster 及其同事[69]在对宫颈癌患者的研究中显示，增强的小肿瘤（92%）比强化差的较大肿瘤（55%）具有更好的生存。灌注 MRI 在检测肿瘤疗后的残留病灶、预测早期复发和筛选出可能受益于补救治疗的患者方面有一定的临床意义[61-63]。在治疗结束时，病灶呈持续增强更有可能增加复发和生存较差的风险[61-63]。在宫颈癌患者中，Boss 和同事们显示，在 6 周的放射治疗过程中，早期病灶增强预示病灶可能复发和患者生存较差[61, 63]。灌注 MRI 已作为抗血管生成治疗的潜在生物标志物[64]。Liu 及其同事在对肝癌和肺癌患者的研究中发现，K^{trans} 值和曲线下的起始面积与阿昔替尼血浆暴露呈负相关[64]。在 HCC 中，Sahani 及其同事[66]表明，与 RECIST 标准相比，灌注 MRI 在预测舒尼替尼治疗后的早期反应和无进展生存率方面更为敏感（图 70-4）。

四、总结

灌注成像作为一种功能成像工具，在肿瘤学领域得到越来越广泛的应用。尽管存在缺点，灌注 CT 和 MRI 在肿瘤患者治疗决策制定中仍可能发挥关键作用，尤其是作为监测对新型靶向治疗（如抗血管生成药物）疗效的生物标志物。然而，在常规临床实践中发现这种创新技术有效之前，必须进行更多的协作研究和稳定的验证。

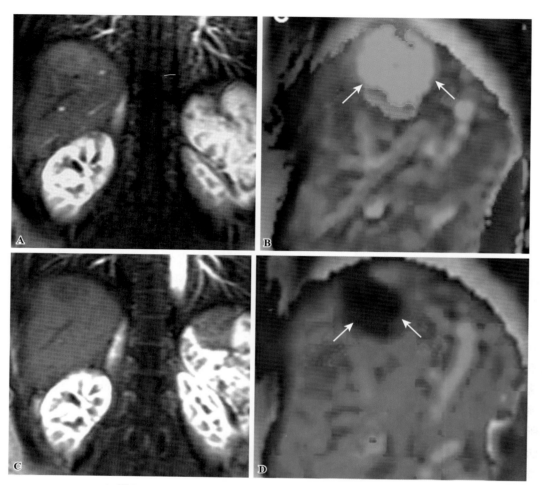

▲ 图 70-4　**47 岁，肝细胞癌，舒尼替尼治疗前后的 MR 灌注图像**

治疗前增强冠状位 T_1 加权图像（A）显示肝顶部强化肿块，后处理获得相应的容积转换常数（K^{trans}）图（B）。舒尼替尼治疗 2 周后，肿瘤显示（C）强化减少，K^{trans}（D）下降了 96%

第 71 章　经皮穿刺技术

Techniques of Percutaneous Tissue Acquisition

Steven Y. Huang　Erik K. Paulson　**著**

赵　博 **译**　史燕杰 **校**

从肉眼无法观察、也不可触及的病灶中获取组织是临床诊疗过程中常见的操作，初始阶段由外科医师在手术室进行，现今，已经由放射科医师在影像引导下经皮穿刺获得病灶中的组织。影像引导经皮穿刺活检已从大和浅的病变发展到包括小、深和位置不稳定的病变。影像引导穿刺活检逐渐由门诊手术完成，且并发症越来越少，成本较低。放射科医师在穿刺过程中，会面对一些位置较深的病变，所以也倾向于采用实时引导的成像技术，如超声（US）或计算机断层摄影（CT）透视。影像引导活检的成功不仅取决于放射科医师的熟练操作技术，还取决于细胞病理学家的技能。尽管优秀的细胞病理学家经常可以根据由极少量组织的样本做出诊断，但是核心或切割活检针的广泛使用，可以获取较多的标本，增加了病理科医师诊断的信心[1]。

影像引导下经皮穿刺活检的主要作用是诊断或排除恶性肿瘤，对已知恶性肿瘤患者进行分期，监测肿瘤治疗疗效，确认或排除肿瘤复发，以及区分肿大淋巴结是否为转移。此外，活检技术可用于诊断肝脏和肾脏的非恶性内科疾病。对于这些"医用"型活组织检查，通常需要较大的钻孔针来获得组织学标本。

放射科医师面临的挑战是，在取样过程中能够实时地明确针尖的位置，可以从几乎所有患者的几乎任何病变中获得足够的组织。影像引导下穿刺成功率与患者的凝血状态、成像方式的选择、穿刺针的类型以及穿刺路径上的正常结构等许多因素有关。本章系统地讨论了这些技术的细节，包括术前评估、影像引导方式的选择、穿刺针的选择、活检计划、特定器官相关细节和并发症。

一、穿刺前评估

针对患者完整的术前评估是有效活检的重要组成部分。术前评估应该包括回顾影像诊断结果、出血史和适当的实验室检查，并获得书面知情同意。医护工作者加入影像引导穿刺活检中有助于确保尽可能高效和安全地进行活检工作。医师助理、护士执业人员和护士协调员的配合使放射科医师集中精力于活检操作，提高效率。此外，无论住院患者还是门诊患者，所有患者所遇到的情况都可以专业咨询相关人员和并收取一定的费用，从而允许该小组得到适当补偿。

回顾之前诊断图像，可证实适合活检病变，并有助于规划特定活检方法、选择适当的穿刺引导方式及病变的特征以向病理学医师提供适当的鉴别诊断。回顾影像学检查的重要性之一是对病灶尽量准确的定性评估。如临床医师要求活检的病灶，放射科医师在回顾之前影像学检查，认为是良性血管瘤或囊肿，就可以避免不必要的穿刺活检。

在活检前对患者进行适当的实验室检查仍然是争论的焦点。没有一个单独公布的指南被广泛接受或使用。这种缺乏共识的原因是大样本患者的前瞻性评估，评估指标包括患者病史、穿刺方式和实验室检查与穿刺结果进行对照[2, 3]。

Silverman 及其同事[2] 提出了一项策略，用于腹部介入性手术的实验室测试，主要基于该手术的出血风险以及筛选出血倾向的患者。自 Silverman 和同事合作以来，介入放射学学会发表了共识指南 [4, 5]（表 71-1）。这些建议是基于现有的文献和共识专家意见，但缺乏高层次的证据。因此，该建议可能与其他出版物冲突。如在 O'Connor 及其同事 [6] 的综述中，经皮经肝活检的国际标准化比率（INR）和血小板输注阈值分别为 2.0 或更低、25 000/ml 或更高，而介入放射学学会指南 [4, 5] 建议 INR 和血小板输注阈值，以及血小板输注阈值分别为 1.5 或更低、50 000/ml 或更高。缺乏高水平的数据导致了治疗止血缺陷的不同模式。医师很可能会根据当地的专业知识和患者的并发症制定指导方针。

患者的出血风险也受药物的影响，如抗凝血药和抗血小板药物。传统抗凝血药物包括华法林和普通肝素。较新的抗凝血药包括低分子量肝素（如依诺肝素）、间接因子 Xa 抑制药（如磺达肝素、依达素、生物素化戊糖）、直接 Xa 抑制药（如利伐沙班、阿哌沙班）和直接凝血酶抑制药（如左旋吡啶、阿加曲班、比伐鲁啶、达比加群）。缺乏客观数据评估接受抗凝药或抗血小板药物 [7-9] 患者的围术期处理，使得很难为介入治疗师提出一般性建议。美国胸科医师学会根据围术期血栓栓塞的风险对患者进行分层 [10]。患者被归类为血栓栓塞事件的低、中、高风险（表 71-2）。通过使用这种分类方案，具有最高血栓栓塞风险并计划进行高出血风险

的手术（如肾活检）的患者将从中断抗凝血药桥接短半衰期抗凝血药（如依诺肝素）中受益。在观察性研究中，该方案与高危组血栓栓塞事件发生率有 1%～2% 的相关联 [11, 12]。很少有证据来指导使用桥接抗凝治疗中、低风险类别。

如果可以抑制抗凝，5 次半衰期通常有益，残留药物活性相当于初始剂量的 3%。尽管基于药物的半衰期做出决定是合理的，但药物与药物的相互作用、新陈代谢的差异和遗传影响会影响药物的清除 [5]。如果情况紧急，可以通过施用新鲜冷冻血浆来立即逆转升高的 INR。维生素 K 可以用来逆转华法林的作用 [13]。肝素诱导的部分凝血活酶时间的升高可能与肝素拮抗药鱼精蛋白相反。

基于抗 Xa 活性低分子肝素（即依诺肝素）的半衰期为 4.5～7h。一般来说，腹盆部大多数经皮介入治疗可以在手术早晨保留治疗剂量之后进行。

与抗凝血药类似，抗血小板药物也能增加患者在手术期间的出血风险 [14, 15]。血小板抑制药包括阿司匹林、噻吩吡啶（氯吡格雷、普拉格雷、噻氯匹定）和糖蛋白 IIb/ IIIa 抑制药（如阿昔洛韦、替罗非班、阿昔洛韦）。通过适应证来确定抗血小板药物的适当应用。最常见的适应证包括缺血性心脏病的二级预防、冠状动脉支架置入术后和脑血管事件的二级预防 [16]。应仔细考虑停止这些药剂。在我们机构，在停药前通常咨询心脏病治疗专家，以更

表 71-1 血液和凝血参数的干预			
分 类	1	2	3
手术方式	出血风险低，易于检测和控制（穿刺、浅层抽吸和活检）	中等出血风险（如腹内或腹膜后活检）	显著出血风险，难以检测或控制（如肾活检）
检测指标	INR：仅推荐给接受华法林或已知或疑似肝病的患者 aPTT：只推荐给接受未分离肝素的患者 血小板计数：不常规推荐 血细胞比容：不常规推荐	INR：推荐 aPTT：只推荐给接受未分离肝素的患者 血小板计数：不常规推荐 血细胞比容：不常规推荐	INR：推荐 aPTT：推荐 血小板计数：推荐 血细胞比容：推荐
治疗措施	INR：更正为 ≤ 2.0 血小板：建议输血 ≤ 50 000/μl aPTT：没有共识 血细胞比容：没有共识	INR：更正为 ≤ 1.5 血小板：建议输血 ≤ 50 000/μl aPTT：没有共识 血细胞比容：没有共识	INR：更正为 ≤ 1.5 血小板：建议输血 ≤ 50 000/μl aPTT：正确的使值 ≤ 1.5 倍控制 血细胞比容：没有共识

aPTT. 活化部分凝血活酶时间；INR. 国际标准化比值
根据介入放射学协会关于经皮影像引导介入治疗凝血状态和止血风险的围术期管理的共识指南进行修改 [4, 5]

表 71-2　围术期血栓栓塞的危险分层

风险分层	抗凝指示		
	机械心脏瓣膜	心房颤动	静脉血栓栓塞症
高度（每年血栓栓塞的风险＞ 10%）	任何二尖瓣假体 任何球囊或主动脉瓣膜假体 近期（6 个月内）脑卒中病史	（近 3 个月内）CHADS$_2$ 评分 5~6 分 脑卒中或 TIA 风湿性心脏瓣膜病	严重血栓形成 （如蛋白 C 或 S 或抗凝血酶、抗磷脂抗体缺乏）
中度（每年血栓栓塞的风险为 5%~10%）	双叶主动脉瓣假体及下列一个或多个危险因素：心房颤动、脑卒中或 TIA、高血压、糖尿病、充血性心力衰竭、年龄＞ 75 岁	CHADS$_2$ 评分 3~4	3~12 个月内静脉血栓栓塞 无严重血栓形成 （如杂合因子 V Leiden 或凝血酶原基因突变） 复发性静脉血栓栓塞症 活动性癌症（6 个月内治疗或缓解）
低度（每年血栓栓塞的风险＜ 5%）	无心房颤动和无其他卒中危险因素的双叶主动脉瓣置换术	CHADS$_2$ 评分 0~2 （假设没有脑卒中或 TIA 的病史）	VTE ＞ 12 个月前且无其他危险因素

CHADS$_2$：1 分用于充血性心力衰竭、高血压、75 岁以上老人和糖尿病；2 分用于卒中或短暂性脑缺血发作

TIA. 短暂性脑缺血发作；VTE. 静脉血栓栓塞症

根据美国胸科医师协会 2012 年抗血栓治疗围术期管理指南的修改 [10]

好地了解与停药相关的风险，以防范手术出血风险。如果在 1 年内发生过心脏事件，患者正在服用阿司匹林或氯吡格雷，我们通常进行活检而不停止药物治疗，但告知患者会增加的出血风险。阿司匹林、氯吡格雷、普拉格雷和噻氯地平不可逆地抑制血小板功能，与药物的半衰期不相关 [17]。其中一种药物每一天的存留，可恢复正常血小板功能的 10%~14%，需要 7~10 天来补充整个血小板池 [18, 19]。另一方面，双嘧达莫、西洛他唑和非甾体类抗炎药可逆地抑制血小板功能，其效果取决于半衰期的清除 [10]。介入放射学学会发表了关于抗凝血药和抗血小板药物的适当管理的共识指南（表 71-3）。

每个患者都应该签署书面知情同意书。医师以普通术语告知患者活检流程、出血和感染的风险，并且告知患者上腹部病变的活检可能导致气胸，并有放置导管的可能。医师应告知患者可能需要多次穿刺，标本可能不能用于诊断，可能需要额外的检查。对于肠道周围的病变，患者可能出现肠损伤和脓肿的危险。术前探视也是评估各种因素的绝佳机会，如患者的呼吸功能、处于穿刺所需体位的能力和焦虑程度。所有这些因素在决定镇静水平中起重要作用（即通常由放射科医师施行的适度镇静作用，或需要麻醉医师施行的较高水平的镇静作用）。在活检前，对每个患者进行详细的家庭护理指导表，解释活检后哪些症状是预期的，哪些症状会引起并发症的问题。此表格提供了联系电话号码列表以防并发症的出现。

二、影像引导穿刺方式的选择

影像引导经皮活检的方式有多种，如透视、US、CT（有或无透视能力）、磁共振成像（MRI）。这些技术中的每一种都有优点和缺点以及具体的适应证，以下将进行讨论。

（一）透视

透视检查在腹和盆很少使用，只用于大、浅或钙化的病变。透视检查有时也可用于对梗阻性病变进行活检，如位于手术或内镜放置支架附近或周围的胆管癌。然而，超声也可以完成这项任务。使用 CT、US 或 MRI 的横截面成像对于确定穿刺针在到达病变的路径上可能经过易损伤的结构很重要。

表 71-3　常用抗凝血药物及抗血小板药物的管理

药　物	第 1 类程序（低出血风险）	第 2 类手术（中等出血风险）	第 3 类程序（显著出血风险）
华法林	保持 3~5d（INR ≤ 2.0）	保持 5d（INR ≤ 1.5）	保持 5d（INR ≤ 1.5）
肝素（未分级）	没有共识	没有共识	手术前 2~4h
低分子肝素（治疗剂量）	手术前 1 次或 12h 停用	手术前 1 次或 12h 停用	在手术前 2 次或 24h 内服用
阿司匹林 *	不保留	不保留	手术前 5d
氯吡格雷 *	手术前 0~5d	手术前停药数天	手术前停药 5d

INR. 国际标准化比率

*. 由于任何医疗原因，包括但不限于最近的冠状动脉或脑血管支架，不能安全地停止药物治疗的患者，应当从这些指南中获得一定程度的差异

修改自介入放射学协会关于经皮图像引导介入治疗凝血状态和止血风险的围术期管理的共识指南 [4, 5]

（二）超声检查

US 用于影像引导的活检，由于其准确性、安全性、成本低、手术时间短、应用广泛、多平面能力及患者体位灵活，US 通常是首选的方式。US 的主要优点是在放置和取样过程中直接实时显示针尖的位置 [20]。这种优点不仅有助于避免血管，而且有助于确保取样局限于病变。此外，使用 US 探头加压是一个主要优点，因为它不仅缩短了皮肤表面和病变之间的距离，而且可移动肠道和其他结构。彩色多普勒超声应该用来评估病变周围血管，避免穿刺针损伤附近的血管结构。

在某些情况下，仅对病变进行仔细取样尤其重要，如在区分肝细胞腺瘤和局灶性结节增生方面。腺瘤中胆管上皮的显著缺失是鉴别这两种肝脏病变的关键。因此，如果行肝腺瘤活检，如针尖越过病变的边缘进入正常肝实质，则被抽吸的胆管成分可能导致细胞病理学家不经意地将病变诊断为局灶性结节增生。这种诊断错误会带来治疗策略的错误，许多肝腺瘤需要手术切除，因为肝腺瘤是癌前病变并可能自发性出血，而肝脏局灶性增生是良性病灶，可随诊观察。

US 的缺点包括通过肺、骨或肠管的介入使某些病变变得模糊。改变探头方向及角度加压可改善可视化。使用现代窄准直探头可能很难做到针尖可视化，这个问题可以通过使用一个附加的导针得以解决。在体积较大患者中，超声组织穿透性较差，视觉效果也很差。最后，超声在腹部实性脏器中组织异质性受限制（如肝硬化）。增强 CT 和 MRI 是检测实性器官内病变的良好方法 [21, 22]。对比增强 CT 或 MRI 检查与 US 的图像融合以提高超声引导穿刺的成功率 [23]，然而，该技术需要额外的用于穿刺针的跟踪硬件和用于核对的软件。

超声引导下活检的两种主要技术是徒手技术和附带导针技术 [8, 9]。徒手技术的优点是允许更多的自由度，并且能够分离针和变换器，这种方法常常使针更好地可视化。主要的缺点是需操作者经验丰富，因为针尖的可视化非常困难和耗时。附带导针技术学习曲线浅、针尖可视化容易、快捷的优点。缺点包括显著降低自由度和设备的成本增高。

（三）计算机断层扫描

由于 CT 的广泛应用，在美国 CT 广泛用于影像引导穿刺活检中。CT 具有空间分辨率高，缺乏成像"盲点"的优点。此外，解剖结构的显示清晰。缺点包括电离辐射、缺乏直接的实时针尖可视化、移动病灶活检中遇到困难以及成本高。尽管 CT 局限于轴向平面，但是机架的角度设置到 30°的能力允许在针头放置方面有一些有限的灵活性，特别是在头尾方向。替代机架倾斜的另一种方法是使用三角测量方法，在相同的矢状平面中选择由病灶（A）、覆盖病灶的皮肤（B）和病灶的头部或尾部（C）组成的三个点组成三角。应该选择 C 的位置，这样在 A 和 C 之间形成的线不会越过任何关键

结构（见"避免路线"）。这三个点形成一个直角三角形，并且通过三角形，可以计算进针的长度和角度（图 71-1）[24]。

CT 透视能够提供 6～8 张低分辨率、低毫安的图像和几乎实时的针尖可视化[10]。这项技术大大减少了超声的实时观察针尖位置的优势，并提高了移动病灶的靶向性。它特别适用于位于深层结构的手术，如腹膜后肿块，或易发生呼吸运动的器官，如肝脏。CT 透视可采用一种类似于常规 CT 的快速检查技术。该技术使用单层 CT 透视图像检查针的位置，并确认适当的进针角度。当针尖难以定位时，如在斜面或横面时，可在针的区域中获得连续的 CT 透视图像。这种技术类似于常规 CT，只是重建时间更快，而且放射科医师可以手动定位工作台。连续透视是指在针推进或操作过程中使用连续透视曝光。应该使用镊子作为持针器以防止放射科医师手部受放射线照射。

CT 透视对患者和放射科医师的辐射剂量高于常规 CT，然而，随着快速检查技术和调节扫描参数，辐射剂量已经下降，这两个扫描参数是 CT 剂量指数和剂量长度乘积。可以通过修改纵向扫描长度、扫描次数和管电流 - 曝光时间乘积（mA×s，mAs），来降低辐射剂量[25]。

与周围器官实质呈等密度的实性肿块活检难度较大。静脉注射造影剂可增加病变的对比度。根据解剖学标志，建议在病变附近放置引导针或活检针后给予静脉造影剂。

（四）基于磁场的电子制导系统

电磁导航系统已经开发用于近乎实时的针跟踪。该技术使用包含嵌入式传感器的探头，在 CT 或 US 引导过程中在磁场中移动时获得的实时定位信息[26, 27]。当针头向下移动到病变处时，屏幕通过将针头重叠在术前 CT 或 US 图像上，显示实时的针头位置。

（五）磁共振成像

MRI 在引导经皮穿刺活检方面应用较少，尽管这种方式的活检的使用障碍正在减少。MRI 的优点包括空间分辨率高、非常高的固有组织对比度、缺乏电离辐射、实时能力及几乎无限的多平面成像，这便于对传统轴向入路不易接近的病灶进行活检（图 71-2）。缺点包括 MR 兼容的供应和监测设备的要求，用时相当长以及高成本。然而，这些缺点正在逐渐减少或消除，现在允许患者处于磁体孔中时放置穿刺针，并提供近乎实时引导的快速成像序列[28]。在开放系统中使用较低的场强降低了信噪比，导致采集时间延长，但是对于病变可视化来说仍然是较大的优势[29]。MRI 所具有的较高的组织对比度是一个主要优点；在大多数实践中，对于 US 和 CT 无法显示的病变，可选择 MRI 引导穿刺活检。然而，MRI 引导穿刺活检在腹部是罕见的。

三、穿刺针的选择

在选择用于影像引导活检的穿刺针时，首先要解决的问题是使用什么技术来获取样本。单针技术为每次入路需使用新针。这受到每次入路影像引导必要性的限制，导致手术时间延长，每次入路都需要经过这些结构，增加并发症的风险，以及在使用 CT 引导时增加辐射暴露[30]。在串联技术中，首先使用小口径的针在影像引导下定位病变。然后在没有影像引导的情况下，将更大口径的活检针平行于定位针推进。这种技术受到多器官穿刺和不精确的针尖定位的限制[30]。在我们机构，大多数操作者使用同轴技术，穿刺期间，引导针在影像引导下推进

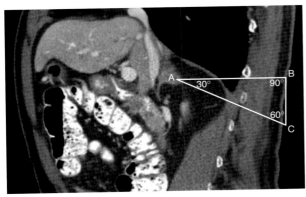

▲ 图 71-1　**87 岁，黑色素瘤**
上腹部经静脉和口服造影剂增强 CT 的矢状重建图像显示右肾上腺肿块。因为通过轴位活检病变会损伤肺，采用三角法。选择三个点：A. 病变；B. 覆盖病变的皮肤；C. 病变的头部或尾部。选择 C 的位置，使得在 A 和 C 之间形成的线不超出任何重要结构。这三个点形成一个直角三角形，通过三角法，适当地计算出针的长度距离和进针角度。细针穿刺显示为转移性黑色素瘤

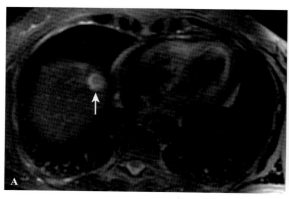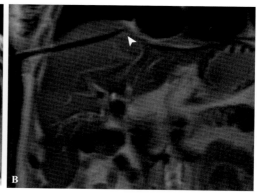

▲ 图 71-2　76 岁女性，壶腹癌的 MRI 表现

A. 轴位 T₂ 加权 MRI 显示肝顶部（箭）1.2cm T₂ 高信号灶。B. 冠状动脉 MRI 显示肝顶部病变（箭头）内的活检针。鉴于 MRI 的多平面成像能力，它便于常规轴位入路难以定位病变的活检。细针穿刺显示肝细胞有局灶性慢性炎症细胞

到病灶。然后活检针通过引导针同轴推进。缺点包括必须使用大口径的导针来容纳活检针，并且随后的入路遵循相同的路径并且产生很少的诊断组织 [30, 31]。

　　导针具有不同的尺寸、长度和针尖结构。一般来说，用于腹和盆部活检针的大小范围为 16～19G，长度为 5～20cm。引导针的尖端可以具有斜角或锋利的针尖。斜面针的缺点在于当它们穿过组织界面时，它们可能偏离预定目标，这使得精确放置针的位置较困难。锋利针尖倾向于沿着直线追踪。Hawkins-Akins 针（Cook Medical Inc.，Bloomington，Ind）还包含一个可互换的钝针，该针可减少肠、神经和血管损伤的风险 [32-34]。

　　活检针可大致分为抽吸和切割针（图 71-3）。抽吸针通常为 20～25G，用于产生单个细胞或小细胞团，这些细胞团可以扩散到单个细胞层中进行细胞病理分析。这种"瘦"的 22G 或 25G 针虽然广泛使用，但是非常柔软，特别容易弯曲和偏

转。然而，这种薄针有目的的弯曲可以帮助很难进入的靶向病变。通过直针同轴放置的弯曲针是有利的，因为它可以补偿不准确的引导针放置，并且还可以在不需要操纵外针的情况下采样病变的不同区域 [35]。如果使用弯曲的针而不使用导向针，则插入针时应小心，因为针的旋转可能导致撕裂 [36]。

　　许多放射科医师在实际活检时将注射器和导管附在针上进行抽吸。我们放弃了这种抽吸方法的使用，而倾向于简单地取出针管，依靠自然的毛细管力和机械搅拌将组织吸引到针中 [37]。非抽吸技术的主要优点是样品通常没有血液。纤维蛋白凝块在血液抽吸物内迅速形成，使它们难以涂抹到玻璃片上。此外，丰富的红细胞掩盖了细胞细节。

　　切割针通常为 14～20G，设计用于获得适合组织学分析的中心组织。大多数放射科医师都采用自动切割针 [38, 39]。这些自动针有一个内开槽的样本针和一个外切割针。他们一贯提供一个较好的中心组织。制造商已经设计出单用途的自动或半自动切割针，这些针重量很轻，在患者进出 CT 机架的过程中，将保持穿刺针的位置。具有短、长或可调偏移的切割针是可用的。这些针中的许多适合于同轴技术，允许从单个皮肤和器官穿刺获得几个活检样本。在对 20 个自动切割活检装置的盲法评估中，使用至少 2cm 偏移的 18G 的针获得最佳的整体性能 [38]。建议放射科医师在进行活检时应该使用尽可能小的针。研究人员在猪模型中探索了针规格

端切针（细胞病理学）

斜面　　　　锯齿形（Franseen 针）

侧切芯针（组织学）

▲ 图 71-3　活检针

对器官出血的影响[40,41]。这项研究表明，较大的针会产生更大的出血量。研究还表明，大针会获得更多的活检组织。如果每次入路都带有风险，那么用较大的针进行较少的入路就可以以最小的风险获得最大的组织样本。需要考虑两方面因素：首先，细胞病理学家喜欢分析单细胞薄层或细胞团块。从细针（即 20～25G 针）获得的样品可能比从大针（14G 或 18G 针）获得的样品更容易涂抹到单个细胞层中。其次，使用大针比使用抽吸针风险更大。如果切割针的刀刃碰到动脉或静脉，血管就会撕裂出血。相反，抽吸针倾向于推移血管结构而不是切割血管结构。

MRI 用于指导组织活检，特别是在中枢神经系统和乳腺[29,42]。尽管与超声及 CT 中传统使用的穿刺针相比，MRI 应用的活检针和尺寸的选择受到相当大的限制，但现在可获得专用的 MR 特异性针[43]。这些非铁磁针很容易被视作信号缺失，在磁场中使用是安全的。另一方面，使用铁磁针会引起可考虑的图像失真，这可能使感兴趣的病灶产生伪影，并阻碍针的精确定位。此外，它们可能会在磁场中受到扭曲或偏转，从而对其安全性提出疑问。与分析活检组织的病理学医师协商选针至关重要。如果病理学家精通细胞病理学，建议使用小口径（20～25G 针）的抽吸针。如果病理学家习惯用组织学分析的样品，较大的钻孔切割针是合适的选择。一些穿刺小组对用芯针获得的样品进行细胞病理学分析。该技术允许快速初步诊断，并保存核心材料用于永久固定和切片[44]。

四、活检计划

在计划穿刺的路径时，需要考虑针的类型、针路选择、引导方式，以及患者最有效和最舒适的体位。选择针路至病变将基于路径上的组织结构。因为针穿过器官造成入口和出口的伤口，这确实是一个重要的考虑因素。虽然有些器官能接受这种类型的创伤，但有些器官不能接受这类创伤，这些称作可接受的和不可接受的创伤。

（一）可行路线

接受针头穿越的器官包括肝脏、肺和胃肠道。肝脏由于其大小和固体性质，不仅为上腹部超声成像提供了窗口，而且为深部肿块活检提供了通路。包括胆囊、胰头、胰体、肝门、肾上腺的肿块（图 71-4），还包括右肾。只要避开血管，直径可达 14G 针和所有类型的针通常都能耐受。

超声引导时通常可以避免损伤肺部，因为离轴方法允许倾斜换能器角度以避免胸膜间隙。即使胸膜腔被侵犯，肺实质本身也经常被保留，从而大大降低了气胸的风险。当 CT 用于膈下病变活检时，尽管肺部受损伤有时是不可避免的，当使用 20G 或更小的针时肺部侵犯通常可以很好耐受，并且通常不需要放置胸导管。胃肠道也可耐受针穿刺。胃壁很厚，可以接受 18G 甚至更大针的穿刺。然而，胃的穿刺具有挑战性，因为胃壁有弹性，并且针可能随胃蠕动收缩而发生移动。由于小肠壁很薄，有穿孔和脓肿的危险，一些介入治疗医师不敢穿越小肠。然而，根据我们使用 20G 针的经验，可以接受跨越小肠。新型 20G 自动切割针对深层病变或淋巴结的活检特别有效，因为肠系膜移位几乎是不可避免的。通过换能器加压移位或压扁肠管和脂肪组织

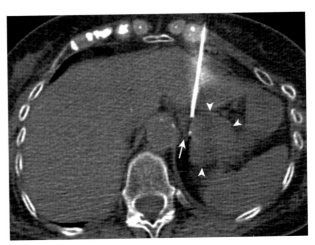

▲ 图 71-4　66 岁男性肺癌 CT 扫描

上腹部轴位 CT 平扫显示邻近胃底 / 胃体近端（箭头）的左肾上腺（箭）增大。左侧肾上腺经肝穿刺活检。只要避开血管，肝脏能够接受针跨越。细针穿刺发现转移癌。值得注意的是，患者最初在俯卧位和左侧卧位进行扫描，希望后方进入病灶，但左肾阻止进针的路径

有效地减少病变深度（图 71-5）[45, 46]。

由于经结肠穿刺可能增加腹腔细菌污染风险，所以经结肠穿刺术更有争议。然而，与小肠相似，在超声引导下使用换能器加压进行活检时，结肠可能会受到损伤。针穿过充满粪便的结肠，这可能是 CT 无法避免的（图 71-6）。在这种情况下，可以谨慎地给予抗生素（如在操作前 60min 内肌内注射庆大霉素 80mg，操作后 5 天口服 250mg 环丙沙星每日 2 次）。与小肠穿刺相似，穿刺过程中可能损伤结肠时，建议使用 20G 或更小的穿刺针。

水分离是一种技术，它可以安全分离目标肿块与周围结构[34]。液体（如无菌生理盐水）可以安全地输注以创建人工空间，允许活检针安全通过（图 71-7）。腹膜后水分离通常效果良好（如在肾上腺活检前扩大椎旁间隙或移位升结肠、降结肠或十二指肠的第二段）[36]。然而，在腹膜中，由于液体在腹膜腔内的扩散和肠系膜皱襞变得难以控制，因此该技术受到限制[47]。

应尽可能避免穿透血管结构。然而，有事实证据表明主动脉能接受针的穿透（图 71-8）。

当然，早期使用 16G 和 18G 针进行经腰椎动脉造影的介入经验证实了这一论点[48]。其他报道使用 22G 和 25G 针经主动脉内镜超声（EUS）引导下细针抽吸胸主动脉旁病变亦安全[49, 50]。

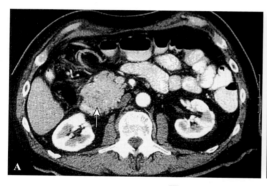
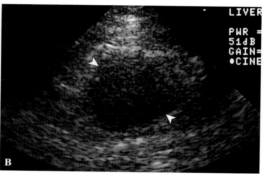

▲ 图 71-5　57 岁男性，腹部疼痛伴体重减轻

A. 上腹部轴位 CT 显示胰腺头部可见类圆形稍低低密度灶（箭）。胰头前外侧见大量血管，以及前内侧结肠和空肠。B. 横断面灰阶超声显示胰头（箭头）区域的低回声、圆形肿块。随着换能器的压缩，从皮肤到肿块的距离缩短以及肠管移位。细针穿刺显示腺癌

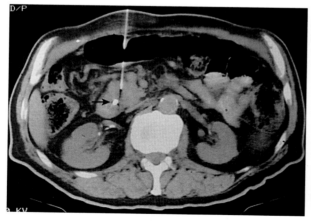

▲ 图 71-6　70 岁女性，腹部疼痛，伴黄疸

患者初诊行内镜逆行胆管造影（未显示），提示肿块累及远端胆总管。置入一个塑料胆管支架。上腹部平扫轴位 CT 扫描显示胰头饱满，但无明显肿块。经结肠入路穿刺活检。因为没有发现明显的肿块，所以在支架附近取活检标本（箭）。细针穿刺发现腺癌。无出血或感染并发症

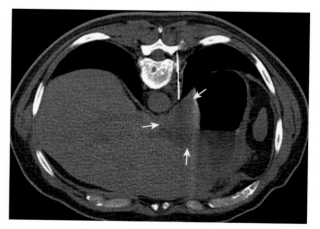

▲ 图 71-7　55 岁男性，胃小弯病变（箭）

将 18G 的 Hawkins-Akins 针推进左侧椎旁间隙，注射约 30ml 无菌 0.9% 生理盐水，形成人工间隙，以避免肺部受损伤。细针穿刺活检发现弥漫性大 B 细胞淋巴瘤。术后胸部 X 线片显示无气胸

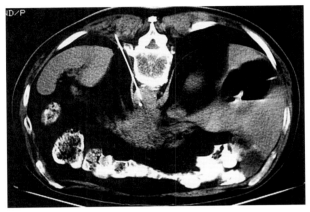

▲ 图 71-8　59 岁男性，背部疼痛伴体重减轻

初诊 CT 显示胰头和胰颈部包绕腹腔干及肠系膜上动脉。俯卧位腹膜后入路对肿块经皮穿刺活检。初始针放置显示主动脉受损伤。随后将针重新定位于胰腺肿块，细针穿刺发现腺癌。没有因主动脉受损伤而引起出血并发症

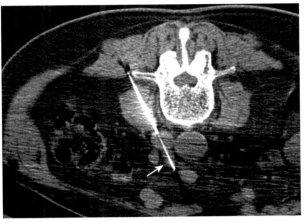

▲ 图 71-9　76 岁女性，非小细胞肺癌

腹部轴位 CT 显示下腔静脉前方的小淋巴结（箭）。将 18G 的 Chiba 针推进至下腔静脉后壁，用 22G 的 Chiba 针通过下腔静脉多次进入淋巴结。细胞学检查显示转移癌。术后 15min 复查 CT 显示无出血

CT 引导下后入路细针穿刺胰腺和胰周病变研究表明，下腔静脉受损伤也是可行、安全并且耐受性良好[51, 52]。18G、20G 和 22G 针的诊断准确率为 86%[51]。在我们的机构中，我们将 18 号 Chiba 引导针推进到腔静脉后壁，并用 22G 吸针穿过腔静脉壁，并且已经将该技术的应用扩展到沿着下腔静脉的其他腹膜后病变（图 71-9）。

（二）避免路线

应该绝对避免经胰腺的穿刺路径。Smith 对经皮腹部取样的综述中，胰腺活检在死亡人数中排名第二[53]。尽管肝脏活检与较高的死亡人数相关，但是肝脏是最常见的腹部穿刺器官。在 Smith 的综述中，在 6 人死于胰腺活检中，5 人因胰腺炎死亡。在 5 例中均未发现肿瘤，可能是活检胰腺小病灶，针损伤正常的胰腺实质，导致酶释放。因此，在我们的机构，我们的政策是避免针穿过正常胰腺。这对于专门胰腺活检和经胰腺深部病变活检都是正确的（图 71-10）。

如果可能的话，应避免以下穿刺路径，通过脾脏、肾上腺和肾脏。脾脏是实性器官但是柔软，像肝脏一样，占据左上腹部大部分区域，尤其是当它扩大时。然而，众所周知脾脏易受钝性创伤，脾活检可能导致被膜破裂。尽管脾相关的并发症可能被高估，我们建议当针放置在左上腹部时，避免穿越

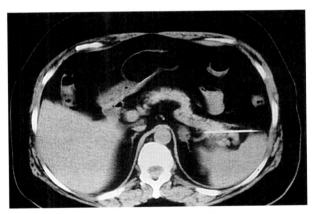

▲ 图 71-10　48 岁女性，乳腺癌

上腹部轴位 CT 显示左肾上腺可见一小结节，右肾上腺正常。左肾上腺肿块经肋间及胰腺途径经皮穿刺活检。因为正常胰腺实质在受损伤时容易发生胰腺炎，所以不推荐使用这种路径。细针穿刺没有发现恶性的证据

脾脏器官。肾上腺和肾脏都与活检出血并发症有关。尽管在这些类型活检后腹膜后出血通常是无症状的，也不建议肾上腺或肾脏穿刺。

五、特定器官相关技术

（一）肝脏

肝脏是一个丰富血管性，且相对有弹性的器官，无论对于肝脏局灶性病变的活检、肝实质的活检，还是通过肝脏行更深层病变活检，它都能够很好地

耐受穿刺。通常可使用 14G 的针。肝包膜具有丰富的神经，局部麻醉药如利多卡因大量浸润包膜，适当镇痛。通常可以通过肋下、剑突下或肋间入路进入。沿着每个肋骨的下缘行进时应注意避免肋间神经血管束。进针过程中，实时引导也有助于避免主要门静脉和肝静脉。在肝包膜和病变边缘之间穿过正常实质（至少 1cm）是有利的，并且通过非轴位入路的超声更容易完成这一任务（图 71-11）。

细胞学局灶性异常的细针抽吸通常使用 20～22G 的抽吸针（Chiba 或 Franseen）。肝组织学活检通常采用 20G 切割针，其中许多具有弹簧加载快速装置。在退出较大规格的切割针后，用彩色多普勒超声常规评估肝脏，可以显示沿针道向肝被膜下出血的血流信号（图 71-12）。然而，这些征象通常在 2～3min 内消失，肝被膜下并无积血的证据。有研究应用明胶颗粒[54-57]、明胶颗粒和凝血酶[54]或线圈[58]堵塞活检道的方法。尽管这些研究受限于病例数较少，但是这些药物的使用是安全的，且耐受性良好[54-58]。

对于肝血管瘤的活检，存在相当大的争议。由于这些良性肿瘤由薄壁内皮血管缠结而成，因此可能增加出血的风险。然而，一些研究显示血管瘤可以安全地活检，并发症率可以接受（图 71-13）[59-62]。可使用 18G 吸针或 18G 切割针。研究强调包膜和病变边缘之间正常肝实质的重要性。尽管研究结果较好，但每个研究中包括病例数相对较少，并且推测对血管瘤和转移活检的大规模对比试验将显示血管

瘤活检并发症比率稍高。虽然肝脏良性病变不需要活检，但因血管瘤征象不典型，影像学定性困难情况下，行肝脏血管瘤穿刺活检，其并发症的发生率较低是令人欣慰的[59]。

另一个问题是在腹水存在的情况下进行肝活检的安全性。膈肌或腹壁直接接触可以起到填塞肝包膜创伤的作用，从而防止大量的包膜下或腹膜内出血。因此，当包膜与一层液体接触时，出血并发症的风险增加，特别是患者凝血较差的情况下（图 71-14）。两项研究特别针对肝硬化患者腹水的问题[63, 64]。在两份研究中，并发症发生率都很低，比较存在腹水和无腹水情况下，肝脏穿刺并发症发

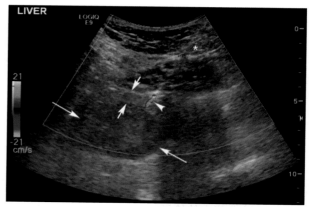

▲ 图 71-12　51 岁男性，黑色素瘤的声像图
经皮肝穿刺活检肝低回声肿块（长箭）后肝脏的彩色超声。穿刺针损伤约 1cm 的正常肝实质（短箭）。当从肝脏中退出针（＊）时，沿着针道（箭头）向肝包膜可见一束血流信号。然而，没有证据表明被膜下积血，沿针道的血流信号在 30～60s 内消失

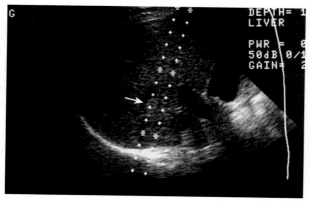

▲ 图 71-11　63 岁男性，小细胞肺癌的声像图
灰阶超声显示位于左肝叶深处的一较大的低回声肿块（箭）。肿块经肋间途径经皮穿刺活检。细针穿刺发现转移

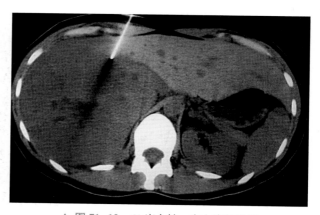

▲ 图 71-13　61 岁女性，右上腹部隐痛
上腹部轴位平扫 CT 显示肝右叶低密度肿块。肿块中央见低密度瘢痕。虽然容易通过肋间穿刺肿块，但是在包膜和肿块之间留存穿过正常肝实质更为重要。细针穿刺发现血管瘤

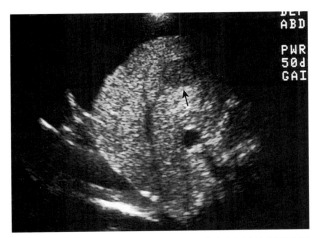

▲ 图 71-14　**42 岁男性，肝硬化合并门静脉高压症的超声表现**
肝脏纵向灰阶超声显示肝脏体积缩小，回声不均匀，与肝硬化表现一致。肝右前叶见 2cm 低回声结节（箭），周围大量腹水。肿块在超声引导下经肋间间隙通过腹水进行活检。细针穿刺发现肝细胞癌，无出血并发症

生率统计学上没有显著差异。

肝细胞癌是一种局部浸润性肿瘤，常浸润并阻塞门静脉、肝静脉，甚至胆管。肝脏肿瘤切除排除标准包括潜在肝硬化，或者残留肝脏功能不足，或者肝脏肿瘤侵袭性更强。然而，很少或没有实质功能障碍的患者是肝脏肿瘤切除的候选者。对于门静脉或肝静脉管腔内的栓子，鉴别瘤栓与血栓非常重要。应用增强 CT 和 MRI 可以鉴别肝静脉或门静脉内部栓子的良恶性。然而，一些情况下，肝静脉或门静脉内部充盈缺损的良恶性征象不典型，影像学检查定性困难。行肝静脉或门静脉腔内病灶活检能够准确诊断腔内病灶的性质并对恶性肿瘤分期。在腔内病灶的活检中，使用具有实时能力的引导技术非常必要，以确保针尖不会穿透静脉壁进入相邻的实质内肿瘤[65]。超声引导下行门静脉栓子活检安全、准确、耐受性好[65-67]。

除了肝局灶性肿块的活检，超声还用于指导肝病（如肝炎或血色素沉着病）的随机肝活检。对于弥漫性肝病，大多数肝病理学家对包含至少 6～8 个门静脉三联体的标本才会满意[68]。活检是肝纤维化评估和分级的"金标准"。然而，由于肝纤维化分布不均匀，组织学评估的准确性受到挑战[69]。为此，已经出现了利用超声和磁共振弹性成像的技术。

（二）肾上腺

当发现肾上腺肿块时，首先要考虑恶性疾病。在 Young 的研究[70]中，2005 名患者中偶然发现 70 个肾上腺肿块，其中肾上腺皮质癌为 4.7%，转移瘤为 2.5%。然而，对于有恶性肿瘤病史的患者，转移性疾病几乎占一半[71]。细针穿刺活检的作用是显示肾上腺和非肾上腺组织[72]。许多路径已经成功地使用。虽然有通过肝脏、胃和胰腺（右肾上腺活检）前入路[73]，但是很少使用。患者通常被置于俯卧或侧卧位置，并且引导针通常从后路进入。由于需通过充气的肺，使用了平面外通路。绕开肺穿刺的方法包括三角法[24]、CT 机架倾斜[74]、胸膜腔内注入医用级 CO_2[75]、将患者置于同侧卧位[76]。在我们的机构，我们通常将患者置于同侧卧位，以固定横膈，并尽量减少肺通气。根据我们的经验，这种直接、非经肺途径活检，减少了平面外入路的需要，并且与俯卧位一样可靠和安全[76]。

肾上腺活检的技术成功率为 80%～95%[77, 78]。风险包括肾上腺血肿、腹痛、血尿、胰腺炎、气胸、肾上腺脓肿和针道种植[70, 74, 78]。活检前应通过生化检查排除嗜铬细胞瘤的可能性，因为细针吸取活检可导致肾上腺出血和高血压危象[79, 80]。

（三）胰腺

胰腺是位于腹膜后上部相对柔软、无包膜，容易发生炎症。急性胰腺炎不仅可能发生在穿刺活检后，而且可能发生在钝性创伤或在内镜逆行胰胆管造影术中直接向胰管注射造影剂之后[81]。胰腺肿瘤，包括腺癌和胰岛细胞瘤，肿瘤与邻近的非肿瘤实质相比，可能没有轮廓异常或组织对比很低。此外，胰腺癌内部存在大量的结缔组织增生，这可能增加取样误差[1]。对于 > 3cm 病变，EUS 引导 FNA 和经皮影像引导的 FNA 对外分泌性胰腺癌的诊断准确性相似。EUS 引导下活检的一个优点是，它可以发现胰腺或壶腹较小的病变，而在 CT、MRI 或经腹超声检查中这些病变显示不清，从而 EUS 为活检提供更好的指导[82, 83]。此外，EUS 引导的十二指肠胰腺活检理论上降低了腹膜内或沿针道扩散的风险。尽管 EUS 引导的胰腺活检具有

优势，但部分情况下仍然需经皮胰腺活检。一般来说，小口径的针头，20～22G 的口径，用于胰腺活检。尽管人们担心使用大口径的针导致胰管漏的发生，但 14G、16G 和 18G 切割针可安全地用于活检大的胰腺肿块[84]。然而，一般在这种情况下，20G 切割针是首选的。许多用于细针抽吸的针被设计成自吸的方式，使用抽吸进行结缔组织增生性胰腺肿瘤的活检可能有利。胰腺肿块的活检通常通过前路进行，通过肝脏左叶或胃肠道，通常是胃或小肠。通过经静脉入路对胰头内或周围病变进行细针穿刺活检，是获得诊断组织安全和有效的方式[51,52]。一般不建议通过肝右叶、十二指肠或胆囊进入胰头的肿块。此外，亦不建议通过脾脏进入胰腺尾部的肿块。在我们的实践中，我们更倾向于超声引导活检，因为与 CT 相比，它通常更容易不穿越胰腺周围血管而引导针进入病变。此外，血管周围肿瘤包绕可以直接活检，并可用于诊断和肿瘤分期（图 71-15）。前入路方式，超声换能器的加压不仅减少了针放置的深度，而且使许多中间结构移位，尤其是横结肠和空肠。在某些情况下，可能无法识别离散的肿块，但是可以通过寻找间接征象来寻找病灶，如扩张胆管的突然终止，或者靠近胆道支架周围取样。胰腺癌的胰周淋巴结或肝结节活检通常也有效，对于分期的判断非常重要。

对胰腺活检的另一个考虑的问题是潜在的腹腔肿瘤种植转移[85]。然而，这一理论难以证实，因为大多数患者不能手术，没有手术证实，并且大多数患者不能存活足够长的时间，使腹腔种植达到横断面可以测得的大小。

（四）肠道

消化道活检几乎在内镜下进行，如果内镜无法行活检，通常是腹或腹腔镜下活检。然而，当病变或受累肠段位于 Treitz 韧带和回盲瓣之间时，无法行内镜下活检。在许多情况下，消化道转移更适合内镜活检。然而，当孤立的肠壁肿块不适合内镜活检时，经皮活检是首要选择的方案[86-88]。黏膜下病变如胃肠道间质瘤，在内镜下不易识别，经皮腹腔病灶穿刺活检是首选。根据病变的性质和患者的身体情况，经皮肠壁活检可在超声或 CT 引导下进行。我们小组更喜欢超声引导，因为超声换能器加压可以移位覆盖的肠管并明确目标肠段。彩色多普勒超声还可用于识别和避免邻近的肠系膜血管。此外，经皮肠壁活检可以用细针抽吸或核心针进行[86,89]。

消化道活检特有的潜在并发症包括肠血肿、肠穿孔和腹膜炎。选择避免穿越肠腔的活检路径可以使肠穿孔的风险最小化。即使当横穿肠管，穿孔的风险仍然很低。Marco-Doménech 及其同事的研究纳入 8 名患者[87]，他们的组织学样本中含有黏膜，表明穿刺过程中穿透肠管黏膜和肠腔，然而，没有一个患者有不良结果。

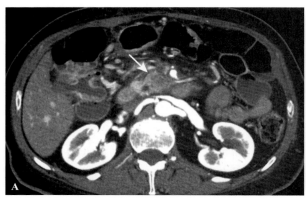 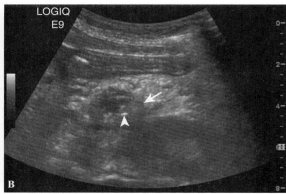

▲ 图 71-15　64 岁女性，上腹疼痛和体重减轻

A. CT 增强扫描显示胰头肿块（箭）。B. 该肿块（箭）随后在超声引导下经皮通过前路穿刺活检。针尖（箭头）直接置于软组织中。细针穿刺发现腺癌。无出血并发症，超声实时引导预防动脉受损伤

（五）淋巴结

淋巴结是转移最常见的部位。随着影像引导和穿刺针设计的改进，放射科医师越来越多地行淋巴结活检，以对可疑恶性肿瘤诊断和分期，或获得用于培养样本。淋巴结活检数量的增加主要原因为 PET 发现大小正常但高代谢性淋巴结数量增加。我们发现，超声引导对腹部和腹膜后淋巴结活检准确并安全，成功率为 86%，与其他机构的结果相似[45, 46]。针尖实时可视化有助于确保取样局限于病变，样本极少可能被外来组织或血液污染，因此细胞病理学家更容易诊断。实时可视化还可以确保针远离邻近关键结构，如血管和胆总管。我们发现，通过压缩加压换能器和移位覆盖的脂肪组织和肠襻，使声波穿透深度和针移动的长度减少约 50%，淋巴结的显示显著提高。对于淋巴结活检，在术前回顾 CT 扫描以选择最佳部位和路径是至关重要的。

淋巴瘤分为成熟的 B 细胞和 T 细胞肿瘤。在我们机构，大多数浅表和深部淋巴瘤均采用影像引导活检。细胞学细针抽吸和流式细胞术相结合鉴别淋巴样反应性增生和成熟 B 细胞淋巴瘤具有高度灵敏度和特异性（94%～100%）[90-93]。我们试图收集至少 100 万个淋巴细胞，这些细胞可以通过自动细胞计数器快速定量。获得足够的材料使细胞病理学家可以进行免疫表型和其他的辅助研究，如免疫细胞化学、荧光原位杂交和聚合酶链反应。霍奇金淋巴瘤患者典型表现为膈上淋巴结肿大，少数病例伴有腹股沟肿大淋巴结。对于霍奇金淋巴瘤，我们通常

进行核心针穿刺活检。然而，其他研究小组认为，初诊霍奇金淋巴瘤的应该由手术切除标本行病理诊断，因为细针抽吸和核心针样本不能准确描述淋巴结结构[94]。最后，有必要与当地专家协商，以确保在你的机构获得适当的样本。

（六）脾

经皮脾脏活检不常见。主要原因是脾脏单发疾病相对少见，以及这种柔软的有包膜脏器易出血，穿刺出血并发症风险较高。然而，在 meta 分析中，发现经皮脾脏影像活检的诊断敏感性和特异性分别为 87.0% 和 96.4%[95]。使用 18G 针或更小规格针行脾脏病灶穿刺，并发症发生率为 1.3%，最常见的并发症是出血，其次是疼痛。在包膜和病变之间保留正常脾实质是否有利于穿刺存在一定争议（图 71-16）。当脾脏很大时，则通过肋间接近脾脏时必须穿透胸膜。与 CT 相比，US 更有优势，US 可以使用离轴或成角度的方法穿刺脾脏病灶。

六、并发症

影像引导的腹部活组织检查通常安全、可行。轻微并发症包括疼痛、血管迷走反应、小血肿、气胸、菌血症和胰腺炎[41, 96]。最常见的轻微并发症是疼痛或血管迷走反应，有 1%～5% 的患者发生这种反应。只有不到 1% 的患者出血量大，需要输血。上腹部活检的另一个小并发症是气胸[96]。然而，当胸膜受损伤时，理论上存在气胸的风险很低，除非

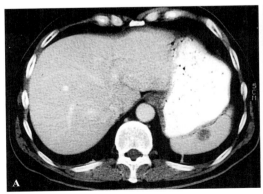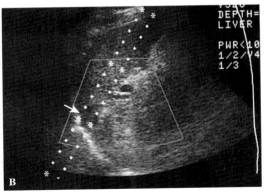

▲ 图 71-16　**52 岁男性，黑色素瘤**

上腹部轴位 CT 显示脾脏 1.5cm 的低密度肿块。脾脏纵向灰阶超声显示位于脾实质深处的低回声肿块（箭）。通过肋间入路，经皮穿刺活检。肿物与平行的虚线对齐，这些虚线表示针的穿刺路径。细针穿刺发现转移性黑色素瘤

充气的肺实质也被损伤。与 CT 导引相比，US 可降低气胸的风险。腹部活检另一个并发症是胰腺炎。胰腺炎通常在正常的胰腺实质损伤时才会发生，病变胰腺（慢性胰腺炎或癌症）的活检通常耐受性良好，很少导致胰腺炎。虽然胰腺炎通常被认为是轻微并发症，但一些与活检相关的胰腺炎患者可能病情危重，需要长期住院。

当肠道被损伤时，存在微穿孔和脓肿形成的风险。与小肠或胃损伤相比，结肠损伤引起腹膜炎的风险增加，因为小肠和胃相对无菌。

利用超声引导和腹壁压迫，常常不能区分小肠皱缩环和肠系膜脂肪组织。

与 CT 引导相比，超声引导下穿刺肠梗阻并发症的发生率更高。尽管我们机构越来越多地使用 US 进行引导，但脓肿形成或腹膜炎的发生率并没有增加。

为了支持这一观点，Petit 及其同事[97] 应用 8F

导管横穿进入猪的大肠和小肠，发现穿刺与腹膜炎或脓肿形成无关。然而，当穿过结肠行含液体病灶的活检时必须小心谨慎，因为样本和病变可能受到污染[36]。

严重的并发症是罕见的[53, 97–99]。影像引导经皮腹部活检的死亡率较低，广泛认为是 0.1%。然而，Smith[53] 对并发症回顾性研究表明，腹部细针穿刺死亡率实际上可低至 0.006%～0.031%。大多数报道，活检死亡原因是肝活检后出血。但是，大多数报道肝活检死亡病例仅使用 20～22G 细针。在腹部活检第二常见死亡原因是正常胰腺实质的损伤而引起的胰腺炎。

针道扩散也是一种罕见但是主要的并发症，其发病率为 0.003%～0.009%[100]。尽管任何肿瘤都可以沿着针道扩散，但是大多数报道的针道种植扩散是胰腺癌活检。

第 72 章　腹腔脓肿

Abdominal Abscess

Avinash Kambadakone　Peter R. Mueller　著
赵　博　译　　史燕杰　校

腹腔内脓肿由多种原因引起，其特征是感染性液体积聚在腹部和盆腔内。根据病因，脓肿可在实质或中空脏器内或在腹膜腔内和腹膜后间隙内发展。尽管应用适量的抗生素，如果没有及时和充分的引流，腹部脓肿可提高并发症的发病率和死亡率[1-5]。治疗腹部脓肿，影像引导经皮穿刺引流术是外科清创术的安全替代措施[2-4, 6-8]。经皮穿刺技术的进步已使脓肿治愈率超过 90%，目前认为影像引导穿刺引流是治疗腹腔内脓肿的首选方法[2-8]。腹腔内脓肿治疗的更高治愈率也是由于影像诊断技术的发展，如计算机断层扫描（CT）和磁共振成像（MRI），这些技术实现了早期诊断和及时干预。经皮导管引流治疗腹腔脓肿比外科手术灌洗的优势包括无剖腹手术瘢痕、住院时间较短、避免全身麻醉、并发症风险较低、死亡率较低[3, 7-10]。

在腹腔脓毒症的患者中，增加 CT 和 MRI 可早期和准确检测腹部脓肿。腹部脓肿的易患因素包括克罗恩病、憩室炎和阑尾炎，以及腹部术后患者[7-9, 11, 12]。成像不仅提供精确的诊断，而且指导放射科介入医师可以安全地引流积聚的感染性液体。尽管经皮脓肿引流的成功率高，但由于瘘管形成、脓肿部位不可触及和并发症，有时它在技术上具有挑战性。在本章中，我们向读者介绍放射科医师在诊断和处理腹腔内脓肿，特别是经皮脓肿引流方面的作用。

一、发病机制

腹腔和盆腔脓肿的发病在病理生理学与身体其他部位脓肿相似[3, 8, 13]。腹腔内脓肿可由多种原因引起，但常见于术后或感染性或炎性疾病的患者，如炎性肠病、急性憩室炎或急性阑尾炎[3, 8, 11-13]。它们可由先前无菌液体积聚所致的重复感染（如术后胆汁瘤、血肿）或由实质或中空内脏器官中的感染性病灶（如肝脓肿）引起。大体上，脓肿可以有不同的大小和形状。由于周围组织压力均匀，在肝脏和脾脏等实性内脏器官中的脓肿通常呈球形或卵圆形[3, 14]。腹膜内和腹膜后脓肿根据其位置、沿不同筋膜间隙扩散以及周围结构的压力而具有不同的形态学特征和形状[3]。成熟的脓肿通常为由结缔组织（纤维蛋白、胶原）、血管和白细胞组成的界限清楚的囊性病灶[3]。由于白细胞的酶促作用，脓肿腔的内容物逐渐发生液化[3]。脓肿中的细菌分离株证实了腹腔感染中多菌群的特点[3, 15]。

二、成像技术

成像技术的进步，特别是 CT 和 MRI，极大提高了准确诊断腹腔内脓肿的能力。除了发现病灶，影像学可以精确地显示脓肿在腹部各种筋膜间隙的扩散情况[5, 9, 14, 16]。影像学也协助放射科介入医师规划安全有效的脓肿引流的介入路径（表 72-1）。

（一）X 线片或透视

X 线片在腹部脓肿的诊断和治疗中的作用有限。有助于诊断腹部脓肿的 X 线征象包括异常的气体、腔外气液平、游离空气、软组织肿块和正常腹脂线消失[3]。然而，X 线片摄影诊断腹部脓肿灵敏度差，在日常实践中不可靠[3]。另一方面，实时透视在经

表 72-1 不同影像学方法在诊断和治疗腹部脓肿时的优、缺点

	优 点	缺 点
超声	实时成像特征有助于避开血管，肠道，或胸膜腔 帮助识别脓肿内的菌落和分隔 适用于浅表及单房脓肿引流	腹部深层脓肿引流中作用有限 不能识别复杂的腹部积液 肠梗阻或广泛手术创伤作用有限
CT	腹膜后及肠系膜复杂脓肿引流方式的选择 肠梗阻及手术伤口术后脓肿引流的理想选择	电离辐射照射 无菌积液和受感染积液在 CT 表现上有相当大的重叠 实性脏器脓肿与软组织肿块相似，通常需要针吸才能区分
磁共振	优良的软组织分辨率允许准确的诊断	MR 兼容设备昂贵
透视	当与超声联合使用时，透视下可用 Seldinger 技术进行引流 有助于显示脓肿与肠及周围结构的瘘管连通。 使用 Seldinger 技术帮助操作和重新定位导管	缺乏优良的软组织断面成像分辨率 不能对导管位置精确定位

皮引流引导特定部位的脓肿方面有一定的作用，如它可以与超声结合使用，便于膈下脓肿引流，同时避免胸膜损伤。透视引导对于辅助导管操作也有一定的作用，如在经皮导管初始放置之后，导管的重新定位和置换。

（二）超声

超声常用于腹部积液初诊的筛查手段。与其他成像方式相比，超声有以下优点：它相对便宜、容易获得、便携，并且没有电离辐射 [3]。对于无法行 CT 扫描的医院重症监护病房的患者，超声应用于快速床旁诊断脓肿方面特别有效 [3, 17]。床边超声对于指导重症监护病房患者经皮引流导管置入尤其重要 [3, 17]。

超声也是诊断和引导腹部表浅部脓肿和多房积液经皮穿刺引流的首选成像方式 [3, 17, 18]。尽管其实时性特点，在超声引导的脓肿引流过程中，有穿过血管结构、肠管或胸膜的低风险 [3, 5, 9, 17, 18]。对于深部盆腔脓肿，超声也提供通过直肠或阴道引流的机会 [9, 17, 18]。经验丰富的操作者可以应用超声快速和准确地引流腹腔内脓肿 [3, 17]。

腹盆腔脓肿的超声表现取决于其位置和内容物。一般来说，脓肿表现为碎屑的无回声到低回声的多房状病灶 [3, 5, 18]。更复杂的脓肿可能有不均质的低回声和囊实性病灶，边缘不规则，内部分隔和碎片（图 72-1）[3, 5, 18]。病灶内部气体常常显示"脏"的阴影，并且高度提示感染 [3, 5, 18]。多房囊性病灶是

超声诊断腹盆腔脓肿有价值的特征。超声重要的治疗意义，是因为这种脓肿通常需要插入多个导管或灌注溶栓剂以促进最佳的引流 [3, 5, 18-21]。

超声诊断腹腔内脓肿具有挑战性，因为超声需要区分积聚的液体与周围的肠襻 [3, 18]。超声的实时特性通过显示肠襻内的蠕动来帮助区分 [3, 18]。肠壁的特征性声像图是另一个鉴别特征。对于腹腔内积聚的液体，超声检查用于排除假性动脉瘤可能至关重要。液体积聚在主要血管周围或假性动脉瘤高发情况下尤其需要鉴别，如急性胰腺炎。

然而，超声有一些局限性。尽管超声对于脓肿检测有效，但它在确定脓肿和炎症在腹部筋膜平面方面扩散的能力有限。超声高度依赖于操作者，对于肠梗阻患者或具有大范围手术创伤的患者，积聚液体的检测具有挑战性 [3, 18]。同理，因为肠内气体过多，超声难以检测腹膜后深层脓肿。伤口敷料和术后引流也限制了腹腔内脓肿的充分显示 [3, 18]。

（三）CT

CT 是可疑腹腔脓肿患者早期诊断和治疗的首选影像学方法 [3, 4, 9, 13, 18, 22-26]。CT 可以精确定位脓肿的解剖位置，确定脓肿的范围，并显示脓肿与其他腹部结构的关系，如肠襻和血管结构 [3, 4, 9, 13, 18, 22-26]。多平面重建（冠状面和矢状面）在确定脓肿范围和评估膈下肝顶部和脾脏周围的积液方面非常有价值。对于腹腔内脓毒症患者和术后患者，CT 通

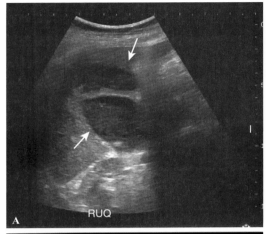
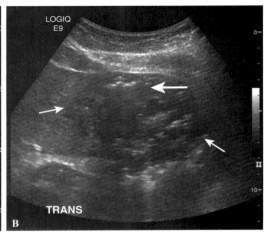
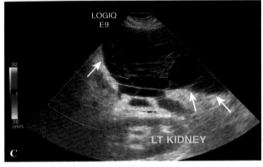

▲ 图 72-1　三位不同患者腹腔脓肿的超声特征
A. 46 岁男性，化脓性肝脓肿的超声横断面影像显示一低回声脓肿，伴壁厚不规则内部分隔及碎片（箭）。
B. 55 岁女性，肝脓肿的超声图像显示内部回声不均（细箭），多发伴声影回声碎片提示空气（粗箭）。
C. 24 岁男性，左上腹部超声显示复杂多分隔脾周脓肿，内有碎片（箭）

过在腹部、盆腔发现远处病灶及多灶性脓肿为临床治疗策略提供选择依据。CT 不仅对腹腔内脓肿的诊断有价值，而且对经皮介入治疗计划也有价值 [3, 4, 9, 13, 18, 22-26]。CT 在脓肿内部分隔的显示方面欠佳，这种特征在超声上更清晰可见。

对于认为有感染性腹部病变的患者，最好在静脉注射和口服造影剂后行 CT 检查 [3, 4, 26]。静脉注射造影剂不仅可以提高脓肿的检测，而且对于显示脓肿强化特征是必不可少的，如脓肿壁 [3, 5, 18]。完整脓肿壁在注射造影剂后显示强化，是诊断腹腔脓肿的关键特征 [3, 5, 18]。在 CT 扫描前口服造影剂，因为造影剂可以区分脓肿和邻近的肠襻，因为不透明的肠襻与脓肿近似 [2, 3, 5, 18]（图 72-2）。一些作者主张使用不同位置的延迟扫描来区分可疑脓肿区域和肠襻，因为随着患者位置的改变，肠襻位置和结构会发生改变 [3]。阳性的口腔造影剂通常有助于检测肠穿孔的存在，特别对于肠手术后出现腹腔内脓毒症的患者。肠穿孔由口服造影剂后腔外漏液诊断。结肠穿孔用口服造影剂诊断不太可靠，需要结直肠造影。结直肠造影对于盆腔深部和直肠周围脓肿的鉴别有帮助。

然而，对于初次置管引流腹腔脓肿后进行 CT 随访的患者，不建议使用口服造影剂。因为这些患者可能需要导管操作来调整导管的最佳引流位置，所以如果患者要短时间内接受有意识的镇静，则不建议口服摄取造影剂。

在 CT 上，脓肿常有液体密度，内部 CT 值测量范围在 0～25HU [3-5, 18]。脓肿的密度主要取决于脓肿内容物、液化程度、是否有气体 [3-5, 18]（图 72-3）。脓肿壁常表现为高密度不规则边缘，注射造影剂后边缘强化 [3-5, 18]。脓肿壁增强被认为是脓肿壁成熟的标志，以此预测是否适合经皮引流 [3-5, 18]。脓肿内容物通常不会强化，原因为其内的液体成分及乏血供的特点，因此，脓肿的内部强化应该可疑存在恶性成分可能 [3]。积液中的气体高度提示为脓肿，在感染性腹腔积液中阳性率高达 50% [3-5, 18]（图 72-3）。气体呈类圆形低密度影或气液平。积液中出现气体可能是由于厌氧微生物感染、与肠道瘘管连通或先前的介入操作。在腹膜内或腹膜后积液中出现大量气体，需警惕脓肿与肠襻之间形成瘘管 [3-5, 18, 27, 28]。瘘管可能是由于肠穿孔或脓肿本身的原因，如克罗

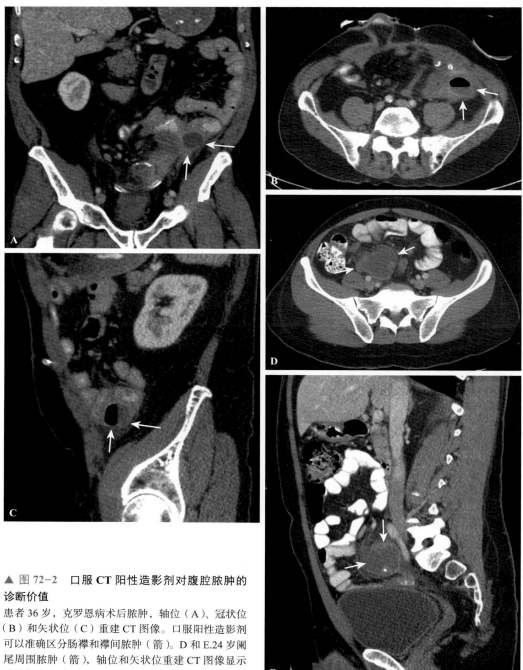

▲ 图 72-2　口服 CT 阳性造影剂对腹腔脓肿的诊断价值

患者 36 岁，克罗恩病术后脓肿，轴位（A）、冠状位（B）和矢状位（C）重建 CT 图像。口服阳性造影剂可以准确区分肠襻和襻间脓肿（箭）。D 和 E. 24 岁阑尾周围脓肿（箭），轴位和矢状位重建 CT 图像显示脓肿与含造影剂肠襻明显分离

恩病或憩室炎 [3, 27-29]。

实质脏器脓肿呈卵球形或球形，而腹膜腔内或腹膜后脓肿具有不同的形态，因为符合它们所在的位置的形状，并且经常沿周围的结构移动。相邻的筋膜平面可能由于炎症的扩散而消失或增厚，并且周围的肠系膜脂肪可能增加或减少 [3, 18, 24, 26]。无菌性和有菌性积液的 CT 表现有所重叠。CT 上，实质脏器脓肿与软组织肿块类似 [2, 7, 18]。通常情况下，针吸需要鉴别脓肿和实性肿块 [2, 7, 18]。

（四）磁共振成像

近年来，MRI 在腹腔脓肿诊断中的应用呈上升趋势。与 CT 相比，MRI 有以下优点，其中最主要的是无电离辐射和高度的软组织分辨率。由于无电离辐

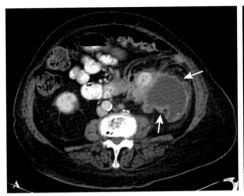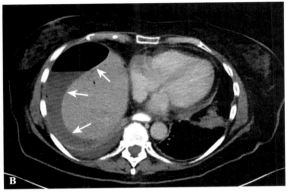

▲ 图 72-3　两位不同患者腹腔脓肿的 CT 表现

A. 62 岁男性，肾周脓肿的轴位 CT 显示左侧肾间隙低密度灶，脓肿壁边缘强化，周围有轻度脂肪索条影。B. 65 岁女性腹腔镜胆囊切除术后并发肝周脓肿，轴位 CT 显示较大气液平面（箭）

射的有害影响，MRI 在儿科患者和年轻人中尤其受欢迎。在克罗恩病患者中尤其如此，他们一生中需要进行多次影像学检出，并且腹腔内脓肿常常使临床治疗变得复杂。MRI 在鉴别育龄女性的复杂附件病变和辅助诊断输卵管卵巢脓肿方面具有重要作用。

然而，由于 MRI 专业知识普及度有限、成本高以及腹部检查扫描时间长，常规使用 MRI 检测脓肿受到限制。难以对危重患者实现高质量的检查。

在 MRI 上，腹腔内脓肿在 T_1 加权像上典型的表现为不均匀的低信号灶，在 T_2 加权像上显示中等强度到高强度[3, 4]（图 72-4）。静脉注射钆后，脓肿壁明显强化[3, 4]。

（五）闪烁显像

核素扫描在腹腔脓肿的诊断中作用有限，通常不是一线首选检查。对怀疑有腹腔内脓毒症或脓肿的患者，当诸如超声、CT 或 MRI 等其他诊断方法表现为阴性时，通常进行核素扫描[3, 18, 30]。最常用的检测脓肿的同位素是镓（^{67}Ga）和铟（^{111}In），用于标记白细胞[3, 18, 30, 31]。新的显像剂，如 ^{99m}Tc-HMPAO 标记的白细胞、^{111}In 标记的克隆免疫球蛋白 G 和 ^{99m}Tc 标记的单克隆抗体，也被报道用于改善腹腔脓肿的诊断[3]。^{67}Ga 扫描，虽然敏感性高，但对脓肿诊断的特异性有限，因为在肉芽肿性疾病、淋巴瘤和正常肠道等条件下出现假阳性结果[3]。核素显像研究腹部脓肿的主要限制之一是这些扫描的解剖细节较差，这限制了核素扫描在经皮介入手术的规划中的作用[3, 18]。

三、影像引导的介入治疗

不论腹盆腔脓肿病因和解剖位置，经皮置管引流术是所有腹腔脓肿治疗中的安全、有效的方法[1, 2, 5, 7-10, 18, 24, 32, 33]。经皮导管引流被广泛认为是治疗

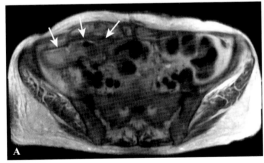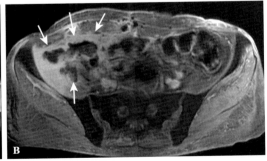

▲ 图 72-4　腹腔脓肿的 MRI 诊断

A. 患者 24 岁，克罗恩病，轴位 T_2 加权图像显示右下腹部脓肿（箭）。脓肿 T_2 呈不均匀高信号。B. 钆增强后，脂肪抑制 T_1 加权图像显示脓肿壁边缘强化和周围结构异常强化，表明炎症浸润（箭）

腹腔脓肿的首选，可取代外科引流 [1, 2, 5, 7–10, 18, 24, 32, 33]。与手术相比，经皮导管引流脓肿的侵袭性较小，并且术后并发症较少，如肺不张、肺炎、疼痛和静脉血栓形成 [3, 9, 10, 18]。高成功率和低并发症率使经皮引流成为治疗腹腔脓肿的主要手段。

（一）诊断性抽吸

在临床和影像确诊的腹腔脓肿患者中，最终的治疗是通过导管经皮引流。然而，在某些情况下，在影像特征不能确定是否存在脓液的情况下，对液体收集进行单纯诊断性抽吸 [2, 9, 18]。细针抽吸少量液体，然后实验室进行流体化学和微生物学分析 [2, 18]。在骨盆等解剖学复杂部位进行外科手术之前，诊断性针吸积液作为一种临时手段，使手术区域干净 [2, 9, 18]。

针吸积液来进行鉴别诊断通常用 20G 或 22G 的抽吸活检针完成 [2, 9, 18]。可以应用超声或 CT 引导将针放入积液中抽吸（图 72–5）。针抽吸的液体类型决定下一步治疗方案。如果抽吸液为纯脓液，需立即放置引流导管。如果没有获得脓液，可以进行革兰染色，以评估积液的来源和成因。如果革兰染色的积液显示白细胞，但没有细菌，可能是无菌性脓肿，这是典型已经进行了抗生素治疗的住院患者 [9]。如果革兰染色显示白细胞和细菌，很可能是脓肿，需要导管引流 [9]。如果是无白细胞的细菌性脓液，

可能是免疫缺陷患者的脓肿和与肠形成瘘管。如果积液可能与肠道、胆道系统或泌尿系相通，则不适合抽吸 [2, 9, 18]。在这些情况下，抽吸无效，因为首次成功经皮抽吸和拔针后积液会立即重新生成 [2]。除革兰染色外，提取液还应进行流体化学分析，以研究流体特性，因为脓肿、血肿、尿毒症、胆汁瘤、术后皮下积液、甚至包裹性腹水的放射学征象常常可以重叠 [2, 9, 18]。因此，对积液的流体化学分析可以识别其来源（如尿毒症显示肌酐浓度升高，胆汁瘤以胆红素水平升高为特征，假性囊肿显示淀粉酶水平升高）[2, 9, 18]。

（二）经皮脓肿引流术的临床注意事项

1. 适应证

在经皮引流之前，选择适合的患者很重要，选择不合适的患者不完全引流常导致并发症。影像引导经皮引流的典型适应证是存在腹腔内积液，特点为伴发腹痛、发热和白细胞增多 [2, 3, 9, 18]。在这些情况下引流的目标是减轻和治疗与感染性积液有关的脓毒血症。经皮引流的另一个常见适应证是减轻由积液引起的压迫症状（如胰腺假性囊肿）[34, 35]。

2. 禁忌证

经皮脓肿引流术禁用于严重不能纠正的凝血功能障碍患者和血小板减少的患者，因为它们增加出血

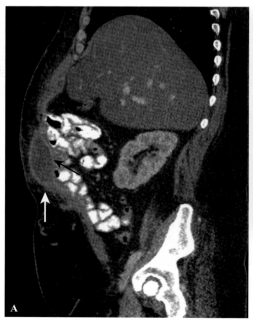
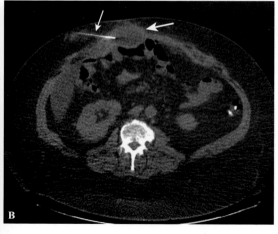

▲ 图 72–5 筛网修补术后，积液诊断性抽吸

A. 75 岁男性，腹疝修补术后矢状位重建 CT 显示前腹壁积液（白箭）。B. 在 CT 引导下，用 20G 针（细箭）进行诊断性抽吸，以确认积液是否感染（粗箭）。革兰染色显示革兰阴性杆状物，随后放置经皮引流导管

的风险[36]。脓肿引流的其他相关禁忌证是心肺功能严重受损和血流动力学不稳定[36]。在这些情况下，应努力改善临床状态，使其达到可以安全地进行引流手术的水平。另一个相对的禁忌证是，由于上腹部重要结构，没有安全的脓肿引流路径来达到最佳引流[2, 3, 36]。然而，在许多这样的情况下，改变患者的体位或通过其他操作通常可以创建成功引流的安全路径。

虽然没有禁忌，以下几种情况影像引导脓肿穿刺引流也应该避免[2]。当空腔器官穿孔如腹腔内出现大量游离气体时，应首选开放性外科手术[2]。急性腹膜炎最好立即外科手术治疗，如果在不适合外科治疗的环境中，可以进行经皮导管引流[2]。在任何类型的外科植入物，包括血管移植物、疝修补网和关节假体附近，出现有症状的非感染性积液不应该引流，除非是感染积液[2]。经皮导管引流这些未感染的积液，可能引发潜在的植入物感染[2]。可以通过诊断性针吸积液来确认是否存在感染[2]（图72-5）。此外，经阴道引流非感染性的盆腔积液并不适合[2, 5, 18]。与其他来源的腹腔脓肿相比，与胰腺脓肿或胰腺炎有关的积液通常对经皮引流不敏感[2, 5, 18]。在这些患者中需要联合运用多学科的方法，与内镜协作，以便通过放置胰胃造口支架来引流积液[2, 5, 18]。

3. 抗生素的作用

腹内脓肿的有效治疗除了及时经皮引流外，还需要静脉注射抗生素。在影像引导脓肿引流之前，有必要预防性使用抗生素，以防止腹腔脓肿引流引起暂时性菌血症导致脓毒症并发症[2, 3, 18]。使用针对肠道革兰阴性杆菌、革兰阳性球菌和厌氧菌进行辅助抗菌治疗[2, 3, 18]。

4. 术前准备工作

在脓肿引流前，必须对患者进行包括知情同意在内的全面工作[37]。在脓肿引流前，应向患者和家属说明包括技术、并发症和手术效果的细节问题，并获得书面知情同意。在征得同意的过程中，有必要向患者和家属解释术后需要定期护理引流管。与患者和家庭沟通同样重要的问题是，引流导管在取出前通常至少需要留置几周。

实验室检查包括全血计数、凝血的实验室检查（国际标准化比应 < 1.5，部分活化凝血活酶时间正常 25～35s，血小板计数 > 50 000）[3, 7, 9, 38]。回

顾最近的影像学检查包括 CT 和 MRI，以确定脓肿的数目、大小、位置及受累程度[3, 7, 9]。一般来说，< 2cm 的腹腔脓肿引流量很少，因为猪尾导管的直径 > 2cm[5, 6, 9, 18, 32, 39]。应仔细回顾术前影像，重点考虑引流管的路径来规划引流过程。避免意外引流感染性假性动脉瘤非常重要，假性动脉瘤可导致大量出血。彩色多普勒超声和增强 CT 或 MRI 是诊断本病的关键。仔细回顾术前诊断性影像学检查以避免肠损伤和血管损伤也很重要。为了避免对腹壁浅血管（如上腹动脉）的不慎损伤，回顾诊断性增强 CT 或 MRI，以定位这些血管的位置至关重要。此外，可以在经皮引流之前进行彩色多普勒超声，以定位这些血管的位置。

5. 导管选择

引流导管各种各样，直径为 6F～18F[2, 5-9, 18, 19, 32, 39]。导管的选择根据以下因素，包括收集物的大小、流体的性质和黏度[2, 5-9, 18, 19, 32, 39]。一般来说，较小的 8F～12F 导管可以成功地用于初始经皮引流。较新的导管具有亲水性涂层（在湿的环境中，具有吸收和防水的能力），降低了它们的摩擦系数，并大大提高了插入的容易性。首选有内固定的猪尾管导管。脓肿内容物较厚且黏稠，通常最好使用较大的导管[18, 19]。尽管导管位置适当，但复杂脓肿经皮引流有时受到限制[19]。在这种情况下，导管的选择是至关重要的，因为增加导管尺寸和导管侧孔的数量通常能够对难治性脓肿进行有效的引流[19]。

6. 患者体位

患者体位的规划对脓肿引流成功至关重要，这不仅决定了通往脓肿的安全经皮路径，而且最佳体位确保了患者的舒适性，并使手术过程中的运动最小化。理想的位置是通过避免重要结构，如肠管和血管，最短和最简单的路径进入脓肿。手术体位通常取决于脓肿的位置和引流导管所计划的经皮路径。在大多数情况下，患者仰卧位进行脓肿的成功引流。其他常见的体位是俯卧位、侧卧位和侧斜位。

7. 患者准备

腹腔内脓肿经皮引流术通常需住院完成，但也可以在门诊基础上进行。当在门诊进行治疗时，可能需要根据患者的临床情况让患者留夜观察。手术前，患者应禁食至少 8h，手术前应停止使用抗凝血

药物。然而，患者应该在术前继续进行其他药物治疗。手术主要是在静脉清醒镇静下进行的，但危重患者应考虑全身麻醉。心肺监护，包括心电图、血压和脉搏血氧测定对患者在手术过程中的监护至关重要。

（三）经皮穿刺脓肿引流术

在解释了手术的细节和相关风险之后，将患者置于手术台上，处于由术前成像确定的最适合安全引流的位置。在超声引导脓肿引流手术中，进行初步的实时扫描以识别脓肿的经皮针路径。在确定路径之后，应使用彩色多普勒超声来确定是否有任何易损伤血管位于路径中。用彩色多普勒检查脓肿也是至关重要的，以避免在假性动脉瘤中放置引流管，可能导致大量出血。一旦确定了安全路径，进行标记针进入位点上的皮肤。于 CT 引导穿刺引流，初步的 CT 扫描定位脓肿并确定针的路径。CT 成像对于识别路径中的血管是至关重要的。然后用消毒溶液清洗针和导管进入皮肤的位置，并用无菌单覆盖以创建无菌区域。

经皮腹腔脓肿引流有两种基本技术，即套管针技术和 Seldinger 技术。这两种技术都同样有效，并具有明显的优点和缺点（表 72-2）。引流特定脓肿的技术选择主要取决于介入治疗者的偏好以及脓肿的大小、形状和位置。

1. 套管针技术

在该技术中，导管安装在金属套管针系统上，并直接或与引导针一起引入脓肿 [2, 25]。当在超声引导下进行脓肿引流时，通常采用直接套管针技术（图 72-6）。在该技术中，确定到达脓肿的直接路径之后，给予局部麻醉，并在相应皮肤部位进行皮肤

切开，切口应够容纳导管。然后在切口部位进行钝性分离，以便于导管容易通过 [25]。然后将预先选择的引流导管安装在金属加强套管和内套管针上 [2, 25]。随后，将载有导管的套管针和套管在实时超声直接可视化下推进到脓肿中 [25]。一旦导管 - 套管针系统的尖端到达脓肿，导管就从套管和套管针中送出，导管进入脓肿腔 [25]。然后拉动绳子形成导管尾辫，导管连接到用于重力引流的袋子 [25]。

在 CT 引导下进行引流导管置入时，最常采用并行套管针技术，在此期间，导管 - 套管针系统平行于引导针置入脓肿中 [25, 36]。该技术的初始步骤包括在皮下浸润注射 1% 利多卡因后，然后在皮肤进入部位放置引导针 [25]。引导针通常是 20G 针（千叶活检针），在影像引导下缓慢推进入脓肿。引导针的准确放置对于确保该技术的安全性以及放置导管于合适安全位置至关重要 [25, 36]。因为针在体外部分的作用是引导随后导管的放置，所以应该适当地选择针的长度，使得当针牢固地定位在脓肿内时，针的大部分延伸到皮肤外 [25, 36]（图 72-7）。在皮肤外放置几厘米的导引针很关键，因为即使脓肿的形状受到呼吸或其他运动的影响，定位针的外部引导导管以合适的轨迹和角度进入脓肿 [25, 36]。确认针在脓肿内的准确位置之后，将导管与针并行放置于针附近的位置 [36]。在邻近针的皮肤上做一个小切口，并且进行钝性分离以允许导管放置 [25, 36]。为了准确定位导管，测量脓肿腔与皮肤进入部分的距离，并在导管上进行适当的标记。然后，导管 - 套管针系统沿着针推进，将导管 - 套管针系统完全平行于引导针到预定深度 [25, 36]。当导管被推进到预先测量的深度时，通过套管针 - 套管系统将导管送出，从而展开导管。然后通过获取术后 CT 图像确定脓

表 72-2 影像引导经皮穿刺引流导管技术的利与弊

	优　点	缺　点
套管针技术	快速定位导管 最适合于简单明确的脓肿，特别是在实质器官中	对初始定位欠佳的导管重新定位困难 不适用于开放空间（腹膜后或肠系膜）的复杂不明确脓肿
Seldinger 技术	导丝引导到导管定位到精确位置。 在较大复杂并且入路困难的脓肿（如膈下脓肿）中精确定位	密闭空间操作困难 扩张涉及多个步骤 CT 引导下，导丝和扩张器易发生弯曲或扭结

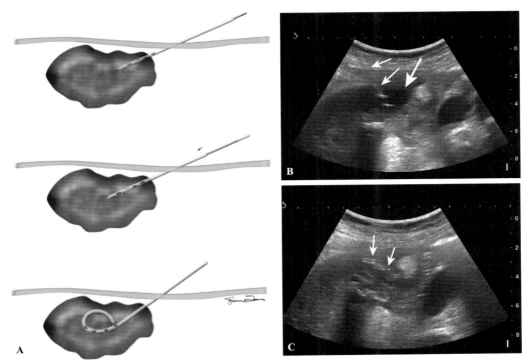

▲ 图 72-6 经皮引流导管技术套管针放置

A. 显示导管 - 套管针 - 套管系统放置到脓肿中。导管从套管针 - 套管中送出。最后的图像显示导管位于脓肿腔内。B 和 C. 超声引导下将引流导管（细箭）置入肝脓肿（粗箭）

肿腔内的导管尖端位置。如果认为导管的位置令人满意，则将其外部固定并连接到袋式引流系统。

2. Seldinger 技术

Seldinger 技术包括导丝通过针定位到脓肿内部，然后将导管沿着导丝放置到脓肿中 [25、36、40]（图 72-8）。该过程的第一步包括如前所述通过经皮路径安全将针引入脓肿腔 [25、36、40]。针应该是 18G 或 19G 套针，以容纳 0.035 或 0.038 英寸的导丝，用于放置 8F～14F 导管 [25、36、40]（图 72-9）。一旦确认了针在脓肿腔中的位置就取出针的内针，导丝穿入针内并定位在脓肿腔内 [25、36、40]。随后，在用扩张器连续扩张到所需的导管尺寸之后，通过导丝将导管放置到脓肿腔中 [25、36、40]。

尽管使用了该技术（即套管针或 Seldinger），但必须确保导管在脓肿腔内适当的位置 [3]。

为了有效地引流，导管尖端理想位置应该是脓肿腔内最容易引流的位置 [3]。在形状复杂的脓肿中，导管尖端应定位在病灶中心，远离导管进入的部位，并且侧孔更优，侧孔应在脓肿内展开以帮助有效引流。

3. 导管固定

在放置脓肿引流导管之后，通过内部和外部滞留机制将导管保持在脓肿腔内的适当位置。通过导管的特性实现内部固定从而防止意外地拔除导管 [36]。导管在导丝的帮助下形成，该导丝穿过导管并固定在导管附近 [36]。由于当施加过大的张力或压力时，导丝通常断裂，因此导丝具有保护机制以防止患者体内的导管断裂 [36]。对于外部固定，通过将导管粘贴或缝合到留在皮肤上不同类型的固定装置上，将导管固定在体外 [36]。外部固定装置不能将导管缝合到患者皮肤上，这不但是刺激物，而且是感染的原因 [36]。

（四）脓肿引流的辅助技术

1. 横穿器官

经皮穿刺进入腹腔脓肿需要穿过器官 [2]。在某些情况下，引流导管可以穿过器官而不会引起并发症 [2]。

在大多数情况下可以安全通过的器官是胃和肝脏 [2]（图 72-10）。脓肿引流穿越直肠和阴道也比较安全 [2]。

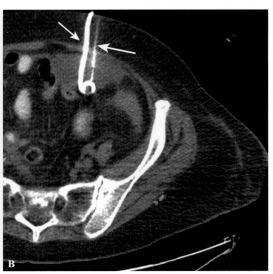

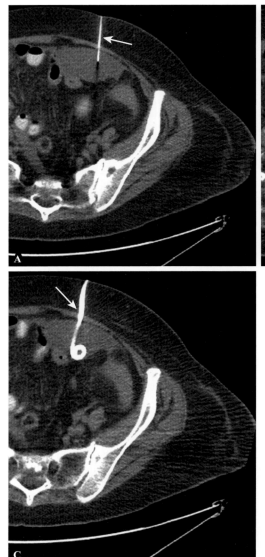

▲ 图 72-7 经皮脓肿引流术的穿刺套管针技术
A. 轴位 CT 图像显示 20G 针（箭）在腹前部脓肿的初始位置。B. 随后，将引流导管（细箭）与引导针（粗箭）平行并列放置。C. 最终的 CT 图像显示引流导管（箭）适当地放置在脓肿内部

　　然而，在经皮脓肿引流术中，应小心避免的器官，即胰腺、脾脏、胆囊、小肠、大肠、膀胱、子宫、卵巢、前列腺和血管[2]。虽然这些器官内的脓肿经皮引流是安全的，但是这些器官不应该为了达到深层脓肿而受到损伤[2]。

　　采取一些重要预防措施以确保器官的安全穿越非常重要[2]。在穿越肝脏等结构中，确保凝血参数正常非常重要[2]。还要确保导管在远离主要血管、扩张的胆道和胆囊的安全距离处以最短的距离穿越肝脏[2]。此外，应注意导管侧孔完全限制在脓肿腔内，以避免污染邻近的肝脏或胆道[2]。

　　胰腺脓肿或假性囊肿的经皮引流常穿越胃[2]。

在这些情况下，使用多侧孔导管，侧孔位于胰腺或胰腺周围积液和胃内[2]。为了促进囊肿胃造口术的形成，导管应放置 6 周。这可使胰管分泌物排入胃中，因为胰管与假性囊肿之间相互连通[2]。

　　2. CT 机架角度

　　当所有轴向平面上计划的路径中有肠管、骨和血管时，CT 机架角度化是创建引流深层脓肿安全通路的有用技术[2, 41, 42]。机架在头或尾方向上的倾斜通常有助于创建通往脓肿的安全路径，从而避免通过重要器官[2, 41, 42]。如果脓肿位于盆腔的高处，则 CT 机架在头侧方向的角度可以促进经臀部引流[2, 41, 42]（图 72-11）。当使用这种方法时需要仔细

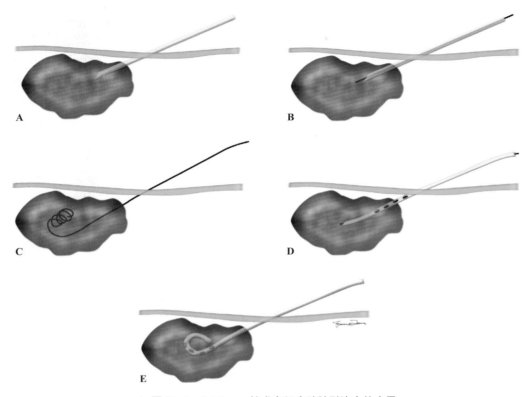

▲ 图 72-8　Seldinger 技术在经皮脓肿引流中的应用

A. 显示 19G 针在脓肿中的初始位置。B. 下一步，导丝通过针引入脓肿腔。C. 在脓肿腔中盘绕足够长的导丝后，使用扩张器将导丝上的路径连续扩张，以便能够放置引流导管。D. 经皮穿刺引流导管沿导丝置入脓肿内。E. 最后图像显示经皮导管在脓肿内的适当位置

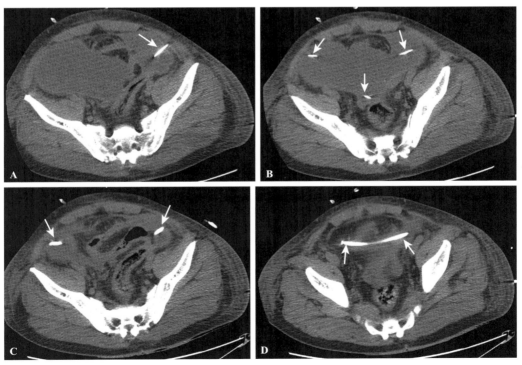

▲ 图 72-9　Seldinger 技术在腹腔内脓肿引流中的应用

A. 第一张轴位 CT 图像显示一个 18G 针（箭）置入腹腔内脓肿。B. 随后，通过针将导丝（箭）引入到脓肿内。C 和 D. 通过导丝连续扩张后，将一个 12F 多侧孔引流导管（箭）放入脓肿内，从而产生足够的引流

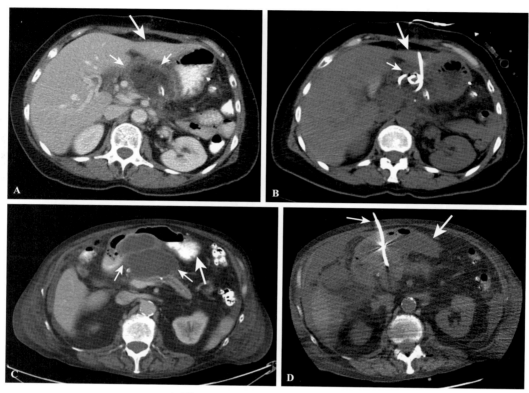

▲ 图 72-10　经皮脓肿引流的横穿脏器

A. 增强 CT 轴位图像显示肝左叶后方（细箭）脓肿（粗箭）。B. 经皮脓肿引流导管横穿肝左外叶（粗箭）后将成功插入脓肿（细箭）。C. 增强 CT 轴位图像显示胰腺假性囊肿感染（细箭）。细箭指示引流导管。D. 导管经皮横穿胃引流脓肿（粗箭）。粗箭指示胃部

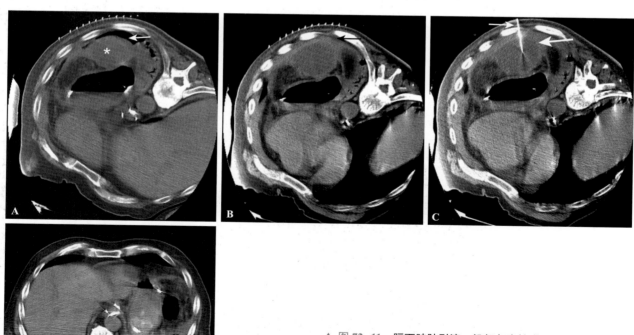

▲ 图 72-11　膈下脓肿引流，机架角度技术

A. 轴位 CT 显示膈下脓肿（＊），后方被肺（箭）包绕。B. 进行机架角度测量，从而在不通过肺部的情况下创造一条安全的通路（箭）。C. CT 图像显示将 18G 针（小箭）插入脓肿腔（大箭）。D. 脓肿引流成功后，塌陷的脓肿腔（箭）内可见导管

注意操作，因为针和导管应该平行于有角度的机架对准，以便进行最佳定位[2, 41, 42]。

3. 手术引流作为脓肿引流的通路

外科引流为经皮引流较难接近的术后深层腹腔脓肿提供了安全有效的替代方案[43]（图 72-12）。对于不能经皮途径安全进入腹腔深层积液尤其正确[43]。

4. 组合模式

通过组合成像方式，如超声和透视检查，能够有效地难以通过单一成像方式引导进入的脓肿[2, 3, 9, 18, 36]。在这些情况下，在用超声将针初始放置到脓肿之后，透视可以实时导航，将导管和导丝放置到脓肿内的合适位置[2, 3, 9, 18, 36]，如透视和超声或 CT 可以结合使用，成功地引流膈下部位的脓肿，同时避免侵犯胸膜[2, 3, 9, 18, 36]（图 72-13）。

5. 水分离

水分离是当通过机架角度和患者体位不能成功引流时创建安全经皮穿刺路径[44]。包括用 20G 千叶针将 0.9% 的盐溶液注入计划路径中以放置引流导管[44]（图 72-14）。注入的盐水使易受损伤的结构远离通向脓肿的路径，从而安全放置引流导管[44]。水分离对移位腹膜后结构如结肠、十二指肠远离腹腔深处脓肿特别有效[44]。

（五）引流后导管管理

1. 立即引流

在初次导管引流后，必须完全排出脓肿内容物，并用盐水多次冲洗脓肿腔，直到抽吸物变得清晰[8, 18]。脓肿的冲洗必须用比脓肿体积小的盐水冲洗，以避免随后腔内压力的增加导致潜在菌血症和败血症发生[5, 8, 9, 18, 36]。导管尖端位于脓肿的合适位置以便于有效引流[8, 18]。

在成功放置引流导管并排空脓肿之后，在完成手术之前必须获得术后成像以识别任何脓肿或未充分排除的脓腔[8, 18]。术后成像还可以检测任何与手术相关的并发症，如出血或气胸。

2. 导管常规护理

经皮脓肿引流术后，每天查房必须评估患者的临床反应和监测导管功能[18, 45]。每天查房对于培养良好的医患关系也至关重要[18, 45]。患者珍惜与放射科医师交流的机会，而这种交流反过来又帮助放

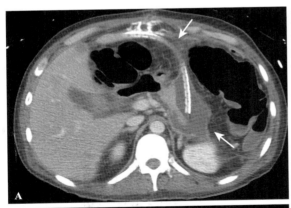
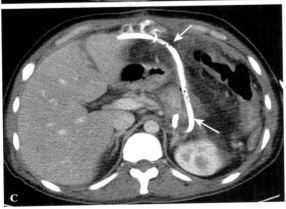
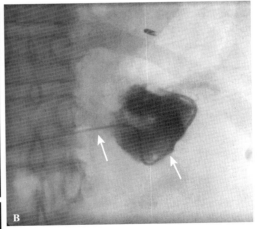

▲ 图 72-12　外科引流作为经皮引流的通路

A. CT 增强扫描显示术后胰腺区脓肿（箭）未被手术引流管有效引流。B. 在透视引导下，导丝通过外科引流管进入脓肿腔。然后将 Kumpe 导管通过导丝进入脓肿。经导管注射造影剂显示胰周脓肿（箭）。C. 随后，将 Kumpe 导管替换导丝，将12F 多侧孔引流导管置入胰周深部脓肿，同时对脓肿腔（箭）进行减压

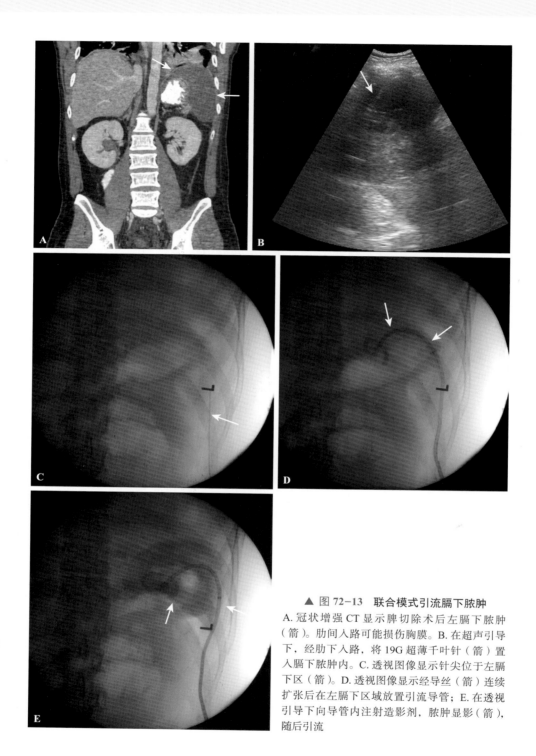

▲ 图 72-13　联合模式引流膈下脓肿

A. 冠状增强 CT 显示脾切除术后左膈下脓肿（箭）。肋间入路可能损伤胸膜。B. 在超声引导下，经肋下入路，将 19G 超薄千叶针（箭）置入膈下脓肿内。C. 透视图像显示针尖位于左膈下区（箭）。D. 透视图像显示经导丝（箭）连续扩张后在左膈下区域放置引流导管；E. 在透视引导下向导管内注射造影剂，脓肿显影（箭），随后引流

射科医师指导患者对导管进行常规护理。每日查房应该用来评估患者的临床状况，包括术后并发症的发展 [18, 45]。应该监测导管功能以记录引流输出和引流液外观的任何变化 [18, 45]。导管应该每天至少用盐水（5～10ml）冲洗数次，以避免堵塞导管和连接管 [18, 45]。应该仔细检查导管的位置、出口位置和敷料，以确保导管不会从脓肿中脱出 [2, 3, 8, 18]。每天的查房也有助于检查对后续成像的需求并决定拔除导管的时间 [18, 45]。

3. 引流后成像及导管取出

导管引流后脓肿的影像学评估时间取决于几个因素，包括患者的临床状况、实验室检查结果和日

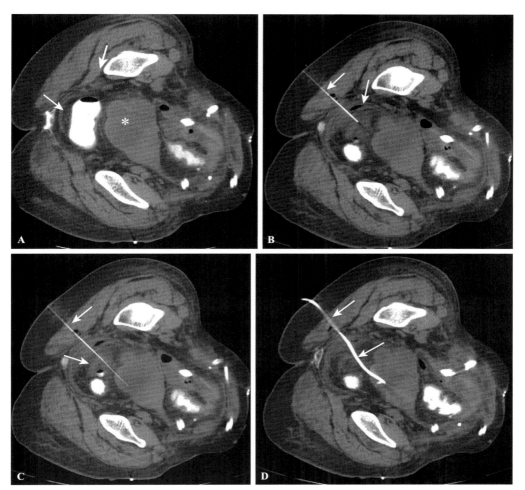

▲ 图 72-14　盆腔深部脓肿引流术

A. CT 显示盆腔深处脓肿（*）。通往脓肿的安全通路被后方直肠（细箭）阻挡。侧向经皮穿刺脓肿（粗箭）受血管阻碍。B. 在直肠外侧置入 20G 千叶针，通过该针注入生理盐水（箭）使直肠向内移位。C. 随后的 CT 图像显示针通过盐水灌注（箭）形成的经皮路径插入脓肿。D. 轴位 CT 图像显示通过水形成的安全通道，该通道允许通过臀部入路将引流导管（箭）置入脓肿

常引流量。一般来说，在首次脓肿引流后 1～2 周内经常进行重复成像。通常用 CT 横断面成像技术确定残余脓肿体积以及新脓肿的发展来监测引流的充分性 [9, 18]。然而，MRI 可以用于儿科患者的术后成像。如果 CT 显示脓肿完全消退，可以根据引流液的性质和引流量考虑拔除导管（图 72-15）。如果 CT 显示残余脓肿，尽管导管的位置最佳，需要使用 5～10ml 盐水冲洗确认盐水通透性 [9, 18-20, 29]。如果导管很明显位于脓肿内并且定位良好，但成像显示脓肿持续存在，则导管应更换为更大的导管或具有更多侧孔的导管以改善引流 [9, 18-20, 29]。在透视下通过导管注射碘化造影剂应当在 CT 扫描的同一天进行，以寻找任何残余脓肿，并记录瘘管连通性 [9, 18-20, 29]。

当满足下列标准时，经皮引流导管通常可以安全地移除：临床表现包括发热、疼痛症状消失和白细胞正常；最小引流输出（＜ 10ml，24h 内）；影像学显示脓肿消退，无任何残留物聚集；透视引导下注射造影剂，显示脓肿腔与肠或靠近脓肿腔的其他结构无瘘管连通。虽然引流减少是脓肿引流有效的一个重要指标，但重要的是确保引流减少不是其他原因，如导管错位或堵塞。事实上，当引流量突然减少时，就应该考虑导管阻塞或扭结的可能性。引流量的突然增加可能表明与肠或腹水有瘘管相通。这些事实强调了导管移除之前，适当的导管位置的价值，在导管引流后获得重复成像以确认脓肿消退的重要性。

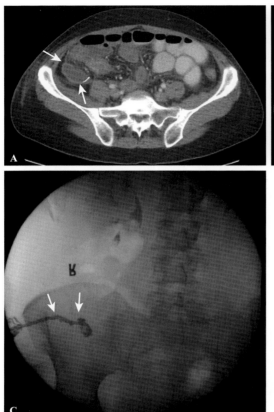
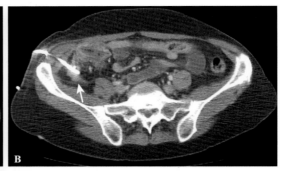

▲ 图 72-15　经皮穿刺引流脓肿后的随访

A. CT 增强扫描显示阑尾切除术后右下腹部脓肿（箭）。通过经皮引流脓肿。B. 2 周后随访增强 CT 扫描显示右下腹部脓肿完全消退（箭）。C. 在透视引导下将造影剂注射到导管中，显示没有残余脓肿腔，也没有与肠襻（箭）有任何瘘管连通。成功拔出导管

（六）影响脓肿引流效果的因素

　　成功的经皮穿刺置管引流腹腔脓肿取决于以下几个重要因素 [6, 19, 20]：促进充分引流的关键因素是在脓肿腔内合适位置放置导管 [6, 19, 20]；通过成像评估脓肿大小或体积来选择合适大小和长度的导管以便能够畅通引流也很重要 [18, 20, 46]；CT 上脓肿腔内容物的密度是影响脓肿引流的重要因素 [2]。与 CT 值小于 20HU 的液体脓肿相比，大于 20HU 的脓肿引流失败率更高 [6, 19]。液体密度较高的脓肿可能增加蛋白质、血液成分和细菌的水平，从而阻碍导管引流 [2, 3, 6, 18, 19]。脓肿的复杂性，如多囊化和内容物黏度增加与成功率较低相关 [2, 3, 6, 18, 19]。初始引流导管的相对效能是脓肿引流反应的重要预测因素 [2, 3, 6, 18, 19]。这意味着残余脓肿体积占初始体积百分比较低的脓肿比体积较大的脓肿具有更好的引流成功率 [2, 3, 6, 18, 19]（表 72-3）。

　　腹腔内脓肿引流成功后，它们常常会在同一位

表 72-3　脓肿引流不畅的原因	
原　因	
导管原因	导管阻塞 导管位置不当 导管太小 导管上的侧孔太少
脓肿原因	多房脓肿 瘘，尤其是肠瘘 真菌感染 胰腺起源

置复发 [18, 20, 46]。在这种情况下，应反复进行脓肿引流。然而，如果进行了两次以上的引流，则需要考虑开放手术引流 [2, 18, 20, 46]。脓肿内容物成功引流后，多发性脓肿复发应立即考虑其他可疑诊断 [18, 20, 46]。脓腔与其他体腔瘘管形成（肠、胆道或膀胱）导致较高引流失败率 [18, 20, 46]。

（七）提高效果的技巧和窍门

1. 导管堵塞和位置不当

当冲洗导管有困难时，通常诊断导管淤滞或堵塞[36]。需要将淤滞或堵塞的导管更换新的导管来提高引流效率[36]。然而，在更换导管之前需要进行诊断性成像，最好的成像方式是 CT，以确定引流导管尖端的位置。有时，无效引流原因是引流导管位置异常[19, 36]（图 72-16）。如果导管位置异常或脱出，可能需要对导管重新定位或补救[19, 36]。如果不能对导管补救并且仍存在大量脓腔的情况下，可能需要重新经皮引流[19, 36]。

2. 增加导管引流表面积

尽管置管充分，但是通过导丝经皮置管是脓肿引流的次优选择[19, 36]。当术后成像显示导管在脓腔内合适位置，但是脓肿体积并没有明显缩小，增加导管侧孔的数量和导管直径可改善引流并具有更高的成功率[19, 36]（图 72-17）。使用带有多个侧孔的较长引流导管会增加引流表面积，因此脓肿引流更有效[19, 36]。如多侧孔引流导管（如 32 侧孔胆道引流导管）比 5 侧孔引流导管引流效果更佳，因为沿导管长度增加了侧空数量，并且降低了导管阻塞的风险。

3. 溶栓剂

简单的经皮引流难以治疗某些脓肿，但是使用溶栓剂的灌注，改进了经皮引流成功率，从而避免了外科手术[3, 21, 36, 47]。尽管腔内容物较多并且导管位置合适，但多房脓肿或腔内容物黏度较高的脓肿使引流减少或没有引流，溶栓剂对这类脓肿很

有帮助。引流的困难是由于在脓肿中纤维蛋白基质沉积，导致堵塞导管[3, 21, 36, 47]。使用溶栓剂的基本原理是它们具有引起纤维蛋白溶解的能力，这包括通过激活来自纤溶酶原的纤溶酶降解纤维蛋白（图 72-18）。纤溶酶使分隔和结节溶解，使液体流动[3, 21, 36, 47]。溶栓剂如组织纤溶酶原激活剂（tPA）和尿激酶也起到降低脓肿内容物黏度的作用，从而促进导管引流[3, 21, 36, 47]。对于脓肿的治疗，这是一种安全的疗法，并且出血风险极小，甚至对于正在接受预防性抗凝治疗的患者也适用[3, 21, 36, 47]。

在我们机构，tPA 是溶栓治疗的首选药物。我们机构的首选剂量是 4～6mg 的 tPA 与 50ml 的 0.9% 盐水重组[21, 47]。注入的 tPA 的体积根据空腔的大小进行调整，通常为初始空腔体积的 30%～50%[21, 47]。将重组的 tPA 注入脓腔，将导管夹紧 0.5～1h[21, 47]。时间结束时，打开导管进行重力引流。我们常规 3 天给 6 次 tPA（每天 2 次）。在完成 tPA 给药后，进行 CT 诊断成像以评估溶栓治疗的疗效。在引流治疗过程中，与后期输注相比，早期输注溶栓剂提高了引流成功的可能性[3, 21, 36, 47]。在 250ml 无菌生理盐水中加入 250 000U 重组尿激酶，以达到 1000U/ml 的浓度，并将尿激酶的剂量分成三等份，24h 内给药[48]。每次等分后，在打开导管进行重力引流之前，将导管夹持 0.5～2h。

4. 真菌脓肿

真菌性脓肿在住院患者中日益常见，大多在免疫功能低下患者、老年人和重症监护病房患者中发生[49, 50]。虽然在技术上非常成功，但是由于临床失

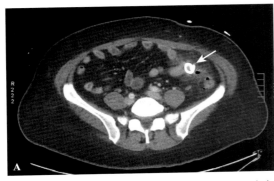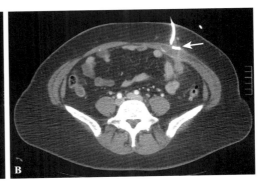

▲ 图 72-16 经皮穿刺引流后导管脱出

A. 65 岁男性，小肠憩室脓肿，轴位 CT 显示，左下腹部经皮引流导管置入后。导管尖端在脓肿（箭）内的适当位置。患者 2 周后出现引流减少。B. 随访 CT 显示导管已从腹腔内位置缩回至皮下组织（箭）。在透视引导下，导管成功地重新定位至脓肿

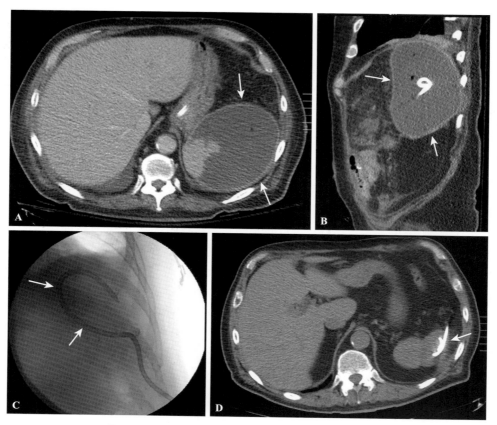

▲ 图 72-17　更大导管与更多的侧孔提高脾周脓肿引流成功率

A. 54 岁男性，轴位增强 CT 图像显示脾周较大脓肿（箭）。B. 尽管导管（箭）位置适当，矢状位 CT 图像显示脓肿仍持续性存在。C. 透视图像显示通过导丝（箭）将具有更多侧孔的大口径导管放置到脓肿。D. 2 周后 CT 显示脓肿完全消退（箭）

败率较高，经皮真菌脓肿引流的成功有限 [49, 50]。这些脓肿中最常见的真菌是白色念珠菌（79%），其次是假丝酵母菌 [49, 50]。Varghese 及其同事报道了经皮真菌脓肿引流的技术成功率为 79%，临床成功率为 57%。真菌性脓肿临床预后不良的预测因素包括影像学上出现菌斑、有恶性疾病史和入住重症监护病房 [49, 50]。在这种情况下，可通过放置直径较大的导管或增加侧孔数目来优化引流 [49, 50]。

5. 交通性瘘管的脓肿

腹腔内脓肿常因与腹部周围结构发生瘘管连通而复杂，这往往会影响有效的引流 [2, 9, 19, 20, 29, 36]。瘘管连通的危险因素包括克罗恩病、憩室炎、胰管损伤和肠手术后脓肿形成。在处理腹腔脓肿时应怀疑瘘的存在。瘘的诊断通常是在透视引导下将造影剂注入引流导管 [3, 36]（图 72-19）。口服阳性造影剂的 CT 检查也可以用来确认疑似肠瘘的诊断。瘘的存在还通过引流液的性质和外观的变化来提示。

如脓肿的初始化脓性引流转变为类似于来自其他体腔的流体，如胆汁、肠内容物、尿液或胰腺液体 [3, 36]。另一个高度提示瘘的征象是从导管持续引流排出物 [3, 36]。

脓肿与其他腹部结构形成瘘时，治疗比较复杂和具有挑战性，特别是肠管形成瘘。通常需要延长导管引流时间，因为过早拔除导管会导致脓肿复发，这是由于液体的重新积聚。在这些患者中，手术仍然是最终的治疗方案。对于那些手术条件差的患者，治疗方案通常包括延长导管引流数周至数月以便愈合并关闭瘘管。在许多情况下，患者不适合外科治疗，辅助治疗可促进瘘管愈合 [18, 20, 29, 36]。如内镜胆道支架置入用于胆道分流的括约肌切开术对于胆道损伤的感染性胆瘤患者有效，因为这可使胆道内引流并减少胆汁渗漏进入脓腔促进愈合 [18, 20, 29, 36]。类似地，对于由创伤后尿漏引起的感染性尿瘤的患者，可通过输尿管支架或经皮肾造瘘实现尿路

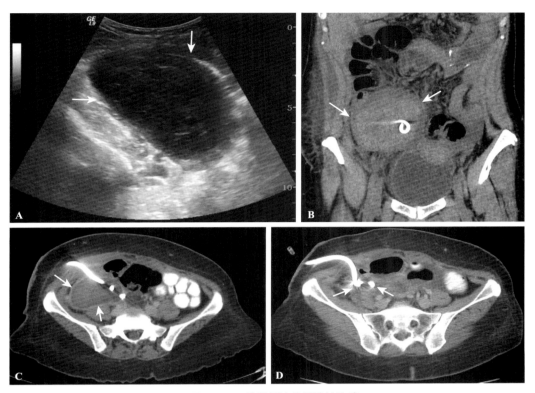

▲ 图 72-18　脓肿引流使用溶栓治疗

A. 67 岁男性，横断面超声图像显示腹膜腔内多房脓肿（箭）。行经皮脓肿引流术。B. 2 周后 CT 图像显示脓肿持续存在，尽管导管位置适当（箭）。脓肿腔内高密度提示有黏液成分，脓肿内灌注 tPA。C. 6 次 tPA 治疗后 CT 显示脓肿内容物（箭）液化。D. 术后 1 周复查 CT 显示脓肿腔（箭）完全塌陷

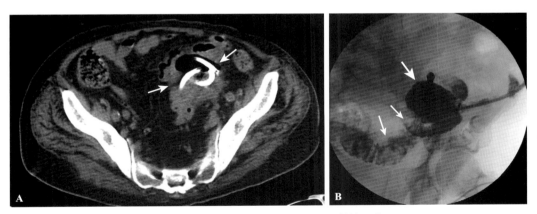

▲ 图 72-19　乙状结肠憩室脓肿伴乙状结肠瘘

A. 轴位 CT 图像显示与乙状结肠憩室炎（箭）相关的憩室脓肿的经皮引流导管。患者从导管持续引流 4 周。B. 透视下注射造影剂进入脓肿腔（粗箭），显示脓肿腔与乙状结肠（细箭）的瘘管交通

从尿瘤分流，以帮助瘘闭合 [18, 20, 29, 36]。对于高输出量肠瘘患者，可能需要长期肠外营养并避免口服营养 [18, 20, 29, 36]。

（八）特殊部位脓肿

1. 肝脓肿

肝脓肿通常由化脓性或阿米巴引起 [3, 51-54]。其

他原因，如真菌和原生物，并不常见。化脓性肝脓肿最常见于美国，而阿米巴肝脓肿占全世界肝脓肿的大多数病例[3, 51-54]。尽管抗生素治疗取得了进展，但肝脓肿仍有显著的发病率和死亡率[3, 51-54]。

化脓性肝脓肿通常由腹部手术、创伤、肿瘤性疾病、胆道疾病或免疫缺陷患者的菌血症引起[3, 18, 51-54]。腹腔内感染如憩室炎和阑尾炎常常由门静脉细菌血症导致肝脓肿，然而，由于抗生素对这些病症的治疗改善，肝脓肿的发病率已经下降[3, 18, 51-54]。肝脓肿也可能是肝胆外科手术的并发症，包括胆肠吻合、肝移植和局部治疗，如经动脉化疗栓塞和经皮肿瘤消融[3, 18, 51-54]。除了腹痛、发热、寒战等腹腔脓毒症的特征外，肝脓肿患者还伴有白细胞增多和胆红素及碱性磷酸酶升高[3, 18, 51-54]。脓肿可以是单发或多发（46%～71%）[18]。孤立性脓肿中最常见的微生物是肺炎克雷伯菌，多发脓肿最常见的是大肠埃希菌[3, 18, 51-54]。单发化脓性脓肿通常位于肝右叶，而多发脓肿通常发生在两叶[3, 51-54]。未经治疗的化脓性脓肿几乎是致命的[18]。在超声检查中，化脓性脓肿表现为囊性或低回声灶，内有碎片，后部回声增强[18]。阿米巴脓肿表现为圆形或椭圆形病灶，均质低回声，无不规则壁，如化脓性脓肿所见[18]。CT 表现为低密度肿块，边缘强化，周围水肿形成低密度晕圈[3, 18]。

化脓性肝脓肿治疗的基本规则是早期介入手术或经皮引流和肠外抗生素[7, 9, 18, 54-57]。单个脓肿可以通过超声引流，而多个脓肿通过 CT 引导引流[7-9]

（图 72-20）。经皮穿刺引流术对 70%～94% 的患者有效[7, 9, 18, 53, 58-60]。多发性或多房脓肿伴有潜在并发症、系统性脓毒症、延迟诊断或真菌重叠感染的患者的发病率和死亡率较高[7, 9, 18, 53, 58-60]。

阿米巴肝脓肿在世界范围内很常见，由溶组织阿米巴引起[9, 18, 61]。它们常见于生活在或最近前往流行区旅行和免疫缺陷人群[9, 18, 61]。阿米巴肝脓肿通常是单发的，在肝的右叶，位于肝包膜下[9, 18, 61]。阿米巴肝脓肿重要的治疗方式是甲硝唑药物治疗[9, 57]。选择引流仅限于药物治疗失败、脓肿＞6cm，以及破裂风险增加的患者[9, 57, 61, 62]。阿米巴脓肿比化脓性脓肿治疗反应更佳[9, 57, 61, 62]。

2. 脾脓肿

脾脓肿是一种少见病，发病率小于 1%，然而，在免疫功能低下的患者发病率呈升高趋势[3, 18, 63, 66]。脾脓肿通常因继发于心内膜炎引起的转移性血源性感染、邻近感染部位和外伤造成[18, 63-66]。由于脓毒症和脾破裂的危险，脾脓肿可伴随较高的发病率和死亡率[3, 18, 63, 66]。早期诊断和干预对改善预后至关重要。患者通常表现为左上腹部疼痛、发热和白细胞增多[3, 18, 63, 66]。影像学对脾脓肿诊断敏感性为 75%～96%，CT 优于超声[18, 63-66]。经皮脾脓肿引流伴抗生素治疗成功率在 75%～100%，可代替脾切除，并保留了脾功能，因此经皮脾脓肿引流是治疗单发病灶的有效策略[3, 18, 63, 66]。对于多发性脾脓肿的患者，除手术风险高的患者外，脾切除是首选方案[3, 18, 63, 66]。对于经皮引流，肋下入路是首选，可

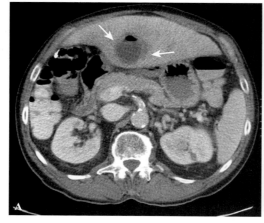
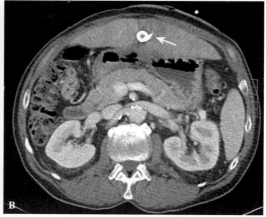

▲ 图 72-20 经皮肝脓肿引流术
A. 增强轴位 CT 显示肝左叶（箭）边缘强化的含气脓肿。B. 脓肿引流术后 2 周增强扫描显示肝左叶脓肿（箭）好转

以避免穿透胸腔，但有时也需要肋间入路，因为脾脏位于膈下[3]。多房、分隔、含黏液成分和脓肿破裂伴出血是导管引流的相对禁忌证，首选外科手术[18,63-66]。

3. 胰周脓肿

胰腺周围积液、胰腺假性囊肿、胰腺脓肿和胰腺坏死是急性胰腺炎的常见表现[18,35,67-71]。当胰腺周围积液和假性囊肿过度感染时，经皮引流是一种治疗方法[18,35,67-71]。非感染性胰腺假性囊肿或胰腺周围积液可保守观察，仅当出现症状，如复发腹痛、占位效应引起胆道或肠梗阻、囊内出血或积液增大时，需经皮引流[9,67,68,71,72]。临床上经常怀疑重叠感染，增强 CT 扫描有助于诊断[18]。然而，经皮引流前应经皮抽吸行革兰染色和培养[3,34,35]。据报道，经皮引流术治愈率在 65%～90%，而引流无效情况下，应手术治疗[18,35,67-71]。CT 是胰腺周围积液经皮引流的首选，因为它们通常位于深层并且解剖结构复杂[18,35,67-71]（图 72-21）。与胰腺炎有关的积液或脓肿常常导致导管引流时间延长（数周至数月），特别是与肠或胰管有瘘管连通的积液[3,19,67]。在一些瘘的患者中，成功地反复经皮引流也是可能的[18]。

CT 显示胰腺和胰腺周围坏死，为液体密度物质的积聚。这种坏死物质是黏液性，通常不会完全通过导管引流[3,9,67,68,71,72]。疑似感染性胰腺坏死的病例中，可以进行针吸活检以确认感染[3,9,67,68,70-72]。如果坏死区域没有感染，推荐支持性治疗[3,9,67,68,70-72]。如果该区域被感染，提示需手术。对于不适合手术的危重患者，经皮引流可以作为外科手术术前的临时措施[3,9,67,68,70-72]。如果存在明显的碎片或脓肿内容物厚且黏稠，则通常需要大口径导管，如 20F 至 30F 导管，用于引流感染的假性囊肿或感染性胰腺坏死[18,35,67-71]。积极的导管治疗与冲洗是有帮助的[3]。

4. 腹膜后脓肿

腹膜后脓肿最常见于胰腺或肾脏。肾脓肿在肾结石、肾积水、败血症和糖尿病等肾脏疾病患者中很常见[18]。肾脓肿可局限于肾实质内，或外部破裂表现为肾周脓肿[18]。如果肾或肾周脓肿与尿路梗阻有关，则需要经皮肾造口术以解除梗阻，并可用作取石的通路[18]。感染性尿瘤也可表现为腹膜后脓肿。对于创伤后尿漏所致的感染性尿瘤，可能需要通过输尿管支架或经皮肾造口进行尿流改道以促进愈合[18,20,29,36,73]。

髂腰肌内的脓肿可能继发于手术、穿透性创伤、血源性传播、脊髓骨髓炎或结核的扩散、肾脓肿或炎性肠病[18,74]。髂腰肌腔内的脓肿最好在 CT 引导下引流，因为它们能够显示脓肿的位置和程度及其与邻近结构的关系[18]。

5. 盆腔脓肿

盆腔是形成脓肿的常见部位，尤其是术后患者，主要原因是盆腔位置较低[18]。盆腔脓肿的其他常见原因包括憩室炎、阑尾炎、克罗恩病、照射后肠瘘和盆腔炎性疾病[3,18]。有几种安全的路径可以用于盆腔脓肿的有效引流，包括经臀部、经阴道和经直肠途径，因为覆盖的肠管、膀胱阻碍了直接从前侧或前外侧入路[2,3,9,18,36]。超声引导下经阴道或

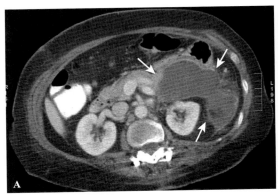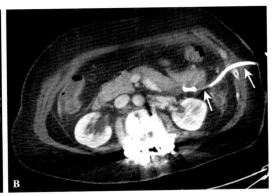

▲ 图 72-21　经皮胰周积液引流术

A. 45 岁急性胰腺炎，增强 CT 扫描显示胰腺尾部（箭）附近有大量积液。B. 经皮穿刺引流术后，轴位 CT 显示胰腺周围脓肿（箭）消失

经直肠引流，CT引导下经臀部引流。

在经臀部入路中，针达到骶棘韧带的尾部，并且穿过坐骨孔[2, 25, 40, 75]（图72-22）。为了避免侵犯坐骨神经和臀上、臀下血管，同时与直肠保持一定的距离，导管必须尽可能靠近骶骨通过[2, 25, 40, 75]。经臀肌入路一个常见缺点是明显臀部疼痛和不适[2, 25, 40]。

经阴道入路为阴道穹隆顶部脓肿引流提供了最直接的途径[2, 76-78]。经阴道入路通过腔内探头引导下进行，便于导管插入[2, 76-78]。然而，这种方法不适合于骶前间隙或坐骨直肠窝内脓肿[2, 76-78]。对于位于盆腔高位脓肿，由于存在损伤膀胱、肠或血管结构的风险，因此经阴道途径也不是首选[2]。从技术上讲，因为阴道是肌肉结构，所以穿刺、扩张和放置导管可能有一定的困难[2, 76-78]。

6. 肠管脓肿

(1) 憩室脓肿：急性憩室炎合并脓肿约占25%。

憩室脓肿最初以炎症部位的微小穿孔开始，形成微脓肿，逐渐扩大形成较大脓肿[3, 9, 12, 79]。如果没有积极的治疗，这些脓肿可能破裂，导致腹膜炎[3, 9, 12, 79]。用抗生素治疗急性憩室炎，脓肿发展需要经皮或手术引流[12, 28, 40]。经皮引流术在憩室脓肿中的作用通常是在手术之前适时地缓解发热和其他症状，手术切除包括受影响的结肠段[3, 12, 28, 40]。经皮引流主要受益的患者是局限性穿孔并没有排泄物溢出的情况下[3, 12, 28, 40]。经皮穿刺引流术治疗憩室脓肿疗效确切，成功率达90%，脓腔减压效果良好（图72-23）[3, 12, 27, 28, 40, 80, 81]。经皮引流联合抗生素治疗限制了急性复杂性憩室炎多期结肠手术的发病率[3, 12, 28, 40]。

(2) 阑尾脓肿：阑尾周围脓肿可为急性阑尾炎（术前）或阑尾切除术（术后）的并发症，阑尾术后发生率为2%～3%[9, 18, 79, 82, 83]（图72-15）。在急性

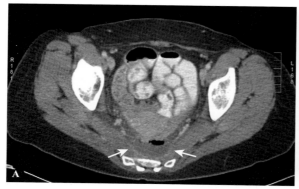
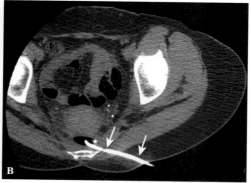

▲ 图 72-22　骶前脓肿经臀部引流

A. 67 岁直肠癌，手术后，CT 增强扫描显示骶前脓肿，其内见气液平面（箭）。B. CT 引导下经臀部脓肿引流，置管于骶前脓肿（箭）

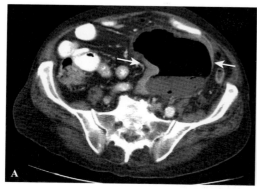
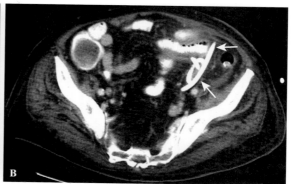

▲ 图 72-23　51 岁女性，憩室脓肿经皮引流

A. CT 增强扫描显示巨大憩室脓肿（箭）。B. 经皮穿刺引流术后 2 周的轴位 CT 显示憩室脓肿腔（箭）完全塌陷

穿孔性阑尾炎患者中，手术引流死亡率很高[84]。经皮引流阑尾周围脓肿作为临时治疗措施可以消退急性炎症，从而限制术后的发病程度[9, 18]。手术者条件较差，经皮导管引流可以替代手术[3]。

(3) 克罗恩病：在克罗恩病的患者中，脓肿可自发或于手术后发生[18]。克罗恩病患者脓肿的形成有多个因素，病因包括受累肠襻病灶的直接蔓延、血源性扩散、腹膜污染和术后吻合口破裂[9, 11, 18, 29, 85]。脓肿最常见于肠系膜叶之间、相邻肠襻之间、前腹膜、右髂窝、后腹膜后或盆腔内[18]。由于肠管同时受累，克罗恩病患者的腹腔内脓肿常常与肠瘘形成有关，这需要手术治疗[18, 29]。克罗恩病腹腔脓肿在明确外科干预之前，经皮引流通常具有缓解作用，因为疾病本身具有慢性、复发性[11, 18, 29, 85]。这类患者需要几周的导管引流，以允许与肠道的瘘管愈合[11, 29, 85]。瘘管愈合倾向于依靠肠道休息、肠外营养和长期导管引流[11, 29, 85]。与自发性脓肿比较，术后脓肿经皮引流的成功率较高[9, 11, 18, 29, 85]。

7. 腹腔脓肿

感染性腹腔积液是术后常见的并发症，常常延长住院时间，增加并发症和死亡率。由于术后腹腔脓毒症高达 30% 的死亡率，因此需要对这些患者进行早期干预和治疗[5, 18, 86, 77]。腹腔脓肿较高发病率与反复手术有关，因此经皮导管引流术是治疗术后脓肿的首选方法[5, 18]。然而，术后脓肿的准确诊断非常重要，能够避免引流未感染的炎性积液。由于术中冲洗、水肿、陈旧血液和炎性改变导致的积液，在术后立即诊断腹腔脓肿较为困难[18]。一般建议术后第8天进行CT检查，以准确显示腹内脓肿[18]。在诊断腹腔脓肿后，经皮引流作为治疗方案，或者再次手术前经皮引流作为临时治疗方案[18]。术后限制积液引流因素包括吻合口裂开、多处闭塞、积液黏度增加[18]。肠吻合口处的脓肿通常与肠有瘘管相通，这需要延长导管引流时间或外科干预[18]。然而，一些情况下，吻合口瘘可能通过单独经皮引流而愈合和恢复[18]。

腹腔脓肿也可能由先前存在的积液如血肿、胆汁瘤、尿瘤、甚至腹水的重叠感染引起，并且可通过经皮引流成功治疗[3]。肝胆外科手术中，医源性胆管损伤所致的胆汁瘤通常有 45% 以上的病例存在

持续性胆瘘[88]。为了促进充分愈合，感染性胆瘤的引流应辅之以另外的内镜或经皮手术，如胆道支架或经皮肝穿刺胆道引流术，以将胆道从损伤部位分流[3, 88]。血肿感染尽管有足够的液化，但常常不能很好地引流，并且可能需要给予溶栓剂如 tPA 以改善引流[3, 21]。有效的经皮引流感染的大量腹腔积液往往需要放置多个导管[3, 8, 39]。腹腔内较大脓肿的引流可以通过超声或 CT 引导很容易完成[3]。然而，需要仔细选择经皮穿刺引流的路径，以避免血管或肠管损伤。

上腹部脓肿通常由肝、胃或结肠的病变引起，并且因其受累程度和与邻近器官结构关系，因此上腹部脓肿具有复杂性[2, 36]。这需要应用 CT 经皮引导来引流这些复杂脓肿，特别是后上腹部区域的脓肿，它们位于胃前部、肝和脾侧以及肾和后部骨包围[36]。可以使用越过肝脏周边的经肝和胃路线[36]。

膈下脓肿在经皮引流方面具有较大困难，因为大多数病例需要穿过胸部[2, 36]。损伤胸膜可能导致并发症，如气胸、血胸、胸腔积液转化为脓胸[2, 36]。左膈下脓肿与脾切除术相关，而右膈下脓肿可能与肝脏外伤或肝脏手术有关[2, 36]。尽管在没有合适的肋下路径的情况下，可能需要通过肋间入路，但是膈下脓肿最好通过肋下入路引流以避免损伤胸膜[2, 36]。对于膈下脓肿，尽可能从尾侧及前侧入路引流，以避开胸膜，因为与后侧胸膜相比，前侧胸膜反折更偏向头侧[2, 36]。超声和透视联合引导最适合肋下入路引流膈下脓肿（图72-13）。在此过程中，首先在超声引导下通过肋下路径将针头放置到脓肿。然后，在透视引导下，用针操纵导丝到膈下的位置。然后使用导丝路径通过 Seldinger 技术将导管放置到膈下位置[2, 36]。经皮引流也可以在 CT 引导下进行，通过机架角度将导管放置在膈下位置[2, 36]。膈下脓肿引流期间，患者可能出现肩膀或肩胛骨区域的牵涉性疼痛，这种症状通常在脓肿引流后消失[2, 36]。

8. 肿瘤脓肿

肿瘤脓肿罕见，原因为肿瘤坏死伴感染[2]。在大多数病例中，恶性肿瘤患者发生重叠感染，可以直接诊断[2]。在其他情况下，肿瘤切除后脓肿也可以在术区形成[2]。增强 CT 和 MRI 扫描显示脓肿内

实性区域不规则强化，为诊断提供有益的线索。肿瘤脓肿应避免经皮引流。经皮引流不能治愈肿瘤脓肿，而且大多数情况下，需无期限放置导管[2]。脓毒症患者或肿瘤手术前，可以对危重患者行经皮引流术。在经皮肿瘤脓肿引流之前，需要与患者、家属和转诊医师进行讨论[2]。

四、结论

如果腹腔脓肿治疗不及时，其死亡率很高。影像引导经皮引流是一种微创技术，在感染性脓肿的治疗中有重要的价值。本章旨在为放射科医师介绍经皮腹腔内脓肿治疗的概况，以及常规病例和复杂病例的治疗策略。

第九篇

胆囊和胆道
Gallbladder and Biliary Tract

Textbook of Gastrointestinal Radiology
(4th Edition)

胃肠影像学（原书第 4 版）

第 73 章　胆囊和胆道的正常解剖与检查技术

Gallbladder and Biliary Tract: Normal Anatomy and Examination Techniques

Mary Ann Turner　Ann S. Fulcher　著

曹　崑　译校

技术的快速进步及非侵袭性与侵袭性两方面技术的改良提高了影像学方法对胆道系统病变的精准诊断能力。超声和 CT 可用性广、操作便捷、诊断准确性高，是一线影像检查方法。磁共振胰胆管造影（MRCP）被认定作为快速、准确、非侵袭性评价胆道的方法，一定程度上已经取代诊断性内镜逆行性胰胆管造影（ERCP）。现代的 MR 和 CT 技术包括使用胆道排泌的造影剂以及采用后处理重建，如多平面重建（MPR）、最大密度投影（MIP）和容积重现（VR），能够精细评价胆道，达到高准确性以及良好的患者耐受性，并获得可以用于三维显示的数据。经皮经肝胆道造影（PTC）和 ERCP 是用于评价胆管系统疾病的直接胆道造影方法。这些技术是有创的，但也是安全和可以广泛应用的。PTC 和 ERCP 技术上的提高促进了各种介入性胆道检查方法的发展，包括经皮以及内镜入路。X 线片是胆囊和胆道影像中的重要方法。手术中和术后胆管造影的传统禁忌证仍未改变，两种方法都是进行直接的胆道系统显影，但是需要手术入路，诊断作用有限。胆道闪烁显像在胆道影像方面亦作用有限，主要用于证实急性胆囊炎和发现胆漏[1-17]。

一、解剖

（一）胆囊

胆囊是一个卵圆形器官，位于肝左右叶之间下表面的凹处。大小和形态可以多样，舒张状态的胆囊长度通常约为 10cm，径线 3～5cm。在迷走神经切断术后、糖尿病、有胆囊管或胆总管梗阻情况下，胆囊体积可以增大。正常容量是约 50ml。正常胆囊壁厚度为 2～3mm，黏膜为单层柱状上皮构成。胆囊通常被顶部腹膜贴于肝表面。少见情况下因腹膜返折部松弛，形成系膜，使胆囊有足够大的移动性，可以延伸入盆腔或左侧腹部、疝入小网膜囊，或形成扭转。约 10% 的情况下胆囊部分或全部位于肝实质内。

胆囊分为 4 个部分——底、体、漏斗、颈（图 73-1）。胆囊底为圆形的远端，可以凸出于前下肝缘的下方（图 73-2）。一种典型的畸形可以见于胆囊底，为分隔和部分折叠的胆囊壁形成倒锥形帽（phrygian cap）。体是胆囊的中间部分，可与十二指肠和结肠肝曲接触。漏斗（Hartmann's pouch）是在体和颈之间局部膨大的部分。胆囊颈位于体和胆囊管之间，指向肝门区。一种黏膜皱襞，交界区皱襞，常见于接近胆囊颈区。胆囊颈始终保持与主肝裂和门静脉右主支或门静脉主干的关系，是影像上的重要解剖关系[18-25]。

（二）胆囊管

胆囊靠胆囊管与胆总管（CBD）连接，胆囊管通常长 2～4cm，具有曲折的皱襞，螺旋式的 Heister 瓣（图 73-1）。胆囊管一般约在肝门和 Vater 壶腹中间位置，从右侧方向汇入肝总管（CHD），形成胆总管。胆囊管汇入肝总管的位置变异较多，

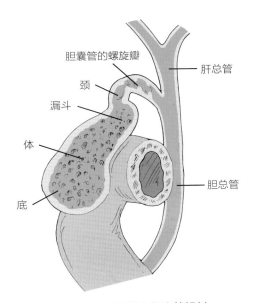

▲ 图 73-1　胆囊和胆囊管解剖
引自 Linder HH: Clinical Anatomy, East Norwalk, Ct: Appleton & Lange, 1989, p 421

高至肝外胆管上段或一支肝内胆管（通常为右侧），低至壶腹区。胆总管通常至少会沿 CHD 平行走行一小段距离，可能或前或后或螺旋式进入内侧面。两支管道也可能有较长的并行距离，且包绕于同一结缔组织鞘内[20-23]（图 73-3）。

（三）胆管

1. 肝内胆管

肝脏基于门静脉解剖和胆道引流分为右叶和左叶。右叶分为前段和后段，左叶由肝圆韧带裂分为内侧段和外侧段。胆管通常跟随肝内解剖分段，但也很常见有明显的分支方式变异。小的肝内胆管分支汇合成大的胆管，直至形成左右主肝管。正常情况下，左内侧段肝管和左外侧段肝管汇合形成左肝管主支。右肝管在接近 CHD 起始处即开始分支。约 60% 患者的右肝管有背尾侧分支，近端呈典型的

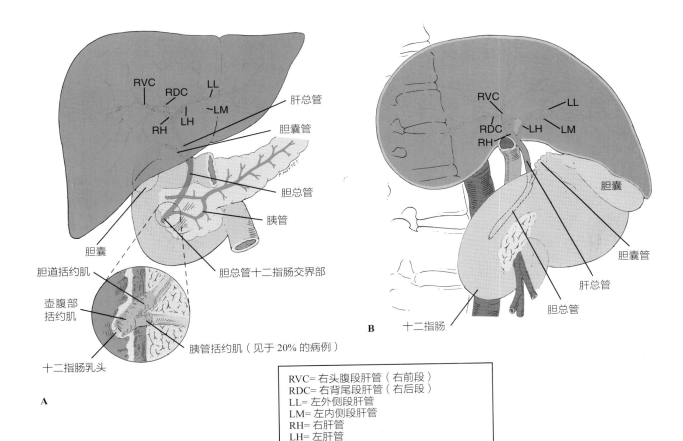

| RVC= 右头腹段肝管（右前段） |
| RDC= 右背尾段肝管（右后段） |
| LL= 左外侧段肝管 |
| LM= 左内侧段肝管 |
| RH= 右肝管 |
| LH= 左肝管 |

▲ 图 73-2　胆囊管解剖
A. 前面观。B. 旁矢状面观

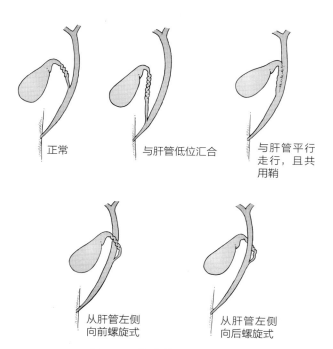

正常

与肝管低位汇合

与肝管平行走行，且共用鞘

从肝管左侧向前螺旋式

从肝管左侧向后螺旋式

▲ 图 73-3　胆囊管并入的解剖变异

鱼钩样形态，引流右叶后段，以及头腹侧分支，引流右叶前段。但是，分支的解剖学变异很常见，可能有时很难从正位胆管造影图像上区分前段和后段分支。常见的分支变异包括右叶前段或后段胆管引流入左肝管，或出现三支分支。左肝管位置常靠前，通常比右肝管长且宽些。左肝管有较长的肝外段，遇到梗阻时比右肝管更易于扩张，推测因为周围包绕的肝实质较少。尾叶引流变异较多，可能与左侧或右侧胆道系统有关 [18-29]。

2. 肝外胆管

右侧和左侧肝管起于肝，汇合后形成 3~4cm 长的 CHD，然后与胆囊管汇合形成 CBD。左肝管

及右肝管的汇合位置通常在刚出肝脏处，可能位置更低，导致 CHD 或 CBD 较短。CHD 从肝门区沿腹侧和下方走行在肝十二指肠韧带内，与位于其下方的门静脉和位于其内侧的肝动脉伴行。CHD 从下方走行时，向前再向后成角，跨越门静脉右支，走行至十二指肠球后，汇入胆囊管形成 CBD（图 73-1）。CBD 平均长度 6~7cm，通常分为胰上段、胰内段、壶腹段。约 70% 的远端 CBD 穿行于胰头，较少的情况下，CBD 位于胰腺后表面的沟槽处。CBD 进入十二指肠第二段的后内侧面，通过一个斜行的 1~2cm 长度壁内段通道，止于 Vater 乳头 [18-24]。

CBD 和胰管在壶腹区的精准汇合变异较多。最常见的是两支管道在十二指肠壁内汇合，有较短的共用管道（< 5mm）。有时，在壶腹为两个单独的出口，或在入十二指肠壁之前即汇合形成一支较长的共用管道（图 73-4）。Oddi 括约肌包绕共用管道，胆总管括约肌（Boyden 括约肌）包绕从进入十二指肠壁到与胰管汇合处的一段 CBD [30-32]。肝外胆管壁肌纤维稀少（除胆囊管和括约肌区域），且主要由弹性纤维组成。这使其能够快速改变大小以应对胆管内的压力变化。随年龄增长，弹性可能丧失，造成管道扩张，即称为老年性导管扩张 [33-36]。

3. 解剖变异

解剖变异和胆总管解剖异常很常见（见第 76 章）。虽然多数没有临床意义，但对这些变异的理解很重要，有助于避免误诊。解剖变异据报道见于胆管造影的 23%~46%，最常见累及区域为肝管分支和汇合入胆囊管处 [37]。迷走的右肝管（4.6%）在不同位置汇入（包括低至沿 CHD 或进入胆囊管），副右肝管（1.9%），以及胆囊管高位或低位汇入，

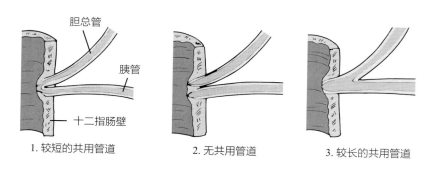

胆总管

胰管

十二指肠壁

1. 较短的共用管道

2. 无共用管道

3. 较长的共用管道

▲ 图 73-4　胆总管与胰管融合的类型

这些都是常见的发育畸形且具有临床意义，因为可能会因胆道手术致损伤[20, 22, 24, 25, 37]（见第 81 章）。

二、胆囊检查技术

现代胆囊影像包括基本的超声和 CT。虽然胆囊在 MR 上也很容易显示，但很少用于胆囊疾病诊断，因为 CT 和超声准确性好、快速、便宜且方便。但 MR 和 MRCP 可作为怀疑胆囊癌患者的初始影像检查方法，因为该方法更有利于评价病变范围和血管受侵情况。实时超声是胆囊病变的主要筛查方法。多排 CT（MDCT）具有快速生成上腹部等像素图像的能力，常作为胆囊病变的初始检查方法，尤其在肿瘤和复杂胆囊炎时[1-6, 10, 16, 17]。

（一）X 线片

腹部 X 线片是最简单和最便宜的影像检查方法，可发现胆囊病变，但预期发现能力很低，不能作为评价可疑胆道或胆管病变的基本检查方法。但是，它通常为上腹部疼痛患者的初始检查，而胆囊病变偶尔能够被显示。正常胆囊在 X 线片上不显示。只有 10%～15% 的胆囊结石因有足够的钙化密度使其能够在腹部 X 线片上显示。"瓷" 胆囊、气肿性胆囊炎、胆道钙乳症（见第 77 章）是其他一些因具有典型征象而能够在腹部 X 线片上诊断的病变。右上腹区的软组织密度肿物可能见于胆囊水肿或胆囊癌[38]。极少见非钙化胆固醇结石在腹部 X 线片上显示，因含氮裂隙形成的透光度高、向三方向放射状的表现，称为 "梅赛德斯奔驰" 征[39]。

（二）超声

实时超声是最广泛用于胆囊病变诊断的方法，也是胆囊疾病的基本筛查方法。超声上几乎所有禁食患者都可见到胆囊，除非有特殊体质或有病变存在。胆囊超声无创、快速且便捷，具可移动性，且因无放射性辐射，对孕妇及儿童都很安全。相邻的上腹部脏器可以同时进行检查。用于诊断性检查的成功率＞ 95%[4, 5, 40-43]。

目前为止，胆囊超声的最常见适应证是发现胆囊结石。总体来讲，大部分研究中，超声发现胆囊结石的敏感性、特异性和准确性为 95%～99%[4-6, 10, 40-43]。超声无法确定的比例很低[40, 41]。假阳性超声结果少见，可因为胆囊息肉、褶皱或胆固醇沉积症的存在导致[44]。虽然超声用于发现结石极佳，但它不能提供有关胆囊功能或胆囊管开放度的信息。在多发结石病例中，超声测量结石大小及数量方面有一定限度。超声对确定急性胆囊炎诊断有帮助。对急性胆囊炎合并胆结石及阳性超声 Murphy 征的患者，超声的阳性预测值达 92%、阴性预测值达 95%[45]。胆囊炎的并发症，包括胆囊穿孔、坏疽性胆囊炎、气肿性胆囊炎，很容易通过超声发现。胆囊癌、息肉、转移结节，以及腺肌症是具有超声典型征象的少见胆囊病变[4-6, 42, 43]（见第 77 章和第 79 章）。

1. 检查技术

胆囊检查需患者禁食至少 6h 以上。这样使胆囊最大限度扩张，提高发现结石的能力。对大多数患者，实时扫查使用 3.5 或 4MHz 探头。对较瘦患者或前位胆囊患者，5MHz 探头可以提供更高的分辨率。应采用尽可能高频率的探头，因为探头焦区长度与胆囊深度相同时，空间分辨率提高[4, 10, 46]。患者仰卧位开始检查。扫查位置为右侧肋下或某一低位肋间隙，约腋前线处。找到肝主叶裂，胆囊位于长轴方向（图 73-5A）。切面为长轴及横断面，以显示全胆囊。不同程度的吸气可能是必要的，以使胆囊移动避开重叠的肋软骨（图 73-5B 和 C）。可采用各种体位，侧卧位通常有助于显示胆囊、避开肠气、打开皱褶，并允许藏在颈部的小结石滚入胆囊底使其能够被发现。胆囊的各部位，尤其颈部，需要审慎扫查以发现隐藏的结石（图 73-5D）。深吸气可以用于使胆囊移动到肋下更容易扫查的位置。放大图像、高频率探头、直立位或 Trendelenburg 体位是有用的辅助方法。彩色多普勒超声可用于评价急性胆囊炎或坏疽性胆囊炎患者的胆囊动脉和胆囊壁血流情况，以及评价胆囊癌或胆囊转移性病变[47-49]。如果在常规的肝下位置没有发现胆囊，则需要进行其他体位的评估以除外位置异常。胆囊的检查总是要伴随胆道的检查。

2. 正常解剖

禁食患者的正常胆囊表现为卵圆形的超声透亮结构，有薄的（2～3mm）、均匀光滑的壁（图

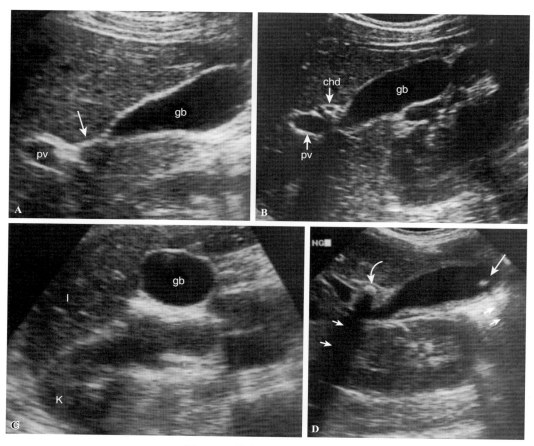

▲ 图 73-5　胆囊正常解剖的超声表现

A. 肝叶间裂的线状回声（箭）与胆囊颈有持续的关系，可以辅助超声对胆囊的定位（gb）。pv. 门静脉。B. 正常胆囊（gb）的长轴超声像。注意胆囊颈与门静脉（pv，箭）和肝总管（chd，箭）的关系。C. 正常胆囊（gb）的短轴超声像。注意与肝脏（I）和肾脏（K）的关系。D. 超声显示结石在胆囊的重力位置（长箭）。只有在直立体位仔细检查胆囊颈才能看到第二个结石在皱襞后方，阻塞胆囊颈（弯箭）。2 枚结石都具声影（短箭）

73-5B 和 C）。胆囊定位是通过找到肝主叶裂，为很明显的高反射线（因为门静脉周围脂肪延伸入肝裂）[50]（图 73-5A）。叶间裂是超声重要的界标，因其与胆囊颈有稳定关系。胆囊形态和大小多变，超声上的正常大小上限为长度 8～10cm、前后径 4～5cm。皱襞常见为贴近壁的回声点。交界区皱襞是胆囊体与壶腹之间的皱襞，是超声常见的解剖学变异。如果超声未发现胆囊，最可能的原因是之前有手术切除或因胆囊结石而形成瘢痕收缩。胆囊发育不良、胆囊壁钙化，以及壁内或壁外气体，是胆囊不显示的其他原因[51]（见第 82 章）。

（三）CT

CT 上腹部扫描，几乎总能找到禁食患者的胆囊。虽然胆囊结石常可见，但 CT 并不是用于发现胆囊结石的首选检查方法，因为相对超声而言，其敏感性低（80%～85%）、费用高[12, 41, 42, 52-55]。钙化的胆囊结石显示为胆囊腔内的高密度灶，非钙化结石表现为周围胆汁对比下的低密度充盈缺损。急性胆囊炎可以用超声或闪烁显影来准确评估，而 CT 常用于上腹部痛表现不典型或可疑复杂性胆囊炎时。CT 很容易显示壁增厚、胆囊扩张、壁水肿、分隔，以及胆汁密度增高，可以做出诊断。胆囊病变 CT 检查的主要适应证是胆囊癌诊断和分期（见第 79 章），以及评价胆囊炎的并发症，如穿孔和胆囊周围脓肿。少见病变，如瓷胆囊、钙乳胆汁，以及气肿性胆囊炎，很容易发现，在 CT 上有典型表现[12, 40-42, 53, 56, 57]（见第 77 章）。

1. 检查技术

胆囊通常作为常规上腹部检查的一部分进行扫描。上腹部多排 CT 采用快速静脉团注造影剂后单次屏气扫描。这样可以允许对胆囊观察，以及通过相邻肝脏、胰腺实质和血管的强化从而达到对胆囊壁、肝内胆管、肝外胆管的最佳显示。采用最新一代的扫描仪进行容积成像，可以进行多平面及不同层厚重建。2～5mm 层厚的图像用于常规阅片。1.5～3mm 的横轴位重建后处理，可用于明确可疑区域，最大限度发现结石。上腹部扫描常规需用口服造影剂。但是，为了发现小的非钙化结石，不用造影剂的扫描、薄层、窄窗，有利于最大限度发现结石[55, 57]。

2. 正常解剖

CT 上的正常胆囊是肝叶裂内的低密度、液性密度充盈、卵圆形的结构（图 73-6A）。正常胆囊壁薄（2～3mm），可以有强化。胆囊颈位于底的上内方。胆囊颈通常折叠，横断切面可能被部分切开。足侧方向，胆囊底向前及外侧突出，可接触前腹壁或结肠。十二指肠曲、肝曲和胃幽门是相邻的结构（图 73-6B 至 D）。胆囊大小、形状以及位置可能有显著的变异，但是，胆囊颈会保持相对肝主叶裂的位置。萎陷的胆囊可能在 CT 上难以辨识[12, 57]。

（四）胆囊闪烁显像

胆囊闪烁显像主要用于诊断急性胆囊炎。静脉注射 3～5mCi 锝 ^{99m}Tc- 亚氨基二乙酸（^{99m}Tc-IDA）复合物，示踪剂被肝脏摄取并快速分泌到胆汁，无结合，使胆囊和胆道显像（图 73-7）。在 1h 内进行多次前位成像。延迟显像至约 4h，在一些病例可能需要延至 24h。胆囊闪烁显像上不充盈的胆囊提示胆囊管的功能性梗阻，在有相应临床表现的情况下考虑急性胆囊炎诊断。如果胆囊充盈，则认定胆囊管扩张功能良好，不存在急性胆囊炎。这项技术对诊断急性胆囊炎敏感性和特异性高（95%～98%），是确定诊断的可选方法[58-61]。静脉注射硫酸吗啡和辛卡利特可以辅助胆囊充盈。辛卡利特是胆囊收缩剂的相似物，造成胆囊收缩，在检查前排空胆囊，

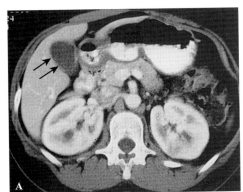

◀ 图 73-6　胆囊正常解剖的 CT 表现

A. 胆囊表现为肝叶间裂处的充盈液体的卵圆形结构（箭）。B 至 D 连续的 CT 扫描显示胆囊的正常位置（箭），位于肝左右叶之间，以及胆囊与胃窦的关系（C 和 D 的 *），十二指肠球（B 和 C 的 d）和十二指肠的 C 襻（d'）

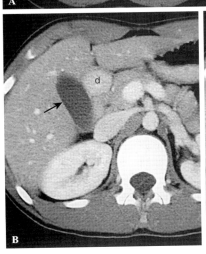

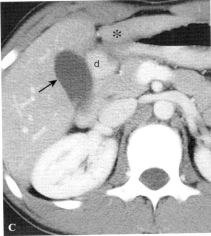

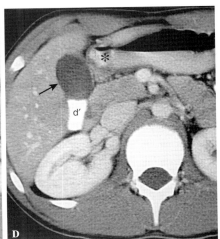

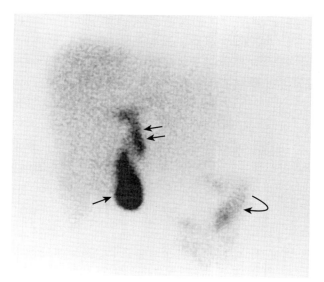

▲ 图 73-7　正常胆囊闪烁显像
前位成像在放射学核素注入后 30min 获取，显示正常胆囊（长箭）、胆管（短箭）和肠管（弯箭）

使胆囊更易于被示踪剂充盈。

（五）MRI

MRI 对胆囊和胆道系统的检查技术从 20 世纪 90 年代早期开始持续发展。胆囊通常作为肝脏和上腹部常规 MR 检查的一部分，采用 T_1 和 T_2 加权序列。对胆囊和胆管的成像技术可能需根据显示胆囊和胆管壁以及周围软组织或是显示腔内胆汁而有不同（见第 75 章）。

管腔成像需要胆汁和周围软组织的良好对比。亮水技术通常采用重 T_2WI 序列实现 MR 胰胆管造影。MRCP 技术的发展扩大了 MRI 作为无创技术进行胆道系统检查的价值。MRCP 采用重 T_2WI 序列，显示胆管、胰管以及胆囊内的液体为高信号，而相邻的实性脏器和流动的血液为弱或无信号，产生的图像类似 ERCP 图像（图 73-8）。虽然 MRCP 的初始目的是显示胆道和胰管，对未禁食患者进行偶然的或有目的的胆囊成像亦可行。在很多病例，胆囊管和其进入胆总管的位置也能显示。虽然 MRCP 可以获得胆囊的高分辨图像，但相对超声和 CT，它用于评价胆囊病变的作用主要限于解决问题，而不是进行基本诊断，除了胆囊癌。MR 提供对胆囊、胆管，以及周围组织的综合影像，这个特点最有助于对胆囊起源或累及胆囊的肿瘤进行

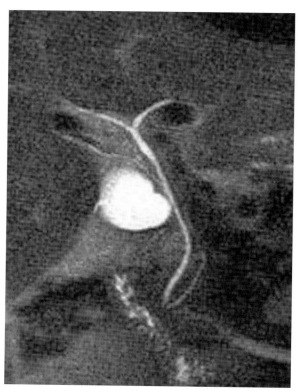

▲ 图 73-8　MRCP 示正常胆囊和胆管
重 T_2WI 冠状面显示胆囊、肝管汇合区、和肝外胆管

分期[12, 16, 62-66]。

1. 检查技术

胆囊和胆管的传统 MRI 检查包括 T_1 和 T_2 加权成像。T_1 加权抑脂序列、伴或不伴静脉注射钆螯合剂，对显示管腔可能有用。T_2 加权序列可用于评价周围软组织。重 T_2 加权 MR 序列用于 MRCP。自其引入后，很多序列被使用，包括二维快速回波和三维快速回波。RARE（半傅里叶快速采集并弛豫增强技术）技术优化使快速成像成为可能，因此实现了 18s 屏气全胆道成像[64-67]。典型 MRCP 检查包括多种不同角度成像，可以最优化显示胆道和胆囊。半傅里叶 RARE 序列减少了磁敏感伪影，如与手术夹和肠气相关的伪影。一种薄层、多层面技术常用于轴位和冠状位切面。从这些源图像可以进行 MIP 算法的三维重建。无须使用静脉或口服造影剂。

2. 正常解剖

MR 上，胆囊腔可以为高或低信号，基于胆汁的化学成分以及采用序列不同（图 73-9）。浓缩的胆汁在 T_1 和 T_2 加权图像上为高信号，而稀释的胆

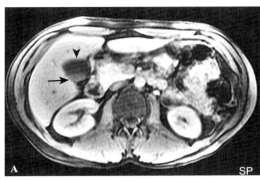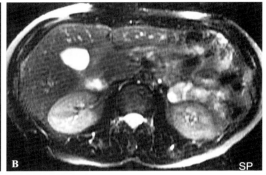

▲ 图 73-9　**MRI 示正常胆囊**

A. T₁WI 抑脂图像显示胆囊重力部位的高信号、浓缩的胆汁（箭）和胆囊非重力部位的低信号、浓度较低的胆汁（箭头）。B. T₂WI 抑脂图像显示胆囊内的胆汁为高信号

汁含水量增高，在 T_1WI 上为低信号。相对稀释胆汁，浓缩胆汁具有特异性的大比重，通常位于胆囊的重力部位。MRCP 上，无论何种成分的胆囊结石，都表现为相对周围高信号胆汁的低信号充盈缺损（图 73-10）。小至 2mm 的结石可以被发现。除了结石，MRCP 可以显示胆囊的肿瘤性病变及范围。胆囊腺肌症可以为偶然发现，即在胆囊壁内见到液体充盈的 Rokitansky-Aschoff 窦时 [16, 62, 64, 66, 68-71]。

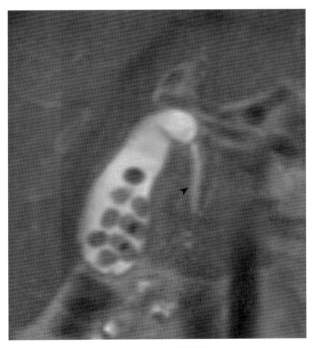

▲ 图 73-10　**胆结石**

MR 胆道造影显示多发胆囊结石为高信号胆汁内的多枚充盈缺损。肝外胆管（箭头）显示

三、检查技术：胆道

用于评价胆管的检查方法很多。在选择某种检查方法时，有几点因素需考虑，包括临床表现、所需的诊断信息、体质及既往手术所造成的解剖学改变。如果采用 PTC 或 ERCP 进行直接胆管造影，需考虑转为治疗性干预的可能。

超声和 CT 常作为可疑胆道病变患者的首选筛查方法，而 MRCP 应用更多见，目前已经被认为是胆道疾病的基本检查方法。MRCP 无创，可以快速扫描，显示肝内及肝外胆管、胰管和周围结构。虽然 CT 胆管造影已经在欧洲广泛应用于胆道评估，在美国为有限度地应用，但实际在临床中这项技术应用较少。CT 胆管造影提供的信息与 MRCP 相似，但需要在 CT 检查之前静脉注射胆道造影剂。这项技术有几项限制，包括使用造影剂的不良反应风险、使用的造影剂选择较少、不连续的胆道显影及胆道梗阻患者胆道显影不良。

PTC 或 ERCP 的直接胆道造影可以提供有关胆道解剖和病理学变化的详细信息，但是为有创检查。PTC 和 ERCP 也可作为非手术治疗手段的基本步骤，如胆道引流、支架置入、结石取出，或狭窄扩张。胆道闪烁显像有时可用于发现胆汁漏、评价胆肠吻合口，或诊断早期或节段性胆道梗阻。术中胆道造影及术后胆道造影是在胆管系统手术开放后进行胆管评价的标准方法。X 线片作用有限，较少用于明确胆管疾病。

（一）X 线片

胆管系统只有被气体或钙化勾画出轮廓时才能在 X 线片上发现。胆道系统内的气体通常为手术胆肠吻合所致。结石侵蚀进入胃肠道及消化性溃疡或肿瘤侵蚀入胆道是胆肠瘘形成的其他因素，可能造成胆道气体。少见情况下，胆管内的钙化结石在 X 线片上可见[38]。

（二）超声

超声主要应用于评价胆道系统结石、肿瘤或梗阻。实时超声能够显示胆管扩张，多数情况下提示胆道梗阻。肝外胆管可以在大部分患者被显示，无论体质或临床情况。大多数患者的胆管在横切面上为卵圆形，横轴位图像上的横径测量值与 ERCP 上的胆道管径密切相关[72]。CHD 是肝外胆道系统中最容易显示的部分，基本在所有患者均可以很快显示并测量[1, 4-9, 73]。肝内胆管很少能看见，除非扩张。远端 CBD 可能受十二指肠内气体遮挡。胆道超声的主要目的是发现扩张胆管，因为肝外胆管尺寸是发现胆道梗阻比较敏感的指征。肝内和肝外胆管扩张的早期改变在超声上很容易发现。经常会同时发现导致胆道梗阻的病变[4, 5, 73]。超声是评价肝内和肝外胆管扩张、周围邻近结构以及胰腺的准确且可信赖的技术。

1. 检查技术

胆道检查最好采用高分辨实时设备和尽可能最高频率探头：肥胖患者用 3.5MHz，体瘦患者用 5MHz。显示 CHD 和近端 CBD 最佳的方法是采用旁矢状面扫查，患者仰卧左后斜位或左侧卧位[74]。CHD 显示为近端门静脉主干或未分叉的肝右静脉前侧方的管状超声透亮区（图 73-11A）。肝右动脉在后方的门静脉及前方的 CHD 之间穿行。10%～15% 患者动脉在 CHD 前方。标准的 CHD 测量在该水平进行。测量为垂直扫描面从内壁至内壁的距离。可能需要肝门多普勒超声以区别胆管和邻近的血管结构[75]。

远端 CBD 很难显示，且经常由于十二指肠和结肠肝曲内的气体遮挡而无法显示。患者采用半立位（相对垂直面 60°），右侧后斜位比旁矢状面更容易显示[76]（图 73-11B）。这个体位可以减少胃窦和十二指肠内气体，允许液体进入胃窦和十二指肠，降低肝左叶位置，创造声窗。采用该技术，达 90% 的病例可以显示远端胆管。CHD 和胆囊管汇合点通常无法观察到。

肝外胆管系统扫查后，近端胆管和肝内胆管采用仰卧或左后斜位进行扫查。正常左右肝管可以分别通过沿未分支的门静脉右主支前方和门静脉左主支起始部位前方进行显示。

2. 正常解剖

正常肝内胆管径线＜ 2mm，通常不能显示。虽

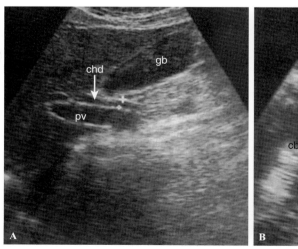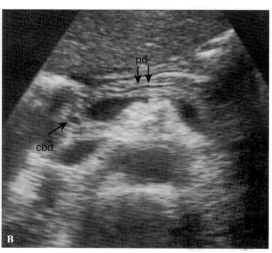

▲ 图 73-11　肝外胆管解剖的超声表现

A. 超声显示肝总管（chd，箭）位于门静脉前方（pv）。注意前方的胆囊（gb）。B. 半立位横断面超声像可见正常远端胆总管（cbd，箭）位于胰头内。胰管（pd，箭）亦可见

然肝内胆管的显示通常提示胆管扩张，但较大的中心肝内胆管偶尔可以通过采用 5MHz 探头在较瘦的正常患者中显示，位于左右叶近肝门区门静脉的前方。明显的肝内胆管扩张易于显示为"平行管道"征，由扩张的肝内胆管平行走行于门静脉分支的前方形成[1, 2, 4-7]。扩张的肝内胆管易出现后方回声增强，与静脉可以区分。彩色多普勒有助于区分胆管与小的肝内血管。尤其对肝左叶，并行的肝静脉和门静脉分支可能类似扩张的左肝内胆管[75]。

正常 CHD 超声测量值为 4～5mm 或更小。CBD 正常为 4～6mm，若为 6～7mm 管径则为可疑。这些测量值反映的是胆管内径。直径 > 8mm 则提示胆道扩张[4-6, 78-80]。因为没有 X 线片的放大效应，或由于注入造影剂造成的膨胀，超声测量的胆道径线小于直接胆管造影[81, 82]。肝内胆管径线的一些变化可能因胆道弹性所致，在正常生理充盈和排空、Valsalva 动作，或深吸气情况下能够快速扩张和收缩。肝外胆管径线是否会随年龄增长仍有争议。一项由 Wu 等[33]对 256 例正常人的研究认为 CBD 径线在 50 岁以后大概每 10 年增加约 1mm，认为明显的 CBD 扩张可以见于正常老年人。该项研究亦显示老年人的正常上限可以达 10mm。另外两项研究，病例数分别为 350 例[36]和 45 例[35]，支持了上述结果。但这些结果被 Horrow 等的一项 258 个病例的研究[34]驳斥，该研究未能证实在无症状成人群体中年龄和肝外胆管径线有关。

3. 胆道管径和胆道梗阻：局限性

超声发现扩张导管并诊断胆道梗阻的总体准确性 > 95%[73, 78, 80, 83]。但是，胆道管径不总是与胆道梗阻相关。不伴扩张的胆道梗阻可见于狭窄或小结石所致的低度或间歇性梗阻，以及硬化性胆管炎患者[84, 85]。或者，扩张导管可见于无梗阻但有既往胆道手术史，或梗阻消失的患者[86, 87]。即使梗阻解除，扩张胆管弹性降低仍可导致持续的胆管扩张。小肠动力不足、近期腹部手术史、营养不良或长期禁食都可引起胆管扩张，推测是间接导致抑制 Oddi 括约肌松弛的因素。扩张的 CBD 可见于正常无梗阻的老年人[33]。92%～95% 的病例，超声能够准确判断梗阻水平，并发现 70%～88% 的梗阻原因[5, 6, 73, 77]。

4. 胆囊切除术后的扩张

关于胆囊切除术后是否会发生胆道扩张一直是近年来文献中的争议问题。有认为在没有胆囊的情况下，CBD 会扩张作为胆汁的蓄水池。但两项研究提示，如果手术前 CBD 正常，通常术后也仍然正常，除非有病变影响[78, 88, 89]。对胆囊切除对胆管管径影响的重新评估发现，大部分患者没有明显的胆管代偿性扩张[79, 89]。一旦胆管扩张，它可能失去回缩弹性，再无法恢复至正常。相应地，一些胆囊切除术后患者有胆管增宽但没有胆管梗阻。胆囊切除术后 CBD 的最大上限值为 10mm[4]。常规建议对 CBD ≥ 6mm 的无症状患者应行进一步检查。

5. 脂肪餐或使用胆囊收缩素后的超声检查

服用脂肪餐后进行超声检查是可以提供功能信息的辅助方法，帮助检出需要进一步进行直接胆道造影的患者，并提高超声发现梗阻的准确性。这种方法对胆囊切除术后可疑梗阻但无胆管扩张表现的患者、管腔径线可疑的患者，以及无症状但有异常肝功能检查结果提示隐匿性梗阻的患者有帮助。需获取 CHD 的放大像，并在固定点测量管壁内径。若使用脂肪餐或静脉注入胆囊收缩素后，需在脂肪餐摄入 30～45min 之后或胆囊收缩素注入后 5～10min 再次测量 CHD 管径。脂肪餐和胆囊收缩素引起胆囊收缩，Oddi 括约肌松弛，胆汁流动增加。正常无梗阻的胆管管径缩小或无变化。管径增加，或者胆道初始扩张且无法收缩，提示一定程度的胆道梗阻，需行进一步评价。只有管径变化在 2mm 及以上才认为是真实变化[58, 90-92]。采用该标准，Simeone 等[90]报道采用脂肪餐超声检查发现 CBD 有无梗阻的敏感性约 84%。

（三）CT

CT 技术的持续发展，包括多排扫描技术的优化，提高了 CT 评价胆管病变的能力。采用高分辨扫描仪和精细的准直器，轻微扩张的肝内和肝外胆管亦可以清晰显示。上腹部 CT 扫描可以常规显示全 CBD[2, 93, 94]。图像不会受气体重叠限制。相比超声，CT 对确定肝内和肝外胆管管径更具可信性。而且，由于能够更完全而清晰地显示 CBD 全长，CT 比超声更能精准确定胆道梗阻部位和原因。既往超声被用作胆道梗阻患者的筛查方法，但 CT 和 MR 目前是一线的诊断性检查方法，不再作为超声之后用于改善数据或证实解剖的二线检查[2, 11, 12, 95]。CT 发现胆道梗阻的准确性为 96%～100%，确定梗阻水平为 90%，发现梗阻原因为 70%[2, 94, 96, 97]。据报道，CT 发现胆道结石的敏感性为 72%～88%[95]。而且，CT 常可以鉴别良恶性梗阻原因，可为活检进行引导，并对恶性肿瘤分期[98]。

1. 检查技术

良好的 CT 扫描需要静脉快速团注造影剂并在门静脉期快速扫描，通常为造影剂团注（100～150ml）后 70～80s。使用容积 MDCT 技术可以在 5s 内扫描覆盖全腹部，全面显示肝内及肝外胆管树。MDCT 扫描获得的容积数据可以进行多维度重建用于解读。标准重建包括 2～5mm 厚度的轴位图像。胆管树的高质量多平面（MPR）冠状位、冠斜位、曲面重建图像和三维重建可能有助于显示复杂解剖或绘出胆管而为手术计划辅助。对胆道梗阻病例，从常规扫描数据进行扩张胆管的冠状重建或三维重建，可以利用扩张胆管内的低密度胆汁相对邻近强化脏器和血管的阴性对比效果来达到良好显示[2, 73, 93, 94, 99, 100]。

为寻找 CBD 结石，扫描开始可以在无口服或静脉造影剂的情况下进行。虽然肠管内的致密造影剂有引起跨 CBD 区条形伪影的潜在可能，使细节显示模糊，但该伪影很少成为 MDCT 扫描的问题。十二指肠造影剂可能会掩盖壶腹区的致密结石，十二指肠乳头部憩室内的造影剂可能类似结石。CBD 壁内的滋养血管也可能类似胆总管结石。1～2mm 薄层重建或冠状位重建可以更好显示结石[2, 53, 55, 57, 73, 94, 101, 102]。选择合适的窗宽、窗位是必要的，帮助最优化显示从肝门区到胰腺内段的 CBD 全程。

多期图像包括动脉晚期和门静脉期，可提高对累及胆管的乏血管肿瘤的显示。延迟期（造影剂注入后 10～20min）被证实有助于胆管癌诊断。相对邻近肝实质，肿瘤内造影剂滞留增加[103, 104]。

2. 正常解剖

肝脏和上腹部的 MDCT 扫描中，CHD 和 CBD 全程常可以显示（图 73-12A～D）。CT 上肝内胆管的显示被认为是胆管扩张和梗阻的证据。但是，采用 MDCT 扫描、团注造影剂、2～5mm 层厚，可以在 40% 的正常人群中显示正常肝内胆管[105]。正常肝内胆管的平均管径为肝中心部位 2mm，外周部位 1.8mm。CT 上肝内胆管的显示并非确定提示胆道梗阻，一些正常肝内胆管也可以显示。若有显而易见的真实扩张的肝内胆管，则提示胆道系统病变。胆管显示为水样密度的管状分支结构，在肝门区汇合。左侧和右侧肝胆管走行于肝门区汇合，于门静脉前方形成 CHD[3, 73]。

CHD 和 CBD 通常在肝十二指肠韧带内可见[3, 73, 106, 107]（图 73-12A）。近段肝外胆管形成一个相当直、薄壁、低密度的管状结构，位于门静脉前外侧，向中线方向成角。约 6% 的正常人和 18% 的有扩张胆管的患者可见更为横向的走行[107]。远段 CBD 在横断面上显示为环状低密度结构，在胰头区或胰头后外侧的沟槽内（图 73-12B 和 D）。造影剂增强显示邻近血管结构、胰腺和肝实质后，正常 CBD 显示提高。至少 50% 的正常 CBD 可以在 CT 上显示。对比增强 MDCT 可以提高这个比例，尤其采用薄层重建（2～5mm）和冠状重建图像后。在一项优化扫描技术的研究中，正常 CHD 和 CBD 显示率分别为 66% 和 82%[73, 108]。采用 1mm 平均厚度和 1.5mm 最大厚度，胆管壁可单独显示。胆管壁的对比增强可见于正常人，不要与外周钙化或结石混淆。胆管壁的单独强化不要认为异常，即使它可见于胰腺炎、胆总管结石、硬化性胆管炎、胆管癌。

CT 上正常 CHD 管径为 3～6mm。通常认为 7～8mm 是 CBD 管径的正常上限，8～9mm 被认为是扩张[95, 108]。前后径测量是最准确的，因为 CHD 斜行走向，若进行横断面测量则可能造成人为的更大管径。肝外胆管的横轴面 CT 图像显示为连续的低密度环，随着管道穿行胰头而逐渐变细。梗阻水平与扩张和未扩张胆管移行的位置符合。

（四）CT 胆道造影

CT 胆管造影为经静脉注入造影剂分泌入胆汁，可以显示胆管系统解剖以及病理学改变，与直接胆管造影相似。这项技术用于腹腔镜胆囊切除术前和对肝右叶移植活体供体进行无创显示胆管解剖和变

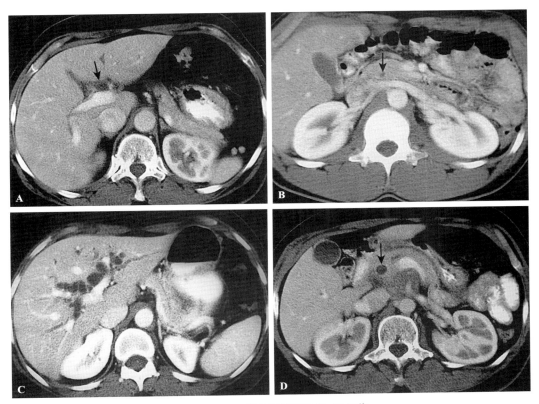

▲ 图 73-12　肝外胆管解剖的 CT 图像

A. 肝门水平的 CT 图像显示正常肝总管（箭）。B. CT 胰头切面图像上的正常胆总管（箭）。C. 扩张的肝内胆管显示为与强化的门静脉相邻的低密度分支状结构；D.CT 上见胰头内的扩张胆总管（箭）

异[109-112]。CT 胆管造影也用于无创性检出胆汁漏和胆管结石，以及评价可疑胆道梗阻[113-115]。多数报道使用静脉注入造影剂胆影葡胺，与既往静脉胆道造影所用的造影剂相同。造影剂注入需 20~30min，扫描在注入结束后 15min 开始[114, 115]。

造影剂注入后采集多排 CT 图像。用 MIP 和容积重建技术进行三维图像重建（图 73-13）。CT 胆道造影不常规使用，原因包括与静脉胆道造影剂相关的不良反应增加、引入造影剂后所需的检查时间增加、黄疸或血浆胆红素浓度增高的患者难以有效显示、可以提供相似信息且更快捷又无须引入造影剂的 MRCP 应用增加[109-115]。

（五）MR 胆管造影

MRCP 采用重 T_2 加权序列获得胆道和胰管内液体的高信号，使胆管从周围组织中显示出来。获得的图像类似 ERCP 所见。MRCP 自从 1991 年引入后经历了多次技术改进，现已可以进行胆管系统

的快速扫描并全肝外胆管持续显示，90%~100% 拥有正常管径胆管患者的大部分肝内胆管可以显示（图 73-8）。梗阻近端的扩张胆管基本可以 100% 良好显示。在评价胆总管结石、恶性梗阻及胆道系统解剖变异方面，MRCP 的诊断准确性可以与 ERCP 媲美。胰管的评价可以同时进行。MRCP 用于评价胆总管结石、恶性梗阻、先天变异和胆道系统术后改变的作用和准确性已有定论[116-126]（图 73-14）。经优化的 MRCP 提高了空间分辨率，可以显示小到 2mm 的结石。MRCP 不仅可以显示狭窄近端的扩张胆管，而且可以显示狭窄本身。MRCP 尤其对 ERCP 失败或不完全的患者有优势[122]。据报道，MRCP 发现结石的敏感性 89%~100%，特异性 83%~100%[125]。MRCP 目前被认为是胆道系统病变评价的诊断性影像选择。主要缺点是纯粹诊断性，不能提供治疗性干预（见第 75 章）。

1. 检查技术

最先进的 MRCP 现在可以采用 2D 和 3D 重 T_2

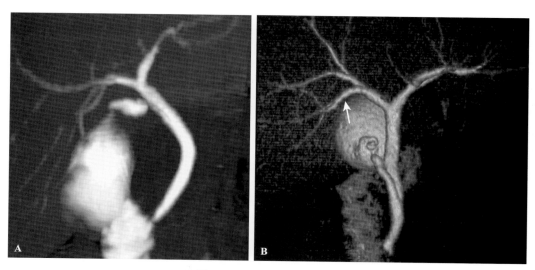

▲ 图 73-13　CT cholangiography

A. Coronal MIP CT cholangiogram acquired with 2.5-mm section thickness after intravenous administration of contrast material. B. Reconstructed oblique coronal volume rendered CT cholangiogram in a potential right hepatic lobe donor demonstrates normal branching anatomy of the bile ducts. (A from Wang ZJ, Yeh BM, Roberts JP, et al: Living donor candidates for right hepatic lobe transplantation: Evaluation at CT cholangiography—initial experience. Radiology 235: 899–904, 2005. Reprinted with permission. B courtesy Benjamin Yeh, MD, and Z. J. Wang, MD.)

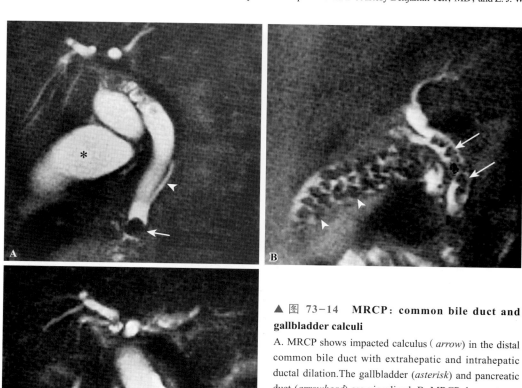

▲ 图 73-14　MRCP: common bile duct and gallbladder calculi

A. MRCP shows impacted calculus (*arrow*) in the distal common bile duct with extrahepatic and intrahepatic ductal dilation.The gallbladder (*asterisk*) and pancreatic duct (*arrowhead*) are visualized. B. MRCP demonstrates multiple calculi (*arrows*) in a dilated extrahepatic bile duct as well as multiple gallbladder calculi(*arrowheads*). C. MRCP demonstrates dilated bile ducts and stricture of the intrahepatic bile duct (*arrows*)from pancreatic head mass. (A and C from Fulcher AS, Turner MA, Capps GW, et al: Half Fourier RARE MR cholangiopancreatography: Experience in 300 subjects. Radiology 207: 21–32, 1998.)

加权序列获得，通常为 RARE（FSE 或 TSE）技术 [124]，其变体包括单次激发快速自旋回波（即半傅里叶采集单次激发快速自选回波，西门子）和快速恢复快速自旋回波 [124-127]。重 T₂WI 上胆管显示为相对低信号肝脏的高信号结构（图 73-8）。MRCP 相对直接胆管造影有多种优势。相对 ERCP 的优势尤其在于避免了造影剂的使用而且无电离辐射。ERCP 可能造成的胰腺炎、脓毒症和穿孔可以被避免，因为 MRCP 检查不使用器械。因完全无创，镇静药和术后恢复所需的高额费用完全被避免。

MRCP 可以用多种技术实现。多层面技术包含多次采集 3～5mm 厚度的胆管源图像，可以通过屏气或浅呼吸获得 [16, 116, 117]。使用该技术时，首先通过冠状面厚层图像采集来定位胆管（图 73-15A），然后定位肝外胆管的中 1/3 段，在该水平采集厚层轴位图像（图 73-15B）。该图像用于引导冠状面薄层（3～5mm）扫描找到合适角度以达到最优的胆管系统显示（图 73-15C 和 D）。虽然通常采用冠状面采集，横断面扫描对证实可疑的 CBD 结石有效。从薄层源图像可以用 MIP 算法或 MRP 技术进行三维重建。单次激发投射可以作为替代 MRCP 的技术 [62, 125, 127]。采用投影技术，单次厚层（30～70mm）图像可以 2s 采集获得。

技术的进步，如软件升级和相控阵表面线圈的应用，使单次屏气的高分辨胆管系统成像成为可能。通过单次屏气获取的快速成像消除了呼吸伪

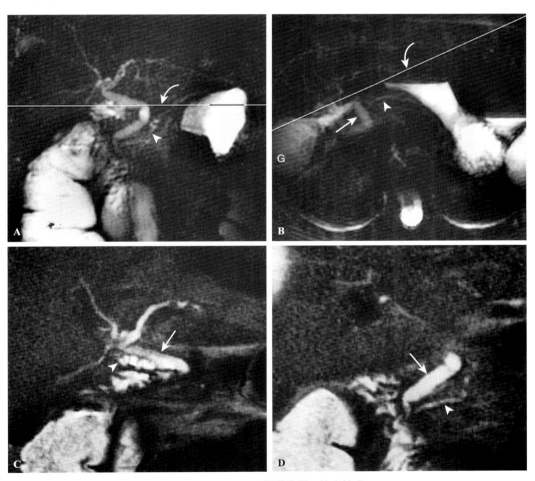

▲ 图 73-15　**MR 胆道造影：检查技术**

A. 冠状厚层（7cm）MR 胆道造影，一条定位线（弯箭）置于肝外胆管的中 1/3 水平，标示出轴位厚层图像获得的区域。可见胰管（箭头）。B. 在肝外胆管的中 1/3 段水平获得的轴位厚层（7cm）MR 胆道造影图像作为参照，预设角度（弯箭）以从冠斜面获得胆管的薄层图像。胆管（直箭）和胰管（箭头）显示。C. 冠斜位薄层（5cm）MR 胆道造影显示近段肝外胆管（箭）和胆囊管残段（箭头）。D. 冠斜位薄层（5cm）MR 胆道造影图像，在 C 图后方，显示远端胆管（箭）和胰管（箭头）

影。虽然建议使用屏气技术，但高质量的 MRCP 也可以在极度衰弱或呼吸机依赖而无法配合屏气的患者上获得。尽管 MRCP 是针对胆管的检查，常规 MR 的 T_1 和 T_2 加权序列也可显示正常胆管，呈 T_1WI 上低信号、T_2WI 上高信号的管状结构。常规 MR 的 T_1 和 T_2 加权序列也可提供关于邻近肝脏和胰腺实质的补充信息（图 73–16）。

对比增强 MR 胆道造影：采用造影剂强化胆道显示的技术一直在研究中。顺磁性或 T_1 弛豫增强的造影剂能够相当多地分泌入胆汁，可能用于使胆管系统呈高信号显示。钆贝葡胺（Gd–BOPTA，莫迪司，Bracco）、钆酸二钠（钆塞酸二钠，Gd–EOB–DTPA，普美显，Beyer）、锰福地吡三钠（Teslascan，Nycomed）这三种造影剂能够使胆汁高信号强化，使胆管良好显示。这些造影剂缩短胆汁的 T_1 弛豫时间，在 T_1WI 上显示为高信号。图像采集时间为静脉注射造影剂后 15～90min 时。这些造影剂应用于肝移植前的活体供者胆管解剖显示，以及肝移植后发现胆汁漏。缺点包括需要等待足够的造影剂分泌入胆道的时间、需开放静脉通路，以及造影剂的潜在风险 [12, 128]。至于这些造影剂是否相对内源性造影剂有重要缺点，或比采用重 T_2 加权序列的 MRCP 能更清晰显示胆管，尚不确定。

2. 正常解剖

正常管径的近段肝内胆管和全部肝外胆管常规能够在 MRCP 上显示。肝内胆管显示为低信号实质脏器背景下的高信号分支状管道结构。肝内胆管可以与含快速流动血液的低信号门静脉区分。从肝门区到十二指肠的高信号肝外胆管全程可见，与低信号实质脏器可以区分 [16, 62-64, 66]。常规 MR 上，约 50% 的正常肝外胆管可见。常规上腹部 MR 的轴位投照更易显示 CBD 胰腺内段，而正常肝内胆管通常不显示 [124-126]。

（六）直接胆道造影

尽管超声、CT 和 MRCP 对胆道疾病的准确性较高，在断面图像可疑、结论有差异、需要治疗性干预时，可能需要进行直接胆道造影（PTC 或 ERCP）。直接胆道造影用于证实胆管梗阻的有无，更精确确定阻塞性病变的位置和原因。直接胆道造影确定梗阻位置的成功率＞95%，确定梗阻原因的成功率＞90%。直接胆道造影之前均需行超声、CT 或 MRCP 以发现异常解剖、节段性梗阻的区域，以及肝内或肝外的占位病变，这些可能会改变胆管造影实施及解读的方式。直接胆道造影清晰显示胆道解剖，是决定手术、放射和内镜治疗计划的基本因素。现在有多种内镜和影像的介入手段可选，所以直接胆道造影常仅作为非手术的胆管介入方法的前序 [7, 15, 128-132]（见第 74 和第 78 章）。PTC 或 ERCP 直接胆道造影极少用于纯诊断目的，该作用在目前临床应用中已被无创的影像方法取代，尤其是 MRCP。

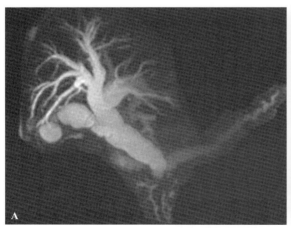
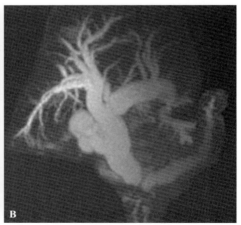

▲ 图 73–16　增强的三维技术 MR 胆道造影
A. 从 T_2 加权 MRCP 获得的三维 MIP 图像，在因胰腺癌而有梗阻和扩张的患者。B. 轻微旋转角度有利于更好显示远端胆管和胰管连接处

1. 经皮经肝胆道造影与内镜逆行性胰胆管造影对比

进行直接胆道造影的方式选择需基于几方面因素：临床情况、治疗性介入的可能性，以及是否拥有具丰富经验的内镜医师或放射医师。

虽然 PTC 和 ERCP 胆道造影提供的信息有很多相似性，在做决定之前，每种检查的长处和短处都需仔细权衡。两种检查都能够提供高质量图像胆管图像，能够评价肝内胆管或肝外胆管狭窄、胆道扩张、充盈缺损及漏。两种检查都允许从诊断性检查转为多种治疗性措施。

PTC 相对简单快速且便宜，成功率很高，几乎 100% 的扩张胆管和 80%～85% 的非扩张胆管可以得到显示[129, 131]（图 73-17）。并发症的发生率低（3.4%），由放射医师实施操作[133, 134]。PTC 后的经肝治疗性措施需要较高的技术水平，包括胆管引流、结石取出、压碎、接触溶解、激光碎石、接触性震波碎石、支架置入、狭窄段扩张，以及活检。

◀ 图 73-17　PTC

A. 示意图显示 PTC 技术。两针之间的阴影区是推荐的入针区域。B. PTC 显示出正常的胆管系统。注意穿刺针（箭）末端置于小的外周肝内胆管根部。C. PTC 并穿刺针在位（弯箭），显示肝总管的梗阻性病变（直箭）和肝门区转移性淋巴结造成的肝内胆管扩张（图 A 引自 Kadir S：Diagnostic Angiography. Philadelphia，WB Saunders，1986）

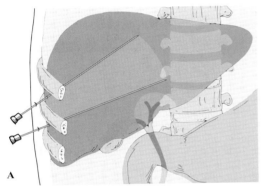

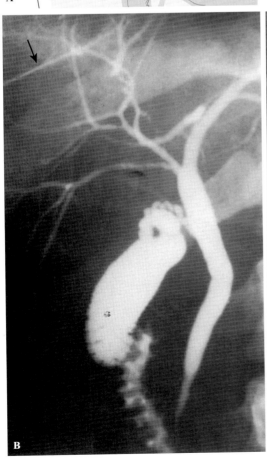

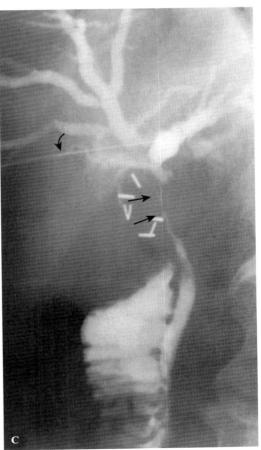

ERCP 需花费更多的时间，费用更高，更具内镜医师技术依赖性。胆管套管的成功率为 80%～95%，依赖于内镜医师经验[14, 132, 135-139]。ERCP 的优势是能够直接显示胰管、检查上消化道和壶腹。并发症发生率与 PTC 相仿（3%～5%）[140-143]。ERCP 的治疗性措施包括用于结石取出或壶腹部狭窄的括约肌切开术，胆道支架置入，以及狭窄区球囊扩张[132, 144, 145]。该操作由内镜医师实施，采用荧光镜监视，并常有放射医师合作。

ERCP 更有利于评价胆管无扩张或有更远端病变的患者。如果可疑有原发胰腺病变且需要显示胰管时，ERCP 是可选的方法（图 73-18）。ERCP 也建议用于出血异常的患者，因为 PTC 可能风险大。PTC 通常更适用于评价更近端的累及肝胆管分支的病变，因为采用逆行性方法很难或无法显示。当内镜无法实施或之前有胆肠手术者则建议 PTC。若 ERCP 失败也可选择 PTC，反之亦然。

诊断性 PTC 或 ERCP 的选择也基于患者的治疗方案。若可疑 CBD 结石，应采用 ERCP 进行括约肌切开术及内镜下结石取出（见第 74 和 78 章）。若影像检查提示病变位于肝管分支处，PTC 更有可能勾画出受累范围、显示节段性梗阻、确定引流的方法。

2. 经皮经肝胆道造影

PTC 是应用广泛、成功率高且安全的直接显示胆道系统的方法。它在 1974 年由 Okuda 提出[146]，相对简单安全，因为使用的是细的 22G 高度柔软的千叶针或薄壁细针。穿刺针的小管径和柔韧性降低了呼吸运动导致肝脏损伤的可能性，减少了操作相关的并发症。PTC 可以 100% 成功显示扩张胆管和 80%～85% 的非扩张胆管[15, 130, 132]。随针穿数目增加，成功率增加。PTC 胆道未能显示时，务必不要误解读为梗阻或扩张胆管不存在，相反，它也许表示为不确定的检查结果。

PTC 的整体并发症发生率为 3.5%[15, 134, 135]。最常见的严重并发症包括败血症（1.4%）、胆汁漏（1.45%）、腹腔内出血（0.35%）。少见并发症包括气胸、肝内动静脉瘘、造影剂不良反应、死亡（0.2%）[15, 132-135]。PTC 尚无绝对禁忌证，除了无法纠正的出血障碍。腹水会使操作更为困难但不是绝对禁忌证。

检查技术：在操作开始前需进行凝血检查，任何凝血异常都需要使用新鲜冻血浆和血小板纠正。需给予轻度镇痛，且需充分水化。广谱抗生素常规使用，数据显示 80% 因 CBD 结石所致的胆道梗阻患者以及 25%～30% 恶性梗阻患者可能有感染的胆汁，是败血症的潜在风险[15, 129, 132]。阳性微生物

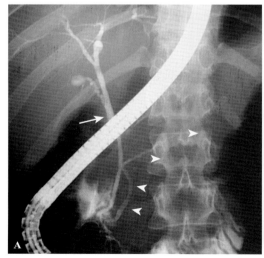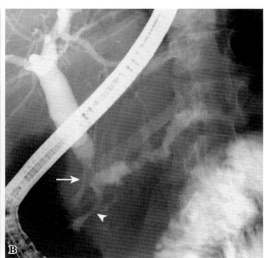

▲ 图 73-18 ERCP

A. 正常无扩张的胆管充盈（箭）和正常胰管（箭头）。B. 胆管和胰管扩张，是慢性胰腺炎患者的远端胆总管狭窄（箭）和胰管狭窄（箭头）所致

通常为大肠埃希菌和克雷伯肺炎杆菌。操作由荧光镜引导。使用薄壁细针从右侧腋中线进行经皮经肝穿刺（图73-17A）。若需左肝管套管则可用左侧剑突下入路。在呼吸暂停期间将针穿入肝内，造影剂随针缓慢拔出而注入，直到胆管显影。可能需要穿刺多次，只要患者能够耐受检查，没有穿刺次数的上限。

在肝内导管根部置入套管后，注入造影剂使胆道系统显示（图73-17B）。显影的胆管树以仰卧位、双侧斜位以及直立位（若需要）进行投照。在梗阻存在时，可能需要倾斜检查床至直立位或将患者转至左侧卧位，以使造影剂充盈左肝管或流动到远端梗阻的位置。胆道系统的过度扩张可引起败血症，需避免。造影剂比胆汁沉，在梗阻系统中可能无法与黏稠的胆汁良好混合。仰卧位时，位于后部的右肝管在重力位置，易于先充盈，而左肝胆管系统可能无法显影。将患者转至左后斜位或左侧卧位促使左侧胆管充盈。仰卧位时右肝胆管未能充盈是异常表现，提示有病变致右肝管梗阻。可能需要直立或部分直立位投照，用以充盈 CHD 和远段 CBD。圆锥聚焦投照以显示壶腹区可能有助于明确该区域的梗阻原因。在肝胆管分叉梗阻或节段性闭塞时，可能需要进行多次穿刺以勾画受累区域并决定手术可行性及手术入路。

3. 经胆囊的胆道造影

若经皮经肝路径不成功，在胆囊仍存在的前提下可采用经胆囊的胆道造影显示胆管树。该项技术简单，包括超声引导下胆囊穿刺并将穿刺针直接置入胆囊，然后将造影剂注入胆囊以充盈胆道。该技术更易充盈远端胆道使其显影，但对肝内胆道的显示不稳定[132,147-149]（见第78章）。

4. 内镜逆行性胆道造影

Vater 乳头内镜下套管首先由美国的 McCune 及同事在 1986 年提出[13,133]。之后，技术的进步及内镜侧景设计的进步使 ERCP 成为评价胰管和胆管系统的可信赖、安全的检查手段。在胆道系统使用的基本适应证包括肝外胆道梗阻、对既往有胆囊切除术史患者出现无法解释的上腹部疼痛时进行探查、胆管炎评估、可疑既往手术胆道损伤、胆总管结石[14,136,138]。该方法的实施、解读、并发症在第74

章进行探讨。

5. 正常胆道造影解剖

肝内主要胆管、胆囊管、CHD 和 CBD 常规显影。正常肝内胆管管径 1~2mm，但依赖于一些技术因素，比如注入压力、进入胆囊的量及成像时的几何放大效应。二级和三级分支通常可见。正常肝内胆管分支规则且光滑。肝外胆道为壁光滑的、从肝门区延伸至十二指肠的管状结构。其远端的壁内段可能轻微变细，不应认为是狭窄。当胆管括约肌（Boyden 括约肌）部分舒张时，可能形成波状或纤细表现，易被误认为壶腹狭窄或肿物[31]，当收缩时，上部圆形边界形成假结石样缺损，类似一个完整结石[150,151]。这种假结石样缺损在静脉注入胰高血糖素后括约肌松弛而自动消失（图73-19）。正常胆道造影时，造影剂应可以从 CBD 自由流动到十二指肠。正常情况下不会见到管道伸展或聚拢，以及管腔不规则、狭窄或充盈缺损。

直接胆道造影上平均管径＜8mm，10mm 是正常上限。放大效应和注入的压力是胆管造影和超声测量出现一定差别的原因。研究显示，仅 ERCP 的压力就可使管径增加达 5~6mm[152]。时常可见正常的胆总管径非常窄（＜4mm）。CBD 的胰前段倾向为最宽的节段。

6. 术中和术后胆道造影

(1) 术中胆道造影：术中胆道造影在 1932 年由 Mirizzi 首先提出[153]，此后，它成为胆道手术重要的辅助方法。该检查在胆囊切除手术时进行，用于发现胆管结石并决定是否需要 CBD 探查。CBD 探查会明显增加胆囊手术的时间、发病率和死亡率。

检查技术：术中胆管造影通过将穿刺针或套管直接穿入胆囊管或 CBD 并注入造影剂使胆道显影。这项技术可以在开放式胆囊切除术或腹腔镜胆囊切除术中使用。但在腹腔镜手术时，置管以及胆道显影的成功率较低。胆总管探查在采用腹腔镜时比较困难，所以极少在腹腔镜手术时实施。术中胆道造影时，先注入少量造影剂（5~7ml），拍摄第一张 X 线片。第二张 X 线片在注入额外的 5~7ml 造影剂后拍摄。因气泡可类似结石，所以注射系统内需排空气体。大部分术中胆管造影采用数字荧光显像，也可使用有固定或移动床栅的可移动式放射设备。

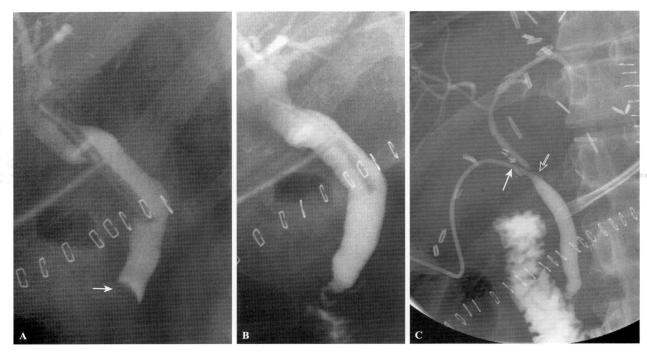

▲ 图 73-19　术后胆道造影

A. T 形管胆道造影显示假结石样充盈缺损。注意远端胆总管的新月形态（箭），是因胆总管括约肌收缩造成类似结石阻塞的表现。B. 同一检查中的点放大图，在静脉注入胰高血糖素后获取，显示假结石样充盈缺损在胆总管括约肌舒张后消失。C. 胆道置管的胆道造影，在肝移植的管道 - 管道吻合术后，显示直的、小管径置管进入供体胆管的胆囊管残余部（箭）。注入造影剂勾画出胆管系统，显示管道 - 管道吻合口的轻度狭窄（空心箭）

患者需轻微向右侧转动，使胆管投照时不与脊柱重叠。若需进行胆总管探查，则在检查结束后置入 T 形管（通常 12F～16F），用于关腹前进行完全的胆管造影。胆管造影片应无移动、无光栅线、无管球或设备重叠[154, 155]。肝内和肝外导管应完全充盈可见，否则需考虑检查不满意（图 73-20）。多达 20% 的病例在 CBD 探查术之后会发生括约肌痉挛[156]，可能与快速或强行注射造影剂或手术操作相关。已知麻醉药会造成痉挛，如硫酸吗啡和枸橼酸芬太尼[157]。若有痉挛出现，需静脉注入胰高血糖素松弛括约肌[158]。

(2) 术后胆道造影：在结石病变的胆总管探查术后，或肝移植胆道吻合术后，手术置入的胆道导管或 T 形管通常会留置于肝外胆管内，以进行胆管减压，并为术后胆道造影留下入口。术后胆道造影通过内置胆道的管进行。在一些结石病例，T 形管通常留于原位，在术后 5～19d 进行检查以确认有无结石或碎块残留。若无，T 形管可拔出；若结石仍存在，可在 T 形管轨道成熟后在内镜下或 X 线影像下移除（见第 78 章）。在肝移植病例，小管径的胆道置管需留在原位更长的时间，通常 2～6 个月，可在任何时间进行胆道造影以了解胆管和吻合口的情况。

造影剂在荧光监视下手推或重力滴入。因有菌血症的风险，一些作者建议同时使用抗生素[11, 154, 155]。抗生素在肝移植术后行术后胆道造影之前常规给予。胆道造影时，肝内和肝外管道均应显示。可能需要直立位和倾斜位以充盈远段 CBD。气泡在直立位时上移，而结石因重力下降至胆管远段。Trendelenburg 体位促进肝内胆管充盈，将患者置于左后斜位或左侧卧位有利于左侧胆管充盈。斜位减少肝内分支的重叠。最佳的检查图像是无气泡、肝内和肝外胆管树充分充盈。气泡可类似结石，但常可通过其光滑、圆形和易簇状聚集的表现来进行鉴别。Oddi 括约肌痉挛可以通过增加注射压力或使用胰高血糖素减轻[154, 155]（图 73-19）。

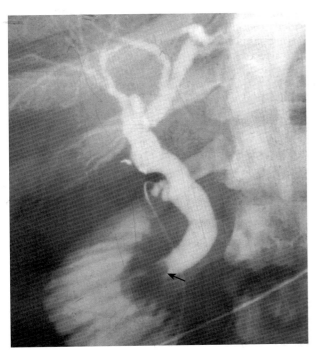

▲ 图 73-20　术中胆道造影
注意置管位于胆囊管残余部，形成充盈缺损。有残留的远端胆总管结石（箭）

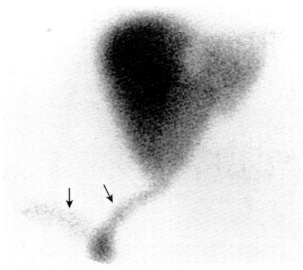

▲ 图 73-21　胆道闪烁显像
该检查显示沿右上腹引流管的从胆总管空肠吻合口的胆漏（箭）

这项检查可接受的影像技术条件包括低千伏峰值（70～75kVp）曝光及造影剂稀释（10%～15%碘）。经常需要长曝光时间（2～4s）以确保良好投照质量。建议采用高千伏峰值（100～110kVp）曝光及全浓度造影剂（30%～38% 碘）提高整体投照质量并减少移动，可提高结石发现能力，减少对患者及操作人员的放射辐射[159]。

（七）胆道闪烁显像

胆道闪烁显像主要用于诊断急性胆管炎，在评价胆道病变方面也有一些应用。它是无创检查，评价胆道引流情况和节段性梗阻，也可评价胆囊切除术后或胆肠吻合术后的开放度或胆汁漏[8, 59, 61]（图73-21）。胆道闪烁显像也可以在超声结果不确定或与临床或实验室结果不相符时，用于评价早期胆道梗阻[160-162]。其他方面的使用包括无创评价 Oddi 括约肌功能障碍、评价胆道损伤和十二指肠 – 胃反流，以及评价胆道发育异常[59, 163, 164]。

第 74 章　内镜逆行性胰胆管造影
Endoscopic Retrograde Cholangiopancreatography

Andrew J. Taylor　著
曹　崑　译校

内镜逆行性胰胆管造影（ERCP）自 20 世纪 60 年代晚期进入临床，使胆道和胰管系统能够得到精细的显示。胆道能够用较高的空间分辨率和对比分辨率进行显示，有时，胆管的征象也替代了肝实质或局部解剖异常的发现。

很多信息现在可以由不断发展的无创检查提供，如超声、多排 CT（MDCT），尤其 MRI 和 MR 胰胆管造影（MRCP）。但 ERCP 检查也在持续改进，现在在内镜治疗方面已经有重要的提升。ERCP 在临床上能够持续的作为重要的存在，仍然需要影像学专家来对检查所见进行解读。

一、检查技术

胃肠科医师与放射科医师的交流非常重要，尤其从患者关怀和医疗法律两方面。两科医师都很繁忙而且是分开工作的，放射科医师可以通过与检查相关的当责的影像技师、闭路电视和电子医学病历系统中胃肠科医师的叙述中来获取信息。

检查从以患者右上腹为中心的摄片开始，甚至在内镜开始之前。这张片子用于发现任何不透射线、可能影响 ERCP 图像的物质，以确保胃肠检查的顺利进行。也用来显示与胰腺和胆道系统有关的钙化，因为钙化可能会被注入的用于使其他系统显影的 150～300mgI/ml 浓度造影剂遮盖。这张图像以及随后的图像最好用 90～100kVp 投照，依患者体型选择。但荧光镜和影像参数经常会被荧光镜设备自动调节。

胆道系统在套管初始置于括约肌水平时显示最佳。但胃肠科医师经常认为套管进入胆道系统后着力更好。相对慢速注入并连续摄片对放射医师解读最有帮助，如胆道结石易于在远端聚集。深插的套管和造影剂的快速注入使这些充盈缺损显示困难。

该检查的典型体位为俯卧侧斜。这样使相对重的造影剂远离套管流动，进入"上游"。随造影剂注入，混合伪影可能在两个位置出现：套管端和胆囊管汇入胆道的位置。

患者俯卧位使左肝的胆管系统先于右侧充盈。若右肝胆管系统先充盈，如同仰卧位 T 形管胆道造影常规所见，则需仔细检查是否有左侧梗阻。正常胆囊管和胆囊在该检查应被充盈。若有胆囊结石存在，早期胆囊充盈图像可显示出相对重的造影剂开始勾画重力区域的结石。

多次投照成像可用于显示正常或异常的解剖。需尽量确认所有位于中心区域的肝内胆管系统。侧位对区分右侧及左侧胆管有帮助。该体位上，靠前部的管道属于左侧胆管系统（图 74-1）。

最后，延迟图像很有用处。允许一些造影剂流出胆道系统（采用仰卧位有利）能够使一些受掩于高密度造影剂内的异常征象被发现。延迟图像还可以帮助证实梗阻，即使在无胆管扩张的情况下。正常胰管内的造影剂应在注入 10min 内被引流出去，胆道系统若无胆囊时应不长于 45min[1]。

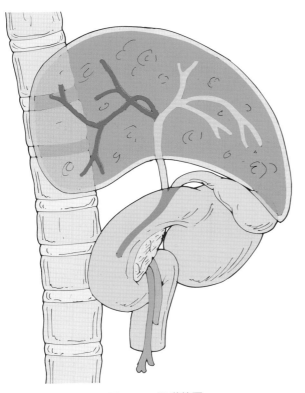

▲ 图 74-1　胆道简图

侧面观，患者俯卧，显示左肝内胆管（浅蓝）先于右肝内胆管系统（深蓝）被充盈。同样在俯卧位，注入造影剂从括约肌段流出，因肝外胆管走行呈轻微下行

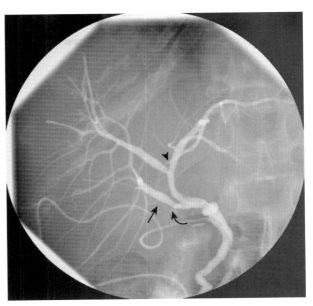

▲ 图 74-2　胆管变异

供给右后肝段的胆管是最常见的变异肝内胆管树节段。在肝移植术后 T 形管胆道造影显示右后肝管（直箭）从分叉（箭头）下方走行出，本例包括右前段和左肝管。也要注意移植的胆囊管（弯箭）起源于该变异胆管

二、解剖

（一）胆道

胆管被分为肝内和肝外系统。肝内胆管伴随肝动脉系统引流 8 个肝段。但肝内胆道网存在一定程度的变化，如引流右后叶肝段的胆道经常变异（图74-2）。肝内胆管应光滑、越往周边走行逐渐轻度变细，分支形成的角度锐利。突然截断的外周胆管、胆道系统僵硬，或胆道系统流向偏离等异常表现需要引起关注。

肝外胆管系统实际上始于左右肝管，两者都有肝外成分。两侧管道的汇合形成肝总管（CHD），长度 2～4cm。

胆囊管以锐利夹角汇入 CHD，典型在 CHD 右侧壁。胆囊管的汇入可能反常，可在 CHD 的上游异常汇入，或者甚至汇入右后肝内胆管（图 74-2），也可在极远侧端或近侧端汇入肝外胆管（图 74-3）。

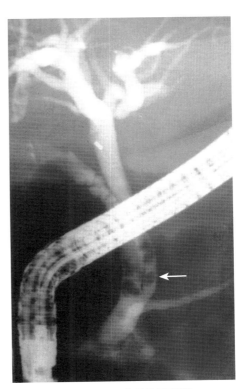

▲ 图 74-3　变异的胆囊管

远端胆总管的放大像显示胆囊管（箭）从内侧起源于肝外胆道树的胰内段。辨认这种解剖很重要，在可能实施的腹腔镜胆囊切除手术前提醒外科医师。胆囊管和胆总管内均可见到大量胆结石

这种解剖变异可能导致解剖混乱以及可能的手术事故，或可能有出现并发症的倾向，如 Mirizzi 综合征。

胆总管（CBD）由胆囊管和 CHD 汇合形成。当患者为 ERCP 检查常规的俯卧位时，这段长约 10cm 的管道节段向足侧走行，轻微向前（图 74-1）。CHD 和 CBD 合称胆总管或肝外胆管树。

远段 CBD 走行进入十二指肠壁后进入十二指肠乳头，也称为 Vater 乳头。这个远段部分通常光滑，但也可能有细微褶皱或小憩室。

远段 CBD 通常在远端与主胰管（MPD）相遇，两者汇合形成一共用管道，也称为 Vater 壶腹，长度不等（图 74-4A）。在 10%～20% 的病例，两管道系统分别进入乳头然后引流入十二指肠。这段共用管道长度 2～15mm，平均 5mm[2, 3]。

这两套管道系统被称为 Oddi 括约肌的平滑肌包裹（图 74-4B），长度 5～15mm[4]。该肌肉段有持续的紧张性基底压力，约承受 2～3 次 /min 的间歇性相动性收缩。这些收缩可以在注入造影剂时通过荧光镜评价。这种相动性收缩能够一起挤压胆管节段造成上凸状的结石表现，被称为假结石征，该表现会随着收缩结束而复原（图 74-5）。

胆管的径线应测量 CBD。多数作者建议，在根据已知的 12mm 治疗性内镜的放大率进行校正之后[1, 3]，CBD 最大径线应 < 12mm。随年龄增长，推测与胆管弹性纤维网的退变有关，CBD 管径可能增加，形成"松软管道"。ERCP 图像上的正常 CBD 管径会大于超声、CT 和 MR 所测，很有可能是 ERCP 操作时的造影剂积极注入及镇静药造成胆管松弛的联合作用。

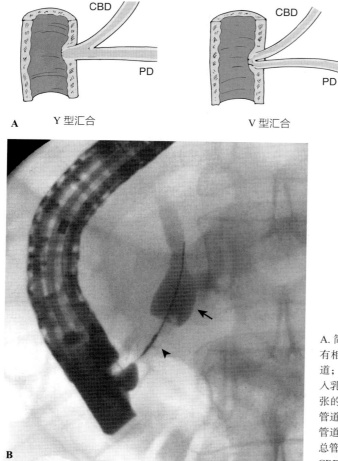

A Y 型汇合　　　　V 型汇合　　　　U 型汇合

B

▲ 图 74-4　括约肌段的解剖
A. 简图显示管道融合的三种形态：Y 形有相对长的总管道；V 形为较短的共同管道；U 形见于少部分病例，两管道分别进入乳头。B. ERCP 图像上可见异常长且扩张的管道。括约肌收缩（箭头），但共同管道（箭）延伸出肌肉包裹区，形成两个管道系统的直接交通。该表现被认为是胆总管囊肿发生的解剖学起源
CBD. 胆总管；PD. 胰管

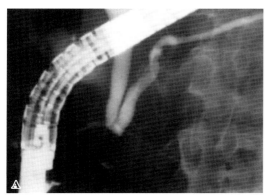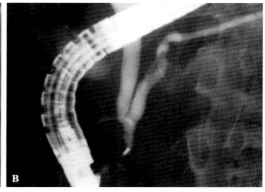

▲ 图 74-5　假结石表现

A. 初始的 ERCP 图像在括约肌收缩时获得，造成结石阻塞的表现。B. 数秒后，括约肌舒张，显示正常胆道系统

（二）胰管

MPD 长度为 10～25cm [5, 6]，平均 16～17cm[7]。典型形态为 S 型（图 74-6）。S 型的"脚尖"从括约肌水平走行然后向头端上升。该节段引流胰头。然后 MPD 转向水平方向，即"肩部"，走行在肠系膜上动静脉前方。从上升到水平节段的移行区定义为颈部。胰腺剩余部分划分为体部和尾部，要么采用脊柱左侧缘作为划分的界点，要么按照从颈部到尾部末端 1/2 等距离简单划分 [8]。

MPD 的颈部可能有轻微的环周狭窄而不伴上游扩张。这种正常变异被认为代表胚胎时期背侧管和腹侧管的融合。靠近 MPD 上游节段，因接近末端，经常有分支出现。解剖学上，尾部为近端而头部被认为是远端，也有人使用上游来描述靠近尾部的解剖，而用下游代表靠近胰头方向。

MPD 是胚胎腹侧管 Wirsung 与背侧管 Santorini

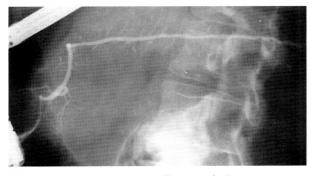

▲ 图 74-6　正常 ERCP 表现

主胰管为 S 形表现，随着从胰头到胰尾走行逐渐变细。该例患者，正常侧支呈均匀纤细表现

的融合。MPD 从头部至尾部光滑、逐渐变细，其最大管径在胰头区＜ 6mm（亦经过放大校正后）[3]。ERCP 上的正常值也会小于超声、CT 和 MR 所测。随年龄增长，MPD 可能会变得形态僵硬并呈现细微的管腔不规则。

ERCP 上没有"正常"侧支表现。侧支可能纤细（图 74-6），或可能管径更宽。但是，所认定的侧支应表现规则，呈光滑、轻微变细的形态一直进入胰腺实质。在临床中现已很少采用该方法对侧支系统以及 MPD 显示以评估各种变异，因为已有很多其他影像方法可用，而且因为较高的 MPD 注入相关的胰腺炎风险。

三、胆道肿瘤

恶性肿瘤累及胆管，包括肝内和肝外，经常显示为狭窄性病变，较少表现为充盈缺损。狭窄的胆管节段可能是肿瘤直接壁内浸润，或因相邻的病变淋巴结或肝内肿瘤压迫或浸润。不幸的是，良性病变累及胆管也经常出现狭窄表现（框 74-1）。需鉴别胆道狭窄的不同原因以进行合适的治疗。

形态学表现可能对鉴别有用处。恶性狭窄倾向于较长（≥ 1.5cm），有不规则的偏心内壁，而且有较短的（＜ 1cm）移行段，表现为结节状或肩状 [9-12]。补充的对比增强 MDCT 或 MR 上若有壁厚增加、不规则外壁、壁强化，则可以作为恶性表现的补充 [12, 13]。

通过胆管造影表现确定恶性狭窄的敏感性、特

框 74-1　胆管狭窄

感染、炎症、多种因素

- 术后
- 胰腺炎
- 原发性硬化性胆管炎
- 免疫球蛋白 G_4 相关病变
- AIDS 胆管病变
- 复发性化脓性胆管炎
- 肝移植后
- Oddi 括约肌功能不良
- 肝硬化
- 动脉内化疗
- 原发胆汁性肝硬化
- 炎性假瘤（恶性假象）
- 囊性纤维化
- 放射治疗
- 创伤后
- 肝脏肿瘤经皮消融后
- 结节病
- 结核
- 嗜酸性粒细胞胆管病变
- 门静脉胆管病变
- 继发性硬化性胆管炎
- 十二指肠憩室
- 相邻脓肿或假性囊肿

肿瘤：恶性、侵袭性

- 胰腺癌
- 胆管癌
- 胆道乳头状瘤或乳头状瘤病
- 胆囊癌
- 壶腹周围肿瘤
- 肝细胞癌
- 转移性病变
- 淋巴瘤
- 胆管囊腺瘤或囊腺癌

肿瘤：良性、非侵袭性

- 颗粒细胞瘤

异性、阳性预测值和准确性只有 70%～85%[9]，所以 ERCP 所能额外提供的组织学活检很重要。细胞和组织可以通过多种途径获取：引流胆汁行细胞学检查、细胞学刷片、狭窄区细针抽吸行细胞学检查、经胆总管腔内活检、甚至取回收的塑料支架上的附着物进行分析。多种获得手段会增加回报。细胞学刷片或活检的敏感性约 56%，但联合使用则提高至 73%[14]。据报道，既往采用狭窄段扩张后取样的方法未能提高取样阳性率[15]。这些结果可与采用

内镜超声（EUS）下细针抽吸的结果相比较，后者对因胰腺癌或胆管癌所致的远端恶性狭窄有高回报率（至少 80%）[15]。

内镜技术对低位胆道恶性狭窄的支架置入也有用处。对恶性狭窄使用哪种支架以及何时使用支架的临床观念在持续更新[14, 16, 17]。

胰腺癌是恶性胆道梗阻的最常见原因。胆管癌和胆囊癌是最常见的胆管原发肿瘤[10]。一组含 4 种不同类型肿瘤的病变，包括胰腺癌和远端胆管癌，都可以发生在壶腹区，并导致胆管梗阻，被称为壶腹周围肿瘤。转移性病变也是恶性胆道梗阻的常见原因，常为胃肠道肿瘤、肝细胞癌和淋巴瘤。

胰腺癌累及胆道通常见于远端 CBD 段，即 CBD 胰内段（图 74-7A 和 B）。胆管狭窄段的长度取决于胰头内肿瘤大小及胆管与肿瘤中心的距离。狭窄段的移行通常截然，呈结节状或肩状表现。但正如前文所述，胰腺癌可以因胆管周围邻近的淋巴结受累而侵及近段肝外胆管树，若有肝内转移病变则也可累及肝内胆管（图 74-7C 和 D）。

胆管癌位置可为肝内或肝外。分为以下三种类型：肿块型、管壁周围浸润型、管腔内生型。肿块型胆管癌起源于肝内小胆管，形成肝实质内肿物。MDCT 和 MR 是对此类病变检出和进行范围评价最合适的方法。胆道造影没有重要影像价值。

管壁周围浸润型的胆管癌起源于胆管壁内，导致壁增厚、不规则（图 74-8A）或光滑（图 74-8B）的狭窄。它沿黏膜下扩散，易侵犯胆管周围结构。此类肿瘤常始于肝门区，被称为 Klatskin 瘤，可向上游或下游生长。不幸的是，它也易于延伸至管周和神经周围组织和淋巴系统，而 MDCT 或 MRI 可以更好显示壁外病变。ERCP 在有手术可能性时有用（图 74-8C）。胆管造影可用于显示胆道系统受累情况，采用 Bismuth 分型（图 74-9）。Bismuth 分型用于评价近端胆管系统狭窄段切除或各种原因所致的梗阻。ERCP 能够通过对胆道系统进行细致的空间展示来提供关于局部解剖的重要信息[16]。

ERCP 上，早期的管壁周围浸润型胆管癌可呈相对短而光滑的表现，类似良性狭窄[18]。但是，因为胆管癌经常在疾病晚期才被发现，这种狭窄倾向于表现为较长且更为不规则。

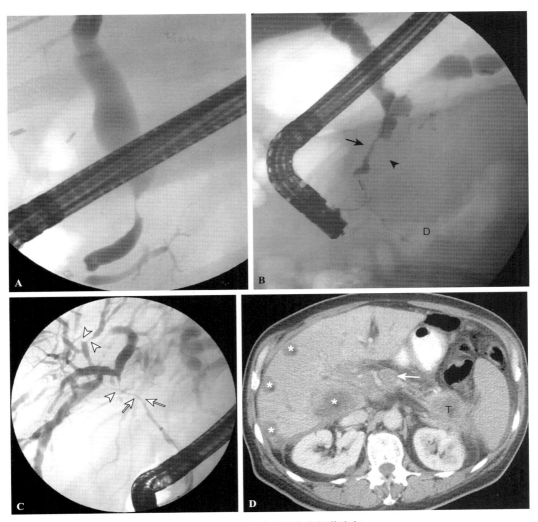

▲ 图 74-7　胰腺癌所致的胆道狭窄

A. 胰腺癌造成胆总管胰内段显著狭窄，与上游明显扩张的胆管之间呈突然移行。B. 该病例，胰腺癌有较长的胆管狭窄段，呈不规则形态（箭）。也可见到邻近主胰管长的弥漫狭窄（箭头）。上游主胰管扩张。也可见到胰腺癌所致的十二指肠含气形成结节样缺失区。C. 另一患者，近段肝外胆管树（箭）和肝内胆管（箭头）因肝门区淋巴结转移和肝内转移性病变造成狭窄。D. 相应的 CT 切面显示胰尾原发癌（T）、肝门转移性淋巴结（箭）和肝转移（*）

　　管内生长型是胆管癌较少见的类型（也称为乳头状胆管癌），也是最容易在比较早期被发现的类型。它倾向于沿表面扩散而不侵犯胆管壁，相对其他胆管癌类型有较好的预后[19]。ERCP 上，这种肿瘤可能为边界清晰、光滑、管腔内乳头状突起（图 74-8C），但也可能有多发乳头状突起，一些乳头状突起可能有不规则的表面。胆管内生长的类型可能引起胆管系统上游的梗阻而没有清晰显示肿瘤本身。这类肿瘤也可分泌黏液导致胆道扩张。管内生型胆管癌与胆管乳头状瘤或乳头状瘤病（图 74-10）及与胆管内乳头状黏液肿瘤（图 74-11）之间有复

杂的关系，上述病变都可以在胆道造影上显示为乳头状突起[18, 19]。

　　胆囊癌是另外一种原发胆管恶性肿瘤。局部病变可以沿胆囊管、淋巴管或胆管周围增大的淋巴结直接浸润至中段或近段肝外胆管。狭窄可以延伸至肝门分叉处或至左右肝管系统。肝内胆管也可因肿瘤易于侵犯邻近肝实质，或出现肝内转移而受压迫，导致肝内胆道系统的移位、浸润或梗阻。

　　ERCP 上胆囊管可能不充盈或仅部分充盈。中段至近段的管道可被伸展、弥漫狭窄，或显示为不规则狭窄（图 74-12）。一些占位效应、狭窄或梗阻

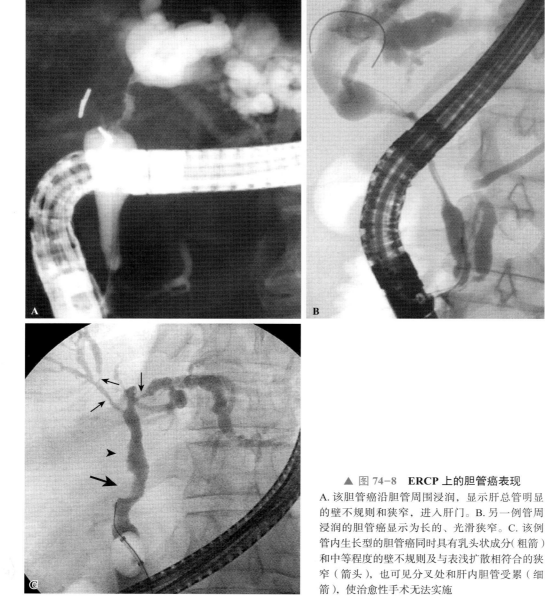

▲ 图 74-8　**ERCP 上的胆管癌表现**
A. 该胆管癌沿胆管周围浸润，显示肝总管明显的壁不规则和狭窄，进入肝门。B. 另一例管周浸润的胆管癌显示为长的、光滑狭窄。C. 该例管内生长型的胆管癌同时具有乳头状成分（粗箭）和中等程度的壁不规则及与表浅扩散相符合的狭窄（箭头），也可见分叉处和肝内胆管受累（细箭），使治愈性手术无法实施

也可能与肝胆区增大的淋巴结有关。

　　远端 CBD 梗阻，以及潜在的 MPD 下游梗阻，可因发生在 Vater 乳头区的各种肿瘤所致。因为从影像、内镜、手术、甚至组织学上都很难将这些肿瘤区分，故统称为壶腹周围肿瘤。这些肿瘤可为良性或恶性。该区域的良性肿瘤少见，包括壶腹腺瘤、胆管乳头状瘤、类癌[20]。

　　壶腹周围癌指起源于 4 种结构之一的癌，即胰头、远端胆管、十二指肠和壶腹。其他一些少见的恶性肿瘤可以发生在该区域，如转移性病变和淋巴瘤[20]。虽然这些癌有相似的定位和临床表现，但内在的组织学类型决定预后。壶腹癌和十二指肠癌预后最好，而远端胆管癌和胰腺癌预后最差。

　　虽然一些作者建议采用对比增强 MDCT 与三维重建作为壶腹周围肿瘤的术前影像检查，但 CT 无论在显示还是在病变范围精确评价方面都有难

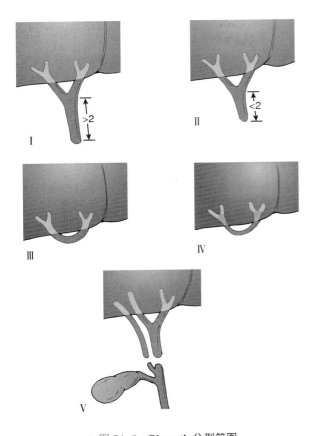

▲ 图 74-9　**Bismuth 分型简图**

Ⅰ型代表狭窄发生在肝总管分叉水平以下 2cm 及以上。Ⅱ型为狭窄到肝管分叉不足 2cm。Ⅲ型仅保留完整的分叉。Ⅳ型有分叉的狭窄。Ⅴ型大表胆管树变异分支的损伤（引自 Taylor AJ, Bohorfoush AG Ⅲ: Interpretation of ERCP. Philadelphia, Lippincott-Raven, 1997）

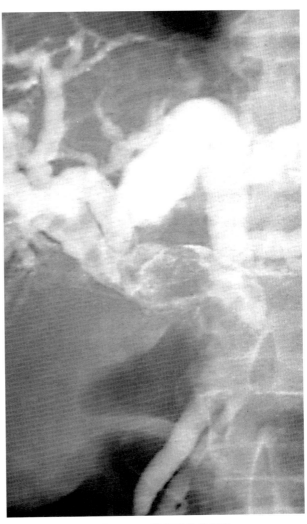

▲ 图 74-10　**胆管乳头状瘤病**

多发乳头状凸起深入肝外胆道树，符合乳头状瘤病

度[21]。胆管和胰管扩张可以显示，但潜在的肿瘤无法评价。

　　ERCP 可有很大帮助，通过在内镜下直接显示壶腹周围肿瘤，以及通过胆管内注入造影剂显示可能的肿瘤胆管内侵犯（图 74-13）。必要时也可行组织学检查和支架置入，甚至对合适病例进行局部内镜下切除[20]。但是，内镜医师常使用 EUS、甚至经乳头胆管内超声来更好评价局部组织侵犯及可能的局部淋巴结扩散[20]。EUS 也可用于肿瘤细针抽吸进行组织学诊断。壶腹周围肿瘤可能没有腔内浸润部分。胆道造影或胰腺造影可能仅显示有纤细而无腔内占位。对这些病例，获取组织学很重要。

　　也有一些稍少见的恶性肿瘤可以累及胆管树。肝细胞癌可以通过肝实质压迫、肝门淋巴结增大及

较少发生的腔内生长来累及胆管树。转移性病变可以通过肝实质及淋巴结的外在压迫来造成管腔狭窄（图 74-7C 和 D），但也可有直接的沿管壁侵犯，可能为管腔内生长（图 74-14）。淋巴瘤可累及肝内或肝外胆管，倾向于使胆管移位和变细而不是直接侵犯（图 74-15），其造成胆管变细的程度倾向于较少造成梗阻。胆管腺瘤或腺癌是少见肿瘤，典型见于中年女性，能造成胆管伸展或罕见的胆管内成分。

　　最后要提及的胆道肿瘤是颗粒细胞瘤，是一种黏膜下、神经源性肿瘤，典型发病人群为青年到中年的非洲裔美国女性。ERCP 上显示为光滑、息肉

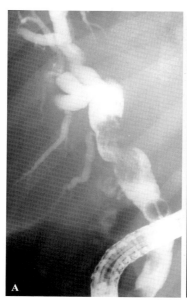
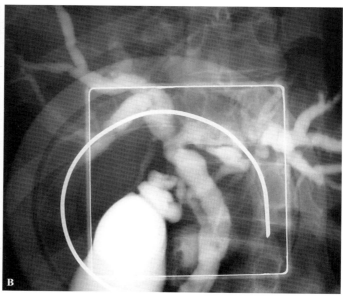

▲ 图 74-11　胆管内乳头状黏液性肿瘤

A. 初始注射显示肝总管内的不规则充盈缺损。这是胶冻样的物质，可见造影剂进入其间隔显示。B. 用回收球囊移除这些黏稠物质后，左肝管和肝总管现在可见明显增宽。没有见到乳头状肿瘤

样或环状的狭窄。对这种特定人群要考虑该肿瘤的可能性，因为它是良性病变（图 74-16）。

四、胆道感染和炎症

胆道感染和炎症有多种病因（框 74-1）。各种感染和炎症病变通常表现为狭窄。典型病例为临床病史（如发病人群、重要的既往病史、特定的实验室检查）与影像表现联合提示正确诊断。

术后胆道梗阻是目前最为常见的感染性狭窄[22]。大部分这种狭窄都与腹腔镜胆囊切除术有关。0.3%～0.6% 的手术会引起胆道狭窄[23, 24]。虽然胆管的压迫情况可能在手术期间或术后不久进行评估，狭窄可能需要数周或数年的时间才能显现。MRI 和 MRCP 目前是评估延迟狭窄表现的影像选择[25]，但 ERCP 也能帮助显示并治疗这种损伤。

术后狭窄典型表现为短的、光滑的、位于肝外胆管树胆囊管起始处或更高位置（图 74-17）。对狭窄的治疗要考虑损伤的类型和复杂程度、发现损伤的时机、胆管树的狭窄部位。但是，内镜下进行扩张和塑料支架置入治疗可以有效建立和保持管道通畅[26]。

术后胆道并发症的另一主要群体是肝移植术后患者。这些并发症包括胆道梗阻、狭窄形成、充盈缺损、Oddi 括约肌功能障碍、渗漏及坏死。据报道在此人群中有 5%～32% 的胆道并发症发生率，为该人群最常见术后并发症的第二位，仅次于排异反应[27, 28]。

虽然 MRCP 在此类患者中是有用的影像方法[29-31]，ERCP 在治疗和诊断中也起着重要作用。ERCP 所能提供的更好空间分辨率和可能的干预治疗比无创的 MRCP 更具优势。有时，胆道梗阻不能以胆管扩张反映出来[17, 28]（图 74-18），需 ERCP 对梗阻进行精确评估。当然，也有无梗阻存在的胆道扩张，使 MRCP 结果令人困惑。

胆道狭窄在肝移植术后胆道并发症的比例仅占不到一半[32]。这些狭窄分为吻合口区和非吻合口区。典型的非吻合口区狭窄较长、多发且位于肝内。从起源上来讲，它们通常与宏观的或微观的血管病病因学或免疫原性（如复发性病变如原发性硬化性胆管炎）相关[32]。对这种狭窄形成后的治疗，采用内镜或经皮入路的方法不仅困难且成功率低。出现这类狭窄经常预示着最终将失去移植肝。

吻合口狭窄为手术吻合口区较短而局限的变窄

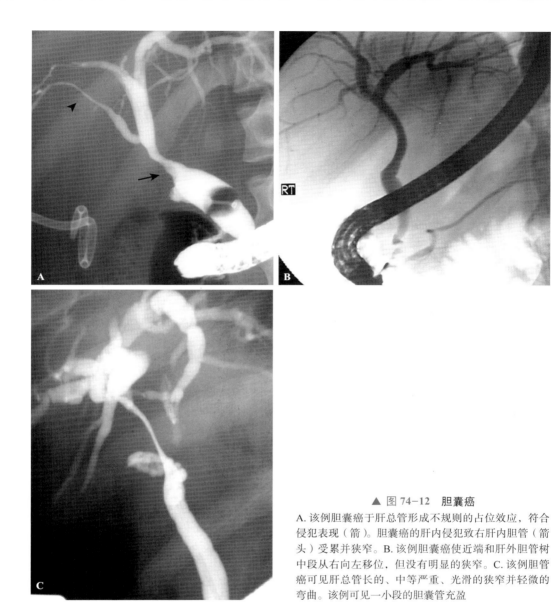

▲ 图 74-12　胆囊癌

A. 该例胆囊癌于肝总管形成不规则的占位效应，符合侵犯表现（箭）。胆囊癌的肝内侵犯致右肝内胆管（箭头）受累并狭窄。B. 该例胆囊癌使近端和肝外胆管树中段从右向左移位，但没有明显的狭窄。C. 该例胆管癌可见肝总管长的、中等严重、光滑的狭窄并轻微的弯曲。该例可见一小段的胆囊管充盈

段（图 74-18）。这种狭窄有纤维化成分，更易于实施内镜下扩张和塑料支架置入。吻合口区常见的水肿带见于术后 2 周内，勿当作真的狭窄。这种水肿带通常自行缓解，少见情况需要临时的塑料支架置入而无须球囊扩张治疗[32]。

肝移植术后患者的充盈缺损可与结石、胆管脱落、血栓、或碎片和沉淀物有关。此类腔内充盈缺损通常能够经内镜下移除。亦需除外导致这些充盈缺损的可能内在原因，如狭窄、细菌感染或缺血[26,32]。

虽然病因尚不明，Oddi 括约肌功能障碍占肝移植术后并发症的 2%～3.5%[33]。胆道扩张可见于供者或受者的胆道系统。若有临床价值，内镜括约肌切开是合适的治疗方法。

肝移植术后胆管瘘常发生于胆囊管盲端、T 形管置入点、吻合口区。这些瘘可通过括约肌切开术或塑料支架置入来治疗。若瘘与缺血相关，内镜下治疗不能充分达到效果[26]。

胆管狭窄与慢性胰腺炎相关。这些狭窄出现在 CBD 的胰内段，由周围胰腺纤维化引起，偶尔为纤维化和急性胰腺炎水肿的叠加作用。此类患者群中，胆管树也可被相邻的假性囊肿压迫变窄。

约 25% 的慢性胰腺炎患者也会发生胰内段狭

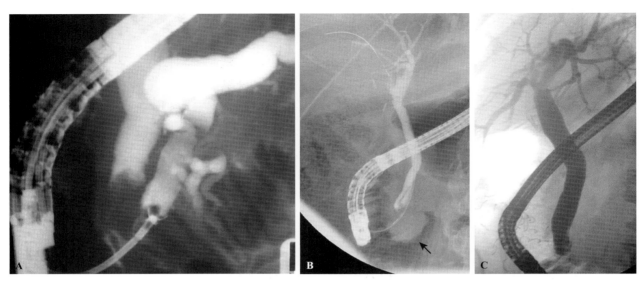

▲ 图 74-13　壶腹周围肿瘤

A. 该例壶腹癌，在胆总管和主胰管都可见到结节状充盈缺损。钳夹活检证实诊断。B. 另一例，壶腹周围十二指肠的绒毛状腺瘤可以在十二指肠气（箭）的勾画下显示。患者表现为反复发作的急性胰腺炎而无胆道症状。C. 该壶腹周围肿瘤在 ERCP 上未见到确切肿物。仅见胆总管极远端的梗阻形成的圆形

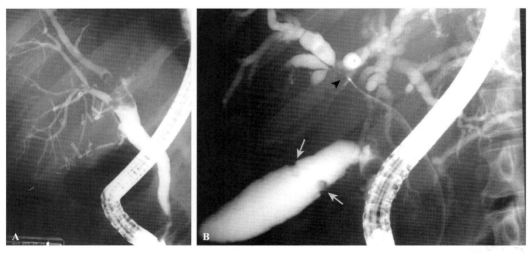

▲ 图 74-14　转移性病变和胆道

A. 该患者因结肠癌转移实施部分肝切除手术，结肠癌复发生长入管腔内。结肠癌是胆管内生长的相当常见的病因。B. 宫颈癌转移性病变不仅形成肿大淋巴结（箭头）压迫肝门梗阻，亦有转移成分直接侵犯胆囊壁（箭）

窄 [34]，虽然发生率为 3%～46% [35]。复发性急性炎症导致胰腺纤维化的增加，包括导管周围实质。不是所有这类狭窄都需要治疗，但要考虑临床情况以确保不治疗的狭窄不会导致如下的潜在并发症：继发性胆道硬化、上行性胆管炎、胆总管结石 [34, 36]。对少见的需要治疗的胆管狭窄，可试用内镜下扩张并多支塑料支架置入。随着周围胰腺组织的纤维化增加，内镜治疗可能效果较差 [34, 37, 38]。

慢性胰腺炎的胆管狭窄典型表现为远端 CBD 较长、光滑的沙漏样狭窄（图 74-19A），也可有多种表现 [35]，一项研究显示，约 1/3 的与慢性胰腺炎有关的胆管狭窄有更为侵袭性的表现，呈短的、锐利狭窄段、甚至肩征，造成上游的显著扩张 [39]（图 74-19B）。

胆总管结石是另一个引起狭窄及可能感染的常见原因。大部分这些管道内的结石为继发性，即从

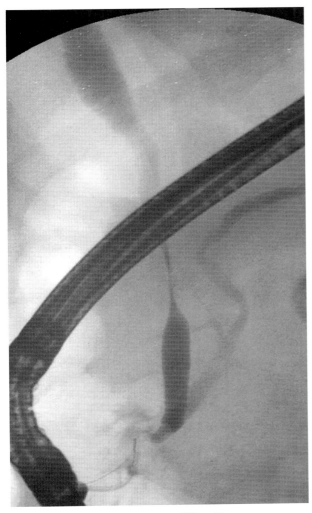

▲ 图 74-15　胆道淋巴瘤

较长且光滑的总管狭窄是因邻近淋巴瘤的外在占位效应所致

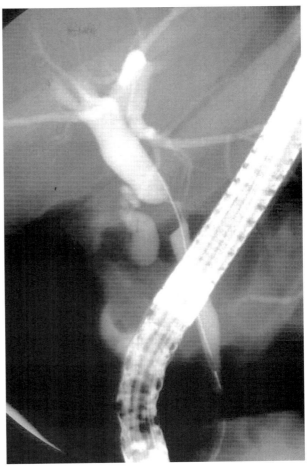

▲ 图 74-16　该年轻患者偶然发现肝功能检查异常，ERCP 显示胆总管光滑的、黏膜下/外源性表现的狭窄。手术发现颗粒细胞瘤

胆道移动至肝外胆管树。5%～18% 的胆囊切除患者会出现胆总管结石[40]。也可由"原发"结石形成胆总管结石。它们起于胆管腔自身，是典型的胆红素钙化结石，见于红细胞分解增多的患者、酒精中毒患者、老年患者或肝硬化患者[41]。

胆总管结石的影像和治疗可按照以下因素分层：年龄（> 55 岁患者则概率增加）、胆红素浓度升高（> 1.8mg/dl）、胆管扩张（> 6mm）[42]。但是，即使这些综合临床数据提示胆总管结石的高可能性，仍会有 > 2/3 的患者为误判[43]。因此，通常在 ERCP 实施之前需进行影像评价，MRCP 或有创的 EUS 是胆总管结石诊断等效的、最好的影像方法[44]。

目前有更为准确的胆总管结石成像技术可以用于 ERCP 和取石之前，使既往用于显示结石的精细 ERCP 技术现已较少使用。理想状况下，套管末端应置于 CBD 的最远端，缓慢注入造影剂。拍摄早期管道充盈的图像用于显示结石最佳，通常为迁移至远端胆管的。目前的方法经常包括更深的套管置入和微量的造影剂注入。这些图像用于确认套管在 CBD 的位置，使括约肌切开术和取石可以随后进行。减少管腔内注入的造影剂量有降低菌血症概率的临床意义。内镜下胆总管结石的治疗成功率达 90%，并发症率约 10%[40]。

在急性期，胆总管结石可引起上行性胆管炎。若怀疑上行性胆管炎的存在，内镜医师应避免造影剂的过度注入。ERCP 上可见到上行性胆管炎的改

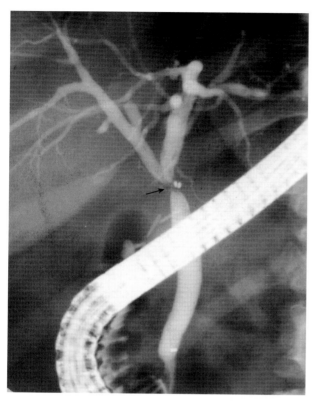

▲ 图 74-17　该术后狭窄（箭）发生在腹腔镜下胆囊切除手术约 1 年后。狭窄非常短和光滑，位于肝总管分叉处

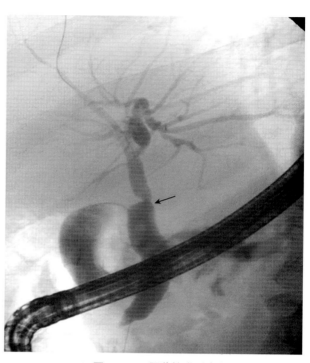

▲ 图 74-18　肝移植术后患者
吻合口有非常明显的狭窄（箭），没有上游扩张。也可见受体胆管扩张，没有梗阻的证据。随后的球囊扩张和塑料支架置入用于治疗

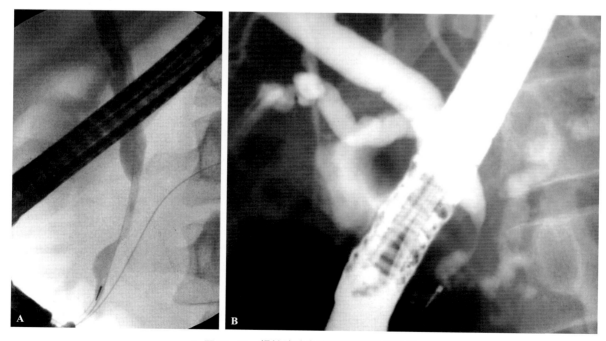

▲ 图 74-19　慢性胰腺炎造成远端胆总管狭窄
A. 沙漏样狭窄是典型的慢性胰腺炎患者远端胆管狭窄表现。B. 另一例患者，有迅速进展的局限性狭窄，提示胰腺癌。但是该侵袭性表现的狭窄与慢性胰腺炎有关

变：不同程度的胆道扩张但管壁正常；有憩室皱褶的轻度不规则壁；或明显不规则壁，可能代表坏死，导致肝脓肿形成致肝内有相通的腔。若胆管结石未治疗，可形成弥漫狭窄的慢性表现，导致继发性坏死性胆管炎。

位于胆囊内的结石也能累及肝外胆管树，见于 Mirizzi 综合征。这是少见的结石病表现，仅见于 0.1%～0.7% 的胆囊结石患者[45]。该综合征被认为是反复发作的胆囊炎引起，因刺激周围胆囊收缩，将结石推入 Hartmann 袋或胆囊管。这种压力，联合相对平行方向的胆囊管和 CHD，最初引起 CHD 从外侧面向内侧的凹陷。持续压力下，结石被积极地赶入 CHD 或 CBD 管腔。当它完全位于腔内时，能导致梗阻，常在胆总管的胰上段与胰内段交界部。有几种不同分类用于描述这种综合征[45]。该综合征也与胆管癌概率增加有关[45, 46]。

MRI 和 MRCP 是进行 Mirizzi 综合征诊断的可选影像方法。ERCP 也可用于手术前诊断，有时用于胆道解压（图 74-20）。

自身免疫性病变也可导致胆管狭窄。原发性硬化性胆管炎被认为至少有一定的自身免疫性病变成分。最近，免疫球蛋白 G_4 相关的硬化性病变（正式名称为自身免疫性胰腺炎）被作为胰胆管病变的病因及其他此类病变相关的疾病得到广泛研究。

原发性硬化性胆管炎，一种弥漫累及胆管树的炎性或纤维化病变，很少不累及肝外胆管（图 74-21）。早期时，为大部分外周肝内胆管系统的膨胀能力缺失，在 ERCP 上形成突然截断的表现。轻柔的流动表现可见肝内胆管失去正常锐角而变得僵硬。随疾病进展，会形成短的局限狭窄，特点是相对缺失的显著上游扩张。再进一步进展，在局段狭窄之间出现一些间歇性的扩张，形成串珠样征象。可出现憩室和小的胆管内结石。狭窄的不可逆转进展导致梗阻加剧。大的中心位置狭窄段可以作为内镜扩张的目标，以获得一些缓解。狭窄性病变进展速度不同，导致晚期肝病变。无肝移植则最终导致死亡。胆管癌是另外一种可能致死的并发症，见于 5%～20% 的原发性硬化性胆管炎患者[47, 48]。

虽然 MRCP 已经取代 ERCP 作为可疑原发性硬化性胆管炎的初始检查，MRCP 检查假阴性也可见于病程早期[48]。ERCP 的高空间分辨率和积极注入所致的压力增高会促使早期原发性胆管炎的细微截

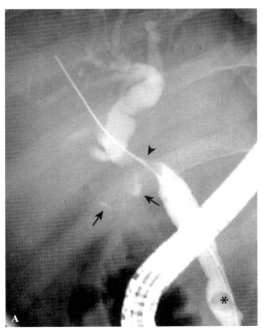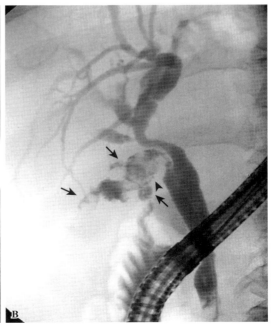

▲ 图 74-20　**Mirizzi** 综合征

A. 54 岁女性，有 10 年间歇性的右上腹疼痛，现因逐渐加重的右上腹痛和肝功能化验异常而就诊。初始 ERCP 检查显示近段肝总管梗阻（箭头）伴相邻的曲线状钙化（箭）。同时注意远端胆总管内结石（*）。B. 采用塑料支架引流后 1 个月，ERCP 显示收缩的胆囊（箭）和胆囊颈中等大小的结石（箭头）。肝总管现已明显显示，但因邻近的炎性病变仍造成狭窄

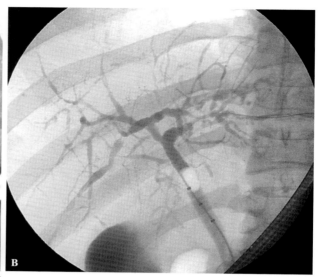

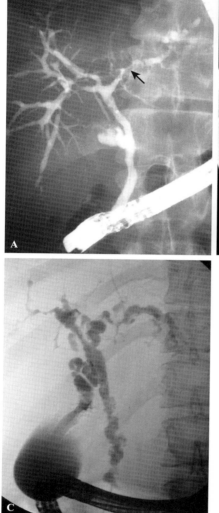

▲ 图 74-21　原发性硬化性胆管炎表现

A. ERCP 显示肝外胆管树轻度僵硬并轻微狭窄。肝内胆管系统有中等程度的弥漫狭窄。所见的左肝管狭窄（箭）是因胆管癌所致。B. 第二例患者显示出某种意义上讲不常见的弥漫肝内胆管病变，而没有肝外胆管受累。C. 第三例患者显示进展的、严重的、弥漫的病变，造成不规则、蓬乱的黏膜并憩室形成

断征象显现。ERCP 也可进行中心位置主要狭窄段的扩张和可疑狭窄段的刷片。

免疫球蛋白 G_4 相关的硬化性疾病已经被认为是胆道狭窄的病因之一。淋巴浆细胞能够浸润胆管树形成各种形态表现的狭窄：①类似胰腺癌的单独胰内段 CBD 狭窄；②可提示原发性硬化性胆管炎的肝内和肝外胆管树多发狭窄；③仅多发肝内胆管狭窄；④提示 Klatskin 肿瘤的肝门狭窄；⑤肝门和远端 CBD 混合的狭窄[49, 50]。

仅凭胆道造影上的胆管表现尚不足以做出 IgG_4 相关硬化性疾病的诊断。确诊需组合采用多种信息，包括组织学、影像学、血清学、其他器官受累表现及对类固醇治疗的反应等（HISORt 标

准）[49, 51]。ERCP 能够显示该病变的胆管异常以及胰管征象（图 74-22）。对这种疾病复合体，MDCT 和 MRI 亦不仅有助于显示潜在的胆管异常，而且显示其他腹部脏器受累情况，包括胰腺实质、肾实质和腹膜后纤维化。

获得性免疫缺陷综合征（AIDS）是另外一种免疫疾病，可以累及胆管树，导致 AIDS 胆管病变。尽管 AIDS 病的成功治疗减少了这种胆管病变的发生率，它还是能够见于严重的免疫缺失 AIDS 患者（CD4 计数 < 100/mm³）以及虽然有较好维持的免疫功能但对人免疫缺陷病毒感染的一线治疗无反应的患者人群[52]。影像学仍然是 AIDS 胆管病变诊断的重要方法，但是，临床信息和生化结果对确诊也

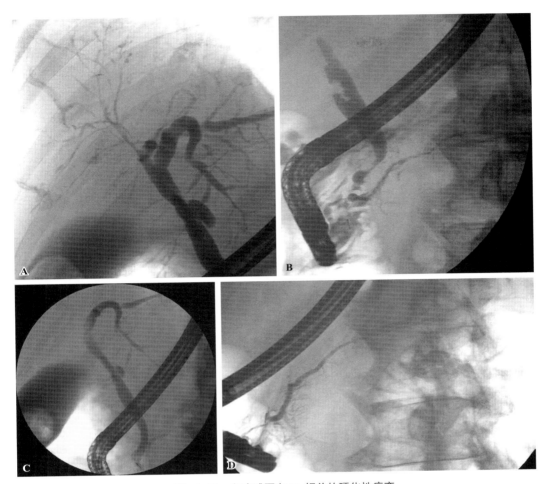

▲ 图 74-22　免疫球蛋白 G_4 相关的硬化性病变

A. 右肝内胆管系统有严重的肝内胆管狭窄，并肝外胆管轻度不规则，类似原发性硬化性胆管炎。B. 远端肝外胆管狭窄合并弥漫不规则的胰管狭窄。C. 经类固醇激素治疗，胆道病变有明显好转。D. 类固醇激素治疗后，胰管现已接近正常

非常重要。

AIDS 胆管病变可以表现为不同的狭窄类型，可单独发生或联合发生，包括较短的、乳头状狭窄类型，较长的、1～2cm 肝外胆管树狭窄，或类似原发性硬化性胆管炎表现的肝内胆管病变（图74-23）。

MRCP 仍然是显示胆管狭窄的可选影像学方法。ERCP 并内镜下括约肌切开术可以减轻乳头状狭窄型的病变：球囊扩张，很可能同时行支架置入，可用于较长的肝外胆管树狭窄。内镜下刷片可用于对可疑的恶性病变获取样本。

AIDS 胆管病变出现的乳头炎可类似于另一种远端胆管病变，Oddi 括约肌功能障碍。后者是一种被认为具有机械性变窄或异常收缩的 Oddi 括约肌的模糊失调。各种组合的"胆道疼痛"、肝功能实验室检查升高、胆管直径增加及 Oddi 括约肌压力异常等，被采用以将患者纳入 Ⅰ～Ⅲ 型的分类[53, 54]，虽然该分类还在进一步研究中，已有修改的建议[55, 56]。

使用核医学和 MRI 的无创检查已经被尝试用于 Oddi 括约肌功能障碍的诊断，结论不一[55]。ERCP，包括需要时进行的 Oddi 括约肌压力测试，能够提供诊断所需的最好结果，且允许胆道或少见的胰管内镜下括约肌切开术治疗[55]。

ERCP 能够显示括约肌局段短的、牢固的狭窄（图 74-24）或可能无法评价。可能存在上游扩张的 CBD。既往采用 12mm 以上作为异常胆管扩张的评估值，但现在一些专家建议将该值降为 8mm 以

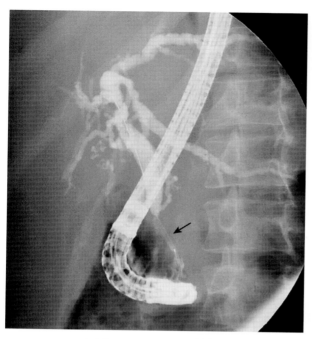

▲ 图 74-23　**AIDS 胆管病变**
ERCP 显示远端胆总管较长的狭窄（箭）连续进入括约肌段。其上方的胆道轻度扩张，伴肝内和肝外胆管树的弥漫不规则。随后采用内镜球囊扩张治疗狭窄

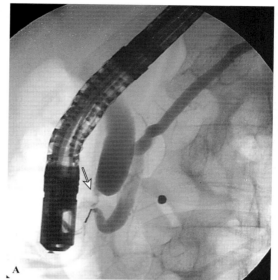

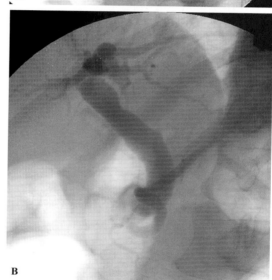

▲ 图 74-24　**Oddi 括约肌功能障碍**
A. ERCP 显示远端胆总管明显的局限性狭窄（箭）。上游胆管扩张。B. 检查结束后 45min 得到的图像发现造影剂残留在胆管树和胰管，证实两系统的梗阻

上 [54]。任何管道系统的延迟排泄都可能很重要。胆囊切除术后的胆道应该在造影剂注入 45min 后完全排泄掉。胰管应在注入 10min 排空。ERCP 的另一个重要作用是排除其他可能类似 Oddi 括约肌功能障碍的诊断。结石、沉积物，以及壶腹周围肿瘤都能够引起 Oddi 括约肌功能障碍综合征和表现。

随东南亚移民的增加，复发性化脓性胆管炎（既往称为东方胆管炎）这一炎性病变在美国增多。推测为感染和梗阻因素混合致使肝内和肝外钙化的胆红素性色素结石生成增多。这些结石易于表现为相对软的、呈泥样或膏样浓度。

虽然 CT 或 MR 可能是诊断的首选影像方法，可作为结石定位的引导图，但 ERCP 可以成功取出肝外胆管结石。肝内胆管通常呈成角的分支，合并狭窄段，致使结石的位置很难从下方将其取出。胆道造影所见，左侧和右后部胆管系统受累更严重。这些感染性纤维化病变不仅导致更偏中心的狭窄，而且使外周胆道迅速变细，形成所谓箭头征（图 74-25）。箭头表现在胆道弥漫扩张时更为明显，推测由炎症性乳头炎所致。

其他一些感染和炎症病变可以因肝门区淋巴结增大导致胆管变细，如肉瘤或结核。另一少见的病因不详的肝门炎性病变是炎性假瘤或叫作伪恶性病变。这种浸润性、瘢痕形成的病变易于发生于肝门区，可延伸至一级或二级肝内胆管树分支。其表现难以与肝门胆管癌鉴别（图 74-26）。

多种既往治疗可导致胆管狭窄。外照射放射治疗能导致放疗野内的胆管节段狭窄（图 74-27A）。接受动脉化疗也可致狭窄（图 74-27B）。接近经皮

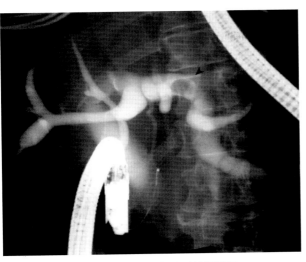

▲ 图 74-25　复发性化脓性胆管炎

ERCP 显示该病的多种胆管造影征象：炎性乳头炎所致的弥漫胆管扩张，中等大小的肝内结石（箭头）和迅速变细的外周肝内胆管，形成箭头表现

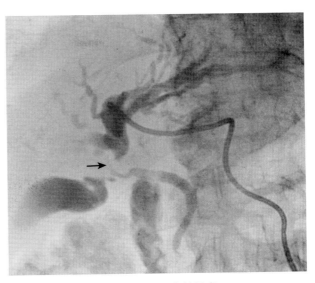

▲ 图 74-26　炎性假瘤

78 岁男性患者因黄疸就诊。胆道造影显示，肝总管的最近端明显狭窄（箭）并上游胆管扩张。手术中见该区域的炎性病变，组织学上仅见炎性组织

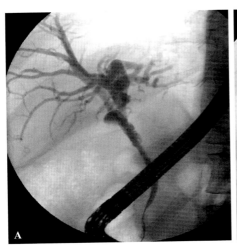
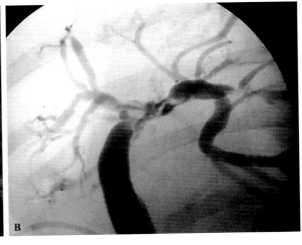

▲ 图 74-27　治疗后的胆道改变

A. 该患者因胃癌行放疗，ERCP 显示弥漫肝外胆管树狭窄，远端更重。B. 该患者因结肠癌行肝动脉化疗后有中心胆管狭窄

消融区域的胆管也可变窄。

　　胆管狭窄形成还有一些其他炎性原因。肝硬化可以累及肝内胆管树形成螺丝钻表现。囊性纤维化可同时累及肝内和肝外胆管树。原发性胆管硬化会形成弥漫肝内胆管狭窄，是硬化进展的表现。钝性创伤的剪切力可造成或者肝门区或者肝上段与肝内胆管交界区的狭窄。嗜酸粒细胞性胆管炎是罕见的胆管狭窄原因[57]。门静脉高压性胆管病罕见，发生在门静脉高压时，胆管壁血管扩张使肝外胆管变窄，

但不造成梗阻[58]。继发性硬化性胆管炎基本可用于指代上面所说的各种病变，但有些仅在指代慢性胆总管结石的狭窄时使用此名词。甚至壶腹周围十二指肠憩室也可能导致相邻胆管节段的外源性狭窄。

五、胰腺肿瘤

　　原发性胰腺导管腺癌占胰腺肿瘤的 90% 以上。以前，ERCP 是重要的影像学诊断方法，敏感性和

特异性分别为 92% 和 96%[59]。在最近十年，ERCP 的诊断作用逐步被 MDCT、MRI、MRCP 及 EUS 取代 [60, 61]。以诊断为目的的 MPD 造影剂注入不再使用。如前所述，ERCP 现仅在梗阻性黄疸需要治疗时用作治疗目的使用，还可同时获得组织标本。

ERCP 也曾在导管内乳头状黏液肿瘤的诊治中有作用，可以用于显示 MPD 或其侧支的膨大、证实囊肿与 MPD 的交通、发现罕见的胰管内充盈缺损或获取刷片或胰液标本。但是，在需要时，MDCT、MRI、MRCP 及 EUS 已在一定程度上替代 ERCP，使其不再建议作为导管内乳头状黏液肿瘤的影像检查[62]。

胰腺还有很多其他肿瘤：浆液性微囊状腺瘤、黏液囊性肿瘤、神经内分泌肿瘤、实性假乳头状内皮肿瘤、淋巴瘤及转移性肿瘤。同样，ERCP 已被 MDCT、MRI、MRCP 及 EUS 取代。总体来讲，所有这些肿瘤都易于推移 MPD。它们可能以外源性压力导致不同程度的上游梗阻，但都不易侵犯 MPD。

六、胰腺炎症

胰腺炎症被分为急性和慢性。特发性胰腺炎用于指初始时病因未能发现的反复发作的急性胰腺炎。正如胰胆管的很多病变，ERCP 的诊断作用已经让位于无创影像检查。ERCP 仅保留治疗作用。

虽然急性胰腺炎有繁多的可能病因，但酒精和胆结石仍为主要病因。如前所述，MRCP 或 EUS 已经成为胆总管结石诊断的首选影像方法。对于急性胰腺炎的治疗，是否需要在胆道胰腺炎症时进行 ERCP 取石仍有争议。ERCP 内镜下括约肌切开术和取石被认为对轻度胰腺炎无帮助，因为推测引发症状的结石比较小，而且会自行从胆管树排出 [63, 64]。但是，也有认为在有胆道梗阻或胆管炎存在的前提下，ERCP 取石是合理的 [63]。无论 ERCP 在急性胰腺炎有何种使用，都需避免 MPD 内注射。

ERCP 曾在慢性胰腺炎诊断中起主要作用（图 74-28），用于根据 Cambridge 分类来评估侧支和主导管的改变 [65]。EUS 和 MRCP（MRCP 可能有附加的分泌素）是慢性胰腺炎相对无创的首选影像方法 [63, 66]。ERCP 有内镜下的干预性操作，可以用于

MPD 解压以及减轻慢性胰腺炎相关的疼痛，包括内镜下胰腺括约肌切开术、MPD 狭窄的球囊扩张、长期胰管支架置入及导管内结石或结晶物取出（通常在有体外冲击波碎石时更易成功）[67-70]。

特发性胰腺炎用于描述 10%～30% 的经多种检查未能找到病因的复发性急性胰腺炎。ERCP 也可在此时有帮助。胰腺 Oddi 括约肌压力测试能够确立胰腺 Oddi 括约肌功能障碍的诊断并随后进行内镜下括约肌切开术进行治疗。ERCP 也可用于引流胆汁，从而确定那些最终会导致胆囊切除手术的微结石诊断。

干预性 ERCP 也用于治疗胰管漏。大部分漏与严重的急性或慢性胰腺炎相关（图 74-29），但也有其他病因，如既往手术、外伤或肿瘤[67, 71, 72]。大部分情况下，通过将胰管支架穿过受累段导管可以获得成功 [73]。但是，这个胰管支架不能对全胰管中断进行有效治疗，可能引起胰管离断综合征。这种情况下，漏出的胰腺消化酶分泌素会污染胰腺床并可能外溢 [67]，需要更为激进的方法治疗。

内镜干预也可用于对胰周假性囊肿进行有效治疗。既往认为假性囊肿大小达 6cm 是治疗的主要适应证[74]。也有建议需将治疗保留至有持续疼痛、局部胃肠道或胆道梗阻、腹腔或胸腔液体增加、囊肿直径增加或假囊肿并发症征象时（如出血或感染）[75]。

透壁内镜下治疗需要假囊肿与胃或十二指肠紧贴，通常认为距离需＜ 1cm[76]。可单独使用内镜或同时使用 EUS 来进行从胃肠道至囊肿的穿刺。至少

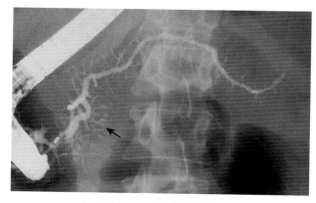

▲ 图 74-28　轻度的慢性胰腺炎
主胰管僵硬，有散在分布的异常侧支（箭）

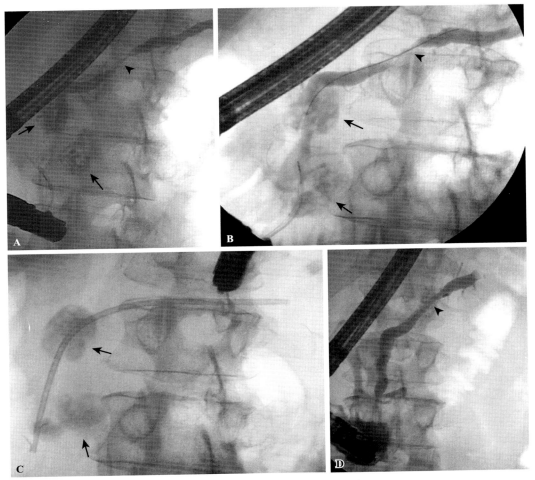

▲ 图 74-29 慢性胰腺炎和内镜治疗

A. 初始 ERCP 上，有轻微溢出进入两个假性囊肿（箭）和主胰管中段的狭窄（箭头）。B. 随后，导丝被放置入胰胆管，穿过两个假性囊肿相交通的节段（箭）和狭窄段（箭头）。C. 该检查的最终图像显示塑料支架穿过两个假性囊肿（箭）并穿越推测的主胰管狭窄区。D. 初始检查之后的 5 个月，ERCP 显示假性囊肿无一充盈，且主胰管中段的狭窄（箭头）好转

随后需要置入两个支架以达到足够的引流。若有坏死沉积物，则需置更多支架或增加鼻胆（胰）引流管[75]。若有需要，之后对未引流的坏死物可以采用在初始穿刺点进行积极的球囊扩张并将内镜置入腔内来移除碎渣[75]。

若假性囊肿 < 6cm 且与 MPD 相通，也可采用经乳头的囊肿引流[75, 77, 78]。大孔径支架可以置于管道中断的节段或置入囊肿本身。

七、ERCP 并发症

ERCP 的主要并发症为胰腺炎、出血、穿孔和胆道感染。胰腺炎最常见，发生率为 2%～16%，据报道多为 3.5%[79-82]。

ERCP 术后出血发生率约 1.3%，大部分出血为少量[82]。相对仅施行诊断性检查，该并发症更多见与括约肌切开术有关。出血常排出至胃肠道，较少进入胆道[79]。

穿孔见于检查的 0.1%～0.6%[79]，可与导丝操作有关，或因内镜下括约肌切开术时 Vater 壶腹穿孔或与胃肠道乳头不相关的位置穿孔[83]。

感染与胆管树甚至胆囊相关。胆管炎见于不足 1% 的病例，似与导管操作的程度、患者因素和操作者经验相关[79, 84-86]。据报道胆管炎见于 0.2%～0.5% 的病例[84, 85]。

第 75 章　磁共振胰胆管造影
Magnetic Resonance Cholangiopancreatography

Ann S. Fulcher　Mary Ann Turner　著

曹　崑　译校

磁共振胰胆管造影（MRCP）从 20 世纪 90 年代早期开始应用于临床，从一项对胆管和胰管成像有争议的潜在价值的技术发展成为现被认为是胰胆管疾病诊断重要的手段。实际上，MRCP 发展之迅速，已经在很多临床中心取代了诊断性 ERCP。一项前瞻性调查发现，MRCP 所见可以增加胃肠科医师的诊断信心，减少对有创检查的需求[1]。

多年来，ERCP 被认为是胆道和胰管的标准影像检查，因为能够提供高质量的管道影像。但是，ERCP 是有创检查，会有高达 5% 的并发症，轻至亚临床，重至威胁生命[2]。这些并发症包括胰腺炎、出血、胆管炎和胃肠道穿孔。

MRCP 能够相对迅速被接受，大部分是因为它能够提供与 ERCP 相似的图像。获取这些图像既不用承担 ERCP 有关的并发症，又有相当的敏感性、特异性和准确性。而且，MRCP 可以用于门诊人群且没有辐射暴露。大部分情况下 MRCP 检查实施时无须使用镇静药。相对 ERCP 而言，MRCP 可以良好显示远端高位的梗阻，以及因手术改变的胆管和胃肠道，如胆肠吻合口。虽然 ERCP 能够提供精细的胆道系统图像，它无法直接提供有关实性脏器和腹部血管的信息。但 MRCP 可以与常规 MRI 联合进行，若需要还可以做 MRA，获得的是综合检查。这些信息可以辅助评价肿瘤可切除性，如胰腺癌，并发现原发性硬化性胆管炎的并发症，如肝硬化和胆管癌。

一、检查技术

在 MRCP 扫描前，多建议使用重 T_2 加权、非抑脂序列，如半傅里叶采集单次激发快速自选回波（HASTE）序列，以提供全腹部整体观（图 75-1A）。这些大视野的图像能够显示实性脏器以及胰胆管系统和胆囊。然后进行 MRCP 成像。可以使用二维（2D）、重 T_2 加权、抑脂、屏气序列。该序列可以提供单幅厚层图像（层厚 10～70mm）及多幅薄层图像（厚度 2～5mm）[3, 4]（图 75-1B-D）。这些图像显示的胆管、胰管、胆囊呈高信号结构。多次采集用于冠状面和斜冠状面以良好显示管道结构。除此之外，轴位切面对鉴别结石与胆道积气有利，因为结石沉积在胆管的重力区，而胆道积气在非重力位置。总体来讲，薄层图像能够使胆管系统细节的显示提高，而厚层图像用于对管道进行整体观察以发现弥漫胆道病变，如原发性硬化性胆管炎。虽然薄层图像可以采用最大密度投影（MIP）算法处理，但大部分诊断决策是直接从 2D 图像上获得。阅读 MIP 图像要记住，有时 MIP 上特征性的高信号也可能掩盖管道内轻微的充盈缺损，如小结石。

最近，三维（3D）序列联合呼吸触发、薄层（1～2mm）、高矩阵被用于获得 MRCP 图像。采用该技术，源图像可以看作单独的图像，更像 2D 序列采集的 MRCP 图像。3D 成像的优势是产生等体素图像，可以在任何切面重建，因此无须进行多切面的图像采集。

一些学者提倡使用对比增强 MRCP，采用 3D T_1 加权序列与可以分泌入胆道的肝细胞特异性造影剂。这些造影剂主要分为两种：锰基造影剂（已不在美国市场使用）和钆基造影剂，如钆贝葡胺和钆

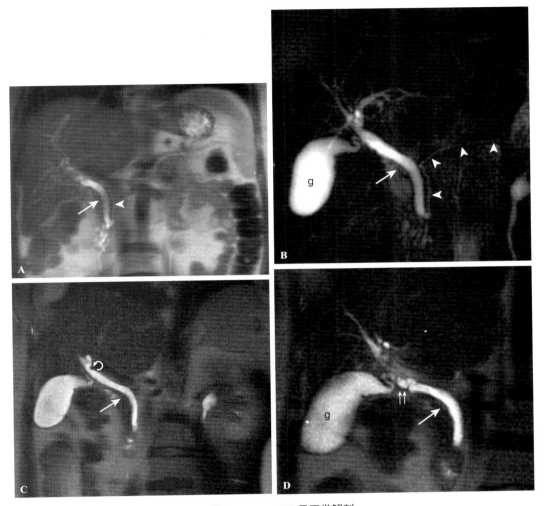

▲ 图 75-1　MRCP 示正常解剖

A. 冠状非抑脂 HASTE 图像提供腹部整体观，显示肝脾及胰头内的胆管远半段（箭）和胰管（箭头）。B. 冠状抑脂厚层（40mm）MRCP 可以在同一图像上显示肝内胆管、肝外胆管（箭）、胰管（箭头）和胆囊（g）。C. 相对厚层 MRCP，冠斜位抑脂薄层（5mm）MRCP 显示肝外胆管更细致的末端（箭）。可以见到肝动脉穿行所致的近段肝外胆管的外源性压迫（弯箭）。D. 冠斜位抑脂薄层（5mm）MRCP 显示胆囊（g）、胆囊管（双箭）和肝外胆管的一部分（箭）

塞酸二钠[5]。采用 T_1 加权序列及锰基造影剂获得的 MRCP 已经证实对发现腹腔镜胆囊切除术后的胆道并发症、肝移植供者活体的肝内胆管评估有效[6, 7]。

2D 和 3D 技术使大部分胰管能够得到良好显示。但在一些胰管无法良好显示或需要对胰腺外分泌功能急性评估的病例，分泌素增强 MRCP 可能有用[8]。

尽管大部分 MRCP 检查在 1.5T 扫描仪上进行，因 3.0T 扫描仪设备和应用的增加，使越来越多的 MRCP 检查在 3.0T 上完成。虽然 3.0T 扫描仪可以提高图像质量、提升对管道细节的显示，但相对 1.5T 扫描仪有更多的磁敏感伪影[9]。

二、临床应用

（一）胆管结石

历史上，许多怀疑胆总管结石但超声和 CT 检查为正常的患者需接受诊断性 ERCP 以确定是否有结石存在。MRCP 的出现提供了一个期待已久的无创性的替代方法，用于检查和排除胆总管结石。但是，为使 MRCP 能够被广泛接受，需与 MRCP 进行合理的对比。在 Frey 等[10]一项对 72 例患者术中胆管造影与 ERCP 对比的研究中，ERCP 在可疑胆总管结石人群中的敏感性为 90%，特异性 98%。

对 MRCP 用于发现胆总管结石的初始报道仅有 81% 的敏感性[11]。但 MR 硬件技术以及序列的改进极大提高了 MRCP 的图像质量。这些序列包括允许屏气扫描、对手术夹和肠气形成的伪影的抑制。故而强化了 MRCP 对胆总管结石的诊断能力。之后采用最先进的扫描仪和序列可以达到 90%～100% 的敏感性、92%～100% 的特异性和 96%～100% 的阳性预测值，能够与 ERCP 相当，甚至大部分情况下更高[3, 12-16]。虽然很多医师只关注技术能够提供的敏感性，阴性预测值是同等重要的。MRCP 的阴性预测值很高，为 96%～100%[3, 14, 17]。因此，若 MRCP 解读为无胆总管结石，可以有信心认为基本没有结石存在，无须行 ERCP[3, 17]。实际上，MRCP 对可疑胆道结石人群的主要好处是减少不必要的 ERCP 检查[16]。

在有症状的胆囊结石人群，对基于临床、实验室和超声结果认定有胆总管结石高、中、低风险的患者，MRCP 都被证实对发现合并的胆总管结石准确性很高[12]。Kim 和同事[12]建议 MRCP 在中等或高度胆总管结石风险患者的胆囊切除术之前进行，以减少因未发现的胆总管结石造成的并发症，以及减少单纯诊断性 ERCP 的使用。

除了发现胆总管结石，MRCP 对发现肝内胆管结石也很有用处。一项研究发现 MRCP 发现肝外胆管结石的敏感性和特异性分别为 97% 和 93%，而 ERCP 分别为 59% 和 97%[18]。

肝外和胆囊胆管结石都表现为边界清晰的、高信号胆汁内的低信号充盈缺损（图 75-2）。MRCP 可以发现小至 2mm 的结石，即使在正常管径的胆

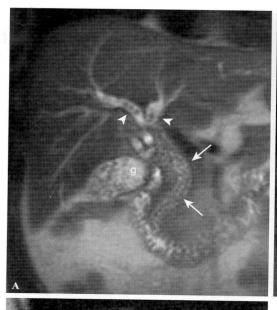
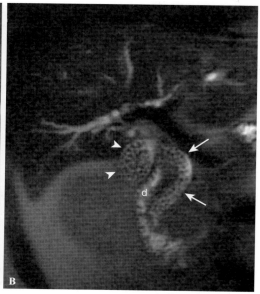
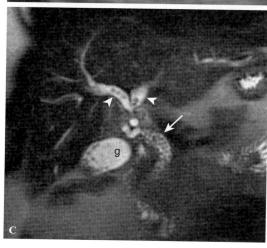

▲ 图 75-2 多发肝外和肝内胆管结石
A. 冠状 HASTE MRCP 提供腹部全面观，显示扩张的肝外胆管（箭）、中心肝内胆管（箭头）和胆囊（g）内的多发、低信号结石。B. 薄层 MRCP 聚焦于远端胆管（箭），显示多发胆管内结石及胆囊结石（箭头），可见液体充盈的十二指肠（d）。C. 薄层 MRCP 显示近段肝外胆管（箭）、中心肝内胆管（箭头）和胆囊（g）内的结石

管内 [3]。虽然冠状和斜冠状切面能够显示大部分结石，有时轴位的 MRCP 图像对发现小结石有帮助，能够帮助鉴别位于胆道重力位置的结石和非重力位置的胆道积气（图 75-3）。

虽然 MRCP 对发现结石很有帮助，但也需要注意，一些类似结石的表现可能造成假阳性诊断，包括胆管积气、胆囊管汇入胆道处的正面像、邻近血管造成的胆管压迫 [19, 20]。

（二）肿瘤

MRCP 对可疑的胰胆管恶性肿瘤评估有帮助。多项研究证实，MRCP 能够以高的准确度确定恶性病变是否存在、位置、类型 [3, 21-25]。一项对 62 例胆道梗阻的研究中，Kim 及同事 [26] 发现在 MRCP 基础上增加常规 MRI 可以显著提高胰胆管病变的诊断准确性，并辅助鉴别胆管扩张的良恶性病因。当 MRCP 辅以常规 MRI 和 MRA，综合性的检查能够提供对胰胆管、实质脏器、血管结构的显示，反过来帮助确定肿瘤病变的可切除性。这种综合性的检查对患者关怀有利。尤其在肿瘤被认为可切除时，可以避免不必要的 ERCP 检查和支架置入，因为 ERCP 在这些患者术前胆汁引流作用上无确定价值 [27]。另一方面，若肿瘤被认为无法切除，患者则可以避免接受不必要的开腹手术。MRCP 的另一个优势是在胰胆管恶性肿瘤人群，甚至在高度狭窄的

存在下，可以帮助进行手术和经皮介入术的规划。

1. 胰腺癌

随着更新的扫描仪和扫描序列的使用，可以提供高分辨率图像，MRCP 不仅可以良好显示胰腺癌所致的胆管扩张，而且可以显示恶性胆道狭窄本身，并定位胰腺肿瘤。MRCP 显示的胰腺癌胆道侵犯表现为扩张的胰上段胆管与显著狭窄的胰内段突然移行，呈鼠尾征（图 75-4A 和 B）。在胰头癌阻塞胆道和胰管的病例，MRCP 显示两管道的扩张，即双管征。虽然双管征常见于胰头癌，它也是非特异性征象，可见于胰头良性或恶性病变 [28]。对累及胰头或胰尾的癌，胆管扩张限于梗阻的胰管近端。因为胰管很少能够在单个 2D MRCP 图像上完全显示，轴位 MRCP 图像可以用于显示引起梗阻的肿瘤以及扩张与非扩张胰管的移行区。

MRCP 辅以常规 MRI 和 MRA 检查能够进行可切除性评价（图 75-4C 和 D）。T_1 加权、抑脂、非增强序列对发现胰腺肿瘤、甚至小肿瘤尤其有帮助。胰腺癌显示为高信号的正常胰腺实质背景下的低信号区。除了检出原发肿瘤，常规 MRI 还可以用于发现肝转移、肿大淋巴结、腹膜种植转移。MRA 对发现腹腔干血管、肝动脉、肠系膜上动静脉及门静脉的肿瘤侵犯情况有重要作用。对无法切除的胰腺癌，MRCP 提供重要信息用以进行姑息治疗、内镜下引流等的方案制定。

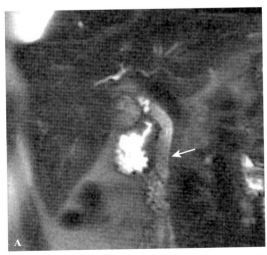
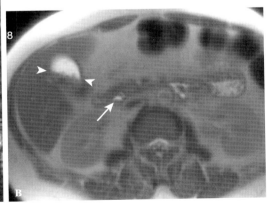

▲ 图 75-3　小胆管结石轴位 MRCP 的价值
A. 薄层 MRCP 显示远端胆管内小的低信号（箭），随后在治疗性 ERCP 中被移除。B. 轴位 MRCP 显示肝内胆管重力部位分层堆积的小的低信号结石（箭），胆管前方有高信号胆汁。相似的结石 - 胆汁平面（箭头）也见于胆囊

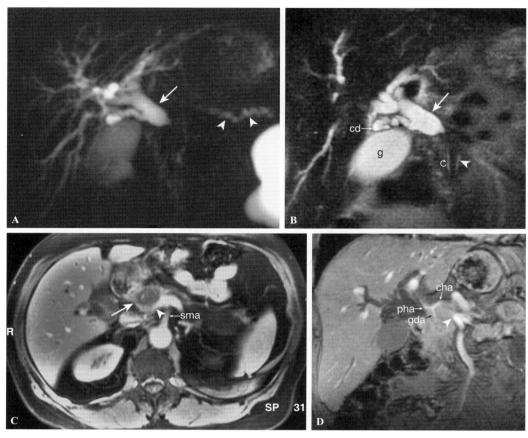

▲ 图 75-4　无法切除的胰头癌的 MRCP、MRI 和 MRA 图像

A. 厚层 MRCP 提供胰胆管的整体观，显示肝外胆管的高度梗阻（箭）和胰腺体部和尾部胰管的轻度扩张（箭头）。B. 薄层 MRCP 展示胆道系统细节，显示肝外胆管在胰头处梗阻（箭）。胆管的胰内段（弯箭）和胰头区的胰管（箭头）狭窄。可见扩张的胆囊（g）和胆囊管（cd）。C. 横断 T_1 加权增强腹部 MRI 显示梗阻的原因是低信号的胰头癌（箭），它阻塞了远端的肠系膜上静脉（箭头）。没有证据显示肿瘤包绕肠系膜上动脉（sma）。D. 冠状 2D-TOF MRI 血管造影显示胰头占位阻塞了远端的肠系膜上静脉（箭头），且可能无法与肝总动脉（cha）、近端肝固有动脉（pha）和胃十二指肠动脉（gda）分开（引自 Fulcher AS, Turner MA：MR cholangiopancreatography. Radiol Clin North Am 40：1367，2002.）

在一项对 124 例临床和超声强烈提示胰腺肿瘤患者的前瞻性研究中，Adamek 等 [23] 认为 MRCP 诊断胰腺癌的敏感性和特异性（84% 和 97%）高于 ERCP（70% 和 94%）。不幸的是，即使有 MRI、MRA 和 MRCP 的技术进步，一些情况下，胰腺癌和局限性慢性胰腺炎鉴别仍然是难点 [29]。

2. 肝门区及远端胆管的胆管癌

肝门胆管癌是最常见的胆管癌，指左右肝管汇合区的高位狭窄。过去，多采用姑息性措施，如经皮胆道引流和内镜下支架置入，因为这类肿瘤的预后很差。随着手术技术提高和放射治疗的应用，更多的注意力被放在采用影像检查辅助确定病变范围和可切除性评价。

过去十年，MRCP 在胆管癌评价中已经成为重要的方法，尤其对肝门胆管癌。与直接胆管造影相似，MRCP 显示明显狭窄的近段肝外胆管、经常存在的向中心左右肝管的延伸，以及梗阻近端的扩张 [30, 31]（图 75-5A 和 B）。因为 MRCP 能够良好显示出 ERCP 上难以显影的高位梗阻近端的胆管，MRCP 在判断病变范围及可切除性方法更具优势 [30, 31]。正如在其他胰胆管肿瘤，MRI 和 MRCP 一起能够提供更多优势，用以显示病变从胆道向肝内及邻近结构的延伸（图 75-5C）。这些因素使 MRCP 在无创评价肝门胆管癌，辅助手术 、经皮、放射治疗等治疗方案制定等方面扮演重要角色。Park 及同事 [32] 认为 MRCP 辅以 MRI 提供的有关胆

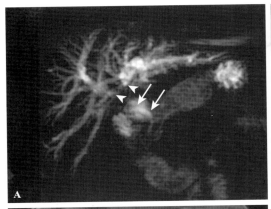
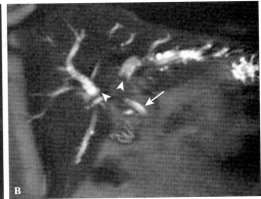
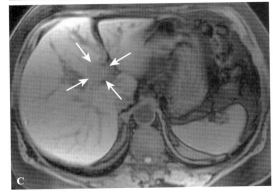

▲ 图 75-5 肝门胆管癌

A.冠状厚层 MRCP 显示因肝门胆管癌所致的肝右和肝左中心肝管的高度的孤立狭窄（箭头）。梗阻远端的肝外胆管（箭）见于邻近液体充盈的十二指肠球。
B.薄层 MRCP 能够显示肝右和肝左的中心肝管梗阻点更多的细节（箭头），因为肝门胆管癌向头侧方向延伸。正常管径的肝外胆管（箭）正位于肿瘤的远端。
C. T_1 加权、抑脂、非增强腹部 MRI 显示低信号的肿瘤（箭）延伸出胆管区并侵犯肝实质

管癌范围和可切除性的信息，与多排 CT 加直接胆道造影的信息相仿。

累及汇合部远端肝外胆管的胆管癌被称为远端胆管型。远端胆道的胆管癌在 MRCP 和 ERCP 上常见表现为狭窄或腔内息肉状占位引起胆道梗阻。一项对 50 例肝外胆管癌及 23 例良性狭窄患者的回顾性研究显示，MRCP 在鉴别两种狭窄方面的准确性与 ERCP 相仿[32]。无论 MRCP 还是 ERCP，局限于胆总管胰内段的远端胆管癌都难以与胰头癌鉴别（图 75-6）。但是这个缺陷不会影响临床，因为两种肿瘤的治疗方式相同，主要需求在可切除性上。

3. 胰腺导管内乳头状黏液性肿瘤

导管内乳头状黏液性肿瘤（IPMN）根据起源的胰管位置分为主胰管型和分支胰管型，可为良性或恶性。IPMN 在 MRCP 上显示良好，因为它们分泌黏液，表现为导管内的高信号[33-35]。MRCP 能够发现所有表现的 IPMN，包括主胰管扩张、侧支囊性扩张、结节、分隔、导管内充盈缺损，能够显示肿瘤与胰管的交通（图 75-7）。一项对 31 名患者 34 例 IPMN 的 MRCP 和相应的手术及病理表现研

究发现，导管内充盈缺损提示恶性病变，主胰管弥漫扩张至 15mm 以上的主胰管型病变强烈提示恶性变[33]。对分支胰管型病变，不伴主胰管扩张时提示为良性肿瘤。

（三）先天异常

1. 胆总管或胆管囊肿

MRCP 能够可靠发现成人和儿童的胆总管或胆管囊肿，提供与 ERCP 相仿的诊断信息且无须承担 ERCP 的并发症风险[36-39]（图 75-8）。MRCP 良好勾画囊肿范围并发现异常的胰胆管合流，这些是制定囊肿切除和胆道重建手术的决定性因素[40]。Matos[36] 和 Yu[41] 及同事指出，MRCP 发现异常胰胆管合流的准确性与 ERCP 相仿。基于此原因，MRCP 被建议作为评价胆总管囊肿的影像检查方法选择[37, 38]。

2. 胆管的解剖变异

胆管的解剖变异发生率达 37%，包括交叉变异，如右肝管的背尾侧分支进入中央区的左肝管；三分叉；副管或迷走胆管进入肝外胆管或胆囊管；

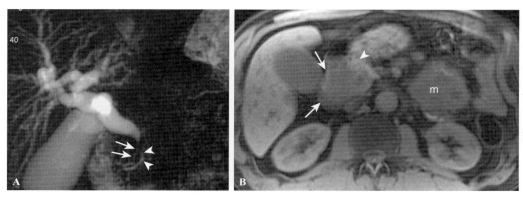

▲ 图 75-6　远端胆管的胆管癌

A. 冠状厚层 MRCP 显示胆总管胰内段的高度狭窄（箭）造成近端胆管扩张。胰管（箭头）管径正常。B. T₁ 加权、抑脂、非增强的腹部 MRI 显示肿瘤（箭）累及胰头，相对邻近的正常胰腺实质（箭头）呈低信号。病理学分析发现胆管癌。诊断时已有一个大的系膜转移（m）

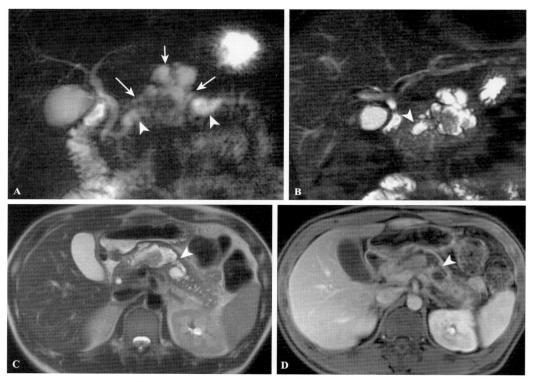

▲ 图 75-7　恶性胰腺导管内乳头状黏液性肿瘤：主胰管型

A. 冠状厚层 MRCP 见大的囊性病变（箭）内包含结节状充盈缺损，与胰体的主胰管（箭头）交通。胰腺分裂是偶然发现，证据是胰头区水平走行的主胰管。B 至 D. 冠状斜位薄层 MRCP，轴位 HASTE 图像和周围 T₁ 加权抑脂增强腹部 MRI 显示分叶状的囊性肿物和结节状充盈缺损，以及扩张的胰管（箭头），肿物即起源于此

以及胆囊管变异[42]。MRCP 已经被证实能够准确发现这些变异[43, 44]。尽管胆管变异通常在普通人群没有意义，在接受胆囊切除术的人群中意义重大，因为一些变异易于出现胆管损伤[45]。胆管变异在开放式胆管切除手术的时代产生的风险较小，因为胆道能够直视。现在大部分胆囊切除术在腹腔镜下实施，无法达到相同程度的胆管直视，术前对这些异常的认知很重要。肝移植供体的右叶活体移植增加提高了放射医师和外科医师对胆管变异的重视程度（图 75-9）。虽然对大部分病例，这些变异不能阻止

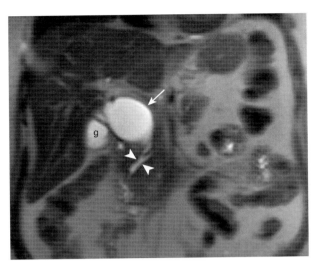

▲ 图 75-8　胆总管或胆管囊肿 1 型

冠状 HASTE MRCP 显示大部分肝外胆管纺锤形扩张（箭）提示胆总管或胆管囊肿 1 型。可见异常的胰胆管结合部（箭头）。胆囊（g）可见

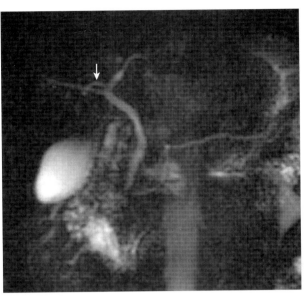

▲ 图 75-9　变异的胆管的异常穿越

冠状厚层 MRCP 显示右肝管的背尾侧分支（箭）进入左肝的中心肝管

移植手术的进行，术前的认定可以帮助避免不经意的手术结扎。对胆管变异的察觉也对复杂的经皮和内镜下胆道介入手术制定有帮助。

3. 胰腺分裂

胰腺分裂在普通人群的发生率达 5.5%～7.5%[46, 47]。虽然大部分有胰腺分裂的人没有可归咎于胰腺的临床症状，其他一些确实有反复发作的无法解释的胰腺炎。实际上，胰腺分裂被证实在急性特发性胰腺炎人群中的发生率显著高于普通人群[46]。MRCP 用于评价特发性胰腺炎的作用逐渐重要，因为发现胰腺分裂和其他胆管异常的准确性很高。与诊断性 ERCP 不同，对这些易于发生胰腺炎的人群，MRCP 没有引起胰腺炎的风险[38]。Manfredi 等[48] 提出分泌素增强 MRCP 能够辅助发现胰腺分裂，有时发现相关的远端背侧导管囊性扩张，被称为 Santorini 膨出（Santorinicele）。MRCP 也有利于发现慢性胰腺炎的胰管改变：主胰管扩张、侧支膨大、狭窄及胰管内结石。除此之外，T_1 加权的抑脂非增强序列联合 MRCP 可以辅助发现相关的胰腺萎缩和纤维化。采用这些序列，继发于胰腺实质内的水蛋白被取代后的纤维化表现为胰腺信号较肝脏减低。

MRCP 上，胰腺分裂显示为胰腺内两个独立的引流系统（图 75-10）。较大的背侧胰管引流大部分胰腺实质并从头侧小乳头进入十二指肠，与腹侧导管分离。较小的腹侧胰管引流下部胰头区和钩突，与远端胆管一起从大乳头进入十二指肠。MRCP 上对胰腺分裂的诊断需注意确定背侧和腹侧导管之间没有交通，多数可以通过在工作站上而不是胶片上回顾图像来发现。

三、胰胆管系统和胃肠道术后改变

很多研究已经显示在有胰胆管和胃肠道术后改变的人群中，MRCP 用于展示胰胆管正常解剖和病理性改变方面的作用和准确性[49-54]。尤其是 MRCP 用于显示吻合口狭窄、管道内结石、胆汁栓及一些胆囊术后的胆管损伤时，敏感性能够达到 100%[50, 52]。

MRCP 已经成功用于在尸体和活体供者的肝移植术后、肝脏切除术、胰十二指肠切除术及胆肠吻合术后的成像（图 75-11）。MRCP 尤其适合评价胆肠吻合术后的患者。对这些患者，ERCP 要么不可能实施、要么难度大，因为手术造成了胃肠道的改变。在 MRCP 出现之前，对胆肠吻合术后患者的胆道显示只能通过经皮肝穿胆道造影（PTC）实现，这项有创操作会出现出血、感染等并发症。

MRCP 通常用于在肝移植术后评估胆管以发现狭窄和结石等并发症[55]。对这个极度病重的人

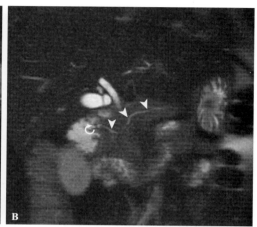

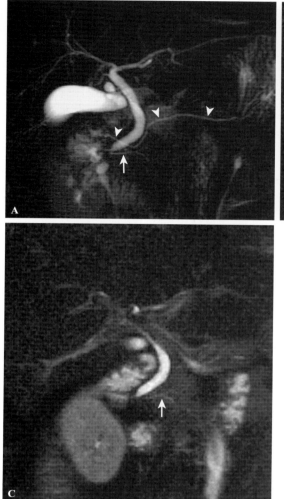

▲ 图 75-10　胰腺分裂

A. 冠状厚层 MRCP 显示两个分离的管道引流胰腺，背侧的较大支（箭头）和腹侧的较小支（箭）。B. 冠状斜位薄层 MRCP 显示背侧胰管细节（箭头），在胰头以水平方向走行由小乳头进入十二指肠（弯箭）。C. 冠状斜位薄层 MRCP 在 B 图后方 5mm 显示小的腹侧胰管（箭）与远端胆管汇合，并由大乳头进入十二指肠，在背侧胰管远端且与之分离

群，ERCP 和 PTC 有可能导致严重的并发症。若 MRCP 发现了并发症，患者然后可以转而接受治疗性 ERCP 或 PTC。若 MRCP 除外了并发症，患者则可以免于不必要的有创操作和随之而来的并发症。

　　虽然 MRCP 对术后胰胆管成像有很高的准确性，仍有很多易犯的错误及局限性。对胆肠吻合术后的患者，胆道积气可能表现类似管道内结石，都表现为高信号胆汁内的充盈缺损。大多数情况下，鉴别的方法是从冠状和轴位图像上观察到胆道积气位于管道的非重力区而结石在重力区[49, 50]。MRCP 用于评价胆管狭窄的一个局限性被 Ward 等[49] 指出，他们发现 MRCP 倾向于过度评估狭窄程度。最后，尽管研究显示 MRCP 联合分泌入胆道的造影剂用于发现胆管漏[56]，诊断性 ERCP 很可能仍然是发现漏

的基本手段，因为 ERCP 在做诊断使用的同时还可以提供支架置入的入路。无论如何，在胰胆管和胃肠道术后的人群，MRCP 逐渐作为一种准确性高、可无创性评价胆道系统的方法出现。

四、原发性硬化性胆管炎

　　多年来，直接胆道造影（ERCP，和相对应用较少的 PTC）被认为是原发性硬化性胆管炎（PSC）诊断和病程监测的影像方法选择。虽然 ERCP 和 PTC 都能得到精致的胆道图像并提供介入治疗的入路，这些有创检查将患者置于发生并发症的危险，如胆管炎、胰腺炎、出血和感染。MRCP 为已确诊或可疑 PSC 的患者提供了一个无创诊断方法。

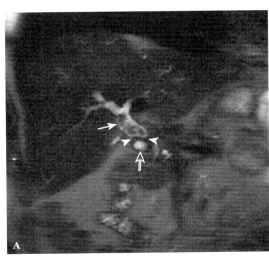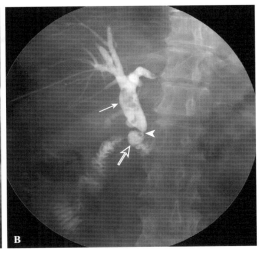

▲ 图 75-11　胆肠吻合口狭窄和胆管内结石

A. 冠状斜位薄层 MRCP 显示残余的近端肝外胆管扩张（箭），提示胆肠吻合口狭窄（箭头）。胆管内的充盈缺损代表继发于胆汁阻滞而形成的结石。圆形的液体充盈结构（空心箭）代表空肠支的近侧面。B. 在经皮胆道引流操作中进行的直接胆道造影，证实胆肠吻合口狭窄（箭头）、胆管扩张（箭）、胆管内结石和空肠支近段（空心箭）。造影剂从胆管缓慢进入空肠支

PSC 直接胆道造影所见包括肝内或肝外胆道的多发环形狭窄，伴正常或轻微扩张的节段，形成胆管串珠样表现，憩室样的突出，壁不规则，以及外周肝内胆管的突然截断[57]。由于技术的发展，MRCP 能够以高准确度发现胆管细节并显示典型的 PSC 胆管改变[58-61]（图 75-12 和图 75-13）。Vitellas 等[60, 61]认为 MRCP 在显示肝内胆管和肝内胆管狭窄优于 ERCP，部分原因是 MRCP 能够展现高位梗阻近端的胆道。MRCP 对发现肝移植后复发性 PSC 亦有用处，因为 MRCP 良好展示这些有胆肠吻合患者的肝内和肝外胆管，否则只能采用 PTC 来观察胆管[58]。除了 MRCP 在诊断 PSC 方面的应用和准确性，区别 PSC 所致的良性狭窄与胆管癌相关的恶性狭窄仍然是个问题。

一项回顾性研究纳入 102 名患者（34 例 PSC 和 68 例进行年龄匹配的其他胆管病变患者）接受 MRCP，发现 MRCP 能够准确发现并定位 PSC[58]。对于发现 PSC，两位独立观察者的敏感性分别为 85% 和 88%，特异性 92% 和 97%，阳性预测值 85% 和 94%，阴性预测值 93% 和 94%。观察者间一致性非常好。所有假阳性诊断与潜在的肝硬化所致胆道扭曲有关。有 5 例假阴性病例，其中 2 例因

重度肝硬化掩盖了肝内胆管，其余 3 例因 PSC 早期改变仅局限于外周的肝内胆管。

Talwalkar 和同事[59]提出应将每个正确诊断 PSC 的平均费用作为衡量 MRCP 和 ERCP 是否作为初始检查方法的考虑。73 名临床怀疑 PSC 的患者纳入研究，该组 PSC 阳性率为 32%。MRCP 诊断 PSC 的敏感性和特异性分别为 82% 和 98%。Talwalkar 和同事[59]认为在这组病例中，MRCP 作为 PSC 初始诊断方法的准确性与 ERCP 相仿而费用更低。与常规 MRI 联合可以增强 MRCP 在 PSC 患者中的价值，因为常规 MRI 可以显示肝硬化、门静脉高压、胆管癌及与胆管灌注和炎性病变相关的肝实质改变[62]（图 75-12B）。

MRCP 已经作为可以取代 ERCP 用于 PSC 诊断的检查方法。这类人群中 MRCP 的使用基于其准确性和无创的特性，以及它能够显示高位梗阻近端的胆管。总之，在一些医疗中心，ERCP 现基本作为打开介入通路如支架置入的方法而非诊断手段。无论如何，ERCP，有时 PTC，可用于对有问题的病例发现 PSC，如局限于外周肝内胆管的仅具轻微改变的 PSC。

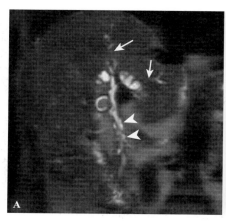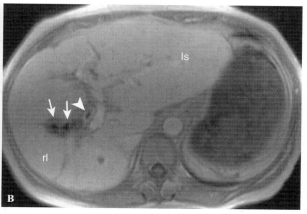

▲ 图 75-12　肝内和肝外原发性硬化性胆管炎

A. 冠状斜位薄层 MRCP 显示狭窄（箭）和扩张的肝内胆管，以及明显的不规则壁和肝外胆管的憩室样囊袋（箭头）。B. 轴位 T$_2$ 加权抑脂增强腹部图像显示肝硬化合并的 PSC，证据为外侧段（ls）肥大和肝右叶（rl）萎缩。可见近端肝外胆管壁的增厚和强化（箭头）及肝内胆管扩张（箭）

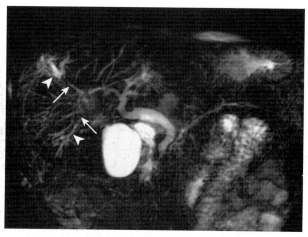

▲ 图 75-13　肝内原发性硬化性胆管炎

冠状厚层 MRCP 显示肝内胆管的扩张（箭头）和多发狭窄（箭）。显著扩张的肝外胆管没有 PSC 的证据

五、胰腺炎

（一）急性胰腺炎

MRCP 在急性胰腺炎患者中的主要作用是发现有病变发展倾向的结构改变，如胆总管结石、胰腺分裂、导致胰管梗阻的肿瘤。依赖于急性胰腺炎的严重程度，胰腺实质的水肿可能导致肝内胆管或胰管形成光滑的纤细表现（图 75-14）。当这些征象限于胰头，胰管的纤细和胰腺实质的肿大可能类似胰腺肿瘤。但是，随着水肿消退，胰管和胰腺实质会恢复正常。

在急性胰腺炎人群中，MRI 联合 MRCP 可以帮助发现这类炎性病变的病因、病变程度以及并发症。胰腺增大、单纯和感染性积液、坏死、胰腺胸腔瘘、血栓、假性动脉瘤都可以显示。实际上，对比 CT，MRI 被证实用作评估炎症和坏死及计算严重程度指数方面表现优异 [63]。在一项研究中，MRI 优于 CT 和超声发现亚急性胰腺积液内的沉渣，这是评估引流可能性的重要因素 [64]。

因此，联合 MRCP 和 MRI 及有时 MRA 的检查能够提供有关胰胆管、胰腺实质、周围组织和血管的信息，且为单一、无创、无辐射暴露、无造影剂应用的检查方法。该人群中 MRI 的缺点是 MR 不能像 CT 一样能够迅速进行检查，且对极度衰弱依赖呼吸机的患者必须使用 CT。

（二）慢性胰腺炎

MRCP 和 MRI 作为显示慢性胰腺炎胰管和胰腺实质病变的有用方法出现 [3, 56]。胰管征象包括主胰管及其侧支的扩张、壁不规则、导管内结石、胰管和肝内胆管的狭窄（图 75-15）。一项研究对比 ERCP 和 MRCP 发现，两者的征象有非常好的一致性，但都不能发现一些其他检查可以检出的异常 [65]。在另一项有 36 名慢性胰腺炎患者的研究，MRCP 检出 16 例胆道狭窄并正确诊断良性 [3]。

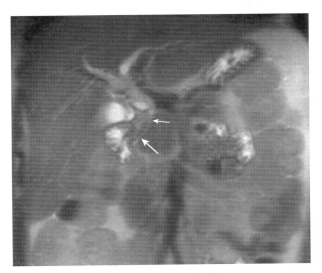

▲ 图 75–14　急性胰腺炎

冠状 HASTE 显示肝内和胰腺上方胆管的扩张和胰腺内胆管的光滑狭窄（箭），因胰腺水肿所致。MRCP 在急性胰腺炎缓解后实施，显示管腔恢复至正常管径（未显示）

MRCP 准确提供慢性胰腺炎的导管表现，对决定病变程度及制定手术引流方案非常重要。一些情况下，MRCP 比 ERCP 显示的胰管病变更为全面，因为 MRCP 可以显示高位狭窄近端的管道。

MRI 有助于显示慢性胰腺炎的胰腺实质表现，如萎缩和纤维化，以及胰腺周围的表现，如假囊肿。T_1 加权、抑脂、非增强序列尤其对发现纤维化和萎缩所致的胰腺信号相对肝脏信号减低有用，因为胰腺实质内的水蛋白被取代[66, 67]。对比无钙化的腺体，慢性钙化性胰腺炎的胰腺强化降低[66]。推测可能因为更严重的病变所致。

分泌素增强的 MRCP 提高对慢性胰腺炎形态学改变的显示，可以通过评价液体产出情况来辅助确定胰腺外分泌功能[8, 68–70]。

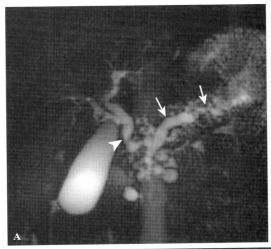

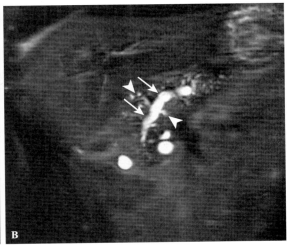

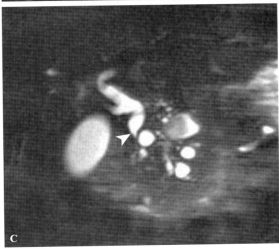

▲ 图 75–15　慢性胰腺炎

A. 冠状厚层 MRCP 提供对胰胆管的整体观，显示明显扩张的主胰管（箭）及其侧支，以及逐渐狭窄的肝内胆管（箭头）。B. 冠状斜位薄层 MRCP 聚焦于胰体，显示主胰管扩张（箭）、其扩张的侧分支（箭头）和圆形的胰腺内假性囊肿。C. 冠状斜位薄层 MRCP 聚焦于胰头，显示光滑的、逐渐狭窄的胰腺内胆管（箭头），导致胰腺上方胆管的扩张，再次提示注意胰内假性囊肿和扩张的胰管及其侧支

六、胆囊病变

超声是评价胆囊的初始方法，因为它准确、费用相对低、使用广、快捷并可移动。MRCP 用于发现异常，包括胆囊结石、急性胆囊炎（图 75–16）、坏疽性胆囊炎、胆囊穿孔、Mirizzi 综合征、癌、腺肌症 [3, 71-75]（图 75–17）。在急性胆囊炎的患者中，MRCP 联合 MRI 用于发现胆管结石、展示从胆囊到相邻肝脏的感染范围。可疑胆囊癌时，MRI 与MRCP 一起用于分期评价 [72-74]。

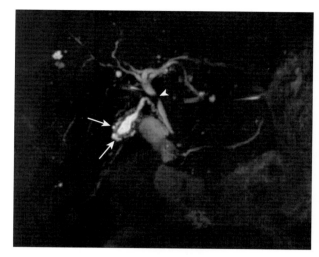

▲ 图 75-17　腺肌症
MIP 图像显示腺肌症的"珍珠项链"征，代表扩张的 Rokitansky-Aschoff 窦（箭）。注意近段肝内胆管的狭窄伪像（箭头）

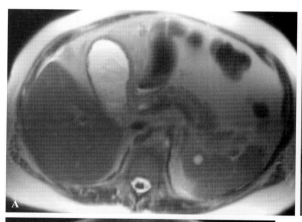

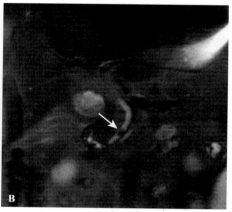

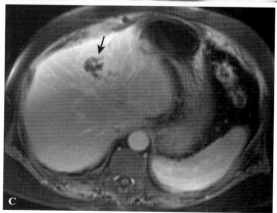

▲ 图 75-16　急性胆囊炎并发胆管结石和肝脓肿
A. 轴位 HASTE 图像显示增大的胆囊并增厚、不规则壁，提示急性胆囊炎，该患者表现为右上腹疼痛和白细胞增多症。B. 冠状斜位薄层 MRCP 显示远端胆总管结石（箭）。C. 轴位 T$_1$ 加权抑脂增强 MRI 显示脓肿（箭）在肝左叶内侧段，由胆囊病变直接蔓延所致

第 76 章　胆囊和胆管异常与解剖变异

Anomalies and Anatomic Variants of the Gallbladder and Biliary Tract

Richard M. Gore　Andrew J. Taylor　Gary G. Ghahremani　**著**

曹崐　**译校**

胆囊和胆管有很多先天异常，除了胆道闭锁和胆总管囊肿，其他通常没有临床或功能性意义[1]。在成人患者中，这些异常通常在评价胆管病变过程中被发现，主要是外科医师对其有一些关注度，因为他们必须在手术过程中处理这些异常变异[2-6]。

一、胚胎学

当人胚胎大小至 2.5mm 时，一个二分裂胎芽沿原始前肠前界形成，并向侧方增殖进入横隔。这两个凸起结构靠头侧的一个是要形成肝脏和肝内胆管，尾侧的一个是要发育成胆囊和肝外胆管树。在胚胎期 5mm 时，起始中空的胆囊和胆总管胚基被内胚层细胞填塞但随后很快重新变空。若管道重塑不完全，则形成分房多分隔状胆囊。一单独、横行的分隔形成 Phrygian 帽畸形，而纵行分隔形成二分或三分胆囊。胆总管腔在 7.5mm 胚胎期时重新形成，胆囊和十二指肠腔随后形成。胆汁在第 12 周时分泌[4, 5]。

在 10～15mm 的胚胎期（6～7 周），胆囊形成，并通过开通的胆总管囊性管道与十二指肠连通。这个管道从原始前肠的侧面起始，在前肠完成 270° 旋转后结束于十二指肠降段的内侧或内后面[4-6]。

在肝内胆管形成之前，门静脉和肝静脉进化、肝细胞和库普弗细胞形成。18mm 胚胎期时肝内胆管仅含有一盲端实性细胞核，从囊肿和总管连接处延伸至肝门区。在这个盲端的胆管原基和肝细胞的接触点，肝内胆管沿之前形成的门静脉分支框架发育，类似藤蔓架。肝内胆管构造的明显变异可能因为它们缠绕已经存在的门静脉进行生长的方式无法预测[4-6]。

二、胆囊发育不良

胆囊发育不良是因为原始肝膨大的尾侧分支未能发育或胚胎发育的实性期后未能形成空泡。胆囊闭锁或发育不全也代表器官的发育中止[7-9]。这类患者中 2/3 有其他发育异常，包括先天心脏病、多脾、肛门闭锁、一或多骨的缺如、直肠阴道瘘[10]。这些也可能与遗传有关，因为已发现有几个家庭出现多名发育不良个体[10]。据报道，这种畸形在尸检中的发生率为 0.013%～0.155%，但很多这类病变见于死胎和小婴儿。胆囊发育不全的手术发生率约 0.02%[10, 11]。约 2/3 的胆囊发育不全的成人有胆道症状，据报道肝外胆管结石见于这类患者的 25%～50%[12-14]。

术前诊断胆囊发育不良很困难，胆囊的缺失常为术中所见[2, 8, 14]。超声或 CT 可能提示诊断，但通常要在手术时胆管造影没有找到胆囊时才能诊断[15]。术中超声可能对诊断有帮助，并除外完全的肝内胆囊[16]。胆囊的发育不良是肝胆管闪烁显像假阳性的少见原因[17]。

三、重复胆囊

重复胆囊发生在约 1/4000 的人和 4.8% 的家畜 [18-20]。这个异常是因胆囊原基的再次空泡形成不完全，导致纵向分隔持续存在故而纵向分开胆囊。另一个可能的机制是分离的囊性胚芽的出现。必须有两个分离的胆囊腔、每个都有自己单独的胆囊管才能做诊断。这些重复的胆囊管可能分别进入胆总管或在汇合前形成 Y 形 [21]。

大部分报道的重复胆囊病例有至少一个胆囊的胆石症并胆囊炎临床表现。有时一个胆囊在口服胆囊造影上表现正常，而另一个有病的、未显示且未被怀疑的胆囊产生症状 [22-24]。

有一些病变在超声上可类似双胆囊：折叠胆囊、双叶胆囊、胆总管囊肿、胆囊周围积液、胆囊憩室、血管束跨过胆囊、局限性胆囊腺肌症 [25-28]。双胆囊相关的并发症包括扭转和乳头状瘤、癌、胆总管梗阻、继发肝硬化的发生 [27]。对这种异常的治疗需将两个胆囊都切除。

也有三重或四重胆囊的报道 [28]。憩室状胆囊无胆囊管，归类于副胆囊。

四、胆囊形态异常

（一）Phrygian 帽

Phrygian 帽是最常见的胆囊形态异常，人群发生率 1%～6% [29]。命名起于古代希腊奴隶所戴的象征自由的头饰。这种畸形特点是胆囊体与底之间有折叠或分隔。文献描述中关于该异常有两种变异。浆膜后型或隐性，胆囊被腹膜光滑覆盖，黏膜折叠突入腔内因而从外部可能无法看见。另一种为浆膜型或显性，腹膜沿胆囊底弯曲并自身返折随底部重叠于体部之上。这种异常没有临床意义，除非被误认为一层结石或增生性胆囊病 [3, 15, 24-29]。

（二）多分隔胆囊

多分隔胆囊是独立的胆囊，特点是内部大小不同的多分隔，外表面轻微圆隆 [28-30]。胆囊通常尺寸和位置正常，间隔腔之间以一个或多个孔隙相通，

从胆囊底到胆囊管。这些分隔导致胆汁流动停滞、结石形成 [31]。超声检查时，多发的交通性分隔和腔孔横跨胆囊腔 [32]。口服胆囊造影发现"蜂房样"的多囊状表现。超声上鉴别诊断包括脱落的胆囊上皮和胆囊增生性病变。

（三）憩室

胆囊憩室罕见，临床症状隐匿。可以发生在胆囊的任何区域，常为单发，大小差异很大。先天性憩室是真正的憩室，含胆囊壁的各层，与胆囊腺肌症的假性憩室不同，后者的囊壁仅有很少的或无平滑肌。亦需鉴别因相邻粘连带或十二指肠病变所致的继发牵引性憩室 [7, 8, 15]。

五、胆囊位置异常

（一）游走胆囊

若胆囊有异常长的系膜，则可以游走或漂移 [33-37]。胆囊可能会在立位腹部 X 线片上消失在盆腔，或游走于脊柱前方或左侧腹腔。较少情况下，胆囊会疝入 Winslow 孔进入小网膜囊。这些病例中，胆囊造影发现异常成角的胆囊，平行并靠近十二指肠球，基底指向左上腹。疝可为间歇性，可能是上腹痛的原因。钡餐造影联合口服胆囊造影可以良好显示。横断面图像可能不特异，仅显示小网膜囊内的囊状结构。

（二）胆囊扭转

有三个不常见的解剖学状况会导致胆囊扭转，都会造成少见的带蒂运动：①除去胆囊管和动脉，完全没有系膜或腹膜覆盖的胆囊；②有很长的足够引起旋转的胆囊系膜；③胆囊底有大结石，造成胆囊系膜拉伸和扭转。脊柱后凸、胆囊蠕动过激、动脉粥样硬化都可能是有关的因素 [38]。这类人群中 4.5% 有足够长可以扭转的系膜。大部分胆囊扭转发生于女性（男女比例 1∶3）[39]。术前诊断常为胆囊炎。发热表现不一，白细胞增多常见，1/3 的患者有右上腹肿物。坏疽发生于 50% 的病例，在疼痛时间长于 48h 的患者中极常见。在横断面图像上，胆

囊伸长，可能在少见的位置且伴壁增厚，但很少能够术前诊断[40,41]。

（三）异位胆囊

胆囊可以位于各种非正常位置。有肝内胆囊的患者，胆囊完全被肝实质环绕。肝内胆囊在影像上发现不太难，但可能使慢性胆囊炎的临床诊断变得复杂，因为胆囊和腹膜之间有较长的距离，造成腹膜刺激征缺失。这种异常也使胆囊切除更为困难。硫胶体显像时，肝内囊肿表现为肝内冷区。

胆囊也报道见于以下位置：肝上方、肝后（图76-1）、膈上、腹膜后。在肝硬化、右叶体积小或缺失、慢性阻塞性肺病等患者，胆囊常与结肠一起间位于肝脏与膈之间[42]。左侧胆囊可能是在脏器镜面转位所致，或是一个孤立表现。它们也可位于镰状韧带、横结肠系膜及前腹壁。

六、胆囊大小异常

（一）巨胆囊

据报道，胆囊增大见于很多异常，包括糖尿病（因为自主神经病）及主干和选择性迷走神经切断术。怀孕、镰状细胞血红蛋白病、极度肥胖患者的胆囊也可大于常人[43-46]。

（二）微胆囊

囊性纤维化患者的胆囊典型表现为小的、有小梁的、收缩的及功能不良，常含有回声的胆汁、沉积物、胆固醇结石。这些改变推测因本病特征性的浓稠、黏着的胆汁所致[47,48]。

七、胆道异常

胆道异常的发生率在尸检中为 2.4%，手术切除中为 28%，术中胆道造影中为 5%～13%[6]。最常见

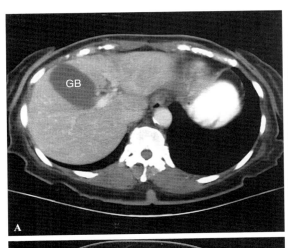
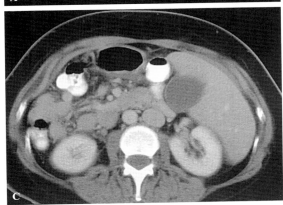
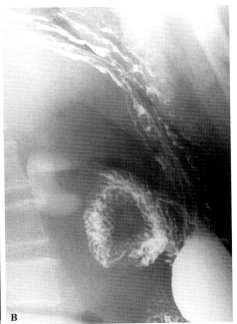

▲ 图 76-1　异位胆囊
A. CT 显示肝内胆囊（GB）。B. 口服胆囊造影显示肝后胆囊。C. 全脏器转位的左侧胆囊

的异常是反常的肝内胆管引流局限的肝区域，如右肝的前或后段引流入左主肝管而非右主肝管。反常的肝胆管可汇入肝总管、胆总管或胆囊管，或汇入低位的右肝管，罕见穿越胆囊窝或进入胆囊，是在胆囊切除术中易受损的情况。

　　肝胆管的汇合可能比正常位置高或低。当胆囊管低位汇入右肝管、或右肝管在与左肝管汇合之前汇入胆囊管，都可能对手术造成难度。胆囊管和胆总管重复畸形少见。异常的胆总管汇入也会发生（图 76-2）。

　　先天的胆管气管瘘是少见的异常，表现为呼吸窘迫和咳胆汁样痰。瘘始于隆突附近，横穿膈肌，并通常与左肝管交通。胆道积气可在腹部 X 线片上发现，诊断由胆道闪烁显像证实。

　　胆总管囊肿、胆总管囊肿脱垂及 Caroli 病是胆道异常病变的一部分，引起胆管树扩张。这些病变在如下章节中逐一探讨，并用图 76-3 解读其关系。

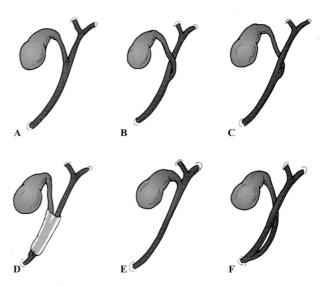

▲ 图 76-2　**Anatomic variants in the cystic duct**
Drawings illustrate how the cystic duct may insert into the extrahepatic bile duct with a right lateral insertion (A), anterior spiral insertion (B), posterior spiral insertion (C), low lateral insertion with a common sheath (D), proximal insertion (E), or low medial insertion (F). (From Turner MA, Fulcher AS：The cystic duct：Normal anatomy and disease processes. RadioGraphics 21：3–22, 2001.)

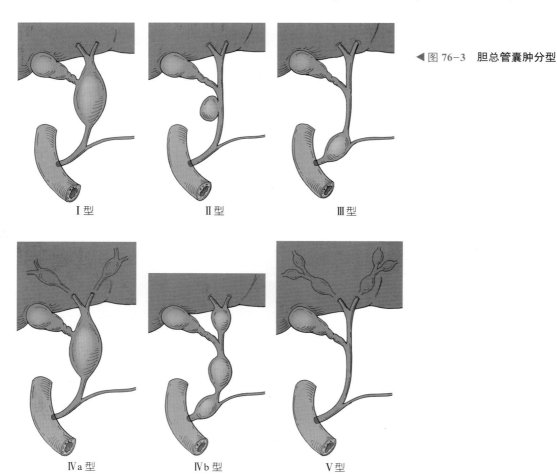

◀ 图 76-3　**胆总管囊肿分型**

（一）胆总管囊肿

胆总管囊肿（图 76-4 至图 76-6）是指肝外胆管任何部位的先天性囊性扩张，大部分见于胆总管主干[49-55]。假说认为这种情况起于胆总管和胰管的异常汇合于十二指肠乳头近端。胰管内的高压力加之胆管括约肌的缺如使酶能够自由反流进入胆道，侵蚀胆总管壁。女性多见（3：1），60% 的患者在 10 岁前发病，虽然发病年龄可从出生到老年不等。这个异常与胆囊变异发病率的增高、其他胆道异常（如胆道狭窄或闭锁），以及先天的肝脏纤维化相关。成人胆总管囊肿的并发症包括破裂引起胆汁腹膜炎、继发性感染（胆管炎）、胆道硬化和门静脉高压、结石形成、门静脉栓子、肝脓肿、出血、恶性变为胆管癌[55-57]。

新生儿和婴儿表现为梗阻性黄疸[54,55]。大一些的儿童和成人可能有典型的右上腹三角区疼痛、间歇性黄疸和可触及的右上腹肿物。在成人患者，胆总管囊肿常常最先在横轴位图像上被诊断。CT（图 76-4）和超声显示一个在肝门区下方充盈液体的结构，与和肝管交通的胆囊分离。胆管直径的突然改变发生于囊肿处。也可出现肝内胆管扩张。

胆道造影是证实诊断的必要方法。显示为直径 2～15cm 的囊性结构，与肝管相通。胆管直径的突然改变发生于囊肿处。轻度的肝内胆管扩张、结石或沉积物也可良好显现。胆道造影对完全显示胆道解剖有用。

上消化道检查可能展示右上腹的一个软组织占位，它引起十二指肠第二段和胃窦的前移位、十二指肠下移位、十二指肠曲扩大[54-56]。

超声所见显示胆总管囊肿的特定类型，虽然囊性的肝外胆管占位是典型表现。近端胆管的一部分常见延伸进入胆总管囊肿。肝胆管显像可见同位素延迟填充并滞留于胆总管囊肿内[53]。它们可用于除外肝囊肿、胰腺假性囊肿和胃肠重复畸形。

直接冠状面 MR 显示一个扩张的冠状结构在预期的胆总管路径上。MRCP 也能显示这些扩张的胆道结构，因为内容物胆汁表现为高信号，与门静脉信号不同。MRCP 也可诊断胆管结石和狭窄形成，是胆管囊性病变常见的并发症。两项研究显示 MRCP 提供与 ERCP 等同的信息，而无后者的潜在并发症。在那些不愿意接受手术切除的胆总管囊肿患者，定期的超声和 MRCP 随访可能帮助早期发现恶性变[52]。胆总管囊肿的治疗方式是手术，切除所有囊性组织并在肝脏和肠道之间以 Roux-en-Y 肝管空肠吻合术重建[57]。

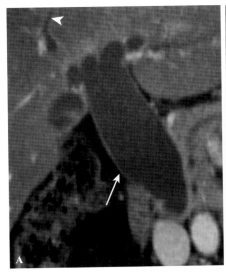
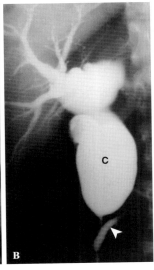
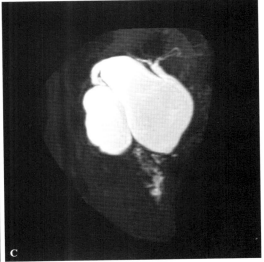

▲ 图 76-4 I 型胆总管囊肿

A. 冠状斜位多平面重建 CT 图像显示胆总管纺锤状扩张（箭）。要注意还有肝内胆管的扩张（箭头）。B. 同一患者的经皮经肝胆道造影显示一大的胆总管囊肿（c）在肝外胆管水平。注意胆总管从胰管侧的变异汇入（箭头）。C. 另一患者 MRCP 显示扩张的胆总管

（二）胆总管囊肿脱垂

胆总管囊肿脱垂是少见、易于被忽视的病因不清的异常。这个异常有各种不同的叫法，十二指肠内胆总管囊肿、十二指肠重复性囊肿、胆总管憩室、十二指肠内生性囊肿。它是扩张的胆总管壁内段突出进入十二指肠，与输尿管脱垂相似[58-60]。常在胆道造影上见于胆囊切除术后的患者，所以该病变可能为继发性。

胆总管囊肿脱垂在成人常表现为长期的恶心、呕吐和阵发性腹痛。常见结石和沉淀物，患者常有阵发性胆道绞痛、间歇性黄疸、胰腺炎[54, 55]。

胆道造影显示胆总管壁内段光滑的棒状或囊袋状扩张（图 76-5A）。钡餐造影显示在乳头区域光滑的、边界清晰的十二指肠壁内充盈缺损，随压迫和蠕动而形态变化。与腔内憩室不同，胆总管囊肿脱垂不会充盈钡剂[58-60]。MRCP 图像上为高信号的"眼镜蛇头"表现，凸入十二指肠（图 76-5B）。

（三）Caroli 病

Caroli 病，也称交通性海绵状胆管扩张症，特点为肝内胆管的多灶节段性囊状扩张，易于引发结石和胆管炎，并与多种形式的囊性肾病有关。Caroli 病通常成人发病，但也可见于新生儿和婴儿。成人患者表现为反复发作的胆管炎和右上腹绞痛，偶尔

发热和轻度黄疸。婴儿和儿童可能表现为肝硬化门静脉高压引起的咯血[54, 55, 61-63]。该病的大部分病例为常染色体隐性遗传。Caroli 病的并发症包括扩张的肝内胆管内的结石形成（95%）、复发性胆管炎和肝脓肿。胆管癌的发病率会增加 100 倍，发生于 7% 的患者。

Caroli 病用胆道造影显示最佳（图 76-7），展现肝内胆管的囊状扩张、结石、狭窄和交通性的肝脓肿。CT 也能显示扩张的肝内胆管内部高强化的微小点（中心点状征）。这些腔内点相当于腔内门静脉[64-68]。CT 和超声显示肝内多发的囊性区[69-71]（图 76-8）。锝标 99mTc- 硫胶体显像显示多发冷区，肝胆显像显示少见的肝脏广泛活性存留[54, 55]。

三维 MRCP 是显示 Caroli 病的准确方法，因为胆管内的腔内容物呈高信号，对比常为流空信号的门静脉。肝内胆管的囊性扩张显示为与胆管相连续的卵圆形结构（图 76-9）。在黑胆汁序列上它们几近流空信号，在白胆汁或 MRCP 序列上为高信号[72]。

治疗与临床表现和胆道异常的位置相关。若病变局限于一个肝叶，肝部分切除术可以减轻症状且可以消除恶性变的可能。对弥漫的 Caroli 病，在经仔细挑选的病例中，治疗的选择包括保守治疗或内镜治疗，胆管旁路内引流和肝移植。

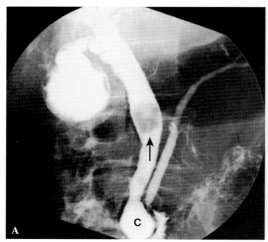
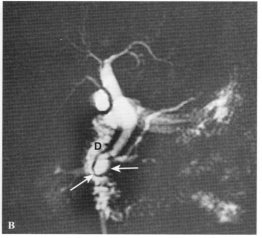

▲ 图 76-5　Ⅲ型胆总管囊肿：胆总管囊肿脱垂

A. ERCP 显示远端胆总管囊袋状扩张（c）和胆总管结石病（箭）。B. 冠状 MRCP 图像显示远端胆总管壁内段的球形扩张（箭），突入十二指肠（D）

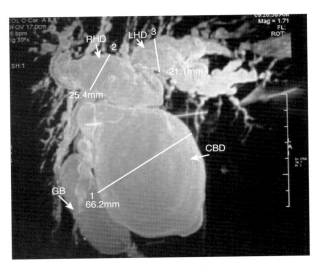

▲ 图 76-6　Ⅳ型胆总管囊肿

MRCP 图像显示巨大扩张的胆总管（CBD）和右肝（RHD）及左肝（LHD）的肝内胆管

GB. 胆囊

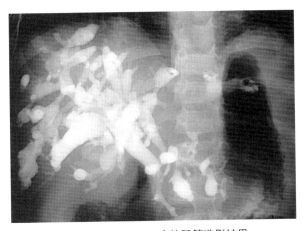

▲ 图 76-7　Caroli 病的胆管造影结果

ERCP 显示肝内胆管周围神经根呈球状扩张，为 Caroli 病的特征（经许可引自 Taylor AJ, Bohorfoush AG: Interpretation of ERCP with Associated Digital Imaging. *Philadelphia, Lippincott-Raven*, 1997, p52）

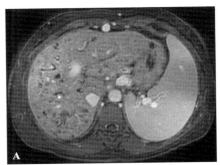

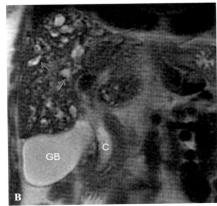

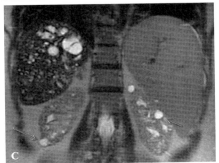

▲ 图 76-9　Caroli 病的 MR 表现

A. 门静脉期增强 T_1 梯度回波轴位图像显示散在的囊状扩张的肝内胆管，一些进入轻度扩张的胆管（箭）。同时有低信号扩张胆管显示，围绕在增强的门静脉根部形成"中心点征"（箭头）。B. 冠状 T_2WI 显示肝内胆管树的多发囊袋状扩张，一些与正常管径胆管的交通（箭）。C. 该患者冠状 T_2WI 后方的层面显示双肾囊性改变（箭）。同时存在脾大，是门静脉高压的表现

C. 胆总管；GB. 胆囊

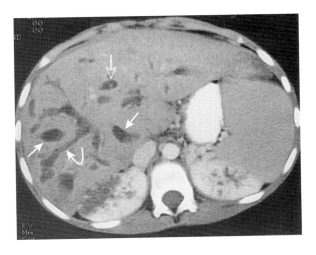

◀ 图 76-8　Caroli 病的 CT 表现

肝内胆管的扩张节段可能显示为"囊肿"（直箭），偶尔贴于更为近端的胆道根部的扩张节段（弯箭）。CT上的 Caroli 病特点是中心点征（空心箭）。肾脏有远端肾单位的扩张（引自 Taylor AJ，Bohorfoush AG：Interpretation of ERCP with Associated Digital Imaging. Philadelphia，Lippincott-Raven，1997，p52）

第 77 章　胆道结石、胆囊炎、胆总管结石及胆囊增生症

Cholelithiasis, Cholecystitis, Choledocholithiasis, and Hyperplastic Cholecystoses

Genevieve L. Bennett　著

曹　崑　译校

本章节对胆囊和胆道结石的影像学评价进行回顾，并探讨与急性和慢性胆囊炎相关的并发症。其他与胆结石相关的病变也会回顾，包括腹腔镜手术后的胆结石溢出、Mirizzi 综合征及胆石梗阻。本章包括对一系列非炎性胆囊病变的探讨，被称为增生性胆囊病变。

对胆道结石病及其相关并发症的影像评价在过去的十年里显著进展。胆道闪烁显像和超声一直作为大部分可疑胆囊病变初始评价的基本检查方法。而 CT 和 MRI 被证明在特定情况下有重要价值，可作为初始评价方法或在需要进一步的信息时作为其他检查方法的重要补充。CT 和 MRI 在评价胆囊炎、胆总管结石、增生性胆囊病变方面的用处亦将探讨。

一、胆道结石

（一）病因学和流行病学

胆囊结石的发病率因年龄和性别不同，在 60 岁以上人群见于 10%～15% 的男性和 20%～40% 的女性[1]。总体上讲，结石风险随生育史、激素替代治疗、口服避孕药及肥胖等因素增加。结石也与高甘油三酯血症、克罗恩病及肠外高营养相关。20%～30% 的结石患者无症状，胆道疼痛或绞痛是最常见的表现，多与胆囊管内结石嵌顿有关。胆结石的最常见急性并发症是急性胆囊炎、急性胰腺炎、上行性胆管炎。慢性并发症包括慢性胆囊炎、Mirizzi 综合征、胆肠瘘及胆石梗阻。

胆囊结石成分主要是胆固醇、胆红素和钙盐，有少量的蛋白质和其他物质，包括胆汁酸、脂肪酸及无机盐[2]。当各种不同胆汁成分过饱和则形成结石。致结石的胆汁常因胆道胆固醇增加所致，但胆汁酸合成减低或合成缺损也可能在结石形成中起作用[1]。胆道运动障碍和肠道转运延长也可能是起作用的因素[3]。

在西方国家，胆固醇是大于 75% 的胆结石主要成分。许多结石有多于 80% 的胆固醇和少量胆红素钙。纯胆固醇结石包含大于 90% 的胆固醇，相对少见，见于不足 10% 的胆道结石[2]。胆色素结石含少于 25% 的胆固醇成分，相对少见，在北美占 10%～25% 的结石[4]。这些结石包含胆红素钙盐，区分为黑色或棕色的胆色素结石。黑色胆色素结石包含胆红素聚合物及大量的粘多糖蛋白。在肝硬化或慢性溶血性贫血的患者更常见，因胆道分泌增加。棕色的胆色素结石由未结合的胆红素钙盐组成，并不同含量的蛋白质和胆红素，更常与细菌感染相关。细菌酶造成胆汁解离也被认为是一患病因素。

（二）影像学

1. 腹部 X 线片

只有 15%～20% 的胆结石钙化到足可以在常规

腹部 X 线片上显示[5]（图 77-1）。因此，腹部 X 线片在发现胆结石方面作用有限。口服胆囊造影在 20 世纪 20 年代左右被引入临床，且在此后多年作为评价胆囊病变包括结石的基本检查方法。但是，这项技术已经基本上被超声检查取代。

2. 超声

超声现已被看作是发现胆囊结石的影像选择，据报道准确性为 96%[5-7]。最近超声技术的进展提高了空间分辨率，可能会进一步提高诊断的准确性。超声的其他优势包括可以行床旁检查且无电离辐射。超声也可以在需考虑有其他诊断时评价右上腹部其他结构。

超声上，胆结石表现为高回声，通常移动性好，且有后方声影（图 77-2）。移动性和后方声影两者都是用于帮助鉴别结石与其他胆囊腔内高回声病灶，如沉积物或实性占位。沉积物聚集或沉积球（也被称为刺激性沉积）也可有移动性，但不会造成声影（图 77-3）。实性肿物不会移动，也不会有声影，在彩色多普勒检查上可能显示血流。

非常小的结石可能不会总有声影。离体检查显示＞ 3mm 的结石无论何种成分都会形成声影[8, 9]。但后方声影的显示也依赖于探头频率和波宽。在 Grossman 的研究中[10]，当使用 5MHz 的探头时，0.2～0.3cm 的结石也有相应的声影，而 2.25MHz 探头使用时，至少 0.4cm 的结石才有声影。使用体模时，Filly 和同事[9] 发现，当结石在声束中央或附近时声影出现，但在声束外周时则无。这些检查显示使用尽可能最高频率的探头并聚焦在结石水平可以达到最佳检出。近年来，超声谐波成像已被认为可以提高胆囊结石的检出率[11, 12]（图 77-4）。

若胆囊结石小或隐于胆囊皱襞或胆囊管内，若有腔内沉积物或检查因技术问题造成的检查不理想，如与患者体质或操作者经验相关，则都有可能不被超声发现。Chintapalli 和同事[13] 对 946 名手术

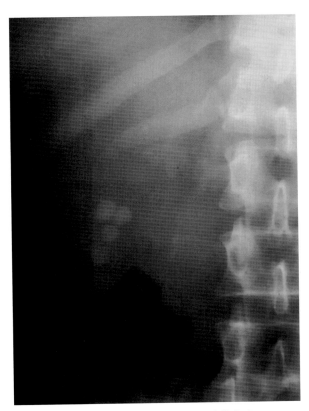

▲ 图 77-1　胆结石的腹部 X 线片表现
显示多发钙化结石

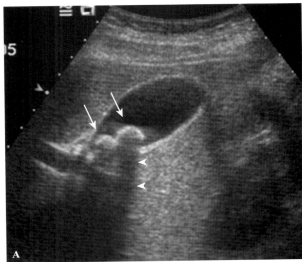

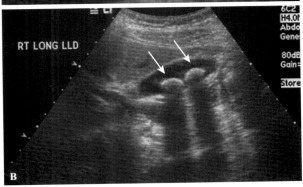

▲ 图 77-2　胆结石的超声表现
A. 两枚高回声灶（箭）位于胆囊腔的重力部位，伴后方声影（箭头）。B. 患者采用左侧斜卧位（LLD）扫查，结石（箭）位置变化，提示有移动

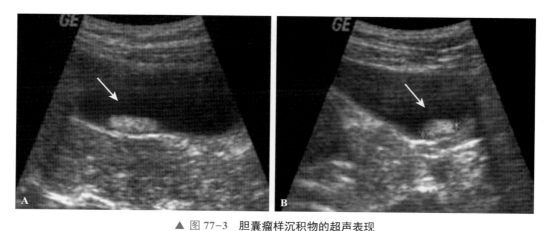

▲ 图 77-3　胆囊瘤样沉积物的超声表现

A. 在仰卧位，一个高回声无声影灶（箭）位于胆囊腔的重力位置，无后方声影。B. 直立位，沉积球移动进入胆囊底（箭）

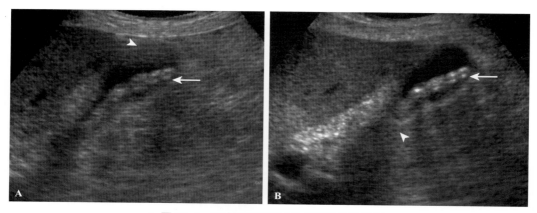

▲ 图 77-4　胆结石的组织谐波成像提高超声显示

A. 使用 4MHz 探头获得的图像显示胆结石（箭），近场回声（箭头）符合混响伪影。B. 组织谐波成像获得图像消除了混响伪影，胆结石显示更好（箭），后方声影更明显（箭头）

证实胆囊结石的患者进行研究，98.7% 术前超声显示胆囊内伴或不伴声影的单发或多发回声区，假阴性率 1.3%。假阴性患者的超声所见包括息肉（5 例）、沉积物，或两者皆有，以及 1 例超声显示正常。遗漏的结石尺寸是 5mm 或以下的见于 10 例患者，所有 12 例患者都是 1.0cm 以下的。当患者仅在仰卧位扫查时，位于胆囊颈或嵌顿于皱襞后方的结石可能被忽视。而且，当患者在侧卧或直立位扫查时，小的结石可能显示更为明显，因为只有在聚集时才能有声影出现（图 77-5）。因此，对患者进行多体位扫查用于结石评估是非常重要的。若临床表现高度可疑而初始检查为阴性，则建议进行进一步检查。

若胆囊收缩且管腔内充满有声影的结石，高幅声波常显示线状或曲线状形态，且有相应的后方

声影。仔细观察会发现与腔内结石可以区分的胆囊壁，有时使用高分辨率线性探头有利于发现（图 77-6）。这种表现被称为"囊壁、结石、声影三合征"（WES 征，wall-echo-shadow sign）[14]。主要的鉴别诊断要考虑瓷胆囊伴胆囊壁钙化，以及胆囊内气体，如气肿性胆囊炎。与腹部 X 线片或 CT 对照可作为解决问题的方法（图 77-7）。

3. CT

CT 检出胆囊结石的能力依赖于结石与胆汁相对的不同密度[15, 16]。据报道，CT 发现结石的敏感性约 75%[17]。钙化结石若密度高于胆汁则很容易发现（图 77-8A）。高浓度的胆固醇结石可能也容易发现，因为比胆汁密度低（图 77-8B）。当结石退变，氮气可能在中心缝隙内聚集，形成梅赛德斯奔驰征

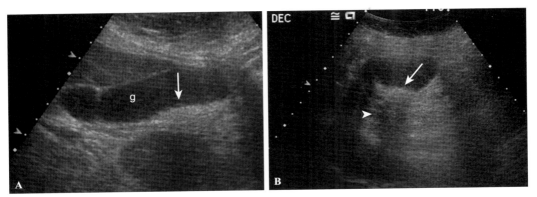

▲ 图 77-5　沙砾的超声表现

A. 仰卧位扫查胆囊（g）显示腔内的高回声层（箭），无后方声影。B. 在卧位，该物质积在胆囊底（箭），声影现可见（箭头），符合小结石或沙砾

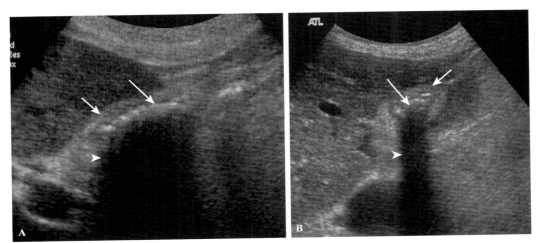

▲ 图 77-6　超声的囊壁、结石、声影三合征（WES 征）

多发胆囊结石在收缩的胆囊中。矢状（A）和横断（B）面。短箭指向胆囊壁，表现为高回声弧形。长箭指向胆结石，表现为高亮回声。箭头指向后方声影

（Mercedes-Benz sign）。这可能是胆囊结石仅有的可见征象，表现为胆囊腔非重力区局限性的气体聚积（图 77-8C）。非钙化的胆色素结石为软组织密度（图 77-8D）。许多结石成分为钙化、胆色素、胆固醇的混合，可能与胆汁密度相仿，故 CT 上不可见（图 77-9）。结石大小也是决定 CT 上是否可见的重要因素。小结石常会被漏诊，除非密度与胆汁明显不同。一项研究中，超声上可见的结石只有 78.9% 在 CT 上可见[18]。大部分被漏诊的结石有轻度的钙化，在回顾性阅片时仅显示为胆囊腔内微弱的缺损区。体模研究显示 CT 发现结石的敏感性随峰电压不同，当 CT 在 140kVp 时最高[19]。

4. MRI

T_2WI 上，结石表现为高信号胆汁内的信号缺失（图 77-10）。胆固醇结石在 T_1WI 上常为等或低信号，而胆色素结石为 T_1WI 上的高信号。这种高信号是因为胆色素结石内的金属离子缩短了 T_1 弛豫时间[20, 21]。另一项对 MRI 上胆结石信号的研究显示信号强度与化学成分有关[22]。T_2WI 中央高信号区符合结石内液体充盈的裂隙，而 T_1WI 中央和外周高信号符合液体缝隙以及铜含量高的区域。其他可能在 T_2WI 上类似胆结石的腔内充盈缺损包括肿瘤、血栓、和气泡。

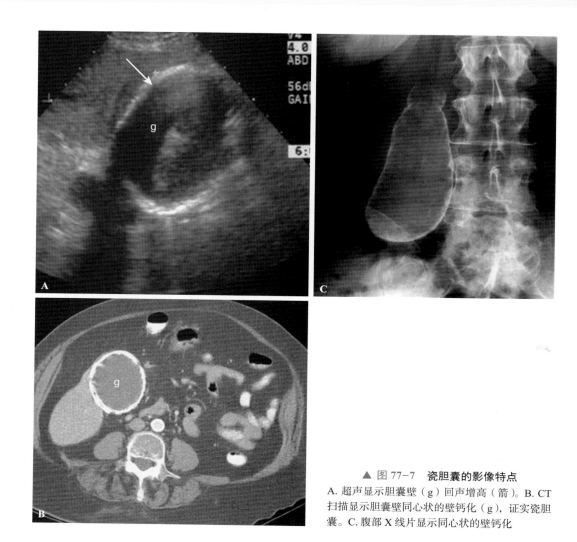

▲ 图 77-7　瓷胆囊的影像特点
A. 超声显示胆囊壁（g）回声增高（箭）。B. CT 扫描显示胆囊壁同心状的壁钙化（g），证实瓷胆囊。C. 腹部 X 线片显示同心状的壁钙化

二、胆道沉积物

（一）病因学

胆囊沉积物，也称为微结石、胆道泥沙或沉淀、假性胆道结石和微结晶病变，是胆囊内的胆汁悬浮物和微粒物质[23]。化学成分包括各种不同比例的胆红素钙化和胆固醇一水合物晶体和胆囊黏液。所提出的发病机制与胆结石相似。胆囊活动性减弱与结晶因素变化一起导致沉积物形成，加上沉积聚集导致胆囊结石形成[24]。增加沉积物形成的临床情况包括节食、怀孕、完全肠外营养和病危。沉积物可能分解，呈出现和消失循环的模式，或进展至结石形成[25]。患者通常可能无症状，若出现症状可以为胆道疼痛、胆囊炎、胆管炎、胰腺炎。治疗为对症。

（二）影像学

超声上，沉积物典型表现为胆囊腔内重力区的稀疏回声（图 77-11）。当胆囊腔完全充盈沉积物，则呈现所谓胆囊肝样变表现。这种情况下，胆囊形成与肝实质相同的回声特性（图 77-12A 和 B）。采用彩色多普勒显像对除外其他重要病变很重要，如腔内软组织占位。若征象不确定且有可疑腔内占位可能，MRI 使用造影剂和减影图像可以有帮助（图 77-12C 和 D）。腔内沉积物的聚集也可能类似软组织密度占位（瘤样沉积物）。如前所述，要显示重力情况以鉴别沉积物与胆囊息肉或占位（图 77-13）。多普勒超声显示病变血供存在可以证实软组织占位的存在。但是，没有血供显示则帮助不大，可能需要采用增强前和增强后 CT 或 MRI 进行短期随诊或评价。

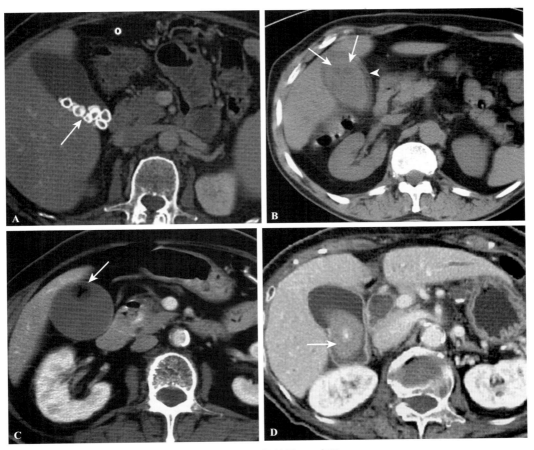

▲ 图 77-8　胆结石 CT 表现

A. 钙化的结石表现为胆囊腔内重力沉积的钙化密度（箭）。B. 若非钙化结石密度低于胆汁，则可能被显示（箭），该患者也有急性胆囊炎。注意增厚的胆囊壁（箭头）。C. 梅赛德斯奔驰征。含气的结石在胆汁内漂浮（箭）。D. 色素结石（箭）为软组织密度并少量小的中心钙化巢

三、急性胆囊炎

（一）病因学和流行病学

急性胆囊炎约见于 1/3 的胆囊结石患者。因胆囊管或胆囊颈部持续梗阻、胆囊膨胀和腔内压力增高所致 [26, 27]。胆囊黏膜层的炎症可能因胆汁盐化学损伤或叠加的感染所致。若不治疗，炎症最终进展累及胆囊壁各层，可能导致坏死、坏疽和胆囊穿孔。在大多数患者，急性胆囊炎与胆结石有关。

急性胆囊炎是右上腹部疼痛的最常见病因，治疗的首要方法是腹腔镜下胆囊切除术。临床症状包括发热、右上腹疼痛、白细胞计数增高。约 1/3 的患者有临床阳性 Murphy 征，即吸气时胆囊局部触痛。但临床表现可能与其他与胆道无关的腹内病变表现重叠较多，如急性肝炎、原发性肝内病变如脓肿和肿瘤、消化性溃疡、胰腺炎。而且，临床表现在老年或病危患者可能很轻微。约 1/3 的有急性胆囊炎假定诊断的患者在随后检查中没有急性胆囊炎，20%～25% 因急性胆囊炎手术的患者最终为其他诊断 [28]。在一队因右上腹疼痛被认为有急性胆囊炎的 52 名患者中，34.6% 被证实为急性胆囊炎、32.7% 为慢性胆囊炎和 32.7% 为正常胆囊 [29]。因此，影像评估对提供迅速诊断和适合的介入治疗非常重要。

2007 年东京指南发布，是用于胆囊炎诊断和严重性评估的标准，最近一次更新于 2013 年 [30, 31]。根据指南，急性胆囊炎的诊断标准是一项局部炎症征象（Murphy 征、占位、疼痛、右上腹区触痛），一项系统性炎症征象（发热、C 反应蛋白增高、白细胞技术增高）和能够证实诊断的影像表现。胆囊炎的严重性被分为轻度、中度、重度（分别为 I、

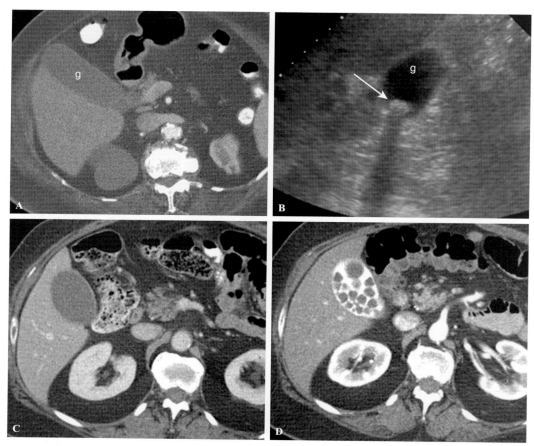

▲ 图 77-9　无钙化胆结石在 CT 上无法显示

A. CT 检查显示胆囊内无结石（g）。B. 紧跟 CT 之后的超声显示胆囊（g）腔内结石有回声（箭）。C. 另一患者的 CT 扫描显示胆囊内无结石。D. 同一患者几天之后的 CT 检查现显示胆囊内的多发结石，因为之前静脉注入的造影剂间接排泌入胆囊

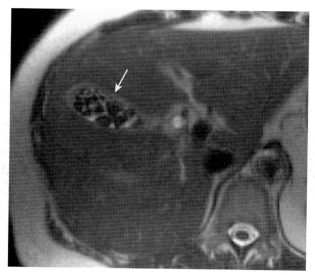

▲ 图 77-10　胆结石的 MRI 表现

轴位 T_2 加权 HASTE 图像显示胆囊腔内多发的低信号充盈缺损

Ⅱ、Ⅲ 期）。轻度胆囊炎指周围有轻度炎性改变而无器官功能障碍的胆囊炎。中度胆囊炎包括白细胞计数增高、右上腹区有可触及轻微疼痛的占位、症状持续时间＞ 72h 和明显的局部炎症。重度胆囊炎指胆囊炎症合并多脏器功能障碍。影像所见在急性胆囊炎诊断确立后患者治疗方案的选择上有重要影响。在有脓毒症和器官衰竭的患者，经皮引流后行延期胆囊切除术可能是最好的选择。没有严重炎症的患者可能最好采用尽早腹腔镜下胆囊切除术。达 30% 腹腔镜下的治疗可能会转为开腹，通常为有严重并发症及严重胆囊周围炎症和粘连的患者。术前影像可能有助于预测哪些患者可能需要转为开腹 [32]。

（二）影像学

将超声与采用 ^{99m}Tc 标记亚氨基二乙酸（IDA）和类似 IDA 显像剂的胆囊闪烁显像用于诊断急性

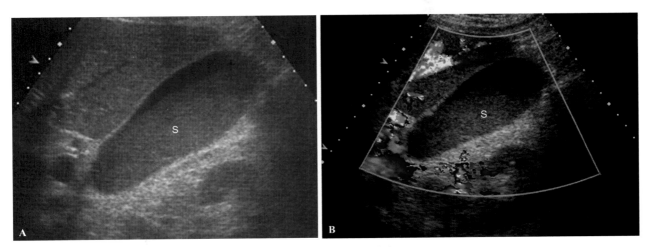

▲ 图 77-11 沉积物的超声表现

A. 超声显示低水平、无声影的腔内回声（s）。B. 彩色多普勒显示沉积物内无血流（s），有助除外实性的腔内肿瘤

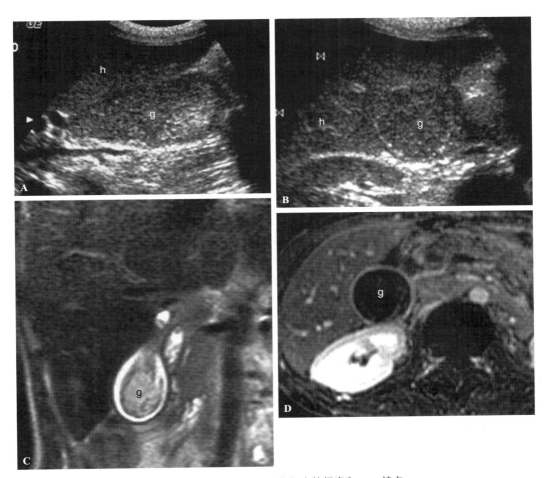

▲ 图 77-12 沉积物充盈的胆囊的超声和 MR 特点

矢状（A）和横断面（B）超声图像显示胆囊腔（g）充满回声物质。回声类似相邻肝实质（h）。该表现被称为胆囊肝样变。C. 冠状 T₂ 加权 HASTE MR 图像显示胆囊腔（g）内的中等信号强度物质。D. 轴位对比增强 T₁ 加权抑脂 MR 减影图像显示胆囊腔（g）内无强化，除外腔内肿瘤

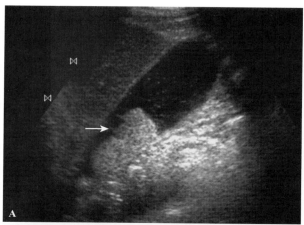

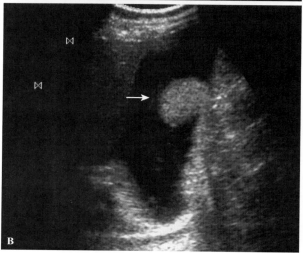

▲ 图 77-13 超声上沉积物积聚

A. 胆囊的矢状超声图像显示有回声无声影的异常病变位于胆囊腔内的重力位置（箭）。B. 当患者直立位扫查，该病变位置和形态变化（箭），证实为沉积物积聚而非软组织肿瘤

胆囊炎的对比，已经在既往文献中广泛探讨。早在 1982 年发表的研究中，91 例可疑急性胆囊炎的 IDA 闪烁显像准确性与超声相比有相似的良好结果，超声准确性为 88%，闪烁显像为 85%[33]。1983 年一项 194 名患者的研究显示两种方法的敏感性很高，但超声的特异性低至 64%，阳性预测值 40%[34]。但超声 Murphy 征没有在该研究评价，无相关临床数据。最近的研究对比胆囊闪烁显像与超声诊断急性胆囊炎，准确性为闪烁显像 91%、超声 77%，敏感性为闪烁显像 90.9%、超声 62%[35, 36]。最近，一项对急性胆囊炎影像诊断能力的系统性回顾和 Meta 分析[37] 涵盖 57 项研究和 5859 名患者，胆囊闪烁显像的敏感性和特异性分别为 96% 和 90%，相对超声

为 81% 和 83%。

相对胆囊闪烁显像，超声在急性胆囊炎诊断上有较低的敏感性和特异性，但超声具有应用广泛、快速便捷、无放射辐射、能够发现胆囊炎相关的并发症及替代诊断等优势。超声能够证实急性胆囊炎的诊断，与慢性胆囊炎鉴别的准确性为 95%～99%[26]。核素闪烁成像的缺点包括检查时间长（可达 4h）和无法评估非胆道病变。而且，假阳性结果可见于胆红素水平增高和有严重的并发病变。而假阴性结果少见。

根据临床情况，可能需要胆囊闪烁成像和超声联合确定急性胆囊炎的诊断。美国放射学院的适度性评价指标用于评价右上腹疼痛患者，最近更新于 2010 年[28]，对有发热、白细胞计数增高、阳性 Murphy 征的患者超声评分要高于胆囊闪烁显像，且说明胆囊闪烁显像应通常基于超声所见。若有疼痛而无发热或白细胞增多症，则给超声以最高评分，可用于发现结石和胆管梗阻。如果只有结石和疼痛，则胆囊闪烁显影、CT 和 MRI 评分相仿。CT 和 MRI 可用于发现其他原因的疼痛，提高胆总管结石的检出，并在需要时行进一步评价，如怀疑有并发症（见下文）。

1. 胆囊闪烁显像

肝实质正常在 1min 内观察，摄取峰值在 10～15min[38]。胆管通常在 10min 内可见，若胆管显示，则胆囊应在 1h 内显现（图 77-14A）。若胆囊没有显现，采集时间应该延长至 4h。示踪剂的即刻胆道分泌而无胆囊显现，是急性胆囊炎的标志（图 77-14B）。如前所述，假阳性结果可能见于因肝脏病变所致异常胆汁流动的患者，或长时间禁食所致膨胀的沉积物充盈的胆囊。而且，胆囊延迟充盈也可见于慢性胆囊炎患者。若胆囊没有在 1h 后显示，且有胆管树和十二指肠的显示，可使用静脉注射吗啡，造成 Oddi 括约肌痉挛，使胆管内压力增高，增加胆汁流向胆囊的可能。若患者已禁食长于 24h，可予口服脂肪餐或静脉给予胆囊收缩素，造成胆囊收缩使胆囊排空并再充盈。

2. 超声

急性非复杂性胆囊炎的超声表现已有充分描述，包括胆囊结石、超声 Murphy 征、胆囊扩

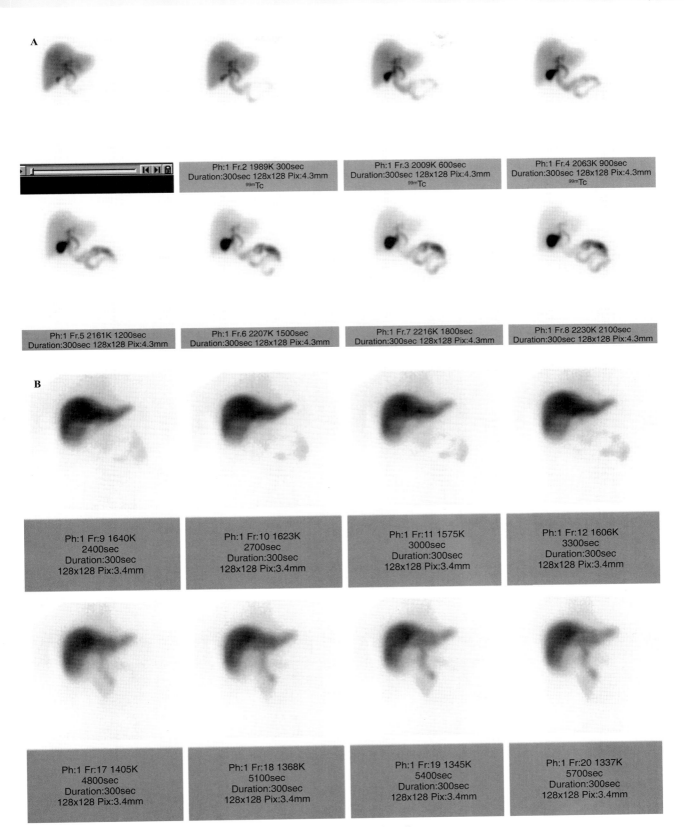

A

	Ph:1 Fr.2 1989K 300sec Duration:300sec 128x128 Pix:4.3mm 99mTc	Ph:1 Fr.3 2009K 600sec Duration:300sec 128x128 Pix:4.3mm 99mTc	Ph:1 Fr.4 2063K 900sec Duration:300sec 128x128 Pix:4.3mm 99mTc

Ph:1 Fr.5 2161K 1200sec Duration:300sec 128x128 Pix:4.3mm	Ph:1 Fr.6 2207K 1500sec Duration:300sec 128x128 Pix:4.3mm	Ph:1 Fr.7 2216K 1800sec Duration:300sec 128x128 Pix:4.3mm	Ph:1 Fr.8 2230K 2100sec Duration:300sec 128x128 Pix:4.3mm

B

Ph:1 Fr:9 1640K 2400sec Duration:300sec 128x128 Pix:3.4mm	Ph:1 Fr:10 1623K 2700sec Duration:300sec 128x128 Pix:3.4mm	Ph:1 Fr:11 1575K 3000sec Duration:300sec 128x128 Pix:3.4mm	Ph:1 Fr:12 1606K 3300sec Duration:300sec 128x128 Pix:3.4mm

Ph:1 Fr:17 1405K 4800sec Duration:300sec 128x128 Pix:3.4mm	Ph:1 Fr:18 1368K 5100sec Duration:300sec 128x128 Pix:3.4mm	Ph:1 Fr:19 1345K 5400sec Duration:300sec 128x128 Pix:3.4mm	Ph:1 Fr:20 1337K 5700sec Duration:300sec 128x128 Pix:3.4mm

▲ 图 77-14　胆囊闪烁显像

A. 阴性的羟基亚氨基二乙酸（HIDA）闪烁显像显示胆囊腔即刻充盈显像剂，证实胆囊管开放良好。B. 阳性 HIDA 显像。胆囊无充盈，证实胆囊管梗阻及急性胆囊炎的存在（由 Dr. Elissa Kramer，Department of Nuclear Medicine，New York University Medical Center 提供）
Duration. 持续时间；sec. 秒

张、壁增厚、胆囊周围积液^[26, 27, 39-41]（图 77-15 和图 77-16）。超声 Murphy 征指在超声探头直接置于胆囊上并施压时的最大限度压痛。这些征象中，前两者被认为最为特异。在一项 Ralls 及同事的研究中[42]，超声 Murphy 征和胆囊结石的存在对诊断急性胆囊炎的阳性预测值为 92%。要注意，若患者已经在超声检查之前接受过镇痛药物治疗，超声 Murphy 征可能迟钝。而且，精神状态的损害可能造成该征象无法评估。最后，超声 Murphy 征可能在坏疽性胆囊炎患者（见下文）中不出现。若能证实结石阻塞于胆囊颈或胆管，也是增加急性胆囊炎可能的重要征象（图 77-15B）。确定结石阻塞于胆

囊颈或胆管，需将患者置于左侧卧位或直立位来评估结石的活动性。

急性胆囊炎特异性相对低的征象包括胆囊扩张、壁增厚、胆囊周围积液及其他腔内物质的存在，如沉积物（胆泥）。在大部分急性胆囊炎病例，胆囊增大。例外出现于急性胆囊炎并发慢性胆囊炎时，可能因为胆囊壁纤维化限制了扩张。而且，若有胆囊游离穿孔，壁可能完全塌陷（见下文）。弥漫胆囊壁增厚＞ 3mm，见于 50%～70% 的急性胆囊炎患者，但也可能与慢性炎症有关[26]。进一步讲，胆囊壁增厚可能与很多其他情况有关，包括肝脏病变如急性肝炎（图 77-17）、腹水、低蛋白血症、

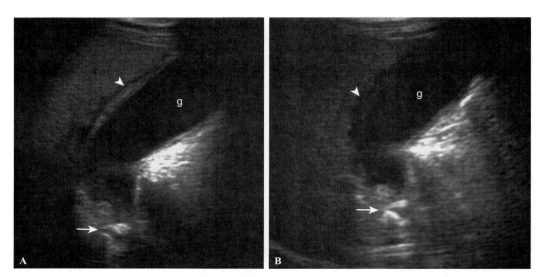

▲ 图 77-15 急性胆囊炎的超声图像

A. 胆囊（g）扩张，壁增厚（箭头）并胆囊颈结石（箭），超声 Murphy 征可见。B. 直立位，胆囊（g）扩张，胆囊周围积液明显（箭头），结石（箭）没有变换位置，证实其阻塞在胆囊颈

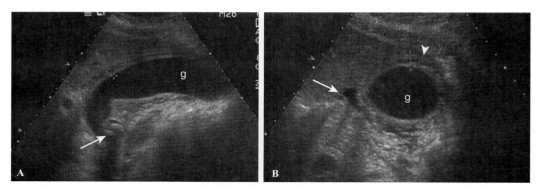

▲ 图 77-16 急性胆囊炎的超声图像

A. 矢状扫查显示胆囊扩张（g）并壁增厚（标尺），箭，胆囊颈结石。B. 横轴扫查胆囊（g）显示壁增厚（箭头）和胆囊周围积液（箭），超声 Murphy 征阳性

酗酒及充血性心力衰竭、获得性免疫缺陷综合征（AIDS）和败血症。AIDS 患者的胆管病变可能与微生物感染有关，如隐孢子虫，其他病因包括腺肌症和胆囊肿瘤。在急性胆囊炎，壁厚常为弥漫性，若较为局限，需考虑如坏疽性病变或其他病因，如肿瘤。胆囊周围积液常与更严重的胆囊炎有关，可能与穿孔或脓肿形成有关。但是，这也可能不特异，尤其在有广泛腹水的患者。其他可能在临床表现上类似急性胆囊炎的病变，包括消化性溃疡和胰腺炎，也可与胆囊周围积液相关。胆泥会在胆囊梗阻造成急性胆囊炎的患者发生，与胆汁滞流相关。

彩色多普勒和能量多普勒作为灰度成像的辅助，用于急性胆囊炎的评价作用有一定争议。虽然急性和慢性胆囊炎的征象可能重叠[43]，但多普勒评价炎性胆囊有潜在作用[44]（图 77-18）。

3. CT

CT 虽然不是评价可疑急性胆囊病变的一线影像检查方法，其用于评价右上腹疼痛的作用持续扩大。患者症状的起因可能初始不清晰，因为临床症状不特异。在这些人群，CT 也可能作为初始检查，因为它能够对腹盆腔进行广泛评价并能够发现其他类似急性胆囊炎的急性炎症病变。因此，重要的是熟悉急性胆囊炎的 CT 征象。在超声表现可疑时或有可疑复杂性胆囊炎存在时，CT 也是对超声的有用辅助[45]（见下文）。在笔者单位的一项回顾性研究中[46]，CT 诊断急性胆囊炎的总体敏感性、特异性和准确性分别为 91.7%、99.1% 和 94.3%。

急性胆囊炎的 CT 征象包括结石、胆囊增

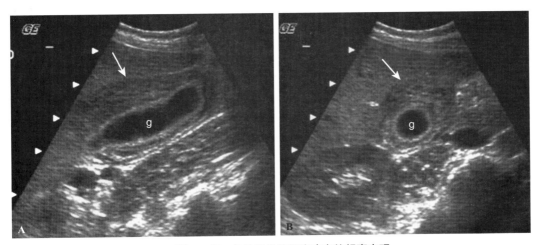

▲ 图 77-17　急性肝炎的胆囊病变的超声表现

胆囊的矢状（A）和横轴（B）图像显示胆囊腔（g）无明显扩张。壁显著增厚（箭）且有条纹状表现，提示壁水肿

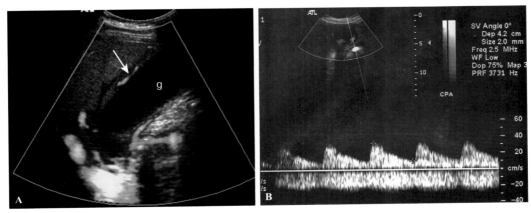

▲ 图 77-18　急性胆囊炎的多普勒超声表现

A. 矢状扫查胆囊（g）显示胆囊扩张及壁增厚，能量多普勒显示胆囊壁血供的增加（箭）。B. 频谱多普勒证实动脉血流

大、胆囊壁增厚、胆囊周围炎症和积液[17, 41, 47-50]（图 77-19）。这些征象可分为主要和次要[51]，主要征象为结石、胆囊壁增厚、胆囊周围积液和浆膜下水肿，次要征象包括胆囊增大和胆泥。CT 发现胆囊结石的作用有限，只有最高约 75% 可见[17]。这些征象中，胆囊周围炎性病变的存在是最特异的[17, 48]。CT 上胆囊壁增厚是不特异的表现，可继发于一系列炎性和肿瘤性病变[52]。胆囊癌倾向于导致比良性病变更严重的壁增厚[53]。

偶尔，可能难以鉴别胆囊壁增厚与胆囊壁周围积液。胆囊周围积液易于局限和边界不规则，而壁厚为同心性。点灶的造影剂增强与胆囊壁内强化的血管相符。靶征，为内层黏膜强化和外侧浆膜强化、两层之间低密度的黏膜层下水肿形成。

胆囊炎的 CT 辅助征象是邻近胆囊周围的肝实质强化增高[50, 54, 55]（图 77-20）。这种表现因继发胆囊炎症的肝动脉充血。胆囊壁密度的增高作为非增强 CT 的一个表现，见于 51% 的患者[56]。可见于黏膜出血和坏死的患者，可能预示坏疽性病变的存在。

一项对 64 排螺旋 CT 定性和定量评估胆囊炎的研究发现，胆囊周围脂肪带、胆囊壁分层、胆囊周围高血供、胆囊壁自发性密度减低、胆囊短轴（≥ 32mm）和长轴（≥ 74mm）增大、胆囊壁厚（≥ 3.6mm）是 CT 诊断胆囊炎的最佳鉴别和独立征象[57]。评价 CT 与超声诊断急性胆囊炎准确性的对比研究有限。van Randen 和同事的研究[58]对 52 例急性胰腺炎进行 CT 和超声对比，两种检查方法诊断准确性无显著差别。但在 Kiewiet 和同事[37]的 Meta 分析中认为对 CT 急性胰腺炎诊断准确性的评估尚需要更多研究，目前尚无足够的证据支持这项方法用于可疑急性胆囊炎更有利。

Brook 等[59]回顾了 5 年期间临床上 14 例误诊的急性胆囊炎在超声和 CT 上的表现，8 例误诊有超声、5 例有 CT。3 例通过超声诊断过的病例包括胆囊壁水肿，最终诊断为肝炎、败血症和慢性胆囊炎，没有任何一个有胆囊增大。因此，若胆囊壁增厚而无胆囊增大，需考虑其他诊断可能。2 例超声未能诊断的病例是重症监护病房的患者，另 2 例患者是因为没有胆囊壁水肿。另 1 例患者，诊断被推迟，因为超声报告结论不确定。所有 CT 误诊的病例都是因为未能诊断，1 例患者腹腔内脂肪的缺乏妨碍了对胆囊周围脂肪带的认识，另外 1 例患者，胆囊周围肝实质动脉强化的增高被误为肝岛，还有 1 例患者，壁水肿和黏膜强化被误诊为结石。

4. MRI

像 CT 一样，MRI 通常用于可疑急性胆囊炎的人群，当其他影像征象可疑或临床症状模糊时[60-64]。MR 胰胆管造影（MRCP）诊断胆总管结石很敏感，对腹腔镜下胆囊切除手术的施行尤其重要。除了结石，MR 也易于显示胆囊壁水肿，表现为 T_2WI 上高信号[62, 65]。在一项研究中，胆囊周围高信号在单次激发快速回波序列（SSFSE）图像上诊断急性胆囊炎的总体诊断准确性 89%、敏感性 79%、阳性

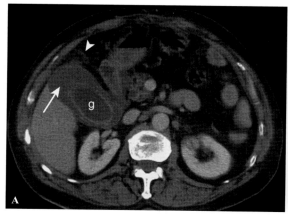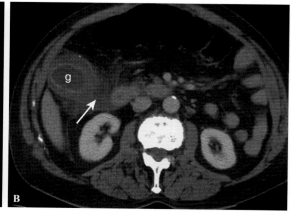

▲ 图 77-19　急性胆囊炎的 CT 特点
A. 胆囊腔（g）扩张并壁明显增厚（箭），胆囊周围炎性改变（箭头）。B. 稍下方层面显示胆囊周围积液（箭）

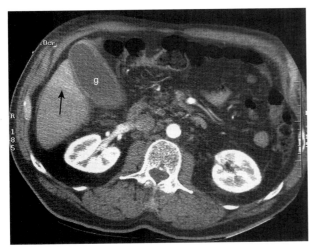

▲ 图 77-20　急性胆囊炎的 CT 显示短暂的肝密度差异

胆囊（g）扩张并壁增厚，邻近胆囊的肝实质有局限的强化增高（箭），代表与胆囊炎症有关的充血

预测值 87%、阴性预测值 85%[66]。Loud 和同事[61]发现对比增强 T1WI 对诊断急性胆囊炎有用处。手术证实的急性胆囊炎患者中 > 80% 有胆囊壁强化。70% 的病例在增强动脉期可见胆囊周围肝脏一过性强化，与 CT 一样，可能是急性胆囊炎症的重要征象[61, 62]（图 77-21）。Altun 和同事[67] 发现增高的胆囊壁强化和胆囊周围肝实质一过性的强化增高对诊断和鉴别急性和慢性胆囊炎有最高的联合诊断敏感性和特异性。MR 被证实对发现胆囊颈和胆囊管的梗阻性结石优于超声（图 77-21C 和 D）[68]，也对发现急性胆囊炎并发症有用。在 Kiewiet 和同事[37]的一项 Meta 分析中，MR 诊断急性胆囊炎的诊断准确性与超声相仿，建议在超声技术受限时作为有帮助的影像方法。MRCP 将在第 75 章充分讨论。

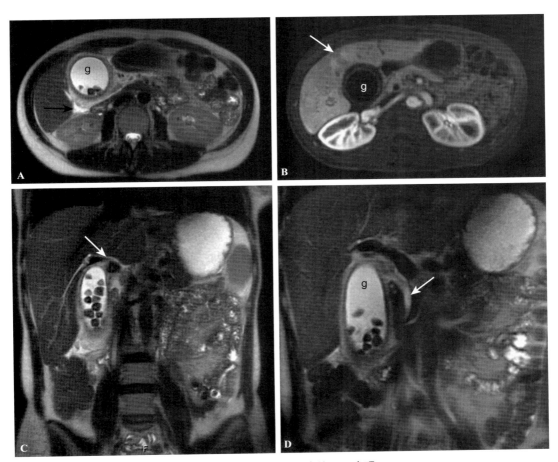

▲ 图 77-21　急性胆囊炎的 MR 表现

A. T2 加权 HASTE 图像显示胆囊扩张（g），重力沉积的低信号胆结石很明显，且有胆囊周围积液（箭）。B. 对比增强 T1 加权梯度回波显示胆囊扩张（g）并胆囊壁增厚，邻近肝实质可见到高强化（箭）。C. 冠状 HASTE 图像显示扩张的胆囊内有多发结石，箭指示为胆囊颈结石。D. 冠状 HASTE 图像显示正常胆总管（箭）

四、急性无结石胆囊炎

（一）病因学和流行病学

据报道无胆结石的急性胆囊炎发病率 5%～10%[26]。在一项大的手术病例群中[69]，急性无结石胆囊炎（AAC）见于 14% 的急性胆囊炎病例，占所有胆囊切除术的 2%。胆汁流动阻滞、胆囊缺血、胆囊管梗阻、系统性感染被认为是 AAC 病因中最重要的因素[70, 71]。组织学特点包括胆囊壁水肿，合并胆囊肌层和浆膜层内血管的坏死[72]。在病危或病程延长的患者，如创伤或在重症监护室所住的时间延长，ACC 中发病率增高。其他危险因素包括大血管病变、体外循环、糖尿病、自身免疫疾病、细菌和真菌败血症、肠道高营养和 AIDS。虽然相对少见，该病变可以在无所有危险因素的健康人群中发生[73, 74]。

ACC 是急性胆囊炎的一种更为强烈的形式，具有高发病率和死亡率，快速进展至坏疽和穿孔。报道的死亡率高达 65%[75]，因此早期诊断非常重要。但 AAC 的诊断常难度较大，尤其在没有明显危险因素时。临床表现不特异，如发热和白细胞增多症。在危重或受伤的患者出现没有其他明显感染源的发热或感染时要考虑该诊断可能。

（二）影像学

1. 超声

据报道 AAC 超声检查的敏感性差异较大，为 36%～92%[69]（图 77-22）。无胆囊结石，而且患者通常由于精神状态的改变或使用药物而对疼痛不敏感，因此超声 Murphy 征不可靠[76]。这些患者可能也有低蛋白血症、充血性心力衰竭、长期肠外营养，这些都与胆囊壁增厚、扩张及胆泥相关。在重症监护室里的患者有 AAC 与无 AAC 者超声表现上有很大程度的重叠。一项对重症监护室内患者超声表现的评价研究，大部分患者有胆囊的异常表现[77]。无论如何，超声有能够行床旁检查的优势，因此对诊断 AAC 仍是首选检查。除去局限性，美国放射学院的适度性评价指标将超声置于 AAC 诊断的最高位置[28]。

胆囊闪烁显像也在 AAC 诊断中价值有限，在肝细胞功能障碍、禁食延长或重症的患者中有高达 40% 的假阳性率（胆囊不显影）[76, 78]。阴性检查对排除非结石胆囊炎有用，但阳性检查也需谨慎解读。使用吗啡可以将特异性提高到 88%[79]。一项前瞻性研究对比超声和吗啡闪烁显像诊断 AAC 的敏

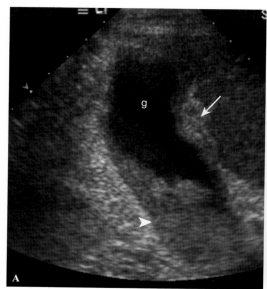
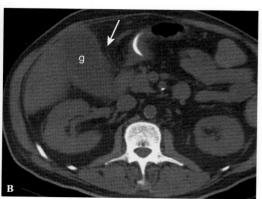

▲ 图 77-22　急性无结石胆囊炎的超声和 CT 表现

A. 胆囊（g）扩张并壁增厚（箭），包含重力回声提示沉积物（箭头），这些是急性病症患者的常见超声表现。B. 平扫 CT 显示胆囊扩张（g）并胆囊周围脂肪的炎性改变（箭），证实胆囊炎症的存在

感性分别为 50% 和 67%，特异性 94% 和 100%，阳性预测值 86% 和 100%，阴性预测值 71% 和 80%，准确性 75% 和 86%[80]。联合两项检查可能使诊断准确性提高。

　　2. CT 和 MRI

　　对能够保持静止至完成影像检查的患者，CT 或 MRI 在 AAC 诊断上通常也只能作为超声的辅助。除了无结石，CT 和 MRI 的表现与结石性胆囊炎相似。这些检查方法的优势是它们可能显示胆囊周围的炎性改变和积液，以及胆囊壁或相邻肝实质的异常，这些可能在超声上无法评价，但可以获得更为特异性的诊断[60, 62, 81-83]（图 77-23）。但是，正如超声一样，可能观察到的特异性较低的征象包括胆囊增大、胆泥和壁增厚。一项研究显示，CT 上完全正常的胆囊可以除外 AAC 的诊断[84]。

　　许多情况下，这些患者过于严重而无法行进一步的断面图像评价。如果没有发现其他的败血症病因，比较谨慎的方法是在床旁实施经皮胆囊造瘘，这在急性胆囊炎而无法行手术的患者是安全和有效的措施[85]。该方法对病因不详的败血症患者无法确定影像征象的 AAC 诊断和治疗都有帮助[86, 87]。一项研究显示经皮胆囊造瘘的临床效果好于胆囊抽

吸，而并发症相似[88]。

五、急性胆囊炎并发症

（一）坏疽性胆囊炎

　　坏疽性胆囊炎是急性胆囊炎的一种严重的表现，与血管压迫和壁内出血、坏死和脓肿形成有关。通常因为结石阻塞胆囊管，胆囊持续扩张加重并最终胆囊壁缺血坏死[89]。发病率为 2%～30%，据手术不同[90-92]。男性、年龄高和有心血管疾病的发病率增高。一旦诊断，治疗通常为急诊胆囊切除以避免威胁生命的并发症，如穿孔。比无并发症的急性胆囊炎有更高的转开腹手术比例[93-95]。

　　超声上，坏疽性胆囊炎的特点包括不均匀、条纹状增厚和不规则的胆囊壁与腔内黏膜，因胆囊黏膜剥离所致[96, 97]（图 77-24 和图 77-25）。不规则或不对称的胆囊壁增厚可能因溃疡、出血、坏死或微脓肿形成所致。在一项 Jeffrey 等[97] 的研究中，这些征象可见于 50% 的患者。在 Teefey 等的研究中[96] 胆囊壁条纹状的表现见于 40% 的患者。但该作者后来一项研究认为此征象是坏疽性胆囊炎非特异性

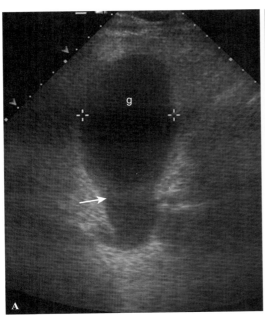
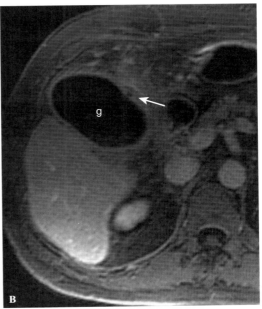

▲ 图 77-23　急性无结石胆囊炎的超声和 MR 表现

A. 超声显示明显扩张的胆囊（g）并层状沉积物（箭）。B. 轴位 T$_1$ 加权抑脂梯度回波图像并钆增强显示扩张的胆囊（g）、壁增厚、胆囊周围炎性改变。箭指向临床无怀疑的小的壁内脓肿

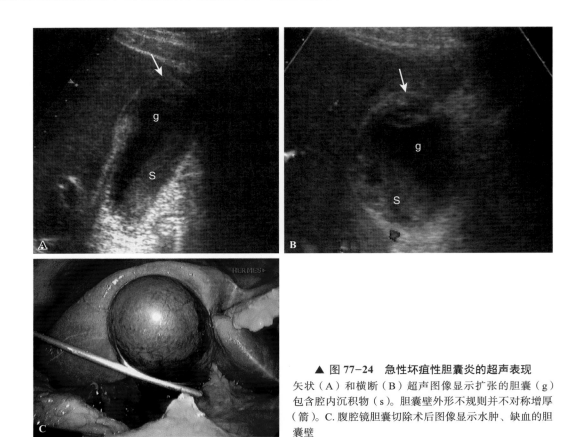

▲ 图 77-24　急性坏疽性胆囊炎的超声表现

矢状（A）和横断（B）超声图像显示扩张的胆囊（g）包含腔内沉积物（s）。胆囊壁外形不规则并不对称增厚（箭）。C. 腹腔镜胆囊切除术后图像显示水肿、缺血的胆囊壁

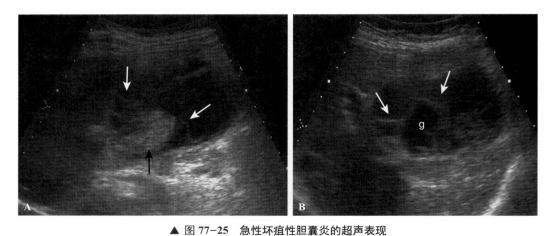

▲ 图 77-25　急性坏疽性胆囊炎的超声表现

A. 矢状图像显示有回声、无声影的腔内物质，提示沉积物积聚（黑箭），曲线状的腔内回声区（白箭）代表继发于脱落黏膜的腔内膜状结构。B. 横断图像显示胆囊（g）腔内的膜状结构（箭）

的表现，可见于非坏疽性胆囊炎和其他导致胆囊壁水肿的病变如肝炎[98]。管腔内黏膜的出现被认为是更为特异性的征象（图 77-25）。超声 Murphy 征可能不会出现，因为胆囊壁有相关的去神经支配。在 Simeone 和同事[99] 的一项研究中，超声 Murphy 征仅见于 33% 的坏疽性胆囊炎患者。其他表现包括壁内脓肿形成和胆囊穿孔所致的胆囊周围积液或脓肿形成。

坏疽性胆囊炎的 CT 表现与超声表现平行，包括腔内黏膜、腔内出血、胆囊壁不规则或中断、胆囊周围脓肿[17, 46, 48, 100-102]（图 77-26）。CT 上能发现的另一征象为不规则或缺失的胆囊壁强化[46, 102]（图

77-27）。笔者的一项研究对 CT 诊断坏疽性胆囊炎的敏感性和特异性进行评价[46]，CT 诊断急性坏疽性胆囊炎具有高特异性（96%），低敏感性（29.3%）。CT 上最具特异性的表现为胆囊壁或腔内气体、腔内黏膜、胆囊壁不规则或缺失、胆囊周围脓肿、胆囊壁无强化。在这项研究中，胆囊周围积液、胆囊短轴增大的程度、壁增厚的程度也是可预测胆囊炎性病变的严重程度。Wu 等[103] 最近的一项研究中，胆囊壁灌注的缺损（胆囊壁强化不连续或减低）作为坏疽性胆囊炎的 CT 诊断，准确性 80%、敏感性 70.6%、特异性 100%、阳性预测值 100%。因此，当 CT 用于评价胆囊炎，条件允许的话需静脉注射造影剂，因为会提高胆囊壁的显示，以及对壁的强化缺失、壁内脓肿、局限中断的显示，这些都是坏疽性胆囊炎的重要特征。

胆囊癌可能会类似于急性胆囊炎的胆囊壁改变，尤其是坏疽性胆囊炎，这是一个重要的潜在诊断误区。若超声所见有此担心，CT 可对显示强化的胆囊肿物及发现肝脏直接侵犯和肝转移有用[45]。Liang 等[104] 认为在鉴别急性胆囊炎和胆囊癌时，倾向诊断胆囊癌的征象包括局限胆囊壁增厚、腔内肿物、胆囊壁弥漫增厚而胆囊无增大、区域淋巴结增大。

（二）出血性胆囊炎

出血性胆囊炎是急性胆囊炎的不常见并发症，常见于胆道结石和坏疽性胆囊炎情况下。透壁炎症引起壁坏死和溃疡，导致出血进入胆囊腔[105-107]。胆囊壁的动脉粥样硬化表现可能是诱因之一[107]。腔内血块可能嵌顿于胆囊管或胆总管，或进入小肠。临床表现可与无并发症的急性胆囊炎相同，包括发热和右上腹痛，但也可能出现胆道绞痛、黄疸、出血和黑粪[108]。很少发生较大量的上消化道出血和腹腔积血[109]。快速诊断很重要，因为相关的死亡率很高。

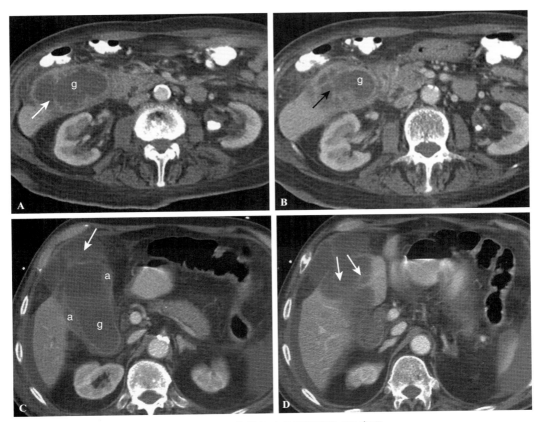

▲ 图 77-26　急性坏疽性胆囊炎的 CT 表现

A 和 B. 胆囊（g）扩张并增厚的不规则强化壁。箭，腔内膜状结构。C. 不同患者的扫描图像显示扩张的胆囊（g）并增厚的壁，显示不均匀强化。低密度区符合壁内脓肿(a)。箭，局限的胆囊周围积液，继发于局限的胆囊穿孔。D. 稍下方的层面显示腔内的膜样结构(箭)

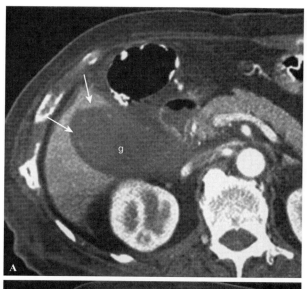

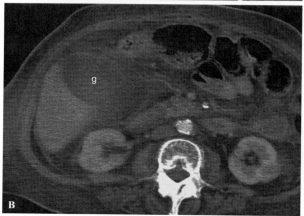

▲ 图 77-27　坏疽性胆囊炎 CT 表现为缺乏壁强化
A. 胆囊壁明显连续性不佳（箭），而没有黏膜强化，g 为扩张的胆囊。B. 对比增强 CT 扫描在第二个患者显示扩张的胆囊（g）并广泛的胆囊周围炎性改变，胆囊壁无强化

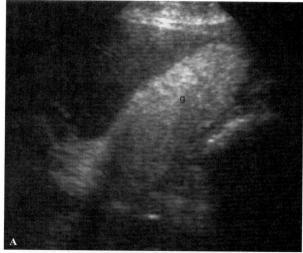

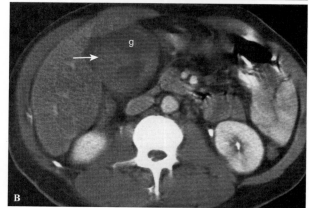

▲ 图 77-28　出血性胆囊炎的超声和 CT 表现
A. 矢状超声扫查显示胆囊扩张（g）并胆囊腔内完全填充回声物质，符合出血性胆汁。B. CT 扫描显示扩张的胆囊（g）内有液液平面（箭），并高密度的重力成分，这些表现代表腔内血块

　　超声上，胆囊腔内的血可被认作是高回声物质，回声高于胆泥（图 77-28）。这可能形成重力沉积层，但血块表现为附着于胆囊壁的肿块或不均质回声的物质[105, 108, 110]。机化的血块可类似息肉，呈腔内占位[111]。随着出血演变，血块可能呈现囊性[112]。除了其他的胆囊炎征象，CT 显示胆汁密度增高[105]（图 77-28B）。急性出血时可看见液液平面，呈高密度的重力成分类似红细胞压积效应[108]（图 77-29A）。其他能导致胆汁密度增高的原因包括碘造影剂胆道分泌和钙乳，这些通常不会在超声上有回声或有液液平面表现。若有相关的胆囊穿孔，则可见腹腔积液（图 77-29B）。若对比增强 CT 检查时有活动性出血，可能表现为静脉造影

剂在胆囊腔内的活动性外溢[113]。MRI 上，血液成分表现为胆囊腔内 T_1WI 的高信号、T_2WI 上中等到高信号[62]。MRI 多平面成像能力有助于鉴别腔内的血与胆囊壁出血。怀疑血管病变时，MR 血管造影可作为常规成像的补充。

（三）气肿性胆囊炎

　　气肿性胆囊炎是急性胆囊炎少见的会威胁生命和快速进展的并发症。胆囊动脉受压迫被认为会促进厌氧环境下产气微生物增生及气体穿透入胆囊壁[114, 115]。分离出的微生物常为产气荚膜杆菌和大肠埃希菌[115]。病理学检查上，气肿性胆囊炎的胆囊有较高的闭塞性动脉内膜炎发生率，支持血供不

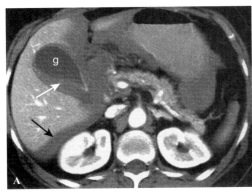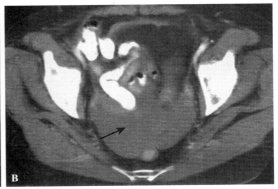

▲ 图 77-29　出血性胆囊炎的 CT 表现

A. CT 显示扩张的胆囊内有层状高密度，符合腔内出血（白箭），胆囊穿孔造成血腹（黑箭）。B. 盆腔内可见更多的出血（箭）

足的病因。该并发症在糖尿病患者（高达 50%）和男性患者（高达 71%）中有较高的发生率[116]。可能 1/3 的患者无结石，而且坏疽的发生危险高，穿孔的发生率 5 倍高于急性无并发症的胆囊炎[116, 117]。

气肿性胆囊炎的死亡率为 15%，在无并发症的急性胆囊炎为 4%[116]。因此，快速诊断非常重要。临床表现常难以与无并发症的急性胆囊炎区分。尤其糖尿病患者，可能出现严重症状，临床上需要对此有高可疑度。在断面成像之前，气肿性胆囊炎在腹部 X 线片上诊断，典型描述为三期：1 期，胆囊腔内气体；2 期，胆囊壁内气体；3 期，胆囊周围软组织内气体。超声和 CT 现作为发现少量气体更为敏感的方法。超声所见因气体量和位置不同[26, 27, 118, 119]。壁内少量气体可能表现为有回声的点灶，并有相关的振铃状或彗星尾状伪影。量多一些的气体和腔内气体可能表现为弧形回声增加及边缘模糊的声影[26]（图 77-30A）。这种情况下，因相关的回声导致胆囊可能难以显示。超声评价可能难以鉴别气肿性胆囊炎与因结石收缩的胆囊或有钙化壁的瓷胆囊[118]。

CT 比超声对气肿性胆囊炎的发现敏感性更高，是超声的重要补充[120]。若超声怀疑气肿性胆囊炎，或临床表现可疑而超声征象不确定，应行 CT 检查。当胆囊无法在超声上良好显示时也应行 CT 检查。CT 征象包括胆囊壁内或胆囊腔内非重力区域的气体[45, 121, 122]（图 77-31）。可能延伸进入胆囊周围软组织内。CT 也可发现其他并发症，如脓肿形成和穿孔（图 77-30C 和 D 和图 77-31B 和 C）。腹腔内的游离气体意味着胆囊游离穿孔，需急诊手术。

气肿性胆囊炎的 MRI 征象尚无足够描述。有报道一例气肿性胆囊炎的 MRI 描述特点包括：①胆囊非重力区域有信号缺失，重力区域有中等信号强度液体，形成气液平面；②胆囊周围的低信号环，代表胆囊壁内气体；③胆囊周围软组织内的非常低信号区，代表穿孔所致腔外气体[123]。气体可能在梯度回波和平面回波序列上显示为晕状伪影。

（四）胆囊穿孔

胆囊穿孔可发生于胆道结石、胆囊炎、创伤、肿瘤、使用类固醇、血管危象的人群。穿孔常为严重急性胆囊炎的并发症，见于 8%～12% 的病例[124, 125]。在一项研究中，相关死亡率约 24.1%[124]。在急性胆囊炎，胆囊增大持续加重和炎症会继发血管危象、坏疽、坏死，并最终穿孔[125, 126]。胆囊底是穿孔最常发的位置，因为该区域有相对差的血供。相关并发症包括菌血症、感染性休克、胆汁性腹膜炎和脓肿形成，死亡率为 6%～70%[124, 127-130]。

胆囊穿孔被分成三个类型[127]：①进入腹膜腔内的急性游离穿孔；②胆囊周围脓肿形成的亚急性穿孔；③胆肠瘘形成的慢性穿孔。亚急性穿孔并胆囊周围脓肿是最常见的类型[128]。脓肿形成可限于胆囊窝，或扩散进入腹膜腔，或累及肝脏[131, 132]。1 型游离穿孔致死率最高[128]。3 型穿孔与胆石梗阻相关，将于本章随后探讨。

快速诊断胆囊穿孔极为重要。急诊胆囊切除术是治疗选择。临床症状和体征可能不特异，而且可能无法与单纯性胆囊炎区分，尤其是糖尿病患者，

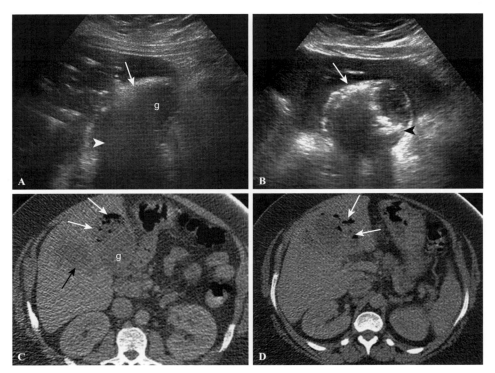

▲ 图 77-30　气肿性胆囊炎的超声和 CT 表现

A. 矢状胆囊（g）扫查显示弧形的回声增强（箭），在胆囊壁内可预期的位置，该表现与"脏污"的后方声影有关（箭头），提示壁内气体。B. 横断图像显示壁内气体（箭）和腔内回声灶点并后方声影（箭头），提示为胆囊结石。C. 平扫 CT 显示胆囊（g）腔内和壁内的气体（白箭），相邻肝脏的低密度区域由于脓肿所致（黑箭）。D. 气体（箭）出现在胆囊周围组织

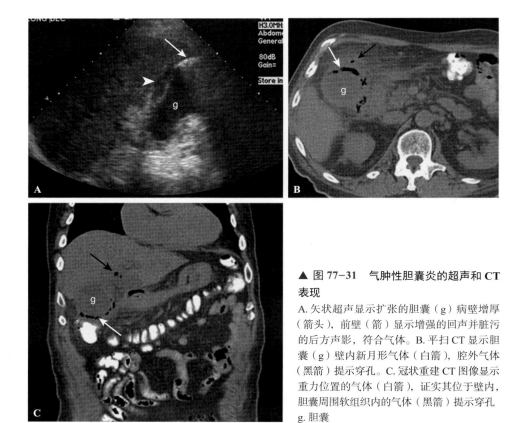

▲ 图 77-31　气肿性胆囊炎的超声和 CT 表现

A. 矢状超声显示扩张的胆囊（g）病壁增厚（箭头），前壁（箭）显示增强的回声并脏污的后方声影，符合气体。B. 平扫 CT 显示胆囊（g）壁内新月形气体（白箭），腔外气体（黑箭）提示穿孔。C. 冠状重建 CT 图像显示重力位置的气体（白箭），证实其位于壁内，胆囊周围软组织内的气体（黑箭）提示穿孔

g. 胆囊

因此影像学在诊断上起重要作用[133]。超声上，胆囊壁不规则或边界不清，有局限或广泛的正常回声信号缺失[45]。在胆囊周围有大量液体或分叶状的胆囊周围积液[126]（图 77-32A）。胆囊壁的局限性缺损是更为特异的征象，但可能不会总能看见[134]（图 77-33A 和 B）。

CT 在评价可疑胆囊穿孔而超声征象不确定时有重要作用[131, 135, 136]。胆囊壁中断或局限性壁缺损可能在 CT 上更易发现（图 77-33C）。相关的征象包括胆囊周围或肝内脓肿及结石溢出（图 77-32B）。当有与胆汁相应的腹腔内游离积液时可诊断胆囊游离穿孔（图 77-34）。胆囊可能塌陷致使急性胆囊炎的诊断难度增加。这种情况下，局限性的胆囊周围炎性改变可提供一个诊断线索，用于寻找游离液体和腹膜炎性表现的病因。

一项研究对比超声与 CT，在 13 例手术证实的胆囊穿孔患者，CT 上壁缺损见于其中 7 例（53.8%），而超声没有见到[136]。在显示胆囊周围积液、胆囊壁增厚和胆道结石方面，超声与 CT 相仿。胆囊外形的外凸或不规则在超声上可见于 5 例，CT 上可见 2 例。对所有病例，超声或 CT 所见的胆囊壁缺损或外凸位置即为穿孔的位置。作者结论认为 CT

诊断胆囊穿孔优于超声，因为显示局部壁缺损的能力提高。但 Sood 等[137]更近期的研究纳入 18 例患者进行两种方法对比，显示超声和 CT 发现局限壁缺损的能力相仿。这可能由于近期超声技术的提高使胆囊壁的分辨率和显示率增高。MR 因有良好的软组织分辨率和多平面成像的能力，可能在超声和 CT 征象不确定时作为有用的辅助。

六、慢性胆囊炎

（一）病因学和流行病学

慢性胆囊炎中 95% 与胆道结石有关，可在单次或多次急性胰腺炎发作后发生。病因与胆囊管或颈的间歇性梗阻及胆囊蠕动不良有关[2]。慢性炎性改变导致胆囊壁增厚和纤维化，随着纤维化增加，胆囊最终变瘪和变形。若在病理检查中同时有急性和慢性炎症改变存在，可使用"活动性胆囊炎"的命名[138]。

（二）影像学

慢性胆囊炎的诊断在影像上难以建立，需结合临床。超声征象包括胆囊结石和胆囊壁增厚并胆囊

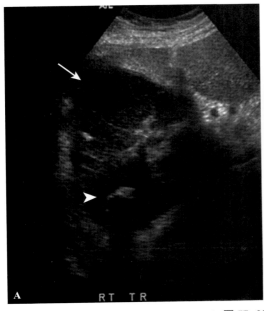
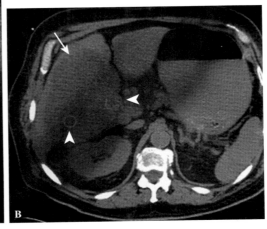

▲ 图 77-32　胆囊穿孔

A. 超声显示胆囊窝内的复杂积液（箭）。胆囊壁没有显现，可疑胆囊穿孔并脓肿。箭头，胆结石。B. 平扫 CT 显示胆囊窝较大的复杂积液（箭）。因胆囊穿孔，有溢出的胆结石（箭头）

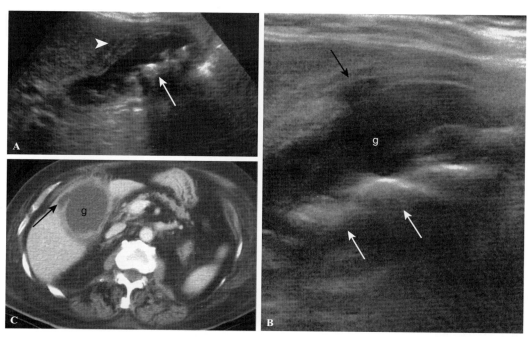

▲ 图 77-33　胆囊穿孔

A. 矢状扫查显示壁增厚并分层（箭头），箭所指为多发胆结石。B. 使用线性探头（8MHz）矢状扫查得到较高分辨率的图像，胆囊壁的局限缺损（黑箭）现已很明显，提示有局限的壁内脓肿或有穿孔。C. 增强 CT 证实胆囊（g）壁局限缺损（箭），壁增厚和胆囊周围炎性改变出现，符合急性胆囊炎

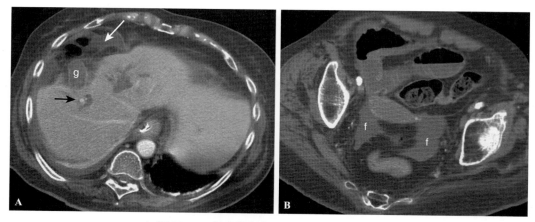

▲ 图 77-34　胆囊游离穿孔并相关的胆汁性腹膜炎

患者表现为右上腹疼痛和发热数日。A. 对比增强 CT 显示胆囊（g）没有扩张，钙化的结石（黑箭）似在胆囊腔外，白箭所指为肝周游离积液。B. 盆腔图像显示中等量的游离积液（f），符合胆汁

收缩，即使在禁食状态也如此（图 77-35）。CT 上，胆囊周围炎性改变可能不存在[50]。MR 的 T_2WI 上，慢性炎症相关的胆囊壁增厚显示为低信号、急性胆囊炎相关的壁水肿显示为高信号[62]。而且，急性胆囊炎可见的周围肝实质强化增高有助于区分急性与慢性炎症[61, 62, 67]。

（三）慢性无结石胆囊炎

慢性无结石胆囊炎，是以无结石影像证据的复发性胆道绞痛为特点的病变，常给临床医师造成诊断难区。无结石出现的情况下，常很难将患者的症状归于胆囊炎症。可是这些患者会从胆囊切除术中

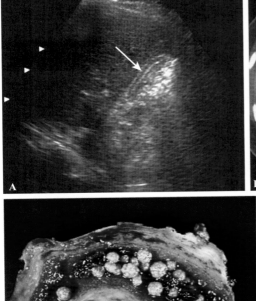

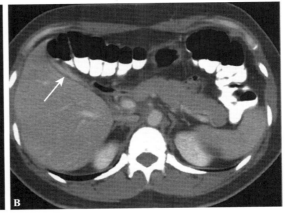

▲ 图 77-35 慢性胆囊炎

A. 超声显示反复发作的右上腹痛患者收缩的胆囊（箭），患者在检查时禁食。B. CT 证实该表现，胆囊完全收缩（箭），实施胆囊切除手术，病理检查证实为慢性胆囊炎。C. 另一患者的标本照片显示多发结石和增厚的胆囊壁

获益，能够减轻症状[139]。可能需要核医学评价进行更为特异性的诊断，包括对胆囊排空率的评估。胆囊排空率的减低是结石与无结石慢性胆囊炎的共同特点[140]。胆囊收缩素胆囊闪烁显像并胆囊排空率的评价已经被证实可以作为该病变及胆囊切除术后症状减轻的指标[141]。

（四）黄色肉芽肿性胆囊炎

黄色肉芽肿性胆囊炎（XGC）是一种少见的胆囊慢性炎症。Goodman 和 Ishak[142] 在 1981 年的武装部队病理研究所报道了首批病例。在所有胆囊炎病例中的预计发病率为 1%～2%[143]，大部分见于51—60 岁或 61—70 岁[144]。一项手术回顾显示，该病见于所有胆囊切除手术标本中的 1.46%，85% 与胆囊结石相关，平均发病年龄 52 岁[145]。可能的病因包括慢性胆囊感染，常在胆道结石存在情况下，并伴累及 Rokitansky-Aschoff 窦的胆囊壁微脓肿。可能由于胆囊排出梗阻、胆汁排入胆囊壁、黏膜溃疡所致。组织细胞在胆囊壁聚集是对胆汁排入的反应，最终在广泛纤维化反应之上形成黄色肉芽肿结节[146]。大体标本上，壁厚和不规则，伴大小不同

的黄色或棕色结节。显微镜下，黄色肉芽肿结节由组织细胞、巨细胞和其他慢性炎性细胞如淋巴细胞和浆细胞。含铁血黄素和溢出的胆汁与胆固醇裂隙出现于胆囊壁。这些可能与继发于胆管外源性压迫和 Mirizzi 综合征的胆道梗阻相关。胆囊常与邻近器官粘连，可能与瘘的形成有关。没有特异性的临床或实验室特点，表现可能与任何原因所致的急性或慢性胆囊炎相似。临床症状可包括右上腹疼痛、恶心、呕吐、发热、厌食和体重减轻[146]。

XGC 在超声和 CT 两种检查上的特点都已有描述[146-151]，与急性和慢性胆囊炎的表现有重叠。两种方法上，胆囊壁常明显增厚和不规则，与邻近结构之间正常间隙消失。侵袭性的肿物可能很明显。最近的研究描述在超声和 CT 上都有壁内结节出现（图 77-36）。在 Chun 和同事[150] 的研究中，发现11 例 XGC 有低密度结节，对比 17 例胆囊癌仅有7 例出现。在其他研究中，壁内结节也是 XGC 的显著征象[147-151]，以及胆囊周围的低回声带[147, 148]。通过对病理标本上进行超声扫查，Parra 等[147] 发现壁内低回声结节即为黄色肉芽肿结节，低回声带代表更为广泛的受累。但是，在坏疽性胆囊炎，这

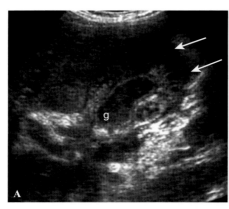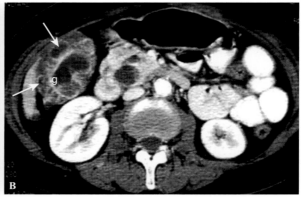

▲ 图 77-36　黄色肉芽肿性胆囊炎

A. 超声显示腔内沉积物的回声，胆囊（g）壁明显增厚并包含低回声结节（箭）。B. 增强 CT 显示胆囊（g）壁显著增厚及低回声的壁结节（箭）

些结节也可能与壁内脓肿以及胆囊腺肌症增大的 Rokitansky-Aschoff 窦混淆。

在断面图像上前瞻性鉴别 XGC 与胆囊癌可能非常困难，因为有很多重叠征象，如明显的胆囊壁增厚、不规则、结节状和对胆囊周围软组织的浸润。XGC 有 10% 的癌发生率[144]，细针抽吸活检可以帮助成功确立诊断[152]。手术常很困难，转为开腹手术的比例很高。最近 MRI 扩散加权成像有潜力的作用被提出，一项研究中，扩散受限常见于癌，而较高的表观扩散系数值见于 XGC[153]，但该领域尚需更多研究。

七、胆总管结石

（一）病因学和流行病学

胆道内形成的结石被称为原发性结石，而那些通过胆囊管或胆囊胆总管瘘从胆囊移动到胆道的被称为继发性结石[154]。大部分胆道内的结石都是继发性，发病机制与胆囊结石相似。在无症状患者中，胆囊结石的移动估计每年发生在 3%～5% 的患者，每年 1%～2% 的患者会发生症状，包括胆道绞痛或急性胆囊炎[155, 156]。7%～20% 胆囊切除术患者被发现有一个或多个 CBD 结石，且这些可能临床症状隐匿[157]。20%～30% 的胆囊结石胰腺炎患者有持续的 CBD 结石存在，无法穿过壶腹[158]。若结石嵌顿于 CBD 内，所致的胆管炎可能导致威胁生命

的急症。

原发性结石按照在胆管内的位置划分为：肝内、肝外和壶腹区。这些在胆汁流动停滞、胆汁内有肠道微生物繁殖情况下发生。胆汁的梗阻可能与炎性或医源性狭窄、先天性狭窄、壶腹周围憩室[154]有关。这些结石有时与胆管树寄生虫感染有关，如蛔虫。这些蠕虫成为结石和炎性狭窄形成的孵化所。

（二）影像学

1. 内镜逆行性胰胆管造影

内镜逆行性胰胆管造影（ERCP）和经皮经肝胰胆管造影对于发现胆总管结石有很高的准确性，同时提供了介入治疗的入路。但是，这些是有相关风险的有创检查，包括胰腺炎、败血症和出血。据报道 ERCP 并发症比例 3.0%～5.5%，死亡率 0.2%～1.0%[159, 160]。因此，ERCP 通常保留至需要治疗的患者，如继发于结石嵌顿，或有结石的高可能性但既往检查正常。胆管内的结石可能在 MRCP 上容易发现，但在超声和 CT 上准确性相对低。

2. 超声

超声是评价右上腹疼痛的基本影像方法，在作为胆道病变的初始影像方法中，被认为优于 CT[41, 161]。据报道超声发现 CBD 结石的敏感性为 22%～75%[3, 162-164]。敏感性有限的部分原因可能是无法完全显示胆管，尤其是远端胆管，因为肠气重叠，远端结石经常被忽略。在 Laing 和同事的研究中[165]，9 例近端 CBD 结石中的 8 例（89%）和 23

例远端中的 16 例（70%）在超声上被发现。将患者置于直立右后斜位或右侧卧位扫查可以减少胃幽门和十二指肠内的气体，提高远端胆管的能见性。也可口服水在胃窦或十二指肠造成声窗[27]。由组织谐波成像提供的对比增强的提高及旁瓣伪影的减少提高了胆总管结石的检出[166]。CBD 结石表现为有回声的点灶，基于大小和成分不同，可能有或无后方声影（图 77-37 和图 77-38）。正如胆道结石，无声影的结石可能很难以与聚积的胆泥或软组织占位鉴别。准确性的提高可通过使用内镜超声获得[167]，但这也是更为有创且为操作者依赖性的方法。

3. CT

非增强 CT 发现胆总管结石的敏感性为 75%[168-170]。非直接征象可能有用但不是决定性的，比如胆管扩张和突然中断。多排 CT（MDCT）有相对高的敏感性，65%～88%[171-174]。经由 CBD 的多层面重建冠状图像可能对发现结石有用（图 77-39 和图 77-37C）。针对胆总管结石的评估，需用水显示肠道，因为阳性口服造影剂可能会遮挡远端 CBD 结石显示，并充盈十二指肠降段憩室。在一项对比 MDCT 和 ERCP 检出 CBD 结石的研究中，CT 敏感性 88%，特异性 97%，准确性 94%[171]。通过胆汁窗的设定（将窗位设定为 CBD 密度，窗宽 150HU）造成胆汁和软组织更好的对比，可以增加非钙化结石的显示。

CBD 结石的 CT 表现多样。依据其成分，结石可能为钙化或软组织密度或相对胆汁的低密度。钙化的结石最易被发现（图 77-40A）。平扫图像检出结石最好，因为大部分结石都为稍高密度。CT 检出 CBD 结石的 4 项标准为①靶征，即中心高密度的结石周围环绕低密度胆汁或壶腹软组织；②环征，即在低密度区域的边缘有轻微环状的密度增高（图 77-40B）；③新月征，即高密度结石被新月形的低密度胆汁环绕（图 77-40C）；④非直接征象，包括扩张的远端 CBD 突然截断而周围无可见的肿物或胆道扩张[168]。一项研究采用这些标准，76%的结石可被发现[168]。研究者发现，CBD 突然截断而无相应软组织占位，最常见于胰腺癌，CBD 结石表现为致密的钙化物质或靶征。

CT 胆道造影将 CT 的作用重新定位为显示胆道和胆总管结石的技术。MDCT 在采用口服或静脉注入胆道造影的碘造影剂进行非直接充盈胆道显示后

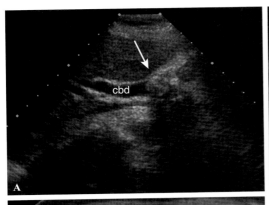

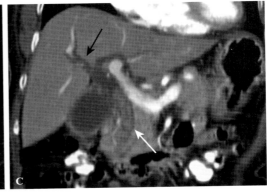

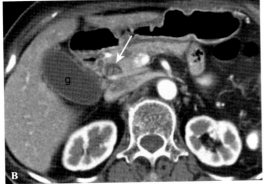

▲ 图 77-37　胆总管结石的超声和 CT 表现
A. 矢状图像显示胆总管（cbd）扩张，胆管内的回声声影灶（箭）符合大结石。B. 轴位增强 CT 显示扩张的胆总管内密度增高，符合结石。C. CT 冠状面重建图像。扩张胆管内的多发结石（白箭），黑箭所指为肝内胆管扩张
g. 胆囊

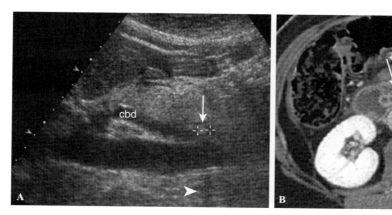

▲ 图 77-38　胆总管结石的超声和 CT 表现
A. 超声显示扩张的胆总管（cbd）并远端的小结石（箭），注意有后方声影（箭头）。B. 增强 CT 显示远端的小结石（箭），未能前瞻性发现

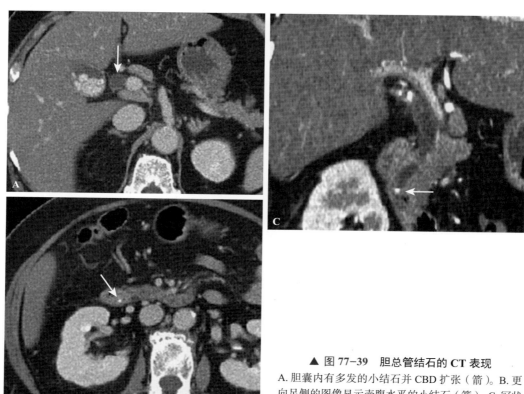

▲ 图 77-39　胆总管结石的 CT 表现
A. 胆囊内有多发的小结石并 CBD 扩张（箭）。B. 更向足侧的图像显示壶腹水平的小结石（箭）。C. 冠状重建图像显示 CBD 结石（箭）

进行 [175, 176]。Z 轴分辨率的提高通过采用多排扫描仪和高分辨的胆道造影重建实现 [177]。一项研究中，CT 胆道造影被认为可以对胆囊解剖和充盈缺损良好显示，发现胆总管结石的敏感性为 95%[178]。其他一些近期的研究也显示这些技术评价胆总管结石的作用 [179-182]。这项技术的一个主要缺点是造影剂相关的过敏反应 [183]。在笔者单位，这项技术目前主

要用于肝移植术前评价供者胆道解剖，在胆总管结石评价方面没有用处。

4. MRI

20 世纪 90 年代，MRCP 作为评价胆道系统的无创和低风险的技术引入，是发现 CBD 结石的良好手段 [184, 185]。据报道 MRCP 发现胆总管结石的敏感性、特异性和准确性分别为 85%～100%、90%～99%

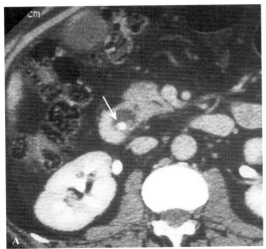

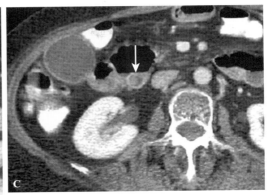

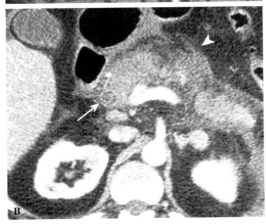

▲ 图 77-40　胆总管结石的 CT 不同表现
A. CBD 的钙化结石（箭）。B. CBD 的环状钙化结石（箭），因急性胰腺炎而有胰腺周围炎性改变（箭头）。C. 软组织密度非钙化结石（CBD）并新月形的低密度胆汁

（译者注：原文有误，已修改）、89%～97%[186, 187]。MRCP 发现 CBD 结石的敏感性高于超声和 CT[21]，对有症状的胆囊结石患者准确性非常高[187]。MRCP 技术在第 75 章详细讨论。

薄层（3 或 4mm）半傅里叶采集单次激发快速自旋回波序列（HASTE），也称为半傅里叶快速采集并弛豫增强（RARE），允许快速采集，可以一次屏气使胆道成像，减少了运动伪影[186, 188-190]。常规无增强的 T_1 和 T_2 加权成像也常采集。若怀疑肿瘤或炎性病变，钆造影剂增强的图像有帮助[190]。高分辨抑脂 T_1 三维梯度回波序列能进行高分辨胆管树成像，并任意切面重建。更多的技术包括使用能被肝细胞摄取并经胆道排泌的造影剂如二吡啶二磷酸锰及口服造影剂（GastroMark；Mallinckrodt，Maryland Heights，MO）或稀释的静脉造影剂钆喷酸葡胺（Magnevist；Berlex Laboratories，Wayne，NJ）。菠萝汁的锰含量高，也可用于降低肠道内高

信号液体的信号[186]。最近，三维 T_2 加权快速自旋回波也有意义，能够提高解剖准确性，得到更好的信号噪声比，以及更薄的无间隔薄层[191-193]。当与新技术联合使用，如并行采集技术，数据采集时间缩短而能够保持空间和时间分辨率[194]。更快速的梯度和呼吸触发导航也允许图像质量的提高[186]。

MRCP 上，结石通常表现为胆道内边界清晰的低信号充盈缺损（图 77-41）。MRCP 可以发现小至 2mm 的结石[21]，在可疑胆道结石但超声和 CT 显示不确切的情况下可为良好的辅助（图 77-42）。在无钙化结石与软组织肿物难以区分时，MRCP 也有帮助。诊断误区包括气体、血、和胆管内的其他类似结石的异常，以及胆囊切除术后手术夹所致的信号缺失。周围积液、腹水或水肿的高信号也可干扰胆汁信号。肝外胆管的假性梗阻可能因动脉搏动性压迫所致，最常见于肝总管，为右肝动脉所致[195]，流动伪影可能类似充盈缺损[196]。重要的是回阅冠

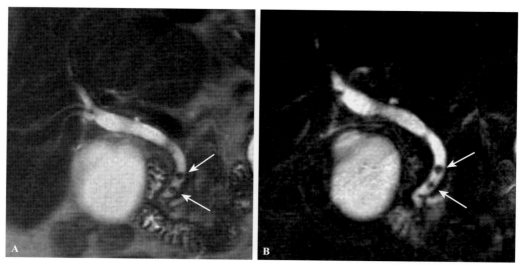

▲ 图 77–41　胆总管结石的 MR 表现
A. T$_2$ 加权冠状 HASTE 图像显示低信号的 CBD 结石（箭）。B. 二维厚层图像显示结石（箭）

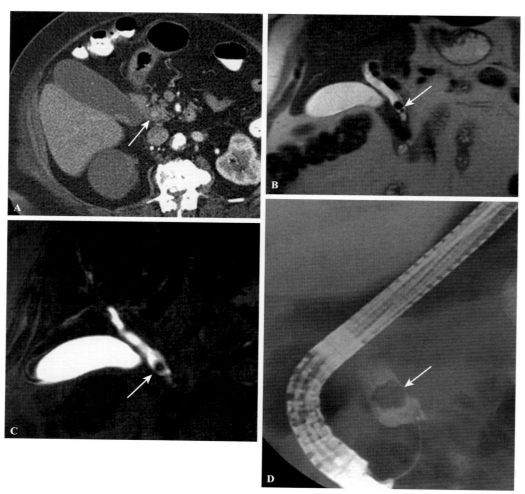

▲ 图 77–42　胆总管结石的影像特点
80 岁女性患者，右上腹疼痛。A. CT 显示小的高密度，提示远端 CBD 结石（箭）。B. 冠状 T$_2$ 加权 HASTE MR 图像证实远端胆管内的结石（箭）。C. 结石（箭）显示于二维厚层 MR 图像上。D. ERCP 证实结石（箭），实施括约肌切开术和结石移除

状源图像和横断 T_2 加权图像以避免诊断误区。

八、肝内胆管结石

（一）复发性化脓性胆管炎

胆囊结石的患者不常出现肝内胆管结石。在胆道狭窄并长时间梗阻的情况下发生肝内胆管结石，如胆道术后或 Caroli 病患者[197]。在亚洲人群，最常见与原发性肝内胆管结石形成相关的病变是复发性化脓性胆管炎，也称为东方型胆管型肝炎。这是发生于东南亚的地方病，在美国常可见是因为从亚洲移民的增多[198, 199]。该病的典型表现包括肝内和肝外胆管内色素性结石形成、狭窄加重和胆道扩张。临床上的典型表现为反复发作的发热、畏寒、黄疸和腹痛。病因尚不完全清楚，虽然推测为胆道内寄生的微生物感染，如华支睾吸虫，导致胆汁流动阻滞及结石形成。最终，进展至狭窄形成、胆道梗阻及肝硬化，胆管癌的风险增加。

（二）影像学

传统上，该病的影像学采用有创的胆道造影方法，现在无创的断面影像方法，包括 CT、超声和 MRI 起了更为重要的作用[200-204]。超声通常是最基本的影像方法，显示肝内和肝外胆管扩张、有或无声影的肝内结石（图 77-43A）。无声影的结石可能类似有回声的软组织占位。CT 对病变整体和相关并发症，如肝脓肿和胰腺炎，提供更为完全的评估（图 77-43B）。若患者已经接受了胆肠旁路手术，则 CT 尤其有用，因为相关的胆道积气可能掩盖超声征象。平扫图像可用于发现软组织密度的非钙化色素性结石[200]（图 77-44）。使用静脉造影剂可以更好地发现并发症，如胆管炎，通过提高胆管壁的显示和胆管周围强化提示活动性感染或炎症[202]及脓肿形成（图 77-45）。肝左叶，尤其外侧段，最常表现为胆管扩张和结石。这是该病的重要鉴别点。慢性征象包括肝叶局段萎缩累及左外侧叶、门静脉栓塞和最终的肝硬化改变。肝萎缩被证实与门静脉阻塞有关，且通常在左外侧叶最为明显[205]。MR 和 MRCP 方法也被证实可用于发现肝内胆管结石和相关的肝实质异常[201]。

九、与胆结石有关的其他病变

（一）腹腔镜下胆囊切除术后的胆结石溢出

腹腔镜下胆囊切除术中的胆囊穿孔据报道发生率为 10%～40%，胆结石溢出发生率较低，为 6%～8%[206]。该并发症多见于急性炎症的胆囊手术，可能发生于胆囊从肝床分离时或从脐切口移出时。因溢出的结石所致的晚期脓肿形成罕见，发病率低于 1%[207-209]，常多发生于同时有胆汁和结石外溢时。感染性并发症更多发生于胆红素结石，因为它们含有各种细菌。溢出的结石可能留在腹腔内邻近肝脏，导致肝下脓肿或腹膜后肝下间隙的脓肿。但是，因为腹腔镜手术时的气腹和腹腔冲洗，结石

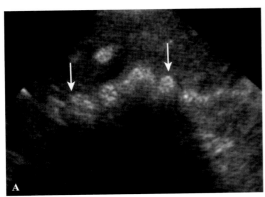
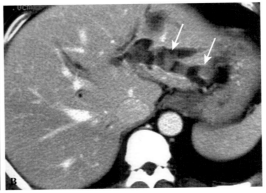

▲ 图 77-43　复发性化脓性胆管炎

A. 肝脏超声显示肝左外侧的肝内胆管铸型结石（箭），表现为回声物质并后方声影。B. 增强 CT 显示扩张胆管内的软组织密度物质（箭）符合色素结石。主要是外侧段受累，是复发性化脓性胆管炎的典型表现

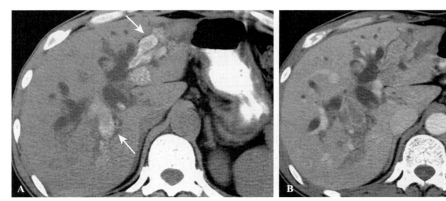

▲ 图 77-44　复发性化脓性胆管炎平扫 CT 的表现

A. 平扫 CT 可见扩张的肝内胆管内的铸型结石（箭）。B. 静脉注射造影剂后，结石不再明显

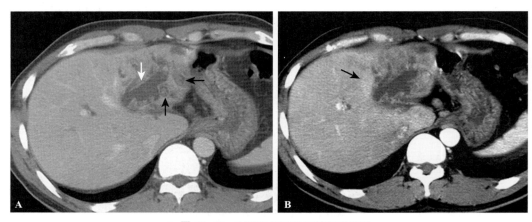

▲ 图 77-45　复发性化脓性胆管炎并脓肿

A. 静脉期 CT 图像显示扩张的左外侧段肝内胆管结石（黑箭），肝实质内有液性密度的脓肿（白箭）。B. 动脉期 CT 图像显示脓肿周围强化增高（箭），与充血有关（短暂的肝密度异常）

也可能移动到更远的位置。更为少见的脓肿形成的位置包括胸膜腔、腹壁的腹腔镜入口位置、切口疝内。由于感染的惰性特点，从手术到出现症状的时间变化较大，范围为 1 个月到 10 年，报道的峰值在 4 个月左右[206]。患者通常表现为模糊的症状，如恶心、厌食和低热。

　　超声、CT 和 MRI 可有效发现脓肿和相关的溢出结石。脓肿表现为厚壁积液，最常见位于肝右叶后方（图 77-46）。结石在超声上表现为有回声的点灶，CT 上为钙化密度。MRI 上，结石可表现为 T_2 加权图像上的低信号点灶。Morrin 等[210]对 5 例患者通过前瞻性的影像方法联合诊断，继发于溢出结石的脓肿形成的诊断仅见于 2 例。但通过回顾，所有病例均可诊断。明确既往腹腔镜胆囊切除术史并

仔细寻找溢出的结石，尤其在肝下间隙发现脓肿，这些对诊断很重要。若结石不是高密度或未被认出或位于不典型的位置，则脓肿可能被误诊为肿瘤或认为脓肿为其他起因（图 77-47）。若结石被发现位于其他位置，如盆腔，空虚胆囊窝处的金属夹可以帮助确定诊断（图 77-48）。若要完全治愈，需行手术或经皮的胆石切除，因为感染的结石不能通过抗感染治疗消除[211, 212]。

（二）Mirizzi 综合征

　　Mirizzi 综合征指因胆结石阻塞于胆囊颈或胆道，或因为相关的炎性改变所致的外源性压迫致肝总管或 CBD 梗阻。这可能因胆囊 - 胆总管瘘使情况变得复杂[213-215]。Mirizzi 综合征是不常见的长期

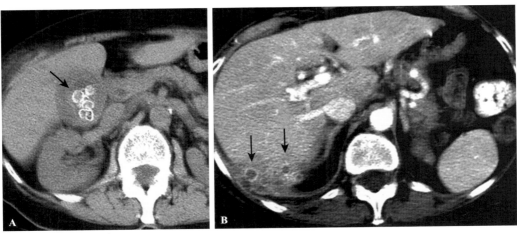

▲ 图 77-46 腹腔镜胆囊切除术后溢出的胆结石

A. 手术之前的对比增强 CT 显示壁增厚的胆囊内多发钙化结石（箭）并胆囊周围积液，提示急性胆囊炎。B. 胆囊切除手术后 1 年的 CT，患者因右上腹痛复诊，可见肝右叶后方的脓肿内有溢出结石（箭）

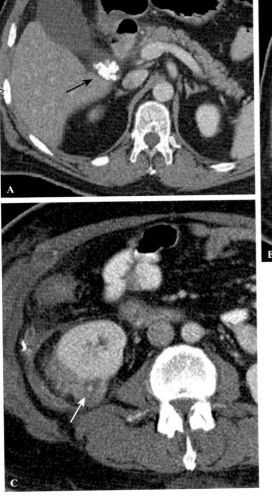

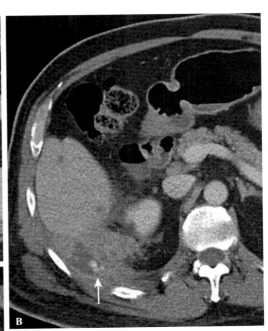

▲ 图 77-47 腹腔镜胆囊切除术后溢出的胆结石并肝周脓肿

A. 初始的增强 CT 可见胆囊颈多发钙化结石（箭）。B. 腹腔镜手术切除术后 6 个月，患者因右上腹痛和侧腹痛复诊。肝右叶后方可见残留的结石形成脓肿（箭）。C. 亦有结石移动到肾周间隙（箭），引起肾周脓肿

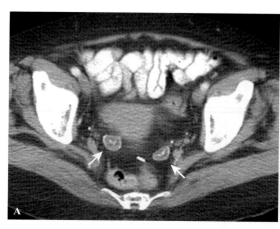 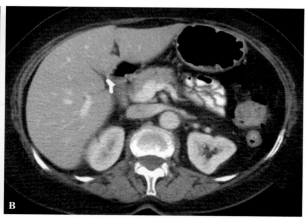

▲ 图 77-48　腹腔镜胆囊切除术后溢出的胆结石位于盆腔

A. 增强 CT 显示盆腔内两枚部分钙化的结石（箭），也可见手术夹。B. 空虚的胆囊窝内可见手术夹，符合既往胆囊切除手术史

胆结石并发症，常见临床表现是反复发作的黄疸和胆管炎。据报道，该综合征见于 2% 因有症状的胆结石接受手术的患者[216]。术前诊断非常重要，因为若采用标准的胆囊切除手术技术，会使继发于肝十二指肠韧带周围致密纤维化和水肿的肝外胆管损伤增加[217]。

Mirizzi 综合征可通过超声、CT 或 MRI 诊断[218, 219]。特点为肝内胆管扩张，以及肝总管扩张至肝门水平而远端 CBD 管径正常。可能在胆囊颈或胆囊管发现结石（图 77-49）。采用 CT 或 MR 多切面重建图像对发现梗阻的外在原因有用。MRI 被认为有利于显示肝内胆管扩张、梗阻的水平及结石的位置[219]。

（三）胆石梗阻

胆石梗阻是胆结石阻塞导致的肠道机械性梗阻，因胆囊穿孔和在胆囊和相邻脏器之间的瘘管形成导致。瘘管形成最常见于胆囊与十二指肠之间，其次为结肠和胃之间[3, 220]。当＞ 2.5cm 的结石嵌顿于肠腔内时，梗阻通常见于小肠。最常见的胆囊结石阻塞位置是回肠（54%～65%）、空肠（27%）和十二指肠（1%～3%）[221]。Bouveret 综合征指近端胆囊结石嵌顿导致十二指肠或胃幽门梗阻。胆石梗阻占所有非恶性小肠梗阻的 1%～5%，在 65 岁以上患者中高达 25%[221]。

不到一半的表现为胆石梗阻的患者有已知的既往胆结石病史。患者常表现为肠梗阻的临床症状，腹部 X 线片可作为最初的影像检查。典型的三联征，又称 Rigler 综合征[222]，包括肠梗阻、胆道积气和梗阻性胆结石。但是，这仅见于 30%～35% 的患者[223]（图 77-50）。CT 经常被用于评价有肠梗阻的患者以证实诊断、确定梗阻的病因、评估并发症。CT 比腹部 X 线片能更好显示梗阻的结石、发现胆囊和胆管树内少量的气体[221, 224-226]（图 77-51）。胆肠瘘也可被显示。胆肠瘘也可见于无胆石梗阻的情况，常由于慢性胆道炎症所致。CT 征象包括含气的收缩胆囊和瘘管的显示（图 77-52）。

十、胆囊增生性病变

胆囊增生性病变在 20 世纪 60 年代由 Jutras[227] 提出，指代不同于炎性病变的一系列胆囊异常。"增生"指正常组织成分的良性增生，"胆囊病变"指非炎症的病理学改变[228]。该疾病谱中的两个主要病变是胆固醇沉积症和腺肌症。

（一）胆固醇沉积症

1. 病因学和流行病学

胆固醇沉积症因中性脂质聚集所致，尤其胆甾醇酯和甘油三酸酯，在胆囊壁固有层的巨噬细胞内[2]。胆固醇可能初始沉积在上皮内，聚集于固有层，最后被巨噬细胞吞噬[228]。脂类的聚集形成黏膜表面的颗粒，肉眼可见。黏膜层的充血形成草莓样的表现，"草莓胆囊"这个词用于描述胆囊的这种病变[229]。病因尚未完全清楚。肝脏胆固醇合成

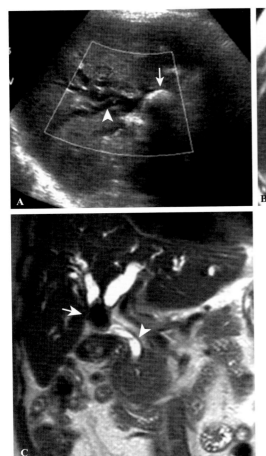
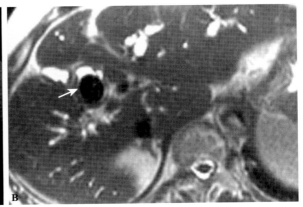

▲ 图 77-49　Mirizzi 综合征的影像特点
A. 超声显示胆囊颈一大的胆结石（箭）与肝内胆管扩张有关（箭头）。B. 轴位 T₂ 加权 HASTE MR 图像显示胆囊颈的大结石（箭）以及肝内胆管扩张。C. 冠状 T₂ 加权 HASTE MR 图像显示结石（箭）位于 CBD 外面（箭头）

异常可能是胆汁内胆固醇水平增高的主要原因[230]。胆固醇从黏膜向外转运机制的损伤也可能有作用。胆固醇沉积症与胆固醇结石、高脂血症或动脉粥样硬化无关。胆结石的发生率可能增高，在一批手术病例中见于 50% 的患者[231]。在一项有 1319 例尸检的研究中，有 165 例胆固醇沉积，胆结石发生率为12.5%[232]。没有特异性的临床表现，症状通常是并发病变所致，如胆结石或胆囊炎。

　　病理检查上，胆固醇沉积定义为脂肪在胆囊黏膜内的沉积，有 4 种形式：①弥漫受累（80%）；②胆固醇息肉，为含脂上皮的局限分泌颗粒突入胆囊腔，常为 1～10mm；③弥漫和息肉形式混合（10%）；④局限胆固醇沉积，仅累及一部分胆囊[233]。胆固醇息肉占胆囊息肉的 60%～90%，不是真正的肿瘤[2]。它们可能孤立，但大部分为多发。组织学检查，息肉有血管结缔组织茎和分支绒毛或复杂乳头状形式，但是，固有层内的泡沫状巨噬细

胞是主要的细胞成分[2]。

　　2. 影像学

　　胆固醇沉积症的弥漫形态不能在影像上诊断。传统上，口服胆囊造影用于息肉状病变的诊断，表现为胆囊腔内大量固定的充盈缺损。这项技术现在不再广泛使用，在超声上征象明显。胆固醇息肉可表现为附于胆囊壁上的单发或多发无声影点灶，凸向胆囊腔（图 77-53）。胆囊息肉在 CT 上也可见到（图 77-54）。胆囊息肉状的病变预期发生率在行腹部超声的成人人群为 1.4%～7%[234, 235]。通过超声或CT 发现的胆囊息肉状病变，小（＜1cm）且多发，最可能的诊断是良性胆固醇息肉[236]。对影像上发现的胆囊息肉的治疗尚有争议。初始每 3～6 个月超声随访 1～2 年以确保其稳定，该方法多被采用。一项研究对超声上偶然发现胆囊息肉的 346 例患者进行评价，其中 149 例经超声随访、42 例行胆囊切除术、155 例临床随访，结论是 6mm 及以下的胆囊

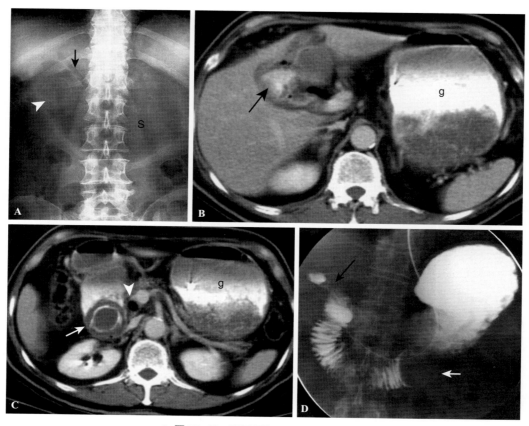

▲ 图 77-50　胆石梗阻：Bouveret 综合征

A. 腹部 X 线片显示扩张的、含气充盈的胃（S），远端胃窦内的圆形钙化密度（箭头）代表一大的结石。有胆道积气（箭），肠梗阻、胆道积气和形成梗阻的胆结石组成 Rigler 三联征。B. 口服和静脉对比增强 CT 显示扩张的、造影剂充盈的胃（g），符合胃出口梗阻。胆囊窝有口服造影剂和气泡（箭），符合胆肠瘘。C. 稍下方层面的 CT 图像显示大的结石阻塞（箭）在近段十二指肠。CBD 内有气体（箭头）。D. 上消化道造影检查显示结石为大的充盈缺损移动至十二指肠空肠结合部（白箭）。胆囊与近段十二指肠之间的瘘亦见显示（黑箭）

息肉肿瘤的发生率可以忽略，无须进一步随访[237]。其他研究者建议对 5mm 及以下的息肉无须随访[238]。但是，当息肉为单发、> 10mm、有蒂、发生在 50 岁以上，或在随诊观察期间有径线增长，则很难与其他息肉样肿瘤如腺瘤或原发或转移肿瘤等区分，可能需要手术评估[238-240]。在手术切除的胆囊息肉样病变中，采用径线> 10mm 作为恶性病变的诊断，敏感性 100%、特异性 86.95%[241]。最近的手术病例研究建议超声径线> 9mm、超声提示肝脏边界的侵犯，以及壁厚> 5mm，尤其有胆囊结石存在时，需提高恶性病变可疑性[235]。

（二）胆囊腺肌症

1. 病因学和流行病学

胆囊腺肌症，也称腺肌瘤样增生和壁内憩室病，是一个获得性的胆囊增生性疾病，特点是表面上皮的过度增生，陷入增厚且过度肥大的固有肌层[233]。由上皮陷入肌层形成的壁内憩室被称为 Rokitansky-Aschoff 窦（Rokitansky-Aschoff sinus，RAS），扩张的 RAS 是该病的主要征象。该病的病生理学机制尚不完全确定。与胆固醇沉积症有关的不少见，提示另外一种病生理过程。病因推测因胆囊的机械性梗阻（如结石、胆囊管扭结、先天性分隔）、慢性炎症、异常的胰胆管汇合所致[233]。胆汁流出口的功能性梗阻增加了胆囊腔内的压力，引起黏膜内陷透过肌层，形成扩张的 RAS。据报道，胆囊腺肌症在胆囊切除标本的发病率高达 8%[242]。该病变与临床表现的相关性尚有争议，可能无症状或有慢性胆囊炎的症状。> 90% 的病例与胆结石有关，可能是胆道症状的原因[2]。胆囊腺癌被发现与

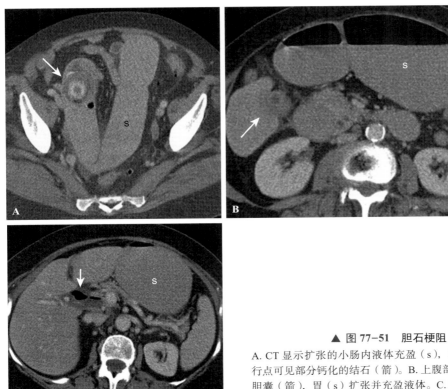

▲ 图 77-51　胆石梗阻

A. CT 显示扩张的小肠内液体充盈（s），右侧下腹部的移行点可见部分钙化的结石（箭）。B. 上腹部 CT 可见萎陷的胆囊（箭），胃（s）扩张并充盈液体。C. 稍下方层面显示 CBD 内气体（箭）

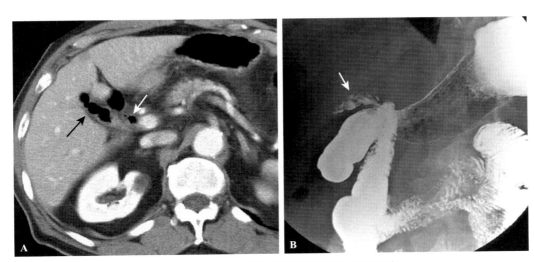

▲ 图 77-52　继发于慢性胆囊炎的胆囊十二指肠瘘

A. CT 显示收缩的胆囊内含气体（黑箭），CBD 内亦有气体（白箭）。B. 上腹部消化道造影显示胆囊与近段十二指肠之间的瘘（箭）

腺肌症有关，但尚未发现具因果关系的联系[233]。在一项 3000 例手术切除的病例研究中，有节段性胆囊腺肌症的胆囊癌的发生率（6.4%）高于无胆囊腺肌症者。

腺肌症可能广泛、节段或局限，最常见为局限

形态[243]。弥漫胆囊腺肌症导致黏膜和肌层增厚和不规则，并形成 RAS，在大体标本上表现为胆囊壁的胆汁聚积。在节段或环状类型中，局限的环形狭窄将胆囊腔分为两个腔。局限类型，形成局限肿物或结节，常位于胆囊底，经常被称作腺肌瘤。

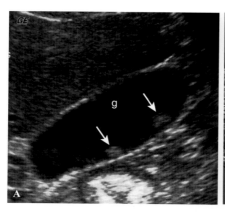
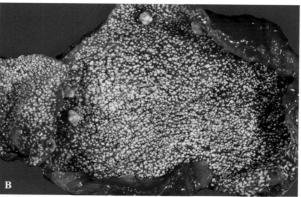

▲ 图 77-53　胆固醇息肉的超声和病理学表现

A. 矢状超声图像显示两枚有回声无声影灶（箭）贴近胆囊（g）后壁，符合胆固醇息肉。B. 另一患者的标本图像显示弥漫结节状胆固醇沉积并几枚胆固醇息肉

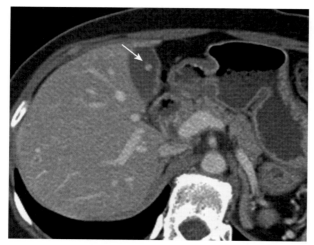

▲ 图 77-54　胆固醇息肉的 CT 表现
CT 显示从胆囊壁生出的息肉样赘生物（箭）

2. 影像学

过去，口服胆囊造影在腺肌症的诊断中有重要作用[228]。该病的主要特点是壁内憩室内造影剂充盈，表现为与胆囊腔平行的高密度灶。在胆囊底病变中，表现可能类似息肉或其他占位。节段性类型可能表现为胆囊腔的环状狭窄。

（1）超声：胆囊腺肌症的超声表现已多有描述，包括胆囊壁弥漫或节段的增厚和无回声的壁内憩室[244-247]。憩室内的胆道沉积物或结石可能表现为有回声的点灶[244, 247]。一个 V 形混响或彗星尾状的伪影可能因存在于 RAS 内的小胆固醇结石产生（图 77-55）。该伪影是胆固醇结晶内或之间的回声[27]，帮助鉴别是胆囊腺肌症或是其他异常所致的胆囊壁增厚（图 77-56A）。高分辨率的探头被证实可以增加壁内囊肿或回声灶的检出，增加腺肌症的诊断信心[248]。另一诊断线索是胆囊壁的彩色多普勒闪烁伪影，可能因钙化或胆固醇沉积致 RAS 内出现粗糙的交界面[249, 250]（图 77-55C 和 D）。这个特点采用低频探头显示更好[251]。若这些特点没有发现，可能是非特异性的胆囊壁增厚。从影像学上，这种壁厚可能无法鉴别是急性或慢性胆囊炎或胆囊癌，因此，获知临床病史非常重要。节段性胆囊腺肌症导致的环形狭窄，常在胆囊体，导致胆囊腔分区分隔。这种情况下，胆囊底的分隔可能被忽略。结石通常嵌顿于胆囊底的分隔腔内，无法良好显示。同前所述，若未发现混响伪影，这种局限的壁增厚可能无法与胆囊癌鉴别（图 77-57A）。胆囊腺肌症的局限形式最常见表现为胆囊底区域带蒂的息肉状肿物，凸入胆囊腔（图 77-58A）。这可能类似其他胆囊占位，包括肿瘤。并存的胆囊结石常是可见的征象，在节段类型表现的患者中发病较高[252]。

（2）CT：CT 上，弥漫型的胆囊腺肌症表现为壁增厚并可见壁内憩室[245, 253, 254]（图 77-56B）。节段性和局限性的类型尤其难以与癌鉴别，因为它们表现为局限性胆囊壁增厚或胆囊底的腔内占位（图 77-57B 和图 77-58B）。一项研究采用 CT 鉴别胆囊腺肌症和胆囊癌，结论认为当有弥漫或局限胆囊壁增厚并有小囊性间隙时，做出胆囊腺肌症的诊断可

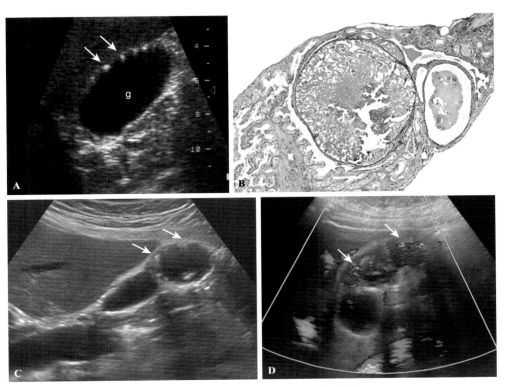

▲ 图 77-55　胆囊腺肌症的超声和病理特点

A. 超声显示胆囊（g）壁上多发的彗星尾伪影（箭）。B. 另一患者的组织学标本显示 Rokitansky-Aschoff 窦内的残渣。C. 该患者的彗星尾伪影仅在胆囊上部层面可见，为节段性腺肌症（箭）。D. 彩色多普勒超声显示闪烁伪影（箭）

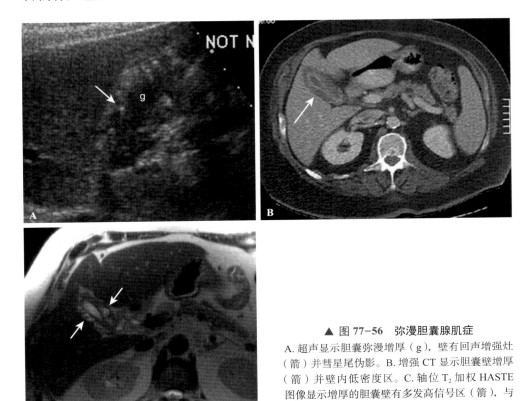

▲ 图 77-56　弥漫胆囊腺肌症

A. 超声显示胆囊弥漫增厚（g），壁有回声增强灶（箭）并彗星尾伪影。B. 增强 CT 显示胆囊壁增厚（箭）并壁内低密度区。C. 轴位 T$_2$ 加权 HASTE 图像显示增厚的胆囊壁有多发高信号区（箭），与扩张的 Rokitansky-Aschoff 窦相符

以有相当的准确性[255]。在该研究中，诊断腺肌症的特异性为 79%～93%。当 CT 征象无法做出诊断，超声随诊是必要的。超声的优势是能够显示与 RAS 相关的混响伪影。该征象不见于癌。但是，小的 RAS 可能被忽略[253]。

（3）MRI：MRI 已被证实在胆囊腺肌症患者中可以作为帮助解决问题的方法[64]。T₂WI 上 RAS 的显示对于该诊断极为重要[256]，表现为胆囊壁内的高信号点灶（图 77-56C，图 77-57E 和图 77-58C）。在一项对比超声、CT 和 MRI 的研究中[257]，MRI 采用半傅里叶 RARE 序列诊断腺肌症优于螺旋 CT 和经腹超声。螺旋 CT 上大部分病变表现为壁厚或占位，显示 RAS 的能力有限。MRI 准确性为 93%，CT 为 75%，超声为 66%。MRI 提供对胆囊更为完全的显示，以及对 RAS 更良好的显示。Yoshimitsu 等[256]也发现 MRI 对检出胆囊壁内 RAS 有更高的敏感性，将此征象称为"珍珠项链征"（图 77-58C）。该征象诊断腺肌症的特异性为 92%，有助于与胆囊癌鉴别，后者不会出现此征象。若超声所见无法确定，MR 并 MRCP 是下一步检查的最好方法。据

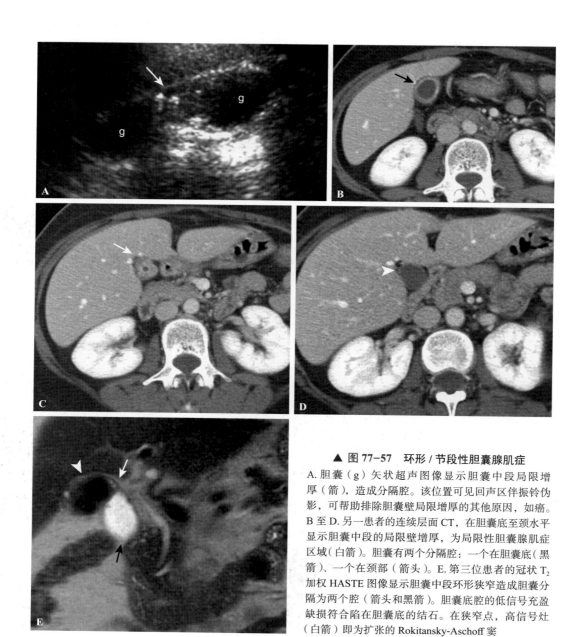

▲ 图 77-57　环形 / 节段性胆囊腺肌症
A. 胆囊（g）矢状超声图像显示胆囊中段局限增厚（箭），造成分隔腔。该位置可见回声区伴振铃伪影，可帮助排除胆囊壁局限增厚的其他原因，如癌。B 至 D. 另一患者的连续层面 CT，在胆囊底至颈水平显示胆囊中段的局限壁增厚，为局限性胆囊腺肌症区域（白箭）。胆囊有两个分隔腔：一个在胆囊底（黑箭）、一个在颈部（箭头）。E. 第三位患者的冠状 T₂ 加权 HASTE 图像显示胆囊中段环形狭窄造成胆囊分隔为两个腔（箭头和黑箭）。胆囊底腔的低信号充盈缺损符合陷在胆囊底的结石。在狭窄点，高信号灶（白箭）即为扩张的 Rokitansky-Aschoff 窦

报道，胆囊癌的发生率在节段性腺肌症患者中增高[242]，因此，对这些患者需仔细观察。

急性胆囊炎可见于腺肌症的胆囊，也可能有影像表现的重叠，如壁增厚。若超声表现不能确定，CT 和 MR 这些断层成像可能显示出更多的特点，如相邻肝脏的充血，因此可作为解决问题的方法（图 77-59）。

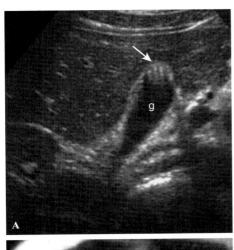
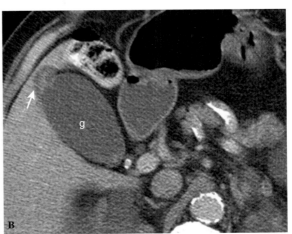
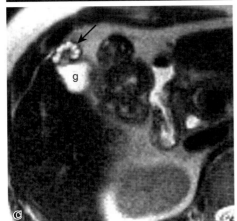

▲ 图 77-58 胆囊底的局限胆囊腺肌症

A. 矢状超声显示胆囊（g）底局限增厚（箭）并多发彗星尾伪影。B. 另一患者的 CT 显示胆囊（g）底的结节（箭），其中心有低密度区，为 Rokitansky-Aschoff 窦。C. 第三位患者冠状 T₂ 加权 HASTE MR 图像显示多发高信号灶（箭）在胆囊（g）底，为扩张的 Rokitansky-Aschoff 窦。称为"珍珠项链征"

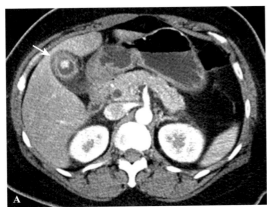
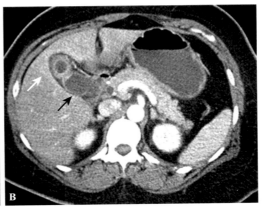

▲ 图 77-59 节段性胆囊腺肌症并相关的急性胆囊炎

A. 增强 CT 显示胆囊底分隔腔的局限胆囊壁增厚和结石（箭）。B. 相邻肝脏有充血，符合活动性炎症，有助于证实急性胆囊炎的诊断（白箭），胆囊下部显示正常的壁厚（黑箭）

十一、钙乳胆汁

当结石阻塞胆囊管，胆囊可能有慢性炎症，充满含碳酸钙成分的油灰样物质。这种高密度物质可以在腹部 X 线片（图 77-60）和 CT 上检出。

十二、胆囊增大

近端有胆囊颈或胆囊管结石阻塞时，胆囊可以明显肿大。若没有叠加感染，胆囊腔因上皮细胞分泌的无菌黏液增多而呈进行性扩张（图 77-61）。患者通常症状极少，但可能有慢性的右上腹不适。可能会触及右上腹肿物。

X 线片可能显示右上腹肿物压迫十二指肠外侧边界凹陷。超声显示扩张的胆囊（＞ 5cm）呈双凸形态而胆囊壁厚度正常。胆泥可能存在。CT 显示胆囊腔扩张和正常厚度的胆囊壁。

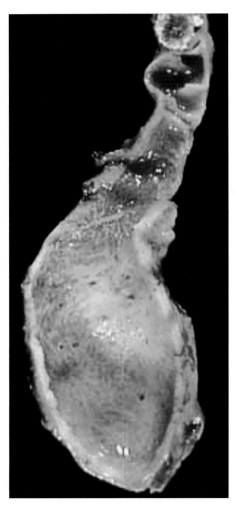

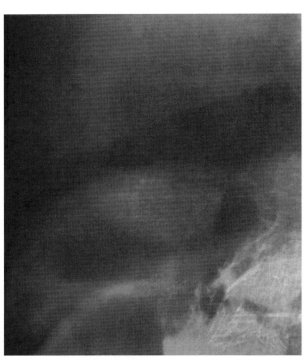

▲ 图 77-60　胆囊钙乳
立位 X 线片可见碳酸钙重力性层积

▲ 图 77-61　胆囊增大的大体标本

第 78 章　胆囊和胆道介入放射学

Interventional Radiology of the Gallbladder and Biliary Tract

Thomas A. Farrell　Mikin V. Patel **著**

曹　崑　**译校**

介入影像学在胆囊和胆道病变治疗中一直担任重要角色。技术方法和科技的进步提高了患者医疗服务，可以采用微创手段包括经皮引流、活检和结石移除。诊断性方法包括经皮经肝胆道造影和腔内活检。治疗性方法包括经皮胆道或胆囊引流减压、胆管狭窄或手术吻合口的扩张、胆管内塑料或金属支架的置入、胆结石的移除及胆道肿瘤的经皮胆管内治疗。该章节从多学科角度回顾适应证、技术方法、结果和这些介入手段的最新进展。

一、操作前管理

介入医师需熟悉患者病史，尤其是以前的介入治疗史，包括手术史。近期的体格检查对评估患者常规状况有用，若有一定量清醒镇静药使用则为必需，因为患者需禁食至少 6h。复阅既往影像检查也有助于在进行操作之前明确解剖。

介入放射学会发布的临床实践指南将操作原则定义为通常应辅助进行高质量医疗服务。介入放射学会的实践标准委员会成员代表了较广范围的介入操作专家，包括私人和学术的医疗部门，因此，对操作前期的凝血状态和预防性抗生素使用方面，他们代表有效的临床经验。

血小板计数 50 000/µl 或更低时，需在介入操作进行时行血小板输入[1]。我们通常倾向于凝血时间为 18s 或更少，并建议在非急性或急性状态下分别使用维生素 K 和新鲜血浆以达到上述指标。建议在操作前停止使用华法林和氯吡格雷 4～5 天，普通未分离肝素应停用至少 4h，低分子肝素应停用至少 12h[2]。

感染在无梗阻的胆道系统发生风险很低，却是造成发病和死亡的重要诱因，尤其在老年或免疫缺陷的胆囊胆道疾病患者。我们建议对所有接受操作的患者使用预防性静脉抗生素，仅极少例外[3]。我们常用的抗生素为 1g 头孢曲松和 1.5～3g 氨苄西林/舒巴坦。对抗生素的合理使用可以咨询医院药房和感染科。

操作前核对和皮肤标记应作为通用协议中标准措施的一部分[4]。通用协议的制定是用于联合委员会认可的组织机构中避免持续发生的位置错误、操作错误和患者手术错误。通用协议的三个主要组成包括如前所述的操作前核对、位置标记、暂停时间。暂停时间是为保证患者安全，在操作开始前进行，包括核对患者姓名和即将进行的操作方式和位置[5]。

二、经皮胆囊造口

急性胆囊炎是最常见的急性右上腹疼痛的原因，见于约 1/3 有胆结石的患者。大部分病例是由于结石梗阻于胆囊颈或胆囊管，引起胆囊腔内压力增高和胆囊扩张。

虽然早期腹腔镜下胆囊切除术通常是急性胆囊炎，是应被选择且有明确效果的治疗手段，发病率和死亡率随患者年龄和病情复杂性提高，经皮胆囊造口（PC）是用于高风险患者临时性的、有时有明确效果的治疗方法。这种微创方法是在超声和荧光镜引导下将引流管置入胆囊腔。

临床有效的比例范围在 56%～100%，当有白细胞计数的减低、发热减退、对升压素使用需求减少时应考虑为有效。PC 的风险（出血、感染和脏器穿孔）较低。若患者的状况允许，PC 后可在后期行可选择性的胆囊切除术，或在无结石胆囊炎患者行预期的或保守的治疗。

最早关于采用 PC 治疗急性胆囊炎的报道见于三十多年前[6, 7]。此后，有多个相对病例数少和单中心为主的研究发表，基本支持在高风险患者中行影像引导的经皮胆囊减压[8-12]。

对 1994—2009 年间医疗保险数据的回顾，年度 PC 操作增加了 567%（从 1085 例到 7239 例）。同期，腹腔镜下胆囊切除术增加了 3%（从 203 836 例到 209 650 例），开放性手术减少了 73%[13]。PC 的临床接受度及介入医师的可用性和经验都是 PC 使用增加的因素。增加 PC 的可用性也可能是一个"方便因素"，随时间降低了使用的阈值，因此造成了 PC 的增长。这个增长也归因于人群的老龄化以及合并疾病的增加。

通常认为，虽然经皮引流是有价值的介入方法，在急性结石胆囊炎时，随后的胆囊切除术是必需的[14]。但是，考虑到在年老、高风险的急性胆囊炎患者中有限的生存时间和胆囊炎的低复发率，PC 逐渐被接受为有确定效果的治疗方法，而且通过每 6～8 周的胆囊引流交换，在急性症状缓解后的胆囊切除术可能不是必需的[15-17]。

但是，在这个人群中没有随机对照试验对比 PC 和手术的证据，所以 PC 的最佳作用和时机仍不清楚。历史上，PC 被用于风险较高、常为老年和病危的患者。结果，对比经皮技术和胆囊切除术的研究都为回顾性研究设计和有选择性偏倚，因为他们没有评估可比组。Abi–Haidar 和同事[18]描述了一个接受两种技术的 10 年患者人群。正如其他研究，PC 患者年龄更大、美国麻醉学者学会分类级别更高、合并疾病更多[19]。不出意外，他们经历了更多次的入院和并发症，住院时间更长。Cochrane 数据回顾组对比了两个随机的前瞻性研究，PC 随后行早期腹腔镜下胆囊切除术对比延迟腹腔镜下胆囊切除术（70 例患者）和 PC 对比保守治疗（86 例患者），结论是这些研究都有很高的偏倚风险[20-22]。在两个介入治疗组中，总体发病率没有差异。以从这些随机临床试验中得到的证据为基础，Cochrane

回顾组无法确定 PC 在临床治疗中对急性胆囊炎有高手术风险患者的作用，并表达了对低偏倚风险的有力的随机临床试验的需求。

对两个患者人群需考虑这项方法的使用：病危患者和很有可能从腹腔镜转换为开腹手术的患者。在病危患者，尤其在重症监护室期间发生急性胆囊炎的患者，PC 有持续的作用，因为基于证据，病危患者急诊胆囊切除术相对普通胆囊切除术有更高的死亡率[23]。

在 2007 年 1 月，一个由肝胆手术医师组成的国际共识小组将急性胰腺炎诊断标准和严重性评估定义作为东京指南（TG07）的一部分。在 TG07，PC 仅用于对保守治疗无反应的 II 级（中等）胆囊炎患者和 III 级（重度）病变患者。对重度（III 级）病变患者，建议胆囊引流，随后入重症监护。

2013 东京指南（TG13）的更新将急性胆囊炎手术治疗根据严重度级别、时机和所用方式采用问答形式，使用与急性胆囊炎手术治疗有关的证据。结果，共识为胆囊切除术在入院早期为较好的选择。但是，文献中对根据严重程度分级进行手术治疗的方法不能被引用，因为尚无关于此论点的研究发表，但共识是在保守治疗失败后行经皮引流。一项前瞻性研究显示，保守治疗失败的指征是 70 岁以上、糖尿病、心动过速和入院时有胆囊扩张。同样，白细胞计数（＞ 15 000/ml）、体温增高和年龄＞ 70 岁，是能够预言 24～48h 保守治疗失败的因素[24]。

CHOCOLATE 试验是目前在荷兰进行的随机对照、并行组、优等的多中心实验，将急性结石性胆囊炎高危患者随机进行腹腔镜胆囊切除术或 PC[25]。

技术方法

检查包括回顾患者临床状况和影像。笔者采用超声和荧光显像联合引导，使用改良的 Seldinger 技术将封闭的猪尾管置入胆囊。建议在清醒镇静药和静脉咪达唑仑和芬太尼的基础上自由使用皮下利多卡因。常规方法为将 18g 针经皮穿入胆囊，然后使用短的 Amplatz 硬导丝（Cook Medical, Bloomington, IN）与 6F 和 8F 扩张器沿针道扩张，再置入 8F 封闭猪尾管，与重力引流系统相连（图 78-1）。该操作程序中速度至关重要，因为扩张器

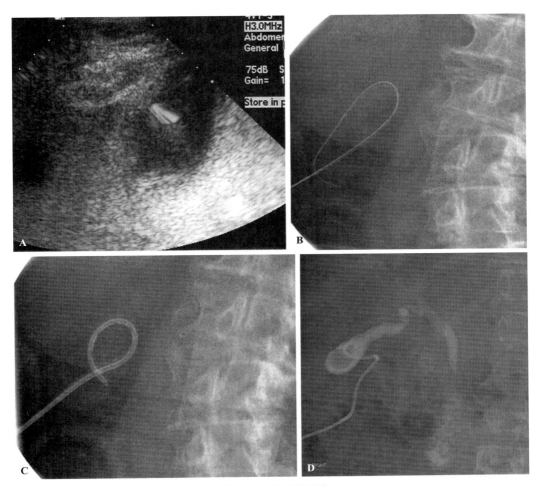

▲ 图 78-1　经皮胆囊造口

A. 超声证实穿刺针位于胆囊内。B. 将导丝置于胆囊内。C. 放置 8F 猪尾引流管入胆囊。D. 数天后检查引流管证实胆囊内有结石，胆囊管开放自如，引流管加盖，患者接受胆囊切除术

交换过程中有胆汁漏出，且导管置入可能非常痛苦。技术改良包括使用经肝而不是经腹膜腔入路，因为引流管移位所致并发症的风险较高，以及使用单针或 trocar 方法进入胆囊而非 Seldinger 技术置入导管。但是，我们认为 trocar 技术在体积小或壁厚的胆囊中实施可能更为困难。

为避免菌血症，我们很少注入多于几毫升的造影剂以证实导管位置。导管位置的确认最好在 5～7 天内，以评价胆囊管和胆总管的显像，然后将导管带帽以增加内引流。

三、经皮胆囊抽吸术

超声引导的胆囊抽吸术治疗急性胆囊炎创伤较

小，且有时是经皮胆囊引流的有效替代方法。该操作可以在床旁由超声引导下采用21g 或 18g 针实施，对比 PC 主要有两个优势。首先，并发症比率相对低，因为抽吸的步骤比引流少，且所用针比任何引流置管都细。其次，抽吸操作患者的舒适度和方便性更佳，因为引流管和袋的存在可能很累赘。但在一些情况下，PC 比胆囊抽吸更好。从技术上讲，对有黏稠胆汁的患者，抽吸可能无法实施。而且，因为它不能提供持续引流，胆囊抽吸不适合用于需采用胆囊引流解除远端胆道梗阻的患者。

一项对 11 个研究的 Meta 分析对比抽吸和 PC，PC 的临床效果稍好于抽吸[26]。但是，PC 的并发症比例也高于抽吸，其中 4 个研究的并发症比率范围在 10%～23%，明显高于介入放射学会标准委员会

制定的阈值[27]。

在其中一个对比研究中，作者建议将抽吸作为对高风险患者的治疗选择，而 PC 作为抽吸在技术上或临床上不成功后的抢救措施[28]。有意思的是，该研究中几乎 1/4 的患者在胆囊抽吸术后 72h 内没有临床反应，而使用了抢救性的 PC。采用该方法，作者避免了 77% 患者的 PC 操作，整体阳性临床反应比率与 PC 相仿。

四、无结石胆囊炎

急性胆囊炎可在危重或创伤的无结石患者发生[29]。但是，急性无结石胆囊炎的发生不限于手术或创伤患者或在重症监护室。糖尿病、恶性病变、腹部血管炎、充血性心力衰竭、胆固醇栓塞和休克或心脏停搏也和急性无结石胆囊炎有关。儿童也可能发病，尤其在病毒性病变之后。无结石胆囊炎的病因被认为包括缺血和损伤再灌注，但类阿片、正压通气和完全肠外营养都可能有关。临床症状不特异，诊断的显著延迟会导致高比例的坏疽、穿孔、脓肿和死亡并发症[30, 31]。为提高预后，对高度可疑的患者采用早期影像成像是必需的，常为多种影像方法。胆囊超声是对重症患者准确性最高的诊断方法，表现为胆囊壁厚 ≥ 3.5mm 和胆囊周围积液，是两个最可靠的征象[32]。

Boland 等[9] 建议对所有重症监护室内有腹部起源败血症无好转或未能找到其他病因的患者采用预防性 PC。在他们的研究中，几乎 60% 的患者因此得到好转而无须进一步治疗。其余患者中，胆囊已经排除作为腹部败血症的病因，将排查向其他方向引导。

间隔期胆囊切除术通常在无结石胆囊炎存活患者中无须实施。若证实没有胆囊结石且快速进展的病变已被控制，一旦患者康复且引流道形成，胆囊造瘘管可以被移除[32]。

五、经皮经肝胆道造影和引流

经皮经肝胆道造影（PTC）用于显示肝内和肝外胆道系统，最常用于确定是否有因结石、肿瘤或良性狭窄胆道所致的梗阻及位置，少见用于发现胆汁漏（图 78-2）。若有梗阻或者有渗漏的诊断，也常同时采用经皮胆道引流，用或不用辅助支架。虽然 MRCP 也可以显示胆道系统，但 PTC 和引流（PTCD）联合可以进行一站式诊断和治疗。大部分需要引流的患者有恶性病变，最终置入金属支架。经皮经肝的入路也可用于狭窄的球囊扩张和活检。

（一）技术方法

从右侧荧光镜入路，要标记腋中线的肋间点，位于肝中部，需注意胸膜和结肠的位置。患者应接受抗生素和镇定药。皮下注射局部麻醉药至肝被膜后，将 15cm 长度 22g 针以轻度头侧方向穿入肝脏。去除针的封闭装置，将针逐渐外移并轻柔注入造影剂。胆管的显影特点为造影剂持续聚积，与一过性的血管显影不同。另一个可用于验证的表现是胆道系统内的造影剂向肝门方向流动，不同于肝动脉或门静脉血流向远离肝门的方向。但是，若胆道有梗阻，其内造影剂的流动可能非常缓慢。无扩张的胆管难以进入后。其次，在证实显影的胆管已经从外周进入后，应在荧光镜引导下将 0.018 英寸的导丝伸入至胆道系统内达梗阻处。笔者常使用 Neff 装置（Cook），是一个三轴、逐渐变细的穿刺系统。一旦 Neff 扩张器进入导管内，其内部的两个构件可以移除，5F Kumpe 导管（Cook）和导丝可以用于跨过梗阻区并进入十二指肠。一旦导管位于十二指肠，导丝可以更换为更硬的，以便 8F 或 10F 的肝内或外引流导管能进入且猪尾状圈能够在十二指肠内打开。这个引流管有多个侧孔，使胆道梗阻上下的水平都能被引流。若初始无法跨过胆道梗阻区，将猪尾引流管置于梗阻上方，可以允许外解压，几天后再重新尝试跨越梗阻区。

左侧 PTC 常在超声引导下从肋下入路，穿刺进入 II 或 III 段肝内导管。一旦穿刺针末端位置经超声证实位于胆管内，即注入造影剂显示导管。然后，如前文所述置入肝内 / 外或肝外引流管。

（二）并发症

重要的并发症包括出血、感染和脏器穿孔[33]。明显的出血见于 2%～3%，可根据其起源划分：肝

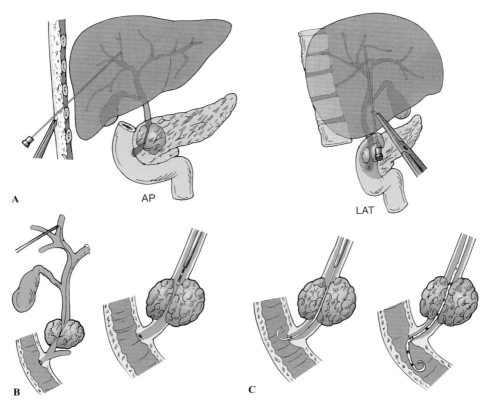

▲ 图 78-2　单针经皮经肝胆道引流（PTBD）

A. 22g 针末端送入适合的管道用以转换。B. 探针移除后，一个 0.018in 的导丝送入胆总管。移除 22g 针，然后插入同轴扩张器。C. 移除内扩张器，使能够放入更大的导丝进入十二指肠，随后插入 PTBD 导管［引自 Kadir S: Percutaneous transhepatic cholangiography and biliary drainage. In Kadir S（ed）: Current Practice of Interventional Radiology. Philadelphia, BC Decker, 1991, p 497-510］

AP. 前后观；LAT. 侧面观

周出血点（血胸、腹腔积血、肝脏被膜下血肿）、胃肠道出血（胆道积气或黑粪）及皮下胆道引流本身所致的出血，是最常见的临床症状 [34]。对该并发症的评价和治疗方法包括追踪成像、血管造影、穿刺道栓塞、动脉栓塞、穿刺道位置变更 [35]。从中心区进入胆道比从外周进入更常见出血。左侧 PTCD 比右侧入路有更高的出血并发症，推测因为近端的血管更大 [36]。

在经皮胆道引流或支架后，将经肝导管从胆道入路处移除后可能会有明显的疼痛。可行穿刺道栓塞以防止胆汁瘘和出血，减少患者疼痛 [37]。

六、胆管狭窄

（一）恶性狭窄

胆管狭窄常由胰胆管恶性肿瘤所致，包括胆囊癌、胆管癌、确诊时已无法切除的胰腺肿瘤。无法手术的恶性胆管梗阻可以采用手术旁路、经皮胆道引流管置入、内镜或经皮胆道支架来减轻。胆道引流 / 支架的适应证包括瘙痒、胆管炎、化疗前胆红素浓度降低（＜ 2mg/dl）。

如前所述，经皮胆囊引流可以通过在 PTC 后置入内 / 外或外置塑料猪尾引流管来实现。对恶性胆道梗阻且有内 / 外胆道引流管置入以降低胆红素浓度的患者的一项回顾显示，导管周围漏见于约 1/3 的病例，需置管后每 100 天行 3 次访视，或约每月 1 次 [38]。只有 31% 的患者在 100 天时血浆胆红素浓度降至正常，中位总生存时间为 107 天。对该适应证患者，在胆道引流术前需仔细选择。最大限度的胆道引流，作为对总血浆胆红素浓度＜ 9mg/dl 时的前处置和较低的国际标准化比率，在该病例群中是与标准化血浆胆红素水平相关的因素。同一研究所中的另外一项研究发现，即使技术上成功，患者的"生活质量"在导管引流术后没有得到改善。虽然可能有瘙痒减轻，但在降低血浆胆红素浓度以达到允许化疗的水平上作用不大。作者结论认为不支持没有临床适应证的胆道引流[39]。

内引流可采用塑料和金属支架达到。与塑料支架对比，金属支架有更大的管径、更好的长期开放度、更高的费用。金属支架的使用倾向用于预期生存 > 6 个月的患者，而对预期生存不足 6 个月的患者，更适合使用塑料支架。金属支架梗阻可能由于胆汁沉积物、食物碎渣、肿瘤向内生长。为克服最后一个问题，覆膜金属支架被研制出来，这些支架现已经用于恶性的远端胆道梗阻。但是，虽然与无覆膜支架对比有更好的开放度，急性胆囊炎和支架移位的发生率也增加[40]。

传统上，内镜下支架置入是治疗胆道梗阻倾向采用的方法，因为有更高的成功率和更低的并发症率，无须置外引流管[41]。更近期的研究显示了与该经验相反的结论，认为经皮支架置入比内镜下操作更易成功且有更少的并发症，主要的并发症是胆管炎，在内镜下支架置入几乎 5 倍高于经皮置入[42-44]。对低位胆总管恶性梗阻的治疗中，当常规的经肝或内镜下入路胆道引流在技术上较困难时，经皮胆囊内金属支架置入是可行且有效的方法[45]。

一级支架置入，是在初始胆道系统打开的同一时期将支架置入，这被认为比二级支架的分段式操作更为有效和安全。在一项对因恶性胆道梗阻行经肝支架置入的 61 名患者回顾性研究中，一级支架置入的主要并发症发生率为 23%，二级支架置入为 54%[46]。一级支架置入的费用也相对划算，因为住院时间短。采用该技术所致并发症的减少和住院时间的减少也被其他研究者证实[47-49]。

对有两个肝叶胆道梗阻的引流，一个合理的方法可能是仅穿入一根金属支架进入占 70% 以上肝体积、相对被肿瘤累及较少、有明显门静脉分支供血的那个肝叶[50]。肝叶大小及明显门静脉分支相仿的患者，可能会从双叶引流获益。尽量避免对两个以上肝段胆管进行引流，除非在有胆管炎的患者，因为有更高的并发症发生率。对肝门区肿瘤引流有效

性的主要预测因素是被引流肝的体积 > 50%，尤其在 Bismuth Ⅲ 型狭窄，因可能需要双侧支架置入[51]。对萎缩的肝叶（体积 < 30%）引流是无效的，且增加胆管炎的风险。

（二）良性狭窄

对各种原因的良性胆道狭窄的内镜或手术治疗，经皮球囊扩张是安全有效且长期的替代方法[52, 53]。根据受累胆管的位置，狭窄可以被划分为胆道吻合口、胆肠吻合口、胆道非吻合口。吻合口狭窄代表纤维化所致的局限狭窄，而非吻合口狭窄很可能与胆道缺血有关，因各种原因引起的胆管动脉损伤所致，包括肝动脉栓塞。在胆肠吻合术低位胆管分流后发生的狭窄，可能用胆管动脉损伤来解释。最近的经验显示吻合口狭窄比非吻合口狭窄对球囊扩张有更好的适用性[54]（图 78-3）。

良性狭窄的扩张通常采用非顺应性球囊（8～12mm 直径），也可在规则的间隔被反复使用直到胆道造影显示造影剂能够自由排入到肠管，无残余狭窄。内 / 外胆道引流管在临床尝试钳闭引流管并获得正常胆管造影后移除。

扩大使用校准的内 / 外（达 15F）塑料引流管对良性胆道狭窄进行经皮治疗，也有良好的长期效果[55]。内镜下放置的可回收自膨胀金属支架是近来对塑料支架术的替代，其前景是更好的治疗效果和更少的引流管更替[56]。

内镜介入通常在 Roux-en-Y 肝管空肠吻合术后或胆总管空肠吻合术无法实施，经皮经肝胆道介入作用有限，因为无法通过单一入口评估胆道树的所有节段，而且有并发症及患者不适。经皮经空肠入路利用 Roux-en-Y 环的流入或流出段（Hutson 环），为固定于腹膜且有手术夹标示的固定区域。胆道树的放射学评估用于进行诊断性胆道造影、狭窄扩张和肝内结石清除。对胆结石或需对化脓性胆管炎行充分引流时，经皮引流管需留置于原位，以进行短期计划的反复介入操作（通常在相同入路）。高的成功率和短的住院时间，并较少的并发症，使这个选择成为能被广为接受和处理复杂胆道问题不可缺少的一部分[57, 58]。

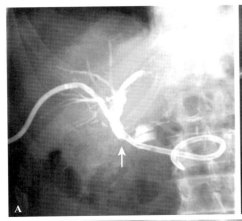
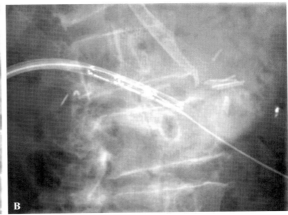
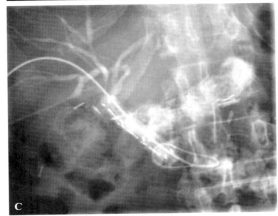

▲ 图 78-3 良性狭窄的支架置入

该患者在良性胰腺病变的肝管空肠吻合术后发生了胆肠吻合口狭窄。反复球囊扩张未成功。A. PTC 显示胆肠吻合口狭窄（箭），一个内 / 外引流管经此置入。B 和 C. 经肝置入自膨胀 Gianturco Z 金属支架

七、胆总管结石移除

因胆囊结石接受胆囊切除术的患者中，18% 有胆总管结石，可通过探查（开腹或腹腔镜）或采用内镜逆行性胰胆管造影（ERCP）治疗，在胆囊切除术前或术后，常联合括约肌切开术（最常用）或括约肌成形术（乳头扩张）进行胆总管清空。

介入医师可能会被要求通过在胆囊切除术中放置的术后引流管（T 形管或经胆囊）治疗残留的胆管结石。较少使用的替代方法是经皮经肝胆管结石移除，用于在内镜方法因解剖异常或因被患者拒绝而失败时。用 Fogarty 球囊导管对 Vater 乳头行经皮经肝球囊扩张，随后将结石推出进入十二指肠。若结石直径＞ 15mm，建议在球囊扩张前使用网篮碎石。总成功率＞ 95%，胆管炎发生不足 3%[59, 60]。

经肝胆道镜对治疗逆行性内镜无法达到的肝内结石或胆总管结石是必要的，因为直视很重要。对非常大的胆管结石，胆管镜联合经皮体内碎石设备仍是有用的方法[61, 62]。

经皮保胆取石术代表一种微创的对胆囊切除术的替代方法，缺点是胆结石可能会再发生。该方法包括三个部分：开始 PC、穿刺道扩张和结石移除，穿刺道评价和引流管移除。成功率高达 97%，主要的并发症是引流管移除后的胆汁漏，报道见于不足 10% 的患者[63, 64]。

八、胆管损伤

胆管损伤（bile duct injury，BDI）可能发生在胆囊、胰腺、结肠和胃术后，其中腹腔镜下胆囊切除术占其发生率的 80%～85%。虽然罕见，腹腔镜下胆囊切除术中 BDI 的发生 2 倍于开腹损伤（0.3% 开腹 vs. 0.6% 腹腔镜），差别没有统计学显著性。既往，大部分 BDI 是手术所致，腹腔镜下胆囊切除术和肝移植术占病例的大部分。缺血性胆管狭窄和胆汁瘤逐渐被看作是肝脏恶性肿瘤肝动脉化疗栓塞

和放射栓塞治疗的结果 [65-67]。

只有 1/3 的腹腔镜下 BDI 在手术中被发现。大部分患者初始表现为非特异性症状。治疗根据发现的时间、类型、范围、损伤的水平。及早发现和修复与良好预后相关，发现 BDI 后的标准治疗是让患者住入可以提供多学科诊疗的三级医院。治疗不足可能导致严重的并发症。BDI 的晚期临床进程引起慢性肝病、肝硬化和门静脉高压，肝移植是治疗选择 [68]。

BDI 可能造成胆汁漏、脓肿、胆管炎和因慢性狭窄致继发胆汁性肝硬化。介入影像学在 BDI 患者治疗中的作用是提供位置和损伤情况信息，引流或分流胆汁，并在合适时机促进并提供长期的胆汁引流 [69]。影像学在评价 BDI 和随后的治疗非常重要，包括胆道闪烁显像、超声、CT、ERCP、PTCD 和通过手术或经皮放置的胆道引流管注入造影剂的荧光镜。

PTC 能够准确发现大部分患者的重要 BDI 位置和状态，但可能无法可靠鉴别肝管汇合部的损伤与累及肝总管头侧 2cm 内的损伤 [70]。MRCP 正在代替 PTC 成为发现和定位胆汁漏的主要诊断技术，已经成为评价肝内和肝外胆道系统的可靠且无创的方法 [71-73]。

根据损伤的类型，治疗可能包括内镜下、经皮、开放手术介入或三种方法的联合。经皮介入包括对胆汁瘤、脓肿和梗阻胆管的引流。更多经皮操作包括 U 管置入和胆管狭窄的球囊扩张和支架。对胆肠吻合患者，内镜和经皮介入操作可提供有效治疗，或作为手术修复的辅助手段。介入医师有时需要面对修复胆肠吻合连续性的难题，需有卓越的智慧和创新性 [74, 75]。

一项 10 年回顾性研究，对有完整胆肠连续性来寻求 BDI 治疗的 51 名患者，所有患者 PTCD 后行球囊扩张和长期内 / 外导管引流 [76]。50 名患者（98%）自由引流达平均 76 个月，经皮治疗的成功率为 58%，无须随后的介入治疗。在内 / 外引流少于 4 个月的患者，经皮治疗很可能失败。

在腹腔镜时期之前和期间，已有多种 BDI 分类方法。Bismuth-Corlette 分类在腹腔镜之前提出，基于胆总管完整性和近端胆管主分支的长度 [77]。Ⅰ 型

是低位损伤，剩余主分支长度大于 2cm；Ⅱ 型是中间水平的损伤，剩余主分支长度不足 2cm；Ⅲ 型是高位损伤，没有剩余的肝总管但保留了汇合部；Ⅳ 型累及肝门汇合部，左右肝管之间无交通。没有 Ⅴ 型。很难将该分类系统应用于腹腔镜 BDI，因为大部分的技术因素和损伤机制与开腹手术不同。

Strasberg 分类提供了一个综合的腹腔镜 BDI 分类 [78]。损伤被分为 5 类（A～E），E 类与 Bismuth 分型相仿，是胆管完全横断的复杂 BDI。仅有右侧和左侧的部分损伤（在大部分病例群中占不足 10%）不归于该分类。A 类指胆囊管或副胆管的胆汁漏，两种情况下的胆总管都是连续的；B 类是副胆管截断，与胆总管不连续；C 类代表与胆总管不连续的胆管漏；D 类指胆管部分截断，与剩余胆道系统没有完全失去连续性；E 类是胆管的完全截断，根据残端长度分亚型（E1～E5）（Strasberg 分类 E1～E4 与 Bismuth 分型 Ⅰ ～ Ⅴ 相同）。

BDI 常伴血管损伤，会加重损伤并导致肝缺血 [79]。右肝动脉血管胆管损伤是最常见的，会将胆管损伤延伸到比肉眼可观察到的机械损伤更高的水平。血管胆管损伤导致的肝脏梗死见于约 10% 的患者。对动脉的修复几乎不可能，而且总获益不清。累及门静脉或肝总动脉或固有分支的损伤更为少见，但有更严重的后果，包括肝脏急性梗死。常规动脉造影建议在胆道损伤的患者中使用，若早期修复经过慎重考虑。在有肝右动脉梗阻的患者，需要考虑推迟胆道损伤的修复。有门静脉或肝总动脉或固有动脉损伤的患者应急诊收入三级医院。

Strasberg E5 类的损伤定义为胆肠连续性完全丧失，手术是最好的治疗方法。血管的阻断和胆管组织的缺失促使 Roux-en-Y 肝管空肠吻合重建成为必要，这是保证胆管通畅和吻合口低张力的方法（图 78-4）。Ⅳ 和 Ⅴ 段部分切除可能是必要的，有助于胆管的显示和空肠襻的合适置位。相比之下，不太建议使用胆管 - 胆管或肝十二指肠吻合，因被阻断血管的胆管和十二指肠倾向于向足侧移动，增加了吻合口的张力。

在一项包括 31 个研究的 Meta 分析中，1756 名胆囊切除术后 BDI 患者中的 99 例（5.6%）被报道行部分肝切除 [80]。多因素分析显示肝动脉及

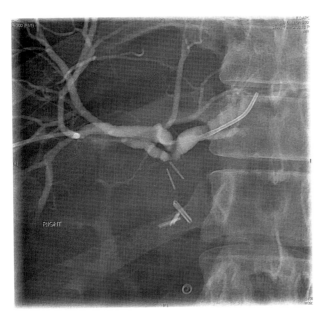

▲ 图 78-4　胆管损伤

右侧 PTC 显示胆管汇合区因手术夹致完全阻断。穿越梗阻区置入内 / 外引流管无法实现，患者需行肝管空肠吻合术

Strasberg E4 和 E5 损伤是与肝部分切除相关的独立因素，那些有动脉及 Strasberg E4 和 E5 联合损伤的患者接受部分肝切除的可能性是没有复杂损伤患者的 43.3 倍。除了较高的术后并发症可能，死亡率与肝管空肠吻合术相仿。

九、原发性硬化性胆管炎

原发硬化性胆管炎（PSC）是慢性炎性病变，典型表现为径线中等到大的胆管的破坏和严重的中心型纤维化。PSC 的并发症包括细菌性胆管炎、肝硬化和胆管癌。BDI 因持续炎症和炎性细胞活素的产生造成。胆道狭窄时，因胆汁流动停滞和复发的继发性细菌性胆管炎，可能引起进一步损伤。对 71 例 PSC 患者的回顾性研究显示，对严重狭窄段采用球囊扩张后支架放置没有带来更多益处[81]。目前仅有的已证实的 PSC 治愈方法为肝移植。

PSC 患者有发生叠加的胆管癌的风险，10 年累计发病率为 7%～9%。胆管癌类似 PSC 的狭窄进程，若肿物没有在影像检查中发现，在 PSC 患者对胆管癌的诊断很困难。最有力的胆管癌证据是影像上可见一延迟静脉期强化的占位性病变，且有阳性细胞学或活检结果[82]。

十、活检

胆道的恶性病变诊断可能较难，因影像特点不典型。胆道狭窄可通过刷片、钳夹活检、细针抽吸或联合上述方法进行直接取样。内镜下对胆道树刷片行细胞学评价是目前大部分医疗中心采用的标准方法。但是，该方法敏感性低、难以鉴别反应性与恶性细胞学。简单将全部细胞学刷片用于组织学切片，可能增加敏感性到 90%[83]。使用荧光原位杂交技术也可以增加细胞学的敏感性。

或者可以采用经皮经管腔钳夹活检，是一项安全的方法，易于通过经肝胆道引流管道实施，在诊断恶性胆管狭窄上相对准确[84]。一项对比研究中，108 例患者接受钳夹活检及钳夹器械在细胞学溶液中冲洗进行的细胞学取样[85]，钳夹活检后的组织学诊断（敏感性 78% 和阴性预测值 30%）比细胞学（61% 和 19%）更易成功。若钳夹活检结果为阴性，细胞学结果也不会出现阳性。

光动力学治疗（PDT）是对无法切除的胆管癌的局限微创姑息治疗手段。PDT 使用能聚集在肿瘤内的光敏感分子。通过内镜或经皮的激光激发光敏剂产生反应性氧原子团，造成选择性细胞死亡。两项前瞻性随机对照实验在无法切除的胆管癌患者中对比支架放置后行 PDT 与单纯支架置入，结果显示 PDT 组比非 PDT 组显著提高了中位生存期和提高了体力状态[86, 87]。该操作通常患者耐受度较高，且能达到与胆管癌辅助和新辅助治疗相仿的效果。

第 79 章　胆囊和胆管肿瘤

Neoplasms of the Gallbladder and Biliary Tract

Byung Ihn Choi　Jeong Min Lee　著

曹　崑　译校

大部分起源于胆囊和胆管的肿瘤是恶性的。虽然不常见，但胆囊癌和胆管癌也不罕见。胆囊癌位居胃肠道最常见恶性肿瘤第 7 位，是最常见的胆道恶性肿瘤。胆管癌发生率相对低 [1]。熟悉胆囊和胆管肿瘤的影像特点对加快诊断、实施适当治疗很重要，患者常表现为非特异性的症状如右上腹疼痛、黄疸和体重减轻。

一、胆囊癌

（一）流行病学

在美国，胆囊癌是至少每年 3000 例死亡的原因 [1]。胆囊癌是消化系统第六位的常见癌，但仅占所有胃肠道癌的 3%～4%。女性胆囊癌发病率是男性的 2～3 倍，且随年龄增长稳步增加，虽然在全球不同地域发病率差别很大 [2-6]。高于 90% 为 50 岁以上患者，发病峰值在 70—75 岁。一些地区有较高的胆囊癌发病率，包括南美洲和印度 [5]。特定人群，如以色列、美洲原住民、美国西南部的西班牙裔美国人和阿拉斯加的因纽特人，比其他人群有显著高的胆囊癌和胆结石发病率 [7, 8]。

（二）病因学

有几个因素与胆囊癌的发病风险增高相关。胆结石的存在被认为是胆囊癌的重要高危因素。胆囊癌患者中，65%～90% 有胆结石，明显高于经年龄和性别匹配的对照组 [6, 9]。许多胆囊癌是在胆结石手术时或在标本最终组织学分析时偶然发现。弥漫的壁钙化，即"瓷胆囊"，是另一个好发原因，有 20%～50% 的癌发生可能性 [10, 11]。其他危险因素包括胆囊腺癌、异常的胰胆管汇合和致癌化学物质暴露史 [6, 12, 13]。

（三）病理学表现

胆囊发生的癌大部分是腺癌（85%～90%），可为乳头状、管状、黏液性、印戒细胞型。其他包括未分化、鳞状细胞、腺鳞癌 [14, 15]。低倍显微镜下，胆囊癌可表现为边界不清的弥漫胆囊壁增厚（浸润型），常合并促结缔组织增生反应，或为菜花样肿物（蕈型）向胆囊腔内生长。浸润型侵及胆囊壁，最终形成肿瘤肿物占据胆囊腔。乳头状生长的类型长入并最终填充胆囊腔 [16]。一些肿瘤可能显示为浸润型和蕈型混合的形态。约 60% 的癌起源于胆囊底，30% 在体部，10% 在颈部 [17]。在一些病例，肿瘤可能弥漫浸润整个胆囊，致使很难确定起源。

胆囊有独特的解剖学特点，壁包含黏膜层、固有层、平滑肌层、肌周结缔组织层和浆膜层，无黏膜下层。而且在与肝脏接触面和沿肝表面处没有浆膜层存在。结缔组织与肝脏的叶间结缔组织相连 [17]。胆囊癌采用美国癌症联合委员会（AJCC）TNM 分期系统，根据侵犯深度、对相邻组织的侵犯程度、淋巴结有无受侵和是否转移等进行手术分期 [2, 18]（框 79-1）。黏膜肌层侵犯是 T_1 与 T_2 期的区别。

（四）临床表现

胆囊癌最常表现为右上腹部疼痛，类似更常见

Box 79-1	**TNM Classification System for Staging Gallbladder Carcinoma**		
Primary Tumor (T)			
T_X	Primary tumor cannot be assessed		
T_0	No evidence of primary tumor		
Tis	Carcinoma in situ		
T_1	Tumor invades mucosa or muscle layer		
T_{1a}	Tumor invades the mucosa		
T_{1b}	Tumor invades the muscle layer		
T_2	Tumor invades the perimuscular connective tissue; no extension beyond the serosa or into the liver		
T_3	Tumor perforates the serosa (visceral peritoneum) and/or directly invades the liver and/or one other adjacent organ or structure such as stomach, duodenum, colon, pancreas, omentum, or extrahepatic bile ducts		
T_4	Tumor invades main portal vein or hepatic artery or invades two or more extrahepatic organs or structures		
Regional Lymph Nodes (N)			
N_X	Regional lymph nodes cannot be assessed		
N_0	No regional lymph node metastasis		
N_1	Metastases to nodes along the cystic duct, common bile duct, hepatic artery, and/or portal vein		
N_2	Metastases to periaortic, pericaval, superior mesenteric artery and/or celiac artery lymph nodes		
Distant Metastasis (M)			
M_0	No distant metastasis		
M_1	Distant metastasis		
Stage Grouping			
Stage 0	Tis	N_0	M_0
Stage I	T_1	N_0	M_0
Stage II	T_2	N_0	M_0
Stage IIIA	T_3	N_0	M_0
Stage IIIB	T_1–T_3	N_1	M_0
Stage IVA	T_4	N_0–N_1	M_0
Stage IVB	Any T	N_2	M_0
	Any T	Any N	M_1

From Edge SB, Byrd DR, Compton CC, et al (eds): AJCC Cancer Staging Manual, 7th ed. Chicago, Springer, 2010, p 211–217.

的胆道和非胆道病变[19]。体重减轻、黄疸和腹部肿物是较少见的症状。患者可能有长期的慢性胆囊炎症状，近期出现疼痛发作程度或频率的变化。其他常见表现与急性胆囊炎或胆道恶性病变相似。肝大和腹水提示肝脏侵犯。胆囊癌偶尔是腹部影像检查的意外发现。血浆甲胎蛋白和癌胚抗原水平增高被报道与胆囊癌相关[17, 20]。

（五）放射学表现

传统的口服胆囊造影 X 线片和胃肠道钡剂造影检查在胆囊癌影像中作用有限。腹部 X 线片可能显示钙化的胆结石、瓷胆囊、或少见的黏液性癌的点灶钙化[21]。恶性的胆囊 - 肠管瘘产生的胆道气体是另外一个罕见征象[22]。至少 2/3 的胆囊癌患者胆囊不显影，通常因为胆囊管梗阻[16]。钡餐造影检查仅在有限的病例可见异常，显示十二指肠或肝曲前支移位或直接侵犯。

超声、CT 和 MRI 是评价胆囊癌最有价值的影像方法。右上腹痛患者应首先用超声检查。超声能够发现可疑胆囊癌的病变，如宽的息肉基底和不规则边界。超声对胆囊癌的诊断准确性高于 80%，但在肿瘤分期方面价值有限[23]。超声通过发现壁内的囊性间隙或回声点灶，有助于鉴别腺肌症与壁厚型的胆囊癌[24-28]。多普勒成像通过显示息肉样肿瘤内的血流可用于鉴别息肉与刺激性的沉积物（图 79-1）。内镜超声有用于显示肿瘤侵犯深度及息肉样病变的特点[26, 27]。在评价肿大淋巴结和病变扩散入肝脏、肝门区、相邻结构方面，CT 优于超声，且可以用于预测哪些患者会从手术治疗中获益[28, 29]（图 79-2）。MRI 在评价胆囊壁局限或弥漫增厚的原因上有用处，且帮助鉴别胆囊癌与腺肌症和慢性胆囊炎[30, 31]。关于肿瘤的胆道受累，MRCP 比超声或 CT 提供更多的细节信息。除此之外，在常规 MRI 上增加扩散加权成像可增加胆囊癌与良性的胆囊壁增厚病变鉴别的敏感性[32-34]（图 79-3）。虽然直接胆囊造影技术，如 ERCP 和经皮经肝胆道造影，对胆囊癌的检出价值有限，但它们对制定手术方案有帮助，因为可以显示肿瘤生长进入相邻肝内胆管或进入胆总管[6]。胆道造影鉴别诊断包括胆管癌、转移、Mirizzi 综合征和胰腺癌。

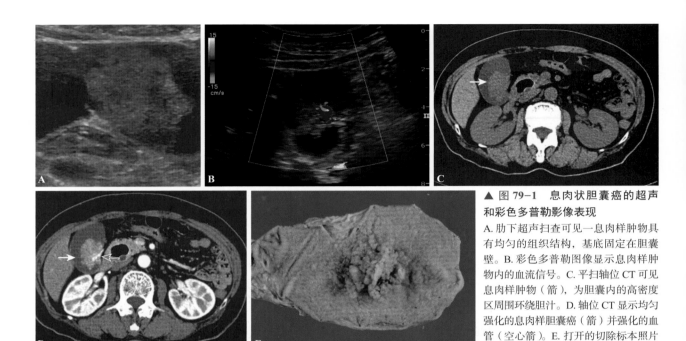

▲ 图 79-1　息肉状胆囊癌的超声和彩色多普勒影像表现

A. 肋下超声扫查可见一息肉样肿物具有均匀的组织结构，基底固定在胆囊壁。B. 彩色多普勒图像显示息肉样肿物内的血流信号。C. 平扫轴位 CT 可见息肉样肿物（箭），为胆囊内的高密度区周围环绕胆汁。D. 轴位 CT 显示均匀强化的息肉样胆囊癌（箭）并强化的血管（空心箭）。E. 打开的切除标本照片可见菜花样腔内生长的乳头状腺癌

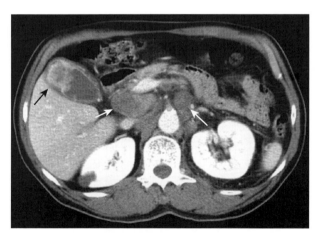

▲ 图 79-2　息肉样胆囊癌并淋巴结转移

CT 扫描显示息肉样胆囊癌（黑箭）和低密度的门腔静脉及腹主动脉旁转移淋巴结（白箭）

1. 原发肿瘤的影像评价

胆囊癌有三个主要的组织学和影像学表现：局限或弥漫的胆囊壁增厚或不规则；起源于胆囊壁的息肉状占位突入胆囊腔；最常见的，遮蔽或替代胆囊的占位，常侵犯相邻肝脏 [25, 28-30]。

（1）表现为壁增厚的癌：胆囊壁的局限或弥漫增厚是胆囊癌最不常见的表现，也最难诊断，尤其在早期。胆囊癌可能导致轻度或明显的、局限或弥漫形式的壁增厚。这种增厚以超声评价最佳，胆囊壁正常厚度为 3mm 或更少 [35]。限于胆囊黏膜层的癌可表现为扁平或轻微隆起病变伴黏膜不规则，难以用超声评价。在一项超声研究中，半数的早期癌患者没有突起的病变，术前诊断的不足 1/3 [36]。更为进展期的胆囊癌可导致明显的壁增厚，常有不规则和混合的回声（图 79-4）。胆囊可收缩、大小正常或增大，常有胆结石存在。当癌发生在胆囊颈，影像学明确胆囊管的受侵对评价局部胆管的切除性以获得阴性手术切缘非常重要（图 79-4）。

超声判断胆囊壁厚原因为癌时要考虑的四点。

①早期胆囊癌的改变可能只有轻微的黏膜不规则或壁增厚。

②胆囊壁增厚是一个非特异的表现，也可因急性或慢性胆囊炎、静脉高营养、门静脉高压、腺肌症、胆囊扩张不足、低蛋白血症、肝炎、肝衰竭、心力衰竭、肾衰等所致。壁的回声结构有时可以帮助缩小鉴别诊断范围 [37, 38]。急性胆囊炎时，壁常为不规则、不连续的低回声或有回声带。慢性胆囊炎常造成不均质的致密回声带环绕黏膜，低蛋白血症可能有低回声的中心带。超声上显示的明显壁厚（＞ 1.0cm）及黏膜不规则或明显不对称需考虑恶性病变及复杂胆囊炎的可能 [24, 25]。

③胆囊癌患者常有慢性胆囊炎。

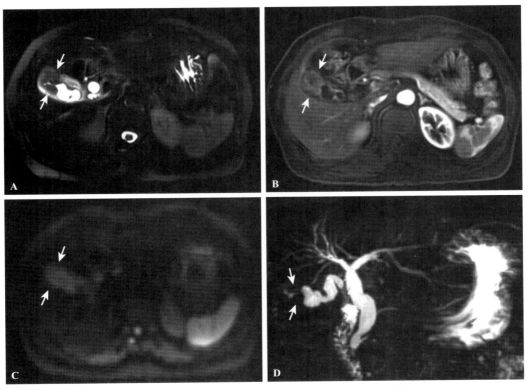

▲ 图 79-3　胆囊癌在 MR 上显示强化，DWI 上为高信号

A. 抑脂 T_2 加权 MR 图像可见不对称的胆囊壁增厚，相对环周水肿壁呈低信号（箭）。B. 钆对比抑脂 T_1 加权图像可见增厚的胆囊壁呈轻度不均匀强化（箭）。C. 高 b 值（b=1000）DWI 显示肿瘤呈高信号（箭），累及胆囊底。D. MRCP 显示胆囊底（箭）腔因肿瘤所致的狭窄和正常表现的胆管

④有声影的结石或胆囊壁钙化可能遮掩癌的显示。

虽然 CT 在评价胆囊壁黏膜不规则、壁增厚和胆结石方面不如超声，但在评价超声上因结石遮挡或有壁钙化的胆囊壁厚度更有优势[28, 37, 39]。对比增强 CT 上，内壁厚（> 2.5mm）、高强化及有病变壁外形不规则，是胆囊壁恶性增厚的重要预测因素（图 79-5）[29, 40]。当 CT 见到局限性或不规则的胆囊壁增厚，应仔细观察是否有胆管扩张、局部侵犯、转移、淋巴结肿大[29, 40]。MDCT 扫描的多平面重建图像在显示胆囊癌范围及与相邻脏器的关系上有价值，与胆道恶性肿瘤相似[41-44]（图 79-4）。研究亦显示扩散加权 MRI 可以提高胆囊壁厚或息肉样病变的诊断能力，在高 b 值扩散加权图像上，胆囊癌比良性胆囊病变有较高信号和较低的表观扩散系数（图 79-3）[32, 33]。

（2）表现为息肉样占位的癌：约 1/4 的胆囊癌表现为突入胆囊腔的息肉样占位。发现这些肿物尤其重要，因为它们分化良好，且很有可能在发现时局限于胆囊黏膜层或肌层[36, 45]。

息肉状癌在超声上通常有均匀的组织回声，基底固定于胆囊壁，且无声影[25, 27]（图 79-6 和图 79-1）。大部分有较宽的基底和光滑的边界，虽然偶尔有窄蒂或纤毛状。息肉可能为相对肝脏的高回声、低回声或等回声。胆结石常并存，胆囊或者为正常大小或因占位而增大。小的息肉状癌可能与胆固醇息肉、腺瘤、附着的结石无法鉴别。大部分良性息肉较小，不足 1cm[26, 27, 37]。若胆囊息肉直径 > 1cm 且不确定为良性，要考虑施行胆囊切除术[36]。假瘤样的沉积物或血块可形成类似息肉样癌[25]。体位变换常可帮助鉴别这些病变，血块和胆泥可以移动，虽然缓慢，而癌不会。彩色多普勒成像显示肿瘤内的血流，对鉴别息肉样肿瘤与假瘤样沉积物有用[28]（图 79-1）。当息肉样癌足够大，在 CT 上会表现为比周围胆汁密度高的软组织占位，或 T_2 加权 MRI 上相对周围胆汁的低信号（图 79-6）[30]。息肉状癌

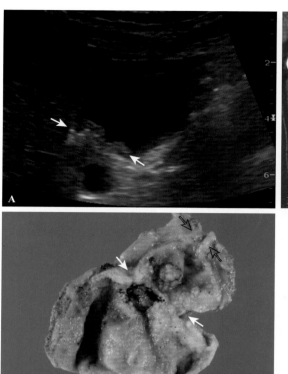

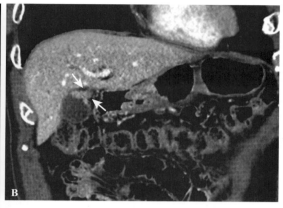

▲ 图 79-4 胆囊癌表现为颈部的壁增厚
A. 肋间超声扫查可见胆囊颈明显增厚的胆囊壁（箭）。
B. 冠状重建 CT 图像显示强化、增厚的胆囊壁（箭）并
腔狭窄。C. 打开的手术切除标本照片可见胆囊颈一不规
则壁增厚以及胆囊管（箭）

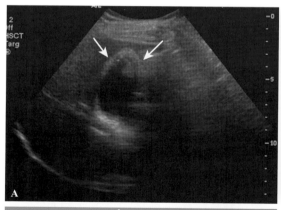

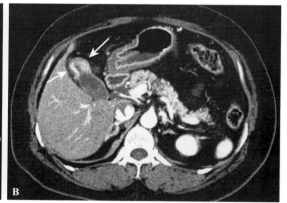

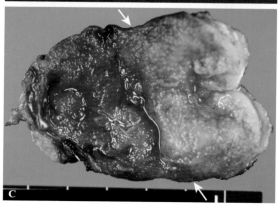

▲ 图 79-5 胆囊癌表现为壁增厚
A. 肋下超声扫查显示明显增厚且不均匀的胆囊壁（箭）。
B. CT 显示强化、增厚的胆囊壁（箭）并腔狭窄。C. 打
开的手术切除标本照片可见增厚的胆囊壁（箭）

在引入造影剂后常均匀强化，且相邻胆囊壁可能增厚（图 79-1 和图 79-6）。坏死或钙化不常见。

（3）表现为胆囊窝占位的癌：大的占位遮掩或取代胆囊，是最常见的胆囊癌表现（42%～70%）[28, 30]。超声上，占位常表现复杂，常有坏死区域和少量的胆囊周围积液。胆结石最常见于边界不清的肿块内，典型肿块侵犯肝实质。

CT 上，取代胆囊的浸润生长癌常有不规则的强化，伴散在内部坏死区（图 79-7）[30]。内部结石除非有致密钙化，否则可能难以发现。也常可见肝脏或十二指肠韧带侵犯、卫星灶、肝脏或淋巴结转移、胆管扩张。

胆囊癌的 MRI 表现与 CT 所见相似。胆囊癌 T_1 和 T_2 弛豫时间延长，T_2WI 上相对肝实质呈不均匀的高信号，T_1WI 低信号[46]。在动态增强 MRI 上边界不清的早期强化是胆囊癌的典型表现[29]（图 79-8）。

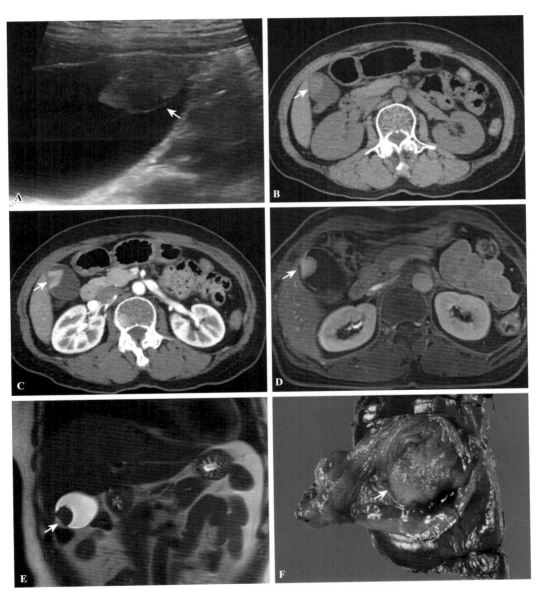

▲ 图 79-6　在胆囊壁上有宽基底的息肉样胆囊癌

A. 超声显示一大而均匀、相对周围胆汁呈高回声的息肉样胆囊癌（箭），患者变换体位但肿瘤不移动。B. 平扫轴位 CT 显示胆囊内高密度的软组织息肉样肿瘤（箭）。C. 增强轴位 CT 显示均匀强化的息肉样胆囊癌，有宽基底和光滑边界（箭）。D. 增强轴位 T_1 加权 MR 图像亦显示一息肉样肿物高强化（箭）。E. 冠状 T_2 加权图像显示胆囊内的低信号息肉样肿瘤（箭）。F. 打开的手术切除标本可见一息肉样胆囊癌（箭）

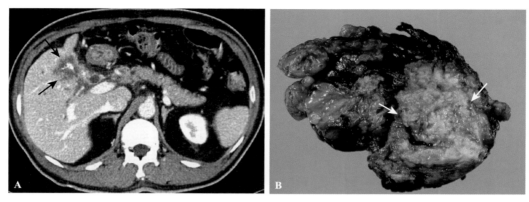

▲ 图 79-7 表现为胆囊窝占位的胆囊癌

A. CT 检查显示不规则低密度肿物取代胆囊位置并延伸入肝实质（箭），注意扩张的胆总管提示肿瘤扩散至肝外胆管。B. 手术切除标本照片可见一大肿物取代胆囊（箭）

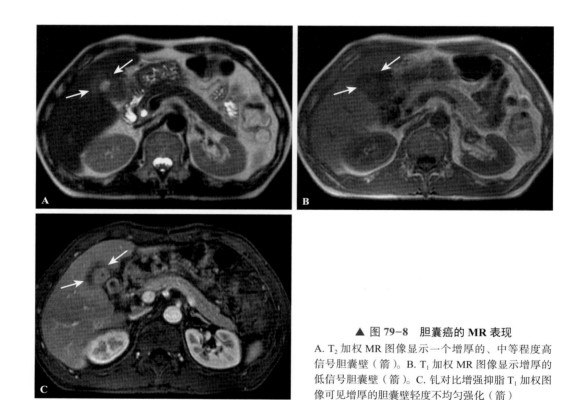

▲ 图 79-8 胆囊癌的 MR 表现

A. T_2 加权 MR 图像显示一个增厚的、中等程度高信号胆囊壁（箭）。B. T_1 加权 MR 图像显示增厚的低信号胆囊壁（箭）。C. 钆对比增强抑脂 T_1 加权图像可见增厚的胆囊壁轻度不均匀强化（箭）

MRI 和 MRCP 提供了仅用一项无创检查来同时评价实质、血管、胆道和淋巴结的可能（图 79-9）[30]。仅基于 MRI，可能难以区分胆囊癌与炎性和转移性病变。

　　2. 鉴别诊断

　　浸润型胆囊癌的鉴别诊断包括更常见的炎性和非炎性胆囊壁增厚病变，包括心力衰竭、肝硬化、肝炎、肾衰、复杂胆囊炎、黄色肉芽肿性胆囊炎和

腺肌症 [28, 38, 39]。从临床和影像上可能都难以区分胆囊癌与伴胆囊周围积液和脓肿的胆囊炎。增强 CT 或 MRI 上环绕胆囊壁周围的肝内密度增高的晕征对诊断复杂胆囊炎相当特异 [46, 47, 48]。当有局限占位、肿大淋巴结、肝转移和肝门水平的胆道梗阻时，需考虑胆囊癌可能性。弥漫的胆囊壁增厚和胆囊周围脂肪的条带状密度在炎症和癌都可见到 [40]。黄色肉芽肿性胆囊炎是胆囊的一种假肿瘤性炎性病变，

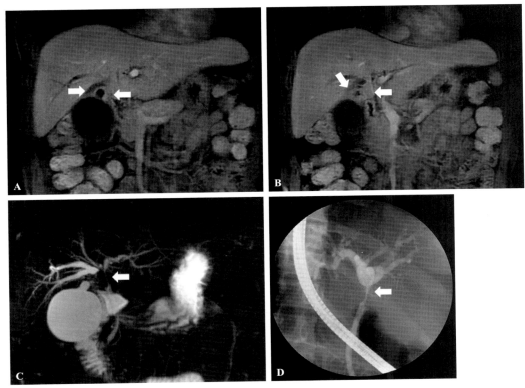

▲ 图 79-9 胆囊癌直接扩散至胆管

A 和 B. 冠状 MR 显示胆囊癌强化并累及邻近的胆管（箭）。C. MRCP 的最大密度投影图像显示恶性狭窄累及肝总管，以及胆囊颈腔变窄（箭）。D. 直接胆道造影也显示狭窄（箭）累及左右肝管汇合区（肝门胆管），并肝内胆管扩张

影像学类似胆囊癌[49]。在很少见的无法区分复杂胆囊炎与肿瘤的病例，超声引导或 CT 引导的针穿活检可以提供组织学诊断。胆囊腺肌症，特点为局限性或弥漫胆囊壁增厚并扩张的 Rokitansky-Aschoff 窦，可能在 CT 上类似胆囊癌，MRI 可提供有用的鉴别[30, 31]。

表现为腔内息肉样占位的鉴别诊断包括腺瘤样、增生性和胆固醇息肉、类癌、黑色素瘤转移和血肿[28]。取代胆囊窝的肿物鉴别诊断包括肝细胞癌、胆管癌和胆囊窝的转移性病变[30]。发生在胆囊窝附近的肝脏肿瘤在影像上可能与胆囊癌混淆，但它们常发生于肝硬化的肝，典型表现不会侵犯胆囊。有肝转移至胆囊窝的患者常有已知的原发肿瘤病史。

3. 肿瘤扩散路径

胆囊癌扩散出壁外有几种路径：直接侵犯肝脏、肝十二指肠韧带、十二指肠或结肠，淋巴道扩散至区域淋巴结，血行扩散到肝，胆管内肿瘤延伸和腹膜转移[50, 51]。远处转移不常见。

胆囊癌扩散最常见为直接侵犯肝脏[50-52]，因为肝脏与胆囊紧邻，且胆囊壁无黏膜下层只有单层肌层。胃脾韧带侵犯也常见，可导致肝门胆道梗阻。十二指肠或结肠的侵犯不常见。超声上，胆囊壁因不均匀肿物延伸入肝实质而界限不清。CT 上，注入造影剂后，侵犯的部分显示强化[53]。侵犯肝实质处的胆囊壁边界不清。通过使用窄的准直器避免部分容积效应及使用冠状和矢状重建，可以发现轻微的肝脏侵犯[54]。MRI 上，直接肝脏侵犯和远处肝脏转移在 T$_2$ 或增强图像上显示良好，大部分情况下与原发肿瘤有相同的信号强度[30]。

淋巴道扩散的发生率在胆囊癌最高[55]（图 79-2）。淋巴转移从胆囊窝沿肝十二指肠韧带扩散至胰头周围的淋巴结站。胆囊和胆总管周围的淋巴结是手术时最常见受侵的淋巴结，且是累及腹腔干、肠系膜上和主动脉旁淋巴结的最关键通路[52-55]。因为胆囊引流进入这些更远处的淋巴结，所以肝门区淋巴结通常不会受累。阳性淋巴结很可能前后径大于10mm 且强化不均匀[53, 54]。

半数患者在确诊时可见扩张的胆管[28, 53, 54]。胆道梗阻可发生在胆囊癌患者，由于各种原因，如淋巴结肿大，常包绕胆总管；侵犯肝十二指肠韧带，常在肝门区（图 79-9）；胆管内肿瘤生长或罕见的胆总管结石。淋巴结转移和肝十二指肠韧带侵犯是最常见的梗阻原因，沿胆管内侵犯不常见，表现为一个息肉状肿物延伸入胆总管。超声、CT 和 MRI 发现胆道扩张，且常能显示梗阻水平。肝十二指肠韧带侵犯在冠状重建 CT 或 MRI 上显示比轴位 CT 好[56-58]。

（六）治疗和预后

胆囊癌患者的生存显著受确诊时的病理分期影响[16, 59]。限于胆囊黏膜层的癌有良好的预后，但大部分胆囊癌患者在确诊时已为进展期、无法切除的病变，因此，生存超过 5 年的胆囊癌患者不足 15%。胆囊癌手术治疗基于肿瘤局部侵犯情况。若有直接侵犯到固有肌层，需行根治性胆囊切除术。当病变穿透浆膜层，需要更为激进的手段，包括扩大的胆囊切除术、胰十二指肠切除术和大范围肝脏

切除术。但是，这种情况下的根治性肿瘤切除有高的手术死亡率和较少的长期生存者。

二、其他恶性胆囊肿瘤

一系列的恶性病变能转移到胆囊。最常见的原发恶性肿瘤为黑色素瘤、乳腺癌、肝细胞癌和淋巴瘤[57, 60-62]。横断面图像上，转移表现为局限壁增厚、孤立或多发息肉样肿物，或胆囊被肿瘤取代（图 79-10）。胆囊的转移肿瘤可能无法与原发胆囊癌区别，除了胆结石较少见于转移。

胆囊原发的类癌、淋巴瘤和肉瘤也有报道[16, 54]。类癌和淋巴瘤表现为息肉样肿物，有时造成胆囊管梗阻[63]。肉瘤是体积较大的息肉样肿物，与原发胆囊癌无法鉴别。

三、良性胆囊肿瘤

胆囊发生的良性肿瘤有多种，起源于组成正常胆囊的上皮和非上皮结构[64]。虽然这些病变相对不

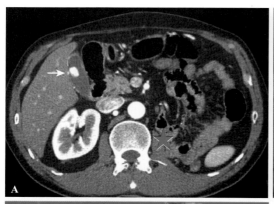
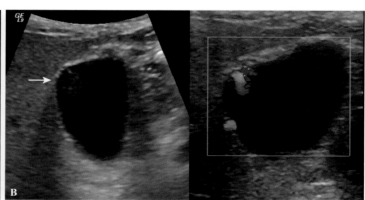
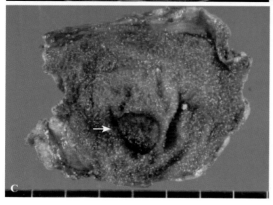

▲ 图 79-10 胆囊转移
A. 肝动脉期 CT 可见胆囊内强化的息肉样肿瘤（箭），注意左肾没有显示在左侧肾窝，因之前的肾切除史（★）。B. 灰阶超声和多普勒超声扫查显示息肉样肿瘤并强血流信号（箭）。C. 打开的手术切除标本照片可见一息肉样肿瘤，病理证实为肾细胞癌转移（箭）

常见，它们的重要性在于类似恶性病变。大部分良性的胆囊肿瘤是腺瘤。大体检查上，胆囊腺瘤表现为息肉样结构，可能有柄或蒂。它们通常＜2cm。管状腺瘤是典型的分叶状轮廓，而乳头状腺瘤为菜花状表现[64]。

超声上，腺瘤表现为小的、较宽基底的、无声影、带柄或蒂息肉状充盈缺损，不随重力移动。腺瘤的回声特性典型为均匀性和高回声，随着大小的增加，倾向于回声减低和不均匀性增高[64]（图79-11）。邻近息肉样肿瘤的局限的胆囊壁增厚应考虑恶性病变可能。这些息肉表现为强化的腔内软组织占位，很难与最常见的胆固醇息肉区分。胆固醇息肉常较小并多发。其他少见的良性肿瘤包括腺瘤、颗粒细胞瘤、血管瘤、脂肪瘤和平滑肌瘤[64-66]。

四、胆管癌

（一）流行病学

胆管癌是起源于胆管上皮的恶性肿瘤，是第二位常见的原发肝胆癌，仅次于肝细胞癌。胆管癌是不常见的肿瘤，在美国每年有2500～3000的新发病例[4, 18, 19]。该肿瘤在肝吸虫病和胆总管结石病常见的远东和东南亚发病率更高。在男性发病率稍微高于男性，男：女比例1.3：1，确诊时的平均年龄在50—70岁[67]。高危因素包括原发性硬化性胆管炎、胆总管囊肿、家族性息肉病、先天性肝纤维化、胆道结石病变、胆肠吻合病史、中国的肝吸虫（华支睾吸虫）感染及二氧化钍暴露史[68, 69]。

（二）病理学表现

95%以上的胆管癌是腺癌，起源于胆管上皮。大部分胆管癌为高到中分化腺癌，倾向于发生类结缔组织反应和早期的神经周围浸润[69]。胆管癌按照解剖学划分为三种：肝内和肝门区外周、肝门区、肝外。这三种类型被作为各自独立的病变进行治疗。肝内肿瘤在可能的情况下采用肝脏切除术；肝门肿瘤采用胆管切除术，很可能伴肝脏切除；肝外肿瘤采用与其他壶腹周围恶性肿瘤相似的方式，即胰十二指肠切除术。对它们的精确定义仍有争议，通常对左或右肝管二级分支外周起源的肿瘤被认为是肝内胆管癌，从某一肝管或从总肝管分叉起源的肿瘤被归类为肝门胆管[70]。外周的肝内胆管癌占所有胆管癌的10%，肝门胆管癌占25%，肝外胆管癌占65%[71]。

胆管癌也根据形态学分为三种类型：肿块型；管周浸润型，引起狭窄；管内生长型[71-75]。胆管癌的这种形态学分类非常重要，因为反映了生物学行为和肿瘤扩散的方式，而且不同类型可能需要不同的分期系统或不同的治疗方案[73, 74]。肿块型的肝内胆管癌是灰白色肿物，常伴卫星灶（图79-12）。中心常见纤维化和坏死。管周浸润型沿胆管壁生长，导致向心性壁增厚和近端扩张[73]。致密的成纤维反应可包绕相邻的肝动脉或门静脉，使手术切除变得复杂（图79-13）[75-77]。管内生长的乳头状胆管癌特点是肝内或肝外胆管的腔内乳头状肿瘤，伴胆管的部分梗阻和扩张（图79-14）[72]。肿瘤通常较小但常沿黏膜表面扩散，造成沿相邻胆管

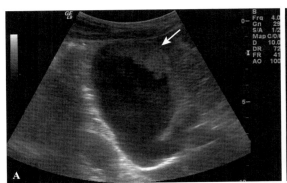
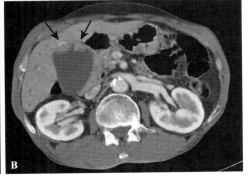

▲ 图 79-11　胆囊腺瘤
A. 超声显示带蒂息肉样肿物（箭）。B. CT 扫描显示强化的息肉样胆囊腺瘤（箭）

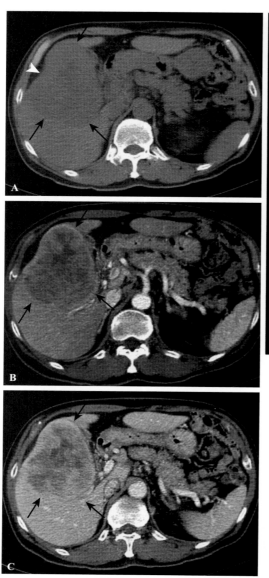

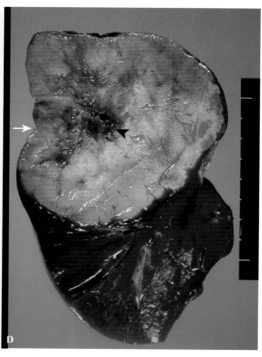

▲ 图 79-12　肝内肿块样的胆囊癌

A. 平扫 CT 显示低密度肿物（箭）并局部被膜收缩（箭头）。B. 肝动脉期 CT 显示肝右叶不特异的、恶性表现的肿物并周边强化（箭）。C. 门静脉期图像可见肿瘤逐渐强化（箭），除了中心无强化的坏死区。D. 手术切除标本的照片可见一灰白肿物并被膜收缩（箭），中心可见纤维化和坏死（箭头）

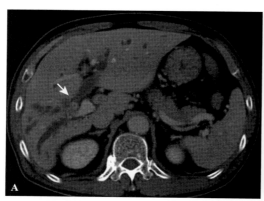

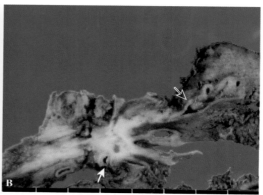

▲ 图 79-13　管周浸润型胆管癌

A. 门静脉期显示右叶肝内胆管狭窄并壁增厚（箭），侵犯邻近的肝实质，上游胆管扩张，注意扩张的左叶肝内胆管，提示肝吸虫（华支睾吸虫）感染。B. 管周浸润的胆管癌手术切除标本照片，可见右主肝管的不规则增厚，并肝实质侵犯（箭）和上游胆管扩张（空心箭）

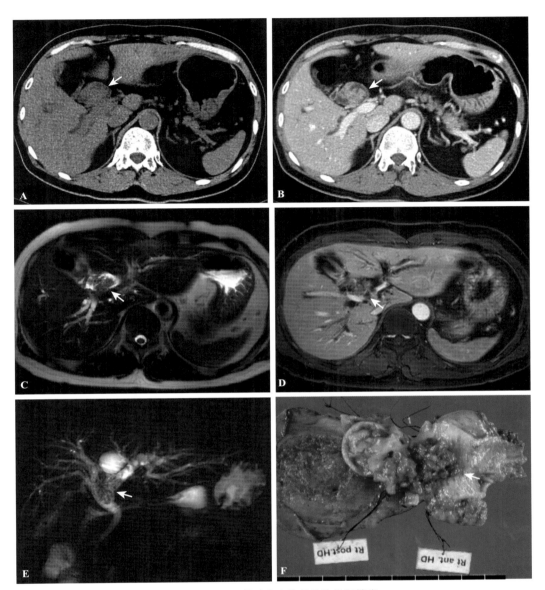

▲ 图 79-14　管腔内生长的乳头状胆管癌

A 和 B. 平扫和增强 CT 扫描显示肝门胆管内乳头状突起的腔内肿瘤弱强化（箭）。C. 轴位 T_2 加权图像显示肝门胆管内的乳头状胆管癌（箭）。D. 对比增强轴位 T_1 加权图像显示不均匀强化的息肉样肿瘤（箭），位于扩张的胆总管内。E. MR 胆道造影显示胆总管肝门区的乳头状导管内肿物（箭），伴双侧肝内胆管扩张。F. 手术切除标本照片见左肝管和胆总管内一大的乳头状肿瘤（箭）

节段的多发肿瘤或肿瘤铸型[78]。一些胆管乳头状瘤分泌大量黏液，可能导致胆汁流动受阻[74, 75, 78]。肿瘤近端和远端的胆管都可因黏液阻塞 Vater 乳头而扩张。

（三）临床表现

肝门或肝外胆管癌患者通常有无痛性黄疸。也可见厌食、体重减轻、模糊的胃肠道症状、不明确的上腹部不适，以及血浆碱性磷酸酶和胆红素水平

的增高。以胆管炎为表现者不常见，但最常发生于胆道操作后。肝内胆管癌患者通常无症状，黄疸很少见，除非到疾病晚期。

（四）放射学表现

胆管癌患者的放射学评估应描述肿瘤的整体侵犯程度，包括胆管、肝脏、门静脉的受累和远处转移[19]。多种影像方法可以用于评估胆管癌患者，初始方法包括超声或CT。超声可以快速发现胆道梗阻

的水平。现如今，MDCT 已经是一种无创的可选诊断方法，可以进行胆管癌的细节评估和分期[76, 77]，因为它已经广泛应用，能够提示肿瘤位置，并显示其与周围组织的关系，如肝动脉、门静脉和肝实质。而且，它也能帮助进行全腹部评估用于疾病分期。在大部分医学中心，ERCP 或经皮经肝胆道造影用于评价胆道系统受累范围并用于减轻黄疸[76-78]。MRI 和 MRCP 的潜能在于可以用一站式无创检查评价实质、血管、胆管和淋巴结受累情况[77]（见第80 章）。虽然 MDCT 和 MRI 联合 MRCP 两项检查在评估胆管癌的长轴范围和可切除性方面显示出良好的诊断能力，但 MDCT 或 MRI 经常低估肿瘤对血管和淋巴结的侵犯[79, 80]。胆管癌的影像特点依赖于肿瘤位置和类型。

1. 肝内型

肿块表现的胆管癌在超声、CT 和 MRI 上最常见的表现为显示清晰的、均匀为主的占位伴不规则边界[81, 82]。超声检查上，这些肿块可能为混合回声或也可为低回声或高回声为主。因为肿块位于肝脏外周，胆道梗阻不常见。平扫 CT 显示为低密度肿物，单发或者有卫星灶（图 79-12）。注入造影剂后，肿瘤不规则的周边强化和斑片强化。肿瘤明显的纤维化特点常引起被膜回缩。常可见小的坏死区和肿瘤周边的局限肝内胆管扩张[82]。华支睾吸虫病合并有相对较高胆管癌发生率（图 79-15），CT 表现为弥漫、轻微的肝内胆管扩张，尤其在外周区

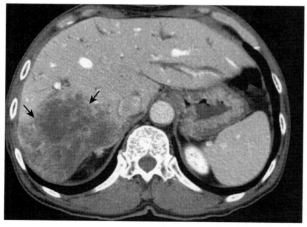

▲ 图 79-15　肝内型胆管癌，华支睾吸虫病相关
对比增强 CT 检查显示肝右叶一不规则的低密度胆管癌（箭），以及轻度、弥漫的肝内胆管扩张，提示华支睾吸虫病

域，没有梗阻的证据[83]。被膜回缩、外周胆管扩张和卫星灶的存在经常是伴随肿块样肝内胆管癌的表现[82-85]。

MRI 上典型的胆管癌表现为无包膜肿物，T_1WI 低信号、T_2WI 高信号[84]（图 79-16）。T_2WI 上可能见到的中心低信号为纤维化。被膜回缩见于 21% 的肿块型胆管癌，似乎与肿瘤的纤维化表现特性有关[84, 86]。另外，在合并华支睾吸虫病的患者，外周区域的肝内胆管扩张偶尔可见。胆管造影显示胆管向远离肝内胆管癌的方向移位、肝内胆管梗阻或肝内胆管腔内的息肉样肿物。

外生的肝内胆管癌在断层图像上类似其他肝内恶性肿瘤，尤其是肝细胞癌。但大部分胆管癌发生于无肝硬化背景的肝脏。而且，动态 CT 或 MRI 上，典型的肿块型胆管癌表现为在肝动脉期或门静脉期沿肿瘤边缘薄的环状或厚的带状强化[82, 83, 87]。延迟扫描（10～15min）有进行性的造影剂向中心填充[81, 86]（图 79-16）。胆管癌的强化方式被解释为造影剂缓慢扩散进入肿瘤间质间隙[84]。该强化方式与肝细胞癌不同，后者典型为动脉期高强化、门静脉期等或低强化[85]。一项研究报道[86]，相对动态增强，钆塞酸增强 MRI 的肝胆时相能够增加子灶和肝内转移的检出，可能有益于肿块型胆管癌的分期和手术计划制定。乏血供转移，尤其胃肠道腺癌起源，可能会有与外周胆管癌相似的强化方式。无已知的原发恶性肿瘤病史、相对体积大和胆管扩张等表现更倾向为肿块型胆管癌而非转移[81]。

肝内胆管癌也可能为息肉状或局限狭窄（图 79-17）。若除去外生的肝内胆管癌，约 3/4 的胆管癌表现为局限狭窄，1/4 为息肉状或弥漫狭窄[87]。局限狭窄的或乳头状胆管癌常引起胆管节段性扩张，若肿瘤位于中心则可能导致肝叶萎缩。乳头状肝内胆管癌偶尔分泌大量黏液，形成边界清晰的囊性肿物，类似胆道囊腺癌（图 79-18）。若能显示出外周胆管与肿瘤的直接相连，且囊性区之间混合有肝实质，则可以对导管内胆管癌做出正确诊断[88, 89]。黏液可形成肿瘤钙化，也可阻塞肿瘤远端的导管腔（图 79-19）。

2. 肝门型

胆管癌最常见发生于左右肝管汇合区和近端肝

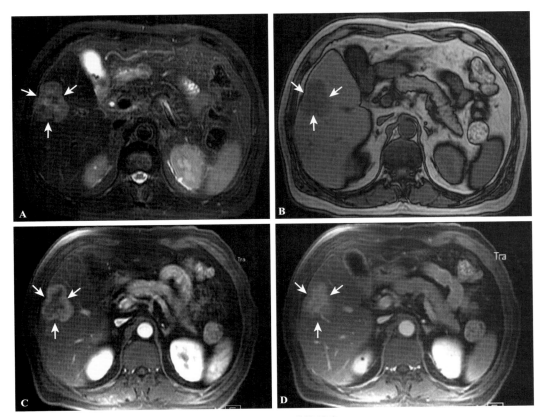

▲ 图 79-16　肝内胆管癌

A. T$_2$ 加权快速自旋回波图像显示肝右叶一不均匀高信号胆管癌（箭）。B. 反相位 T$_1$ 加权 MR 图像显示低信号肿物（箭）。C 和 D. 钆造影剂动态增强梯度回波图像，采集于造影剂注入后 1min 和 5min，显示肿瘤进行性向心性强化（箭）

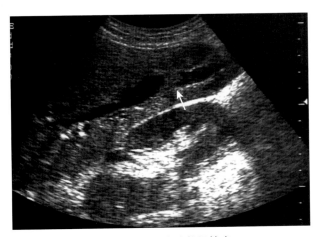

▲ 图 79-17　乳头状胆管癌
超声可见乳头状胆管癌充盈扩张的右肝内胆管（箭）

总管。这些被称为 Klatskin 肿瘤，通常为管周浸润的类型[90-92]。超声特点包括胆管扩张、左右肝管节段分离、肝门区见肿物或胆管壁增厚、肝叶萎缩并聚集的扩张胆管[92, 93]。Klatskin 肿瘤几乎总会导

致胆道扩张。虽然肿瘤可以表现为壁厚或沿胆管壁的环形肿物，但超声上很少能见到确定的肿物[90-94]（图 79-20）。更为少见的情况是息肉样肿物引起肝门梗阻。

对发现阻塞胆道的肿物，通常较小，CT 比超声的敏感性更高（图 79-21）。MDCT 能够对这些小病灶进行准确评估，并能够更好显示肝动脉或门静脉循环的状态[92]。大部分平扫 CT 上肿物相对肝脏呈低密度[81]。造影剂增强 CT 上，浸润性肿瘤表现为局限的胆管壁增厚，使管腔消失。这些肿瘤约 80% 在动脉期或静脉期或两期呈相对肝脏的高密度（图 79-13）[91, 92, 95]。因其纤维化特点，大部分病变在造影剂注入 8～15min 后呈延迟强化（图 79-22）[95, 96]。

胆管癌在 T$_1$WI 上相对肝脏为等或低信号。T$_2$WI 上，肿瘤信号强度可以从明显增高到轻度增高。有较高纤维含量的肿瘤倾向于在 T$_2$WI 上呈

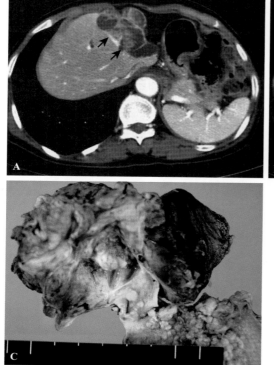
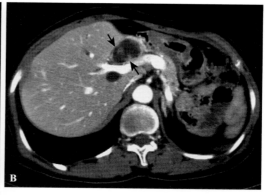

▲ 图 79-18　多发乳头状胆管癌

A. 增强 CT 显示扩张的肝左叶胆管内多发的强化的乳头状胆管癌（箭）。B. 增强 CT 在 A 偏后部的层面显示扩张的胆总管内多发息肉样肿瘤（箭）。C. 手术切除标本照片显示左肝管和胆总管内的多发息肉样肿瘤

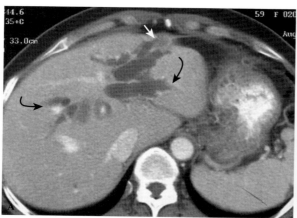
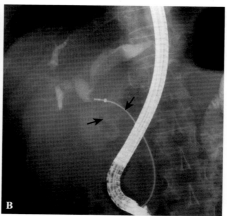

▲ 图 79-19　分泌黏液的胆管癌

A. CT 显示肝左叶一息肉样肿物（箭）和扩张的左右肝内胆管（弯箭）及扩张的左肝管和肝总管。B. ERCP 显示黏液使肝外胆管膨胀（箭），内镜下可见黏液从胆总管流出

低信号 [98]（图 79-23）。在钆剂增强的 MR T_1WI 上，胆管癌中等程度强化。MR 并 MR 胆管造影能够提供对肝门胆管癌径线和长度范围的综合评估以及血管侵犯 [77, 99, 100]（图 79-24）。如同 CT，肿瘤特性所致使其在对比增强延迟图像上评价更好（图 79-25）。

　　CT 和 MRI 上肝叶萎缩并显著扩张和纠集的胆管

可见于约 1/4 的胆管癌患者 [94]。受累最明显的胆管是供应萎缩段的。肝叶萎缩并胆管扩张强烈提示胆管癌，虽然长时间的手术外伤所致胆管梗阻或局限胆道梗阻也可以造成相似表现（图 79-24）[58, 92, 100]。Klatskin 瘤常见侵犯肝实质和肝十二指肠韧带 [70, 90, 92, 101]。淋巴道转移最常见累及门腔静脉间隙、胰十二指肠上、胰十二指肠后的淋巴结 [54]。腹膜后淋巴结转

移、腹膜扩散和近端小肠梗阻见于肝门胆管癌的进展期。

虽然壁周浸润的胆管癌是肝门胆管癌的最常见类型，相对少见的胆管内生长的胆管癌也可发生于肝门胆管。胆管内的肿瘤可能在平扫 CT 上比胆汁密度高，增强图像上肝实质强化低，可能由于缺少纤维间质 [97]（图 79-14）。当胆管内肿瘤发展至多发管腔内病变时，很容易被误认为肝内胆管结石或肝外胆管结石 [98, 99]。在增强 CT 或 MRI 上，腔内病变的强化能够区分胆管癌的腔内生长类型与结石（图 79-14）[97, 98]。

对肝门胆管癌患者，准确评估肿瘤范围对合适的治疗方案制定和可切除性的评估是必需的 [19]。不能手术切除的胆管癌在胆管造影上的证据是严重的

双侧二级汇合部受累（图 79-24）、门静脉主干受累、门静脉双侧分支受累或双侧的肝动脉和门静脉受累、一侧肝脏血管受累并另外一侧广泛的胆管受累 [100-102]。单侧的肝动脉或门静脉或两个脉管系统都受累，可以行手术切除 [18, 19, 100]。对肿瘤范围精准的术前评估通常需要同时采用几项影像检查 [77]。

直接胆管造影（图 79-26）用于评价肝门胆管癌的范围 [77, 79]。中心和左右肝总管的特征性狭窄并光滑的肩部或不规则的胆管变细。这些肿瘤性狭窄倾向分支并可能延伸进入二级胆管根部。直接胆道造影对评价肿瘤黏膜下扩散和延伸到肝门区以外的评估作用有限。除此之外，CT 不能有效发现肿瘤表浅扩散到胆道梗阻之上的水平，因为表浅扩散的方式显示为胆管内壁强化而管腔仍存在 [70]。因此，联合 CT 与最新的胆道造影或胆管镜（通过经皮经肝引流道）和活检，对评价肿瘤范围是必需的 [70, 81]。MRCP 与常规 MRI 的联合能够提供完全的肿瘤分期评估，包括肝脏、肝门淋巴结和门静脉受累情况 [79, 102]（图 79-27）。

肝门胆管癌在胆管造影图像上通常可以与肝门淋巴结转移或良性狭窄鉴别。但是，良性与恶性胆道狭窄的区分经常很有挑战性。事实上，壁周浸润型的胆管癌可能难以与良性狭窄区分，尤其在早期 [80, 103, 104]。肿大淋巴结造成肝外胆管受压迫并移位，而非侵犯。伴随胆囊切除术或远端胃手术的良性狭窄典型表现是范围短，且导致肝总管对称性狭窄 [103]。少见的胆管淋巴瘤或结节病可能无法与胆管癌鉴别 [102]。更长和更厚的侵犯、管腔不规则、不对称狭窄、门静脉期高强化、管周软组织病

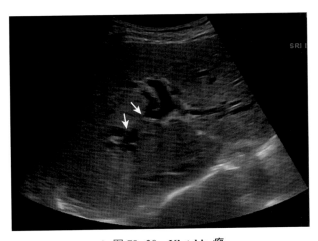

▲ 图 79-20　Klatskin 瘤

Klatskin 瘤超声扫查可见扩张的肝内胆管和未汇合的左右肝内胆管（箭）

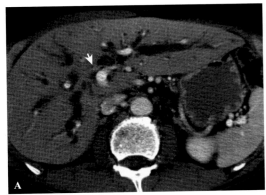
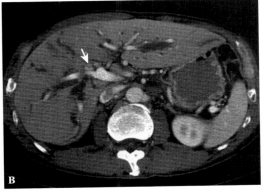

▲ 图 79-21　增强 CT 扫描可见一小的强化的肝门胆管癌造成胆道狭窄（箭）累及左（A）右（B）胆管中心部

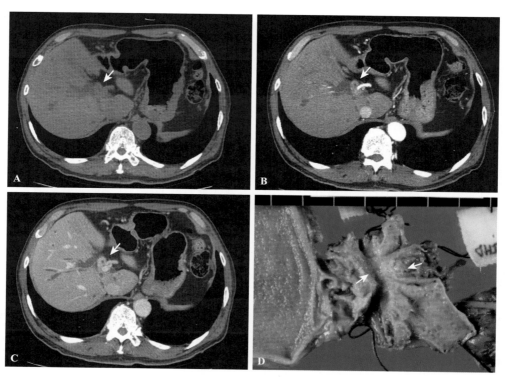

▲ 图 79-22　在 CT 上呈延迟高强化的肝门胆管癌

增强 CT 动脉期（A 和 B）和延迟期（C）显示均匀高强化并环周壁增厚的肝门胆管（箭）及均扩张的左右肝管（未展示）。手术切除标本照片（D）可见因胆管癌浸润所致的管腔狭窄并壁增厚（箭），累及近段胆总管及双侧主肝管

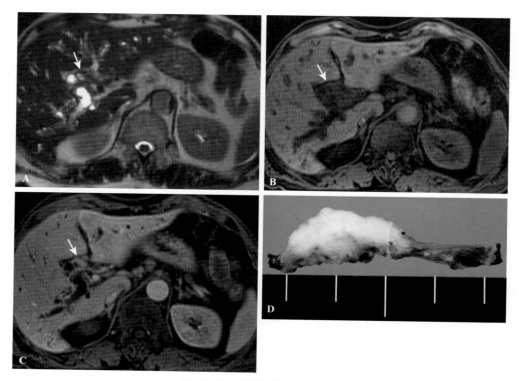

▲ 图 79-23　肝门胆管癌的 MR 表现

A. T₂ 加权 MR 显示轻度高信号的肝门胆管癌（箭）。B. 抑脂 T₁ 加权 MR 显示低信号的肝门胆管癌（箭）。C. 钆对比增强 T₁ 加权图像显示左主肝管内强化的占位（箭）。D. 手术切除标本照片可见浸润型胆管癌累及左侧主肝管和近段胆总管

变和淋巴结肿大提示恶性狭窄的可能性而非良性狭窄[103-105]（图 79-25 和图 79-26）。最近，免疫球蛋白 G₄（IgG₄）相关性硬化性胆管炎得到更多关注，它常类似壁周浸润型胆管癌。影像表现如胆总管胰内段受累、外界光滑、胆管对称性狭窄、上游胆管扩张程度低、强化低，是更常见于 IgG₄ 相关性硬化性胆管炎而非胆管癌[106, 107]（图 79-28）。除此之外，同时合并自身免疫性胰腺炎、对类固醇激素治疗反应好、IgG 和 IgG₄ 的升高是有助于 IgG₄ 相关性硬化性胆管炎诊断的临床和实验室表现[106, 107]。

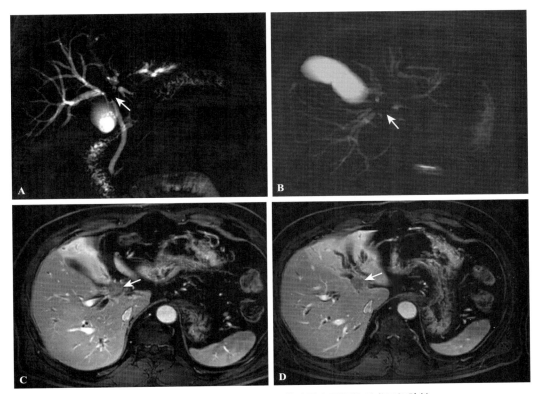

▲ 图 79-24　采用 MRI 和 MR 胆管造影全面评估手术可切除性

A 和 B. 冠状和轴位厚层单次激发 MR 胆管造影显示肝门胆管癌累及双侧二级胆管汇合部并上游胆管扩张。注意左叶的肝内胆管节段被肿瘤分开（箭）。C 和 D. 增强 T₁ 加权 MR 图像显示管周浸润的肝门胆管癌累及胆管分叉处和双侧主肝管（箭）。肿瘤（箭）相对邻近肝实质呈低强化

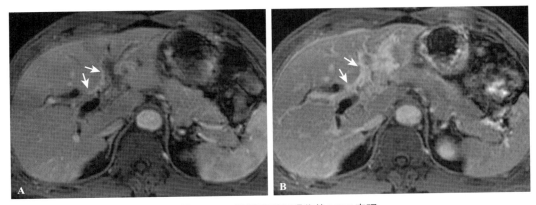

▲ 图 79-25　胆管癌延迟强化的 MRI 表现

A. 钆增强 T₁ 加权图像门静脉期显示浸润的肝门胆管癌累及肝管分叉处和双侧的主肝管（箭）。B. 10min 延迟的 T₁ 加权 MR 图像显示肿瘤延迟强化（箭），肿瘤累及门静脉周围脂肪并包埋门静脉左支

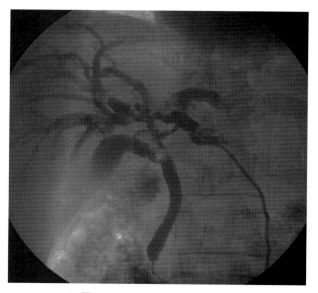

▲ 图 79-26　**Klatskin 瘤的胆道造影**
肝门区狭窄及相关的近端胆管扩张

3. 肝外型

　　肝总管远端或胆总管的癌通常小且相对中心性的 Klatskin 瘤有更好的预后[18, 19]。50%～75% 的肝外胆管癌发生于肝外胆管的上 1/3 段，10%～30% 在中 1/3 段，10%～20% 在下 1/3 段[108]。胆道造影，直接胆道造影或 MR 胆道造影，显示较短的狭窄区或不常见的息肉样肿物，几乎总会导致胆道狭窄。CT 和 MRI 能够发现引起梗阻的结节状肿物，或胆管壁的同心性或不对称增厚并移行区强化，或胆管内的息肉样肿瘤及胆管扩张[109]（图 79-29）。相邻的胆管周围脂肪可能被直接侵犯浸润，且淋巴结转移相对常见。起源于胆总管胰内段的胆管癌在 T_1 抑脂图像上清晰显示为高信号背景之下的低信号，以及对比增强 T_1 图像上受累增厚胆管的高强化[110]（图 79-30）。

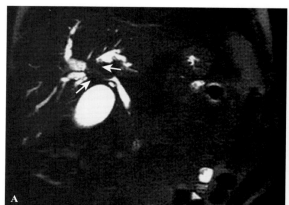

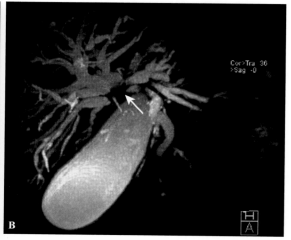

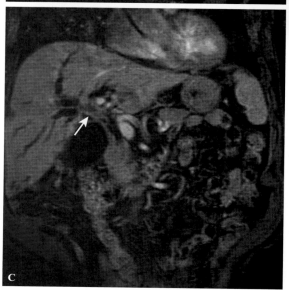

▲ 图 79-27　**肝门胆管癌：MRI 和 MRCP**
A. 斜位冠状 T_2 加权图像显示肝门区梗阻，提示胆管癌，延伸进入左右胆管（箭）造成肝内胆管扩张。B. MRCP 显示肝门区梗阻（箭）和病变的近端范围，肝门胆管癌累及双侧的二级胆管汇合部。C. 钆增强冠状 T_1 加权梯度回波图像门静脉期显示浸润的强化肿物（箭），提示肝肿瘤范围

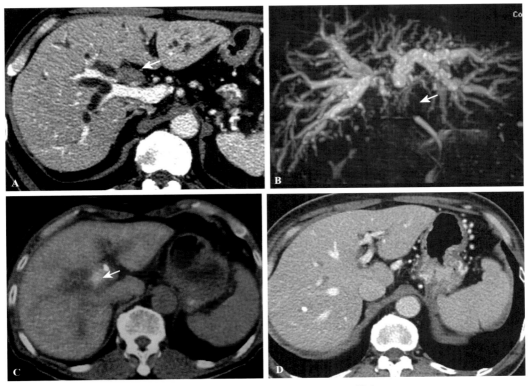

▲ 图 79-28　类似胆管癌的 IgG₄ 相关胆管炎

A. 轴位 CT 门静脉期显示肝总管的低强化肿瘤（箭）及上游胆管扩张。B. 冠状 MR 胆道造影图像显示双侧肝内胆管扩张及胆总管的管腔狭窄（箭）。C. ¹⁸F-FDG PET/CT 显示肝门病变的弥漫 FDG 摄取增高（箭）。D. 类固醇激素治疗后的 CT 复查显示胆道狭窄和上游胆管扩张完全缓解

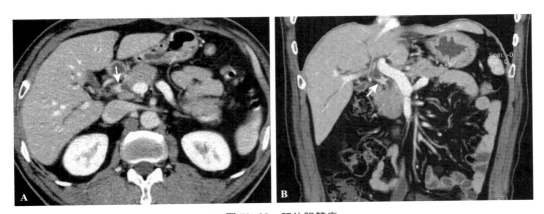

▲ 图 79-29　肝外胆管癌

A. 周围 CT 门静脉期显示胆总管的强化肿物（箭）。B. 冠状多层面重建（MPR）图像显示胆总管局限的壁增厚和强化（箭）

　　进展期的原发性硬化性胆管炎患者发生胆管癌的风险非常高。一项研究中，经过对肝移植的原肝进行仔细病理学检查，显示 8% 原发性硬化性胆管炎有并发的胆管癌[111]。很难评价硬化性胆管炎的恶性变。提示恶性的征象包括在一系列胆管造影图像上发现进行性狭窄、严重狭窄上方的明显胆管扩张和 1cm 及以上的息肉样胆管肿物[112]（图 79-30）。

　　纺锤状的肝外胆总管囊肿也有很高的发生胆管癌的风险（图 79-31）。这些肿物仅在 50% 的病例中发生在囊肿内，其他发生于胆管系统的其他部位。事实上，癌也能在囊肿切除后发生[113]。大部分表现为息肉样肿物，若足够大可以在断层图像上发现。

（五）治疗

胆管癌的治疗包括手术切除、放疗、激光治疗、胆管支架置入、系统性化疗、肝移植[18, 19, 114]。手术切除后有一些长期存活者，放疗和胆管支架可能减轻数月到数年的症状。

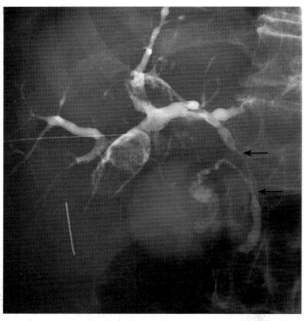

▲ 图 79-30 胆管癌合并硬化性胆管炎

原发性硬化性胆管炎患者的胆管癌造成肝总管狭窄（箭）。除去主要的狭窄并近端一些胆管扩张，该狭窄可能是炎性或肿瘤性。可见结石位于右叶肝内胆管

五、壶腹周围癌

壶腹周围癌是指起源于 Vater 乳头或周围 1cm 之内的肿瘤，包括壶腹、胰腺、胆管和十二指肠癌[115]。通常很难通过组织学检查确定肿瘤的起源。这些肿瘤在家族性腺瘤样息肉病患者有很高的发生率，癌经常继发于壶腹或十二指肠腺瘤[115]。壶腹周围肿物倾向于呈息肉状，且比近端的胆道肿瘤级别低。

Vater 壶腹水平的胆道扩张见于 75% 的病例，胰管扩张见于 67%[115]。这些肿瘤倾向于较小且可能在 CT 上无法发现，这样的病例显示为扩张胆管在胰头区突然中断，或胆管造影上仅见胆总管的突然截断而没见到肿物[116]。壶腹癌在三维对比增强 CT 或 MRI 和 MRCP 上可常表现为壶腹区息肉样的肿物合并主胰管和胆总管双管扩张[116]（图 79-32）。偶尔，绒毛息肉状的病变可见于远端胆总管和十二指肠。仅少部分病例在诊断时有肝转移或肿大淋巴结。

T_1 抑脂图像上，壶腹周围肿瘤表现为壶腹区的低信号肿物。即刻的钆增强 T_1 图像上，这些病变常表现为低信号区，反映出其低血供特点，对比背景的胰腺组织[116]。在 2min 的钆增强抑脂图像上，常可见沿肿瘤周边的薄的边缘强化[58]（图 79-33）。MRCP 和断层 MRI 可能对确定壶腹周围癌有用。

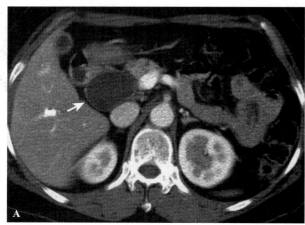
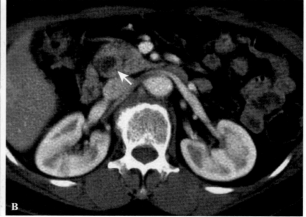

▲ 图 79-31 胆管癌合并胆总管囊肿

A. 增强轴位 CT 检查可见胆总管囊肿（箭）。B. CT 相对 A 的足侧层面显示胆总管胰内段的非对称性壁增厚（箭）及强化

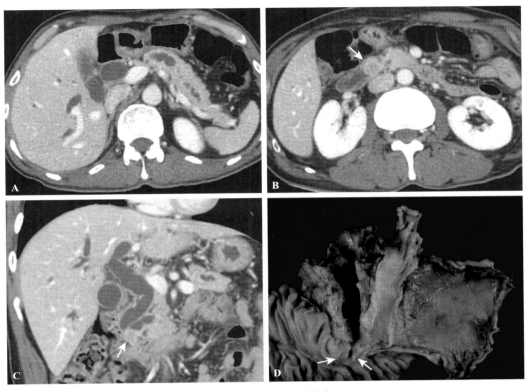

▲ 图 79-32　Vater 壶腹癌

A. 轴位增强 CT 显示胆总管和主胰管扩张。B 和 C. 轴位和冠状位增强 CT 检查可见壶腹区高强化肿瘤（箭）延伸至主胰管。D. 手术切除标本的照片可见 Vater 壶腹的不规则肿物（箭）累及远端胆总管和主胰管

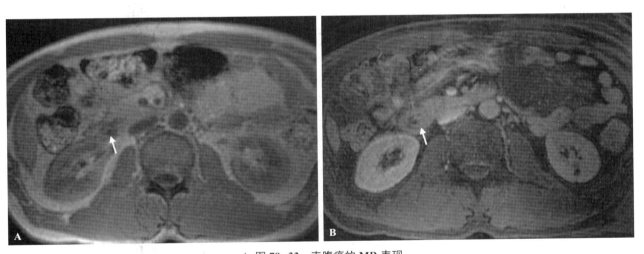

▲ 图 79-33　壶腹癌的 MR 表现

A. T_1 加权图像显示低信号的壶腹肿瘤（箭）。B. 钆对比增强抑脂图像显示沿肿瘤外周的薄的边缘强化（箭）

六、胆管囊性肿瘤：囊腺瘤和囊腺癌

胆道囊腺瘤和囊腺癌是少见的囊性肿瘤，被覆分泌黏液的柱状上皮[63]。组织学上，它们与卵巢和胰腺的囊腺瘤和囊腺癌相似。通常见于中年女性，表现为腹痛、腹胀、偶尔黄疸。大部分囊腺瘤和囊腺癌表现为肝内占位，超声上低回声，CT 上呈囊性[63]。胆道囊腺瘤内的液性成分 CT 值根据液体成分不同。CT 在显示肿瘤大小和范围方面更有优势，超声在显示内部形态方面比 CT 更有优势[117]

（图 79-34）。不规则的乳头状生长和沿内部分隔和囊壁的壁结节可见于囊腺瘤和囊腺癌，虽然乳头状赘生物和实性成分更多见于囊腺癌[117-119]（图 79-35）。囊腺瘤偶尔有细的分隔钙化，囊腺癌可能有厚的、粗糙的、壁的和分隔钙化[117,118]。很少见这些肿瘤与大的肝内胆管交通。几个病例报道基于切除术后的多年随访提示囊腺瘤恶变为囊腺癌的进程[120,121]。胆道囊腺瘤和囊腺癌的鉴别诊断包括肝囊肿、包虫囊肿、肝脓肿、囊性转移、血肿、囊状肉瘤和胆总管囊肿[117]。

七、胆管的其他恶性肿瘤

在成人，胆管癌和胆道囊腺癌占大部分的恶性胆管肿瘤。淋巴瘤、平滑肌肉瘤、类癌和转移很少发生于胆管（图 79-36）。胆管的非霍奇金淋巴瘤很少类似胆管癌或原发性硬化性胆管炎[122,123]。已知的淋巴瘤患者，胆管造影表现为光滑的、逐渐变细的狭窄段，同时 CT 上无肝门区肿物表现，则需提示该诊断。肉瘤和转移表现为突入胆管腔内的肿

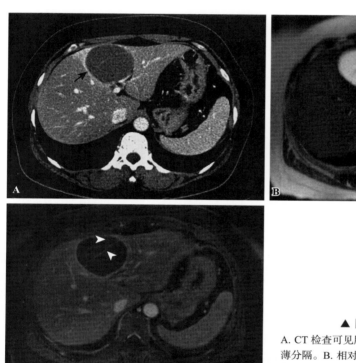
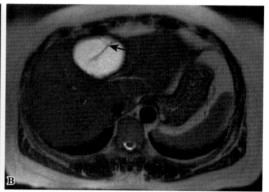

▲ 图 79-34 胆管囊腺瘤
A. CT 检查可见肝左叶的均匀水样密度肿物（箭）并薄分隔。B. 相对 CT，囊腺瘤的分隔（箭）更易在 T_2 加权 MR 上显示。C. 增强 T_1 加权 MR 图像可见肝左叶一大部分无强化的肿物并薄的强化分隔（箭头）

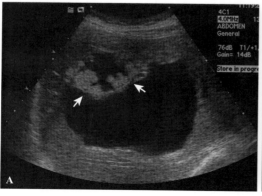
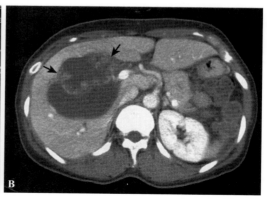

▲ 图 79-35 胆管囊腺癌
A. 横断超声像可见一大的分叶状囊性肿物并厚分隔和多发壁结节（箭）。B. CT 扫描见一分叶状囊性肿物并厚分隔和强化的壁结节（箭）

物，造成胆道梗阻[124, 125]。

胚胎性横纹肌肉瘤是儿童人群中位居第二位的最常见黄疸原因，仅次于胆总管囊肿。除了婴儿期，它常见于 4—6 岁，但据报道可见于 1—11 岁的儿童。超声和 CT 可以显示肝内胆管扩张和胆总管区或肝门区的软组织密度肿物。若无局部侵犯至相邻组织，则病变的影像表现与先天性胆总管囊肿相似[126]。

八、良性胆管肿瘤

胆管的良性肿瘤少见[64]。腺瘤是最常见的类型，其他包括颗粒细胞瘤、错构瘤、纤维瘤、神经瘤、脂肪瘤和异位的胃或胰腺黏膜。

大部分腺瘤表现肝外胆管的小的无症状息肉，手术偶然发现（图 79-37）。偶尔，它们会较大并引起胆道梗阻。据报道，多发的乳头状腺瘤与梗阻性的胆道绒毛状腺瘤和壶腹癌有关[64, 127, 128]。胆管的颗粒细胞瘤最常见发生于年轻的非洲裔美国女性，引起腹痛和黄疸[65]。大部分颗粒细胞瘤是肝外肿物，最大径＜ 3cm，随着细胞浸润胆管壁，管腔消失。CT 和超声通常显示胆管梗阻而没有发现肿物。胆管造影显示出肝外胆管或小的息肉样占位[64]。手术切除是治愈性的。

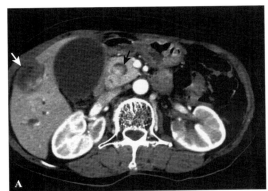
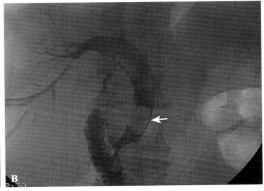

▲ 图 79-36　平滑肌肉瘤转移至肝总管
A. CT 检查显示扩张的胆总管内强化的息肉样肿瘤（黑箭）。白箭为肝脏转移。B. 胆道造影可见胆总管腔内肿瘤（箭）

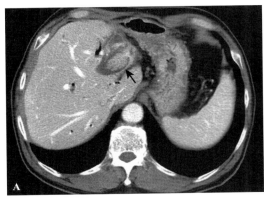
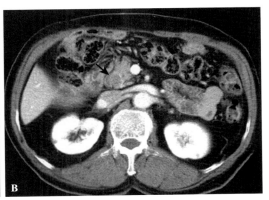

▲ 图 79-37　多发胆管腺瘤
A. 增强轴位 CT 图像可见扩张的左叶肝内胆管腔内息肉样肿瘤（箭）均匀强化。B. CT 相对 A 的足侧层面显示胆总管内相似的胆管内肿物（箭）

第 80 章　胆道炎性病变

Inflammatory Disorders of the Biliary Tract

Benjamin M. Yeh　Wei-Chou Chang　著

曹　崐　译校

一、原发性硬化性胆管炎

（一）流行病学和临床表现

原发性硬化性胆管炎（primary sclerosing cholangitis，PSC）是不明原因的慢性胆汁淤积性肝脏病变。典型发病年龄 20—30 岁，但也可以发病于儿童，男：女比例 2∶1[1]。PSC 常见与炎性肠病相关，尤其是溃疡性结肠炎，但也可见于 Crohn 病，虽然少见一些。约 70% 的 PSC 患者有溃疡性结肠炎。溃疡性结肠炎患者中 3%～7.5% 已有或以后会发生 PSC[2]。即使有相关的溃疡性结肠炎，也仍然可以使用"原发性"这个词，因为尚没有可靠的证据证明 PSC 是由于或继发于炎性肠病。事实上，在一些患者，肝胆病变先于肠病临床症状的发生。其他相关病变包括干燥综合征、Riedel 甲状腺炎、腹膜后纤维化和纵隔纤维化，但没有任何上述病变被持续报道[3, 4]。PSC 患者也有高风险的胆管癌发生可能，终身风险为 10%～15%。

约 25% 的 PSC 患者就诊时无症状[2]。PSC 的临床特点包括疲劳、瘙痒、黄疸、右上腹疼痛、肝脾大。血浆胆红素浓度和血浆天门冬氨酸转化酶活性的升高通常不是很明显，或与血浆碱性磷酸酶活性的增高相仿。有强证据显示遗传和免疫因素在 PSC 的发病机制中非常重要。没有针对 PSC 的特异性血浆标志物[5, 6]。但是，约 80% 的 PSC 患者有核周的抗中性粒细胞胞浆抗体，也称为抗线粒体抗体，抗核抗体和抗平滑肌抗体见于 20%～50% 的 PSC 患者。这些标志物都是非特异性的。

PSC 的自然病程变化较大，但通常为逐步走下坡路，从确诊开始的 5 年生存率为 88%，中位生存期 11.9 年[3]。没有已知的证实有效的治疗方法，除了肝移植。

（二）病理学

PSC 特点是胆道树的纤维化炎症（图 80-1）。显微镜下，炎性细胞极稀少，但是导管纤维化是非特异性的，很难从病理上量化。因此诊断不能仅基于肝外胆管活检标本[7]。事实上，不应采集肝外胆管活检标本，除非必须除外胆管癌时。

肝脏的组织学标本可能很少显示出 PSC 的特异性征象：胆管扩张合并大的肝内胆管纤维性闭合[7, 8]。这些组织学标本通常仅在尸检或移植时才能获得，而不是对患者的常规临床随访。在传统的肝脏针穿活检上发现的组织学变化虽然不能作为诊断，但可能可以强烈支持 PSC 的诊断（间隔或一些肝门区的叶间胆管非化脓性的、非肉芽肿性的破坏）。在相同的患者，其他肝门区管道可能显示为胆管增生和继发于大胆管梗阻的肝门周围水肿[9]。PSC 的组织学分期如下：肝门区炎症或胆管炎（1 期）；肝门周围炎症或纤维化（2 期）；纤维间隔形成或桥接状坏死或两者都有（3 期）和肝硬化（4 期）。PSC 的肝脏损伤是慢性肝炎和胆管梗阻的共同作用结果，而且分期系统适用于肝脏病变而非胆管病变。

"胆管周围炎"这个词汇用于见到 1 期和 2 期特征时。这些改变现状被认为是 PSC 系列表现的一部分，患者被划分为小胆管 PSC（显微镜下可见）或大胆管 PSC（胆管造影可见），或两者皆有。

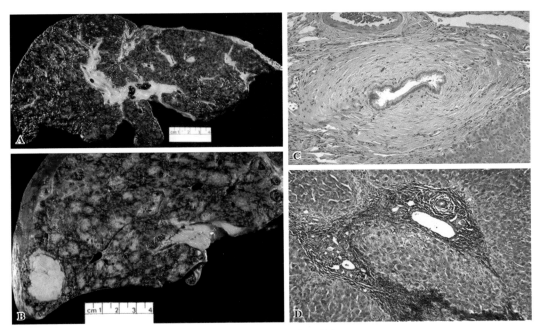

▲ 图 80-1　PSC 的病理学表现

A. PSC 所致肝硬化在该处说明，PSC 的肝脏典型为绿色且随着期别进展成为进行性的深绿色。B. 该例进展期病例为外周型胆管癌。C. 早期胆管纤维性胆管炎可见同轴的管周纤维化和轻度上皮萎缩。D. 三色染色可见该肝脏的致密纤维化（蓝）

大导管 PSC 事实上总会累及肝内胆管，而且几乎总会累及肝外胆管。胆总管、肝总管和左或右肝管的第 1cm 段（在大部分患者是解剖学事实上的肝外）仅 1%～2% 的患者在胆管造影上不受累。20% 的患者病变在胆道造影上局限于肝内和肝门胆管。

没有复杂性胆管癌的情况下，大导管 PSC 进展缓慢。一项研究中，80% 的非复杂性 PSC 患者显示在 6 个月～6.5 年的时间内多次胆管造影没有变化[10]。

胆囊异常发生于 40% 的 PSC 患者，最常见的异常是胆囊结石（26%）。PSC 直接累及胆囊壁发生于约 15% 的患者，而且约 4% 的患者有胆囊肿瘤，如腺瘤和腺癌[11]。

（三）X 线放射学表现

虽然肝脏活检的表现可能符合 PSC，但不能单独作为诊断。一般而言，PSC 的诊断标准需包括如下条件：胆管造影上有典型的影像学表现；合适的临床、生化和肝脏活检得到的组织学表现；排除了硬化性胆管炎的继发性原因。这些条件中，典型的胆管造影影像学异常对诊断 PSC 最为关键。

（四）荧光镜胆道造影

虽然 PSC 的特点能够在多种影像方法上显示，最重要和最具特点的影像学征象见于荧光镜胆道造影[12]（图 80-2）。荧光镜胆道造影通常通过 ERCP 实现。若胆道的特定节段不能通过 ERCP 显示，可以施行经皮经肝胆道造影。

同时累及肝内及肝外胆管的多发节段性狭窄是 PSC 的特点。PSC 荧光镜胆道造影的表现基于疾病进程分期。胆管周围炎症和纤维化可能累及随机的胆道树节段。PSC 早期，正常的或较少累及的胆管节段可能出现节段狭窄的改变，造成典型的串珠状表现。狭窄长度为 1～2mm（称为带状狭窄），也有数厘米的，最常见的长度是 1～1.5cm。狭窄通常发生在胆管分叉处，与上游胆管扩张程度比例不符。若壁周纤维化加重，则胆管表现为"剪枝树"的表现，反映了外周胆管消失。并且与中心胆管形成的角度更钝。

憩室状外凸，大小为 1～2mm，也有 1cm 的，在高质量胆管造影上见于约 20% 的患者，是 PSC 的典型特点。一些憩室可能因邻近的狭窄形成疝，

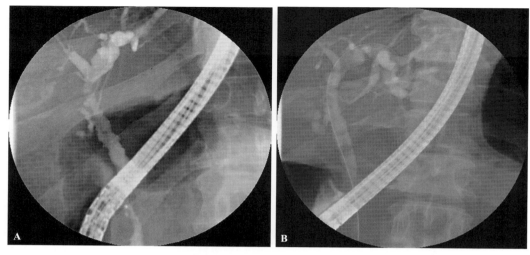

▲ 图 80-2　PSC 的 ERCP 表现

A 和 B. 有多发局灶性不规则狭窄和扩张累及肝内和肝外胆管。狭窄通常较短和环状，可能似网状，正常或轻度扩张节段交替，形成串珠样表现。通常可见粗糙的结节状不规则壁及小的偏心外凸囊袋

而其他在无狭窄的情况下产生，明显为黏膜延伸进入增厚的胆管壁。

约一半的 PSC 患者有一定程度的壁不规则，表现为细微的、刷状边缘的表现，到粗糙的、粗毛状或明显的结节状表现。几种征象的混合，包括短的狭窄、串珠状、剪枝状、憩室和壁不规则，常导致混合的胆管造影表现，几乎是 PSC 的疾病特征性表现。

（五）超声、CT 和 MRI

超声、CT 和 MRI 是常用的评价异常肝功能的一线影像检查。这些方法可以评价胆道异常是否存在。断层图像不仅能够评价胆管，而且能够评价胆管壁和周围肝实质。对 PSC 患者，断层影像能够发现相关并发症，如肝硬化和恶性变。

因为超声（图 80-3）相对便宜且能够有效评价胆道系统，常作为评价胆汁淤积性肝脏病变的初始影像检查方法。超声上的 PSC 征象包括胆总管扩张和胆管壁增厚，或肝内胆管呈光滑或不规则的表现。正常的肝内胆管壁厚度不足 1mm，超声上表现为薄的回声线。增厚的胆管表现为两条平行的回声线，中间为低回声带[13]。PSC 的胆管壁增厚常为 2～5mm。胆总管壁增厚，若出现，可以很容易被超声检查发现。另一方面，发现肝内胆管壁增厚很难，因为这项检查依赖于操作者水平，而这个微弱的表现总是不很明显。

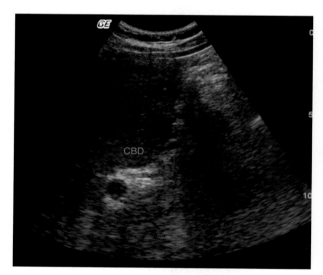

▲ 图 80-3　PSC 的超声表现

横断面超声图像可见胆总管（CBD）壁增厚

随着技术水平的持续提高，CT 扫描仍然作为评价腹部病变的主要影像方法之一。现代的 MDCT 能够进行快速数据采集，并形成高分辨率重建图像进行胆道系统评价。该技术被称为 CT 胆管造影。CT 胆管造影采用轴位 CT 数据，然后重建成二维和三维图像用于评价胆管树，尤其是肝外胆管。可以在扫描前口服或静脉给予胆道造影剂充盈胆管。CT 胆管造影允许无法接受 MRI 检查的患者得到胆道树断层图像，如有动脉瘤金属夹或起搏器、幽闭恐惧症或因既往手术在肝门区有过多的金属夹的患者[14]。

PSC 的 CT 表现与 ERCP 所见相似，包括肝内胆管节段扩张，且扩张程度与局部狭窄不成比例（图 80-4）。肝总管和胆总管也能显示狭窄和扩张交替。也可见肝外胆管壁的强化，虽然这是一个非特异性的表现，也可见于其他原因的胆管炎（图 80-10）。肝内胆管结石可见于约 8% 的 PSC 患者。这些结石表现为轻微的高密度点灶或粗糙钙化，在平扫图像上显示最佳[15]。上腹部淋巴结肿大常见于 PSC 患者，虽然该表现不特异。肿大淋巴结的存在不一定提示胆管癌，不能作为肝移植的排除标准[16]。

在 CT 上可以见到一个与 PSC 所致肝硬化相关的独特的肝脏形态学改变。肝脏明显变形呈严重的分叶状轮廓，形成一个类圆形的器官。这是由于肝右叶后段和左叶外侧段的同时萎缩并显著的尾叶增大。而且，萎缩的肝右叶可能相对增生的尾叶呈低密度（由于纤维化），形成假肿瘤效应。当这些形

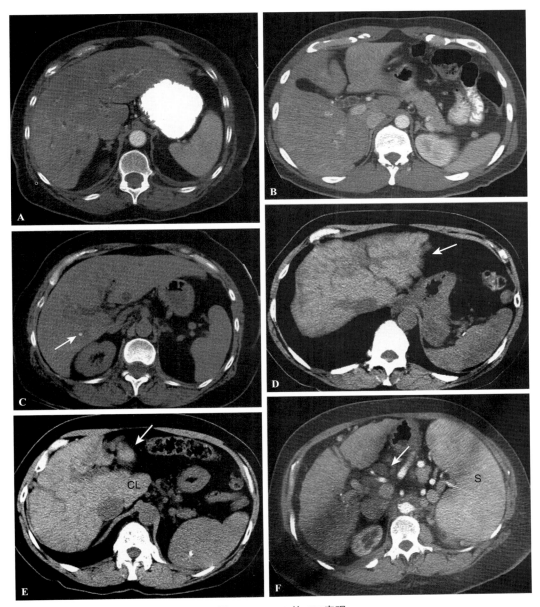

▲ 图 80-4　PSC 的 CT 表现

A. 不规则肝内胆管扩张并管周高强化。B. 胆总管可见异常壁增厚和强化。C. 平扫图像见肝内胆管结石（箭）。D 和 E. 另一患者的平扫 CT 可见肝脏结节状并明显萎缩的肝左叶外侧段（箭）和增大的肝尾叶（CL）。F. 另一患者增强检查见肝硬化、脾大（S）和肝门淋巴结（箭），是 PSC 患者的常见表现

态学改变同时伴随散在的、扩张的肝内胆管和肝内胆管结石时，提示 PSC 为肝硬化的病因 [17]。PSC 所致的肝硬化和其他常见原因（酒精和肝炎）所致的末期肝硬化的肝脏表现有相当大的重叠。任何原因所致的肝硬化典型表现包括因各种大小的再生结节造成的结节状肝表面、融合性纤维化区域、肝右叶萎缩和尾叶增大。

MRCP 自 1991 年引入临床，是一项采用重 T₂ 加权脉冲序列显示胆汁和胰管的技术。MRCP 无创、无须使用碘造影剂且无电离辐射 [18]。研究显示 MRCP 与 ERCP 在 PSC 诊断上有良好的相关性 [19-22]。MRCP 上，PSC 表现与 ERCP 相仿，包括多处节段性狭窄与正常或轻度扩张的胆管节段交替存在（图 80-5）。狭窄常和上游的胆管扩张程度不相符。壁周炎症和纤维化限制了胆管的扩张，因此，高度狭窄可能仅合并轻度的近端扩张。随着纤

维化的进展，外周胆管消失，形成 MRCP 上的剪枝树表现，和荧光镜胆道造影表现相似。其他征象包括胆管壁不规则、网状、憩室和结石 [23]。

PSC 相关的肝实质改变可以在 MRI 上观察到。胆管炎症延伸进入肝实质、胆汁盐滞留、肝细胞内铜沉积，都被看作是肝实质改变可以在 MRI 上观察到的原因 [24]。肝外胆管壁显示增厚（1.5mm 及以上）和强化。T₁WI 上，一小部分患者可以见到随机分布的高信号。该异常信号推测是因为萎缩的肝细胞内的胆汁停滞和脂褐素沉积 [25]。T₂WI 可显示外周楔形的信号增高或纤细的网状形态。壁周炎症延伸累及血管和淋巴管道被认为是信号异常的原因。肝门胆管的炎性改变造成沿肝门区的 T₂ 高信号 [24]。增强图像可显示外周区域的强化，可能由于局域炎症导致的血流改变 [25]。

慢性 PSC 所致肝硬化的形态学改变已经在 CT

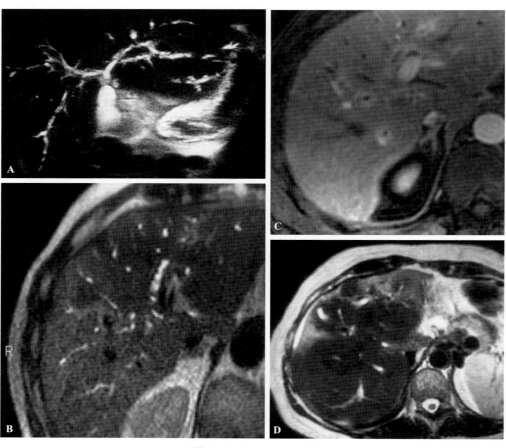

▲ 图 80-5　PSC 的 MR 表现
A 和 B. MR 胆管造影显示肝内和肝外胆管典型的不规则狭窄和节段性扩张。C. 增强后可见异常管周强化。D. 硬化性胆管炎所致的继发性胆汁性肝硬化 MR 图像

的内容内叙述。这些相似的改变和其他表现可以在MRI上见到。大结节形态的肝硬化可以在PSC患者见到。这些大结节（常＞3cm）主要见于肝脏的中心区，典型表现为T_1WI等信号和T_2WI低信号。注入造影剂后即刻和随后2min，结节呈低信号，最终呈等信号[26]。PSC所致的肝硬化实质萎缩形成的外周楔形区域典型为T_1WI低信号、T_2WI高信号。相应区域在造影剂注入即刻呈低强化，2min以后呈高信号[26]。

（六）鉴别诊断

1.胆管癌

90%的胆管癌病例在胆道造影上表现为或者是局限狭窄，或者较少见的息肉样肿物，两者都不会与PSC混淆。但是，约10%的病例有转移扩散或多中心，或两者都有，致使肿瘤弥漫累及胆管树，类似PSC。当胆道造影上发现弥漫的带状狭窄和多发憩室，可以很有信心地诊断PSC，因为这些征象不会出现在胆管癌。仅有1/4的PSC患者有这些征象，剩下很大一部分PSC患者的表现无法除外胆管癌。甚至更为复杂的问题是事实上有10%～15%的患者为PSC合并胆管癌，而且当两种病变并存时，PSC所致的胆管改变可能很容易掩盖癌的存在[10]。因为PSC的节段特性，胆管树的某些部分相对不受纤维化累及，所以保持着应对梗阻的扩张能力。相对PSC的纤维性狭窄，胆管癌通常梗阻更为完全。不幸的是，胆管癌在胆管造影上没有特异性的表现。两种疾病的临床表现有一定差异，当患者有迅速的临床恶化，包括黄疸、瘙痒、体重减轻，合并有血浆胆红素浓度和肝功能指标的升高，很可能是胆管癌。根据胆道造影所见，更为显著的扩张胆管应被视为合并癌的可能表现。

因为PSC通常是慢性进展的病变，在一系列胆道造影上间断性的狭窄形成和胆管扩张表现提示有合并恶性病变的可能存在，尤其有临床表现恶化时[10, 27]。腔内充盈缺损发生于5%～10%的PSC患者，但通常较小，直径2～5mm。

1cm或以上的充盈缺损见于50%的PSC合并胆管癌。当有这些发现时，若能够除外胆总管结石，则应假定为恶性病变诊断。

在胆道造影检查上，约25%的PSC患者显示一个严重狭窄，为胆管树的一个节段，通常接近肝门区，表现为比其余胆管更为严重的狭窄。虽然严重狭窄的概念初始被提出来是为了使PSC良性狭窄的治疗能够采用积极的手术方法，但有一些严重狭窄实际上代表胆管癌[28]。如果胆道造影或临床进程提示合并胆管癌的可能，则应做超声、CT或MRI检查。在50%～80%的病例，断层图像可以证实肿瘤的存在[29, 30]，尤其肿瘤起源于肝内胆管时，胆管癌经常形成较大的外生肿块。肝外胆管壁增厚在5mm或以上可以作为胆管癌的假定诊断证据[31]。肝门周围软组织厚度为1.5cm或以上也提示为恶性肿瘤[32]。对比增强CT和MRI的薄层和延迟图像比10mm厚度的平扫图像更好，提高了对PSC患者恶性肿瘤发现的敏感性。

2.良性胆道病变

原发性胆汁性肝硬化（Primary biliary cirrhosis，PBC）、继发性硬化性胆管炎（由多种已知原因导致）和一些寄生虫感染都与PSC有一些相同的病理、临床和影像特点。对这些病变的鉴别诊断会在各自的标题下讨论。

噻苯达唑，一种驱虫剂，被报道会导致胆汁淤积性病变，组织学特点为小叶间胆管的破坏，可能有自身免疫基础[33]。虽然显微镜下表现可能与小胆管PSC混淆，但胆道造影上大胆管正常和噻苯达唑的治疗史，是诊断性表现。

肝脏结节病能够导致肉芽肿性胆管炎，在肝脏活检上类似PSC或某些PBC[34]。除此之外，据报道肝外胆管的狭窄也见于结节病。在已报道的病例，诊断通常因为结节病的临床证据在胆汁淤积发生之前。

嗜酸性粒细胞性胆管炎是另一个引起肝外胆道狭窄的病因。在CT和超声上可见到明显的肝外胆管壁增厚[35]。

肝动脉发育不良（Alagille综合征）是一种少见的家族性胆汁淤积性综合征，特点为心脏、骨骼和眼睛的异常，典型的面相包括额头宽阔、颧弓扁平、下颌变尖，肝脏活检可见小叶间胆管的消失[36]。胆道造影剂显示肝内和肝外胆管同时的节段性狭窄，类似PSC。但这些胆管改变似乎是由于胆管发育缺陷，导致节段性发育不良或闭锁，而不是像 PSC 一样继发于纤维化或导管梗阻。家族性遗传、婴儿期发病、无相关的溃疡性结肠炎及典型面容应可以很容易与 PSC 区分（见第 119 章）。

同种异体的肝移植排斥可造成小叶间胆管的消失和肝内与肝外胆管的狭窄，与 PSC 极为相似[37]。大胆管的相似改变可因缺血所致，若在移植后有肝动脉循环的延迟重建或若有肝动脉栓塞[37]。造成胆道缺血的其他原因可能也会导致与 PSC 相似的胆道狭窄[38]。对 PSC 的移植，当患者无排斥、感染或缺血情况下发生狭窄，需考虑复发病变。对肝移植后胆道并发症的详细讨论请见第 92 章。

胆道树的自发性狭窄，通常在主胆管，偶尔导致诊断困难。在大部分病例，局限性胆道狭窄有恶性原因。一些胆管癌引起大量纤维化，导致活检结果呈假阴性，造成对良性狭窄的错误诊断。无论如何，良性的局限性胆道狭窄很少见于无既往手术史、已知感染或其他损伤的情况。这些有时被当作 PSC 的标签，但可能代表不同的疾病进程或最多是顿挫型的 PSC。

二、原发性胆汁性肝硬化

（一）流行病学和临床表现

虽然原发性胆汁性肝硬化一词最早见于 1950 年，但这种病变最早的描述可见于 100 多年前[39, 40]。就像 PSC，PBC 是一种不明原因的慢性胆汁淤积综合征，特点为小胆管的破坏、肝门区炎症和进行性瘢痕生成，在肝脏活检上可见到四个组织学阶段[41]。慢性胆汁淤积导致肝内铜过量，PBC 和 PSC 都可见，但铜在胆管损伤中扮演的角色仍不清楚（图 80-6）。

PBC 是 1%～2% 的肝硬化死亡原因。典型病变见于中年女性，并有疲劳和瘙痒症状以及实验室检查的胆汁淤积证据。PBC 的临床表现主要为隐匿发生的弥漫瘙痒，是由于胆汁酸盐在皮肤的累积。瘙痒通常发生于皮肤黄染之前 6 个月～2 年。在病变的更晚阶段，可见到骨软化症、肝脏衰竭和门静脉高压。

基于细胞的免疫改变是 PBC 的重要特点。激活的 T 淋巴细胞和 B 淋巴系统可能介导胆管损伤[42]。PBC 常与其他自身免疫性病变相关，血浆抗线粒体

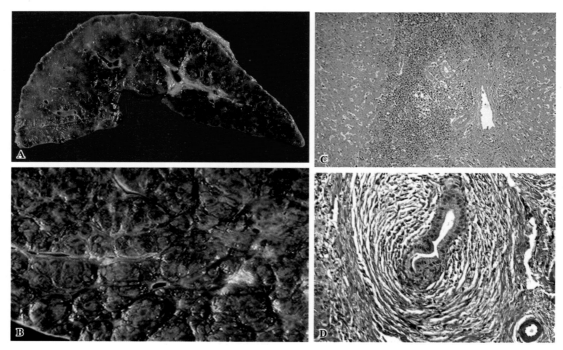

▲ 图 80-6 **PBC 的病理学表现**
A 和 B. 4 期病变大体表现，典型的褐色和绿色混合的退变结节。C. 组织学标本可见门静脉周围炎症并淋巴细胞和浆细胞。D. 管周淋巴细胞浸润

抗体实验对PBC高度敏感。相关的自身免疫和胶原血管病变包括风湿性关节炎、Sjögren综合征、桥本甲状腺炎、皮肌炎、硬皮病、CRST综合征（皮肤钙质沉着症、雷诺现象、指端硬化和毛细血管扩张症）和系统性红斑狼疮。

正如PSC，血浆碱性磷酸酶活性增高比较可靠，而血浆胆红素浓度更易于波动，发病时很少见明显升高。血浆胆红素是一个重要的预后指标，升高的水平和生存预期负相关。

除了与PSC患者的相似性，PBC患者表现有重要的临床和病理差别。约90%的PBC患者是女性，PSC的男女比例高于2：1。溃疡性结肠炎常见于PSC，但与PBC无相关。血清学标志物，尤其是抗线粒体抗体，常见于PBC且通常效价高，而它们不会持续出现于PSC患者。病理学检查上，PBC的小胆管破坏合并炎性细胞浸润，包括淋巴细胞、浆细胞、组织细胞、嗜酸粒细胞，以及伴肉芽肿形成。相比之下，PSC的胆管炎破坏相对细胞较少且缺乏肉芽肿形成。PSC上显著的胆管壁纤维性增厚不见于PBC。PBC的自然进程多样，但通常会势不可挡的恶化，有症状患者的平均生存时间是5.5～6年，范围为3～11年[43]。

（二）影像学表现

影像学一般在PBC诊断中起作用较小。诊断通常基于临床特点和实验室评估。断层图像传统上用于显示门静脉高压和肝硬化来进行肝脏病变分期。影像用于发现肝脏恶性肿瘤的发生。

在大部分PBC患者，胆道造影显示正常，尤其在疾病早期。随着病变进展，肝内胆管可迂曲和变细，是对周围肝硬化的反应（图80-7）。在肝实质萎缩区域，胆管聚拢并迂曲，在代偿性增生或结节退变区，胆管张开或移位。可以有胆总管的外源性压迫，因肝门区肿大淋巴结所致[44]。

在诊断时的CT和超声扫描通常显示肝脏体积增大（图80-8）。随着PBC进展，肝脏体积缩小，伴随肝右叶萎缩和尾叶及左叶相对增大。几种不同类型的纤维化可以见于PBC患者，但有特征性的一种是薄的或厚的低密度带环绕退变结节呈花边状。退变结节为平扫图像上小的、圆形、高密度灶。纤

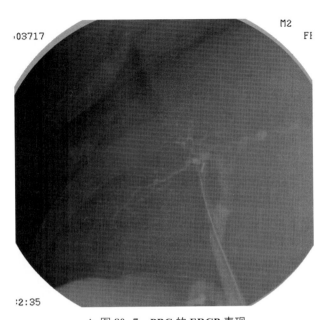

▲ 图80-7　PBC的ERCP表现
肝内胆管细小，形成"剪枝树"表现。肝外胆管正常。在PSC，肝内和肝外胆管系统通常都会受累

维化在非增强检查上显示最好。肿大淋巴结见于80%～90%的PBC患者，典型位于肝门区和门腔静脉间[45]。腹水、脾大和静脉曲张是提示门静脉高压的征象。这些征象有时会先于临床和CT上肝硬化征象被发现。

PBC患者的MRI表现与CT所见相似，表现与肝硬化有关的形态改变和淋巴结肿大。MRI上一个被描述为"门静脉周围晕征"的征象可辅助晚期PBC的诊断（图80-9）。当见到有一个T_1和T_2上信号强度减低的小的（5mm～1cm）圆形病变包绕门静脉分支，则视为门静脉周围晕征存在。典型者，病变呈大量、累及所有肝脏节段且无占位效应[46]。这些病变必须和退变结节区分，后者通常大小和信号强度不等，可能显示占位效应。该征象不应与门静脉周围水肿混淆，后者为T_2WI高信号且沿门静脉周围分布。组织学检查发现门静脉周围晕征与门静脉周围肝实质细胞消亡有关，被退变结节环绕[46]。

胆道造影对PSC与PBC的鉴别有帮助。狭窄是PSC胆道造影的标志性表现。PBC上，胆管变形严重程度较低且主要局限于肝内胆管[12]。憩室状膨出和壁的不规则在PSC上为典型表现，但不见于PBC。

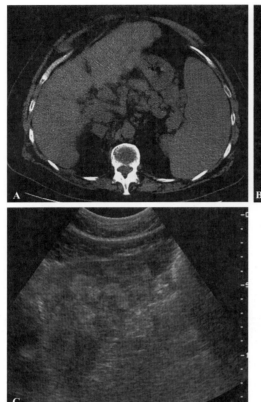
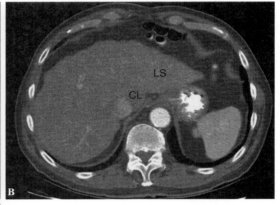

▲ 图 80-8　PBC 的 CT 和超声表现

A. 横断平扫 CT（窄窗）可见肝脏体积小并结节状轮廓，实质不均匀，外侧段增大、和脾大，肝门区有增大的淋巴结。B. 另一患者的增强 CT 可见结节状肝轮廓，左叶外侧段增大（LS），相对正常的肝尾叶（CL），末期 PBC 几乎总会出现尾叶增大和左叶萎缩。C. 左叶长轴扫查可见多发再生结节形成多发的有回声肿物（由 Peter Cooperberg, MD, Vancouver, British Columbia, Canada 提供）

三、梗阻性胆管炎

胆道梗阻造成胆汁淤滞，且倾向于发生细菌性感染。细菌性胆管炎几乎总是与胆道梗阻相关，相对恶性病因（胆管癌、胰腺癌、肝门区恶性淋巴结增大），良性病因（胆总管结石、手术吻合口狭窄、乳头区狭窄）更易导致临床感染[47]。

患者临床表现为右上腹痛、恶寒、发热和黄疸。大肠埃希菌是最常见的感染微生物，但大部分感染是多种微生物所致[47]。急性的上行性胆管炎，化脓性胆汁可能在超声上被发现为受累胆管内的腔内回声物质，或 CT 上的高密度胆管内物质。胆管造影可显示梗阻上方扩张胆管内的不规则管状充盈缺损。肝脓肿不常伴随细菌性胆管炎。它们在超声和 CT 上极易显示，与胆管树的交通能够在荧光镜胆道造影上显示（图 80-10）。

虽然前面所描述的都是梗阻性胆管炎的重要影像征象，最重要的诊断目标是发现梗阻的形态和水平，并决定缓解梗阻的最好方法。在梗阻水平上方

加压注入造影剂可能会使已经存在的感染恶化，或将本来无菌的胆道树内引入感染。若胆管内压力超过门静脉压力，或者若建立了肝静脉系统的交通，可能引起有生命危险的败血症。因此，只要在直接胆道造影上发现有梗阻的感染性胆道系统，必须进行即刻胆道引流和施用广谱抗生素是必需的[47]。

慢性梗阻性胆管炎并反复发作的感染可能会导致胆管狭窄、外周的肝内胆管变细和胆汁性肝硬化。表现可能类似 PSC，但梗阻的原因，如胆总管结石病或术后狭窄，通常在临床或影像上很显而易见。

细菌性感染，通常合并结石形成，可能伴随已有的胆道病变。先天性囊性病变，包括 Caroli 病，经常合并胆总管结石病、感染和狭窄形成，这些可能会遮掩潜在病变。相似的，PSC 患者经常在胆道树引流不良的区域内形成色素性结石，使其难以发现原始诊断。但是，若潜在病变的临床和影像证据很有力，色素性胆管结石和临床感染要作为继发性现象考虑[15, 48]。PSC 患者的肝内胆管石可能很细小，经常在对比 CT 上被忽视。

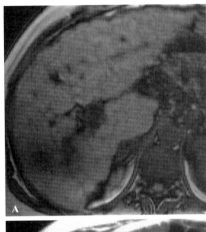

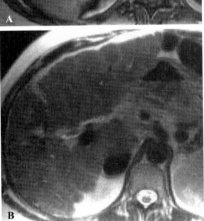

◀ 图 80-9　PBC 的 MR 特点

A 至 D. PBC 患者可能有明显的独特的异常，为 T_1 和 T_2 加权 MR 图像上的低信号环绕门静脉分支，即"门静脉周围晕征"。该异常包括一个圆形病变，以门静脉分支为中心，5mm～1cm 尺寸。该形态可能累及所有肝脏节段并表现为 T_1 和 T_2 加权图像上的低信号灶，无占位效应。这些标准可以将该病与再生结节鉴别，后者通常具有不同的大小和信号强度，可能有占位效应，且不会以门静脉分支为中心（由 Glenn Krinsky, MD, New York, NY 提供）

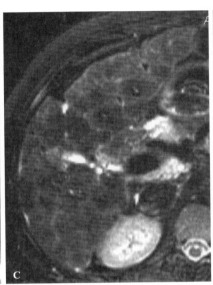

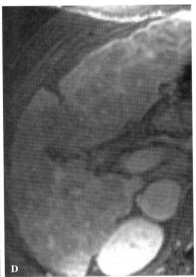

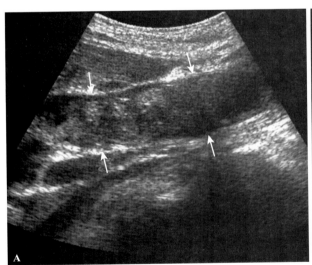

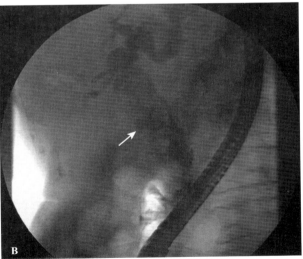

▲ 图 80-10　**Ascending obstructive cholangitis**

A. Sagittal sonogram shows a markedly dilated common bile duct (arrows) filled with sludge and stones. B. ERCP shows a dilated intrahepatic and extrahepatic biliary system with multiple filling defects (arrow). The patient recovered after urgent papillotomy and administration of antibiotics and intravenous fluids. (From Hanbidge AE, Buckler PM, O'Malley ME, et al: Imaging evaluation for acute pain in the upper abdomen. RadioGraphics 24: 1117–1135, 2004.)

四、复发性化脓性胆管炎（东方胆管型肝炎）

特定的亚洲人群有形成肝内和肝外胆管内色素性结石的倾向性，通常伴随复发性革兰阴性细菌感染[47, 49-53]。该情况有多种名称，包括东方胆管炎性肝炎、东方胆管炎、香港病和中国人胆道梗阻。一个更为包容性的名称，确认在非亚洲人群内有散发，是复发性化脓性胆管炎（RPC）。RPC 的结石病变类型与典型的西方人群不同，后者的胆管结石主要为肝外，主要组成为胆固醇，且最常见于胆囊[53]。寄生虫感染（华支睾吸虫、人蛔虫）、营养不良和门静脉菌血症是与 RPC 相关的病因，但原因和病因学仍然待证实。

右上腹疼痛、畏寒、发热和黄疸是 RPC 的常见临床特点，自然病程典型为恶化及胆管炎复发，并胆管损伤和胆汁滞流导致胆管炎性肝硬化。在急性期，菌血症可能有生命危险。

一个提示 RPC 的诊断征象是肝内和肝外胆道扩张，因多水平的狭窄所致，合并各种密度的胆道结石和沉积物。含有结石和沉积物的扩张胆管通常能够在 CT 和超声上被发现，虽然大量的无声影、等密度物质在超声评估中可能会掩盖胆管扩张。胆管树的所有节段都可能受累，但左叶外侧段是最常见和广泛受累的。更多的 RPC 断层影像征象包括实质萎缩、脂肪化、胆管壁强化、节段性的实质强化、肝脓肿、胆汁瘤和胆道积气[50, 51]。突然变细的胆管提示狭窄。胆道造影提供关于胆管状态的最佳细节（图 80-11），是对结石和狭窄进行放射学介入治疗的必要部分[49, 54]。

五、与获得性免疫缺陷综合征相关的胆管炎

一个与 PSC 相似的继发性胆管炎是 AIDS 一种不常见但广为认可的组成。该状况被认为是继发于隐孢子虫、巨细胞病毒或两者皆有的机会性感染[55-57]。除了胆道系统征象和症状，AIDS 相关胆管炎的患者可能有隐孢子虫性肠炎所致的腹部疼痛和腹泻。

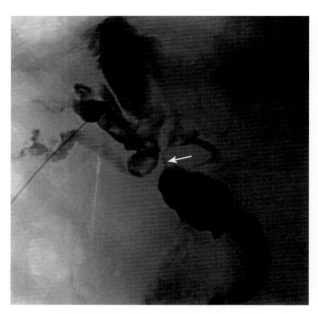

▲ 图 80-11 **Oriental cholangiohepatitis**
Percutaneous transhepatic cholangiography shows severe stricture (arrow), with dilated ducts, multiple filling defects, and abrupt tapering in the right anterior segment. (From Mi-Suk Park M-S, Yu J-S, Kim KW, et al: Recurrent pyogenic cholangitis: Comparison between MR cholangiography and direct cholangiography.Radiology 220: 677-681, 2001.)

胆道造影典型表现为肝内和肝外胆管的不规则和狭窄并相应的胆道扩张。乳头状狭窄可作为一个单独的征象发生，或合并有更近端的胆管狭窄（图 80-12）。息肉状的腔内充盈缺损因肉芽组织形成，被报道在 ERCP 上见于 1/4 的患者[58]。CT 和超声可显示胆囊和胆管壁增厚，以及 AIDS 的其他胆管外表现。因炎症和 Vater 乳头水肿所致的胆总管末端高回声结节，在一组病例中被报道[59]。

六、氟尿苷胆管炎

动脉注入化疗药物治疗肝转移已经被认为会引起胆管狭窄[38, 60-63]。在一项研究中，接受动脉内治疗的患者有 15% 在没有肿瘤进展的情况下而胆道造影出现异常[63]。氟尿苷（氟尿嘧啶）几乎是所有病例的罪魁祸首。胆管损伤被认为是由于药物的化学毒性作用于胆管或药物导致的肝门区血管内栓子[38]。对狭窄区域的组织学检查显示致密的纤维化累及胆管和周围肝实质。而且，停止化疗后进行的胆道造影显示一些狭窄可逆。

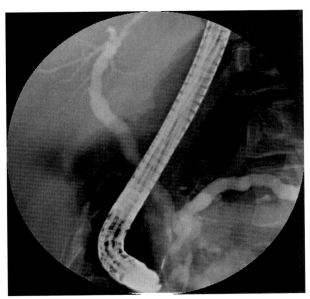

▲ 图 80-12　**AIDS 相关的乳头炎**
ERCP 可见明显的胆总管和胰管扩张，是提示低位梗阻的征象

化疗相关的胆管炎患者，直接胆道造影显示不同长度的胆管节段狭窄，与 PSC 所见相似。氟尿苷相关的狭窄有明显的累及肝门区的倾向，而不累及低位胆总管和外周肝内胆管 [63]，胆囊和胆囊管的受累相对于 PSC 也常更为严重。临床表现可以确定诊断，若通过 CT、MRI、超声或其他方法除外了肿瘤进展。

七、寄生虫感染

（一）蛔虫病

全世界范围内，人蛔虫是最常见的人类寄生虫病（图 80-13）。感染是由于食入了虫卵，在幼虫迁移穿到肝脏和肺之后，成虫在小肠内长成。临床症状基于感染的强度，通常在儿童更为常见和严重。最常见的临床表现是小肠梗阻，继发于纠缠成团的成虫。急性阑尾炎和胰腺炎也可发生。成虫占据并梗阻胆总管则发生胆绞痛。手术切除可以治愈，但若成虫陷于胆管树而没有被移除，可能因成虫分解而释放成千的虫卵，导致急性或慢性化脓性胆管炎。在轻微的病例，蛔虫性胆管炎在肉芽肿形成和瘢痕后消退。在更为严重的病例，可能继发致命的并发症。延伸进入门静脉或肝静脉可能导致炎症和栓子（门静脉炎）。肝脓肿可能会穿透进入腹膜腔

并延伸入胸膜间隙。

在直接或静脉胆道造影上成虫表现为长的充盈缺损区，长度可达数英寸，或在超声上表现为纤细、长的或卷曲的腔内回声结构 [64, 65]。胆道蛔虫常由超声诊断，能够在超声上发现胆管内的管状结构，有回声的壁和内部无回声的线。胆管内有回声的点可呈牛眼征 [66]。也有描述中心无回声区，可能代表虫体的消化道。成虫可能占据胆管树的任何部位，包括胆囊。实时超声显示虫体蠕动则证实诊断 [66, 67]。可也见到并存的肝内和肝外胆管结石。不常见的是蛔虫位于肝实质，可以导致继发性肝脓肿。这种不常见的情况多数发生于营养不良的儿童。

（二）华支睾吸虫病

临床最重要的肝脏寄生虫感染是华支睾吸虫病，人是终宿主（图 80-14）。华支睾吸虫的卵随人类粪便排出，几种类型的淡水螺中的一种作为第一中间宿主，淡水鱼为第二中间宿主，食入鱼类后发生感染。华支睾吸虫病为亚洲特有的流行病，但也可见于西方国家，由旅行和移民所致。

在胆道树内，成虫阻塞胆汁流动引起炎性稀薄浸润。晚一些时期，可形成胆管周围纤维化、胆管上皮增生、胆管癌 [47]。临床表现基于感染数量、时长和并发症有无。轻度感染，患者可能无症状。中度病变的早期症状不特异，包括厌食、消化不良、腹部饱胀感和右上腹不适。严重病变引起更为明显的系统性症状，包括心悸、体重减轻和腹泻。黄疸可由成虫阻塞胆管树、管周组织反应或胆管癌所致。

华支睾吸虫的正常存在部位是肝内胆管，在胆道造影上表现为卵圆形、树叶样的充盈缺损、长度 2～10mm [68]。外周的肝内胆管显影受成虫和壁周组织反应阻碍。

CT 和超声显示典型的肝内小胆管扩张，伴随胆管壁和壁外组织的增厚。典型情况下，肝外胆管无受累 [69]。胆管内的虫体和虫聚集体在超声上比 CT 更易发现。平扫 CT 显示分支状低密度结构，代表扩张胆管和管周炎性纤维化的综合表现。对比增强后，这些扩张的结构消失，随着壁周组织成分密

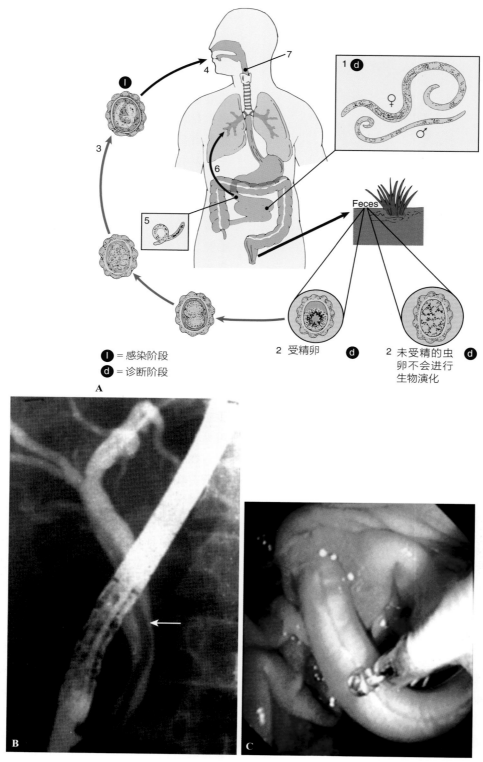

▲ 图 80-13　蛔虫病

A. 生命周期：成虫（1）生活在小肠腔内。一条雌虫可能每天产生约 200 000 颗虫卵，随粪便排出（2）。未受精的虫卵可能被吞食但不会感染。18d 至几周后，受精卵胚胎化并具备传染性（3），基于环境（潮湿、温暖、遮蔽的土壤最佳）。感染的虫卵被吞食后（4），幼虫孵化（5），侵入小肠黏膜，并进入门静脉，然后进入体循环至肺（6）。幼虫在肺内进一步成熟（10～14d），穿透肺泡壁，沿支气管树至咽喉，并被吞咽（7）。到达小肠后成为成虫（1）。从吞入感染性虫卵到雌性成虫产卵，需要 2～3 个月时间。成虫可以存活 1～2 年（引自 CDC；http://www.dpd.cdc.gov）。B. ERCP 显示胆总管内线状充盈缺损，为蛔虫（箭）。C. ERCP 时，虫体被钳夹从 Vater 乳头取出

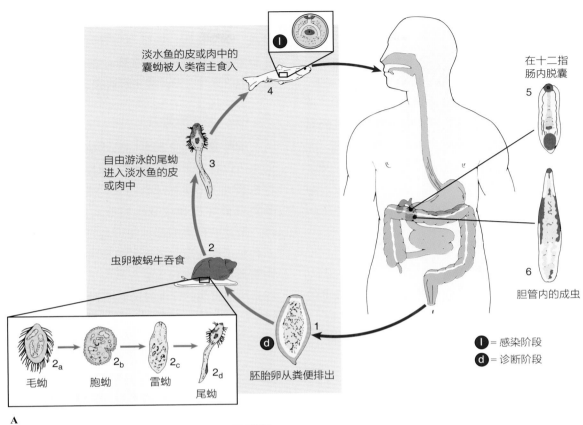

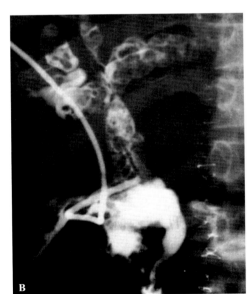

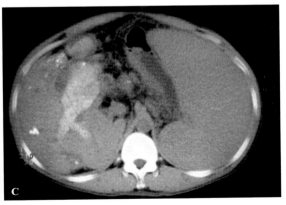

▲ 图 80-14　华支睾吸虫病

A. 生命周期。胚胎卵从胆管排出，在粪便内（1）。虫卵被适合的蜗牛中间宿主吞食；有多于 100 种的蜗牛可作为中间宿主。每个虫卵释放毛蚴（2_a），经过几个发育期 [胞蚴（2_b），雷蚴（2_c）和尾蚴（2_d）]。尾蚴被蜗牛排出，经过短暂的水中自由游泳时间，它们接触并穿入淡水鱼的肉中，在那里成囊成为囊蚴（3）。人通过食入未做熟的、盐腌的、腌渍的或烟熏的淡水鱼（4）。食入后，囊蚴在十二指肠脱囊（5）并通过 Vater 乳头上行至胆道（6）。成熟期需要 1 个月。成虫（10～25mm 长，3～5mm 宽，1mm 厚）定居于小的和中等大小的胆管。除了人类，食肉动物也可作为保虫宿主（源自 CDC；http：//www.dpd.cdc.gov）。B. T 形管胆道造影可见扩张的胆管内大量 1～2cm 充盈缺损。吸虫可以通过其典型的逗号样或新月形外形被发现，其他充盈缺损可能代表相关的结石和胆道沉积物。胆管短的狭窄和明显扩张因慢性梗阻和胆管炎所致。C. 同一患者平扫 CT 可见明显扩张的主肝内胆管内的高密度物质，病理学检查证实为色素性胆道结石和沉积物和华支睾吸虫。几枚钙化结石可见于外周胆管。脾脏增大（图 B 和 C 由 Joan A. Kendall，MD，Honolulu，HI 提供）

度增高并融入周围肝实质。

华支睾吸虫感染与胆管癌的关系是众所周知的[68, 70]。该人群的胆管癌倾向于发生在外周肝实质，即虫体最为密集的区域。因此，通常无黄疸，而肿瘤在被发现时可能已经达到相当大的体积。斑点状或面粉状的高密度区，符合病理检查所见的黏液，报道其见于华支睾吸虫感染相关的胆管癌，而无相关感染的胆管癌无此表现[70]。华支睾吸虫的其他并发症包括胆管内结石形成、化脓性胆管炎、胆管性肝炎和肝脓肿，所有这些都可能在断层图像和胆道造影上有阳性发现[71]。

（三）其他肝吸虫感染

其他的可以感染人类的肝吸虫与华支睾吸虫的特点有很多相似处，包括相似的生命周期和形态学特点、感染流程、肝脏和胆管树的病理学改变，除了胆管癌。猫后睾吸虫和麝后睾吸虫通过 Vater 乳头进入胆管系统，肝片吸虫经腹膜，穿透肝包膜[47, 72]。

（四）包虫胆管炎

细粒棘球绦虫和多房棘球绦虫是小的绦虫，其幼虫可以寄宿于人肝脏[47]。细粒棘球蚴在肝脏形成包虫囊肿，多房棘球蚴形成"肺泡样"包虫病，一种更具破坏性和侵袭性的形式，造成更多组织破坏。上述两种类型都可能压迫胆道或破裂进入胆道系统，造成梗阻、炎症和继发性细菌感染[73]。急性胆管炎可能见于包虫囊肿破裂进入胆管时。关于肝胆系统包虫病的详细讨论见第 88 章。

第 81 章　胆道术后和创伤性病变
Postsurgical and Traumatic Lesions of the Biliary Tract

Siva P. Raman　　Elliot K. Fishman　　Gabriela Gayer　**著**

曹　崑　**译校**

每天的临床工作中最常见的两个胆道手术方式是腹腔镜胆囊切除术（LC）和胆肠吻合术。尤其是胆石症或胆囊结石在美国有高发生率，发病人数 2000～2500 万，每年有大量患者接受胆囊切除术（约 70 万）。近 20 年的腹腔镜技术革命性的进展和改良使 LC 基本上取代了开腹手术[1-3]。另一方面，胆肠吻合术（最常见为肝管空肠吻合术）可以在很多不同适应证情况下实施，最常见包括肝移植、累及胆道树的肿瘤切除、良性或恶性的胆道梗阻、胆道结石和胆管损伤[4,5]。

LC 和肝管空肠吻合术两者都是相对的耐受性高的手术方式，并发症的危险性很低，每年在美国要实施大量这类手术，放射科医师的作用非常重要，要认识可能与这类手术过程相关的不同并发症，理解这些并发症基本的诊断和治疗程序。该章讨论与 LC 和肝管空肠吻合术有关的一系列并发症，说明其在不同影像方式上的表现。而且，该章结尾讨论胆道树创伤后病变的影像诊断。这些对胆管和胆囊的创伤相对少见，但延误或错误诊断的病例中有高发病率和死亡率[6-8]。

一、腹腔镜胆囊切除术

（一）腹腔镜胆囊切除术的技术考量

LC 最常见的适应证是有症状的胆石症，虽然也常见实施于无结石的胆囊炎、大的胆囊息肉、胆囊运动功能障碍、胆囊恶性肿瘤和创伤[9-11]。该手术的禁忌证很少见，典型的为无法耐受常规麻醉、

顽固性出血、末期的肝脏病变或肝硬化[12,13]。

传统上，LC 采用四个切口（四孔 LC，图 81-1A）。在邻近脐旁做一个 1cm 切口，将钝性 trocar 插入腹腔，然后通过 Veress 针充入二氧化碳建立气腹（10～12mmHg）。气腹建立后，通过这第一个切口插入腹腔镜。然后，另外做三个较小的切口在右侧上腹和镰状韧带左侧并经此插入三个 trocar（图 81-1B）。特制的抓持器具随后通过这些 trocar 进入，抓住胆囊底和壶腹区，暴露手术野，分离并夹闭胆囊动脉和胆囊管（放置手术夹），通过脐周的孔移除胆囊，并封闭胆囊窝（图 81-1C 和 D）[10,13,14]。

但是，作为患者美观的考虑和减少腹壁手术创伤的需求的结果，有逐渐地采用更少的切口和孔的趋势。最新的手术技术，被称为单孔腹腔镜手术，创造了使用单独的脐周切口，随后使用包含 4 个特制的单独孔：一个用于充气、三个为 trocar 以实施手术[14]。虽然这些新的单孔技术数据仍然待公布，但早期的研究已经显示美容效果的提高和术后疼痛的减少[14]。

（二）非复杂性的腹腔镜胆囊切除术后的正常影像表现

在大部分病例，LC 后的影像表现应相对轻微。

* 少量的气腹是可预期的表现[15,16]。相对开腹手术，腹腔镜手术后游离气体的体积通常较少且存在时间短，基本是相对小的前腹壁切口及二氧化碳充气的使用（会快速吸收）造成[17-19]。与其他腹部手术相似，若术后有大量腹腔气体，或腹腔内气体持

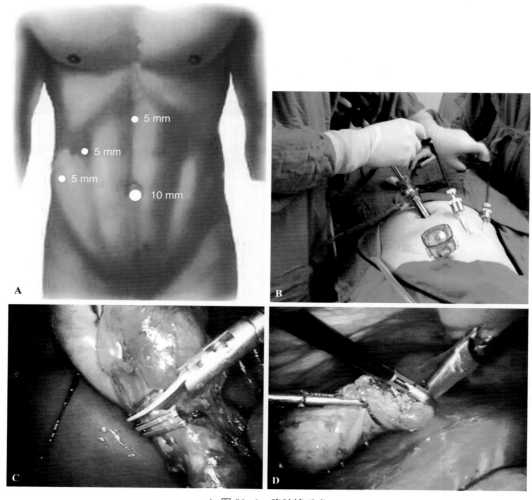

▲ 图 81-1 腹腔镜手术

A. 腹腔镜胆囊切除术的 4 个 trocar 插入点。B. 手术中将 trocar 置位。C. 金属夹置于胆囊管。D. 准备移除胆囊

续存在时间长于预期（10 ～ 14 天），要考虑有肠管损伤或穿孔的可能。

- 在切口位置的少量皮下气肿不少见，通常由于充入的二氧化碳在 trocar 周围进入皮下软组织。该表现常见于术后的首个 24 ～ 48h 内，但不应在之后见到大量气体 [16, 20]。

- trocar 深入点周围的皮下脂肪内小高密度区可以逐渐发生，可能代表该位置与手术操作有关的脂肪坏死或瘢痕 [20]。

- 胆囊区术后少量液体聚集是手术后即刻可见的常见征象，可能也与盆腔内极少量的游离液体有关 [20-23]。这些液体聚积几乎总是无症状的，而且会自行吸收 [21]。无论如何，若有感染的临床表现，再次进行影像

检查可能有帮助，因为罕见情况下这些积液可能叠加感染并发展为脓肿。

- 持续存在的手术相关物体，如手术夹，是胆囊窝内的常见征象。有可能造成混淆的是可吸收的止血海绵的存在，它们有时在术中被用于控制出血，会随时间逐渐被吸收。这类物质最常见使用的是凝胶海绵或可吸收的氧化纤维素。这些可吸收物在 CT 上典型表现为混合或低密度的单独占位，中心或周边有气体聚积（图 81-2）。若无可靠的临床病史，这种表现很难与术后脓肿或积液鉴别，与手术医师的交流可能对正确诊断很必要 [24]。若没有，在系列 CT 检查上，这个可吸收物应在几周后消失。

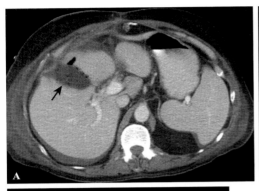
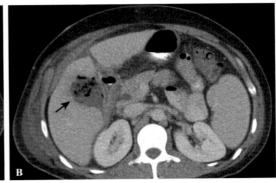
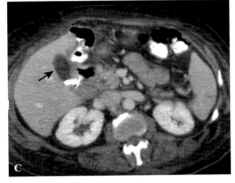

▲ 图 81-2　三名不同患者的胆囊窝止血剂（吸收性明胶海绵或氧化纤维素）征象

LC 之后数天行 CT 检查，在三名不同患者，可见胆囊窝的低密度、卵圆形、肿块样的病变，并局限气泡但无气液平面（箭）。这是止血剂的典型表现，不要误为脓肿

（三）术后常见并发症

LC 术后并发症相对少见。总体上讲，尚无文献证据证明从开腹转向腹腔镜手术会导致并发症发生率或死亡率的增高。一项对 Cochrane 数据库 38 个不同研究结果的回顾分析（2338 例患者）发现，开腹胆囊切除术和 LC 的死亡率没有差异，而且虽然有提示腹腔镜技术的总体并发症发生率较低，但在高质量研究中并未得到证实。而且，腹腔镜技术明显有较短的住院时间、更好的美容效果、更少的术后疼痛以及能更快恢复工作 [13, 25]。

无论采用何种手术技术，术后并发症都不少见，更易见于如下几类患者：有活动性（或之前有）胆囊炎，胆囊炎症状发生距离手术时间较长（典型 > 72h），男性，既往有上腹部手术史，明显的胆囊周围积液，高体重指数，糖尿病和高龄。所有这些因素可能造成 LC 在技术上更为困难 [9, 13, 26, 27]。值得注意的是，正是这些相同因素代表了最常见的 LC 转开腹手术的危险因素，转化率被认为高达 12% [3, 28, 29]。正如预期，患者有明显的胆囊炎症（包括坏疽性和气肿性胆囊炎）也具有产生并发症和转为开腹手术的更高风险 [30]。

LC 的并发症包括与腹腔镜操作程序相关的及与胆囊切除本身相关的 [10]。最常见的与腹腔镜相关的并发症包括腹壁或大网膜出血、腹腔内或腹膜后血管损伤、肠管损伤或穿孔、实性脏器损伤。最常见的与胆囊切除手术相关的并发症包括胆囊窝出血、胆管损伤、胆汁渗漏、胆囊穿孔（并结石溢出）、胆道结石遗漏和胆管狭窄 [10]。少见情况下，腹腔镜下胆囊切除术可合并血管损伤，发生率在 0.05%~0.25%。血管损伤是第二位的腹腔镜下操作（任何类型）的致死原因，肝动脉是 LC 最常损伤的血管。腹腔镜下手术后血管损伤的患者死亡率可高达 9%，由于此，需在近期接受 LC 的患者的多排 CT 检查上仔细检查肝动脉全程 [31]。

大部分并发症发生于术后早期，但其他可能见于术后数周甚至数月 [10, 21, 32]。大部分接受 LC 的患者没有异常，是简单的术后表现，但若患者出现以下任何症状则应高度可疑有并发症出现，包括发热、持续腹痛、心动过速、呕吐、引流管或伤口区的胆汁排量增多。

（四）胆道并发症

胆道并发症是胆囊切除术最重要的并发症，也代表最主要的诉讼原因 [33]。胆道并发症在开腹和腹腔镜手术切除都可见，几乎没有证据表明腹腔镜操作会引起更多的胆道并发症。很多这些并发症通常在手术期间未能发现，而常在延误很久后诊断，导致相当高的患者发病率和死亡率 [26, 27, 33, 34]。对放射科医师而言，需要识别的最重要的胆道并发症包括胆管损伤、胆漏、结石遗漏、胆管狭窄和结石溢出至腹腔 [21]。

1. 胆管损伤和胆漏

在美国，每年有多于 2500 例与 LC 有关的胆管损伤，很多这些损伤是由于急性或慢性炎症掩盖了胆囊周围的脂肪间隙或外科医师在术中将胆总管误认而导致 [35]。其他危险因素包括手术暴露不足、患者肥胖、胆管的先天解剖变异、急诊手术和胆道造影失败 [36-38]。LC 后胆管损伤的发生率为 0.1%～1.3%，虽然与开腹手术相比无显著性差异，但 LC 后的损伤可能更为严重 [13, 26, 33, 37, 39-47]。

胆管损伤包括一大类不同病变，包括撕裂、横断和结扎 [48]。最常见造成 CBD 缺损的损伤是将 CBD 的一部分误认为胆囊管，因而被部分或全部截断 [46]。很多轻微的胆管损伤（可能见于达 1.2% 的患者）现在可行内镜操作治疗（通常为内引流），允许胆汁从损伤区域流出至十二指肠，并因此允许损伤的胆管节段愈合。另一方面，复杂或严重的胆管损伤（如肝总管、CBD、肝右管或右后段胆管横断）几乎总是要采取手术行胆管重建治疗 [37, 49]。

在外科领域，关于是否常规采用术中胆道造影（IOC）以帮助减少胆道损伤的发生率仍有争议，一些外科医师建议胆道造影应作为每个 LC 的常规组成部分。支持者认为 IOC 可以帮助更好显示胆道解剖，因此可以减少胆道损伤的发生率。而且，对那些发生损伤的病例，支持者认为 IOC 可以早期发现这些损伤 [50]。但是，反对常规使用胆道造影的人认为，外科医师实施 IOC 不仅不能减少胆管损伤的发生率，而且可能在试图进行胆囊管插管时或不经意的 CBD 插管时反而造成胆管损伤 [51]。不仅如此，IOC 无疑会增加手术时间及手术费用 [44, 47]。

基于严重程度不同，胆管损伤可以引起直接的胆漏（图 81-3 至图 81-9）。理论上胆漏可以见于任何位置的胆管损伤，最常见的部位是胆囊管残端、Luschka 管和胆囊床 [39]。当胆漏发生于胆囊管残端（最常见的胆漏位置），原因可能包括误置的手术夹，导致胆囊管封闭不完全，如手术夹放置后的胆囊管坏死，CBD 压力增高（通常因远端塞住的 CBD 结石引起）传导至胆囊管引起胆囊管爆裂，术中对胆囊管的损伤 [46, 52]。在这些可归因于手术损伤的病例中，胆漏可能因为胆囊管和肝总管分离困难发生，尤其有粘连存在时，以及未能发现的变异胆管 [20, 46]。第二位常见的胆漏位置是 Luschka 管，为肝右叶的副胆管，横行穿越胆囊窝且能够引流汇入肝右或总肝管。这支胆管尤其易于损伤和漏，因为它在手术区变异的走行和位置 [39]。

胆漏有较高风险的发病率和死亡率，对术后一周内有任何表现为发热、黄疸、腹痛、腹膜炎或肝功能检查升高的患者都应怀疑该诊断 [39, 53, 54]。尤其有显著升高的血浆胆红素水平或腹部引流管的胆汁量明显增多，都是高度提示大的胆汁瘤存在的征象，虽然腹部引流管无胆汁排出也不能除外胆漏 [33]。胆汁可以自由漏入腹腔内，引起或者无菌或者感染性的胆汁性腹膜炎（图 81-3 至图 81-7 和图 81-9），或进入包裹性积液，形成无菌性的胆汁漏（图 81-3A 和图 81-8）或感染性的脓肿（图 81-10）[38, 55]。

对胆管损伤和胆漏的治疗仍有争议，目前有多种治疗方法在使用。普遍来讲，怀疑胆漏的患者和 CT 上一个单独的积液区或胆汁瘤通常初始采用放置经皮引流管进行治疗。虽然不常见，在一小部分有轻微漏和轻微胆管损伤的患者，在放置引流管后，漏有自行吸收的可能性。若漏没有缓解，患者一般需行 ERCP，对轻微漏采用放置胆管支架进行治疗。胆管支架将胆汁从胆管损伤的位置远离引流进入十二指肠，给予损伤节段愈合的时间（图 81-9B）。值得注意的是，传统认为括约肌切开术对这些患者有用，现在文献中对此却仅有极少的共识，一些研究认为该措施增加了穿孔、出血和死亡率的风险，极少有数据显示括约肌切开术对漏的缓解有益 [34]。若 ERCP 上发现有大的胆漏或明显的胆管损伤，患者应行手术修补和胆道重建 [37, 56, 57]。

2. 残余胆道结石

LC 术后偶尔会有小的胆道结石存在，通常在肝内或肝外胆管内[9]。而且，在一些 LC 技术上有挑战性的病例，如解剖学标记难以辨别、粘连、大量出血或严重的胆囊炎所致，胆囊的漏斗部可能不经意被遗留（次全胆囊切除术），这段胆囊残部可能有结石[41, 58]。这种不完全的胆囊切除相对常见，在胆囊切除术的发生率可达 13.3%[59]。因相似的原因，尤其患者有罕见的长胆囊管时，胆囊管含有结石的部分也可能被手术遗留[58]。

这些残余结石，无论是否在肝内胆管树、CBD、胆囊管残端、胆囊残部，都可能向远端迁移进入 CBD，引起胆道梗阻（图 81-11）。无论位置，LC 后残余结石的总体发生率是 0.5%，最常见

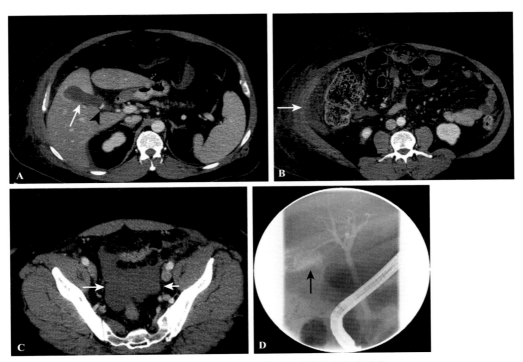

▲ 图 81-3　胆漏致胆汁瘤，胆汁性腹水和腹膜炎
A. LC 术后 6d 可见胆囊窝的卵圆形积液，胆汁瘤（箭），位于邻近手术夹（箭头）处。漏出的胆汁呈梨状形态，类似胆囊。Morison 袋有一些游离液体。B. 漏出胆汁所致的炎性病变呈明显的网膜浸润（箭），将升结肠向内侧移位。C. 盆腔内大量液体（箭）；密度干净，虽然不特异，但符合胆汁表现。D. 随后的 ERCP 显示造影剂活动性溢出，可能从胆囊管残端（箭）

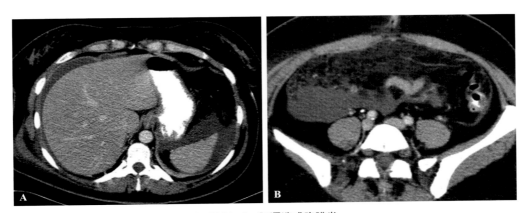

▲ 图 81-4　胆漏造成腹膜炎
A. LC 术后 10d，CT 可见脾周和肝周的游离积液，符合胆汁。B. 盆腔 CT 显示大量游离积液和明显的肠系膜、大网膜浸润，提示为感染的胆汁

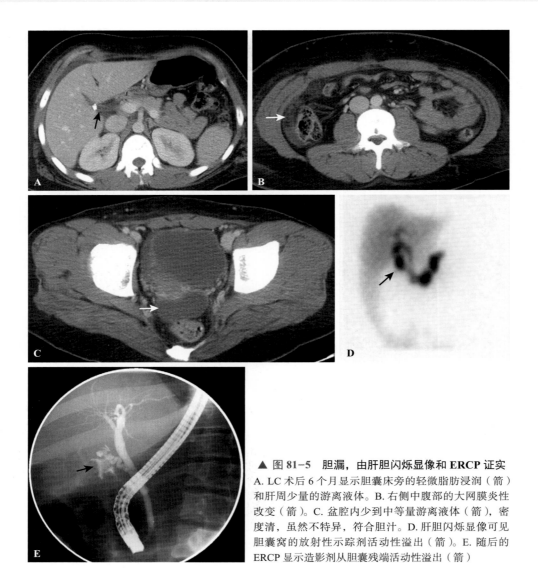

▲ 图 81-5　胆漏，由肝胆闪烁显像和 ERCP 证实
A. LC 术后 6 个月显示胆囊床旁的轻微脂肪浸润（箭）和肝周少量的游离液体。B. 右侧中腹部的大网膜炎性改变（箭）。C. 盆腔内少到中等量游离液体（箭），密度清，虽然不特异，符合胆汁。D. 肝胆闪烁显像可见胆囊窝的放射性示踪剂活动性溢出（箭）。E. 随后的 ERCP 显示造影剂从胆囊残端活动性溢出（箭）

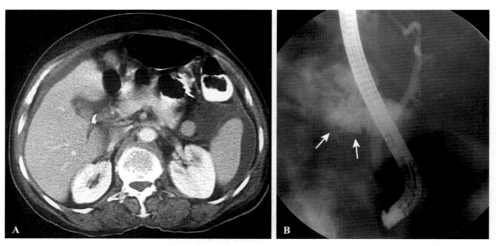

▲ 图 81-6　胆漏，由 ERCP 证实
A. LC 术后 5d 可见上腹部游离积液，主要围绕肝脾，亦有一些液体见于胆囊窝，邻近手术夹。B. CT 检查之后的 ERCP 可见广泛的溢出，可能从胆囊管残端（箭）

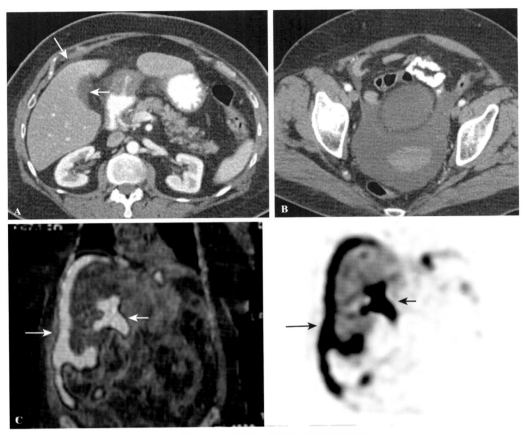

▲ 图 81-7　胆漏，由肝胆闪烁显像证实

A. 63 岁女性，白细胞增多症，术后第二天 CT 可见肝周（长箭）和胆囊窝（短箭）的微量游离积液，但盆腔可见大量积液（B）。C. 术后第 12 天 ^{99m}Tc 标 HIDA SPECT 显像，可见放射性显像剂在胆囊窝活动性溢出（短箭），肝周和右侧结肠旁沟有胆汁性腹水（长箭）

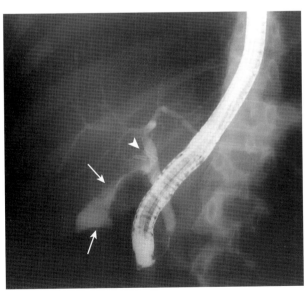

▲ 图 81-8　胆囊管残端的胆漏

LC 术后 9d 的 ERCP 可见造影剂从邻近手术夹的位置的胆囊管残端漏出（箭头）。漏出的造影剂呈梨形，即胆汁瘤，类似胆囊（箭）

的位置是 CBD 内，发生率在 5%～15%[60-65]。文献中对是否需要术前 MRCP 确定胆管结石的存在（胆囊外）尚有争议，一些外科医师提倡实施术中胆道造影，用以在胆囊切除手术中发现高危患者的胆道结石[65, 66]。

胆囊切除术后的胆道系统内残余结石被认为可能是胆囊切除术后综合征的常见原因，该综合征用于描述复发的胆道梗阻症状，见于 10%～40% 的胆囊切除术后患者[41, 58]。残余胆道结石的症状可见黄疸、右上腹疼痛，且诊断通常在术后 2 个月内[27, 44]。极少见 CBD 远端残余的结石阻塞住管腔，引起胆道压力增高，致使胆囊管手术夹移位造成胆囊管残段的胆漏，该征象通常被叫作"胆囊管爆裂"[9]。残余结石通常可以通过 ERCP 及括约肌切开术取出。开放性的或腹腔镜下的 CBD 探查手术极少需要[27, 44]。

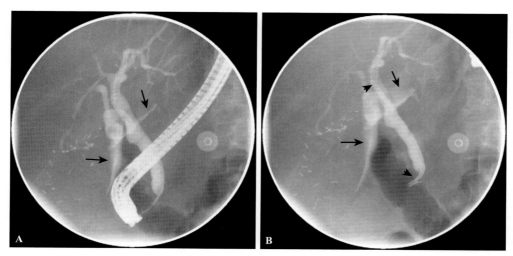

▲ 图 81-9　胆囊切除术后的胆漏

A 和 B. 胆囊切除手术（因胆囊癌）后 10d 的 ERCP 可见造影剂活动性溢出（箭）。判断为轻度漏，经 ERCP 引导的支架置入术治疗（B 图箭）

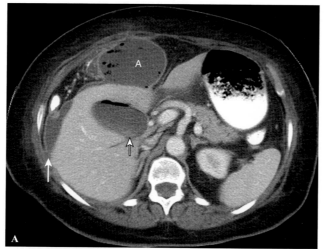

◀图 81-10　LC 术后脓肿

A. 增强 CT 可见肝脏前方的含气脓肿（A）。胆囊窝的液体和气体（短箭）。肝周液体（长箭）。
B. 冠状重建可见脓肿腔全貌（A）。C. 冠状重建可见胆囊窝内液体（直箭）和盆腔内液体（弯箭）

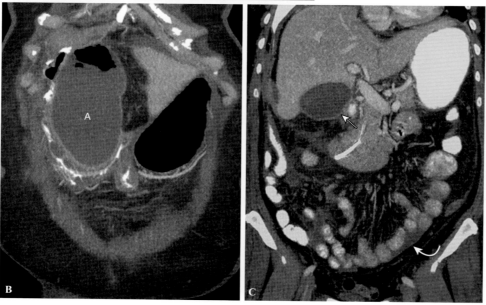

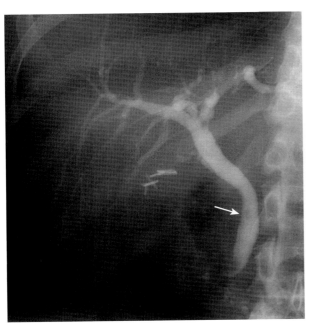

▲ 图 81-11 **CBD 内残留结石**

LC 术后 16d 的 ERCP 可见 CBD 远段内的结石（箭）。行括约肌切开术移除结石

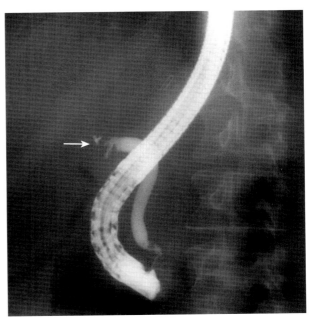

▲ 图 81-12 **CBD 被非故意结扎**

ERCP 可见 CBD 充盈至手术夹水平（箭），提示胆囊管起始的位置。近端的胆囊管无造影剂显示

3. 胆管狭窄

术后胆管狭窄在开腹和腹腔镜胆囊切除手术都不少见。对其原因有几种不同的推测，包括术中损伤所致的局部胆管缺血和手术分离所致的热灼伤、胆管操作造成的严重结缔组织反应形成纤维化和瘢痕、不经意的胆管钳夹或结扎，以及 T 形管置入造成的瘢痕（图 81-12 和图 81-13）[38, 54, 59, 67]。

胆囊切除术后的胆道狭窄相对罕见，发生率为 02.%～0.5%。很多情况下，这些狭窄直到术后数月甚至数年才被发现，平均狭窄发生时间为 3～6 个月[67]。很多患者没有明显症状，基于横断面图像上发现的进展性胆道扩张才被诊断。在其他一些病例，患者可能表现为无痛性黄疸、胆管炎或脓毒血症。若诊断被显著延迟，可能最终表现为进展期的胆汁肝硬化及其并发症[38]。

尽管手术治疗（通常采用 Roux-en-Y 肝管空肠吻合术）在传统上一直是 LC 相关的医源性胆道狭窄的治疗选择，内镜治疗已逐渐成为一线的治疗选择[54, 68]。除了更为安全和更容易耐受（相关发病率和死亡率更少），内镜下球囊扩张并支架置入会有更低的复发性狭窄和胆管炎的风险，虽然患者可能需要多节段的球囊扩张以及周期性的胆管支架置

入[69]。尤其，内镜方法似乎对远段 CBD 狭窄更为有效，尽管手术仍为近段 CBD 复杂性狭窄的更佳选择[67]。

术后胆管损伤的影像学包括以下几种。

（1）超声和多排 CT：大部分 LC 后有可疑胆管损伤或胆漏患者，超声和对比增强 CT 是最常见的初始影像检查方法。两种检查都可以迅速有效实施，甚至在最为危重的患者，而且超声可以在危重患者的床旁进行。在大部分病例，两种检查会显示腹腔内积液，最常见在右上腹（通常在肝下间隙或胆囊窝）接近手术床（图 81-1 和图 81-3 至图 81-7）。尤其 CT，能够显示周边强化和复杂程度，鉴别游离的胆汁与局限的胆汁瘤。但是要注意，没有任何影像检查能够区分其他常见原因导致的术后积液，包括血清肿、脓肿、血肿或淋巴囊肿，对这些病变的鉴别通常需基于对手术引流液体的分析或在影像（CT 或超声）引导下直接的积液抽吸。而且，积液的部位可能对鉴别无帮助，胆汁有可能在腹腔间隙内广泛扩散（图 81-1 和图 81-3 至图 81-7），并局限在胆漏位置的相对远端处，而淋巴囊肿、脓肿、血清肿和血肿能够发展至与胆管树紧密毗邻（如胆囊窝或肝下间隙，图 81-10）[33, 34, 53]。

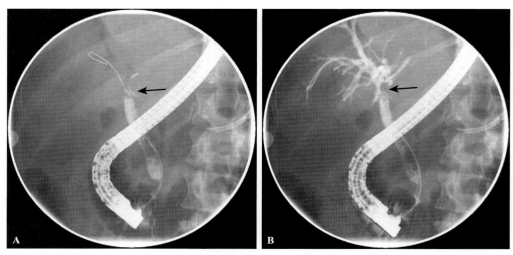

▲ 图 81-13　LC 手术损伤胆管，造成 CBD 狭窄

A. ERCP 可见胆囊切除手术夹水平的 CBD 突然狭窄（箭）。B. 随后的 ERCP，导丝深入狭窄近端，更清楚显示狭窄位置（箭）

而且无论超声或 CT 都不能准确确定胆漏原因，可能需要胆道造影鉴别胆道树不同部位的胆漏起源（图 81-3D，图 81-5E，图 81-6B，图 81-8 和图 81-9）。

CT 和超声都是发现胆管扩张的重要方法，通常在梗阻的生化检查证据之前。在胆囊切除术后新生的胆管扩张应提示为或者有残留的 CBD 结石（有相关的梗阻）或者有胆管狭窄。同时，胆囊切除术后轻度的胆管扩张是一种正常表现，不应过度解读为梗阻。虽然肠气的存在会使末端 CBD 和壶腹变得模糊（可能见于大部分病例），在特定的罕见病例，超声可能发现远端 CBD 结石，显示为高回声灶并后方声影[9]。或者，虽然 CT 上可能诊断困难，采用多平面重建和三维重建能够帮助显示 CBD 全程，并可能显示 CBD 结石梗阻位置的新月征。基于结石的钙化成分，造成梗阻的滞留性结石可能为高密度和钙化，或者是软组织密度。虽然胆管损伤和狭窄可能是胆囊切除术后进行性胆管树扩张的其他诊断可能性，在 CT 或超声上无胆管扩张不能除外胆管损伤，若临床上强烈提示这些病变的可能性，则通常需要进一步的检查[33, 38, 53]。

(2) 肝胆管闪烁显像：肝胆管闪烁显像，最常见采用 [99m]Tc- 甲溴苯宁（或一些其他的锝标造影剂），被证实是发现胆漏和胆道梗阻极为敏感的方法（图 81-5D 和图 81-7C）[32, 70, 71]。尤其，肝胆管闪烁显像被证实在对近期有胆囊切除手术的患者中发现胆漏尤其准确，敏感性可能接近 100%，甚至包括漏入诊断困难的位置，如小网膜囊[72]。胆道系统溢出的放射性示踪剂不仅可以可靠地发现胆漏的存在，没有漏出也可以使医师有信心地实施保守治疗[33, 70]。

无论如何，肝胆闪烁显像有特定的局限性，降低了其应用性。最重要的是，虽然闪烁显像能够发现漏的存在，它无法准确发现漏的位置，限制了它引导进一步干预方法的能力。而且，虽然它能够发现漏，却无法提供关于漏或胆管损伤程度的信息，因此也限制了其引导随后的治疗和干预方面应用[33]。如闪烁显像无法鉴别区分完全的胆管截断（这种情况典型需要手术）和轻微的胆管撕裂（这种情况需内镜治疗）。

(3) 经皮经肝胆道造影：虽然可疑胆管损伤时的胆道系统评价几乎总是始于 ERCP，该方法在某些情况下比较困难，尤其，实施 ERCP 时，大的中心胆管梗阻或截断仅显示为 CBD "残段"，而无法显示更为近端的胆管树。但这对制定手术方案至关重要，近端的胆管树需要进行显示，以评价可能存在的其他位置的胆管损伤。而且，引流 VI 和 VII 段的右后段胆管损伤可能会在 ERCP 上被漏诊，这也是胆囊切除术后胆管损伤最常见诊断不足和评估不足的位置[73]。因此，经皮经肝胆道造影（PTC）被认为是对可疑胆道损伤或狭窄患者评价的"金标准"影像检查，因为它能够评价全部远端胆管树（甚至在有显著远端胆管损伤的情况下）以及可靠地发现右后段胆管的损伤。

在大部分情况下，ERCP 首先在可疑胆管损伤的情况下实施，用以鉴别胆囊管漏或不完全的胆管撕裂与完全的胆管横断。那些有完全的胆管截断的患者随后实施 PTC 用于评价近端胆管系统[73]。除了其有价值的诊断作用，PTC 也作为经皮经肝置管的第一步，或者治疗或者预防胆道梗阻造成的胆管炎。不仅如此，PTC 也可以辅助胆道狭窄的经皮治疗，通常采用球囊扩张[21, 34, 44]。

(4) 内镜逆行性胰胆管造影：ERCP 是对很多 LC 后胆道并发症兼具诊断和治疗的良好手段。对几乎所有病例，ERCP 是对可能胆漏人群的首选诊断方法，而且在很多病例，它可能是唯一需要的检查。

对胆漏，ERCP 能够发现 95% 以上病例的胆漏位置，这是相对其他诊断检查的一个明显优势，包括对比增强 MRI 和肝胆管闪烁显像，都无法可靠发现漏的位置（图 81-3D，图 81-5E，图 81-6B，图 81-8 和图 81-9）。对比 PTC，ERCP 通常有相对低的并发症比率，有较低的医源性胆管损伤、胆漏、胆管炎和脓毒血症的风险。ERCP 是治疗胆管漏极有效的方法，因为这些并发症 80% 可以在内镜下被治疗（胆道支架和或无括约肌切开术）[53, 74]。无论如何，ERCP 是侵袭性方法，有操作后的并发症风险，需要患者进行镇静[9]。

虽然仅 ERCP 足以对主要的中心胆管的低度狭窄和损伤进行诊断，但对肝外胆管树的完全梗阻或有高位的胆管损伤的评价能力不足，因为更为近端的肝内胆管无法显示。在这些病例，需行 PTC 评价肝内胆管并对患者狭窄的精确长度进行定义[34, 44, 74]。当两项检查都实施时，在 ERCP 显示的远端胆管盲端和 PTC 显示的近端胆管之间可能有数厘米的间隙，除外经皮经肝狭窄的扩张[44]。正如前面所述，对胆管狭窄的治疗逐渐从手术重建向内镜治疗（通常为球囊扩张和支架，图 81-9）转换，虽然手术在特定疾病中持续扮演重要角色。

(5) 磁共振胰胆管造影：在最近几年，有很多种不同的 MR 肝胆管造影剂引入，最重要的是钆塞酸二钠（Eovist，拜耳制药），使 MR 成为发现胆漏极为有用的选择。这些造影剂以不同的量分泌入胆道系统，能够采集正常的动脉、静脉及延迟期对比增强图像，随后在延迟的肝胆期使胆道系统显影（通常为 10～20min）。这种胆道系统的显影在引入钆塞酸二钠后得到提高，它有 50% 能够分泌入肝胆管系统，对比以往肝胆造影剂仅有 3%～5%，因此能够使胆管更快并更高强化。一些研究对比了不同的肝胆管造影剂，显示对比增强 MRI 在发现胆漏方面极佳，敏感性达 95%，特异性达 100%[75-80]。胆漏在这些图像上表现为活动性的造影剂从受累的胆管树节段外溢至腹腔和肝周间隙。在相对慢性的病例，使用肝胆造影剂的对比增强 MRI 对发现胆道狭窄或梗阻的部位也可能有用。虽然并不完全需要，传统的 MRCP 图像（重 T_2 加权容积图像）可能可以作为辅助序列，同时提供胆管树的高分辨率容积图像，以发现轻微的狭窄位置[77]。

但是，这些造影剂的使用在肝硬化、黄疸或亚型肝胆管病变的患者中使用受限，因为在这些患者，造影剂分泌入胆管系统可能会被削弱[75-80]。这可能成为将该技术应用于胆囊切除术后胆管损伤或胆漏患者的一个重要的障碍，因为很多这样的患者都有肝胆系统功能不良和黄疸。而且，正如其他 MRI 检查，图像的治疗严重依赖于患者能否良好屏气，而这正是重症患者的一个问题[9]。

4. 胆囊结石溢出

最近二十年，LC 被证实极为有效，极大程度减少了开放式胆囊切除手术的需要，除非在最为复杂的病例，因为使用该技术会导致在此过程中"溢出"、"掉落"或"残留"的结石发生率增高[81]。溢出的胆结石因胆囊切除术中胆囊穿孔所致，造成结石外溢进入腹腔间隙。与易于发现并取出结石的开放性胆囊切除手术不同，实施 LC 的手术医师可能不会意识到结石已经溢出或者可能没有足够的手术暴露以达到腹腔镜下结石取出[81-86]。LC 时胆囊穿孔的发生率可能高达 36%，胆结石溢出率可能达到 19%[87]。不仅如此，当溢出发生时，一项研究发现在操作过程中被丢失而没有取出的结石可达约 50%[82, 88]。若溢出的结石没有在术中被发现，手术医师通常会尽可能多地取出结石。然而，基于比较低的相关并发症，大部分手术医师不会将操作转为开放性的胆囊切除术以取出所有可能的结石，因此无疑会有一些结石被遗落[89]。

虽然胆结石很常见，与这些结石有关的并发症相对罕见，发生在 8.5% 的患者[82, 84, 85, 87, 89]。大部分患者无症状，在很多病例，结石仅作为影像检查（通常为 CT 或 MRI）的偶然发现（图 81-14 至图 81-16）。在有感染的结石（急性胆囊炎人群中）、结石体积大（＞ 1.5cm）、色素结石，以及年龄大的患者更易出现并发症[83, 90]。与溢出结石相关的最常见并发症是在结石周围形成脓肿，或者在腹腔内（通常在肝下间隙或在低于肝下间隙的腹膜后）或在前腹壁内（图 81-17 和图 81-18）[81, 85, 91, 92]。这些脓肿的形成可以在术后数月甚至数年，当遇到有不明病因的腹腔脓肿形成的患者，放射科医师总是需要考虑这个可能的原因[82]。胆囊切除手术与脓肿表现之间的延迟时间可能相当长，可能是由于炎性进程的惰性表现以及这些脓肿位置的隐蔽[86]。在一项回顾性分析中，胆囊切除手术与症状发生的时间间隔为 5.5 个月（范围 0～36 个月）[85, 86]。

其他更为罕见的并发症包括瘘管形成、结石在非常见位置导致疼痛（如疝囊、卵巢、输卵管）、肝脓肿、菌血症、粘连、肠梗阻、甚至结石穿移出膈肌。结石可以迁移入胸腔，或继发于结石侵蚀膈肌，或由于膈下脓肿的形成，致使与胸膜间隙或支气管树连通[88, 90]。这样可导致支气管胆结石病（胆结石咳出）或胸膜结石病[46, 85, 93]。

溢出胆结石的影像：超声、CT 和 MRI 可能显示溢出的结石游离在腹腔，通常主要在肝周围[86]。CT 上，基于成分不同，结石的显示差异较大，色素结石（钙质成分较高）通常容易被识别作为钙化的高密度结节，而胆固醇结石及其他结石含有较低的钙质成分，可能难以被发现或表现为小的软组织结节。需要注意的是，当有很少或无钙质成分时，CT 上的溢出结石的表现可能非常类似腹腔肿瘤种植或癌[81]。结石，无论何种类型，在 MR 上相对更容易发现，因为大部分结石在 T_2WI 上都是明显的低信号[82]。

可能最重要的是，当它们与感染有关时，溢出的结石最有可能作为脓肿的滋生地，而且，在这种积液的中心发现结石对治疗有重要意义（图 81-17C 和图 81-18C）。这些积液不能通过单纯的经皮引流进行治疗，但结石则应通过手术（或者开腹或者腹腔镜）或通过介入医师经皮进行取出[81, 86]。大部分这些脓肿局限于肝下间隙或其下方的后腹膜。但有几个少见的位置被描述，包括胸腔、膈下间隙、trocar 位置的腹壁内、切口疝的位置[86]。这些脓肿在 CT 上表现为一个或多个液体聚积区包含小的高密度影，密度不同（基于钙质成分和结石类型），可以表现为低密度结节至部分或全部钙化的结节[84, 86, 94]。超声上，积液内的回声灶是典型的遗落结石表现，而积液内结石的存在实际上可以作为溢出结石并发脓肿形成的诊断[86]。

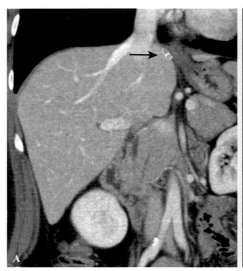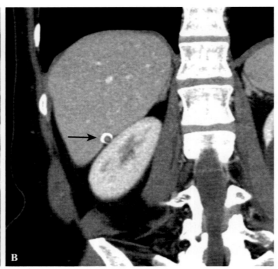

▲ 图 81-14　溢出的胆结石，LC 术后 10 年偶然发现

A. 肝脏内侧的 2 枚边缘钙化小结石，邻近食管胃结合部（箭）。B. 肝脏足侧稍微大一些的边缘钙化结石（箭）

二、胆肠吻合术

（一）背景、适应证和技术考量

胆肠吻合已经成为多种不同手术方式的常规组成部分，可以因多种不同原因而实施。最常见的

需创造胆肠吻合的适应证，包括肝移植，切除累及胆道树的肿瘤或胰头（通常作为胰十二指肠切除术的一部分），良性或恶性胆道梗阻，胆道结石、胆道狭窄、胆总管囊肿或胆管损伤，胆道树的炎性病变，如原发性硬化性胆管炎 [4, 5]。

采用胆肠吻合进行胆道系统重建最常见采用肝管空肠吻合。虽然胆总管十二指肠吻合和肝管十二指肠吻合也是可选择的替代方法，两者都有明显的劣势。使用十二指肠会因反流而显著增加胆汁性胃炎的风险 [95]。虽然直接的管道 - 管道吻合也是可能的选择，而且有时也仍用于肝移植，但这种吻合重建方法在技术上更为困难，而且具有更高的吻合口狭窄和漏的风险（可能高达 40%）[96]。相比之下，肝管空肠吻合术被证实安全有效，且具有更低的胆漏风险（2.4%～5.6%）[96]。

肝管空肠吻合如何建立有一些轻微的差异，基于存在或不存在的恶性肿瘤或胆管狭窄，以及该肿瘤或狭窄的确切位置。但是，手术方式通常需要包括如下方面。一旦进入腹腔且将肝十二指肠韧带游离，需确认肝总管。肝总管通常是在进入肝内时的最前方的结构，紧贴其后方为肝动脉和门静脉。这种构造让外科医师能够自由接触肝总管的前面。重要的是，右肝管典型为极短的肝外段，而左肝管几乎全程为肝外走行，该特点对外科医师分离管道并准备吻合重建时有重要意义。一旦肝总管被确认并游离，通常要在远端结扎，在近端牵引缝合，在两

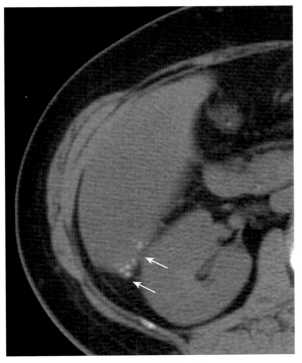

▲ 图 81-15　溢出的胆结石
LC 术后多年无症状患者，大量微小的溢出结石沿 Morison 袋分布（箭）。相似的大量微小结石表现可见于术前超声（未展示）

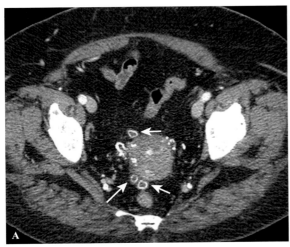
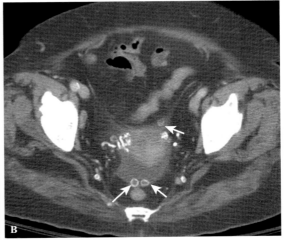

▲ 图 81-16　溢出的胆结石
A. 多枚溢出的胆结石在邻近子宫的盆腔内（箭）被偶然发现。B. 患者随后产生腹水，溢出的胆结石更为明显可见（箭）

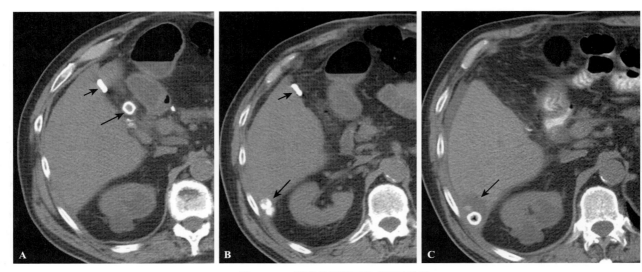

▲ 图 81-17　溢出的胆结石造成肝周脓肿

A 和 B. LC 术后 3d 的平扫 CT 见肝门区掉落的胆结石（长箭，A）和 Morison 袋内两枚掉落的胆结石（箭，B）。注意胆囊窝的手术夹（短箭）。C. 患者在 LC 术后 4 周因发热和腹痛就诊，平扫 CT 可见间隔期发生的脓肿，环绕 2 枚在 Morison 袋掉落的结石（箭），和肝周游离积液

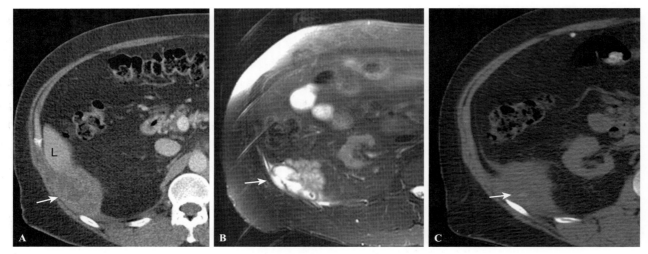

▲ 图 81-18　溢出的胆结石造成大的肝周脓肿

患者在 LC 术后 9 个月出现低热、疲劳、和缺乏食欲。增强 CT（A）和轴位 T_2 加权 MR（B）可见多分隔状的脓肿（箭），在肝右叶（L）足侧。内有小的钙化的溢出结石，是脓肿巢，仅见于平扫 CT（C，箭）

者之间分开肝总管。总之，肝总管需仔细处理并分离，以避免对其血供的损伤，这类患者更易倾向出现狭窄。若在肝总管接近汇合部的地方有病变（如狭窄、恶性肿瘤），肝总管可能需要全部完整切除[96, 97]。

　　空肠需在蔡氏韧带远端 20cm 处被截断，这段空肠被提至肝门区。吻合部的孔在空肠支上制作，近端的肝总管（或肝管汇合区）与空肠吻合。在那些肝总管被完全贡献而右和左肝管无法接近常规吻合口，则可能需要两个分离的空肠吻合口。要注意的是，吻合口几乎总是采用侧侧吻合技术制作，且基于外科医师的技术，吻合口支架可能需要或不需要[96, 97]。

　　胆肠吻合通常在 MDCT 上的冠状或矢状平面重建上显示最好，而在横轴位的源图像上难以辨认。胆道积气是手术后的常见表现，放射医师可用此作为发

现吻合口的证据，因为气体有时可以直接追踪从肝管进入空肠支。如前所述，一些外科医师使用经吻合口支架，这也是在围术期间辨别肝管空肠吻合口的有价值的方法。在很多病例，右上腹的空肠支可能无扩张，进一步增加有效评估吻合口的难度[98]。

肝管空肠吻合术可能有一些不同的并发症，包括胆管炎、败血症、肝脓肿、胆漏、吻合口狭窄、出血和胰腺炎。而且患者可表现为与其他大的肝胆管手术常见的并发症，包括胃排空延迟、出血、脓肿形成、瘘管和伤口感染[99]。

（二）并发症

1.胆漏

肝管空肠术后的胆漏发生率根据所实施手术类型的不同而不同。总体来讲，胰十二指肠切除手术后、胰腺切除术和胆管损伤修复术后的胆漏发生率为0%～5%，而肝移植术后（1%～25%）和胆管癌胆道切除（11%）的胆漏发生率更高。Antolovic等的一项研究[4]包括519例因不同手术而接受肝管空肠吻合的患者，总体胆漏发生率为5.6%。

胆漏最常见于肝移植人群，因为空肠通常不会吻合至肝总管而是吻合至右或左肝管（或更小的胆管）。胆漏的比例亦因胆管癌切除而增高，因为需要同时行肝切除，通常会造成胆汁从肝脏表面漏出而不是从肝管空肠吻合口本身漏出。其他危险因素包括接受过术前化疗（在有恶性肿瘤的患者）、较高的体重指数、糖尿病、部分外科医师缺乏经验（技术失败）[4]。但是，应该注意，很多研究的"胆漏比率"包括不仅仅是肝管空肠吻合术的单纯吻合口胆漏，也包括切除肝脏表面的胆漏（若实施了肝切除）、T形管移除后的漏[100]。

总之，许多不累及吻合口的轻微胆漏常可以行保守治疗，通常采用放置经皮引流管进入CT上发现的积液区。在那些需要干预的轻微胆漏患者，ERCP引导的支架放置可能很困难或者无法实现（尤其若有相关的吻合口狭窄），因此PTC引导的治疗可能是最佳选择。在有吻合口本身的大的胆漏存在的病例，通常需考虑再次手术，虽然技术上可能极为困难，因为管道组织通常已经破损，不再适合重新吻合[101]。

在MDCT上没有足够特异的影像征象可以诊断吻合口漏，虽然邻近肝管空肠吻合区的液体积聚应提示该诊断。无论如何，吻合失败的术后胆汁瘤无法与血清肿、脓肿、逐渐演变的血肿或淋巴囊肿区分。如前所述，肝胆管闪烁显像能够发现漏的存在，但无法绝对确认漏的起源在吻合口，而采用肝胆造影剂的MRI也许能更准确地锁定胆漏在吻合口本身。

2.胆道狭窄

根据各研究不同，报道的肝管空肠吻合口狭窄发生率为5%～17%[99, 102, 103]。肝管空肠吻合口狭窄可能与胆管炎和败血症的发生有关。在Schmidt等的研究中[103]，9例胆管空肠吻合口狭窄的患者中有5例最终发展成胆汁性肝硬化，1例在狭窄区发生了胆管癌。发生显著狭窄的风险因素包括血管损伤、修复期间活动的腹膜炎、损伤水平在胆管分叉或之上水平、之前有胆道手术或干预史[99, 102]。

肝管空肠吻合术后轻度的肝内胆管扩张不少见，不应自动推测为代表吻合口狭窄（或吻合口肿瘤复发，若患者有原发的恶性肿瘤）。但是，胆管系统应通过系列的检查仔细观察，任何显著的或加重的胆管扩张都应增加对狭窄的怀疑[98]。对肝管空肠吻合口狭窄的治疗通常为非手术，且倾向于依赖PTC或ERCP引导下的球囊扩张。除此之外，球囊扩张后的复发率相对较高（可达20%），且可能需要多次扩张。但是，对一些球囊扩张后顽固存在的狭窄，可能需要手术修正[104]。

三、胆管树的创伤后病变

胆管树和胆囊的创伤罕见，发生率低于0.1%。在大部分病例，胆道损伤倾向于与腹部和盆腔其他位置的严重创伤有关，包括胰腺、十二指肠、肝、脾和血管损伤[6, 7]。

肝内胆管的损伤在肝脏创伤患者中相对常见。在大部分病例，尤其当损伤位于小的外周肝内胆管时，这些创伤为自愈性，且这样损伤的胆漏通常不严重[33]。只有在罕见病例才需要干预或引流。肝外胆道损伤更为罕见，但可能发生在钝性或穿透性的腹部损伤[6, 7]。这些损伤可能难以发现，需要较高的临床可疑指数以避免诊断延迟，因为它们有高的发病率和死亡率[8]。与肝内胆管损伤不同，肝外胆管损伤典型者不会自愈，且通常需要干预（通常为胆道支架或手术胆管分流）。对肝外胆管的损伤，因其解剖位置所致，与肝动脉和门静脉的损伤高度相关[33]。

最常见的胆道创伤的位置是胆囊，见于 3% 的腹部钝性伤患者[105-109]。胆囊的孤立性损伤罕见，是肋骨和肝脏的保护性作用的结果。相应的，几乎总是有对邻近器官的伴随损伤，最显著的为肝脏[6, 8, 107, 108, 110, 111]。不出意外，损伤最可能发生在薄壁或扩张的胆囊，且酒精的摄入因增加 Oddi 括约肌的压力而可能增加损伤的可能性。或者，任何胆囊壁的增厚，或甚至胆结石的存在，都被认为有保护性的作用[107-108, 111]。

胆囊的创伤性损伤可以根据严重程度被划分为一系列类别：挫伤、撕裂 / 穿透、胆囊撕脱[8, 105, 107, 108]。在大部分病例，胆囊损伤因右上腹的直接钝击伤造成，虽然胆囊撕脱也可能因严重的剪切损伤所致[107, 111]。在很多病例，钝性损伤，代表出血进入胆囊壁和胆囊腔，未能被诊断，且大部分这类患者可能从未有临床症状[112]。从另一方面讲，胆囊撕裂常表现为直接的穿孔，造成胆囊漏[107, 113]。罕见病例的撕裂可能在初始临床表现上不表现为穿孔，而可能在随后几天发展为延迟的穿孔[114]。胆囊撕脱，最严重的损伤，代表胆囊直接从肝床撕裂，且通常与一系列的其他腹部损伤相关[107]。胆囊从胆囊窝分离的程度不一，若完全从附着区中断，包括胆囊管和动脉，被称为完全撕脱[108, 111, 112]。

创伤后病变的影像

胆囊损伤可以通过一些不同的影像方法被发现，包括 CT、超声、肝胆管闪烁显像和 MRCP。但是，在急性病变，CT 无疑是最具实用性和有效的诊断方法。但胆囊损伤的很多 CT 影像特点为非特异性，有几项影像表现能够高度提示诊断，尤其当有多种表现联合时。胆囊腔内有高密度血产物时应强烈增加对胆囊损伤的怀疑（图 81-19），虽然高

密度结石、钙乳胆汁、之前的影像检查采用的造影剂间接分泌入胆囊和高密度的胆泥都可能类似该表现。其他也可提示诊断的辅助征象包括胆囊周围游离液体和出血（图 81-19），胆囊增大（扩张），胆囊壁增厚，不规则和难以确定的胆囊壁，动脉期图像上见活动性的造影剂分泌进入胆囊腔，甚至胆囊壁的局限性缺损或无强化（图 81-20）。但必须要注意，因为相邻肝脏或右肾的损伤也可能造成类似表现（尤其胆囊周围出血和游离积液），造成貌似胆囊损伤的诊断[8, 105, 107, 108]。

虽然 CT 显然是创伤人群的一线影像检查方法，但若胆囊损伤的 CT 表现可疑，其他影像方法可能有帮助。超声可能发现胆囊腔内少量的分层状血产物，而 CT 上无法发现；MRI，因良好的软组织分辨率，可能可以发现胆囊壁的轻微中断或无强化，而这些是 CT 分辨率不足够的。最后，在这些有高度临床可疑的病例中，或者，当 CT 征象有提示但无法完全确定时，肝胆管闪烁显像可能有助于发现从胆管树损伤节段发生的胆汁漏[107]。

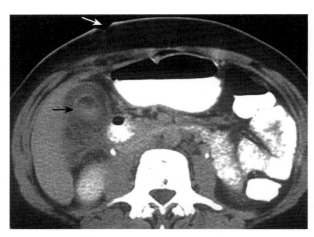

▲ 图 81-19　**Trauma to gallbladder**
CT 2 days after stab wound to the right upper quadrant shows gallbladder wall thickening with an intraluminal bile-blood level and infiltration of the pericholecystic tissue（black arrow）. A subcutaneous right upper quadrant defect（white arrow）indicates the location of the penetrating knife. At surgery, two lacerations were found in the anterior and posterior aspect of the gallbladder with mild biliary peritonitis.（From Zissin R, Osadchy A, Shapiro-Feinberg M, et al: CT of a thickened-wall gall-bladder. Br J Radiol 76: 137-143, 2003.）

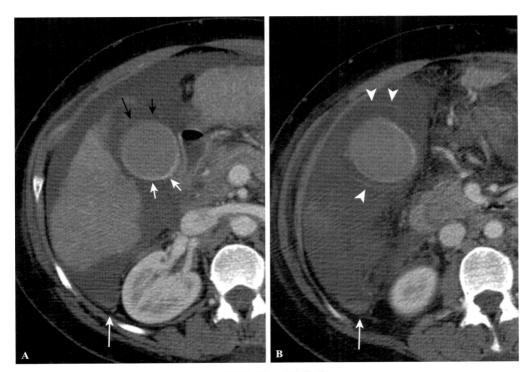

▲ 图 81-20　胆囊撕脱

酒精性肝硬化患者，摩托机车事故后。A. 增强 CT 可见胆囊不均匀强化，低强化（黑箭）和高强化区（短白箭）。B. 一薄层膜（箭头）环绕胆囊，强烈提示胆囊撕脱诊断，剖腹术证实该表现。中等量腹水，主要继发于肝硬化。右侧结肠旁沟的红细胞压积效应（长白箭，A 和 B）反映血腹成分

第 82 章　胆囊和胆管疾病的鉴别诊断

Gallbladder and Biliary Tract: Differential Diagnosis

Richard M. Gore　著
曹　崑　译校

一、胆囊 X 线影像

表 82-1　胆囊充盈缺损

常见

- 胆结石
- 胆汁淤积
- 黏膜褶皱
- 部分容积伪影（超声、CT）
- 胆囊腺肌症
- 胆固醇沉积
- 假肿瘤 - 十二指肠压迹（超声）
- 气体与相邻肠管被平均（CT、MR）

不常见

- 癌
- 转移，尤其黑色素瘤、肺、肾脏、食管
- 腺瘤
- 乳头状瘤
- 绒毛增生
- 上皮囊肿
- 黏液潴留囊肿
- 蠕虫和寄生虫：蛔虫、肺吸虫、华支睾吸虫、丝虫、血吸虫、片吸虫
- 纤维素沉渣
- 脱落的黏膜
- 异染性脑白质营养不良
- 异位的胰腺、胃、肝脏、小肠、前列腺组织
- 静脉曲张
- 炎性息肉
- 食物穿过胆肠瘘
- 纤维腺瘤
- 神经鞘瘤
- 血管瘤

表 82-2　胆囊增大

常见

- 胆囊管或常见的胆管梗阻
- 饮食过量
- 手术后
- 禁食时间过长
- 迷走神经切断术
- 糖尿病
- AIDS
- 黏液囊肿
- 积脓
- 积水
- 肝炎
- 胰腺炎
- 酒精中毒
- 麻醉镇痛
- 抗胆碱药物

不常见

- Kawasaki 综合征
- 钩端螺旋体病
- 猩红热
- 肢端肥大症

表 82-3　小胆囊

- 慢性胆囊炎
- 先天性多分隔胆囊
- 餐后检查
- 囊性纤维化
- 先天性发育不良
- 先天性多节段胆囊
- 胆囊发育不全

表 82-4　胆囊壁增厚

常见

- 急性胆囊炎
- 慢性胆囊炎
- 增生性胆囊病
- 肝炎
- 门静脉高压
- 右心力衰竭
- 低蛋白血症或血白蛋白减少
- 胆囊癌
- 肾衰
- 全肠外营养
- 肝硬化
- 败血症
- 感染性单核细胞增多症
- 急性胰腺炎
- AIDS
- 餐后检查
- 右肾肾盂肾炎

不常见

- 硬化性胆管炎
- 血吸虫病
- 黄色肉芽肿性胆囊炎
- 肝外门静脉梗阻
- 淋巴梗阻
- 胆囊壁静脉曲张
- 多发性骨髓瘤
- 淋巴瘤
- 胆囊淋巴管梗阻
- 急性髓细胞性白血病
- 布氏杆菌病
- 移植物抗宿主病

表 82-5　胆囊周围积液

- 胆囊周围脓肿
- 胰腺炎
- 急性胆囊炎
- 腹水
- AIDS
- 腹膜炎

表 82-6　多分隔胆囊

- 脱落的胆囊黏膜
- 先天畸形
- 正常折叠的胆囊
- 胆固醇沉积症
- 胆囊腺肌症

表 82-7　胆囊或胆管内气体

常见

- 术后（如括约肌切开术或 Whipple 手术后状态）
- 胆肠瘘（表 82-8）
- 胰腺炎
- 气肿性胆囊炎

不常见

- 胆总管入十二指肠憩室
- 克罗恩病
- 括约肌功能不良
- 源自胆囊、乳头、壶腹、十二指肠、胆管、胃、结肠的癌
- 转移
- 淋巴瘤
- 创伤
- 插管后或 ERCP 后表现
- 寄生虫：线虫、华支睾吸虫、蛔虫、肝阿米巴脓肿破裂

表 82-8　胆囊 - 肠和胆管 - 肠瘘

常见

- 胆囊或胆管的胆结石瘘
- 术后（如 Whipple 手术）

不常见

- 源自胆囊、胆管、十二指肠、结肠、胃的癌
- 消化性溃疡穿孔进入胆管
- 克罗恩病
- 十二指肠或结肠肝曲憩室炎
- 放线菌病
- 结核
- 创伤
- 淋巴瘤
- 穿孔性胆囊炎

二、超声

表 82-9　局限、移动、具声影的胆囊内回声

- 胆结石
- 腔内气体
- 钙化的寄生虫：蛔虫、华支睾吸虫、片吸虫

表 82-10　局限、移动、无声影的胆囊内回声

- 不在探头聚焦区的小结石
- 血块
- 脓
- 沉积球
- 寄生虫：蛔虫、华支睾吸虫、片吸虫
- ERCP 后沉积的造影剂
- 纤维素碎片
- 脱落的黏膜

表 82-11　局限、无移动、具声影的胆囊内回声

- Rokitansky-Aschoff 窦内的结石或晶体
- 阻塞的结石
- 螺旋状阀瓣
- 息肉 - 含胆固醇
- 附着的胆结石

表 82-12　胆囊壁内的高回声灶

- 息肉
- 附着的胆结石
- 气肿性胆囊炎的壁内气体
- 壁内微脓肿
- Rokitansky-Aschoff 窦

表 82-13　超声未显示胆囊

常见
- 餐后收缩
- 胆囊切除术后
- 慢性胆囊炎
- 技术因素：肥胖患者，或瘦的患者胆囊位置表浅
- 异位胆囊
- 胆囊被气体遮蔽

不常见
- 胆囊癌
- 瓷胆囊
- 坏疽性胆囊炎
- 气肿性胆囊炎
- 胆囊的转移癌
- 急性肝功能不良（如肝炎）
- 先天缺如（人群发病率 0.03%）

表 82-14　类似胆结石的伪影

- 十二指肠压迫造成的部分容积伪影
- 胆囊颈皱襞回声
- 胆囊腔内浓缩的沉积物
- 腔内缺损的任何原因

表 82-15　超声上类似胆囊的结构

- 液体充盈的十二指肠球
- 扩张的残余胆囊管
- 肝囊肿
- 肾囊肿
- 网膜囊肿
- 圆韧带脓肿
- 胆总管囊肿

三、CT

表 82-16　胆囊腔内密度增高

- 胆结石
- 沉积物
- 碎屑
- 造影剂间接分泌
- 胆道出血
- 钙乳胆汁
- 胆囊黏液腺癌
- 与相邻结构的体积平均
- 积水
- 出血性胆囊炎
- 之前有 ERCP 或口服胆囊造影检查

四、核医学

表 82-17　闪烁显像上胆囊无显影

常见
- 急性胆囊炎

不常见
- 禁食时间过长
- 胆囊癌
- 慢性胆囊炎
- 严重肝细胞病变
- 完全胆总管梗阻
- 急性胰腺炎
- 未禁食冠状
- 胆囊积水
- 胆囊切除术后
- 营养过剩

罕见
- 酒精中毒
- 胆总管囊肿
- Dubin-Johnson 综合征
- Kawasaki 综合征
- Mirizzi 综合征

表 82-18　胆囊延迟显影

常见
- 慢性胆囊炎

不常见
- 无结石胆囊炎
- 胰腺炎
- 肝细胞病变
- 全肠外营养
- 胆囊癌
- Dubin-Johnson 综合征

表 82-19　肠管内无同位素显示

常见
- 胆总管结石病

不常见
- 梗阻性胰腺炎
- 药物所致胆汁淤积
- 继发吗啡的 Oddi 括约肌痉挛
- 严重肝细胞病变
- 胆道闭锁

罕见
- 胰腺炎
- 胆管癌
- 败血症
- 胆总管囊肿并完全梗阻
- 门静脉栓子
- 胆总管手术结扎

表 82-20　肠道显影延迟

常见
- 胆总管结石病并不全梗阻
- 严重的肝细胞病变

不常见
- 急性和慢性胆囊炎
- Oddi 括约肌痉挛、狭窄或肿瘤
- 上行性胆管炎
- 胆总管囊肿并不全梗阻

表 82-21　环形征

常见
- 急性胆囊炎
- 坏疽性胆囊炎
- 胆囊气肿
- 胆囊穿孔

不常见
- 慢性胆囊炎
- 相邻肝脏的炎性病变
- 肝脏阿米巴脓肿

五、胆管 X 线影像

表 82-22　胆管的充盈缺损或节段性病变

常见
- 胆结石
- 气泡
- 血块
- Oddi 括约肌或 Boyden 括约肌痉挛（假结石）
- 壶腹区水肿
- 沉积物或残渣
- 胆囊癌
- 壶腹、十二指肠或胰腺癌
- 狭窄
- 术后缺损
- 扩张穿行血管
- Mirizzi 综合征

不常见
- 转移
- 肿瘤：腺瘤、乳头状瘤、梭形细胞瘤、错构瘤、息肉、肉瘤
- 寄生虫：蛔虫、华支睾吸虫、肝片吸虫、细粒棘球蚴
- 增大的淋巴结
- 棘球蚴囊侵破进入胆道树

表 82-23　胆管狭窄或梗阻

恶性狭窄
- 胆管癌
- 肝癌
- 壶腹癌
- 淋巴瘤
- 转移癌：从胰腺、胆囊、胃、淋巴结、肝实质、肝十二指肠韧带

良性狭窄

1. 获得性
- 胆管炎
- 胆总管结石病
- 乳头狭窄
- 硬化性胆管炎
- 毛细胆管炎性肝炎
- Mirizzi 综合征
- 十二指肠憩室

2. 医源性或创伤性
- 手术损伤
- 肝动脉化疗
- 创伤
- 放射治疗
- 肝动脉栓塞

3. 感染
- AIDS
- 华支睾吸虫
- 肝片吸虫
- 蛔虫
- 棘球绦虫
- 结核
- 巨细胞病毒

4. 外源性
- 急性胰腺炎
- 慢性胰腺炎
- 淋巴结核
- 结节病淋巴结炎
- 肝硬化
- 肝炎
- 十二指肠溃疡穿孔
- 脓肿

5. 先天性
- 胆道闭锁
- 膜样横膈
- 先天性肝纤维化
- 复杂的 Caroli 病

表 82-24　胆道扩张

常见
- 结石
- 老年
- 胰腺、胆管或壶腹癌
- 胆管炎
- 胰腺炎
- 远端胆管狭窄：术后、炎症
- 硬化性胆管炎
- 淋巴结病变的外源性压迫

不常见
- 乳头炎或壶腹纤维化
- Caroli 病
- 胆总管囊肿、胆总管膨出
- Mirizzi 综合征
- 寄生虫：蛔虫、支睾吸虫、片吸虫、后睾吸虫
- 肝脓肿
- 十二指肠或胆管憩室的外源性压迫
- 肝动脉经导管栓塞后肝脏梗死
- 转移
- 十二指肠溃疡穿透
- 胆道隔膜或网
- 肝动脉或主动脉的动脉瘤外源性压迫
- 肝外胆道闭锁
- 肝纤维化并胆道扩张
- 腹膜后纤维化

（续表）

表 82-25　无黄疸的胆道扩张

- 胆囊切除术后
- 胆总管探查术后遗表现
- 早期梗阻
- 梗阻之后
- 老年
- 蠕虫或寄生虫
- 非梗阻性胆结石
- 正常变异
- 肠道运动减弱

表 82-26　无扩张的胆道梗阻

- 急性重度胆道梗阻（初始的 3d）
- 胆管炎
- 硬化性胆管炎
- 上行性胆管炎
- 残渣充盈胆管
- 胰腺炎
- 血性胆管
- 胆管癌并肿瘤包埋

表 82-27　胆管的囊性扩张

- 东方胆管性肝炎
- 肝内胆管的乳头状瘤病
- 胆总管囊肿
- 胆总管膨出
- Caroli 病
- 先天性肝纤维化

六、胆囊和胆道特殊病变的影像表现

表 82-28　急性胆囊炎

超声表现
- 胆囊壁厚度＞ 3mm
- 胆囊壁透亮（晕征）：三层结构，中心层回声透亮
- 条纹状壁增厚：高回声与低回声壁条带交替
- 胆囊扩张，前后径＞ 5cm
- 超声 Murphy 征
- 胆囊周围积液
- 假膜形成
- 胆结石

核医学闪烁显像
- 胆囊无显影，但胆管和十二指肠内可有同位素出现
- 环状征：胆囊窝活性增加，与肝脏下缘形态符合

CT
- 胆结石，壁增厚，胆囊周围积液
- 胆囊壁强化增高
- 局限或不均匀的增厚强化
- 壁结节，胆囊与肝脏之间的锐利边界消失，胆囊周围脂肪轻度浸润
- 胆汁密度增高，因为出血或脓所致
- 肝与胆囊间隙的低密度水肿
- 相邻肝实质的一过性密度异常

MRI
- 胆结石、壁增厚、胆囊周围积液
- 胆囊壁和相邻组织显示强化增高，在钆对比增强、抑脂图像上
- 相邻肝实质的一过性信号异常

表 82-29　慢性胆囊炎

超声表现
- 胆结石
- 光滑、不规则胆囊壁，厚度＞ 3mm
- 注射胆囊收缩素后无收缩或反应减低

核医学闪烁显像
- 正常、延迟或无胆囊显影
- 肠道先于胆囊显影
- 注射胆囊收缩素后无收缩或反应减低

CT
- 壁增厚和胆结石
- 胆汁无强化
- 小的收缩状胆囊

MRI
- 小的、不规则形态胆囊并增厚、轻度强化的壁，在钆对比增强、抑脂图像上

表 82-30　硬化性胆管炎

位置
- 肝内和肝外胆管受累（90%）
- 仅肝内胆管（1%～5%）
- 仅肝外胆管（5%～10%）
- 胆囊管受累（18%）

胆道造影
- 多发局限狭窄，并倾向于发生在分叉部
- 小的囊袋状外凸
- 串珠样表现，扩张和狭窄节段交替
- "剪枝树干"表现，中央胆管造影剂充盈而更外周的胆管无充盈
- 肝内胆管扩张
- 粗糙、结节状壁不规则
- 胆囊不规则

（续表）

CT
- 肝内胆管的跳跃性扩张、狭窄、截断、串珠状表现
- 胆管的扩张、狭窄、强化的壁结节、增厚和对比增强
- 胆囊壁增厚
- 门静脉周围淋巴结肿大
- 尾状叶增大
- 肝左叶外侧段萎缩

超声
- 门静脉三角区高回声
- 胆囊和肝外胆管壁增厚
- 局限区域的肝内胆道扩张
- 门静脉周围淋巴结肿大
- 尾状叶增大
- 肝左叶外侧段萎缩

MRI
- 轻度的胆管壁增厚、串珠征、跳跃性扩张
- 门静脉周围炎症并壁和门静脉周围强化，在钆对比 T_1 加权图像上
- T_2 加权图像上外周楔形区域的高信号
- T_1 加权图像上肝脏信号增高，非脂肪
- 钆造影剂注入后即刻的图像可见斑片状、节段性、外周实质强化
- 门静脉周围淋巴结肿大
- 尾状叶增大
- 肝左叶外侧段萎缩

肝胆管闪烁显像
- 肝内胆管树内的多发局限性同位素滞留
- 肝脏排空延迟
- 胆囊显影仅见于 70% 的病例

表 82-31　原发性胆汁性肝硬化

胆道造影
- 仅累及肝内胆管
- 迂曲的肝内胆管并管腔径不同程度狭窄、分支减少（"水中树"表现）

肝胆管闪烁显像
- 肝脏同位素排空显著延迟
- 均匀的肝脏同位素滞留
- 胆囊和胆管显影正常

CT
- 胆结石（40%）
- 肝大（50%）
- 门静脉周围淋巴结肿大
- 尾状叶增大

MRI
- 门静脉周围纤维化所致的门静脉周围晕征
- 门静脉周围淋巴结肿大
- 尾状叶增大

表 82-32　胆管癌

位置
- 远段胆总管（30%～50%）
- 近段胆总管（15%～30%）
- 肝总管（14%～37%）
- 肝管汇合部（10%～26%）
- 左或右肝管（8%～13%）
- 胆囊管（6%）

胆道造影
- 长的，或者极少见情况下为短的，同心性局限狭窄并壁不规则
- 外生性导管内肿物，直径 2～4mm
- 狭窄前方的弥漫胆管扩张
- 胆管狭窄进展

超声
- 胆道扩张
- 高回声（75%），低回声（14%），或等回声肿物（14%）

CT
- 主要呈均匀、低密度肿物，并不规则边界
- 门静脉期无强化或轻度环形强化
- 延迟（10～15min）图像呈弥漫对比增强，是由于该种肿瘤的血管特性所致
- 辅助表现：与聚集的胆管相应的肝叶萎缩，不对称的肝内胆管扩张，节段性的或肝叶的密度异常

MRI
- 高度的胆道梗阻且胆管壁厚度 > 5mm
- 在 T_1 加权图像上相对肝脏呈等信号或低信号
- T_2 加权图像上肿瘤信号相对肝脏可呈明显增高到轻度增高
- 钆对比增强 T_1 加权图像上肿瘤中等程度强化
- 从胆总管胰内段起源的胆管肿瘤边界清晰，在抑脂 T_1 加权图像上呈低信号肿物，被相对高信号的胰头衬托明显

闪烁显像
- 在肝胆扫描中为胆道梗阻
- 肝内肿瘤在硫胶体和肝胆扫描中呈冷区
- 肿瘤可能在镓扫描显示局灶摄取

血管造影
- 富血管肿瘤并新生血管（50%）
- 乏或无肿瘤染色
- 沿胆管走行区的动脉 - 动脉侧支，与动脉梗阻有关
- 肝动脉和门静脉的移位、包埋或闭塞

表 82-33　胆囊癌

- 胆囊被肿瘤取代（40%～65%）
- 局限性或弥漫型、不对称、不规则的胆囊壁增厚（20%～30%）
- 巨大肿瘤侵犯胆囊窝、相邻肝脏和肝十二指肠韧带
- 颗粒状点灶钙化见于黏液腺癌

（续表）

- 肝转移，区域淋巴结增大，腹腔内种植，侵犯相邻的十二指肠、结肠、右肾和胃
- 肿物在 T_2 加权 MR 序列上信号增高

表 82-34　胆道囊性病变，Caroli 病、胆总管囊肿、胆总管囊肿脱垂

Caroli 病
- 多发囊性结构，覆盖接近肝门区，表现为或者局限或者弥漫散在的囊肿，与胆管相交通
- 肝内胆管的节段性囊袋或串珠样表现
- 肝外胆管常扩张
- 沉积物和结石常可见于这些扩张胆管内

胆总管囊肿

1. 位置
- 肝内和肝外胆管（73%）
- 仅肝外胆管（27%）
- 扩张的左和右肝内主胆管（45%），双侧（58%），单侧（42%）仅左叶

2. 胆道造影
- 扩张的胆管直径（2～15cm）
- 胆管径在囊肿处突然变化

（续表）

3. CT 和超声
- 大的、液体充盈结构，在肝门下方，与胆囊分离，与肝内胆管交通
- 在扩张节段和正常胆管交界处管径突然变化
- 肝内胆管扩张

4. 肝胆管闪烁显像
- 同位素在囊肿内晚期充盈并停滞
- 肝内胆管系统扩张

5. 上消化道造影
- 右上腹的软组织肿物
- 十二指肠第二段和远端胃向前移位
- 十二指肠曲扩大
- 十二指肠向下移位
- 近段十二指肠的外源性压迫

胆总管囊肿脱垂
- 胆总管壁内端呈光滑的球形或囊袋样扩张
- 钡餐检查时在乳头区见光滑的、边界清晰的腔内十二指肠充盈缺损，随肠管蠕动和压迫而有形态变化

第十篇

肝 脏
Liver

Textbook of Gastrointestinal Radiology
(4th Edition)

胃肠影像学（原书第 4 版）

第 83 章　肝脏的正常解剖与检查技术
Liver: Normal Anatomy and Examination Techniques

Alexander Ding　Naveen Kulkarni　Florian J. Fintelmann　Sanjay Saini　**著**

秦岫波 **译**　崔湧 **校**

一、正常解剖

肝脏是腹部最大的器官，占据了右上腹部的大部分。横膈被覆于肝上方、外侧和前部。肝内侧与胃、十二指肠和横结肠相邻。下方是结肠肝曲，后方是右肾及肾上腺。肝脏表面覆盖一层致密的结缔组织构成的包膜——Glisson 包膜。腹膜覆盖大部分肝脏，除了胆囊窝、下腔静脉窝和裸区。肝脏的形态为膈面凸出、脏面凹陷。裸区紧邻横膈后部表面，周围是冠状韧带。冠状韧带本身是由壁层和脏腹膜皱褶形成的。冠状韧带的上、下支在侧面形成左右三角韧带（图 83-1）。冠状韧带的左右支在腹侧融合并延伸为镰状韧带，它包含圆韧带，从脐延伸到肝上表面[1]。

肝门是一条较深的横裂，左右肝管、肝动脉和门静脉都从此处进出肝脏。胆总管、肝动脉、门静脉、肝神经和淋巴管位于肝十二指肠韧带层（小网膜游离缘）内。构成小网膜上部的胃脾韧带，连接肝脏与胃小弯。

（一）肝脏血供

肝脏具有双重血液供应，肝动脉提供来自全身动脉循环的血流，门静脉接受从胃肠道和脾脏返回的血流[2]。肝血液供应约 25% 由肝动脉提供。因为肝脏在胃肠生理活动中的作用，肝脏大部分血供来自肠系膜门静脉引流[3]。影响肝动脉和门静脉相对血供的因素包括激素、自主神经和营养因素。血液供应的平衡也可能因疾病而失调，如肝实质疾病[1, 4]。

1. 肝门静脉

肝门静脉由肠系膜上静脉和脾静脉汇合而成，位于胰颈的后方（图 83-2 和图 83-3）。门静脉在肝十二指肠韧带内，胆总管及肝动脉的正后方，向上右侧走行。在肝门处，门静脉分为左、右支。右侧支水平走行，分成前、后支。左支开始水平走行，然后向头侧，终末分为上升和下降支。左门静脉与肝圆韧带裂隙内闭塞的脐静脉相连[2, 4-6]。在胚胎期，脐静脉是开放的，脐静脉的血液流入左门静脉，其中大部分通过静脉导管分流。门静脉存在多种发育异常。最常见的是右门静脉缺失伴门静脉和左门静脉分支异常。左门静脉水平段的缺失更罕见。

2. 肝动脉

腹腔干在 $T_{12} \sim L_1$ 水平分为肝总、脾和胃左动脉。肝总动脉沿着胰头上缘，向前和右侧，位于小网膜后层后面。分出胃十二指肠动脉后，肝总动脉成为肝固有动脉。肝固有动脉于十二指肠上缘进入肝十二指肠韧带腹膜上区[4]。肝固有动脉上行至肝脏，门静脉前方和胆总管内侧。进入肝门后，肝固有动脉分为肝左、肝右动脉，偶有肝中动脉。肝左、右动脉分别供给肝脏左叶和右叶。在肝中动脉变异出现情况下，它为肝左叶内侧段供血。右肝动脉的分支供应尾状叶，但在某些变化形式中，左肝动脉或中肝动脉可能会产生灌注损伤[2-5]。右肝动脉也会向胆囊发出胆囊动脉。

这种典型的肝动脉解剖结构仅见于 55% 的患者（图 83-4 和图 83-5）[2]。常见变异包括右肝动脉部分（18%）或完全（14%）被来自肠系膜上

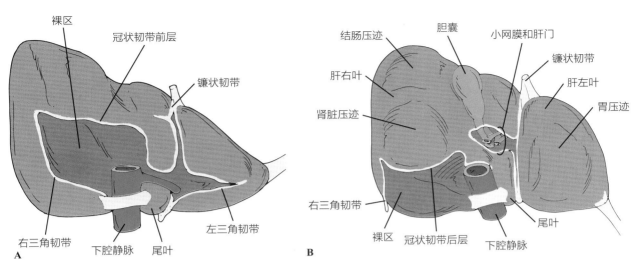

▲ 图 83-1　肝脏与腹膜和内脏关系
影像学角度肝脏的膈面（A）和内脏面（B）

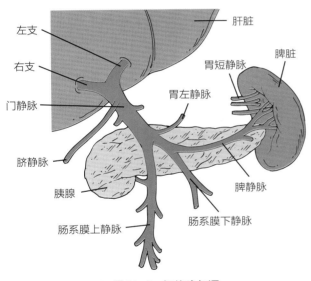

▲ 图 83-2　门静脉起源

引自 Sherlock S：The portal venous system and portal hypertension. In Sherlock S（ed）：Diseases of the Liver and Biliary System. Oxford, Blackwell Scientific，1985，pp 134–181

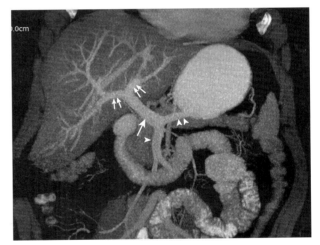

▲ 图 83-3　门静脉解剖
上腹部 CT 最大密度投影图像示肠系膜上静脉（单箭头）和脾静脉（双箭头）汇成门静脉主干（箭）。门静脉主干在肝门分成左右分支（双箭）

动脉的分支替代，肝动脉完全起自肠系膜上动脉（2%～4%），胃左动脉部分或完全分出肝左动脉（18%～25%），肝左动脉分出肝中动脉（45%）[4,5]。

3. 肝静脉

肝右静脉、肝中静脉和肝左静脉位于肝脏的后上方。这些静脉上、斜方向通过肝脏，汇入下腔静脉。几条小的恒流肝静脉引流尾状叶血液，直接汇入下腔静脉。肝静脉的管径是可变的，并且可以通过 Valsalva 动作瞬时增宽。充血性右心衰竭可见下腔静脉和肝静脉持续扩张。

在 20%、5% 和 15% 的人群中观察到肝右、肝中和肝左静脉的重复变异[7]。8% 的人群出现肝主静脉缺失[8]。副肝静脉也可见于肝脏。在 1/3 的人群中，最常见的副肝静脉引流肝右叶的前上段，汇入肝中静脉或偶尔进入右肝静脉。单独的右下肝静脉直接汇入下腔静脉罕见[7]。

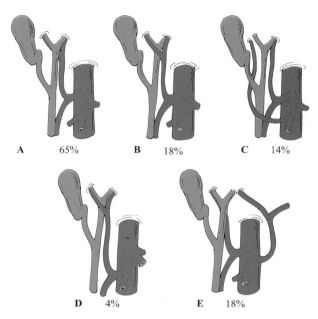

▲ 图 83-4　肝动脉变异

A. 正常模式，肝右动脉位于肝总管后方。B. 肝右动脉在肝总管前方。C. 来自肠系膜上动脉（单独或分支）的肝右动脉。D. 来自肠系膜上动脉的肝总动脉。E. 来自左胃动脉的肝左动脉

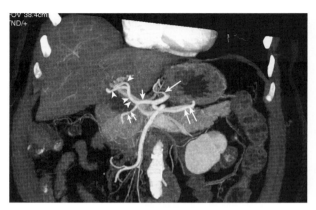

▲ 图 83-5　肝动脉解剖学

上腹部 CT 的最大密度投影图像显示腹腔干分出胃左动脉（箭），脾动脉（双箭）和肝总动脉（小箭）。在分出胃十二指肠动脉（双小箭头）后，肝总动脉延续为肝固有动脉（双箭头）。肝固有动脉在肝门分为左右分支（箭头）

（二）肝叶和肝段解剖

肝脏可分为右叶、左叶和尾状叶。分离左右肝叶的叶间裂，是沿着穿过胆囊窝下部和肝中静脉上部的线。尽管裂隙在一些患者中形成良好，但在其他患者中可能是不完整的。圆韧带裂隙形成左侧内侧段裂隙，将左叶分为内侧和外侧段。静脉韧带的裂隙分开左外侧肝段与尾状叶。

然而，肝脏病变切除术的手术技术的进步使得常规肝叶解剖结构变得过时。外科医师需要在功能区段而非肝叶中精确定位肝脏病变以进行规划切除。肝脏的功能分段基于手术定义可行的肝内切除术。肝脏的分段解剖主要基于血管解剖结构，可以通过横断面成像进行说明（图 83-6）[9-13]。每个肝段都有独立的血管供应和胆管引流。门静脉、肝动脉和胆管分支穿过肝段（肝段内）。肝主静脉位于肝段之间（节段间）[9-13]。最常见的肝段命名是 Bismuth-Couinaud 系统（图 83-7）[14, 15]。

Bismuth-Couinaud 系统用作定位局灶性肝脏病变的解剖学基础。在该系统中，肝脏被分成段和八个亚段。沿肝主静脉平面的垂直划分，并进一步被右门静脉和左门静脉的水平面分开。通过肝中静脉

的平面将右叶与左叶分开。通过这些血管标志，可以经横断面成像进行肝脏病变的肝段定位 [16, 17]。

第一段是尾状叶。尾状叶是肝脏的一个带蒂部分，从门静脉和下腔静脉之间的肝右叶向内侧延伸（图 83-8）。它具有一些独特的功能 [18, 19]。功能上，尾状叶是肝脏的一个自主部分，具有单独的血液供应，胆汁引流和静脉引流。尾状叶的右缘通过峡部与右肝叶实质相连。后方，下腔静脉与尾状叶相邻。下方，尾状叶形成 Winslow 孔的上缘，并分为左侧前突起，称为乳头突起和横向突出的尾状突起，向外侧突出，加入右肝叶。乳头突起可以很显著，穿入胃窦后方小网膜囊，靠近肝动脉和门静脉 [18, 19]。在某些情况下，它可以类似假性病变，在横截面图像被误认为淋巴结肿大或胰腺肿块 [20]。

下一个连续的段是左叶的肝段，然后是右叶，以正面图中的顺时针方式给出，除了Ⅳa 段。左叶的外侧段Ⅱ和Ⅲ位于左肝静脉的外侧和左侧。Ⅱ段位于上方，Ⅲ段位于门静脉平面下方。Ⅳ段位于肝中静脉和肝左静脉之间。Ⅳa 段和Ⅳb 段分别位于门静脉平面的上方和下方。在右叶，肝右静脉将前段（Ⅴ和Ⅷ）与后段（Ⅵ和Ⅶ）分开。上段（Ⅶ和Ⅷ）和下段（Ⅴ和Ⅵ）分别位于门静脉平面的上方和下方。然而，肝脏血管解剖变异的患者很难进行定位肝段。肝静脉重复的患者肝静脉标志可能不可靠。8% 人群Ⅳ段的背部由右肝动脉分支供血。在 30% 的人群中可以看到来自门静脉主干或其右分支

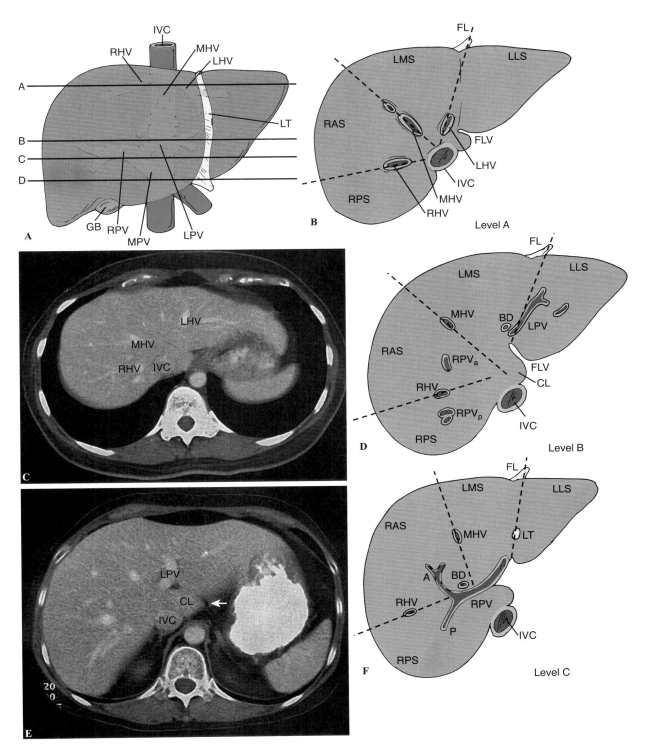

▲ 图 83-6　肝脏的节段解剖学

A. 肝脏的前后"透视"图显示了主要的静脉解剖结构和描绘肝段解剖结构的多个轴位水平。IVC.下腔静脉；RHV.右肝静脉；MHV.肝中静脉；LHV.左肝静脉；LT.肝圆韧带；LPV.门静脉左支；MPV.门静脉主干；RPV.门静脉右支；GB.胆囊。B.轴位解剖，A 水平，RHV、MHV 和 LHV 流入 IVC，RHV 将右叶前段（RAS）与右叶后段（RPS）分开，MHV 将左叶内侧段（LMS）与 RAS 分开，LHV 为 LMS 和左叶外侧段（LLS）之间的边界，并且与镰状韧带（FL）位于同一平面中。FLV.静脉韧带裂；虚线：肝段边界。C.轴位解剖，A 水平，轴位 CT。D.轴位解剖，B 水平，LPV 的上升部分在左叶的 LLS 和 LMS 之间走行，门静脉右支的前段和后段（RPVa，RPVp）被 RHV 一分为二。BD.胆管；CL.尾状叶。E.相应的 CT 层面。F.轴位解剖，C 水平，RPV 水平面及 RPV 分叉成前（A）和后（P）分支水平，RHV 位于门静脉分支之间的中间位置，LT 和 FL 充当 LLS 和 LMS 之间的边界

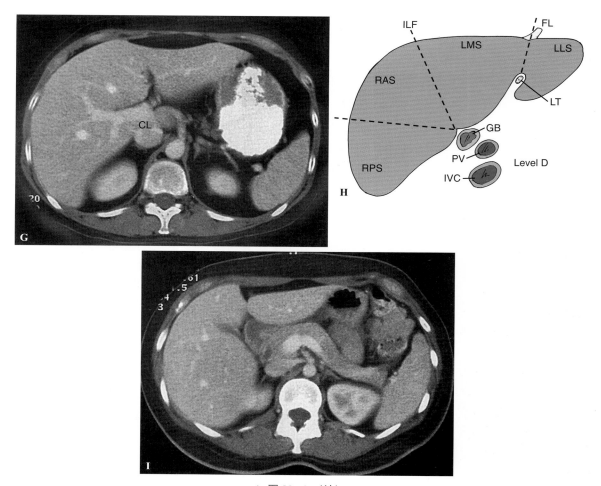

▲ 图 83-6 （续）

G. 相应的 CT 层面。H. 轴位解剖学，D 水平，左右肝叶由连接 IVC 和胆囊窝 - 叶间裂（ILF）的线分开，该裂隙从胆囊颈部向上延伸，并且通常在 CT 上不完全可见，LLS 和 LMS 由 LT 分开。I. 相应的 CT 层面

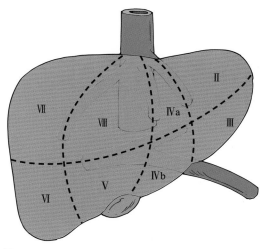

▲ 图 83-7 亚段肝脏解剖学：**Bismuth-Couinaud** 命名法

正面投影，Ⅱ 和 Ⅲ 段组成左叶外侧段和 Ⅳa 和 Ⅳb 段组成内侧段，Ⅴ 和 Ⅵ 段构成右叶的前段，后段由 Ⅵ 和 Ⅶ 组成。段 Ⅰ（尾状叶）未显示

的独立血供的附属门静脉段。Riedel 叶位于肝右叶下部，超过正常肝脏下界。在肝段切除术后，余肝段肥大，血管移位，改变肝段解剖结构。

（三）肝门

肝门是门静脉、肝动脉、肝总管、神经和淋巴管进入肝脏的地方（图 83-9）。门静脉是最恒定的解剖学标志。肝总管是一个 3～5mm 的薄壁结构，位于门静脉前方和肝总动脉外侧[21-23]。75% 的患者右肝动脉位于肝总管后方，而 25% 的患者位于前方。

（四）胆管

胆管伴肝动脉分支的节段分布走行（图 83-10A）。引流肝右叶和左叶的胆管仅在肝门处汇合。右叶的

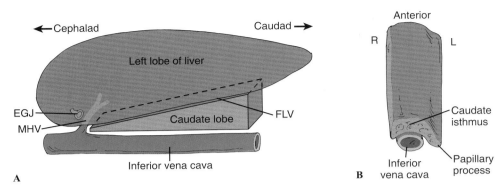

▲ 图 83-8　**Caudate lobe of the liver**

A. Diagram depicting the relationships of the caudate lobe of the liver. The caudate lobe is wedge shaped, and its posterior border abuts the inferior vena cava (IVC). The anterior border of the caudate lobe is separated from the left lobe of the liver by the fissure for the ligamentum venosum (FLV). The inferior margin of the caudate lobe forms the superior margin of the foramen of Winslow, which leads to the lesser sac. The superior margin of the caudate lobe is the cephalic portion of the right hepatic lobe, where the middle hepatic vein (MHV) enters the IVC. This corresponds to the level of the esophagogastric junction (EGJ). B. Schematic representation of the caudate lobe view frontally. The right margin of the caudate lobe connects to the right hepatic lobe by an isthmus. Its anterior border is formed by the fissure of the ligament venosum. The papillary process projects from the caudal margin of the caudate lobe. R, Right; L, left. (A and B from Dodds WJ, Erickson SJ, Taylor AJ, et al: Caudate lobe of the liver: Anatomy, embryology, and pathology. AJR Am J Roentgenol 154:87–93, 1990. © by American Roentgen Ray Society.)

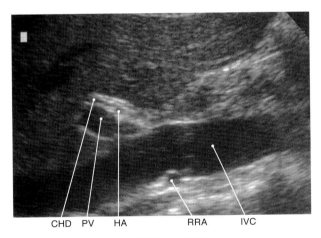

▲ 图 83-9　肝门

斜矢状超声检查显示门静脉（PV），肝总管（CHD），肝动脉（HA），下腔静脉（IVC）和右肾动脉（RRA）的分支

前段和后段的胆管之间没有沟通 [24]。

（五）肝淋巴系统

浅表淋巴管起自肝脏表面的腹膜下组织。内脏面流入肝门的淋巴结。膈肌面流入腹腔干附近的下腔静脉和主动脉的淋巴结（图 83-10B）。一些淋巴管穿透膈肌进入胸骨后、心肝淋巴结，沿着右胸廓动脉上升至颈部 [2]。肝脏的深部淋巴管形成一个主要和较小的干。主干穿过肝门淋巴结，穿过乳糜池，最后进入胸导管。小干与肝静脉伴行并终止于 IVC 附近的淋巴结。肝淋巴管扩张继发于肝硬化、门静脉高压症、静脉闭塞性疾病、右侧心力衰竭、心包积液、低蛋白血症、肝移植排斥和糖原生成 [2]。

（六）神经

肝前神经丛围绕肝动脉。它主要由左腹腔神经丛的分支，右侧和左侧迷走神经以及右侧膈神经组成。后肝神经丛位于门静脉和胆管周围。肝动脉受交感神经系统的支配。来自胆囊和肝被膜的疼痛可以通过第 3 和第 4 颈神经放射到右肩 [2, 25, 26]。

二、影像技术

（一）X 线片

由于肝脏的软组织密度均匀，无论是整体还是局灶性病变，腹部 X 线片在评估肝脏方面的作用都有限 [27-29]。肝脏的上边界由肺和横膈勾勒。其他边界只有在腹腔脂肪，充气肠襻或游离气体存在时显示。肝脏的外侧边缘由与后肾旁区连接的腹膜外脂肪勾勒出轮廓。该脂肪也位于右半膈的下表面和顶腹膜之间。它可能在影像上表现为在膈肌和肝穹顶之间粗黑线 [27, 28, 30]。前肾旁区的腹膜后脂肪勾勒

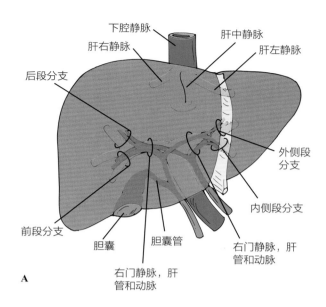

A

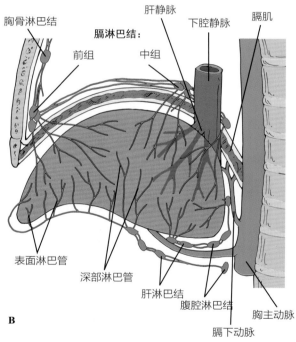

B

▲ 图 83-10　肝胆管和淋巴管

A. 胆管（绿色），肝动脉（红色）和门静脉（蓝色）的常见分支模式。B. 描绘肝脏淋巴引流的图（图 B 引自 Woodburne RT, Burkell WE: Essentials of Human Anatomy. New York, Oxford University Press, 1988, pp 461 and 466）

出肝脏的后下缘。肝下凹陷的液体可能会遮挡这个界面，导致肝脏边缘不可见。肝脏前下方边缘较少见，因为结肠旁和网膜脂肪的量变化较大[31]。肝左叶延伸到中线左侧，胃腹侧，横结肠上方。

尽管比临床触诊更准确，但肝脏大小的影像学

评估非常不可靠，因为边界的可视程度不一[32]。影像可能有助于检测门静脉或肝静脉和胆道的空气或肝脏钙化灶，尽管敏感性仍然很低[30, 33]。随着磁共振成像（MRI）、计算机断层扫描（CT）和超声等横断面成像的出现，用腹部 X 线评估肝脏病变已经过时。

（二）超声

肝脏与腹壁有广泛的接触面积，使其成为实时超声检查评估的理想器官。超声检查是一种安全、无创、快速且相对便宜的肝脏评估方法，可在床边进行，几乎不需要患者的配合。

1. 评估技术

理想条件是在禁食 6h 后检查肝脏，胆囊不收缩。应选择尽可能高的换能器频率，同时保持可穿透肝脏后部。应调整近端和远端增益设置，以均匀显示肝实质的回声[34]。小尺寸探头可改善肋间入路的肝脏显示。应使用仰卧位和患者左侧旋转的右前斜位。深度吸气后屏气使肝脏尾部移位并改善肝穹顶显示。矢状位、横位、冠状位和肋下斜视图完成检查。在实时检查中很容易识别出局灶性病变，在硬拷贝胶片或静态图像上可能不太容易看[35-39]。

超声检查是评估肝静脉和门静脉走行的一种很好的方式。门静脉在肝门分为左右主干。门静脉是具有回声壁的无回声结构。胆管与门静脉伴行，由于太小，除肝门外不可见，除非胆管扩张情况下[40]。与常识相反，肝内胆管和相应的门静脉之间没有恒定的前后关系。肝动脉也伴行有这些结构但通常太小而无法看到，除非借助彩色血流多普勒成像[41-45]。

肝静脉通过肝脏向后和向上进入下腔静脉。它位于肝段间，而门静脉除了左门静脉的上行节段，都是位于肝段内。肝静脉的壁通常比门静脉的回声减低。

2. 大小和结构

肝脏超声通常用于评估肝脏的大小。然而，由于其形状可变，没有单一的肝脏测量反映真实尺寸[46, 47]。在通过内肝线的长轴扫描中，如果肝脏测量为 13cm 或更小，则 93% 的个体是正常的。如果测量值为 15.5cm 或更大，则 75% 的病例肝脏扩

大 [48]。应在至少两个平面上评估肝脏大小以补偿肝脏可变的形态。在锁骨中线，正常肝脏的纵向径为 10.5 ± 1.5cm，前后径为 8.1 ± 1.9cm，第 95 百分位数为 12.6cm 和 11.3cm。在中线，正常肝脏的纵向和前后径分别为 8.3 ± 1.7cm（第 95 百分位数 = 10.9cm）和 5.7 ± 1.5cm（第 95 百分位数 = 8.2cm）[49]。对肝脏下界的主观评价，可以用来估测肝脏肿大 [39]。肝左叶下角超过 45°，右叶超过 90° 表示肝脏肿大。当肝脏增大时，其与右肾前缘接触的区域超过右肾的上 2/3。

正常肝脏是均匀的，表现为中度小点或线的细小的回声 [50, 51]。

肝脏具有均匀的亮度和纹理，仅由肝静脉、门静脉和裂隙中断。肝实质回声强度取决于设备、探头和增益设置。因此，实质回声是通过与内部参考进行比较来判断的。右肾皮质、胰体和门静脉壁用于内部参考。在旁矢状或侧位冠状面扫描中，与相邻的正常右肾皮质对比，肝脏是稍高回声或等回声（图 83-11A）。与肝脏相比，青年人胰腺呈低回声，老年人胰腺呈高回声，因为胰腺脂肪浸润随年龄增长而增加（图 83-11B）。肝脏相对脾脏是低回声。

肝左叶外侧段可延伸至左侧并靠近脾脏，类似于膈下或包膜下脾脏积液（图 83-11C）[52]。在正常肝脏中门静脉壁是有回声的。所有这些结构间回声的比较都基于肾脏和胰腺正常前提。当这些结构发生病变时，内部结构间回声参考就不那么有用了。急性肝炎时，对比右肾皮质，肝实质低回声，门静脉壁异常明亮 [53]。相反脂肪浸润和肝硬化，对比右肾皮质，肝脏明显高回声，门静脉壁被高回声肝实质"勾勒"出来 [54]。

3. 伪影

在肝脏中观察到的超声伪影可以类似异常 [55-60]。肝脏的局灶性脂肪浸润和局灶性无脂肪可分别表现为高回声和低回声的假病灶。这些病变通常涉及左叶内侧段的门静脉旁区域。在腹膜透析液中用胰岛素治疗的糖尿病患者可发生局灶性包膜下脂肪浸润 [61]。由于圆韧带 / 静脉韧带裂隙引起的声束衰减，尾状叶可能表现似低回声肿块。圆韧带、由胶原蛋白和脂肪包围的镰状韧带可以类似回声性肿块。但是，这可以通过其典型位置来识别。腹水可以增加声波传到肝脏的结节部分，类似回声肿块。副裂隙和膈肌折叠进入肝脏也可引起回声假性病灶 [55-60]。

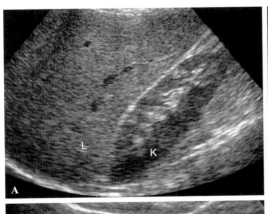

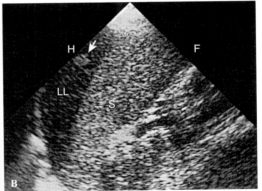

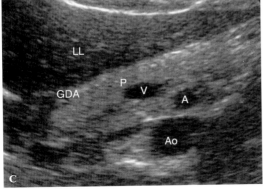

▲ 图 83-11 与体内标准相比，正常肝脏的回声性
A. 右上腹的纵向扫描显示肝脏（L）比右肾（K）回声更强。B. 患者左上腹的纵向扫描显示肝脏左叶的外侧段（LL）延伸至左侧腹壁，显示正常肝脏比脾脏（S）回声更低，肝脏含有小血管瘤（箭）。C. 横向扫描上腹部显示正常胰腺（P）比肝脏（LL）回声更强。
A. 肠系膜上动脉；V. 肠系膜上静脉；GDA. 胃十二指肠动脉；Ao. 主动脉；H. 上；F. 下

4. 术中超声

经腹肝脏超声受到皮下脂肪和肠气的声束散射和衰减的限制。直接放置在肝脏表面上的高频探针没有任何光束散射界面。因此，通过术中超声，可以获得肝脏的高分辨率图像。术中超声是一个不断扩大的领域，可以为外科医师提供关键信息，使外科医师能够选择合适的手术技术。检查应根据外科医师的具体需求量身定制，以避免不适当地延长手术总持续时间。外科手术的术中超声可在开腹探查术和腹腔镜手术中进行。小，表面聚焦，高频，线性阵列换能器用于剖腹手术中超声。这些换能器在近场中具有较宽的视野，改善近场分辨率。术中超声可用于肝脏局灶性占位的检测和诊断评估，以及术中消融的影像学引导（图 83-12）[62-70]。

术中超声最常见的应用是在结直肠癌肝转移肝段切除术患者中。术中超声可以提供正常血管解剖与病灶之间的关系、肿瘤对血管的侵犯、血栓形成，以及术前图像难以检测的、小的、难以触及的病灶的信息。术中超声可以准确检测 1～3mm 的小囊肿及 3～5mm 实性局灶性病变，Brower 及其同事报道术中超声的敏感性、特异性和准确性（分别为78%、100% 和 84%），优于动脉造影、CT、术前超声和触诊[71]。

术中超声可以检测额外的肝脏病变，并改进结直肠癌肝转移患者的外科治疗策略[72, 73]。术中超声应用也已扩展到原发肝肿瘤的手术切除，尤其是肝细胞癌[74]。多项研究表明，术中超声与增强 CT 和 MRI 相比，对病变的检测灵敏度有所提高[61, 75-77]。有些人甚至提倡术中超声作为成像"金标准"[78]。术中超声可用于指导肝转移瘤的植入放射治疗和冷冻治疗[79-81]。术中超声和超声造影剂的联合应用也有助于提高对术前 CT 或 MRI 未显示的肝转移瘤的敏感性[82-85]。

一项研究中发现，由于术中超声的额外发现改变了超过 1/4 患者的手术过程。术前影像学和术中超声结合检测率是最高的[86]。在腹腔镜超声检查中，换能器是通过腹腔镜端口进入的，通常是脐周或右下象限[87]。使用多频率 5MHz、6.5MHz，或 7.5MHz 曲线的具有柔性尖端的腹腔镜超声探头。在腹腔镜手术中可视化的一个重大缺陷是近场可视化较差。腹腔镜超声比 CT[88] 和 CT 门静脉造影[88] 能显示更多的肝脏病变。一项研究显示，对术前影像学提示潜在可切除肝脏肿瘤患者，腹腔镜不能发现的肿瘤中 33% 能被腹腔镜超声发现，腹腔镜超声可为 42% 的患者提供额外的分期信息[90]。

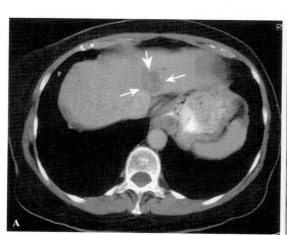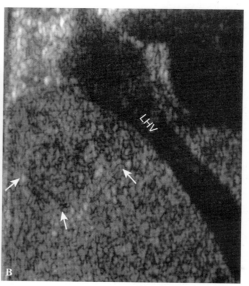

▲ 图 83-12　肝细胞癌术中超声和 CT
A. CT 显示邻近肝左和中静脉汇合处的低密度病灶（箭），左、中肝静脉汇合。B. 剖腹术中的矢状超声图像证实病变（箭）累及肝左静脉（LHV），不能切除（图片由 Helena Gabriel，MD，Chicago，IL 提供）

5. 多普勒超声

双功和彩色血流多普勒成像通过评估肝脏的复杂循环动力学提高了超声的诊断能力[33, 91-96]。双相和彩色血流多普勒超声在血栓、血液反流、动脉瘤，以及瘘管的检测方面优于灰阶超声[33, 92, 96, 97]。通过优化多普勒设置，可达到最大的灵敏度，以允许检测慢速血流，功率多普勒在这一设置可能有帮助。提高彩色增益必须低于产生伪影的水平。此外，多普勒成像可用于检测肝脏的病灶和血管侵犯。由于信号强度低，彩色和频谱多普勒不能检测大部分肝脏局灶性病变的血供。功率多普勒和超声造影剂能更好地评估肿瘤的血供。

肝动脉多普勒追踪显示高舒张期血流，表明低阻抗（图 83-13A）。多普勒超声检查最常用于区分肝门中肝动脉和胆管。可能需要彩色血流图像来定位肝动脉[98]。肝动脉的肝内分支通常在灰度超声中不可见。当肝硬化时肝动脉的肝内分支有代偿性扩张时，多普勒超声可将其与肝内胆管扩张区分开。

在肝移植受者中，同种异体移植物的存活取决于肝动脉的通畅性。正常肝动脉波形改变可能表明这些患者肝动脉狭窄或血栓形成[99, 100]。这些变化包括缓慢上升到收缩峰值，振幅减小和舒张期血流显著，称为小慢波（tardus-parvus 波）。在正常人中观察到的餐后肝动脉阻力指数的正常显著增加通常不会见于严重的肝病[101]。

肝静脉的流动模式（图 83-13B）类似于下腔静脉和其他大的全身静脉，伴心脏和呼吸运动起伏。正常的肝静脉血流指向下腔静脉。当三尖瓣关闭不全，肝静脉血流出现收缩期明显逆转[102]。肝硬化导致三相模式丢失，因为包裹肝静脉的肝脏顺应性减低[103]。

门静脉具有由呼吸变化调节的特征性连续流动模式（图 83-13C）。这种正常的呼吸变异在门静脉高压时减弱或丢失[103]。因为心脏搏动传递到门静脉，右心衰竭患者门静脉搏动增加。

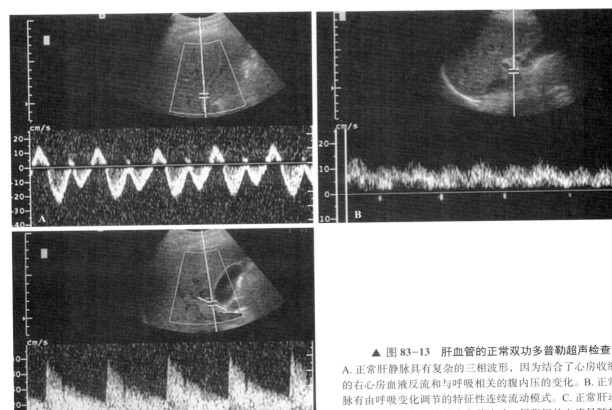

▲ 图 83-13　肝血管的正常双功多普勒超声检查
A. 正常肝静脉具有复杂的三相波形，因为结合了心房收缩相关的右心房血液反流和与呼吸相关的腹内压的变化。B. 正常门静脉有由呼吸变化调节的特征性连续流动模式。C. 正常肝动脉在整个心脏舒张期间表现出向前流动，舒张压的血流量随禁食状态而变化

6. 组织谐波成像

传统的灰度超声以相同的频率发送和接收声束。在组织谐波成像（THI）中，通过滤除被检查的组织的基波回波来接收二次谐波信号。由于在组织中产生谐波信号，THI 可以最大限度地减少体壁伪影、旁瓣和散射，并提高信噪比[104]。THI 中使用的声束波长越短，轴向分辨率就越高。与常规超声相比，THI 可以检测到额外的肝脏病变并改变临床策略[105]。

7. 超声造影剂

超声造影剂的应用扩展了超声检查的临床应用，主要有助于显示实质微血管[106]。超声造影剂定义为外源性物质，可以在血池或腔内给药以增强超声检查信号。造影剂增加了反向散射信号强度，从而改善了序列上的灰度回声，如谐波成像和脉冲反转，也增加彩色和频谱多普勒信号强度。造影剂经静脉注射，此后立即进行成像。增强超声的优点是能够实时评估对比增强以及出色的时间分辨率。造影剂通常有很强的安全性。增强超声的局限性包括在施用造影剂后可用于扫描的时间窗相对窄以及如果基线超声受限则评估有限。

用于评估肝脏的超声造影剂是由壳稳定的微泡。最常用的包括 SonoVue（Bracco SpA，意大利米兰），一种含磷脂包裹六氟化硫，于 2001 年推出，可在欧洲、中国、印度、韩国、中国香港、新西兰、新加坡和巴西使用。Definity（Lantheus Medical，Billerica，MA），全氟丙烷脂质微球混悬型注射剂，于 2001 年推出，可在加拿大和澳大利亚使用。Sonazoid（Daiichi-Sankyo，GE，日本东京），磷脂包裹十氟丁烷，于 2007 年推出，可在日本和韩国获得，以及 Levovist（拜耳先灵公司，德国），一种半乳糖和棕榈酸颗粒，现停止生产[106]。在撰写本文时，这些药剂或任何超声造影剂均未获得美国食品和药品监督管理局临床使用的批准。

大多数药物具有相似的强化特点，注射后血管结构迅速增强，5～10min 内缓慢消失。Sonazoid 是一个例外，晚期延长，称为增强后期，并且由于 Kupffer 细胞的吞噬作用，可以在肝脏中持续数小时[107, 108]。

因为它们以其特征频率共振，所以谐波成像可检测微泡。微泡造影剂在谐波成像中对各种器官以及肿瘤血管中的显示和检测比彩色多普勒成像更好更久[109]。Quaia 及其同事[110] 报道与传统的灰度超声相比，超声造影剂的脉冲反转谐波成像在 47% 的患者中检测到额外的肝转移。通过超声增强的脉冲反转谐波成像可以检测到甚至小至 2mm 的肝转移[111]。超声组织消除技术可以提供仅有微泡图像，有助于使病变比叠加微泡和 B 模式图像更明显，但是，操作者必须仔细了解在这种模式下的独特伪影[112]。

超声造影剂通常具有良好的安全性。与 CT 和 MR 药剂不同，没有相关的已知肾毒性。严重过敏和过敏反应的风险与 MR 造影剂一样低[113]。虽然风险很低，像所有造影剂用药一样，超声造影剂应用时也应具备急救措施和训练有素的临床医师。

（三）CT

多排 CT（MDCT）技术的进步已经改变了肝脏成像。MDCT 可实现快速扫描覆盖，并能获取各向同性的亚毫米级容积分辨率图像。更快速的肝脏图像采集可单次推注造影剂，采集多期 CT 图像，各向同性图像数据集可以提高小病灶的显著性和三维（3D）重组质量[141-117]。多平面重组可以更好地证明肝脏局灶性病变与血管的解剖关系，这可以帮助外科医师进行肝段切除的手术计划。3D 重组可以显示肝脏血管解剖结构，以评估肝脏供体。双能 CT（DECT）和 CT 灌注成像等新兴技术为 CT 提供了新的领域，包括病变检出、定性和治疗监测。

1. 平扫 CT

平扫肝脏 CT 扫描在病灶检测方面不如增强检查，因此，除非在特定情况下，不会常规检查[118-120]。肝脏密度弥漫改变的疾病，如脂肪变性、血色素沉着、糖原贮积症、化疗、胺碘酮治疗、金治疗等，应采用平扫 CT 评估。肝硬化患者也应该使用平扫检查来寻找发育不良结节和铁质沉着结节。肝平扫 CT 可用于评价钙化、出血（病灶中的出血，如肝细胞腺瘤等病变，图 83-14），以及类癌、肾癌、甲状腺癌、胰岛素瘤、嗜铬细胞瘤和乳腺癌等富血供肿瘤的转移[121-124]。这些富血供转移可能在增强后变成等密度[125, 126]。然而，DECT 有重建出类似平扫 CT 的虚拟平扫图像的能力，可以无须进一步单独行平扫检查[127]。

2. 增强 CT

（1）碘造影剂动力学：增强的目的是通过增加病灶与正常肝实质之间的相对密度差来提高病灶的可见性。这种差异是病灶显著性和特征的基本因素。许多因素会影响肝强化的时间和程度，从而影响正常肝实质与病症的强化差异。肝强化最依赖于扫描时给予造影剂的时相。这些期可分为血管期、再分布期和平衡期[128]。在血管期，主动脉增强迅速增加，肝脏增强缓慢增加。这个阶段很短，因为碘造影剂从血管血池迅速扩散到血管外或肝脏间隙，从而开始再分配期。在此期间，主动脉强化迅速减低并且肝脏强化增加。此期是检测大多数病灶的理想时间（图 83-15）。在平衡期，主动脉和肝脏的强化下降。因此，病灶可能变得与肝实质等密度。

螺旋 CT 技术可单次团注造影剂获得多期 CT。初始可以采集肝动脉期，在非强化的正常肝实质背景下突出富血供病灶。如果稍晚进行扫描，这些病变可能与其余肝脏呈等密度。其后行门静脉（再分布）期扫描，此期大部分造影剂使正常肝实质强化。由于转移灶主要接受动脉供血，因此大多数转移灶与正常肝脏相比是低密度（图 83-15）。这些期相将在双期扫描部分进一步讨论。

这些期相和强化峰值的时间直接受到造影剂给药方式的影响。使用的造影剂的剂量、类型、浓度和注射速率会影响强化峰值的时间。一些研究表明，造影剂强化峰值的时间取决于造影剂注射的持续时间[129-131]。由于注射持续时间短，注射速率较高或注射量较低会产生较早的强化峰值。

肝脏强化程度取决于扫描技术和患者因素。技术因素包括造影剂的浓度、剂量和注射速率。这些因素相互影像[129]。肝脏强化随着剂量、注射速率和造影剂浓度的增加而增强[132-138]。注射速率从 2 增加到 3ml/s 导致肝脏峰值增加 16%[139]。然而，将注射速率提高到 4～5ml/s 以上并不会导致肝脏峰值强化的显著增加[140]。

影响肝脏强化的患者相关因素包括患者的体重和心输出量。随着体重的增加，肝脏的强化减少[130]。较瘦患者行螺旋 CT 检查时，造影剂的剂量可降低多达 40%[136]。Megibow 及其同事[134] 报道体重为基准的剂量为 1.5ml/kg，300mg I/ml 造影剂，

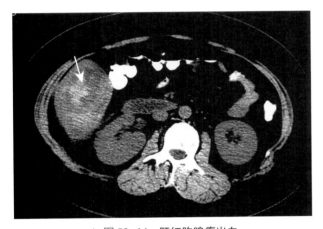

▲ 图 83-14　肝细胞腺瘤出血

一名 28 岁患肝细胞腺瘤女性的上腹部平扫 CT 显示低密度肿物中央高密度区（箭）提示出血

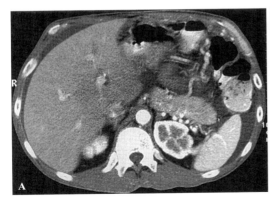
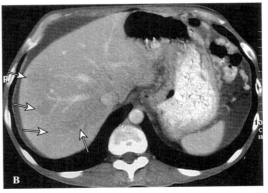

▲ 图 83-15　肝脏 CT 中造影剂团注时间对病变检测的重要性

为了评估可疑胰腺占位，由下向上对胰腺进行薄层扫描，第二次螺旋扫描覆盖肝脏的上部。尽管随后超声中发现转移，但在下部图像（A）中未检测到转移，因为扫描为动脉期。更多的上部门静脉期图像（B）显示多个非富血供类癌转移（箭）

在大多数患者中强化可接受，并显著节省成本。尽管使用 MDCT 进行更快的图像采集可以大大减少 CT 血管造影检查中造影剂的剂量[141]，但对于肝脏 CT 评估，造影剂剂量的急剧减少受到肝脏最佳强化所需最小碘剂量限制。据报道，实现肝脏强化 50HU 所需的碘剂量为 521mg I/ml[142, 143]。心脏输出减少延迟肝脏强化。

MDCT 快速图像采集中，为获得最佳增强效果需要高碘流入率。因为受注射速率局限，高浓度造影剂是一种有价值的选择。据报道，高浓度造影剂（370mg I/ml）增加动脉期肝细胞癌强化，提升病灶显著性[144]。对体重超过 65kg 的患者高浓度造影剂显著改善强化效果[145]。据报道，使用 20ml 生理盐水的追加团注会增加肝脏，门静脉和主动脉的强化[146]。

相对于固定延迟时间给药，自动给药技术可以获得患者间肝脏强化水平更好的一致性[147, 148]。该方法放置感兴趣区在主动脉、门静脉或肝实质。在给药期间，固定平面以 3～5s 的间隔获得多个图像。当达到 50HU 的预选阈值时，启动扫描[149]。与根据经验决定延迟时间扫描方式相比，自动团注跟踪可以显著增加肝实质强化程度[150-152]。此外，自动团注跟踪可以改善病灶与肝脏的对比[153]。

（2）螺旋门静脉期扫描（单期扫描）：这是常规肝脏评估的首选 CT 技术。使用螺旋 CT，可以在实质峰值增强期间扫描整个肝脏，进一步提高诊断准确度[154]。在造影剂推注开始后 55～70s 开始对肝脏进行成像，具体时间取决于注射速度。心输

出量减少可延迟肝脏强化峰值。大多数中心使用 300～370mg I/ml 造影剂 100～150ml，以 3ml/s 或更高的速度注射。

（3）双期螺旋扫描：使用肝动脉显著期技术和门静脉期双期 CT 比常规使用单门静脉期技术 CT 检测富血供病变更有效，包括肝细胞癌和肾、乳腺、类癌和胰岛细胞瘤的转移瘤。在动脉期扫描期间，由肝动脉供血的富血供转移的明显强化与肝脏其余部分密度差异最大（图 83-16A）。门静脉血流会使富血供转移等密度（图 83-16B）。在开始注射造影剂 20～30s 后通过扫描获取动脉期图像。动脉期开始的时间取决于造影剂的注射速率[155]。在注射速率一定时，体积的微小变化不会影响动脉期的持续时间[156]。更快的注射速度会增加动脉期强化程度以及主动脉增强峰值和动脉期结束之间的时长，这可能会增加富血供肿瘤的检测[155]。在门静脉期，在开始注射造影剂 55～65s 之后，在门静脉期获得第二次采集。双期 CT 检查造影剂速度更快，为 4～5ml/s，而单相 CT 检查为 3ml/s。

双期螺旋扫描对肝细胞癌特别有用，增加动脉期扫描比单独门静脉期扫描或 CT 动脉门静脉成像更有助于病变检测[157-159]。此外，动脉期可以为肿瘤性肝手术计划提供血管图[160]。肝硬化患者的肝脏富血供病症提示肝细胞癌。双期技术检测富血供转移的结果比较复杂。一些研究发现，21%～37% 的 2cm 或更小的病灶仅可见于动脉期，或在动脉期上更明显[161, 162]。然而，另一项研究发现，平扫和门静脉期图像检测到的富血供转移明显多于肝动脉

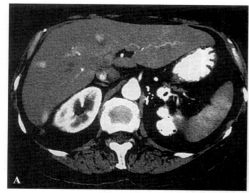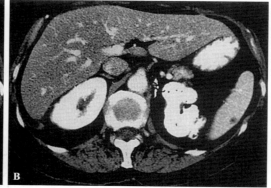

▲ 图 83-16　富血供转移：双期 CT 仅在动脉期图像上显示类癌转移
动脉期 CT 图像（A）显示多个高强化的转移，在门静脉期扫描中不可见（B）。图像显示为窄窗（肝脏）

期和门静脉期或单独门静脉期图像[163]。评估乏血供肝脏病灶不需要肝动脉期扫描，因为它们在肝动脉期不显示强化[164]。虽然多排螺旋 CT 多期肝显像提高了肝显像的敏感性和特异性，但辐射暴露的风险也随之增加[165]。自动曝光控制的应用可在保持可接受的图像质量的同时，大量减少对患者的辐射剂量[166, 167]。

（4）延迟期扫描：已经采用延迟扫描来改善肝内胆管癌（图 83-17）和转移的检测[168-173]。74%的胆管癌患者显示延迟期高密度[168]。对延迟扫描是否有助于检测肝细胞癌的研究结果不一致[157, 159]。在一项研究中，通过在肝动脉和门静脉期基础上增加延迟期扫描（180s），肝细胞癌检测的敏感性增加了 4%[174]。另外，在延迟期扫描中可以证明血管瘤内造影剂的填充。

（5）CT 动脉和门静脉血管成像：在这项技术中，根据血管成像的部位，动脉导管被选择性地放置在肝、脾或肠系膜上动脉中，造影剂通过导管注射[123, 175, 176]。因此，在 CT 动脉门静脉血管造影术（CTAP）中，接受门静脉静脉血的肝实质密度增高[177-179]。肝脏病变在接受原发动脉血供而非门静脉血供时，CTAP 出现低密度缺损[176, 177, 180]。灌注缺损和其他伪影降低了 CTAP 的特异性[181, 182]。CTAP 的假阳性率为 15%～17%[183]。额外获得延迟期可提高 CTAP 特异性[184]。由于 CTAP 的有创性和非导管 CT 血管造影和术中超声的使用越来越多，目前很少进行 CTAP 检查。

3. CT 肝脏扫描方案优化和减少辐射剂量

（1）扫描方案优化：当需要进行 CT 检查时，放射科医师应以降低 CT 剂量的同时保持诊断图像质量为目标。为此，最重要的一步是方案优化。CT 技术的优化涉及仔细选择扫描长度和修改扫描过程中几个参数，包括层厚、层距、管电流、管峰电压、机架转速和降噪重建算法。

管电流和峰值电压的调整是 CT 方案优化中最常见的策略之一。与管电流不同，管电压不仅影响图像噪声，而且影响组织对比度，因此需要更仔细地优化。图像噪声一定，峰值千伏技术越高需要管电流越低，反之亦然。不同体型患者应该有一个合适的指南。大部分常规成人腹部 CT 应在 120kVp 而非 140kVp 的情况下进行，可以减少 20%～40%的辐射剂量。但是，对于体型较大的患者，应采用 140kVp 管电压，以避免诊断质量下降。对于较小的受试者，如儿科患者，峰值千伏可减少到 100 或 80，因为儿童身体较小会导致 X 射线束的衰减微小，因此在不显著增加管电流的情况下即可有合适的图像质量。器官供体的 CT 肝血管造影，可采用低峰值千伏 100kVp，与 120kVp 相比，这可以实现减少 30%～35%的剂量，并且不会影响诊断质量[185-187]（图 83-18）。

现代 CT 扫描仪上的管电流由管电流的自动调制（ATCM）决定。许多研究表明，ATCM 可以显著降低辐射剂量。ATCM 技术基本原理是根据患者沿 z 轴或轴位平面的厚度，通过定位直角投影来定制管

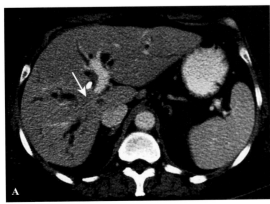
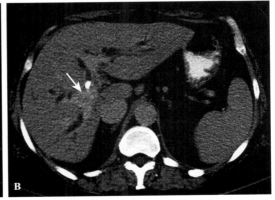

▲ 图 83-17 肝门胆管癌的延迟强化

55 岁女性肝门胆管癌引起胆道梗阻的门静脉期 CT 图像（A）显示等密度肿物（箭）伴肝门胆管扩张。10min 后延迟图像（B）显示该肿物强化（箭）。图像显示为窄窗（肝脏）

电流。与整个旋转中的固定管电流相比减少了辐射剂量。ATCM 依赖于用户特异图像质量，包括图像噪声或管电流 – 时间产品值。在扫描较年轻的患者，特别是儿童时，应采用较低的管电流和合理的尽量低的辐射剂量，应低于大多数成年患者。也可以根据患者体重或体围来考虑较低的固定管电流设置。由于重量变化很大，轻者小于 5kg，重者达 100kg，因此应通过分类到不同的重量组来仔细选择管电流以及峰值管电压因素。一项前瞻性研究表明，在不影响图像噪声或质量的情况下，可以实现腹部和肝脏平均辐射剂量分别减少 38%（角度调制）和 18%（z 轴调制）。图像噪声水平的选择基于肝脏 CT 的临床指征。如与门静脉 CT 相比，CT 血管造影应在相对高的图像噪声水平下进行，以检测低造影剂肝脏转移。最近已经实施了根据患者组织密度自动选择峰值管电压的功能 [186-192]。尽管可以在当前的 MDCT 扫描仪上实现亚毫米成像，但是层厚更薄的图像需要增加辐射剂量以维持足够的信噪比。在临床实践中，通常重建 2.5～5mm 层厚。当需要更薄层厚图像时，如肝脏 CT 血管成像中需要 1mm 层厚，特别是对于 3D 重建，合理的方法是获得更厚的切片图像，然后从体积数据回顾性地重建所需的厚度。这是大多数现代 MDCT 扫描仪都可以使用的功能 [193]。

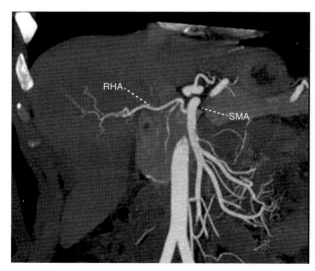

▲ 图 83-18　肝脏供者（体重 74kg）

在 100kVp 管电压下的 CT 血管造影仍可提供良好的动脉图，使用低于标准 120 kVp 的低峰值千伏电压方法可以使剂量减少高达 20%～30%

RHA. 右肝动脉；SMA. 肠系膜上动脉

对于给定的准直，保持其他 CT 参数恒定，更快的进床速度，可达到提高螺距和减少辐射剂量，反之亦然。现代 MDCT 扫描仪具有自动推荐适当管电流以在螺距改变时维持给定图像噪声水平的机制。对于体重高达 300lb 的患者，腹部和骨盆的 CT 可以使用 1.0～1.3 的螺距系数，体型大的患者（＞300lb）使用更低的 0.7 螺距。应该避免更高的螺距，因为会增大螺旋伪影，并且也可能遗漏一些数据 [188, 194]。

(2) 降噪技术：滤波反投影算法本身对低剂量检查很敏感，会使图像噪声增加。图像降噪算法包括传统的降噪滤波器和基于迭代重建的新技术。这些技术没有降低辐射剂量而是主要通过降低图像噪声和改善低剂量 CT 的对比度来提高图像质量。另一方面，降噪滤波器（通常是使用线性处理技术的自适应 CT 滤波器）使所有像素的图像噪声均匀降低，从而降低了图像对比度和较小病变的显著性。这种潜在的缺点限制了 CT 图像滤波器减低剂量能力 [195, 196]。

通过使用非线性处理，特别是在剂量大幅减少的情况下，迭代重建技术已经能够避免图像对比度/分辨率与图像噪声之间的不可接受的折中。由于传统的迭代重建方法需要较长的计算时间，因此最初在投影或图像空间域中应用的较短时间的部分重建算法是由其他供应商引入的。最近，不同供应商的强大的全迭代重建算法已被用于临床。这些技术包括 GE HealthCare 的自适应统计迭代重建（ASIR）和基于模型的迭代重建（MBIR）以及 Siemens Medical Solutions 的图像空间迭代重建（IRIS）和正弦图确认的迭代重建（SAFIRE）。研究人员已经测试并验证了这些技术的实用性，这些技术的剂量比标准 CT 剂量低 40%～60%（图 83-19）。通过使用上述策略及同时使用具有迭代重建方法的降噪滤波器，可以实现显著更低剂量的 CT 扫描方案，同时对诊断能力的影响最小化 [193, 197-199]。

4. CT 灌注成像

CT 灌注成像是一种功能成像手段，是基于采集随时间变化的动态增强图像。动态增强成像可以通过应用数学模型来捕获和量化肿瘤灌注参数。由于越来越多的抗血管生成药物等抗肿瘤靶向药物的使用，灌注成像受到更多关注。由于其能先于肿瘤内的形态变化早期发现肿瘤微环境变化，CT 灌注

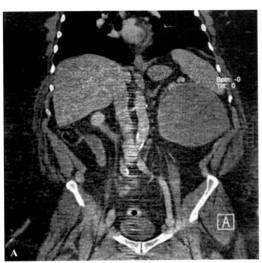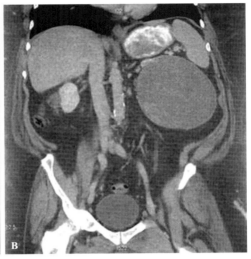

▲ 图 83-19　56 岁患者（体重 91kg）

A. 冠状位 CT 图像，常规增强 CT 在门静脉期（120 kVp，噪声指数，15；自动管电流，150～550 mA）使用滤波反投影技术显示图像噪声和伪影增加。B. 在同一患者中，在不同时间完成的 CT 使用 ASIR 重建（120kVp，噪声指数，19；自动管电流，150～450mA）显示图像噪声和图像质量改善并且伪影显著减少

适用于监测抗血管生成治疗的早期效果。由于碘浓度和组织密度之间的线性关系，CT 灌注具有优异的空间分辨率和更简单定量组织血供的优点。当前 MDCT 中先进的扫描仪技术具有更快的扫描时间和更广的覆盖范围，这使得该技术可用于各种腹部检查，包括评估肝脏病灶[200, 201]。

CT 灌注技术通常包括初始平扫以定位病变，然后使用 40～70ml 静脉造影剂以 3.5～10ml/s 的速率进行增强动态采集。通常，首过期（通常为 45～60s）之后是延迟期（通常为 2～10min），是用于肿瘤灌注和渗透性测量的最佳评估。使用灌注软件执行动态数据的后处理，可生成血流量、血容量、平均通过时间和表面渗透性的彩色编码图。通过感兴趣区域分析进行病变的定量评估。分析灌注软件的参数可能因商业供应商而异（图 83-20）。

在肿瘤学成像中，已有研究显示，CT 灌注在肝脏肿瘤评估中的价值。许多研究发现 CT 灌注可有效地定性和评估肝细胞癌的生物侵袭性和监测对治疗的反应。在转移的治疗中，已证明较高的灌注参数是一种预示肿瘤治疗反应性好的预后指标。在非肿瘤应用中，CT 灌注可用于量化肝脏灌注。有证据表明这可能有助于评估早期肝硬化[202, 203]。

然而，由于辐射剂量高且覆盖范围有限（2～4cm），CT 灌注的使用受到局限，通过技术改进，近期扫描范围的局限得到解决，可以实现最大 40cm 的覆盖范围。另一个局限是缺乏关于图像采集和数据分析的标准化指南，从而限制了 CT 灌注的可重复性。

5. 双能 CT

DECT 是一种不断发展的模式，在提升肝脏成像方面具有超越单能量 CT 的能力。基于不同材料与能量相关的密度特征，通过设定两种不同的能量采集可对材料进行区分。与单能量 CT 相比具有提升病灶检出、诊断和监测的潜力。DECT 是基于不同的元素 X 射线衰减不同的原理。

DECT 是在一个检查中同时用两个不同的电压（通常为 80 和 140kVp）的 X 射线束。根据供应商不同，使用不同的方法来执行双能扫描。一种设计是通过在机架中安装两个设置在不同能量水平的 X 线管球来实现。在另一种设计中，使用能够在不同能级之间快速切换的单个 X 线管球。第三种方法尚未商业化，涉及两层夹层检测器，其可吸收较低和较高能量的光子。DECT 技术提供先进的后处理应用，包括虚拟平扫图像（虚拟平扫），单能图像（在不同能级）和碘图像，有潜在广泛的应用[204]。

对于大多数肝脏应用，双能量扫描在动脉期进行，对于体重小于 200lb 的患者，管电压为 80 和 140kVp，对于体重超过 200lb 的患者，进行 100 和

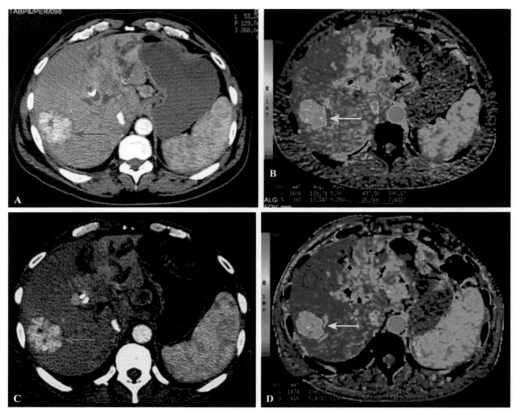

▲ 图 83-20　肝转移

A 和 C. 在一名 53 岁的肝癌患者中抗血管生成治疗前后的 CT 灌注图像（箭）。B. 抗血管生成治疗前基线血流（箭）的彩色灌注图显示高肿瘤血流量［140ml /（100g · min）］。D. 治疗后的彩色灌注图显示肿瘤血流量减少［104ml /（100g · min）］。在增强的 CT 图像（A 和 C）上，病变大小稳定

140kVp 的双能量扫描，以获得最佳的造影剂和组织表征。已发现双能量成像可用于改善病变检测和表征。在肿瘤学上，碘的检测和定量可以帮助评估肿瘤活力并监测治疗反应[205]。

（1）提升病灶检出：由于 k 边缘接近，与标准的 120kVp 图像相比，80/100kVp 和低能量单色图像（40～70keV）上获得的富血供肝脏病灶显著性增加。类似应用可以提高肝细胞癌以及高强化原发性肿瘤（如肾细胞癌、黑素瘤）转移的诊断（图 83-21）。低 keV 或低能量单能图像也可用于肝脏供体的 3D 血管成像和重建[206, 207]。

（2）提升诊断：DECT 成像可用于确定肿瘤内脂肪、铁、钙或出血的存在，这有助于缩小鉴别诊断范围。如检测肝脏肿瘤内的脂肪提示腺瘤或肝细胞癌，而钙化表示先前的感染或黏液性转移。它还可以通过分析内部碘摄取来区分单纯性囊肿和低密度转移性病变，这可能对转移有积极意义。目前公布

的 DECT 对肝脏病变特征的数据有多种结果，并且还在继续发展[204]，需要进一步的研究验证。

（3）虚拟平扫成像：从 DECT 采集重建的虚拟平扫图像可以提供类似于真实平扫 CT 图像的信息。虽然在第一代 DECT 上虚拟平扫图像并不完全等同于真正的平扫 CT 图像，但一些研究已经证实，第二代 DECT 上的虚拟平扫图像提供的密度值接近真正的平扫 CT，并且足以评估并量化局灶性肝脏病变的强化。当仅行增强期时，虚拟平扫图像可用于区分钙化（如黏液性转移）和强化。这可以消除对单独平扫期的需要，从而减少 CT 扫描期相及患者的辐射剂量[204, 208, 209]。

（4）治疗监测：影像标志可预测肿瘤对治疗的反应和用于肿瘤随访。在肝脏病灶射频消融和冷冻消融以及接受抗血管生成治疗的患者中，肿瘤大小可以保持稳定但发生血供改变，这是最早代表治疗反应的标志。碘图是一种新方法，也是监测治疗反应

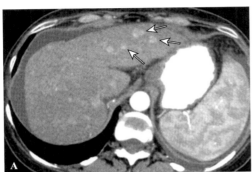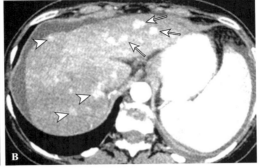

▲ 图 83-21　肝细胞癌患者

A. 双能增强 CT 显示肝脏上的富血供病变（箭），120 kVp 加权图像。B. 相同采集重建的 40keV 的单色光谱图像，相同病变（箭）显示更明显，并且更好地检测出一些额外的病变（箭头）

的替代方法。一项研究显示，在碘图上消融区显示更清晰，内部同质性更好，有助于评估射频消融术后的安全范围[210]（图 83-22）。

（四）MRI

MRI 无须电离辐射即可表征组织。鉴于肝脏与心脏和肺部接近，需要定制的方案以使运动伪影最小化。只有在具有出色图像质量和组织特异性造影剂的快速采集技术发展之后，MRI 才成为评估肝脏疾病的最准确的成像方式[211]。在许多情况下，通过适当的序列组合，MRI 可以准确地诊断及描述弥漫性肝病的特征，并避免有创手术。因此，MRI 在评估并发症和弥漫性肝病的随访中发挥重要作用，

它是诊断局灶性病灶的宝贵工具。

许多不同的脉冲序列可用于肝脏 MRI。序列的选择和表现取决于磁场强度、软件和梯度。3T 系统的出现增加了可用的选项，但对 1.5T 磁场的经验更多。

通常行 T_1 和 T_2 加权序列，并且在大多数情况下加用造影剂。使用躯干相控阵表面线圈代替体线圈可将信噪比提高至少 2 倍，从而增加病灶与肝脏对比度，病变检出和图像清晰度[213, 214]。

1. T_1 加权序列

获得 T_1 加权图像有双重目的。首先，T_1 加权图像提供基本的组织特征，如脂肪和血液的检测。其次，T_1 加权图像可作为随后采集的增强图像的蒙

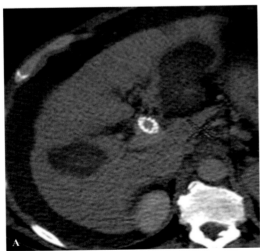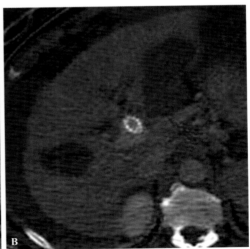

▲ 图 83-22　射频消融术后的肝细胞癌

A. 在 140 kV 加权图像上，射频消融床内存在高密度，这可能代表强化，提示局部复发或出血。B. 在碘图像，无强化，证实它是出血，表现出更好的组织表征

片，进行比较以确定组织强化特征。

短重复时间和回波时间以及低翻转角的快速扰相梯度回波序列最常用于获得 T_1 加权图像。如西门子的快速低角度拍摄（FLASH）和 GE 系统稳态采集扰相梯度（GRASS，SPGR）（图 83-23）。

这些序列可在单次 15～25s 的屏气期间对整个肝脏进行成像，这是在静脉注射造影剂后在多个时间点获得相同区域的动态增强成像的先决条件[215-224]。

在 T_1 加权图像上，正常肝脏的信号强度高于脾脏、肌肉和肾脏的信号强度，并且低于周围脂肪的信号强度。胆汁、腹水和充满液体的肠道信号强度最低[225]。胆囊内的胆汁可能有信号强度分层，与禁食状态和脂质、水、蛋白质和钙化物相对含量相关[226]。大多数肝脏肿瘤和脓肿具有长 T_1，因此在 T_1 加权图像上显示为低信号病变。由于流空现象，大多数血管显为低信号[12, 227]。肝脏或门静脉系统和下腔静脉的部分可能由于流入现象或甚至回声重复与呈相对肝脏高信号或等信号[228]。

2. T_2 加权序列

自旋回波、分段自旋回波（如快速或涡轮自旋回波）和短 tau 反转恢复（STIR）序列可用于获得类 T_2 信息（图 83-24）。当使用长重复时间（＞ 2000ms）和长回波时间（80～120ms）的自旋回波技术时，T_2 差异显著[229, 230]（图 83-24）。信号强度随 T_2 值增加而增加，并且具有长 T_2 值的结构显示明亮，如胆囊、充满液体的肠管、腹水、脾和肾。脂肪不太亮，肝脏和肌肉相对低信号。肺和充气的肠管是黑色的。

脂肪抑制的分段（快速）自旋回波序列通常用于代替传统的自旋回波图像以实现 T_2 加权图像。在这些序列中，通常在初始 90° 激发之后获得一系列 7 个或更多个自旋回波。这样可以大幅缩短扫描时间[230, 231, 232]。快速自旋回波技术比传统自旋回波序列解剖学细节显示更清晰，呼吸和心脏运动伪影更少[233]。分段自旋回波序列也可以屏气进行进一步减少运动和主动脉搏动伪影[234]。认为这些序列至少与传统自旋回波序列相当[235]。半傅立叶采集单次涡轮自旋回波（HASTE）是对快速自旋回波的改良，通过使用平面采集模式进一步缩短扫描时间[236]。

STIR 成像可获取类似 T_2 的信息。该序列依赖于其短的 T_1 弛豫时间来抑制脂肪信号。当反转恢复序列的 T_1 降低到 80～120ms 时，来自脂肪的信号被抑制，因为它接近磁化恢复的零点（反转点）。因为体壁和肠系膜中的脂肪是运动伪影的主要来源，所以该序列增加了信噪比和对比噪声比[237-240]。该序列有极好的病灶 – 肝脏对比度，这有助于确认存在病灶或增加无病灶诊断的信心。它对脂肪浸润、门静脉周围变化和胆管扩张也有很高的敏感性，但

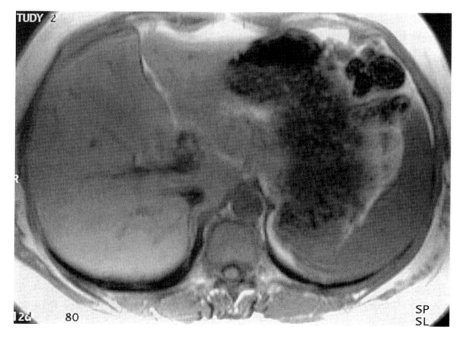

◀ 图 83-23　肝脏 MRI T_1 加权梯度回波图像

该轴位 T_1 加权梯度回波图像（142°/4.4°/80°）有出色的解剖学细节。肝脏的信号强度高于脾脏和肌肉的信号强度。注意来自躯干相控阵线圈的外周高信号强度

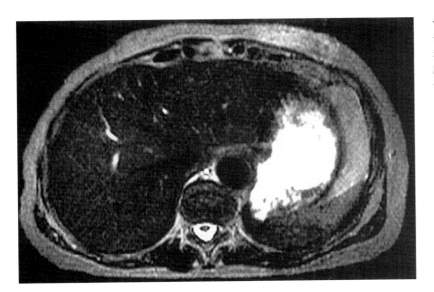

◀ 图 83-24　肝脏 MRI 快速 T₂ 加权图像
该轴位 T₂ 加权涡轮自旋回波图像（2118/80°）利用正常肝脏和肿物之间 T₂ 弛豫的差异。脾脏、肾脏、胆囊和胆汁最亮。肝脏和肌肉相对低信号。该图像用体线圈获得

是它的信噪比相对较低。短的反转时间使得图像依赖 T_1 和 T_2，因此具有长 T_1 和 T_2 值的结构（如肿瘤）明显变亮。通常不会单独使用 STIR 序列，仅在进一步对病灶的存在与否进行确认时应用。

3. 脂肪抑制技术

脂肪抑制可检测和抑制来自脂肪组织的信号。这可以通过三种方式实现：频率选择性脂肪饱和成像、反转恢复成像和反相位成像[241]。

频率选择性脂肪饱和依赖于饱和射频脉冲的应用，其具有与每个选择层面射频脉冲的脂质相同的共振频率。在饱和脉冲之后立即施加均匀扰相梯度脉冲以去除脂质信号。由随后选择层面脉冲激发的信号不包含来自脂质的贡献[241]。频率选择性脂肪抑制可以与梯度回波和自旋回波序列一起使用。它有助于抑制快速自旋回波 T_2 加权图像上的脂肪信号，因为多个 180° 脉冲的应用，该图像上脂肪相对较亮。脂肪肝可能会减低局灶性高信号强度病变的显著性。将频率选择性脂肪抑制应用于增强 T_1 加权图像有助于使这种影响最小化。在存在磁场或射频不均匀和射频谱不完美时，频率选择性脂肪抑制的均匀性明显变差。

反转恢复成像的脂肪抑制基于组织 T_1 差异。脂肪组织的 T_1 短于水的 T_1。因此，在 180° 反转脉冲后，脂肪组织的纵向磁化将比水的恢复更快。如果在脂肪组织的零点处施加 90° 脉冲，则脂肪组织将不会产生信号，而水将继续产生信号。

反相位成像检测 T_1 加权梯度回波图像上的少量脂肪最有效[242-244]。脂肪质子以比水质子稍低的频率共振，使得两者不断地相互为同相位和反相位。当脂肪和水存在于同一体素中时（如脂肪转化），当信号异相时选择回波时间会导致信号丢失[245]。正常肝脏和大多数肿瘤不含可观察到的三酰甘油，所以在同相和反相图像上图像强度保持不变。在存在脂肪变化的情况下，反相图像上肝脏的信号比同相图像强度降低。类似，可以检测到病变内的脂肪，完善病变特征[246]。反相位成像不仅可以抑制脂肪信号，还可以通过利用它们的共振频率差来分解脂肪和水质子信号并隔离这两种信号，分为两个单独的图像。这种水脂分离方法是基于 Dixon 的工作[247]。Dixon 技术的改进，如 IDEAL，已被用于克服更高场强下的局部主磁场（B0）或射频场（B1）不均匀[248]。

4. 磁共振造影剂

MR 造影剂可以改善肝脏病灶的检测和特征[249, 250]。可以根据它们分布分为细胞外造影剂、肝胆特异性造影剂、网状内皮造影剂和血池造影剂[251]。

（1）细胞外造影剂：这类药剂包括钆螯合物钆喷酸二葡甲胺（Gd-DTPA）和钆特醇（Gd-HP-DO3A）。这类顺磁剂的作用是缩短 T_1 弛豫时间[252, 253]。这些造影剂从血管内迅速扩散到细胞外隙，作用方式类似 CT 碘造影剂。因此，显示肝脏病灶和正常肝实质之间的灌注差异需要快速成像。快速屏气 3D 脂

肪抑制扰相梯度回波 T_1 加权技术最常用，整个肝脏在一次屏气时（15～25s）成像。虽然信噪比小于更高分辨率序列，如自旋回波序列，但该技术在增强的多个阶段中更快成像，类似于多相螺旋 CT。在注射造影剂之前、动脉主导期、门静脉主导期（图 83-25），以及平衡期间采集图像。动脉期通常在注射后 25s，门静脉期在注射后 70s。一些医院使用测试团注或团注跟踪，特别是在心脏状态不佳的患者中，而不使用固定的时间延迟。

动态增强在诊断血管瘤、富血供转移或小肝细胞病灶方面以及局灶性结节性增生的中心瘢痕的检测中有效 [254-256]。它不仅改善了良恶性病变的鉴别，而且在许多局灶性病变中实现了特异性诊断 [257]。钆螯合增强 3D 快速梯度回波图像（有或没有脂肪抑制和屏气）在检测局灶性肝占位优于 T_2 加权快速回波图像 [258]。

（2）肝特异性造影剂：以钆为基础的钆塞酸二钠（Gd-EOB-DTPA）和钆酸二甲葡胺（Gd-BOPTA），以及不再具有商业价值的以双甘烷为基础的甘加酸三钠（Mn-DPDP）被功能正常的肝细胞不同程度地吸收，并在胆汁中排泄。肝脏对钆塞酸二钠的吸收约为 50%，而钆酸二甲葡胺仅为 5%。肝脏、胆道和含肝细胞病灶 T_1 缩短（图 83-26），使非肝细胞病灶的对比噪声比和信噪比增加。胆道内分泌可诊断胆管的成像，如胆汁泄漏的评估。由于增强的肝胆期相对长，因此该阶段的成像不必精确定时（像使用细胞外液造影剂的动态成像那样），并

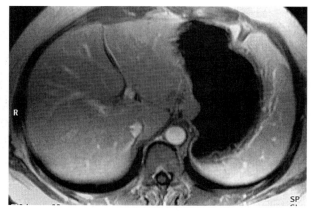

▲ 图 83-25　肝脏 MRI 钆增强 T_1 加权梯度回波图像
主动脉、下腔静脉和肝实质明显强化，钆增强可改善局灶性病变的表征

且可使用分开屏气的高空间分辨率序列。因为钆塞酸二钠和钆酸二葡甲胺部分通过肾脏排泄，所以也可以评估病变的血供程度，类似细胞外药物 [260, 261]。给钆酸二甲葡胺后肝脏 MRI 可以增加对原发性恶性肝脏肿瘤病灶的检测。特别是对于 < 1cm 的病灶 [262]。使用这类造影剂检测肝转移时证实可增加 56% [259-261]。肝血流量减少和肝功能障碍时肝脏强化减低 [263]。

（3）网状内皮造影剂：这类药剂包括外涂有葡聚糖的超顺磁氧化铁粒子、氧化铁（AMI-25）和超小型超顺磁性氧化铁剂如 SHU-555A 和 AMI-227 [264-266]。肝脏的内皮细胞和 Kupffer 细胞摄取。在 T_2^* 加权成像中，包含具有超顺磁性氧化铁颗粒的 Kupffer 细胞的正常肝脏区域表现为低信号，而没有肝细胞的病灶将保持高信号。增强效果取决于所施加磁场的强度 [267]。网状内皮造影剂主要用于病变检测，但在美国市场上不再可用。

（4）血池造影剂：钆磷维塞三钠是一种血管内钆造影剂，可在美国和欧洲使用。其高度白蛋白结合减缓了肾脏排泄，因此大大增加了其弛豫效能。美国批准的适应证是血管成像，有关使用血管内造影剂进行肝脏成像的文章很少。它具有在肝脏中进行高分辨率稳态动脉，门静脉和肝静脉成像及定量灌注成像的潜力。

5. 扩散加权磁共振成像

平面回波成像技术使得腹部的扩散加权 MRI 出现 [268-270]。扩散加权成像可以相对快速进行（只需 2 次屏气采集）并且可以在没有注射造影剂的情况下进行病变检测，因此肾功能下降的患者可用。低 b 值（低于 100s/mm²）提供黑血图像，具有高固有组织对比度和强图像质量。在肝脏中，扩散加权成像对病变检测比 T_2 加权图像灵敏度更高，等或稍低于增强 T_1 加权图像 [271, 272]。

较高的 b 值（≥ 500s/mm²）用于显示病变特征，通过比较病变与肝实质信号强度和强度变化以及通过表观扩散系数（ADC）的定量评估。恶性病变（通常更富含细胞）典型表现出扩散受限，与背景肝实质相比，高 b 值获得的图像上为高信号强度，与肝囊肿和血管瘤等良性非实性病灶相反。恶性病变的 ADC 上表现为等于或低于周围肝实质 [273]。已经研

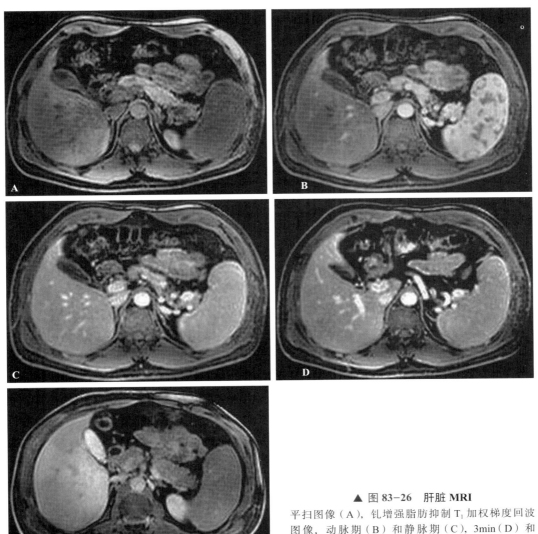

▲ 图 83-26 肝脏 MRI

平扫图像（A），钆增强脂肪抑制 T_1 加权梯度回波图像，动脉期（B）和静脉期（C），3min（D）和 90min（E）的延迟图像说明肝脏的持续和持久强化。由于造影剂排泄，胆道（E）内可见造影剂

究定量 ADC 的对病灶定性的阈值，准确性各不同，取决于患者人群和病变类型。

主要限制扩散加权成像广泛使用的是所提出的 ADC 阈值取决于用于采集的 b 值。Xia 及其同事的一项 Meta 分析[274]记录了良性病变的 ADC 值明显高于恶性病变，有多种重叠。值得注意的是，当存在良性肝细胞病变，如局灶性结节性增生和肝细胞腺瘤等时，准确性会降低。

6. 弹性成像

通过分析机械波在组织中的传播，MRI 技术已可用于非侵袭性诊断和分级肝纤维化[275]。作为纤维化指标的肝实质的硬度来源于作为外部产生的剪切波经肝传播后获得的梯度回波图像。在图像采集期间应用类似于同相位增强 MR 血管成像中的运动敏感梯度。由此产生的相位对比图像描绘了传播的机械波，它们被用于生成定量硬度图，也称为弹性图。该图将组织刚度显示为每像素的弹性剪切模量（以千帕为单位），并且通常以色标显示[276]。

由于弹性成像已被证明能够区分低级和高级纤维化，因此可用于肝纤维化的非侵入式纵向监测[277]。然而，可想而知，肝脏纤维化的 MR 弹性成像评估可能会受到各种改变肝脏硬度因素的影响，包括肝脏炎症、脂肪化、肝血管充血、胆汁淤积和门静脉高压，这项技术尚未在大型临床试验中得到验证。

7. 频谱成像

目前正在研究频谱学以量化脂肪性肝病的程度并揭示慢性肝病的坏死性炎症反应[278]。虽然它主要局限于研究方案，但该技术已应用于一般人群以确定肝脏脂肪变性的患病率。通过频谱成像获得的值与肝脏活检结果的良好相关性使得频谱成像成为估计肝脏三酰甘油含量的有前景的方法[279]。但是，MR 频谱学并未广泛用于这些目的，也没有纳入常规临床应用。

8. 磁共振灌注成像

MRI 灌注成像作为 CT 灌注成像的替代方案可以用于肝细胞癌监测。Jackson 及其同事[260]报道了 3D 动态增强灌注 MRI 用于人体病灶特异性通透性成像。双血供病灶的灌注特征是不可靠的，因为肝动脉仅为它们输入血供[280]。Annet 及其同事[261, 268]报道了通过双输入，单室灌注 MRI，使用标准的低分子量强化材料，评估肝硬化患者，发现部分动脉灌注增加和平均通过时间减少。技术需要进一步改进。

9. 减低伪影

已经应用了几种减低伪影的技术，包括获得多个信号平均值、呼吸补偿、脂肪抑制和腹壁脂肪的饱和脉冲。方法取决于所使用的磁场，因为 3T 系统需要的方法不同于 1.5T 系统[281]。

（五）技术选择

技术进步使我们拥有超声，CT 和 MRI 这几种评估局灶性肝脏病变的成像工具。我们选择肝脏病变成像工具的依据是临床诊治需要什么影像信息。超声检查适用于无既往病史且碱性磷酸酶和胆红素水平升高的患者，但不适合对肝硬化和甲胎蛋白增加患者进行肝细胞癌筛查。MDCT 是评估肝脏的一线影像方法，MRI 可作为替代且无辐射。由于快速扫描序列和新造影剂的应用，MRI 在肝脏应用迅速扩大。在一些医院，MRI 已被作为评估肝脏疾病的首选[282-284]。但在大多数医院，MRI 仍仅用于某些特殊临床情况，如对 CT 检测到的肝脏病变进一步诊断，对碘造影剂过敏的患者以及辅助肝切除术[211]。术中超声已成为结直肠癌肝转移手术标准成像工具[285]。影像学方法选择应根据患者具体情况，如病变、影像设备和成本。

致谢

我们要感谢本章第 3 版的作者 Drs. Saravanan Namasivayam，Mannudeep K. Kalra 和 William C. Small，她们的原稿是本章的基础，还要感谢及亚特兰大埃默里大学医院放射学系 Diego Martin 博士为本章提供 MR 图像。

第 84 章　肝脏介入放射技术

Interventional Radiology of the Liver

Michael A. Woods　Douglas R. Kitchin　Orhan S. Ozkan　Fred T. Lee, Jr **著**

秦岫波 **译**　崔 湧 **校**

一、肝活检

（一）经皮肝活检

1. 随机

（1）基本原理：第一次经皮肝穿刺是由德国医生 Paul Ehrlich 于 1883 年进行的，在 1958 年 Menghini 具有里程碑意义的报道之后，该技术得到广泛应用[1]。尽管磁共振（MR）弹性成像、MR 频谱和超声弹性成像对弥漫性肝病的诊断和量化有时可避免患者进行肝脏活检。但肝活检仍然是弥漫性肝病评估的"金标准"[2-4]。目前非局灶性肝活检的指征包括肝硬化、胆汁淤积性肝病、代谢贮积疾病及其他浸润性疾病的诊断和分期[5]。

（2）术前评估和禁忌证：如果要给予静脉镇静药，患者在进行肝活检前 4～6h 应禁食。尽管具体操作存在很大差异，但介入放射学会为围术期管理提供了一套共识，有关实验室凝血指标和药物，该共识建议所有患者需术前检查国际标准化比率（INR），接受普通肝素治疗的患者需检查活化部分促凝血酶原激酶时间（aPTT），后来改为 INR 低于 1.5 且 aPTT 低于对照值的 1.5 倍。虽然这些指南未建议术前查血小板，但他们建议在已知血小板减少症患者中术前将血小板提高至 50 000 以上。华法林以及氯吡格雷等抗血小板药物应在活检前至少停用 5 天[6]。虽然没有达成共识，但许多人尝试活检后恢复抗血小板治疗，如活检后使用氯吡格雷 48～72h 以及华法林使用 24h。虽然有人建议在手术前 2～6h 内服用肝素，并在手术后 12h 恢复服用肝素，但对肝素治疗的改变尚无共识[7]。

虽然没有肝脏活检的绝对禁忌证，但相对禁忌证，如患者配合、肝外胆道梗阻和严重的凝血功能障碍，可能需要考虑特定病例的经颈静脉肝活检。但也可以通过纠正凝血异常以保证经皮肝脏活检的安全进行。

（3）指导和技术：经皮肝脏活组织检查很安全，可以在门诊进行。影像引导越来越普遍，并且与触诊或叩诊引导技术相比具有多重优势，如降低并发症发生率，提供更好的诊断范围[8]。超声在大多数情况下是首选的成像模式，因为低成本、实时指导、多平面成像、便携性、可视化和可避开主要血管和肺，以及无电离辐射。超声引导也可以减少主要和轻微并发症的数量[9, 10]。尽管超声引导下的肝脏活组织检查比触诊引导活检作为术前检查消费更高，但成本效益分析表明超声引导的其他优点可能会降低肝脏活检的总体成本[11, 12]。超声引导的活组织检查可以通过肋下或肋间方法进行。肋下穿刺通常优于肋间穿刺，因为气胸或肋间动脉损伤的风险较低[13]。超声引导下的介入可通过自由手技术进行（针头放置自由度更大）或附带的活检引导器（提供更高的准确性）。局部麻醉应该从皮肤进针点向下通过皮下脂肪和腹膜直达肝被膜。如果可能，应在屏气状态下行活检针穿刺以减少肝被膜撕裂的风险，并有助于保持穿刺点在局麻的部位[14]。虽然美国肝病研究协会（AASLD）建议使用长度为 2～3cm 的 16 号活检针进行弥漫性实质性肝病的诊断、分级和分期，但许多机构常使用 18 号切割针[5]。在出院前，应在康复区中对患者进行 2～4h 的监测（图 84-1）。

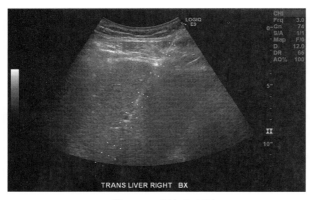

▲ 图 84-1 随机肝活检

超声图像显示随机肝活检的实时肋下经皮针放置，评估丙型肝炎患者

（4）并发症：肝脏活组织检查后最常见的并发症是疼痛，其确切原因尚不清楚，但可能是由于小胆漏或被膜下血肿引起的。大多数活检后疼痛很容易通过静脉或口服镇痛来控制[15]。出血是肝脏活检后最重要的并发症。不需要特殊干预的亚临床出血在高达 23% 的肝脏活检组织中发现，需要输血或其他干预的严重出血发生率为 0.35%～0.5%[8, 16-18]。其他潜在的并发症包括对邻近器官的损害、气胸、血胸、腹膜炎和死亡。肝活检后死亡率约为 0.01%[5]。

2. 影像引导经皮肝脏肿块活检

（1）适应证：①肝细胞癌。AASLD 最近更新了肝细胞癌筛查的建议，建议每 6 个月对肝细胞癌（HCC）高风险患者进行超声检查[19]。常规血清甲胎蛋白由于缺乏敏感性和特异性，不推荐用于筛查或诊断[20, 21]。如果在筛查超声检查中发现大于 1cm 的结节，则进行增强多期计算机断层扫描（CT）或磁共振成像（MRI）。肝脏活检很少用于 HCC 的评估，特别是在肝硬化的情况下，因为单独使用影像能够诊断大多数 HCC 病例。尽管活检出血和肿瘤播种风险小，但确实存在，且超出组织学诊断的益处，而 HCC 影像的预测概率极高。沿着活检针道肿瘤播种的风险估计 0.9%/（患者·年）[22]。在大多数医院中，HCC 主要通过影像学诊断，患者无须进行组织学明确即可进行治疗[23, 24]。目前有两套影像学（CT 或 MRI）诊断 HCC 的成像标准，肝脏影像报告和数据系统（LI-RADS）和联合器官共享网络（UNOS）/器官采购和移植网络（OPTN）标准[25, 26]。这两套标准诊断 HCC 都包括是否存在动

脉增强、洗脱、包膜和生长。经皮影像引导肝脏活检适用于 MRI 和 CT 上影像学特征不典型的病变。但活检对于小肝癌的诊断也不是 100% 准确[27]。②其他肝脏局灶性病变。靶向肝脏活组织检查经常用于评估非 HCC 的局灶性肝脏异常。CT 和 MRI 通常是诊断肝脏局灶性异常的一线检查，因为它能够明确诊断许多 HCC、血管瘤、腺瘤和局灶性肝脏脂肪变性。其他病灶的影像学特点较不明显，通常需要活检进行组织诊断[28]。由于转移性病灶比肝脏原发性恶性疾病更常见，大多数肝脏活检是为了在已知存在一种原发性恶性肿瘤时评估局灶性肝脏病变。肝脏（或其他部位）的转移性病变进行取样可以同时用于疾病诊断和分期。因此，即使怀疑或已知肝外原发性恶性疾病的部位，也经常进行肝脏活检（图 84-2）。

（2）术前评估：对肝脏局灶性占位行经皮肝活检的患者的术前评估与影像引导的随机肝活检相似。

（3）指导和技术：大多数影像引导的肝脏活检在超声或 CT 引导下进行。由于上一节所述的原因，超声是全世界肝活检引导的首选成像方式。但是，已证明有经验的操作者行 CT 引导活检是有效和安全的[29]。超声的优点包括费用低、无辐射、实时成像以及可到达肝顶病变。超声的缺点包括操作者依赖性和对大体型患者成像的困难。CT 平扫优于组织对比差导致病灶识别困难。切割针和细针抽吸技术均可用于肝脏活检，但因为切割针样本提高肿瘤的诊断和亚型分类的特异性和准确性、诊断良性病变准确、减少生物取样误差及保持组织结构等优点，所以大多数研究都倾向于获得切割针样本[30-32]。在局灶性肝脏病变的活检中，应尽力使活检针通过一段正常肝实质活检病灶，以降低出血风险[33]。对于大病灶，切割针应自病灶周围取样，避开中心坏死[34]。

（4）结果和并发症：肝脏局灶性病灶的影像引导活检具有较高的诊断准确率（94.5%～100%），甚至对于 0.5cm 和 1.0cm 的病变也是如此[29, 34-36]。患有已知原发性恶性肿瘤伴局灶性肝脏病变的患者，5% 的病例确诊为继发恶性肿瘤，另有 3.4% 的病例确诊为良性病变[36]。局灶性肝脏病变活检相关并发症与随机肝脏活检相似。HCC 活检后肿瘤播种的风险很高（0.76%～2.7%）并且是一种灾难性

并发症，可能导致患者从移植名单中移除 [22, 37, 38]（图 84-3）。因为大多数 HCC 可以在不需要组织病理的情况下根据影像学检查来诊断，所以肝硬化患者的肿物活检应该是罕见的，而仅对不符合 LI-RADS 或 AASLD 标准的不典型病例活检。肝脏转移性病灶活检后肿瘤播种很少见，通常伴所有肿瘤部位的全面快速生长 [39, 40]。

（二）经颈静脉肝脏活检

1. 基本原理和指征

经颈静脉肝活检于 1970 年首次报道，对于难以纠正凝血异常患者，是首选的取得肝脏随机组织样本的方法 [41]。最常见的进行经颈静脉肝活检的适应证是凝血功能障碍、大量腹水，以及联合其他操作，如测量肝静脉压力梯度或肝 / 腔静脉造影 [42]。急性肝衰竭，对于肝移植术后早期和先天性凝血障碍的患者，行经颈静脉肝活检也有帮助 [43-45]。

2. 引导和技术

超声引导下穿刺右侧颈内静脉，用带角度的导管从下腔静脉插入右肝静脉。建议在整个手术过程中进行连续的心电图监测，以检测导管通过心脏时引起的心律失常。首选右肝静脉是因为它与下腔静脉的角度适宜并且右肝叶尺寸较大。进行肝静脉造影以确认定位合适。应避免穿刺肝脏外周，因为有穿破被膜的风险 [46]。活检取样次数取决于操作者，取样次数增加（4 vs. 3）可以获得更长的标本和更多的完整门静脉束用于组织学分析 [47]。

3. 结果和并发症

已经证实经颈静脉肝活检具有很高的成功率，组织充分率约为 96%。技术失败最常见的原因是未能插入肝静脉。据报道，轻微和主要并发症发生率分别为 6.5% 和 0.56%。最常见的主要并发症是继发于肝被膜穿孔的腹膜内出血。据报道，经颈静脉肝活检后死亡率约为 0.1%，大多数情况下是由于腹腔内出血或室性心律失常 [48]。

二、肝脏抽吸和引流

肝脓肿

1. 流行病学和症状

由于断层成像，抗生素治疗和经皮影像引导治

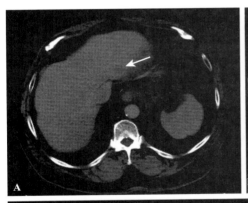
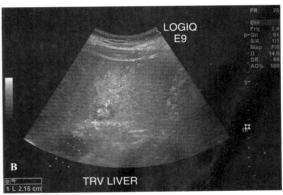
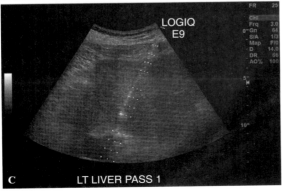

▲ 图 84-2　肝脏活检
A. CT 显示患有结直肠癌的患者的肝左叶低密度病灶（箭）。B. 随后超声靶向定位了该肝脏病变，并且通过肋下（C）超声引导活检证实为转移

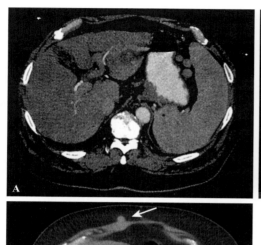
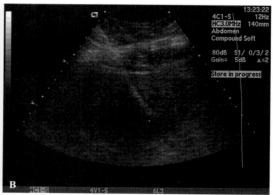
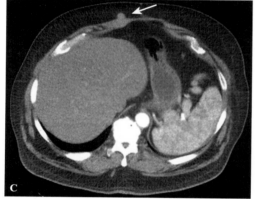

▲ 图 84-3　HCC 活检针道播种

A. 肝硬化患者的多期腹部 CT（图示为动脉期）显示左肝叶模糊肿物，不符合 HCC 的影像学诊断标准。B. 通过肋下进行超声引导活检，证明为分化良好的 HCC。患者接受了成功的肝移植手术。C. 在 2 年随访中，CT 显示前腹壁新发一软组织结节（箭）。通过手术切除并证明是沿着之前的活检针道播种的良好分化的 HCC

疗的进展，现在化脓性肝脓肿的死亡率从约 40% 降至 6%[49-51]。化脓性肝脓肿的发病率在西方国家增加，现在为 1.1～3.6/10 万。在中国台湾等东部地区，由于胆管炎和寄生虫感染率增加，肝脓肿发病率较高（17.6/10 万）[52]。临床上，患者体征和症状常不特异，如发热、寒战、恶心、腹痛和白细胞升高。大多数肝脓肿通过 CT、MRI 或超声诊断和监测。

西方国家大多数化脓性肝脓肿是由胆道疾病引起的。尽管历史上化脓性脓肿最常见于大肠埃希菌，但最近的数据表明，肺炎克雷伯菌现在是西方国家引起化脓性肝脓肿的最常见病原体[53]。西方其他致病微生物通常包括链球菌和葡萄球菌，尽管常见多微生物感染。培养和抗菌敏感性结果应始终有助于指导抗菌药物的覆盖谱[51, 54, 55]。其他可能的原因包括与阑尾炎、憩室炎和其他肠道炎症相关的脓毒性门静脉炎，它们经门静脉传入肝脏，以及术后或创伤后损伤，直接从邻近器官累及以及经介入治疗肿瘤后 Oddi 括约肌功能不全的患者[49-51]。极少原发性或转移性肝脏恶性肿瘤也可以表现类似肝脓肿[52]。

2. 指导和技术

微创的影像引导经皮治疗，如针吸和导管引流，已取代手术用于治疗肝脓肿，其住院时间、总体成本和发病率均显著下降[56, 57]。手术仍在治疗顽固性脓肿和存在恶性疾病方面具有重要意义。< 3cm 的脓肿仅用静脉抗生素即可治愈，但可能需要抽吸活检以进行微生物鉴定[58]。影像引导针吸对 < 5cm 的单房脓肿非常有效[56, 59, 60]。可能需要多次抽吸才能完全成功。对于 > 5cm、多房的脓肿或与胆管或肠直接相通的脓肿，首选影像引导经皮导管引流[56, 57, 60, 61]。

术前评估包括凝血参数，目标 INR 低于 1.5，aPTT 低于对照值的 1.5 倍，血小板计数高于 50 000/μl [6]。根据操作者习惯，超声或 CT 引导可用于抽吸或导管引流。在选择穿刺路径时，应该穿过最少的肝实质，并且应该注意避免损坏邻近器官或穿过胸膜引起脓胸。针吸通常用 18G 针进行，导管引流可以通过 Seldinger 或套管针技术进行，同时放置多侧孔、可锁的导管。引流通常持续到患者临床表现改善并且引流量 < 10～20ml/d[62]。在导管移除之前可以用

透视评估脓腔的残留尺寸和肠瘘或胆瘘的存在（图
84-4）。

3. 结果和并发症

小于 5cm 的单纯性肝脓肿的影像引导针吸成功
率接近 100% 且并发症最少[56, 59, 60]。文献中导管引
流成功率差异显著，为 66%～100%，可能继发于脓
肿和患者因素。较高的失败率与晚期恶性疾病的存
在相关，特别是坏死性感染肿瘤，以及阻塞的胆道
系统存在瘘管[57, 61]。并发症的风险很小，据报道，
气胸、腹腔内出血和轻度疼痛等并发症最常见。

三、肝静脉压力梯度

（一）简要原理和指征

门静脉高压症是慢性肝病的并发症，并且可导
致许多肝硬化的最严重的临床后果。虽然目前正在

开发无创性门静脉压力测量，如弹性成像，但直接
测量肝静脉压梯度仍是目前评估门静脉高压程度的
金标准[63-65]。

肝静脉压力梯度首次于 1951 年提出，它有助
于门静脉高压的诊断和分类；评估肝硬化患者预后
和门静脉高压症相关临床事件，如腹水、自发性细
菌性腹膜炎、肝性脑病和静脉曲张出血；监测对药
物治疗的反应；选择进行肝切除术的肝硬化患者的
术前评估[66, 67]。通过将球囊阻塞导管置入肝静脉
并测量闭塞的静脉压与自由静脉压之间的差，可获
得肝静脉压力梯度。肝静脉的闭塞阻断了远端肝静
脉和血窦中的血流，因此，在该位置测量的导管压
力反映了血窦中的压力，从而反映了窦内门静脉压
力或窦后门静脉高压。通过肝静脉楔压减去自由肝
静脉压来校正中心静脉系统内的压力变化。即肝静
脉压力梯度，临床上门静脉明显高压定义为超过
12mmHg[67]。

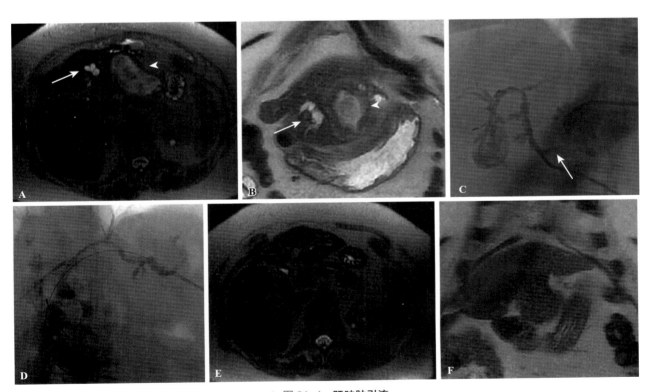

▲ 图 84-4 肝脓肿引流

A 和 B. 为肝脓肿患者的初始轴位 T_2 和冠状位 T_2 单次快速自旋回波 MR 胰胆管造影图像，显示肝 S_3 段一个大的 T_2 信号不均匀病变（箭
头）伴相邻肝内胆管扩张（箭）。患者用多侧孔猪尾引流管行脓肿引流，通过肝 S_3 的外周扩张胆管根部行内 / 外胆管引流，以及针对多
种微生物感染行静脉抗生素治疗。C. 经引流管向脓肿空腔注入造影剂行透视显示脓腔与胆管系统连通（箭）。脓肿继发于良性肝内胆管
狭窄，经反复球囊扩张治疗（图像未显示）。D. 回肠胆管造影随访显示无残余狭窄并且肝内脓肿消退。E 和 F. 3 个月后轴位 T_2 和冠状
T_2 单次快速自旋回波 MR 胰胆管造影随访显示，肝 S_3 段脓肿和胆管扩张完全消失

肝静脉压力梯度（HVPG）= 肝静脉楔压（WHVP）- 自由肝静脉压（FHVP）

（二）引导和技术

通过使用经颈静脉入路和透视引导，首先记录肝后下腔静脉平均压力值。所有压力值记录时传感器应固定于腋中线位置右心房水平。然后将闭塞球囊导管推进到肝右静脉或肝中静脉中，并且在肝静脉距下腔静脉肝静脉开口 2~4cm 处测量自由肝静脉压。然后将球囊导管固定在肝静脉的中间 1/3 或中远 1/3 交界处并扩张球囊至管腔完全闭塞。应使压力记录稳定 45~60s，然后记录肝静脉楔压的平均压力。该过程应重复至少 3 次，最后获得肝静脉楔压图，以评估任何静脉 - 静脉分流到另一肝静脉，这将导致低估肝静脉楔压。如果发现静脉分流，应将球囊导管放置在分流的远端，如果这在技术上不可行，则应选择另一个肝静脉进行操作 [68, 69]。

（三）结果和并发症

球囊阻塞导管与经颈静脉肝内门体分流（TIPS）直接测量的门静脉压力较楔入肝静脉的端孔导管测量结果准确 [70]。据报道技术成功率在 95% 以上，并且失败通常是由于肝静脉闭塞。严重的术后并发症非常罕见 [67]。

四、经颈静脉肝内门体分流术

（一）简要原理和指征

TIPS 是一种经皮影像引导手术，已证明有利于治疗门静脉高压并发症。最初由 Rösch 及其同事 [71] 在 1969 年动物模型中提出，TIPS 是在肝脏内建立连接门静脉分支与肝静脉的通道，其目的是创建门体分流以降低门静脉压力。TIPS 是在透视引导下，将支架从肝静脉（最常见是右肝静脉）经肝实质放入肝内门静脉分支（最常见是门静脉右支）。另一种方式是直接肝内门静脉分流术，最初于 2001 年提出 [72]。使用血管内超声，建立直接肝内门体分流术，将针从下腔静脉穿过尾状叶进入门静脉。之后在透视引导下放置支架，类似于 TIPS 放置的方式。

已有大量证据证明，TIPS 用于静脉曲张出血的二级预防和难治性腹水的治疗的疗效 [73]。TIPS 的其他适应证包括难治性急性静脉曲张出血、门静脉高压性胃病、肝肾综合征（1 型和 2 型），Budd-Chiari 综合征、肝性胸腔积液、肝静脉闭塞性疾病和肝肺综合征 [74-80]。

（二）相对与绝对禁忌证

TIPS 放置的绝对禁忌证包括充血性心力衰竭、严重的三尖瓣关闭不全、严重的肺动脉高压（平均肺压 > 45mmHg），未控制的全身感染或败血症，以及未缓解的胆道梗阻。相对禁忌证包括可降低分流技术成功率的解剖学改变，如多囊性肝病、广泛的原发性或转移性恶性疾病（尤其是中心位于肝门附近），以及肝静脉阻塞或门静脉系统血栓形成。肝动脉血栓形成、严重的凝血功能障碍或血小板减少症以及肝性脑病的存在也可能显著增加术后并发症的风险 [73]。

术前评估包括完整的实验室检查，含全血细胞计数、凝血和生化检查。应纠正显著的血小板减少症（血小板计数 < 50 000 细胞 /μl）、贫血（血红蛋白 < 25%）或凝血病（INR > 1.5）并安排交叉配血。应回顾最近 1 个月内的断层成像，以评估血管通畅和解剖学改变。如果没有近期图像或肝功能突然恶化，可能需要对肝血管进行紧急或急诊超声多普勒检查以评估血管通畅程度。也建议用超声心动图评估心脏功能尤其是肺动脉高压 [73]。

（三）引导与技术

TIPS 术常使用气管内插管的常规麻醉完成。通过右颈内静脉进入右肝静脉，然后使用二氧化碳充盈球囊，闭塞肝静脉后造影，显示门静脉系统的走行和血流。然后进行透视下引导穿刺创建门静脉通路。测量直接门静脉压，并计算门静脉压力梯度，即主门静脉和右心房之间的压力差。展开支架，保留支架未覆盖的尾部在门静脉中，头端止于肝静脉和下腔静脉的交界处附近。聚四氟乙烯（PTFE）覆膜支架已成为 TIPS 新标准，因为相比裸金属支架，它具有功能障碍率低，通畅率高，临床复发率低，以及肝性脑病发生率低的优势 [81]。在放置支架后，再次行 TIPS 门静脉造影和主门静脉及右心房的压力测量。在静脉曲张出血患者中，TIPS 后门体系统梯度应达到 12mmHg 以下，以防止再出血[82]。回顾性研究显示用弹簧圈，氰基丙烯酸酯或硬化剂如十四烷基硫酸钠行静脉曲张栓塞外加 TIPS 放置可以显著降低复发性静脉曲张出血的风险[83, 84]。对于难治性腹水患者，介入放射学会和 AASLD 指南建议将门体梯度降低至 8mmHg 以下[85]。门体压力梯度低于 5mmHg 与肝衰竭和严重肝性脑病风险增加有关，出现则需要干预，如 TIPS 取出[86]（图 84-5）。

（四）结果

TIPS 放置后成功标志可分为技术、血流动力学和临床三个方面。技术方面成功是创建肝静脉与门静脉间的短路，血流动力学成功是降低门体压力梯度至 12mmHg 以下并且胃食管静脉曲张减少，这在 95% 以上的病例可以实现[87]。由于不同指南纳入和评估标准差异，导致 TIPS 临床成功标准差异。评估 TIPS 对静脉曲张破裂出血的二级预防的 Meta 分析发现，与各种形式的内镜治疗相比，TIPS 后复发性出血的风险降低为 1/3，总死亡率相似。然而，在 TIPS 后发生肝性脑病的风险增加了 2 倍多[88, 89]。一项针对急性静脉曲张破裂出血高风险患者的多中心随机对照试验表明，与经过反复内镜检查和药物治疗的患者相比，TIPS 患者治疗失败率和死亡率在统计学上显著下降[74]。

在难治性腹水的治疗中，随机对照试验的 Meta 分析显示复发性腹水风险降低 7.1 倍，TIPS 后改善率为 38%～84%，而大剂量放腹水后为 0%～43%[90]。在早期研究中未发现 TIPS 的显著生存优势。一项近期的随机对照试验入选肝功能和肾功能保留的患者在 TIPS 放置后显示出显著的生存优势[91]。在 TIPS 术后，这组患者的肝性脑病发生率增加了 2.2 倍[90]。TIPS 也可能使 Budd-Chiari 综合征患者生存延长，1 年和 5 年无肝移植存活率分别为 88% 和 78%，终末期肝病模型评分（MELD）中位数得分为 17[75]。TIPS 术后，肝性胸腔积液患者中临床症状部分以上改善率为 68%～82%，胸腔积液的完全消退率为 57%～71%[78]。

（五）并发症

MELD 评分高于 18 的患者 TIPS 术后 3 个月的死亡率显著高于 MELD 评分为 18 或更低的患者[72]。多达 33% 的患者可能出现肝被膜刺破等技术并发症，但仅 1%～2% 出现腹腔明显出血[85]。高达 10%～20% 的病例可发生支架移位或错位到下腔

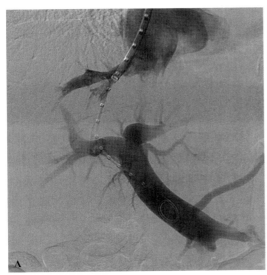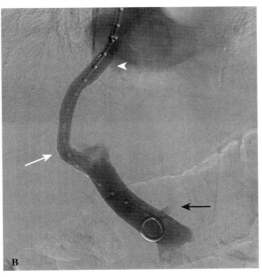

▲ 图 84-5 TIPS 放置

A. 通过右肝静脉鞘和肝外门静脉主干中的猪尾导管注射双碘造影剂。B. 门静脉主干支架置入后造影。注意支架远端金属环（白箭）。位于环近端的支架位于肝实质内，支架有覆膜。环远端的支架无覆盖，置于门静脉右支内。还要注意支架近端置于右肝静脉和下腔静脉（箭头）汇合处。支架后静脉造影也显示冠状静脉未充盈（黑箭）

静脉或门静脉。分流的产生导致门静脉血流未经肝实质的代谢过滤，这可导致 10%～44% 的患者新发肝性脑病或肝性脑病加重。高龄、既往有脑病史和晚期肝病的患者发生肝性脑病的风险增加。然而，脑病通常对药物治疗有反应，并且很少需要取出 TIPS 支架或闭塞通路[85]。其他潜在的并发症更为罕见，如肝梗死、胆道 - 肝静脉瘘或肝动脉 - 门静脉瘘的产生，溶血、败血症和 TIPS 感染。

聚四氟乙烯覆膜支架的引入和广泛应用促进了 TIPS 的长期使用，从而显著改善了 TIPS 的长期通畅性。裸金属支架引流功能障碍的发生率为 18%～78%，可能继发于支架间隙突出的内膜增生[85]。据报道，聚四氟乙烯覆膜支架移植 1 年主要通畅率为 81%～86%[81, 92]（图 84-6）。

（六）随访和 TIPS 修正

尽管使用 PTFE 覆膜支架移植后 TIPS 功能障碍减少，但建议定期进行分流监测。一种监测方案是在 TIPS 创建后 1、3、6 和 12 个月进行多普勒超声检查，之后每 6～12 个月检查 1 次，这取决于患者的临床状况[93]。已报道多普勒超声检测 TIPS 功能障碍在敏感性和特异性方面存在显著的差异。分流

中血流速度应为 90～190cm/s[94]。TIPS 放置后门静脉左支内的流动方向应为离肝（朝向分流）。门静脉左支出现向肝血流（朝向肝脏）表明分流功能障碍[95]。峰值速度的时间变化大于 50cm/s 也被推荐作为静脉造影和压力测量的指标，是评估 TIPS 功能障碍的金标准[96]。多普勒超声表现正常，而症状提示复发门静脉高压的患者也值得进一步行静脉造影检查。在 TIPS 功能障碍继发于狭窄的情况下，已证明重复支架术比单独的血管成形术通畅性更好。裸金属支架患者需要重新置入 PTFE 覆膜支架[85, 97]。

五、肝脏介入肿瘤学

不可切除的肝脏原发性和转移性恶性肿瘤的局部治疗随着消融和血管内技术的进步而不断发展。肝脏恶性肿瘤患者局部治疗的目标多种多样，包括使不可切除病变转变为可切除，使移植候选者变为行治愈性治疗的非手术患者，提高姑息治疗患者的生存率和生活质量。治疗方式的选择取决于多种因素，包括存在肝功能不全、肿瘤类型、肿瘤总体负荷、肿瘤的数量和位置，以及患者因素，如全身状

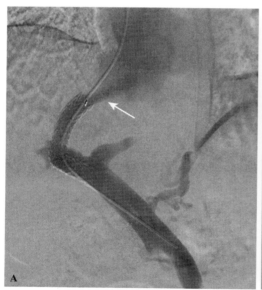
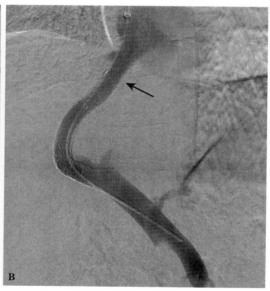

▲ 图 84-6　TIPS 放置后的肝静脉狭窄
原 TIPS 放置后患者有复发性腹水，TIPS 修订的透视图像。手术前多普勒超声显示分流肝静脉末端的速度暂时增加（图像未显示）。A. 门静脉造影显示肝静脉狭窄，肝实质中支架的近端部分短于右肝静脉和下腔静脉汇合部（箭）。B. 放置第二个聚四氟乙烯覆膜支架并延伸至下腔静脉（箭）。支架置入后门体静脉压梯度从 13mmHg 降至 7mmHg，患者腹水消退

态和功能性肝储备。目前使用的最常见的局部治疗是门静脉栓塞（PVE）、射频（RF）和微波（微波）消融，有或没有药物洗脱珠（TACE 和 DEB-TACE）的经动脉化学栓塞和经动脉放射性栓塞。其他肝脏局部治疗也已报道，如经皮乙醇消融、冷冻消融和其他消融技术，如激光诱导间质热疗、高强度聚焦超声、不可逆电穿孔、肝动脉灌注化疗和经动脉栓塞，但在当前的治疗流程中发挥作用较小。这些技术或是仍在开发中，或已成为历史，不在本章论述。

（一）术前门静脉栓塞术

1. 简要原理

肝原发和转移瘤的手术切除仍然是治愈性治疗的主要方式。手术技术的不断进步已经改善了患者的总体预后，然而肝脏大部切除使患者面临肝功能不全的风险。手术后残肝体积，即未来肝脏残余（FLR）的确定已被证明是术后并发症的一个强大独立预测因素[98]。在 FLR 不足的患者中，对要切除的肝叶进行 PVE 可以导致 FLR 肥大和栓塞肝段的萎缩。PVE 最常用于结直肠癌肝转移、肝内胆管癌和 HCC 患者[99]。虽然肝细胞再生的确切机制尚不清楚，但研究表明除了门静脉血流重新分布外，PVE 还诱导了肝脏生长因子和转化生长因子 α 和 β[100]。已经发现肝硬化或纤维化患者和糖尿病患者 FLR 肥大率受损[99]。

2. 适应证

术前确定 FLR 可使接受肝脏大部切除术的患者获益。CT 容量测定可用于测量 FLR 的体积。测量总肝脏体积减去肿瘤负荷体积或通过体表面积估计总肝脏体积进行计算，这两种算法可评估切除后 FLR 的百分比。PVE 建议用于肝功能保留且 FLR 低于 20% 的患者，肝脏脂肪变性或显著暴露于肝毒性化疗且 FLR 低于 30% 的患者，以及肝硬化代偿良好和 FLR 低于 40% 的患者[101-103]。PVE 的相对禁忌证包括肝外转移、凝血功能障碍不能纠正、肿瘤负荷大阻止安全进入门静脉，以及肿瘤侵入门静脉。

3. 指导和技术

PVE 有多种不同的方法和技术。历史上，PVE是通过术中的经回结肠方法进行的。目前，最常用的方法是经皮同侧操作技术。这种方法优于对侧方法，因为在导管进入和操作期间避免了对 FLR 的潜在损害。但如果由于肿瘤负荷而无法安全通过同侧肝脏，对侧方法仍然是可接受的替代方案。使用镇静或全身麻醉，在超声引导下使用微穿刺针进入准备栓塞的门静脉系统的外周分支，最常见的是右侧。一旦通路建立，则行门静脉造影，并根据手术计划栓塞门静脉系统。最常见的是，对右肝切除术栓塞肝脏 V 至Ⅷ段。对于扩大右肝切除术，尽管非靶向栓塞对 FLR 的风险在理论上更大[104]，一些作者提倡栓塞Ⅳ段以获得Ⅱ和Ⅲ段更大的肥大率。栓塞剂的选择是操作者决定，包括氰基丙烯酸正丁酯混合碘油和聚乙烯醇颗粒或可吸收明胶海绵和线圈混合。Meta 分析表明，氰基丙烯酸正丁酯的使用导致 FLR 体积百分比增加更高[99]。栓塞完成后，用可吸收明胶海绵或线圈栓塞鞘轨道。

4. 结果和并发症

PVE 的技术成功率约为 99%。大多数技术失败是由于肿瘤进展或侵入导致门静脉系统的解剖结构改变或意外血栓形成，导致导管无法插入门静脉系统[99]。栓塞后 4 周进行 CT 随访，重新计算 FLR，因为肝脏再生倾向于 3 周后稳定[98]。临床成功率（定义为 FLR 肥大足够以允许切除）为 96.1%，FLR 体积平均增加 37.9%，范围为 20.5%～69.4%[99]（图 84-7）。但是，约 20% 的患者未行原始计划的肝切除，因为局部肝内肿瘤进展，FLR 中新肿瘤、肝外肿瘤扩散，FLR 肥大不足，PVE 并发症导致不可切除或患者拒绝进一步治疗。一些经选择的患者可以通过经动脉或消融治疗的组合治疗获益以实现治愈性切除。

25%～35% 的患者出现轻微并发症，包括栓塞后综合征，表现为发热和腹痛。37% 的患者出现肝转氨酶的短暂升高。主要并发症很少发生，如门静脉血栓、非靶区血管栓塞、腹腔内出血或肝脏血肿、脓肿和腹腔内胆漏等，不到 1% 的患者出现。

（二）肿瘤消融

肝脏肿瘤的影像引导消融治疗是介入肿瘤学领域中快速发展的领域。有许多新技术而数据结果

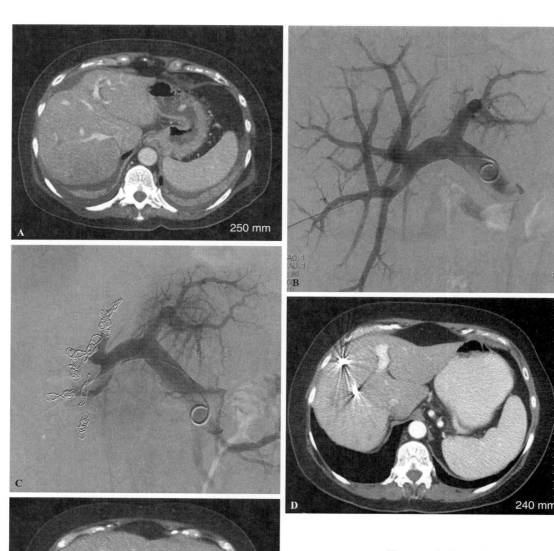

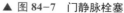

▲ 图 84-7　门静脉栓塞

A. 准备扩大右肝切除术的转移性结直肠癌患者的 CT 检查显示未来肝脏残留量（Ⅰ～Ⅲ段）较小。进行 CT 容量测量，未来肝脏残余量（FLR）/ 总肝脏体积（TLV）比率计算为 15.2%，终止了计划的切除手术。B 和 C. 通过右侧入路行微粒和弹簧圈门静脉栓塞前后的透视图像，显示右半肝血流完全阻断。门静脉栓塞后 4 周进行随访 CT 检查，显示 FLR 明显肥大。D. 栓塞后的 CT 容积显示 FLR/TLV 比为 23.8%，FLR 增加 62.9%。患者接受了扩大右半肝切除术。E. 手术后 2 年的随访 CT 检查显示残余肝脏显著肥大，无复发

相对较少，本讨论的重点主要为最广泛使用的技术——射频和微波消融。

1. 化学消融

长期以来，经皮化学消融已经被用于治疗 HCC，并且对任何经皮消融技术进行了最长的临床随访研究。尽管已提出可使用乙酸，但纯乙醇是最常用的试剂。将乙醇经皮注射到肝肿瘤中并通过凝血和缺血性坏死导致肿瘤破坏。化学消融对于小肿瘤（＜ 2cm）最有效，并且通常需要重复治疗使肿瘤完全治疗。乙醇消融对于治疗 HCC 比对转移疾病更有效，可能是因为许多 HCC 中典型的肿瘤包膜或假包膜阻止乙醇扩散到周围实质中。此外，乙

醇在肝硬化肝脏中的扩散受限。研究表明对于完全破坏肿瘤，热消融技术优于乙醇。目前，乙醇用于由于相邻的脆弱结构距离较近而无法热消融的情况，或者在成本是最重要的选择标准的发展中国家。不建议对转移性疾病进行化学消融[105]。

2. 热消融

(1) 冷冻消融：冷冻消融涉及将冷冻探针置于肿瘤中以诱导冻融循环。氩气是现代冷冻消融系统中最常见的冷冻剂。细胞死亡的机制主要是细胞膜破坏，但也存在组织缺血和对细胞内细胞器的直接损伤。在最初使用的热潮之后，因为消融周期过长，通路烧灼不足（增加出血风险），肝脏破裂以及多器官衰竭即低温休克等风险，现在冷冻消融不常用于治疗恶性肝肿瘤，尤其在肝硬化患者中[106]。

(2) 射频消融术：当组织被加热到温度阈值维持特定时间，基于热的消融技术可导致凝固坏死。将组织加热至 50℃ 持续约 5min 通常导致细胞死亡，而高于 60℃ 的温度导致细胞在数秒内死亡。射频消融是目前治疗肝脏肿瘤中最常用的热消融技术。在单极射频系统中，发生器用于产生交变电流，该电流在放置在肿瘤中的电极和接地垫之间振荡，导致细胞激动和组织加热。标准电极包括单针或多针阵列（有时冷却以防止炭化）以及发出多个尖头的针。多个尖头提高了加热效率和能量沉积，但通常需要更大直径，更具侵入性的针头。现在可以使用多电极射频系统，优势在于利用热协同作用来创建更大和更融合的消融区域。然而，由于同时激活的电极之间的电相互作用，因此需要一个切换系统[107]。在双极射频系统中，两个电极放置在肿瘤内或肿瘤附近，电流在它们之间振荡，无须接地垫。在所有射频配置中，可以滴注盐水以减少炭化并降低阻抗，从而使更多能量沉积，但可能减少消融区[105]。

(3) 微波消融：微波消融技术通过介电滞后组织加热，要求具有固有偶极矩的分子连续地与施加的场重新对准，导致动能增加和组织加热。微波技术与射频消融相比具有多种优势。由于微波能量很容易穿透组织，甚至是具有高阻抗的组织（如烧焦的组织），因此它可以在比射频能量高得多的温度下应用。微波消融不需要接地垫板，并且可以同时使用多个天线而无须通过切换产生电和热协同作

用。尽管有这些优点，但微波能量是一种应用于组织的更复杂的技术。如组织 - 天线接口处的反射功率可能导致天线轴加热出现沿穿刺路径的热损伤。更近期的微波系统使用具有循环水或气体的冷却夹套来消除该问题。迄今为止，在亚洲微波消融技术应用最广泛，但它在全球范围内的使用频率在逐渐升高[105]。

通常，射频技术由于散热效应而在高血流区域中损失，并且由于功率分布减小，所以在具有高阻抗的组织中也遇到困境。微波技术更快，更有效，对散热效果不敏感，对组织阻抗的差异不敏感。尽管研究不如射频技术充分，但早期的临床结果表明，微波至少与射频消融一样有效，由于上述的所有物理优势，微波正在快速替换掉射频[105]。

3. 适应证

HCC 是全球肝肿瘤消融的最常见指征。HCC 的治疗策略大体上由巴塞罗那临床肝癌（BCLC）指南所定[19, 108]。尽管研究表明外科肿瘤切除术提供了最佳的生存结果，但只有 20% 的患者可行切除术，通常标准是无门静脉高压症和胆红素水平正常的患者。肝移植也是 HCC 患者的治愈性治疗方法。然而，原位肝移植通常仅适用于符合米兰标准的患者（最多 3 个 < 3cm 的肿瘤或一个 > 5cm 的肿瘤）并且器官获得受限[109]。对于那些因为肝功能差不能切除的患者和移植不良候选人，肿瘤消融是一种潜在的治愈性替代疗法。消融也被用作桥梁，如在肝移植等待期间控制局部肿瘤或使肿瘤降级以使患者符合米兰标准。尽管在降级至米兰标准方面取得了一些出色的成果，但仍存留了有争议的话题，因为可用的供体肝脏数量有限，等待名单上有大量患者[110-112]。

肝肿瘤消融的第二个最常见的适应证是无法切除的结直肠癌转移。一般而言，手术切除是符合条件的肝结肠直肠转移患者的一线治疗。然而，由于并发症，近期手术或解剖学方面考虑，许多患者不是切除候选者。经皮消融通常可以实现优异的局部肿瘤控制，特别是对于 < 3cm 肿瘤[113, 114]。由于转移的位置或数量不能切除或消融的患者通常用 TACE / 放射性栓塞或全身化疗治疗。

尽管研究较少，但肿瘤消融也已用于除结直肠

肿瘤以外的肝转移性疾病，包括原发于乳腺癌、肾细胞癌和神经内分泌肿瘤的转移癌，用于局部疾病控制和缓解不能手术患者的症状[115-118]。射频消融和微波消融也已成功用于治疗良性肝脏肿瘤，如有症状的肝血管瘤[119]。

4. 禁忌证

由于担心肝功能恶化、严重肝衰竭的患者不适合行消融。靠近重要结构的肿瘤，如主要门静脉分支、大的肝内胆管、胆囊和肠管，可能不适合经皮消融。但是诸如胆囊、膈肌和肠管等非目标结构通常可以通过水分离移位，使许多肿瘤可以成功治疗[120, 121]。不可纠正的凝血异常一直被认为是肿瘤消融的禁忌证。由于能够通过基于热的消融进行术中烧灼，许多中心采用更自由的凝血参数标准。肝外转移性疾病通常是消融治疗的禁忌证，除非目标是对惰性恶性肿瘤的减瘤[106]。尽管采取预防性抗生素治疗，40%～50% 行胆道括约肌切开术的患者消融后还是出现脓肿[122]。

应在行肝肿瘤消融前评估凝血参数。最广泛接受的指南表明，患者在进行经皮肝肿瘤消融前的 INR 低于 1.5，且血小板计数超过 50 000/μl[123]。手术前抗凝血和抗血小板药物治疗通常持续 5～7 天，虽然也必须考虑使用这些药物引起并发症的风险，特别是对于最近放置冠状动脉支架的患者。

5. 指导和技术

考虑到组织加热引起的疼痛，大多数肝肿瘤消融手术在全身麻醉下进行。全身麻醉还提供更可靠的屏气，这对于准确的探头放置至关重要。连续超声引导最常用于探头放置和消融区域的监测，但对于超声不可见的病变偶尔需要 CT 引导。在消融手术完成后，许多中心选择进行增强 CT 检查，以确保消融区精确覆盖肿瘤（图 84-8）。虽然 HCC 消融安全边缘范围可为 5mm 的，但对于肝转移，建议至少 1cm 的边缘，因为转移性肿瘤细胞的扩散超过可见肿瘤边缘[124, 125]。

注入腹膜腔（人工腹水）或其他体腔的液体可用于减少术后体壁疼痛或使肠道或其他非目标邻近器官移位[120, 121, 126]。葡萄糖溶液是射频消融作为非离子性质的首选液体，可防止电流传导。盐水是一种离子介质，可以用于导电。两种液体均可用于微波消融。碘化造影剂可以添加到任何液体中，以改善术中 CT 的显示[127]。

6. 结果

（1）HCC：用射频或微波消融治疗 HCC 后的结果主要取决于肿瘤直径。治疗＜ 3cm 的肿瘤与良好的局部肿瘤控制相关，存活率与手术切除相当[128-130]。对于＞ 3cm 的肿瘤，局部肿瘤控制减低。近期联合热消融和动脉内治疗（如 TACE）的研究证明了对中等大小肿瘤（直径 3～5cm）局部控制的潜力[131]。进行局部治疗必须理解它不仅仅是 HCC，而还应考虑肝病患者的有限生存期，许多患者死于肝衰竭而不是 HCC。

（2）转移性疾病：用射频消融治疗转移瘤后的存活率优于单纯化疗，但可能比肝切除术稍差。但没有随机对照试验比较既可消融又可手术治疗的患者，大多数消融队列包含有大量并发症的非手术候选患者[132, 133]。与 HCC 相似，与较大的肿瘤相比，较小肿瘤（＜ 3cm）与较低的局部肿瘤进展相关。射频消融结直肠肝转移后的存活率在 1 年时为 91%～93%，3 年时为 28%～69%，5 年时为 25%～46%[134-136]。

7. 并发症

肝肿瘤消融后的死亡率较低，范围为 0.1%～0.5%，最常见的原因是肝衰竭、败血症或门静脉血栓。主要并发症占 2%～3%，包括出血、肝脓肿、肝衰竭和胆管损伤。如前所述，术前胆道括约肌切开术或支架置入术的患者术后肝脓肿形成的风险要高得多。肿瘤沿针道种植不常见，但可以是 HCC 患者的一个重要并发症。针道种植的发生率各不相同，但 HCC 消融后中位风险约为 0.6%[137, 138]。当肿瘤沿着消融针道种植时，它应具有与原发肿瘤相同的强化特征。需要进行影像随访或活检以区分消融后软组织炎症和沿针道的种植转移[139]。

消融后综合征表现为在手术后 48h 开始出现流感样症状，通常在手术后 7 天缓解。虽然不适，但它通常不是严重的并发症，可以通过抗炎药物和支持治疗处理。低温休克是一种严重的并发症，与细胞内容物释放到循环中有关，可能导致弥散性血管内凝血、肝肾衰竭和死亡[138]。这种综合征几乎全部见于冷冻消融治疗的肝硬化患者。

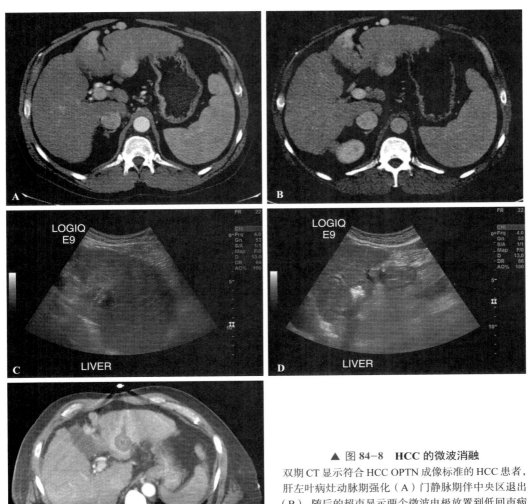

▲ 图 84-8 **HCC 的微波消融**

双期 CT 显示符合 HCC OPTN 成像标准的 HCC 患者，肝左叶病灶动脉期强化（A）门静脉期伴中央区退出（B）。随后的超声显示两个微波电极放置到低回声病变（C）中，在消融期间气体覆盖病变（D）。E. 消融后 CT 显示没有残余强化，沿着消融电极入路的烧灼效果显示明显

8. 随访

影像学检查随访的时间根据个体机构而定，但是在消融后第一年应进行多次影像检查随访，以评估局部肿瘤进展、新疾病的发生和消融后并发症。虽然已证明正电子发射断层扫描（PET）/CT 对某些肿瘤有用，但 CT 和 MRI 仍是最常见的影像随访方法。消融后 1～3 个月进行的 CT 或 MRI 通常表现出无强化的消融区域，由于消融边缘通常大于原始肿瘤。薄的边缘强化通常继发于炎症或充血，不应被误认为局部肿瘤进展。中央消融区存在脱水的组织和血液，表现为中心高密度、T_1 高信号。消融区域应在 6～12 个月内逐渐减小，但可能会持续数年可见。如果在消融电极撤出过程使用了针道烧

灼，则针道的特征通常与消融区相似[140]。如果存在局部肿瘤进展，通常表现为消融区周围的不规则结节强化，类似于残留病灶的影像学表现。MRI 在识别残留病灶或局部进展方面通常比 CT 更敏感。MRI 上的残余肿瘤显示 T_2WI 高信号（与消融区的 T_2WI 低信号相反）。扩散加权图像有助于识别小的残留肿瘤结节[141]。

消融后可出现多种并发症。胆管损伤通常表现为由于靠近中心的胆管狭窄引起的局灶性胆管扩张。胆汁瘤也可见。胆囊损伤表现为胆囊壁增厚和胆囊周围液。既往行胆道操作的患者消融后肝脓肿常见，表现为消融区域扩大或肝内积液。通常手术后消融区域立刻可见气体，但如果随后的检查中气

体量增加，则这与消融区感染有关。肠损伤表现为局灶性肠壁增厚和黏膜过度强化。最后，肝脏血管应进行影像学随访评估，因为曾报道过门静脉血栓形成、肝动脉假动脉瘤和肝梗死（图 84-9）。

（三）动脉血管内治疗

经导管动脉内治疗已用于治疗原发性和继发性肝脏恶性肿瘤。动脉内治疗的目标是选择性地抗肿瘤治疗，希望降低毒性和肿瘤反应。肝脏肿瘤的动脉内治疗的基础源于肝脏的双重血供。肝肿瘤优先从肝动脉系统接收大部分血流，而正常肝实质从门静脉获得约 70% 的血流。这种双重血供允许基于导管的治疗，如经动脉栓塞，肝动脉内化学融合，TACE 和 DEB-TACE，以及经动脉放射栓塞，以选择性地靶向到肿瘤而不影响正常的实质。

1. 经动脉化疗栓塞

（1）简要原理：20 世纪 70 年代后期，由 Yamada 及其同事引入 TACE，它使用抗癌药物，之后进行可吸收明胶海绵栓塞来治疗无法切除的 HCC[142]。TACE 定义为输注含或不含碘油的化疗药物混合物，然后用微粒栓塞。化学栓塞的目标是在低氧环境中将肿瘤暴露于高浓度的局部化疗药物，同时全身药物生物利用度最小。栓塞诱导的局部缺血可导致跨膜泵失效，从而使细胞对药剂的吸收增加，廓清减少。

对于 TACE 中使用的化疗药物的类型或浓度尚未达成共识。在美国使用的最常见的药物组合是丝裂霉素 C、多柔比星和顺铂的混合物。多柔比星是世界上最常用的单药治疗方案。无论化疗方案如何，药物都在碘油中乳化，碘油是一种油性造影剂，可作为化疗药物的载体，它在肝脏肿瘤的新生血管和血管外间隙内选择性积聚[143, 144]。多种不同的药物也被用于在输注碘油化疗药物混合物（包括可吸收明胶海绵、聚乙烯醇颗粒和三丙烯酸明胶微球）后栓塞靶血管。

（2）适应证和禁忌证：如前所述，HCC 的 TACE 指征已更加标准化。目前，推荐 TACE 用于无法切除的中期 HCC（BCLC B 期或 Child-Pugh A/B 级，伴大或多灶性 HCC 且无血管侵犯及肝外扩散）[19, 108]。最近有报道称 TACE 也可在选择的门静脉血栓患者

中安全进行，发病率或死亡率没有增加[145, 146]。对治愈性治疗后复发患者和准备移植受者，TACE 也可与消融联合治疗，避免疾病进展，随后从移植等待名单中删除。TACE 对多种肝脏恶性肿瘤姑息性治疗的作用也已被证实，包括胆管癌以及神经内分泌肿瘤、结直肠、葡萄膜黑色素瘤和乳腺癌转移[147-152]。TACE 的一般排除标准尚未明确定义。多种因素与围术期死亡率增加有关，包括合并胆红素水平升高超过 2mg/dl，肿瘤负荷超过 50%，乳酸脱氢酶水平高于 425mg/dl，天冬氨酸氨基转移酶水平高于 100U/L[153]。Child-Pugh C 级肝病，胆红素水平升高超过 3mg/dl，MELD 升高（＞10）或 CLIP（＞2）也是相对禁忌证[154]。

（3）指导和技术：根据影像和临床表现进行患者筛选后，使用标准血管内技术进行 TACE。术前必须复习影像，综合评估可能的肝动脉解剖变异、肝外肿瘤血供和门静脉通畅性。对腹腔干和肠系膜上动脉进行选择性血管造影，以评估肝动脉解剖结构的变异，并通过门静脉期进行成像，以确定门静脉系统的通畅性。各种微导管可用于随后的肝内动脉血管系统的超选择性血管造影。TACE 可以从亚段到肝叶水平进行，取决于待治疗的肿瘤的类型和数量。已经证明在 TACE 手术过程中使用锥形束 CT 与改善生存结果相关，确认肝外肿瘤血供，降低非目标化合物栓塞的风险[155]。化疗 / 乙醇液等分之间间歇输注 1% 利多卡因可减少栓塞后疼痛。手术后，患者入院进行过夜观察和疼痛控制。一些中心建议在 TACE 后 3~7 天使用抗生素治疗以覆盖革兰阴性肠道病原体，对 Oddi 括约肌受损的患者进行 2 周的延长治疗，但是，关于这种做法的数据尚无定论[154]。新发肿瘤或残留肿瘤的再次 TACE 治疗是基于患者个体评估结果，连续治疗至少间隔 3 周（图 84-10）。

（4）结果：① HCC。据报道，多个大规模病例研究显示，TACE 对精心挑选的 HCC 患者的有效性。随机对照试验表明，TACE 比最佳支持治疗明显提高生存和肿瘤反应率[156, 157]。一项大型系统回顾研究显示，2000 年行 TACE 术的 HCC 患者的 1 年、3 年和 5 年生存率分别为 71%±18%、34%±13%、14%±10%[158]。另一个大型的基于 8510 名患者的

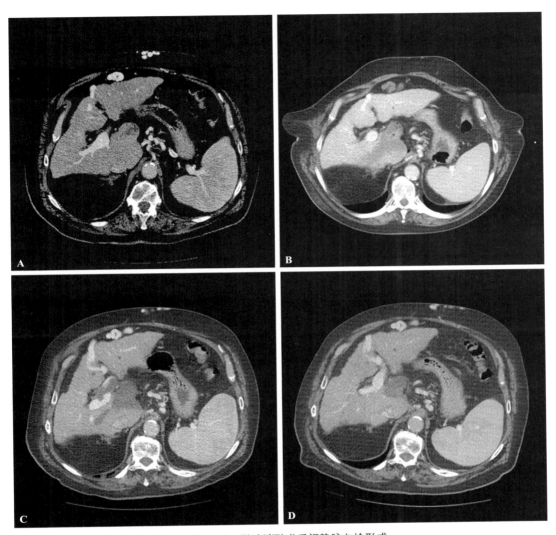

▲ 图 84-9　微波消融术后门静脉血栓形成

A. 门静脉期 CT 显示尾状叶产生的外生性病变符合 HCC 的影像标准，使用经皮微波消融。B. 随后的 CT 显示立即出现的消融后表现。C. 在手术后 1 个月进行的 CT 显示非闭塞性门静脉血栓，这是消融手术的并发症。D. 患者服用华法林，血栓消退，如手术后 1 年 CT 所见

前瞻性队列研究显示，总体中位生存期为 34 个月、1 年、3 年和 5 年生存率分别为 82%、47% 和 26%[159]。目前，正在研究 TACE 与系统性分子靶向治疗相结合，如索拉非尼，一种具有抗血管生成和抗增殖作用的多克隆酶抑制药，已显示晚期 HCC 患者的生存获益。这些研究中的一项中期分析表明，这种组合可以增加肿瘤反应率，延长肿瘤进展时间[160]。②转移和胆管癌。TACE 治疗无法手术切除的肝内胆管细胞癌患者的总体中位生存期为 13 个月、1 年、3 年和 5 年生存率分别为 52%、29% 和 10%[147]。Child-Pugh A 级肝功能障碍，富血供肿瘤和初始肿瘤反应是与患者生存率统计学显著增加

相关的因素。TACE 不仅对肝脏转移性神经内分泌疾病患者有生存获益，而且对患有类癌综合征的患者具有显著的症状获益，20～85 个月的症状反应率为 60%～95%，且 5 年生存率为 50%～65%。Bland 经动脉栓塞显示出相似的反应率[148]。在标准化疗方案失败后，接受 TACE 治疗的无法切除的结直肠癌肝转移患者的中位生存时间为 9～14 个月，在一、二线全身治疗后行 TACE 术比行三线至五线治疗中位生存期显著增加[149, 150]。

（5）并发症：在 60%～80% 接受 TACE 的患者中可见到栓塞后综合征，表现为短暂发热、疼痛、肝转氨酶升高和白细胞计数增加。这不是一个并发

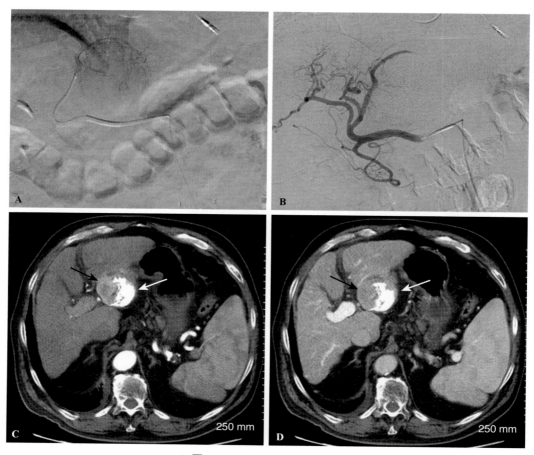

▲ 图 84-10　HCC 经动脉化疗栓塞

A. 左肝动脉的选择性血管造影显示符合肝细胞癌的 5cm 富血供肿物。B. 经 TACE 术后肝总动脉的血管造影显示治疗病灶没有动脉强化。C 和 D. 随访 CT 动脉晚期和门静脉期病灶内部左侧致密的碘油摄取（白箭）。病灶右侧存在持续的动脉期强化和门静脉洗脱伴边缘强化，符合肿瘤残余（黑箭）

症，而是一个预期的必然结果。TACE 后主要并发症的发生率为 1%～7.5%，这些包括肝衰竭、脓肿、胆囊炎，需要经皮引流的胆汁瘤、肺动脉油栓、消化道出血或非目标栓塞溃疡、肾功能不全和影响治疗的医源性肝动脉损伤。TACE 后 30 天死亡率为 1%～2.5%，并且最常见于继发于急性肝衰竭，但也可能继发于急性肾衰竭、上消化道出血、肿瘤破裂和败血症[158]。

（6）随访：TACE 术后的随访成像通常在所有肿瘤负荷区域治疗后 4～6 周进行，但是，一些医生可能会在分阶段双叶治疗之间进行影像学检查。TACE 后肿瘤反应的评估通常基于 CT 平扫检查的碘油沉积和 CT 或 MR 增强检查的肿瘤强化和大小。TACE 后病灶内高浓度的碘油可能导致难以评估肿瘤强化。MRI 可能比 CT 更有利于评估 TACE 术后

肿瘤活性，因为碘油不影响 MR 信号强度[161, 162]。一项早期研究表明，双能 CT 可用于改善 TACE 后残留病灶的评估[163]。乏血供肿瘤，如胆管癌和各种转移性病灶如乳腺癌，也可能表现出 TACE 后整体肿瘤强化减少。

2. 药物洗脱珠化学栓塞

（1）简要原理：用药物洗脱珠进行化学栓塞是经动脉肿瘤治疗的最新进展，其目的是增强有效化学治疗药物向肿瘤部位的输送。将化学治疗剂装入基于聚乙烯醇的微球中，剂量固定并控制在栓塞后局部持续释放。与传统 TACE 相比，DEB-TACE 后血浆化疗药物峰值浓度显著降低，这可能表明肿瘤微环境中的药物浓度高于体循环[164, 165]。这可能导致更有效的杀肿瘤作用，并减少全身不良反应。目前，用于 DEB-TACE 的两种最常见的化学治疗剂

是用于 HCC 的阿霉素和用于转移性结肠癌的伊立替康。

(2) 适应证和禁忌证：DEB-TACE 在原发性或转移性肝病中的适应证和禁忌证与常规 TACE 报道相似[166]。

(3) 指导和技术：DEB-TACE 的血管内治疗方法与传统的 TACE 相似。在单次 HCC 治疗期间给予多柔比星的剂量可以根据患者个体和肿瘤相关因素而变化，但通常包括装入一小瓶微球中的 75mg 阿霉素或装入两个小瓶中的 150mg 阿霉素[167]。用于转移性结直肠癌的伊立替康的给药剂量通常是 100mg 装入一小瓶微球中[168]。用于 DEB-TACE 的微球的大小不同。推荐使用 100～300μm 的珠，根据肿瘤内部或接近肿瘤边缘的预期分布选择[169]。注射前，装好的微球应与非离子造影剂混合，以助治疗期间可视化。与常规 TACE 类似，根据待治疗的肿瘤的类型和数量，可以从亚段到叶水平进行药物洗脱珠粒的治疗。注射应以缓慢、受控的速率进行，并持续至观察到接近停滞或剂量已完全注射。应对操作技术密切关注，以避免非目标肝外栓塞。手术后，患者入院进行疼痛管理。在没有并发症的情况下，双叶病灶在初始治疗后 2～4 周可以使用 DEB-TACE 再次治疗，而对于残留病灶，推荐 4～8 周的再治疗间隔[167]。

(4) 结果：一项大型多中心随机对照试验，比较常规 TACE 与用阿霉素 DEB-TACE 用于 BCLC A 类和 B 类无法切除的 HCC 患者，结果显示肿瘤反应无统计学差异。然而，接受 DEB-TACE 治疗的患者耐受性得到改善，严重肝毒性显著降低，阿霉素相关不良反应发生率降低[170]。一项比较 DEB-TACE 与栓塞的随机对照试验证明有显著意义进展时间差异，9 个月和 12 个月复发率较低，完全缓解率较高[171]。1 年、3 年和 5 年的存活率报道分别为 90%～94%，62%～66%，23%～38%，对于 BCLC A 级和 B 级疾病患者，总体中位生存期为 44～49 个月[172, 173]。

多中心单臂研究报道了 DEB-TACE 联合伊立替康治疗全身化疗难治的转移性结直肠癌的疗效，总生存期为 19 个月，无进展生存期为 11 个月[168]。

(5) 并发症：DEB-TACE 后栓塞综合征的发生率与常规 TACE 相似，据报道，高达 86.5% 的患者出现轻度症状。DEB-TACE 后的次要并发症包括胆囊炎、胸腔积液和肝外侧支血管栓塞后皮肤红斑，报道率低于 5%。主要并发症包括急性肝衰竭、脓肿形成和上消化道出血，30 天死亡率的报道为 0%～3.6%[174, 175]。

(6) 影像随访：影像随访方式与传统 TACE 相似。治疗后 4～6 周用动态 CT 或 MRI 进行初始成像。肿瘤反应的评估基于大小和强化特征。

3. 经动脉放射性栓塞

(1) 简要原理、适应证和禁忌证：由于正常肝组织相对放射敏感性，全肝外照射放疗在原发性和转移性肝恶性肿瘤的治疗中作用有限。已经观察到辐射诱发的肝炎剂量超过 35Gy，低于预估肿瘤剂量（50～70Gy）[176, 177]。经动脉放射性栓塞一种可将载有放射性同位素 ^{90}Y 的微球，选择性输入供血肿瘤的肝动脉的方法，提供高达 150Gy 的辐射剂量，而没有发现外照射治疗出现的临床并发症[177]。^{90}Y 是纯 β 发射体，半衰期为 64.2h，衰变为稳定的 ^{90}Zr。辐射的平均组织穿透深度为 2.5mm，最大达 11mm。放射性栓塞导致在肿瘤细胞 DNA 附近局部产生水分子的氧自由基。在存在正常的氧张力的情况下，会引起永久性 DNA 损伤并导致细胞凋亡。

目前有两种市售的放射性栓塞剂。Theraspheres（MDS Nordion，渥太华，安大略，加拿大）是直径为 20～30μm 的玻璃微球。SIR-sphere（Sirtex Medical，北方莱德，澳大利亚）是直径为 20～60μm 的树脂微球。已证明 ^{90}Y 的放射性栓塞在 HCC、肝内胆管癌和来自结直肠、神经内分泌、乳腺和葡萄膜黑色素瘤原发性恶性肿瘤的转移中具有临床益处[178-186]。考虑行放射性栓塞治疗患者应有不可切除的肝原发性或转移性癌症，主要肿瘤负荷在肝脏及预期寿命超过 3 个月[187]。门静脉分支受侵和良好肝功能的患者也可考虑进行放射性栓塞，因为治疗后维持肝动脉流入不变[188]。放射性栓塞治疗的禁忌证包括预处理 ^{99m}Tc- 多聚白蛋白扫描显示 30Gy 或更多的辐射暴露于肺部或无法通过导管栓塞技术矫正的流向胃肠道的血流方向，有限的肝储备，非可逆的原因胆红素水平超过 2mg/dl，以及既往有涉及肝脏的放射治疗史[187]。

（2）指导和技术：经过仔细的患者选择，最好是通过多学科共识，包括内科肿瘤学、外科肿瘤学、放射肿瘤学和介入放射学，^{90}Y 微球的治疗至少涉及两级过程。患者通过标准的血管内技术进行血管造影，以描绘肠系膜和肝动脉供血到目标治疗区域，并确定任何可能需要单独治疗操作的肝动脉解剖变异。预防性栓塞肝外动脉，如胃十二指肠动脉和右胃动脉，可以分离肝动脉循环，减少对胃肠道的非靶向放射栓塞风险。最后，注射 ^{99m}Tc- 多聚白蛋白，导管位置和流速类似 ^{90}Y 注射。与随后的闪烁成像对肝 - 肺分流或胃肠道摄取进行评估。然后基于选择的颗粒（玻璃或树脂微球）计算 ^{90}Y 微球的剂量，预期治疗量（整体或肝叶或肝节段治疗），以及肺分流的百分比。治疗应在血管造影后 1～3 周进行，动脉造影应在 ^{90}Y 微球注射前进行，以评估可能导致非靶向放射栓塞的肝外分支血管重建。如果计划进行双叶治疗，通常在第一次治疗后 4～6 周进行第二次治疗。

（3）结果：^{90}Y 微球治疗肝细胞癌的疗效取决于多种临床因素，包括临床分期、门静脉血栓形成、

手术操作、肝脏储备和肝外疾病的存在。两个大型研究显示中位生存时间分别为 BCLC A 级 6.9 个月，BCLC B 级 16.9～17.2 个月，BCLC C 级 7.3～10.0 个月 [178, 179]。Child-Pugh A 级肝病和门静脉分支血栓形成患者的中位生存期为 16.6 个月，而 Child-Pugh A 级肝病和门静脉分支血栓形成患者的中位生存期为 7.7 个月。Child-Pugh B 类合并分支门静脉血栓形成 6.5 个月，Child-Pugh B 级合并主门静脉血栓形成患者为 4.5 个月 [178]。也报道用 ^{90}Y 微球治疗肝癌降低患者等级，以行更治愈性的治疗，如消融、切除、肝移植 [178, 179]（图 84-11）。

无法切除的肝内胆管细胞癌患者的反应率根据术前状态不同而有显著差异，东部肿瘤协作组（ECOG）0 表现状态患者的中位生存期为 18.3～29.4 个月，而 ECOG1 为 7～10 个月、ECOG2 为 3～5.1 个月 [180, 181]。在至少三线化疗失败后的结直肠转移性疾病的挽救治疗中，对放射性栓塞治疗有反应的患者（通过成像或生物化学肿瘤检测）显示中位数生存期为 10.5 个月，而无反应者和历史对照组为 4.5 个月 [182]。对于神经内分泌肝

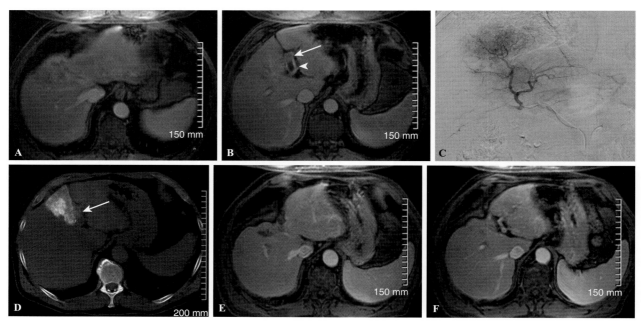

▲ 图 84-11　HCC 伴肿瘤血栓用 ^{90}Y 经动脉放射性栓塞治疗

A 和 B. 门静脉期 MRI 显示浸润性病变，门静脉期中央廓清和边缘强化。在门静脉左干中可见强化的瘤栓（箭）以及不强化的血栓（箭头）。C. 选择性左肝血管造影显示Ⅳ段的富血供肿物。D. 将碘化造影剂直接注入左肝动脉后的术中 CT 确认了门静脉左干中的瘤栓（箭）。将 ^{90}Y 玻璃微球用于左肝动脉。E 和 F. 注射 ^{90}Y 后 3 年的门静脉期显像显示对治疗的完全缓解，放射切除术样变化以及门静脉左支再通

脏转移，大型多中心回顾性系列显示，疾病稳定在 22.7%，部分反应在 60.5%，完全反应在 2.7% 和疾病进展占 4.9%，总体中位生存期为 70 个月[184]。

（4）并发症：最常见的轻微并发症是术后放射栓塞综合征，可影响 20%～55% 的患者，其临床表现特点是疲劳、恶心、呕吐、厌食、发热、腹部不适和恶病质[188]。其他潜在并发症包括放射性肝病（0%～4%），胆道后遗症，如胆道狭窄、坏死或放射性胆囊炎（< 10%），放射性肺炎（< 1%）和消化性溃疡（< 4%）[189]。继发于 ^{90}Y 微球放射性栓塞的轻度不良事件和全身症状很少需要住院治疗，而严重的不良事件可通过适当的患者筛选，适当的剂量测定方法和细致的操作技术来减少。

（5）随访：患者通常在治疗后 2 周进行临床随访，进行系统检查包括查体和常规实验室检查[188]。许多中心常在治疗后 4～6 周用 CT 或 MRI 进行常规成像。^{90}Y 微球放射性栓塞后的早期成像常表现为肝实质性水肿，病变可能轻度增大，但通常显示信号强度或密度不同。通过实性肿瘤改良反应评估标准（mRECIST）或欧洲肝脏研究协会（EASL）与随访成像的反应相关标准评估早期成像的强化。在治疗后 3 个月，急性放射性改变缓解，根据尺寸标准，通常有明显的完全治疗反应。PET/CT 可显示治疗后 6 周 FDG 高摄取病灶代谢活性早期降低，但 PET/CT 检测小病灶活性的灵敏度有限。

（四）联合间质和血管内治疗

消融和 TACE

（1）简要原理和指征：HCC 的消融治疗已显示出有希望的结果，并且对一些病例可与手术切除相当，特别是当肿瘤< 3cm 时[190]。对于> 3cm 的肿瘤，难以消融所有有活性的肿瘤组织并保证足够的无肿瘤边缘。此外，较大的肿瘤更常见卫星结节。TACE 后消融的联合治疗越来越多地应用，以获得更大的消融区域，并在肿瘤> 3cm 的患者中实现更好的局部控制[191]。联合治疗的综合疗效由通过栓塞阻断肝动脉血流，降低肝血流对热凝固的冷却效果。此外，碘油通过多支动脉门静脉交通血管填充肿瘤周围静脉，从而减少门静脉血流。高温可以通过使消融区边缘区域达到亚致死温度的细胞死亡从而增强抗癌剂的杀肿瘤作用。最后，TACE 还可以帮助控制消融区未覆盖的微小卫星病灶。

（2）结果：多项研究表明，与单纯射频消融相比，TACE 和射频消融联合治疗可显著降低局部肿瘤进展率，提高> 3cm 肿瘤的生存率[192-194]。一项比较联合治疗与单独射频消融治疗复发性 HCC 的随机研究也显示，对于> 3cm 的病变，与单独射频消融相比，联合治疗显著降低局部肿瘤进展率，并提高 1 年、3 年和 5 年总生存率，然而，发现这些差异在复发灶< 3cm 的患者中并不显著[195]。对于< 3cm 的 HCC 患者的随机研究，也未能显示联合治疗的益处，与单独射频消融相比，在 1、2、3 和 4 年时局部肿瘤进展率和总生存率相似[196]。联合治疗也可能对解剖学上困难的部位（如包膜下或尾状叶病变）的病变有用，初始消融后残留的病灶不可以进行再治疗，而且仅用超声难以识别病灶[197-200]。据报道，联合治疗的并发症发生率与单独治疗相似，没有叠加效应。

第 85 章　肝脏异常与解剖变异

Anomalies and Anatomic Variants of the Liver

Ali Shirkhoda　Richard M. Gore　著

秦岫波 **译**　崔湧 **校**

　　肝脏断层成像研究中的诊断陷阱包括正常解剖变异、发育异常和术后改变。其他的通常与静脉内造影剂和各种肝脏扫描期相有关。本章重点介绍解剖变异和异常，并描述如何识别它们，因为它们可以有类似病变的改变。

　　虽然人类肝脏先天性异常很少见，但肝脏解剖变异相对常见，代表了肝脏形态的正常个体间变异。这些变异包括膈肌滑动，"肝脏薄片"（左叶的外侧部分向左延伸），以及与尾状叶的乳头状突起相关的变异。

　　由肝脏发育异常引起的先天性肝脏异常有很多种。肝脏血管解剖结构有许多变化可能影响肝脏形态 [1-3]。肝脏组织过度发育导致的异常，表现为发生肝叶异常，包括 Riedel 叶和其他附叶。由肝脏发育不良引起的那些包括右肝或左肝叶的发生和发育不全。肝脏发育缺陷包括肝右或左叶发育不全、发育不良、无叶。无叶是指肝叶完全缺如，而发育不良（hypoplasia）代表一个小肝叶，它小，但其他方面是正常的。发育不全（aplasia）被定义为结构异常的小叶，包含丰富的结缔组织，散在的肝实质，多个胆管和异常血管 [4, 5]。

　　肝脏的位置和方向也可能在胚胎发育过程中发生改变，导致转位、内脏对称位和肝脏疝出。二分肝脏，即左右肝叶位于其各自的上腹部并通过组织桥连接，非常罕见。

一、肝脏胚胎学

　　在胎儿生命的第三周，肝原基表现为前肠远端的内胚层上皮生长。这种称为肝憩室或肝芽的外生物由快速增殖的细胞链组成，所述细胞链穿透横隔膜，即原始心脏和卵黄囊的蒂之间的中胚层板。当肝细胞链继续穿透横隔膜时，肝脏分支与远端前肠之间的连接变窄，从而形成胆管。

　　随着进一步发展，上皮肝索与卵黄和脐静脉相互混合，形成肝窦（图 85-1）。肝细胞索分化肝细胞并形成胆管的内层。肝脏的 Kupffer 细胞和结缔组织细胞来源于横隔膜的中胚层 [6]。

二、正常的解剖变异

（一）附属裂和横膈片

　　肝脏的两个主要裂是镰状韧带裂和静脉韧带裂。然而，肝脏也可能包含附属裂和假性裂。真正的附属裂罕见，它是腹膜向内折叠的结果，通常涉及肝脏的下表面。最常见的是下部附属裂，它将右肝叶的后段分为外侧和内侧部分 [7-10]。

　　假性裂隙是常见的解剖变异，由膈肌纤维的内陷引起，通常沿肝脏的上表面（图 85-2）。它们更常见于右肝叶，但也可能出现在左侧 [6]。老年患者常见的膈肌折叠可使肝脏呈扇形或小叶状，不应误认为是肝硬化的大结节。它们也可能是 CT 上外周低密度假性肿瘤的原因（图 85-3）。在超声检查中，它们偶尔会表现为在一个平面上的回声灶，但在正交平面上扫描时，显示了裂缝的真实线性形态。

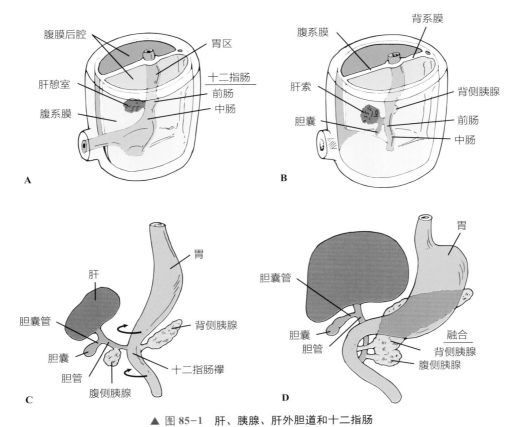

▲ 图 85-1　肝、胰腺、肝外胆道和十二指肠
胚胎发育 4 周（A）、5 周（B 和 C）和 6 周（D）表现（引自 Gray SW，Skandalakis JE：Embryology for Surgeons. Philadelphia，WB Saunders，1972）

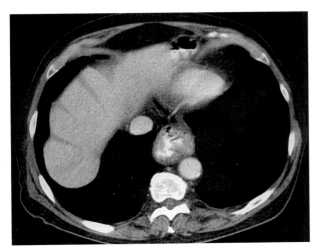

▲ 图 85-2　肝脏膈肌内陷
由于肝脏上方的膈肌内陷，形成了假性裂

（二）肝脏薄片

左肝叶外侧段的向左延伸称为肝脏薄片。它是一种常见的解剖变异，并且表现为新月形致密灶，包裹着脾脏（图 85-4）并且可以位于脾的外侧、内侧，甚至后方。重点是不要将这种变异与任何脾周或胃周疾病混淆。在超声上，这种变异可以类似脾周低回声积液，通过使用彩色多普勒成像和追踪与左肝叶剩余部分的连续性来正确诊断[7, 11]。

（三）尾状叶乳头状突

尾状叶是肝脏的一部分，从右叶向内侧延伸，到下腔静脉和静脉韧带裂之间。有时，它分为两个突起。尾状叶的前内侧延伸称为乳头状突起，在小网膜囊中向前向左延伸。后部延伸称为尾状突起。在肝门下方，乳头状突可以通过其下缘的裂隙表现为与尾状突分开，并且可以模仿胰头附近或下腔静

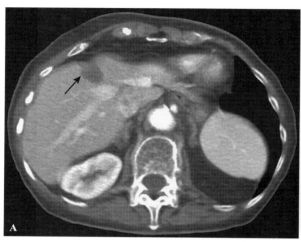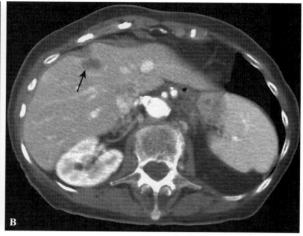

▲ 图 85-3　类似肝结节的膈肌内陷
由于膈肌内陷，可能疑似在肝右叶中小而圆的低密度占位（箭）

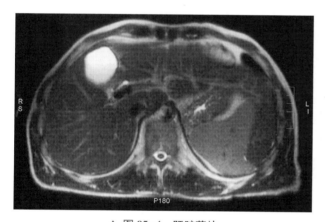

▲ 图 85-4　肝脏薄片
上腹部的 T_2 加权图像显示肝脏左叶的向左外侧延伸，呈现围绕脾外侧的新月形低信号结构

脉附近的门静脉旁结节或肿物 [6, 7]（图 85-5）。然而，在多层扫描计算机断层扫描（CT）和使用多平面重组时，这种解剖变异很容易识别。

三、解剖变异

（一）Riedel 叶

由一位德国外科医生 Bernhard Moritz Carl Ludwig Riedel（1846—1916）描述，Riedel 叶是最常见的肝脏附属叶，最常见于瘦长型女性。这是肝脏右叶前部的一个舌样结构，在一些患者中可以延伸得相当低。它通常沿右侧结肠旁沟延伸到髂窝（图 85-6），长度可达 20cm 或更长。在体格检查中，这种异常可能被误认为肝脏肿大或右肾肿物。Riedel 叶可能通过由肝实质或纤维组织构成的蒂与肝脏相连。它通常是无症状的偶然发现，但是当出现扭转合并坏疽时会使其复杂化 [5]。左叶偶尔可表现像为 Riedel 叶，并在腹部向下延伸 [7]。

（二）有蒂附属肝叶

肝脏的附属叶是一种罕见的解剖变异，通常无症状。在这种情况下，肝脏组织与主肝脏相连（图 85-7），而异位肝脏是指肝脏组织位于肝脏附近而不与肝脏相通。当附属叶片失去与肝脏的连续性时，它变成异位肝结节，其可附着于胆囊，脐带或胰腺，或可位于胃肝韧带或胸腔内。异位肝脏的恶变率较高 [12]。Sato 及其同事在对 1800 例腹腔镜研究中发现 19% 的病例中先天性肝脏异常，其中异位肝叶和肝附属叶的发生率为 0.7%。本研究中发现的其他异常包括伴异常肝叶的裂形成占 4.3%，肝叶融合占 0.5%，圆韧带左侧偏离占 3.6%，圆形韧带高位插入占 2.8%。附属叶由正常肝组织组成，并包含其自己的肝血管和胆管。它通过正常的肝实质或系膜与其余肝脏相连 [13, 14]（图 85-7）。大多数附属叶附着在肝脏的下表面，在几个解剖部位附近可见，包括胆囊窝、胃肝韧带、脐、肾上腺、胰腺、食管，很少是胸腔。这些附属叶，特别是当肝脏被脂肪浸润时，可以是正常的，因此偶尔会类似这些区

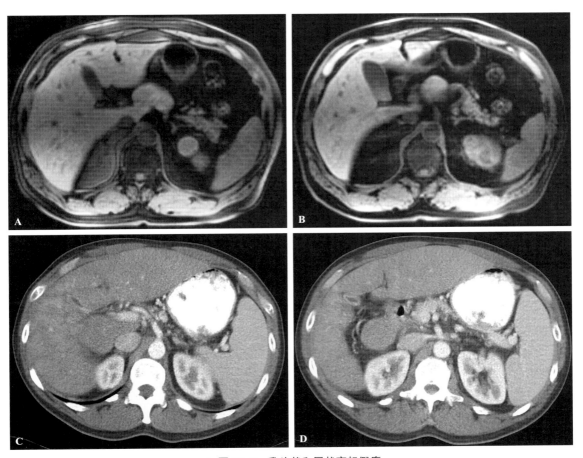

▲ 图 85-5　乳头状和尾状突起假瘤

A 和 B. T₁ 加权脂肪抑制图像显示胰头附近乳头内侧延伸。注意，该肿块的信号特征与肝脏的其余部分相似，而不是与胰腺相似。C 和 D. 不同患者上腹部的增强 CT 扫描示，尾叶向下扩大，类似下腔静脉前外侧肿物

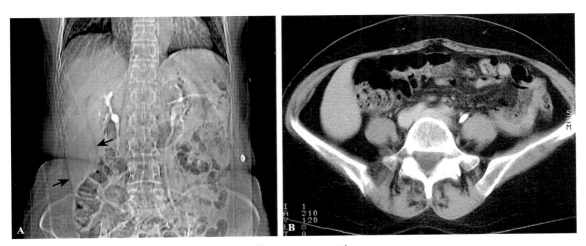

▲ 图 85-6　Riedel 叶

冠状位重建 CT 扫描显示 Riedel 叶的特征是肝右叶（箭）的细长下延伸

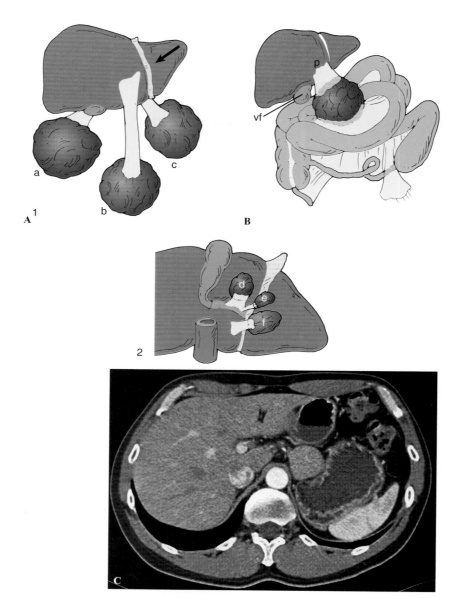

▲ 图 85-7 带蒂的副肝叶

A. 正面（1）和尾部（2）图描绘了各种带蒂的肝分叶（a-f）。B. 它们通常无症状，除非它们用蒂阻塞肠道（p）。vf. 胆囊。C. 增强 CT 扫描的轴位图像显示有蒂的左肝叶附件，类似胃肝韧带中的肿块（图 A 和 B 引自 Champetier J，Yver R，Letoublon C，et al：A general review of anomalies of hepatic morphology and their clinical implications. Anat Clin 7：285–299，1985）

域的肿物或淋巴结肿大 [15]。多平面重建和连续薄层图像的检查往往是诊断这些变异的关键。

虽然肝脏的大多数附属叶无症状，但有些带蒂的，并且通过系膜悬挂，可能发生扭转 [16–18]，引起急性和反复的腹痛。腹壁缺损患者（如脐膨出）的附属叶发生率增加。

（三）肝右叶的发育不全和发育不良

肝右叶的发育不全和发育不良罕见，通过发现主叶间裂右侧肝组织缺失或发育不良而诊断 [19–21]。这种异常被认为是由于右侧门静脉发育失败或横膈膜突（原始肝脏）之间互相诱导错误 [21, 22]。患者通常无症状，常在由于无关原因进行影像检查时偶然发现（图 85–8）。在某些情况下，可能缺失某肝段，如右叶前段。坏死性肝硬化、胆道梗阻和静脉闭塞性疾病与肝叶或段的萎缩或发育不良有关，应与先天性缺失或发育不全区分 [19]。

肝右叶的发育不全改变了上腹部的正常解剖结

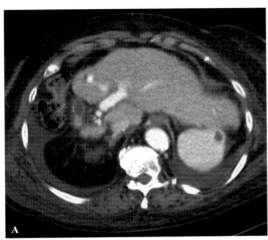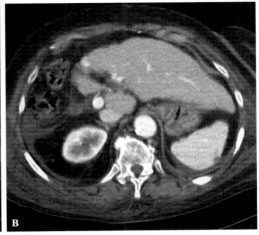

▲ 图 85-8 萎缩性肝右叶

A 和 B. 对比增强的上腹部 CT 检查显示右叶萎缩伴左叶肥大和尾状叶突出。请注意，只有左侧门静脉充盈造影剂。在尾状叶前方可见到静脉韧带的裂隙

构。这部分是由于没有右叶以及部分由于左叶的代偿性肥大。间位结肠、右肾高位、异位胆囊（可以是肝上、膈下或肝下的位置）、U 形或吊床形胃可见于肝右叶未发育个体。尾状叶可能缺失，正常或肥大[22-24]。该实体也可能与右侧膈肌、肠旋转不良、胆总管囊肿和胆囊发育不全部分或完全缺失有关。其他更常见的疾病可以类似肝右叶发育不全，包括肝硬化、胆道梗阻继发萎缩、肝脏手术（图 85-9）和创伤[25]。详细的临床病史以及任何相关的影像学表现将有助于得出正确的诊断[22, 26]。

即使由于左叶和尾状叶的代偿性肥大导致的肝后胆囊和严重形态异常的肝脏可能表明右叶发育不全（图 85-10），但右侧肝静脉、右侧门静脉及其分支缺失，左侧肝内胆管扩张，是在 CT 上诊断右肝叶发育不全的先决条件。在严重的肝叶萎缩中，至少有一种结构可识别[19]。

（四）左肝叶的发育不全和发育不良

左肝叶的发育不全和发育不良罕见，但比右叶异常略微更常见，但仍然很少发生[27]。根据肝裂左侧肝组织缺失或发育不良做出诊断。未观察到镰状韧带或圆韧带是支持未发育的证据（图 85-11）。这

种疾病被认为是由于闭塞静脉导管至门静脉左支的闭塞过程的延伸所致。

Hann 及其同事[28] 描述了 13 例肝叶萎缩，评估了血管通畅性和胆管阻塞。肝叶萎缩通常发生在胆管和门静脉阻塞合并的情况下。肝叶萎缩与同侧门静脉阻塞之间存在相关性。Ishida 及其同事[29] 报道了 6 例肝叶萎缩，并研究了肝叶萎缩与门静脉血流紊乱之间的关系。在他们的报道中，右叶的萎缩总是与左叶明显增大有关，但左叶血流的阻塞并不普遍导致右叶肥大。与肝右叶发育不全一样，左叶发育不全通常是无症状的，常在因其他原因行影像学检查时的偶然发现[2, 27]。

肝左叶无发育也改变了上腹部的正常形态[27]。结肠脾曲和胃向上和向内移动，以填充通常由正常左肝叶占据的区域（图 85-12）。相关的研究发现包括十二指肠球部位置高、U 形胃，以及继发于肝右叶代偿性肥大的结肠肝曲低位[22, 30]。这种异常也可能与部分或完全左侧膈肌缺失和胃扭转相关。

在诊断肝左叶无发育之前，重要的是排除左肝叶获得性萎缩的原因，如肝硬化、恶性疾病、营养不良或少血管[31, 32]。这些疾病中，在肝裂左侧至少可发现一些肝组织[33]。

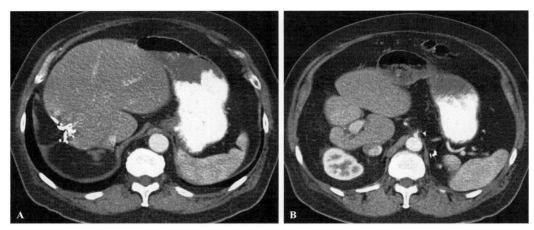

▲ 图 85-9　右后肝叶切除术

A 和 B. 在患有转移性结肠癌形肝右叶切除术的患者中观察到左叶和尾叶的内侧和外侧节段的肥大。注意左肝叶向右上腹明显移位

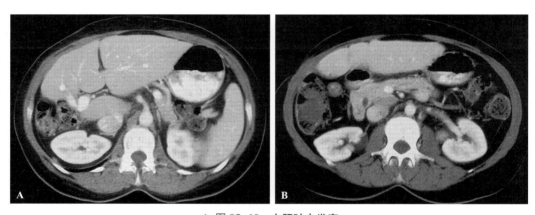

▲ 图 85-10　右肝叶未发育

A.CT 显示肝右叶的发育不全伴左叶代偿性肥大。B. 在更低的层面上，仅见肝左叶。结肠占据了肝右叶位置

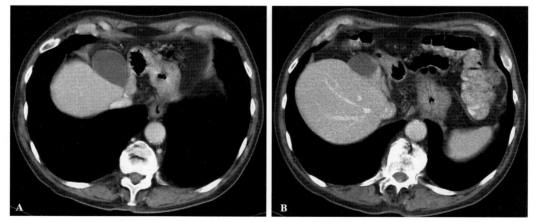

▲ 图 85-11　左叶未发育

A. 在上腹部增强 CT 检查中，左叶完全不发育，胆囊位于右叶前方和内侧。胃底向内侧移位。B. 注意左肝静脉缺失，中肝静脉和右肝静脉内见造影剂

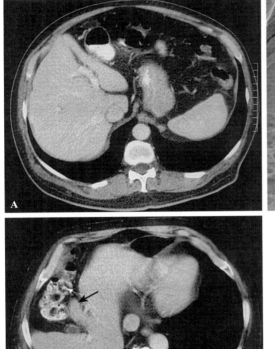

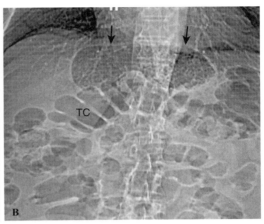

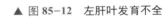

▲ 图 85-12　左肝叶发育不全

A. CT 示门静脉左支左侧有少量肝组织，与肝左叶外侧段发育不全一致。B. 由于肝左叶发育不全，断层显示横向，高位胃（箭）以及高位横结肠（TC）。C. 发育不全的肝左叶内侧段（箭）

第 86 章　肝脏良性肿瘤

Benign Tumors of the Liver

Pablo R. Ros　Sukru Mehmet Erturk　**著**

秦岫波 **译**　崔湧 **校**

肝脏的每种细胞组分都可以产生良性和恶性肿瘤。上皮细胞可以退化成囊腺瘤和胆管癌，而间充质组织可能会产生血管瘤或血管肉瘤。在本章中，讨论了良性原发性肝肿瘤（框 86-1）。

一、局限性肝脏病灶的影像学评估

肝脏是一个大而均匀的器官，因此非常适合通过许多成像技术进行评估。肝肿瘤的研究特别具有挑战性。在很多情况下，可以通过适当的成像技术组合以单纯无创方式实现术前诊断。这很重要，因为许多成年人有良性、非手术的肝脏病变，如血管瘤或单纯性囊肿。对于许多肿瘤，每种成像技术都提供了一条信息，像拼图一样，必须与其他成像技术的结果以及临床信息相结合，以便实现诊断。

通过成像对局灶性肝脏病变的研究可以比作必须适当使用不同"玩家"（成像技术）来实现诊断的游戏[1]。在局灶肝脏疾病的评估中，可以使用以下成像技术。

(1) 腹部 X 线片造影。

(2) 核医学：正电子发射断层扫描（PET），用 ^{99m}Tc 标记的红细胞（RBC）。

(3) 超声检查：灰阶和彩色多普勒超声检查，对比增强检查。

(4) 多排计算机断层扫描（MDCT）：平扫和对比增强动态扫描，包括动脉、门静脉和延迟期。

(5) 血管造影。

(6) 磁共振成像（MRI）：平扫，钆血管增强，微小和超微超顺磁性氧化铁颗粒（SPIOs 和 USPIOs）实现网状内皮增强，钆贝葡胺（Gd-BOPTA）和钆塞酸二钠（Gadoxetate；Gd-EOB-DTPA）实现肝细胞增强。

框 86-2 列出了上述成像技术可以提供的相关信息。

随着 MDCT 等新型断层成像技术的广泛应用以及网状内皮和肝细胞特异性 MRI 造影剂的研发，血管造影和核医学等老技术的作用已变得更加有限。

框 86-1　良性肝肿瘤和肿瘤样病症

肝细胞起源
- 肝细胞腺瘤
- 肝细胞增生
  - 局灶性结节性增生
  - 结节样再生性增生
  - 大再生结节（腺瘤性增生）

胆管细胞起源
- 肝囊肿
  - 单纯性肝囊肿
  - 先天性肝纤维化或多囊肝病
- 胆管囊腺瘤
- 胆管腺瘤

间质起源
- 间质性错构瘤
- 血管瘤
- 婴儿血管内皮瘤
- 淋巴管瘤
- 脂肪瘤、血管平滑肌脂肪瘤、髓样脂肪瘤
- 平滑肌瘤
- 纤维瘤
- 异位组织
  - 肾上腺剩余
  - 胰腺剩余
  - 原发性肝癌

乏 Kupffer 细胞的病变，如恶性病变或转移，不会摄取 SPIO 造影剂，因此在 SPIO 后 T_2WI 的低信号肝实质中它们看起来很明亮。肝脏与非肝源性病变之间的对比度增加，可以很容易地区分良性肝脏病变。

第二组由基于钆的对比材料，钆贝葡胺（莫迪斯；Bracco Diagnostics, Princeton, NJ）和钆塞酸二钠（普美显；Bayer Schering Pharma, Berlin, Germany）组成。莫迪斯（Gd-BOPTA）和普美显（Gd-EOB-DTPA）是肝脏特异性造影剂，可以评估病灶的血管分布和肝细胞功能[3]。这些造影剂被肝细胞摄取并通过胆汁排出体外，给药剂量的 Gd-BOPTA 和 Gd-EOB-DTPA 分别以约 5% 和 50% 的比率排出胆汁（图 86-1）。两者在增强早期均作为非特异性细胞外造影剂，而在增强延迟期作为肝细胞特异性药物（Gd-BOPTA 为 40～120min，Gd-EOB-DTPA 为 10～20min）[6, 7]。这些造影剂将在延迟的造影后阶段被正常肝细胞吸收，它们增加 T_1WI 上正常肝脏的信号强度。由于恶性病变在肝胆期不会摄取肝细胞特异性造影剂，因此它们表现为低信号并变得更加明显[9]。

二、血管瘤

（一）病理

血管瘤在显微镜下定义为由多个血管通道组成的肿瘤，该血管通道由单层内皮细胞排列，由薄的

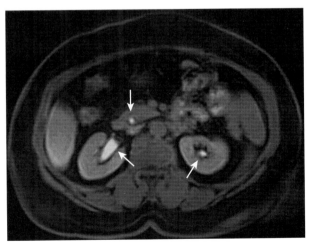

▲ 图 86-1　Gd-EOB-DTPA 消除的 MR 图像
Gd-EOB-DTPA 通过胆道系统（50%）和肾脏（50%）消除

框 86-2　肝肿瘤成像技术

评估血管
- 对比增强 CT
- 钆增强 MR
- 对比增强超声
- 血管造影
- 血池检查（^{99m}Tc 标记的红细胞）

评估肝细胞功能或胆汁排泄
- 用肝细胞特异性造影剂增强 MR 成像

评估肿瘤的代谢活动
- ^{18}F-FDG PET 成像

评估 Kupffer 细胞活动
- 用静脉内超顺磁性氧化铁增强 MR 成像

评估肿瘤钙化
- CT
- 超声
- X 线片

评估包膜存在
- CT（增强 / 非增强）
- 超声（增强 / 非增强）
- MR（增强 / 非增强）

评估肿瘤的内在性质（如实性与囊性、出血、纤维化）
- CT
- MR
- 超声

现在可以无创地检测和发现大多数肝脏病变，仅在特殊情况下才需要血管造影。虽然传统的闪烁扫描技术仅用于评估局灶性肝脏病变，但 PET 和 PET/CT 是有效的技术，特别是用于检测肝转移性疾病。今天，大多数局灶性肝脏病变通过超声、CT 和 MRI 诊断。

如前所述，MRI 中使用了两种主要的肝脏特异性造影剂[2, 3]。超顺磁性氧化铁颗粒（SPIO）是第一组。这些颗粒被网状内皮系统或肝脏的 Kupffer 细胞通过吞噬作用吸收[4]。通过引起磁场不均匀性和 T_2 弛豫时间的缩短，这些物质降低了 T_2WI 上正常肝实质的信号强度，T_2^* 或梯度回波序列检测病变清楚。然而，为了评估病变特征的信号强度损失，T_2WI 涡轮自旋回波序列或 HASTE（半傅里叶采集单发涡轮自旋回波）序列更敏感。良性肝细胞病变显示这些造影剂的摄取，取决于 Kupffer 细胞的含量[4, 5]。虽然缺乏 Kupffer 细胞，但血管瘤显示 T_2WI 图像信号减少，因为血管瘤具有相对较大，缓慢流动的血池，允许 SPIO 颗粒的作用发生[2, 4]。缺

纤维基质支撑[10]（图 86-2）。该通道由薄的纤维间隔分开，薄的纤维间隔可以在通道中形成指状突起。在大间隔体外观上，它通常是单独的，受限制的，充满血液，大小范围从几毫米到超过 20cm[10]。在多达 50% 的病例中，血管瘤可能是多发的。

＞ 10cm 的血管瘤被定义为巨大的血管瘤。在切片上，血管瘤几乎总是异质性的，有纤维化，坏死和囊性变的区域[11, 12]。表 86-1 列出了血管瘤的放射学 - 病理学相关性。

（二）发病率和临床表现

血管瘤是最常见的肝脏良性肿瘤，据报道发病率为 1%～20%[13]。后一个数字是一项前瞻性尸检研究的结果，其中对该病变进行了专门检查。

血管瘤主要发生在女性中（女性与男性的比例为 5：1）。虽然血管瘤可能存在于所有年龄段，但在绝经后女性中更常见。这种肿瘤的全球流行程度相当均匀。在 Vilgrain 及其同事的研究中[14]，据报道，局灶性结节性增生与肝脏血管瘤之间存在显著

相关性。尽管这些病变中的每一个通常被发现为孤立的肝脏肿块，但在 Vilgrain 及其同事研究组中的 20% 的患者中，两个病变一起存在。

（三）X 线片

钙化在这种肿瘤中很少见，不到 10% 的血管瘤可通过 X 线片发现钙化[15]。钙化可以是大而粗（纤维化区域内的无定形钙化）或血管瘤血管通道内的静脉石样栓子。

（四）核医学

并非在所有中心均能常规对血管瘤行放射性核素闪烁扫描检查，尤其是在美国以外的地方[14]。对于标记的红细胞池扫描，早期阶段存在缺损，且延迟扫描长且持续"填充"[16, 17]（图 86-3）。许多富血供肿瘤，如肝细胞癌、腺瘤和局灶性结节性增生，可能具有持续摄取，但都表现出早期摄取而不是缺损。极少数情况下，血管肉瘤可以为早期缺损和晚期同位素摄取的血管瘤模式[18]。在这种情况下，新

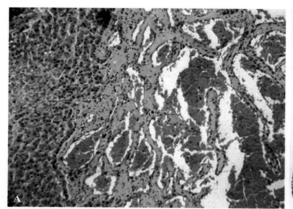

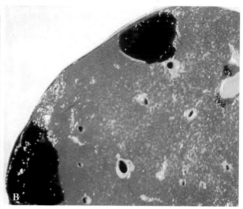

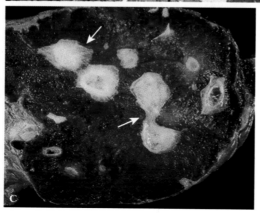

▲ 图 86-2 血管瘤的病理表现
A. 镜下，注意血管通道内及薄纤维间隔内存在红细胞。B. 大体外观。这个肝脏切面部分显示两个外周血管瘤，明显可见这种肿瘤显著的血管性质。C. 巨大血管瘤的切面部分表现出清晰边界和不均匀的外观，具有大的纤维化区域（箭）

表 86-1 血管瘤[*]	
病理特征	影像学特征
血管通道	高回声肿物：超声
充满血液的腔	高信号肿物：T_2WI 图像（MR）
没有动静脉分流	增强螺旋 CT，动态 Gd-DTPA 增强 T_1 加权 MR 和 USPIO 增强 T_1 加权 MR 上早期边缘结节样强化
	红细胞扫描，增强常规 CT、Gd-DTPA 增强 MR，血管造影时延迟持续填充
纤维化	低密度区：CT 低信号区：MR 低回声区：超声
钙化	高密度区：X 线片、CT 无信号：MR 高回声阴影区：超声

*. 有关造影剂的全名，请参阅正文

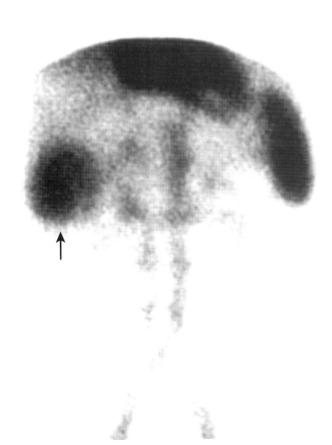

▲ 图 86-3 血管瘤 [99m]Tc 标记的红细胞闪烁成像
两小时延迟的闪烁成像显示肿瘤内同位素的持续摄取（箭）

的混合单光子发射计算机断层扫描（SPECT）/CT 系统可以通过更准确地分析定位进一步帮助诊断血管瘤。在一项研究中，SPECT/CT 提高了红细胞闪烁显像对肝脏病变分类为血管瘤和非血管瘤的准确性为 70.8%～87.5%[19]。

（五）超声

在超声检查中，血管瘤通常是高回声的并且界限分明，并且表现出微弱的声学增强[20, 21]（图 86-4）。回声性可能不同，因为这些肿瘤可能包含囊性和纤维化区域。彩色多普勒超声显示肿瘤周围的充盈血管，但在血管瘤本身深处没有明显的彩色多普勒血流。然而，能量多普勒可以检测血管瘤内的最小流量，但该模式是非特异性的，也可见于肝细胞癌和转移灶[22]。

血管瘤与肝脏的其他局灶性病变一样，不仅通过回声分析和血管分析检测定性，而且通过超声造影剂的流入动力学发生变化[23]。一般来说，超声造影剂由微泡组成。由蛋白质、脂质或聚合物壳稳定的空气或全氟化碳气体[24]。小尺寸（与红细胞大致相同）和气泡的稳定性使它们能够在静脉注射后穿过肺和体循环。

气泡不能通过血管内皮进入间质并保持在血管内，直到气体通过它们的薄壳扩散而消失。因此，它们是真正的血池造影剂，并且在循环中具有几分钟的典型半衰期。气泡通过振荡并将可检测的回波返回到换能器来响应成像换能器发出的声波。

在对比增强超声检查中，血管瘤表现出典型的特异外周结节性对比增强和向心填充。而 CT 和碘化造影剂对病灶的"填充"可能需要几分钟，超声波的动力学造影剂不同，在增强超声这个过程甚至不到一分钟[23, 24]。因此，在前 60s 内成像对于超声检查血管瘤的特征至关重要。

（六）CT

血管瘤表现为低密度肿物，在平扫 CT 扫描上具有明确的分叶状边界。10%～20% 的病例可观察到钙化[13]。静脉注射造影剂后，动脉期和门静脉期 CT 扫描显示病变早期外周结节样强化。外周结节样强化同主动脉[25, 26]。在 Leslie 及其同事的一

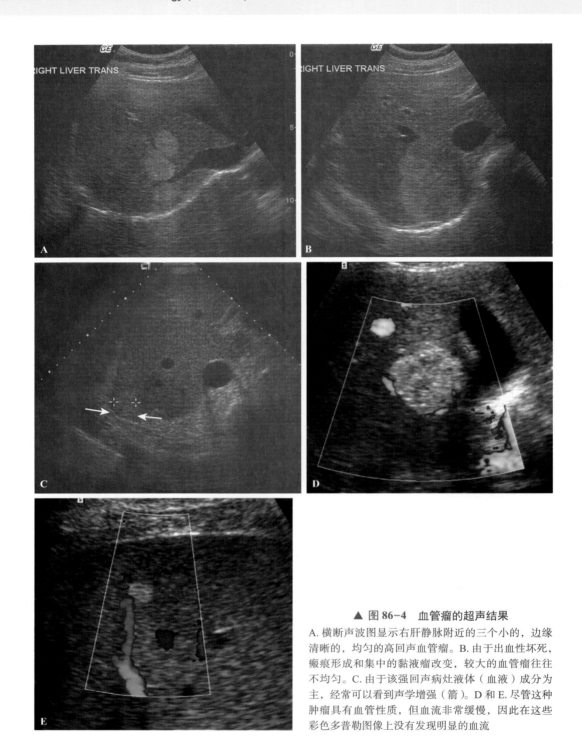

▲ 图 86-4　血管瘤的超声结果

A. 横断声波图显示右肝静脉附近的三个小的、边缘清晰的、均匀的高回声血管瘤。B. 由于出血性坏死、瘢痕形成和集中的黏液瘤改变，较大的血管瘤往往不均匀。C. 由于该强回声病灶液体（血液）成分为主，经常可以看到声学增强（箭）。D 和 E. 尽管这种肿瘤具有血管性质，但血流非常缓慢，因此在这些彩色多普勒图像上没有发现明显的血流

项研究中 [27]，发现结节样强化程度同主动脉的表现在鉴别血管瘤和肝转移瘤中，敏感度 67%，特异度 100%。因此，如果可见该模式，则不需要进一步评估。如果获得静脉期 CT，则进展为均匀填充的向心强化，并且在延迟相位图像上持续存在（图 86-5）。尽管小的病变通常完全填满，但大的肿瘤在静脉和延迟期可能表现为中央非强化区，对应于瘢痕组织或囊性腔 [28]。另一方面，约 16% 的血管瘤和 42% 的小血管瘤（直径＜ 1cm）在动脉期 CT 成像中显示出立即均匀强化 [25, 29]。这一特征对于鉴别诊断相对具有挑战性，因为其他高血供肿瘤，包括肝细胞癌，在这一期相也可能迅速强化。

在这种情况下，可以通过延迟期 CT 成像进行准确诊断，因为血管瘤仍然是高度强化，而血管转移则不然[25]。诊断此类血管瘤的另一个重要且有用的成像结果是在动态增强 CT 的各期它们的强化减低与主动脉相同[30]。血管瘤也可能是一过性的肝脏异常强化（THADs）的原因。

（七）血管造影

尽管血管造影术并不常用于肝血管瘤的诊断评估，但对于特征性外观的了解很重要，因为血管瘤可能与转移瘤共存。在这种情况下，正确识别病变至关重要，因为肝切除等治疗选择取决于转移的数量和分布。在血管造影术中，血管瘤内存在造影剂汇集，产生特有的"棉绒"外观，没有动静脉分流或肿瘤新生血管的证据[31]。血管瘤通常保留远远超过静脉期的造影剂。

（八）MRI

肝脏血管瘤的研究是腹部 MRI 的重要应用之一（图 86-6 至图 86-8）。血管瘤通常在 T_1WI 上具有中等低信号，并且在 T_2WI 上表现出明显的极高信号，可能包含与纤维化区域相关的低信号区域[11, 32-37]。它们在较长的回波时间（> 120ms）T_2 序列上保持高信号强度[38]。然而，由于相似的 T_2 值，其他肿

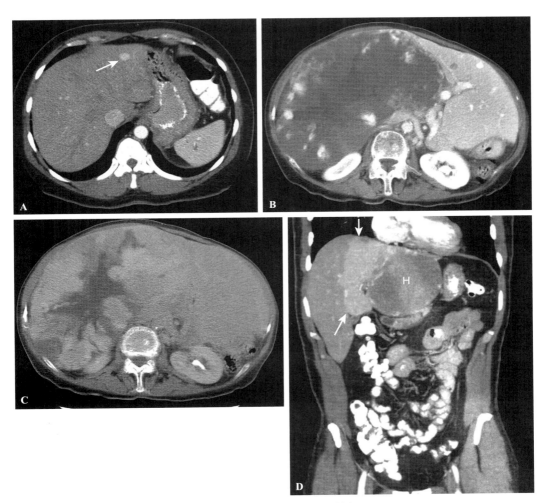

▲ 图 86-5　肝血管瘤的 CT 特征

A. 小血管瘤（箭）可在静脉内注射造影剂后显示"迅速填充"，但与局灶性结节性增生，腺瘤、肝细胞瘤和富血供转移等也可表现为迅速填充的病灶不同，血管瘤与血池呈等密度。B 和 C. 完全占据肝右叶的巨大血管瘤显示出以向心性填充的外周结节增强。肿物强化部分的衰减与血池密度一致，为等强化。病变的中央部分是纤维化的低强化区域。D. 左叶外侧段的血管瘤（H）在肝左叶内侧段引起一过性的肝脏异常强化（THAD）（箭）

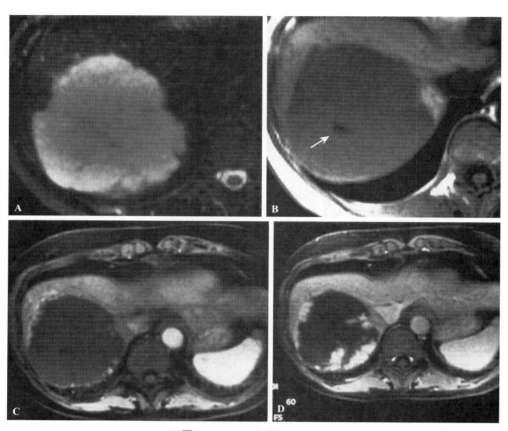

▲ 图 86-6　肝血管瘤的 MRI 表现

A. 平扫 T_2WI 显示大的高信号肝脏肿物。B. 平扫 T_1WI 显示低信号强度。在大型血管瘤中常见中央瘢痕（箭）。C 和 D. 钆增强显示出向心填充的特征性外周结节增强模式

物和肿瘤的信号特征可能与血管瘤的信号重叠，并且由于这种重叠，增强的 MRI 的特征被用于进一步评估[39]。疑似血管瘤应由动态屏气序列评估。动态屏气序列，与增强 CT 方案类似。静脉注射造影剂后，每分钟重复获取一次快速梯度回波 T_1 加权序列（20～30s），直到病灶充满为止。不完全或几乎完全。事实上，可以看到三种增强模式，这取决于病变的大小[40]。大多数小的（＜1.5cm）病灶显示均匀的早期强化或外周结节强化或向中心均匀强化。第二种模式常见于中等大小病灶（1.5～5cm）和一些大（＞5cm）病灶[40]。大多数大型血管瘤表现为周围结节增强，而病变中心在血管瘤和转移瘤的鉴别诊断中，外周结节增强是一个有用的鉴别特征[41]。然而，小的病变可能是一个诊断问题，因为在血管瘤和血管转移瘤中都可以看到均匀的增强模式[40]。快速填充的血管瘤由于在平扫和增强成像中具有相似的外观，因此它们与富血供转移（如恶性

神经内分泌肿瘤）的鉴别存在严重问题[42]。在大多数情况下，T_2WI 和连续动态钆增强可对血管瘤进行可靠诊断，在血管瘤的表现中也对 USPIO 的作用进行了评估[43]。这种药物最终由网状内皮系统清除，但在注射后立即存在于血管腔室（"血池"）[44]。在 T_1WI 上，由于富血供，血管瘤立即强化，与正常肝脏呈等信号。在 T_2 加权扫描中，血管瘤显示信号强度降低，并且在较高剂量的 USPIOs 时可能与肝脏呈等信号[44]。血管瘤不会表现为 SPIO 的摄取，因为它们不含 Kupffer 细胞或正常肝细胞[1]。血管瘤在增强晚期和使用 Gd-EOB-DTPA 肝细胞期为等信号或低信号。其原因是周围肝脏中肝细胞明显高摄取 Gd-EOB-DTPA，并且 Gd-EOB-DTPA 总量以血浆半衰期较低（图 86-9）[42]。

在扩散加权成像中，血管瘤显示低信号强度，b 值增加，并具有高表观扩散系数（ADC）值，类似单纯囊肿（图 86-10）。然而，单个脉冲序列不能

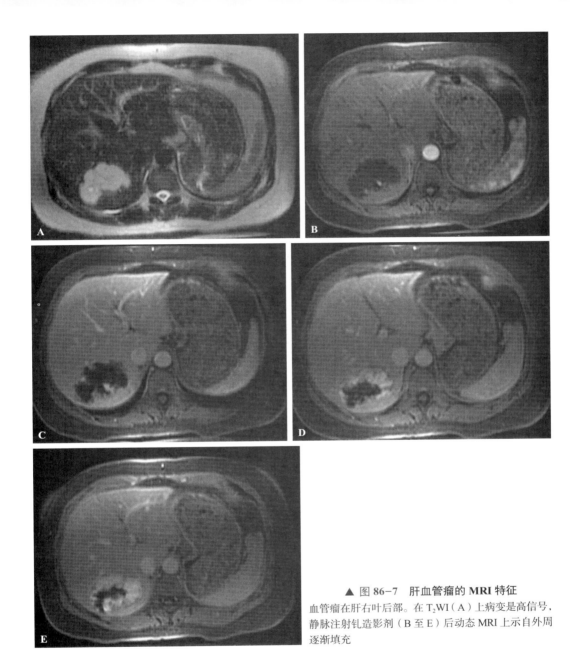

▲ 图 86-7 肝血管瘤的 MRI 特征

血管瘤在肝右叶后部。在 T_2WI（A）上病变是高信号，静脉注射钆造影剂（B 至 E）后动态 MRI 上示自外周逐渐填充

单独实现囊性转移瘤和血管瘤或小的快速填充血管瘤和富血供转移瘤之间的鉴别，并且应该结合对比度增强图像解读[45-47]。

（九）诊断流程

肝血管瘤与其他良性和恶性局灶性肝脏病变的鉴别是腹部影像学中最常见的问题之一[48]。大多数权威人士认为，如果肝脏局灶性病变在超声、CT 或 MRI 检查中具有典型的血管瘤征象，就可以诊断。我们认为，对于已知恶性疾病或肝功能检查结果异常的患者，应进行高精度检查之一，如多期 MDCT 或钆增强动态 MRI，以进行确认。在非典型病例中，应考虑活检[49]。

三、局灶性结节性增生

（一）病理

局灶性结节性增生（FNH）在显微镜下被定义为类肿瘤改变，其特征为中央纤维性瘢痕，周围有

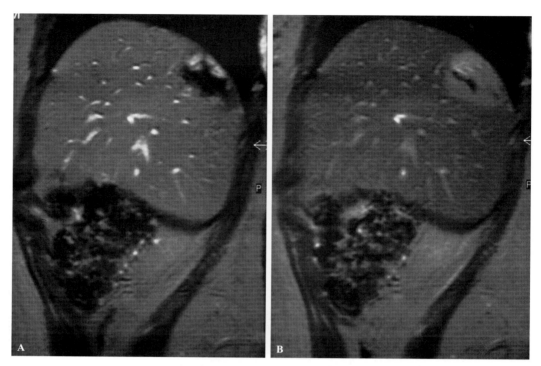

▲ 图 86-8　肝血管瘤的 MRI 特征

矢状位钆造影剂增强图像显示具有中央瘢痕的病变。尽管中央瘢痕通常与局灶性结节性增生有关，但该病变中的造影剂滞留确定了血管瘤的诊断

增生性肝细胞和小胆管结节[10]。FNH 中见到的结节缺乏正常中央静脉和门静脉。在中央瘢痕中看到的胆小管不与胆管树连接。血管穿过肿瘤并且在纤维性瘢痕中最丰富[50]（图 86-11A）。

在大体上，FNH 是一个界限分明的孤立性肿块（95%），通常位于肝脏表面或有蒂状[10]。在切面，大多数肿瘤有明显的中央纤维性瘢痕，尽管边缘清晰，但没有包膜（图 86-11B）。罕见出血和坏死，因为这种肿瘤具有良好的血管分布。大多数 FNH < 5cm，在诊断时平均直径为 3cm。有时，FNH 取代了整个肝叶（肝叶 FNH）[10]。这一致性是坚硬的，并且颜色总是比周围肝脏的颜色更淡。当切割 FNH 时，它从切割表面凸出，星状瘢痕凹陷并形成穿过肿瘤的星状纤维隔隔膜。据报道，多发 FNH 与脑肿瘤及各种器官血管畸形有关[51]。FNH 被认为是对潜在的"蜘蛛状"动脉畸形的增生反应[52]。必须强调的是，在微观上检查，特别是通过针吸活检，FNH 的表现类似于肝硬化过程，但没有腺泡的标志[53]。

表 86-2 列出了该肿瘤的影像学病理学对照。

（二）发病率和临床表现

FNH 是第二大常见良性肝脏肿瘤，在尸检原发性肝脏肿瘤占 8%[10]。FNH 在女性中更为常见，主要发生在 21—50 岁。口服避孕药对 FNH 具有促进作用，但是关于这些药物是否确实导致这种肿瘤存在争议。临床上，FNH 通常是尸检，择期手术或断层成像的偶然发现。不到 1/3 的病例有临床症状，通常是右上腹或上腹疼痛。

（三）X 线片

X 线片几乎无钙化。有时，有蒂的 FNH 病变可能突出到肝脏边缘并压迫邻近的胃或肝裂[54]。

（四）核医学

过去，硫胶体闪烁显像是诊断 FNH 的首选成像技术，因为正常的示踪剂摄取约为 50%，并且在 40% 的 FNH 病例中出现放射性缺损。存在于 10% 病灶中的"热点"表明 Kupffer 细胞数量增加[55]。

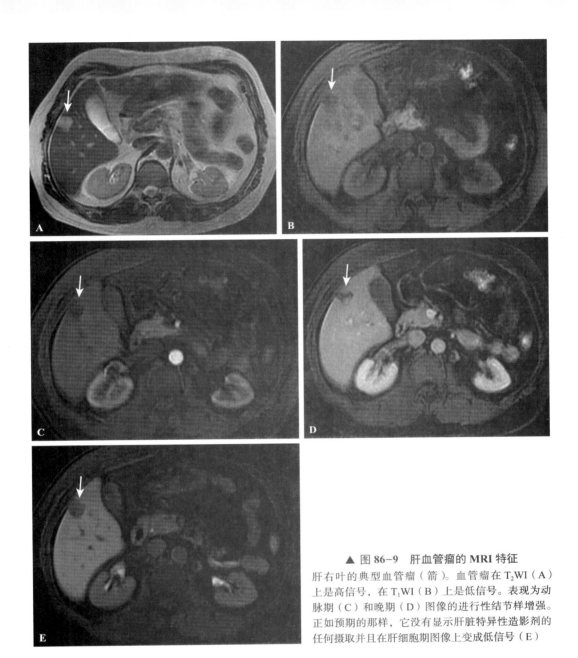

▲ 图 86-9　肝血管瘤的 MRI 特征

肝右叶的典型血管瘤（箭）。血管瘤在 T_2WI（A）上是高信号，在 T_1WI（B）上是低信号。表现为动脉期（C）和晚期（D）图像的进行性结节样增强。正如预期的那样，它没有显示肝脏特异性造影剂的任何摄取并且在肝细胞期图像上变成低信号（E）

肝胆扫描显示大多数病例有示踪剂摄取，50% 的延迟扫描可观察到同位素排泄[56]。标记红细胞血池研究显示早期同位素摄取和晚期缺损。FNH 中没有镓吸收。

关于 FNH 的 PET 成像研究很少。在一项研究中，据报道，与肝转移相反，体内 FNH 中没有葡萄糖代谢增高。此外，[18]F- 氟脱氧葡萄糖（FDG）PET 中 FNH 无特异征象[57]。

今天，CT 和 MRI 用于 FNH 的诊断检查。核医学检查只用于特殊情况。

（五）超声

在灰阶超声检查中，FNH 通常表现为边界良好的低回声肿物，除了中央瘢痕外，其组织结构均匀[56, 58]（图 86-12）。在 FNH 内很少见钙化（1.4%），并且病变可能类似于纤维板层肝细胞癌[59]，彩色多普勒超声检查（图 86-13）显示 FNH 血流量增加，血管向周围辐射，可以看到来自中央供血动脉，类似于常规血管造影的结果[60]。在对比增强检查中，与肝细胞癌一样，动脉早期的 FNH 通常表现为相

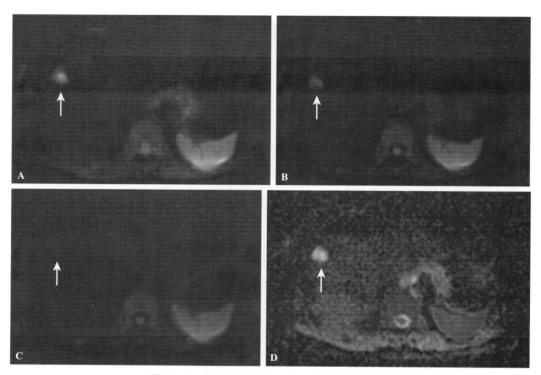

▲ 图 86-10　单纯囊肿不同 b 值的扩散加权 MRI 特征

肝右叶的一个单纯囊肿（箭）。囊肿在扩散加权图像上显著高信号，b 值为 50（A）。随着 b 值的增加（B 和 C，分别为 400 和 800），囊肿信号减低。它 ADC 值高（D）

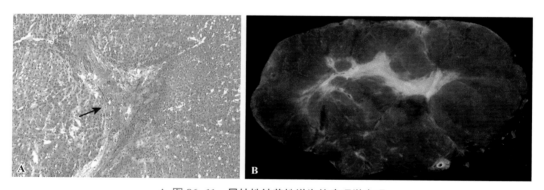

▲ 图 86-11　局灶性结节性增生的病理学表现

A. 正常肝细胞排列在不完整的结节中，这些结节部分被纤维组织分开（箭）。B. 这种病变通常比邻近的肝脏呈更浅的棕色。它具有由纤维血管组织组成的中央纤维性瘢痕，解释了静脉内应用造影剂后其增强模式

对于相邻肝组织的过度灌注。然而，二者具体形态特征是不同的。FNH 通常均匀增强，没有肝细胞癌常见的坏死和异质性。FNH 的另一个典型特征是星状病灶血管，中央非增强性瘢痕和曲折的供血动脉。门静脉期成像对于达到准确诊断至关重要。在这期，肝细胞癌一般可见洗脱，与肝细胞癌相反，FNH 与门静脉强化相同，晚期强化与肝实质相同 [23, 24]。

（六）CT

在平扫中，FNH 通常表现为均匀的低密度肿物（图 86-14）。在 1/3 的病例中，可见低密度中央区域，对应于瘢痕 [61, 62]。在对比增强 CT 的动脉期，FNH 迅速强化，相对于正常肝脏变为高密度 [63]（图 86-15）。低密度瘢痕显著对比高密度组

表 86-2 局灶性结节性增生 *

正常肝脏增生 SPIO 的摄取导致信号丢失

病理特征	影像学特征
中央瘢痕与血管、胆管	高信号区域：T_2WI（MR） 轮辐模式：血管造影 钙化罕见
正常肝脏增生（Kupffer 细胞、门静脉、胆管）	硫胶体吸收（80%） 亚氨基二乙酸摄取和排泄 均匀肿块：CT、超声、MR、血管造影 增强螺旋 CT 上相对于肝脏动脉期高强化，在门静脉期变为等强化 SPIO 的摄取导致 T_2WI MR 上的信号丢失 肝脏特异性造影剂（如锰福地吡，Gd-EOB-DTPA）的摄取导致在 T_1WI 上相对于肝脏的高信号

*. 有关造影剂的全名，请参阅正文

织，并且在瘢痕内可以看到代表动脉的增强灶[63]（图 86-14B）。在门静脉期和增强晚期，FNH 和正常肝脏之间的密度差异减小，FNH 可能与正常肝脏等密度[63-65] 十分钟延迟图像可显示造影剂相对于周围肝脏的瘢痕的摄取增加[26]。

（七）血管造影

在血管造影，FNH 是一种富血供肿瘤，离心血供在 70% 的病例中形成"轮辐"型[66]。瘢痕通常是乏血供。在毛细血管期，没有无血管区域的明显且不均匀的染色是特征性的。在静脉期，注意到大静脉引流富血供的 FNH。血管造影不再主要用于诊断 FNH。

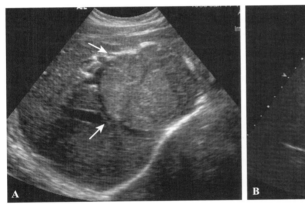
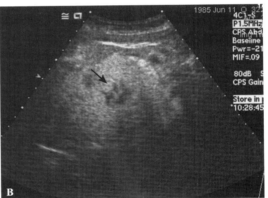

▲ 图 86-12 局灶性结节性增生超声检查结果

A. 超声波检查显示肝右叶大病灶（箭）。B. 对比增强声像图显示 FNH 动脉早期强化，注意中央瘢痕没有增强（箭）

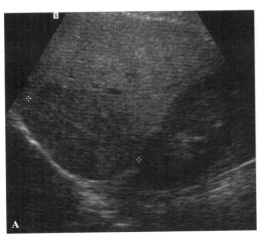
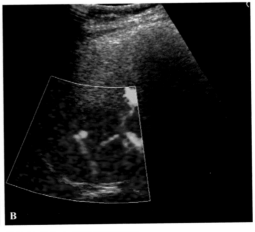

▲ 图 86-13 局灶性结节性增生的彩色多普勒超声表现

A. 肝右叶大的低回声肿物。B. 彩色多普勒成像富血供

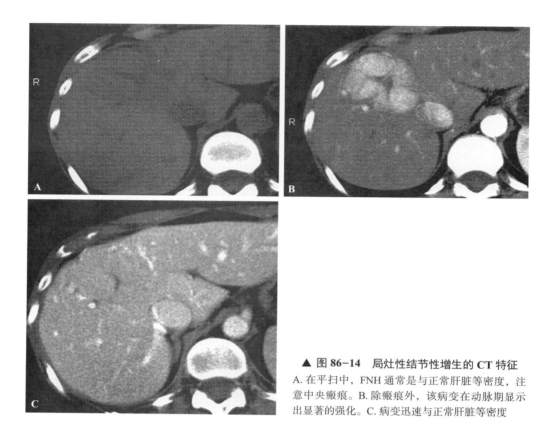

▲ 图 86-14　局灶性结节性增生的 CT 特征
A. 在平扫中，FNH 通常是与正常肝脏等密度，注意中央瘢痕。B. 除瘢痕外，该病变在动脉期显示出显著的强化。C. 病变迅速与正常肝脏等密度

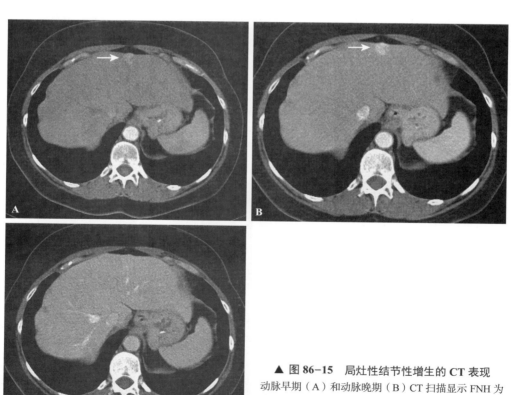

▲ 图 86-15　局灶性结节性增生的 CT 表现
动脉早期（A）和动脉晚期（B）CT 扫描显示 FNH 为强化病灶（箭）。FNH 在门静脉期（C）与正常肝脏密度相等（由 Dr. N. Cem Balci，Saint Louis University，Saint Louis, MO 提供）

（八）MRI

MRI 对 FNH 的敏感性（70%）和特异性（98%）高于 CT 和超声[62]。在平扫 MRI 检查，FNH 是 T_1WI 上的等信号肿瘤，在 T_2WI 上略微高信号至等信号（图 86-16 和图 86-17）。中心瘢痕在 T_1WI 上呈低信号，在 T_2WI 上呈高信号[67,68]。然而，在平扫 T_1WI 和 T_2WI 上，恶性占位和 FNH 的表现上存在重叠。并且可能需要进一步用对比增强动力学研究进行定性。

FNH 是一种富血供肿瘤，在动脉期明显且均匀地强化，除了晚期增强的中央瘢痕（图 86-16 和图 86-17）[38,64,67]。肝细胞腺瘤显示较少明显强化，缺乏中央瘢痕。

虽然其他局灶性肝脏病变，如巨大的血管瘤和肝细胞癌，也可能有中央瘢痕，MRI 检查结果可以帮助确定具体诊断。巨大血管瘤的中央瘢痕在 T_2WI 上通常更大更亮。由于存在瘢痕组织、钙化或坏死，肝细胞癌中的中央瘢痕倾向于在 T_2 和 T_1WI 上显示低信号强度，并且通常在增强图像上强化程度不高。然而，在某些情况下，FNH 可能显示非典型特征，如 T_2WI 上的非常高的信号强度和具有低信号强度的中心瘢痕，这导致鉴别诊断的困难。在这种情况下，可能需要应用更复杂的造影剂（如 SPIO）或肝胆剂（如 Gd-EOB-DTPA）来证明病变的肝细胞起源。在使用 SPIO 的 T_2WI 中，FNH 显示由于病灶内 Kupffer 细胞摄取氧化铁颗粒而导致信号丢失[67]。使用 SPIO 在 FNH 中观察到的信号丢失程度显著高于其他局灶性肝脏病变，如转移瘤和肝细胞腺瘤[68]。

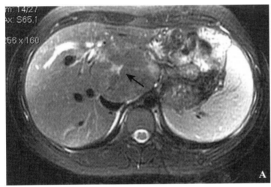
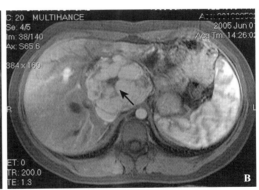

▲ 图 86-16　局灶性结节性增生的 MRI 特征

A. 脂肪抑制 T_2WI 见一大病变。病变与正常肝脏等信号，中央瘢痕为高信号（箭）。B. 钆增强的动脉早期病变均匀强化。中央瘢痕（箭）并未早期增强

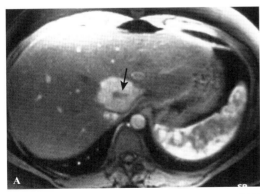
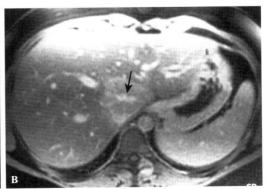

▲ 图 86-17　局灶性结节性增生的 MRI 特征

A. 在动脉期，除中央瘢痕（箭）外，病变明显增强。B. 肿块迅速强化减低，中央瘢痕强化（箭）

肝脏特异性造影剂也可用于定性 FNH。FNH含有肝细胞，肝细胞摄取这些药物，在 T_1WI 上导致病灶呈相对于肝脏的高信号 [69-71]。在肝细胞相图像上，相对于周围的肝实质，FNH 通常呈现等信号或高信号，并显示由于 Gd-EOB-DTPA 积聚和胆汁引流不良导致的经典爆米花样增强模式 [72, 73]。与血管瘤类似，有细胞外造影剂，中央瘢痕在延迟期成像时出现高信号，用 Gd-EOB-DTPA 的肝细胞期上为低信号。肝胆特异性造影剂可用于鉴别腺瘤与 FNH。肝胆特异期（Gd-EOB-DTPA 通常延迟20min），FNH 中央瘢痕外为高信号或等信号，而腺瘤通常表现为低信号（图 86-18）[74]。

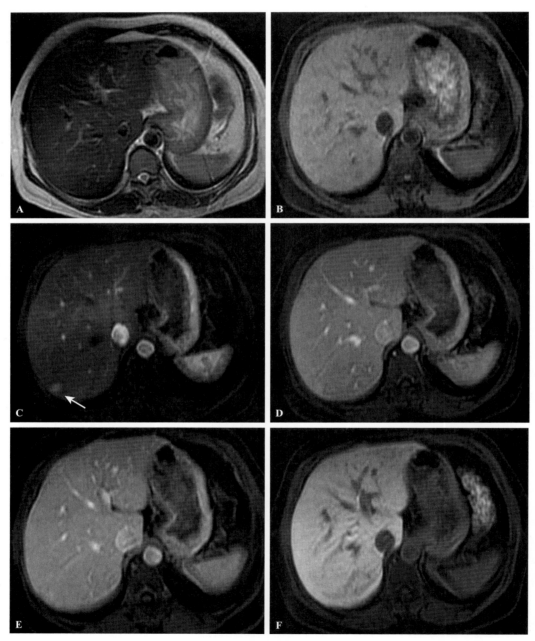

▲ 图 86-18　局灶性结节样增生的 MRI 特征

肝右叶的小 FNH。在 T_2 和 T_1WI（A 和 B）上，病变与肝实质呈等信号。它显示出明显的动脉期强化，并在动脉期图像（箭，C）上变得可见。在门静脉和肝静脉期图像（D 和 E）上，FNH 与肝脏呈等信号。因为它显示出肝脏特异性造影剂的摄取，所以它在肝细胞相图像（F）上与肝脏保持同等信号

FNH 没有真正的肿瘤包膜。由于压迫邻近的肝实质和周围炎症，可能存在假包膜。在 T_2WI 上，假包膜通常是几毫米厚，T_2WI 高信号。在延迟图像上也可有一些强化[64]。

FNH 患者肝实质的脂肪化并不少见。病变可能倾向于在同相梯度回波 T_1WI 上显示出稍低信号，并且在反相图像上显示高信号。

作为实体瘤，FNH 显示稍高信号，扩散加权成像的 b 值增加，ADC 的信号低，文献报道的 ADC 值为 $(1\sim1.40)\times10^{-3}mm^2/s$。然而，由于与其他实体病变（包括腺瘤和恶性病变）的重叠，不能依赖 ADC 值进行病变定性[45,46]。

（九）毛细血管扩张局灶性结节性增生

FNH 的罕见毛细血管扩张亚型的特征在于存在位于中心的多个扩张的充血空间，并且通常与多种 FNH 综合征相关。在毛细血管扩张性 FNH 中，动脉具有肥大的肌肉介质，但与经典形式相比没有内膜增生。此外，这些异常血管直接排入相邻的血窦，而在经典的 FNH 中，几乎从未见过与血窦的连接[47,75]。除了这些组织学差异外，还有报道的毛细血管扩张性 FNH 的成像差异。FNH 的毛细血管扩张亚型在 T_1WI 上可能是高信号，在 T_2WI 上明显高强化，并且在延迟相位图像上显示持续强化。所有这些特征在经典 FNH 中极为罕见，而在毛细血管亚型中相对常见。此外，该亚型可见中央瘢痕缺失[76]。

四、肝细胞腺瘤

（一）病理

肝细胞腺瘤（HCA）应被视为与许多疾病和病因相关的病变谱，并证明了各种组织学表现。因此，提出了一种新的腺瘤分类（表 86-3），其中除了典型的腺瘤外，合成代谢类固醇相关的 HCA 也是单独描述的[10]。这是由于其独特的组织学外观，通常类似于肝细胞癌的表现。此外，多发性肝细胞性腺瘤病应与典型的 HCA 分开考虑。典型的 HCA 定义为由肝细胞组成的肿瘤，肝细胞排列成细胞

索，偶尔形成胆汁[10]（图 86-19）。肿瘤缺乏门静脉和末端肝静脉，因此，大肿瘤中通常会出现坏死、出血和破裂。

从总体上看，典型的 HCA 是一个大的肿瘤（发现时直径通常为 8~10cm），很容易从肝脏的外表面看到[40]。约 10% 的病例可见到柄。在切面，其表面是棕褐色和不规则的，并且经常具有大面积的出血或梗死。但在整个肿瘤中可见多个血管并且偶尔出现纤维性隔膜，可见未发生破裂的均质腺瘤。大血管穿过腺体表面[40]。大多数腺瘤是孤立的[53]。

在显微镜检查中，腺瘤由肿瘤细胞组成，这些肿瘤细胞被压缩的肝窦隔开，形成片状图案[10]。肝窦由内皮细胞排列，并且有酶活性的 Kupffer 细胞[77]。脂肪肝细胞也经常存在。即使经过多年，腺瘤也可保持稳定的外观很少发生恶性转化为肝细胞癌[78]。

表 86-4 给出了 HCA 的影像学病理学相关性。

（二）发病率和临床表现

大多数 HCA 与口服避孕药的使用有关，总估计每 10 万名患者发生 4 例腺瘤[79,80]。停用雌激素类化合物后 HCA 可能在数月内消退[81]。

（三）X 线片

当它们足够大时，HCA 可以在 X 线片上表现为右上象限肿块[23]。当这些病变破裂，可发生游离的腹腔内出血，产生典型的游离腹腔液的"磨玻璃"表现。

表 86-3　肝细胞腺瘤的分类	
典型的肝细胞腺瘤	
I 型	雌激素相关的肝细胞腺瘤
II 型	女性自发性肝细胞腺瘤
III 型	男性自发性肝细胞腺瘤
IV 型	儿童自发性肝细胞腺瘤
V 型	代谢性疾病相关的肝细胞腺瘤
合成代谢类固醇相关的肝细胞腺瘤	
多发性肝细胞腺瘤（腺瘤病）	

（四）核医学

与血管瘤和 FNH 一样，核医学不再常规用于 HCA 的诊断检查。也没有研究报道 PET 成像的有用性。硫胶体闪烁显像在 80% 的病例中表现出缺陷，尽管在多达 20% 的肿瘤中存在示踪剂摄取[55]。血供充足可向主要肝窦运输同位素的腺瘤可见摄取。肝胆扫描示大多数病例的示踪剂摄取，然而，由于缺乏胆管，延迟扫描未见排泄[56]。标记的红细胞闪烁扫描显示早期摄取和延迟缺损，表明该肿瘤的血管性质。

病理特征	影像学特征
富含脂肪	高回声肿物：超声 低密度肿物：CT 高信号肿物：MR
没有基质，内部出血	无回声，潜在囊性肿物：超声 高密度区：CT 高信号区域：T_1WI（MR） 无血管区域：血管造影
周边"供血"	外周强化：血管造影、增强 MDCT 和 MR
Kupffer 细胞	硫胶体摄取（20%），SPIO 摄取导致 T_2WI 上的信号减低
肝细胞，无小管	亚氨基二乙酸摄取，无排泄

表 86-4　肝细胞腺瘤 *

*. 有关造影剂的全名，请参阅正文

（五）超声

超声检查通常表现为大的高回声病变，如伴有中央无回声区域，则对应于内出血区域[58]（图 86-20）。这些发现是非特异性的。有时，腺瘤可能大量坏死和出血，并且超声外观是具有大的囊性成分的复杂肿物。彩色多普勒超声显示外周动脉和静脉，与大体病理和血管造影结果较好相关。此外，彩色多普勒可能识别肿瘤内静脉[82]。这一发现在 FNH 中不存在，可能是 HCA 的一个有用的鉴别特征[82]。

在增强超声上，腺瘤显示出均匀的强化，通常是动脉期的快速（1~2s）完全向心填充。在早期门静脉期，腺瘤变为等回声，或者更少见的相对于肝实质仍然略微高回声[83]。在动脉早期典型的肿瘤周围动脉具有向心性或弥漫性肿瘤内充盈。不同于 FNH 的离心增强[84]，可见病变部位的低回声无增强区域，可能代表坏死或既往出血。因此，在某些情况下，仅借助于增强超声，不能充分地区分 FNH。只有当在 FNH 或病灶内静脉信号或非灌注区域观察到动脉血管的轮辐状模式和中央瘢痕时，才能正确诊断，这表明腺瘤有先前出血[83]。

（六）CT

由于肿瘤内存在脂肪和糖原，平扫 CT 通常表现为低密度肿物[51]（图 86-21）。然而，可以注意到对应于新鲜血液的高密度区域（图 86-22）。

在 MDCT，静脉注射造影剂后，小 HCA 迅速强化[85]。由于动静脉分流，增强不会持续存在于腺

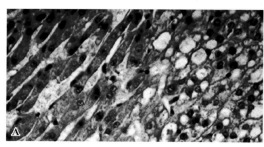
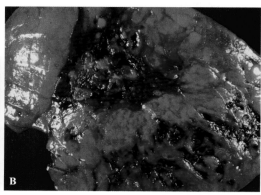

▲ 图 86-19　腺瘤的病理学表现
A. 该组织学切片左侧为正常肝细胞，右边为含脂肪的肝细胞。B. 大体截面显示大腺瘤内出血

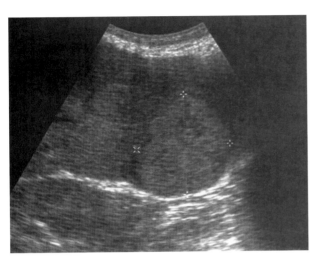

▲ 图 86-20 腺瘤的超声表现

在肝右叶有一个大的，实性回声肿块，注意相当确切的低回声边缘

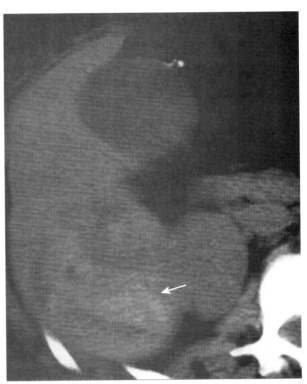

▲ 图 86-21 腺瘤平扫 CT 特征

肝右叶内高密度出血（箭）

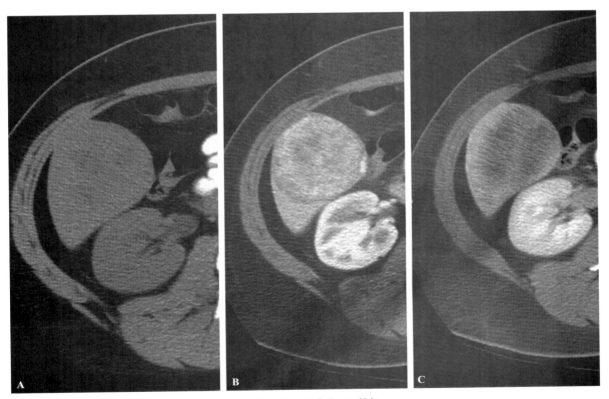

▲ 图 86-22 腺瘤的 CT 特征

A. 平扫显示具有低密度区域的不均匀肿物。B 和 C. 在静脉内给予造影剂后观察到马赛克样，不均匀的增强

瘤中，门静脉期和延迟期病变几乎与正常肝脏等强化。还可以看到周边和向心增强模式，反映了大的囊下供血血管的存在[78]。较大的 HCA 可能比较小的病变密度强化更混杂，CT 表现是非特异性的[85]。

（七）血管造影

HCA 在血管造影中表现为具有向心血流和大的周围血管富血供肿物[86, 87]。经常出现由内出血引起的无血管区域[15]。

（八）MRI

在 MRI 上，腺瘤在外观上是异质的（图 86–23）。由于它们含脂肪和血管，在 T_1WI 上出现高信号区，以及与坏死相对应的低信号区[88]（图 86–24）。在 T_2WI 上，HCA 主要相对于肝脏高信号。与 T_1WI 一样，包含不匀均信号区域，反映出血和坏死的存在。1/3 的 HCA 具有对应于纤维囊的外周边缘[89]。

在大多数情况下，该边缘在 T_1 和 T_2WI 上具有低信号强度[89]。肝腺瘤通常在反相位 T_1WI 梯度回波或脂肪抑制 T_1WI 表现出信号强度降低。在动态增强检查中，腺瘤在动脉期显示出早期增强并且快速洗脱（图 86–25）。与局灶性结节性增生和血管瘤的强烈均匀和外周结节增强模式相比，肝腺瘤在动脉期图像上显示出更均匀和适度的强化。

使用 SPIO 造影剂（ferucarbotran 或 ferumoxide），腺瘤可能显示相对于正常肝实质为等信号或在 T_2WI 上保持高信号。腺瘤内不同数量的 Kupffer 细胞会导致 SPIO 造影剂信号强度缺失的程度不同，氧化铁摄取最典型为中等程度[90]。

给予肝细胞特异性造影剂如钆喷酸（Gd-EOB-DTPA）后，肝腺瘤通常相对于正常肝脏呈现低信号（图 86–25）。对肝细胞期肝腺瘤中观察到的低信号有几种解释。一种解释认为肝腺瘤含有功能性肝细胞但没有胆小管，因此胆红素和肝细胞特异性造影

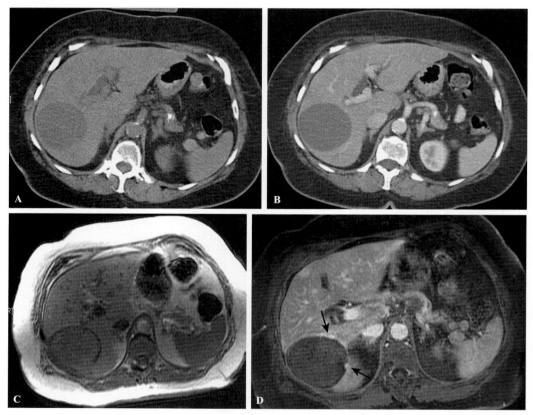

▲ 图 86–23　腺瘤的 CT 和 MRI 特征

A. 平扫 CT 显示低密度肿物。B. 在增强 CT 中，病变未见强化。C. 在 T_1WI 上，腺瘤与正常肝脏相比呈略低信号，纤维囊呈等信号。D. 增强 T_1WI 显示了包膜下供血血管（箭）

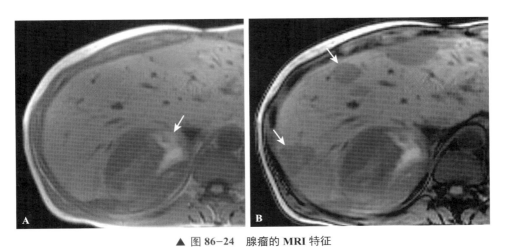

▲ 图 86-24　腺瘤的 MRI 特征

A. 同相位图像显示该肿物内的高信号出血（箭）。B. 反相位图像显示肿物内脂肪的信号缺失，多个区域可见局灶脂肪浸润（箭）

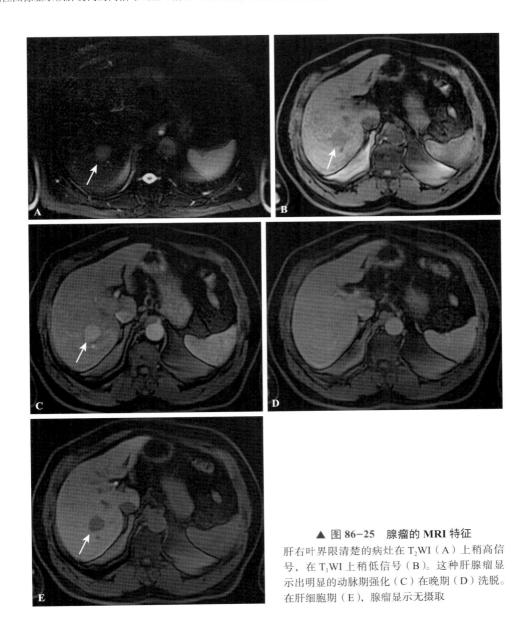

▲ 图 86-25　腺瘤的 MRI 特征

肝右叶界限清楚的病灶在 T_2WI（A）上稍高信号，在 T_1WI 上稍低信号（B）。这种肝腺瘤显示出明显的动脉期强化（C）在晚期（D）洗脱。在肝细胞期（E），腺瘤显示无摄取

剂不能排泄。更合理的解释是在肝腺瘤中 OATP1 或类似的膜转运蛋白的表达降低[91]。

尽管腺瘤并不常见，但临床上将它们与 FNH 区分开很重要，因为与 FNH 不同，腺瘤可能会恶变为肝细胞癌，并且出血的可能性更高，可能导致危及生命的腹腔积血。怀孕期间激素水平升高或雌激素或合成代谢类固醇激素治疗可能导致肝腺瘤大小迅速增加，并伴有破裂风险增加。由于这些原因，单发肝腺瘤通常切除。然而，在用细胞外钆螯合物造影剂进行的动态 MRI 中可能难以识别肝腺瘤[92]。

在肝细胞期中，腺瘤的强化模式可能与非典型 FNH 病变的强化模式重叠，包括不均匀强化和边缘强化。甚至有报道，腺瘤可能表现出对肝细胞特异性造影剂的显著摄取，使得它们在肝细胞期显示高信号。膜转运蛋白表达水平的差异似乎可能是肝细胞期 FNH 和肝腺瘤不同表现的原因[91]。

在扩散加权成像中，作为实性肿瘤，肝腺瘤显示出轻微的信号强度增高，随着 b 值的增加而增加，并且在 ADC 图谱上显示低信号。ADC 值为 $1 \times 10^{-3} \sim 1.40 \times 10^{-3} mm^2/s$。但是，肝腺瘤的 ADC 值可能与 FNH 和肝细胞癌等恶性实性病灶重叠[93]。

（九）多发肝细胞腺瘤病

多发性肝细胞腺瘤病是一种罕见病，其特征是存在多个（超过 4 个）肝腺瘤病灶，通常左右肝叶都存在[94, 95]。该病灶不应与其他增生性肝细胞疾病混淆，如结节再生性增生、肝硬化大结节或腺瘤性增生结节（表 86-5）。肝脏腺瘤病可能与糖原贮积症等代谢紊乱有关[91]。

五、结节再生性增生

（一）病理

结节再生性增生（NRH）定义为由与纤维化无关的许多再生结节导致的肝脏弥漫性结节[96]。在大体病理，NRH 的特征是肝脏外表面存在多个凸出的结节。切面表现为离散的圆形扁平结节，类似弥漫性转移癌（图 86-26A）。结节的大小为数毫米到数厘米，并且分散不均。

在显微镜检查中，结节由类似于正常肝细胞的细胞组成，并且没有纤维化[97]。这是 NRH 与肝硬化再生结节之间的重要差异。

（二）发病率和临床表现

NRH 有许多知名的同义词，包括肝脏结节样转化，部分结节转化，粟粒性肝细胞腺瘤病，腺瘤性增生，弥漫性结节性增生和非肝硬化结节[10]。NRH 很少见，尽管尸检显示高达 0.6% 的患病率[98]。约 1/3 的病例最初被认为是 FNH 病例。临床上，NRH 是尸检或门静脉高压及其并发症的处理时的偶然发现。

NRH 通常与各种全身性疾病和药物相关[99-101]，

表 86-5　增生性肝细胞病变的比较

标　准	局灶性结节性增生	肝细胞腺瘤	结节再生性增生	多发性肝细胞腺瘤病	巨大再生结节
大体表现	瘢痕	出血，坏死	膨胀结节	膨胀结节	膨胀结节
病变总数	1（90%）	1（90%）	很多	很多	多或少
尺寸（平均范围）	1～6cm	4～12cm	＞1.5cm	2～9cm	1～6cm
关键特点	假管	新肝细胞	小结节	正常细胞索	肝门结构
既往肝病	无	无	无	无	较大量肝坏死或肝硬化
相关病因	无	雌激素，合成代谢类固醇	血管疾病	无	无

改编自 Craig GR, Peters RL, Edmonson HA: Tumors of the liver and intrahepatic bile ducts. Atlas of Tumor Pathology, Second Series. Washington, DC, Armed Forces Institute of Pathology, 1989

如骨髓增生综合征（真性红细胞增多症、慢性粒细胞白血病和髓样化生）、淋巴增殖综合征（霍奇金和非霍奇金淋巴瘤、慢性淋巴细胞白血病和浆细胞发育不良）、慢性血管疾病（风湿性关节炎）、Felty综合征、结节性多动脉炎、硬化性皮炎、皮肤钙质沉着症、雷诺病、硬化和毛细血管扩张、红斑狼疮、类固醇和抗肿瘤药物[97]。如前所述，大体外观与剖腹探查表现为肝硬化，肝脏伴弥漫结节[102]。

（三）X 线片

腹部 X 线片可能表现为脾大、腹水和其他门静脉高压征象。

（四）核医学

由于 NRH 结节由具有 Kupffer 细胞的异常肝细胞组成，它们摄取 ^{99m}Tc- 硫胶体。如果结节很小，肝脏的外观可能是正常的。大的结节可达几厘米，也吸收硫胶体[101]。没有研究报道该病灶用 PET 的有效性。

（五）超声

NRH 的超声表现可从正常肝脏到具有回声性变化的局灶性结节的肝脏超声表现。大结节内可有中央出血并产生复杂的肿块。

（六）CT

在 CT 扫描中，NRH 的表现从正常肝脏到具有不同密度的局灶性结节（主要是低密度）的肝脏的外观[101]。大结节内的中央血管可能产生密度混杂的复杂肿物。在增强的 MDCT 扫描中，动脉期成像显示富血供病变（图 86-26B 和 C）在门静脉检查中可变为几乎等强化[26]。

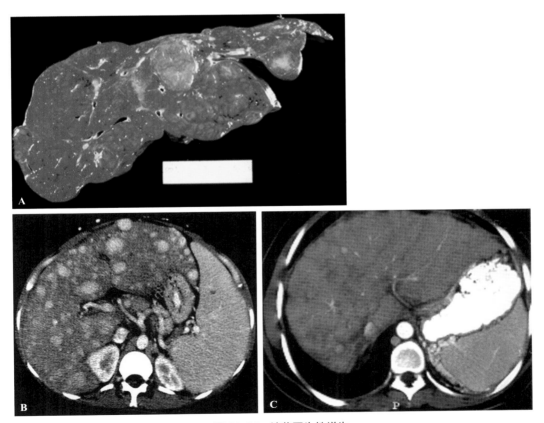

▲ 图 86-26　结节再生性增生

A. 这种罕见病症的特征是由肝细胞组成的小的再生结节，压缩周围间质并且不被纤维组织包围。纤维化的缺乏可区分结节性再生性增生与肝硬化。B 和 C. 在两名 Budd-Chiari 综合征患者的增强 CT 中发现了多个明显强化的增强肝脏肿物（图 A 和图 B 由 Michael P. Federle，MD，Palo Alto，CA 提供）

（七）血管造影

血管造影，可证实门静脉高压伴食管静脉曲张，门静脉侧支和脾大的典型表现[101]。有时可以区分 NRH 的个体结节，它们多血管，从外周填充。

（八）MRI

在 T$_2$WI 上病灶与正常肝脏呈等信号，并且在 T$_1$ 加权扫描中包含高信号病灶[103]。静脉注射 Gd-DTPA 后，这些病变可表现为明显的强化。

（九）总结

NRH 是一种未能全面诊断的疾病，常与慢性疾病或长期治疗有关。NRH 可表现为弥漫性累及肝脏的小结节或局灶性较大的结节，产生一系列影像学检查结果，从肝脏表现正常伴有门静脉高压到多发肝脏肿物。

NRH 必须与其他肝细胞增生区分。目前，肝细胞增生被分为几类，并且一些分类与之前的概念重叠。FNH、HCA、NRH、多发肝细胞腺瘤病和巨大再生结节被认为是独立的实体，它们的差异见表 86-5。

六、脂肪瘤

（一）病理

由脂肪细胞组成的良性肝脏肿瘤包括脂肪瘤、冬眠瘤和组合肿瘤，如血管平滑肌脂肪瘤（脂肪和血管）、骨髓脂肪瘤（脂肪和造血组织）和血管平滑肌脂肪瘤。

从总体上看，脂肪瘤通常是单发的，界限清楚的，圆形的，通常发生在非肝脏性肝脏中[104]。镜下特征与软组织的脂肪瘤相似。发病没有性别差异，据报道它们的年龄范围很广（24—70 岁）[10]。约 10% 的结节性硬化症和肾血管脂肪瘤患者有肝脂肪瘤、脂肪瘤（图 86-27）或血管平滑肌脂肪瘤（图 86-28）[105]。大多数肝脏脂肪瘤无症状，是偶然发现。偶尔会出血，引起腹痛。

（二）影像学表现

血管平滑肌脂肪瘤在超声中具有高回声，与血管瘤无法区分[105]。在 CT 扫描中，脂肪瘤和血管平滑肌脂肪瘤显示为边界清晰的肿物，为脂肪密度（图 86-28）[105, 106]。在血管造影中，血管平滑肌脂肪瘤是富血供并且可能表现出大的动脉瘤，如肾脏的血管平滑肌脂肪瘤[107]。在 MRI 中，血管平滑肌脂肪瘤的脂肪成分在 T$_1$ 和 T$_2$WI 上为高信号[108]。然而，含有脂肪沉积的肝细胞癌可能有类似的外观。对比增强动态 CT 或 MRI 的早期可区分血管平滑肌脂肪瘤和含脂肪的肝细胞癌，因为血管平滑肌脂肪瘤的脂肪区域富血供并且强化出现早[108]。相反，肝细胞癌含脂肪区的变化是相对乏血供的，增强不太明显[108]。脂肪抑制的 MRI 是一种有用的定性肝血管平滑肌脂肪瘤的技术[109]。病变在 T$_1$ 和

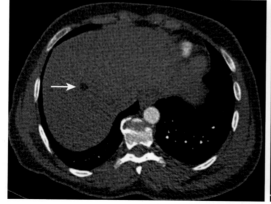
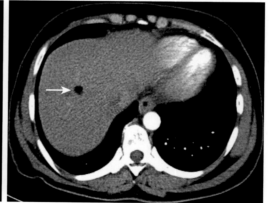

▲ 图 86-27　脂肪瘤的 CT 表现
在增强扫描中出现低密度（脂肪密度）的肝脏脂肪瘤（箭）

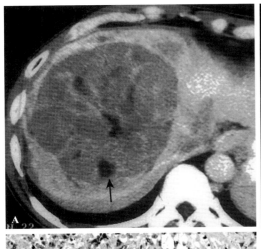

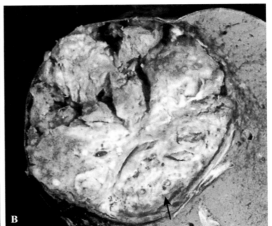

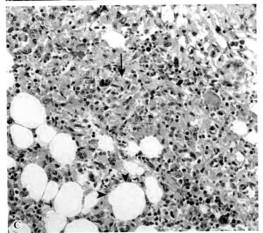

▲ 图86-28　血管平滑肌脂肪瘤

A. 增强 CT 扫描显示右叶的边界良好，不均匀肿瘤伴有脂肪灶（箭）。B. 大体标本的照片显示肿瘤较大、分叶状，且含有脂肪（箭）。C. 显微照片（HE 染色，原始放大倍数 ×200）显示增殖的平滑肌（箭），血管和脂肪组织（箭头）（引自 Prasad SR, Wang H, Rosas H, et al: Fat-containing lesions of the liver: Radiologic-pathologic correlation. RadioGraphics 25：321-331, 2005）

T_2WI 上具有高信号，在压脂序列上表现为相对于肝脏低信号[109]。大肿瘤内血管（"巨大动脉瘤"）的存在是大血管平滑肌脂肪瘤的典型特征。彩色多普勒超声，CT 和 MRI 是检测大动脉瘤的有用技术[110]。

肝脏的其他局灶性脂肪病变包括假性脂肪瘤和局灶性脂肪改变。

（三）假性脂肪瘤

假性脂肪瘤通常是由 Glisson 鞘内的脂肪异位引起的。它代表附着或嵌入肝实质的肠脂垂[111]。

七、囊肿和囊性肿瘤

由于标准的不同和组织学评估不完整，肝囊肿的分类有些混乱。应根据影像学和大体特征确定肝囊肿与肝脏其他囊性肿物的区别[112]。以下讨论肝脏的"真性"囊肿或胆管囊肿，定义为存在上皮内衬。

（一）单纯囊肿

1. 病理结果

单纯的肝（胆管）囊肿（图86-29A 和 B）定义为独立单房囊肿，由单层立方、胆管上皮排列形成囊壁内衬。壁是一层薄薄的纤维组织，相邻的肝脏是正常的。在整体外观上，壁的厚度为 1mm 或更薄，并且通常发生在肝脏表面下，尽管有些可能更深。单纯肝囊肿是先天性，发育性的，尽管它通常在 41—70 岁发现[113]。

2. 发病率和临床表现

单纯肝（胆管）囊肿在尸检的发生率为 1%～14%，并且在女性中比在男性中更常见（5∶1）[10]。通常单纯性囊肿为偶然发现，尽管有报道称高达 20% 有囊肿的外科患者由于占位效应引起症状（腹痛、黄疸、腹腔内肿物）[114]，除非出血或感染并发症，一般无症状囊肿不需进行治疗。囊肿的对症治疗是切开和引流。

3.影像学表现

单纯囊肿在硫胶体和亚氨基二乙酸衍生物的肝胆扫描表现为非特异性显影缺损区。超声检查（图 86-29C）非复杂单纯（胆管）囊肿表现为无回声肿物，边界光滑，侧面阴影，后部回声增强，壁不可见，无分隔，无壁钙化。

非复杂肝囊肿的 CT 特征（图 86-29D）是边界清晰的肝内肿物，水样密度，圆形或椭圆形，光滑，薄壁，没有内部结构，应用对比材料后没有强化[112]。正如定义中所示，肝脏的单纯囊肿通常是孤立的，但可少量多发，少于 10 个。当看到 10 个以上的囊肿时，应考虑纤维多囊性疾病之一[115]。

在 MRI 检查中（图 86-29E 和 F），单纯囊肿在 T_2WI 上呈极高信号，在 T_1WI 上呈低信号（图 86-30）。

它们通常具有均匀的，边界清晰、椭圆形外观[38]。有囊内出血的囊肿可能在 T_1 和 T_2WI 上显示高信号[116]。在注射钆螯合物后未见增强。

4.总结

超声是确定肝脏囊性占位性质的最佳方法。囊肿并发感染或出血可能有隔膜或内部碎片以及壁强化。经皮穿刺和酒精硬化治疗可用于治疗有症状肝囊肿[117, 118]。

（二）胆管错构瘤（von Meyenberg 复合体）

胆管错构瘤（BDHs）是胆管的局灶性无序集合，其原因是胚胎胆管退化失败。随导管极度扩张，导管在成像时变得可见。这些病变的大小为 1～5mm（图 86-31）。在正常大小的肝脏中可以有 50 000～100 000 个 BDH。

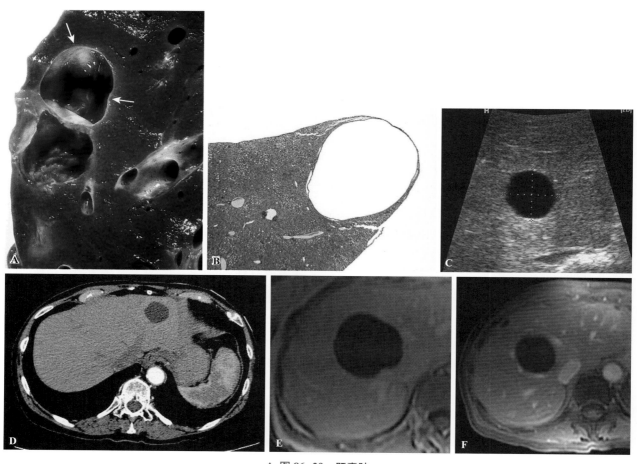

▲ 图 86-29 肝囊肿

A 和 B. 良性单房囊肿由单层立方上皮排列。该壁是一层薄薄的（1cm）纤维组织，相邻的肝脏是正常的。C. 横断声像图单纯囊肿显示为薄壁伴后方声影的无回声区，边缘清晰。D. 增强 CT 显示肝脏左叶均匀，低密度（8HU）囊肿。没有壁强化。在 MRI 上，囊肿在 T_1WI（E）上显示低信号，并且在静脉内应用造影剂（F）后没有强化

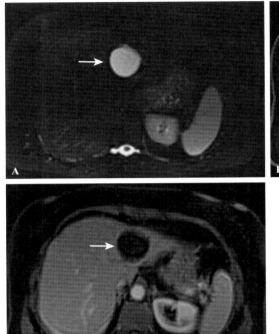

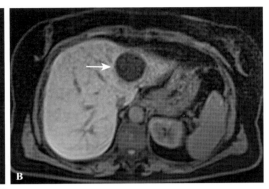

▲ 图 86-30 肝囊肿的 MR 特征

典型的肝脏单纯囊肿。囊肿（箭）在 T_2WI（A）上是高信号，在 T_1WI（B）上是低信号。它没有强化（C）

几乎所有患有成人多囊肝病（APLD）的人都有多个 BDH，11% 的多发性 BDH 患者有 APLD。据推测，较大的 APLD 囊肿是由错构瘤逐渐扩张引起的。尸检时 BDHs 的发生率为 0.69%～5.6%。

在 CT 上，可见直径＜5mm 的无数囊性病变。无强化。在 MRI 上，BDH 在 T_1WI 上低信号 T_2WI 上高信号。胆道错构瘤由于缺乏与胆管的连通而不显示肝特异性造影剂的摄取。在扩散加权成像，胆道错构瘤与囊性病变一样，随着 b 值的增加表现出信号强度的降低，并且在 ADC 图上表现为强高信号 [9]。

（三）先天性肝纤维化和多囊性肝病

1. 病理结果

先天性肝纤维化是肝囊性疾病的一部分。先天性肝纤维化的特征是异常的胆管增生和导管周纤维化 [10]。在典型的先天性肝纤维化中，放大镜下才可见囊肿。然而，在多囊肝病变中，大小不一的囊肿与纤维化共存（图 86-32A）。在多囊肝或肾病中，囊肿周围的肝脏异常，经常含有 von Meyenberg 复合体和增加的纤维组织 [10]。在患有成人多囊肾病的患者中，肝脏受累占 30%～40% [117]。有时，肝囊肿发生时没有影像学上可识别的肾脏受累。

2. 发病率和临床表现

由于不同程度的病变，先天性肝纤维化和多囊肝病的发病率很难确定 [119]。临床上，当先天性肝纤维化占优势时，伴静脉曲张出血和门静脉高压症的其他表现，大多数患者为儿童 [120]。在多囊肝病占优势的患者中，通常在影像学检查中偶然发现病变。约 70% 的患有多囊性肝病的患者也患有成人多囊肾病。先天性肝纤维化也与 Caroli 病有关，第 76 章对此进行了讨论。

3. 影像学表现

断层成像显示肝脏中有多发囊肿（图 86-32B），常与多发性肾囊肿相关 [115]。低密度囊性病灶表现为平扫 CT 的规则轮廓，增强上无壁或内容物强化（图 86-32C）。在 MRI 中，囊肿在 T_1WI 上显示非常低的信号强度，并且在施用钆之后不会增强。由于它们含液体，在 T_2WI 上，它们显示出高信号强度（图 86-32D 和 E）。通常可见信号强度改变，表明囊内出血 [116]。偶见囊肿壁的钙化，囊肿可能含有血 - 液平面 [112]。这些肝囊肿在病理上与单纯或胆

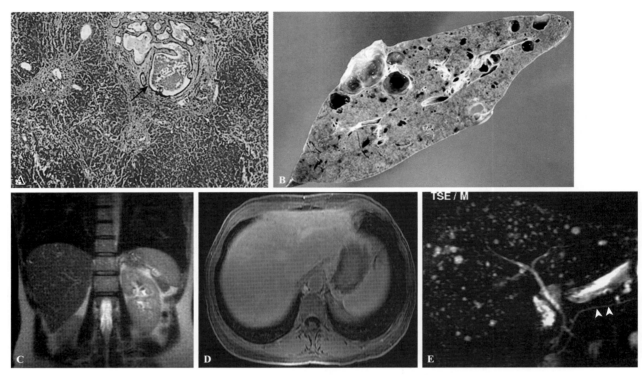

▲ 图 86-31　多发性胆管错构瘤（von Meyenberg 复合体）

A. 小胆管嵌入纤维或玻璃状基质中。每个腔可以包含浓缩的胆汁结石（箭），并且腔可相通，这些通常是尸检和断层成像的偶然发现。B. 它们通常是小的和多发的，位于包膜下区域并分布在两个肝叶中。C. 冠状位，T_2 加权 MRI 扫描显示肝脏中存在多个微小的高信号病变。D. MRCP 图像显示这些高信号病变。它们为液体（胆汁）信号。E. MRCP 图像显示这种疾病典型的无数微小高信号囊肿。箭头指示为胰管

管囊肿相同。

（四）囊腺瘤

胆囊腺瘤是肝脏的囊性肿瘤，具有恶变的倾向。它被认为是一种癌前病变，第 87 章讨论囊腺瘤与囊腺癌。

八、婴儿血管内皮瘤

（一）病理

婴儿血管内皮瘤（IHE）是源自增殖并形成血管通道的内皮细胞的血管肿瘤。从总体上看，IHEs 通常是多发且弥漫的，罕见孤立性病灶[121]。IHE 的结节大小从几毫米到 15cm 或更大。病变通常为多发，结节状，圆形，红棕色，海绵状至白黄色，在成熟病例中纤维化为主[15]，可存在钙化。

在显微镜检查中，IHEs 由内皮细胞增生排列

的小血管通道组成。常见海绵状区域以及出血、血栓形成、纤维化和钙化区域。在一些病变中可见海绵状区域，对应于血管造影中观察到的造影剂混合区。多结节型可涉及其他器官和皮肤，也可存在血管瘤。孤立的病灶与皮肤血管瘤无关。

（二）发病率和临床表现

IHE 是婴儿期最常见的良性血管瘤，占所有儿童肝脏肿瘤的 12%[122, 123]。IHE 患者中有 85% 为 1—6 月龄的婴儿，不到 5% 的病例超过 1 岁，受影响女性多于男性。临床表现包括肝大，充血性心力衰竭（高达 25% 的病例发生），肿瘤诱发血小板引起的血小板减少症，以及肿瘤偶尔破裂引起腹腔积液[124, 125]。大多数肿瘤在 1 岁内继续生长，然后自发消退，可能是因为血栓形成和瘢痕形成[126]。如前所述，皮肤血管瘤更常见于 IHE 的多结节形式，多达 40% 的患者发生。

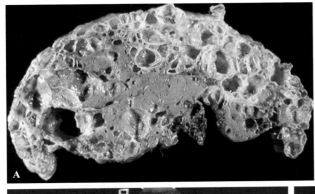

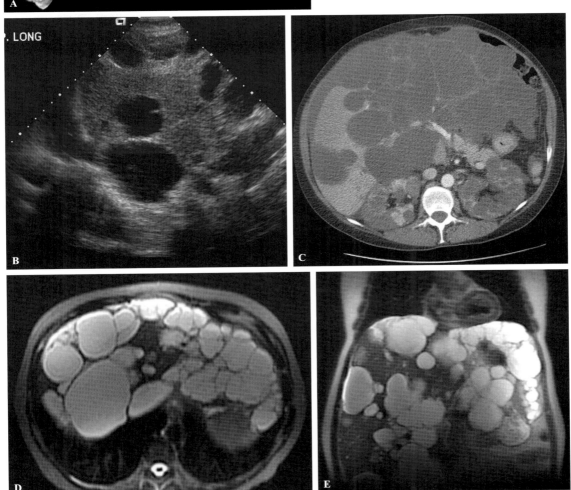

◀图 86-32 多囊肝病
A. 病理标本显示多个囊肿取代肝脏。B. 声像图显示多个分离的和单纯囊肿。C. CT 扫描显示多个囊肿取代肝脏和肾脏,几个肝囊肿有壁钙化。D. 轴位 T_2WI 显示多个高信号肝囊肿。E. 冠状位 T_2WI 显示多个高信号肝和肾囊肿

(三)X 线片

在腹部的 X 线片上,如果肝脏弥漫性关节,IHE 表现为上腹部肿块或肝大。可能存在斑点钙化[127]。胸部 X 线片可能在 30% 的病例中显示出充血性心力衰竭的征象[127]。

(四)超声

IHE 的超声特征是多种多样的。通常存在复杂的肝脏肿块,伴有大量引流的肝静脉[128]。可见单个或多个病灶,病变可从低回声到高回声。数月内,这些病变倾向于缓慢渐渐消退并发展为回声增强[127, 129]。如果存在显著的动静脉分流,多普勒超声可见典型的扩张性肝血管系统伴显著血流。

（五）CT

在增强 CT 扫描中，IHE 表现为单个或多个低密度肿物，伴或不伴钙化[130]（图 86-33A）。增强 CT 显示可类似于成人巨大血管瘤的增强模式，具有"结节样"外周早期强化并延迟向心性扩张（图 86-33B）。在较大的肿瘤中，肿瘤的中央部分由于纤维化、出血或坏死而保持低密度[126, 131]。

（六）血管造影

在血管造影上，可以看到扩大的曲折供血动脉、引流血管和大血管池，以及造影剂的长时间聚集。主动脉通常在肝脏肿物的远端管径缩小，表明肿瘤的血供丰富[132, 133]。

（七）MRI

在 MRI 上，IHE 具有非特异性表现，在 T_1WI 上主要是低信号，在 T_2WI 上高信号[130]。T_1WI 上局灶中高信号或低信号对应于出血和纤维化区域[130, 134]。

在有动静脉分流和高血流量的肿瘤，T_2WI 上可见流空。动态增强 MRI（图 86-33C），病灶通常表现出类似于 MDCT 的增强模式。然而，在某些情况下，病变可能在动态成像中显示完整的"边缘样"强化，这可能类似于其他儿童肿瘤[123]。

（八）总结

IHE 是 6 个月内婴儿最常见的肝脏肿瘤。这些病变通常是多发性的、显著富血供并且可能与皮肤血管瘤相关。尽管 IHE 可能会长大，导致心力衰竭，但随着时间的推移，IHE 会自发消退。

九、间质错构瘤

（一）病理

间质性错构瘤是一种良性囊性发育过程，不是真正的肿瘤。它具有囊肿形成的凝胶状间质组织以及正常肝实质的残余[135, 136]。在总体外观中，间充质错构瘤是一种大的，软的，主要为囊性的肿

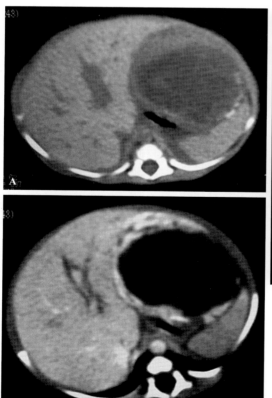

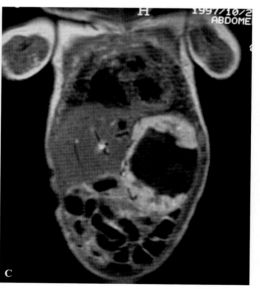

▲ 图 86-33　婴儿血管内皮瘤的 CT 和 MRI 表现
A. 在平扫 CT，肝左叶有一个大的低密度病变，伴边缘钙化。B. 注射造影剂后，在轴位 MR 图像上可见类似于血管瘤的周围强化。C. 冠状 MR 图像显示外周增强

块，在诊断时最大直径为 15cm 或更大[137]。这些肿瘤有边界清晰的包或蒂[138]。80% 的病例中存在囊肿。在切面上，间质错构瘤可以间质为主（实性外观）或以囊性为主（肿瘤的大部分表现为多灶囊性肿物）。在组织学评估中，肿瘤包括囊肿、门静脉三联体残留物、肝细胞和充满液体的间充质。

（二）发病率和临床表现

间质性错构瘤是一种不常见的病变，占所有儿童肝脏肿瘤的 8%[137]。大多数病例在出生后的前 3 年内发生，男性稍多[136]。临床上可见缓慢，进行性，无痛性腹部肿大。有时由于囊肿中液体的快速积聚可表现为快速扩大。可能偶尔引起呼吸窘迫和下肢水肿[139]。

（三）X 线片

这种大肿瘤在 X 线片上表现为无钙化的右上腹软组织肿物。

（四）超声

超声检查显示内部隔膜内的大囊肿（囊性为主）或较少见的较小囊肿，间隔较厚（间质为主）[138]。

（五）CT

在 CT 上，这些肿瘤表现为边界清晰的肿物，中央低密度区和内部间隔（图 86-34A）。可以见实性和囊性成分[138, 140]。给造影剂后，可以见实性区域的强化。

（六）血管造影

血管造影显示乏血供或无血供肿物引起血管移位。实性部分为富血供[140, 141]。

（七）MRI

间质错构瘤的 MRI 表现取决于个体病变主要为间质还是囊性。对于间质为主的病变，由于纤维化增加，T_1WI 的信号低于正常肝脏的强度。相反，如果囊性为主，间质错构瘤在 T_1WI 上主要是低信号，在 T_2WI 上显著高信号（图 86-34B）。在 T_2WI 上，可见到穿过肿瘤的多个隔膜，表明肿块不是一个单纯囊肿[134]。钆螯合剂给药后，基质成分可能会强化[142]。

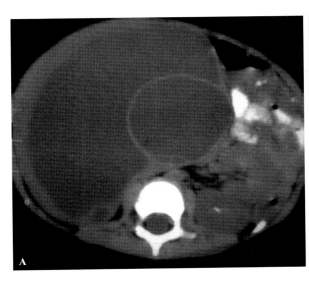

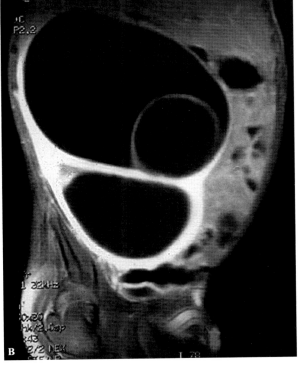

▲ 图 86-34　间质错构瘤
CT（A）和 MRI（B）外观。病变明显囊性，有隔膜

（八）总结

间质错构瘤是一种罕见的肝脏肿瘤，发生在出生后的头两年，与肝母细胞瘤和 IHE 的年龄类似，但是这两者是实性的，而间质错构瘤主要是囊性的。

间质性错构瘤不是肿瘤，而是正常发育的失败。因此，它不需要广泛手术，单次切除、袋型缝合术或切口引流可能就是足够的治疗方法。

间质性错构瘤不应与幼儿肝脏中可能发生的其他出现囊性肿块相混淆，如脓肿或血肿。

十、多种良性肿瘤

（一）胆管腺瘤

这种良性、单发、小（< 1cm）肿块由小胆管组成，尸检偶然发现[10]。

（二）淋巴管瘤病

肝淋巴管瘤病的定义是由淋巴通道为主组成的多个肿物，压迫正常的肝脏结构[10]。通常，它是全身综合征的一部分，其他受累器官还包括脾脏、骨、软组织、肺和脑。

（三）平滑肌瘤

该病变极为罕见，是肝脏中出现的边界清晰的平滑肌肿瘤，具有非特异性影像学特征[143]。最近报道了几例感染人类免疫缺陷病毒的成人和儿童的平滑肌瘤，表明这两个病之间可能有相关性[144-146]。在超声检查中，病变可能呈现实性或低回声伴有内部回声[145, 146]。在平扫 CT 中，平滑肌瘤相对于肝脏呈低密度，并显示两种不同的强化模式：边缘强化类似于囊肿，或类似血管瘤的均匀强化[144-146]。在 MRI 上，平滑肌瘤在 T_1WI 上与肝脏相比呈低信号，在 T_2WI 上呈高信号[145, 146]。

（四）纤维瘤（纤维间皮瘤）

纤维间皮瘤是罕见的肿瘤，位于肝脏表面[53, 147]。它们通常很大，并且组织学上包含梭形细胞和胶原蛋白。

（五）肾上腺剩余肿瘤

肾上腺剩余肿瘤来自异位肾上腺组织，其在组织学上与肾上腺皮质肿瘤中相同。它们极为罕见[148]。

（六）异位胰腺

肝脏中的异位胰腺很少[149, 150]。

（七）炎性假瘤

炎性假瘤是一种罕见的占位性病变。它的特点是增殖纤维血管组织与炎症细胞混合。该病灶的明确病因尚不确定，但有人指出，炎性假瘤与淋巴瘤或炎症过程有关，包括炎症性肠病和原发性硬化性胆管炎。有趣的是，它们似乎在非欧洲人群中更为常见，如东南亚人[151]。炎性假瘤不需要手术切除，通常可完全缓解[26]。另一方面，它与肝恶性肿瘤和脓肿的鉴别可能具有挑战性。

炎症性假瘤通常在发现时大（> 3cm）。超声检查表现为低回声、等回声或高回声。平扫 CT 图像上，病变相对于肝脏是低密度或等密度。在增强动态 CT 中，假瘤显示动脉早期强化，并且它们在门静脉期几乎是等密度或略微高密度[26]。相对于正常肝实质，延迟期可显示病变内对比保留增加。平扫 T_1 和 T_2WI 的信号强度从低信号到高信号不等。最常见但非特异性的平扫 MRI 表现是在 T_2WI 上的高信号[152]（图 86-35）。MRI 上的强化模式与 CT 上观察到的相似。由于该实体的非特异性成像特征，通常需要进行组织芯针穿刺活检以进行准确诊断[153]。

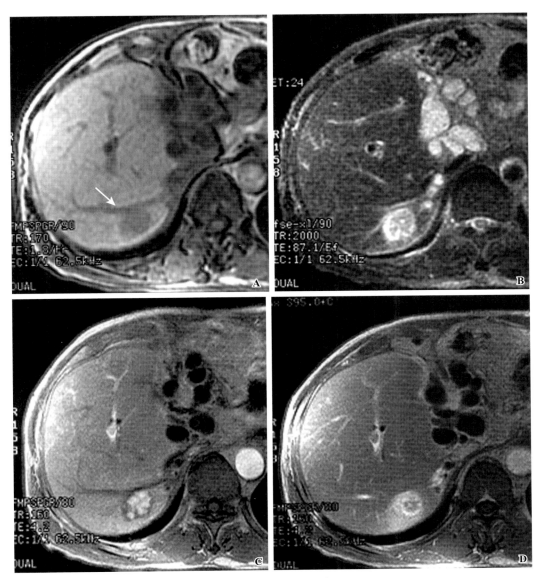

▲ 图 86-35 炎性假瘤

A. T_1WI 显示右肝叶后方的低信号病灶（箭）。B. 病变在 T_2WI 上是高信号，注意由于胆管炎导致的胆管扩张。C. 钆增强的动脉期 T_1WI 显示炎性假瘤强化。D. 在延迟期图像上，肿瘤周围肝实质的强化表明炎症（由 Dr. Tomoaki Ichikawa, Yamanashi University, Yamanashi, Japan 提供）

第 87 章　肝脏恶性肿瘤
Malignant Tumors of the Liver

Pablo R. Ros　Sukru Mehmet Erturk　著

秦岫波 **译**　崔 湧 **校**

肝脏原发性恶性肿瘤根据来源细胞分类（框 8-1）。继发性恶性肝肿瘤是转移瘤和淋巴瘤。总体而言，在非肝硬化人群中转移是最常见的肝脏恶性肿瘤，而在肝硬化人群中肝原发恶性肿瘤更常见[1]。

本章首先讨论了肝细胞来源的肝原发恶性肿瘤：肝细胞癌、纤维板层肝癌及肝母细胞瘤。然后是胆管细胞来源的肝内胆管癌和囊腺癌。之后是起源于间叶组织的血管肉瘤、未分化（胚胎）肉瘤、上皮样血管内皮瘤和其他间质肉瘤。最后讨论了继发性肝肿瘤即淋巴瘤和转移瘤。

框 87-1　恶性肝脏肿瘤

肝细胞起源
- 肝细胞癌
- 非典型肝细胞癌
- 透明细胞肝癌
- 巨细胞肝癌
- 儿童肝细胞癌
- 癌肉瘤
- 纤维板层肝癌
- 肝母细胞瘤
- 硬化性肝癌

胆管细胞起源
- 胆管癌
- 囊性腺癌

间质起源
- 血管肉瘤
- 上皮样血管内皮瘤
- 平滑肌肉瘤
- 纤维肉瘤
- 恶性疱疹性组织细胞瘤
- 原发性淋巴瘤
- 原发性肝肉瘤

一、肝细胞癌

（一）病理

肝细胞癌（HCC）是最常见的肝原发性肿瘤，也是全世界范围内最常见内脏恶性肿瘤之一[2]。虽然肝癌和原发性肝癌等词汇常被用来指代 HCC，但为了明确定义，应避免使用这类词汇，而多使用肝细胞癌[3]。

HCC 是由试图分化成正常肝脏、类似肝细胞索的细胞组成的恶性病灶。但是，它的异常生长阻止了恶性肝细胞形成正常的肝腺泡，便出现一些临床和组织学表现，确诊时患者不同的条件（如肝硬化）和肿瘤范围都会影响预后[2]。

大体病理上，HCC 有三种主要生长模式（图 87-1）：单发或巨块型 HCC，一个孤立的、通常较大的肿块；多灶或结节型，肝脏多发分界清晰的结节，类似转移灶的表现；弥漫型或拟肝硬化型 HCC，肝内弥漫多发小病灶。

另一种大体分类，有包膜的 HCC，切除率更高，所以预后更好[4, 5]（图 87-2）。无论其大体外观如何，HCC 是一种软肿瘤，由于缺乏间质而经常坏死和出血。常见肝周血管受累[6]而胆管侵犯并不常见[6]。

在显微镜检查中，HCC 细胞与正常肝细胞相似，并且通常难以将正常肝细胞与 HCC 细胞或肝细胞腺瘤区分开[7]。这对于计划局灶性肝脏病变的穿刺活检非常重要。一些恶性肝细胞分化程度很高，甚至可以产生胆汁，胆汁可见于肿瘤细胞内和胆小管中。异常 HCC 细胞可以生产多种产物，如 Mallory

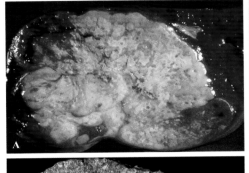
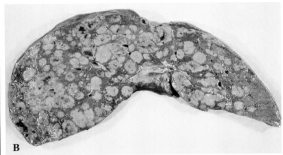
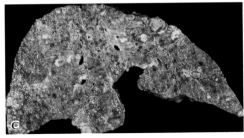

▲ 图 87-1 肝细胞癌（HCC）的大体表现

A. 单发或巨块型，占据肝右叶的巨大肿物。B. 肝硬化背景下多发独立肿瘤结节，类似转移瘤表现。C. 弥漫型或拟肝硬化型 HCC，这个剖面图显示了无数的 HCC 结节，从几厘米到几毫米，取代正常的肝脏，影像上这种类型的 HCC 可能难与肝硬化巨大再生结节区分

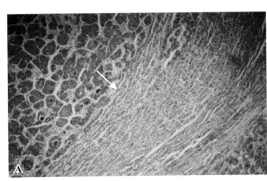
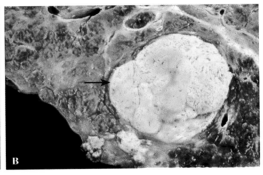

▲ 图 87-2 有包膜的 HCC

A. 镜下显示了勾勒肿瘤边界 HCC 的包膜（箭）。B. 大体标本显示围绕该 HCC 周围的纤维组织（箭）

体、甲胎蛋白、α_1- 抗胰蛋白酶和其他血清蛋白。脂肪和糖原通常存在于 HCC 肝细胞的细胞质中。含大量脂肪的肿瘤称为肝脏透明细胞癌。

最常见的 HCC 组织学生长模式是小梁性的，肿瘤细胞试图重现正常肝脏中的细胞索[8]。小梁被血管空间分隔，缺乏基质或支持结缔组织。一些情况下，小梁中心含肿瘤分泌物，使肿瘤具有假腺体或腺泡模式。另一些情况下，小梁生长在一起，形成实性生长模式（图 87-3）。

这些镜下改变对于影像学家来说很重要，因为细胞水平 HCC 可能看起来与正常肝脏相似，因此仅有密度或回声的细微改变。但如果存在脂肪沉积或假性腺体形成，那么 HCC 可在超声检查中显示高回声，在计算机断层扫描（CT）中显示低密度，

在磁共振成像（MRI）上显示高信号[9]。

框 87-2 列出了与 HCC 病理学相关的影像学检查。

影像医师和病理医师面临的一个重要挑战在于早期诊断 HCC，特别是在肝硬化患者中。手术切除、肝移植、经皮乙醇注射和经导管栓塞等各种治疗手段都能对小 HCC 治疗成功，因此早期诊断至关重要[10]。为达到这一目的，肝脏结节性病变的术语逐渐标准化，从而明确了在肝硬化中 HCC 的发病机制，并促进了癌前结节和小 HCC 的早期诊断[11]。肝硬化结节定义为由肝细胞组成的再生结节，并且大部分或完全都有纤维包膜包围。"发育异常"结节介于肝硬化结节和 HCC 之间，其直径至少为 1mm，包含发育异常区域，但没有恶性肿瘤的

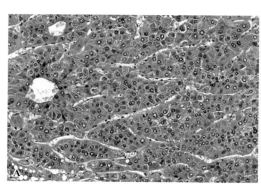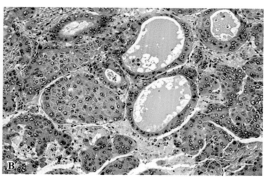

▲ 图 87-3　HCC 的组织学表现

A. 显微照片示实性或细胞样组织学模式，在实性 HCC 中，由于其显著的细胞样构成，肿瘤的表现与正常肝脏相似。B. 显微照片示腺泡模式的分化良好的 HCC，在 HCC 细胞内可见大量肿瘤分泌物，具有大量瘤内分泌物的 HCC 在 CT 上比正常肝脏密度更低，微观结构解释了 HCC 在影像上的表现

框 87-2　肝脏肿瘤的成像技术

评估血管
- 对比增强 CT
- 钆增强磁共振成像
- 对比增强超声
- 血管造影
- 肝血池显像（^{99m}Tc 标记的红细胞）

评估肝细胞功能或胆汁排泄
- 肝细胞特异性造影剂增强磁共振成像

评估肿瘤的代谢活动
- ^{18}F-FDG 正电子发射断层扫描

评估 Kupffer 细胞活性
- 静脉超顺磁性氧化铁增强磁共振成像

评估肿瘤钙化
- CT
- 超声
- X 线片

评估包膜是否存在
- CT（增强或平扫）
- 超声（增强或平扫）
- 磁共振成像（增强或平扫）

评估肿瘤的内在性质（如实性或囊性、出血、纤维化）
- CT
- 磁共振成像
- 超声

组织学证据[11, 12]。发育异常结节的同义词包括腺瘤性增生和巨大再生结节[11]。发育异常结节在光学显微镜下细分为低级和高级类型[11]。虽然肝硬化结节转变为发育不良结节，继而转变为 HCC 的确切机制尚未明确，但人们普遍认为发育异常结节是癌前病变[13]。

（二）发病率和临床表现

虽然全世界 HCC 组织学表现类似，但就发病率和临床表现而言，其具有双峰地理分布。在西半球（低发区）少见，在撒哈拉以南非洲和亚洲（高发区）相对多见[14]。

即使在美国，发病率也各不相同。根据世界卫生组织的数据，纽约女性的发病率为 0.9/10 万，而旧金山华人男子发病率为 30.9/10 万[2]。全世界发病率最高的是日本，为 4.8%[15]。

临床上，在低发区，发病时症状很少，包括不适、发热和腹痛[2, 6]。黄疸很少见。除了甲胎蛋白水平升高外，肝功能检查结果正常且与肝硬化患者无法区分。由 HCC 产生的其他蛋白质可能引起许多副肿瘤综合征，如红细胞增多症、高钙血症、低血糖症、高胆固醇血症和多毛症。低发区的典型年龄为 70—80 岁，男女比例为 2.5 : 1[2, 14]。大多数患者有长期的酒精性肝硬化、血色素沉着或使用类固醇病史。

在高发区，发病年龄更小（30—45 岁），而且男性发病率是女性的 8 倍[14]。高发区的主要病因是乙型和丙型肝炎病毒和接触黄曲霉毒素。在这些地区，HCC 有侵袭性，可能表现为肝破裂和大量腹腔积血。

（三）影像学表现

1. X 线片

当 HCC 足够大时，可在腹部 X 线片上显示为非特异性上腹部肿块。钙化在典型的 HCC 中很少见，但在其他肝细胞肿瘤中更为常见，如纤维板层肝癌。在患有血色素沉着病的患者中，四肢 X 线片表现为退行性变伴软骨中焦磷酸钙沉积。

2. 核医学

核医学仅偶尔用于检测 HCC。在西方患者的硫胶体研究中，HCC 表现为肝硬化中的放射性缺损。常有肝大伴放射性核素的异质摄取和胶体向脾脏和骨髓的转移[16]。据报道，30%～50% 的 HCC 不摄取或只轻微摄取 ^{18}F- 尿脱氧葡萄糖（^{18}F-FDG）[17, 18]。因为在一些类型的 HCC 中有大量的葡萄糖 -6- 磷酸酶。葡萄糖 -6- 磷酸酶使 FDG-6- 磷酸酶去磷酸化，结果 FDG "回泄" 到循环中。使用 ^{11}C- 乙酸盐作为正电子发射断层扫描（PET）示踪剂来检测 HCC 中脂肪酸合成的动力学和摄取特征的方法结果较好。分化良好的 HCC 由于葡萄糖 -6- 磷酸酶，所以显示为对 FDG 的负摄取，但有 ^{11}C 的摄取。然而，^{11}C 半衰期仅 20min，这导致需要现场回旋加速器。所以，在常规情况下，PET 或 PET/CT 在 HCC 的诊断或分期中几乎没有作用。

肝脏 MRI 的软组织对比远优于 PET，可用于检测小的原发性 HCC（< 2cm），尤其是使用肝脏特异性造影剂时。此外，与单独常规 MRI 相比，功能性 MRI 技术，如扩散加权核磁共振成像技术，显著提高了亚厘米级别的肝内转移灶的检出率[19]。如果高灵敏度的肝脏 MRI 和有潜力的功能磁共振成像可以转换与 PET 组合成 PET/MRI，它在 HCC 的初步诊断方面不亚于 MRI。PET/MRI 的主要优点是可以通过一次检查进行原发肿瘤范围的 MRI 评估和全身分期的 PET 评估[20]。

PET/MRI 结合 MRI 的高软组织对比度，功能性 MRI 的数据，以及 PET 的代谢信息，可评估肿瘤体积和活性。通过测量肿瘤 ^{18}F-FDG 摄取（标准化摄取值），PET 可以作为区分低和高侵袭性的 HCC 的工具。高度侵袭性与 HCC 的体积倍增时间有关，因此可以预测生存率、标准化摄取值与生存率之间呈负相关关系[21]。

此外，^{18}F-FDG PET 成像已被证实可用于检测肝移植和介入治疗后的 HCC 患者的肿瘤复发[22]。虽然有研究认为功能性 MRI 技术，如动态对比增强 MRI 和扩散加权 MRI，与 PET 结合具有很高潜力，但 PET/MRI 对肿瘤复发的确切敏感性和特异性仍然不明确。

3. 超声

HCC 的超声表现是多种多样的（图 87-4）。这些病变通常是高回声的，特别是如果有脂肪化或明显的肝窦样扩张[23-25]。超声检查可以检测到极小的肿瘤，并且与血清甲胎蛋白检测相结合，可以作为长期肝硬化的高风险患者的一种极好的筛查方法[26, 27]。这种对患者的筛查方法在亚洲取得了成功，但由于患者身体素质和超声检查专业知识的差异，在美国这种方法的准确性要差得多。

一些作者解释 HCC 超声征象的变化是由于大小不同。小 HCC（< 3cm）经常表现为低回声，伴随后方声影增强，> 3cm 肿瘤出现马赛克征[28-30]。超声也能显示 HCC 包膜，表现为薄层低回声带[4]。

超声检查结合彩色和双重多普勒成像，可以诊断门静脉、肝静脉以及下腔静脉中的瘤栓[31, 32]。

彩色多普勒超声已被用于评估 HCC 的血管[33]。这些数据加上肿瘤血管的阻力指数已应用于区分 HCC 与其他肿瘤[34, 35]。15% 的病例彩色多普勒超声可显示瘤内血管缠结，即 "篮子" 征，提示富血供和肿瘤分流[36, 37]。能量多普勒也用于评估 HCC 的特征。尽管大多数 HCC 表现为血管中心模式，但是一些血管瘤和转移瘤也是如此，因此该技术的临床应用受到限制[38]。

血管内造影剂的引入提高了超声诊断 HCC 的能力。与邻近的正常肝组织相比，HCC 通常表现出早期高灌注。门静脉期洗脱、混乱血管形态是肿瘤的另一些特征[39, 40]。

4. CT 检查

平扫 CT 扫描表现为大的低密度肿块，中心区域的密度较低，这与 HCC 中常见的肿瘤坏死相对应（图 87-5 和图 87-6）。在北美和欧洲患者中，肝脏的其余部分表现为肝硬化（60%）或血色素沉着病（20%）[3, 5]（图 87-7）。

多期多排螺旋计算机断层扫描（MDCT）包括平扫、肝动脉、门静脉和延迟期图像是 HCC 诊断和术前分期的有效技术[41, 42]。因为 HCC 从肝动脉获得大部分血液供应，所以肿瘤在动脉期显示早期

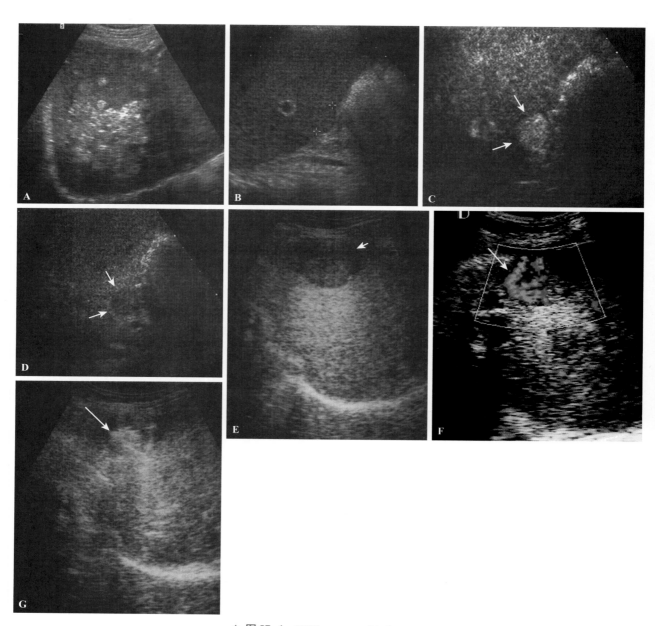

▲ 图 87-4　**HCC：sonographic features**

A. The neoplasm is strikingly echogenic in this patient. Because of variable amounts of hemorrhage and necrosis, this tumor can have a variety of sonographic appearances. B–D. Dynamic contrast–enhanced sonographic images of the liver of 70–year–old man with segment V hepatocellular carcinoma (diameter, 2.3cm). Baseline sonographic image (B) shows focal hypoechoic hepatocellular carcinoma in right hepatic lobe (*cursors* delineate margins of the tumor). Arterial phase image after the injection of microbubbles (C) shows homogeneous enhancement of the lesion (*arrows* point to margins of the tumor). Late portal phase image (D) obtained at 180 seconds shows that the HCC is clearly hypoechoic with respect to surrounding liver. E–G.Hepatocellular carcinoma in 59–year–old man. Unenhanced gray–scale sonogram (E) shows peripheral halo sign (*arrow*). Power Doppler sonogram (F) shows heterogeneous vascularity (*arrow*). Early–phase carbon dioxide–enhanced sonogram (G) shows vascularity (*arrow*) similar to that seen in F. (B–D from Nicolau V, Vilana R, Catalá V, et al: Importance of evaluating all vascular phases on contrast–enhanced sonography in the differentiation of benign from malignant focal liver lesions. AJR Am J Roentgenol 186: 158–167, 2006. E–G from Chen R–C, Chen W–T, Tu H–Y, et al: Assessment of vascularity in hepatic tumors: Comparison of power Doppler sonography and intraarterial CO_2–enhanced sonography. AJR Am J Roentgenol 178: 67–73, 2002. Reprinted with permission from the American Journal of Roentgenology.)

强化，由于造影剂早期流出，所以延迟期表现为相对低强化（图 87-5 和图 87-6）。肿瘤在门静脉期表现多变[43]。小肿瘤可表现为不同密度，而较大的肿瘤基本都表现为中心坏死（图 87-7）。在肝动脉期，包膜相对于肝脏呈现等或低强化，在延迟期强化（图 87-7）。

HCC 有侵犯门静脉和肝静脉的倾向，因此静脉扩张伴腔内低密度高度提示瘤栓。瘤栓可以通过门静脉主干的扩张（≥ 23mm）及动脉期瘤栓内新生血管鉴别诊断[44]。在某些情况下，肝静脉瘤栓可能延伸到下腔静脉甚至右心房。CT 还可显示 HCC 的并发症，如与 HCC 破裂和血管侵犯相关的腹腔积血[5, 45]。破裂的肿瘤往往位于肝脏边缘并外突[46]。在动脉期，肿瘤破裂表现为无强化低密度病灶，

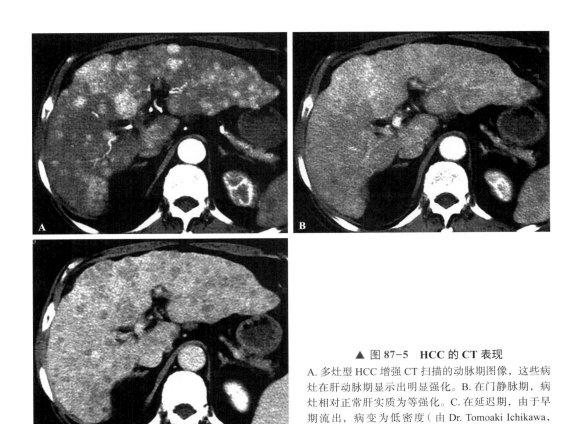

▲ 图 87-5　HCC 的 CT 表现

A. 多灶型 HCC 增强 CT 扫描的动脉期图像，这些病灶在肝动脉期显示出明显强化。B. 在门静脉期，病灶相对正常肝实质为等强化。C. 在延迟期，由于早期流出，病变为低密度（由 Dr. Tomoaki Ichikawa，Yamanashi University，Yamanashi，Japan 提供）

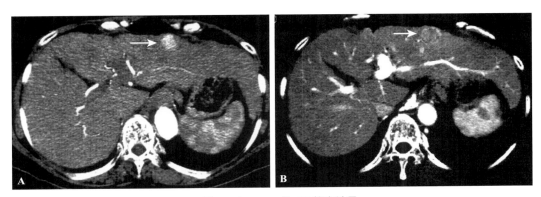

▲ 图 87-6　HCC 的 CT 检查结果

A. 动脉早期（25s）增强 CT 扫描示肝左叶快速强化的病灶（箭）。B. 在动脉晚期（40s），由于早期流出，HCC 变得不明显（箭）
（由 Dr. Tomoaki Ichikawa，Yamanashi University，Yamanashi，Japan 提供）

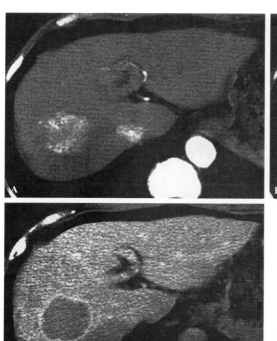

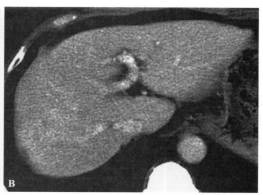

▲ 图 87-7　HCC 的 CT 特点

平扫（A）和增强（B）CT 密度混杂提示坏死。肿瘤包膜在 A 和 B 上表现为低密度边缘，延迟期（C）表现为强化（由 Dr. Tomoaki Ichikawa, Yamanashi University, Yamanashi, Japan 提供）

伴有局灶性不连续和边缘强化。这种结果被称为"摘除征"，因为它类似于留下完整的巩膜的眼球摘除[43]。

　　CT 的另一个作用在于无创评估肝移植候选者肝动脉[47]。在大多数情况下，三维（3D）CT 动脉成像对肝主要动脉的显示与传统动脉造影和外科手术所见相似。3D CT 血管成像技术比传统动脉造影更安全，便捷，创伤小（图 87-8）[47]。

　　对于血色素沉着病患者，由于铁沉积，平扫CT 肝脏可呈密度[3]。

　　5. 血管造影

　　在血管造影上，HCC 表现为一种富血管肿瘤，具有明显的新生血管和动静脉分流。通常存在肝动脉增粗、异常血管和血管侵犯[48]。由于坏死或出血可能存在无血管或少血管区域。经常发现肿瘤生长到肝门和其他肝周静脉[49]。6% 的病例中可见肝静脉瘤栓[50]，这种静脉性瘤栓的特征表现是"线状和条纹"征[49]。

　　虽然 HCC 的胆道侵犯很少，但经皮或逆行胆管造影和磁共振胆胰管显像（MRCP）偶尔会发现

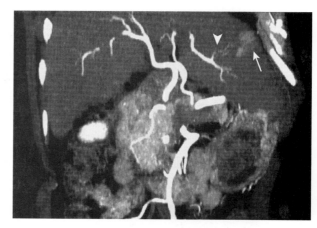

▲ 图 87-8　HCC 的冠状重建 CT 图像

动脉期 CT 显示肿瘤（箭）和从左肝动脉的下支分支的供血动脉（箭头）（由 Dr. Tomoaki Ichikawa, Yamanashi University, Yamanashi, Japan 提供）

肿瘤引起胆道梗阻，或胆管内可见肿物。

　　6. 磁共振成像

　　在 MRI 上，HCC 表现多变（图 87-9 至图 87-11），根据脂肪变的程度、瘤内纤维化、主要组织学分型不同，T_1WI 上可表现为低、等、高信号[51-53]。

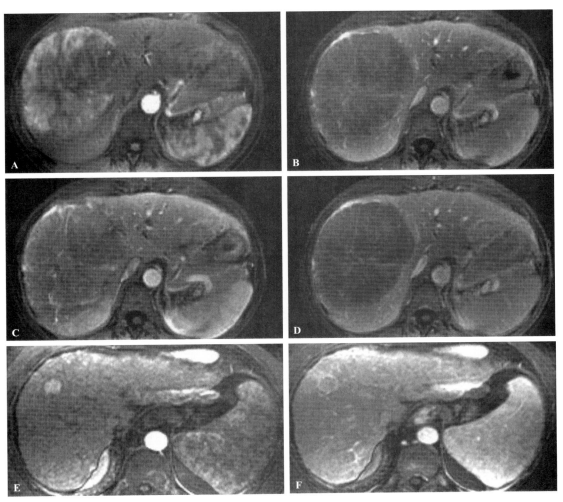

▲ 图 87-9 HCC 的 MRI 增强表现

在肝动脉期（A），富血供 HCC 示明显强化，在门静脉期（B）迅速变为等信号。在延迟期（C 和 D）上，肿瘤相对于正常肝脏迅速变为低信号。另一位肝硬化的患者，这种小的 HCC 在肝动脉期（E）显示出均匀强化，在门静脉期（F）洗脱伴环形强化

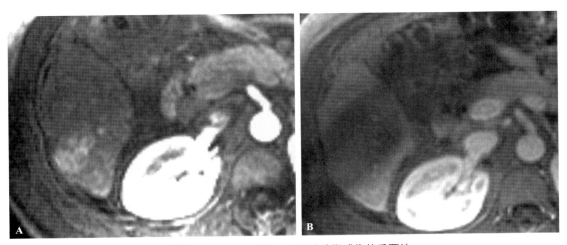

▲ 图 87-10 HCC 的 MRI 肝动脉期成像的重要性

肿瘤在肝动脉期（A）增强，门静脉期（B）与邻近间质等强化。因此，如果仅在门静脉期扫描会漏诊

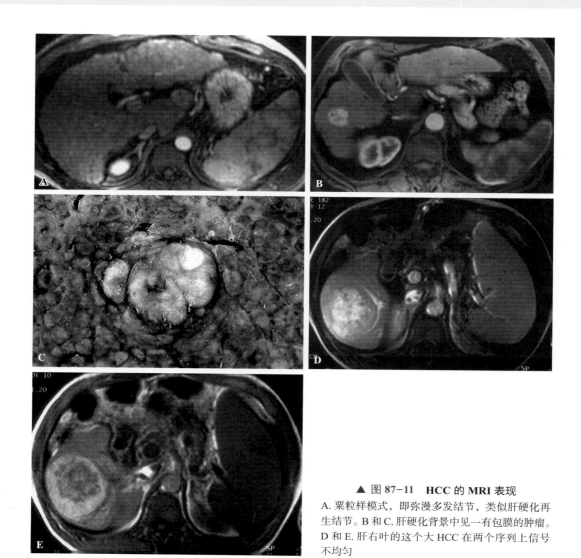

▲ 图 87-11　HCC 的 MRI 表现
A. 粟粒样模式，即弥漫多发结节，类似肝硬化再生结节。B 和 C. 肝硬化背景中见一有包膜的肿瘤。D 和 E. 肝右叶的这个大 HCC 在两个序列上信号不均匀

HCC 的包膜表现为 T_1WI 低信号。

MRI 也用于区分小肝癌和肝硬化再生结节 [54, 55]。T_1WI 上的肝硬化结节常为高信号 [56]。在 T_2WI，肝硬化结节相对于肝脏是等或低信号 [56]。相对低信号是由于结节内铁的积聚比周围肝脏更多 [56]。此外，肝脏内的炎性纤维分隔表现为 T_2WI 上高信号，而肝硬化结节则相对低信号 [56]。相反，HCC 在 T_2WI 上通常是高信号，而且可与低信号结节区分 [56]。但一些分化良好的 HCC 具有类似于肝硬化结节的信号特征，不易诊断 [56]。在含铁结节内出现的 HCC 在 MRI 上具有特征性的"结节中结节"表现。HCC 表现为低信号结节内高信号小点 [56]。这些病灶通常只在 MRI 上显示，许多中心都开展了 MR 引导下活检 [57]。然而，由于病灶很小活检可能在技术

上很困难，如果患者适合手术，直接转诊手术可能是更好的选择 [56, 57]。

与 CT 一样，HCC 在动态钆增强 MRI（图 87-12，图 87-9）肝动脉期显示早期强化。门静脉期的肿瘤通常是等信号，由于延迟期造影剂流出，它变成低信号。然而，一些肿瘤可在动态成像中表现出逐渐强化 [43]。> 1.5cm 的 HCC 多有包膜，延迟期表现为低信号 [58]。30%～50% 的患者 MRI 可见血管侵犯，表现为多层面 T_1 加权梯度回调上血管流空信号缺失和 T_2 加权快速自旋回波图上流动补偿 [59]。在钆增强图像上，肿瘤血栓显示典型的早期动脉强化。

静脉注射超顺磁性氧化铁（SPIO）也提高了 MRI 的检测灵敏度 [60]。使用 SPIO 的 MRI 特别有助于检测肝硬化肝脏中的小肝癌。在一项研究中，使

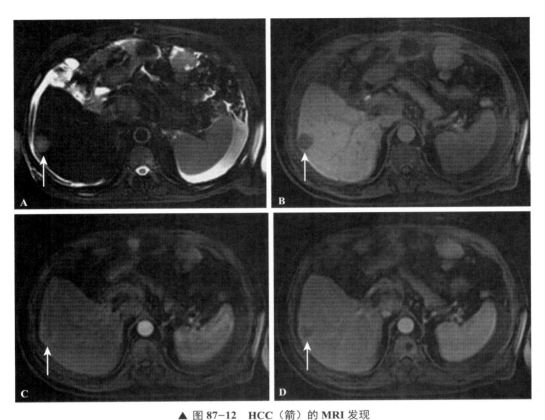

▲ 图 87-12　HCC（箭）的 MRI 发现

肝右叶 HCC 在 T_2WI（A）上呈高信号，在 T_1WI 上呈低信号（B）。它显示动脉期（C）强化，门静脉期（D）洗脱

用 SPIO 增强的快速低角度成像和长重复时间序列（2000/70 和 2000/28）获得的图像比平扫检测到的 HCC 更多[61]。这种技术的潜在局限性是早期 HCCs 由于网状内皮细胞的存在，可能会积累铁，因此会类似 SPIO 增强序列上正常肝实质的表现[61]。在这些情况下，平扫 MR 图像可提供这些病变内部形态的有价值信息，从而能够正确诊断 HCC[61]。肝胆管造影剂如钆喷酸（Gd-EOB-DTPA）可用于可疑病变的特异诊断。使用肝脏特异性造影剂可以使肝细胞肿瘤区分开，如 HCC 与非肝细胞肿瘤[62]。

初步研究表明，在使用肝脏特异性造影剂的延迟期图像上，分化良好的 HCC 通常呈现类似肝细胞的等或高信号，而低分化的 HCC 通常不会积聚造影剂并且呈相对低信号[63, 64]。虽然病变中造影剂积聚并不排除 HCC，但如果 HCC 积聚肝脏特异性造影剂，则倾向分化良好[63, 64]。

注射 Gd-EOB-DTPA 后 15～20min，在肝细胞期，肝细胞通过有机阴离子转运多肽 1B3（OATP1B3）的转运蛋白摄取造影剂[65]。Gd-EOB-DTPA 在肝细胞期通过缩短 T_1 时间实现强化作用，HCC 和转移等恶性肝脏病变在正常肝脏摄取的背景下表现为无摄取[66, 77]。

在肝细胞期 HCC 通常相对于背景肝脏信号强度呈低信号，可能是由于摄取造影剂所必需的膜共转运蛋白的表达受损。少数 HCC 相对于背景肝脏信号强度呈现等信号或高信号，表明肝细胞期摄取。据报道，OATP1B3 的表达水平与肿瘤强化率之间存在显著相关性[65]。迄今公布的数据显示肝细胞期均匀高信号的 HCCs 可能是良好或中度分化的，分化差的很少[68]。

在动态 MDCT 和 Gd-DTPA 的动态 MRI 上，许多小的低血供 HCC 只能在肝细胞期图像上检测到，没有动脉期强化，在门静脉及平衡期只有轻度洗脱征象（图 87-13）[69]。

Gd-EOB-DTPA 增强 MRI 显示 HCC 无论其组织学分化，都是一种相对于背景肝脏呈现低信号的结节（图 87-14 和图 87-15）[70, 71]。Gd-EOB-DTPA 与动态 MDCT 或 Gd-DTPA 动态增强 MRI 相比，对

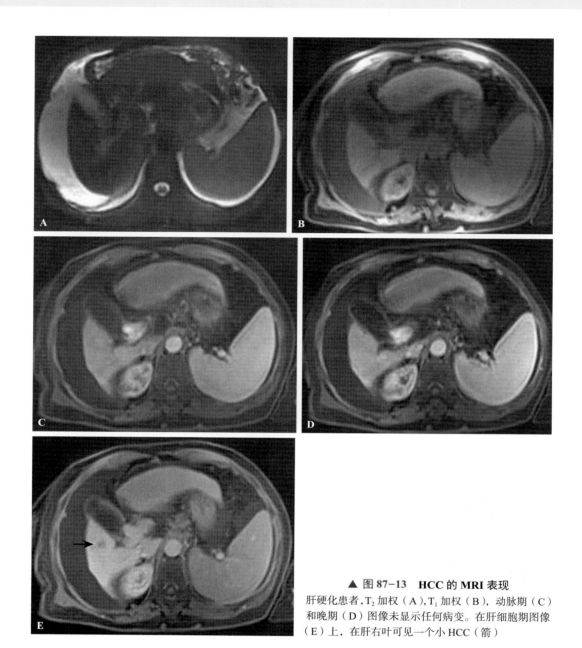

▲ 图 87–13　HCC 的 MRI 表现
肝硬化患者，T₂加权（A），T₁加权（B），动脉期（C）
和晚期（D）图像未显示任何病变。在肝细胞期图像
（E）上，在肝右叶可见一个小 HCC（箭）

检测乏血供和富血供 HCC 具有更高的敏感性。与 SPIO 增强 MRI 相比，Gd-EOB-DTPA 增强 MRI 对检测乏血供和富血供 HCC 具有更高的灵敏度[71]。

　　再生结节和发育不良结节是两个关键的肝硬化结节性病变，它们的诊断和与 HCC 鉴别都非常重要。再生结节主要是门静脉血供，其次由肝动脉供血[58]。因此，它们通常不会在动态 MRI 的动脉期显示早期增强，而在门静脉期强化与周围肝脏相仿。T₁ 和 T₂ 加权图像上的再生结节通常是等信号，除了一些含有铁的"铁沉着"结节，因此在 T₁ 和

T₂ 加权 MRI 上表现为低信号强度[58]。

　　发育不良结节由再生结节形成，并且存在于 15%～25% 的肝硬化中[72]。虽然它们含有非典型肝细胞，但它们在组织学上没有恶性肿瘤的特征[10]。根据分化程度不同，它们在组织学上分为低级别或高级别。虽然高级别结节可能生成更多动脉血管，但发育不良结节血供主要来自门静脉[73]。高级别发育不良结节属于癌前病变[74]。可在短时间，如 4 个月内发生恶变（图 87–16）[75]。尽管如此，发育不良结节的临床意义尚不清楚，目前的诊疗指南并未

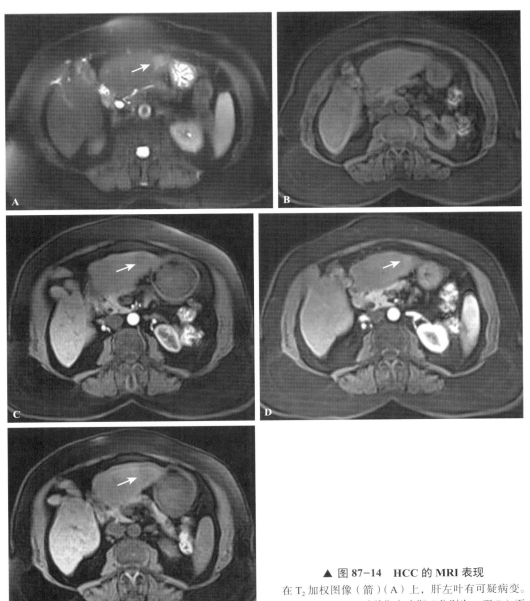

▲ 图 87-14　HCC 的 MRI 表现

在 T_2 加权图像（箭）（A）上，肝左叶有可疑病变。该病变在 T_1WI，动脉期和晚期（分别为 B 至 D）不明显。在肝细胞期（E）上，病变更不确切

提倡对疑似发育不良结节进行积极的干预[76]。

发育不良结节 MR 上表现为 T_1WI 均匀高信号和 T_2WI 低信号。T_2WI 上低信号结节内的局限高信号是发育不良结节伴局灶 HCC 的结节中结节表现[58, 77]。

注射 Gd-EOB-DTPA 后，在肝细胞期，由于肝细胞功能和完整的有机离子转运蛋白保留，再生结节通常吸收和排泄造影剂，表现与肝实质相似的信号强度。表达的有机离子转运蛋白的数量随着非典型增生结节中的异型性进展而降低，从而降低摄取

Gd-EOB-DTPA 的能力。发育不良结节有摄取造影剂的能力，但不能排泄，由于细胞内胆汁淤积，表现为均匀或不均匀高信号，而失去其摄取造影剂能力的结节在 Gd-EOB-DTPA 的肝细胞期呈低信号[78]。在肝细胞期，这种低信号结节可能被误认为是 HCC，对它们的解释尚不完全清楚[78]。

研究表明，扩散加权成像有助于区分实性病灶与囊肿和血管瘤，但仅通过表观扩散系数（ADC）值区分不同实性病变，如 HCC，局灶性结节样增

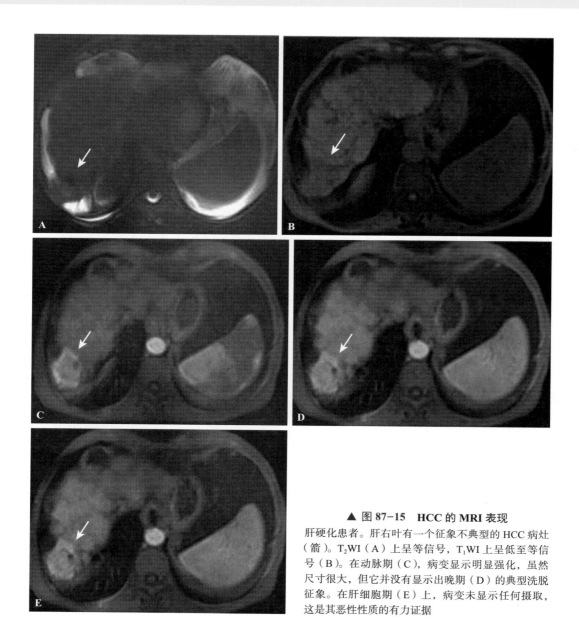

▲ 图 87-15 HCC 的 MRI 表现
肝硬化患者。肝右叶有一个征象不典型的 HCC 病灶（箭）。T_2WI（A）上呈等信号，T_1WI 上呈低至等信号（B）。在动脉期（C），病变显示明显强化，虽然尺寸很大，但它并没有显示出晚期（D）的典型洗脱征象。在肝细胞期（E）上，病变未显示任何摄取，这是其恶性性质的有力证据

生（FNH）和腺瘤具有挑战性[79, 80]。肝硬化肝脏中表现扩散受限的肿物倾向实性病灶，更可能是 HCC，特别是存在其他支持的 MRI 特征时。相反，并非所有 HCC 都在扩散加权成像中显示出扩散受限。即使没有扩散受限，肝脏肿块表现出肝癌的 MRI 征象仍然可以是 HCC。扩散加权成像也被用于监测疗效，如经动脉化疗栓塞和放射性栓塞，但是扩散加权成像在肿瘤分级鉴别中的应用尚未明确建立[81, 82]。

二、纤维板层肝癌

（一）病理

纤维板层肝癌（FLC）是一种在正常肝脏中出现的生长缓慢的肿瘤。它由被板层状纤维链分成索状结构的肿瘤性肝细胞组成[2]。这些病变具有独特的微观模式，即嗜酸性恶性肝细胞含有明显的细胞核[83]（图 87-17）。无典型 HCC 中常见的一些标记物，如甲胎蛋白体包含物。除较大肿瘤有较大中央瘢痕外，瘤体的纤维成分，占肿瘤一半，都分布在

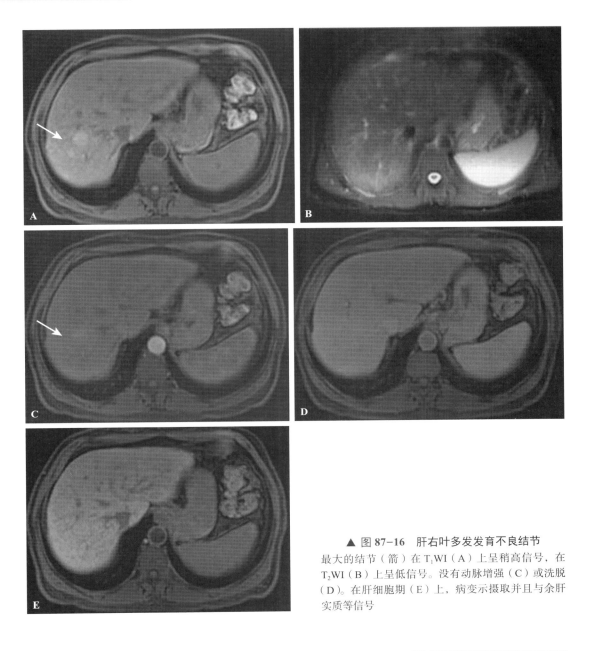

▲ 图 87-16　肝右叶多发发育不良结节

最大的结节（箭）在 T_1WI（A）上呈稍高信号，在
T_2WI（B）上呈低信号。没有动脉增强（C）或洗脱
（D）。在肝细胞期（E）上，病变示摄取并且与余肝
实质等信号

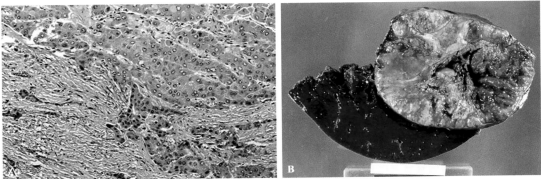

▲ 图 87-17　纤维板层肝癌（FLC）的病理学表现

A. 粗大分层状纤维化是 FLC 的特征。B. 断面示具有辐射状分隔的中央瘢痕

多层索内。

FLC 通常出现在正常肝脏中，只有 20% 的患者有潜在的肝硬化[83]，通常存在卫星结节。FLC 的大体表现有点类似于 FNH，两种肿瘤都有中央瘢痕和多个纤维分隔，出血和坏死少见。影像病理相关性见表 87-1。

（二）发病率和临床表现

文献中关于 FLC 的发病率和临床表现存在一些混淆，因为直到 20 世纪 80 年代才认识 FLC[84]。FLC 通常发生在 40 岁以下的青少年和成年人中，没有潜在的肝硬化或其他易感因素[83]。没有性别优势，平均生存率明显优于其他类型的 HCC（45～60 个月与 6 个月），如果肿瘤可通过手术切除，则治愈率很高（40%）[85, 86]。

临床上，HCC 患者通常表现为疼痛、不适和体重减轻，当 FLC 侵入胆管时，偶尔会有黄疸。2/3 的患者可见明显的肿块[87]。甲胎蛋白水平通常正常。

（三）影像学表现

1. X 线片

在腹部 X 线片上，FLC 常表现为部分钙化的上腹部肿块。

2. 核医学

核医学不常规用于检测 FLC。硫胶体 scintiscans 通常表现出无肝硬化表现的肝脏部分缺失。多灶 FL 可以看到多个缺损。

3. 超声

超声通常表现为回声性质多变的大且边界清晰的分叶状肿块（图 87-18）。FLC 通常表现为混合性回声（60% 的病例），主要为高回声或等回声成分[88]。如果存在中央瘢痕，则表现为中心区域高回声。

4. CT 检查

在 CT 平扫，FLC 表现为边界清晰的低密度肿物（图 87-19 和图 87-20）。肿瘤内密度减低区对应中央瘢痕或坏死出血[89]。中央瘢痕内的星状钙化也可见[87, 89]。在增强 CT 的动脉和门静脉期，FLC 的"非瘢痕"部分不均匀强化。相对于肿瘤纤维（板层和瘢痕）和坏死部分，动脉和门静脉期的不均匀强化区反映肿瘤局部富血管、细胞[88]。另一方面，可能由于肿瘤富血管区有更多的造影剂流出，延迟期肿瘤强化相对均匀，而纤维板层部分延迟强化。一些病例，中央瘢痕可表现为延迟强化，延迟像上肿瘤表现可与 FNH 类似。尽管 FLC 没有有包膜的特征，但与其相邻的受压的肝组织可能表现出延迟强化[88]。在 CT 还可见到 FLC 是否可切除的表现，如门静脉受累和淋巴结肿大[89-91]。

5. 血管造影

在血管造影上，FLC 是一种富血供肿瘤，由于多发纤维分隔，在毛细血管期可呈多分隔样改变[75]。在动脉造影的毛细血管期可能会发现子结节或继发病灶。

6. 磁共振成像

T_1WI 上 FLC 表现为正常肝脏上的低信号或等信号，T_2WI 上等信号或略高信号[92, 93]。由于为纯纤维，T_1 和 T_2WI 上的瘢痕呈低信号（图 87-21）。但是，T_2WI 上中心瘢痕呈高信号，最初影像学诊断

表 87-1 纤维板层肝癌	
病理特征	影像学特征
层状纤维（分隔），"真性瘢痕"	低血供：CT、血管造影 低信号：T_2 加权 MRI 钙化：CT、X 线片、超声
无坏死或出血	均匀肿块：CT、超声、MRI
没有肝硬化背景	除肿块外为正常肝脏形态：CT、超声、MRI

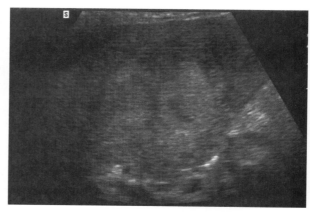

▲ 图 87-18　FLC 的超声表现
该肿瘤中存在广泛纤维化导致该肿块为强回声

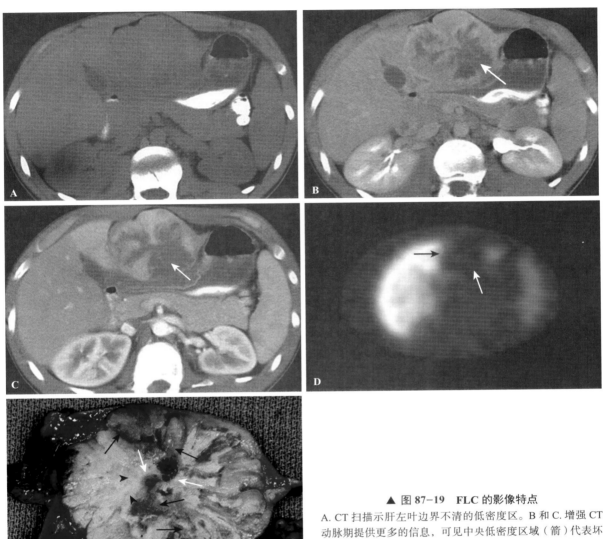

▲ 图 87-19　FLC 的影像特点

A. CT 扫描示肝左叶边界不清的低密度区。B 和 C. 增强 CT 动脉期提供更多的信息，可见中央低密度区域（箭）代表坏死和瘢痕组织。D. 单光子发射 CT（SPECT）示肿瘤为大片放射性缺损（箭）。E. 标本示坏死区域（黑箭），中央瘢痕（箭头）和肿瘤内出血（白箭）

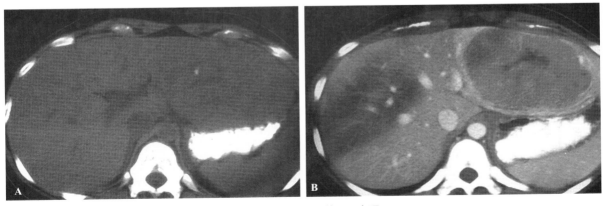

▲ 图 87-20　FLC 的 CT 表现

A. 平扫示中央瘢痕钙化。B. 增强扫描中，中央瘢痕显示更清晰

为 FNH，而活检证实为 FLC[94]。钆增强动态 MRI 观察到的 FLC 增强模式与增强 CT 类似。动脉和门静脉期肿瘤表现为不均匀强化，延迟期逐渐均匀（图 87–22）[93]。

在肝细胞期上，纤维板层 HCC 主要表现为低信号，但部分肿瘤可能表现出对 Gd-EOB-DTPA 的一些摄取，表明为肝脏原发病灶。而 FNH 表现为肝胆期对肝细胞特异性（肝胆）造影剂的明显摄取[95, 96]。

（四）鉴别诊断

FLC 的主要鉴别诊断是 FNH。大部分情况下，根据 FNH 的中央瘢痕在 T_2WI 上是高信号，可以将 FNH 可以与 FLC 区分开，因为 FNH 很少在瘢痕内形成钙化（与高达 55% 的 FLC 相比，FNH 只有

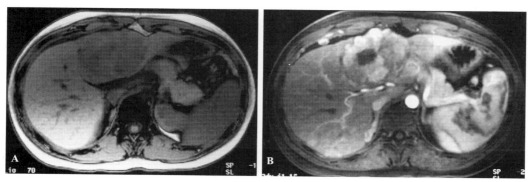

▲ 图 87–21　FLC 的 MRI 表现
平扫示低信号肿物（A），除中央瘢痕外，增强上表现为明显强化（B）

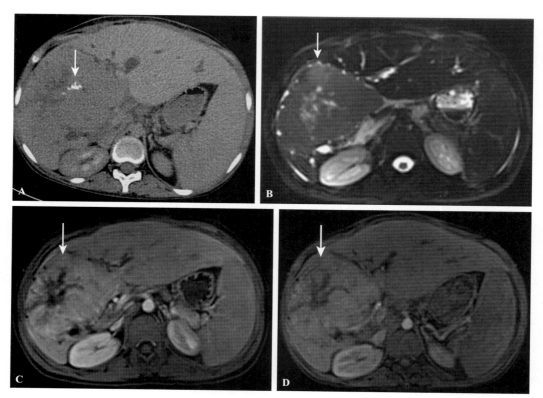

▲ 图 87–22　FLC 的 CT 和 MRI 表现
患有大的板层癌的患者（箭）。注意 CT 平扫图像（A）上的中央钙化。T_2WI（B）示病变中央坏死区呈稍高信号。在动脉和门静脉期（分别为 C 和 D）表现为明显强化

< 1.5% 的病例）[89, 97]。FNH 通常无症状，而 FLC 患者通常会出现一些症状。FNH 表现为明显肝脏特异性造影剂摄取。活组织检查显示，FLC 是恶性嗜酸性肝细胞，FNH 是具有胆管的正常肝细胞（表 87-2）。

三、肝母细胞瘤

（一）病理

肝母细胞瘤是肝细胞来源的恶性肿瘤，通常含有间质成分[98]。在显微镜下，可分为上皮型或混合型（上皮 – 间质细胞）[2]。

上皮型肝母细胞瘤由胎儿或胚胎恶性肝细胞组成。混合型肝母细胞瘤具有上皮（肝细胞）成分和由原始间质组织、骨和软骨组成的间质成分[99]（图 87-23）。

这种组织学分类与预后相关。上皮型，尤其是有胎儿肝细胞优势的类型，预后比其他类型好。胚胎上皮细胞比胎儿上皮细胞和间充质细胞更具原始性，具有这种组织学类型的肿瘤预后较差[99, 100]。未分化型肝母细胞瘤比混合型肝母细胞瘤预后更差。

大体标本上，肝母细胞瘤通常是一个大的、界限分明的孤立性肿块，表面为结节状或分叶状，20% 为多灶性[2]。切面外观根据组织学类型而变化。上皮型肝母细胞瘤更均匀，伴有类骨质和软骨的混合型肝母细胞瘤具有较大的钙化、纤维带，整体外观更加不均质[101]。

（二）发病率和临床表现

肝母细胞瘤是儿童最常见的原发性肝肿瘤。它通常发生在 3 岁之前。虽然它可能在出生时出现或在青少年和年轻人中发展[102]，但这种肿瘤的发病率的高峰为 18～24 个月。肝母细胞瘤在男性中比在女性中更常见。

临床上，患有肝母细胞瘤的儿童出现腹部肿胀，可伴有厌食或体重减轻。少部分儿童由于肿瘤分泌促性腺激素或睾丸激素，可能出现性早熟[103]。大多数患者的血清甲胎蛋白水平明显升高。这种肿瘤是侵袭性的，并且在诊断时常伴肺转移[104]。与肝母细胞瘤相关的病症包括 Beckwith-Wiedemann 综合征，伴高血压、家族性结肠息肉和 Wilms 肿瘤。

特 征	局灶性结节样增生	纤维板层肝癌
肝胆	造影剂摄取	无摄取
瘢痕	T₂WI 上高信号	T₂WI 上低信号
	GRE 序列上高信号强度（血流）	GRE 图像上无信号
钙化	无	常见
症状	无（通常为偶然发现）	有症状
活检	正常肝细胞 门静脉分支 胆管	恶性嗜酸性肝细胞 无门静脉分支 无胆管

表 87-2 局灶性结节样增生对比纤维板层肝癌

GRE. 梯度回波

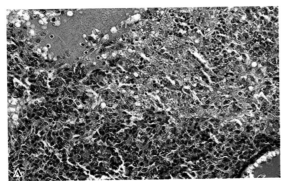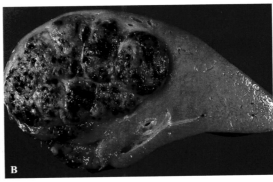

▲ 图 87-23 肝母细胞瘤的病理表现

A. 有圆形或椭圆形细胞核的小肿瘤细胞管状、腺泡或带状排列。B. 这种肿瘤通常是一个大的、孤立的肿块，由于出血和坏死往往是多结节样

（三）影像学表现

1. X 线片

由于肝母细胞瘤通常是一个大的孤立肿瘤，因此可以在腹部 X 线片上见到大的右上腹部肿块。由于类骨质形成，通常存在广泛的粗糙、致密的钙化[104]。

2. 核医学

肝母细胞瘤表现为大的放射性缺损。它可能会吸收 Ga 和 FDG 并分泌亚氨基二乙酸衍生物。

3. 超声

在超声检查中，肝母细胞瘤表现为强回声肿块，由于瘤内钙化可能出现与其相对应的声影[104]。高回声或囊性区域对应肿瘤内出血或坏死区域[105, 106]。肝母细胞瘤为高多普勒频率偏移，与肿瘤典型的新生血管相关[107]。

4. CT 检查

在 CT 平扫中，肝母细胞瘤表现为实性低密度肿块，伴或不伴钙化，可占肝脏的大部分。经常可见由纤维带引起的分叶状改变[104]。混合性肝母细胞瘤中钙化和不均匀表现特别广泛。在静脉注射造影剂后，肿瘤为高强化，与富血供性质一致。在动脉早期，可以看到对应于肿瘤活性部位的厚外周边缘的强化[108]。可见肿瘤侵犯肝周血管或其他结构[104]。螺旋 CT 数据的三维重建为肝细胞瘤患者术前评估提供了重要的信息[109]（图 87-24）。如当肿瘤侵犯门静脉时，初始治疗是化疗以减小病变的大小。如果在随访 3D CT 上观察到肿瘤缩小远离血管，则有手术指征。

5. 血管造影

在血管造影上，肝母细胞瘤是富血供的，并且

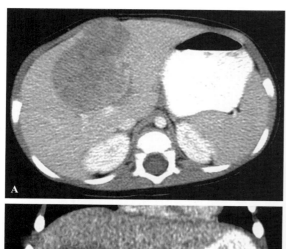

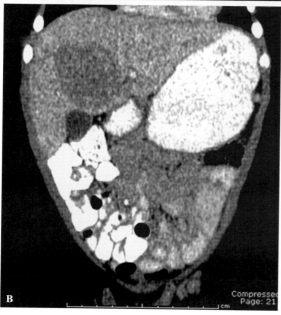

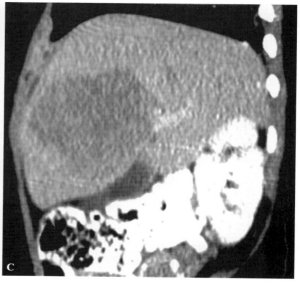

▲ **图 87-24　肝母细胞瘤的影像特征**
轴位（A）、冠状位（B）和矢状位（C）CT 图像示肝右叶中有大的低密度肿块

偶尔具有"轮辐"模式，类似 FNH，这是由于存在多个纤维隔和带。动静脉分流少见，血管侵犯罕见[110]。瘤内可能出现由出血引起的少血管或无血管区。

6. 磁共振成像

肝母细胞瘤在 T_2WI 上呈高信号，在 T_1WI 上呈低信号。在 T_1WI 上可以看到由于出血引起的高信号病灶[111]。在 T_2WI 上，可见低信号带，对应于肿瘤内纤维化的内部间隔[112]。混合型在 T_1WI 及 T_2WI 上更加不均匀。因为坏死、出血、纤维化、钙化、软骨和纤维隔含量。静脉注射钆后，肝母细胞瘤表现出立即弥漫（均匀或不均匀）强化，之后快速洗脱。在使用肝脏特异性造影剂的 MR 扫描的肝细胞期上，病灶无摄取。MRI 还可见肝周血管侵犯。在评估术前肿瘤范围和检测术后肿瘤复发方面，MRI 可以比传统 CT 更准确[113]。但是，CT 在评估小儿腹部方面具有优于 MRI 的重要优势：扫描时间短，运动伪影少，无须镇静[109]。

四、肝内胆管细胞癌

（一）病理

肝内胆管癌（ICAC）或胆管来源的腺癌，起源于小的肝内胆管，仅占所有胆管癌的 10%[2]，余90% 是肝门（Klatskin）胆管癌和胆管胆管癌[2, 114]。

大体病理上这些肿瘤是大而硬的肿块(图 87-25)。切面特征是大量白色纤维组织。它们很少有内部坏死和出血区域[115]。

显微镜下，肿瘤是具有腺体外观的腺癌，细胞类似于胆管上皮细胞。常有黏液和钙化。胆管癌的典型表现为大量的促纤维增生反应。

表 87-3 给出了该病变的病理与影像学相关性。

（二）发病率和临床表现

ICAC 是成人中第二常见的原发性肝脏恶性肿瘤。它通常出现在 61—70 岁，男性稍多[2]。

临床症状和体征与肿瘤起源部位有关。肿瘤明显进展之后症状才明显，表现为上腹痛和可触及的肿块。黄疸在 ICAC 少见，而在肝门或胆道胆管癌则很常见。

（三）影像学表现

1. X 线片

在 X 线片上，ICAC 可表现为较大的上腹部肿块。常见钙化，这是由硬化区域的黏液分泌物或无定形钙化所致[115]。

表 87-3	肝内胆管癌
病理学特征	影像学特征
纤维化	钙化：CT、超声 低密度区：CT 低信号区：MRI 高回声区：超声
无坏死或出血	均匀密度肿块：CT、超声、MRI
血管包裹	低血供肿物：血管造影、增强 CT、MRI 包裹：血管造影、多普勒超声、增强 CT、MRI

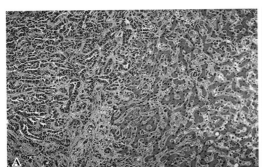
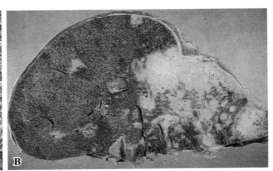

▲ 图 87-25 肝内胆管癌（ICAC）的病理学表现

A. 显微照片示类似胆管上皮的立方形细胞，有假性腺形成。B. 大体标本在肝硬化肝脏内大的白色的均匀的病灶。肿瘤延伸至肝被膜。白色、均匀的性质表明这些肿瘤的大量纤维化和相对低血管性

2. 核医学

硫胶体和肝胆扫描示大的放射性缺损；ICAC 患者中有 20% 存在肝硬化征象[115]。ICAC 中没有 Ga 积聚。红细胞扫描示缺损不伴晚期充盈，反映了这种肿瘤明显的乏血供性质。

3. 超声

在声像图上，ICAC 表现为均匀的肿块，通常是低回声的[117]，可能看到卫星结节。钙化灶可表现为高回声伴声影。尽管大多数肿瘤在彩色多普勒超声研究中显得稍高灌注，但多普勒成像结果差异很大[36]。在增强超声检查的动脉期，ICAC 的灌注图像可变，主要是高灌注。在门静脉晚期，由于穿孔而呈现缺损，肿瘤变得可见。

4. CT 检查

在 CT 平扫上，这种病变通常表现为均匀低密度肿块。在注射造影剂后，存在早期外周强化，具有延迟、持续的中心强化，可能需要 5~15min 才能表现出[115-120]（图 87-26）。上覆肝被膜的回缩是提示 ICAC 的一个特征[117]。在 30% 的病例中可见中央瘢痕[113]。肿瘤内也可能存在坏死、出血、黏液和钙化的小区域。肿瘤附近的胆管扩张可见于 20% 的病例中。

ICAC 常见沿肝被膜浸润和侵犯邻近肝脏器官，但在 HCC 中很少见。肝脏周围的血管结构的侵入不常见，但部分 ICAC 中也可见。

5. 血管造影

在血管造影，ICAC 主要为低血供，其小而薄的血管对应该肿瘤的纤维性质[121]。肝动脉和其他主要血管的包裹与肿瘤引起的硬化程度有关。

6. 磁共振成像

在 MRI，ICAC 在 T_1WI 上为低信号肿物，在 T_2WI 上高信号[122, 123]。一些病例在 T_2WI 可见中心低信号区，对应中央瘢痕。Gd-DTPA 增强扫描的增强模式取决于病变的大小（图 87-27）[123]。较大的 ICAC（＞ 4cm）显示外周强化，逐渐向中央填充，中央瘢痕不强化（图 87-28）。较小的病灶（2~4cm）均匀强化[123]，这些强化模式也可见于血管瘤。然而，血管瘤的强化程度更高[122, 123]。此外，ICAC 还可有其他血管瘤没有的特征，如卫星结节、门静脉侵犯和病变远端肝内胆管扩张[122]。在肝细胞期，ICAC 无肝脏造影剂摄取。在扩散加权成像中随 b 值增加，ICAC 显示出高信号强度和低 ADC 值，显示其恶性特征。

五、囊腺瘤和囊腺癌

（一）病理

胆管囊腺瘤和囊腺癌目前被认为是同一疾病的不同形式，其中囊腺癌是明显恶性，而囊腺瘤具有恶性潜能。囊腺瘤转化为囊腺癌是一种公认的并发症[124, 125]。

在显微镜下（图 87-29），囊腺瘤和囊腺癌通常是黏液性的，但也有浆液性的。这些肿瘤的小室由

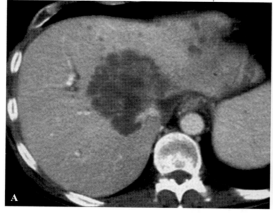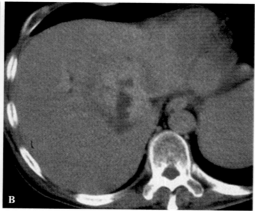

▲ 图 87-26　**ICAC 的 CT 特点**
A. 该病变在门静脉期图像上没有强化。B. 在 10min 的延迟扫描中除中央瘢痕外明显强化

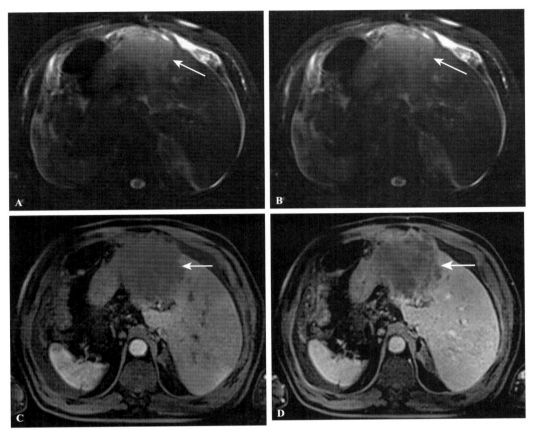

▲ 图 87-27 ICAC 的 MRI 表现

内脏转位的患者（箭）。ICAC 位于肝"左"叶。边界不清，T_2WI 上表现高信号（A）。ICAC 在 T_1WI（B）上呈低信号，动脉（C）和延迟期（D）表现为延迟强化

柱状、立方形或甚至扁平上皮组成[2]。经常存在息肉状突起和乳头状区。有分化良好的壁，壁内局部钙化很少见。胆管型上皮构成囊肿。在囊腺癌中，恶性上皮细胞构成囊肿。病理学家根据是否存在卵巢基质对胆囊腺癌进行分类[126]。含有卵巢基质成分囊腺癌发生在女性患者时，病程进展慢预后较好，而不含卵巢基质的囊腺瘤可发生在所有患者，肿瘤侵袭性强，预后不良[126]。

大体上，肿瘤通常是实性的，可大到 30cm。表面光滑有光泽，可有圆凸外观。切面上为多个大小不同的结节，具有光滑的内壁。在肿瘤壁中可见乳头状突起或壁结节。

（二）发病率和临床表现

囊腺瘤和囊腺癌罕见，仅占胆管来源的所有肝内囊肿的 5%[127]。由于存在异常的胆管，它们可能是先天性的。没有相关的致病因素，这些肿瘤通常发生在中年女性中。

"微囊性"囊腺瘤类型由多个小囊肿组成，这些囊肿由单层立方上皮细胞排列，这些细胞富含糖原[128]。黏液性囊腺瘤或囊腺癌的乳头状特征和典型的细胞间质基质不见于微囊性、富含糖原的囊腺瘤中。尚无肝脏微囊性囊腺瘤的影像学特点的研究发表。

（三）影像学表现

内镜逆行胰胆管造影术（ERCP）可显示肿瘤与胆管的交通（图 87-30）。肝脏的囊腺瘤或囊腺癌通常在轴位图像中表现为大的、单房或多房的肿物。超声可很好显示分隔以及这些肿瘤壁上的壁结节（图 87-31）。超声扫描与大体标本的结节和分隔有良好的一致性。

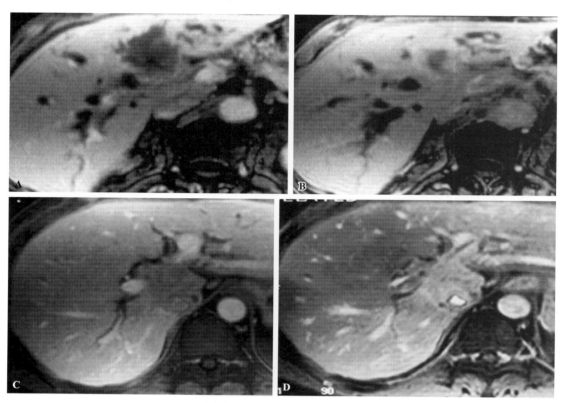

▲ 图 87-28　ICAC 的 MR 表现

在增强扫描早期（A）没有观察到肿瘤显著强化，但是在 10min 的延迟扫描（B）中，除了中央瘢痕之外存在强化。另一名患者，尾状叶中的病变在早期扫描（C）没有强化，但延迟增强（D）时强化

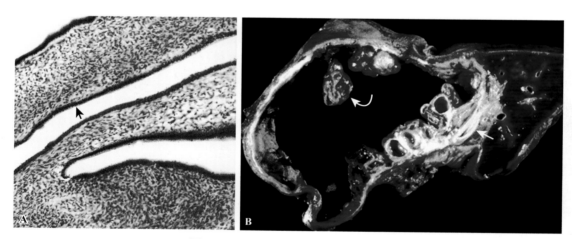

▲ 图 87-29　Biliary cystadenoma：pathology

A. Photomicrograph shows the cyst wall lined by benign cuboidal epithelium (*arrow*) with a subepithelial mesenchymal "ovarian-like" stroma. B. The cut resected left lobe shows the fibrous wall of the tumor, multiple tumor nodules (*curved arrow*), and loculi. The mass arises from the compressed bile duct (*straight arrow*). (From Levy AD, Murakata LA, Abbott RM, Rohrmann CA Jr: Benign tumors and tumorlike lesions of the gallbladder and extrahepatic bile ducts：Radiologic-pathologic correlation. RadioGraphics 22：387-413, 2002.)

在 CT 扫描中，这些肿瘤是大、单房或多房的低密度肝内肿块[126]。有边界清晰厚壁纤维囊、壁结节和内部分隔[129]（图 87-32）。在少数情况下，可以在壁内和分隔内看到钙化[126]。

在血管造影上，大多数囊腺瘤和囊腺癌无血管，尽管在少数情况下可能会出现小的外周血管染色[126]。

在 MRI，肿瘤为多分隔，T_2WI 上主要为高信号，T_1WI 上为混杂或低信号（图 87-33）。T_1WI 上的高信号区域代表出血性[122]，T_2WI 上的低信号边缘可能是病变壁上的出血[126]。胆管囊腺瘤和囊腺癌的囊肿中在 T_1WI 和 T_2WI 上多变的信号强度是一个新的征象[130]，这一特征是证明多房性肝脏病变为囊腺瘤或囊腺癌的有力证据。

从影像学上区分囊腺瘤和囊腺癌是不可能的。然而，分隔和结节提示囊腺癌（图 87-34），而没有结节的分隔仅见于囊腺瘤[126]。此外，囊腺癌存在远处转移，淋巴结增大或恶性肿瘤广泛扩散的征象[126]。在断层图像上也很难区分囊腺瘤或囊腺癌、包虫病和脓肿[126, 131]。但是，临床和实验室检查结果能明确感染性病变[126]。

六、血管肉瘤

（一）病理

肝脏血管肉瘤是一种源自内皮细胞的恶性肿瘤，主要发生在暴露于各种化学试剂和辐射（注射氧化钍）的成人[2, 132, 133]。

镜下血管肉瘤由恶性内皮细胞组成，这些细胞

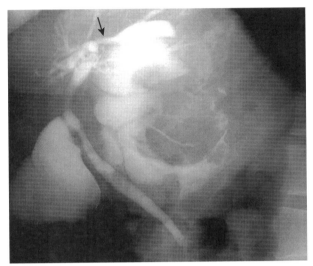

▲ 图 87-30　**Biliary cystadenoma：ERCP**
Lateral radiograph of the abdomen obtained after ERCP shows communication of the tumor (arrow) with the biliary system. The gallbladder has an anterior location. (From Levy AD, Murakata LA, Abbott RM, Rohrmann CA Jr：Benign tumors and tumorlike lesions of the gallbladder and extrahepatic bile ducts：Radiologic-pathologic correlation. RadioGraphics 22：387-413, 2002.)

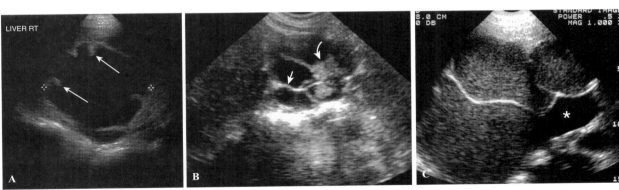

▲ 图 87-31　**Biliary cystadenoma：sonographic findings**
A. Transverse image of the liver shows a well-defined anechoic cystic structure with enhanced through-transmission.There are multiple echogenic tumor excrescences extending into the cyst lumen (arrows). B. Transverse image of the left hepatic lobe in a different patient reveals a complex anechoic cyst containing echogenic septa (straight arrow) and tumor nodules (curved arrow). C. Transverse image of the liver in a different patient shows a biliary cystadenoma composed of complex fluid containing diffuse low-level internal echoes.Echogenic septa course through the complex fluid. A portion of the tumor (asterisk) contains simple anechoic fluid. (From Levy AD, Murakata LA, Abbott RM, Rohrmann CA Jr：Benign tumors and tumorlike lesions of the gallbladder and extrahepatic bile ducts：Radiologic-pathologic correlation. RadioGraphics 22：387-413, 2002.)

位于从海绵状到毛细血管状血管通道内壁。这些血管通道试图形成血窦。在氧化钍诱导的血管肉瘤病例中，可以在恶性内皮细胞内发现氧化钍颗粒。

大体上，大多数血管肉瘤是多发性的，并且有内部出血区域[132]。当血管神经节细胞出现单个大块时，它没有包膜，并且经常包含充满血性碎片的

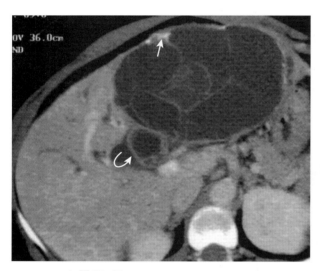

▲ 图 87-32　**Biliary cystadenoma：CT**

Contrast-enhanced scan shows a multilocular cyst with septations and mural calcifications (*straight arrow*) in the left hepatic lobe. There is duct dilation and extension of the cyst into the left hepatic and common bile ducts (*curved arrow*). (From Levy AD，Murakata LA，Abbott RM，Rohrmann CA Jr：Benign tumors and tumorlike lesions of the gallbladder and extrahepatic bile ducts：Radiologic-pathologic correlation. RadioGraphics 22：387–413，2002.)

大囊性区域。

表 87-4 给出了血管肉瘤影像学相关病理改变。

（二）发病率和临床表现

血管肉瘤是一种罕见的肿瘤，最常见于 61—70 岁的男性（男女发病率比 2：1～4：1），不到 HCC 发病率的 1/30[134]。血管肉瘤与之前暴露于如氧化钍、氯乙烯、砷化合物和类固醇等有毒物质有关，还与血色素沉着病有关。

临床上，血管肉瘤患者常表现为全身无力，体重减轻，腹痛，肝大和腹水。可能存在由大血管肉瘤内的血小板隔离引起的血小板减少症。破裂和急性腹腔积液罕见[135, 136]。

（三）影像学表现

1. X 线片

腹部平片表现取决于先前是否有胶质二氧化钍造影剂应用史。如果没有应用史，血管肉瘤的表现非特异。如果存在大的血管肉瘤肿块，则可以于上腹部见的软组织密度肿物。如果存在胶质二氧化钍造影剂应用史，病灶区表现为网状高密度，可见于肝、脾脏以及肠系膜和腹腔淋巴结。在 X 线片上可见由血管肉瘤推挤胶质二氧化钍造影剂向周围移位[137]。

2. 核医学

硫胶体扫描常显示弥漫性异常的肝脏中的单

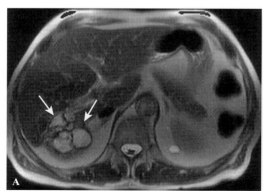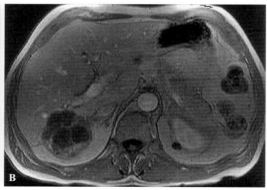

▲ 图 87-33　**Biliary cystadenoma on MRI**

A. Fast spin-echo T_2-weighted MR image shows a multilocular，septated mass (*arrows*) in segment Ⅶ of the liver，with high signal intensity within the tumor. B. Corresponding portal venous phase gadolinium-enhanced T_1-weighted image shows enhancement of the capsule and septa. (From Mortele KJ，Ros PR：Cystic focal liver lesions in the adult：Differential CT and MR imaging features. RadioGraphics 21：895–910，2001.)

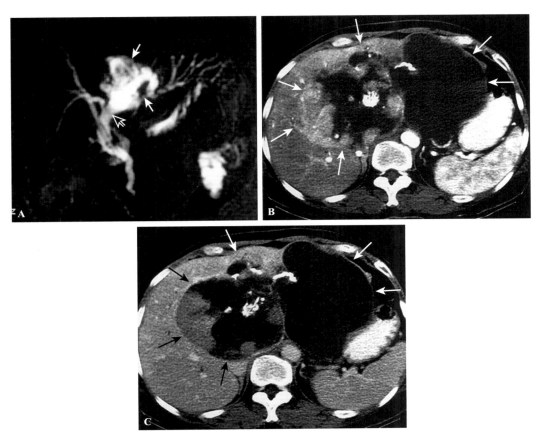

▲ 图 87-34 **Biliary cystadenocarcinoma: imaging features**

A. MRCP. Biliary cystadenocarcinoma in a 65-year-old woman with abdominal pain. Single-shot fast spin-echo MRCP image shows a large, fluid-filled mass in the left hepatic lobe (*solid arrows*), with proximal dilation of the left intrahepatic bile ducts. The low signal intensity filling defects in the mass are related to polypoid masses of the wall, and the low signal intensity filling defect in the common hepatic duct (*open arrow*) is related to mucin secreted by the mass. In a different patient, arterial (B) and equilibrium phase (C) CT scans show a large, bilobular, cystic mass with internal septation and calcification (*arrows*) that involves the left hepatic lobe. Papillary excrescences and mural nodules along the cyst wall enhance well during the arterial phase. (A from Vitellas KM, Keogan MT, Spritzer CE, et al: MR cholangiopancreatography of bile and pancreatic duct abnormalities with emphasis on the single-shot fast spin-echo technique. RadioGraphics 20: 939–957, 2000. B and C from Lee WJ, Lim HK, Jangy KM, et al: Radiologic spectrum of cholangiocarcinoma: Emphasis on unusual manifestations and differential diagnoses. RadioGraphics 21: S97–S116, 2001.)

个或多个充盈缺损。肝胆和镓扫描也可见放射性缺损。标记的红细胞血池研究可能显示早期和晚期摄取。因此，血管肉瘤类似红细胞研究中血管瘤的表现，并持续摄取示踪剂[138]。但这种肿瘤对标记的红细胞的保留不如血管瘤长。

3. 超声

在超声中，血管肉瘤表现为单个或多个高回声肿块。由于出血时间不一，回声不均。

4. CT 检查

CT 扫描显示肝脏和脾脏中网状胶质二氧化钍造影剂沉积都非常好。胶质二氧化钍造影剂在结节

周围的圆周分布显示为血管肉瘤的特征表现[138]。

当没有胶质二氧化钍造影剂沉积的征象时，血管肉瘤表现为单个或多个肿块，在平扫CT扫描，除了新鲜出血为高密度，余为低密度。通过游离腹膜液和邻近肿瘤的急性血凝块，表现为局灶性高密度区，可诊断肝血管肉瘤破裂[139]。肿瘤呈向心性强化，类似血管瘤[140]。但在大多数情况下，血管肉瘤具有非血管瘤的额外成像特征，如增强的焦点区域，其显示出比主动脉或外周环形增强更少的衰减。

5. 血管造影

在血管造影上，这些中高血供肿瘤显示弥漫的

表 87-4　血管肉瘤	
病理特征	影像特征
多结节	高回声结节：超声 低密度结节（中央）：CT 低信号结节：MRI
氧化钍（胶质二氧化钍造影剂）沉积	金属密度：CT
出血区	不均匀肿块：CT、超声 低密度区：CT 高回声区：超声 高信号区：T_1WI
血管	造影剂持久存在：红细胞闪烁扫描，对比增强 CT 和 MRI

造影剂持续滞留于静脉期[141]。血管肉瘤由大型外周血管供给，血管造影可见向心血流。在肿瘤内可以看到对应于中央出血的无血管区域。有时血管肉瘤会破裂，血管造影和 CT 可以显示出血以及腹腔积液的存在。

6. 磁共振成像

血管肉瘤（图 87-35）在 T_1WI 上为低信号，在 T_2WI 上表现为高信号为主，中心低信号[121, 142]。T_2WI 上的特点包括液体平面，反映了肿瘤的出血性质，明显异质性，可见局灶高信号区伴分隔样或卵圆样低密度区。T_1WI 上的高信号区域与出血有关。在静脉注射 Gd-DTPA 后的动态扫描期间，可观察到外周结节样强化，向心填充[142]。在延迟期，周

边强化持续存在，而病变中心仍未增强，可能为纤维组织或脱氧血红蛋白[121, 142]。虽然增强模式类似血管瘤，但在血管瘤没有血管肉瘤 T_2WI 上不均质性的表现[121, 142]。由于胶质二氧化钍造影剂不能产生可识别的 MR 信号，类似钙化一样，因此可能很容易错过它。

七、未分化（胚胎）肉瘤

（一）病理

未分化（胚胎）肉瘤（UES）或间充质肉瘤是一种主要发生在儿童中的恶性肿瘤。它由原始的、未分化的梭形细胞组成，具有频繁的有丝分裂和黏液样基质，类似于原始（胚胎）细胞[143]。在总体外观上，UES 是一个大的，通常是实性的球状肿物，边界清晰（图 87-36）。有时存在假包膜。在切面上，它外观不均匀，有光泽，大小不等的囊性区包含坏死碎片、出血液体、血液或凝胶状物质[143, 144]。囊性肿瘤比实性肿瘤更常见。

（二）发病率和临床表现

UES 是继肝母细胞瘤、婴儿血管内皮瘤和 HCC 后儿童中第四大常见的肝肿瘤[143]。通常发生在 6—10 岁的大龄儿童中，90% 的患者年龄小于 15 岁[145]。男女发病率几乎相同。常见症状是疼痛和腹部包块，不太常见的症状为发热、黄疸、体重减轻和胃肠道症状。甲胎蛋白通常不升高。

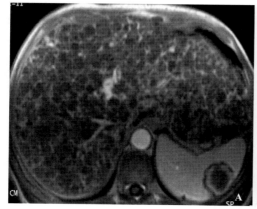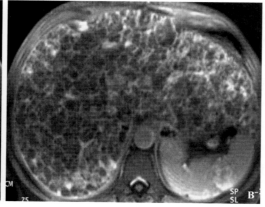

▲ 图 87-35　血管肉瘤
动脉期（A）和门静脉期（B）的钆增强 MR 图像示肝实质被大量结节替代。脾脏也可见血管肉瘤

（三）影像学表现

1. 腹部 X 线片

表现为上腹部一个大的、常无钙化肿物，伴相邻结构的位移和右侧膈肌的抬高。钙化虽然很少见，但肿瘤的实性部分中可能出现小点状钙块[145]。

2. 核医学

在肝脏硫胶体扫描中，UES 通常是边界清晰的肝内放射性缺损。血池研究显示没有早期摄取或延迟填充，对应于该肿瘤的乏血供性质[144]。骨显像和镓扫描显示 UES 没有摄取。

3. 超声

在声像图上，UES 的表现从多发性囊性肿物到不均匀的、主要有回声的实性肿物。囊肿的大小从几毫米到几厘米，对应大体标本上的囊性改变[144]。在一个 28 例 UES 的综述中，所有肿瘤都是实性[146]。

4. CT 检查

在 CT 扫描中，UES 表现为类似于陈旧肝内出血或胆汁瘤的低密度肿块[147]（图 87-36A）。钙化是一种罕见的特征[146]。分隔表现为囊性肿瘤内的致密带，与实性成分一致。如果存在假包膜，囊性肿瘤周围大部分可见薄致密组织边缘。在增强 CT 中，固体为不均匀强化中，常在肿物的边缘部分，延迟期尤其明显[108,129]。

5. 血管造影

血管造影检查示大的无血供或少血供肿物。在 UES 的实性成分中可以看到异常血管以及富血供成分。在具有较大实性成分的肿瘤中可见动脉瘤、动

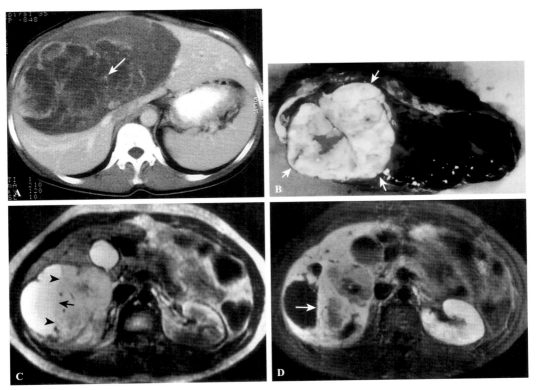

▲ 图 87-36　**Undifferentiated embryonal sarcoma**

A and B. Undifferentiated embryonal sarcoma in a 22-year-old woman. Portal venous phase contrast-enhanced CT scan (A) shows a 10-cm-diameter cystic lesion with septa in the right lobe of the liver. Note the calcifications (*arrow*) within the mass. Specimen photograph (B) shows that the mass has predominantly solid components (*arrows*) with coexisting hemorrhagic areas. C and D. Undifferentiated embryonal sarcoma in a 36-year-old woman. T_2-weighted MR image (C) shows a mass in the right lobe of the liver. The solid portions of the mass (*arrowheads*) are hyperintense relative to normal liver tissue, and the cystic portions (*arrow*) have signal intensity similar to that of water. Delayed phase gadolinium-enhanced T_1-weighted MR image (D) shows heterogeneous enhancement of the solid portions of the lesion (*arrow*). (From Koenraad J, Mortele KJ, Ros PR: Cystic focal liver lesions in the adult: Differential CT and MR imaging features. RadioGraphics 21: 895-910, 2001.)

静脉分流、造影剂汇集和动脉包裹。

6. 磁共振成像

在 MRI 上，UES 有类似于脑脊液的信号特征，T_2WI 为高信号，T_1WI 低信号[146]。此外，在 T_1WI 上可见点状高信号，对应出血[146]。如果有假包膜和分隔，则在 T_1 和 T_2WI 上都为低信号。MR 图像上 UES 的强化模式与 CT 类似（图 87-36D）。

八、上皮血管内皮瘤

（一）病理

上皮血管内皮瘤（EHE）是一种罕见的血管来源的恶性肝肿瘤，在成人中生长。它不应与婴儿血管内皮瘤相混淆，婴儿血管内皮瘤主要发生在儿童。

（二）发病率和临床表现

尽管患者可能存在黄疸、肝衰竭，偶尔也会出现腹腔破裂，EHE 通常为偶然发现[148]。女性比男性更常见。

在大体上，肿瘤通常是多发，并且由浸润血窦和肝内静脉的肿瘤细胞组成。EHE 的预后远优于血管肉瘤，仅有 1/3 的报道病例出现肝外转移[148]，该肿瘤的生物学行为似乎与其基质有关，包括炎症、硬化和钙化。

（三）影像学表现

EHE 显示为多个结节，其生长和聚结，形成大的肿物。这种病变通常发生在肝脏外周，常见与肿瘤纤维化性质相对应的钙化[149]。在 15% 的病例中，X 线片可见钙化。在超声检查中，EHE 主要是低回声[138, 150]。在 CT 扫描中，可见到肿瘤生长的完整过程，从多个结节到大的融合肿块[138]。在 CT 平扫中，EHE 为低密度，对应于黏液样基质[138]。在注射造影剂后，这些大的低密度肿物部分变为等强化，因此通常在平扫中更容易识别病灶范围。随着病灶范围增大，可见肝脏未受累部分的代偿性增大[138]。在血管造影中，肿瘤可为富血供、低血供或无血供，这取决于肿瘤内透明化和硬化的程度[138, 150]，可见肿瘤侵犯肝静脉[138]。

EHE 的 MRI 表现与 CT 表现相似，可见外周结节或较大的融合病灶[151, 152]。肿瘤呈 T_2WI 高信号，T_1WI 低信号，均可见中央低信号钙化、坏死和出血[152]。静脉注射 Gd-DTPA 后，可见中度周围强化及中央延迟强化[152]。MRI 还可见肿瘤侵犯门静脉[152]。除钙化外，MRI 显示 EHE 的内部结构优于 CT[152]。

九、其他间充质肉瘤（平滑肌肉瘤、恶性纤维组织细胞瘤）

（一）病理

成人肝脏的间充质来源的原发性肿瘤极为罕见，包括血管肌肉瘤、纤维肉瘤、横纹肌肉瘤、平滑肌肉瘤和恶性纤维组织细胞瘤[153-155]。这些肝脏肉瘤通常是大的、实性的、平滑的分叶状肿瘤，切面上显示纤维性分隔、中央坏死或出血。

（二）发病率和临床表现

肝脏原发性平滑肌肉瘤很少见，文献报道的病例很少[153]。大多数患者是成年人，发病平均年龄为 57 岁。平滑肌肉瘤生长缓慢，临床异常缓慢发展数月。生存期为数月到数年。

（三）影像学表现

在 CT 扫描中，平滑肌肉瘤和恶性纤维组织细胞瘤都有类似的表现，大的、无钙化、低密度、均质的肿块，在给予造影剂后表现出不均匀的外周增强[156, 157]。超声表现不同，高回声、等回声、低回声都可。

十、淋巴瘤

（一）病理

肝淋巴瘤可以是原发性或继发性的，可为霍奇金淋巴瘤（HL）和非霍奇金淋巴瘤（NHL）。大多数肝脏淋巴瘤是继发性的，原发性淋巴瘤很罕见[158]，但在 HL 或 NHL 患者中，超过 50% 的患者发现肝脏继发性淋巴瘤[159, 160]。

肝淋巴瘤可为结节状和弥漫状。HL 更常表现为粟粒性病变而非肿物型。在疾病早期，肝脏受累是微观的，但随着时间的推移，可出现几毫米到几厘米大小的小结节[161]。肝脏 HL 几乎都伴脾脏受累，如果有广泛脾脏受累，则肝脏疾病的可能性更大[162, 163]。

在 HL 患者中，Reed-Sternberg 变异型细胞被认为是肝脏受累的证据。典型的 Reed-Sternberg 细胞很少被发现，特别是在活检标本中。在 NHL 中，淋巴细胞倾向于形成粟粒结节，而大细胞或组织细胞变异倾向形成结节性或肿瘤性[164]。在 HL 和 NHL 中，初始受累可见于肝门区，因为这是大部分肝脏淋巴组织在的地方。

（二）发病率和临床表现

原发性肝淋巴瘤最常见于中年白人[165]。器官移植受者和获得性免疫缺陷综合征患者发生肝淋巴瘤的风险很高。患者常出现右上腹疼痛、肝大或上腹部肿块。未受累的肝脏也可以肿大，而弥漫性浸润的肝脏也可能是正常大小[166]。

（三）影像学表现

1. 腹部 X 线片

肝脏明显增大的患者，腹部 X 线片可能显示肝大。未经治疗的肝淋巴瘤没有钙化。钡剂造影可能会发现肠道中病变。

2. 核医学

在 99mTc 硫胶体扫描，淋巴瘤可能表现为局灶放射性缺损或弥漫不均匀肝摄取。枸橼酸镓被正常的肝脏组织和淋巴瘤吸收，因此该技术在诊断肝淋巴瘤方面的作用值得怀疑。但它可能有助于确认其他成像技术所见的肝脏受累区域，并且可能在评估疗效中发挥作用[165, 167]。偶尔可见与正常肝脏相关的摄取增加区域。

3. 超声

在超声检查中，肝淋巴瘤表现为低回声肿块或肿瘤样的肿物。弥漫性淋巴瘤的肝脏回声可正常，或可见肝脏总体结构改变[165]。如果淋巴瘤沉积物内有出血，可能会见纯囊性灶的回声特点。

4. CT 检查

CT 是目前评估肝脏淋巴瘤的首选成像方法，

特异性几乎达到 90%，灵敏度几乎达到 60%[169, 170]。继发性肝淋巴瘤最常表现为多个边界清晰的、大的、均匀的低密度肿块（图 87-37）。淋巴瘤弥漫浸润导致肝大的区域可能无法在 CT 上与肝正常组织区分。常见其他部位受累，如脾脏、淋巴结（主动脉旁、腹腔和门静脉）和肾[170]。

5. 血管造影

在血管造影上，原发性和继发性肝淋巴瘤通常是低血供或无血供，可能存在动脉移位，但没有包裹。在毛细血管期，肿瘤为相对低透亮。

6. 磁共振成像

在 T_1WI 上，肝脏淋巴瘤与正常肝脏相比是低信号，在 T_2WI 上是高信号。在静脉应用造影剂后，有报道局灶性肝淋巴瘤沉积物有瞬时病灶强化。但这些肿瘤在动态增强扫描中通常保持低信号，这是由于它们少血供[58, 171]。尽管很容易区分正常肝脏，但淋巴瘤和转移灶的弛豫时间差异并不显著。CT 比 MR 更易发现弥漫性肝淋巴瘤。但一些作者表示，对于肝脏所有病变，MRI 可能比 CT 稍微敏感，但尚未得到完全证实[172]。

十一、转移

（一）病理

1. 大体病理学

转移瘤的大小、均匀性、生长均匀性、基质反应和血供各不相同（图 87-38），它们可以是浸

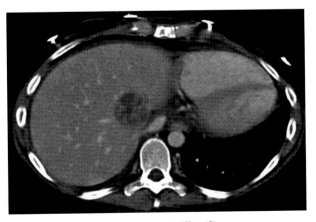

▲ 图 87-37　肝淋巴瘤
增强 CT 扫描示肝右叶一个不均匀低密度病灶

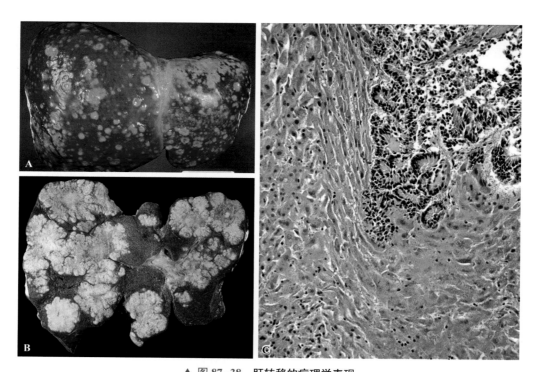

▲ 图 87-38　肝转移的病理学表现

A. 肝左右叶多发乳腺癌肝转移。B. 肝断面示肺癌肝转移。C. 显微照片显示左侧正常肝脏和右侧胃癌肝转移

润性或膨胀性的。所有这些因素都取决于原发灶和转移方式。表 87-5 描述了主要肝转移的大体形态模式[173, 174]。

由于黏蛋白的产生，来自胆囊和结肠的转移性腺癌通常具有黏滑的切面。扩张和巨大的转移瘤，如结肠癌转移，通常具有中央液化坏死。具有显著坏死或纤维化的转移瘤可以使肝被膜表面凹陷，这是一种有用的诊断特征，因为 HCC 很少引起被膜凹陷[173, 174]。分化不良的肿瘤，如精原细胞瘤、燕麦细胞癌、NHL 和未分化的肉瘤往往具有均匀柔软的"鱼肉样"外观。鳞状细胞癌具有颗粒状和干酪状的中央部分，而大多数腺癌有光泽的外观[173, 174]。由于血供、出血、细胞分化、纤维化和坏死不同，不同人肝脏的转移在外观上都会有很大差异。

这种多变的模式在血管转移性类癌、肾细胞癌、绒毛膜癌和支气管肺癌中尤为常见[173, 174]。

在约 25% 受累肝脏中观察到一个异常的静脉淤滞区，大小 1cm。该区域是均匀圆周的，无论有或无转移灶都可见这一发现。这种现象最常见于支气管癌，最不常见于结肠癌，对影像和增强检查具有重要意义[173, 174]。

表 87-5　转移瘤的形态学模式	
模　式	原发灶
增大的肿物（实性伴卫星或多发灶）	结肠、胆囊、睾丸
均匀结节	肺、黑色素瘤、胰腺
浸润性、大	肺、乳腺、胰腺、膀胱、黑色素瘤
均匀多灶	乳房、胰腺、肺、黑色素瘤
弥漫	乳房、胰腺、淋巴瘤
表面扩散	结肠、卵巢、偶尔胃
粟粒	前列腺及偶尔其他病灶
混合或不确定	所有

改编自 Edmondson HA, Craig JR: Neoplasms of the liver. In Schiff L, Schiff ER (eds): Diseases of the Liver, 8th ed. Philadelphia, JB Lippincott, 1987, pp 1109–1158

2. 病理表现

大多数转移灶维持原发肿瘤的镜下特征，包括间质生长程度。胰腺和乳腺的转移癌在肿瘤腺泡周围引起强烈的纤维性或硬化性反应，导致纤维性瘢痕形成。燕麦细胞癌与肝板混杂在一起，混在肝细胞间。事实上，一些在原发部位没有器官样的肿瘤（如支气管癌、膀胱癌）可以保留窦床的模式，并类似导管性肝肿瘤。结肠癌转移常有一个薄的胶原假包膜位于肿瘤边缘和受压的肝之间，但不包围单个肿瘤腺体[173, 174]。

7%～15% 的肝转移患者有阻塞门静脉或肝静脉的瘤栓。转移通过肝门静脉可扩散到周围门静脉分支。通过肝静脉可以发生肺转移[173, 174]。

影像学检查可发现[175, 176]，当存在黏液、坏死和磷酸酶活性的情况时，转移灶可发生钙化，这在结肠、胰腺和胃的黏液腺癌转移中尤其常见。

（二）发病率和临床表现

转移（表 87-6）是恶性局灶性肝脏病变的最常见原因，是原发性恶性肿瘤的 18 倍。转移灶中，肝脏发病率仅次于区域淋巴结，25%～50% 癌症的患者尸检发现肝转移。结肠（42%）、胃（23%）、胰腺（21%）、乳腺（14%）和肺（13%）是最常见的原发性肿瘤。具有肝转移的沉默原发灶最常发生在胰腺癌、胃癌和肺癌中。肝转移发生率最高的是胆囊癌、胰腺癌、结肠癌和乳腺癌，前列腺肝转移发生率最低。

死于转移性肝癌的患者中，约有 50% 转移患者有某些肝脏体征或症状。肝大（31%）是最常见的发现，其次是腹水（18%）、黄疸（14.5%）和静脉曲张（1%）。众所周知，肝功能检查对于检测转移是不可靠的，在 25%～50% 的转移患者中肝功能检查是结果是正常的，在以下条件下都是异常的，如肿瘤替代实质、肿瘤阻塞肝内或肝外胆管或化疗肝毒性。因此，影像是肝转移的诊断和连续随访的关键[175, 177]。此外，横断面成像技术现在在结直肠癌肝转移患者的诊疗中具有独特而重要的作用。如果进行肝转移的切除，许多患者在 5 年生存率达 20%～40%。然而，这些患者的术前评估对于选择将从手术中获益的患者至关重要。准确评估肝转移的存在、程度和数量以及肝外疾病的描述是所有成像技术的要求[178]。

表 87-6 最常见的非淋巴瘤肝转移			
肿 瘤	原发肿瘤数量	转移数量	转移灶比例
肺	682	285	41.8
结肠	323	181	56.0
胰腺	179	126	70.4
乳腺	218	116	53.2
胃	159	70	44.0
原发不明	102	59	57.0
卵巢	97	47	48.0
前列腺	333	42	12.6
胆囊	49	38	77.6
宫颈	107	34	31.7
肾	142	34	23.9
黑色素瘤	50	25	50.0
膀胱输尿管	66	25	37.9
食管	66	20	30.3
睾丸	45	20	44.4
子宫内膜	54	17	31.5
甲状腺	70	12	17.1

改编自 Edmondson HA, Craig JR: Neoplasms of the liver. In Schiff L, Schiff ER (eds): Diseases of the Liver, 8th ed. Philadelphia, JB Lippincott, 1987, pp 1109–1158

（三）影像学表现

1. X 线片

转移性疾病患者的腹部 X 线片最常显示正常结果。非特异性发现包括肝大、腹水和脾大，这可能是由于体液因素、肿瘤或门静脉高压所致[179, 180]。

钙化（框 87-3）是一个更具特异性的征象，但是不敏感（< 1%），除了患有转移性神经母细胞瘤的儿童，其敏感性接近 25%。结肠或胃的胶质癌最常引起钙化，表现为斑点状、无定形、片状、点状、颗粒状或罂粟子状。然而，钙化模式很少表明肿瘤是原发性还是转移性，甚至可能难以区分良性疾病。当伴随肝细胞癌的钙化大小和数量逐渐增加时，几乎可以肯定肿瘤的诊断。在放射治疗或化学

框 87-3 　可钙化的转移性肝脏肿瘤

- 结肠、胃和胰腺的黏液癌
- 胰岛细胞肿瘤
- 平滑肌肉瘤、成骨肉瘤、横纹肌肉瘤、软骨肉瘤
- 乳头状浆液性卵巢囊腺癌
- 恶性黑色素瘤
- 胸膜间皮瘤
- 神经母细胞瘤
- 睾丸的胚胎肿瘤
- 支气管肺癌
- 乳腺癌

疗法后，在转移的病灶区域也可能发生钙化。

2. 核医学

转移通常表现为硫胶体和肝胆闪烁成像的局灶性放射缺损[181-184]。事实上，它们是局灶性"冷"肝脏病变的最常见原因。最常可以看到相对均匀尺寸的多个圆形局灶缺损。然而，闪烁成像模式取决于原发肿瘤类型、疾病阶段和潜在肝病的存在，如肝硬化、急性或慢性肝炎或脂肪变性。当只看到一个缺陷时，必须区别于正常变异、囊肿、脓肿或肝内胆囊。多发放射性缺损可诊断转移，但多发性囊肿，血管瘤或脓肿可能偶尔会有这种表现[185, 186]。

一些肿瘤（白血病、淋巴瘤）可能会弥漫浸润肝脏，而其他（乳腺癌、燕麦细胞癌）转移为多发的局灶性结节。在这两种情况下，肝大或弥漫性摄取异质性或两者均可见。结肠癌通常会产生大的、孤立的缺损[185, 186]。

虽然核医学不再常规用于检测肝转移性病灶，但 18F-FDG 的 PET 已成为检测结直肠肝转移的敏感工具（图 87-39）[187]。18F-FDG 是在肿瘤细胞中比

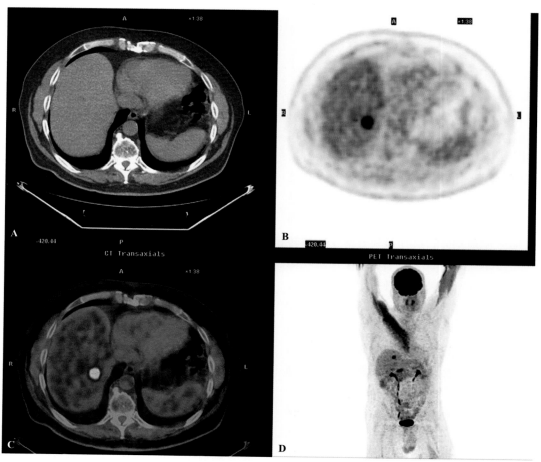

▲ 图 87-39　肝转移的 PET/CT 表现
A. 轴位，平扫 CT 未见肿物。B. 同层面 PET 图像示右叶 18F-FDG 的摄取。C. 融合图像示结肠癌转移灶的精确定位。D. 全身 PET 图像示孤立性肝转移

在正常细胞中代谢更快的葡萄糖类似物，恶性病变摄取增加[187]。但是，PET 空间分辨率较差，因此 CT 横断面成像技术补充解剖信息对于评估 PET 结果是必要的[178]。PET/CT 通过结合 PET 代谢成像和 CT 空间定位优势来解决这一问题的有效工具。

第二个局限性是炎症引起的 18F-FDG 摄取，因此 PET 结果需要结合临床评估其重要性。

18F-FDG PET 对全身或局部介入治疗的肝转移的疗效评估价值已被证实。18F-FDG PET 在评估射频消融效果方面优于 CT，它能够区分反应性充血过度的边缘区域与残余有活性的肿瘤，前者是射频消融后增强 CT 转移灶边缘常见的表现[189-192]。

射频消融治疗后，大多数 18F-FDG PET 持续阳性的转移灶在 16 个月的随访期内复发，而治疗后 3 周内表现为 18F-FDG PET 阴性的转移灶复发的可能性较小[193]。最近，对于乳腺癌肝转移患者，患者生存的唯一独立预测因素被确定为选择性内照射治疗前和术后 3 个月间最大标准摄取值的变化[194]。对此，可以说在治疗后，功能性 MRI 和 PET 可用于提供肿瘤组织活性的补充信息。一项比较融合 18F-FDG PET 和 Gd-EOB-DTPA 增强 MRI、单独使用 Gd-EOB-DTPA 增强 MRI 和 PET/CT 对肝脏病灶的诊断性能的回顾性研究显示，PET/MRI 比 PET/CT 显著更准确，对区分良性和恶性肝脏病变提供了更强的信心，对检测 > 1cm 的肝脏病变非常完美[195]。根据同一项研究，独立 Gd-EOB-DTPA 增强 MRI 和 PET/MRI 的比较未发现敏感性或特异性的显著变化。有趣的是，PET/MRI 和 Gd-EOB-DTPA 增强 MRI 在检测和定性 < 1cm 的病变方面优于 PET/CT[195]。

看起来特别是对于肝脏小病变的检测，MRI 比 CT 更好地弥补了 PET 的缺点（图 87-40 和图 87-41）[196]，并且增强了病变的区分[195]，但是，PET/MRI 似乎没有更优于单独使用 MRI[20]。

3. 超声

超声在转移检测中有超过 90% 的诊断灵敏度[197]。在没有出血、感染或坏死等并发症的情况下，局灶性转移性肝病表现为五种基本超声影像（图 87-42），即低回声、牛眼或靶心征、钙化、囊性和弥漫性。虽然超声表现和原发肿瘤类型之间没

有一致性，但可以有某些特征（框 87-4）[197-203]。

（1）高回声转移：这些通常来源于结肠癌和其他胃肠道肿瘤。胰岛细胞瘤、类癌、绒毛膜癌和肾细胞癌的血管源性转移也倾向于高回声[198]。因为异常血管有较大表面积，因此它们有回声。

（2）牛眼或靶征：无回声、薄、边界不清的晕边缘常有实性肝转移，通常是正常肝实质被肿瘤周围压迫的表现，少部分情况是肿瘤浸润到周围间质。它的存在通常代表侵袭性肿瘤[204,205]，这在支气管癌的转移中常见。

（3）低回声转移：这些病灶往往是乏血供、富细胞，几乎没有内部界面。淋巴瘤可以表现为多种低回声沉积物，特别是合并获得性免疫缺陷综合征时。淋巴瘤更常见为弥漫性浸润[198,199]。

（4）囊性转移：囊性转移灶通常发生在患有囊性成分原发性肿瘤患者中：胰腺和卵巢的囊腺癌和结肠的黏液性癌[205]。实际上，CT 中这些病变可能与良性囊肿相似。然而，超声通常可以揭示某些不同的特征，如分隔、壁结节、碎片、液 - 液平面和壁增厚。当肝脏转移的中心部分广泛坏死时，超声的转移灶表现为低回声，可见不规则增厚的壁[206]。

（5）钙化转移：这些转移因其明显的回声和声影而相对独特（框 87-3）。结肠黏液腺癌是最常见钙化性肝转移的原发性肿瘤[207,208]。

（6）弥漫浸润：这种弥漫性浸润是最难描述的超声图像，因为组织结构是弥漫性不均匀的，没有明确边界的肿块。在肝硬化和脂肪浸润的情况下，更难诊断[198,209]。

增强超声显示转移灶中的血流，可反映原发性肿瘤的血管分布[39]，因此，在动脉期增强期间表现不同。富血供转移可能显示出与 HCC 类似的增强特征。乏血供转移瘤主要表现为轻微的边缘强化（晕征、边缘征）[40]。幸运的是，无论在动脉期它们的表现如何，在超声增强门静脉期，转移灶一直表现为相对肝脏低强化。

4. CT 检查

在 CT 扫描中，转移可以是高密度，等密度，低密度，低密度伴周围强化、囊变、复杂、钙化或弥漫性浸润（图 87-43 至图 87-46）。CT 外观取决于肿瘤大小和血供，出血和坏死的程度，以及静脉

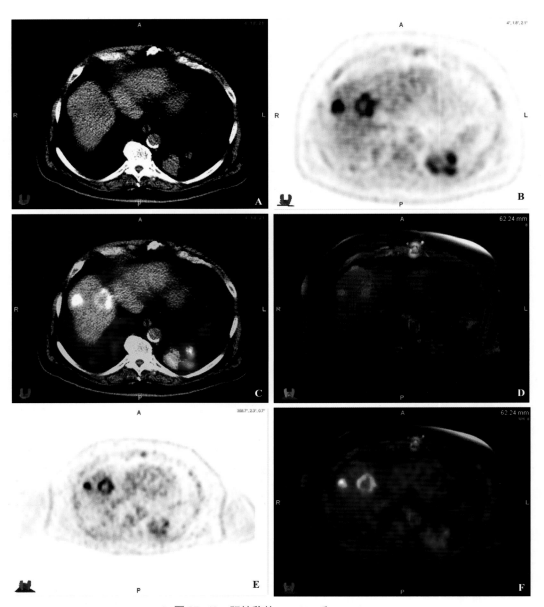

▲ 图 87-40　肝转移的 PET/CT 和 PET/MRI
76 岁男性患转移性结肠癌。CT 轴位（A），¹⁸F-FDG PET（B）和融合的 PET/CT（C）图像示肝顶中的两个代谢增高的低密度病变。在 T₂WI 反转恢复序列图像（D）中清晰可见转移灶。¹⁸F-FDG PET 图像（E）和融合的 PET/MRI 轴位图像（F）显示病灶高代谢

注射造影剂的量。因此，肝脏内的转移性病变可以有不同的 CT 表现。来自不同细胞类型的转移可有类似表现[210-214]。

高密度转移（图 87-44）不常见。这些病变通常富血供（框 87-5）、迅速和弥漫强化，与正常肝脏为等密度。在门静脉期获得的增强 CT 可能难以看到这些病变。富血供病变也可能偶尔表现为门静脉期图像上的低强化病变[215]。

胰岛细胞瘤是最常见的富血供转移灶之一。乳

腺癌、类癌、黑色素瘤、甲状腺癌和肾细胞癌也会出现富血供转移[216]。

大多数转移瘤是低密度（图 87-45），密度介于水与正常肝脏之间。这些病变通常乏血供，静脉注射造影剂通过增加正常肝脏的强化来增加其显著性。门静脉期（静脉注射造影剂后 60s）显示这些病变最好[215, 217]。结肠癌、肺癌、前列腺癌、胃癌和移行细胞癌是最常见的乏血供肝转移瘤[218]。

在延迟期图像上，转移通常是等强化。一些转

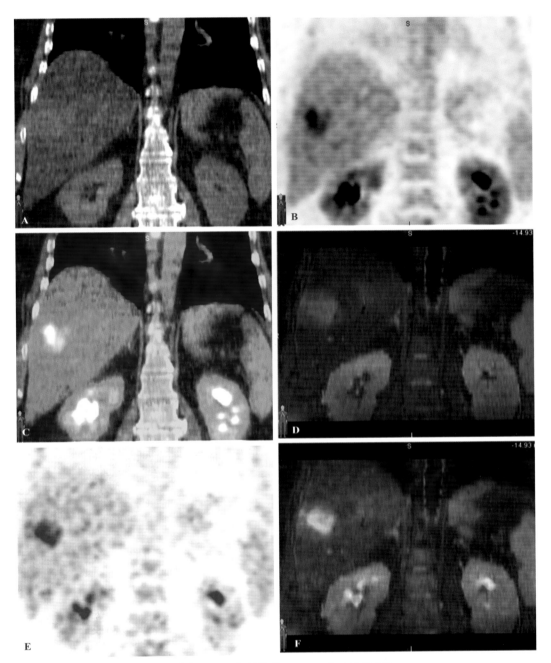

▲ 图 87-41　肝转移的 PET/CT 和 PET/MRI

60 岁男性，转移性结肠癌。CT 冠状位（A）示肝 S_5 不明显的病灶，^{18}F-FDG PET（B）和 PET/CT（C）图像进一步显示病灶。T_2WI 反转恢复序列图像（D）更好地显示转移，在 ^{18}F-FDG PET（E）和 PET/MRI（F）图像上观察到病灶代谢增高

移瘤在延迟图像上可显示中央强化，外周低强化。这种表现被认为代表有活性的肿瘤周围造影剂流出，而中央细胞外区域造影剂滞留[219]。

　　一些转移可以是囊性的，密度小于 20HU。可能需要超声来区分这些病变与单纯囊肿。CT 扫描可很好地显示钙化。

低密度转移的环形强化（图 87-46）代表富血供的活性肿瘤外周，与中心乏血供和低坏死形成对比[210, 213]。

　　除非肝脏的大小或轮廓改变，否则难以发现弥漫性浸润的转移。肝硬化和肝脏脂肪变性患者的浸润性肝转移的诊断也很困难。在这些情况下，MRI

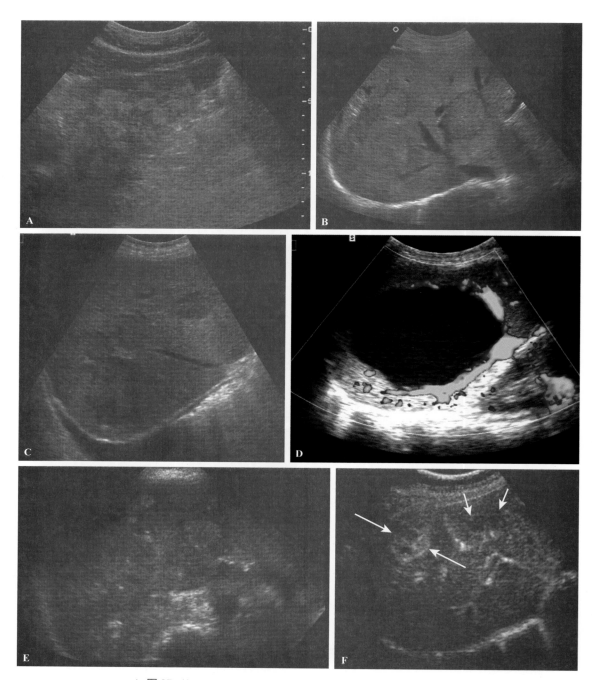

▲ 图 87-42　**Hepatic metastases：spectrum of sonographic findings**

A. Hyperechoic metastases are seen on this sagittal scan of the left hepatic lobe in a patient with carcinoid tumor. B. Bull's-eye lesions are present on this axial scan in a patient with metastatic lung cancer.C. Hypoechoic metastases are demonstrated in this patient with pancreatic cancer. There is a pleural effusion as well. D. Cystic metastasis with multiple fine internal echoes is present in this patient with mucinous ovarian carcinoma. E. Calcified metastases are seen in this patient with mucinous colon carcinoma. F. Hypervascular liver metastases in a 60-year-old man with previously resected retroperitoneal sarcoma. Early arterial phase ultrasound image (F) obtained 20 seconds after contrast material injection shows a large lesion with heterogeneous and mostly peripheral（nonglobular）enhancement（*large arrows*）. Two small lesions remain hypoechoic （*small arrows*）. (F from Catalano O，Nunziata A，Lobianco R，et al：Real-time harmonic contrast material-specific US of focal liver lesions. RadioGraphics 25：333-349，2005.)

框 87-4	肝转移的超声表现

低回声
- 淋巴瘤
- 胰腺
- 宫颈癌
- 肺腺癌
- 鼻咽癌

混合回声
- 乳腺癌
- 肺癌
- 胃癌
- 间变性癌
- 宫颈癌
- 类癌

高回声
- 结肠癌
- 肝癌
- 治疗过的乳腺癌

囊性
- 黏液性卵巢癌
- 结直肠癌
- 肉瘤
- 黑色素瘤
- 肺癌
- 类癌

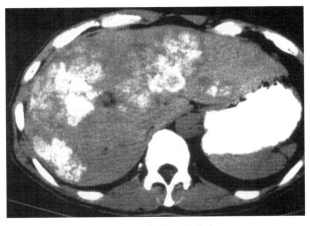

▲ 图 87-43　钙化肝转移癌 CT
患者原发灶为结肠黏液腺癌

框 87-5	富血供肝转移

- 黑色素瘤
- 类癌
- 胰岛细胞瘤
- 绒毛膜癌
- 嗜铬细胞瘤
- 乳腺癌
- 甲状腺癌
- 肾细胞癌

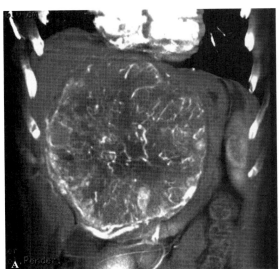
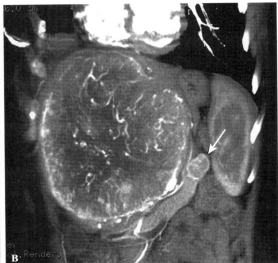

▲ 图 87-44　CT 上富血供肝转移
A 和 B. 在这两张冠状容积重建图像上显示来自转移性软脑膜血管外皮细胞瘤的明显富血供肿物。箭为胰尾转移

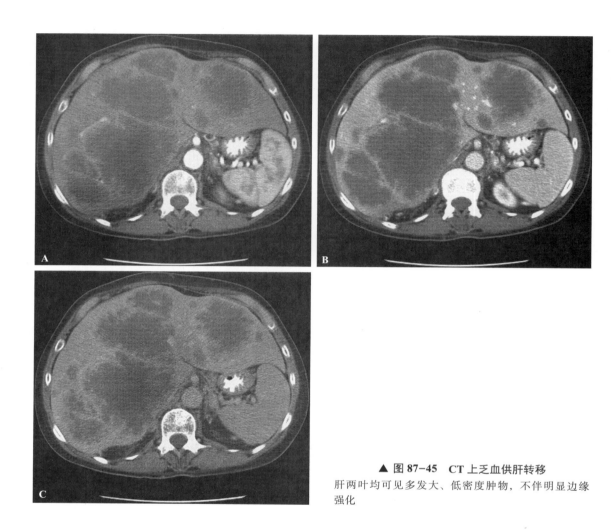

▲ 图 87-45　CT 上乏血供肝转移
肝两叶均可见多发大、低密度肿物，不伴明显边缘强化

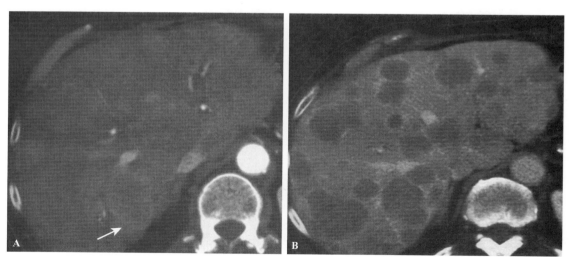

▲ 图 87-46　CT 上肝转移的环形强化
动脉期（A）和门静脉期（B）图像显示富血供的环形强化（箭）。这种完整的环形强化是典型的转移灶表现，但也可见于肝脓肿

可用于显示肿瘤结节。

肝转移的边界可能是尖锐的、不明确的或结节状的，它们的形状可能是卵圆形、圆形或不规则的。

5. 磁共振成像

肝转移的 T_1 和 T_2 弛豫时间变化很大，取决于原发肿瘤、坏死程度、出血和血管分布。然而，大多数肝转移的 T_1 和 T_2 弛豫时间（图 87-47）比正常肝脏的 T_1 和 T_2 弛豫时间长，并且短于单纯囊肿或血管瘤[220-228]。在 MR 上有五种转移的主要形态学模式[229]。

（1）甜甜圈征：在 T_1WI 上，由于长 T_1 弛豫时间，转移表现为低信号肿物，包含明显更低信号强度的中心区域。这种模式通常见于较大的病变和易于发生坏死的病变。然而，含有相当多黏蛋白、脂肪、亚急性出血或黑色素的转移瘤在 T_1WI 上可能具有相对高的信号强度。在出血的类癌中也观察到高信号强度靶征。在 T_2WI 上，一些转移瘤表现为中央光滑或不规则圆形区域的高信号强度，周围有一层组织信号强度较低，这种模式也见于大而且容易发生坏死的病变[229-231]。

（2）无定型：这些转移具有多种的、增加的信号强度，伴不均匀和无特征的内容物。外缘往往是圆的和模糊的。

（3）晕征：这些肿物具有明显但不一定光滑的高信号强度的圆周边缘。边缘的厚度 2～10mm，围绕信号强度稍低的病变。较低的信号强度可反映纤维化、凝固性坏死和黏蛋白的存在。这种晕征可能是相对于正常肝实质含水量更高的一种表现，可能反映了肿瘤细胞浸润引起的特征性反应。或者，它可以反映活性的肿瘤。因此，为了手术计划和估计肿瘤体积，应认为高信号的周边区域代表肿瘤。约 50% 的结肠癌转移具有中心低信号[229-231]。

（4）灯泡征：这些病变是光滑的、清晰的、圆形或椭圆形。内容物为高信号，类似于胆囊、脑脊液、囊肿和血管瘤。在这些情况下，T_2WI 上的高信

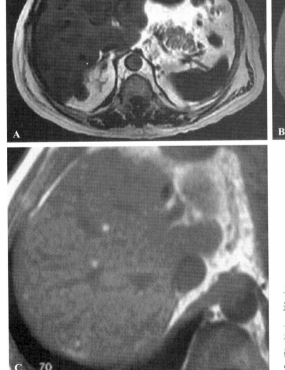
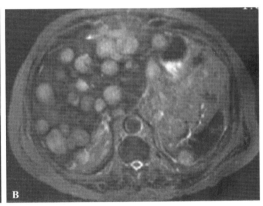

▲ **图 87-47 肝转移的 MRI 特征**
与正常肝脏相比，大多数转移灶为长 T_1 长 T_2。因此，这些病变在 T_1WI（A）上为低信号，在 T_2WI（B）上高信号。有一些例外，如转移性黑色素瘤（C），在 T_1WI 上具有高信号，因为存在出血、黏蛋白或顺磁性内容物，如黑色素（图 C 由 Jay P. Heiken, MD, St. Louis, MO 提供）

号强度归因于液体内容物或血流量大。在转移中，这可能是由于完全的肿瘤坏死和液化或富血供。在囊性肿瘤转移、嗜铬细胞瘤、类癌和胰岛细胞瘤中表现为灯泡征[229-232]。

（5）磁共振成像的作用：肝切除术作为结直肠癌肝转移患者的潜在治愈性治疗方法的引入，为 MRI 带来了重大挑战。这些患者的术前评估需要准确描述转移的准确数量和位置及其与相邻血管结构的关系。此外，由于良性肝脏病变如囊肿和血管瘤相对常见，因此成像技术必须能够以高度特异性区分良性和恶性病变[233]。为了在这种临床背景下改善 MRI 的表现，评估众多不同的序列和造影剂。Gd-DTPA 在肝脏转移检测中的应用令人失望，并且 1.5T 使用动态钆增强序列对未增强的 T_1WI 没有明显的好处[234]。在静脉注射造影剂后动态成像（图 87-48），肝转移的增强模式与 CT 相似。富血供转移显示出明显的早期强化表现为完整环形，在后续图像中央填充，或者它们可能显示早期均匀强化（图 87-49）。在门静脉期，富血供血管转移可为等信号或低信号（图 87-50）。乏血供转移表现为低密度肿块，可在动脉期最好地看到增强的外周边缘。在延迟期可能发生渐进的向心填充。

一些研究通过使用术中超声检查和病理检查作为"金标准"评估了 SPIO 增强 MRI 检测肝转移的准确性[235-237]。用 SPIO，转移灶表现为无强化与强化的正常肝脏形成对比[219]。SPIO 增强 MRI 检查比 MRI 平扫、经皮超声和对比增强 CT 发现病变更多，并且与 CT 动脉门静脉造影相当[235, 236]。SPIO 增强 MRI 与 CT 动脉门静脉造影的优势在于其非侵入性、

图像窗位可调节、扫描时间灵活性大（图 87-51）[238]。因为缺乏功能性肝细胞或胆管，使用肝脏特异性造影剂时，如 Gd-EOB-DTPA，来自肝外恶性肿瘤的肝转移在肝细胞期不会强化，并且它们通常相对于正常肝脏呈现均匀的低信号（图 87-52）。有时，在转移和正常肝实质之间的界面处，可以看到一个薄的高信号边缘，可能代表了病灶周围胆道反应、压缩的正常肝实质或两者都有[68]。Gd-EOB-DTPA 似乎不仅适用于检测 < 1cm 的非常小的转移灶，而且适用于区分 FNH 和单纯囊肿[239, 240]。在一些研究中，据报道，使用 Gd-EOB-DTPA，显示了更多的肝脏转移，并且病变特征和诊断信心增强[240, 241]。

一些研究表明，扩散加权成像比未增强和动态肝脏特异性对比增强 MRI 在肝转移检测更有效。与常规未增强 MRI 相比，低 b 值的呼吸触发扩散加权成像对血管瘤和转移灶显示更明显，因为肝脏与病灶有良好的对比和血管背景信号的抑制[242]。但是，单独 DWI 成像是没有用的，因为它容易受到运动伪影的影响使病变模糊，并且难以解释图像[243]。屏气或呼吸触发扩散加权成像与常规 T_2WI MRI 相比具有显著更高的总体病变检出率[244]，特别是对于 < 10mm 的小转移时，与传统的平扫 MRI 相比，呼吸平面回波扩散加权成像检测更敏感[245]。肝脏与病变对比度低，肝内高信号血管干扰 T_2 快速自旋回波序列中病变的检测。扩散加权成像中病变清晰程度是优秀的，扩散加权成像序列的局限性主要在于显示病变特征，而不是病变检出[246]。

6. 血管造影

血管造影不再用于诊断肝脏转移，而是用于为

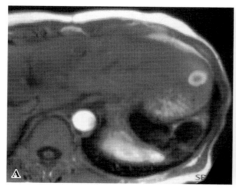
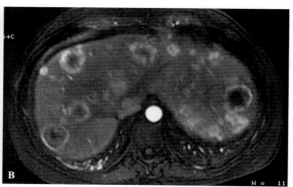

▲ 图 87-48　肝转移的 MRI 上环形强化
一名患有乳腺癌的患者肝左叶转移（A）及另一类癌患者多发肝转移（B）病灶均呈完整环形强化

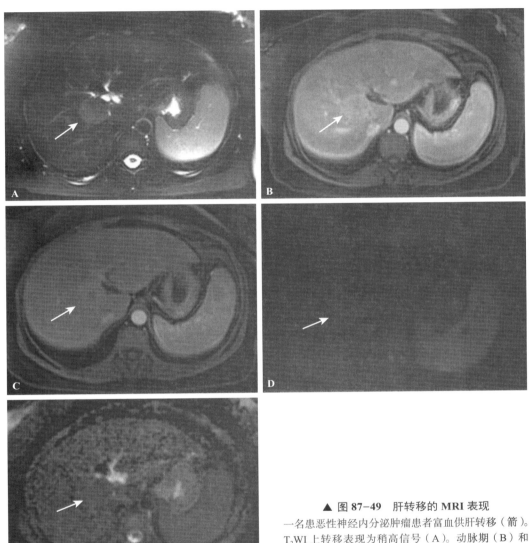

▲ 图 87-49 肝转移的 MRI 表现
一名患恶性神经内分泌肿瘤患者富血供肝转移（箭）。T_2WI 上转移表现为稍高信号（A）。动脉期（B）和增强晚期（C）明显强化，DWI 上（D）转移表现为扩散受限的高信号。ADC 值低（E）

外科医师提供血管路线图并指导动脉内治疗[247]。因为转移几乎完全由肝动脉供应，所以可以通过腹腔动脉或肠系膜上动脉显示早期肿瘤血管循环，静脉期含造影剂门静脉血灌注周围正常肝实质，转移呈低血供[247-249]。

十二、鉴别诊断

横断位成像的进展使偶然发现的肝脏病灶越来越小。由于临床意义不确定，检测 < 15mm 的病变可能存在问题。在一项对于 CT 的研究中，单发的，小的（< 1.5cm）病灶在 65% 的患者中是良性的，2~4 个病灶在 59% 的病例中是良性的。当病变数量增加或存在另外的大病灶时，恶性肿瘤的可能性增加。即使存在肝外恶性疾病，这些小病灶有 51% 是良性病变。这对于考虑肝切除的显性转移患者具有重要意义。需要考虑其他病变良性的可能性[250]。多发性转移不是多发性肝占位的唯一原因。脓肿、囊肿、髓外造血、多灶性或弥漫性 HCC、ICAC、血管肉瘤、增生性再生结节和血管瘤都可以是多灶性。

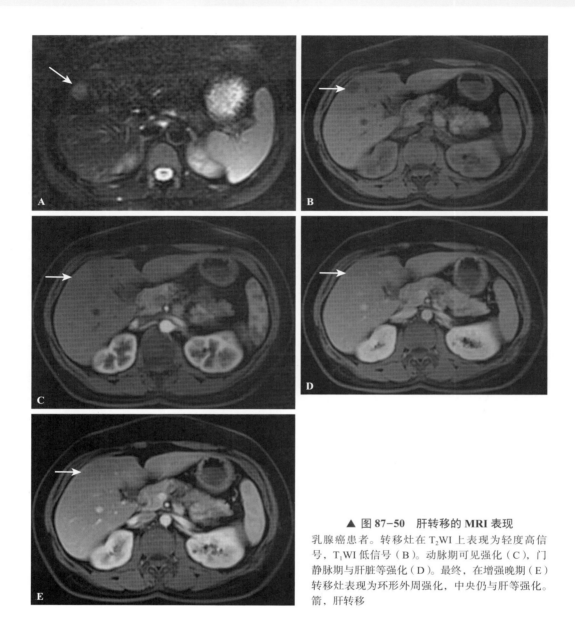

▲ 图 87-50　肝转移的 MRI 表现

乳腺癌患者。转移灶在 T_2WI 上表现为轻度高信号，T_1WI 低信号（B）。动脉期可见强化（C），门静脉期与肝脏等强化（D）。最终，在增强晚期（E）转移灶表现为环形外周强化，中央仍与肝等强化。箭，肝转移

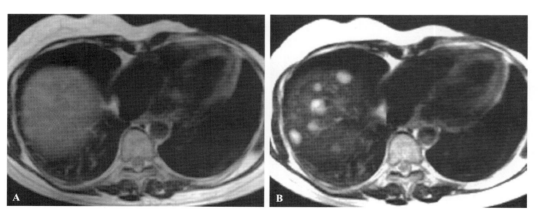

▲ 图 87-51　肝转移 MRI SPIO 增强扫描图像

T_2WI 几乎见不到转移灶（A），在应用 SPIO 后可清晰显示（B）（由 Dr. Tomoaki Ichikawa，Yamanashi University，Yamanashi，Japan 提供）

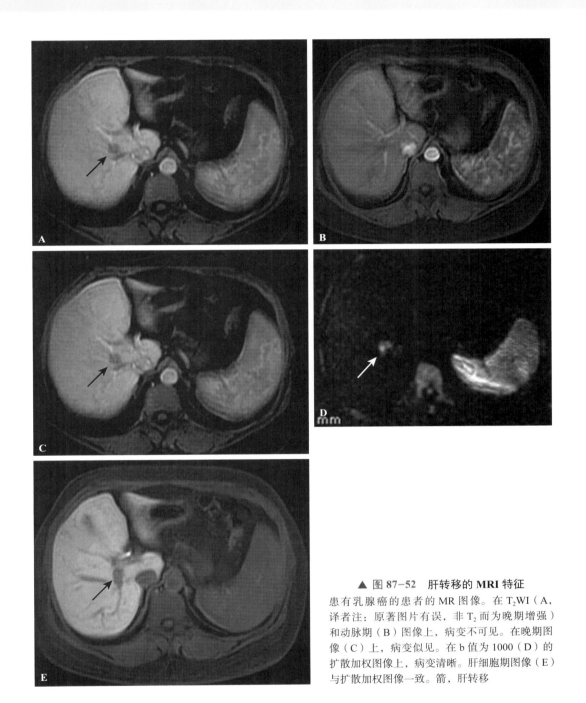

▲ 图 87-52　肝转移的 MRI 特征

患有乳腺癌的患者的 MR 图像。在 T₂WI（A，译者注：原著图片有误，非 T₂ 而为晚期增强）和动脉期（B）图像上，病变不可见。在晚期图像（C）上，病变似见。在 b 值为 1000（D）的扩散加权图像上，病变清晰。肝细胞期图像（E）与扩散加权图像一致。箭，肝转移

十三、对肝脏肿物的实用方法

局灶性肝脏肿物的评价应系统化，包括影像学表现和临床资料，以缩小鉴别诊断范围。评估肝脏肿瘤的三个最重要的临床信息是患者的年龄和性别以及肝外恶性疾病的存在。在成人中，转移、FLC、FNH 和肝细胞腺瘤可见于 40 岁以下的患者。转移、

典型的 HCC、ICAC、血管肉瘤和血管瘤最常见于 50 岁以上的患者。在儿科患者中，血管源性肿瘤、婴儿期血管内皮瘤和血管瘤可见于出生后的前 6 个月。肝母细胞瘤通常表现在出生后的前 3 年，虽然它可能在出生时存在，但发病高峰期为 18 个月。良性间质错构瘤的发病率与肝母细胞瘤相似。在年龄较大的儿童和青少年中发生的肿瘤包括 HCC 和

UES。关于性别，恶性原发性肝肿瘤多见于男性，良性原发性肿瘤多见于女性。在儿科和成人人群中，转移瘤都比原发性肝肿瘤常见。其他重要的临床资料包括慢性类固醇和避孕药的使用史。与类固醇使用相关的肿瘤包括肝细胞腺瘤，而与 FNH、结节再生增生、血管瘤和 HCC 相关程度稍低。

多种影像检查可用于评估肝肿瘤。对比增强动态 MR、CT 成像和超声检查提供了重要的诊断线索，可以帮助建立最终诊断。在解释肝脏影像检查时，要考虑的特征包括单个与多个肿块，钙化，边缘清晰程度，是否存在或持续强化，血管是否通畅和肝外浸润。

综上所有这些考虑后，放射科医师必须确定肝脏肿块是否为非手术病变。在成人中，两种最常见的非手术原发性肿瘤是血管瘤和 FNH。如果可切除，肝脏的所有其他原发性肿瘤都是需手术的病变。因此，放射科医师必须做出的两个最重要的决定是肝脏肿块是血管瘤还是 FNH，如果不是，那么肿块是否可以治愈。转移、HCC、FLC、ICAC、血管肉瘤和肝细胞腺瘤都可能在成人中切除。在儿童中，肝母细胞瘤、UES、HCC 和间充质干细胞瘤都是手术病变。如果患者可以通过支持疗法或栓塞存活直到肿瘤自发消退，那么婴儿血管内皮瘤不需要手术。

血管瘤在超声、CT、MRI 和闪烁扫描检查中有明显表现。但是最佳成像技术是动态 MRI、钆增强和对比增强 CT（见第 83 章）。FNH 在超声、CT 和 MRI 平扫检查中的表现是非特异性的，除非存在中央瘢痕，并且与 FLC 和肝细胞腺瘤表现重叠。然而，钆增强动态 MRI 和 T_2WI MRI 的 FNH 的成像特征有助于缩小鉴别诊断。FNH 显示出特征性的显著信号损失。信号丢失的程度大于其他局灶性肝脏病变，如肝细胞腺瘤和转移灶，是 FNH 的有用诊断特征[251]。

肝脏特异性造影剂在肝脏肿块的诊断检查中也起着重要作用。它们可用于区分恶性病变和良性病变，最有可能估计 HCC 的分化程度。尽管如此，肝细胞期图像还不足以进行正确的诊断。MRI 应用肝细胞造影剂，T_2WI，扩散加权图像，同反相位图像的细胞外期（动脉、门静脉和肝静脉期）都是明确肝肿物的关键要素。

最后，当非侵入性成像检查表现不典型或不确定的结果时，应考虑使用经皮穿刺活检。一般而言，CT 或超声引导下肝脏活组织检查没有明显的风险。通过经皮活检获得的材料有时不足以进行诊断，应该进行开放式活检。

总之，通过使用不同的成像和临床特征，可以显著缩小肝肿瘤的鉴别诊断范围。另外，经皮活检可用于进一步明确影像学表现不特异的肿瘤。

第 88 章　肝脏局灶性感染

Focal Hepatic Infections

Pablo R. Ros　Sukru Mehmet Erturk　Abdullah Mahmutoglu **著**

秦岫波 **译**　崔湧 **校**

技术进步显著提高了影像学在肝脏局灶性感染性疾病检测、诊断和治疗中的作用。今天，所有断层成像技术都可以高度准确地检测肝脏局灶性感染。计算机断层扫描（CT）特别有助于显示钙化和气体的存在及强化模式的细节[1]。磁共振成像（MRI）具有多平面成像能力以及对组织成分微小差异的敏感性，是诊断如肝脓肿、包虫囊肿和念珠菌病等病变的有效工具。影像学对化脓性脓肿的影响尤为显著；早期诊断和影像引导下经皮引流显著降低了死亡率（40%～2%）和手术率[1]。本章综述了各种局灶性肝脏感染病变的影像学和病理学发现，包括脓肿、寄生虫病和真菌病。

一、细菌（化脓性）肝脓肿

（一）发病率

在西方国家，化脓性肝脓肿并不常见，占入院率的0.1%，在尸检中占1%。女性稍多，40—60岁的人最常见[2-6]。

（二）发病机制

肝脓肿可通过五种主要途径发展：①胆道：良性或恶性胆道梗阻引起上行性胆管炎，胆总管结石；②门静脉：阑尾炎、憩室炎（图88-1A）、坏死性结肠癌、炎症性肠病、直肠炎、感染性痔疮、胰腺炎；③肝动脉：细菌性心内膜炎、肺炎、骨髓炎；④从邻近器官直接延伸：胃穿孔或十二指肠溃疡、大叶性肺炎、肾盂肾炎、膈下脓肿；⑤创伤、顿挫伤或穿透伤。转移瘤结节也可能成为脓肿[7-14]。

在抗生素时代之前，阑尾炎和憩室炎引起的门静脉炎是导致肝脓肿最常见的原因。事实上，阑尾炎一度占所有化脓性脓肿的34%，现在占不到2%[13-16]。胆道疾病现在是化脓性肝脓肿的最常见来源[15]。胆管阻塞可使细菌增殖。胆小管增宽，压力增大，门静脉分支和淋巴管被侵入，随后形成门静脉炎。胆囊炎、胆管狭窄（良性或恶性）、恶性肿瘤和先天性疾病是常见的诱因。约50%的化脓性脓肿是由厌氧病原、混合厌氧病原或混合厌氧和嗜氧病原引起的。兼性革兰阴性肠杆菌、厌氧革兰阴性杆菌和微嗜氧链球菌是最常引起肝脓肿的生物。大肠埃希菌是成人培养物中最常分离的生物体（图88-1B）。金黄色葡萄球菌最常从儿童肝脓肿中分离出来。

（三）病理

胆道来源的脓肿是多发的，并且在90%的病例中涉及两个肝叶。门静脉来源的脓肿通常是孤立的，65%发生在右叶，12%发生在左叶，23%发生在双叶。这种分布可通过门静脉中肠系膜血流的流动效应来解释[2]。

（四）临床表现

在断面成像时代之前，肝脓肿的高发病率和死亡率（50%～70%）说明仅在临床基础上难以诊断化脓性肝脓肿。最常见的症状是发热、不适、疼痛、僵直、恶心和呕吐，以及体重减轻。质软的肝大是最常见的临床症状，白细胞增多、血清碱性磷酸酶水平升高、低白蛋白血症和凝血酶原时间延长是最常见的实验室异常。显然，这些发现是非特异性的，横断面成像对于及时诊断和治疗肝脓肿至关重要，从而提高了生存率[2, 5, 6, 17]。

（五）影像学表现

1. 胆管造影

上行性胆管炎是化脓性肝脓肿的最常见原因，胆管造影已成为许多病例诊断的重要辅助手段。经皮肝穿刺胆管造影和内镜逆行胆管造影可明确胆道梗阻的程度和原因，而且它们是胆道引流术的第一步，可以为外科医师准确定义胆道解剖结构。这种操作增加了胆管内压力并且可以使已经化脓的患者

病情进展。因此，应该预先行胆道引流术[18]，磁共振胆胰管造影是诊断阻塞性胆道病变的重要工具。

2. 超声

实时超声可以检测小至 1.5cm 的肝脓肿，灵敏度为 75%～90%。化脓性肝脓肿的形状和回声性极其不同。它们通常是球形（图 88-2）或卵圆形，但也可以是分叶状或豆状。壁厚度可变，而且壁通常是不规则的和低回声的。在超声检查中，脓肿可见无回声（50%）、高回声（25%）或低回声（25%），分隔、液 - 液平面，内部碎片和后部回声增强。

早期病变往往是有回声、界限不清，它们可能变成边界清晰，几乎无回声的病变。如果脓肿中存

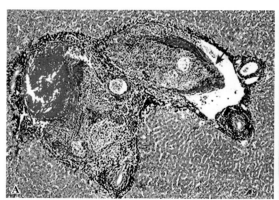
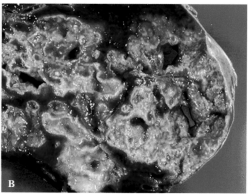

▲ 图 88-1　大肠埃希菌化脓性肝脓肿的病理表现

76 岁女性死于乙状结肠憩室炎和肠系膜下静脉和门静脉的静脉炎，引起肝脓肿。门静脉内存在感染物（箭）。B. 存在多房化脓性肝脓肿

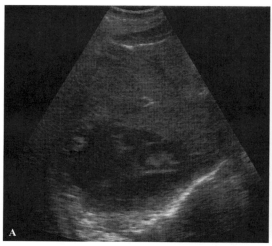
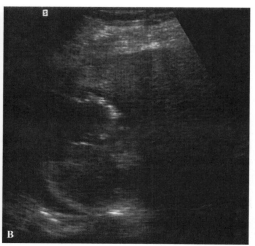

▲ 图 88-2　化脓性肝脓肿的超声特征

A. 肝脏断层超声图示复杂，主要是低回声、后部回声增强的肿物，包含粗糙的块状碎片。B. 不同患者肝脏的纵向超声图显示由于气体导致的脓肿内的明亮反射

在气体，可能会出现明显的回声反射，伴有后部混响声影[19-25]。

超声鉴别诊断包括阿米巴或水肿性感染、坏死或囊性肿瘤、血肿、复杂的胆汁瘤，以及感染的单纯囊肿。

3. 核医学显像

化脓性肝脓肿在 ^{99m}Tc- 硫胶体和肝胆闪烁显像上为圆形、冷区域。在 ^{99m}Tc- 硫胶体检查中可以证实脓肿腔与胆系统之间的交通[26-28]。

过去枸橼酸镓 ^{67}Ga 闪烁显像和用 ^{111}In 标记的白细胞成像是用于检测化脓性脓肿的两种核医学技术，但今天已不再应用。

4. 磁共振成像

肝脏脓肿与大多数其他局灶性肝脏病变一样，长 T_1 和 T_2 弛豫时间[29]。在 MRI 中，脓肿内的空气表现为无信号，因此更难以区分钙化。然而，结合形状和位置（气 - 液水平）应该能够正确诊断。给予钆喷酸二胺（Gd-DTPA）后，脓肿通常显示出边缘强化（图 88-3），这继发于肝实质周围毛细血管通透性增加（双靶征）。小病变（< 1cm）可以均匀增强，类似血管瘤[29]。动态钆增强图像上的脓肿壁强化被认为是化脓性肝脓肿的显著特征。脓肿壁显示出快速和明显的强化，持续存在于门静脉和晚期图像上。一些病变可能包含内部间隔，也显示出增强晚期的持续强化[30]。50% 脓肿有病灶周围水肿，显示为 T_2WI 上的高信号。但是在 20%～30% 的原

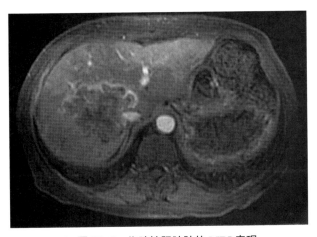

▲ 图 88-3　化脓性肝脓肿的 MRI 表现
钆增强，脂肪抑制的 T_1WI 显示出主要为低信号的肿物，壁和间隔见强化

发性或继发性肝脏恶性肿瘤中也可见到该表现。因此，病灶周围水肿的存在只能用于区分肝脓肿和良性囊性肝病变[1]。病灶周围水肿吸收可能表明对治疗的反应[29]。肝脓肿的 MRI 检查局限性包括相对较高的成本和不方便进行引流操作。

5. CT 检查

由于其良好的空间和对比度分辨率，CT 是检测肝脓肿的最佳方法，其敏感性高达 97%（图 88-4）。在 CT 扫描中，脓肿显示通常为圆形的肿物，在增强和平扫上都是低密度的。密度范围为 0～45HU，因此与囊肿、胆汁瘤和低密度肿瘤的外观重叠。大多数患者增强扫描具有外周边缘或包膜强化，类似于在 MRI 上看到的模式（图 88-2）。大部分脓肿有明确的边缘，但少数为分叶状和中间密度减低的"过渡区"[24, 31]。

另一个有用的表现是增强动态 CT 的动脉期脓肿周围的肝实质的一过性节段或楔形强化[32]。

有些脓肿显示簇状征（图 88-4C 至 E），小的化脓性脓肿成簇或聚集，聚合成一个大腔。所有这些发现都是非特异性的，需要进行穿刺确诊。中央气体（图 88-4A），无论是气泡还是气液平，都是一个特异的标志，但出现率少于 20%。大的气 - 液或液 - 碎片平面通常存在于与肠道相通情况下[33]。

（六）治疗

化脓性肝脓肿的有效治疗需要消除脓肿及其潜在来源。目前的治疗选择包括手术引流、单独使用抗生素、抗生素联合经皮穿刺引流及经皮引流[2, 5, 34-49]。

通常，如果是单房的，边界良好，且直径< 5cm，与小肠和胆道无沟通，则单独引流即可。除非脓肿是慢性的并且腔壁纤维化或钙化，小的肝内脓肿腔在引流时迅速塌陷，不像其他器官和腹膜腔中的脓肿。在一项对 115 名患者进行的回顾性研究中，超声引导下经皮穿刺引流化脓性脓肿，然后向脓肿腔内注射抗生素，获得了优异的结果[48]。98% 的病例实现了治愈，3 年无死亡、并发症或复发。脓肿引流通常需要在积液中插入 16G 或 18G 特氟龙护套针，如果液体非常黏稠，则暂时插入 5～8F 猪尾导管。抽吸出所有液体，用生理盐水或消毒液冲洗腔体[37, 42]。

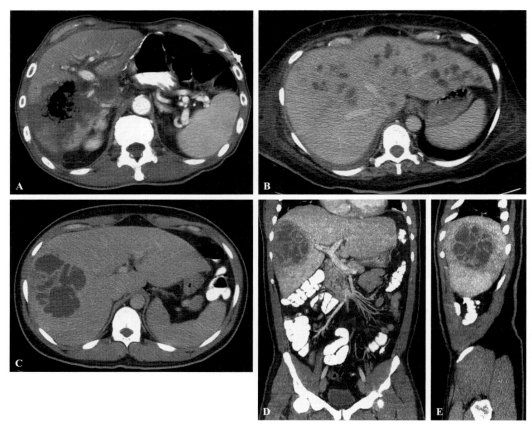

▲ 图 88-4　化脓性肝脓肿的 CT 表现

A. 肝右叶脓肿中存在斑驳气体。B. 在胆管炎的患者的肝中发现多灶性脓肿。轴位（C），冠状位（D）和矢状位（E）图像显示多灶化脓性肝脓肿的典型簇状征。注意外周分叶和强化薄壁

在取出导管之前，向内注射造影剂，以排除与周围器官的交通。在操作前、操作中和操作后给予静脉注射抗生素，并在明确病原体时进行相应更改 [37, 42]。

当脓肿积液边界不清，多发，直径 > 5cm 或怀疑与肠道或胆管连接时，通常需要留置引流管。引流导管有多种类型（单腔、双腔、集水型）和尺寸（8.3F～16F）可供选择 [34, 39]。大多数引流管由柔性硅橡胶材料制成，尾端为猪尾状弯曲包含多个侧孔。较小的导管（8.3F～10F）通常足以排出稀薄的积液或引流非常小的脓肿，大脓肿需要更大的导管（12F～16F），特别是含颗粒的液体。导管可以通过 Seldinger 或套管针技术在 CT、超声或透视引导下插入。其他章节包含有关成像指导和插管技术的完整讨论。将导管留在适当位置，直到引流量减少到小于 20ml/d。如果存在已知或疑似瘘管，则在导管移除前获得 X 线透视检查以排除与肠、胆管或胰管的连通。如果不存在瘘管，大多数肝脓肿仅需

要 2～14 天的引流 [37, 42, 49]。

导管治疗的失败和复发率分别为 8.4% 和 8%。它们通常与瘘、蜂窝织炎或感染肿瘤引起的复杂脓肿有关 [37, 42, 49]。

手术是针对经皮引流失败的患者，伴有腹腔穿孔的肝脓肿的患者和瘘管形成的患者（如胆道、结肠瘘管）。

由于早期诊断、抗生素的使用及手术和经皮引流技术的进步，化脓性肝脓肿的死亡率已从 80% 下降到不到 10%[44, 47]。

二、阿米巴肝脓肿

（一）发病率

世界上约 10% 的人口感染了溶血性阿米巴，除引起疟疾的疟原虫和血吸虫外是导致死亡率最多的

寄生虫。然而，不到10%的受感染者是有症状的。阿米巴肝脓肿是最常见的肠外表现，占该人群的3%～7%[50-56]。

通常认为阿米巴病是发展中国家的一种疾病，但西方也存在一些高风险人群，如近期的移民、住院患者和同性恋者。事实上，在高达30%的性活跃同性恋男性的粪便中已经分离阿米巴原虫，其临床意义尚不清楚[50]。在世界范围内，有85%～90%的阿米巴肝脓肿发生在男性患者。

在美国，肝脏阿米巴脓肿的总体死亡率为3%。当脓肿局限于肝脏时，不到1%，累及胸部时为6%，累及心包时为30%[57]。

（二）发病机制

囊型阿米巴经口摄入受感染的物质（通常是污染的水）进入人体（图88-5A）。成熟的包囊对胃酸具有抵抗性，可完整进入肠道。然后胰蛋白酶消化囊壁，释放出四种侵入性滋养体，它们在结肠中生长繁殖，特别是盲肠。滋养体有小（10～20mm）和大（20～60mm）两种形式。大滋养体通常发生在侵袭性阿米巴侵入黏膜时。这可能导致微小的黏膜表面溃疡。随着进一步的侵袭，可能发生出血，穿孔，小肠、结肠或皮肤瘘，阿米巴阑尾炎或阿米巴瘤形成。阿米巴滋养体也可以进入肠系膜静脉和淋巴管，并被带到肝脏、肺和其他器官。可通过以下三种方式入侵肝脏：通过门静脉（最常见），通过淋巴管，或通过结肠壁直接延伸到腹膜，然后通过肝被膜[2,4,52]。

当足够数量的滋养体进入小肝静脉时，就会发生血栓形成和小部分肝实质的梗死（阿米巴性肝炎）。宿主的营养和免疫状态决定了最初的感染愈合或进展为巨大脓肿。可见的脓肿是由多个缺血性坏死和阿米巴破坏的肝细胞小灶的集合。

进入远端结肠的滋养体可能会变成圆形的坚固的包囊（图88-5B）进入粪便。实际上，粪便含阿米巴包囊的人类携带者是主要传染源[2,4,54]。

（三）病理

阿米巴脓肿的液体通常是深红棕色，类似鱼酱的黏稠度（图88-5C）。它通常是无菌的，混合了血液和破坏的肝细胞。极少数情况下，滋养体存在于糊状物中，但它们常见于邻近脓肿外壁的坏死组织区域。结缔组织壁随时间延长逐渐形成，并且具有没有白细胞浸润和炎症反应的特征。如果脓肿没有得到治疗，它可能会破裂进入腹膜、胸膜腔、肺或心包[2,4,54]。

阿米巴脓肿通常是单发的（85%），并且右叶（72%）受累多于左叶（13%）。由于大多数阿米巴感染通过门静脉传播，因此右叶优势比化脓性脓肿更为明显。阿米巴病最常影响右侧结肠，进入肠系膜上静脉，优先流入右叶。肠系膜下静脉（左结肠）和脾静脉的血流优先进入左叶[2,4,54]。

（四）临床表现

大多数阿米巴肝脓肿患者出现肝大和右上腹疼痛。与化脓性肝脓肿的患者相比，他们更可能出现腹泻和肝大，并且很少有黄疸或败血症。大多数患有阿米巴性肝脓肿患者的粪便中未发现阿米巴原虫[50-52]。

因为粪便检查阿米巴原虫和临床表现通常是非特异性的或阴性的，所以当怀疑肝脏阿米巴脓肿时，血清学检查特别有用。间接血凝试验结果在90%以上的患者中呈阳性[50-52]。

（五）影像学表现

1. 核医学扫描

阿米巴脓肿在硫胶体扫描中表现为冷缺损。它们经常在肝胆闪烁扫描中显示"边缘增强"，可能是由于邻近薄壁组织的炎症。具有热周边的冷病灶提示诊断。然而，核医学技术并不常规用于检测肝脏阿米巴脓肿。

2. 超声

超声检查中阿米巴脓肿通常是圆形或椭圆形，边界清晰的低回声肿物（图88-6），其邻近肝被膜，具有均匀、细、低水平回声和远端声学增强[15]。比较阿米巴和化脓性脓肿，阿米巴脓肿更有可能呈圆形或椭圆形（82% vs. 60%），并且在高增益设置下表现为低回声伴细、内部低回声（58% vs. 36%）[58-63]。在增强超声检查中，化脓性脓肿表现为部分强化的病变，具有薄或厚的、致密不透明的边缘和持续低

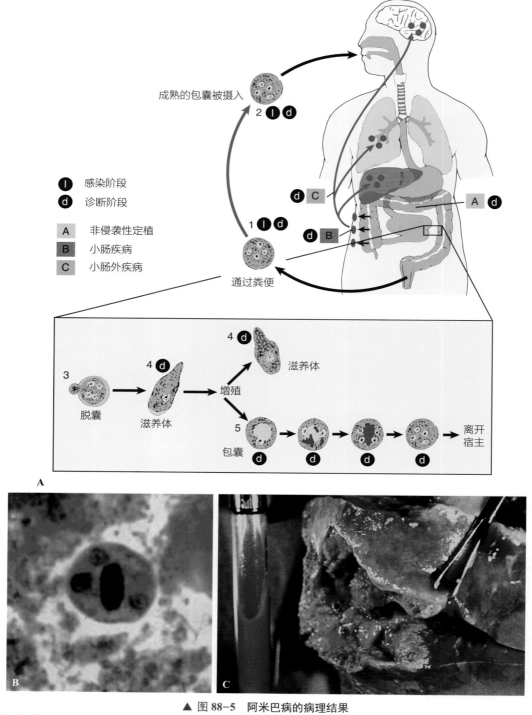

▲ 图 88-5　阿米巴病的病理结果

A. 生命周期。包囊通过粪便（1）。通过摄入成熟的包囊感染阿米巴（2）污染的食物，水中或经手接触。脱囊（3）发生在小肠中，并且滋养体（4）被释放，其迁移到大肠。滋养体通过二元裂变繁殖并产生囊泡（5），进入粪便（1）。由于壁的保护作用，包囊可以在外部环境中存活数天至数周并可传播。（滋养体也可以通过腹泻粪便排出，但一旦在体外就迅速被破坏，即使摄入也不能在胃的酸性环境中存活）在许多情况下，滋养体仍然局限于没有症状的携带者的肠腔（A. 非侵入性感染），通过粪便排出包囊。在一些患者中，滋养体侵入肠黏膜（B. 肠道疾病）或通过血流侵入诸如肝、脑和肺（C. 肠外疾病）的肠外部位，从而导致病理表现。已经确定，侵入性和非侵入性形式分别代表两种不同的类型，溶组织内阿米巴和非致病阿米巴，但是，并非所有感染溶组织内阿米巴的人都有侵袭性疾病。这两个类型在形态上无法区分。在性接触期间通过粪便暴露也可以发生传播（在这种情况下，可以证明不仅包囊而且滋养体也具有感染性）。B. 溶组织内阿米巴包囊，用三色染色的永久性制剂。C. 典型的鱼糊状物质从阿米巴脓肿中排出（图 A 引自 Centers for Disease Control and Prevention. http://www.cdc.gov/parasites/amebiasis/biology.html）

回声中心[64]。

3. CT 检查

阿米巴脓肿的 CT 表现是可变的和非特异性的。病变通常是周边的、圆形或椭圆形低密度（10～20HU）区。在平扫中可见稍高密度的外周边缘，并且在注射造影剂后显示出显著强化（图 88-7）。脓肿周围常见水肿区，并且对于这种病变有一定的特征[1]。病变可为单房或多房，并且表现边缘结节。伴随的肝外异常包括右侧胸腔积液、肝周围积液和胃或结肠受累[65, 66]。

4. 磁共振成像

在 MRI 上（图 88-8），阿米巴肝脓肿是球形的，通常是孤立性病变，T_2WI 上有高信号中心，T_1WI 上有低信号中心。脓肿壁较厚，并且在钆增强图像上，强化模式类似于化脓性脓肿[1, 30]。在 T_2WI 上经常出现弥漫的中心不均匀。在 T_2WI 可见其周围正常组织间质水肿[67, 68]。

治疗后，T_2 加权图像上的脓肿变为更均匀的低信号。成功的治疗可能会在 T_2 加权图像上显示病灶周围不同信号强度的同心环[67, 68]。

（六）并发症

胸膜肺炎阿米巴病是阿米巴肝脓肿最常见的并发症，发生率为 20%～35% 的患者。可表现为肺实变或脓肿、浆液性积液、脓胸或肝支气管瘘[50-52, 69]。

阿米巴肝脓肿的患者中有 2%～7.5% 发生腹膜阿米巴病。突然破裂的临床表现明显，为内脏穿孔。心包阿米巴病是阿米巴肝脓肿最严重的并发症，因为它可导致进行性填塞或突发休克。造成这种并发症的大部分脓肿位于肝左叶。肾脏阿米巴病是一种罕见的并发症，可由脓肿破裂引起[50-52, 69, 70]。

（七）治疗

由于早期诊断、影像学和血清学技术发展，以及有效的药物，经皮和手术治疗，上述阿米巴肝脓肿的并发症越来越少[71]。超过 90% 的肝脏阿米巴脓肿对单独抗菌药物治疗有反应（甲硝唑或氯喹）。这些抗阿米巴药物的功效使肝脏阿米巴脓肿患者死亡率从 81% 降低到 4%[50-52, 72, 73]。

然而，在某些情况下，需要进行阿米巴脓肿的吸出和引流：区分化脓性和阿米巴脓肿；对于即将发生破裂的大症状性脓肿；对药物治疗反应不佳；疑似合并细菌感染；怀孕期间；药物治疗依从性欠佳；并且当脓肿破裂时作为手术的替代方案。引流可同时向病灶内输送药物，可使平均病灶内药物水平增加 246 倍[74-78]。

经皮穿刺不一定能确诊阿米巴脓肿。在一个队列研究中，只有 50% 的患者具有经典的"鱼酱"外观，并且仅在 5% 的病例中液体分析阳性。因此，经皮穿刺和引流在这些患者中的主要作用是合并细菌感染的诊断和治疗[74-78]。

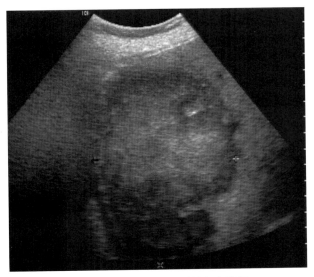

▲ 图 88-6　阿米巴脓肿的超声特征
在肝右叶中发现大的、边界清晰的脓肿

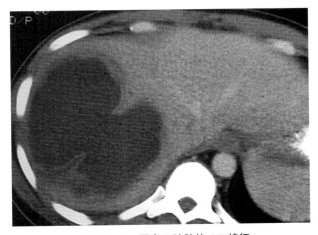

▲ 图 88-7　阿米巴脓肿的 CT 特征
大的单房肿物，见壁强化，壁表现为薄的、周围低密度环伴周围水肿，这是典型的阿米巴脓肿

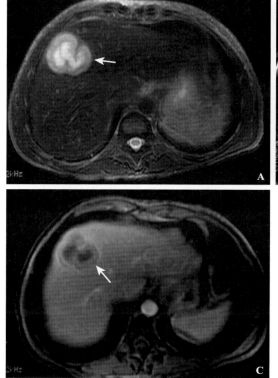

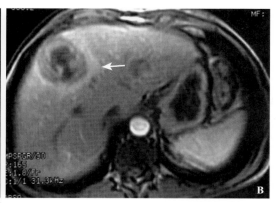

▲ 图 88-8　阿米巴脓肿的 MRI 特征

A.T₂WI 显示高信号中心和相对稍高信号脓肿壁（箭）。B. 钆增强的动脉期 T₁WI 显示低信号中心，在该期，壁不会强化，注意脓肿周围强化的伴炎症的肝实质（箭）。C. 门静脉期图像显示脓肿壁强化（箭）（由 Dr. N. Cem Balci，St. Louis University，St. Louis，MO 提供）

三、肝棘球蚴病

（一）流行病学

　　肝棘球蚴病在世界大部分地区普遍存在，影响人类的两种主要形式是细粒棘球蚴虫（echinococcus granulosus）和多房棘球蚴虫（echinococcus multilocularis）。这种疾病在农村地区较多，在那里犬用来放牧牲畜，尤其是绵羊。希腊、乌拉圭、阿根廷、澳大利亚和新西兰是棘球蚴病发病率最高的国家 [79]。

（二）病理生理

　　细粒棘球蚴虫是一种 3～6mm 长的小绦虫，生活在最终宿主的肠道，通常是犬。生命周期（图 88-9A）取决于携带成虫的主要宿主和携带幼虫阶段的中间（人）宿主。成年寄生虫会产卵，通过被污染的、未经洗涤的蔬菜或与受感染的犬接触时可能会感染人类，这些犬可能在毛皮上携带虫卵或将其洒到儿童玩耍的泥土上 [79-81]。

　　在人类体内，虫卵的外壳在十二指肠中被消化并且胚胎被释放。胚胎主动穿透肠黏膜，直到它进入血管，经血管输送，直到嵌在毛细血管狭窄部。大多数由门静脉携带并停留在肝脏中，但也可能累及肺、脾、肾、骨和中枢神经系统 [79-81]。

　　虽然大多数胚胎被宿主防御系统破坏，但是存活的胚胎（图 88-9B）在毛细管内 4～5 天内可发育成包虫阶段。3 个月后，该包虫囊的直径为 5mm。当被感染的中间宿主（绵羊或其他反刍动物）死亡时，生命周期就完成了，包含幼虫的内脏被最终宿主摄入 [79-81]。

　　多房棘球蚴虫（泡球蚴）是一种不太常见但更具侵袭性的棘球蚴虫形式。该病在中欧、苏联、日本和北美的中部和北部地区流行 [82-85]。成年寄生虫的主要宿主是狐狸，少见于家养的犬和猫 [82]。中间宿主通常是野生啮齿动物，通过食用受污染的野生浆果感染。人类通过食用受狐狸粪污染的野生水果或直接接触受感染的动物而感染 [82-84]。幼虫通过门静脉到达肝脏。在这里，它会扩散并穿透周围组织，从而导致类似恶性肿瘤的弥漫和浸润性过程。多房棘球蚴虫生物引起轻度肉芽肿反应，伴有中央

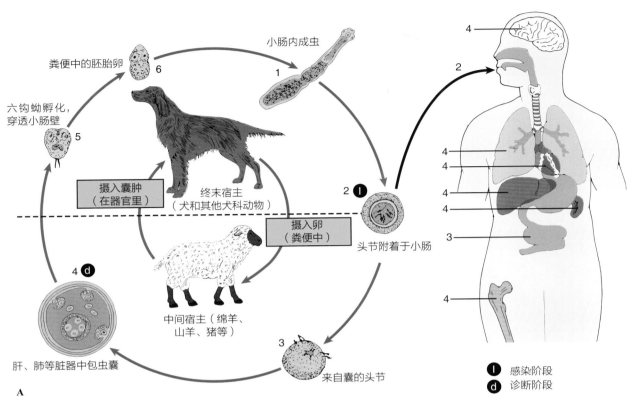

▲ 图 88-9　包虫病：病理表现

A. 生命周期。成年细粒棘球蚴虫（3～6mm 长）（1）存在于最终宿主，犬或其他犬科动物的小肠中。孕节片释放虫卵（2）进入粪便。在通过合适的中间宿主（在自然条件下，绵羊、山羊、猪、牛、马、骆驼）摄入后，虫卵在小肠中孵化并释放六钩蚴（3）穿透肠壁并通过循环系统迁移。进入各种器官，特别是肝脏和肺部。在这些器官中，六钩蚴变成包虫囊（4），逐渐扩大，产生充满包虫囊内部的原始卵囊和子囊。最终宿主通过摄入受感染的中间宿主含包虫囊的器官而被感染。摄入后，头节（5）外翻，附着于肠黏膜（6），并在 32～80d 内发育成虫阶段（1）。多房棘球蚴虫（1.2～3.7mm）的生命周期相同，但存在以下差异：最终宿主是狐狸，少部分是犬，猫，土狼和狼，中间宿主是小型啮齿动物，幼虫生长（在肝脏中）无限期地保持在增殖期，侵犯周围组织。对于福氏棘球蚴虫（长达 5.6mm），最终的宿主是丛林犬和犬，中间宿主是啮齿动物，并且幼虫阶段（在肝脏、肺和其他器官中）在外部和内部发展，常见多个囊泡。少节棘球蚴虫（最多 2.9mm 长）的生命周期中以野生猫科动物作为最终宿主，以啮齿动物作为中间宿主。人类通过摄入虫卵而感染（2），导致肠道中的六钩蚴（3）释放，并在各种器官中形成包虫囊（4）

坏死、空洞和钙化[79-81]。

（三）病理

包虫囊有由宿主和寄生虫组织组成的三层结构（图 88-9C）。外周囊壁由变化的宿主组织组成，形成仅几毫米厚的刚性保护区。当包虫囊扩张时，肝脏的血管和导管结构被并入囊壁，这解释了增强 CT 和 MR 检查以及血管造影的壁强化。

两个内层由寄生虫形成。中间层是一层较厚（1～2mm）的层压膜，类似于煮熟的鸡蛋的白色，很容易经处理破裂。它允许营养物质通过，但可抵挡细菌。该层的破坏易于引起细菌感染。最内层或生发层（内囊）是活的寄生虫，厚度为一个

细胞。它产生层压膜和代表幼虫阶段的头节。生发囊是破碎的生发膜构成的小球体，产生头节（图 88-9D）。自由浮动的生发囊和头节形成一种白色沉积物，肉眼几乎看不见的小颗粒，被称为包虫沙。

包虫囊液由生发层分泌，通常晶莹剔透。它是血清渗出液含有蛋白质并具有抗原。高的分泌物压力导致进行性包虫囊扩大。多达 60% 的包虫囊是多发的。

与细粒棘球蚴虫相比，泡球蚴有子囊，在原始包虫囊的外表面上产生并侵入邻近的肝实质[86]。在组织学检查中，包虫囊有一层厚厚的多层壁[86, 87]。周围有与肝脏坏死、胶原组织、多核巨细胞和淋巴

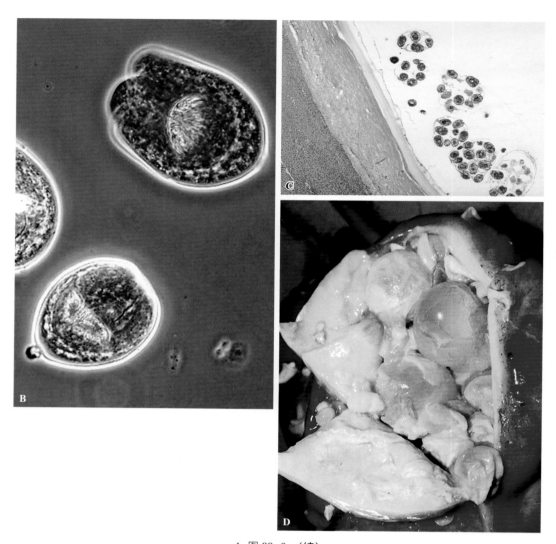

▲ 图 88-9 （续）

B 至 D. 包虫囊通常是球形的，且可为大尺寸。包虫囊的内部充满了液体、生发囊、子囊和头节，如果被最终宿主摄入，头节能够成长为成虫。如果包虫囊破裂，可能通过剧烈的打击或手术过程中发生，每个释放的原头蚴都能形成新的包虫囊。此外，包虫中的液体具有高度过敏性，如果在体内释放，可能引起过敏性休克和猝死（图 A 引自 Centers for Disease Control and Prevention.http://www.cdc.gov/parasites/echinococcosis/biology.html）

细胞的显著肉芽肿反应。与细粒棘球蚴虫的包虫囊相反，泡球蚴囊在人类感染中很少含有头节[87, 88]。

（四）临床表现

大多数患者在儿童时期患有包虫病，但直到三四十岁才确诊。棘球蚴以每年约 1cm 的速度扩大。大多数包虫囊最初是无症状的，直到它们长到足以引起疼痛，侵蚀中等大小的胆管，使囊液进入胆汁（反之亦然），引起发热和黄疸，或由于囊液泄漏引起过敏反应。大包虫囊可阻塞血液和胆汁流动，导致门静脉高压和黄疸[72]。

常规血液分析通常无助于确定包虫病的诊断。超过 80% 的病例血清学检查结果呈阳性，并且可以诊断出包虫病[72]。多房棘球蚴虫的临床表现可能发生在感染后 5～20 年[86-88]。可能出现腹部不适、黄疸和肝大。经常观察到嗜酸粒细胞增多[86, 89]。尽管血清转氨酶水平通常正常，但碱性磷酸酶和 γ- 谷氨酰转肽酶升高[86, 88]。泡球蚴病的血清滴度升高，有助于诊断[89]。

（五）影像学表现

1. X 线片

在 20%～30% 的腹部 X 线片上可见钙化（图 88-10）。钙化通常是迂曲的或环状的，并且位于周围。子囊可能钙化，形成钙化环。钙化并不总是表明寄生虫死亡，并且小的、不规则的钙化区域可能继发于旧血液凝块中的营养不良钙化[90]。多房棘球蚴虫可导致散布在坏死和肉芽肿组织中的微弱或致密的点状钙化。

2. 超声

肝包虫病在超声上表现为几种不同的方式（图 88-11），取决于生长阶段和成熟度：边界清晰的无回声囊；除了包虫沙以外的无回声囊；多囊伴

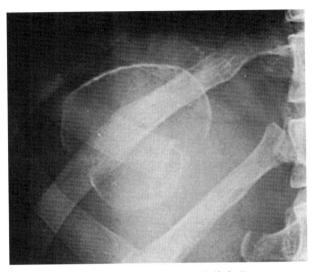

▲ 图 88-10 包虫囊的 X 线片表现

在包虫囊患者中，边缘迂曲线样钙化存在于 20%～30% 的腹部 X 线片中

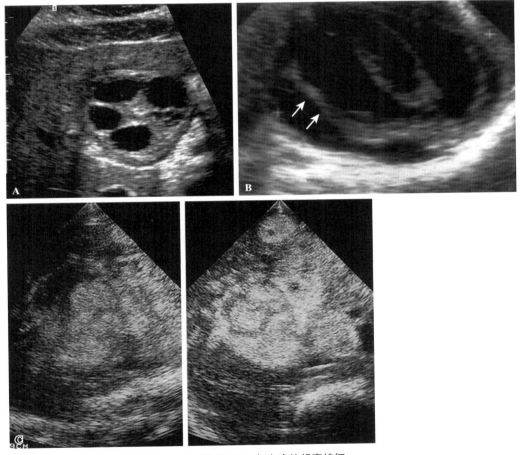

▲ 图 88-11 包虫病的超声特征

A. 长轴扫描显示细粒棘球蚴虫感染导致的圆形，边界清晰的多房低回声病变，伴有回声的内部分隔。B. 肝右叶中的包虫囊，具有分层内囊的波浪带（睡莲征，箭）。C. 多房包虫囊，在肝脏的不同水平获得的横断超声图像显示多房棘球蚴虫感染伴典型冰雹征，表现为多发回声结节伴不规则和不明显的边缘（图 B 和如 C 引自 Mortele，KJ，Segatto E，Ros PR：The infected liver：Radiologic-pathologic correlation. RadioGraphics 24：937–955，2004）

子囊，包虫囊之间有回声物质（特征性）；包虫囊，具有漂浮的起伏的膜，具有分离的内囊，特征性的"睡莲"征；或致密的钙化肿物。子囊通常也会导致壁增厚[15, 91]。

超声已被用于监测抗包虫治疗疗效。阳性反应包括包虫囊缩小、膜脱离、囊回声增加和壁钙化[20, 92-99]。当包虫囊被感染时，它们失去特征性超声表现并变得弥漫性高回声[20, 82, 92-99]。

多房棘球蚴虫可以产生单个或多个的回声病灶，通常位于右叶[82]。可以看到不规则的坏死区域[82, 100]。在约 50% 的病例中可见微钙化[82]。肝内胆管扩张是一种常见的超声表现[82]。多房棘球蚴病变具有浸润性，易于扩散至肝门[82]。

3. CT 检查

在 CT 扫描中，包虫病表现为单房或多房，边界清晰的囊肿，有厚壁或薄壁[1, 30]（图 88-12）。子囊通常为较母囊肿密度减低的区域，通常位于病灶周围（图 88-12）。子囊也可以在母囊的腔内自由漂浮，因此改变患者的位置可能会改变这些囊肿的位置，从而确认棘球蚴病的诊断（图 88-13）。弯曲环状钙化也是一种常见的特征[101-107]。

多房棘球蚴虫导致地图样、浸润性病变，缺乏锐利的边缘或高密度的边缘。这些低密度（14～40HU）病变是实性肿物而不是囊肿。静脉注射造影剂几乎没有强化[82-88]。此类病灶侵袭性比膨胀生长的病变高，其非特异性外观可以类似原发性或继发性肝肿瘤。当钙化存在时，通常是无定形的而不是环状的。当泡状棘球蚴病变位于中央时，可能引起肝叶萎缩[85]。

4. 磁共振成像

在 MRI 检查中，棘球蚴囊肿的囊性成分与其他囊肿相似，T_1 和 T_2 弛豫时间较长（图 88-14）。然而，由于其卓越的对比度分辨率，MRI 最好地展示了边缘、基质或包虫沙（由释放的头节组成的碎片）和子囊（图 88-15）[1]。囊肿周围为纤维组织通常是低信号强度，在 T_1 和 T_2WI 上。这种边缘和多灶或多囊性的外观是特异性的特征。包虫基质在 T_1WI 上呈低信号，在 T_2WI 上显著高信号。当存在子囊肿时，在 T_1 和 T_2WI 上，子囊肿相对于基质是低信号的[108]。浮动膜在 T_1 和 T_2WI 上为低信号强度。

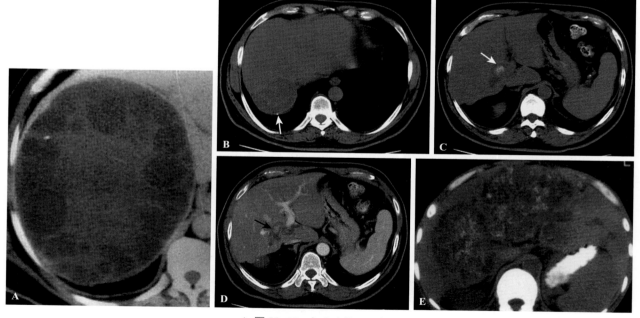

▲ 图 88-12　包虫病的 CT 表现

A. CT 显示具有厚壁的大的多房囊肿。多个子囊肿排列在肿块周围。B. 平扫可见位于肝右叶的主要囊肿可见钙化。C. 更低层面图像显示高密度囊肿内容物通过胆管内部（箭）。D. 与 C 同层面的增强扫描示肝内扩张胆管充盈缺损（箭）。E. 泡状棘球蚴患者平扫显示在肝右叶中广泛弥漫病灶伴钙化

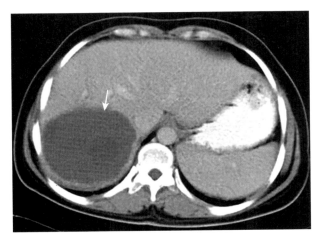

▲ 图 88-13 包虫病的 CT 表现
增强 CT 示包虫囊（箭）

具有多平面功能的 MRI 可用于显示多房棘球蚴虫的肝外侵犯，如经膈到胸膜、肺、心包和心脏[83, 109]。肝脏病变与肝静脉和下腔静脉等血管之间的关系在 MRI 上表现清晰[83]。纤维和寄生虫组织区域在 T_1 和 T_2 加权序列上为低信号强度，对应于 CT 扫描的无强化区域[83]。主要病灶延伸出的小囊显示为 T_2WI 上周围信号增加，认为代表了病灶的活性成分[83]。大的坏死区域缺乏特异性信号模式[83]。在 MRI 钙化呈低信号，比在 CT 上更难识别[83]。

（六）并发症

破裂是棘球蚴病的主要并发症，可分为三种类型：①包含型，仅在内囊破裂，以及囊内容物位于宿主细胞来源的囊周围物质内时；②交通型，当包虫囊内容物逃逸入周围的胆管或分支胚根，进入囊周物质；③直接破裂型，囊内或囊周撕裂，囊内容物溢入胸膜、腹膜或心包腔[110]。

当囊内容物进入胆道时（图 88-12B 和 C），包虫囊变为有回声。有回声或无回声子囊和有回声碎片膜可填充胆道系统。包虫囊 - 胆管交通可表现为邻近胆管壁的囊壁中断。在 CT 扫描中，可见囊壁中断和胆管系统内稍高密度的包虫物质。在 MRI 研究中，囊破裂表现为低信号壁不连续的区域[111-116]。肝脏包虫囊内的脂肪 - 液体平面已在包虫囊交通破

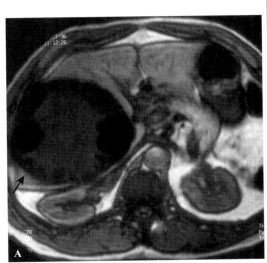
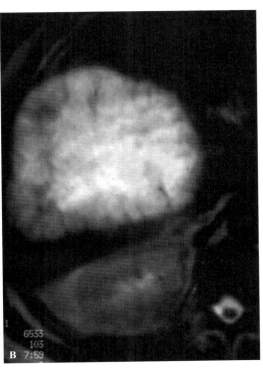

▲ 图 88-14 包虫病的 MRI 特征

A. 轴位梯度回波 T_1WI 显示包虫囊与囊周围的低信号纤维（箭），包虫基质具有中等信号强度，并且可以看到相对于基质呈低信号的外周子囊。B. 在轴位 T_2WI 上，基质是高信号，子囊仍是相对低信号（引自 Mortele, KJ, Segatto E, Ros PR: The infected liver: Radiologic-pathologic correlation. RadioGraphics 24: 937-955, 2004）

裂入胆道树的两个患者的 CT 和 MRI 检查中发现[117]。实验室分析包虫内容物显示，胆汁水平升高，证实在 CT 和 MRI 扫描中囊内所见的脂肪代表了胆汁中的脂质物质。

这种胆管内包虫物质可导致阻塞性黄疸。包虫沙或包虫液的通过也可导致 Oddi 括约肌的炎症和痉挛[118-121]，内镜逆行括约肌切开术可用作减压阻塞胆道系统的临时措施，直到可行手术。约 25% 的囊肿被感染并且在临床上表现为脓肿。

如果多房棘球蚴病未经治疗，包虫囊持续缓慢生长并破坏肝组织，导致不可改变的预后，有可能在 10～15 年内致命[84, 86-93]。在伴 Budd-Chiari 综合征或下腔静脉血栓形成时，可由于心脏或肺动脉栓塞事件而突发死亡[84]。另一个严重的并发症是继发于门静脉高压症的食管静脉曲张出血。脑多发转移是多房棘球蚴虫患者死亡的一种不太常见的原因[89]。

（七）治疗

肝包虫囊需要引流，因为用甲苯达唑和阿苯达唑进行药物治疗通常无效。有两种手术方法：根治性，包括囊周围切除术和肝切除术；保守的，注射固化剂，然后排出囊，去除生发层和层压膜，以及闭合，脱落，引流或剩余囊腔的膜成形术。手术并发症很多，死亡率 4%，并发症率 50%。保守治疗复发率很高，两种治疗都需要约 3 周的住院治疗[122, 123]。

经皮治疗肝包虫病可以避免手术及其手术相关的并发症和死亡率。有一段时间，由于潜在的并发症，如过敏性休克和子囊扩散到腹膜，不鼓励经皮引流或诊断性吸出这些囊。事实并非如此，特别

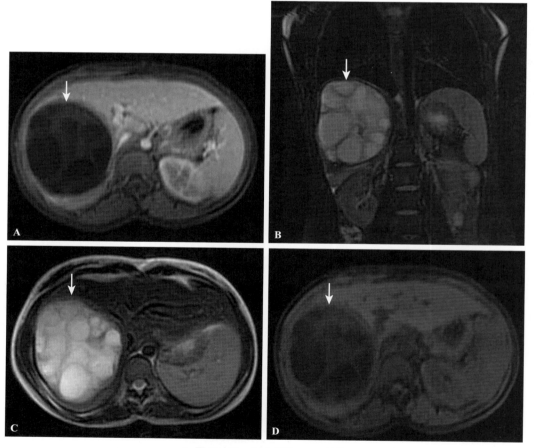

▲ 图 88-15 包虫病的 MRI 特征

患有包虫囊的患者。在冠状位（A）和轴位（B）T$_2$WI，病灶（箭）及子囊表现为高信号。在 T$_1$WI（C）上，病灶（箭）是低信号，并且在注射钆（D）后没有显示任何强化。注意到 T$_1$WI 上的子囊信号较低（箭）

是在使用经肝方法时。有一种新的切割装置，它可以经皮提取层压膜和所有子囊肿，同时减少液体渗漏[124-128]。使用该仪器进行单次抽吸和引流操作，导致 90% 的患者成功排出囊肿内容物，几乎没有主要并发症且没有复发[129]。

已应用多种固化剂，高渗（20%）生理盐水和酒精是肝包虫囊肿的有效经皮疗法，并且与低并发症的发生率相关[130, 131]。经皮治疗应该只针对能达到的，大的真性非复杂囊肿。感染囊肿和与胆道系统相通的囊肿需要手术引流（图 88-16）[132]。

多房棘球蚴虫患者的首选治疗方法是通过肝部分切除术完全切除[83, 84, 88, 89]。患有广泛疾病的患者，姑息性手术包括肝脏空肠吻合术、门体分流术和坏死区域引流术，或可采取联合苯并咪唑治疗脓肿以延长生存期[84, 88]。长期甲苯达唑治疗可以减缓疾病进展并抑制转移[87-89]。最近的治疗策略包括肝切除术和原位肝脏移植治疗[83, 84, 86]。然而，这种疾病可以在肝移植后复发[86]。

四、肝片吸虫

肝片吸虫（fasciola hepatica）是吸虫类肝吸虫。受污染的水或蔬菜是人类感染的原因[133]。首先，囊蚴在胃中，通过穿透十二指肠壁，它们迁移到腹膜腔，在穿透肝被膜后，它们到达肝脏约需要 6 周[133]。一旦寄生虫扩散到胆道系统，它们就会开始成熟为成虫并开始产卵。CT 是检测肝片吸虫病的最佳成像方式，通常表现为多个聚集的低密度结节和多个分支，低密度的包膜下外周病变指向肝门（图 88-17）[133]。

五、念珠菌病和真菌感染

念珠菌病（图 88-18 和图 88-19）是免疫缺陷宿主中最常见的全身性真菌感染。它随着获得性免疫缺陷综合征（艾滋病）的流行与化疗强度的增加而更加常见。实际上，在尸检时 50%～70% 的急性白血病患者和 50% 的淋巴瘤患者中发现肝念珠菌病。临床诊断困难，因为只有 50% 的患者血培养阳性，因此横断面成像对诊断是必需的[134-136]。

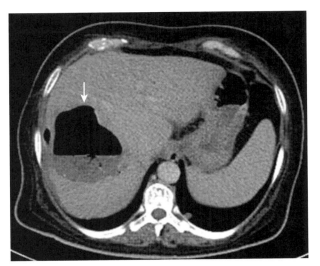

▲ 图 88-16　包虫病的 CT 表现
大包虫囊伴感染（箭），在增强 CT 图像上示气液平面

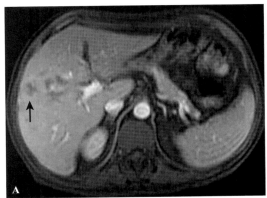
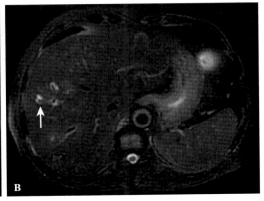

▲ 图 88-17　肝片吸虫的 MRI 表现
该患者患肝片吸虫（箭）。注意 T_2WI（A）和门静脉期（B）图像上的分支状的包膜下外周病变

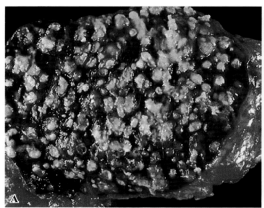
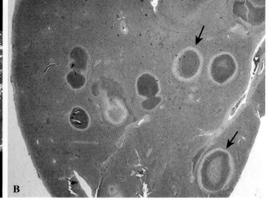

▲ 图 88-18　念珠菌病的病理学表现

A. 脾的大体标本显示多个小的白色结节，表示念珠菌病累及整个实质。B. 低倍率显微照片显示多个念珠菌病微脓肿，其具有纤维化的外周区域和坏死的中心区域（箭）（引自 Mortele，KJ，Segatto E，Ros PR：The infected liver：Radiologic-pathologic correlation. RadioGraphics 24：937-955，2004）

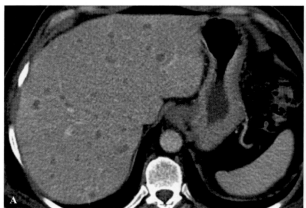
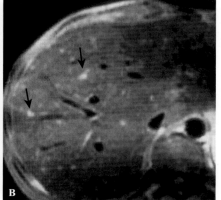

▲ 图 88-19　CT 和 MRI 上的念珠菌病

A. 肝 CT 增强图像示在整个肝实质中弥漫直径 < 1cm 的低强化的微囊肿。B. 轴位 T_1WI 显示肝脏中直径 < 1cm 的相对高信号病灶（箭）（引自 Mortele，KJ，Segatto E，Ros PR：The infected liver：Radiologic-pathologic correlation. RadioGraphics 24：937-955，2004）

在超声检查中，可以看到四种主要的肝脏念珠菌病表现。轮内轮，周围区域围绕内部轮状回声，而内回声轮又包围中央低回声病灶，代表局灶性坏死，在疾病早期中央可发现真菌成分。牛眼，一个 1~4mm 的病灶，周围有低回声边缘。中性粒细胞计数恢复正常时出现中央高回声；由于进行性纤维化的均匀低回声是最常见的外观；以及由于瘢痕形成有回声[15, 136-139]，抗真菌治疗后，病变的回声增加，体积缩小，常常完全消失，但在某些情况下，肝脏的回声不均匀性可能在治疗后持续长达 3 年[140]。

在 CT 扫描中，最常见的模式是低密度的多个小的圆形区域，需要平扫和增强图像明确。在平扫中可以看到代表钙化的分散高密度区域。也可以看到与纤维化相关的密度增高的外围区域[141-143]。在现有证据的基础上，CT 在检测肝脏念珠状病变方面比超声更敏感[144]（图 88-19）。虽然 CT 和超声表现可能提示念珠菌病，但它们并不特异，因为抗真菌药物可能有明显的不良反应，所以在治疗前需要明确诊断。在大多数情况下，经皮穿刺活检可获得明确的诊断。在 MRI 上，未治疗的结节在 T_1 加权的平扫和钆造影剂增强后图像上呈低信号，在 T_2WI 上显著高信号[1]。在治疗后的亚急性表现中，T_1 和 T_2WI 上的病变呈轻度至中度高信号。静脉注射造影剂后也表现出增强。在这些病变周围通常可以在所有序列上看到一个低信号环。完全治愈的病变在 T_1WI 上呈低信号，在 T_2WI 上呈等至轻度高信号，在早期增强后图像上呈中度低信号。它们在延迟相图像中变成低信号[145, 146]。

据报道，念珠菌微脓肿在硫胶体和镓扫描上为冷病灶[138]。

六、血吸虫病

（一）流行病学

血吸虫病是人类最常见和严重的寄生虫感染之一。这种疾病影响全世界 2 亿人，在流行地区，其患病率接近 70%。流行地区约有 10% 的患者肝脾受累。日本血吸虫发生在中国、日本、中国台湾和菲律宾的沿海地区。曼氏血吸虫发生在非洲的部分地区、中东和西印度群岛以及南美洲的北部。埃及血吸虫见于北非、地中海和亚洲西南部[147-149]。

（二）病理生理

中间宿主蜗牛将血吸虫幼虫带入淡水中（图 88-20A）。人在污染的灌溉渠道、溪流和池塘中沐浴或涉水而感染。血吸虫尾蚴穿透完整的皮肤或黏膜，然后通过小静脉和淋巴管迁移到心脏。它们通过肺循环进入肠系膜循环。除了进入肠系膜动脉的血吸虫，其他血吸虫均死亡，它们通过毛细血管进入门静脉系统并在肝内门静脉末端成熟。宿主对虫卵出现肉芽肿炎症反应，之后被纤维组织取代，导致门静脉周围纤维化。如果感染足够慢性和重度，会导致进行性肝内门静脉阻塞、窦前门静脉高压、静脉曲张和脾大。血吸虫病是全世界门静脉高压症的最常见原因。这些寄生虫（图 88-20B）也被称为血吸虫（blood flukes），其血管定位非常重要[21]。

当成熟的雌性蠕虫在门静脉内生活 10～15 年后，在血液中游动以到达膀胱（埃及血吸虫）或肠道（曼氏血吸虫、日本血吸虫）的小静脉产卵，生命周期就完成了。虫卵通过小肠壁或膀胱壁释放出毛蚴，毛蚴感染软体动物。尾蚴在其中间宿主中成熟后出现。

（三）病理

在严重的曼氏血吸虫和日本血吸虫感染中，肝脏是深色的，表面凹凸不平但非结节样，与普通肝硬化的外观不同。切片显示肉芽肿（图 88-20C）与广泛的门静脉周围纤维化，开始于肝门并延伸到外周。然而，中间实质不会被再生结节扭曲。纤维三联体的横截面形成类似黏土管道样改变。一些门静脉三联体缺乏静脉，乳胶模型显示门静脉血管床广泛的变形和阻塞。这些特征可解释门静脉高压症。黄疸和肝细胞坏死通常在异常出血后发生[146, 148]。

（四）临床表现

血吸虫病是一种隐匿和慢性疾病。由于肝细胞坏死发生在其病程晚期，患者可能会因门静脉高压和静脉曲张出血就医。埃及血吸虫感染的患者影响肝脏程度没有那么严重，通常伴有泌尿道受累引起的血尿[21]。

（五）影像学表现

1. 传统检查

钙化通常太浅淡，无法在腹部 X 线片上看到。常见脾大，钡餐检查可能示食管和胃底静脉曲张。

2. 超声

在患有严重肝病的患者中，厚的、密集的回声带代替门静脉三联体结构。它们有时厚度达到了 2cm，从肝门向外围辐射。当垂直于三联体进行扫描时，可见边缘低回声的圆形有回声灶。这产生"网格"征，有回声的间隔把相对正常肝实质分割成多边形区域（图 88-21A）[150]。在分叉点出现"鸟爪"外观。早期，肝脏增大，但随着门静脉纤维化进展，它变得收缩，门静脉高压症（静脉曲张、脾大、腹水）的特征变得更加明显[151]。

3. CT 检查

外周肝或包膜钙化是日本血吸虫感染的标志（图 88-21B）。肝脏也显示出含有大量钙化血吸虫卵的大体分隔，表现为钙化条带，即"龟背"外观[152, 153]，也可能存在门静脉周围明显低密度区，这些肝脏中肝细胞癌的发病率增加[153]。在急性血吸虫病患者（Katayama 综合征）中，可多发低密度

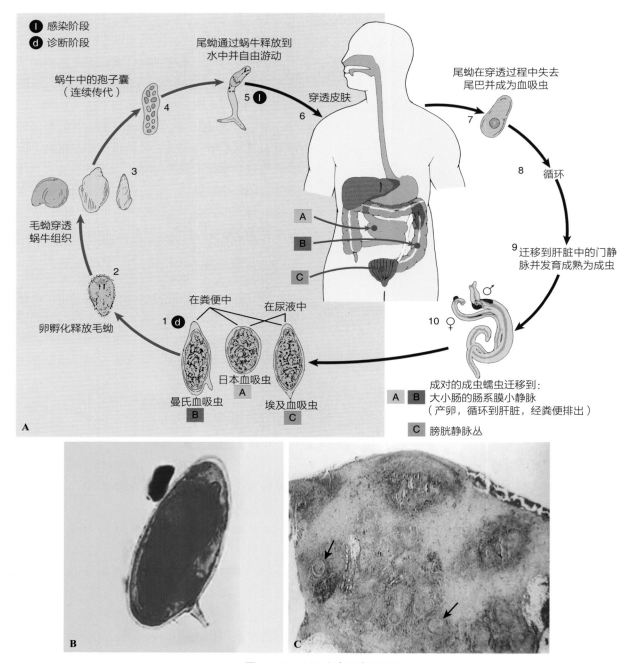

▲ 图 88-20　血吸虫病的病理结果

A. 生命周期。卵经粪便或尿液排出（1）。在最佳条件下，卵孵化并释放毛蚴（2），毛蚴游动并穿透特定的蜗牛中间宿主（3）。在蜗牛的阶段包括两代孢子囊（4）和尾蚴（5）的产生。在从蜗牛身上释放后，感染性尾蚴游动，穿透人类宿主的皮肤（6），脱落其分叉的尾巴，成为血吸虫（7）。血吸虫通过数个组织和阶段迁移到静脉中定植（8、9）。人类中成虫在肠系膜静脉不同位置中存在，有时似乎每种血吸虫的位置是有特异性的（10）。如日本血吸虫更常见于收集小肠血液的肠系膜上静脉（A），而曼氏血吸虫更常发生在收集大肠血液的肠系膜上静脉（B）。然而，这两种血吸虫都可以占据肠道任何部位，且它们能够在不同部位间移动，因此不可能根据部位决定感染的血吸虫种类。埃及血吸虫最常发生在膀胱静脉丛（C）中，但也可见于直肠静脉。雌性（7～20mm，雄性稍小）在门静脉和膀胱周的小静脉中沉积卵。卵逐渐向肠腔（曼氏血吸虫和日本血吸虫）以及膀胱和输尿管（埃及血吸虫）移动，分别经粪便或尿液排出（1）。曼氏血吸虫和日本血吸虫病的病理包括 Katayama 热，窦前卵肉芽肿，Symmers 管茎门静脉纤维化、门静脉高压症，以及脑或脊髓中偶有的虫卵肉芽肿栓子。埃及血吸虫病的病理学包括血尿、瘢痕形成、钙化、鳞状细胞癌，以及脑或脊髓中偶有虫卵肉芽肿栓子。B. 曼氏血吸虫卵（碘染色）。C. 肝脏标本的低倍显微照片显示了包膜下区域的钙化虫卵（箭）和纤维化（A 引自 Centers for Disease Control and Prevention. http://www.cdc.parsites/schistomsmiasis/biology.html；C 引自 Mortele，KJ, Segatto E, Ros PR: The infected liver：Radiologic-pathologic correlation. RadioGraphics 24：937-955, 2004）

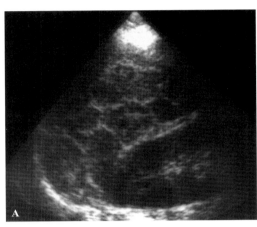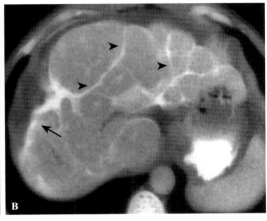

▲ 图 88-21　血吸虫病在 CT 和超声表现

肝脏日本血吸虫感染。A. 超声显示厚而致密的回声带，呈网络样。B. 增强 CT 扫描显示囊壁钙化（箭）和大的分隔（箭头）

结节[153]。

曼氏血吸虫感染表现为低密度，圆形病灶，具有包围门静脉的线性分支条带。这些纤维带有时会显示强化，但通常不会钙化[137, 150]。

4. 磁共振成像

在 MRI 上，分隔在 T_1WI 上为低信号，在 T_2WI 上高信号，并在钆增强图像上显示强化[30]。在 MRI 上，分隔钙化的显示不如 CT[150, 154]。

5. 血管造影

血管造影显示窦前门静脉高压的血流动力学变化：正常肝静脉流出，门静脉血流减少和肝动脉血流代偿性增加。与由酒精性肝硬化引起的门静脉高压相比，楔形肝静脉压正常或仅略微升高。

（六）治疗

吡喹酮、异喹啉衍生物和奥沙尼喹对抗血吸虫感染是有效的。秋水仙碱是一种抗纤维化剂，在血吸虫诱导的肝纤维化治疗中卓有成效[2]。

七、卡氏肺囊虫感染

卡氏肺囊虫（P. jiroveci）是艾滋病患者机会性感染的最常见原因。近 80% 的艾滋病患者受到感染，而且肺外扩散变得越来越普遍[21, 155]。

卡氏肺囊虫肝脏感染可以表现为弥漫性、微小的、无声影的回声灶或呈致密钙化强回声团块广泛替代正常肝实质。这种表现虽然有提示性，但也已在鸟分枝杆菌和巨细胞病毒感染中报道[156]。在 CT 扫描中，这些区域先是低密度，但随后变为特征性钙化。钙化可以是点状、结节状或环状[157-159]。

八、结核病

结核病是一种传染病，可以看到不同的肝脏受累方式。结核病是最常见的传染病之一，有粟粒性和局限型两类型，局限型结核又分为结节型结核（结核瘤或脓肿）和肝胆结核[1, 160, 161]。影像技术多不适用于检测粟粒性结核，因为肝大通常是唯一的影像学结果。结核瘤超声表现为低回声圆形肿块，CT 表现为无强化的低密度病灶，MR 上 T_1WI 低信号病变，T_2WI 低信号病变。

第 89 章　弥漫性肝脏疾病

Diffuse Liver Disease

Tara Morgan　Aliya Qayyum　Richard M. Gore　著

秦岫波 译　崔 湧 校

肝脏非常准确地被称为体内环境的监护者，它易受各种代谢、血管、毒性、传染性和肿瘤性损伤的影响。由于非特异性和重叠的临床体征和症状，甚至无症状，因此肝脏疾病的诊断可能具有挑战性。体格检查仅限于评估肝脏和脾脏的大小以及腹水的存在。肝功能检查也缺乏诊断特异性，它受非肝脏因素的影响，并且通常与肝生理功能联系欠佳[1-4]。

影像学可检测弥漫性肝病的存在，确定其分布和严重程度，以及鉴定相关并发症（如肝硬化、门静脉高压症和恶性疾病），在弥漫性肝病的诊断和治疗中发挥关键作用。影像学飞速的发展，特别是在磁共振成像（MRI）上，已经出现新的技术，可以有效地诊断和显示弥漫性肝病的模式。

一、肝脏脂肪变性

肝细胞内脂肪的过度积累，称为肝脏脂肪变性，是多种原因导致的肝脏代谢异常（表 89-1）。常见原因包括酒精滥用和病毒性肝炎（单独讨论）、肥胖、代谢紊乱、毒素、人类免疫缺陷病毒（HIV）感染、遗传性脂肪营养不良和化疗。肝细胞内脂肪的异常积累现在被认为是肝损伤的重要促成因素。虽然它最初是可逆的，但该过程也可能进展，并可导致肝硬化和肝细胞癌（HCC）的风险增加[5-10]。非酒精性脂肪性肝病（NAFLD）是一种疾病谱，从简单的脂肪变性到更严重的炎症和纤维化形式，称为非酒精性脂肪性肝炎（NASH），是在没有酒精滥用的情况下肝脏代谢紊乱的结果。脂肪变性是 NAFLD 的标志性特征。NASH 的组织病理学

表现为由于脂肪变性，伴肝炎（中心粒细胞炎症、肝细胞气球样变性和斑状坏死）和不同程度的纤维化（0～3 期）的证据。进展期或 4 期纤维化提示肝硬化。NASH 的严重程度基于炎症分级和不同阶段的纤维化[11]。由于目前肥胖和代谢综合征的流行，据报道，NAFLD 发生在 2000 万～8000 万美国人中，

表 89-1　肝脏脂肪变性的原因

毒素或药物相关
- 酒精
- 化疗
- 四氯化碳
- 皮质类固醇
- 磷
- 四环素
- Reye 综合征

感染
- 病毒性肝炎
- 结核病

代谢性
- 肥胖
- 营养不良
- 全胃肠外营养
- 小肠旁路手术
- 糖原贮积症
- 高脂血症

慢性疾病
- 充血性心力衰竭
- 炎症性肠病
- 囊性纤维化
- 阻塞性睡眠呼吸暂停

其他
- 怀孕
- 创伤

并且是美国最常见的慢性肝病。最近的研究表明，NAFLD 是心血管疾病的独立危险因素，并通过损害肝脏内胰岛素调节促进糖尿病的发展[12-14]。

脂肪性肝炎患者发生 HCC 常见，高达 7% 的NAFLD 相关性肝硬化患者在 10 年内发生 HCC。慢性肝病患者人数正在增加，特别是 NAFLD，预计它将成为保健系统日益严重的负担，也是肝硬化和肝癌的首要原因[9]。

（一）临床表现

任何原因引起的脂肪变性通常在临床上无症状，增加了临床上对患者早期干预和治疗的挑战。在 NAFLD 中，肝脏生化指标通常正常。在体格检查中，肝脏大小可能正常或略微增大，而且对肥胖患者可能难以评估。与酒精相关的脂肪变性可表现为右上腹隐痛，有或没有肝大，并且更常与肝功能检查异常相关。然而，1/3 的酒精中毒患者患有脂肪肝且无症状。肝脏脂肪变性在肿瘤化疗患者中也常见，脂肪变性的存在会影响转移性的检出。病毒性肝炎可加速肝脏脂肪变性细胞损伤，并降低抗病毒疗法的有效性。不太常见的是，肝脏脂肪变性可以继发于妊娠、四氯化碳暴露或暴饮暴食，并且可以表现为黄疸、急性肝衰竭或脑病[2, 6, 15]。

肝脏脂肪变性是一种潜在可逆性疾病，可以通过去除酒精、药物等诱因或抗感染来治疗。NAFLD可以通过减重来治疗，然而，通常患者很难在无干预情况下达到治疗目标（减重 5%～10%）[16]，干预手段如胃短路或绑扎减容手术[17, 18]。在减肥手术患者中，NAFLD 发病率为 91%，脂肪性肝炎发病率为 37%[19]。但是，炎症引起的细胞损伤、纤维化和肝硬化的发展是可逆的，而防止肝衰竭的最终治疗方法是移植。这种疾病的早期可逆性消除了在大多数无症状人群中进行有效筛查和治疗的必要。

（二）病理学表现

由于许多代谢紊乱，脂肪沉积在肝脏中。包括增加肝脏合成的脱乙酸（酒精），减少肝脏氧化或脂肪酸的利用（四氯化碳、高剂量四环素），肝脂蛋白释放受损，以及脂肪组织脂肪酸的过度动员（饥饿、类固醇、酒精）[2, 20, 21]。

在病理检查中，脂质在肝细胞的细胞质内积累，主要在小叶中心区（图 89-1）。随着脂质积累的进展，这些小空泡会聚结，形成大而清晰的大泡，从而使细胞核向外周移位，并使肝细胞真正转变为脂肪细胞。水和蛋白质的保留增加了细胞体积。肝脏可能重 4～6kg（正常，1.5～2.5kg），在大体病理切面呈柔软，黄色，油腻改变[22]。

肝脏节段脂肪浸润可能由于各种创伤和缺血性损伤所致，这些损伤减少了正常生产糖原所必需的营养物和胰岛素的量，最终导致所涉及区域的"代谢梗死"。脂肪替代发生在肝脏糖原耗尽的地方。这主要发生在继发于肿瘤的门静脉血流减少、Budd-Chiari 综合征或血栓。肝脏右叶和左叶之间的激素平衡存在差异，胰腺和脾脏静脉血中含有较高浓度的胰岛素，而且糖原优先供给左侧门静脉[2, 21, 22]。因此，脂肪经常受限累及肝右叶，然后累及肝左叶。

脂肪肝中局部无脂肪区也是一个诊断难点。这发生在特征位置，包括肝脏的下内侧部分，沿着胆囊

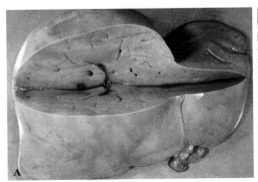
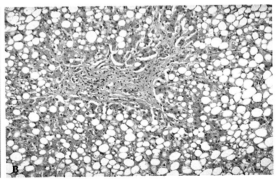

▲ 图 89-1 肝脏脂肪变性的病理结果
A. 大体标本显示黄色，油腻的弥漫脂肪浸润的肝脏。B. 病理标本显示肝细胞内的脂质积累，主要在小叶中心区

窝相邻的叶间裂隙，肝脏的包膜下部分，以及与肝门相邻。在这些正常区域可见从异常胃静脉血流或附属胆囊静脉到门静脉系统的直接血管连通，并且推测这些区域由全身血液灌注而不是来自门静脉的内脏静脉。Ⅳ段的后部，是弥漫脂肪浸润中常见的不受累区域，已经显示存在局灶无脂肪受累区，当存在局灶性脂肪保留时，具有异常的直接胃静脉血流。因此，这些区域的"第三血供"可能有助于避免毒性物质通过门静脉循环进入所致的不良后果 [23, 24]。

（三）影像学表现

在横截面成像中可以看到几种主要的脂肪沉积模式：弥漫沉积；局部沉积和局部正常；多灶沉积；血管周围沉积；被膜下沉积 [25]。弥漫沉积是最常见的模式，与均匀受累和肝大有关。局灶沉积或弥漫性沉积伴局灶正常是一种不常见的模式，其特征性地发生在镰状韧带、静脉韧带裂、肝门和胆囊窝旁。这可能与前述的变异的动脉血供或静脉引流相关。真正的占位可以与局灶脂肪沉积和局部无脂肪沉积区分，因为后者发生在特征位置并且通常具有地图形状（但可能看起来是结节状的），边缘不清，并且重要的是，没有对血管的占位效应 [25]。脂肪的多灶性沉积可以类似真正的占位，如转移。对这些患者，可以通过计算机断层扫描（CT）测量组织密度或用 MRI 特定序列来进行区分，以评估脂肪的存在。由于血管周围的脂肪沉积，肝脏或门静脉周围见脂肪晕。当位于成像平面时，该脂肪呈有轨状或管状，当垂直于成像平面时，呈环状或血管周围 [25]。合并肾衰竭和胰岛素依赖性糖尿病，腹透液加入胰岛素的患者可见被膜下脂肪沉积。透析液使被膜下肝细胞比肝脏其余部分暴露于更高浓度的胰岛素，并促进游离脂肪酸酯化成三酰甘油。从而导致脂肪的被膜下沉积。

1. X 线片

除非存在明显的浸润，否则 X 线片检查对肝脏中脂肪的存在相对不敏感。在这些情况下，肝脏可能显得过于透明，并且与右腹膜后脂肪带融合。这使透射线的脂肪肝和肋腹线以及相对不透射线的腹部肌肉之间产生可见的界面。如果患者有腹水，可能存在脂肪 - 液体界面。肠外壁可以产生内脏壁征，因为肠壁的软组织密度与脂肪肝形成对比。然而，这些变化最常见于儿科患者。

2. 超声

超声是用于评估肝脏的最常见的方式，也常是第一次进行的影像学检查。它成本低，速度快，易于获得。但对脂肪变性存在的阳性预测值较低，为 62%～77% [26, 27]。而且需要依赖操作者，并且难以评估肥胖人群，即大量需要评估的脂肪肝患者。

在对弥漫性肝脏脂肪变性超声评估中，肝脏回声增加大致与脂肪变性的组织病理学分级成正比 [28-31]（图 89-2）。超声波变化也倾向于与生化和临床功能障碍的严重程度相关。超声检查的关键发现是实质回声的亮度增加以及由于脂肪 - 非脂肪界面的增加而导致的回声灶的数量增加。这些小的回声灶增加了超声波束的衰减，导致深部肝脏结构和肝静脉系统的可视性差。

通常，肝右叶的每个纵切面可见 4～6 个门静脉和肝静脉。而脂肪浸润，可以看到的血管更少，并且较小的血管结构可能是不可见的。这种血管消失是由于肝实质肿胀压迫血管，超声穿透减少，以及回声性血管壁与周围异常回声增加的肝实质之间的对比度下降所致 [28-30]。

有四种局灶性脂肪浸润的超声模式：①高回声结节；②多个汇合的高回声病灶；③低回声跳跃结节；④不规则的高回声和低回声区域。有时，肝实质的局部区域可以无脂肪变性，在余回声性肝脏中表现为卵圆形、球形或片状低回声肿物。位置特征，对周围血管缺乏占位效应，正常组织和脂肪实质之间的直线性交界以及与右肾皮质相比肝脏回声增强是有用的诊断标准。肝脏血管瘤，通常超声检查为高回声，在脂肪存在的情况下，可能出现与邻近的肝脏相比的低回声并类似可疑占位。在表现正常的正常肝脏中，局灶性脂肪浸润也可能产生高回声占位。如果存在成角或指状几何边缘，是局灶性脂肪的特征 [28-31]。肝脏脂肪变性和纤维化在超声上看起来相似并且经常共存。区分肝脏脂肪变性和占位或其他肝脏病理过程可能需要通过 CT 或 MRI 确认，两者敏感性都增高。

考虑技术方面对于局灶性脂肪的超声诊断很重要。操作者应注意不要错误地改变时间 - 增益 - 补

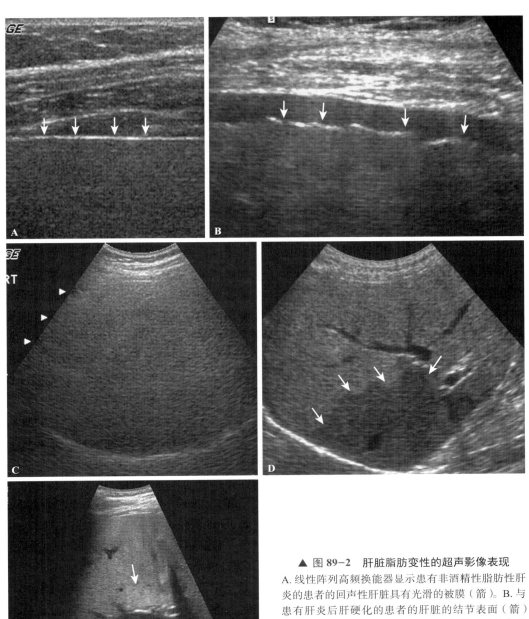

▲ 图 89-2 肝脏脂肪变性的超声影像表现

A. 线性阵列高频换能器显示患有非酒精性脂肪性肝炎的患者的回声性肝脏具有光滑的被膜（箭）。B. 与患有肝炎后肝硬化的患者的肝脏的结节表面（箭）形成鲜明对比。C. 肝右叶的矢状面扫描显示扩大的回声性肝脏，超声穿透性差。肝静脉和门静脉的壁未显示。D. 斜向扫描显示肝脏前部的地图样脂肪变性，后部肝实质正常，注意肝脏与受累部分之间的清晰边界（箭）。E. 肝右叶见局灶性脂肪沉积，邻近小叶间裂（箭）（图 D 由 Peter Cooperberg，MD，Vancouver，British Columbia，Canada 提供）

偿曲线，这可能导致脂肪实质具有正常而不是增加的回声，而正常肝脏表现为异常低回声，类似局灶性疾病。

3. CT 检查

CT 是一种快速且广泛可用的成像技术（图 89-3）。

因为肝脏实质 CT 值与肝脏活检标本上发现的肝脏三酰甘油之间存在极好的相关性，[23, 24]，所以它是肝脏脂肪变性的一种强有力的诊断工具。在平扫中，正常肝脏表现为均匀的，CT 值范围为 50～70HU，比脾脏 CT 值大 8～10HU [23, 24]。弥漫性脂肪肝 CT 值减小为＜ 40HU，并且测量的密度小于脾脏。其他物质，如铁、铜、糖原、药物（包括胺碘酮和金疗法）的积累，甚至肝硬化或水肿，可以增加肝脏的 CT 值，可能低估脂肪的存在。CT 对轻度脂肪变性也不敏感，因此不适于筛查早期疾病。在对潜在肝脏供体的研究中，平扫 CT 能够准确诊断 30% 以上的大泡性脂肪变性[23, 24]。2011 年的 Meta 分析将 CT 与组织病理学检查进行比较，总体敏感性为 46.1%～77%[32]。根据造影剂给药速率和扫描获取时间不同，特别是注射后早期（＜ 100s），由于血管分布不同，快速静脉内注射造影剂导致脾脏密度瞬时增加，其次为肝脏，这可以类似正常肝脏中脂肪的存在[33]。可以在增强上建议肝脏脂肪变性，需要确认时，最好在平扫或延迟像。最近一篇关于使用增强 CT 评估肝脏脂肪变性的文章，发现这种技术具有 100% 的特异性，但仅有 60.5% 的敏感性[33]。

在 NASH 患者中，肝脏与脾脏的平均 CT 值比为 0.66[23, 24]。肝脏的头尾长平均为 21.4cm，92% 的患者存在肝大[23, 24]。尾叶与左叶的比例通常是正常的（平均值 0.43），肝门前区也正常（平均值 4.5mm）。58.3% 的患者肝门部存在轻度增大的淋巴结。在轻度但可见的脂肪变性中，可以通过比较肝脏和脾脏的相对 CT 值来进行诊断，其显示和测量都几乎相等。在更严重的脂肪变性中，肝脏似乎不如脾脏以及门静脉和肝静脉密度高，在平扫类似注射造影剂的表现[23, 24]。

肝脏脂肪变性 CT 表现多样（图 89-3）。虽然常见弥漫性实质受累，但与超声表现类似，脂肪也可能沉积为局灶性、肝叶、肝段或无模式分布。肝脏的脂肪浸润可以通过将背景肝脏密度降低到与其他低密度或液体相似的水平使局灶性肝脏病变（如肿瘤或脓肿）难以检测。

当脂肪浸润为肝叶、节段或楔形时，与其他局灶性肝病的区别是明确的。在这种情况下，它通常有直线边缘，典型为延伸到肝被膜而没有提示潜在占位的相关的边缘轮廓凸起。当脂肪变性为局灶性或结节性时，与转移性疾病的鉴别可能有挑战性。如前所述，绝对 CT 值受除脂肪之外的多个参数的影响，单独诊断上不可靠。前面提到的局灶性脂肪

的鉴别特征，包括特征性位置、缺乏轮廓异常和肝血管走行正常，是有帮助的，并且很少在肝转移出现。有时，散在的局灶脂肪替代具有正常组织的中央核心，与典型的肿瘤坏死模式相反[23, 24]。由于独特的定性脂肪存在的能力，因此 MRI 通常是必需的检查。它是区分任何形式的肝脏脂肪变性或无脂肪区与转移性疾病的最可靠的诊断工具[34]。

4. 磁共振成像

MRI 是肝脏脂肪变性最敏感的检查方式，与组织病理学的相关性最高，敏感性为 76.1%～95.3%[32]。此外，MRI 可用于量化脂肪含量。肝脏脂肪或脂肪变性的严重程度通过 4 分评级系统分为 0～3 级的组织病理性肝脏脂肪，分别为＜ 5%，6%～33%，34%～66%，＞ 66%，分级系统纳入了可接受的肝脏脂肪正常值，为＜ 5%[35]。MRI 的局限性包括成本增加，执行时间更长以及可获得性较低。MRI 还需要患者的配合，如保持平卧和屏住呼吸。

质子化学位移成像，也称为反相梯度回波成像，是一种快速获得的、高分辨率的常用序列，用于确认包括肝脏、肾脏和肾上腺在内的多个器官中微观脂肪的存在（图 89-4A 和 B）。这项技术可以利用脂肪和水质子之间的进动频率差异（3.7ppm）。在它们的信号相加的（同相的）和相反或减相（反相的）进行成像。单独存在于实体器官中的水将在同相和反相图像上具有相同的信号强度。当存在脂肪和水时，信号将在反相图像的相应区域中丢失，这仅仅是因为取消了在相反相位或方向的水和脂肪的信号贡献[36]。在 1.5T 时，水和脂同相位是每 4.6ms（3T 时为 2.3ms），信号采集时间为 4.6ms、9.2ms、13.4ms，依此类推（在 3T 时为 2.3ms、4.6ms、6.9ms）。反相位成像发生在 2.3ms，每个后续间隔为 4.6ms（6.9ms、11.5ms，依此类推）。在 3T 时，反相位成像在 1.15ms 开始，并且每间隔 2.3ms 执行（3.5ms、5.8ms，依此类推）。可以通过等式（IP–OP）/（2IP）计算脂肪信号分数以量化脂肪，其中 IP 是同相位肝脏的信号，除以同相位脾脏的信号，OP 是反相位肝脏信号除以反相位脾脏信号。包含脾信号是用于归一化固有的成像不均匀性。在正常肝脏中，脂质部分＜ 10%，并且

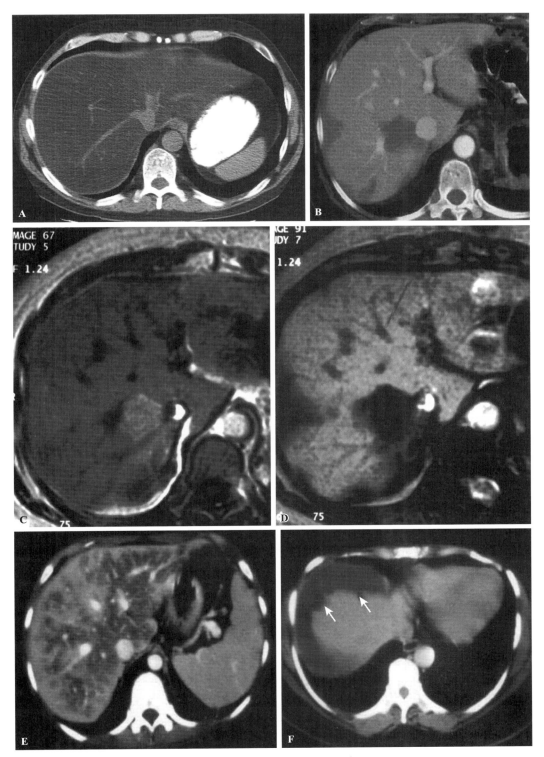

▲ 图 89-3 肝脏脂肪变性的 CT 表现

A. 弥漫肝脂肪变性。在平扫 CT 扫描中，肝实质的密度低于脾的密度。注意在密度减低背景下肝内血管突出。B. CT 扫描显示结肠癌患者的几个低密度肿物。同相位（C）和反相位（D）MR 图像显示这些低密度区域代表脂肪。E. 囊性纤维化患者的血管周围脂肪变性。注意脂肪突出了肝血管。F. 糖尿病患者伴肾衰竭，进行腹膜透析并且透析液中含胰岛素，可见包膜脂肪变性（箭）（E 和 F 由 Pablo Ros，MD，Boston，MA 提供）

在反相成像中没有显著的信号损失。临床上显著的肝脏脂肪变性通常＞ 20%[37]。并且可以通过质子化学位移成像定性地检测到，表现为可见的信号丢失或通过创建脂肪信号分数图来定量检测（图 89-4C 至 E）。化学位移成像在检测少量脂肪（＜ 10%）时性能有限，脂肪含量高一些时可以检出，但不确定，如含脂肪 40% 与 60% 表现相同，从而降低了脂肪含量定量的准确性。检测脂肪的其他方法包括使用 T_1 或 T_2 脂肪抑制，其效果与化学位移成像相同或更好，还有 MR 波谱成像，其对少量脂肪敏感且具有高精度，但操作和分析困难、可获得性受限、高成本、空间样本区域小及存在重复检查的抽样误差[14, 38]。

当化学位移成像存在信号丢失时，可明确脂肪的存在。然而，该技术受几个因素限制，包括磁场不均匀性，如存在铁、T_2^* 衰变、T_1 偏倚（指的是脂肪与水的 T_1 加权不同），以及仅包含一个波谱当存在多个较小的峰值时脂肪的峰值并添加到脂肪信号中。这些因素导致脂肪检测低估或缺乏。这些影响在低脂肪水平下最为显著，由于是早期疾病筛查的范围，因此这些影响因素很重要[37, 39]。继续开发新的 MRI 技术来校正这些影响因素，并且更好地量化脂肪的存在以准确地评定脂肪变性。这些技术优势有取代经皮活检这一脂肪定量的"金标准"的潜力，经皮活检是对肝脏的一小部分进行取样的侵入性技术。这些 MRI 技术也可作为无症状但高风

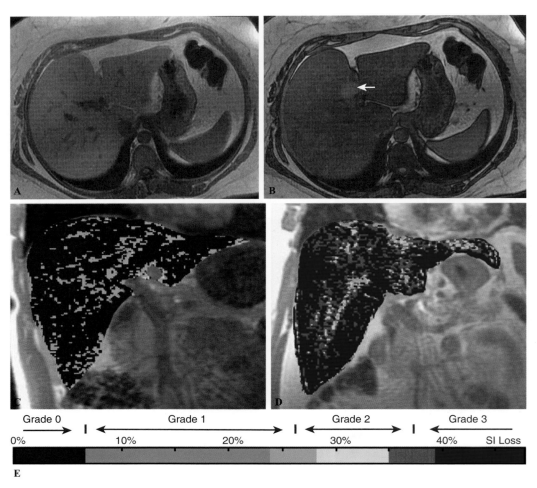

▲ 图 89-4　脂肪肝的 MR 表现

A. 同相位 T_1 干扰梯度回波图显示正常肝脏信号强度。B. 反相位图像显示肝脏信号强度弥漫减低，表明弥漫性肝脏脂肪变性。注意左肝叶内侧段中与镰状韧带相邻的局灶正常区域（箭）。C 和 D. 肝脏彩图显示对应于 0 级脂肪变性（C）的健康受试者和具有 3 级脂肪变性的受试者（D）的信号强度损失。E. 脂肪变性等级信号强度减低的相应色标

险患者的早期准确筛查工具，通过精确区分移动脂肪质子以及从其他移动质子产生的信号，从而计算出脂肪质子密度比例 [37-39]。用这个值可创建全肝的脂肪图，以颜色标尺显示肝实质中脂肪比例的变化。

该图也可用于监测疗后变化。早期结果证明这些方法与磁共振波谱学具有高度相关性，并且检测较少量脂肪（< 5%）的能力提高，这是正常到临床显著脂肪变性的转化点（> 5.56%）[40, 41]。

二、肝炎

肝炎是用于描述肝脏急性或慢性炎症的一般术语。在一般医学术语中，肝炎是指病毒性肝炎，但弥漫性实质炎症可由许多肝脏感染或炎症过程引起。在吸入、食入或肠胃外给予许多物质后也可见，包括酒精、对乙酰氨基酚、四氯化碳、氟烷、异噻唑胺、氯丙嗪、口服避孕药、α- 甲基多巴、甲氨蝶呤、硫唑嘌呤和 6- 巯基嘌呤 [42-44]。

（一）病毒性肝炎

几乎所有血源性病毒感染都累及肝脏。包括单核细胞增多症、单纯疱疹、获得性免疫缺陷综合征（艾滋病）患者的巨细胞病毒感染、热带国家的黄热病、风疹、腺病毒感染和儿童肠道病毒感染。病毒性肝炎一词通常用于由一小组嗜肝病毒，称为甲型、乙型、丙型、丁型和戊型，引起的肝脏感染。在美国病毒性肝炎是 60% 暴发性肝衰竭患者的病因 [42-44]。

1. 临床表现

甲型病毒性肝炎是一种常见的急性感染，通过粪 - 口途径传播。它的潜伏期为 15～50 天，通常是良性自限性过程，不会引起慢性肝炎，并且很少引起急性重型肝炎 [42-44]。

乙型病毒性肝炎是世界上最常见的肝脏病毒。它表现最为多样化，可有无症状的携带状态、急性肝炎、慢性肝炎、肝硬化、伴大量肝细胞坏死的急性重型肝炎或 HCC。乙型病毒性肝炎通过肠外使用感染血液或出生时从母亲到儿童的垂直传播感染，30～180 天内出现表现。全世界有超过 2.4 亿的病毒携带者，美国有 140 万人 [42-46]。乙型肝炎病毒感

染与 HCC 的全球分布密切相关。在流行地区，男性 HCC 的年发病率为 387/10 万，女性为 63/10 万。在欧洲和美国，乙型肝炎病毒的携带率低于 1%，在非洲和东南亚，携带率高达 10%。在高发地区，HCC 占所有癌症的近 40%，而西方则为 2.3%。通过受感染的母亲垂直传播是这些地区最常见的疾病传播方式 [42-44]。自 1982 年开始实施疫苗接种，有效率为 95%。

丙型肝炎是由胃肠外传播的 RNA 病毒引起，在美国有 0.5%～1% 的正常志愿献血者感染。在献血者丙型肝炎标准筛查应用前，输血引起的肝炎中丙型肝炎占 90%。已开发出针对抗丙型肝炎抗体的常规血液检测，大大提高了输血安全性。不洁针管的使用也是一种主要的传播方式。全世界约有 1.5 亿人感染慢性丙型肝炎 [45]。症状出现和血清阳性的平均延迟 22 周 [42-44]。丙型肝炎可引起急性或慢性肝炎，至少 50% 的急性病例发展为慢性肝炎。慢性丙型肝炎往往是一种隐匿性疾病，10%～20% 的患者最终发展为肝硬化 [42-44]。

丁型肝炎病毒（HDV）是一种需要乙型肝炎病毒（HBV）存在的缺陷型病毒，既可以与 HBV 共同感染（同时发生），也可以作为现有慢性 HBV 感染者的重复感染。与仅感染 HBV 的人相比，HBV-HDV 合并感染是更严重的急性疾病并且发生急性肝衰竭的风险更高（2%～20%）。重复感染 HDV 的慢性 HBV 携带者通常会发展为慢性 HDV 感染。HBV-HDV 慢性感染比单独 HBV 感染更常进展为肝硬化 [42-44]。

戊型肝炎是一种单链 RNA 病毒，在水中通过粪 - 口途径传播，它的潜伏期为 6 周。没有慢性携带者状态，并且该疾病通常是自限性的，暴发性肝衰竭的发生率约为 2%。孕妇的死亡率和发病率显著较高，死亡率为 20%。

患有病毒性肝炎的患者通常伴疲劳、厌食、恶心、呕吐、不适、轻度发热、肌痛、畏光、咽炎、咳嗽和鼻炎。这些症状在黄疸发作之前 1～2 周出现。当出现黄疸时，患者的临床症状有所改善，但 70% 的病例肝脏肿大，脾大占 20%。完全临床和生化检查恢复通常见于 3～4 个月 [42-44]。如果炎症改变持续超过 6 个月，则认为患者为慢性肝炎。对

于这些黄疸和肝脾大伴免疫介导的多系统疾病的患者，预后往往较差。

2. 病理学表现

在病理检查中，无论不好的原因是什么，急性病毒性肝炎的变化几乎相同。整个肝脏急性发炎，伴小叶中心坏死、肝细胞坏死、白细胞和组织细胞的周围浸润，以及 Kupffer 细胞和窦内皮细胞的反应性变化（图 89-5），还发生小叶中心胆汁淤积和胆管增生。

在慢性活动性肝炎，慢性周围炎症变化累及肝实质，产生坏死并形成小叶内纤维性间隔。慢性持续性肝炎是一种相对良性的疾病，其组织学特征是坏死内的细胞浸润。在这两种疾病中，确诊需要肝活检。

3. 影像学表现

病毒性肝炎通常可以根据病史、血清学标志物和肝功能检查异常进行诊断。影像学通常是明确患者的肝功能障碍不是梗阻所致，评估肝硬化及其并发症，排除局灶性肝脏异常，如 HCC，以及评估肝血管通畅性。

(1) 超声：急性肝炎的超声检查表现虽然常见，但都是非特异性的。超声在肝炎中的主要作用是排除胆道梗阻所致的肝病，以及诊断其他主要并发症，如腹水或血管闭塞。在慢性病毒性肝炎中，超声也用于筛查肝硬化或 HCC 的发展。尽管与 CT 和 MRI 相比，它这两方面诊断敏感性都滞后，但超声更便宜且更容易获得。

在急性病毒性肝炎中，肝脏和脾脏经常增大。

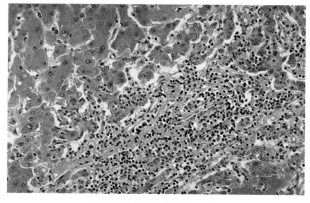

▲ 图 89-5　肝炎的病理结果
肝脏活检标本显示典型的病毒性肝炎的所谓碎片坏死

当实质损伤严重时，实质回声减少，门静脉壁比正常"更亮"（图 89-6）。实质和门静脉周围胶原组织之间的超声对比增加可能是由于肝脏水分增加、肝细胞水肿和炎性细胞浸润。增加的肝脏水分（门静脉水肿）加剧了肝细胞和门静脉之间的声学不匹配[3, 30, 31]。此外，肝脏衰减减少使更多的声音穿透"突出"这些血管，增加门静脉周围血管壁的回声性。这被称为小叶中心征或"星空"外观。在高达 60% 的急性肝炎患者中可观察到，并且在瘦弱患者中显示最好[3, 31]。这种模式是非特异性的，据报道，中毒性休克综合征、巨细胞病毒感染、特发性新生儿黄疸、白血病、糖尿病酮症酸中毒和淋巴瘤患者也可见。肝大是急性肝炎患者的另一个非特异性发现。

当病情严重时，慢性肝炎会导致实质回声增加和门静脉壁边界消失，表现为门静脉壁（减影），这是因为门静脉三联体相邻的小叶周围回声性纤维化和炎症。这些发现是非特异性的，也可见于脂肪浸润和肝硬化患者。一个有用的鉴别特征是因为肝脏炎症过程的直接传播，慢性活动性肝炎在肝十二指肠韧带中存在淋巴结肿大。

急性病毒性肝炎也可能与胆囊壁增厚有关。在早期肝炎中，胆囊是高渗性的，而在疾病发作超过 9 天的患者中，胆囊是低动力，体积大，并且表现出对脂肪餐的反应减弱[3, 31]。

(2) CT 检查：CT 对肝炎患者的主要作用是评估肝硬化及相关后遗症（包括 HCC）的发展。肝炎的 CT 表现通常是非特异性的。肝大、胆囊壁增厚和肝门周围密度减低（图 89-7）是急性病毒性肝炎患者的主要 CT 表现。这种密度减低是由门静脉周围的肝门周围积液和淋巴水肿引起的，并且也可见于艾滋病、创伤、肿瘤、肝脏移植、肝移植排斥和充血性心力衰竭的患者。在疾病早期，肝脏增大并且不均匀。可以看到多个再生结节，随着纤维化进展，肝脏变得更小和结节状，并进展为肝硬化。CT 显示肝脏坏死通过再生结节肥大而不是结节数量的增加来修复，这些结节产生了坏死性肝硬化的大结节模式。低密度的结节并且类似 CT 上的转移很少见。肝硬化将在本章后面详细讨论。

在慢性活动性肝炎患者中，淋巴结增生通常见

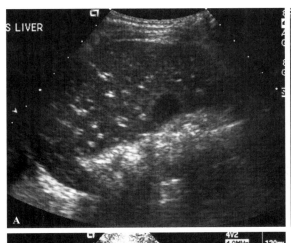

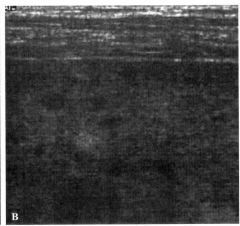

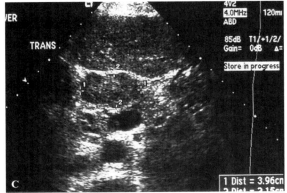

▲ 图 89-6 肝炎的超声特征

A. 急性肝炎患者的肝右叶的矢状位扫描显示实质回声弥漫性减弱，门静脉三联征和门静脉周围套鞘的亮度增强，即"星空"外观。B. 在患有慢性活动性肝炎的患者中，由于围绕门静脉三联征的小叶周围的炎症过程，实质回声不均匀增加。C. 在病毒性肝炎中，引流肝脏的淋巴结（游标）可能变大并且可作为抗病毒疗效的有用指标（图 B 由 Peter Cooperberg，MD，Vancouver，British Columbia，Canada 提供）

于肝门、胃脾韧带和腹膜后，它可能是严重肝功能不全患者 CT 上唯一的异常表现。CT 还可以通过观察淋巴结缩小来跟进抗病毒治疗的过程。

（3）磁共振成像：在 MRI 上，急性肝炎可能有非特异性表现，如信号强度不均匀，T_2 加权序列最明显，以及扰相梯度回波图像动脉期上不均匀的强化模式。随着疾病严重程度的增加，这种异常强化更加明显并且可以持续至静脉期和延迟期。在 T_2 加权图像上可以看到高信号强度的门静脉水肿。在急性和慢性肝炎中，小网膜中淋巴结增生可能是唯一明确的异常表现[47-51]。

在慢性肝炎，MRI 可以提供疾病组织学活动度的信息，并帮助监测疗效。已经报道，T_2 加权图像上信号强均匀或不均匀增强反映了肝实质存在的炎症或坏死。已显示慢性肝炎患者的早期斑片状强化模式与显著的实质炎症反应相关。无早期斑片状强化与低炎症反应相关。

在肝硬化伴慢性纤维化患者中，由于钆对比从血管内渗漏到间质，延迟图像显示渐进强化[49]。

（二）酒精性肝炎

1. 临床表现

酒精性肝病表现为三种不同病症重叠的特征：脂肪肝、酒精性肝炎和肝硬化。第一个通过戒酒可逆，后两个是进展的，并缩短预期寿命。酒精性肝炎是酒精性肝病的一部分，主要指酗酒导致急性肝细胞坏死。这些变化通常与脂肪变性或慢性酒精饮用导致已经存在的肝硬化相叠加。在大多数情况下，停止饮酒和充足的营养可以使患者在临床和组织学上改善。反复发作的急性酒精性肝炎与 10%～20% 的死亡风险和 35% 的肝硬化发展风险相关。患者通常有发热和中性粒细胞增多症，可能出现不适、厌食、体重减轻、上腹痛、肝大和黄疸[52-56]。

2. 病理学表现

尽管对肝细胞损伤的生化和免疫模型进行了广泛的研究，但酒精诱导的肝毒性的具体机制尚不明确。相关理论从细胞膜的过氧化到改变抗肝细胞的致敏 T 细胞的膜通透性。酒精性肝炎的组织学标志由 Mallory 体组成，它是嗜酸性细胞质包含物，表现为在膨胀的退化肝细胞中的"蜡滴"。在大多数情况下，酒精性肝炎伴有细胞周围和中央静脉周围纤维化，仍表明这是肝硬化的前兆 [52-56]。

3. 影像学表现

在患有酒精性肝炎的患者，影像学检查可排除阻塞性胆道疾病和肿瘤并且无创地评估实质损伤。

(1) 超声：在急性酒精性肝炎，肝脏由于脂肪浸润为高回声。在疾病过程中，肝脏可能在早期扩大。但随着肝硬化的发生，它会变得萎缩。由于肝硬化和脂肪浸润在声学上看起来相似，均具有回声纹理混杂，回声增强和声音衰减，CT 和 MRI 对其鉴别更敏感 [3, 31]。

(2) CT 检查：CT 可能显示肝脏正常大小、增大或萎缩伴脂肪浸润，取决于先前肝脏损伤的程度 [57]。随着肝炎进展为肝硬化，酒精性肝硬化特征性地显示微结节表现以及尾状叶扩大和右肝后叶切迹的比例大于其他肝炎。HCC 的 5 年累计发生率为 8% [58]。胆汁淤滞和胆结石的发生以及门静脉淋巴结肿大在酒精性肝炎中很常见。

(3) 磁共振成像：与 CT 类似，MRI 显示的肝脏大小和形态，可用于显示肝纤维化、脂肪变性和肝硬化。MRI 也是检测 HCC 最敏感的方法。^{31}P MR 波谱显示，酒精性肝炎和肝硬化患者的肝脏可以根据细胞内 pH 和三磷腺苷的绝对摩尔浓度与正常肝脏鉴别。肝细胞在酒精性肝炎中比正常更偏碱性，

在肝硬化时更偏酸性 [47]。

三、毒素和药物诱导的肝病

尽管药物引起的肝脏疾病占所有药物不良反应的一小部分，但它占美国黄疸入院率的 2%～5%，"急性肝炎"入院率高达 43%。

麻醉药（氟烷、安氟醚）、抗惊厥药（苯丙氨酸）、抗炎药（金、氯美辛、舒林酸）、镇痛药（对乙酰氨基酚）、激素衍生物（达那唑）、抗抑郁药或抗焦虑药（阿米替林、胺类）、抗菌药（异烟肼、阿莫西林、磺胺甲噁唑 - 甲氧苄啶）、抗溃疡药（西咪替丁、雷尼替丁）、降血脂药（烟酸、吉非贝齐）、炎症性肠病药物（柳氮磺吡啶）和心血管药物（奎尼丁、胺碘酮）均与肝脏实质疾病相关。肝损伤可很严重，20%～50% 的暴发性肝衰竭病例由氟烷、对乙酰氨基酚、α- 甲基多巴和苯妥英等药物引起。

某些药物和其他化学药剂能够产生各种各样的临床结果，从非常轻微的肝脏疾病到肝衰竭。肝毒性的范围从急性、剂量相关、可预测的肝细胞坏死到慢性炎症性疾病，从轻度慢性持续性肝炎到严重的慢性活动性肝炎。此外，血管疾病，如肝脏紫癜和 Budd-Chiari 综合征，以及血管肉瘤和良性肝腺瘤等肿瘤性病变，与某些天然存在的毒素有关，如"灌木茶"和花生中的黄曲霉毒素、口服避孕药、合成代谢类固醇、工业毒素如氯乙烯（Thorotrast）和农药中的有机砷 [56]。

（一）化学毒性

肝脏在大多数药物的代谢中起关键作用，这些药物通过胃肠外给药或胃肠道吸收进入门静脉系统，因此易于因暴露于药物而损伤。在已知肝转移的肿瘤患者由化学毒性引起的肝脏恶化可能难诊断。临床上很难将化疗诱导的实质损伤与其他过程区分开来，如肿瘤进展、肿瘤坏死、门静脉和肝静脉血栓形成、肝缺血和梗死、输血反应、病毒性肝炎和肿瘤引起的节段性胆道梗阻。影像学对阐明这些患者肝功能障碍的原因起着关键作用。

在系统化疗期间，临床或亚临床肝毒性很常见。一大组乳腺癌患者表明，77% 接受全身辅助

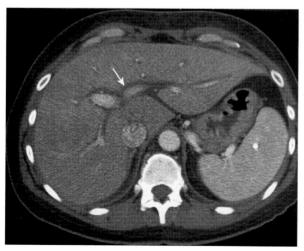

▲ 图 89-7　急性肝炎的 CT 表现
CT 扫描显示肝门周围水肿（箭）突出了肝内血管

化疗的患者和 82% 接受过静脉性乳腺癌治疗的患者，治疗前肝功能检查结果均正常，治疗后出现肝脏实验室检查结果异常[54-56]。化疗药物的作用机制通常包括阻止或延缓细胞分裂，也可损害肝细胞并减少免疫反应。甲氨蝶呤通常与脂肪变性、门静脉三联的纤维化以及最终的肝硬化相关。皮质类固醇和 l- 天冬酰胺酶可能会导致脂肪变性。达卡巴嗪和 6- 硫鸟嘌呤可引起肝内门静脉血栓形成，产生类似 Budd-Chiari 表现。硫唑嘌呤和 6- 巯基嘌呤治疗可能导致肝内胆汁淤积和不同程度的实质细胞坏死。动脉内输注氟尿苷可引起化学性肝炎和胆管狭窄，类似硬化性胆管炎。普卡霉素可能是化学治疗中使用最多的肝毒性药物，与急性实质性坏死有关。贝伐单抗（Avastin）与肝静脉闭塞性疾病有关[54]。在横断面图像上，这些表现非特异，与其他肝损伤中相同，如肝大、肝硬化和脂肪浸润。然而，横断面成像对于排除胆道梗阻或肝脏转移恶化这类导致患者肝功能障碍的原因至关重要。MRI 和 MR 波谱可能有助于评估间质损伤。体外和实验室 MR 实验表明，四氯化碳产生的水和硒滞留，可以通过 ^{23}Na 和质子成像来检测。细胞周围区域的细胞损伤最为突出，这可能表现为 T_2 加权图像上的高信号强度和波谱学上的高钠信号强度[47]。

（二）胺碘酮毒性

胺碘酮引起的肝毒性已被充分证明，并且通常表现为血清转氨酶水平的轻度无症状升高。当发生更严重的损害时，它可以类似伴脂肪变性、Mallory 体和肝硬化的酒精性肝病。可在胺碘酮治疗后数周到数年不等发现肝损伤[56]。

这种疾病的超声检查结果非特异性，表现为脂肪变性或肝硬化。然而 CT 表现（图 89-8）很有特点。当这种含有碘的药物或其代谢产物在肝脏中积聚足够量时，可见类似血色素沉着病的实质密度增加。

四、辐射诱发的肝病

（一）临床表现

虽然肝脏曾被认为是相对耐辐射的，但自 20

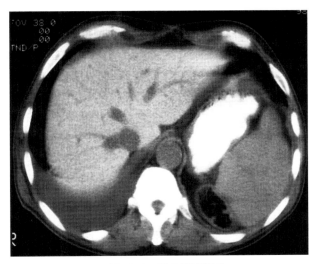

▲ 图 89-8　胺碘酮肝毒性
服用胺碘酮的心脏病患者的平扫 CT 扫描显示肝脏密度比脾脏明显增厚。注意高密度的实质衬托出肝血管。外观与肝脏铁沉积无法区分。右侧可见胸腔积液

世纪 60 年代以来，在放射治疗后可观察到肝脏形态和功能改变，现在已确定为并发症。

肝脏通常不是放射治疗的预定目标，但当它不可避免地包含在乳腺癌、食管癌、胃癌、胰腺癌和淋巴瘤等原发性恶性肿瘤的治疗中时，就会暴露于辐射。接受超过 30Gy 肝脏总辐射的患者有发生放射性肝炎的风险[56a]。接受全肝照射的患者中有近 75% 有肝功能检查异常[1, 2]。急性肝脏放射性损伤的典型症状和体征是肝大和腹水。当照射的肝组织的面积小时，未观察到这种影像。儿童时期对肝脏的高剂量辐射可导致肝脏萎缩。在儿童中，发育受限可以发生在辐射区域覆盖的其他结构，如肾脏或椎体。

在肝脏 ^{90}Y 靶放射治疗的局部效应也可能发生辐射损伤。这些微球通过血管造影运输治疗原发性恶性肿瘤或肝脏转移性疾病，并造成局部强烈辐射且栓塞血流。虽然会发生局部辐射效应，但是靶向放射治疗的主要优点是非常罕见放射性诱导的弥漫性肝病伴肝大和腹水[59]。

（二）病理学表现

辐射性肝炎的特征是大量的小叶内淤血、充血、出血和小叶中央静脉轻度增生性改变。大多数急性发现是这些静脉损伤继发的血流淤滞的后遗

症。临床完全恢复通常在 60 天内，但可能存在不可逆的肝细胞损失、脂肪沉积、纤维化或中央静脉闭塞 [1, 2]。

（三）影像学表现

超声检查上，辐射损伤的区域相对于肝脏的其余部分是低回声的，这可能是局部肝脏充血或水肿的结果。这些变化更容易在由化学治疗或其他原因引起的肝脏脂肪变性的患者中超声检测到，这使辐射损伤的低回声区域更明显 [28, 31]。

在放射治疗的几个月内进行的 CT 显示出与治疗区相对应的明确局限性的低密度带（图 89-9）。这是由于受累区域的水肿或脂肪浸润。如果肝脏充血严重，可能会出现密度不均匀并可能类似其他疾病，如恶性肿瘤。在具有弥漫性肝脂肪变性的患者中，照射的肝脏区域可能表现为密度相对增加的区域。这可能是由于受照射的肝细胞中脂肪积累减少或区域性水肿，与脂肪化的实质相比含水的肝组织表现为更高的密度。在几周的时间内，随着实质的周边区域开始再生，照射区域最初的尖锐边界变得更加不规则和不明显。最终，受辐射的区域可能变得萎缩，表现为体积缩小。^{90}Y 疗法的放射效应类似于外照射，可表现为肝部分的过度强化或强化减低长期可导致肝萎缩。不同之处在于，^{90}Y 引起的变化的分布在肝动脉区，而不是沿着锐利的边缘。

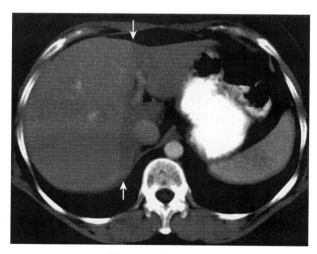

▲ 图 89-9　放射性肝损伤
增强 CT 扫描显示肝顶附近边界清晰低密度区（箭）。该患者接受了肺癌的外放射治疗

线。任何辐射源引起的广泛纤维化也可能导致门静脉高压。偶可发生胆管狭窄和放射性胆囊炎 [59]。

MRI 上的放射性肝炎表现为 T_1 加权图像上信号强度低，T_2 加权图像上信号强度高，这是由于水含量增高，这一点在 MR 波谱成像上明确 [47]。与 CT 相似，肝脏的正常和异常实质的边界清晰，明确的临床放疗史有助于确诊放射后肝损伤。

五、含铁血黄素沉着症和血色素沉着病

人体通常含有 2～6g 铁，其中 80% 是血红蛋白、肌红蛋白和含铁酶的功能性铁。另外 20% 的储存形式为含铁血黄素或铁蛋白，通常储存在网状内皮系统，其包括肝脏的 Kupffer 细胞和脾和骨髓内的巨噬细胞。当它过量存在时，铁会沉积到其他器官中，可能会导致功能障碍。铁沉积增加而没有实质器官损伤称为铁血症，通常见于体内铁储存量为 10～20g [60-64]。

血色素沉着病是一种铁超负荷疾病，导致受累器官的结构和功能损伤。在这些情况下，体内铁的积累可达 50～60g。原发性血色素沉着病是一种遗传性疾病，其特征在于十二指肠和空肠黏膜的铁吸收异常增加，导致铁过量运输到门静脉系统。铁在肝脏内积聚，一旦饱和，铁就会溢入体循环，并与转铁蛋白结合。然后铁优先沉积到转铁蛋白受体密度高的器官中，包括胰腺、心脏、甲状腺、性腺、垂体和皮肤，且通常网状内皮系统不受影响。继发性血色素沉着病发生在三组患者中：铁摄入量高的患者（如长时间摄入药物铁、含铁的葡萄酒、卡菲尔啤酒、多次输血）；多次输血的红细胞生成障碍的贫血患者（如重型地中海贫血、铁粒细胞性贫血）和酒精性肝硬化和门体分流术后肝病患者 [60-64]。多次输血或溶血性贫血从红细胞中释放的铁主要由肝、脾、骨髓和淋巴结内的吞噬细胞摄取，通常器官功能保留（血铁质）[60-64]。与原发性血色素沉着病不同，输血和横纹肌溶解引起的网状内皮细胞铁超负荷通常无临床后果，但是如果时间久或程度重，如地中海贫血或镰状细胞病，则铁超负荷可引起类似的器官功能障碍模式，然后称为继发性血色素沉着病。

（一）临床表现

经典的血色素沉着病三联征由小结节性色素性肝硬化、糖尿病和色素沉着过度组成。患原发性血色素沉着病的患者通常在 31—50 岁，因为需要多年的积累才有足够的铁（20～40g）以导致症状。在发展完全的血色素沉着病中，男性多见，男比女为 10∶1。通过正常月经、怀孕和哺乳期间的铁损失，可以保护女性免患这种疾病[60-64]。

肝脏是血色素沉着病中第一个受损的器官，95% 的有症状的患者存在肝大。近 50% 的病例存在脾大。手的小关节的关节病发生在 25%～50% 的病例中，并且可能早于其他症状。约 15% 的病例的主诉是心脏受累，并且最常见的表现为年轻人的充血性心力衰竭。性腺不产生促性腺素导致的性欲减退、体毛脱落和睾丸萎缩也很常见。表皮基底层中黑色素沉积增加导致色素沉着过度，使这些患者出现青铜色糖尿病[60-64]。

未治疗的患有特发性血色素沉着病的患者的预期寿命为在出现临床表现后 4.4 年。最常见的死亡原因是心力衰竭（30%）、肝昏迷（15%）、呕血（14%）、HCC（14%）和肺炎（12%）。通过反复静脉切开术和使用铁螯合剂去除铁，使 5 年生存率从 33% 提高到 89%。治疗成功的表现为肝脏和脾脏体积缩小，肝功能检查结果恢复正常，色素沉着减少，葡萄糖耐量正常，心功能改善。一旦肝硬化发生，肝损伤就是不可逆的，尽管治疗充足，但约 1/3 的患者发展出晚期后遗症，即 HCC。遗传性血色素沉着病患者发生 HCC 的风险增加了 200 多倍。因此，在肝硬化前阶段早期诊断这种疾病很重要[60-64]。然而，早期诊断通常很困难，因为在患者出现症状之前可能已有相当多的肝脏铁积聚。CT 和 MRI 可能偶检测到铁超负荷，这些方式可用于明确实验室检查结果不明确的患者的诊断。典型血色素沉着病患者为血清铁水平大于 250mg/dl（正常 50～150mg/dl），血清铁蛋白值高于 500 ng/dl（正常低于 150 ng/dl），转铁蛋白饱和度接近 100%（正常 25%～30%）。转铁蛋白饱和度是铁储备增加的最早和最敏感的指标。事实上，所有 20 岁以上的患者的水平都超过 50%[60-64]。血清铁蛋白水平是非特异

性的，并且受到炎症状态、肿瘤性疾病和其他肝细胞疾病的影响。影像或活组织检查有助于明确这些很敏感但非特异性检查的结果[60-64]。

（二）病理学表现

经典原发性血色素沉着病的主要特征是由于过量的肠内铁吸收导致的过量细胞内铁蛋白和含铁血黄素聚集体。铁首先积聚在门静脉周围的肝细胞中，然后积聚在肝小叶中的肝细胞、Kupffer 细胞和胆管上皮细胞。当肝脏超负荷时，铁进入体循环与转铁蛋白结合，随后以严重程度递减的顺序沉积到具有高转铁蛋白结合受体的器官，包括胰腺、心脏、关节、内分泌腺和皮肤（图 89-10 和图 89-11）。细胞内的游离铁导致自由基的形成并导致细胞损伤、炎症、细胞死亡和纤维化。由于肝脏含铁高达身体

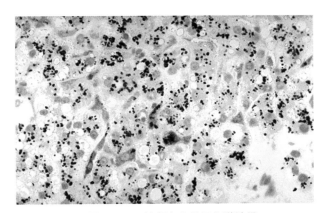

▲ 图 89-10　铁超负荷的组织学结果
普鲁士蓝染色显示广泛的铁沉积

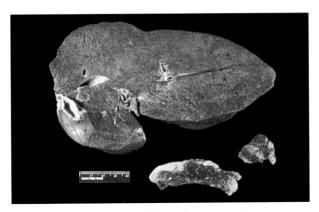

▲ 图 89-11　铁超负荷的大体病理结果
尸检标本显示死于血色素沉着病的患者肝脏、胰腺和淋巴结中的铁沉积。注意这些器官为深棕色

总储存量的 1/3，因此它是血色素沉着病损害最严重的器官。疾病早期的大体病理，由于含局灶金黄色含铁血红素颗粒的铁蛋白，肝脏略大于正常，致密，并呈巧克力色。进行性沉积导致肝脏损伤的缓慢发展和纤维性间隔的形成，与酒精性肝硬化相似，最终导致小结节性肝硬化。在疾病晚期，肝脏大小仅略微缩小，并且通常不存在脂肪。肝脏组织活检可用于客观测量肝脏铁浓度（正常 7～100pg/100mg）。对于原发性血色素沉着病，胰腺染色强烈并且表现出弥漫性间质纤维化，导致外分泌不足，内分泌功能不足更严重。含铁血黄素存在于腺泡和胰岛细胞中，有报道称胰岛中铁沉积程度与内分泌功能障碍严重程度之间存在一定的相关性[60-64]。

（三）影像学表现

1. X 线片

在血色素沉着病患者的腹部 X 线片中，很少的患者会出现肝脏密度弥漫性，均匀增加。骨骼异常包括第二和第三腕骨头的软骨钙质沉着病和退行性关节炎。软骨钙质沉着症发生在 2/3 的患者中，并且伴软骨狭窄。

2. 超声

血色素沉着病的超声表现是非特异性的，与纤维化和肝硬化有关。肝实质铁沉积物太小而不能反射，因此超声波在早期诊断肝脏铁超负荷方面没有作用。

3. CT 检查

CT 对过量肝脏铁沉积的无创性诊断有重大影响，尽管敏感性有限（63%），但特异性较高（96%）[65]。在 120kVp 的平扫 CT，肝脏的正常密度在 45～65HU。在 CT 上，在患有血色素沉着病的患者中，肝脏表现出密度均匀增加，大于 72HU（图 89-12）。增加的密度突出了平扫 CT 上较低密度的肝静脉和门静脉。正如本章其他部分所讨论的那样，在使用胺碘酮治疗的患者和患有糖类储存疾病的患者中可以看到类似的，弥漫的密度增高，这种疾病与铁超负荷在 CT 上无法区分。其他引起肝实质密度增高的原因通常是不均匀的或局灶性的，包括由休克肝引起的钙化，暴露于二氧化钍，既往肠内钡剂渗入，用于治疗类风湿关节炎的金疗法，少见的是

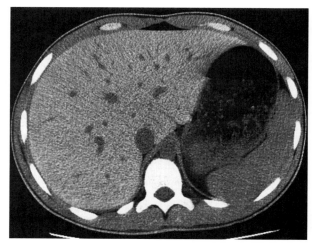

▲ 图 89-12　铁超负荷的 CT 表现
由于实质内铁沉积，肝脏密度弥漫增加

Wilson 病和慢性砷中毒。这些疾病的临床病史和缺乏均匀性有助于与铁沉积区分[66]。在肝硬化的含铁结节中，平扫 CT 也可见高密度。

CT 测量的肝脏密度容易受其他弥漫性肝脏病变影响，特别是肝脏脂肪变性。脂肪降低密度值，这掩盖了铁积累所致的密度增加。已经提出使用双能量 CT 作为一种方法，在检测肝脏脂肪变性中的铁方面，其精确度与 MRI 相似[67]。

为了准确评估铁积累患者的恶性疾病，获得非增强序列尤为重要。背景肝实质的高密度可以降低占位病变强化的对比，并且平扫图像可以最好地表现低密度占位和高密度实质背景之间的密度差异。CT 可以很易见肝硬化和终末期血色素沉着病的门静脉高压的非特异性变化。

4. 磁共振成像

MRI 是肝脏铁超负荷和接受治疗的患者随访时的最敏感和特异性的影像学检查（图 89-13 和图 89-14）。在原发性血色素沉着病中，MRI 显示肝脏信号强度显著降低（90%）。这种信号丢失是由于含有铁离子（Fe^{3+}）的铁蛋白和含铁血红素 - 铁 - 羟基氧化物晶体的高顺磁性敏感性，极大地缩短了肝脏内相邻质子的 T_1 和 T_2 弛豫时间。这种顺磁效应在 T_2 加权图像上更明显，在 T_2^* 加权图像上最明显，这两种序列在临床上均用于评估铁。当肝脏内的铁浓度升高时，T_2 缩短效应为主，这是肝脏信号强度减低的原因。通过信号强度降低，有

时可以在心脏和胰腺中识别出铁超负荷，类似肝脏中所见[25-27, 42]。在网状内皮超负荷时，在脾脏和骨髓中 T_2 上可见信号强度降低。在溶血性贫血中，肾皮质偶尔也会出现 T_2 加权信号强度降低。随着回波时间的增加，顺磁效应增加。

在 T_1 同相和反相梯度回波序列中，T_1 同相成像的信号损失更大，因为与反相成像相比，它有更长的回波时间。这与存在微观脂肪时的信号丢失模式相反。MRI 也可以显示局灶性铁沉积，如在肝硬化中看到的铁沉积结节。

与肾和棘旁肌肉组织相比，正常肝实质 T_2 和 T_2^* 加权 MR 信号强度稍高，可用于定性和定量比较。MRI 可以帮助区分原发性血色素沉着病中发生的实质超负荷与网状内皮细胞铁超负荷（图 89-13 和图 89-14）。在两者中都观察到 T_2 信号强度异常降低，在原发性血色素沉着病中，在胰腺和心脏内观察到信号强度降低，在网状内皮细胞铁超负荷中，观察到脾脏、骨髓和偶有淋巴结的信号强度降低，其他器官的信号强度正常[47-49, 68]。

MRI 还可用于诊断和监测实质性铁超负荷患者的治疗。可以使用信号强度比和弛豫测量两种技术进行定量评估。信号强度比方法是在多个不同的回波时间或翻转角度用 T_2 和 T_2^* 加权成像，并测量肝脏和不会积累铁的参考组织，通常是棘旁肌的信号强度[69]。平均肝脏信号强度除以参考组织的平均信号强度。估计浓度超过 85μmol/g 时，血色素沉着病的阳性预测值为 100%，对于低于 40μmol/g，血色素沉着病的阴性预测值为 100%[68]，浓度高于

300μmol/g 时，完全信号丢失阻碍了铁超负荷的精确测量。该技术的其他局限性包括需要屏气和由于脂肪的存在导致信号强度的不均匀性或不同序列所选择的感兴趣区域的位置的微小变化。在弛豫测量方法中，测量肝脏的信号强度作为增加回波时间的函数，用于计算信号衰减常数。铁浓度与这些值成反比[70]。技术因素包括场强校准和选择一个回波时间值的临床范围。用于测量的参数选择和脉冲序列设计也会影响计算结果。对于这两种方法，组织的正常变异、脂肪变性和纤维化等并发过程，体素大小和位置的选择，与 MRI 硬件和技术相关的技术因素以及用于数据计算的数学模型都可能限制铁定量的准确性[71-75]。

六、肝糖原贮积症

（一）临床和病理学表现

肝脏在糖的合成和储存以及对葡萄糖的最终分解代谢起主要作用。在遗传性糖原代谢紊乱，Ⅰa、Ⅰb、Ⅱ、Ⅲ、Ⅳ、Ⅵ和Ⅸ类型累及肝脏，并且表现为肝大[76]。Ⅰa 型（von Gierke 病）是影响肝脏的最常见亚型。它是由于肝脏和肾脏中葡萄糖 -6- 磷酸酶的缺乏，导致肝细胞和近端肾小管中的糖原沉积过多。在病理检查中，可见糖原和少量脂质的胞质内累积。临床上患者表现出生长受限、低血糖、高脂血症、高尿酸血症、发育不良、肝大和肾肿大。肝腺瘤比正常人群更常见，并且在多达 60% 的

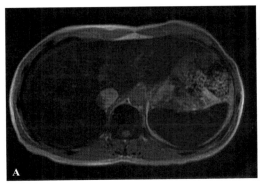 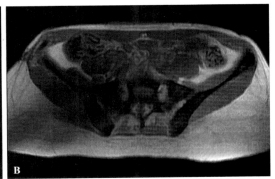

▲ 图 89-13 血色素沉着病的 MR 表现

A. 轴位 T_1 加权图像显示由于铁沉积到肝脏的 Kupffer 细胞和脾脏的网状内皮细胞中，肝脏和脾脏的信号强度显著降低。B. 同一患者骨盆的轴位 T_1 加权图像显示，由于铁沉积到骨髓网状内皮细胞中，骨盆内的信号强度显著降低

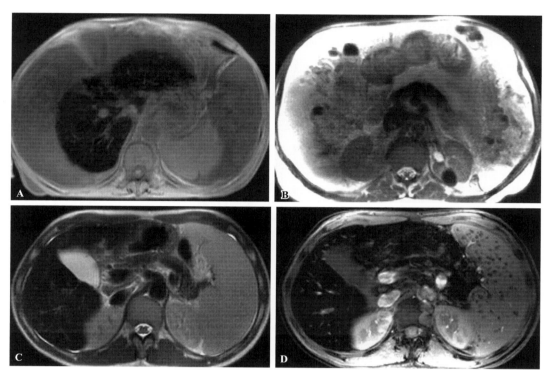

▲ 图 89-14　血色素沉着病的 MR 表现

两名患有血色素沉着病的患者。A.MR 扫描显示硬化的、明显低信号的肝脏，周围腹水。脾脏不受影响，因为它主要由网状内皮细胞组成，这种细胞不会在血色素沉着病中沉积铁，这是血红素沉着症的一个重要鉴别特征。B. 图 A 足侧图像显示胰腺的低信号强度，腺泡细胞确实沉积了铁。在另一名患者中，由于肝脏肝细胞和胰腺腺泡细胞中铁的沉积，上腹部的 T_1 加权（C）梯度回波（D）图像显示出肝和脾的显著低信号。注意脾脏中继发于含铁血黄素沉积的低信号强度的 Gamna-Gandy 体，这是在门静脉高压症中脾实质微出血的表现

Ⅰa 型糖原贮积症患者中观察到超过 10 个肝腺瘤（称为腺瘤病）。

　　腺瘤也见于Ⅰb 和Ⅲ型糖原贮积症。腺瘤的大小和数量的增加，增加了相关出血的风险。更少见的是，腺瘤的恶性变性可发生 HCC。认为这两种过程都是由慢性低血糖所致的慢性激素刺激引起的。Ⅲ型和Ⅳ型糖原贮积症可发展为肝硬化。这些患者的成像监测有助于评估疾病的并发症，包括出血和恶变。

（二）影像学表现

1. 超声

　　在超声评估中，肝脏扩大伴回声增强和声束衰减，可能由于脂肪浸润，也可能由过量的糖原沉积引起。腺瘤常见，且血循环良好，与肝脏的其余部分相比可能是低回声、等回声或高回声，通常可以看到肿瘤边缘声波传播增加伴折射阴影，这些发现与腺瘤和其他相关肝脏的脂肪和糖原缺乏相关。这些超声特征对患糖原贮积症患者的腺瘤是独特的，而其他原因的腺瘤与背景肝实质相比往往含有更多的脂肪。随着时间的推移，腺瘤超声表现的变化可能反映恶变或出血性坏死 [28, 30]。可能发生 HCC，任何新发或显著变化的占位都应该用增强 CT 或 MRI 进一步评估。

2. CT 检查

　　糖原储存疾病的肝脏的 CT 密度通过两个相互成像效应矛盾的过程改变，肝脏密度因糖原储存而增高并且因脂肪浸润降低（图 89-15A 和 B）。因此，肝脏中的主要表现取决于主要的潜在病理过程。除了肝脏之外，脾脏和肾脏通常会扩大，并且肾皮质可能在糖原沉积之后变得高密度。在平扫 CT 上，肝腺瘤与正常肝脏相比是低密度，如果有脂肪浸润，则呈相对高密度。平扫 CT 也可见腺瘤内出血。腺瘤通常边界清晰，很少有钙化。给造影剂后，腺瘤通常在动脉期比肝实质富血供，在门静脉期几乎是等密度。在随访检查中，腺瘤应保持稳定或缓慢

增长。虽然单独根据影像学表现区分腺瘤和 HCC
可能有挑战性，但如果局灶性占位快速生长或密度
改变，则应怀疑恶变。临床监测甲胎蛋白也可用于
检测恶性肿瘤的发展，并且不应在仅存在腺瘤的情
况下升高[77]。

3. 磁共振成像

在 MRI 上，腺瘤的表现不同，但通常在 T_1 和
T_2 加权成像上是不均匀高信号。局灶低信号可能代
表陈旧出血或钙化。存在微观脂肪表现为与同相位
序列相比 T_1 反相位序列上的局灶信号强度缺失[77]
（图 89-15C）。肝脏特异性钆造影剂增强的肝胆期
图像上无强化，但这无助于区分腺瘤和发育不良或
恶性肿物[78]。

七、淀粉样变

（一）临床和病理学表现

淀粉样变性是一种全身性过程，不溶性蛋白质
积聚在整个身体的各种器官中。存在几种类型的淀
粉样变性，所有都可以影响肝脏。原发性淀粉样变

性是由骨髓过度产生引起的，如多发性骨髓瘤。继
发淀粉样变性是由慢性炎症性疾病引起。还存在一
种罕见的家族性淀粉样变性。肝脏浸润和扩大常见
于系统性淀粉样变性患者，但很少见显著的肝脏疾
病。肝脏内的淀粉样蛋白沉积在 Disse 空间内，然
后逐渐侵入邻近肝脏实质细胞和血窦。可能会发生
大面积肝实质的细胞替代，使肝脏在病理中呈现苍
白、蜡状灰色、坚硬的外观。尽管有明显淀粉样浸
润，但通常肝功能仍能保留。当淀粉样变性严重
时，可出现临床症状，表现为由 Glisson 鞘牵拉引
起的右上腹疼痛、瘙痒、腹水、不适、体重减轻、
肝内胆汁淤积或门静脉高压[79-82]。

（二）影像学表现

淀粉样变性的影像学表现大多是非特异性的。
在超声评估，肝脏肿大在回声不均匀[83, 84]。CT 表
现还包括肝脏肿大，在淀粉样沉积的局灶区偶尔可
见低密度。也可以存在钙化，同样也是非特异性
的。血管和窦状隙浸润的区域可以看到延迟强化。
已提出一种特殊征象，为肝大，伴镰状韧带附近的
局灶三角样增大和前表面突出[85]。可伴随脾脏异

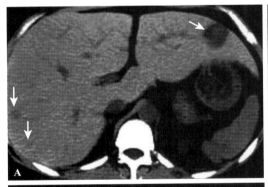
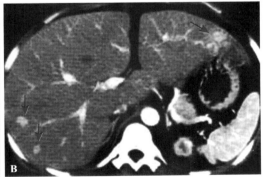
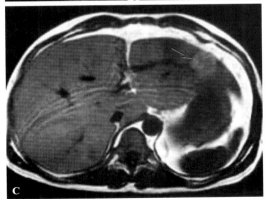

▲ 图 89-15 von Gierke 病的影像学表现
A. 肝脏的平扫 CT 显示由于糖原沉积导致肝脏密度
弥漫增加。存在三个含脂肪的腺瘤（箭）。B. 增强扫
描显示这些腺瘤（箭）富血供。C. 轴位 T_1 加权 MR
扫描显示左叶腺瘤内的高信号强度脂肪（箭）

常，包括肿大、密度减低和可能有钙化，有助于区分淀粉样沉积与肝肿瘤和脂肪浸润，但通常不存在。

在 MRI 上，原发性淀粉样变性患者与正常个体相比，脾脏和肾上腺内 T_2 信号强度降低，胰腺 T_2 信号强度增加。肝脏内的信号强度在 T_1 上可能正常或增加（病因未知），然而，T_2 强度在肝脏内没有显著变化 [84, 85]。建议通过肝脏特异性造影剂检查延迟或无强化识别淀粉样蛋白沉积重点区域 [86]。

八、Wilson 病

（一）临床和病理学表现

Wilson 病，也称为肝豆状核变性，是一种常染色体隐性遗传性铜代谢紊乱。体内铜通过调节它的排泄及血清中与蛋白质的结合维持平衡。在 Wilson 病中，有一种铜转运酶突变，其表现为胆汁排泄铜减少，胃肠道铜过度吸收，尿铜排泄异常，血清铜蓝蛋白水平降低，身体 95% 的铜结合该血清蛋白。铜在肝细胞中积累直至占据所有结合位点，此时未结合的铜引起氧化损伤。然后在其他器官中累积，包括基底神经节、肾小管、角膜、骨骼、关节和甲状旁腺 [87-89]。临床表现可能因铜转运腺苷三磷酸酶的不同突变和功能障碍程度而异，该疾病的发病早可在 5 岁，晚至 40 岁。完全无功能酶的肝脏疾病最常见于儿童期或青春期早期，其症状和体征包括疲劳、肝脾大、静脉曲张出血、腹水和脑病。溶血性贫血认为是由于血红蛋白损伤导致血清铜积聚的机制发生。这可导致急性暴发性肝衰竭。

神经系统症状的发作通常比较晚，发生在成年早期肝硬化后。如果肝脏改变仍是亚临床的，患者可能出现不对称性震颤、共济失调、言语障碍、性格改变和帕金森样症状，包括运动和面部表情减少 [90]。Kayser-Fleischer 环是角膜中的绿色至棕色铜沉积物，在 98% 的未治疗患者是有助于诊断的表现。任何怀疑患有 Wilson 病的患者都需要进行裂隙灯检查 [87-89]。

实验室诊断检查有助于区分 Wilson 病和其他肝脏疾病。95% 的病例中血清铜蓝蛋白浓度低（< 50mg/100ml），并且高度提示 Wilson 病。尿铜

（> 100pg/d）升高，可用于诊断和监测治疗。肝脏天冬氨酸转氨酶虽然非特异，但在疾病早期也升高。有家族史的患者可以进行基因检测。

在病理检查，肝活检标本的电子显微镜显示脂肪滴、核糖原沉积物和细胞坏死。炎症细胞积聚，最终出现纤维化、肝脏结构丧失和肝硬化改变。肝脏铜含量高（> 250μg/g，正常 < 55μg/g），[91]，聚集在肝窦和门静脉。铜最初积聚在细胞质中，然后是溶酶体，还可以看到线粒体的形态异常。肝铜的显著升高也可以在慢性胆汁淤积中看到，但通常可以通过临床信息和影像上胆道梗阻与 Wilson 病区分 [92, 93]。

早期识别这种疾病的困难在于其罕见和早期表现不明显。早期诊断对预后至关重要，铜螯合剂（如青霉胺）可以有效治疗，以防止有毒的铜沉积。也应限制膳食中铜的摄入量。根据美国肝病研究协会的研究，对于 3—55 岁患有病因不明的肝病、急性肝衰竭和 NAFLD 的患者，应考虑 Wilson 病的诊断 [94]。对无症状患者治疗可预防疾病的表现，然而，经过治疗的有症状的患者也常改善，有时甚至是显著的 [93]。急性肝衰竭、终末期肝硬化和螯合物治疗失败是肝移植的适应证，是治愈性的。

（二）影像学表现

Wilson 病的影像学表现主要是非特异性的，尽管已提出了更特异特征。Wilson 病的自然史与其他弥漫性肝病相似，包括脂肪浸润、急性肝炎、慢性活动性肝炎、肝硬化和门静脉高压症的表现。超声、CT 和 MRI 可显示肝实质不均匀，轮廓不规则和大结节（结节 > 3mm）。超声可见主要是低回声的大结节。一项评估了 28 名患者的文章说明了 Wilson 病的独特影像学特征，包括正常的尾叶 - 肝右叶比（正常 < 0.6）[95] 和肝周围脂肪层，可以见于以上三种检查方式 [96]。HCC 可能发生，但几乎只报道了肝硬化的患者 [97]。

铜具有高原子序数并且可以增加 CT 上的肝密度。这可以在肝结节内弥漫性或局部见到。然而，这一发现并不常见，可能由于共存肝脏脂肪变性，降低了肝脏总体密度从而减少这种影响。铜还具有顺磁效应并缩短 T_1 弛豫时间，导致 T_1 高强度。然

而，铜具有低磁化率[98]，而且与其他金属（如铁和钛）相比不会显著改变局部磁场。因此，在铜存在下，MRI 信号不会明显改变，不能用于区分 Wilson 病和其他弥漫性肝病。常存在再生结节，以及由于其他形式的肝硬化中可能含有铁，导致 T_1/T_2 低信号，都是非特异性表现[95]。^{31}P MR 波谱是一种可用于评估肝损伤严重程度的技术，可作为经皮活检的替代方法提供非侵入性基线来评估治疗反应（图 89-16）。该技术可用性和实用性有限[99]。

高达 85% 的患者发生骨骼改变，偶见于肝脏成像。包括骨软化、软骨钙质沉着、过早出现退行性骨关节病伴骨折、囊性变和软骨下骨硬化，以及背侧椎体前部压迫[87]。此外，大脑中铜的积累可能导致皮质萎缩，丘脑和基底神经节混杂异常信号强度。

九、Gaucher 病

（一）临床和病理学发现

Gaucher 病是一种常染色体隐性遗传性疾病，是由葡萄糖神经酰胺酶缺乏引起的最常见的溶酶体贮积病。Ⅰ型 Gaucher 病可能累及肝脏，其发生率为 1/2500，最常见于德系犹太族人群。在网状内皮系统内酶的底物葡萄糖神经酰胺的积累，当存在肝脏受累时，积累在 Kupffer 细胞内。症状发生在儿童期或成年早期，包括因骨髓受累所致的骨痛和骨折和肝脾大。肝脏受累程度与肝外疾病的严重程度相关。极少数可见 Gaucher 细胞（脂质负载的 Kupffer 细胞）广泛替代肝脏，并发肝硬化和门静脉高压[100, 101]。

（二）影像学表现

所有影像学检查可显示肝脾大，偶尔见多发性肝钙化。骨骼变化很常见，包括股骨干下部的畸形（"锥形瓶"外观）、病理性骨折和椎体塌陷。

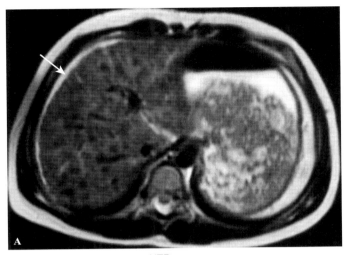

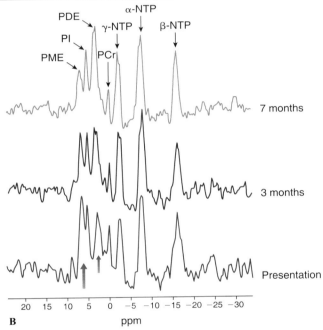

▲ 图 89-16　**Wilson's disease: imaging findings**

A. A 9-year-old girl with Wilson's disease. T_2-weighted axial MR image (TR/TE, 1800/90) of the liver shows numerous tiny hypointense nodules at presentation before medical treatment. Note hyperintense ascitic fluid (*arrow*) around edge of liver. B. Graph shows representative serial phosphorus 31 MR liver spectra before and after 3 and 7 months of medical treatment. Elevation in phosphomonoester (PME) resonance (*long blue arrow*) is concurrent with reduction in phosphodiester (PDE) resonance (*short blue arrow*) at presentation, followed by gradual reversal change in subsequent 3- and 7-month spectra. NTP, Nucleotide triphosphate; PI, inorganic phosphate; PCr, phosphocreatine. (From Chu WCW, Leung TF, Chan KF, et al: Wilson's disease with chronic active hepatitis: Monitoring by in vivo 31-phosphorus MR spectroscopy before and after medical treatment. AJR Am J Roentgenol 183: 1339–1342, 2004. Reprinted with permission from the American Journal of Roentgenology.)

在一项对 500 名 Gaucher 病的有症状患者的研究中，7.8% 的患者在超声检查中发现肝脏异常。包括肝大、脂肪浸润、回声不均匀和局灶性低回声或高回声病变。这些局灶性病变通常是 Gaucher 细胞的积累，体积小且生长缓慢。更快速的变化应考虑恶性疾病的评估[102]。CT 和 MRI 显示类似的非特异性发现，但是确诊 Gaucher 病的患者肝脏是否存在异常可能有助于对患者分类，选出可能从酶替代治疗中获益的患者。

十、结节病

（一）临床和病理学表现

结节病是一种全身性肉芽肿性疾病，常累及肝脏，一系列报道显示 24%～79% 的患者肝脏受累[60-65]。类似在肺部和其他器官的表现，肝脏可以形成肉芽肿。这些通常在临床上不明显，尽管可能发生周围纤维化和免疫介导过程，但很少会导致慢性炎症、慢性肝炎和肝硬化。疾病表现的三种模式是胆汁淤积性肝病伴有黄疸、Budd-Chiari 综合征、肝硬化和门静脉高压症。肝脏活组织检查会发现弥漫的、小的非干酪性肉芽肿，通常＜ 2mm。在组织病理学上有该表现的鉴别诊断还包括原发性胆汁性肝硬化。线粒体抗体测试可用于区分这两种疾病，该结果在结节病中呈阴性，在原发性胆汁性肝硬化中通常呈阳性[103-108]。

（二）影像学表现

肝脏结节病最常见 CT 表现（图 89-17）是肝大，在平扫和增强上偶尔会见多种大小，最大达 2cm 的低密度结节。由于病理检查中的大多数肉芽肿较小，因此影像学检查仅约 1/3 患者可见结节样改变。在超声检查中，较大的肉芽肿见为低回声结节，在 MRI 检查中，当结节可见时，与相邻的肝实质相比，它们在 T_1 加权和 T_2 加权序列上均呈低信号（图 89-18）。上腹部淋巴结肿大是相关的表现。影像上肝结节的存在与肺部疾病的严重程度无关[103-108]。与肺部疾病不同，治疗后肝脏内成像结果与阳性治疗反应相关。

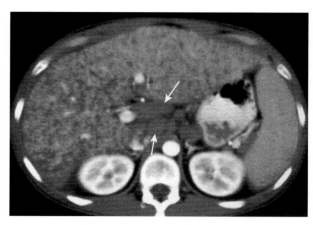

▲ 图 89-17　Sarcoidosis：CT findings
Contrast-enhanced CT scan shows hepatomegaly with innumerable small hypodense nodules.Portal adenopathy is also present (*arrows*). (From Warshauer DM, Lee JKT: Imaging manifestations of abdominal sarcoidosis. AJR Am J Roentgenol 182：15-28, 2004. Reprinted with permission from the American Journal of Roentgenology.)

十一、胆道错构瘤

（一）临床和病理学表现

胆道错构瘤，也称为 von Meyenburg 复合体，是胆道的良性畸形，其特征在于不规则的胆管，包裹纤维基质。这些畸形是病理检查或成像的偶然发现（约占人口的 2.6%），几乎不会产生临床症状[109-121]。据报道，这也与多囊肝和多囊肾相关。大体病理标本显示小的灰白色结节。恶化非常罕见，仅报道了少数病例。

（二）影像学表现

胆道错构瘤在所有检查中都接近液体密度，有一些变异，表现为多个小囊肿，无包膜，大小为 0.5～1.5cm，它们的小尺寸有助于将它们与单纯肝囊肿区分，磁共振胰胆管成像（MRCP）可以很好地证明胆道错构瘤与胆管树没有交通这一点。在成像时可以检测到较大的病灶作为多个病灶，通常类似多灶或弥漫过程。在超声检查中，这些病变看起来很小、低回声、异质性和界限清楚。CT 平扫可见多发小的低密度病灶，这些病变持续存在，并且增强后表现为更明显的低密度病灶。MRI（图 89-19）显示，与正常实质组织相比，T_1WI 低

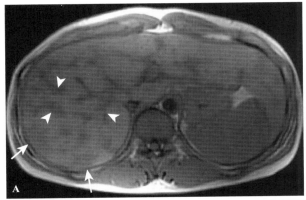

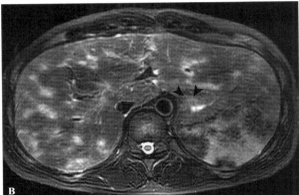

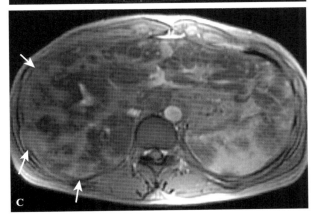

▲ 图 89-18　Sarcoidosis：MR findings

A. Unenhanced gradient-echo T_1-weighted MR image of the upper abdomen demonstrates irregularly shaped, low signal intensity nodules peripherally in the liver (*arrows*) and widening of the periportal tract (*arrowheads*). B. On a T_2-weighted MR image of the upper abdomen, the peripheral liver nodules demonstrate increased signal intensity. Multiple hypointense nodules in the spleen create a heterogeneous appearance. The area of focal hyperintensity (*arrowheads*) represents gastric mucosal involvement. C. Ferumoxides enhanced gradient-echo T_2^*-weighted MR image shows multiple hyperintense nodules scattered throughout the periphery of the liver (*arrows*) and a hyperintense, widened periportal tract. (From Koyama T, Ueda H, Togashi K, et al: Radiologic manifestations of sarcoidosis in various organs. RadioGraphics 24：87–104, 2004.)

信号，T_2WI 高信号的小结节。CT 或 MRI 上通常不会强化，一些病例报道也有菲薄的外周强化[109-121]。

十二、原发性胆汁性肝硬化

原发性胆汁性肝硬化是一种慢性的，通常是进展性肝病，其特征是炎症和小叶间隔和中隔胆管的破坏导致慢性胆汁淤积、肝硬化，最终导致肝衰竭（图 89-20）。这是一个无情的过程，其中最初的破坏性胆管炎之后是非典型胆管小管的增生、瘢痕形成和分隔形成。这种疾病的病因尚不清楚，推断有自身免疫、遗传和内分泌异常等原因[122-127]。

（一）临床和病理学表现

患有原发性胆汁性肝硬化的患者超过 90% 为女性，年龄在 30—65 岁。瘙痒和疲劳通常是第一个临床症状，随后是数月至数年的黄疸。查体发现包括肝大（50%）、色素沉着过度（50%）和黄色瘤（25%）[122-127]。其他常见的自身免疫性疾病是桥本甲状腺炎、硬皮病、狼疮、干燥综合征、乳糜泻，甚至其他肝脏疾病，包括自身免疫性肝炎和原发性硬化性胆管炎[122-127]。其他器官系统受累较晚，可见骨软化病伴病理性骨折、肌肉萎缩、手掌红斑和杵状指。

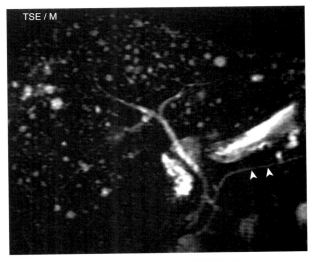

▲ 图 89-19　多发性胆管错构瘤

磁共振胰胆管成像显示多个高信号的胆管错构瘤，箭头所示为胰管

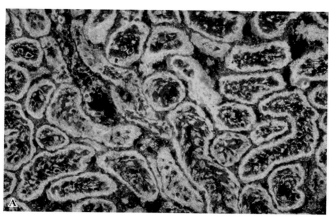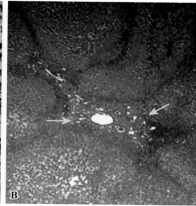

▲ 图 89-20　**Primary biliary cirrhosis：pathologic findings**

A. Immunofluorescent stain shows antimitochondrial antibodies，typical of this disease. B. Photomicrograph of liver tissue from a 41-year-old woman with primary biliary cirrhosis with MR periportal halo sign. Stellate areas of hepatocellular parenchymal extinction (*arrows*) around portal triads can be seen. Larger and more variably sized regenerative nodules encircle fibrotic portal triads. (From Wenzel JS，Donohue A，Ford KL，et al：Primary biliary cirrhosis：MR imaging findings and description of MR imaging periportal halo sign. AJR Am J Roentgenol 176：885-889，2001. Reprinted with permission from the American Journal of Roentgenology.)

无症状患者的常规检查中发现的第一个异常可能是血清碱性磷酸酶升高和胆固醇浓度升高。胆红素和转氨酶水平可能正常或略有升高。原发性胆汁性肝硬化的诊断是根据血清学，基于高滴度的抗线粒体抗体和由免疫球蛋白 M 和 G 组成的冷冻蛋白（90%～95%）是特异性的。还可见抗核抗体（30%～50%）、抗平滑肌抗体（30%～90%）、类风湿因子(25%～60%)和抗甲状腺抗体(15%～26%)[122-127]。随着疾病的进展，结合胆红素逐渐升高，可达到 30mg/dl[122-127]。未经治疗的患者存活率在 7.5～16 年 [128]。治疗包括抗炎药，免疫抑制药，如类固醇、甲氨蝶呤、环孢素和硫唑嘌呤，d- 青霉胺，可降低肝脏铜浓度，减少循环免疫复合物和自身抗体。考来烯胺和利福平用于治疗瘙痒症 [122-127]。肝移植是进展期疾病患者的最后的治疗方法。原发性胆汁性肝硬化是继病毒性和酒精性肝硬化后成人肝脏移植的第三大常见指征。原发性胆汁性肝硬化在移植后 10 年内复发少于 30%，通常病程较轻 [128]。

肝脏活检通常不必要，但可以在诊断不明确时进行。基于炎症和纤维化的位置不同将原发性胆汁性肝硬化分为四个病理阶段。第 1 阶段疾病为肝门炎症；在第 2 阶段，炎症向肝门周围扩展，并且有胆管增生；在第 3 阶段，存在纤维化延伸到间隔区域；在第 4 阶段，存在疾病肝硬化。所有四个阶段

可同时发生，分布可不均匀。

（二）影像学表现

内镜逆行胰胆管造影术（ERCP）是原发性胆汁性肝硬化影像学评估的主要技术，应采用横断面成像排除胆道梗阻和胆汁性肝硬化的肝外原因。在 ERCP 上，外周胆管减少，出现"冬季树"表现。第 80 章详细讨论了原发性胆汁性肝硬化的横断面影像学表现。简而言之，在疾病早期，肝脏肿大，轮廓光滑。之后出现再生结节伴肝萎缩，形态异常，最后进展为肝硬化。也常见胆结石和淋巴结肿大。在超声检查中，肝脏是不均匀高回声的，与其他形式的肝硬化一样。结节在 CT 上是高密度的，在 MR T_1WI 是等信号，T_2WI 上低信号。花边状的纤维化包围结节，呈 T_1 低信号，T_2 高信号。据报道，原发性胆汁性肝硬化的特异性发现（少于 43%）是 MRI"门静脉晕"征，即多个局灶 T_1 和 T_2 加权低信号，直径 5～10mm，围绕小门静脉分支，对两叶均无占位效应。认为这一表现是纤维化或局灶性细胞耗竭的结果 [129]（图 89-21）。

十三、继发性胆汁性肝硬化

继发性胆汁性肝硬化是由于胆总管或其主要分

支长期部分或完全阻塞所致。原因包括术后狭窄或胆总管结石，常伴有感染性胆管炎、慢性胰腺炎、原发性硬化性胆管炎、溃疡性结肠炎的胆管周围炎和囊性纤维化。先天性肝内或肝外胆管闭锁导致婴儿快速进展的门静脉纤维化。

原发性硬化性胆管炎是肝外和大的肝内胆管慢性胆汁淤积的特发性疾病（见第 74，75 和 80 章）。与原发性胆汁性肝硬化相似，病因不明，有自身免疫和遗传因素。原发性硬化性胆管炎的组织学分级与原发性胆汁性肝硬化相似（图 89-22）。

原发性硬化性胆管炎引起的肝硬化表现为肝脏轮廓明显分叶，左叶外侧段和右后叶萎缩、尾状叶肥大。左叶外侧段的萎缩是特异性的（图 89-23），因为在大多数其他形式的肝硬化中，左叶外侧段典型是肥大而非萎缩。在平扫，尾状叶可能比余肝脏密度更高，会误以为是肿瘤表现。小网膜中肿大的淋巴结也很常见 [129-137]。

在 MRI 上（图 89-24），T_2 加权图像可见周围楔形的高信号区。这些三角形区的大小范围为 1～5cm。在 T_1 加权图像上，可以看到肝脏中非脂肪高信号区。在注射造影剂后，可经常看到斑片状或节段性高强化。在延迟相上，这些区域通常保持轻度或显著高信号。原发性硬化性胆管炎通常会出现大的再生结节，可能导致胆管阻塞，最终导致外

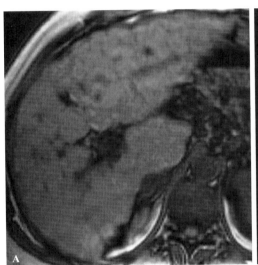
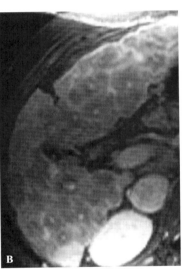
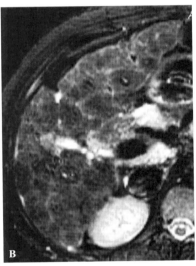

▲ 图 89-21　原发性胆汁性肝硬化的 MR 表现

A. T_1 加权，平扫 MR 图像显示许多小的再生结节。B. 注射造影剂后 3min T_1 加权 MR 图像显示门静脉周围明显低信号区。C. T_2 加权单次快速自旋回波 MR 图像示门静脉周围圆形低信号区域

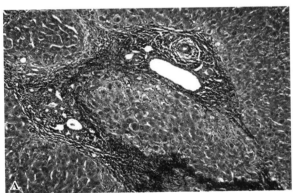
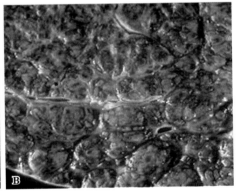

▲ 图 89-22　原发性硬化性胆管炎引起的继发性胆汁性肝硬化的病理表现

A. 三色组织学染色显示胆管周围纤维化。B. 在该标本中可见终末期大结节性肝硬化，肝脏呈绿色

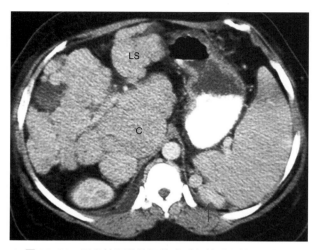

▲ 图 89-23　原发性硬化性胆管炎引起的继发性胆汁性肝硬化的 CT 表现

肝脏明显呈分叶状，尾状叶增大（C），肝裂增宽，为晚期肝硬化改变。肝左叶外侧段（LS）萎缩，这是与酒精和肝后肝硬化的关键鉴别点。注意脾大和脾后静脉曲张（箭）

周肝节段性萎缩[129-137]。

　　临床病史对于鉴别继发性胆汁性肝硬化的病因很重要。如胆囊切除术、慢性胰腺炎或胆道结石等。疾病终末期的治疗方法与原发性胆汁性肝硬化相同，仅能通过肝移植治愈。

十四、获得性免疫缺陷综合征

（一）临床表现

　　自抗反转录病毒治疗开始以来，随着艾滋病患者生存率提高，艾滋病的肝脏表现增多，现在是导致死亡的主要原因（14%～18%）。影响艾滋病患者的肝胆疾病特征也发生了变化，包括感染、恶性肿瘤、自身免疫异常和药物毒性[138-141]。

◀ 图 89-24　原发性硬化性胆管炎引起的继发性胆汁性肝硬化的 MR 表现

A. T$_2$ 加权，单次，脂肪抑制图像显示分叶状肝脏，尾状叶增大和左叶侧段萎缩。在另一名患者中，给予钆后的早期（B）和延迟（C）T$_1$WI 显示纤维化的外周区域，在延迟图像上强化（箭）

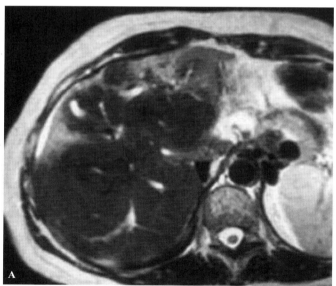

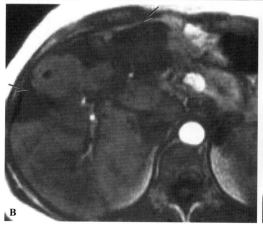

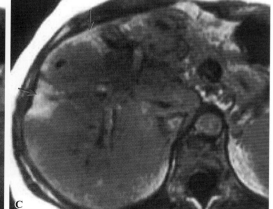

各种机会性感染，包括病毒、细菌和真菌，是由于艾滋病病毒感染所致的免疫抑制状态结果。艾滋病可导致原发性或传播性肝脏感染。在抗反转录病毒治疗之前，最常见的传染性微生物是巨细胞病毒和非结核分枝杆菌。虽然它们和其他感染因子（表89-2）仍在影响艾滋病患者，但目前临床上最重要的HIV合并感染是病毒性肝炎。由于传播途径相似，艾滋病毒感染者合并丙型肝炎占25%，乙型肝炎占10%。接受抗反转录病毒治疗的艾滋病患者的寿命延长可给慢性病毒性肝炎进展为肝硬化充足的时间。与单独病毒性肝炎的患者相比，合并肝炎的HIV感染者肝硬化的进展也加速了。肝硬化及其并发症，包括HCC，现在是艾滋病人群死亡的重要原因。鸟型结核分枝杆菌复合物和巨细胞病毒仍然是艾滋病中最常见的肝脏感染。有趣的是，肺孢子菌在吸入预防药物保护肺部时，可以先感染肝脏。化脓性肝炎很罕见，其在肝脏中取代肝实质形成充满血液的腔，与巴尔通体感染有关[138-141]。

艾滋病患者患恶性疾病的风险增加，包括艾

表 89-2　AIDS 患者肝脏感染

病毒
- 甲型、乙型、丙型、丁型、戊型肝炎
- 巨细胞病毒
- 单纯疱疹病毒
- 人疱疹病毒6
- 水痘-带状疱疹病毒
- Epstein-Barr病毒
- 腺病毒

真菌
- 新生隐球菌
- 组织胞浆菌
- 粗球孢子菌
- 白色念珠菌
- 烟曲霉菌

其他
- 鸟分枝杆菌
- 结核分枝杆菌
- 肺孢子菌
- 刚地弓形虫
- 粪类圆线虫
- 微孢子虫
- 汉赛巴尔通体

滋病相关淋巴瘤和卡波西肉瘤。非霍奇金淋巴瘤在33%的病例中累及肝脏，并且可以表现为非特异性疼痛或黄疸伴肝功能检查结果的非特异性增高。9%的卡波西肉瘤病例累及肝脏，临床多表现为无症状。如前所述，HCC和其他恶性肿瘤，如直肠癌和宫颈癌，也是AIDS患者中需要考虑的其他重要恶性肿瘤。

不幸的是，通常用于治疗艾滋病患者的药物，包括抗分枝杆菌药物、阿昔洛韦和磺胺类药物，都可有肝毒性[141]。可表现为轻微症状、肝功能检查结果升高导致暴发性肝衰竭。当合并病毒性肝炎和HIV感染时，这些药物的肝毒性作用增加。肝损伤的机制包括直接药物毒性、超敏反应、线粒体毒性和免疫重建炎症综合征。

艾滋病患者的胆道疾病包括艾滋病相关胆管病和非结石性胆囊炎，两者均由感染性原因引起，最常见的是隐孢子虫和细胞巨细胞病毒。如前所述的其他感染因子以及自身免疫疾病也可累及胆道系统。艾滋病相关胆管病导致胆道梗阻，临床上可表现为右上腹疼痛、发热、恶心和呕吐。还可见碱性磷酸酶显著升高，胆红素增加较少，肝功能检查结果正常或轻微增加。该表现在CD4计数低的患者中最常见，因此，自进行抗反转录病毒疗法后不常见，该疗法也是首选疗法。非结石性胆囊炎可行胆囊切除术[138-141]。

艾滋病患者肝胆疾病的其他原因包括NAFLD、酒精性肝炎和自身免疫性疾病，如自身免疫性肝炎、原发性胆汁性肝硬化和原发性硬化性胆管炎。

（二）病理学表现

治疗决策很少需要行肝活检，活检也不能显著改善生存率。因此肝脏活检应在不明原因发热的患者、血清碱性磷酸酶水平升高的患者和影像学检查中出现局灶性占位的患者中进行。艾滋病患者可有多种机会性感染（表89-2），可以从活检样本中分离出病原体进行针对性治疗。

艾滋病肝病在组织学上是非特异性的。大囊性脂肪变性和门静脉炎症最常见。据报道，16%～100%的活检和尸检标本中有肝脏肉芽肿。这些粒细胞最常与分枝杆菌感染有关，通常是细胞内鸟分枝杆菌。在艾滋病相关胆管病中，重新感染病原包括隐孢子虫和巨细胞病毒。在病理检查中，可见胆管周围炎症。肝脏肿物靶向活检可用于诊断卡波西肉瘤或艾滋病相关淋巴瘤 [138-141]。

（三）影像学表现

1. 超声

在超声检查中，艾滋病患者的肝实质异常包括实质高回声（45.5%）、肝大（41%）和局灶占位（9%）。肝脏脂肪变性和肉芽肿性肝炎是肝脏回声增强的原因 [12, 14]。原因可能是在肉芽肿中发现的组织细胞微小聚集体充当多个反射界面，产生高回声模式。转移性卡波西肉瘤、淋巴瘤、化脓性脓肿、真菌或霉菌性脓肿以及先前存在的良性病变如血管瘤也可以在超声检查为局灶性占位。在超声检查中，艾滋病胆管病表现因胆囊、胆囊管和胆管壁增厚所致的肝门周围高回声和低回声区，可以类似于原发性硬化性胆管炎。非结石性胆囊炎表现为胆囊壁增厚和无结石的扩张，急性起病，超声表现为墨菲征、疼痛和发热。在第 80 章中也描述了艾滋病的胆道表现。

卡波西肉瘤在超声检查中不常见，病变可能表现为小的（5~12mm）高回声结节，伴门静脉周围致密带。存在肝大并不能说明有卡波西肉瘤侵犯，因为在无特殊的病理进程时，艾滋病或艾滋病综合征的患者中也常见肝脏肿大 [28, 47, 141]。与正常肝实质相比，在超声检查，肝淋巴瘤通常是低回声，可见无回声和间隔，类似积液。可能存在肝门和腹膜后淋巴结肿大，但是非特异性的，淋巴结肿大也可能仅由艾滋病、慢性肝炎、感染或其他肿瘤引起 [28, 47, 141]。

2. CT 检查

在 CT 扫描中，艾滋病患者通常表现为局灶性或弥漫性脂肪浸润的肝大。长期肝炎和坏死后改变的患者也可能出现肝硬化。门静脉周围淋巴水肿表现常为大门静脉分支周围的低密度，反映了淋巴结炎、肝炎或营养不良 [141]。

当 HIV 感染和病毒性肝炎都存在时，肝硬化可以加速发生，除了可能通过更快速进展的疾病过程之外，它们在成像时与其他肝硬化原因不可分割。

用多期对比增强 CT 筛查 HCC 也是必要的。

艾滋病患者的淋巴瘤特别有侵袭性，并且由于细胞含量高，在 CT 上肝脏受累表现为局灶性低密度。艾滋病相关淋巴瘤患者在 CT 上发现肝脏异常比没有单纯淋巴瘤患者更常见。肝脏、脾脏、淋巴结和肾脏实质钙化可见于弥散性扩散性耶氏肺孢子菌（*P. jiroveci*）感染的患者。艾滋病患者的卡波西肉瘤可能累及肝脏，但 CT 通常不会见病灶。当病灶可见时通常是位于门静脉三联体附近的小的低密度占位，这可以类似肝内胆管或真菌小囊肿。卡波西肉瘤的肿物显示出延迟期强化，有助于区分它们与囊性病变 [138-141]。

艾滋病胆管病表现为胆囊壁增厚、胆囊扩张和肝内外胆管狭窄、不规则和扩张 [141]。

3. 经内镜逆行胰胆管造影术

ERCP 可用于显示艾滋病相关胆管病的表现。肝内和肝外胆管壁不规则伴狭窄和扩张，类似原发性硬化性胆管炎的表现，胆管在超声和 CT 所见的影像学异常。特异性表现有壶腹狭窄、胆总管扩张、胆总管黏膜溃疡合并肝内胆管狭窄，有助于鉴别疾病。ERCP 优势还在于可以行乳头括约肌切开术，从而使这些患者缓解。

4. MRI 和 MRCP

MRI 最有助于评估艾滋病相关胆管病变及显示扩张和不规则的胆管，这些胆管在 T_1 加权上低信号，T_2 加权上高信号。压脂 T_1 加权动态增强图像可见由于肝门周围炎症导致的沿胆管强化。增强 MRI 也可用于显示细菌或真菌肝脓肿，比超声和 CT 更敏感。MRI 还有助于区分脓肿和恶性疾病。MRI 的另一个优点是范围较大可评估其他腹部器官的并发疾病，特别是脾脏。MRI 上也可灵敏地观察到肝硬化和艾滋病相关肝病的其他非特异性表现，包括淋巴结肿大、局灶性肿物和脂肪浸润。

MRCP 是一种重度 T_2 加权的高分辨率序列，与 ERCP 类似，可以非侵入性地显示肝内和肝外胆管扩大和局灶不规则狭窄。这种高信号是由于含液体，并且可以通过长回波时间减掉周围的肝实质和其他背景。也很容易看到由于壶腹部狭窄引起的胆总管扩张 [138-141]。

十五、肝硬化

（一）流行病学

肝硬化是肝脏对慢性炎症的终末反应，伴实质坏死和纤维化，也出现再生结节，最终肝小叶和血管结构破坏，伴肝功能恶化。肝硬化可由多种原因引起。世界上最常见的是乙型肝炎，其次是酒精滥用、NAFLD和丙型肝炎。

肝硬化是西方国家的主要死亡原因之一，是2012年美国的第九大死亡原因。男性的年龄调整死亡率是女性的2.3倍，黑人的死亡率是白人的1.7倍。在过去的25年中，美国肝硬化的死亡率也大幅增加，它是导致过早死亡的重要原因，是45—64岁年龄组人群的第五大死亡原因，也是34—54岁男性的第三大死亡原因。肝硬化相关死亡的1/3是由于出血引起，通常来自食管静脉曲张[142-145]。

（二）病理生理

虽然没有完全令人满意的肝硬化分类方案（图89-25），但传统上可分为几类：①小结节性肝硬化，每叶都可见大小相等的≤3mm的结节；②大结节（坏死后）肝硬化，其特征是局灶性的大小不等的结节（3mm~3cm）不累及所有肝叶；③混合

性肝硬化。酒精性肝硬化为微小结节模式。病毒性肝炎为大结节模式。其他原因包括原发性和继发性胆汁性肝硬化和血色素沉着病[142-145]。框89-3详细列出了各种肝硬化病因。

在病理检查中，所有形式的肝硬化都具有以下特征：①整个实质因肝细胞损伤和死亡形成的交通纤维瘢痕结构破坏；②纤维化可表现为细微的门静脉-中央或门静脉-门静脉带或广泛的瘢痕，取代多个相邻的小叶；③微结节或大结节由再生与瘢痕网格产生；④肝脏的血管结构因实质损伤和瘢痕形成重建，形成异常的动静脉沟通。

再生结节进一步分为铁沉积或非铁沉积，铁沉积结节更倾向于发生恶变。肝硬化患者HCC发病率增加部分表现为再生结节内发育不良的进展，HCC的前兆是发育异常的结节[142-145]。HCC可见于乙型肝炎病毒感染而无肝硬化的患者。存在发育不良结节增加了HCC的风险，因为去分化不仅导致发育不良的结节而且也在肝脏的其他区域中。纵向研究表明，发育不良结节的大小保持稳定，除非进展为HCC[146, 147]。据报道，根据组织病理学数据，15%～25%的肝硬化患者发生发育不良结节（通常每个肝脏少于10个）[146, 147]，虽然通常影像不能显示所有发育异常结节。危及生命的肝硬

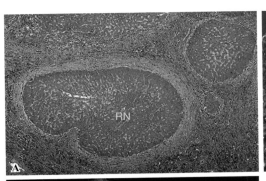
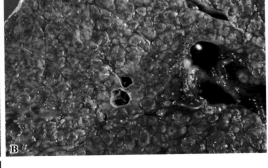
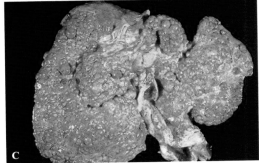

▲ 图89-25　肝硬化的病理表现
A. 显微照片示再生结节（RN）伴周围纤维化，这是肝硬化的关键病理学表现。该患者为丙型肝炎肝硬化。
B. 酒精性肝硬化患者的标本图示明显微结节性肝硬化。
C. 大结节性肝硬化的标本照片可见较大的结节

框 89-3　肝硬化的病因

- 酒精性肝硬化（60%～70%）
- 坏死后：病毒性肝炎（10%）
- 胆汁性肝硬化：原发性和继发性（5%～10%）
- 色素性肝硬化：血色素沉着病（5%）
- 心脏衰竭
- 缩窄性心包炎
- 肝静脉阻塞
- 营养不良
- 遗传性：Wilson 病、α_1- 抗胰蛋白酶缺乏症、半乳糖血症、酪氨酸血症、遗传性手足搐搦、遗传性果糖不耐症、Ⅳ型糖原贮积症、Osler-Weber-Rendu 综合征
- 药物诱导：氨甲蝶呤、氧苯丙氨酸、α- 甲基多巴、呋喃妥因、异烟肼、普卡霉素、巯嘌呤、硫唑嘌呤

框 89-4　门静脉高压分类

肝前
- 门静脉血栓
- 脾静脉血栓
- 结节或肿瘤外在压迫门静脉

肝内

肝窦前
- 血吸虫病
- 胆汁性肝硬化
- 先天性肝纤维化
- 肿瘤
- 动静脉门静脉瘘
- 高动力门静脉高压症

肝窦
- Laënnec 肝硬化
- 坏死后肝硬化
- 脂肪肝
- 肝炎
- 镰状细胞性贫血和窦血栓形成

肝窦后
- 酒精性肝硬化
- 肝静脉阻塞
- 肿瘤
- 静脉闭塞性疾病

肝后
- 充血性心力衰竭
- 缩窄性心包炎
- 下腔静脉网或血栓
- 风湿性心脏病
- 肿瘤

化并发症与肝功能下降和门静脉高压症的发展有关[142-145]。腹水是肝硬化最常见的并发症，与近 50% 的死亡有关。腹水患者的静脉曲张出血占死亡人数的近 25%，10% 是由于肝肾综合征引起的肾衰竭，5% 是由大量腹水患者的自发性细菌性腹膜炎引起的，10% 是由于干预腹水引起的并发症[142-145]。第三个可能危及生命的肝硬化后遗症是出现 HCC。其发病率随基础病因而变化。酒精引起的肝硬化发病率增加，伴乙型肝炎表面抗原阳性的肝硬化发生率增加 2.5 倍。在各种其他类型的肝硬化中也有 HCC 的报道，包括原发性胆汁性肝硬化、NASH、Wilson 病和血色素沉着病[142-145]。

（三）门静脉高压

　　肝硬化发生的肝纤维化可导致肝循环的显著变化。瘢痕性实质导致肝内血管阻力增加，继而门静脉肝脏灌注减少。这使门静脉系统压力增加，正常 5～10mmHg，门静脉高压时门静脉压超过 10mmHg。

　　肝动脉有较高的体循环压，血管壁有肌纤维支持，可增加其血流量和对肝脏的血供，继而部分代偿。此外，可观察到肝窦的毛细血管化，表现为内皮细胞脱落，胶原沉积在血管外 Disse 空间和基底层的形成。大和小分子（包括造影剂）的传输时间显著受到肝窦毛细管化的影响[145]。

　　门静脉高压症可在各种临床情况下发展，但最常见继发于肝硬化。门静脉高压症的原因见框 89-4。根据阻塞程度经典分为三大类：窦前、窦后和窦性（肝内）。在大多数这些疾病中，可见门静脉血流的阻力增加。在几种疾病中，进入门静脉系统的血流增加，即所谓高动力门静脉高压症。

　　肝硬化是窦性门静脉高压的最常见原因。它继发于再生结节和瘢痕组织的机械作用，其使肝血管树变形并阻碍肝脏引流，最终在门静脉系统中产生反向压力。微循环途径的改变导致门静脉高压症。血吸虫病可引起窦前阻塞，血吸虫病是全球门静脉高压的主要原因。血吸虫的卵子通过肠系膜静脉循环进入门静脉系统并定植于肝脏内小门静脉根部，诱导炎症和肉芽肿形成，导致门静脉破坏。门静脉高压的其他主要窦前性原因是门静脉或脾静脉血栓，原发性胆汁性肝硬化、结节病、骨髓增生性疾病和先天性肝纤维化[145, 148]。肝后阻塞发生在静

脉闭塞性疾病（Budd-Chiari 综合征）、右侧心力衰竭和缩窄性心包炎（在第 90 章中讨论）的患者中。门静脉血流增加是门静脉高压症的不常见原因，通常继发于先天性（遗传性出血性毛细血管扩张）或获得性（创伤后或动脉瘤破裂）动静脉瘘。高动力门静脉高压症包括门静脉血流增加而无瘘管、脾大、脾动脉和静脉血流量增加。

随着门静脉压力的增加，门静脉血流寻求阻力较小的途径并且可改变方向，导致门体侧支血管形成，称为静脉曲张。可以分为两组：向上腔静脉引流的静脉曲张和向下腔静脉引流的静脉曲张[148]。

流入上腔静脉的静脉曲张。胃左（冠状）静脉是门静脉高压症中最常见的可见静脉曲张。它位于胃肝韧带，汇入上腔静脉。正常的胃左静脉引流胃的前表面和后表面，并且它在小网膜内以较小曲率上行至食管裂孔，在那里它与食管静脉汇合。胃左静脉分为前支引流至食管静脉，后支引流至食管旁静脉。胃左静脉曲张通常伴食管或食管旁曲张静脉。食管和食管旁曲张静脉通常汇入奇静脉 - 半奇静脉系统，但也可能通过左心包膈静脉或下腔静脉经膈下静脉进入锁骨下 - 头臂系统。当胃左静脉直径 > 5～6mm 时，应考虑门静脉高压症。直径 > 7mm 的胃左静脉与肝静脉梯度 > 10mmHg 相关。胃短静脉在脾胃韧带中引流胃底。它们与脾静脉或其中一条大分支流交通，沿胃大弯走行。这些血管可因脾静脉血栓隔离而扩张。汇入下腔静脉的静脉曲张。脾静脉、胃左和短胃静脉分别通过脾肾、胃肾韧带与左肾静脉相通。因门静脉高压导致的这些静脉中血流逆行可导致优先引流入左肾静脉及脾肾或胃肾分流。正常时，四、五条胃短静脉引流胃底和胃大弯的左侧部分，穿过胃脾韧带到达脾静脉。胃短静脉的直径应 < 5mm。胃肾和脾肾分流表现为脾和左肾门区域的静脉曲张，其汇入扩张的左肾静脉。这可能导致左肾静脉水平的下腔静脉梭形扩张，正常在圆韧带和镰状韧带中的小静脉可以扩张并形成脐旁曲张静脉，起自门静脉左支。这些血管也可以经肝脏的内侧段走行而不经圆韧带。脐旁静脉曲张可与上腹壁或胸内静脉交通并汇入上腔静脉或下腹壁静脉，然后通过髂外静脉引流入下腔静脉。前腹壁脐周围的静脉曲张产生"美杜莎头"表现[148]。

侧支血管也可来自小肠系膜腹膜下的肠系膜上和下静脉。它们通常会汇入腹膜后或盆腔静脉。在肠系膜血管和肾静脉或下腔静脉之间可能发生腹膜后分流。Retzius 静脉是下腔静脉与肠系膜下或上静脉的腹膜后分支之间的交通[148]。

肝内门静脉可与肝静脉分支形成侧支或直接与胃左静脉交通。在肝脏表面有一个疏松的侧支丛，它有时广泛分布在肝顶腹膜上，分支经横膈连接心包、胸膜和肺静脉，即所谓的胸膜心包侧支。肋间静脉也可扩张并有助于引流肝脏血流通过奇静脉 - 半奇静脉系统[148]。

（四）肝硬化影像总体表现

1. 肝脏形态学

肝硬化中发生的许多形态学变化可以通过多种检查方式了解，包括超声、CT 和 MRI。包括大体改变如肝脏大小、血管变化和肝外表现（框 89-5）。

肝硬化中肝实质的改变是一种有规律的模式，右叶和左内叶不对称萎缩，左外侧叶和尾叶的大小不变或增大。这些变化通常可以定性观察到，但也可以通过比较测量进行定量观察。右叶与左叶的正常比例为 1.44。在肝硬化中 < 1.3，在病毒性肝炎相关肝硬化中最为突出（平均 1.17），在非肝炎相关肝硬化中较不显著（平均 1.25）。据报道，比率为 1.40 的病例 100% 可除外肝硬化，比率 1.35 有 90% 的灵敏度，82% 的特异性和 81% 的准确度，

框 89-5　肝硬化的形态特点

- 结节状肝脏轮廓
- 尾状叶增大
- 左叶外侧段增大
- 右叶和方形叶萎缩
- 肝门和肝裂明显
- 门静脉高压症：静脉曲张、腹水、脾大
- 脂肪浸润
- 间位结肠
- 胆囊角度改变
- 肠系膜脂肪密度增加
- 再生结节
- 肝内动脉 - 门静脉瘘
- 纤维化（局灶性汇合或结节周围的花边网络）

比率 1.3 有 74% 的灵敏度，100% 的特异性和 93% 的准确度[148-155]。

肝硬化患者中肝Ⅳ段也萎缩。与正常平均直径 43±8mm（标准偏差）相比，肝硬化患者的Ⅳ段平均直径为 28±9mm。肝硬化的原因或严重程度对Ⅳ段的大小没有影响。Lafortune 及其同事[154]发现，超声测量Ⅳ段横径对肝硬化的诊断敏感性为 74%，特异性 100%[154]。横向直径测量是从胆囊左壁到左门静脉的上升部分，即上升到Ⅳ段分支的距离。根据正常直径的下限为 30mm 判断获得的结果，低于此数值的萎缩提示肝硬化。据报道，测量尾状叶大小与右叶大小之比对诊断肝硬化准确。为了确定尾状叶-右叶的比例，横向测量尾状叶从其最内侧到门静脉右外侧壁，就是到其分叉处尾侧的距离。从门静脉主干相同位置到肝右外侧缘为右叶大小。如果尾状叶与右叶的比例超过 0.65，则诊断肝硬化的置信度为 96%。使用该唯一标准诊断，可以有 84% 的灵敏度，100% 的特异性和 94% 的准确度。正常的尾状叶与右叶比为 0.37，肝硬化的平均比为 0.83。另一种测量方法使用右侧门静脉分叉，而不是主门静脉的分叉，从萎缩的右叶标记肥大的尾状叶外侧缘和中央肝脏[156]。肝硬化患者的胆囊和叶间裂也会逆时针旋转。可以通过测量胆囊角度来量化这些变化。该角度的测量是通过一条叶内裂、胆囊颈或右肝叶内侧（选择可见的）和下腔静脉的线。另一条线冠状位走行经下腔静脉，平行于患者背部。这些线所成的角，即胆囊角，是有用的胆囊位置的标记。正常角度是 46°，但肝硬化的角度减少到 35°。因此，肝硬化的胆囊变得更外侧、浅表，在"盲"肝活检、手术和经皮肝穿刺术中容易发生误伤[156-159]。前述的肝脏节段性解剖结构的改变使右上腹的结构明显改变。25% 的肝硬化患者在 CT 上可见在肝脏和前外侧腹壁或膈肌之间的间位结肠，而对照者仅有 3%[156-159]。尽管这些测量确实反映了潜在的形态学变化，且在回顾性文献中有记录，但临床上很少根据它来诊断肝硬化[156-159]。

肝段形态变化所致的血管变化已报道。正常右门静脉的直径大于左门静脉直径，因为肝右叶大于左叶。当左叶外侧段肥大及右叶萎缩时，左门静脉直径等于或大于右门静脉直径。对于没有脐静脉

再通的酗酒者，这一发现的敏感性和特异性分别为 85% 和 88%[142-158]。

肝硬化的定义是存在结节和纤维化。从病理和横断面成像可以看到一系列结节从良性再生结节到 HCC（图 89-26 和图 89-27）[160-170]。再生结节是肝脏对细胞损伤的反应和试图进行实质修复的良性过程。认为发育不良结节是一个进展的过程，主要是大的再生结节伴铁含量增加，即铁沉积结节，这些结节有恶变的风险。

在移植时，约 20% 的乙型或丙型肝炎患者和 10% 的酒精性肝硬化患者患隐匿性 HCC。检测需要平扫及大剂量团注造影剂后动脉晚期、门静脉和延迟期图像。即使采用最佳技术，也会漏诊 35%～40% 的病变[160-170]。肝硬化也可见假瘤，如局灶性汇合纤维化和血管异常，包括动脉门静脉分流、小动静脉畸形和血管瘤[160-170]。

肝硬化中所见的纤维化通常是弥漫的、花边状，围绕再生结节并增加其在整个肝实质中的显著性。在晚期肝硬化患者中，约 30% 会发生正常肝脏结构的破坏，并且以大量融合的纤维化区域取代肝实质，称为局灶性融合纤维化（图 89-27），这可以类似占位。幸运的是，通常存在局灶性融合纤维化的特异性形态学变化。这些病变最常累及右叶的前段和左叶的内侧段，通常呈尖端指向肝门的楔形外观。另一个关键的鉴别特征是由于纤维化区域的萎缩导致的异常区域的局灶性被膜收缩。相比之下，大多数未治疗的肿瘤引起肝脏轮廓膨隆。当局灶性融合纤维化外观或位置非典型时，可能难以与肿瘤区分开来[156-159]。增强 CT 或 MRI 的局部肝纤维化最常表现为延迟强化，这是与典型 HCC 的关键区别。

2. 特殊表现的病因学

尽管肝硬化的影像学表现通常与潜在的病因学无关，但可以发现一些疾病特异性改变。

酒精性肝硬化的尾状叶的体积比其他原因肝硬化的更大，如病毒性肝炎。此外，肝右后叶的切迹更常见于酒精性肝硬化。乙型肝炎相关性肝硬化的再生结节明显大于酒精性肝硬化[171]。

胆汁性肝硬化患者（图 89-21B），特别是继发于硬化性胆管炎的慢性变化（图 89-23 和图 89-24），除了右叶明显萎缩外，通常还有肝脏外侧段明显萎

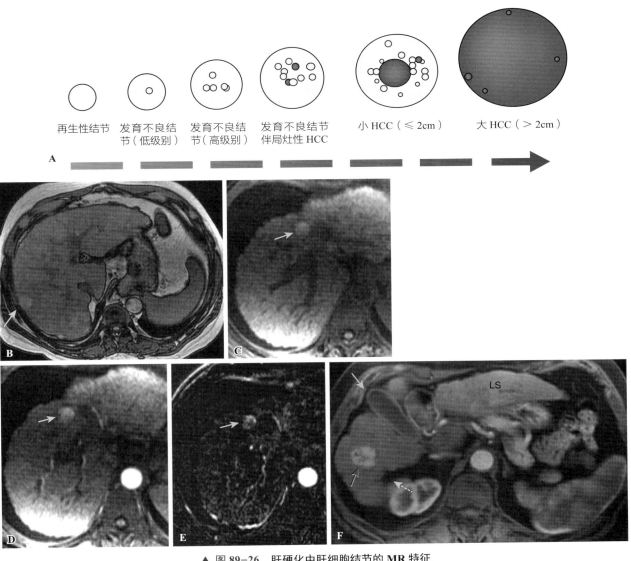

▲ 图 89-26　肝硬化中肝细胞结节的 MR 特征

A. 肝硬化中的肝细胞癌（HCC）癌变的过程。一个或多个再生结节可能表现出异型性征象并转变为发育不良结节。异型性表现为细胞核的形状和大小以及肝细胞的细胞质的许多变化。这些改变常导致细胞数量增加（细胞增加），可能存在多组小细胞（小细胞发育不良）或大细胞（大细胞发育不良）。发育不良结节内异质性可以进一步发展，并产生小和大 HCC。除细胞变化外，HCC 的肝实质结构常常紊乱。B. 反相位 MR 图像显示肝右叶的高信号发育不良结节（箭）。平扫（C）、增强（D）和减影（E）图像显示发育不良结节强化，病理上有 HCC 亚灶。F. 小 HCC（红箭）存在于硬化肝脏显示为结节状肝边缘，右叶凹陷（虚线黄箭），左叶外侧段增大（LS），及浅表胆囊（实性黄箭）存在（图 A 引自 Hussain SM, Zondervan PE, Ijzermans JN, et al: Benign versus malignant nodules: MR imaging findings with pathologic correlation. RadioGraphics 22: 1023–1039, 2002）

缩。这些改变加上尾状叶明显肥大，导致肝脏呈方形或圆形外观。这些患者由于慢性胆道梗阻的影响，肝脏更远端部分的萎缩程度更高。此外，这些患者的局灶性纤维化区域可能表现为外周低密度带。

3. 肝外表现

　　肝硬化和门静脉高压症患者可见肠系膜、网膜和腹膜后水肿。肠系膜静脉内静水压增高导致液体渗入肠系膜。由于肝功能障碍，导致低蛋白血症和醛固酮分解代谢降低，产生水超负荷状态。这些特征也导致肠系膜水肿、腹水、胸腔积液和皮下水肿的产生。随着严重程度的增加，肠系膜水肿可以分布更加弥漫和呈占位样表现，与网膜和腹膜后部位的水分过多相关。水肿程度与严重腹水、皮下水肿、胸腔积液和低人血白蛋白浓度等其他表现相关[142-158]。

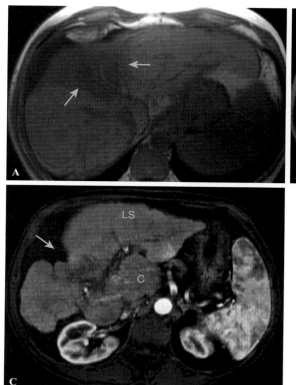

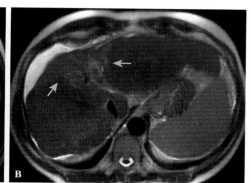

▲ 图 89-27　融合性肝纤维化的 MR 特征

A. T_1 加权图像显示沿右叶前部和左叶内侧部的楔形低信号区域（箭）。B. 在 T_2 加权图像上，纤维化区域呈轻度高信号（箭），该患者有腹水。C. 另一位患者的增强图像，T_1 加权 MR 图像显示了融合性肝纤维化被膜回缩的典型位置（箭），可见左叶的尾状叶（C）和左叶外侧段（LS）的肥大

铁沉积结节或 Gamna-Gandy 体偶尔会被认为是脾脏占位 [153]。门静脉高压患者可见铁沉积结节，因为局灶性出血进入脾脏。结节由结合了含铁血黄素和钙的纤维组织构成。纤维组织和钙可能是回声性脾脏占位的原因。无论病因和性别，肝硬化患者的胆结石发病率也增加。许多机制使结石在肝硬化人群中更为普遍。酒精摄入可能导致 Oddi 括约肌痉挛和 Vater 乳头水肿，从而影响胆管和胆囊排空。胆汁淤滞和结石形成可能由于食物摄入不足和过量饮酒造成。事实上，腹水、脑病和静脉曲张在患有结石的肝硬化患者中比没有结石的患者更常见。慢性溶血可能是色素结石形成中最重要的因素。脾功能亢进是另一个主要因素。由于对肝脏功能损害，胆固醇结石在肝硬化患者中并不常见 [142-158]。与肝炎一样，肝硬化存在的慢性炎症导致上腹部多发淋巴结肿大。这种肿大的淋巴结的最大直径可达 4cm，并且可见于所有原因引起的肝硬化。虽然它们在原发性胆汁性肝硬化和原发性硬化性胆管炎患者中最常见，但据报道，酒精性肝硬化（37%）和乙型肝炎或丙型肝炎（45%～49%）患者的淋巴结肿大也很常见。报道中易受累及的淋巴结链包括（按照受累频率的顺序）门腔间隙、肝门和肝十二指肠韧带、胃肝韧带、心膈角和腹腔干，以及其他更少见的较远的腹部淋巴结链 [156-159]。

（五）肝硬化超声表现

1. 肝脏形态学

纤维化和脂肪浸润的超声特征也可有明显重叠。两者都显示肝实质超声穿透度减少，肝内血管明显程度减低，实质回声增加 [148-155]（表 93-11）。一些作者表明，在没有脂肪沉积的肝硬化患者中，超声衰减正常。如果在超声检查中肝脏大小发生前述变化，肝脏表面结节、裂隙更明显，肝脏不均匀和粗糙，发现结节或门静脉高压征象，应怀疑肝硬化（图 89-28）。具体而言，肝脏下表面轮廓结节样改变有 86% 的高灵敏度，而上表面出现该征象的灵敏度为 53% [172]。据报道，超声在基于肝结构对肝硬化的诊断上敏感性为 65%～95% [148-155]。尽管超声对弥漫性实质疾病的诊断有高达 98% 的阳性预测值，但仍不能可靠地区分病因。肝脏表面不规则性

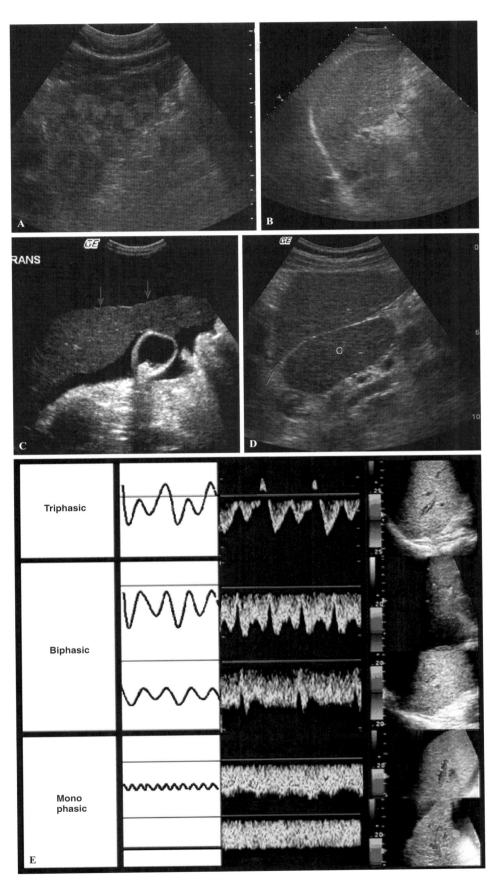

◀ 图 89−28　**Cirrhosis：sonographic findings**
A. Sagittal scan of the left lobe of the liver shows multiple echogenic nodules (*arrow*) simulating metastases. They proved to be macroregenerative nodules. B. Sagittal scan of the right lobe demonstrates nodularity of the undersurface of the liver (*arrow*). C. A nodular hepatic surface (*arrows*) is highlighted by ascites. Note the thick gallbladder wall and gallstones. D. Sagittal sonogram showing enlargement of the caudate lobe (C) in a patient with cirrhosis. *Arrows*, Fissure for the ligamentum venosum. E. A combination of schematic drawings and Doppler waveforms shows classification of hepatic vein Doppler waveforms in patients with cirrhosis and portal hypertension. (A courtesy of Peter Cooperberg, MD, Vancouver, British Columbia, Canada. E from Baik SKB, Kim JW, Kim HS, et al: Recent variceal bleeding: Doppler US hepatic vein waveform in assessment of severity of portal hypertension and vasoactive drug response. Radiology 240：574–580, 2006.）

是肝硬化的一个相当敏感的征兆（88%）。通过使用高频（9 MHz）线性探测器进行表面不规则性的检测[148-155]，表面结节状与病理学上的门静脉血流的肝窦阻塞和门静脉高压的发展相关。与尾状叶肥大或肝静脉血流异常相比，它与组织病理学上的严重纤维化和肝硬化更相关[96]。在一个系列研究中，高分辨率超声检查在评估肝脏瘢痕形成的严重程度和区分大结节和小结节性肝硬化方面有用[28, 141-155]。直径为 2～3mm 或更大的再生结节有时在超声上表现为低回声区域，具有回声性边界，由于结节周围有纤维和脂肪结缔组织使结节分离。除非很大，否则它们通常只能用高频传感器看到，在这种情况下它们可以类似恶性肿瘤。由于这些原因，超声在肝硬化患者中筛查 HCC 可能有困难。一些研究报道，超声在肝硬化患者中筛查 HCC 的敏感性仅约 50%。目前缺乏超声造影剂来检测肿瘤的血管性，使得超声波作为筛查肝硬化患者的工具不如 CT 或 MRI 可靠[148-155]。

目前在欧洲和亚洲使用的微泡增强超声可以显示血供模式特征，以区分肝硬化结节和小肿瘤，尤其适用于无法接受碘或钆造影剂的患者[173]。也可使用超声弹性成像评估增加肝硬度的肝硬化和局灶性肿瘤组织[174, 175]。

2. 血管改变

在多普勒超声检查中，整个心动周期中，由于右心房内压力变化传递，肝静脉波形正常可见相位性。由于纤维化肝脏的顺应性降低，肝硬化中这种相位性可能会减弱或消失[148-155]。肝硬化中由于外在压迫肝静脉狭窄导致其特异性扩大。在肝硬化早期，门静脉血流仍保持向肝。在更晚期肝硬化伴门静脉高压症时，门静脉直径增加到 1.4cm 或更大，且血流可以逆转为离肝（见下文）。肝动脉高阻力是一种非特异性表现，可见于肝硬化和其他形式的弥漫性肝病，可提示但通常不用于诊断肝硬化。如果存在显著的动静脉或动门静脉分流，则可能存在低动脉阻力[176]。

3. 肝外表现

淋巴结和胆结石常见于肝硬化患者的超声检查。当脾脏内存在 Gamna-Gandy 体时，在超声上是高回声的。也可见腹水、胸腔积液和门静脉高压的表现。

（六）肝硬化的 CT 表现

1. 肝脏形态学

在美国，CT 是评估肝硬化的主要非侵入性成像方式[156-159]。CT 扫描可能无法看到早期实质改变，但可以很好显示脂肪浸润，这是酒精性肝病的最初特征。肝脏的密度小于脾脏密度，且通常最初表现为肝大。本章的其他部分将更全面地讨论酒精性肝炎和肝脏脂肪变性。在肝硬化的后期阶段（图 89-29），整体肝脏体积减小，并伴前述的特征性改变。尽管所有患者在病理学上都表现出再生结节，但 CT 上这些结节不常见。可见到由再生结节、纤维性瘢痕和不均匀的肝叶萎缩或肥大引起的肝脏轮廓结节状改变，特别是存在腹水时。尽管所有肝硬化中存在病理性再生结节，但在多排螺旋 CT（MDCT）上仅在约 25% 的患者中可见。但再生结节通常在注射造影剂前后与肝脏实质等密度。少数再生结节可表现为增强肝脏 CT 上的小结节，类似肿瘤，这在原发性胆汁性肝硬化中最常见。由于存在含铁血红素，铁沉积结节会比正常肝脏密度更高，它们在平扫 CT 上最明显，表现为高密度，但通常在增强上与对强化的肝实质等密度。由于 CT 显示再生结节不敏感，因此无法描述或区分再生结节与发育不良结节的转化过程。偶尔，在平扫 CT 上可以识别出大的发育不良结节，其密度增高，这可能是由于铁成分增加或细胞物质堆积伴糖原含量增加所致。但是大多数情况下，CT 上见不到这些结节[156-159]。

肝硬化实质常比正常肝脏强化程度减低，并且由于潜在的再生、纤维化和门静脉血流改变而显得不均匀。肝脏中的肝静脉和门静脉根部经常被压并且难显示。由于肝脏萎缩，肝门和肝内裂也通常很明显[156-159]。

局灶性融合纤维化可在 CT 成像中显示为局灶性占位，在某些方面可类似肿瘤。它在平扫 CT 上看起来最明显，且通常在增强 CT 上等强化或仍为低强化。在一些病例中，纤维化将显示不规则强化，使其难以与 HCC 区分开来。

这些潜在的实质变化改变肝实质并且可以类似其他肿物，如 HCC。此外，实质变化可能会掩盖 HCC 的微小改变。在 MDCT 发展之前，在肝硬化患者中甚至难以检测到大的 HCC 病灶。MDCT 的出现使得造影剂注射和扫描时间最优化，从而使动脉期强化和延迟期洗脱的检出成为可能，这对于肝硬化患者的诊断至关重要，而且增加了检测肝硬化患者小肿瘤的潜在能力。第 87 章将更全面地讨论 HCC 的表现。

2. 血管表现

小血管分流可表现为局灶性高强化无延迟洗脱。由于周围的纤维化，动脉也可能在肝硬化中表现为弯曲的"螺旋征"形态。肝动脉和门静脉都可能扩大。肝硬化患者的 CT 扫描偶尔可见肝内动脉 - 门静脉瘘。它们导致门静脉早期充盈，通过在动态扫描上测量主动脉和肝内门静脉或肝门的时间 - 密度曲线证明最佳。此外，包含动脉门静脉瘘的肝叶在动脉晚期（一过性肝密度异常）的强化高于对侧肝叶[156-159]。

3. 肝外表现

与腹膜后脂肪相比，肝硬化和门静脉高压症患者的肠系膜脂肪密度也增加（56HU vs. 107HU）。这些患者（56HU）的肠系膜脂肪 CT 密度比正常受试者（107HU）更高[156-159]。在多达 25% 的慢性肝病患者中可见到腔静脉周围脂肪聚集。在大多数情况下，它们位于 IVC 的后部。在肝硬化中发生的肝内 IVC 的向右角度偏转和变窄可导致腔静脉周围脂肪聚集在轴位 CT 中表现像腔内脂肪。在 CT 上看到的其他常见发现是胆结石、淋巴结肿大、静脉曲张和门静脉高压症的其他表现，以及肝硬化相关的结肠病。Gamna-Gandy 体在 CT 上常显示不清，当存在时，它们可能在平扫 CT 上显示为局灶性密度稍高钙化区。

（七）肝硬化的 MRI 表现

肝硬化患者 MRI 的作用是评估肝脏大小、评估门静脉高压的影响、筛查 HCC 以及进一步表征其他检查发现的肝脏占位。

1. 肝脏形态学

MRI（图 89-30，图 89-26 和图 89-27）通常可以比 CT 和超声检查更早检测到肝硬化[177-187]。在肝硬化早期，MRI 可以显示出细微的改变，如细纤维束和肝门与肝门周间隙的扩大。反相位扰相梯度回波图像，是重 T_1 加权，对细微纤维化改变很敏感，表现为花边状低信号网格[47]。线样强化可见于增强的间质期，反映了钆在纤维化间隔组织的大的细胞外空间中的分布。门静脉右支前方的肝门周围空间也扩大。这是由于 IV 段萎缩，可在大多数早期肝硬化患者中见到[177-187]。

MRI 是用于证实再生结节的最敏感的成像方式。它们在 T_2 加权成像中表现为等至高信号，由纤维化的薄网包围，形成低信号背景。与肝实质相比，再生结节在 T_1 上呈等至低信号。当存在含铁血黄素沉积时，由于磁化率效应，这些结节可能在 T_1 和 T_2 加权成像中都表现为低信号[177-187]。在门静脉期，因为门静脉供血为主，这些结节也强化，与背景肝实质相似或略高。在 MRI，这些病变在 T_1 加权图像上明显高信号，在 T_2 加权图像上比肝脏信号低，但各种信号强度组合也已被报道[160-170]。

发育不良结节是癌前病变，并且有不同范围的细胞密度和细胞异型性增加谱，通常被分类为低级或高级。大多数小的发育不良结节在 MRI 上不显示为明显的占位。与再生结节类似，它们周围纤维化，所以表现不同于其余肝实质。发育不良结节的信号特征是可变的，并且可以与再生结节和 HCC 重叠。发育不良结节通常在 T_2 上呈低信号，随着发育不良程度增加，信号强度会增加，与恶性疾病的 T_2 高信号强度更相似（图 89-26）。发育不良的结节通常在 T_1 上表现高信号，不随发育不良的程度变化。发育不良结节是低血供的，主要由门静脉系统供血。少数情况它们的肝动脉血供增加（约 12%），这可能与 HCC 的表现重叠。当一个小灶 HCC 出现在一个发育不良结节内时，它被称为"结节内的结节"，表现为中央 T_2 高信号伴低信号发育不良组织。动态增强动脉、静脉和延迟期 MR 肝脏病变特征与血清甲胎蛋白水平和病变数量结合是肝脏恶性疾病的预测因素[182]。

肝脏特异性 MR 造影剂（Gd-EOB-DTPA）也有助于区分结节和恶性病变。再生结节含肝细胞，并且在肝胆期图像上表现与肝实质相似。随着发育不良的增加，结节正常肝功能减少，使造影剂摄取减少。但是，保留一些肝细胞功能的，分化良好的 HCC 可以摄取这些造影剂，使这种技术出现假阴性和不足。

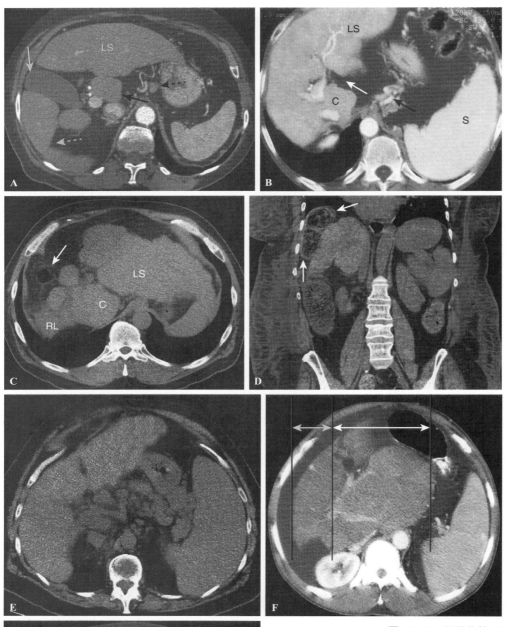

▲ 图 89-29 肝硬化的 CT 特征

A. 增强 CT 扫描显示左叶的外侧段（LS）增大，左叶内侧段萎缩（红实箭），右叶萎缩，在肝右后表面有特征性凹陷（黄虚箭）。请注意，由于这些形态变化，胆囊（黄实箭）更浅表、为侧卧位。几个位于边界大小的淋巴结（红虚箭）在于胃肝韧带内。B. 增强 CT 扫描显示胆囊窝扩大（白箭）、肝左叶外侧段（LS）和尾状叶（C）扩大、腹水、静脉曲张（红箭）和脾大（S）。C. 平扫 CT 扫描显示肝脏轮廓弥漫结节，与左肝叶侧段（LS）和尾状叶（C）增大有关。注意肝脏和腹侧壁之间的间位结肠（箭）。D. 冠状位重组 MDCT 图像显示由于右叶萎缩，肝脏和右侧膈肌之间的间位结肠（箭）（Chilaiditi 综合征），这更常见于肝硬化。E. 平扫 CT 扫描显示弥漫性再生结节，由于铁的存在而为高密度。F. 图示确定尾状叶肥大和右叶萎缩存在的方法。白箭表示尾状叶的横向直径，黄箭表示右叶的直径。如果尾状叶与右叶的比值大于0.9，则肝硬化的诊断准确度相当高。G. 右上腹的结构变化通常使肝硬化患者的下腔静脉周围脂肪突出，常类似下腔静脉内脂肪（箭）

RL. 右叶

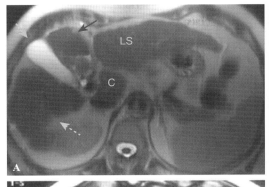

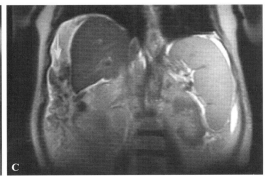

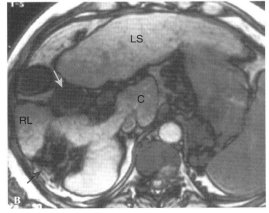

▲ 图 89-30 肝硬化的 MR 特征

A. T_2 加权 MR 图像显示左叶外侧段（LS）增大，左叶内侧段萎缩（红实箭），右叶萎缩，有特征性缺口（黄虚箭）在肝右后表面。注意由于这些形态变化，胆囊（黄实箭）更浅表和外侧卧位。C 为尾状叶。B. 与左叶外侧段（LS）和尾叶（C）的扩大相关，可见肝脏右叶（RL）显著萎缩。胆囊窝变宽，胆囊（黄箭）和结肠肝曲（红箭）在表面位置。C. 冠状位 T_2 加权图像显示明显肝萎缩和肝脏与外侧腹壁之间的间位结肠（箭）伴腹水。也存在脾大

MRI 上，早期纤维化表现为薄的花边状网，呈高 T_2 信号和低 T_1 信号。随着纤维化进展，这些区域变厚，联结，并且可在延迟期图像上显示强化。这些表现在外周最明显，与被膜收缩相关，可形成前述的局灶性融合纤维化。肝脏特异性造影剂也有助于显示纤维化，这种纤维化在肝胆期不会强化，使其与肝脏背景区分开。不幸的是，这些信号特征与大多数 HCC 类似。与 CT 一样，诊断依赖于识别该病变的特征位置和被膜回缩。当局部融合纤维化出现在轴位图像上表现为圆形时，T_2 加权图像上的高信号病变类似 HCC 的表现 [177-187]。几种新技术使 MRI 可进一步评估肝纤维化。MR 弹性成像作为确定肝纤维化程度的非侵入性方法已显示出前景。肝纤维化患者的 MR 弹性成像上肝硬度测量值升高，且随着纤维化的进展而增高，并且这种技术可以区分纤维化的更高阶段 [187]。

扩散加权 MRI 可以帮助检测肝硬化，特别是评估多 b 值产生的表观扩散系数，在肝硬化中表观扩散系数降低。也分析基于磷的 MR 波谱，并且报道了基于磷的肝脏代谢物的比率的变化。

2. 肝外表现

MRI 也可用于显示门静脉高压症患者脾脏中的 Gamna-Gandy 体（图 89-14D）。这些铁沉积结节由含铁血黄素和钙化与邻近增厚的胶原纤维束组成，且由脾脏滤泡或小梁附近的反复出血引起。因为它们具有顺磁效应，这些微小的结节几乎在所有脉冲序列中都为低信号强度，但在梯度回波或快速低翻转角激发图像上显示最佳 [177-187]。超声和 CT 上显示的其他肝外表现 MRI 也可以很好显示。

（八）门静脉高压的超声表现

超声检查（图 89-31 和图 89-32）在肝硬化患者的门静脉高压检测和门体侧支循环的无创评估中起着关键作用。门静脉高压的超声特征取决于门静脉系统的大小和血流量的变化，充血性脾大和侧支通路的发展。超声检查也可用于区分门静脉高压症原因是窦前原因、肝窦或窦后水平的阻滞 [28, 188, 189]。

测量门静脉大小和观察肠系膜上静脉和脾静脉随呼吸变化是检测门静脉高压的简单而灵敏的方法。正常人门静脉的直径范围为 0.64～1.21cm，肝

硬化患者的平均直径为 1.2cm。门静脉直径与最大脾脏长度和内镜下静脉曲张的大小之间存在显著相关性。> 1.3cm 的通畅的门静脉诊断门静脉高压具有 100% 特异性，但仅在 75% 的病例中见到。门静脉高压的其他迹象是通畅的脐静脉（58%），脾大伴脾静脉根部扩张（91.3%），脾和肠系膜血管直径随呼吸变化消失，分别见于 78.5% 和 88.4% 的患者。呼吸时，门静脉血管缺乏扩张性是一个重要的标志。正常人由于膈肌下降和肝静脉流出血流的压迫，门静脉系统因深吸气和屏气而扩张，脾或肠系膜上静脉的直径可增加 50%～100%。90% 的测压计证实的门静脉高压症患者见不到这种扩张，因为门静脉系统已最大限度地扩张，并且呼吸引起的压力变化很难通过瘢痕肝脏传播。如果用各种血管收缩药成功治疗，这些静脉的直径会减少，呼吸变化也会恢复[28, 188, 189]。

门静脉高压症也会影响肠系膜上静脉和胃左静脉的大小。如果肠系膜上静脉大于门静脉或胃左静脉 > 4mm，存在门静脉高压症。肠系膜上静脉和脾静脉分别不应大于 11 和 12mm。> 7mm 的胃左静脉表明肝静脉梯度 > 10mmHg，这很可能出现静脉曲张出血[28, 188, 189]。

在门静脉高压症患者中，多达 88% 的患者可以通过超声观察到侧支血管。最重要的曲张静脉是胃左静脉和食管相关静脉。这些静脉曲张可以在胃食管连接区和胃小弯见到，表现为圆形和管状的透回声区。这些血管正常 ≤ 4mm。但 CT 更准确地描绘了该位置的静脉曲张[28, 188, 189]。门静脉循环通常通过圆韧带中的脐静脉解压。通常是回声性的结构在中心变为透超声波，在横向平面上产生"牛眼"外观。中央血管直径超过 3mm 是门静脉高压症的特征性表现。在纵向扫描中，这些静脉曲张表现为管状的透回声，尾部朝脐走行。明显的脐静脉可排除门静脉高压的肝外原因，因为脐静脉起源于左门静脉的肝内部分。该静脉能够在门静脉的左分支和前腹壁的静脉之间形成吻合，形成称为 Cruveilhier-Baumgarten 综合征的门体静脉旁路。静脉可能有时会瘤样扩张并类似积液，因此多普勒评估活检前肝硬化患者囊

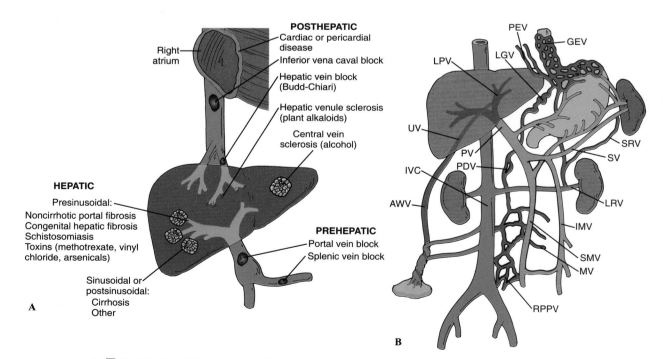

▲ 图 89-31　**Portal hypertension: diagrammatic depictions of causes and decompressive pathways**
A. Causes of portal hypertension. B. Drawing illustrates the collateral vessels in portal hypertension: *AWV*, abdominal wall vein; *GEV*, gastroesophageal vein; *IMV*, inferior mesenteric vein; *IVC*, inferior vena cava; *LGV*, left gastric vein; *LPV*, left portal vein; *LRV*, left renal vein; *MV*, mesenteric vein; *PDV*, pancreaticoduodenal vein; *PEV*, paraesophageal vein; *PV*, portal vein; *RPPV*, retroperitoneal–paravertebral vein; *SMV*, superior mesenteric vein; *SRV*, splenorenal vein; *SV*, splenic vein; *UV*, umbilical vein.

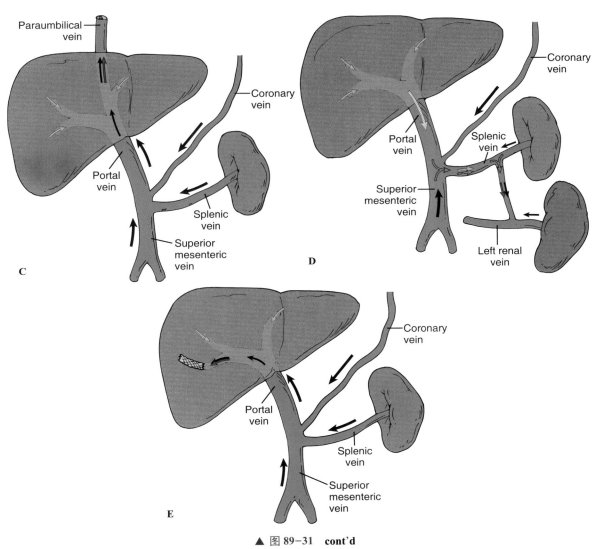

▲ 图 89-31　cont'd

C. Prominent paraumbilical vein in a patient with cirrhosis. Diagram shows a large paraumbilical vein associated with hepatopetal flow in the main portal vein but hepatofugal flow (*striped red arrows*) in intrahepatic portal vein branches. Both splanchnic venous blood (*black arrows*) and hepatic artery blood are shunted to the systemic venous circulation through the paraumbilical vein. Despite hepatopetal flow in the portal vein, the hepatic parenchyma is not perfused by splanchnic venous blood because portal venous inflow is completely shunted to the paraumbilical vein. *Solid red arrow*, hepatic artery blood shunted through the paraumbilical vein. D. Splenorenal shunt. Diagram shows diffuse intrahepatic arterioportal shunting that drains through a portosystemic connection between the splenic and left renal veins. Note the hepatofugal flow (*striped red arrow*) in the intrahepatic portal vein branches, the main portal vein, and the retropancreatic segment of the splenic vein. Superior mesenteric vein flow is also shunted through this pathway. Note that both hepatic artery flow and splanchnic venous flow are shunted to the systemic circulation through the splenorenal pathway, whereas only splanchnic venous blood is shunted through this pathway as shown here. *Green arrows*, sites of flow diversion; *solid black arrows*, normally directed venous flow; *solid red arrow*, hepatic artery flow shunted through the splenorenal pathway. E. Transjugular intrahepatic portosystemic shunt in a patient with cirrhosis. Diagram shows hepatofugal flow in the intrahepatic portal veins (*striped red arrows*) and hepatopetal flow in the main portal vein. Note the similarity to the hemodynamics seen with a large paraumbilical vein. *Black arrows*, splanchnic venous blood; *solid red arrow*, hepatic artery blood shunted through a transjugular intrahepatic portosystemic shunt. [A reprinted from Losowsky MS: The physician's viewpoint. In Herlinger H, Lunderquist A, Wallace S (eds): Clinical Radiology of the Liver. Part B. New York, Marcel Dekker, 1983, pp 581–594, by courtesy of Marcel Dekker, Inc. B from Kang HK, Jeong YY, Choi JH, et al: Three-dimensional multi-detector row CT portal venography in the evaluation of portosystemic collateral vessels in liver cirrhosis. RadioGraphics 22: 1053–1061, 2002. C, D, and E from Wachsberg RH, Bahramipour P, Sofocleous CT, et al: Hepatofugal flow in the portal venous system: Pathophysiology, imaging findings, and diagnostic pitfalls. RadioGraphics 22: 123–140, 2002.]

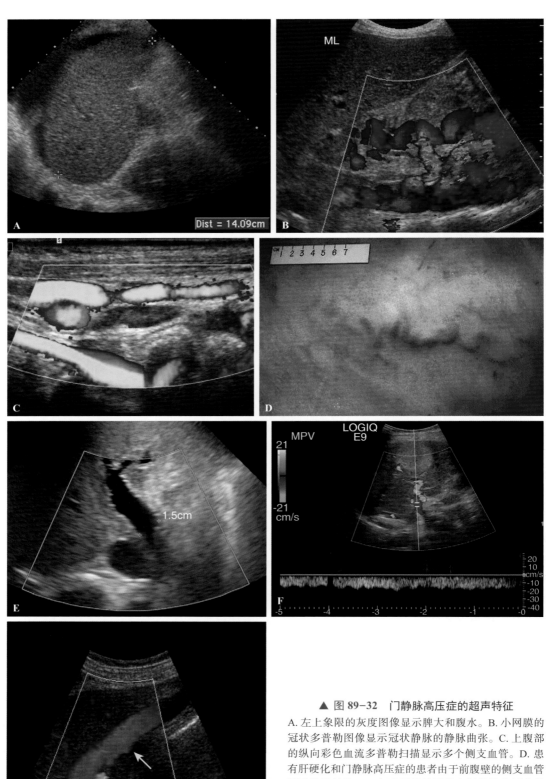

▲ 图 89-32　门静脉高压症的超声特征

A. 左上象限的灰度图像显示脾大和腹水。B. 小网膜的冠状多普勒图像显示冠状静脉的静脉曲张。C. 上腹部的纵向彩色血流多普勒扫描显示多个侧支血管。D. 患有肝硬化和门静脉高压症的患者由于前腹壁的侧支血管导致的海蛇头。E. 灰度图像显示符合门静脉高压症的门静脉主干扩大，为 1.5cm。F. 不同患者门静脉主干的彩色和波谱多普勒图像显示肝脏血流量，血流逆转离开肝脏，流量低于基线。G. 矢状彩色多普勒超声波图显示脐静脉再通（箭头）（图 B 由 Peter Cooperberg, MD, Vancouver, British Cdumbia, Canada 提供）

性结构很重要。多普勒超声检查也可用于评估脐静脉血流的血流动力学。当脐静脉中的离肝血流超过门静脉中的向肝血流时，患者不太可能有食管静脉曲张和出血。虽然它在严重功能障碍的患者中更常见，但它可能对静脉曲张出血起到预防作用[28,188,189]。

门静脉高压症患者肠系膜下静脉也可扩张。它通过两个主要途径为门体分流提供通路：通过左侧性腺静脉和中下部直肠静脉沟通。当肠系膜下静脉直径> 6mm 时，认为是扩张的。

双功超声和彩色血流多普勒超声检查对门静脉高压症患者非常有用。与常规超声检查相比，多普勒超声检查可以更准确地识别和显示血管和流动方向。它对于有脐旁静脉的患者特别有用，因为在正常患者中也可以看到这些血管通畅但血流是向肝的，而不是像肝硬化那样离肝。多普勒超声检查还可以通过证明离肝血流和扩张的脾和肾静脉提示可能有自发性脾肾分流。正常肝静脉波形（图 89-28）是三相，因为在心动周期中中心静脉压发生变化。在肝硬化和门静脉高压症患者中，波形变为双相并最终成为单相。单相波形与严重的门静脉高压相关，敏感性为 74%，特异性为 95%[179]。

肝硬化和门静脉高压症的内脏循环其他变化也可以用多普勒超声观察。慢性肝硬化患者的肠系膜上，脾脏和门静脉血流量显著增加。这是因为肝硬化门静脉流入增加的结果，因为门静脉高压患者的肠和脾脏内脏循环中存在高动力循环状态。可想而知，与正常受试者和慢性肝炎患者相比，肝硬化患者的脾和肠系膜上动脉血流量也显著增加。肝纤维化和门静脉高压患者的肝动脉血流阻力指数升高（> 0.78）。虽然它特定于大的门静脉压力梯度，但阻力指数不敏感。肝硬化患者门静脉血流速减少（7.1 ± 2.3cm/s），与正常人相比（16.5 ± 4.9cm/s）没有（12.0 ± 3.4cm/s）自发性脾肾分流[28,188,189]。门静脉主干血流也可以逆转（离肝）。门静脉系统内任何一个方向的血流量减少都会增加门静脉血栓形成的风险，这是肝硬化和门静脉高压症的另一个潜在并发症。

在肝静脉压力梯度和肾血管阻抗之间存在超声相关性。搏动和阻力指数升高证实了高肾血管阻抗，表明肾血管收缩，这反过来表明严重的门静脉高压症[178]。当出现分流通畅性问题时，经颈静脉肝内门

体分流术（TIPS）患者会新发或反复静脉曲张出血或腹水增加，双功能多普勒超声检查应是首选筛查检查。它也是常规连续随访的理想选择。彩色多普勒超声检查是指导 TIPS 手术的极好方法[28,188,189]。

（九）门静脉高压的 CT 表现

CT（图 89-33）在显示门静脉高压及其伴随的静脉曲张、脾大和腹水方面也非常出色。在 CT 扫描中，门体系侧支循环表现为曲折的、管状的或圆形的软组织肿物，在平扫中可能被误认为是淋巴结，静脉注射造影剂后强化证实了它们是血管。通过选择性显示血管侧支循环，CT 还具有诊断和区分其原因的能力。虽然门静脉高压和脾静脉闭塞均见胃短和冠状侧支血管，但仅在门静脉高压症见到脐旁静脉曲张，仅在脾静脉闭塞见胃网膜静脉扩大[190-203]。当 CT 可见与壁增厚相关的显著强化时，可表明食管和胃静脉曲张。静脉曲张还可以产生食管腔内突出，呈现扇形外观。肝脏 MDCT 也可用于食管静脉曲张的分级。似乎静脉曲张的直径为 3mm 的患者为高风险，从内镜检查和预防性治疗中获益最多[194]。

尽管双功能多普勒超声检查可以提供有关静脉曲张血流和方向的信息，但 CT 在显示腹膜后静脉曲张及与纵隔肿块类似的奇静脉、半奇静脉、心包和食管旁静脉曲张方面具有优势[190-203]。

肝硬化患者的离肝门静脉血流表明存在进展期门静脉高压症，与向肝血流的肝硬化患者相比，这些患者肝功能不全、肝性脑病、静脉曲张出血风险增高以及静脉曲张对内镜下结扎的反应较差[201]。肝硬化存在时，门静脉直径< 1cm 是肝硬化患者肝脏门静脉血流离肝方向的一种高度特异性但不太敏感的征象。这意味着肝脏几乎完全由肝动脉供血。这对于计划肿瘤的化学栓塞或放置 TIPS 具有重要的预后和治疗意义。

脾指数是肝硬化患者食管静脉曲张严重程度和肝功能储备的良好指标。脾指数（= 长 × 宽 × 脾厚）> 963cm³ 是存在食管静脉曲张出血风险的指标[202]。

由于存在门静脉高压和低蛋白状态，肝硬化患者常见小肠和结肠壁增厚。但是存在特异性右侧结肠炎（图 89-33）可能由于门静脉高压所致。肠系

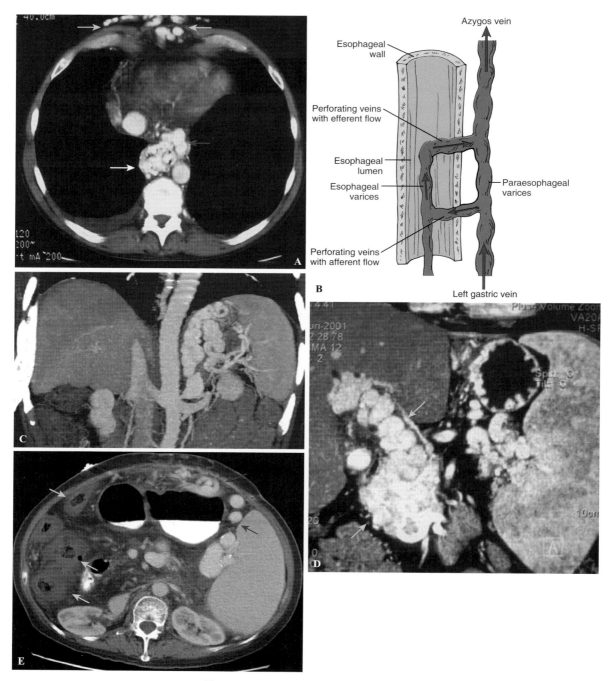

▲ 图 89-33　Portal hypertension：CT features

A. Axial CT scan showing esophageal（white arrow）and paraesophageal (red arrow) varices. Superficial collateral vessels are also present (yellow arrows). B. Diagram shows connections between esophageal and paraesophageal varices through perforating veins with afferent or efferent blood flow. Paraesophageal varices are formed by union of groups of dilated perforating veins，and varices connect with left gastric veins inferiorly and with azygos vein superiorly. Throughout their length，esophageal varices form connections with paraesophageal varices through perforating veins. C. Coronal reformatted MDCT image shows short gastric and perigastric varices (arrow). D. Cavernous transformation of the portal vein (arrows) is identified in this patient with portal vein thrombosis，hepatic steatosis，and splenomegaly. Note also the gastric wall varices. In the following patient，CT demonstrates colonic disease associated with cirrhosis and portal hypertension. E. Axial CT with contrast enhancement shows mural thickening of the right colon (yellow arrows)；the left colon (not shown) was uninvolved. Note the perisplenic and gastrocolic ligament varices (red arrows). Splenomegaly is also noted.（B from Matsuo M，Kanematsu M，Kim T，et al：Esophageal varices：Diagnosis with gadolinium enhanced MR imaging of the liver for patients with chronic liver damage. AJR Am J Roentgenol 180：461-466，2003. Reprinted with permission from the American Journal of Roentgenology. C and D courtesy of Elliot Fishman，MD，Baltimore，MD.）

膜上静脉内的压力增加导致许多炎症介质的释放，包括白细胞介素 -1 和氧化亚氮。这可以导致类似炎症性肠病的结肠炎。同时可能出现有出血风险的血管扩张症。右侧结肠炎与自发性细菌性腹膜炎的风险增加有关，因为细菌更容易通过患病的结肠壁。结肠黏膜下水肿的影像学鉴别诊断包括炎症性肠病、缺血和感染，如假膜性结肠炎。

（十）门静脉高压的 MRI 表现

由于流动血液和周围软组织之间的天然对比，MRI（图 89-34）特别适合显示大血管侧支。用于显示腹部血管最成功的 MRI 技术是 MR 血管成像技术，可以使用钆造影剂或不使用。侧支通路在 MR 血管成像上为高信号强度的弯曲结构。直接矢状位扫描对脐旁静脉成像特别有用，冠状位扫描有助于

食管和肠系膜静脉曲张 [47, 204, 205]。

来自肝动脉的血供增加可导致实质动脉期不均匀强化，动脉粥样硬化的动脉增强异常增加。血管分流和闭塞在 MRI 上与 CT 和 MRI 上表现相似。

门静脉高压症的其他发现有腹水、脾大和结肠炎，这些表现也可以通过 MRI 观察到。

（十一）经颈静脉肝内门静脉分流术

经颈静脉肝内门静脉分流术（TIPS）是肝硬化引起的门静脉高压的非手术治疗的主要方法，在第 84 章详细讨论。其目标是将门静脉 - 肝静脉梯度降至 12mmHg 或更低。多普勒超声最常用于评估 TIPS 并且可以确定血流的通畅性和方向性。CT 和 MRI 也可用于评估 TIPS 的通畅性 [205-211]（图 89-35）。

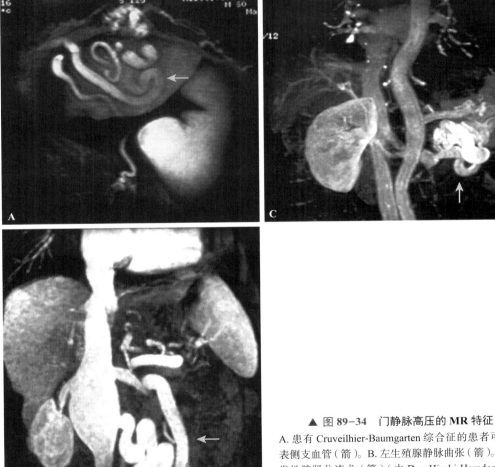

▲ 图 89-34 门静脉高压的 MR 特征

A. 患有 Cruveilhier-Baumgarten 综合征的患者可见浅表侧支血管（箭）。B. 左生殖腺静脉曲张（箭）。C. 自发性脾肾分流术（箭）（由 Drs. Hiroki Haradome and Tomoaki Ichikawa，Yamanishi，Japan 提供）

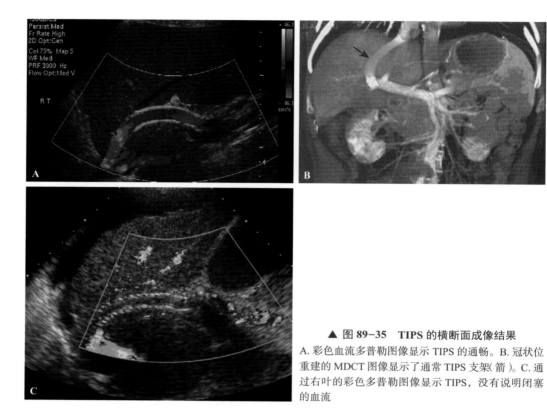

▲ 图 89-35　TIPS 的横断面成像结果
A. 彩色血流多普勒图像显示 TIPS 的通畅。B. 冠状位重建的 MDCT 图像显示了通常 TIPS 支架（箭）。C. 通过右叶的彩色多普勒图像显示 TIPS，没有说明闭塞的血流

第 90 章　肝脏血管疾病和内脏循环

Vascular Disorders of the Liver and Splanchnic Circulation

Richard M. Gore　Ahmed Ba-Ssalamah **著**

秦岫波 **译**　崔湧 **校**

肝脏具有独特的双重血液供应，其中 25% 的血流来自肝动脉，75% 来自门静脉（图 90-1）。这两种血液供应之间存在反比关系。如果门静脉血流减少，动脉血流将增加，类似阻抗被消除一样。此外，这些血管之间存在一些交通，受神经和体液因素影响开放，如经静脉窦、经血管和经血管丛。当血管损伤发生时，单个血管的血流量和方向将会改变。多排螺旋计算机断层扫描（MDCT）、多普勒超声和磁共振成像（MRI）对这些灌注异常的诊断很敏感，本章将对此进行讨论。

一、一过性肝密度异常和一过性肝信号异常

一过性肝密度异常（THAD）和一过性肝信号异常（THID）等实质性灌注疾病是肝脏双重血管供应改变的附带现象[1-9]。肝动脉和门静脉之间存在代偿关系血供，即门静脉血流量减少时动脉血流增加（图 90-2）。这可以通过主要血管、窦和胆管周围小静脉之间的交通来实现，它们受自主神经系统和受肝对氧和代谢物的需求而激活的体液因子调控而扩张。THAD 和 THID 是静脉内施用造影剂后在肝动脉期可见的实质强化区。这些病变可以通过形态学、病因学（图 90-3 至图 90-6）和发病机制进行分类[1-4]。

（一）与占位性病灶有关的 THAD 和 THID

良性和恶性肿物通过四种病理生理机制产生两种形态类型的 THAD 和 THID，即直接通过虹吸效应（肝叶多节段形状），间接通过门静脉低灌注（扇形区）由于门静脉分支压缩或渗透，通过血栓导致门静脉分支阻滞，由动脉 - 门静脉分流引起的分流[1-4]。

当良性血管病变或脓肿引起原发性动脉流入增加时，肝叶多段 THADs 和 THID 发生，导致周围实质灌注，即所谓的虹吸作用。这些 THAD 和 THID 不表现为三角形，但在相邻薄壁组织的动脉现象之间可能存在直边界[1-4]。

扇形 THAD 和 THID 遵循肝血管二分法，并且表现为三角区域，这是由于门静脉低灌注区域与动脉反应之间的严格关系所致。这些可以在良性和恶性肿瘤以及脓肿中（由于炎性介质的扩散引起）看到。THAD 和 THID 可以是楔形或扇形[1-4]。

（二）与占位性病变无关的 THAD 和 THID

THIDs 和 THADs 可以在无局灶性病变的情况下看到，有三种机制，为由于门静脉分支受压或血栓形成导致的门静脉低灌注，动脉门静脉分流或异常血液供应，胆管或胆囊炎[1-4]。

扇形 THID 和 THAD 通常由门静脉或肝静脉栓塞引起的门静脉低灌注、长期胆道梗阻或可能是先天性，创伤性或由于肝硬化引起的动脉血管分流引起。这些 THID 和 THAD 可以具有球状形状，特别是当它们与 Glisson 鞘相邻时[1-4]。

多形态 THAD 和 THID 有四个主要原因：①来自肋骨或包膜下积液的外压；②来自非典型动脉、侧支静脉血管或副静脉的异常血液供应，特别是在肝脏的第 IV 段；③邻近器官的炎症，如胆囊炎和胰

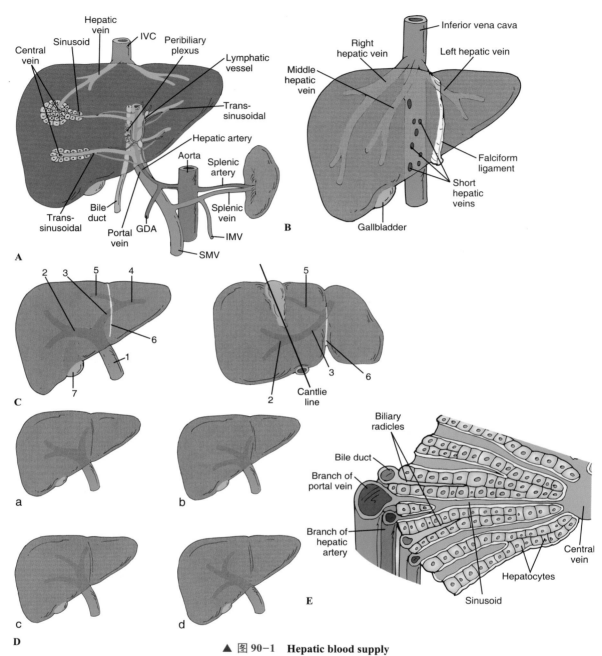

▲ 图 90-1　**Hepatic blood supply**

A. Diagram shows that the arterial and venous supplies to the liver are not independent systems. There are numerous communications between them, including the trans-sinusoidal route (between the interlobular arterioles and portal venules or sinusoids) and the transplexal route (peribiliary plexus), which play an important role when portal venous inflow is compromised. GDA, Gastroduodenal artery; IMV, inferior mesenteric vein; IVC, inferior vena cava; SMV, superior mesenteric vein. B. Normal hepatic venous anatomy. Drawing shows major hepatic veins and short hepatic vein orifices. C. Normal branching pattern of the portal vein. Coronal (left) and axial (right) diagrams show that the main portal vein (1) divides into the right (2) and left portal veins. The left portal vein first courses horizontally (horizontal portion [3]), then turns anteriorly (umbilical portion [4]) toward the ligamentum teres [6]). The Cantlie line corresponds to the median fissure and extends from the gallbladder (7) to the inferior vena cava. It is located to the right of the umbilical ligament and divides the liver into right and left lobes. 5, Branch to segment IV. D. Four most common branching patterns of the intrahepatic portal vein. a, Coronal diagram shows the normal branching pattern. b, Coronal diagram shows trifurcation of the main portal vein. The right portal vein is not present, and the main portal vein divides into the right anterior, right posterior, and left portal veins at the same level. c, Coronal diagram shows the right anterior branch arising from the left portal vein. The main portal vein divides into the right posterior and left portal veins, and the right anterior portal vein arises from the left portal vein. d, Coronal diagram shows the right posterior branch arising from the main portal vein. The first branch to split off is the right posterior branch. The main portal vein then continues to the right for a variable distance and bifurcates into the right anterior and left portal veins. E. Diagram shows anatomic relationship between hepatic arterial and portal venous branches and bile duct (portal triad), biliary radicles, cords of hepatocytes, intervening sinusoid, and central draining hepatic vein. Hepatic blood supply is depicted at the sinusoidal level. Note that the bile ducts primarily derive their blood supply from the hepatic arteries.

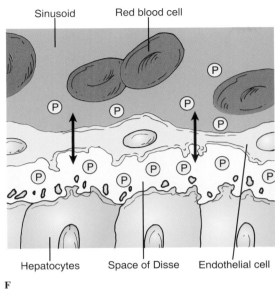

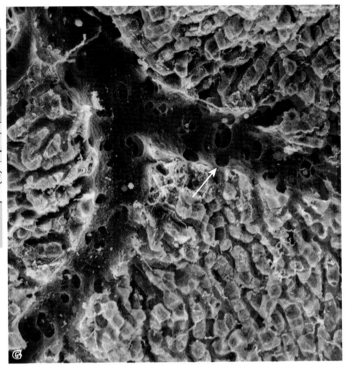

▲ 图 90-1　cont'd

F. Diagram of microanatomic relationship of red blood cells within sinusoid，fenestrated endothelial cells，plasma (P)，space of Disse，and hepatocyte. The communication through the sinusoids of the hepatic veins and portal veins is shown. G. Photomicrograph showing the fenestrated walls of the sinusoids (arrow). (A from Quiroag S，Sebastia C，Pallisa E，et al：Improved diagnosis of hepatic perfusion disorders：Value of hepatic arterial phase imaging during helical CT. RadioGraphics 21：65-81，2001. B from Desser TS，Sze DY，Jeffrey RB：Imaging and intervention in the hepatic veins. AJR Am J Roentgenol 180：1583-1591，2003. C and D from Gallego C，Velasco M，Marcuello P，et al：Congenital and acquired anomalies of the portal venous system. RadioGraphics 22：141-159，2002. E and F from Pandharipande PV，Krinsky GA，Rusinek H，Lee VS：Perfusion imaging of the liver：Current challenges and future goals. Radiology 234：661-673，2005.）

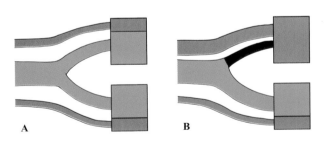

▲ 图 90-2　门静脉和肝血流的反比关系：THAD（一过性肝密度异常）和 THID（一过性肝脏信号异常）的起源

A. 在正常情况下，肝段的大部分血供来自门静脉（蓝），少部分血供来自肝动脉（红）。B. 如果门静脉血流受到阻塞或外在压迫而受阻（黑），或者如果实质内压力超过门静脉压力，则该肝段将几乎完全从肝动脉（红）获得其血供。正常肝脏将由肝动脉（红）和门静脉（蓝）共同灌注。这对于增强 MDCT 和 MRI 研究具有重要意义（由 Dennis M. Balfe，MD，St. Louis，Mo 提供）

腺炎、炎症介质扩散，由于间质水肿减少门静脉流入；④创伤、活检或肝脏肿瘤的射频消融[1-4]。

　　对于上腔静脉阻塞的患者，由于侧支静脉，肝左叶的内侧段（Ⅳ段）会过度强化。内乳腺静脉通过脐静脉连到左门静脉。

　　弥漫性 THAD 和 THID 可见于右侧心力衰竭（见下文）、Budd-Chiari 综合征（见下文）和胆道梗阻，导致门静脉三联体附近的异常密度和信号强度。

二、Budd-Chiari 综合征和肝窦阻塞综合征

　　Budd-Chiari 综合征指与位于大肝静脉或下腔静脉上肝段肝静脉流出道梗阻相关的各种病症，由于其病变原因和临床表现，对这种疾病的诊断通常很困难。肝窦阻塞综合征是 Budd-Chiari 综合征的一

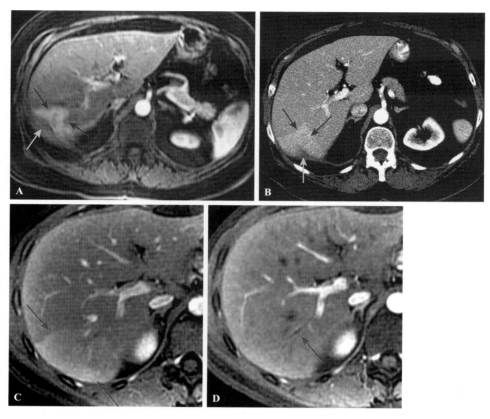

▲ 图 90-3　THAD（一过性肝密度异常）和 THID（一过性肝信号异常）的良性原因

患有胆结石和囊周脓肿的患者的增强 MRI（A）和 MDCT（B）。脓肿（黄箭）导致实质内压力超过门静脉压，代偿性肝动脉血流过度增强（红箭）。在患有硬化性胆管炎的患者中，MR 示肝右叶后段由于肝内胆管狭窄（D，箭）THID（C，箭）。胆道梗阻使实质内肝脏压力超过门静脉压，导致高强化

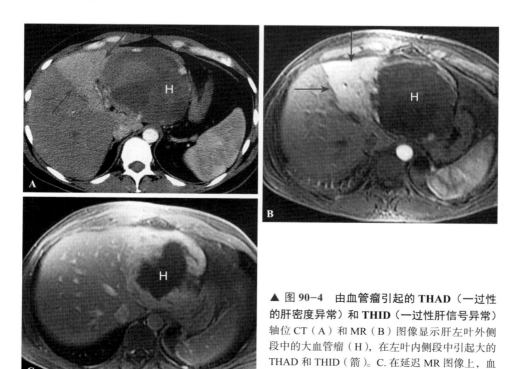

▲ 图 90-4　由血管瘤引起的 THAD（一过性的肝密度异常）和 THID（一过性肝信号异常）

轴位 CT（A）和 MR（B）图像显示肝左叶外侧段中的大血管瘤（H），在左叶内侧段中引起大的 THAD 和 THID（箭）。C. 在延迟 MR 图像上，血管瘤（H）内造影剂填充，THID 消失

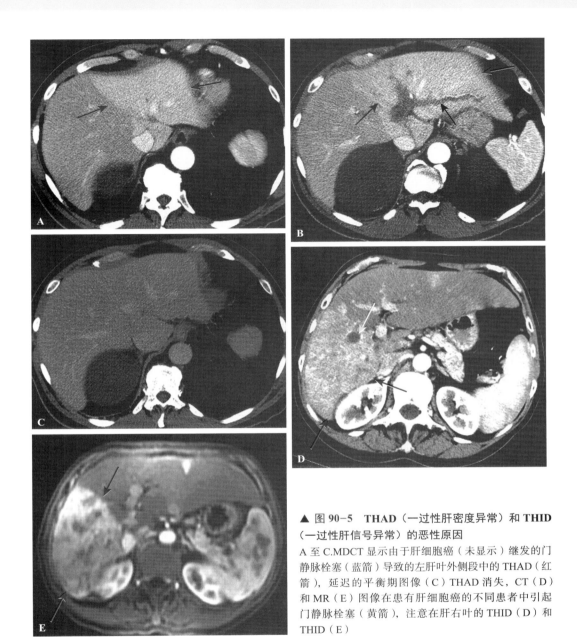

▲ 图 90-5 THAD（一过性肝密度异常）和 THID
（一过性肝信号异常）的恶性原因
A 至 C.MDCT 显示由于肝细胞癌（未显示）继发的门
静脉栓塞（蓝箭）导致的左肝叶外侧段中的 THAD（红
箭），延迟的平衡期图像（C）THAD 消失，CT（D）
和 MR（E）图像在患有肝细胞癌的不同患者中引起
门静脉栓塞（黄箭），注意在肝右叶的 THID（D）和
THID（E）

个部分，其指小的窦前静脉的非血栓性闭塞。通常
发生在化疗、放射治疗和免疫抑制治疗中[10-21]。

（一）临床表现

Budd-Chiari 综合征的两个主要临床表现由静脉
闭塞的程度和速度决定。急性形式是在三条肝静脉
同时阻塞之后，或者更常见的是在先前的临床隐匿
性血栓形成之后阻塞最后一条肝静脉。这些患者表
现出快速出现腹痛、肝大、呕吐、腹水和动脉性低
血压。这一系列结果与血清胆红素水平轻度或显著

增加，转氨酶值显著升高和肝细胞衰竭引起的凝血
因子降低有关[10-21]。

慢性形式的 Budd-Chiari 综合征患者出现隐匿
性腹水、右上腹疼痛、肝大、转氨酶正常或中度增
加、白蛋白和凝血因子减少、轻度黄疸，若发展为
肝硬化则出现脾大或静脉曲张出血。由于临床医师
倾向于忽视腹痛并将肝大和腹水归因于肝硬化，因
此很少仅仅基于临床原因诊断。可以从缺乏肝硬化
的原因、过去数月腹痛发作，或者不常见的是，可
触及的尾状叶推断出正确的诊断[10-21]。

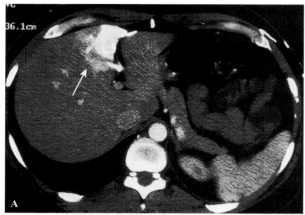

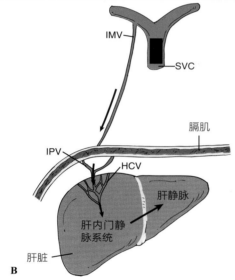

▲ 图 90-6　由于肺癌阻塞上腔静脉所致的 THAD（一过性肝密度异常）

A. 轴位 CT 扫描显示肝脏左叶内侧段的明显强化（箭）。B. 该 THAD 的减压途径的图示

HCV. 肝中央静脉；IMV. 乳内静脉；IPV. 膈下静脉；SVC. 上腔静脉（图 B 引自 Cihangiroglu M, Lin BH, Dachman AH: Collateral pathways in superior vena caval obstruction as seen on CT. J Comput Assist Tomogr 25：1–8, 2001）

（二）病因学

根据病因和病理生理学表现，Budd-Chiari 综合征被分类为原发性或继发性（框 90-1）。在原发类型中，存在肝静脉血的完全或不完全的膜性阻塞，或是肝静脉血进入下腔静脉的上方或是右肝静脉口和更上方的中肝静脉和左肝静脉之间，而右肝静脉仍通畅。膜性阻塞虽然在欧洲和北美不常见，但却是日本、印度、以色列和南非的 Budd-Chiari 综合征最常见的原因。这些膜的尺寸差异很大，从薄如

框 90-1　Budd-Chiari 综合征的原因

超凝血状态
- 抗磷脂综合征
- 抗凝血酶Ⅲ缺乏
- 原发性血小板增多症
- Leiden Ⅴ因子
- 狼疮抗凝物
- 骨髓增生性疾病
- 阵发性睡眠性血红蛋白尿
- 红细胞增多症
- 产后血小板减少性紫癜
- 蛋白 C 缺乏症
- 蛋白 S 缺乏症
- 镰状细胞病

感染
- 阿米巴肝脓肿
- 曲霉病
- 丝虫病
- 肝脓肿
- 包虫囊肿
- 盆腔蜂窝织炎
- 血吸虫病
- 梅毒
- 结核

肿瘤
- 肾上腺癌
- 支气管癌
- 纤维板层癌
- 肝细胞癌
- 平滑肌肉瘤
- 白血病
- 肾细胞癌
- 横纹肌肉瘤

其他
- Behçet 病
- 乳糜泻
- 克罗恩病
- 腹腔镜胆囊切除术
- 腔静脉膜性梗阻
- 口服避孕药
- 多囊性疾病
- 妊娠
- 结节病
- 创伤

晶片状到数厘米厚。这种病变的起源是有争议的，大多数被认为是由于形成下腔静脉的复杂胚胎过程的偏差导致的先天性畸形。其他理论认为，这些病变中的一些是继发于机械损伤、感染、静脉炎或先

前存在的血栓的组织。这一起源可以解释这种疾病的成人表现[6-21]。

在南非和日本，20%~40%的肝细胞癌伴下腔静脉的膜状阻塞。据推测，阻塞使肝细胞更容易受到一种或多种环境致癌物的作用，或者长期静脉阻塞可能导致增生性结节的形成，可能会发生恶变[6-21]。

继发性Budd-Chiari综合征可根据肝静脉阻塞部位进行分类。中央和小叶静脉水平的阻塞由硫鸟嘌呤、长春新碱、阿糖胞苷、6-巯基嘌呤或达卡巴嗪进行化疗，内部或外部肝脏辐射，骨髓移植前化放疗，硫唑嘌呤免疫抑制，砷的砷化，怀孕（特别是在产后期），口服避孕药的使用引起。还有天然存在的毒素，如在含有千里光和黄曲霉毒素的草药茶中发现的吡咯里西啶生物碱。小中央和小叶静脉的非血栓性闭塞称为肝窦阻塞综合征[6-21]。

肝窦阻塞综合征（也称为肝静脉闭塞性疾病）是一种独特且可能致命的肝损伤形式，继发于药物和毒素暴露后。在肝细胞坏死和出血的中心区域发生窦状隙阻塞。起始是内皮损伤。肝窦阻塞综合征产生高凝状态。由于水肿和部分或完全纤维化的静脉腔、小静脉和窦状腔减少。环磷酰胺是最常见的药剂。

肝静脉主干阻塞可发生在真性红细胞增多症、阵发性睡眠性血红蛋白尿、骨髓增生性疾病、血小板增多症、高嗜酸性粒细胞综合征、镰状细胞性贫血、白塞病、抗心磷脂抗体、狼疮抗凝血剂、蛋白质S或C缺乏症、抗凝血酶Ⅲ缺乏症、抗磷脂抗体、混合性结缔组织病和Sjögren综合征的情况下[6-21]。

各种肝脏和肝外肿块也可压迫下腔静脉和肝静脉。这些占位是西方国家肝静脉流出阻滞的第二大常见机制。肝细胞癌、高位肾肿瘤、肾上腺和支气管癌、下腔静脉平滑肌肉瘤、肝腺瘤或囊腺瘤是最常见的与Budd-Chiari综合征相关的肿瘤。良性肿块，如包虫囊肿、肝内血肿、Caroli病、大型单纯性囊肿和阿米巴脓肿，也可引起梗阻[6-21]。

（三）病理学表现

在急性Budd-Chiari综合征中，肝脏明显增大并呈红色（图90-7A至C）。在组织学检查中，肝窦明显扩张，实质损伤范围从轻度萎缩到小叶区域明显的出血性坏死。

在慢性Budd-Chiari综合征中，肝脏是结节状和不规则形状，通常伴有尾状叶肥大。肝叶中央纤维化是这种疾病的标志，中心瘢痕区域可能连接形成结缔组织桥。在肝小静脉周围肝窦以扩张为主，并且伴肝细胞萎缩和窦周纤维化。

在肝窦阻塞综合征中，由于水肿和部分完全纤维化的小静脉腔、小静脉和窦腔减少（图90-7D）。

再生结节常见于Budd-Chiari综合征，通常多发，测量范围为5~40mm。它们在肝脏供血不足的情况下发生，在具有足够血液供应肝实质中导致萎缩伴代偿性结节性增生。结节由增生性肝细胞组成，所述增生性肝细胞排列在一个或两个细胞宽度的板中。结节以扩张的方式生长，压迫周围的肝脏并消除中央静脉。没有证据表明这些结节退化为恶性肿瘤[6-21]。

（四）影像学表现

传统上，用于诊断Budd-Chiari综合征的影像学"金标准"是肝静脉造影和腔静脉造影术。然而，这些侵入性血管造影程序不适合筛查非特异性体征和症状的患者。横断面成像方式已经证明在诊断该疾病方面是成功的，并且这些检查通常可以避免血管造影或静脉造影。

1.超声

由于超声检查卓越的灵敏度，高特异性，无创性，相对低的成本，获得便捷、无造影剂要求和多平面成像能力，可以作为Budd-Chiari综合征的初步筛查。Budd-Chiari综合征的超声特征（图90-8）是肝静脉狭窄（通常有厚的回声壁和近端扩张）、回声性静脉栓塞、肝内侧支或肝外吻合，以及大的右下肝静脉[22-24]。

在慢性病例中，肝静脉可能不可见。下腔静脉也可能因肝脏严重肿胀而缩小。除急性发作外，大多数情况下出现腹水，肝尾叶异常增大导致的肝形态异常，右叶萎缩。当左叶和尾状叶都扩大时，可能会出现与肝硬化的混淆。膜网（membranous webs）表现为管腔的回声或局灶性闭塞[22-24]。

在患有肝大的患者中，肝静脉的评估可能是困

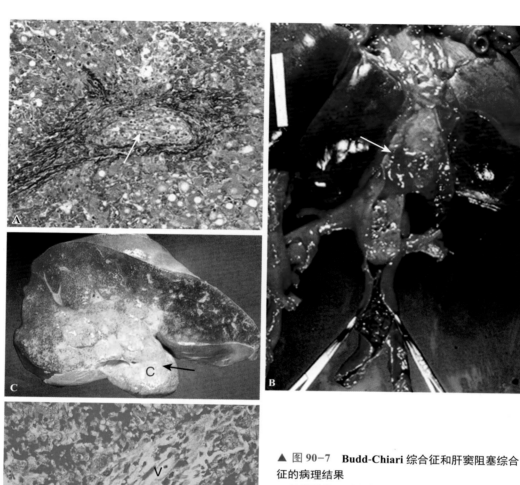

▲ 图 90-7   Budd-Chiari 综合征和肝窦阻塞综合征的病理结果

A. 显微照片显示这名患有真性红细胞增多症的患者肝脏亚段内的血栓（箭）。B. 来自肾细胞癌的瘤栓已经到上腔静脉（箭）和肝静脉。C. 尸检标本显示尾状（C）叶（箭）的相对中央正常，周围肝脏明显的出血性充血。D. 在患有肝窦阻塞综合征的患者中，在病理检查中观察到小的肝内静脉（V）的闭塞性纤维化

难的，因为它们经常被压缩并且可能不可见。在这些患者中，扩张的腹部可能进一步干扰超声检查。类似，在肝硬化中，肝静脉可能难以识别，这阻碍了双功多普勒光标的放置。肝网（hepatic webs）的可视化也是一个问题。彩色血流多普勒检查可能对这些病例有帮助[22-24]。

双重多普勒超声显示肝静脉缺失或反流或与下腔静脉反流相关的肝静脉血流平坦，是 Budd-Chiari 综合征的诊断。门静脉中的血流可能缓慢或逆转。

彩色多普勒超声检查克服了实时超声检查的一些局限性，如证实肝后下腔静脉的反流，肝内静脉侧支的存在极可能是血栓形成的血管没有血流。彩

色血流成像快速准确地确定肝静脉和下腔静脉的状态和流动方向。还清楚地描绘了遮挡区域，以及狭窄、弯曲和流动方向逆转的区域[22-24]。

在肝窦阻塞综合征中，存在小的肝静脉和末端肝静脉的非血栓性闭塞，主要肝静脉显示正常的肝静脉血流方向，并且下腔静脉通畅，血流是流向心脏。可以在门静脉主干中看到减少、逆转或往复流动（流动减少）。其他多普勒标准包括门静脉主干光谱密度降低，反流或最大血流 210cm/s，门静脉阻塞指数（静脉横截面积除以平均速度），肝动脉阻力指数 0.75 或更高，肝静脉中的单相流动，以及在脐旁静脉中记录到血流。灰度标准包括肝静脉直

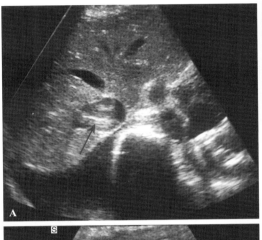

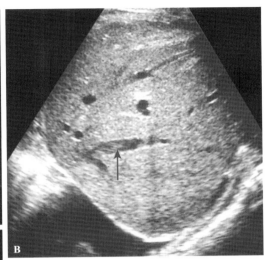

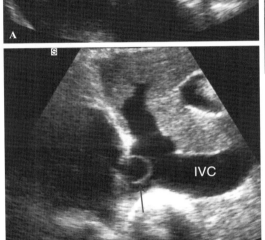

▲ 图 90-8　Budd-Chiari 综合征超声表现

A. 轴位扫描显示下腔静脉中的血栓（箭），注意右侧较多胸腔积液。B. 冠状位斜扫描显示肝中静脉内的血栓（箭）。C. 另一位患者的矢状超声波图显示穿过下腔静脉（IVC）的薄纤维网（箭）

径＜ 3mm，儿童门静脉直径超过 8mm，成人超过 12mm，胆囊壁厚增厚超过 6mm。非特异性发现包括肝脾大、腹水和脐静脉可见[22-24]。

2. CT 检查

Budd-Chiari 综合征的 CT 特征取决于阻塞的年龄、程度以及共存的门静脉血流的变化[25, 26]。在平扫中，疾病的急性期，弥漫性肝低密度与全肝大和腹水有关。肝脏低密度可能是由于肝实质充血。在下腔静脉和肝静脉中可见高密度血栓，密度为 38～42HU。很少发现钙化的腔膜。注射造影剂后，肝脏通常呈现斑片状强化，这是由于肝脏充血，导致门静脉和窦状隙停滞。在大多数患者中，肝脏的中央区域，包括尾状叶和左叶的一部分，可以正常强化并且与肝脏的外周部分相比为高密度，外周部分表现为强化减低。之后，可能会形成一个典型的"触发器"模式（图 90-9），即来自正常增强的中央肝脏的造影剂被冲洗掉，使得该区域与正在缓慢地增加造影剂的周边区域相比变得相对低密度。肝脏

的被膜下部分可以正常强化，因为它们有独立的来自体循环的被膜下静脉引流。这些肝密度和形态变化的差异与门静脉血流的区域性干扰密切相关。在静脉引流受阻的肝脏部分（肝周围），门静脉血流如果不逆转则减少。肝脏中央部分门静脉血流正常，在这里肝静脉流出不会间断[25, 26]。

血管内血栓于 Budd-Chiari 综合征的急性期显示最佳，表现为肝静脉和下腔静脉腔内的低密度肿块。形成血栓血管壁可能相对于血栓高密度，由于血管滋养管的继发强化。涉及的血管也经常扩大。20% 的病例可见门静脉栓塞，也证实了下腔静脉的压迫[24-26]（图 90-10）。

在更慢性 Budd-Chiari 综合征病例中，血栓和肝静脉通常很难见。血管内血栓密度在前 3 周内很高，随着时间的推移也逐渐减少。随着阻塞变得更加慢性，由于相关肝段中门静脉血流减少或逆转，肝脏形态变化。门静脉血携带某些嗜肝物质，主要是胰岛素，缺乏这些物质的肝段会营养缺血并最终萎缩。

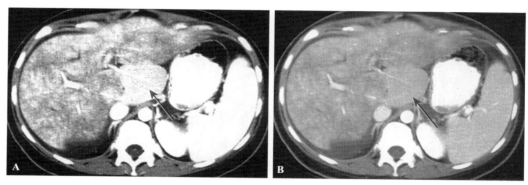

▲ 图 90-9 Budd-Chiari 综合征的 MR 上的切换征

这位患有 Budd-Chiari 综合征的患者显示了肝脏强化 CT 的经典切换征。A. 肝脏增强的 CT 图像显示无梗阻肝脏中央部分的快速强化（箭），外周肝脏延迟强化。B. 延迟图像显示肝脏的中央无梗阻部分（箭）已经洗脱，而周边缓慢地吸收造影剂

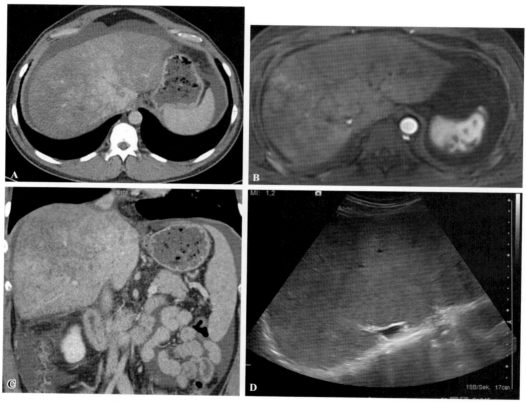

▲ 图 90-10 Budd-Chiari 综合征的 CT 与 MR 和超声相关的特征

肝脏的 CT（A），MR（B、C）和超声（D）图像显示斑驳的强化图案、下腔静脉变窄并且肝静脉不可辨别

相应地，尾状叶显示出肥大，并且肝脏周边往往表现出萎缩。这些变化可能需要 2~4 个月才能显示。除非膜钙化，否则下腔静脉的膜性阻塞更难以显示。

在 MDCT 上，大的再生结节在动脉为主的时相内明显且均匀强化，并且在门静脉主导期图上也保持轻微高强化。

3. 磁共振成像

MRI 是一种有用的 Budd-Chiari 综合征筛查方式，因为它能够直接显示门静脉、肝静脉、下腔静脉的多个平面。许多特定的 MRI 异常[27-29] 与该综合征相关（图 90-11 至图 90-15），完全没有肝静脉或管径明显缩小、肝静脉栓塞或血流消失、逗号形

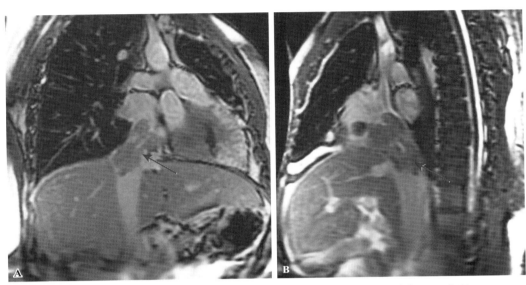

▲ 图 90-11　Budd-Chiari 综合征的肝细胞癌侵犯肝静脉和下腔静脉的 MRI 表现

冠状面（A）和旁矢状（B）图像显示侵入下腔静脉和右心房的瘤栓（箭）

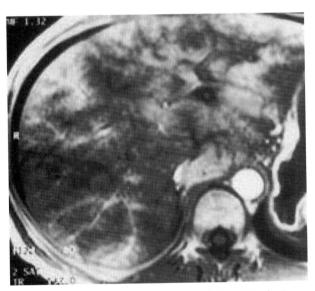

▲ 图 90-12　急性 Budd-Chiari 综合征的 MR 表现

在该 MR 图像上，肝脏水肿并且信号强度不均匀

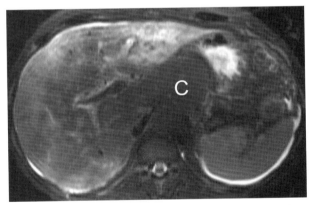

▲ 图 90-13　亚急性 Budd-Chiari 综合征的 MRI 检查结果

T₂ 加权 MR 图像显示尾状叶（C）肥大。肝脏周围高信号，表明水肿。有少量腹水

状的肝内侧支血管及下腔静脉明显的收缩。不太特异的发现包括尾状叶肿大、腹水和肝实质不均匀。当血管没有信号时，可以确定血管通畅。

　　MRI 的多平面能力对显示继发于肿瘤的 Budd-Chiari 综合征患者的瘤栓具有重要价值。通过给予钆可以区分血栓和瘤栓，瘤栓可能显示出强化[27-29]。

　　受形成血栓的肝静脉供血的肝实质的强化程度取决于血栓形成的急性程度和持续时间。在急性血栓形成中，相关实质强化的程度低于周围肝脏。在慢性血栓形成中，肝实质强化更加可变并且可以为高强化。在患有急性 Budd-Chiari 综合征的患者中，梗阻肝脏可能具有比尾状叶更高的含水量和更长的 T₂ 弛豫时间。此外，静脉注射钆后，由于实质压力增加导致肝动脉和门静脉血供减少，外周肝脏的强化程度低于中央肝脏。

　　大的再生结节在 T₁ 加权 MR 图像上是明亮高信

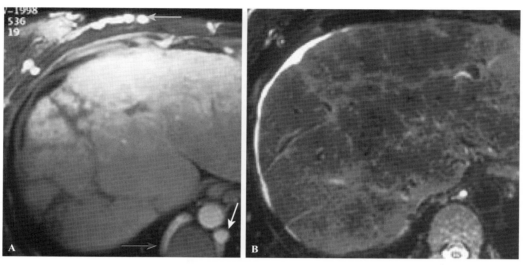

▲ 图 90-14　慢性 Budd-Chiari 综合征的 MRI 表现

A. 钆增强图像未显示下腔静脉或肝静脉，注意扩张的奇静脉（红箭）、半奇静脉（白箭）和浅表侧支（黄箭）血管。B. T₂ 加权图像显示不均匀，粗糙的肝实质，存在腹水

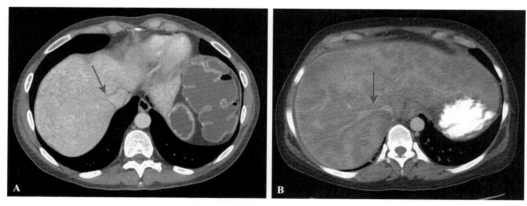

▲ 图 90-15　肝窦阻塞综合征的 CT 表现

两个不同患者（A 和 B）的轴位 CT 图像显示斑驳的强化模式和右肝静脉变窄（箭）。后一发现提示在适当的临床条件下出现窦状阻塞综合征

号，并且在静脉内施用钆喷酸二葡甲胺（Gd-DTPA）后显示相同的增强模式。在 T₂ 加权像上，它们相对于肝脏主要是等信号或低信号[27-29]。

4. 血管造影

血管造影（图 90-16）传统上是评估 Budd-Chiari 综合征患者的影像学金标准。现在它很少用于诊断，而是作为影像干预的初步程序，如经颈静脉肝内门体分流术（TIPS）创建，球囊血管成形术或狭窄支架置入术。

5. 结节样再生增生

在增强 CT 和 MRI 检查中，可见多个强化结节，

其直径通常为 5～7mm[30-33]（图 90-17）。

（五）治疗

Budd-Chiari 综合征的治疗和预后取决于肝脏流出阻塞的发生率和程度。在急性 Budd-Chiari 综合征中，由于急性肝衰竭或血栓扩散到下腔静脉并导致肺栓塞，存活时间可能很短。患有慢性 Budd-Chiari 综合征的患者通常死于继发于严重肝硬化的静脉曲张出血和门静脉高压。大多数患者需要门静脉减压以预防肝衰竭并缓解腹水[34-42]。

Budd-Chiari 综合征的治疗取决于病因。在某些

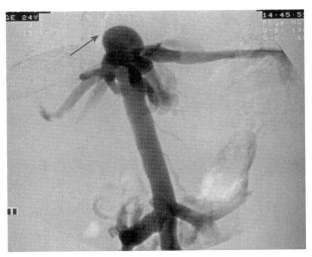

▲ 图 90-16 Budd-Chiari 综合征的血管造影特征
数字减影血管造影显示阻碍下腔静脉的网（箭）

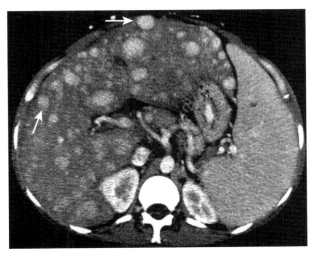

▲ 图 90-17 Budd-Chiari 综合征的结节性再生性增生
在增强 CT 上发现多个富血供病变（箭）（图片由 Michael P. Federle，MD，Stanford University 提供）

情况下，使用大剂量类固醇（用于特发性肉芽肿性静脉炎）或营养治疗（对于急性扩大的脂肪肝压迫下腔静脉）的治疗可能就足够了。然而，在大多数情况下，药物治疗是有限的，并且仅针对抗凝和用利尿药控制腹水。

气囊或激光和支架置入的血管成形术适用于下腔静脉（图 90-16）和肝静脉的膜状阻塞。在任何干预之前，这些患者应该接受抗凝血药，因为靠近膜的静脉栓塞会导致肺栓塞的危险。这种危险也是溶栓治疗的主要风险。血管成形术在患有广泛血栓的患者中更为困难，但仅一条肝静脉的扩张和再通就可伴临床改善 [34-42]。有报道显示，可扩张金属支架在治疗由于肿瘤压迫或下腔静脉特发性阻塞导致的 Budd-Chiari 综合征中的效用。TIPS 也可用于治疗 Budd-Chiari 综合征 [34-42]。

Budd-Chiari 综合征的手术替代方案如下：通过膜切开术，膜切除术或腔成形术直接修复，通过左右门腔或房间分流进行门体减压术，移植和腹腔 - 颈静脉分流术。

三、心脏病中的肝脏

由于肝静脉引流受损，肝实质内的血液停滞引起被动肝充血。它是充血性心力衰竭和缩窄性心包炎的常见并发症，其中由于其紧密的解剖关系，中心静脉

压升高直接从右心房传递到肝静脉。随着肝窦充血和扩张，肝脏变得明显肿胀（图 90-18）。这些变化可能是一过性的，一旦患者的充血性心力衰竭得到纠正，就会完全恢复。在慢性右心房衰竭中，可能发生心源性肝硬化 [43-49]。

（一）临床表现

急性充血时，肝脏肿大，并且患者可能有严重的右上腹疼痛，这是由于 Glisson 鞘的拉伸所致。患者通常在体检时有肝 - 颈静脉反流。肝功能异常通常是轻微的，但也可有类似急性病毒性肝炎的严重肝功能障碍。临床上通常不会进行诊断，因为心脏衰竭的体征和症状会掩盖肝脏疾病的体征和症状。罕见的心肌病患者中，由于肝功能障碍，患者可能在心脏病之前出现肝衰竭。

（二）影像学表现

1. 超声

超声显示该疾病早期的下腔静脉和肝静脉扩张和肝脏肿大（图 90-19）。通常，右肝静脉主干的最大直径为 5.6～6.2mm。在患有充血性心力衰竭的患者中，平均直径为 8.8mm，如果存在相关的心包积液，则增加至 13.3mm。下腔静脉和肝静脉的直径随呼吸的变化减弱。

肝静脉的频谱多普勒波形也改变。通常，下腔

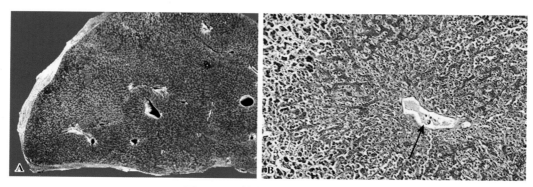

▲ 图 90-18 被动肝脏充血：病理表现

A. 患有慢性被动性肝脏充血的患者的经典"肉豆蔻肝脏"；B. 在扩张的中央肝静脉周围可见扩张的血窦（箭）

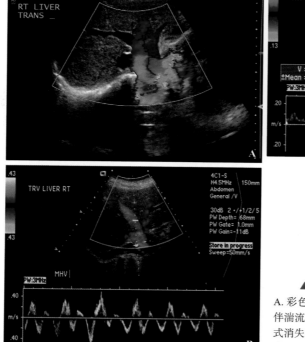

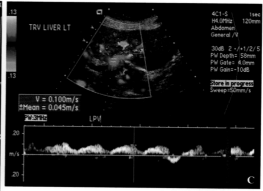

▲ 图 90-19 被动肝脏充血的超声表现

A. 彩色多普勒轴位图显示扩张的下腔静脉和肝静脉伴湍流。B. 在被动肝脏充血中，正常的三相肝静脉模式消失。C. 由于心脏搏动通过扩张的肝窦传导至门静脉，因此在被动肝脏充血中常见门静脉脉动增加

静脉和肝静脉显示出三相流动模式，即前两个峰值朝向心脏，是右心房和心室舒张的反射，第三个峰值是短时间的逆向血流，伴随心房收缩（心电图的 p 波）。在中心静脉压升高的患者中，肝静脉失去其三相模式。光谱信号可能具有 M 形，最终，在心源性肝硬化中，可以看到单向、低速连续流动模式[43-49]。

在三尖瓣反流中，正常的三相肝静脉表现出顺行收缩波减小、收缩/舒张流速比< 0.6（正常> 4.0）。右心房的高收缩压传递到下腔静脉和肝静脉[43-49]。

在患有严重充血性心力衰竭的患者中，门静脉多普勒信号也可能被心脏右侧的机械事件改变。通常，除了吸气期间有一些增加，门静脉显示几乎连续的流动。在被动肝脏充血，来自右心房和肝静脉压力升高的能量直接通过扩张的肝窦传导入门静脉。这种能量传导导致门静脉多普勒信号的搏动性增加，因为肝脏不再阻止中心静脉压的变化到达门

静脉循环。这种脉动表现为心室舒张的峰值速度单相正向流动和整个心室收缩期的速度逐渐减小，心室收缩期间的流动逆转，或每个心动周期期间的腔静脉样双相前向速度峰值 [43-49]。

随着心源性肝硬化的发展，肝脏的形态变得与其他原因导致的肝硬化相似。患有其他形式的肝硬化的患者也可能由于血管的顺应性受损而肝静脉显示出多普勒波形变平。

2. CT 检查

被动肝脏充血的 CT 表现（图 90-20）包括腔静脉和肝静脉的扩张。当通过手臂静脉内注射的大量造影剂到达衰竭的右心房时，它可以直接流入下腔静脉和肝静脉而不是正常流入右心室。升高的中心静脉压允许下腔静脉和肝静脉的强化和造影剂逆

行。增强 CT 扫描可能显示实质强化的不均匀、斑驳、网状镶嵌图案。异常肝细胞图可能是由于静脉流出受损导致肝血流动力学改变和肝实质变形。线性和曲线样强化不良可能是由于中小型肝静脉区域的延迟强化。肝脏周围较大斑片状区域的强化不良或延迟强化的可能是肝静脉高压患者在这些区域中血流停滞的表现。这种停滞的血液最有可能影响肝动脉和门静脉循环的流入。辅助发现包括心脏增大、肝大、血管周围淋巴水肿、胸腔积液、腹水和心包积液引起的肝内门静脉周围低密度 [43-49]。

3. 磁共振成像

在早期 MRI 增强图像上，肝脏呈马赛克样强化，伴线样低信号强度的网状影。肝脏的信号强度在 1min 内变得更均匀。经常可见肝静脉和肝上下

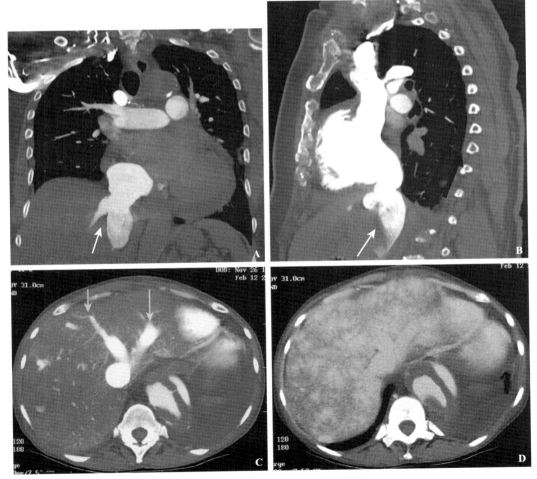

▲ 图 90-20　被动肝脏充血的 CT 特征

冠状位（A）和矢状位（B）重建的 MDCT 图像显示造影剂回流到扩张的下腔静脉（箭）和肝静脉。C. 在另一位具有胸腹主动脉瘤夹层的患者的轴位扫描显示扩张的下腔静脉和肝静脉（箭）。D. C 中患者的延迟图像显示出典型的被动肝脏充血的斑驳强化模式

腔静脉扩张。如在 CT 上，注入手臂静脉的造影剂可以回流到肝静脉和肝上下腔静脉，在门静脉之前这些结构增强。在梯度回波 MR 图像上，可以确定下腔静脉内缓慢或甚至没有顺行血流 [43-49]。

四、肝紫癜病

肝紫癜病是一种罕见的疾病，其特征是囊性肝窦扩张和在整个肝脏中存在多种不同大小（1mm～3cm）的充满血液的腔隙空间。这些紫癜样损伤也可发生在脾、骨髓、淋巴结和肺中。充满血液的空间与肝窦自由连通，边缘为由胶原组织和内皮细胞构成的薄的带状结构。通过在血管空间的纤维基质内存在门静脉，可以将肝紫癜病与血管瘤区分 [50-57]。

（一）病理生理

已经提出了许多关于肝脏紫癜的原因的理论，包括在窦壁的流出阻塞和肝细胞坏死导致囊肿形成。一部分肝小叶中央静脉有扩张。肝脏紫癜在以下情况下发展，如使用合成代谢类固醇、皮质类固醇、他莫昔芬、口服避孕药或己烯雌酚，肾移植或心脏移植后，与慢性消耗性疾病相关［如结核病、麻风病、恶性疾病或获得性免疫缺陷综合征（艾滋病）］，与乳糜泻、糖尿病、坏死性血管炎或霍奇金淋巴瘤有关，以及暴露于聚氯乙烯或砷之后 [50-57]。

肝脏紫癜通常在尸检时偶然发现，但它可引起肝衰竭或肝脏破裂伴有血性腹水和休克。患者有时出现肝大、门静脉高压、食管静脉曲张和腹水。

（二）影像学表现

因为影像学和超声检查结果是非特异性的，因此肝脏紫癜的诊断需要高度谨慎。在超声评估中，肝回声模式不均匀，具有高回声和低回声区域，主要在右叶。

在 CT 扫描中检测病变很困难，除非有相关的脂肪浸润来对比血液充盈区域的稍高密度（图 90-21）。在注射造影剂后，这些病变可能在早期表现低密度，随着时间的推移呈等密度。在血管造影中，紫癜病变表现为动脉晚期的多发、小的造影剂积聚，在实质和静脉期更为突出 [50-57]。

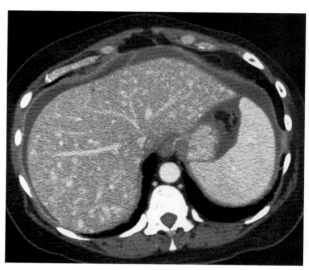

▲ 图 90-21　肝脏紫癜
在 CT 扫描中存在多个小湖样造影剂。患者也有腹水

五、门静脉栓塞

在美国，门静脉栓塞是窦前高血压的主要原因。以下几类患者重点关注该血管的通畅性，如患腹水有脐带导管的新生儿，突然失代偿、腹水加重的肝硬化患者，肝移植受者。在一些患者中，门静脉阻塞通常是排除诊断，而在其他患者中，它首先表现为主要的静脉曲张出血或血管性急症。在许多情况下，偶然发现轻度、腹痛不明显的患者有内脏静脉栓塞 [58-60]。

（一）临床表现

门静脉栓塞的临床表现取决于梗阻发展的严重程度及其根本原因。在大多数情况下，这种疾病表现隐匿，伴非特异性腹痛和门静脉高压症的其他表现，包括脾大、静脉曲张和大量难治性腹水，这是一种不良预后的信号。如果血栓形成是由于脓毒性肾盂静脉炎，则患者可能出现肝大、发热、白细胞增多和肝脓肿。在某些情况下，这种疾病表现严重，有肠梗死或大量静脉曲张出血 [58-60]。

（二）病理生理

肝内或肝外门静脉都可形成血栓，在 50% 的病例中，没有明显的原因（框 90-2）。西方门静脉阻塞最常见的肝外原因是胃癌、胰腺癌和胆管癌，急

框 90-2　门静脉栓塞的原因

超凝血状态
- 抗磷脂综合征
- 因子V突变
- 阵发性睡眠性血红蛋白尿
- 骨髓增生性疾病
- 口服避孕药
- 真性红细胞增多症
- 怀孕
- 蛋白 S 缺乏
- 镰状细胞病

炎症性疾病
- Behçet 病
- 克罗恩病
- 胰腺炎
- 溃疡性结肠炎

医疗干预的并发症
- 酒精注射
- 非卧床透析
- 化疗栓塞
- 胰岛细胞注射
- 肝移植
- 部分肝切除术
- 硬化治疗
- 脾切除
- 经颈静脉肝内门体分流术
- 脐导管术

感染
- 放线菌病
- 阑尾炎
- 白色念珠菌感染
- 憩室炎

其他
- 肝硬化
- 膀胱癌
- 结节再生性增生

性憩室炎或阑尾炎引起门静脉或肠系膜静脉炎，胰腺炎或胰腺癌引起脾静脉栓塞传到门静脉主干，上腹部手术后的术后血栓形成（如脾切除术、内镜下注射硬化疗法和肝移植术），创伤等。在世界范围内，血吸虫病是门静脉阻塞的最常见原因，也是门静脉高压症的主要原因[58-60]。

肝硬化是门静脉栓塞最常见的肝内原因。据估计，10% 的肝硬化患者有门静脉栓子形成，因为肝内血流停滞易导致血栓形成。与没有门静脉栓子形成的肝硬化患者相比，这些患者在疾病过程中更容易更早出血。有门静脉栓塞形成的肝硬化患者比大多数人能更好忍受门体分流，因为几乎所有的肝血流由肝动脉供给，使他们的肝脏血流动力学不受门静脉分流术的影响。门静脉栓塞的不常见原因是 Budd-Chiari 综合征、充血性心力衰竭、肝脏原发性或继发性肿瘤的血管内侵犯、巨细胞病毒感染和 Behçet 病。肝细胞癌门静脉栓塞形成的发生率为 26%～34%，但在尸检时，门静脉分支的肿瘤侵犯率为 70%，肝静脉受累的病例占 13%。在 8% 的肝转移患者中，超声检测到门静脉栓塞形成。对于检测肝细胞癌患者的静脉侵犯，与动脉门静脉造影相比，超声检查的敏感性为 64%，特异性为 98%[58-60]。

骨髓增生性疾病和血液恶病质占门静脉栓塞病例 12%～48%。不管是什么原因，门静脉高压症也是门静脉栓塞形成的主要危险因素。

（三）影像学表现

1.X 线片

腹部 X 线片上偶尔可见门静脉栓塞或门静脉壁的钙化。钙在凝块中弥漫性沉积，而壁钙化显示为沿着门静脉的路径的平行、不连续的致密线。X 线片可显示肠梗阻，即局限性前哨肠襻，或者如果肠道缺血或梗死，则出现由黏膜下水肿和出血引起的指压迹。

2.超声

门静脉不可辨识是门静脉阻塞的明显特点和诊断依据。超声是门静脉栓塞的诊断和随访的主要成像方式，因为它易于执行，灵敏度（特别是与彩色多普勒研究相结合），更低的成本和可获得性，并且因为它不需要使用静脉内造影剂。在超声评估（图 90-22）中，门静脉栓塞表现为腔内回声反射，可部分或完全填充静脉，遮盖正常的门静脉标志。门静脉可以在急性血栓形成或肿瘤存在时扩张。瘤栓中可能存在小的透声波灶，但在大多数情况下，无法将瘤栓与血栓区分开来。通过双重多普勒检查中证明瘤栓内的彩色多普勒血流和动脉波形（通常是肝脏方向），可以将瘤栓与血栓区分开来。缺乏血流不排除瘤栓。脉动血流对于恶性瘤栓来说非常特殊。在这些患者中，肝动脉扩张伴收缩期中心血

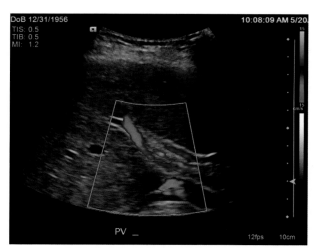

▲ 图 90-22　门静脉栓塞的超声检查结果

该肝细胞癌患者的门静脉主干存在瘤栓。在栓子内识别动脉颜色血流信号

流增加。在这些情况下，超声引导下的细针活检可识别或排除肿瘤。肠系膜上静脉和脾静脉也可能在栓子近端扩张。虽然瘤栓的超声表现是非特异性的，但肿瘤性梗阻通常相当明显，因为侵犯肝脏或胰腺的肿物通常很大 [61-66]。

双重多普勒成像在检测门静脉主干栓塞时的灵敏度为 100%，特异性为 93%[61-66]。由于肝脏的高背景回声，肝内门静脉栓塞的诊断更难以确定。彩色血流多普勒超声检查与传统的频谱多普勒相比具有几个明显的优势：它可以被动及自动描绘实时血流，可以快速诊断肝脏异常流量，可以显示灰度图像上看不见的血流和侧支，可以诊断潜在混杂的螺旋血流。

在慢性栓塞中，门静脉可以是正常或偏小，并且可以在肝门形成桥接侧支，特别是当血栓在生命早期发生时。这些血管通常在门静脉海绵样变性中很突出，30% 的门静脉阻塞患者出现这种血管 [61-66]。多普勒检查显示这些血管中存在典型的连续、低频门静脉血流模式。门静脉栓塞的继发超声征象包括脾大、腹水、静脉侧支和肠系膜静脉栓塞导致肠梗阻或梗死。连续的扫描对这些患者有用，可用于确定治疗效果或监测急性门静脉栓塞后海绵状血管转化的发展。

在呼吸过程中超声显示正常门静脉和脾静脉直径和正常血管直径变化可除外门静脉阻塞的诊断，

且具有高度的确定性。在恶性疾病的情况下，超声还可以区分肿瘤向门静脉的延伸和外在的门静脉压迫。

3. CT 检查

门静脉栓塞在增强扫描表现为低密度中心区域，周围明显强化（图 90-23 和图 90-24）。尚不完全清楚这种外周强化是否是由于栓子周围的血流流动或门静脉壁的血管滋养管的强化。门静脉肝实质也有一过性的不均匀强化。闭塞静脉的增粗增加了瘤栓存在的可能性。栓子也可能有条纹强化，这与血管造影发现的感染性栓子静脉炎所见的"线"和瘤栓所见的"条纹"有关（图 90-25，图 90-22）。在平扫中，由于浓缩红细胞的高蛋白质含量，门静脉内容物的密度可能很高 [61-66]。

门静脉栓塞的许多间接征象与肝段血供的改变有关。有节段性门静脉阻塞的肝脏部分出现萎缩，并且在平扫中密度减低。这种表现是由营养性缺血引起的脂肪浸润所致。在门静脉栓塞所累及的肝叶中也发现了实质强化的减少。当在动脉期扫描时，可以识别动脉血流增加 [61-66]。

动脉门静脉分流是门静脉栓塞的另一个间接征象。在这些情况下，累及门静脉分支的强化发生在动脉早期。CT 也可以很容易地检测到门静脉栓塞的钙化。

在 CT 扫描中，门静脉栓塞可以类似其他疾病：门周侧支静脉中的气体可以类似脓肿；充满栓子的肠系膜下静脉的扩张可能类似胰腺肿瘤或假性囊肿；节段闭塞的门静脉可以类似扩张的胆管；多发性肝内结石可能类似钙化的门静脉栓子。

4. 磁共振成像

MRI 是显示门静脉栓塞的另一种极好方法（图 90-26 和图 90-27）[61-66]。MR 图像上凝块的出现取决于其时间、血红蛋白的氧化状态、血栓成分、血栓结构和场强。在 T_1 加权和 T_2 加权图像上，急性血栓（< 5 周）相对于肌肉和肝脏呈现高信号。较陈旧的血栓（2～18 个月）相对于肝脏显示高信号，但仅在 T_2 加权图像上显示。瘤栓和血栓可以通过以下征象来区分，即瘤栓在 T_2 加权图像上具有较高的信号强度，在 TOF 梯度回波图像上具有软组织信号强度，并且钆增强后见强化。相比之下，血栓在 T_2

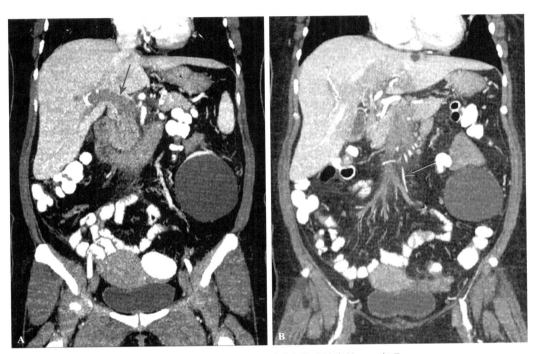

▲ 图 90-23 门静脉和肠系膜上静脉栓塞的 CT 表现

A. 冠状位，MDCT 重建图像显示患有凝血异常的患者的门静脉主干血栓（箭）。B. 在 A 前方的冠状重建图像显示血栓延伸到肠系膜上静脉及其分支

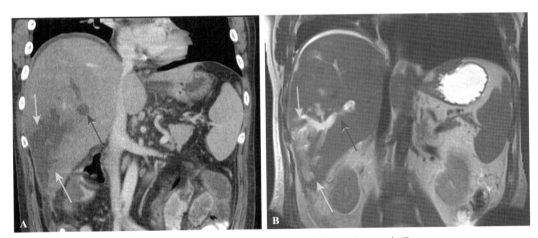

▲ 图 90-24 细菌性肝内门静脉栓塞的 CT 和 MR 表现

冠状位 CT（A）和 MR（B）重建图像显示肝内右门静脉内的栓子（红色箭）。该感染性栓子外周的肝脏存在感染（黄色箭）。有少量腹水

加权和 TOF 梯度回波图像上有低信号强度，并且不会强化。在患有感染性血栓的患者中，可见静脉壁强化增高。

肝内门静脉阻塞可以在 T₂ 加权图像上和即刻钆增强梯度回波图像上为肝脏中三角形、楔形区域高信号强度。该区域尖端位于中央，基部邻接肝被膜。这些变化主要是由于相关肝段的梗死或

水肿引起的 [61-66]。

如同 CT 表现，静脉注射钆后，在毛细血管期，门静脉灌注减少的区域可能会出现一过性的肝实质增强。门静脉血供不足或减少的区域肝动脉血供相应增加。这种自动调节机制使受门静脉栓塞和动脉血供增加影响的区域强烈强化，因为第一阶段运输的钆在肝动脉中比在门静脉中更集中，并且肝动脉

早于门静脉递送。随着肝动脉和门静脉中钆的浓度平衡，这种差异强化消失。

（四）治疗

传统上，门静脉栓塞的治疗基于早期手术和抗凝治疗。已经报道了许多经皮手术治疗血栓，如通过血管成形术或通过直接尿激酶输注溶栓。

手术有两个主要困难，即侧支静脉通常不足够大以行旁路手术，并且当进行旁路手术时，并发分流血栓形成和梗阻的发生率增加。因此，除非无法控制出血或反复出现危及生命的出血，否则首选药物治疗[61-66]。

六、门静脉海绵样变性

当门静脉边缘附近的小侧支静脉扩张、膨大并有效地取代闭塞门静脉作为主要向肝静脉管道时，门静脉发生海绵样变性（CTPV）。肝门上这些无数蠕虫状血管代表肝门周围侧支循环。这种转变发展于长期血栓形成，需要 12 个月出现，因此更常见于良性疾病。这种显著的侧支发育反映了身体在肝外门静脉闭塞时维持向肝的门静脉血流的努力。由于肝硬化患者肝内门静脉阻力高，因此肝硬化患者通常不会出现这种程度的侧支[67-69]。

在患有 CTPV 的患者中，声像图显示大量管状无回声侧支（图 90-28）。正常的门静脉标志消失。这些侧支的多普勒评估显示略微紊乱的低速静脉信号，几乎没有或完全没有因呼吸或心脏搏动引起的变异。它的血流方向是向肝的并且具有门静脉波形。伴随征象包括脾大、小网膜增厚、静脉曲张、自发性脾肾分流和胆囊静脉曲张。

在 CT （图 90-29） 和 MRI （图 90-30）中，

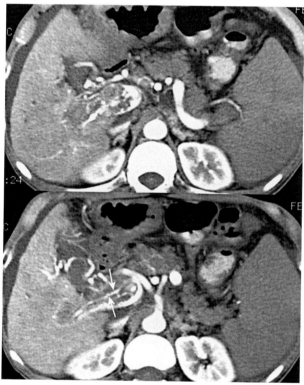

▲ 图 90-25　门静脉瘤栓的 CT 特征
可直接观察瘤栓中的新生动脉血管，产生"条纹和线"（箭）表现（图片由 Richard L. Baron，MD，Chicago，Ⅲ 提供）

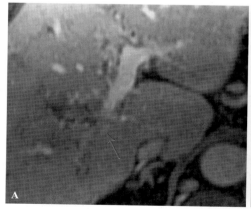
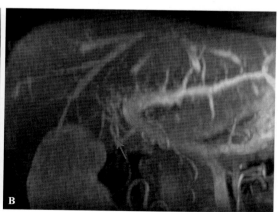

▲ 图 90-26　肝内门静脉栓塞的 MRI 表现
A. 增强 SD-LAVA 序列的多平面重建显示右肝静脉的肝内部分的血栓形成（箭）。B. 薄层最大密度投影三维梯度回波图像显示门静脉栓塞和早期静脉再通（箭）（由 Roberto Schuman，MD 提供）

CTPV 表现为肝十二指肠韧带中充满造影剂的门静脉侧支。此外，这些患者的代偿性动脉血流可能会产生一种特殊的强化模式。

CTPV 诱导肝脏的形态学变化，最常见的是右肝叶和左外侧肝段的萎缩以及肝 IV 段和尾状叶的肥大。据推测，CTPV 伴 IV 段和尾状叶肥大是由于接近海绵状转变，导致保持门静脉流入。类似的，CTPV 伴右侧肝叶和左侧外侧段萎缩，因为它们与海绵状样转变的距离更大，导致门静脉血流受损[68]。

七、肠系膜上静脉栓塞

孤立的肠系膜上静脉（SMV）栓塞仅占所有小肠血管栓塞的 5%～15%，比动脉闭塞少见。最常见于 50 岁和 60 岁的患者，81% 的患者患有相关疾病[70-73]。

（一）临床表现

出于治疗目的，SMV 栓塞可分为急性和慢性表现。在急性栓塞中，患者的症状持续时间少于 4 周。

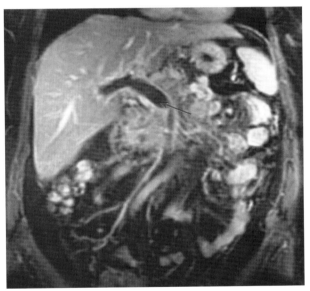

▲ 图 90-27 门静脉栓塞的 MRI 表现
冠状位图像显示门静脉主干中的血栓（箭）

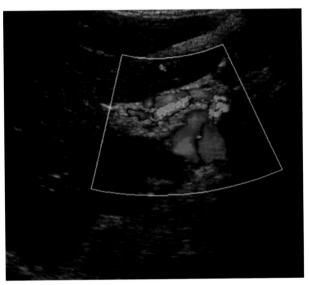

▲ 图 90-28 门静脉海绵样变性的超声特征
彩色多普勒扫描显示门静脉中有多个侧支血管

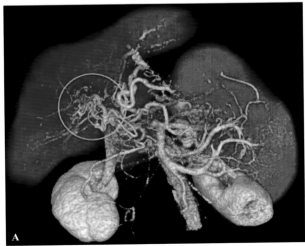

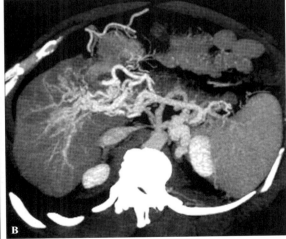

▲ 图 90-29 门静脉海绵样变性的 CT 特征
三维阴影表面冠状（A）和轴位（B）MDCT 图像显示肝十二指肠韧带中的多个增强管状结构（圆圈）

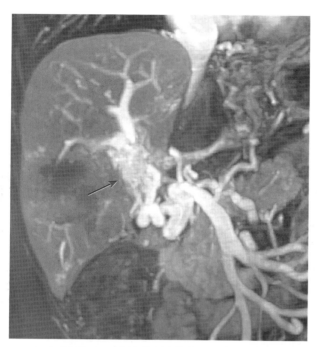

▲ 图 90-30　门静脉海绵样变性的 MRI 特征
冠状位 MR 图显示肝十二指肠韧带中的多个扩张的侧支（箭）和肠系膜上静脉的扩张

患者的疼痛与体征不成比，有恶心和呕吐，有或没有血性腹泻。大多数病例与代谢性酸中毒和轻度至中度白细胞增多有关。静脉栓塞比动脉栓塞发生的患者更年轻[70-73]。

慢性肠系膜栓塞很难被发现，因为发病隐匿，患者在晚期并发症出现前无症状，如门静脉高压引起静脉曲张出血。患者可出现体重减轻、食欲缺乏、餐后疼痛或腹胀[70-73]。

（二）病理生理

孤立 SMV 栓塞的原因包括骨髓增生性疾病、腹膜炎和腹部炎症性疾病、肿瘤压迫、门静脉高压症、术后状态、高凝状态（抗凝血酶 III、蛋白 C 和蛋白 S 缺乏）、Weber-Christian 病、血液恶病质和胰腺肿瘤。在大多数 SMV 栓塞的病例中，肠道中广泛的静脉侧支防止了梗死，因此死亡率仅为 20%，低于动脉闭塞的 40%～60%[70-73]。

（三）影像学表现

X 线片的表现通常无贡献，可能只显示肠梗阻。如果肠梗死，可以看到肠气肿，患有慢性 SMV 栓塞的患者可能出现腹水。肠壁增厚和黏膜不规则表明肠缺血。在 CT 扫描中，SMV 栓塞（图 90-31）表现为低密度腔内肿块，边缘高密度，类似门静脉栓塞表现。如果还存在肠缺血，也可以看到肠壁增厚。选择性血管造影通常显示肠系膜上动脉（SMA）的痉挛，静脉期中受累的静脉没有造影剂充盈。

超声对内脏静脉栓塞的诊断有效，但如果没有相关的门静脉栓塞，则 SMV 栓塞的诊断要困难得多，尤其是腹腔积液患者。SMV 栓塞的灰度和多普勒特征与门静脉栓塞相似。同样，CT 和 MRI 检查结果与门静脉栓塞相同。

（四）治疗

SMV 栓塞患者的小肠切除术与高发病率和死亡率相关，因此当没有肠缺血或梗死征象时，需要进行保守治疗。已经建议将纤维蛋白溶解剂直接输注到肠系膜 - 门静脉系统中作为肠系膜静脉阻塞的替代治疗。该操作为在超声引导下进入门静脉系统，如经皮经肝门静脉造影术，并注入大剂量的尿激酶[70-73]。

八、脾静脉和肠系膜下静脉栓塞

脾静脉阻塞通常是由胰腺炎、胰腺癌、淋巴瘤或门静脉凝块扩散引起的。慢性胰腺炎占所有脾静脉栓塞病例的 65%[74-77]。该疾病过程通常临床上无表现，但可能导致局部静脉高压、脾大和胃静脉曲张出血。对于脾大和有消化道出血史且肝功能检查结果正常的患者，应怀疑脾静脉栓塞。其他原因包括硬化疗法、脾切除术，以及门静脉和 SMA 栓塞的原因。

脾静脉阻塞导致静脉血流通过胃短静脉和胃网膜静脉，导致"左侧"门静脉高压症。74%～83% 的脾静脉闭塞患者出现贲门 - 胃底胃静脉曲张[74-77]。表现为宽大、蛇形、多发充盈缺损或成串的息肉状充盈缺损，类似增厚皱襞。这些代表胃短、胃网膜和胃左静脉逆行排入门静脉。因为它们主要位于浆膜下，因此诊断很困难。CT（图 90-32A）、超声和 MRI 上脾静脉栓塞的血栓表现与门静脉或 SMV 血栓形成表现相同。没有食管静脉曲张，仅有胃短和冠状血管静脉曲张高度提示脾静脉阻塞，然而，一项研究表明门静脉高压仍是最常见的潜在病因[74-77]。胃网膜静脉扩张仅见于脾静脉栓塞。

脾静脉栓塞现在认为是胰腺炎患者上消化道出血的常见原因。对于这个问题，脾切除术和胃切除术并缝合出血曲张静脉足以治疗[74-77]。90%的脾静脉阻塞引起的孤立性胃静脉曲张可治愈，且复发性出血的发生率较低[74-77]。

肠系膜下静脉中的血栓（图90-32B）通常见于憩室炎。

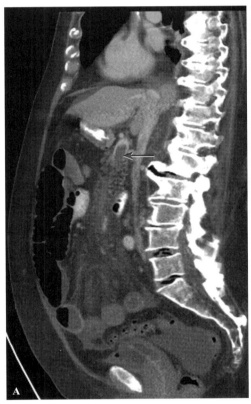

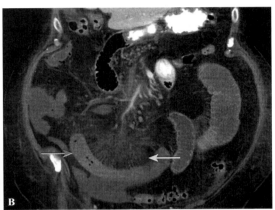

▲ 图 90-31 肠系膜上静脉栓塞

A. 矢状位重建 MDCT 图像显示患有凝血异常患者的肠系膜上静脉中的血栓（箭）。B. 冠状位重建图像显示由于肠系膜缺血导致小肠系膜水肿（黄箭）和小肠壁增厚（蓝箭）

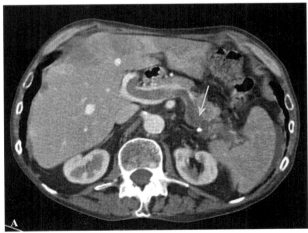

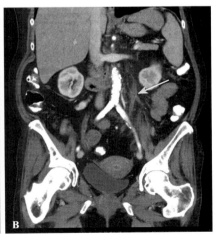

▲ 图 90-32 脾静脉栓塞

A. 该凝血异常患者可见脾静脉存在低密度血栓（箭），扩散至门静脉。B. 在患有憩室炎的患者的冠状重建 CT 图像上显示肠系膜下静脉栓塞（箭）

九、肝梗死

（一）临床表现

因为肝脏的双重血供和肝细胞对低氧饱和度的耐受性，肝脏梗死是一种相对罕见的现象。肝梗死与休克（图 90-33）、败血症、麻醉、口服避孕药、镰状细胞病、结节性多动脉炎、子痫、转移癌、细菌性心内膜炎、风湿性心脏病动脉栓塞、创伤和动脉内肝脏化疗有关。据报道，由于肝硬化静脉曲张出血收入重症监护病房的患者缺血性肝炎的发病率高达 9%，死亡率为 60%[78-80]。

临床诊断存在问题。患者通常出现腹部或背部疼痛（或两者）、发热、白细胞增多和肝功能检查结果异常等非特异性表现，但也可能相对无症状。

（二）病理学表现

缺血性肝炎通常根据特征性肝组织病理学表现诊断：小叶中心坏死最小和病毒性肝炎血清血阴性。

（三）影像学表现

通过横断面成像很难在早期发现肝梗死。当有足够的水肿和圆形细胞浸润且边缘模糊时，该区域出现超声上低回声。随着坏死组织被再吸收，可能形成小胆管囊肿或湖。这些湖与 Caroli 病中的囊肿具有相同的微观外观，提示 Caroli 病的病因实际上可能是新生儿肝梗死。有时在 CT 和超声检查中可以看到大胆管湖。梗死通常是边界清楚的外周楔形病变，但它们也可为圆形或椭圆形并位于肝脏中央

区。随着时间的推移，梗死区域形成更明显的边缘并且可能明显萎缩。并非所有楔形区域的 CT 上低密度区都是由于梗死；血栓、肿瘤压迫或节段性肝静脉阻塞所致的门静脉血流减少可能产生类似的情况。在 CT（图 90-34）和超声检查中也可以看到无菌性梗死内气体形成。在 MR 图像上，梗死所致的水肿延长 T_1 和 T_2 弛豫时间，导致 T_1 加权图像上的信号强度降低，并且受累的肝脏 T_2 加权图像上的信号强度更高[78-80]。

十、溶血、肝酶升高和低血小板综合征

肝脏缺血、出血和梗死是众所周知的与妊娠有关的并发症——HELLP（溶血、肝酶升高和低血小板）综合征。这是一种毒血症，发生于产前或产后，4%～12% 的患者发生严重的先兆子痫[81-83]。HELLP 综合征的病理生理机制与胎盘床内皮损伤有关，导致血小板激活，出现血小板聚集和凝血级联反应，导致弥散性血管内凝血。溶血性贫血是由于红细胞通过纤维蛋白覆盖的内皮损伤的小血管。肝脏中的纤维蛋白沉积导致肝细胞损伤、坏死和出血。

在 90% 的患者中发现上腹部或右上腹疼痛，可

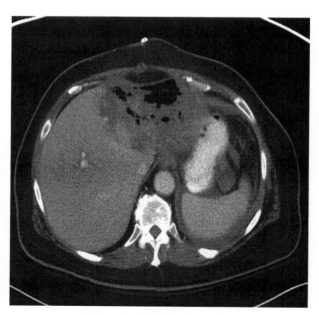

▲ 图 90-34　肝梗死的 CT 特征
5 天前行 Whipple 手术的患者见肝脏左叶外侧段内存在继发于梗死的气体

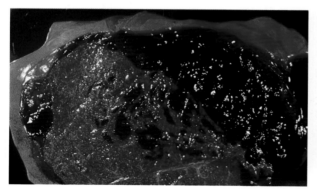

▲ 图 90-33　肝梗死的病理结果
死于脓毒性休克的患者的尸检标本显示肝脏内有多个出血区域

能伴不适、恶心、呕吐、头痛和鼻出血[81-83]。验证性实验室数据包括溶血性贫血（血红蛋白＜11g/dl），肝酶升高（乳酸脱氢酶＞400U/L）和血小板减少症（＜100 000/ml）[81-83]。

HELLP 综合征的临床过程是多变的。重要的并发症包括严重的肝细胞坏死、严重弥散性血管内凝血、胎盘早剥、肾衰竭、肺水肿、母体低血糖和被膜下血肿破裂，产妇死亡率为 3.3%。标准治疗包括快速分娩胎儿[81-83]。

通常在这些患者中进行影像检查以确定腹部疾病的原因。在超声检查中，坏死的肝脏部分的回声性增加。CT 扫描显示边界清晰的低密度，无强化区域或多个外周楔形低密度区域（图 90-35）。这些患者的 CT 和超声表现非特异性，可以类似局灶脂肪浸润区域[84, 85]。

HELLP 综合征的 MRI 表现取决于出血程度、坏死和脂肪变性。当水肿或细胞坏死为主时，受累区域在 T_1 加权图像上低信号，在 T_2 加权图像上高信号[84, 85]。

十一、内脏动脉瘤

（一）临床表现

脾动脉瘤（图 90-36A）占内脏动脉瘤的 60%，其次是肝动脉（20%）、SMA（5.5%）、腹腔动脉（4%）（图 90-36B）、胃和胃网膜动脉（4%）、空肠、回肠和结肠动脉（4%）、胰十二指肠和胰腺动脉（2%）、胃十二指肠动脉（1.5%）和肠系膜下动脉（＜1%）[86-95]。

由于脾脏的运动和供血量的不同，脾动脉是弯曲的结构。血流的脉动性质引起动脉的过度拉伸，从而导致血管造影和横断面成像出现环状和弯曲表现，多个脾动脉供给胰腺的分支起到锚固作用，防止伸长的脾动脉形成一个大的环，而不是多个小的短距离直接通路。扩张、迂曲的脾动脉保护脆弱的脾实质，使压力减小，受压更间接[87]。

脾动脉瘤在女性中比男性多 4 倍，大多数是小的（2～4cm）、无症状、单发、囊状、位于脾动脉中远段。脾动脉瘤与妊娠、分娩和门静脉高压症也有关联。女性多见可能与雌激素和孕激素作用有关，两者都在动脉壁中有受体。松弛激素，负责妊娠晚期耻骨联合的弹性，也可能改变动脉壁的弹性。与妊娠和门静脉高压相关的高流速对动脉壁有不良影响[86-95]。

脾动脉瘤破裂是一种灾难性事件，表现为疼痛和低血压。即将出现脾动脉破裂时可出现左上腹部疼痛，并向左侧包膜下区域扩散。在 20%～30% 的患者中，存在双重破裂：最初的破裂局限在小网膜囊，随后小网膜囊穿透及自由破裂进入腹膜腔。脾动脉瘤破裂，在妊娠晚期最常见，是灾难性事件，报道的孕产妇和胎儿死亡率分别为 70% 和 90%[86-95]。

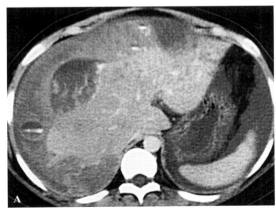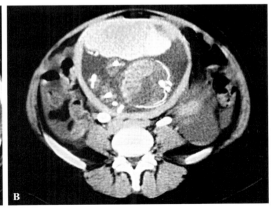

▲ 图 90-35 HELLP 综合征

该妊娠患者出现急性腹痛、溶血、肝酶升高和血小板低（HELLP）。A.CT 扫描显示肝脏出血，多个部位造影剂外渗。还存在低密度区域，表明血栓形成。B. 在较低水平的 CT 图像显示胎儿

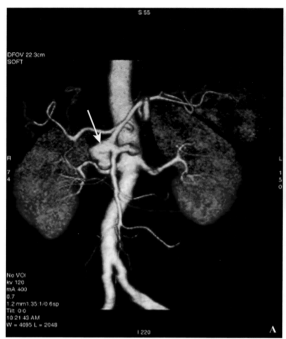

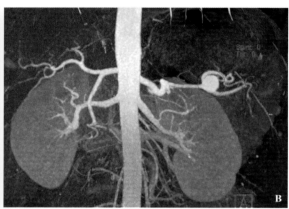

▲ 图 90-36　内脏动脉瘤

A.CT 血管造影显示肠系膜上动脉的动脉瘤（箭）。B. 脾动脉的动脉瘤（圆圈）

脾动脉瘤破裂和出现症状时需要治疗，孕妇和育龄期女性也需要治疗。门静脉高压症患者或接受肝移植的患者也是治疗的候选人。动脉瘤扩大和 > 2.5～3.0cm 的动脉瘤通常需要治疗 [86-95]。

肝动脉瘤多见于男性，男女比 2 : 1。大多数单发并且累及肝外动脉，在这种情况下，它们通常是退行性或发育不良的。肝内肝动脉瘤最常见于创伤、活检或介入引起的医源性损伤、感染或血管炎。MDCT 的应用使肝内动脉分支的创伤后假性动脉瘤的发现增加。约 60% 的肝动脉瘤是有症状的，患者最常出现上腹部或右上腹疼痛，其次是胃肠道出血和黄疸 [86-95]。腹痛、胆道出血和阻塞性黄疸的典型三联征仅在 30% 的病例中观察到 [86-95]。当这些表现伴有腹部杂音或搏动性肿块时，应怀疑肝动脉瘤。动脉瘤可能会破裂入腹膜腔、肝外胆管、十二指肠、胆囊、门静脉或胃。梗阻性黄疸可能由胆管内凝块或外在压迫引起。诊断时的平均年龄为 38 岁，男性是女性的 2～3 倍。肝外动脉瘤比肝内动脉瘤多 4 倍。肝动脉瘤的诊断和治疗至关重要，因为破裂的发生率很高，并且当发生时相关的死亡率高达 82% [86-95]。

胃十二指肠和胰十二指肠动脉的动脉瘤和假性动脉瘤通常是急性和慢性胰腺炎和胰腺手术的并发症。大多数这些动脉瘤有症状，表现为胃肠道、腹膜内或腹膜后出血。

SMA 的动脉瘤占所有内脏动脉瘤的 5.5%，可以是囊状或梭形。大多数发生在该血管的近端 5cm 内。大多数发生在男性，最常见于 41—50 岁。这些动脉瘤可能起源于真菌或继发于炎症、血管炎、创伤、动脉夹层、发育不良和退变。这些动脉瘤通常有症状，表现为急性上腹部绞痛、恶心和呕吐 [86-95]。

腹腔干动脉瘤占所有内脏动脉瘤的 4%，20% 的病例伴腹主动脉瘤，40% 伴其他内脏动脉瘤。没有性别差异，大多数出现在 41—50 岁。破裂风险约为 13%，死亡率高。

在早期研究中，22% 的病例报道了内脏动脉瘤破裂 [86-95]。现在，大量患者是因其他原因行检查时的偶然发现。实际上，MDCT 和 MRI 的常规使用已导致症状性和无症状动脉瘤的诊断增加。大多数是退行性的，为动脉中层缺失。胰腺炎伴胰酶逃逸可促进动脉壁的破坏，导致脾、肝、胃十二指肠和胰十二指肠动脉的假性动脉瘤。这些动脉瘤可以通过手术或血管内方法治疗。

（二）影像学表现

肝动脉瘤可能产生右上腹的曲线样钙化，当病灶较大时，钡餐检查可见邻近脏器，胆管造影可见对胆管产生占位效应。双相和彩色血流多普勒检查是肝动脉瘤的无创筛查方法。具有动脉血流的脉动性囊性肿物或透声或混合回声的肿块伴胆管扩张，可提示诊断。平扫 CT 可显示动脉瘤壁钙化。在造影剂注射后，残腔显示出明显强化。通常可以在周围看到低密度血栓。MRI 显示具有流空或高信号的管状结构，取决于所使用的成像序列。这些动脉瘤必须与胰腺假性囊肿和囊性胰腺肿瘤区分。

治疗这些病变可手术（结扎或静脉移植）或血管造影（用于小动脉瘤的可吸收明胶泡沫塞和用于较大动脉瘤的 Gianturco 弹簧圈）。由于手术的高发病率和死亡率，影像介入方法变得越来越流行。对于肝外动脉瘤，需要进行重建或消融手术，而肝内部位则需要介入技术。

SMA 的动脉瘤罕见，可能是先天性的或与胰腺炎、创伤、肿瘤、真菌病或动脉粥样硬化疾病有关。它们在临床上表现为具有收缩性杂音的搏动性肿块。SMA 动脉瘤可能是囊状或梭形，总是位于 SMA 的前 5cm 内。SMA 是周围肌肉动脉感染的最常见部位，其通常继发于由非溶血性链球菌感染引起的亚急性细菌性心内膜炎。几乎所有患者都不到 50 岁。在过去的 40 年中，感染性动脉瘤占所有 SMA 动脉瘤的 58%～63%。在过去 10 年中，已经减少到报道动脉瘤的 33%[86-95]。

这种下降伴随着老年人真性动脉瘤发病率的增加以及与胰腺和胆道炎症过程相关的假性动脉瘤的发生率增加，见于 12%SMA 动脉瘤中。夹层虽然不常见，但 SMA 比任何其他内脏动脉更多见。报道的 25%SMA 动脉瘤存在动脉粥样硬化[86-95]。

与其他内脏动脉瘤相比，大多数 SMA 动脉瘤有症状，表现为中度至重度腹痛，在病程中通常是进行性的。50% 的患者可触及肿块，也可能出现恶心、呕吐、胃肠道出血、胆道出血或黄疸[86-95]。

十二、内脏静脉血管瘤

门静脉系统的血管瘤不常见。虽仅占静脉系统所有血管瘤的 3%，但是最常见的内脏血管瘤[96-104]。因为正常和肝硬化的肝脏的直径存在差异，如果某

一点的血管直径为比血管的其余部分大（通常为 2cm），则存在门静脉系统的血管瘤。通常继发于胰腺炎和创伤，但也可能是先天性的，并且在肝硬化和门静脉高压症患者中增多。

门静脉瘤的临床特征各不相同。大血管瘤可引起十二指肠压迫、胆总管阻塞或慢性门静脉高压症，也可能发生血栓形成或血管瘤破裂导致的门静脉完全闭塞。应通过连续的超声扫描观察无症状且无门静脉高压症状的患者。门静脉瘤的并发症包括破裂、血栓形成、门静脉完全闭塞、门静脉分流和胆道压迫。

在超声（图 90-37）和 CT 检查中，通常可以识别扩张的门静脉并将其与其他病变区分。动脉瘤无回声，但如果存在血栓，则必须行多普勒检查确认。在多普勒超声检查中，脾静脉和 SMV 的血管瘤中发现持续旋转的血流。增强的 CT 和 MRI 将显示血管瘤的明显强化。

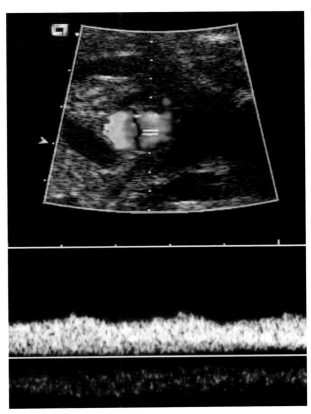

▲ 图 90-37　脐静脉瘤
彩色多普勒超声显示该静脉瘤的血流

十三、Osler-Weber-Rendu 病

Osler-Weber-Rendu 病或遗传性出血性毛细血管扩张症（HHT）是一种罕见的（1～2∶100 000 发生率）常染色体显性疾病，其特征为多发性黏膜皮肤毛细血管扩张，可累及大多数器官系统[105-111]。肝脏经常受累，通常在首次出现黏膜皮肤毛细血管扩张后 10～20 年诊断。典型的病理特征是血管发育异常，包括毛细血管扩张症、海绵状血管瘤、肝动脉实质内分支的动脉瘤，以及肝门和肝动静脉瘘。由于左向右肝内分流，许多患者出现高输出性心力衰竭。

在 HHT 患者的多普勒超声检查中，光谱波形显示扩张和迂曲的肝动脉及其分支中的高速流动（153cm/s）。肝动脉 - 门静脉分流引起门静脉血流搏动，伴有阶段性或连续性反流。仅在疾病的严重阶段，肝动脉 - 肝静脉分流引起肝静脉多普勒波形的显著变化。彩色多普勒超声检查显示肝脏内大动静脉畸形或扩张的迂曲动脉缠绕形成的肿物或肝动脉分支多发性动脉瘤[105-111]。

增强 CT（图 90-38）显示显著的肝外或肝外和肝内肝动脉，通常与扩张的肝静脉或门静脉相关。在螺旋 CT 上，门静脉或肝静脉干早期填充表明存在动静脉分流。使用 MDCT 时肝内动静脉瘘更常见。其他异常包括毛细血管扩张、大量汇合的血管肿块和一过性肝密度异常[105-111]。

MR 血管成像可以提供异常血管图。注射 Gd-DTPA 后获得的动态梯度回波成像可对填充进行血流动力学分析。

HHT 的血管造影显示迂曲的扩张肝动脉、弥漫毛细血管扩张伴弥漫性斑状毛细血管晕、血管瘤，以及提示分流的肝脏或门静脉早期充盈。血管造影的表现取决于肝动静脉分流的发展阶段。如果分流严重，则所有表现存在，而仅有轻度肝内分流时表现为孤立的实质改变。

十四、肝肺综合征

肝肺综合征（HPS）描述了肝功能障碍与肺血管扩张之间的临床关系，可导致一系列动脉氧合异常。HPS 可定义为三联征——特征为严重的肝实质病、低氧血症（呼吸室内空气时肺泡 - 动脉梯度增加），以及肺内血管扩张[121-115]。

（一）病理生理

已经提出的 HPS 中气体交换受损机制，包括肺内和肺门分流、胸膜蛛网样改变、肺动脉高压、通气 - 灌注不匹配，以及血红蛋白对氧亲和力的变化[112-115]。现在看来，肺内血管扩张的血管异常是严重低氧血症的主要原因，是 HPS 的定义特征（图 90-39A）。

（二）肺内血管扩张症的影像学表现

1. 增强超声心动图

增强超声心动图虽然通常用于评估心内从右到左分流，但对于证实低氧血症和肝病患者肺内血管

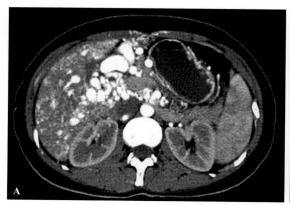
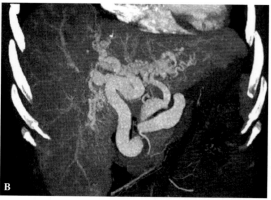

▲ 图 90-38 Osler-Weber-Rendu 病的 CT 特征
A. 动脉期轴位 CT 图像显示肝实质和肝门迂曲不规则的动脉。B. 动脉期冠状位最大密度投影重建图像显示肝脏和肝门的不规则迂曲动脉

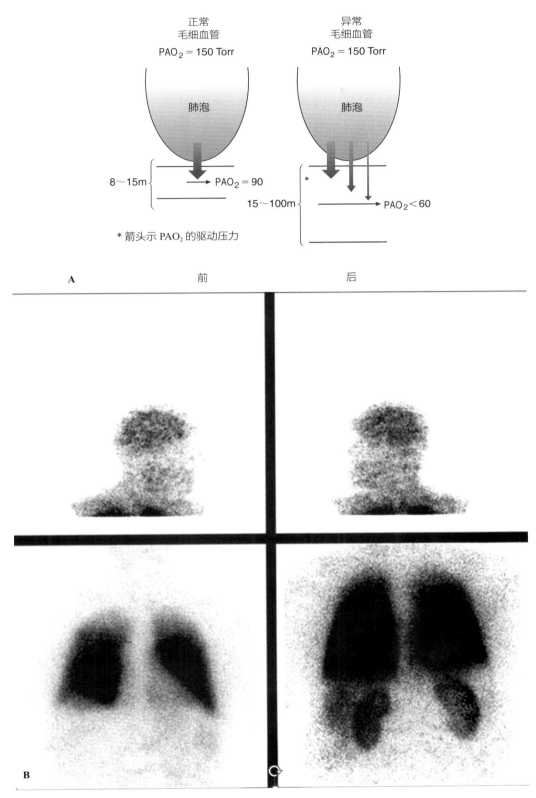

▲ 图 90-39　肝肺综合征

A. 图示急慢性肝病中都可见毛细血管前异常，PAO_2 的驱动压力用箭表示。B. 用 ^{99m}Tc 标记的巨聚白蛋白获得的肺灌注图像显示肾和脑的肺外摄取，这表明从右到左分流

扩张的存在也有意义。吲哚菁绿染料和搅拌盐水用于提供直径为 60～90mm 的微气泡流，其通常仅使心脏的右腔不透声波。正常的肺毛细血管床过滤这些微泡，使它们不会出现在心脏的左侧。在心腔内或肺内分流的情况下，微泡和吲哚菁绿染料使左侧心室不透声波。

心内肺内分流可以通过注射造影剂后左侧出现气泡的时间来区分。当心脏内从右侧分流，在右侧心腔内出现气泡后，三次心动内可见微泡和染料。当肺内分流时，左侧心室中造影剂出现延迟，在心脏右侧初现造影剂后 4～6 次心动时出现[112-115]。

2. 肺灌注扫描

用 ^{99m}Tc 标记的巨聚白蛋白肺灌注扫描（图 90-39B）是检测肺内血管扩张的第二种主要方法。正常肺毛细血管床（直径 8～15mm）捕获白蛋白大颗粒（直径通常超过 20mm）。大脑或肾脏中同位素存在表明通过心内或肺内的右向左分流。通过系统与全身同位素活性的比率来计算分流量值。

3%～6% 的巨聚白蛋白通过正常肺血管系统。有记录显示，HPS 患者分流量为 10%～71%[112-115]。

3. 胸部影像

HPS 患者胸部 X 线片上的异常表现通常与所有肝硬化患者相同：肺容量减少，胸腔积液，间质显示增加和肺血管显示增多。也可以看到由于肺内血管扩张引起的双侧基底部间质显示增多和肺血管显示增多。这些表现是非特异性的。

4. CT 和血管造影

在 CT 和血管造影上，血管扩张显示为无正常变细的扩张的血管，延伸到胸膜表面，并且在肺基底处最多。HPS 患者右肺下叶段动脉直径与支气管直径之比显著高于含氧量正常的肝硬化患者[112-115]。

（三）治疗

HPS 的治疗是肝移植[116, 117]。如果肺部受到不可逆损害，需要进行肝肺移植手术。TIPS 用作等待移植的患者的临时措施。

第 91 章　肝创伤、手术和肝脏定向治疗
Hepatic Trauma, Surgery, and Liver-Directed Therapy

Helena Gabriel　Nancy A. Hammond　Mark Talamonti　Riad Salem　Richard M. Gore **著**

秦岫波 **译**　崔 湧 **校**

一、肝创伤

肝脏创伤首先在《伊利亚特》中生动地被描述，当阿基里斯"用剑刺伤肝脏时，肝脏在它的位置撕裂，黑色的血液浸透了他外衣的褶皱，光明逝去，他被黑暗笼罩。"2600 年后，随着城市生活暴力的增加，社会对高速旅行的热情，以及胃肠医师和介入放射科医师不断侵入肝脏，肝脏的处境并没有好转[1-3]。断层影像显著改善了肝创伤患者的诊断的速度和确定性，并且已证明可用于对患者进行分类，选择手术或保守治疗[4-6]。计算机断层扫描（CT）的进步是实现肝钝性创伤保守治疗最重要的单一因素[7-11]。

（一）流行病学

在临床实践中遇到的肝创伤的类型在很大程度上取决于创伤中心的位置。在郊区和农村地区，肝创伤通常是由于机动车事故和跌倒造成的钝伤。钝性腹部创伤时，肝脏和脾脏是最常见的受损实性器官。报道的钝性创伤患者的肝创伤患病率为1%～8%[12]。80% 的患者存在其他相关损伤。在大型城市医院，以枪械和刺刀所致的穿通伤为主。在这种情况下，由于肝脏位于前部，部分位于肋下，所以是最常受伤的脏器[13, 14]。医源性肝创伤在所有医院中越来越常见。实际上，肝活检是当今美国被膜下血肿的最常见原因。由于治疗模式和预后明显不同，本章将分别讨论钝性创伤、医源性损伤和穿通伤。

（二）临床表现

与肝创伤相关的临床特征包括右上腹疼痛、压痛及反跳痛，红细胞比容下降和低血压。胆管损伤的延迟表现，如胆汁瘤，通常伴有右上腹疼痛和黄疸[15, 16]。创伤是胆道出血的最常见原因，其表现为伴右上腹疼痛的呕血或黑粪。由于难以通过体格检查识别肝创伤，因此通常需要 CT 检查以避免遗漏严重损伤。报道的钝性肝创伤继发死亡率为4.1%～11.7%[13, 17, 18]。美国外科医师学会根据国家创伤数据库公布的肝创伤死亡率为 16.8%[19, 20]。

诊断性腹膜灌洗是 20 世纪中期腹部钝性创伤诊断评估中最常用的临床方法之一[21]。这种方法对腹腔积液敏感，但导致高的非治疗性不必要腹腔镜使用（30%）。对于评估腹腔积血，诊断性腹膜灌洗已被 CT 或超声检查取代[22-24]。

（三）肝脏创伤的分类

在过去 30 年中，肝创伤患者的诊治已经发生了显著进步，现在有明确的治疗流程。这需要准确的分类系统作为临床决策过程的基础[25]。在大部分创伤中心，快速采集的 CT 图像的广泛可用性是这些分类方案的发展和它们的后续治疗流程的基础。这也导致诊断性腹膜灌洗在创伤患者诊疗中作用的减弱。诊断性腹膜灌洗有多种局限性：对出血来源缺乏特异性；检测少量血液敏感度高，导致非治疗性开腹手术；对腹膜后损伤的不准确性。诊断性腹膜灌洗最重要的失败原因是它不能识别腹腔内器官损伤的位置和程度。诊断性腹膜灌洗对于不适合或

不可用超声检查或 CT 扫描的患者非常有价值 [8]。

先前对肝创伤进行分类的尝试大多是基于解剖学，未包括与更严重损伤相关的损伤机制或生理改变。1987 年，美国创伤外科学会器官损伤评定委员会分别制定了单个器官的损伤严重性分级。这些损伤严重程度量表包括病因、解剖和损伤范围，并将其与随后的临床管理和结果相关联。表 91-1[26] 列出了最近修订的临床分类。已经证实，肝创伤的 CT 等级不能预测是否需要手术，并且大多数损伤可以通过保守方式安全地治疗 [26-31]。患者的血流动力学状态可能是最重要的损伤严重性预测因素。但是更高等级损伤（IV 或 V）的患者更可能不稳定并且需要手术，并且孤立性肝创伤患者的器官损伤严重程度等级越高，死亡率越高 [9]。相反，稳定的患者可以在重症监护室进行密切观察和保守治疗 [8, 9, 32]。创伤外科医师必须将损伤机制、影像学分类和临床对血流动力学稳定性的评估联系起来，以指导诊疗决策。

表 91-1　肝创伤分类

级 别		损 伤
I	血肿	被膜下，< 10% 表面积
	撕裂	被膜撕裂，< 1cm 实质深度
II	血肿	被膜下，10%～50% 表面积 实质内，< 10cm 直径
	撕裂	被膜撕裂，1～3cm 的实质深度，< 10cm 长
III	血肿	被膜下，表面积 > 50% 或扩大；被膜下破裂或实质性血肿 实质内血肿 > 10cm 或扩大
	撕裂	实质性撕裂 > 3cm 深
IV	撕裂	实质破坏累及 25%～75% 单肝叶或一叶中 1～3 个 Couinaud 肝段
V	撕裂	实质破坏累及 > 75% 单肝叶或一叶中 > 3 个 Couinaud 肝段
	血管	并发性静脉损伤（即肝后下腔静脉 / 中央主要肝静脉）
VI	血管	肝脏撕脱伤

引自 Moore EE, Cogbill TH, Jurkovich GS, et al: Organ injury scaling: Spleen and liver (1994 revision). J Trauma 38: 323–324, 1995

（四）病理生理

1. 钝性创伤

钝性腹部伤的患者中有 1%～8% 有肝创伤 [12]。由于方向盘损伤或直接击打对肝脏造成严重的压迫性创伤，可能会产生通常涉及整个肝叶的星状破裂 [33]。机动车事故中的快速减速产生剪切力，导致不同程度的实质撕裂。肝叶可能撕裂分离，或者可能支撑韧带、肝静脉和下腔静脉撕裂。最常见的肝创伤部位是肝右叶的后段，因为它的体积形态特殊，而且靠近肋骨和脊柱。虽然不太常见，左叶损伤往往与腹膜后损伤（十二指肠和胰腺）和横结肠损伤有关 [30, 34]。伴肝外损伤的发生率很高，包括脾破裂、头部损伤、肋骨骨折、面部骨折和骨盆骨折 [35]。

肝创伤患者中有 13% 发生肝主静脉损伤，这些通常是钝性伤的结果。发生频率由高到低包括肝右静脉从下腔静脉撕脱、肝右静脉上支撕脱、副静脉撕脱、肝左静脉撕脱和肝中静脉撕脱。右肝静脉受突然加速 - 减速损伤的风险更大，因为它在汇入下腔静脉之前有相对长的肝外段。而肝中静脉和肝左静脉的较短，通常合并形成一个共同的通路，因此损伤较少 [36, 37]。下腔静脉或肝门周围多处撕裂可提示静脉损伤 [10, 11]。识别这些表现可有助于外科医师术前准备，因为术中肝脏从下腔静脉提起时可能有明显的出血 [11]。多平面 CT 重建和三维重组可有助于评估血管受累，特别是门静脉、肝静脉和肝后腔静脉 [38]。肝脏裸区的损伤可能无法通过腹膜刺激征或诊断性腹膜灌洗或超声筛查腹腔积血提示，但 CT 检查中可显示腹膜后积血 [39]。

2. 穿通伤

穿通伤最常见的原因是刺伤、枪伤或猎枪伤 [40, 41]。刀刺伤通常会导致表面撕裂伤，而高速子弹通常会导致从被膜到被膜损伤，并造成巨大的实质伤害 [5]。

3. 医源性损伤

肝脏受到许多医源性的不良事件的影响，可能由胃肠医师和介入放射科医师放置的各种针、线、套管和导管引起 [15, 42, 43]。肝脏也可能被复苏过程中心外按压以及胸管插入过低而损伤 [44]。

诊断和介入操作可以产生肝被膜撕裂、被膜下血肿、胆漏、动静脉瘘、假性动脉瘤、动脉胆管或静脉胆管瘘、肝血肿、腹腔积液和胆汁瘤[45]。一项研究显示，这一问题普遍存在于肝脏活检后，23%的无症状患者超声检查发现肝内（77%）和被膜下（23%）血肿[46]。

4. 自发性破裂

由于溶血、肝酶升高和血小板低——HELLP综合征，妊娠晚期的子痫或先兆子痫女性可发生肝破裂和出血[47]。肝破裂产妇死亡率接近60%。由于肝脏易碎，手术很困难，而经导管肝动脉栓塞术可作为一种治疗方法。一项报道显示，用可吸收明胶泡沫（Gelfoam）栓塞治疗4名子痫患者效果良好[48, 49]。肝脏出血也可在无子痫女性分娩后立即出现。

镰状细胞性贫血、紫癜、肝细胞瘤、肝腺瘤、凝血病、B细胞淋巴瘤、转移瘤、有机磷酸盐中毒或胶原血管疾病的患者以及接受长期血液透析的患者可发生自发性出血[50]。

（五）影像学表现

影像学对血流动力学稳定的创伤患者的诊疗以及这些患者的术后评估做出重大贡献[5, 10, 11, 14, 15, 51-53]。

1. 肝创伤的 CT

多排计算机断层扫描（MDCT）是肝创伤的首选成像技术，对肝创伤的检测和管理产生了巨大的影响[5, 10, 11, 14, 15, 54-56]。它可以可靠地诊断和分期肝脏和肝外损伤，记录肝创伤的愈合间期，以及诊断早期和延迟并发症[57]。它还可以检测相关和预期外的其他器官损伤（图91-1）。血流动力学不稳定的患者需要立即手术，继发于成像的手术延迟可能是致命的。根据我们当前的 CT 技术，血流动力学稳定的患者可以在几秒内完成扫描，有更好的分辨率和多平面成像能力。

对于任何类型的腹部创伤，应该评估的第一个表现是血液是否存在实质或腹膜内（腹腔积血）。在受伤后立即平扫扫描，血肿相对于正常的肝实质呈高密度（图91-2）。静脉注射造影剂后，与正常强化实质相比，未凝固的血液通常是低密度的，但仍然通常比单纯液体（0~20HU）密度更高（20~40HU）。

在增强 CT 上，活动性出血表现为造影剂的外渗。外渗的造影剂（平均值155HU）和血肿（平均值54HU）的密度值有助于区分活动性出血和血凝块[10, 58-60]。如果肝脏存在局灶性或弥漫性脂肪浸润，常见于醉酒驾驶员，实质性血肿可能在增强检查中表现为等密度，但通常可以通过设置窄 CT 窗进行区分。此外，液体的密度和分布可以作为损伤部位的线索。这种现象被称为前哨凝块征[61]。前哨凝块是最高密度的积血，通常位于损伤器官附近（图91-3）。肝脏创伤的评估还应该寻找其他积液，如胆汁、类似胆汁泄漏和胆汁瘤中所见，由于其胆固醇含量高，其密度很低。

在阐释肝创伤患者的 CT 扫描时，重要的是描述

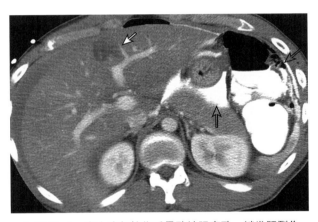

▲ 图 91-1　左上腹部枪伤后导致结肠穿孔，继发肝裂伤
CT 显示左肝叶中低密度裂伤（实箭）。还可以看到游离气体和外渗的直肠造影剂，表明肠穿孔（空心箭）

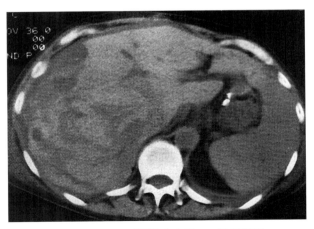

▲ 图 91-2　肝脏裂伤和血肿 CT 平扫表现
平扫 CT 显示右肝叶中的不均匀肿块样区域，中心高密度符合血肿

损伤的解剖部位和程度（浅表、深部、肝叶、肝段、肝门周围），病变的复杂性（单纯或星状撕裂），以及肝创伤的类型（实质裂伤或被膜下血肿）[10, 11, 62, 63]。

钝性肝创伤的主要 CT 表现为撕裂、被膜下和实质性血肿、活动性出血和并发肝旁静脉损伤[17]。撕裂是最常见的损伤，表现为分支或线样低密度区。裂伤可分为表面（距离肝脏表面＜ 3cm）和深度（距离表面＞ 3cm）（图 91-4）。在剖腹手术中可能无法识别 CT 上显示的深部中央实质损伤，特别是当肝脏表面看起来完整时，因此，手术中可能会低估真正的受累程度[10]。必须描述任何潜在的延

伸至肝静脉或门静脉或下腔静脉的撕裂（图 91-5，图 91-3）。肝创伤中也可发生血肿，可以是被膜下或实质的。通过对肝脏表面的占位效应，产生轮廓异常可以将被膜下血肿与游离的腹腔积血区分开。实质血肿与前述血液衰减值相同。同样，在增强 CT 上，它们的密度可能比强化的肝实质密度相对较低，但它们的密度通常高于单纯液体（图 91-6）。另一种类型的肝创伤，即挫伤，通常表现为低密度，有时为边界模糊的代表血液的高密度混合区域。

增强 CT 上活动性外渗代表了更严重肝创伤的 CT 特征之一，并且预示着危及生命的活动性出

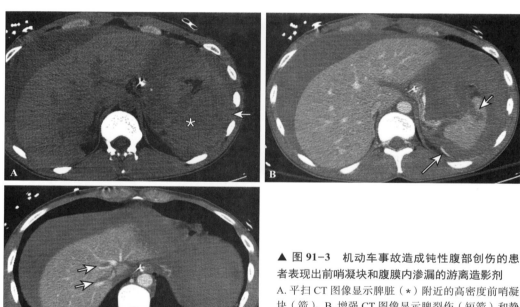

▲ 图 91-3　机动车事故造成钝性腹部创伤的患者表现出前哨凝块和腹膜内渗漏的游离造影剂

A. 平扫 CT 图像显示脾脏（＊）附近的高密度前哨凝块（箭）。B. 增强 CT 图像显示脾裂伤（短箭）和静脉造影剂游离外渗到腹膜腔（长箭）。C. 可见邻近肝右静脉和肝中静脉（箭）的两个撕裂延伸到下腔静脉。患者被送往手术室进行低血压修复

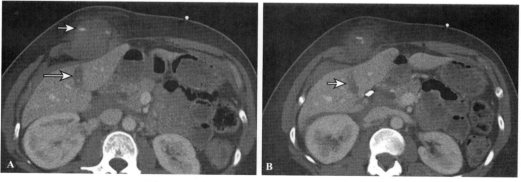

▲ 图 91-4　穿通伤患者在淋浴时被 5in 牛排刀刺伤

A. 在腹壁内，刺伤的血肿内可见造影剂出现，提示活动性外渗（短箭），还可见肝脏裂伤（长箭）。B. CT 图像显示裂伤延伸至肝左叶（箭）

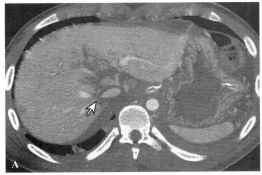
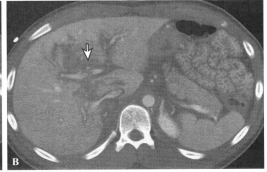
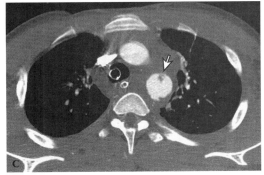

▲ 图 91-5　继发于机动车碰撞的 IV 级肝裂伤和创伤性主动脉损伤

A. CT 图像显示中央肝裂伤，累及肝中静脉并延伸至下腔静脉（箭）。B. 该图像进一步描绘了延伸至门静脉的损伤程度（箭）。C. 胸部 CT 显示纵隔血肿和降主动脉损伤（箭）。患者接受了主动脉移植术。尽管存在这种广泛的肝创伤，患者仍然通过保守治疗肝创伤而康复

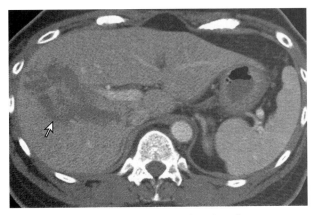

▲ 图 91-6　肝撕裂伴实质内血肿

增强 CT 显示肝右叶低密度裂伤，伴中心局限高密度积血，符合实质内血肿（箭）

血（图 91-7 和图 91-8）。在 CT 上，与血凝块的密度（28～82HU，平均值 54HU）相比，它表现为非常高的密度，接近主动脉（91～274HU，平均值 155HU）[60]。有时，活动性造影剂外渗可能难与假性动脉瘤区分开。在这种情况下，延迟增强图像有助于显示假性动脉瘤的"对比度衰减洗脱"（近似于当时的血池密度）和活动性出血的高密度持续存在[64]。造影剂的活动性外渗已被证明是潜在的心血管衰竭和保守治疗失败的强烈的预测因素[65, 66]。通过血管造影栓塞治疗活动性外渗最好[67]。

　　肝脏的血管损伤虽然相对罕见，但也可能是致命的。当发生时，它们通常是由于撕裂延伸到下腔静脉、肝静脉和门静脉，因此，必须识别这种撕裂并转述给临床医师（图 91-3）。或者，也可以发生血管撕脱。下腔静脉损伤具有特别高的死亡率，而且当裂伤延伸到肝静脉近端和下腔静脉并且有大量的逆行肝血液时应该怀疑[68]。如果肝脏裸区出血，也可能有血液延伸到腹膜后。门周区密度降低可能是肝创伤的唯一表现。可能表现为门周区域的线样积血或扩张的门周淋巴管[69-71]。门周低密度以前被认为是肝创伤的重要标志，但实际上最常见的是由于快速的液体复苏，中央静脉压力升高，如扩张的下腔静脉可提示这点（图 91-9）[69-72]。门周低密度也可见于非创伤性原因，包括充血性心力衰竭患者、肝炎患者、肝移植受者和艾滋病患者。低密度透明区是由于引流阻塞引起的肝内淋巴管扩张。在没有感染的情况下，也有报道腹部钝性伤患者出现实质内气体，但是当存在腔外积气时，必须先排除脓肿[73, 74]。

　　根据这些表现制定了基于 CT 的分类（表 91-2）。该 CT 分类系统对损伤进行分级，然而，这种分级

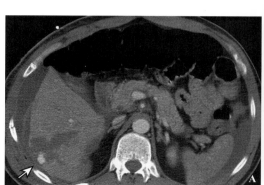
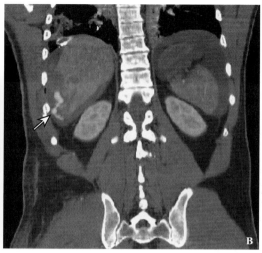

▲ 图 91-7　肝脏撕裂伴活动性外渗

A. CT 显示右肝叶后段低密度裂伤，局灶高密度符合活动性造影剂外渗和活动性出血（箭）。B. 冠状重建图像进一步揭示了活动外渗的程度（箭），腹膜腔中的高密度液体符合腹腔积血

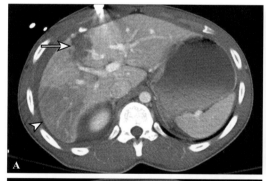
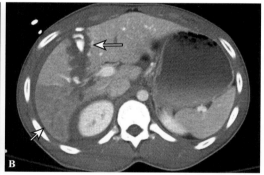

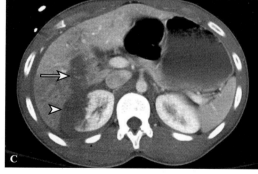

▲ 图 91-8　肝脏挫伤和裂伤伴活动性出血

A. CT 图像显示边界不清的肝右叶挫伤（箭头）与左叶低密度，边界清晰的撕裂形成对比（箭）。B. CT 图像显示造影剂活动性外渗，意味着撕裂道中具有活动性出血（长箭），再次证实肝挫伤（短箭）。C. 更低位置的 CT 图像显示完全横切肝右叶的裂伤（箭）损伤累及右肾伴肾裂伤和肾周血肿（箭头）

系统和 CT 特征可能与是否需要手术无关 [75, 76]。通常决定保守治疗和手术治疗决策的，不是损伤等级，而是患者的血流动力学参数 [22]，即使肝脏损伤高达Ⅳ级，在患者血流动力学稳定情况下也通常保守治疗 [28-31, 63, 75]。一些 CT 表现与发病率、死亡率增高和需要手术治疗相关，包括深的门周撕裂，腹腔积血未在 1 周内显著吸收，在受伤后数小时或数

天内肝创伤迅速发展，以及主要的血管损伤（尤其是肝静脉汇合处受损）[13, 77]。已经注意到，许多血流动力学稳定的患者尽管 CT 检查显示损伤严重，但可以避免手术。尽管基于 CT 的损伤分级可能与手术的需要无关，但它可以作为对外科医师描述和沟通损伤的共同方式。因此，影像科医师应该熟悉这种分级系统。

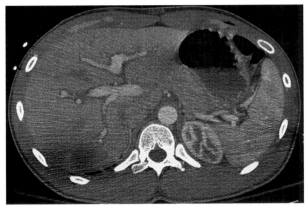

▲ 图 91-9　刺伤的患者继发于大量补液的门周围水肿
沿着肝内门静脉两侧延伸的门周透明度提示门静脉周围水肿。这是一种非特异性发现，最常见于快速静脉内补液

等 级	标 准
1	被膜撕裂，表浅裂伤＜1cm 深，被膜下血肿最大厚度＜1cm，血液仅限于门周
2	撕裂 1～3cm 深，中央 / 被膜下血肿 1～3cm 直径
3	撕裂＞3cm 深，中央 / 被膜下血肿＞3cm 直径
4	大量中央 / 被膜下血肿＞10cm，肝叶组织破坏（浸渍）或血流阻断
5	双叶组织破坏（浸渍）或血流阻断

表 91-2　基于 CT 的钝性肝创伤分类

引自 Mirvis SE, Whitley NO, Vainwright JR, et al: Blunt hepatic trauma in adults: CT-based classification and correlation with prognosis and treatment. Radiology 171: 27-32, 1989

对于是否需要进行后续 CT 随访以检测延迟并发症，有些人赞成[78-80]，而其他人则反对[28, 81, 82]。症状持续或恶化的患者应该随访[81]。更严重、复杂的肝创伤患者也可以从复查 CT 中获益，以评估损伤状态和可能的并发症[9, 21, 83, 84]。Meredith 及其同事[28] 发现血流动力学稳定性和缺乏腹膜表现比 CT 表现对患者可保守治疗更具预测性。

肝创伤的创伤后并发症并不少见，并且最好通过 CT 证实[78, 79]，可以发生延迟性出血并且死亡率高。这可能是由于多种原因造成的，包括扩张性损伤，胆汁瘤引起的假性动脉瘤，初始 CT 扫描造影剂外渗的错误解释，以及患者血流动力学的错误诊疗（图 91-10）[83]。如果存在血细胞比容水平延迟下降应该怀疑延迟性出血。在初始损伤后数周至数月，可能发生肝动脉及其分支的创伤后假性动脉瘤。这些患者出现迟发性出血和胆道出血（如果假性动脉瘤减压进入胆道系统），应进行肝血管造影评估，此时可栓塞动脉瘤，使破裂的风险最小化[85-91]。胆汁瘤（图 91-11）和肝内、肝周脓肿是主要的其他创伤后并发症。保守治疗的患者中有 0.5%～20% 患有胆汁瘤[8, 29, 53, 92]，这些积液通常可通过经皮引流缓解或成功治疗[92]。吸入、胆道闪烁扫描或磁共振成像（MRI）可能是鉴别这些积液所必需的[35, 85]。内镜逆行胰胆管造影术（ERCP）可以识别胆漏并指导胆管内置入支架。

2. 超声

在急诊，外科医师、影像科医师和急诊科医师更频繁地使用超声检查。超声检查的优点包括便携性，快速检测腹膜内血液的能力和相对低的费用。问题包括超声的操作者依赖性和显示受伤程度的限制。

多年前在欧洲文献中开创了超声波的使用[93]。超声既可用于直接识别实质损伤，也可用于检测急性情况时腹腔内液，可推测其为腹腔积血[94, 95]。超声在检测腹腔积血时比特定实质或空腔脏器损伤的诊断更准确。最近对超声的关注点主要在于作为明显损伤的快速筛查试验，即所谓的创伤性局部腹部超声检查（FAST）[96, 97]，FAST 仅需要对游离腹腔液最常累积的部位进行超声检查：Morison 窝、左侧膈下和下颌区，以及 Douglas 窝，它还包括评估心包积血的存在。根据 Ma 及同事的观点[98]，耻骨上视图是对腹膜积血最敏感的单视图（68%），但是当获得多个视图时灵敏度显著增加。FAST 的最佳用途是对患者进行分类。血流动力学稳定的患者 FAST 发现异常应进行 CT 扫描，而超声发现异常的不稳定患者应立即进行手术。在 FAST 上表现正常的患者的临床诊疗尚不明确，但至少应该观察这些患者一段时间。

已发表多项关于超声的准确性，以及与其他方式比较的研究。一般来说，超声对于检测游离腹腔液相对敏感的，但它并非完美。文献中它对于游离腹腔积

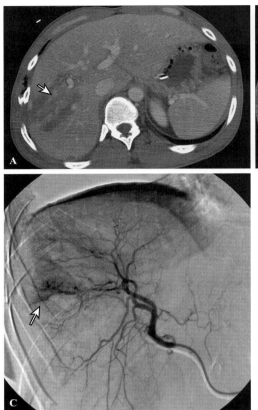

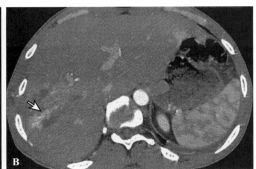

▲ 图 91-10　肝脏撕裂患者延迟并发症，动静脉瘘
A. CT 扫描开始表现为肝脏撕裂和实质内血肿，没有注意到造影剂（箭）外渗提示潜在活动性出血。B. 在初始检查后 5d 进行的用于评估肺栓塞的 CT 肺动脉血管造影清楚地显示密度接近主动脉密度的活动外渗（箭）。C. 肝血管造影显示肝脏右叶中的造影剂（箭）染色，立即在右侧门静脉的外周分支形成瘘，与创伤性动静脉瘘一致，最终成功栓塞

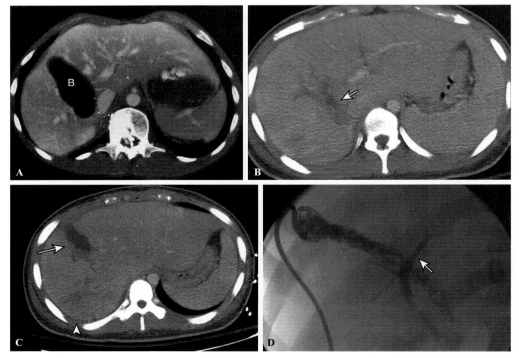

▲ 图 91-11　胆汁瘤
A. 肝脏枪伤后胆汁瘤（B），肝内大低密度（5HU）聚集，吸出证实是胆汁瘤。B. 另一患者在枪伤后出现大的肝裂伤（箭），向后延伸涉及右肾上腺。C. 几天后进行的 CT 显示肝右叶的积液（箭），还可以看到挫伤（箭头）。D. 通过介入放置引流管注入造影剂，证明与胆道损伤及与胆道联通的胆汁瘤（箭）

液的敏感性（81%～94%），特异性（88%～100%）和准确度（86%～98%）变化很大[99-109]。这种变异性表明该方法的重复性不一致。此外，对于要获得的这些值，一些研究需要重复超声扫描来检测积液的发展。另一个混杂因素是，并非所有钝性腹部创伤都会导致游离积液，导致假阴性结果。在一些研究中，26%～34% 的腹部器官损伤患者没有腹腔积血[109-111]。因此，尽管超声检测腹腔积血非常好，但仍存在假阴性和假阳性结果。诊断性腹膜灌洗是一种检测腹腔积液的方法，在超声和 CT 出现之前应用广泛。诊断性腹膜灌洗在检测液体与损伤时比超声更敏感。然而，诊断性腹膜灌洗结果阳性导致30% 的非治疗性、不必要的腹腔镜检查[23, 24]。诊断性腹膜灌洗已经在很大程度上被超声和 CT 取代。除了评估腹腔积血，超声还可用于检测其他损伤。超声可以显示许多创伤性病变：被膜下血肿、实质撕裂、挫伤和胆汁瘤。被膜下血肿表现为扁平或曲线样积液，其回声特性随病变时间而变化（图 91-12）。血肿最初是无回声，但随着凝血过程，它们会在 24h 内逐渐变为回声性。随着时间的推移，血肿的回声再

次开始减少[112, 113]。在 1～4 周内，这些积液内部产生回声和间隔。换能器的频率也决定了血肿的声学特征。由于空间分辨率更高，血肿的复杂性和回声性在较高频率下会显得更明显[5, 112-114]。

实质性挫伤通常在初始时是低回声的，之后暂时变为高回声，然后变回低回声。除非患者身形瘦长，否则在右叶后方或左叶在脊柱上方的病灶通常不会被超声发现[89]。实质撕裂、伴或不伴血肿，表现为不规则缺损，与周围正常组织相比回声异常。小的 3.5ml 实质内血肿可表现为圆形回声灶[115]。

胆汁瘤表现为圆形或椭圆形，无回声，局灶性病变，边缘清晰，靠近肝脏和胆管[116-118]。闪烁扫描是这些病例的重要辅助检查，可显示病灶与正常胆道的沟通。液体抽吸可能有助于证实胆汁[119, 120]。当积液不再与胆道相通时，超声在诊断上特别有用。当积液有症状或感染时，CT 或超声引导下经皮引流可能有用。

许多研究评估了超声检测肝实质和其他实性器官损伤的准确性。检测所有伤害的灵敏度范围为43.6%～93%。范围较大有许多因素，包括研究设

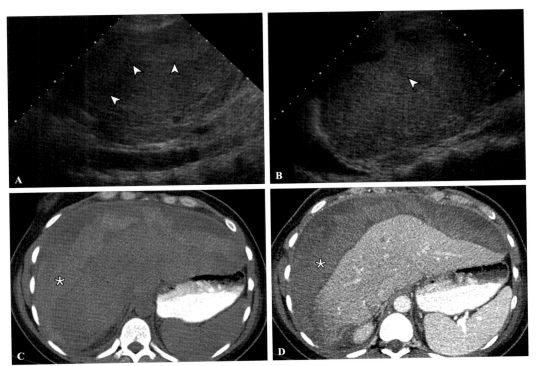

▲ 图 91-12　HELLP 综合征孕妇超声检查下被膜下血肿

A. 在纵向超声扫描（箭头）上，在肝左叶附近精细地描绘出广泛被膜下血肿。B. 在肝右叶（箭头）附近也可见被膜下血肿。C. 非对比 CT 显示了被膜下血肿（＊）中前哨凝块的相应 CT 表现。D. 对比增强 CT 也显示被膜下血肿（＊）

计、技术和经验。报道极低敏感性的文章，通常包括小肠和肠系膜损伤，该损伤超声极难检测。专门针对肝实质损伤的研究，Sato 和 Yoshii[99] 比较超声检查与临床结果和 CT 结果，显示专家对肝创伤诊断的敏感性为 87.5%，非专家超声检查者为 46.2%。这表明超声检查损伤比仅仅探查腹腔积血更困难，并且多变。然而，超声其他缺陷还包括评估腹膜后损伤、膈肌损伤和空腔脏器穿孔的局限性。一些作者在评估肝创伤时进行了增强超声试验。造影剂使用稳定的、包封的微泡，小到足以通过肺循环到达体循环并最终到达实质组织。造影剂在心脏和血管系统以及局灶性病变的检测中具有许多潜在用途。在创伤时，Catalano 和同事[121] 证明了增强超声检查是一种很有前景的工具，可以更好显示肝脏裂伤和血肿，它们表现为低回声区，与背景回声性实质呈现良好对比。

对于病灶范围的显示它似乎也优于传统的超声检查[122]。此外，它还可能在检测提示活动性出血的造影剂的主动外渗方面发挥作用，这是常规超声无法做到的。在他们的研究中，增强超声检查比常规超声检查对肝脏损伤的检测具有更高的敏感性，分别为 87% 和 65%[121]。这可能是未来急诊科设置的一个有用工具。

3. 核闪烁扫描术

钝性肝创伤中胆汁漏很少见。他们更经常见于胆囊切除术和部分肝切除术。肝胆扫描是检测胆漏的最敏感方法，可以在临床症状出现之前识别泄漏[123]。随着胆汁渗漏，示踪剂可能表现为被膜下聚集或可能在腹膜腔内浓聚。在早期肝期图像上很容易识别出裂伤和血肿等实质损伤[120]。

4. 磁共振成像

钆增强 MRI 可以显示碘造影剂禁忌证患者的复杂肝创伤[124]。增强 MRI 显示创伤性肝创伤等于或偶尔优于增强 CT[124]，但 MRI 需要更长的成像时间以及需要合适的金属的生命支持和监测设备，比使用 CT 更困难。此外，考虑到患者的安全，需要行 MRI 筛查过程，这也需要时间，在需要立即做出决策的创伤情况下通常不可能。此外，与 CT 相比，MRI 受运动影响更明显，而且对肠评估有限。MRI 可以有助于区分胆汁瘤和亚急性血肿[11]。尽管

存在这些局限性，虽然其使用尚未得到彻底评估，MRI 仍可能在创伤患者的成像中起作用[125]。随着钆基肝胆药物，如钆贝葡胺（莫迪斯，博莱科公司）和 Gadoxetate（普美显，拜耳医药公司）的出现，胆管树可以通过功能性方法评估[126]。这些肝胆药物通过肾脏和肝脏进行双重排泄。造影剂药剂被肝细胞吸收并通过胆道排出。约 50% 的钆塞酸通过肝脏排泄，而 5% 的钆贝葡胺通过肝脏排泄。这种胆汁排泄使 T_1 加权 MR 序列上可观察胆管和胆漏或胆汁瘤，这些药剂中的钆将导致 T_1 加权缩短并增高 T_1 加权图像上的信号。在常规图像之后行延迟相即有胆汁排泄的肝胆相成像。使用普美显，需 20～30min 的延迟，使用莫迪斯，最佳成像为延迟 60min。评估胆管损伤的个别研究是针对手术后的医源性损伤。在这种情况下，MR 已被证明可以发现并诊断胆汁瘤，灵敏度为 80%～96%[127, 128]。可以用这些药物发现许多其他类型的胆道异常，包括狭窄、渗漏、阻塞和解剖异常（图 91-13）。虽然它仍然是这些药物 FDA 非说明的用法，但使用这些造影剂的功能性胆道成像是非常有前景的。除了识别胆道损伤外，MRI 还可能在既往肝创伤的患者随访中发挥作用。在需要进行随访成像的严重肝创伤中，使用 MRI 而非 CT 可以避免年轻患者受大量的辐射，特别对于可能需要多次随访检查的患者。

5. 血管造影

一旦确立肝创伤诊断，目前通常进行血管造影以探查和治疗严重及活动性出血、创伤后瘘和假性动脉瘤[86]。然而，血管造影在肝脏损伤的保守治疗中起着关键作用。血管造影的主要作用之一是治疗活动性出血，在 CT 上显示为造影剂的外渗[129]。因此，根据 Carrillo 及其同事研究，血管栓塞治疗钝性肝创伤后出血效果为 83%[130]。许多其他研究表明血管栓塞在控制出血方面取得了更大的成功，最大限度地减少了输血和手术需求[131-134]。创伤性假性动脉瘤、动脉胆管瘘、动静脉瘘和肝门胆瘘是创伤性肝脏隐匿性或延迟出血的主要原因。这些血管异常可用 Gianturco 线圈或可拆卸的球囊经动脉栓塞。可吸收明胶海绵和聚乙烯醇通常只用于多次输血患者的短暂止血[14, 1, 8-92]。经导管动脉栓塞已被证明是严重肝脏损伤患者的有效手术替代方法（Mirvis 分

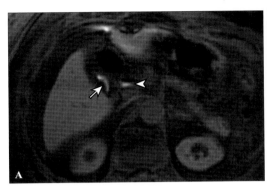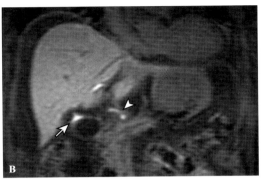

▲ 图 91-13　使用普美显造影剂的 MRI 显示胆漏

A. 延迟性肝胆相增强期轴位 T_1 加权脂肪抑制 MR 图像显示胆管中造影剂排泄（箭头），在胆囊窝可见第二个排泄区域，它为非解剖结构（箭）。B. 同一检查的冠状 T_1 加权脂肪抑制图像显示胆管排泄到胆总管（箭头）和另一个排泄区域（箭），表示胆漏

类 3 或 4），在一个研究中，所有患者都成功地止血[92]。介入放射科医师可以用支架置入术治疗一些最致命的静脉损伤，如下腔静脉撕裂[135]。

6. X 线片

对于肝创伤患者，X 线片结果既不敏感也不特异。近 50% 的肝创伤患者右下肋骨骨折。当存在腹腔积血时，肝 - 脂界面可能会消失。肝大、肝边缘不规则、结肠肝曲的尾侧移位均表明肝创伤。肝创伤常伴肺挫伤、气胸、右侧膈肌的隆起、胸腔积液、血胸和膈肌不规则[4, 14, 89, 136, 137]。

（六）治疗

在过去的 20 年中，钝性腹部创伤的诊治流程已经发生了完全的转变[138, 139]。在 20 世纪 90 年代，80%～90% 的损伤经手术治疗，现在大多数血流动力学稳定的钝性肝创伤和肝贯通伤患者经非手术治疗[7-9, 27, 28]。如前所述，不是肝创伤的等级，而是患者的血流动力学参数决定手术与保守治疗[84]。较低的急性死亡率和可接受的短期发病率以及与探查手术和急诊肝切除相关的并发症证实了保守治疗的作用[12, 140-142]。美国创伤外科协会分级 Ⅰ～Ⅲ级肝创伤患者，初次复苏和观察后需要进行手术探查的通常不到 10%～20%[12, 140, 141]。如果是Ⅳ级到Ⅵ级的患者可通过非手术方式稳定，一段时间的复苏和 CT 成像可以术前确定肝创伤的程度和位置，改善急诊手术的最终结果。但是，任何非手术治疗都需要有密切监测和具备手术室条件，以便进行紧急干预。此外，需要有随时可提供的辅助治疗，包括介入放

射学栓塞、经皮引流、内镜检查、ERCP 和腹腔镜检查[134]。

对于严重创伤的患者，出现大量出血、大量坏死组织或大量胆汁漏，并且存在再出血、血红蛋白持续下降或栓塞失败等临床情况下，需要进行手术干预[143]。首先，优先治疗休克和头部、胸部损伤，接下来，应该解决腹部损伤[144]。对于严重的肝创伤（Ⅳ级或 V 级），三个主要的手术原则是控制出血、引流感染和修复胆道系统。控制出血通过特定结扎或直接控制出血、清除和结扎、肝动脉结扎、更广泛的肝切除术、肝周围填塞，以及在极端病例中静脉撕脱，腔静脉闭塞，伴或不伴分流，或腔静脉切除术与移植物置换。肝静脉损伤是肝创伤患者立即死亡的主要原因，而且难以修复。在手术中失代偿的患者，可以行损伤控制手术，这包括肝周围填塞和腹部切口的部分闭合，使患者可前往重症监护室进行复苏和矫正任何代谢紊乱，然后在病情更稳定时返回手术室[22]。出血极难控制患者，极少的病例进行了肝移植。头部 CT 扫描显示脑实质出血的患者难以管理，因为它们可能会受到全身麻醉的影响以及伴随剖腹手术、腹腔积血排出和肝创伤修复的液体移位的影响伤害[77]。手术止血和充分的清创可能很困难，而且肝脏手术可能会导致术后脓毒症[79]。手术控制出血后，肝脏外引流。最后，必须识别和修复胆道损伤，因为它不会自愈[145]。在穿通伤患者中，对没有其他损伤的稳定的刺伤和低速枪伤患者行非手术治疗。如果患者不稳定或有相关肠损伤，则必须进行手术[22]。

（七）并发症

虽然是否需要手术不取决于 CT 的损伤程度，但损伤程度和 CT 表现可以预测并发症发生的可能性。受伤级别高的患者（Ⅲ～Ⅴ级）更容易出现并发症。根据 Kozar 及其同事的研究，21% 的 Ⅳ 级损伤患者和 63% 的 Ⅴ 级损伤患者发生肝脏并发症[30, 138, 146]。因此，对于非手术治疗的高等级损伤，应该预期到并发症，并应随时检测及准备治疗这些并发症。

1. 出血

出血是创伤后最常见的并发症[29, 143]。大多数情况下，可以通过血管栓塞成功治疗，但少数情况需要手术治疗。大多数出血事件发生在受伤当天或不久之后。可存在由于血肿延迟破裂或假性动脉瘤形成导致的延迟出血的病例。治疗期间血管栓塞都是治疗出血的重要工具。

2. 感染

脓毒症和肝脓肿是严重的并发症，在手术治疗患者中比非手术治疗更常见。血肿和胆汁瘤是感染发展的极好媒介。在创伤患者中，细菌可通过静脉注射部位，各种体内留置导管、手术引流管和其他受伤区域及通过胃肠道移位进入体内[63, 80]。对于疑似腹腔内来源败血症的患者，在影像学检查中看到的所有肝内或肝周围积液应怀疑为感染源[63]。

3. 胆道并发症

肝内或肝外胆道并发症在肝创伤患者中发现频率越来越高，包括胆漏、胆汁瘤和胆汁性腹膜炎，这是因为横断面成像和肝胆闪烁扫描的敏感性增加[35, 63, 112, 116, 118]。由于受损胆管的渗漏速度缓慢，这些病变可能需要数天到数周才出现临床表现。大多数胆汁瘤无症状并且可通过成像检测。CT 扫描和超声检查显示非特异性积液。通常，经皮引流或 ERCP 支架术可以充分治疗胆汁瘤和胆管损伤，但极少数情况下可能需要手术治疗[138]。

二、肝脏手术

肝脏手术被比作是止血的运动[147, 148]。因为肝脏的复杂流入和流出的通路是直角的，所以存在无

血液的平面。肝实质是易碎和柔软的，几乎没有表面标志[149]。这些因素阻碍了肝脏手术的发展，在 20 世纪 50 年代之前，节段性肝切除术几乎完全用于创伤[149]。随着手术技术和麻醉的进步及内部血管解剖结构（图 91-14）和肝脏生理学理解加深，部分肝切除术已成为部分原发性和转移性肝肿瘤患者以及某些良性疾病的安全、可接受的治疗方式（表 91-3）[150-154]。

肝切除计划的基础有两个主要原则[155-158]。首先，必须有足够量的肝实质来维持术后生命。肝脏具有显著的自我再生能力，许多患者可以安全地去除高达 80% 的肝脏。肝脏体积的再生是一个有效的、渐进的过程，在动物研究中 80%～85% 的切除术后约 4 个月才能完成再生[155, 157]。肝硬化等共存的肝细胞疾病会使肝脏储备量一定程度减少，因此，一些患者无法耐受任何肝组织的切除。事实上，全肝切除和肝移植可能是治疗小肝癌或严重肝硬化患者的最佳方法[159-161]。

肝切除术的第二个主要原则是保留原位肝脏组织的血液供应。坚持这一原则很困难，因为在外科医师检查肝表面时血管分布不明显。此外，肝静脉和动脉不像在其他器官中那样并行走行。

（一）外科手术计划中的影像学

影像学检查在识别对预后和治疗很重要的疾病程度中起重要作用。如结直肠肿瘤肝转移的数量和大小和肝外受累决定肝切除患者的长期生存率[162-164]。

影像科医师可以通过在肝切除术前提供以下信息来帮助外科医师坚持这些原则[155, 157, 164-167]。

1. 病变与门静脉、肝静脉、肝裂、冠状动脉、镰状韧带以及静脉韧带的裂相关的解剖位置。

2. 肿瘤侵犯肝血管。

3. 远离目标病灶的门静脉和肝静脉中的血栓或瘤栓。

4. 下腔静脉受累和通畅性。

5. 肿瘤累及邻近结构（如横膈、结肠、十二指肠，淋巴结）。

6. 明确无肿瘤原位，保留肝叶的最大可能范围。

术前检查应包括胸部 X 线片和胸部 CT 扫描，以排除肝外转移。还应获得肝脏和腹部其余部分

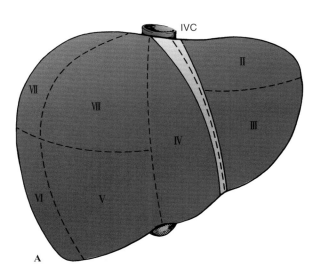

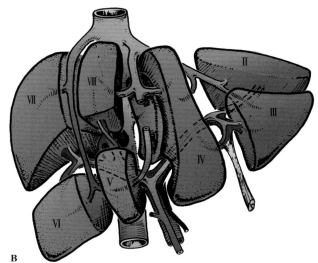

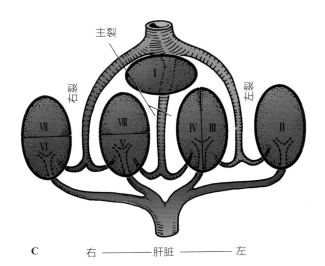

▲ 图 91-14　肝段解剖学的 Couinaud 命名法

这种分类对于理解肝脏外科血管解剖至关重要。A. 除了镰状韧带外，肝脏的标志很少。Ⅰ. 尾状叶（未显示）；Ⅱ 和 Ⅲ. 左叶外侧段；Ⅳ. 左叶内侧段；Ⅴ 和 Ⅷ. 右叶前段；Ⅵ 和 Ⅶ. 右叶后段。B. 肝段示意图。三条主要肝静脉位于裂内，并将肝脏分成四个部分。尾状叶（Ⅰ）是法国系统中自己的肝叶。C. 图示 A 的肝段解剖结构以显示裂和尾状叶 [A 引自 Sabiston DC Jr（ed）: Textbook of Surgery, 13th ed. Philadelphia, WB Saunders, 1986；B 和 C 引自 Bismuth H: Surgical anatomy. In Blumgart LH（ed）: Surgery of the Liver and Biliary Tract. Edinburgh, Churchill Livingstone, 1988, pp 1–37]

表 91-3　肝切除指征	
指　征	频率（%）
转移性肿瘤	60
原发性恶性肿瘤	15
性质不明的占位	8
良性肿瘤或囊肿	7
创伤	5
局部胆道异常	3
感染	2

改编自 Meyers WC, Jones RS: Textbook of Liver and Biliary Surgery. Philadelphia, JB Lippincott, 1990, pp 391–402

的 MDCT 或 MRI。一些患者切除多个肝转移是可能的。

由肠系膜上动脉发出肝右动脉是一种常见的变异，这对于外科医师术前评估很重要，还应注意其他血管和胆道变异。用于化疗的肝动脉灌注导管的放置可能需要 CT 动脉门静脉造影以更好地显示动脉解剖结构和病灶，但是由于 CT 和 MRI 的质量提高，现 CT 动脉门静脉造影检查已不太常见。因为变异血管可能在肝门部外后侧走行，如果术前发现解剖异常，则可能会改变肝门部的切除术 [168]。

（二）术中超声检查

肝脏的术中超声可以作为诊断和治疗工具。

已证实术中超声作为一种诊断辅助手段，可用于以下适应证，如检测术前影像学检查未发现的小（1～5cm），不可触及，肝脏实质病变；明确肝脏肿瘤的形态及其与血管的关系，使节段性切除术成为可能；指导不可触及的病灶术中活检或消融治疗；以及将肝脏肿瘤与某些良性病变，如囊肿和血管瘤区分开[169-175]（图 91-15 和图 91-16）。一些研究已经证明了这种技术的实用性，特别是在最初使用时。在 Conlon 及其同事[176] 的研究中，术中超声提供的信息改变了 18% 的患者的术前手术计划，并提供了 47% 的术前无法获得的额外有用信息，包括检测亚厘米病变、病变特征和解剖结构肝血管系统。在另一项研究中，术中超声对病变描述的敏感性为 94.3%，而 MRI 为 86.7%。然而，在这项研究中，只有 4% 的患者由于术中超声检查发现其他病灶而改变手术治疗，继发于其他病变检查[177]。另一项研究表明，术中超声仅改变了 7% 的患者的手术方式[178]。Wagnetz 及其同事[179] 对术中超声检查、1.5T MRI 和 64-MDCT 进行了比较，发现超声对病

灶检测的敏感性为 95.1%，MDCT 为 96.8%，MRI 为 94.4%。此外，MDCT 和 MRI 对鉴别肝脏无病变段的阴性预测值略高于术中超声。仅有 2.7% 的病例治疗在术中超声后发生了改变。Mui 及其同事评估术中超声检查胰腺癌肝转移的一篇文章发现，只有 1% 的病例超声改变了治疗。与最初的研究相比，这些最近的研究表明，术中超声改变手术治疗的病例比例下降。认为部分归因于术前检查（如 MRI）的技术进步，改善了术前的患者的选择[178]。

最近人们兴趣点在使用术中增强超声检查肝脏病灶，相对于平扫，超声和 CT 的病变检出率增加[180, 181]。尽管数据有些矛盾，但术中超声仍然是肝脏切除术的重要一环，它可用于定位病变与肝血管和胆管结构的关系、肝段定位，以及对术前影像学检查中发现的特征不完整的亚厘米病变的进一步评估。术中超声检查还有助于检测肝脏肿瘤隐匿性累及血管结构，并有助于肝脏病变的术中活检[177]。术中超声也可用于指导术中冷冻治疗和射频消融治疗肝脏肿瘤[182-184]。

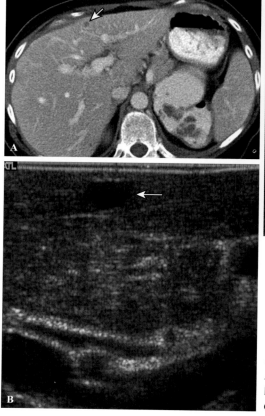
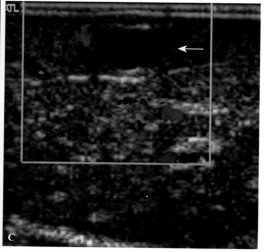

▲ 图 91-15　直肠癌患者应用术中超声检测肝转移
A. 轴位增强 CT 显示一个小的低强化病灶（箭），对比既往 CT 检查为新发，考虑时间间隔，怀疑转移。B 和 C. 术中超声显示 CT 上的可疑病灶为囊肿（箭）

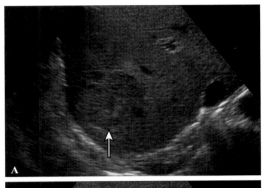
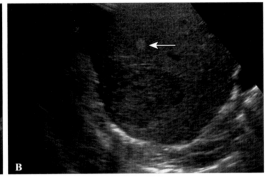
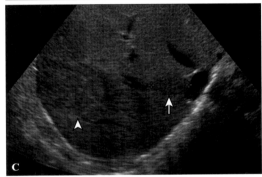

▲ 图 91-16　36 岁女性患者，应用术中超声检测肝脏中更多病变，这些病变被认为是腺瘤但有疼痛症状

A. 术中超声显示大量低回声肿物（箭）。B. 还观察到血管瘤的回声特征（箭）。C. 还发现了另外一种未预料到的小低回声肿块（箭），再次看到显性病变（箭头）。由于患者的症状切除低回声病变，证实为腺瘤

（三）适应证

随着手术技术变得更加安全，肝脏手术的适应证正在扩大（表 91-3）。

1. 良性病变

切除良性肿瘤或囊肿的适应证，包括有破裂或出血的风险、症状、恶变的风险和肿物增大，压迫胆管，肝囊或邻近器官。很少的成人多囊肝患者为了外表或症状改善需要开窗术[185, 186]。

局部胆道异常，如肝内胆管结石和节段性 Caroli 病，是切除术的其他适应证。药物治疗或经皮引流无作用的肝脓肿也可能需要手术切除。

2. 恶性病变

肝转移瘤的切除是美国肝部分切除术的最常见指征。鉴于约 25% 的恶性肿瘤最终转移到肝脏，肝转移瘤是一个巨大的临床问题（表 91-4）。它是最常见的血行转移部位，而且往往是患者死亡的主要原因[188]。肿瘤在肝脏的生长速度比大多数其他器官快 5～7 倍，这正是未经治疗的肝转移低存活率的原因。结直肠癌肝转移是美国最常切除的肝肿瘤。据报道，单发、限于一叶的转移 5 年生存率为 25%～40%[178, 182-184]。在最近的一项 Meta 分析中，

表 91-4　活检肝转移发生率	
原发肿瘤	肝转移百分比
胰腺	56
结肠	53
乳腺	50
黑色素瘤	44
胃	42
肺	30
食管	24
肾	13
前列腺	70

引自 Foster JH: Surgical treatment of metastatic liver tumors. Hepatogastroenterology 37: 182–187, 1990

切除的所有结直肠癌转移灶的总体中位生存期为 3.6 年[188]。全世界范围肝细胞癌是最多切除的肿瘤，由于其在远东和非洲部分地区流行。肝切除术和早期诊断的技术改进提高了可切除率。患者的选择对于成功切除肝细胞癌至关重要。事实上，根据巴塞罗那临床肝癌组分期系统，该系统已被纳入美国肝

脏研究协会指南，肝切除术在治疗肝细胞癌方面的作用微不足道，适用于早期肝细胞癌[188]。米兰标准定义了早期肝癌[190]，临床表现正常并保留肝功能。这类患者（以及较高阶段）行肝切除术后 3 年和 5 年生存率，分别为 78% 和 39%[191, 192]。

3. 肝转移的肝切除术

由于知道转移灶有限的患者可能从肝切除中受益，因此在 20 世纪 80 年代和 90 年代期间进行的肝切除术数量显著增加。

由于肝切除技术的进步和经广泛术前评估仔细筛选患者，手术死亡率降至 5% 以下[193-202]。手术发病率和死亡率的改善归于以下几种不同原因。我们对肝脏节段解剖结构，特别是其肝内血供有了更好的理解，使肝切除更安全，失血量最小。此外，改进的术前诊断成像可将主要血管受累的患者排除在外，因为其引起的手术风险会导致严重的并发症。切除技术包括血管流入阻塞，实质破坏最小化，术中失血减少以及术后并发症的成功管理，提高了手术的安全性。因此，与肝脏手术相关的并发症和死亡率显著下降，目前大多数研究报道手术死亡率为 2%～7%[193-202]。

肝切除后的长期改善结果不仅是因为围术期死亡率和发病率降低，而且还因为对肝转移瘤的生物学理解更深入，从而也影响了手术的选择标准。

4. 切除术的患者选择

如果我们接受某些局限性肝脏疾病的患者将从切除术中获益，那么对存活者的仔细分析将使我们能够确定有助于选择合适的切除患者的特定预后因素。关于影响肝切除后患者结果的预后变量的大部分知识来源于 Hughes 及其同事收集的肝转移登记数据[198]，该回顾性研究分析了来自多个机构的 862 名患者，这些患者因结直肠癌肝转移而行肝切除术。除了来自肝转移登记的数据之外，其他单中心综述有助于确定与患者、原发性肿瘤特征和肝转移的特征相关的预后特征。

认为不影响生存的患者特征包括性别和年龄。目前，患者的生理状态是决定切除术患者的主要因素，而不是实际年龄或性别。由于晚期肝硬化导致肝功能不全的患者也被认为不适合肝切除术[202]。

许多与肿瘤相关的预后因素可以影响患者的生存[188]。原发肿瘤的分期和组织学分级被认为是重要的预后因素。在 Hughes 登记中，出现局部淋巴结转移的患者（Ⅲ期）的 5 年生存率为 23%，而没有区域淋巴结转移的患者为 47%（Ⅱ期）[198]。此外，其他回顾性研究提示低分化、高级别原发性肿瘤患者的肝转移切除术后生存获益较短[203]。最后，直肠的原发性肿瘤患者可能从肝转移瘤切除术中获益较少。这些原发性肿瘤患者都不应排除手术切除，然而，这些患者确实肝脏或肝外复发风险增加。

肝切除术后决定生存的最重要的预后因素似乎与肝转移特征有关。Hughes 注册表和其他机构研究中详细检查了这些[188]，Fong 及其同事[204]在他们的文献综述中对这些特征进行了全面的分析和总结。尽管对于肿瘤大小、无病灶间隔和转移数量对生存的影响存在争议，但大多数权威认为，病理阴性切缘和无肝外转移显然是最重要的生存决定因素[205]。某些研究表明，大转移（> 5cm）的患者预后比小肿瘤的患者预后差。切除这些大的病变，且切除边缘无肿瘤，已经观察到生存获益。因此，尺寸本身并不除外切除术，但实现血管或实质边缘不受累可能成为问题。同样，过去认为多发转移的患者不应进行肝切除。在他们的综述中，Fong 及其同事[204]表明，与 4 个或更多转移灶的患者相比，3 个或更少肝转移的患者可能具有生存优势。单发转移切除的患者与患 2 个或 3 个病变的患者之间的存活差异并不明确。与关于肿瘤大小的论点类似，肝脏转移的实际数量似乎不是限制切除的主要因素，然而，随着肝脏内转移数量增加，实现切除边缘阴性的能力下降，以及保存足够正常功能的肝脏的能力下降[198, 202]。

由于这些问题，多个病灶的位置和分布以及肝切除的程度已作为预后变量。在 Hughes 登记中，转移灶的分布单叶或双叶并不被认为是生存的重要预测因子。随着非解剖性肝切除术的进展，这已成为一个重要因素。随着对肝节段解剖学的更深入理解，目前行更局限性的肝切除术。使正常肝脏切除的量减少以及双叶切除的疾病。在治疗直径 < 4cm 的病变时，更局限的段切除和传统肝切除术之间没有观察到存活率的差异。大肿瘤患者可能需要行传

统肝叶切除术以保证无肿瘤边缘。对于肿瘤较小的患者进行段切除，只要病理上边缘无肿瘤，就不会存在生存差异[193-202]。

原发癌切除与肝转移出现之间的时间间隔似乎是生存的重要变量。在 Hughes 登记中，同期肝转移患者的 5 年生存率为 27%[198]。类似的，在原发性结直肠癌切除后 12 个月内发生肝转移的患者的 5 年生存率为 31%，这种差异不显著。然而，在间隔超过 12 个月的肝脏转移患者中，切除后的 5 年生存率为 42%，这种差异是显著的，可能反映了生物学上较不具侵略性的肿瘤，尽管对生存有不利影响，有其他可切除的同期病灶的患者应考虑进行手术治疗[203]。

影响预后的另一个重要变量是肝外转移性疾病是否存在。腹腔或肝脏淋巴结转移的患者不应考虑肝切除术。这种转移淋巴结的存在提示系统性传播。Hughes 及其同事报道，24 名接受肝切除术的腹腔内淋巴结转移阳性患者中没有 5 年生存者[198]。

更大的争议是切除肝外非淋巴结转移的作用。通常，这被认为是指局限性肝脏转移伴孤立肺转移。尽管这种局限性肺和肝转移的患者数量很少，但在挑选出的疾病进展缓慢的患者中切除可能有作用。一般而言，存在肝外转移是肝切除的禁忌证。尽管我们对与肝切除后长期存活相关的预后变量有了更好的理解，但大多数患者仍最终会死于转移性癌症。大多数回顾性研究显示，在切除肝脏结直肠癌转移后，5 年生存率为 20%~40%[193-204]，Kanas 对大量研究的 Meta 分析发现 3 年、5 年和 10 年生存率，为分别为 57.5%、38% 和 20%[188]。

（四）肝脏切除的类型

1. 楔形切除术

楔形切除是最简单的肝切除术，指非解剖性切除少量浅表组织。它是非解剖学上切除，因为组织与任何肝段或亚段不相关[168]。楔形切除的好处是它保留肝脏，这对肝脏储备减少的患者尤其重要[206]。

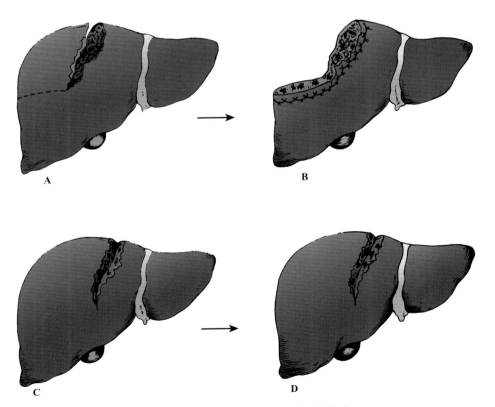

▲ 图 91-17　创伤性肝创伤：类型和治疗

A. 钝性伤，大的缺损累及肝脏圆顶全部厚度。B. 通过切除性清创术和单个血管结扎治疗。较轻的损伤（C）仅需要控制个别的出血点（D）（A 至 D 引自 Madding GF，Kennedy PA：Trauma to the Liver, 2nd ed. Philadelphia，WB Saunders，1971）

2. 亚段切除术

由于暴露困难和血管变异，经常难以进行肝段切除术。如尾状叶的孤立性病变通常切除左叶的内侧和外侧部分，以便达到病灶部位 [168, 203]。

3. 右肝切除术

在该手术中（图 91-17 和图 91-18），游离肝脏，行胆囊切除术，切除、结扎和分开胆管、肝动脉和门静脉的右分支，同时避免损伤到左叶分支。手术平面位于肝中静脉的外侧，肝中静脉必须保持

完整，以便引流左叶内侧段 [168, 207]。

4. 右侧三段切除术

整个右叶和左叶内侧段通过肝门切除取出，结扎右叶血管到内侧段的血管。在该切除术中切除肝右静脉和肝中静脉。切除线位于镰状韧带的右侧，确保门静脉的上行部分保留。对于年龄较小的患者，这种广泛的切除虽然相对安全，但在 65 岁以上的患者中应谨慎使用，因为相关的手术死亡率为 30.7% [160]。

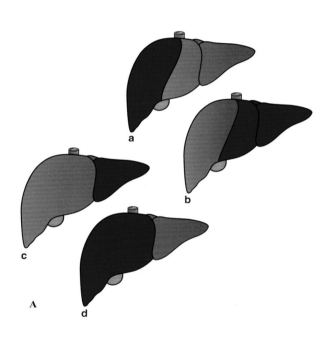

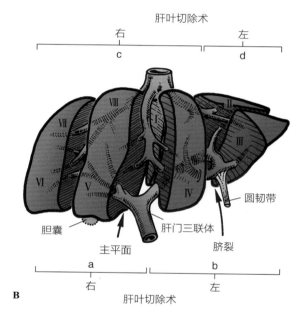

▲ 图 91-18　肝脏切除术种类

A. 传统肝切除术：右肝叶切除术（a），左肝叶切除术（b），左外侧肝叶切除术（c），右侧三段切除术（d）。肝脏的前部（B）和下部（C）视图显示肝切除术每个主要形式切除的肝段。a、b、c 和 d 指的是 A 中的手术 [图 A 引自 Meyers WC，Jones RS：Textbook of Liver and Biliary Surgery. Philadelphia，JB Lippincott，1991，p 393；B 和 C 引自 Blumgart LH：Liver resection：Liver and biliary tumors. In Blumgart LH（ed）：Surgery of the Liver and Biliary Tract. Edinburgh，Churchill Livingstone，1988，pp 1251-1280]

5. 左肝切除术

在左肝叶切除术期间,将肝动脉的左叶分支结扎,在肺门分离。肝左静脉通常也被切除。尾状叶可以与左叶一起移除或留在原位。手术平面位于肝中静脉的左侧,必须保持肝中静脉完整以保证右叶的前段引流[168, 208]。

6. 左外侧段切除术

这种手术在技术上比其他形式的肝切除术更容易,因为通常不需要肝门切除术。手术平面位于脐裂的左侧,因此门静脉的上行部分保持完整。大部分肝左静脉可以切除,因为左叶的内侧段由肝中静脉引流。

7. 左侧三段切除

左侧三段切除术是一种技术上困难的手术,其中左叶的两肝段和右叶前段都被切除。需要保留肝右静脉以引流剩余的后段。

8. 右后段切除术

这个操作在技术上也很困难。切除右叶的后段,留下右肝静脉以引流前段[209]。

9. 微创肝切除术

腹腔镜手术首次在25年前进行。多年来,腹部腹腔镜检查仅限于胆囊切除术,但由于技术的进步,其作用已大大扩展,现在可用于多种适应证。在肝脏中使用微创手术也飙升。肝脏微创手术包括纯腹腔镜切除术、手辅助腹腔镜切除术、腹腔镜辅助开放切除术(混合)以及最近的机器人手术。现在有许多研究验证了腹腔镜在良性和恶性肝切除术中的应用[210-214]。腹腔镜辅助切除术通常可以缩短手术时间,减少失血,减少输血需求,缩短住院时间,并减少整体手术并发症和局部恶性肿瘤的复发。机器人手术是最新的微创技术,可能是最有前景的,通过提供更好的人体工程学、可视性和更多关节臂,使外科医师弥补传统腹腔镜检查的固有局限性。初步结果证明其在切除良性和恶性肝脏病变方面的可行性,然而,需要进一步的研究来验证相对于传统腹腔镜检查的结果以及长期的肿瘤学随访结果[215, 216]。

三、肝脏定向治疗

尽管肝切除和肝移植具有良好的5年生存率,

但超过80%的患者不是外科手术候选者,并且被认为无法切除[217]。肝脏定向疗法为这些患者提供了可行的治疗选择。目前最常用的技术是冷冻消融术、射频消融术和动脉内治疗术,包括经动脉化疗栓塞术和放射性栓塞术。

(一)冷冻治疗

冷冻治疗是指通过精确和快速冷却肿瘤和正常肝实质区域到零度以下极低温度,原位破坏肝脏肿瘤。通过液氮等冷却剂循环经过肿瘤核心,可以实现低至 −100℃。这种深度低温对组织的影响是通过间接和直接机制导致细胞破坏的。Ravikumar及其同事[218]已经很好地描述了冷冻治疗灭活效应的细节,主要涉及细胞内冰晶的形成,导致蛋白质变性和细胞膜破裂。间接地,零度以下的温度会导致微血管血栓形成和组织缺氧。如果使细胞缓慢解冻然后快速再冷冻,则会发生进一步损伤。临床研究表明,两次这样的冻融循环可能是组织破坏最佳所必需的。实施低温手术作为不可切除的肝转移患者的治疗选择,其基础是术中超声的发展和将冷却剂输送到肿瘤的设备的改进。

早期报道证明了通过冷冻治疗肝转移的可行性和安全性,而随访研究现在有助于确定这种方式的适应证[218]。手术切除的最重要的临床局限性通常是可以安全去除的病变数量,同时保留足够的肝实质,以避免术后肝衰竭。因此,冷冻治疗的主要适应证是由于肝硬化或双叶受累而不能切除的原发性或转移性病变,其肿瘤的数量或肿瘤部位会使切除术后肝功能是否足够存在风险[218]。对于结直肠转移,大多数具有足够冷冻治疗经验的中心将这种技术限制在6个或更少转移的患者(通常<肝脏体积的40%)和最大直径<6cm的肿瘤,并避免在肝门附近存在大的中央肿瘤。与其他形式的肝脏定向治疗相似,冷冻治疗可能对肝外转移性疾病患者几乎没有优势。操作技术目前涉及术中超声定位和监测冷冻探针放置到肿瘤中的位置[219]。此外,术中超声检查可以检测术前扫描未识别的肿瘤,对于监测冰球的冻结边缘至关重要。冷冻探头是真空绝缘装置,使超冷液氮循环通过探头尖端。3mm 钝性探针可形成长达4cm的冻结区域,8mm 套管点探

针可形成长达 6cm 的冻结区域。可以使用单个探针或探针组合来实现肿瘤的完全冷冻以及超出边缘 1cm 冷冻以确保完全冷冻消融。通过实时术中超声监测探针引入、冻融循环和探针提取的整个过程。据报道，主要并发症发生率为 10%～20%，死亡率低于 2%[218-220]。并发症可能包括出血、胆瘘、肝或膈下脓肿，以及更少见的肝衰竭、凝血病和心脏骤停[219-221]。几个中心现已报道无病生存率和失败模式。中位随访时间为 18～36 个月，大多数报道 5 年实际无病生存率为 15%～28%[219, 220]。

（二）射频消融

射频消融（RFA）是指对肿瘤进行直接加热（＞80℃），目的是实现细胞杀伤。RFA 的作用机制包括组织加热、蛋白质变性、水蒸气释放、机械组织破坏、细胞膜破裂和血管血栓形成[223]。

已经有几项研究证明了 RFA 在实现局部组织破坏方面的有效性，现在对于那些不能行手术的患者，它已成为肝脏定向治疗的一种可接受的手段[222, 224]。局限仍然是疾病进展到消融区的边缘以及治疗区域之外[225, 226]。

RFA 可在经皮、腹腔镜或术中完成。术中超声是术中病灶实时识别的必要工具，而标准横断面成像技术可能无法看到。RFA 的适应证包括原发性和转移性肝肿瘤、肾肿瘤、骨样骨瘤、疼痛性骨转移和肺肿瘤，以及在神经内分泌肿瘤手术切除的情况下辅助手术。并发症包括出血、气胸、胆道和血管损伤，以及针道播种[223, 227, 228]（图 91-19 和图 91-20）。

（三）化疗栓塞

化疗栓塞利用肝动脉是肿瘤病灶主要血供来源[229-231]。最初尝试肝动脉结扎使肝肿瘤暂时消退。由于结扎血管远端侧支血管的快速发展，效果是短暂的[232]。化疗栓塞是通过将导管放入肝动脉，然后局部输送化疗和血管闭塞剂。理论上双重注射效益高于单独使用任何一种方法获得的效果。除了栓塞剂引起的缺血性损伤外，血管闭塞导致化疗药物更加局限和长时间暴露[333, 234]。缺氧损伤也导致血管通透性增加，增加化疗药物浸润肿瘤[233]，最终对血管的细胞毒性刺激可能导致刺激性血管炎，导致进一步的闭塞和缺血[233]。虽然组合治疗的局部毒性增加，但药物在肝脏的首过效应可使全身毒性降至最低[235]。临床试验已证明在不可切除的原发

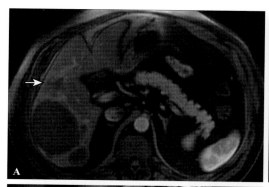

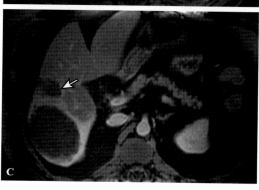

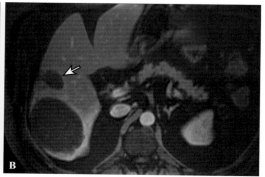

▲ 图 91-19　先前放射性栓塞的患者的结直肠转移行 RFA

A. T_1 加权 MR 图像显示肝右叶增强病灶（箭），其他无强化病灶符合先前的治疗。B. RFA 后图像显示坏死，表明良好反应（箭）。C. Post RFA T_1 加权 MR 图像显示一个薄的环形强化（箭），经常在治疗后看到并且是良性的，被认为代表纤维化

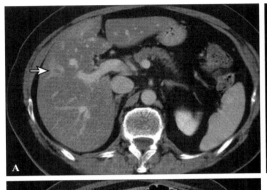

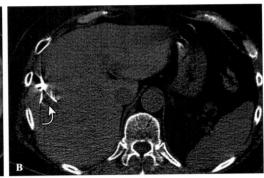

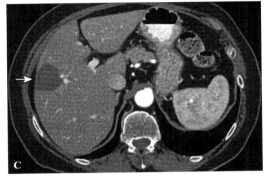

▲ 图 91-20　经皮 RFA 治疗转移
A. 增强 CT 显示环周强化小病灶符合转移（箭）。
B. 术中平扫 CT 显示病灶内的 RFA 尖（箭）。C. RFA
后 CT 图像显示病变大于原始病灶，但没有任何强
化，符合坏死和良好反应（箭），肿瘤反应的大小标
准可能在肝脏定向治疗中具有误导性，病灶无强化
应是主要的解释标准

性肝癌、转移性结直肠癌和神经内分泌肿瘤中化疗栓塞有显著和持续的反应。2002 年，两篇具有里程碑意义文章证明了化疗栓塞在中期肝癌患者中的生存优势。这些论文帮助建立治疗肝癌的化疗栓塞的全球"金标准"[236, 237]。2006 年，Takayasu 及其同事[238] 发表了 8510 例接受了栓塞治疗的肝癌患者的数据，发现了 1、3、5 和 7 年生存率分别为 82%、47%、26% 和 16%。总之，化疗栓塞的作用机制包括将化疗直接应用于肿瘤床及减少肿瘤的血液供应。它们可增加施用区域内化疗药物浓度，增加停留时间和降低全身毒性的累加效应。

栓塞是通过使用黏性液体完成的，如碘油[239-246]，或颗粒物质，如聚乙烯醇颗粒[247, 248]、胶原颗粒[249, 250]、淀粉微球[251-255] 或钢圈[256]。虽然这些药剂中一些有特殊属性，但他们没有直接比较。如已证明碘油优先被肝细胞癌细胞摄取。已用于该方法的化疗药包括氟尿嘧啶、氟尿苷、丝裂霉素 C、顺铂和多柔比星，这些药剂的独立相对有效性尚未确定。

化疗栓塞的并发症包括栓塞后综合征（疼痛、恶心、发热）、肝功能检查结果升高、肝梗死、脓肿形成、胆囊炎、肾脏和心脏衰竭以及死亡。在门

静脉血栓形成的情况下，接受化疗栓塞的患者肝梗死的可能性特别高。壶腹部功能不全（如胆道支架）患者或肝肠吻合术患者要特别关注肝脓肿的形成[257, 258]。

传统的影像学技术实际上可能不足以评估治疗的反应。尽管化疗栓塞后 1 个月内可见液化坏死变化，但在手术后 2～3 个月进行扫描可见肿瘤体积的最大缩小[250]。结直肠癌和肝癌的癌胚抗原和甲胎蛋白测定可用于临床随访。

化疗栓塞的目标是改善症状控制并增加无疾病生存和总体生存。化疗栓塞联合全身化疗可能比单独的任何一种方式产生更好的结果。预测治疗反应和存活的临床参数，如肿瘤血管分布和肝脏受累程度，可用于选择最有可能受益于局部化疗的患者。早期检测和转诊低体积肝病患者可能会改善预后（图 91-21）。

（四）联合化疗栓塞和射频消融

鉴于化疗栓塞和 RFA 作为单一治疗方式的有效性，最近热点在于将两者组合，试图进一步提高功效。两种组合应用的理论类似于手术肝蒂阻断，即削弱肿瘤血供（化疗栓塞）及同时应用热消融（RFA）。这些疗法联合的结果一直很有希望，无复

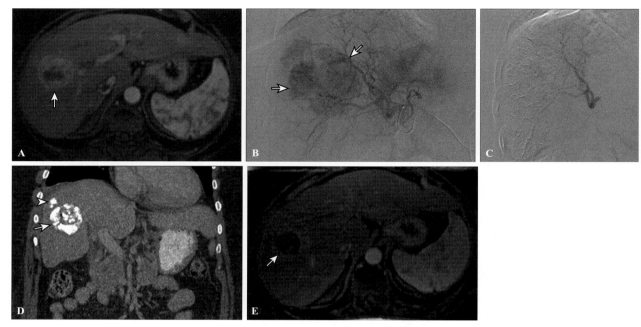

▲ 图 91-21　化疗栓塞在肝转移中的应用

A. T$_1$ 加权脂肪饱和的增强 MR 图像显示肝右叶增强病变（箭）。B 和 C. 术中血管造影显示两个病变中的肿瘤染色，在栓塞后消失（箭）。D. CT 扫描显示化疗栓塞后通常可见的高密度物质，代表大小病灶中的碘油（箭，箭头），这不应与增强相混淆。E. 增强 T$_1$ 加权脂肪饱和 MR 图像显示肿瘤坏死无强化（箭）

发时间为 12.5 个月，肿瘤标志物改善超过 70%，超过 90% 的肿瘤完全坏死[259]。

（五）放射性栓塞

放射性栓塞代表了肝脏恶性肿瘤的新型经动脉治疗技术。定义为通过栓塞技术动脉内应用放射性治疗。该技术利用了肝脏肿瘤由肝动脉供血。放射性栓塞使放射微粒的优先输送给肿瘤，同时栓塞供血动脉[260]。

尽管有一些关于铼（Re）和钬（Ho）微球使用的初步病例报道，但临床上最常见的放射性栓子微球是 ^{90}Y。^{90}Y 是 β 发射体，半衰期为 64.2h。微球由玻璃或树脂作为栓塞载体携带，范围在 20～60μm。它们优先通过多血管进入肿瘤，在那里发挥局部辐射作用。这种放射性栓塞技术允许对肝组织施用高吸收剂量（＞300Gy）。该剂量不能全身耐受，但经动脉给药允许这种水平的辐射。通过经皮选择性经肝动脉给药，微球进入整个肝脏、叶、段或亚段[261-263]。已经研究在肝脏的原发性和继发转移性肿瘤中使用 ^{90}Y 微球。对于肝癌，已证明放射性栓塞是安全有效的，并且可降期进行切

除和肝移植。据报道，奥田 I 期的肝癌患者存活时间约为 700 天。在肝脏转移性疾病的患者中，对标准的多药物化疗无效时，其生存率为 7～10 个月[263-271]。Sato 和同事[272]研究了无法切除的化疗难治性肝转移患者的放射性栓塞，他们几乎没有其他治疗方案，发现 87% 的病变表现出停止或逆转进展。Salem 及其同事[273]发表了 463 例肝细胞癌患者的经验，发现与化疗栓塞相比，放射性栓塞的病程进展时间更长，毒性更小。这些有希望的数据正迅速使一些机构选择放射性栓塞作为肝脏治疗方法（图 91-22）。

（六）肝脏术后影像学表现

CT 和 MRI 是肝脏术后评估的首选方法[274]。术后肝脏的表现取决于切除的肝段、进行的手术、肝再生的程度以及是否存在术后并发症及其性质。术后基线扫描对于未来复发性肝脏恶性疾病的评估至关重要[274]。

切除右叶后，出现左叶肥大伴圆韧带和镰状韧带向右移位（图 91-23）。尾状叶也大幅增大，伴门静脉向后移位，使肝门背侧暴露于右肾筋膜的前

方。其他常见的表现包括结肠和小肠向肝脏窝的移位、右肾的升高、下腔静脉的后移，以及剩余肝脏的椭圆形扩大[275]。

左肝叶切除术后，右叶增大成圆形，肝门和门静脉向左移位，右肾向下移位。胃或结肠占据左肝窝[275]。

部分肝切除术常伴有切除面附近的一小部分低密度区，这是由于脂肪浸润、纤维组织和充满胆汁

色素的肝细胞，可能代表局部创伤的后遗症[274-276]。这些变化是暂时的，必须与脓肿和血肿区别开来。在 CT 扫描可以看到肝实质肥大是肝实质轮廓渐进变化，需要 6 个月～1 年[275]。

大网膜通常会向上移动到手术部位，以提供天然的"包裹"材料，有助于减少术后并发症的发生频率（图 91-23）。网膜中的脂肪可以类似低密度肿块，因此掌握手术技术的知识有助于识别[277]。在

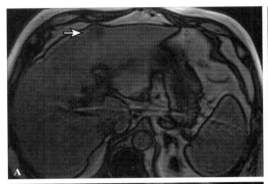
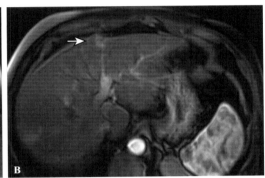
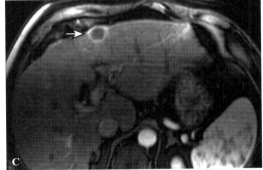

▲ 图 91-22 使用放射性栓塞治疗小肝癌
A. 化学位移 MR 图像显示反相位（箭）上的信号强度减低，与脂肪一致。B. 增强 T_1 加权脂肪抑制 MR 图像显示病变动脉期强化（箭），该病变还可见造影剂流出，符合肝细胞癌。C. 放射性栓塞后，图像显示坏死，符合良好的治疗反应，以及边缘强化，符合术后纤维化的良性改变（箭）

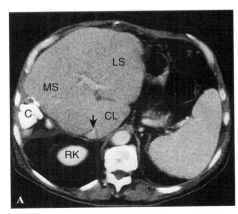
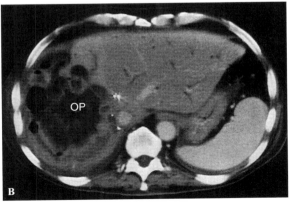

▲ 图 91-23 术后肝脏的 CT 表现
A. 右肝叶切除术后的典型 CT 表现。左叶的内侧段（MS）和外侧段（LS）和尾叶（CL）肥大。可以看到右肾（RK）升高，下腔静脉后移（箭）和结肠（C）向肝窝移位。B. 该患者进行了肝三叶切除术，沿肝叶的剩余外侧段的外面可见大网膜（OP）。患者肿瘤复发，导致肝内胆管扩张

术后早期，网膜包裹和切除边缘之间可能存在暂时的积液。这种液体沿肝脏边缘走行，可以与局灶性积液区别，如胆汁瘤或脓肿[274]。当 CT 受外科夹引起的条纹伪影限制或由于禁忌证无法静脉内给含碘造影剂时，MR 特别有用。再生肝脏具有与正常肝脏相同的信号强度。化疗后可见肝实质信号的弥漫不均匀性，可能与脂肪浸润或血管损伤有关。这些不规则、边界不清的区域与复发性肿瘤相反，复发性肿瘤通常在 T$_2$ 加权图像上有更锐利边缘的高信号强度区域[278]。基于高铁血红蛋白的信号强度，MR 可能有助于区分术后血肿与其他局限性积液[279]。

大多数肝脏再生发生在 6 个月内，但这个过程可能需要 1 年以上。

四、并发症

肝脏手术引起的并发症与其他腹部手术相似：脓肿、出血、血肿，以及胸腔积液[280]。由于手术的性质及切断胆管和血管结构，所以胆汁瘤和血肿相当常见。25%～30% 的肝脏手术发生并发症，CT 是最佳诊断和非手术治疗的方法[274, 281, 282]。可能需要肝胆闪烁扫描（图 91-24）和多普勒超声明确胆道和血管并发症。

（一）肝脏术后影像学表现

肝脏定向治疗后的肝脏成像对于评估治疗反应至关重要。该成像最好用 CT 或 MRI 进行。肝脏的正常治疗后表现可能容易令人混淆。所以了解肝脏肿瘤治疗后表现对于区分正常术后改变与肿瘤残留和复发至关重要。

根据 WHO 或 RECIST 标准（实体肿瘤反应评估标准），通过尺寸减小来评估肿瘤反应的常规评估方法通常不能准确预测反应。虽然随着时间的推移，治疗后肝脏病灶尺寸减小，但早期扫描大小通常会增加，不应视为疾病进展[283-285]。治疗后中期，在 2～3 个月内进行的扫描通常开始显示最显著的肿瘤体积减小[283-285]。对化疗栓塞、射频消融和任何肝脏定向治疗的积极反应的标志是增强扫描上无强化。这种无强化与肿瘤坏死相关，并且可以在治疗后不久（不到 1 个月）的成像中看到。有时

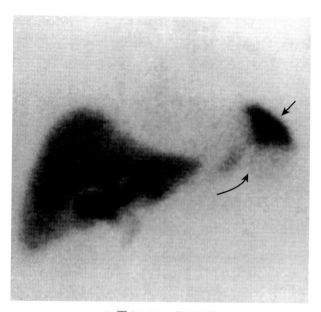

▲ 图 91-24　术后胆漏
左叶占位局部切除后出现胆漏。二异丙基亚氨基二乙酸增强肝胆扫描显示含同位素的胆汁（弯箭）渗漏至左膈下间隙（直箭）

可以观察到正常的、薄的外周强化边缘，其不代表残留的肿瘤，但可能与炎症或纤维化反应有关。结节样外周强化区域或厚的环状强化区域应被视为可疑的残余或复发性恶性疾病[286]。事实上，改良的 RECIST 标准包括仅测量肿瘤强化部分的最长径，而不是坏死部分，评估残余肿瘤[287]。此外，应对整个病变进行全面增强评估，以确定是否有显著强化。由于增强是肿瘤反应的主要决定因素之一，因此对于接受化疗栓塞进行增强 CT 或 MR 检查的患者预先行平扫成像非常重要。在平扫图像上，病灶通常是高密度。这不应该与钙化混淆，它实际上代表了化疗栓塞剂的密度（图 91-21D）。如果没有平扫图像，这一表现可能会与强化混淆。此外，化疗栓塞可引起邻近正常肝实质的变化，导致代表缺血或梗死区域的低密度区域[288]。

冷冻治疗后肝脏表现与其他疗法略有不同。因为冷冻区通常大于原始病变，所以治疗后的低密度灶通常明显更大。这些病变可呈圆形、椭圆形或楔形。它们也可以包含空气和出血灶。与其他肝脏定向疗法一样，可以看到薄的周围边缘强化[289]。

最新的肝脏定向治疗，^{90}Y 微球放射治疗，可以引起一些独特的术后影像学改变[290]。与其他疗

法一样，无强化反映了阳性反应，符合肿瘤坏死（图 91-25）。病变大小最初可以保持不变甚至可以略微增大，但是病变体积通常在随后的影像中减小。同样，无强化提示坏死，是阳性反应的标志，放射栓塞的这种变化比其他技术更慢。在这种情况下，扩散加权 MRI 有时可以在影像上见到坏死之前预测良好的反应[291]（图 91-26）。尽管实体肿瘤显示细胞增加和扩散受限，但治疗后包含坏死组织的病变，细胞膜完整性受损，细胞活性降低。这将导致扩散受限程度减低，并且早于在 MR 上看到的强化减少和坏死。因此，扩散加权 MR 有时可以在 MR 上出现坏死标志之前预测良好的反应，这可以是影像科医师的 MR 检查中的宝贵工具。与其他肝脏定向治疗一样，病变周围会出现一层薄的环形强化，不应被解释为活性肿瘤，而可能代表炎症或纤维组织。

在相邻的无肿瘤肝实质内，可发生密度改变[292]，这些区域通常表现为低信号或低密度，表现明显且不均匀。这些密度变化可能与肿瘤混淆，但它们通常不会强化。认为这代表辐射暴露引起的周围水肿、充血和微梗死。已经发现这些低密度区域在更低的辐射剂量下更加不均匀，在更高剂量下更加弥漫。这些变化往往会在之后的扫描中消失（4 个月），这表明它们是可逆的[293]。可发生更多慢性表现：被膜回缩、实质增强和肝纤维化，认为是由于对肝实质的辐射效应引起的（图 91-27）。钇放射性栓塞也有肝外作用，如对胆管树、肝血管、胆囊、十二指肠和胃引起放射性缺血和坏死（图 91-28）。胆道后遗症可包括胆道坏死，导致狭窄和胆汁瘤及胆囊炎[294, 295]。

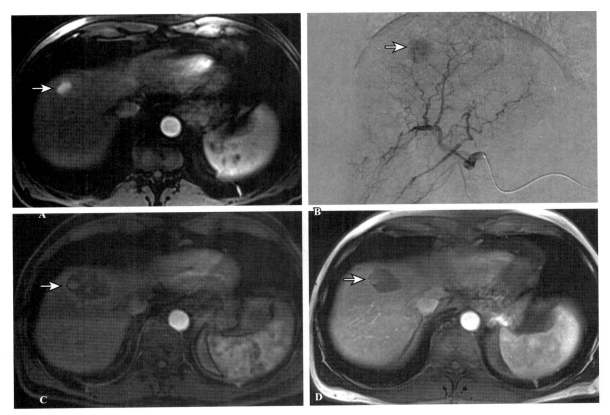

▲ 图 91-25 钇治疗对肝细胞癌的影响

A. T$_1$ 加权增强 MR 图像显示小的强化的肝细胞癌（箭）。B. 放射性栓塞显示肿瘤染色（箭）。C. 放射栓塞后的图像显示病变增大且强化最小（箭），放射性栓塞的完全效果可能比其他肝脏定向治疗需要更长的时间。D. 随访 MRI 显示完全不强化，符合肿瘤坏死（箭）

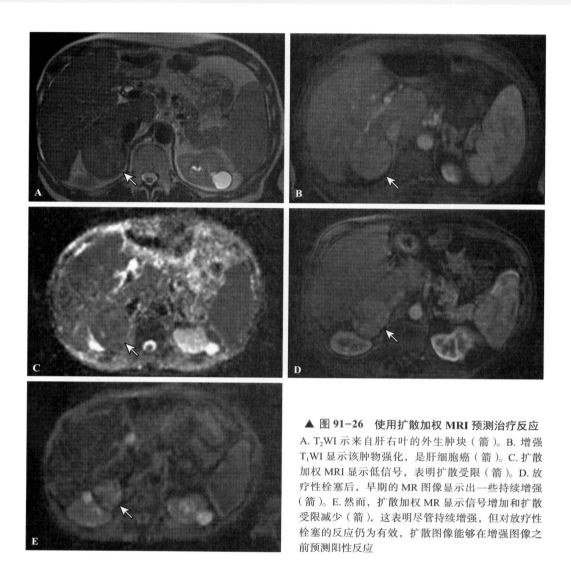

▲ 图 91-26 使用扩散加权 MRI 预测治疗反应
A. T₂WI 示来自肝右叶的外生肿块（箭）。B. 增强 T₁WI 显示该肿物强化，是肝细胞癌（箭）。C. 扩散加权 MRI 显示低信号，表明扩散受限（箭）。D. 放疗性栓塞后，早期的 MR 图像显示出一些持续增强（箭）。E. 然而，扩散加权 MR 显示信号增加和扩散受限减少（箭），这表明尽管持续增强，但对放疗性栓塞的反应仍为有效，扩散图像能够在增强图像之前预测阳性反应

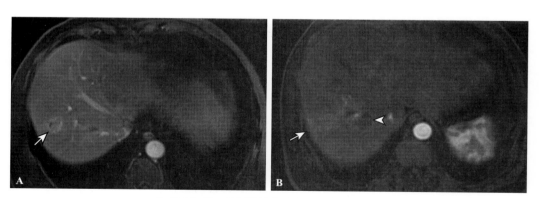

▲ 图 91-27 放射性栓塞对邻近肝实质的影响
A. MR 图像显示小的强化肝细胞癌（箭）。B. 密切随访治疗后图像显示血管分布区中相邻实质的不明确强化（箭），提示血管周围水肿和炎症，偶然发现一血管瘤（箭头）

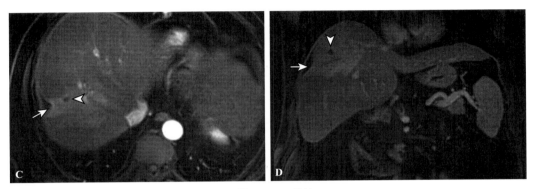

▲ 图 91-27 （续）

C 和 D. 随访 MR 图像显示病灶变小，无强化，表明治疗反应良好（箭头），相邻的肝实质延迟强化伴肝被膜回缩（箭），表明辐射引起的肝纤维化

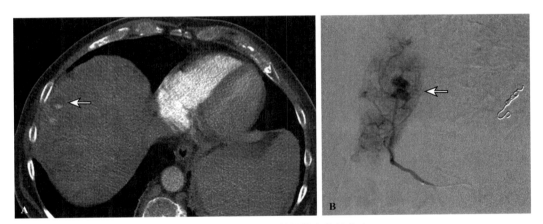

▲ 图 91-28 放射性栓塞的并发症

A. 放射性栓塞后的患者胸部增强 CT 显示造影剂池，提示假性动脉瘤（箭）。B. 血管造影明确了几个小的假性动脉瘤（箭），这认为是辐射诱导的，最终成功栓塞

第 92 章　肝移植影像

Liver Transplantation Imaging

Lauren F. Alexander　Mark D. Little　Rupan Sanyal **著**

秦岫波 **译**　崔湧 **校**

原位肝移植（orthotopic liver transplantation，OLT）是终末期肝病唯一确定的治疗方法。在美国，每年约有 6000 例肝移植。缺乏供者仍然是肝移植的一个巨大挑战。在 2009 年肝移植等待名单上的 15 641 名患者中，有 2396 名患者在等待移植时死亡。第一例人类肝脏移植于 1963 年由 Thomas Starzl 完成。在接下来的几十年中，肝移植患者的手术技术和管理显著改善。丰富的肝移植经验使目前 1 年、3 年和 5 年生存率分别为 87%、78% 和 73%。供体移植后 6 周内早期移植失败率已从 1998 年的 6.9% 下降到 2009 年的 3.0%[1]。

1987 年，美国国会通过了"国家器官移植法"，它建立了器官获得和移植网络（Organ Procurement and Transplantation Network，OPTN）和移植受体科学登记。OPTN 链接了所有参与器官捐赠和移植系统的专业人员。联合器官共享网络（United Network for Organ Sharing，UNOS）是 OPTN 承包商，负责协调国家的移植系统。UNOS 维护国家器官移植等候名单，提高器官捐赠意识，制定移植政策和标准，并监督成员的遵守情况。

一、肝移植的适应证

OLT 的适应证见表 92-1。

（一）丙型肝炎

由丙型肝炎病毒感染引起的慢性肝病是肝移植的主要原因。不幸的是，普遍存在丙型肝炎病毒再感染同种异体移植物。与非移植人群相比，再感染将更快进展为肝纤维化和肝硬化。移植后 5～10 年内，25% 的受者发生肝硬化[2]。丙型肝炎患者（45%）10 年时的移植失败率高于所有死亡捐献者的移植失败率（51.3%）。

（二）酒精性肝病

接受肝移植治疗的酒精性肝病患者的结果与非酒精性疾病接受移植的患者相似。然而，研究表明，10%～15% 接受酒精性肝病移植的患者恢复大量饮酒，这可能会损害移植肝。UNOS 建议在移植前至少 6 个月禁酒（6 个月规则）。这有效地排除了急性酒精性肝炎患者接受移植[3]。

（三）恶性疾病

在肝硬化发生的肝细胞癌（hepatocellular carcinoma，HCC）是移植的常见指征。胆管癌、血管内皮瘤和肝母细胞瘤是更罕见的移植适应证。

表 92-1　美国原位肝移植的适应证（2009 年）

疾病原发病因	百分比（%）
丙肝	25.6
恶性疾病	18.7
酒精性肝病	17.4
胆汁淤积症	7.9
暴发性肝衰竭	4.3
代谢性肝病	2.5
其他（非酒精性脂肪性肝炎最常见）	23.6

（四）非酒精性脂肪肝病

非酒精性脂肪肝代表由于三酰甘油沉积在肝细胞的一系列肝脏疾病，包括良性脂肪变性到非酒精性脂肪性肝炎（NASH）、纤维化和肝硬化。由于肥胖流行的增加，非酒精性脂肪肝和 NASH 在美国人群中的患病率分别为 30% 和 12%。在过去的十年中，NASH 作为一种肝移植适应证出现快速增长[4]，它是目前移植的第三大常见原因。2009 年，NASH 作为主要适应证行肝移植占 8.5%，而 2001 年为 1%[5]。这些数字可能低估了 NASH 的真实发病率，因为潜在的脂肪变性经常在肝硬化出现后消失。大量作为移植指征的隐源性肝硬化患者可能患有 NASH[5]。

（五）胆汁性肝病

原发性胆汁性肝硬化和原发性硬化性胆管炎是成人中最常见的胆汁淤积性疾病，肝移植是进展为终末期疾病的患者的最佳选择。胆汁淤积性疾病的肝移植比许多其他适应证存活率更高。胆道闭锁、囊性纤维化和 Alagille 综合征是可以通过移植治疗的儿童胆汁淤积情况[6]。

（六）暴发性肝衰竭

暴发性肝衰竭的特征是肝细胞突然大量坏死，并且有非常高的患者死亡率。肝移植是最明确的急性肝衰竭治疗。病毒性肝炎和药物毒性（包括对乙酰氨基酚）是常见原因[7]。

（七）代谢疾病

Wilson 病、遗传性血色素沉着病和 α_1- 抗胰蛋白酶缺乏症是导致不可逆肝损伤的代谢疾病。

二、肝移植的患者评估

（一）肝移植名单和时间

肝移植的供需情况导致大量患者等候少量可获得器官。在 2002 年之前，患者按先到先得的原则接受移植手术。然而，最迫切需要移植的患者并不总是排在第一位，而且等待名单上的死亡人数增加了。肝移植的最佳时机应该是：患者的疾病必须严重到需要移植但不至于无法承受移植。不应允许并发症（如 HCC）进展太过以致移植物或患者的存活受到影响。MELD 评分和米兰标准用于评估移植的需要。

（二）终末期肝病评分模型（MELD）

MELD 评分是慢性肝病患者短期死亡率的预测指标。它根据血清肌酐浓度、国际标准化比值和胆红素浓度计算。自 2002 年以来，UNOS 已使用 MELD 评分来评估肝移植需求的紧急度。高 MELD 分数的患者更迫切需要移植，无论其何时登记都会被列入名单中更高的位置。

（三）肝细胞癌和肝移植

HCC 通常出现在肝硬化肝脏中，尤其是在乙型和丙型肝炎患者中。肝移植可以潜在地治疗肝脏疾病以及 HCC。选择行肝移植的 HCC 患者很复杂。接受移植的晚期 HCC 患者显示疾病复发和生存率低[8]。由于供肝缺乏，不建议进行晚期 HCC 患者的移植，稀少器官应用于更有可能从移植中获益的患者。

有资格进行肝移植的 HCC 患者肝合成功能不必太差（或高 MELD 评分）。因为在等待这些患者肝功能恶化到足以有资格进行移植时，潜在的 HCC 可能会发展，由于存在 HCC 复发的风险使得患者不再是移植的良好候选者。

为了解决这个问题，UNOS/OPTN 不允许根据米兰标准对晚期 HCC 患者移植，并且对局限 HCC 的患者提供例外点（基于一定标准）以获得肝移植的额外优先权。

（四）米兰标准

米兰标准（表 92-2）用于鉴定肿瘤负荷足够小，在肝移植后可获得良好结果的 HCC 患者。米兰标准规定，移植的患者应为单个肿瘤 ≤ 5cm 或 3 个肿瘤均 ≤ 3cm，无大血管侵犯和无转移。不符合米兰标准的患者不是合格的肝移植候选人。一些作者认为米兰标准过于严格，更自由的肿瘤标准也可获得可接受的结果（如加州大学旧金山分校的标准）[9]。

（五）肝细胞癌的 MELD 例外点

对于符合米兰标准的患者，UNOS/OPTN 给予 T_2 期 HCC 例外点（一个肿瘤 ≥ 2cm 且 ≤ 5cm 或 2～3 个肿瘤 ≥ 1cm 且 ≤ 3cm）。使这些患者在疾病过程中更早地进行移植，在移植后实现更好的长期存活。目标是防止患者达到超过米兰标准的 HCC 肿瘤负荷，否则要将患者从移植等待名单中移除。

三、术前影像学

术前成像的主要目的是为外科医师提供手术计划和进行肝移植所需的必要信息，并排除不可行手术或手术无益的患者。术前放射学评估用于检测 HCC 或其他恶性疾病，以确定其大小和门静脉及肠系膜上静脉通畅性，评估肝动脉血供，并评估门体分流术和静脉曲张的位置。

（一）除外肝细胞癌

等待肝移植的患者行增强计算机断层扫描（CT）或磁共振成像（MRI）筛查 HCC。超声用于常规肝硬化患者的 HCC 筛查，但考虑移植的患者通常接受 CT 或 MRI 检查。使用含晚期动脉、门静脉和延迟期的多时相技术。HCC 从肝动脉获得血供，在动脉期显示高强化。它们在门静脉期和延迟期洗脱或对相对肝实质低强化。在门静脉期或延迟期可能见到强化的边缘或"假包膜"（图 92-1）。发现的所有肝脏病灶由 OPTN 分类系统分类。记录 HCC 的数量和每个大小以及是否存在血管侵犯或转移灶（图 92-2）。

（二）肝硬化影像发现结节的 OPTN 分类系统

OPTN/UNOS 对肝硬化肝脏结节分类为 HCC 有严格的影像学标准。只认为 5 级结节符合 HCC 的影像学标准，并且可能有资格获得自动例外，具体取决于分期（表 92-2）。

（三）门静脉评估

可以通过多普勒超声、CT 或 MRI 评估门静脉系统。肝外门静脉血栓形成或静脉纤细患者的肝移

表 92-2　OPTN 5 类结节的描述，其被认为是肝细胞癌的例外点

类　别	大　小	
5A	≥ 1cm 但 < 2cm	动脉期强化增加、洗脱和假包膜
5A-g	与 5A 相同	动脉期强化增加及 6 个月内生长增加 50%
5B	≥ 2cm 但 ≤ 5cm	动脉期强化增加和洗脱或假包膜或 6 个月内生长增加 50%
5T	既往 HCC 局部区域治疗	任何残余病灶或先前 UNOS 5 类病灶的灌注缺损
5X	> 5cm	符合 HCC 的标准但在超过 T_2 期且不符合例外点条件

HCC. 肝细胞癌；OPTN. 器官采购和移植网络；UNOS. 联合器官共享网络

植很难，有时则不可能。肝外门静脉的正常直径为 8～12mm。肝外门静脉直径通常需要至少 4～5mm 才能成功进行门静脉吻合术。在多普勒检查中，门静脉血栓形成通常描述为门静脉内回声性物质。应明确血栓的范围，要评估全肝外门静脉和肠系膜上静脉。尽管过去广泛门静脉血栓被认为是 OLT 的禁忌证，但许多患者可以通过改良的手术技术成功进行肝移植。在这些患者中，评估肠系膜上静脉至关重要。如果肠系膜上静脉通畅，从肠系膜上静脉到门静脉放置搭桥血管或静脉短路血管是一种可行的选择[10]，也应评估肝静脉和下腔静脉（IVC）通畅性。

（四）肝动脉评估

术前评估受者肝动脉供血对于确保足够的肝动脉血流流入移植肝脏非常重要。可以通过术前超声、CT 或 MRI 评估动脉通畅。肝动脉流入不足通常是由于弓形韧带压迫腹腔干或动脉粥样硬化引起。在弓状韧带压迫的患者中，单纯分开韧带可改善血流。由动脉粥样硬化引起的动脉血供受损通常需要建立腹腔干上或肾下主动脉 - 肝动脉旁路移植物。

（五）门体分流术及静脉曲张评价

CT 和 MRI 可以精确定位可能遇到的手术性和自发的门体分流和静脉曲张。在肝硬化患者中，通常会行门体分流术以减轻门静脉高压和静脉曲张，

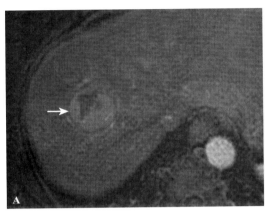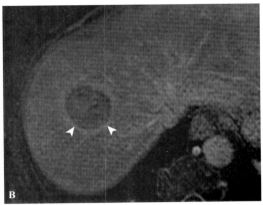

▲ 图 92-1 移植前评估中发现的 HCC

A. 增强 MRI 的动脉期显示右肝病灶强化（箭）。B. 延迟图像显示肿瘤见造影剂流出，可见外周假包膜（箭头）

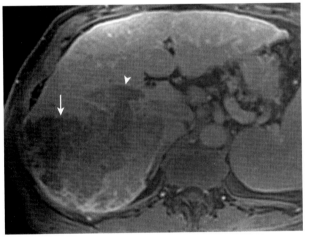

▲ 图 92-2 浸润性肝细胞癌伴门静脉侵犯

静脉期 MR 图像显示一个大的浸润性 HCC（箭），侵入门静脉（箭头）。大体积和门静脉侵犯将该患者排除在肝移植之外（米兰标准）

以减少胃肠道出血的机会。当进行移植时，这些外科门体分流通常被结扎，因此同种异体移植物的门静脉血流不会受损。同样，静脉曲张的存在和位置对外科医师也有帮助。发现的曲张静脉可以结扎。或者，外科医师可以选择避免曲张静脉，而非结扎，从而减少出血并发症的可能性。

四、局部过渡性治疗肝细胞癌

局部治疗用于治疗移植等候名单上患者的 HCC。它们用作过渡性治疗手段，其主要目标是减少肿瘤进展，使患者在等候名单上时间更长。尽管过渡性治疗手段被广泛使用，但尚不清楚它们是否能有效地使患者维持在名单上或改善无病生存率[11, 12]。

影像引导经导管向 HCC 供血血管输注治疗药物是一种常用的过渡性疗法，它使肿瘤内治疗药物更集中。常规经导管动脉化疗栓塞包括动脉内输注药物，如阿霉素或顺铂，有或无黏性乳状液，然后用可吸收明胶海绵颗粒或其他栓塞剂栓塞血管。最近的进展包括使用药物洗脱微球缓释药物。通过经导管输注涂有 ^{90}Y（一种 β 粒子发射同位素）的微球进入供血血管的放射栓塞，可以向肿瘤输送高能量，低穿透性的放射线。

局部消融是小型 HCC（单个或少数）的常用过渡性疗法，可经皮或腹腔镜进行。可以使用多种消融技术，包括射频消融、微波消融、冷冻消融和乙醇注射。对于肝功能良好的患者，单发 HCC 的手术切除也可作为过渡性治疗[13]。

五、手术技术

OLT 手术的主要步骤包括供体肝切除术、受体肝切除术、止血术和血管吻合术，然后进行胆道吻合术。腔静脉吻合术是第一次进行的血管吻合术。标准式和背驮式是进行腔静脉吻合术的不同方法（图 92-3 和图 92-4）。在标准式中，一起移除受者的肝后 IVC 与受者的肝脏。然后分别在肝脏上方和下方行供体和受体 IVC 端 - 端吻合。在较新的背驮式技术中，受者的 IVC 不会与受者的肝脏一起

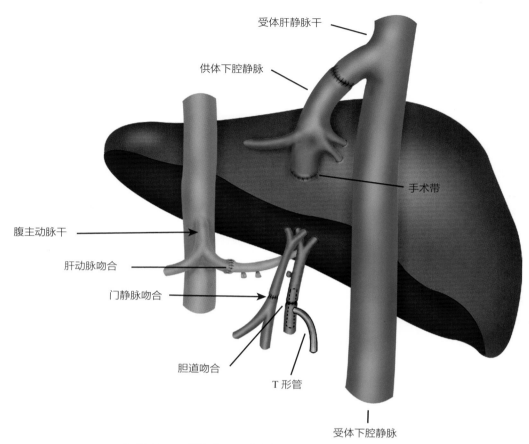

▲ 图 92-3　背驮式 IVC 吻合技术的 OLT 外科解剖示意图

供体的肝下腔静脉（IVC）吻合到受体肝静脉的汇合口。在供体肝动脉的胃十二指肠动脉发出附近与受体肝动脉的肝动脉端 - 端吻合，供体肝动脉在腹腔干的水平采集并带一片主动脉。可见门静脉端 - 端吻合和 T 形管上方胆管 - 胆管端 - 端吻合

移除。供体的肝上 IVC 与受体肝静脉的共同开口吻合。背驮式的主要优点是它可以保留腔静脉血流并减少手术过程中的血流动力学不稳定[14]。

在腔静脉吻合术后进行门静脉和肝动脉吻合术。门静脉吻合术是端端吻合。动脉吻合术通常使用 Carrel patch 法进行。在该操作中在供体腹腔干水平采集带有一片主动脉的肝动脉。然后将主动脉片与受体肝动脉在胃十二指肠动脉发出附近吻合。

胆道吻合术通常是端 - 端胆总管吻合造口术。患胆管疾病的受体进行胆肠吻合术（胆总管空肠吻合术）。传统上，胆管吻合术用 T 形管引流，但一些机构现在已经不对已故供体肝移植中常规使用 T 形管引流[15]。放置 T 形管可以监测胆管输出，支持吻合术，并可行胆管造影。除了长期存在经皮管引流起的患者不适之外，T 形管的主要限制是在其移除后出现的胆漏。

捐献器官的短缺，尤其是在等待肝移植的儿童，推动了小尺寸，劈肝手术和与生存相关的供体移植技术的发展。这些技术增加了供体器官对年轻受体的供应。缩小的肝脏移植使用一部分肝脏作为移植物，但是供体器官的使用效率低下。劈肝肝移植是整个肝脏用于两个受体的移植，是增加儿童和成人使用有限供体器官的有吸引力的方法[16]。活体相关供体移植使用供体一部分肝脏。外侧段可成功用于患有终末期肝病的小体型或儿科患者。成人活体供肝移植需要较大的移植物，多家移植中心已成功进行全右肝叶移植[17]。

六、活体捐献肝移植

可供肝脏移植的尸体捐献者人数已数年保持不变。由于数千名患者在等候名单上，活体肝脏移

植（LDLT）可以成为这些患者的解决方案。然而，LDLT 需要平衡供体的风险与受体的获益，并且在美国尚未普及。2009 年美国仅进行 219 例 LDLTs，可能是由于供体发病率和死亡率的风险[1]。LDLT 在死亡捐献者稀缺的国家更流行。

　　LDLT 最初是在 20 世纪 90 年代针对患有终末期肝病的小体型或儿科患者进行。芝加哥大学用左叶或外侧段进行手术[18]。尽管这些技术是在成年受体中尝试，但较小的左肝叶对大多数成年患者提供的肝脏体积不足。Yamaoka 及其同事于 1993 年报道了第一次成人至成人右肝叶移植[19]。1997 年，美国首次成功进行了右肝叶移植手术[20]。

　　除了增加潜在捐助者的数量外，LDLT 还有其他一些优势。患者可以在不等待死亡供体器官的情况下及时进行移植。这可能会给 LDLT 带来生存受益，与死亡供体移植相比，LDLT 的生存受益显示更高[21]。可以对经常危重的潜在接受者进行详细的术前评估和临床管理。最后，活体供体移植物来自已经过广泛筛查疾病的健康供体。尽管有这些

优点，但 LDLT 存在独特的风险。在美国，捐赠者死亡的风险为 1.7/1000。2.8% 的捐赠者可以看到 Clavien 3 级或 4 级并发症[22]。

（一）影像评估潜在活体肝脏供体

　　潜在活肝供体的理想筛查方式可准确评估肝实质，提供部分肝脏体积评估数据，并在部分肝切除术前显示肝内和肝外血管解剖[23]。MRI 用于显示血管变异、肝脏量，以及可能妨碍右肝叶捐赠的脂肪浸润。可以进行常规或肝细胞特异性造影剂增强 MRI 以显示胆道解剖[24-27]。肝细胞和胆特异性造影剂［如钆贝酸葡胺、钆塞酸二钠（Gd-EOB-DTPA）、锰福地吡］不仅可行动态增强扫描，而且还通过功能性肝细胞特异性吸收并排泄到胆管中。这样可以很好地显示胆道解剖结构[28]。

　　多排 CT 的精确空间分辨率使其成为活体捐献者术前评估最广泛使用的方式[24, 29]。快速扫描使团注时间更加关键，测试团注或自动触发对于增强期间在肝脏动脉峰值获取图像至关重要。在门静脉

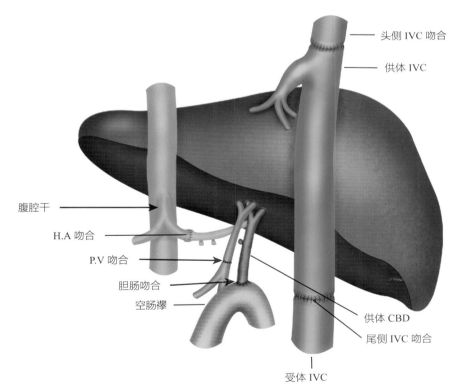

▲ 图 92-4　标准的端 - 端 IVC 吻合术 OLT 的外科解剖示意图
供体和受体下腔静脉（IVC）之间的端 - 端吻合术分别在肝脏的头侧和尾侧进行，还显示了胆总管空肠吻合术
CBD. 胆总管；H.A. 肝动脉；P.V. 门静脉

（"肝"）期获得 2.5mm 层厚图像，从而可显示门静脉和肝静脉解剖结构。应仔细审查源图像和重建图像。体积重组图像有助于显示全局解剖结构，但许多放射科医师严重依赖于厚层最大密度图像。

（二）肝实质评估

潜在的右叶移植物的大小是移植物活力的决定因素。需要足够大的右叶以防止"小尺寸"综合征，移植肝脏量不足可能导致同种异体移植功能不全、移植失败或受体死亡[30]。小移植物也更容易因门静脉压力增加而出现肝窦损伤[31]。评估肝量充足的几种方法已用于移植。移植物重量 / 受体标准肝脏体积比＜ 40% 或移植物与受体重量比＜ 85% 与不良预后相关[30, 32]。MRI 和 CT 均可用于准确计算潜在供体的肝脏体积分数。

平扫 CT 或同相 / 反相 MRI 也用于检测潜在供体移植物的脂肪浸润[23]。已充分证明脂肪变性增加了移植物功能障碍的可能性并降低了肝再生功能[33-35]。一些中心仍常规进行肝脏供体活检以更好地量化脂肪变性。

（三）血管评估

众所周知肝外血管解剖结构的变化（如左或右肝动脉被替换）常见，并且通过 CT 血管造影容易证明。多排螺旋 CT 对预期的右肝供体评估的独特贡献是它能够检测可能穿过肝切除平面的变异动脉和静脉解剖结构[36, 37]。尽管可以采用多种技术获得足够的肝脏质量（左侧供肝切除术、扩大右侧供肝

切除术），沿着 Cantlie 线——在肝中静脉外侧的相对无血管平面的传统右肝切除术，在大多数机构中是首选。肝门水平的实质解剖是通过超声检查。需要精确定义穿过该平面的血管结构，以防止无意的血管损伤和对移植物或剩余供体肝脏的缺血性损伤。

传统的肝动脉解剖结构中只有 55% 的患者可见固有肝动脉分为右肝和左肝分支。尽管在 CT 上很容易显示出许多变异，但供体移植物取回的关键考虑因素是Ⅳ段的血液供应。在肝脏供体切除术期间，由右肝动脉发出的肝中动脉分支将被破坏。在移植物取出期间无意结扎该分支可能导致剩余供体内侧节段的胆管缺血性损伤。可能影响供体选择的其他显著血管变异包括右肝短动脉、肝固有动脉分出胃十二指肠动脉、右肝动脉和左肝动脉，以及在十二指肠动脉之前发出的右肝动脉或左肝动脉。尽管动脉重建在技术上要求更高，但受体的肝动脉置换并不是移植的绝对禁忌证。最后，动脉粥样硬化性疾病或中位弓状韧带导致受体腹主动脉干狭窄可能导致移植物梗死和胆道并发症[23]。从第二门静脉（肝）期获得的滑动厚层最大密度投影图像用于显示潜在的显著肝静脉变异。肝中静脉分支的变异特别重要，因为它们可能会改变肝切除平面。如无意结扎引流Ⅷ段的肝中静脉早期明显分支（＞ 3mm）可能导致移植肝脏的节段性肝静脉充血（图 92-5）。可以通过更外侧的肝切除平面避免结扎早期分支（尽管这可能减少移植物的体积），或外科医师可以通过直接将分支吻合到受体 IVC 属支来维持Ⅷ段引流。右肝静脉下方副肝静脉也是可能对移植物取出

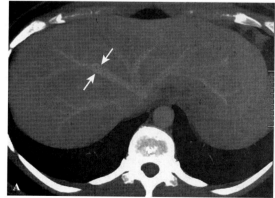
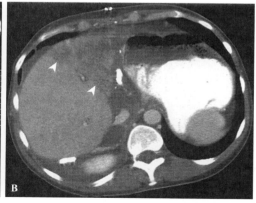

▲ 图 92-5　潜在活体肝供体的术前评估
A. 厚层轴位最大密度投影 CT 图像显示肝中静脉的突出的早发出的分支（箭）引流。B. 增强 CT 显示移植肝脏的节段性肝静脉淤血（箭头）

有影响的常见变异，大多数移植外科医师会尝试保留 > 5mm 的下部副肝静脉。如果静脉与肝静脉汇合处之间的距离 < 4cm，则可以在 IVC 上使用单个部分闭塞钳夹住主静脉和副右侧静脉 [23]。

在捐献右肝叶之前，还需要考虑门静脉解剖结构的变异。右侧门静脉早期分支或门静脉主干三分叉可能使移植变得困难。门静脉可以在后台重建，并且可以采用静脉或插入移植物，但这增加了门静脉血栓形成的风险（图 92-6）。还应仔细检查进入 Ⅳ 段的门静脉血流，内侧段的血流可来自右侧或左侧门静脉，在供体肝切除术期间无意中断门静脉流入可能导致供体肝脏缺血性损伤。经右门静脉分支血流流向整个左叶是器官捐献的绝对禁忌 [23]。

（四）胆管评估

术后胆漏和狭窄是 LDLT 后最常见的并发症。MRI 用于识别异常的胆道解剖结构，因为无意切除胆道会增加胆漏的风险 [38]。右后胆管引流进入左肝管和胆道三分叉是常见的变异，可导致供体胆管损伤 [24]。

七、术后并发症

（一）肝动脉并发症

肝动脉并发症包括狭窄、血栓形成、假性动脉瘤和动静脉瘘形成。动脉并发症使患者有胆道缺血

的风险，因为移植肝脏中的胆管仅从肝动脉接受血供 [39]。胆道缺血导致狭窄、脓肿、败血症、同种异体移植失败和死亡 [40]。

1. 正常术后肝动脉多普勒检查结果

移植后，常规用彩色和频谱多普勒超声进行肝动脉评估。基线研究通常在移植后的最初 24h 内获得，额外的随访复查取决于患者的临床过程 [41]。应仔细检查评估动脉狭窄或局限扩张。彩色和频谱多普勒评估并记录合适的血流方向和波形 [42]。正常肝动脉主干有连续的顺行血流，上行速度快，阻力指数（RI）为 0.55～0.8 [39, 42-45]（图 92-7）。左右肝动脉表现应类似 [42]。

在移植后 72h 内，动脉峰值收缩速度和 RI 可能是变化的。中位收缩期峰值速度为 103cm/s，但是，在最初的 48h 内，数值范围为 13～367cm/s [46]。早期收缩期峰值速度升高，RI 和波形正常可能是由于术后水肿、动脉内径变化或血管冗长造成的 [46]。灰阶超声可用于识别由于血管冗长引起的扭结，导致假高速度并有助于将它们与狭窄区分。需要调整多普勒探头角度以精确测量这些位置的速度。

几乎 50% 的患者在最初的 72h 内可以看到高阻力流（RI > 0.8，舒张血流没有或逆转），通常在 7～15 天内恢复正常 [47]。这种短暂升高与临床恶化或生存时间缩短无关，可能是由于术后同种异体移植水肿或血管痉挛 [48, 49]。低阻力血流是肝动脉

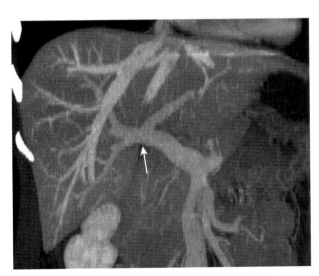

▲ 图 92-6　潜在活体肝脏供体的 CT 评估
冠状位厚层最大密度投影 CT 图像显示门静脉三分叉（箭）

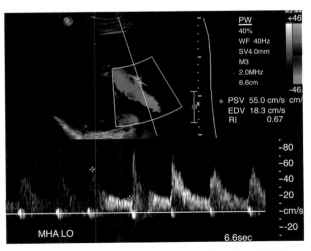

▲ 图 92-7　移植肝中的正常肝主动脉波形，快速收缩期上波和舒张期正常（RI，0.67，正常范围 0.55～0.8）

并发症的良好指标，但也可能由术后吻合口水肿引起术后短期发生的一过性表现。在随访检查中，术后一过性表现消失，而动脉并发症引起的将持续或恶化[50]。

2. 肝动脉血栓形成

肝动脉血栓形成（hepatic artery thrombosis，HAT）是肝移植术后最常见的血管并发症，死亡率为 20%～60%[39, 40, 51]。文献报道的成人发生率为 3%～6%[52-55]。在儿科人群中高达 12%[51, 52]。HAT 风险与手术技术相关，包括动脉导管、手术时间延长、肝动脉解剖变异和再次移植[53, 56]。由于高死亡率和由此产生的 HAT 并发症，所以术后早期常规超声监测评估血栓[41]。

HAT 可分为早期和晚期两类；早期 HAT 发生在移植后的 15～30 天内[39, 56]。早期 HAT 的并发症包括暴发性坏死、肝脓肿、败血症和移植失败[53]。患者出现大量肝坏死、临床快速恶化、迟发性胆漏和胆汁瘤，或复发性菌血症[51, 52]（图 92-8）。移植后超过 1 个月出现 HAT 较少出现暴发性过程，症状也更多变[57, 58]。

超声可显示主肝动脉中没有血流，可诊断多达 92% 的病例[59]。在一些晚期 HAT 的病例中，侧支的发展可导致肝内左右分支 tardus-parvus 波形（小慢波）[58]。一般来说，肝动脉中 tardus-parvus 波形应引起对上游 HAT 或肝脏动脉狭窄的关注（图 92-9）。多普勒超声诊断 HAT 假阳性的原因包

括严重的肝水肿、低血压和肝动脉狭窄[60]。超声对主肝动脉的评估可能受到身体状态、过度肠气或绷带限制超声检查窗。任何可疑病例都应考虑使用 CT 血管造影或数字减影血管造影（DSA）进行明确（图 92-10）。

75% 的 HAT 病例治疗需要进行再次移植，由于大量坏死通常情况非常紧急[51, 61, 62]。特别是在早期诊断的病例中，可以考虑经皮或外科血栓切除术。早期血管内或手术血运重建可挽救移植物或作为再次移植的过渡性治疗[63, 64]。

3. 肝动脉狭窄

肝动脉狭窄（hepatic artery stenosis，HAS）的

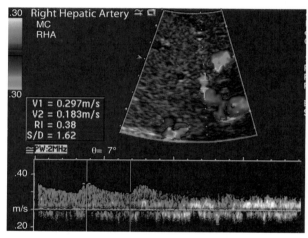

▲ 图 92-9　肝动脉血栓形成
肝动脉血栓形成后肝内侧支血管中的 tardus-parvus 波形（上行延迟和 RI 减低）

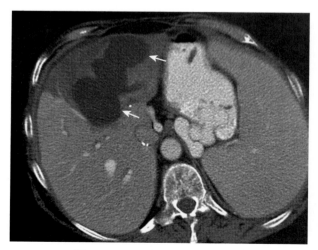

▲ 图 92-8　肝动脉血栓形成后的肝坏死
缺血导致胆道和肝脏坏死，肝左叶形成大的胆汁瘤（箭）

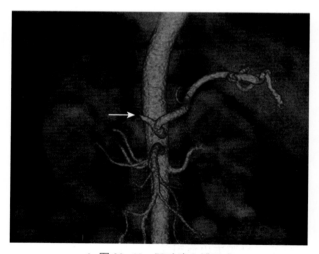

▲ 图 92-10　肝动脉血栓形成
OLT 后患者的 CT 血管造影显示主肝动脉闭塞（箭）

发生频率低于 HAT [51, 65, 66]。它在吻合口更常见 [43]，但可能发生在移植物动脉内。HAS 可导致类似于 HAT 的并发症，但通常病程更凶险，症状在数天至数周内发展。患者可能出现血清肝酶异常或胆道并发症，如非吻合口狭窄，发生率高达 22%[65]。在常规多普勒超声检查中，也可检测到无症状的 HAS [65]。

与 HAT 一样，彩色和频谱多普勒超声是 HAS 最常见的筛查检查。HAS 的直接表现包括肝主动脉狭窄部位湍流和收缩期峰值速度超过 2m/s（图 92-11A）。然而，可能无法直接观察到狭窄部位，多普勒上狭窄下游的继发表现可用于诊断 HAS。继发表现是由于狭窄远端的动脉阻力减少，包括舒张期血流增加（RI < 0.55）和收缩期上行延迟（收缩期加速时间 > 0.08），敏感性和特异性范围分别为 73%~83% 和 60%~73%[43, 45]（图 92-11B）。在吻合口远端可以看到 tardus-parvus 波形。由于 RI 在移植后的最初 72h 内可能较低，因此可能出现假阳性 [43]。一过性术后多普勒检查结果应在几天内消失，而由于动脉狭窄或血栓形成引起的变化将持续或恶化。术前肝动脉波形正常，而术后出现恶化需考虑动脉并发症（HAT 或 HAS）。CT 血管造影或 DSA 可以明确（图 92-11C 和 D）。DSA 可在诊断同时进行干预治疗。

HAS 的治疗包括经皮经动脉血管成形术或支架置入，用各种动脉或静脉移植物重建进行外科修复以及再次移植。有胆道并发症的患者比无胆道并发症的患者需要再次移植的次数更多 [65]。手术重建在早期文献中更为常见 [65]，但经常使用有或无支架置入的经皮血管成形术，成功率高 [67]，且存活率类似于手术重建 [68]（图 92-11E）。未经治疗或复发的 HAS 介入治疗后可发展为 HAT，HAS 患者即使接受 HAS 治疗也更容易发生胆道并发症 [51, 65-68]。

4. 肝动脉假性动脉瘤

肝动脉包含破裂或假性动脉瘤是一种罕见的动脉并发症（图 92-12）。可以由于感染或肝动脉血管成形术在动脉吻合部位发生假性动脉瘤。假性动脉瘤可能在肝实质动脉分支内发现，是需要干预的并发症，如活检或胆汁引流 [69, 70]。假性动脉瘤破裂可表现为通过胆道出血引起的胃肠道出血或腹腔积血和休克。

超声检查显示沿肝动脉走行或肝实质内的囊性结构。彩色多普勒评估可见填充结构的彩色紊乱血流 [39]，增强 CT 或 MRI 也有助于诊断。假性动脉瘤在多期检查中跟随血池表现而变化，动脉期强化与后期廓清与主动脉相似 [40, 71]。肝动脉假性动脉瘤的治疗取决于位置和临床症状严重程度。手术切除是常规治疗，特别是在真菌性假性动脉瘤中，因为血管内物质可以作为感染灶。血管内肝动脉闭塞可以作为一种临时措施，稳定手术前活动性出血的患者。虽然小动脉中支架长期通畅是未知的，但可以通过放置支架，避免肝外假性动脉瘤。肝内假性动脉瘤可用弹簧圈栓塞治疗 [40, 71]。

（二）门静脉并发症

1. 正常术后门静脉多普勒检查结果

正常的移植后门静脉壁光滑，管腔无回声，吻合口轻度缩小至 0.5cm，这在没有临床异常的情况下可能没有意义。吻合口可表现为门静脉壁中的回声性架样环（图 92-13）。多普勒分析显示连续向前向肝血流，伴有轻微的呼吸变异。门静脉主干的流速多变，移植后随着时间的推移在连续检查上速度降低 [39]。

2. 门静脉狭窄和血栓形成

门静脉并发症包括狭窄和血栓形成。它们发生在 1%~2% 的移植患者中，尤其儿童和活体供体人群中好发，因为移植物静脉小或短 [51, 55, 64]。原因包括供体和受体之间的错位或大小差异，受体高凝状态，来自门静脉旁路导管或之前门静脉手术的血栓 [51]，出现门静脉高压或肝衰竭的患者。超声检查可见门静脉狭窄、吻合口狭窄和色彩混叠。狭窄区域的速度比狭窄上游的速度大 3~4 倍 [72, 73]（图 92-14）。

门静脉狭窄的治疗方案包括经皮溶栓、血管成形术、支架置入术、外科血栓切除术、狭窄伴吻合口修复或静脉跳跃移植术 [39, 51]、经皮球囊血管成形术通过外周门静脉分支进行。优选右门静脉，因为它走行直。通过球囊血管成形术治疗狭窄直至压力梯度 < 5mmHg。血管成形术后压力梯度维持或治疗后复发性狭窄的患者通常采用支架置入治疗。气囊血管成形术在 6 个月时有 50% 的通畅率，47 个

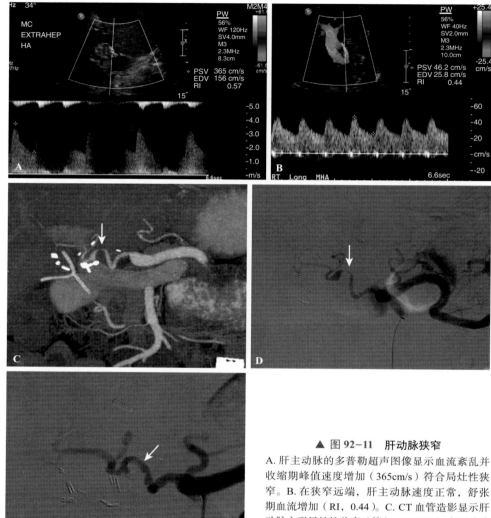

▲ 图 92-11 肝动脉狭窄

A. 肝主动脉的多普勒超声图像显示血流紊乱并收缩期峰值速度增加（365cm/s）符合局灶性狭窄。B. 在狭窄远端，肝主动脉速度正常，舒张期血流增加（RI，0.44）。C. CT 血管造影显示肝动脉主干局灶性狭窄（箭）。D. DSA 证实肝动脉主干狭窄（箭）。E. 将支架放置在狭窄段之后的 DSA 图像，之前狭窄段现在显示通畅（箭）

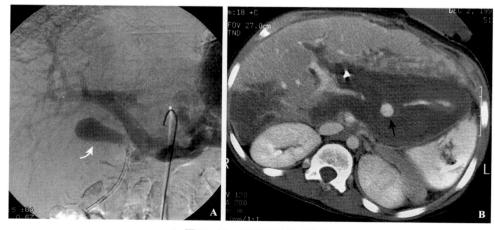

▲ 图 92-12 肝动脉假性动脉瘤

A. 腹腔干动脉造影显示通过手术修复的肝动脉假性动脉瘤（箭）。B. 另一名肝动脉假性动脉瘤破裂的患者。注意左肝下间隙的大血肿。假性动脉瘤（箭）表现为动脉局部增宽伴强化

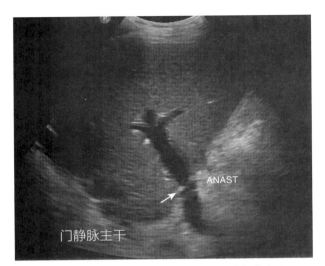

▲ 图 92-13 OLT 后门静脉主干的正常超声表现
在吻合部位可见压迹（箭）

月内支架通畅率为 100%[74]。

超声检查的门静脉血栓为血管内低回声或不均匀血栓，颜色或能量多普勒示很少或没有血流[39]（图 92-15）。治疗急性门静脉血栓包括溶栓、血栓切除术、吻合口修复术和再次移植术[75]。

（三）肝静脉和下腔静脉并发症

OLT 的 IVC 和肝静脉并发症很少见，发生率低于 1%~2%，通常是由于狭窄或血栓形成[51, 76]。了解静脉重建类型通常对于影像解释至关重要，因为肝静脉狭窄和血栓形成通常发生在吻合口附近[72]。端 - 端腔内重建有肝上和肝下吻合，每个吻合都应进行狭窄评估。背驮式技术将供体 IVC 与受体的肝静脉汇合处吻合，同时保留供体肝后 IVC 的盲端残端（图 92-16）。

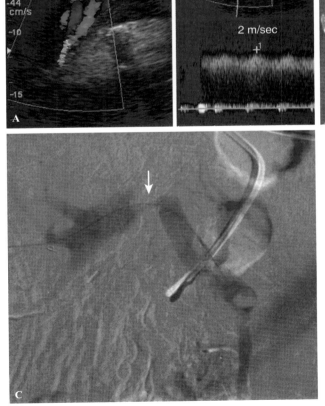

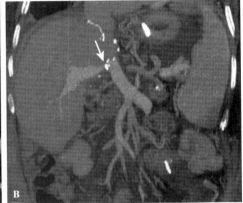

▲ 图 92-14 门静脉狭窄
A. 多普勒超声显示右叶移植后门静脉吻合处的局灶性颜色混叠区域，脉冲多普勒确认了速度显著升高。B. 冠状位最大密度投影证实了关键的门静脉狭窄（箭）。C. 经肝门静脉造影显示吻合口狭窄（箭），成功进行了狭窄血管成形术

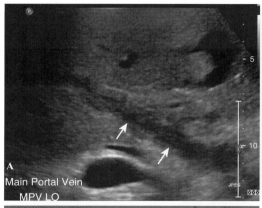
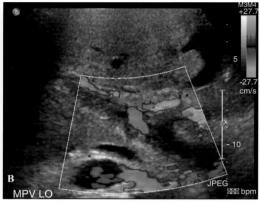

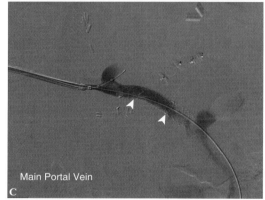

▲ 图 92-15 门静脉血栓

A. 灰度超声图像显示门静脉主干充满回声血栓（箭）。B. 彩色多普勒图像显示门静脉中缺乏颜色填充。C. 尝试通过经皮经肝血栓溶解后支架术（箭头）进行门静脉再通

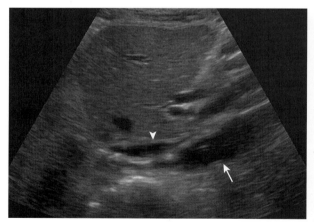

▲ 图 92-16 背驮式 IVC 吻合术

矢状位超声图像显示结扎的供体肝下方 IVC（箭头）和受体 IVC（箭）

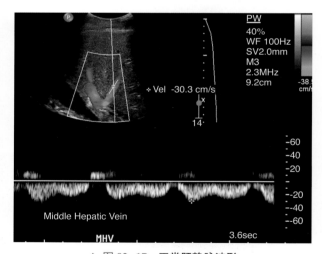

▲ 图 92-17 正常肝静脉波形

正常的三相肝静脉波形，其峰值高于基线，表示远离心脏的血流，两个峰值低于基线，表明流向心脏的血流

　　正常肝静脉和 IVC 由于心脏搏动传递而具有三相频谱波形（图 92-17）。对于 IVC 狭窄患者，心脏搏动不会传递到肝静脉，导致肝静脉，IVC 或两者都为单相波形[76, 77]（图 92-18）。值得注意的是，在术后期间，肝静脉或 IVC 内异常单相波形或紊乱并不罕见。这通常继发于吻合水肿、血肿或积液压迫，应随着时间的推移而消失[50]。IVC 吻合口可能会局部狭窄，并且可以看到由于湍流增加引起的色彩混叠（图 92-19）。在 IVC 狭窄前段可见 3 倍或 4 倍的速度梯度[40]。肝静脉狭窄在活体供体移植中更常见，已报道的速度增加 6 倍[76]。

记住 IVC 和肝静脉并发症很少见，异常的超声检查结果应始终与患者的临床表现相关联。临床表现根据梗阻的位置和严重程度而有所不同，但症状包括肝大、腹水、胸腔积液和水肿[78]。在临床疑诊病例中，多平面 CT 或 MRI 可显示局灶性 IVC、吻合口狭窄、肝静脉扩大，以及异常肝脏灌注，典型的 Budd-Chiari 综合征或肝脏充血[40]。静脉造影是"金标准"，但是有创，通常用于高度怀疑的病例。已证明血管成形术和可扩张支架可用于治疗 IVC 和肝静脉狭窄[40, 79]。

IVC 或肝静脉血栓形成可能有与狭窄相似的影

像学表现。超声可显示回声性腔内充盈缺损和彩色多普勒血流减少[40]（图 92-20）。多平面增强 CT 或 MRI 通常可以更好地显示血栓范围。重要的是要知道血栓通常发生在背驮式肝后 IVC 残端，这一发现不应被误诊为 IVC 血栓形成[80]。

（四）胆道并发症

胆道并发症是 OLT 发病率和死亡率的重要原因[81]。然而，随着患者和器官选择的改善以及免疫抑制和外科手术技术的改善，这些并发症的发生率显著下降。尽管如此，仍有 5%～25% 的患者出现胆道并发症[82]。大多数发生在早期，通常在前 3 个月内[39, 78]，但是存在例外，如结石和狭窄，这些可能在移植后数月至数年内发生[80]。总体而言，胆道并发症原因可分为阻塞或渗漏。

1. 正常术后胆管造影表现

对于端对端胆总管吻合术的患者，供体和受体胆管应该是光滑的，且口径均匀。常见轻度平滑吻合口狭窄，这在无症状患者中通常无关紧要。有时，胆管之间可能存在尺寸差异，类似吻合口阻塞或狭窄[83]。供体和（或）受体系统中可能存在残余胆囊管，不应与瘘混淆。如果使用 T 形管，则通常将其插入受体胆管中，距吻合口远端 5mm 以远处使缺血的风险最小化，其中近端肢桥接吻合口。直接胆管造影术应显示没有外渗，造影剂可向远端引流到十二指肠（图 92-21）。

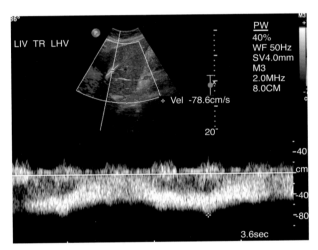

▲ 图 92-18　单相肝静脉波形

肝静脉流出道梗阻患者可见单相肝静脉波形，但无特异性，无阻塞情况也可出现

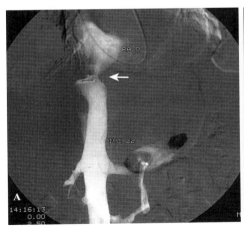
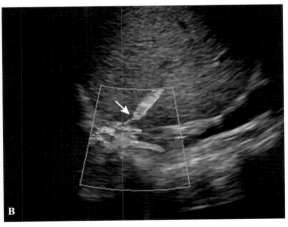

▲ 图 92-19　肝上方腔静脉狭窄

A. 一名患者的静脉造影显示肝上方腔静脉吻合显著狭窄（箭），通过球囊血管成形术成功治疗。B. 彩色多普勒图像显示另一名患者背驮式吻合时的局灶混叠，肝静脉血流（未显示）是单相的

2. 胆道梗阻

胆道梗阻通常继发于狭窄，可分为吻合口或非吻合口梗阻。

死亡供体的胆管狭窄发生率为 12%，活供体为 19%[15]。胆道梗阻的 OLT 患者临床上存在移植物功能障碍和胆酶异常（总胆红素、碱性磷酸酶）。然而，临床表现往往隐匿，可能与排斥相混淆，影像通常是诊断所必需的[83]。在术后置 T 形管患者中，通过现有 T 形管直接进行血管造影是评估胆道系统的首选方法。磁共振胆胰管造影和超声检查可用于无 T 形管或胆肠吻合术的患者。

3. 吻合口胆管狭窄

吻合口狭窄是由于手术技术或吻合部位纤维化导致[84]。虽然大多数吻合口狭窄在 3 个月内出现，但在移植后几年内可能会变得明显[85, 86]。

临床上显著的吻合口狭窄特征通常是近端胆管平滑扩张至吻合水平（图 92-22）。通过胆管造影，可以在狭窄附近看到胆道碎屑、淤泥或结石的充盈缺损。超声显示近端胆管扩张和回声性碎片或结石。超声检查不像 MR 胆管造影那样可靠，MR 对检测胆管并发症（包括狭窄）更敏感[87-89]。尽管如此，超声或 MR 胆管造影结果可能不确定，显示没有明显的胆管扩张或异常，即使在临床上显著的梗阻患者中也是如此。因此，当不存在 T 形管时，诊断时可能需要直接胆管造影术与内镜逆行胆管造影或经皮经胆道血管造影，同时可以通过球囊血管成形术或支架置入术进行治疗。有时必须进行手术修复，通常是胆总管空肠吻合术[86]。

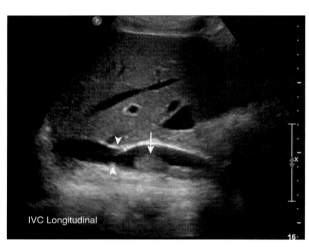

▲ 图 92-20　IVC 血栓形成
灰度超声图像显示端端 IVC 吻合的患者的尾侧 IVC 吻合（箭头）附近的非闭塞性回声性腔静脉血栓（箭）

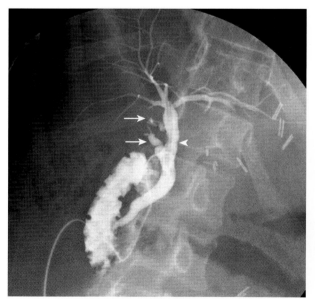

▲ 图 92-21　术后正常 T 形管胆管造影
T 形管插入受体胆管（箭头）的吻合远端数毫米处。注入造影剂显示胆管树，没有狭窄或充盈缺损，并且流入十二指肠无受阻。该患者可见供体和受体胆囊管残端（箭）。不应该与瘘混淆

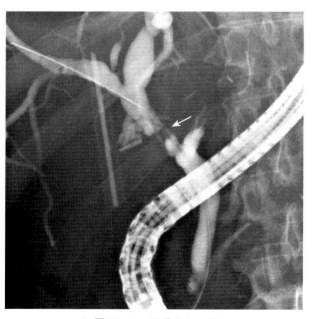

▲ 图 92-22　胆道吻合口狭窄
内镜逆行胰胆管造影图像显示胆道吻合口严重狭窄（箭）。行内镜支架置入术

4. 非吻合口狭窄

与吻合口狭窄相比，非吻合口狭窄由于与胆道缺血高度相关所以更具威胁性。老年供体、心脏病死亡供体和扩大标准的供体导致非吻合口狭窄的发生率增加[90, 91]。胆肠重建或原发性硬化性胆管炎病史的患者也易于发生非吻合口狭窄[71]。

非吻合性胆管狭窄在临床上表现为胆汁淤积或胆管炎。约 1/2 的病例在一年内出现，其余部分在移植后数年逐渐出现[92]。狭窄通常位于肝门，但也可以是肝内且涉及多个部位。肝内外周胆管受累更常见于晚期出现的非吻合口狭窄[92]。非吻合口狭窄通常是由于肝动脉血栓形成或狭窄（大血管病变形式）引起的胆管缺血或坏死。微血管病变形式是由于缺血再灌注或免疫损伤导致的胆管周围血管丛损伤[91]。复发性原发性硬化性胆管炎也可引起非吻合口狭窄。

对于非吻合口狭窄的患者，直接胆道造影显示不规则变窄或阻塞伴局部胆管扩张（图 92-23）。在肝实质内可能存在局灶造影剂积聚，与胆汁瘤一致。可能存在由结石或碎屑引起的充盈缺损。MRI 可以显示胆管扩张和脱落的黏膜管型，但在急性情况下，胆管表现正常并不少见（图 92-24）。

彩色多普勒超声应该用于除外所有非吻合口狭窄患者的缺血。胆道缺血可以表现为一系列反映血管损害位置和严重程度的表现。动脉狭窄可导致纤维化狭窄或脱落的黏膜或泥沙铸型阻塞，或者严重缺血或梗死可导致胆道坏死、阻塞或胆瘘。应对肝动脉及其分支进行仔细的超声检查，尽管偶尔需要增强 CT 或 MRI。通常，肝动脉异常早于胆道异常 1～3 周。由于在狭窄形成的早期阶段胆管扩张微小，因此超声检查不足以检查肝内胆管[93]。

球囊血管成形术或支架可能暂时对缺血性狭窄有效，但通常需要再次干预[94]。最终许多情况下需要进行外科修复或再次移植。

5. 胆漏

死亡供体的胆漏发生率约为 7.8%，活体供体为 9.5%[15]。OLT 术后第 1 个月或拔除 T 形管后立即出现胆漏[91]。OLT 术后胆漏的常见部位是胆管吻合（图 92-25）、胆囊管残端（图 92-26）和 T 形管插入部位。部分活体供体移植的切除边缘也可能发生胆漏。由于胆道缺血可能导致坏死和胆漏，非吻合口漏应关注肝动脉损伤，需急诊超声评估。大多数胆漏通过胆道支架治疗[95, 96]。小漏口可能会自发闭合，大漏口可能需要再次手术。由于免疫功能低下的患者感染风险增加，大量胆漏可能是导致发病或死亡的重要原因，并且必须引流与胆漏伴随的大胆汁瘤。

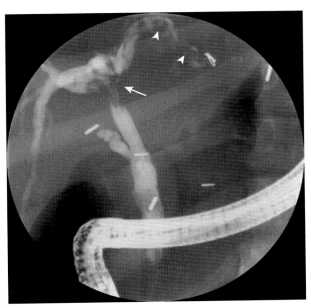

▲ 图 92-23　胆道非吻合口狭窄
内镜逆行胰胆管造影图像显示不规则的肝门处狭窄（箭）。近端胆管扩张（箭头）腔内存在多个充盈缺损，代表碎片

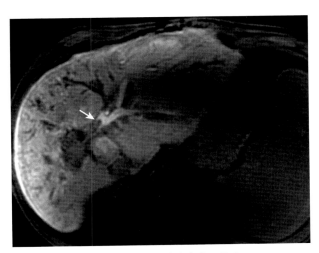

▲ 图 92-24　胆道非吻合口狭窄
使用肝脏特异性造影剂（Gd-EOB-DTPA）的延迟肝胆期 MRI。胆管中排出的造影剂显示缺血性肝门胆管狭窄（箭）

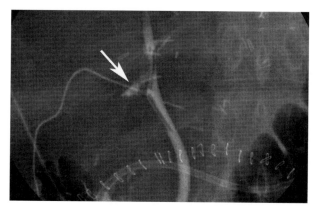

▲ 图 92-25　胆道吻合口漏
经 T 形管行胆管造影显示吻合处的胆瘘（箭）

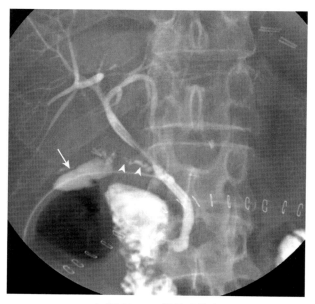

▲ 图 92-26　胆管残端瘘
经 T 形管行胆管造影显示胆管残端（箭头）处的胆漏（箭）

（五）排异

肝移植排异反应是晚期同种异体移植失败的最常见原因。急性细胞排异反应通常发生在移植后 2 周内，发生于 50%～100% 的同种异体移植物[97]。通常通过增加免疫抑制药物治疗。约 8% 的患者出现慢性胆管功能紊乱，并在移植后 6 周～6 个月出现[97]。胆管排异导致一系列异常，从可能可逆的轻度胆管损失和轻度胆汁淤积，到严重的大多数小叶内和间隔胆管丢失，导致严重的胆汁淤积，且对治疗无反应。严重的胆管排异通常与中型肝动脉分支

的动脉病有关。

影像在排异患者中的作用主要是排除移植物功能障碍的其他血管或胆道原因。影像对于检测排异既不敏感也不特异。肝脏活检后的组织病理学可确定排异的诊断。胆管造影可能有多种表现，如胆管充盈、变窄或拉伸。动脉造影可能显示肝内动脉不同程度的狭窄、拉伸或缓慢流动[98]。多普勒检查时，肝动脉舒张期血流丢失不是同种异体移植排异反应的特异性或敏感性表现[48]。

（六）积液

血肿、血清瘤和胆汁瘤是术后常见的积液。血肿表现为 CT 上高密度。血肿随着时间的推移而改变特征并变为低密度。大多数积液不会引起任何症状且可自行吸收。出现壁强化或积液内气体提示感染。需要引流感染的积液和胆汁瘤，可通过影像学引导下经皮引流。

（七）移植后恶性疾病

实性器官移植受者发展恶性疾病的风险更高。长期接触免疫抑制药及致癌病毒感染的风险增高是可能的原因。非黑素瘤皮肤癌、移植后淋巴组织增生性疾病（PTLD）、卡波西肉瘤和肛门生殖器肿瘤是移植后最常见的肿瘤。

PTLD 是移植后患者发病率和死亡率的原因之一。它代表了一系列疾病，从惰性多克隆增殖到侵袭性淋巴瘤。EB 病毒感染免疫抑制宿主诱导弥漫性多克隆 B 淋巴细胞增殖，从而导致 PTLD。危险因素包括受者 EBV 血清学阳性、受体年龄较小、供体年龄较大、高水平的免疫抑制和抗淋巴细胞治疗[99]。EBV 感染相关的 PTLD 发生在肝移植后的 1～2 年，而非 EBV 相关的 PTLD 发生更晚。

PTLD 在儿童移植人群中的发生率更高，可能因为其移植前 EBV 血清反应的可能性较高。免疫抑制方案中他克莫司和环孢素水平减低且更少使用类固醇的变化降低了 PTLD 的发生率。最近的数据表明，小儿肝移植的 PTLD 发病率目前为 1.7%，低于之前的报道[99]。

实际上 PTLD 可以涉及身体任何组织，但腹腔是最常见的部位。结外病（80%）比腹腔结节病

（20%）更常见[100]。胃肠道和肝脏是腹部最常受累的部位。远端小肠和近端结肠是胃肠道中最常见的部位[100, 101]。在影像学上，肠受累可以表现为壁增厚、偏心性肿块或管腔溃疡。肝脏受累可以是低密度的乏血供结节、弥漫性浸润或肝门肿块[100-102]。脾脏受累可表现为脾大或弥漫性低密度结节（不太常见）[100-102]。机会性感染可在实性器官中有类似的外观，需要进行鉴别诊断。PET/CT 是一种有用的成像检查，可用于检测多灶性 PTLD 和评估对治疗的反应（图 92-27）。

PTLD 最初通过逐渐减少免疫抑制进行治疗。化疗和利妥昔单抗（单克隆抗体）用于无反应的病例[103]。尽管有治疗，但 PTLD 的死亡率仍然很高。

接受肝移植治疗 HCC 的患者有复发的风险，这与原发肿瘤分期相关。复发性 HCC 的预后较差的指标，包括血管侵犯，扩散至肝外淋巴结，双

叶肿瘤，大小超过 3cm。在外植体切片时偶然发现 HCC 的肝移植的患者复发率低。在接受肝移植治疗 HCC 的患者中，复发性肿瘤最常见于肺、同种异体移植物、区域和远处淋巴结、肾上腺和骨[104]。胆管癌患者移植后复发率也很高，所以胆管癌被认为是肝移植禁忌证[105]。

八、总结

肝移植已成为许多终末期肝病患者的标准治疗方法。由于手术技术和免疫抑制治疗的改进，患者和移植物长期存活率持续改善。影像学成像在正确选择患者和提供可能改变手术技术的信息方面具有重要作用。最重要的是，早期影像学识别和治疗术后并发症对于降低术后发病率和死亡率是必要的。

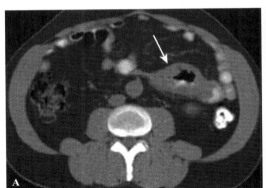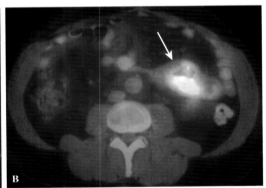

▲ 图 92-27　移植后淋巴组织增生性疾病
A. CT 显示移植后 3 年的近端空肠局灶性增厚（箭），患者出现黑粪。B. PET /CT 显示该区段显著 FDG 摄取（箭）

第 93 章　肝脏疾病的鉴别诊断
Liver: Differential Diagnosis

Richard M. Gore　著

秦岫波　译　崔湧　校

一、一般影像异常

表 93-1　弥漫肝大

肿瘤疾病
- 转移
- 肝癌
- 淋巴瘤

感染性疾病
- 病毒
  - 肝炎
  - 单核细胞增多症
  - 艾滋病
- 细菌
  - 化脓性脓肿
  - 结核、粟粒型
  - 组织胞浆菌病、粟粒型
  - 梅毒
  - 肺孢子菌感染
- 原虫
  - 阿米巴脓肿
  - 疟疾
  - 钩端螺旋体病
  - 锥虫病
  - 黑热病
- 寄生虫
  - 棘球蚴病
  - 血吸虫病
- 真菌
  - 念珠菌

退行性疾病
- 硬化
- 脂肪浸润

静脉压力升高
- 充血性心力衰竭
- 缩窄性心包炎
- 三尖瓣狭窄
- Budd-Chiari 综合征

贮积疾病
- 脂肪变性
- 淀粉样变性
- 血色素沉着病
- 戈谢病
- 糖原贮积症
- 尼曼 - 皮克病
- 细胞增生症
- 复发性结节性非化脓性脂膜炎
- 肝豆状核变性
- GM$_1$ 神经节苷脂病

骨髓增殖性疾病
- 骨髓纤维化
- 红细胞增多症
- 髓外造血
- 髓样化生
- 地中海贫血
- 镰状细胞性贫血

先天性疾病
- Riedel 叶
- 多囊病
- Wolman 病
- Reye 综合征
- 风疹综合征
- 丙酮酸激酶缺乏
- 骨质疏松症
- 脂肪萎缩性糖尿病
- 高脂蛋白血症
- 高胱氨酸尿症
- 肝纤维化 - 肾囊性病
- Farber 综合征
- Chédiak-Higashi 综合征
- Zellweger 综合征

- Beckwith-Wiedemann 综合征
- 儿童肉芽肿病

其他疾病
- 肉瘤
- 血肿
- Felty 综合征

表 93-2　新生儿肝大

- 营养异常
- 心力衰竭
- 感染
- 胆道闭锁
- 代谢缺陷
- 原发性肿瘤
- 转移

表 93-3　局灶肝大

常见
- 肝叶（Riedel）变异
- 转移
- 硬化
- 再生结节或肝叶
- 血管瘤
- 囊肿
- 腺瘤
- 局灶性结节性增生
- 肝癌
- 淋巴瘤
- 胆管癌

不常见
- 血管内皮瘤
- 放线菌病
- 脓肿（真菌或化脓性）
- 胆管囊腺瘤
- 错构瘤
- 肝母细胞瘤
- 肉瘤
- 梭形细胞肿瘤
- 畸胎瘤
- 胆管瘤

（续表）

良性肿瘤	胆道
• 囊肿 • 海绵状血管瘤 • 再生结节包膜 • 婴儿血管内皮瘤	• 结石 • 胆管癌 • 蛔虫病

表 93-4　肝萎缩伴代偿性肥大

- 肝硬化
- 肝静脉阻塞（节段性）
- 门静脉阻塞（节段性）
- 肝内胆管梗阻（节段性）
- Budd-Chiari 综合征
- 放射治疗
- 肝肿瘤化疗后
- 手术切除
- 肝转移
- 肝叶发育不全

表 93-5　肝被膜皱缩

邻近肝脏肿瘤

- 原发性恶性肿瘤
  - 肝细胞癌
  - 纤维板层肝细胞癌
  - 肝内胆管细胞癌
  - 上皮样血管内皮瘤
- 转移性肿瘤
  - 结肠腺癌、胃癌、乳腺癌、肺癌、胰腺癌和胆囊癌
- 肝细胞癌栓塞后
- 恶性肿瘤化疗后
- 良性肿瘤
  - 血管瘤

非邻近肝脏肿瘤

- 汇合性肝纤维化
- 东方胆管炎肝炎
- 胆管坏死
- 假性回缩
  - 附裂
  - 突出肿块之间的正常肝实质

表 93-6　肝钙化

感染

- 组织胞浆菌病
- 结核
- 球孢子菌病
- 布鲁菌病
- 梅毒
- 棘球绦虫囊肿、舌状虫感染
- 慢性阿米巴或化脓性脓肿
- 巨细胞病毒或弓形虫感染
- 儿童期慢性肉芽肿病
- 华支睾吸虫感染、囊尾蚴病、丝虫病、肺吸虫病

血管病变

- 肝动脉瘤
- 门静脉血栓形成
- 血肿

原发恶性肿瘤

- 肝癌，尤其是纤维板层
- 肝母细胞瘤
- 胆管癌

转移性肿瘤

- 结肠、乳腺或胃的黏液性癌
- 卵巢癌
- 黑色素瘤
- 间皮瘤
- 骨肉瘤
- 类癌
- 平滑肌肉瘤
- 畸胎瘤
- 甲状腺癌
- 软骨肉瘤
- 神经母细胞瘤

表 93-7　新生儿肝钙化

- 钙化的静脉血栓（如在脐静脉导管插入术后）
- 血肿
- 巨细胞病毒感染
- 疱疹病毒感染
- 弓形体病
- 脓肿
- 胆道钙化
- 血管瘤
- 错构瘤
- 肝母细胞瘤
- 肝细胞癌
- 转移性神经母细胞瘤
- 缺血性梗死
- 风疹

表 93-8　门静脉气体

- 肠系膜梗死
- 气钡双对比检查灌肠期间的气体渗透
- 急性胃扩张
- 经皮脓肿引流
- 坏死性小肠结肠炎
- 脐静脉导管插入术
- 胎儿成红细胞增生症
- 憩室炎
- 炎症性肠病
- 腐蚀性成分摄入
- 糖尿病昏迷
- 出血性胰腺炎
- 过氧化氢灌肠
- 气肿性胆囊炎
- 机械性肠梗阻伴缺血
- 坏死的结肠癌
- 胃溃疡穿孔进入肠系膜静脉
- 脓肿
- 闭襻肠梗阻
- 假膜性结肠炎
- 胃气肿
- 毒性巨结肠
- 脓血症
- 腐蚀性胃炎
- 脐动脉或肠系膜静脉置管术
- 肝动脉栓塞术后

表 93-9　胆管内气体

- 括约肌切开术
- 胆石侵蚀
- 老年患者括约肌扩张
- 胆囊肠吻合术
- 胆肠吻合术
- 胆结石对结肠或十二指肠造成自发性胆瘘
- 十二指肠溃疡穿孔
- 外伤
- 胆囊癌、结肠癌、胃癌、胰腺癌、十二指肠癌、壶腹癌、胆管癌
- 憩室炎
- 克罗恩病瘘
- 气肿性胆囊炎
- 胆囊空肠吻合术
- 胰腺炎
- 类圆线虫感染
- Oddi 括约肌功能不全
- 蛔虫感染
- 华支睾吸虫感染
- 阿米巴脓肿破裂
- 胆总管开口于十二指肠憩室
- 转移
- 淋巴瘤

表 93-10　肝静脉扩张

常见

- 右侧心力衰竭
- 缩窄性心包炎
- 肝静脉血栓
- 下腔静脉阻塞或血栓
- 三尖瓣闭锁或狭窄
- 正常年轻患者 Valsalva 动作时

罕见

- 右心房肿瘤

二、超声

表 93-11　弥漫性肝脏回声增高（"亮肝脏"）

常见	**不常见**
脂肪浸润	糖原贮积症
硬化	戈谢病
急性酒精性肝炎	粟粒性肺结核
严重的病毒性或药物	单核细胞增多症
性肝炎	门静脉纤维化
弥漫性恶性肿瘤浸润	Wilson 病
慢性右心衰竭	淋巴瘤
艾滋病	结节病
技术伪影	

表 93-12　局部肝脏回声增高

常见	**不常见**
血管瘤	巨细胞病毒或念珠菌感染
转移	α_1- 抗胰蛋白酶缺乏症
局灶性脂肪变性	脂瘤
腺瘤	血管平滑肌脂肪瘤
局灶性结节性增生	梗死
脓肿	肝硬化的再生结节
血肿或裂伤	放射治疗
肝细胞癌	网膜插入肝切除术区肝床
裂隙	多房棘球绦虫感染
	血管内皮瘤

表 93-13　弥漫肝脏回声减低

常见	**明显**
急性病毒性肝炎	终末期肾病
肝炎血吸虫病（早期）	淀粉样蛋白
恶性肿瘤浸润	肾钙质沉着症
不常见	肌红蛋白尿肾衰竭
白血病	
淋巴瘤	

表 93-14　超声检查中的肝脏假性病变

- 膈肌小叶：外周回声性假病灶可以类似肿块
- 镰状韧带：左叶回声"肿块"（假病灶）
- 局灶脂肪浸润：回声假病灶可能类似转移
- 脂肪肝的肝岛：肝门区常见低回声假病灶
- 肝周围脂肪可能陷入肝脏，导致高回声肿物
- 肝静脉韧带：纤维组织减弱声波，导致尾状叶低回声假性病灶
- 胆囊炎症：邻近肝实质见低回声假病灶

表 93-15　肝内声影

线性或分支声影

- 胆管内气体
- 门静脉空气
- 胆管内结石

局灶声影

- 气体：脓肿、坏死性肿瘤、肿瘤栓塞或活检后遗
- 钙化：转移、肉芽肿、脓肿、动脉瘤、寄生虫
- 折射性伪影：血管连接处，胆囊颈部
- 异物：手术夹、引流、导管、支架、海绵

表 93-16　低回声或无回声的局部肿物

常见	**不常见**
囊肿	Caroli 病
多囊肝病	髓外造血症
胆汁瘤	局灶性肝炎
脂肪肝肝岛	局灶肝脏坏死
脓肿	放射治疗（早期）
血肿（早期）	海绵状血管瘤
转移，尤其是结肠、卵	肝细胞癌
巢、黑色素瘤、肉瘤	肝内胆囊
原发性肝肿瘤	
创伤后囊肿	
包虫囊肿	

表 93-17　多发囊性肿物

常见

- 转移
- 单纯囊肿并发感染或出血

不常见

- 畸胎瘤
- 囊性肝母细胞瘤
- 婴儿型脓性肝炎
- 肝脏错构瘤
- 胆管囊腺瘤

表 93-18 高回声肿物伴声学增强

- 血管瘤
- 肝癌
- 类癌转移
- 糖原贮积症中的腺瘤或肝细胞瘤

表 93-19 具有声学增强的无回声，壁光滑肿物

- 囊肿
- 多囊性疾病
- Caroli 病
- 胆总管囊肿
- 包虫囊肿

表 93-20 复杂肿物

分隔

- 包虫囊肿
- 胆囊腺瘤
- 卵巢癌转移

无分隔

- 脓肿
- 肿瘤

牛眼病灶

- 转移
- 脓肿
- 原发性肿瘤

表 93-21 肝门旁突出回声

常见

- 急性胆囊炎
- 慢性胆囊炎
- 胆管炎
- 东方胆管肝炎
- 胆管癌
- 硬化性胆管炎
- 肝细胞瘤
- 胆管内空气

不常见

- 囊性纤维化
- 血吸虫病
- 淋巴瘤
- 传染性单核细胞增多症

在新生儿

- 胆道闭锁
- 急性肝炎
- 巨细胞病毒感染
- 胰岛细胞增殖症
- α_1- 抗胰蛋白酶缺乏症
- 特发性新生儿黄疸

表 93-22 肝转移的回声模式

回声性病灶

- 任何癌症，尤其是来自胃肠道、胰腺、肝癌、乳腺和血管原发性癌（胰岛细胞瘤、类癌、绒毛膜癌、肾细胞癌）

低回声病灶

- 均匀的肿瘤样淋巴瘤，一些乳腺癌和肺癌

囊性转移

- 卵巢、结肠、胰腺或胃的肿瘤的分泌黏蛋白转移
- 任何病变的中央坏死，尤其是肉瘤

密集回声病灶，伴阴影

- 结肠黏液癌
- 胃腺癌
- 卵巢囊腺癌的假黏蛋白
- 胰腺囊腺癌
- 乳腺腺癌
- 黑色素瘤

牛眼或靶征

- 肺癌

浸润型

- 乳腺癌
- 肺癌
- 黑色素瘤

表 93-23 肝静脉多普勒波形减损

- 硬化
- 被动肝脏充血
- Budd-Chiari 综合征
- 肝脏的各种实质变异
- 外在压迫肝静脉

表 93-24 经颈静脉肝内门体分流术

直接征象

- 无血流：分流阻塞或血栓形成
- 低速血流：特别是在分流的门静脉端处
- 分流速度峰值的变化：比基线增加或减少 50cm/s
- 肝静脉血流逆转
- 向肝的肝内门静脉血流

间接征象

- 静脉曲张再次出现
- 腹水再次出现
- 脐旁静脉再次出现

三、CT 检查

表 93-25　局灶性低密度病变平扫和增强扫描表现

病灶	注射造影剂后表现
• 转移 • 恶性原发性肿瘤 　- 肝癌 　- 血管内皮瘤 　- 血管肉瘤 　- 肝内胆管细胞癌 　- 淋巴瘤 　- 胆管癌	• 不规则强化或无强化 • 不规则强化
• 良性肿瘤 　- 血管瘤	• 75% 边缘强化 • 10% 中心增强 • 74% 逐步在延迟扫描为等强化 • 24% 部分延迟扫描为等强化 • 延迟扫描时 2% 为低强化
• 腺瘤	• 动脉期 85% 高密度但迅速变为等密度或低密度（1min）
• 局灶性结节性增生	• 大多数在动脉期高密度但迅速变为等密度或高密度（1min），可能存在低密度中央瘢痕，但纤维板层肝细胞瘤和血管瘤中也可见
• 囊肿 　- 良性单纯性囊肿 　- 多囊性肝病 　- von Hippel-Lindau 病	• 囊肿的边缘更清晰
• 脓肿 　- 化脓性 　- 真菌 　- 阿米巴	• 经常显示边缘强化 • 可能会显示"轮辐"增强模式 • 可能显示边缘强化
• 放射损伤 • 局部脂肪浸润 • 梗死 • 撕裂 • 陈旧血肿 • 胆汁瘤 • Caroli 病 • 胆总管囊肿 • 局灶性胆管扩张 • 假性囊肿的肝内扩展	• 无变化

表 93-26　弥漫性致密的肝脏

- 血色素沉着病
- 含铁血黄素沉着
- 糖原贮积症
- 胺碘酮治疗
- 金疗法
- 慢性砷中毒

表 93-27　局灶性低密度病灶平扫表现

- 黏液转移：结肠、卵巢、胃、胰腺（原发）
- 原发性肝肿瘤：肝细胞瘤（尤其是纤维板层）、肝母细胞瘤、血管内皮瘤
- 良性肝肿瘤：血管瘤感染
- 感染

急性出血
- 血肿

血管病变
- Budd-Chiari 综合征与正常实质
- 门静脉血栓与正常实质
- 脂肪浸润
- 恶性浸润
- 门静脉血栓
- 淀粉样变性

表 93-28　局灶高密度病灶增强表现

富血供转移
- 类癌
- 肾细胞癌
- 胰岛细胞瘤
- 嗜铬细胞瘤
- 黑色素瘤

富血供良性肿物
- 腺瘤
- 局灶性结节性增生（仅在动脉期高密度，然后低密度）

动 - 门静脉瘘

表 93-29　斑块样肝博动描记波

- 肝硬化
- 肝炎
- 充血性心力衰竭
- 三尖瓣闭锁
- 门静脉血栓形成
- Budd-Chiari 综合征
- 淋巴瘤浸润
- 结节病
- 甲状腺毒症

表 93-30 肝脏高灌注异常（THADs）

肝叶 - 肝节段
- 门静脉阻塞或血栓形成
- 肿瘤、囊肿、肝内脓肿引起的占位效应
- 肝硬化伴动 - 门静脉瘘
- 门静脉结扎
- 富血供胆囊疾病

亚段
- 外周门静脉分支梗阻
- 经皮穿刺活检，乙醇消融
- 急性胆囊炎

广泛混杂
- 硬化
- Budd-Chiari 综合征

THADs. 一过性肝密度异常

表 93-31 肝门低密度占位

- 胆总管囊肿
- 肝囊肿
- 胰腺假性囊肿
- 胆汁瘤
- 肝动脉瘤
- 肠道重复

表 93-32 含脂肝占位

- 肝癌
- 血管平滑肌脂肪瘤
- 脂瘤
- 转移性脂肪肉瘤或黏液样脂肪肉瘤
- 肝腺瘤

表 93-33 血管"瘢痕"肿瘤

- 局灶性结节性增生
- 肝腺瘤
- 巨大海绵状血管瘤
- 纤维板层肝细胞癌
- 富血供转移
- 肝内胆管细胞癌

表 93-34 门静脉周围透亮影

- 胆管扩张
- 沿门静脉旁分布的水肿液或血液
- 心脏衰竭
- 肝炎
- 肝脏淋巴管的创伤性破坏或肿瘤侵袭
- 骨髓移植
- 肝移植
- 非霍奇金淋巴瘤
- 肝硬化的胆管周围囊肿
- 肝脏 von Meyenburg 复合体

表 93-35 肝脏局灶性病变中的液 - 液平面

- 单纯性肝囊肿
- 胆管囊腺瘤
- 海绵状血管瘤
- 囊性肝细胞癌
- 肝转移（类癌、卵巢、肺原发）

四、MR 检查

表 93-36 T_2WI 肝脏多发低信号占位

常见
- 再生结节
- 多发性钙化肉芽肿

不常见
- Gamna-Gandy 体
- 周围血管侧支
- 多灶性急性肝内出血
- 胆管气体

罕见
- 门静脉气体
- Osler-Weber-Rendu 病
- 多发性钙化寄生虫囊肿

表 93-37 肝脏弥漫信号减低

- 含铁血黄素沉着
- 血色素沉着病
- 超顺磁性造影剂
- Wilson 病

表 93-38 门静脉周围信号增高

- 胆管炎
- 阻塞性黄疸
- 胆管癌
- 急性肝炎
- 肝硬化
- 艾滋病
- 大量水化

表 93-39 T_1WI 肝脏病灶伴脂肪信号

常见
- 局灶性脂肪浸润
- 肝癌
- 肝腺瘤

不常见
- 海绵状血管瘤

罕见
- 转移性脂肪肉瘤或黏液样脂肪肉瘤

表 93-40　楔形信号改变

T₁ 高信号

- 不规则脂肪浸润

T₂ 高信号

- 肝细胞癌伴外周缺血或梗死
- 转移伴楔形水肿
- 原发性或继发性门静脉梗死
- THID（一过性肝信号异常）

表 93-41　肝脏病变伴环周环

T₁WI 低信号环

- 慢性血肿（含铁血黄素）
- 肝细胞癌（假包膜薄边缘）
- 包虫囊肿（厚，均匀边缘，无周围水肿）
- 阿米巴肝脓肿（同心环；胶原环）

T₂WI 低信号环

- 转移瘤（双环模式肿瘤周围水肿）
- 肝脓肿（一个或两个同心环，混杂信号）
- 亚急性到慢性实质血肿（T₁WI 上也可见高信号环）

无环

- 单纯囊肿
- 海绵状血管瘤
- 腺瘤
- 局灶性结节性增生

表 93-42　原发性肝肿瘤的中央瘢痕

- 海绵状血管瘤：低信号或高信号 T₂WI（可以是炎性或纤维性瘢痕）
- 肝腺瘤：信号多变
- 局灶性结节性增生：T₁WI 低信号，T₂WI 高信号（炎性瘢痕）
- 纤维板层肝细胞癌：T₁WI 低信号，T₂WI 高信号（瘢痕纤维修复）

五、核医学

表 93-43　肝早期显影或血流增高，肝闪烁血管造影术

常见

- 转移性疾病
- 慢性肝病
- 肝癌
- 淋巴瘤

罕见

- 扩张的门静脉
- 巨大乳房屏蔽

少见

- 血管瘤或血管内皮瘤
- 脓肿
- 腺瘤
- 局灶性结节性增生
- 放疗后遗症

表 93-44　局部血流减少（单发或多发），肝脏闪烁血管造影术

常见

- 脓肿、阿米巴或化脓性
- 任何原因的囊肿
- 外部占位
- 血管瘤
- 血肿
- 肝细胞癌
- 一些转移

少见及不常见

- 脂肪浸润
- 淋巴瘤
- 再生结节

表 93-45　铟标记的白细胞扫描肝脏不显影

- 酒精性肝病
- 中性粒细胞减少症

表 93-46　PET 扫描局灶肝脏摄取

常见

- 转移
- 脓肿、化脓性或阿米巴
- 肝癌

少见

- 肝硬化（假肿瘤）
- Budd-Chiari 综合征
- 急性胆囊炎
- 胆管癌
- 结节病

表 93-47　PET 扫描肝脏摄取减少

- 化疗
- 肝衰竭
- 胆汁性腹膜炎

表 93-48　镓扫描肝环形征

- 急性胆囊炎
- 化脓性脓肿
- 阿米巴脓肿
- 坏死性肝转移
- 原发性肝细胞癌

表 93-49　铟标记的白细胞扫描胆囊窝晕征

- 胆囊炎
- 急性非结石性胆囊炎

六、血管造影

（续表）

表 93-50　单发或多发富血管肝脏病变

常见	少见
• 海绵状血管瘤	• 错构瘤
• 肝细胞癌	• 血管肉瘤
• 血管内皮细胞瘤	• 动静脉瘘，先天性、医源性或创伤性
• 转移性（尤其是胰岛细胞、类癌、肾、乳腺）	• 肝动脉真性或假性动脉瘤
• 局灶性结节性增生	
• 腺瘤	

表 93-51　单发或多发乏血管肝脏病变

常见	少见
• 脓肿	• 淋巴瘤
• 包虫囊肿	• 血肿
• 胆管癌	• 错构瘤
• 转移	• 胆汁瘤
• 囊肿	• 多囊性疾病

七、特定肝脏疾病的影像学表现

表 93-52　肝硬化和门静脉高压

在超声、CT 和 MRI 检查中看到的形态学变化
- 早期肝大
- 晚期肝脏萎缩、肝裂明显
- 尾状叶和左叶外侧段增大
- 在轴位图像上，尾叶与右叶比 > 0.65
- 表面结节和压痕（再生结节）
- 胆囊角度改变
- 结肠和网膜间位
- 门静脉高压征象：静脉曲张、脾大、腹水

超声
- 回声增强
- 超声衰减增大
- 回声不均匀结构
- 门静脉和肝静脉清晰度减少
- 扩张的肝动脉、门静脉、冠状静脉、肠系膜上静脉
- 儿童小网膜增厚
- 胆结石的发病率增加
- 再生结节：具有回声边界的低回声区域（罕见）
- 脾脏中的铁沉着结节：高回声占位（罕见）

门静脉高压的多普勒表现
- 扩张的门静脉，呼吸变化减少
- 门静脉系统的离肝血流
- 静脉曲张

- 脐静脉再通
- 肝静脉血流的变异性减少
- 肠系膜上静脉，脾脏和门静脉的血流增加
- 脾脏和肠系膜上动脉血流增加
- 肝动脉血流阻力指数 > 0.78

CT 检查
- 早期肝硬化的脂肪浸润
- 血色素沉着病的肝脏致密
- 不均匀强化
- 门静脉和肝静脉可能受压，显示不清
- 肝内动脉 - 门静脉瘘
- 再生结节
- 门静脉高压症
- 静脉曲张
- 肠系膜脂肪密度增加

磁共振成像
- 再生结节：T_2WI 上低信号区域（含铁血黄素）
- 纤维化中的肝脏信号没有明显的变化
- 脾脏中的铁沉着结节

血管造影
- 肝动脉分支牵拉
- 螺旋征：扩大、弯曲的肝动脉
- 斑驳的实质期
- 肝动脉 - 门静脉分流
- 延迟排空至静脉期
- 肝静脉分支修剪征

表 93-53　脂肪浸润

CT 检查
- 肝脏比脾脏密度减低；脾脏正常比肝脏密度低 6～12HU
- 脂肪快速出现和消失
- "高密度"肝内血管结构
- 可出现局部、肝叶、段或其他形状的脂肪沉积
- 正常区域：尾状叶、方叶、包膜下、胆囊窝

超声
- 肝脏回声增强，肝脏回声灶数量增加
- 声音衰减增加，肝脏后穿透力差
- 肝脏和门静脉和横膈显示不佳
- 局灶脂肪：多个汇合的低回声病变低回声（"跳过"）结节，不规则的高回声和低回声跳跃区域可能表现出随时间快速变化，不产生轮廓异常，区域血管走行或管径不改变

MR 检查
- T_1WI 或 T_2WI 无显著变化
- 在反相图像，自旋回波（Dixon 技术）、脂肪抑制技术和短 TI 反转恢复图像，脂肪信号强度低

（续表）

表 93-54 病毒性肝炎

超声

急性肝炎

- 肝脾大
- 肝脏回声减少
- 门静脉壁亮度增加（"星空"图案）
- 胆囊壁厚增厚，低渗和扩张的胆囊

慢性肝炎

- 肝脏回声增加
- 实质纹理粗糙
- 门静脉壁边界消失
- 慢性活动性肝炎肝十二指肠韧带淋巴结增大

CT 检查

- 肝脾大
- 门静脉周围透亮影
- 胆囊壁增厚
- 慢性活动性肝炎肝十二指肠韧带淋巴结增大

MR 检查

- 肝脾大
- T_2WI 上门静脉周围高信号
- 肝实质的 T_1 和 T_2 弛豫时间增加

核医学显像

- 肝脾大
- 胶体移位
- 异质摄取
- 亚氨基二乙酸扫描上延迟实质清除和血池示踪剂滞留

表 93-55 Budd-Chiari 综合征

MR 图像

- 肝内或肝上下腔静脉狭窄或流空信号消失
- 肝静脉管腔消失或流空信号消失
- 逗号状，肝内，低信号侧支血管
- 结节样肝脏，有或无低信号再生结节
- 肝内门静脉血栓
- 尾状叶增大、腹水、肝实质不均匀

超声

- 肝静脉狭窄，血栓形成或肝静脉显示不清
- 肝静脉壁厚，回声性
- 下腔静脉狭窄
- 肝内侧支血管或肝外吻合
- 腹水，尾状叶增大

CT 检查

平扫

- 弥漫低密度伴全肝大和腹水
- 尾状叶可能高密度
- 在下腔静脉中出现高密度血栓

增强扫描

- 由于肝脏充血，斑驳强化
- 中央肝脏（尾状叶，部分左叶）高密度，周边低密度

- 晚期（"切换"模式），周围肝脏造影剂缓慢蓄积，中央区肝脏造影剂流出，呈相对低强化
- 门静脉血栓
- 结节再生性增生

血管造影

- 主肝静脉不显影
- "蜘蛛网征"肝内静脉或淋巴管侧支形成
- 不均匀，致密，长时间，明显强化的肝造影图伴细小斑点
- 肝内动脉拉伸和悬垂伴肝大
- 大的窦状造影剂积聚湖
- 双向或离肝的门静脉血流
- 肝静脉或下腔静脉血栓
- 弥漫性肝大导致的腔内血流受损
- 动脉门静脉造影期间肝脏血流减弱或相关节段离肝血流
- 肝静脉汇入下腔静脉处隔膜样梗阻

核医学显像

- 尾状叶增大伴摄取增加
- 余肝脏弥漫摄取减低
- 肝脾大
- 楔形局灶周边缺损
- 胶体转移到脾脏和骨髓

表 93-56 血色素沉着病

CT 检查

- 密度弥漫增加至 80～140HU
- 肝静脉和门静脉在平扫中明显突出

MR 检查

- 缩短 T_1 和 T_2 弛豫时间，T_2 缩短效应为主，肝脏中有明显的信号丢失

超声

- 与继发性纤维化和肝硬化相关的非特异性表现

核医学显像

- 早期硫胶体和亚氨基二乙酸扫描不一致：亚氨基二乙酸扫描正常，硫胶体扫描示弥漫性实质损伤

表 93-57 肝细胞腺瘤

CT 检查

- 密度减低的圆形占位，坏死区域（30%～40%）
- 新鲜肿瘤内出血的高密度区域（22%～55%）
- 多变的强化模式，无强化到与肝正常组织强化相同

超声

- 当病灶小，为边界清晰，实性回声结构
- 明确的病灶周围和病灶内血管，出现 2～4kHz 位移
- 当病灶大，为复杂的高回声和低回声不均匀占位伴无回声区

（续表）

MR 检查

- 所有序列信号不均匀
- 病灶内脂肪，在 T_1WI 为高信号区域
- T_2WI 上片状肝细胞呈等信号
- T_2WI 上坏死和出血呈高信号区域

核医学显像

- 没有镓摄取
- 硫胶体和肝胆扫描呈摄取减低区，环周边缘摄取增高

血管造影

- 富血供占位，显影均匀，但在毛细血管期相中无强烈染色
- 由于出血或坏死导致低血供或无血供区域
- 扩张的肝动脉与肿瘤周围的供血（50%）
- 新生血管

表 93-58　海绵状血管瘤

超声

- 高回声、均匀占位，边界清晰，通常＜ 3cm
- 当较大时，可能为低回声中心，可表现为花边状或颗粒状
- 可能声学增强
- 稳定的大小和外观

CT 检查

- 在平扫中，边界清晰，球形到卵圆形，低密度占位
- 周围血管样强化结节，渐进向心流入，在团注后 3~30min 延迟图像完全填充（55%~89%）
- 在延迟期完全（75%），部分（24%）或无（2%）填充，呈等密度

MR 检查

- 边界清晰
- T_1WI 上的等信号或稍低信号
- T_2 弛豫时间超过 80 ms
- 无纤维假包膜
- 注射钆造影剂后增强峰值＞ 2min
- 在增强 T_1WI 上延迟 5min 时明显高信号
- 由于栓子或纤维组织，中心瘢痕信号强度在 T_1WI 和 T_2WI 多变
- 随 T_2 加权增加，信号进行性增高
- 无子结节
- 病灶内分隔不常见
- 无肝静脉、门静脉或腔静脉瘤栓

核医学显像

- 在 ^{99m}Tc 标记的红细胞的血管显像扫描为冷区
- 1~2h 延迟图像活度增加
- 硫胶体扫描的冷缺损

血管造影

- 在动脉晚期和实质期自外周开始出现扩张的、边界清楚的、不规则的、点状的血管池的致密显影
- 正常大小的供血血管，无动静脉分流
- 直到静脉期造影剂仍持续存在

表 93-59　肝细胞癌

超声

- 大肿瘤呈高回声（59%）
- 小肿瘤呈低回声（26%）；周围低回声薄晕圈，对应于纤维包膜
- 弥散型呈混合回声（15%）
- 门静脉侵犯（25%~40%）
- 肝静脉侵犯（16%）
- 侵犯下腔静脉
- 肝大和腹水
- 特征性高流量多普勒信号，位移≥ 4.5kHz
- 精细血流网（分支样）

CT 检查

- 低密度占位
- 肿块周围环形透亮区
- 动脉期强化（80%）
- 如果动静脉分流足够，早期可见肝脏静脉和腔静脉显影
- 延迟扫描等密度（10%）

MR 检查

- 边界不清
- 因为脂肪含量高，在 T_1WI 上相等至稍高信号（50%）
- T_2 弛豫时间＜ 80 ms
- 假包膜在 T_1 和 T_2WI 上为低信号
- 中等强化
- 使用造影剂后 5min 延迟轻度强化
- T_1 和 T_2WI 上的低信号中央瘢痕
- 随 T_2 加权逐渐增高，信号增高不太明显
- 存在子结节
- 瘤内间隔常见
- T_1WI 可见腔静脉、门静脉或肝静脉中等信号强度的瘤栓

血管造影

- 在分化的肝细胞癌可见供血动脉增宽，粗大新生血管，血管池，动脉门静脉分流和致密肿瘤染色
- 肝硬化和间变性肝细胞癌可见血管包裹，细小新生血管，移位和螺旋样血管
- 随着肿瘤侵犯门静脉，"细线和条纹征"出现，为平行走行的细线样血管

核医学显像

- 硫胶体扫描，单个冷灶（70%）、多个缺损（15%~20%）或混杂分布（10%）
- 亚氨基二乙酸扫描的冷结节
- 在镓扫描中，70%~90% 病灶明显摄取

表 93-60　局灶结节样增生

CT 检查

- 平扫上均匀稍低密度肿物
- 造影剂团注时等或低强化
- 在动脉期显著高强化，在门静脉期上由于快速洗脱可能是等强化
- 中央瘢痕在动脉期可能是高或低强化，延迟期高强化是由于黏液样基质内的造影剂延迟清除

超声

- 均匀低回声或高回声肿物，经常是等细微回声的，难以与邻近的肝脏区分
- 中央瘢痕表现为肿块中央的线性或星状低回声区域
- 发育良好的外周血管和中央血管形成轮辐样征象
- 主要动脉信号集中在中频（2~4 kHz）位移

MR 检查

- T_1WI 和 T_2WI 上的等信号（80%）
- T_1WI 上的等信号和 T_2WI 稍高信号（20%）
- 边缘不清晰或不可见
- 中央瘢痕在 T_1WI 低信号，T_2WI 上呈高信号（95%）（对比纤维板层肝癌，其中中央瘢痕在 T_1WI 和 T_2WI 上呈低信号，而肝细胞癌中央瘢痕罕见）

血管造影

- 富血供肿物（90%）伴有密集的毛细血管充盈
- 主要供血动脉增粗伴中央血供应增大（轮辐样改变，33%）
- 中央星状纤维瘢痕血管分布减少

核医学显像

- 硫胶体扫描正常（30%~55%），冷灶（40%）或热灶（10%）
- 亚氨基二乙酸扫描：正常或摄取增高（40%~70%）或冷灶（60%）

第十一篇

胰　腺
Pancreas

Textbook of Gastrointestinal Radiology
（4th Edition）

胃肠影像学（原书第 4 版）

第 94 章　胰腺的正常解剖及检查技术

Pancreas: Normal Anatomy and Examination Techniques

Nancy A. Hammond　Frederick L. Hoff　Ravi Guttikonda　Helena Gabriel　Richard M. Gore　**著**

曹　敏　**译**　李　英　**校**

一、历史回顾

胰腺是腹部最后受到解剖学家、生理学家、内科医师和外科医师关注的器官之一。胰腺位于腹膜后的"离散的间充质"中，过去被称为腹部隐匿或隐藏的器官[1]。胰腺最初在犹太法典中被描述，在公元前 200 年—公元 200 年间被描述为"肝脏的手指"。此后不久，Ruphos 将这种器官命名为胰腺（希腊语 *pan*，意为"所有"；*kreas*，意为"肉"）[2]。经过 1000 多年，胰腺的解剖描述才逐渐完成。

1642 年，意大利帕多瓦市的 Wirsung 展示了胰管，1724 年，威尼斯的 Santorini 描述了副胰管。Vater 乳头在 1720 年由 A. Vater 描述。在 1887 年，Oddi 描述了括约肌复杂的肌肉组织，并冠以他的名字。胰腺的组织学结构由 Langerhans 于 1869 年所描述。胰腺在消化中的作用最早由 Bernard 于 1850 年提出，糖尿病与胰腺的关系建立于 19 世纪 90 年代。直到 20 世纪 30 年代，由于 Whipple 的开创性工作才使胰腺疾病的外科手术开始普及[3]。

几十年来，胰腺对于放射科医师也是隐藏的器官。胰腺疾病在 X 线片和吞钡检查中的间接征象通常只见于进展期疾病中。20 世纪 70 年代采用内镜逆行胰胆管造影（ERCP）和血管造影开始崭露头角。现在，计算机断层扫描（CT）、超声和磁共振成像（MRI）能够常规非侵入性显示非常好的胰腺图像[4]。内镜超声是断层图像在评估胰腺疾病中的有用的辅助手段，并且必要时可行胰腺活检。

二、正常解剖

胰腺是一个不成对的附属消化腺，既有外分泌功能又有内分泌功能。它是一个细长、柔软、分叶的器官，成年人胰腺长 15～25cm，高 3～5cm，厚 1.5～3.5cm，重 70～110g[5, 6]。胰腺表面呈浅黄褐色，有细小结节，触之坚实。

（一）位置及毗邻

胰腺位于肾前间隙（图 94-1）。胰头与十二指肠的关系是恒定的，其右侧边位于十二指肠环中[7]。胰头是腺体最厚的部分，它发出钩突像钩子一样突出于肠系膜上静脉的背侧。胰颈位于脾和肠系膜上静脉的汇合处的正前方。胰颈部在幽门后很窄，然后在体部变宽。胰腺体部以弓形横过脊柱前侧方，局部可能比胰头和胰尾要薄[8, 9]。由于胰尾延伸到脾门，所以胰尾与胰体没有很好的分界。胰体部可以膨出到腹腔干水平。胰尾延伸到脾门，与胰体没有很好的分界[10]。

胰腺的形状、位置和轴是可变的，并且受年龄、体型、既往手术和器官肥大的影响[9]。头部通常位于 L_1～L_2 水平，体部于 L_1 水平跨过脊柱，尾部位于脾门区上方。胰腺的纵轴与横轴位成 20° 左右[10]（图 94-2）。胰腺的轴有时是横向的，甚至更不常见的是尾部可能位于胰头的尾侧。如果左肾先天或手术缺失，胰腺尾部往往位于后内侧位置，毗邻脊柱。胰腺可呈 L 形、S 形或倒 V 形[10]。胃体及胃窦位于胰体尾的前方，幽门位于胰颈的腹侧。十二指肠沿着胰头的右侧边和胰腺头体尾部下方走

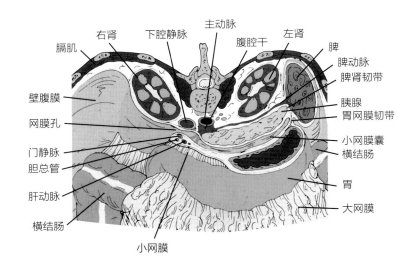

◀图 94-1　胰腺的解剖关系
引自 Meyers MA：Dynamic Radiology of the Abdomen. New York，Springer-Verlag，1988，p57

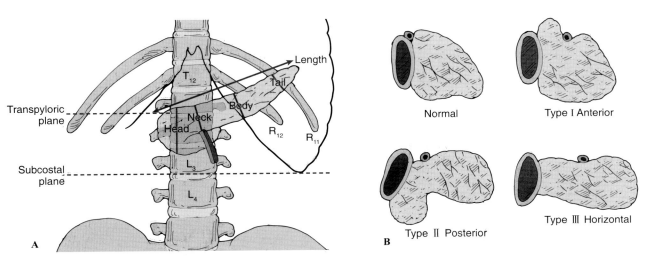

▲ 图 94-2　**Normal pancreatic orientation and appearances of the pancreatic head**

A. Normal pancreatic dimensions. B. Normal pancreatic head configurations.（A from Zylak CJ，Pallie W：Correlative anatomy and computed tomography：A module on the pancreas and posterior abdominal wall. RadioGraphics 1：61-84, 1981. B from Mortele KR，Rochar TC，Stretter JL，et al：Multimodality imaging of pancreatic and biliary congenital anomalies. RadioGraphics 26：715-731, 2006.）

行。脾毗邻胰尾的外侧和上侧面。右肾和肾上腺位于胰头后部，左肾和肾上腺位于胰腺尾部的背侧，有时位于尾侧。根据其大小，肝脏的左叶可位于胰体前部。胆囊位于胰头的腹侧。横结肠位于胰腺前部，通常低于胰腺。小肠通常位于胰腺下方，但偶尔可以位于胰尾的腹侧[11, 12]。

　　几乎胰腺所有部分都位于腹膜后，无腹膜的裸区是由于后部的壁腹膜反折形成横结肠系膜的两层及小网膜囊后下缘而形成的（图 94-3）。横结肠系膜起源于结肠肝曲从腹侧跨过十二指肠第二段处。裸区起始为横跨十二指肠降部壶腹下部的宽条

带，并继续横跨胰腺的头部、体部和尾部。胰尾在横跨左肾后，与脾肾韧带融合，实际上是腹膜内结构。小肠系膜的根部起源于胰体下方，与横结肠系膜相邻[7, 13]。因此，胰腺病变可能直接扩散影响胃和十二指肠，并通过小肠系膜和横结肠系膜影响小肠襻和结肠（图 94-3）。

（二）胆总管

　　胆总管在肝十二指肠韧带中经过十二指肠第一段后方进入胰头。它从下方和背侧穿行，嵌入胰头的后表面，汇入 Wirsung 胰管。胆总管在通过 Vater

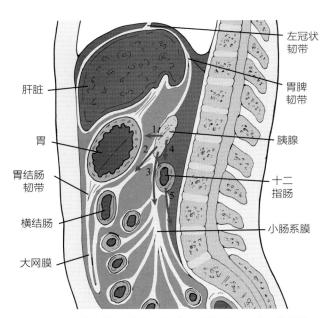

▲ 图 94-3　胰腺的肠系膜、网膜、腹膜后和腹膜下关系的矢状面示意图

胰腺疾病可蔓延至小网膜囊（1）、横结肠系膜（2）、小肠系膜根部（3）、十二指肠（4）和肾旁前间隙（5）

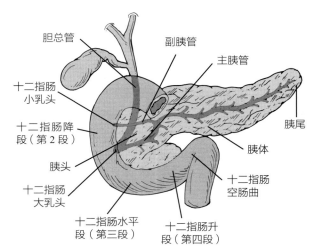

▲ 图 94-4　肝外胆管及胰管系统

引自 Tersingni R, Toledo-Pereyra LH: Surgical anatomy of the pancreas. In Toledo-Pereyra LH（ed）: The Pancreas: Principles of Medical and Surgical Practice. New York, Churchill Livingstone, 1985, p 31-50

大乳头进入十二指肠后内侧壁前，在壁内短暂穿行（图 94-4）。胆总管长 7cm，平均直径 7.4mm[8, 14, 15]。

（三）胰管

胰管从胰尾部发出，在向胰头走行的过程中有 25～30 支短分支垂直汇入主胰管长轴。主胰管位于胰腺上下缘间正中部，略偏向背侧。在大乳头水平，主胰管（Wirsung 管）水平走行，与胆总管尾侧表面共同形成 Vater 壶腹。Santorini 副胰管引流胰头的前部和上部或经小乳头进入十二指肠或汇入主胰管（图 94-4）。小乳头经常不明显，副胰管可以部分或全部闭塞，或与主胰管异常相连[16, 17]。管道解剖结构变异将在第 96 章详述。

（四）动脉血供

尽管胰腺实质在横断面影像中能够较好地显示，识别和确定主要的胰腺血管标志仍是很重要的[18]（图 94-5）。胰腺的动脉供血源于腹腔干和肠系膜上动脉。肝总动脉从腹腔动脉发出后，向右行至靠近颈部，随后行至胰头。此时，它分为进入肝十二指肠韧带游离缘的肝固有动脉和向尾侧行至胰头腹侧和外侧的胃十二指肠动脉。胃十二指肠动脉

产生胰十二指肠上前动脉和胰十二指肠上后动脉，后二者供应胰头。这些血管与肠系膜前下动脉和肠系膜后下动脉吻合，形成胰弓，后两者分别或共同的主干从肠系膜上动脉近端发出[5, 11, 14, 19]。

脾动脉起源于腹腔干，在胰腺上缘上下蛇形蜿蜒。随着年龄的增长，它变得更加曲折，偶尔也会嵌入胰腺实质内。胰体和胰尾由胰背动脉提供血供，胰背动脉起源于脾动脉，或作为腹腔干的第四支，以及由脾动脉、肝动脉或肠系膜上动脉提供血供。胰大动脉是脾动脉上胰支中最大的一支[19, 20]。

肠系膜上动脉起于主动脉前表面，腹腔干下1～2cm。它从尾侧和背侧向胰颈走行，经过钩突的前方，是横断面成像的主要解剖标志。肠系膜上动脉向主动脉右侧移位是正常变异[21]。

上腹部最常见的动脉异常是肝右动脉或肝固有动脉部分或全部替换为肠系膜上动脉。在这些患者中，被替代的肝动脉经过头侧和腹侧到达胰腺，然后经门静脉的前部或后部到达肝脏[22]。

（五）静脉引流

胰腺的静脉引流是恒定的，门静脉系统是横断面成像定位胰腺的重要标志[11, 19]。一般情况下，胰腺的静脉与动脉并行并位于其下方（图 94-6）。四条胰十二指肠静脉形成静脉弓，引流胰头和十二指

肠。胰十二指肠下静脉引流入肠系膜上静脉的第一空肠支。胰十二指肠下静脉比胰十二指肠上静脉细小，在横断面成像中通常不能显示。胰十二指肠后上静脉向头侧延伸直接汇入门静脉尾部 [21, 22]。胰十二指肠前上静脉水平流入胃结肠干或胃网膜右静脉，两者都延伸到肠系膜上静脉 [23]。胰体到胰尾的 3~13 条小静脉直接全部引流入脾静脉，脾静脉沿着从脾脏到其与肠系膜上静脉交界处的平滑的拱形路线行进。脾静脉与脾动脉并行，位于胰腺背侧和上缘的沟槽中。这是胰腺后部的一个极好的标志，在 CT 和超声检查的单幅图像上可以看到该血管的较长节段 [24]。在罕见情况下，胰尾的远端位于静脉

的后面，毗邻肾上腺。在这种情况下，可能很难区分肿块起源于胰尾部还是左肾上腺 [25]。

脾静脉在胰颈后方汇入肠系膜上静脉，显示为胰腺后方中线右侧的圆形或椭圆形扩张。肠系膜上静脉在钩突前方行进，正在肠系膜上动脉的右侧 [11, 22]（图 94-6）。

门静脉于胰颈后由脾静脉和肠系膜上静脉汇合形成，并向上方和外侧肝门方向走行，成为主要的肝外门静脉，并位于胆总管和肝动脉的背面。在 1/3 的人群中，肠系膜下静脉在汇合处汇入脾静脉；在另 1/3 人群中，它在靠近汇合处汇入脾静脉；而在其余的人群中，它汇入肠系膜上静脉 [8]。

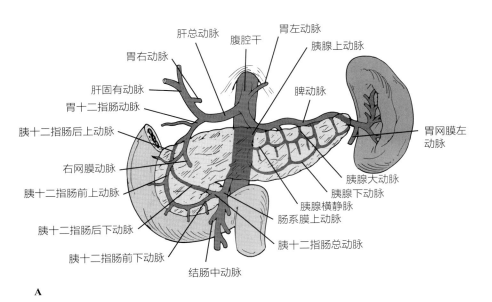

胃右动脉
肝总动脉　腹腔干　胃左动脉
胰腺上动脉
肝固有动脉
胃十二指肠动脉
脾动脉
胰十二指肠后上动脉
右网膜动脉
胰十二指肠前上动脉
胃网膜左动脉
胰腺大动脉
胰十二指肠后下动脉
胰腺下动脉
胰腺横静脉
肠系膜上动脉
胰十二指肠前下动脉
胰十二指肠总动脉
结肠中动脉

A

◀ 图 94-5　**胰腺动脉供血示意图**
A 和 B 引自 Tersingni R，Toledo-Pereyra LH：Surgical anatomy of the pancreas. In Toledo-Pereyra LH（ed）：The Pancreas：Principles of Medical and Surgical Practice. New York，Churchill Livingstone，1985，p 31-50

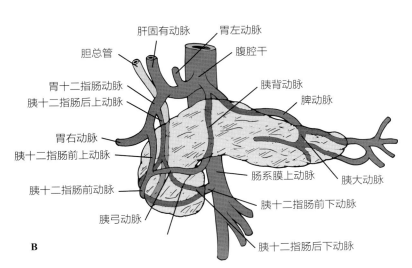

肝固有动脉　胃左动脉
胆总管　腹腔干
胃十二指肠动脉
胰背动脉
胰十二指肠后上动脉
脾动脉
胃右动脉
胰十二指肠前上动脉
胰大动脉
胰十二指肠前动脉
肠系膜上动脉
胰十二指肠前下动脉
胰弓动脉
胰十二指肠后下动脉

B

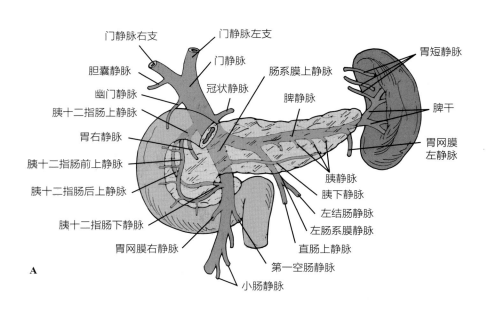

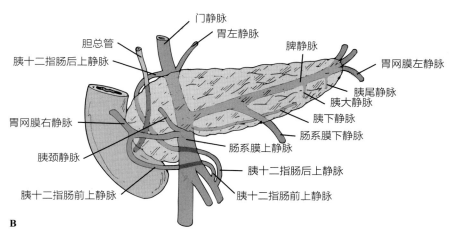

◀ 图 94-6　胰腺静脉引流示意图

引自 Tersingni R, Toledo-Pereyra LH: Surgical anatomy of the pancreas. In Toledo-Pereyra LH (ed): The Pancreas: Principles of Medical and Surgical Practice. New York, Churchill Livingstone, 1985, p31–50

（六）淋巴管

胰腺的淋巴结沿着主要的血管通路分布（图 94-7）。胰腺的淋巴道形成一个有丰富分支的淋巴丛，从多个方向引流。广泛的淋巴管网络和引流胰腺的淋巴结为胰腺发生的肿瘤细胞提供了出口，并导致胰腺癌经常呈现阳性淋巴结和切除术后局部复发的高发生率。淋巴系统解剖提示由于不同淋巴链的直接连接，胰腺癌部分切除胰腺可能是不可取的[5, 8, 15, 19, 20]。

胰上和胰下淋巴链接收来自胰腺颈部、体部和部分尾部的淋巴管分支。胰头和颈部后表面分支引流到胰十二指肠和主动脉旁淋巴结。胰腺体的后表面引流入胰腺上和胰腺下淋巴结。胰尾引流入脾门淋巴结和胃 - 胰襞。部分胰头和近端胰体引流进入肝门淋巴结，并可向下延伸至肠系膜上、结肠系膜和主动脉旁淋巴结链。胰上淋巴结与脾动脉、脾静脉关系密切，胰下链与横结肠系膜相邻。

（七）神经支配

在规划腹腔神经阻滞以控制胰腺癌或慢性胰腺炎引起的疼痛时，了解胰腺的神经支配是很重要的[26]（图 94-8）。胰腺通过内脏神经接受交感神经支配，从迷走神经接受副交感神经支配。交感神经传递痛觉（内脏传入纤维）。它们穿过膈脚进入包围腹腔动脉的腹腔丛和腹腔神经节。肠系膜上神经节和肠系膜上神经丛围绕肠系膜上动脉。腹腔神经节的化学切除中断了来自交感神经系统和副交感神

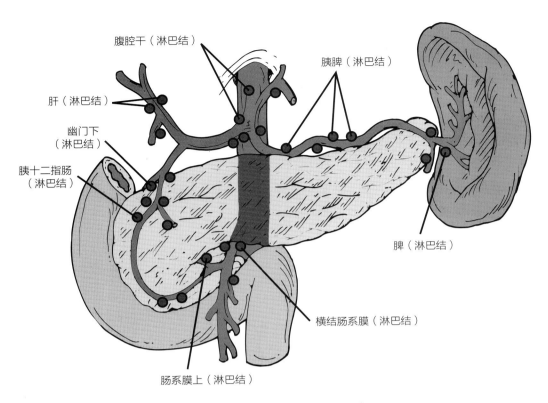

腹腔干（淋巴结）

胰脾（淋巴结）

肝（淋巴结）

幽门下
（淋巴结）

胰十二指肠
（淋巴结）

脾（淋巴结）

横结肠系膜（淋巴结）

肠系膜上（淋巴结）

▲ 图 94-7　胰腺的主要区域淋巴结

引自 Tersingni R，Toledo-Pereyra LH：Surgical anatomy of the pancreas. In Toledo–Pereyra LH（ed）：The Pancreas：Principles of Medical and Surgical Practice. New York，Churchill Livingstone，1985，p 31–50

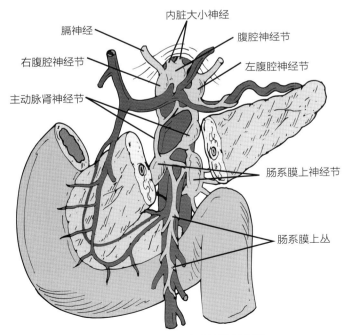

内脏大小神经

膈神经

腹腔神经节

右腹腔神经节

左腹腔神经节

主动脉肾神经节

肠系膜上神经节

肠系膜上丛

▲ 图 94-8　胰腺的神经支配

引自 Tersingni T，Toledo–Pereyra LH：Surgical anatomy of the pancreas. In Toledo-Pereyra LH：The Pancreas：Principles of Medical and Surgical Practice. Churchill Livingstone，New York，1985，p31–50

经系统的传入性疼痛纤维，并且可以通过膈脚前或膈脚后在腹腔干和肠系膜上动脉之间注射化学药物来完成[26-28]。

三、影像技术

（一）X线片

对于疑似胰腺疾病的患者，X线片主要是为了排除其他情况，如梗阻或十二指肠溃疡穿孔均可类似胰腺炎表现[29-32]。斜位图像对发现慢性胰腺炎患者的钙化常常是有帮助的，在前后位图像上胰腺钙化经常被脊柱遮挡[30, 32, 33]。

（二）对比增强检查

在横断面成像出现之前，血管造影、ERCP和钡剂检查是评估胰腺的主要手段。虽然现在钡剂检查在胰腺评估中不那么重要，但是在疑似胰腺疾病的患者中仍应仔细评估以下方面。胃后壁、十二指肠远端和十二指肠空肠交界处可由于胰体或胰尾病变而出现异常，胃窦大弯侧和十二指肠降段内缘可以为发现起源于胰头和胰颈部的病变提供线索。钡灌肠检查可显示由横结肠系膜扩散的疾病导致结肠的异常，或膈结肠韧带携带的疾病导致结肠脾曲的异常[13, 30, 31]。

（三）超声

超声检查是一种非侵入性评估胰腺的方法，尤其是在较瘦患者中。它快速、安全、廉价，可以轻便地完成，几乎不需要患者准备或配合，也不需要使用造影剂[34]。然而，超声可受患者身体习惯的限制，并取决于操作者的经验水平。胰腺的超声检查最好在禁食患者身上进行，以减少上方肠道内上气体和食物的量。应该使用具有最高频率探头（5～8MHz）的实时设备。

1. 检查技术

胰腺扫描应首先在患者仰卧时进行，探头应变为头朝向脾脏的调整后的横向平面（图94-9）。胰腺的长轴可见于脾静脉和肠系膜上静脉与脾静脉汇合处前方。胰头和颈部包绕肠系膜上静脉，形成

静脉后方像钩子状的钩突。胆总管常在胰头内沿轴向成像，胃十二指肠动脉可沿胰头前外侧看到。充满气体或液体的十二指肠、胃、结肠、主动脉、下腔静脉、肠系膜上动脉和左肾静脉在这个切面也可被检查到。位于胃后壁和胰腺之间的小网膜囊在这个平面上观察最佳，并且应该观察是否有液体、肿块或钙化[35-38]。

胰腺的旁矢状扫描应该从门静脉与纵向肠系膜上静脉汇合处开始。横截面图像上可在该汇合部前方见到胰腺颈部。钩突位于肠系膜上静脉后方。胰头位于肠系膜上静脉的右侧，胆总管位于后方，有时可在其前方看到胃十二指肠动脉。在肠系膜上静脉的左侧，胰体和尾部的近端位于脾静脉的前方，稍低于脾动脉[39-43]。

通过细致的技术和对细节的关注，在90%的病例中可以获得胰腺的诊断性扫描。多次操作可改善胰腺的超声显示[44-49]。深吸气使肝脏向下方移动，胰腺下方，将含气肠管推向尾侧。让患者喝4杯177ml的脱气水可以提供一个超声窗，以改善胰体和胰尾的显示。

2. 超声正常表现

胰腺有三种形态，即蝌蚪形（44%）、哑铃形（33%）和香肠形（23%）。胰腺大小的绝对测量是有争议的，但胰头和胰体的最大正常前后径分别为2.6cm和2.2cm[50]。胰腺尾部在形状和大小上变化很大，并不是为了诊断目的而测量。在哑铃形胰腺中，尾部可以为3.5cm；当胰腺是香肠形时，胰头可以是正常的，最高可达3.5cm[51]。胰体通常是胰腺最窄的部分。一般来说，年轻人的胰腺比例较大，随着年龄的增长其相对大小逐渐减小[52, 53]。胰腺的边界在年轻时通常是光滑的，随着年龄的增长变得有些不规则。钩突的形状分析是特别重要的，因为钩突的变圆或扩大都提示着疾病[50, 54]。

胰腺整体的回声都很高。胰腺组织质地或回声大小通常比肝脏更粗糙、更不均匀、回声更强（图94-9）。比较肝脏和胰腺在同一深度上的回声波形和振幅很重要，因为点大小和回声振幅与探头波束轮廓密切相关[55, 56]。胰腺的组织结构与脂肪浸润的程度有关[57, 58]。随着胰腺的老化，胰腺渐进性脂肪浸润，回声增强。胰腺实质应低于周围腹膜后脂肪

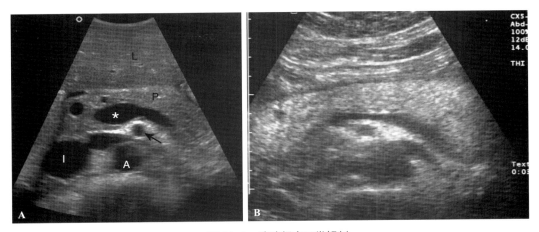

▲ 图 94-9　胰腺超声正常解剖

A. 横向超声图显示胰腺大部分。胰腺（P）的回声大于肝脏（L）。A. 主动脉；I. 下腔静脉；箭，肠系膜上动脉；*，肠系膜上静脉和脾静脉汇合。B. 由于脂肪浸润引起的强回声胰腺的横向声像图

回声。当老年人的胰腺被脂肪完全取代时，可能很难与腹膜后脂肪区分开来[59]。

　　胰腺扫描中应注意某些事项。胃和十二指肠内的气体可引起细微的阴影，人为地降低邻近胰腺的回声[50, 52]。胰腺腹侧（胰头和钩突）和背侧（胰体和胰尾）可沉积不同数量的脂肪，使胰腺头部出现低回声。在某些情况下，可以看到不同回声强度的分界对应于背部和腹部胚胎学的融合线[53]（图94-10）。

　　有时，在一些患者中，胃和胰腺之间的胰腺前脂肪是显著的。它通常比胰腺回声弱，必须与小网膜囊积液、淋巴结疾病和胃壁增厚相鉴别[60, 61]。在

超声诊断中，约有 2/3 的患者主胰管（Wirsung 管）表现为由两条平行低回声线环绕的无回声区，类似于电车轨道[62]。最大内径＜ 2mm；当直径较大时，必须怀疑有阻塞肿物、狭窄或结石。胰管直径通常随年龄增加而增加[63-67]。

　　许多正常结构可以类似胰腺导管，因此在腺体内对导管进行成像非常重要。比如正常胰腺背侧和胃腔腹侧回声，夹着相对低回声的胃壁，使胃后壁可以类似扩张的胰管。喝水解决了这个问题。当迂回的脾动脉靠近胰腺实质时，也可以类似扩张的胰管或胰腺囊性肿块。多普勒检查可以很容易地解决这一问题[68, 69]。

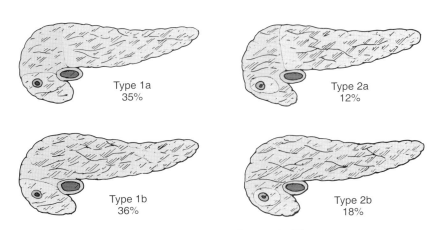

▲ 图 94-10　Uneven fatty replacement of the pancreas

Drawings illustrate the four different patterns of fatty replacement of the pancreas (green areas). The percentage of cases of uneven pancreatic lipomatosis represented by each type is also indicated. (From Mortele KR, Rochar TC, Stretter JL, et al: Multimodality imaging of pancreatic and biliary congenital anomalies. RadioGraphics 26: 715–731, 2006.)

对于疑似胆总管结石或胆道梗阻的患者，应尽力显示远端胆总管。它通常是不可见的，因为它位于充满气体的十二指肠第二部分的后方。在仰卧位或左后斜位扫描胆总管时尤其如此。超声显像远端胆总管的一个较好方法是以直立的右后斜位扫描患者，并且主要依靠横向图像而不是旁矢状位图像。直立的右后斜位使胃窦和十二指肠内的气体最少，横向扫描平面使胰腺内远端胆总管的走行轨迹的识别最优 [70, 71]。胰十二指肠上后静脉可以类似远端胆总管，彩色多普勒检查可以很容易地区分这两种结构 [72-77]。

3. 术中超声

术中超声检查是一种费时但准确地定位胰腺小胰岛细胞瘤的方法。它也可以用来指导开腹活检和抽吸 [78-82]，随着腹腔镜技术的增加，在此过程中使用的探头也被引入 [83]。

4. 超声内镜

超声探头已经被改良，以便它们可以被结合到柔性内镜的尖端。这些探头具有较高的频率和空间分辨率，可用于诊断胰腺小肿瘤，显示轻微的胰腺炎和术前评估胰岛细胞瘤 [84-86]。胃和十二指肠与胰腺毗邻，由此可得到胰腺的高分辨率图像，并消除了经腹部超声中肠内气体遮盖的局限。在适当适应证下，胰腺活检也可以通过超声内镜来执行。

（四）CT 检查

CT 是胰腺非侵入性成像的最佳单一技术。它不受肠气或大体型的影响，可广泛使用，并且相对容易进行。CT 极大地减少了对诊断性 ERCP 和血管造影的需求 [87-89]。多排螺旋 CT 技术改善了胰腺 CT 检查，允许更薄的连续图像、重叠的图像而不增加辐射剂量，并且免于呼吸伪影。快速扫描允许胰腺在单次注射造影剂后进行不同时相的多次扫描 [90-108]。

1.CT 扫描上胰腺的大小、形态和密度

胰腺在 CT 上的形态学表现取决于将腺泡小叶与腺体分隔开的小叶间隔内的脂肪的含量。在较年轻的患者中，腺体的轮廓是平滑的，实质是均匀的，在非对比扫描上其密度类似于脾脏和肌肉的密度，但小于肝脏的密度（图 94–11）。随着年龄的增长和脂肪沉积，胰腺变成分叶状，不规则，密度不均匀 [90, 109]。

虽然胰腺头部、颈部、身体和尾部的大小通常

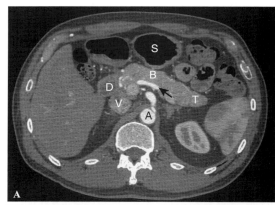

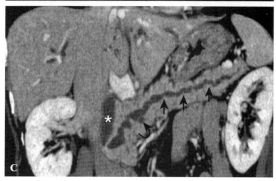

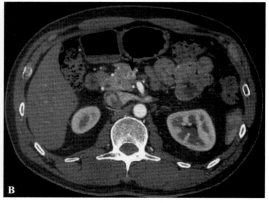

▲ 图 94–11 胰腺的 CT 正常表现

由于胰腺轴线的倾斜，很少在一张图像上看到完整胰腺。A. 通过胰体（B）和胰尾（T）的图像。脾静脉（箭）位于胰腺的背侧，是一个极好的标志。B. 从同一患者获得的位于 A 图尾侧 1cm 的图像，以显示胰腺钩突。肠系膜上静脉（箭）在这幅于造影剂注射早期获得的图像上难以显示。然而，动脉解剖显示良好。弯箭为胰背动脉。C. 胰腺冠状弯曲多平面重建图像显示一个小的分支导管内乳头状黏液性肿瘤（弯箭）。这种技术对于在一幅图像显示胰腺导管（直箭）是有用的。* 为胆总管

A. 主动脉；D. 十二指肠；S. 胃；V. 下腔静脉

与声像图所见的正常测量值相对应，但在诊断胰腺增大时不应单独使用绝对值。重要的是观察腺体内的对称性，头部（最大正常直径为 3cm）的前后尺寸略大于胰体（2.2cm）和胰尾（2.8cm）。在某些正常患者中，胰腺尾部可以是球状的，并且比头部更大。胰腺头部的厚度应小于相邻椎体的横径，胰体和胰尾应小于相邻椎体横径的 2/3。胰体在跨越脊柱时可以较薄。在约 1/3 的正常检查中，胰头的外侧轮廓在胃十二指肠或胰十二指肠前上动脉外侧可能有离散的分叶[110]。钩突在横截面上突出在肠系膜血管后面，呈三角形[111-113]。在 CT 扫描中，胰腺随呼吸运动平均在头尾方向移动 3.2cm[114]。

在左肾手术或先天性缺失的患者中，胰尾位于背内侧，与脊柱相邻，并与肠和脾一起占据空肾窝。整个胰腺罕见全部位于主动脉的左侧。

多层螺旋 CT 能很好地显示胰腺血管解剖结构。螺旋扫描使扫描层面更薄，同时允许重叠重建可以显示许多小的有名称的血管。脾静脉是胰腺体和尾部的极好标志物。分别有 98% 和 88% 的扫描能够显示胰十二指肠前、后上静脉，89% 的扫描显示胃结肠干[115]。胃十二指肠、胰十二指肠前、后上动脉和胃网膜右动脉是通常可见的。偶尔可见胰背动脉、胰大动脉和胰十二指肠前、后下动脉[116]。

2. 胰管的计算机断层扫描

在 CT 扫描中，正常的胰管表现为在胰腺中心低密度的细管状区域。胰管在 70% 的正常患者中可以至少部分地看到，通常，少数扫描中可见短节段。导管最常见于胰腺体部在脊椎和肠系膜血管上拱起的区域，或在胰头区域[117]。

正常的胰管应不宽于 2～3mm，但在老年人中偶尔也会更宽。脾静脉和胰腺实质之间的正常脂肪平面不应被误认为胰管[118]。

3. 胆总管的计算机断层扫描

胆总管远端的内径＜ 6～7mm。在老年患者或那些有胆道疾病或手术史的患者中，在没有梗阻的情况下，可能宽达 10mm。因此，直径 7～10mm 的胆总管的诊断意义往往难以评估[119]。增强扫描时，胆总管的滋养血管可能强化。

（五）磁共振成像

胰腺一直是 MRI 上难以可靠成像的器官之一，直到屏气成像、化学选择性脂肪饱和和动态钆造影剂增强等技术的发展[120]。现在，由于常规使用包括三维梯度回波 T_1 加权序列和 MR 胆胰管造影（MR cholangiopancreatography，MRCP）序列的快速序列，MRI 作为解决问题的工具，应用于诊断肝功能检测结果升高的患者、急性胰腺炎和胰腺癌。MRI 被用作可疑胰胆管疼痛、慢性胰腺炎的分期、囊性胰腺肿瘤的诊断和随访的主要成像方式。无法显示小钙化仍然是 MRI 一个相对的缺点[121]。

1. 正常胰腺的磁共振成像

MRI 图像中（图 94-12 和图 94-13），胰腺可

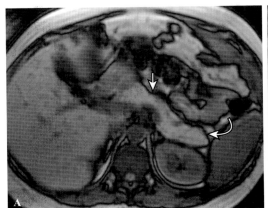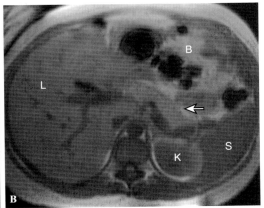

▲ 图 94-12 **正常胰腺的 MRI T_1 加权像解剖**

A. T_1 加权反相位梯度回波图像（239/2.4/70）显示胰腺体（箭）和尾（弯箭）的正常外观。B. T_1 加权同相位梯度回波图像（239/4.76/70）同样显示胰腺（箭），没有化学位移伪影

B. 肠；K. 肾；L. 肝；S. 脾

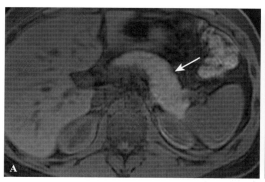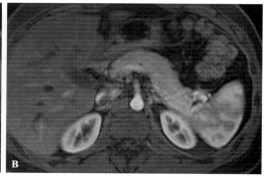

▲ 图 94-13　在注射钆造影剂前后胰腺的正常 MR 图像

A. 在给予造影剂前，T₁ 加权脂肪饱和屏气梯度回波图像（3.99/1.93/10）显示胰腺相对于其他实质器官（箭）的正常高信号，这是由于腺体内的蛋白质物质所致。胰腺的这个序列通常是评价胰腺的单独的最佳非对比序列。B. 具有相同参数的 T₁ 加权后对比成像显示胰腺增强的早期阶段。在给药后 60s、90s 和 120s 常规获得增强图像

以表现为光滑或分叶状，如果有脂肪浸润，胰腺可以与周围的腹膜后脂肪融合 [122-130]。胰腺在 T₁ 加权自旋回波序列上与肝脏相比可为等信号至稍高信号，在 T₁ 加权扰相梯度回波序列上呈等或稍高信号，而在 T₂ 加权图像上则呈稍高信号。它在 T₁ 加权脂肪饱和序列上信号相对较高，并且注射钆造影剂后迅速增强。正常的胰管偶尔可见，尤其是当使用体部线圈时。在轴位 T₂ 加权像上，胆总管表现为在胰头内的一个亮点，而胃十二指肠动脉由于流空现象而呈圆形黑色结构 [90-130]。

2. 磁共振胰胆管成像

MRCP 是检查胰腺和胆管树的重要技术 [131, 132]。正常和异常的胰管可以在没有进行 ERCP 有创检查的情况下显示 [133]（图 94-14）。这种技术出现了几种变体 [134-136]。它们都有一个重 T₂ 加权的脉冲序列，其中充满液体的管道结构从周围的低信号强度组织中脱颖而出 [137]。其中许多是屏气序列，可以很容易地添加到常规胰腺成像中，而总体检查时间几乎没有增加。采用最大强度投影技术的后处理允许从多个角度进行重建，给出与 ERCP 相似的图像。在动态增强图像之前给予胰泌素被用于改善胰管的成像、诊断乳头状狭窄或功能障碍、评估胰腺外分泌储备的减少 [138]。MRCP 在术后患者中尤其有价值，因为在这类患者中，ERCP 在技术上是不可实现的。本书第 75 章对这一技术进行了充分讨论。

3. 胰腺的磁共振扩散加权成像

胰腺扩散加权磁共振成像是一种新兴的技术，是对常规磁共振成像的补充（图 94-15）。扩散加权 MRI 利用水分子在细胞外和细胞内液体以及血液中的运动差异来产生图像对比度。在肿瘤细胞、脓肿和纤维化等高细胞组织中观察到扩散受限。无阻碍的扩散在具有低细胞量或细胞膜被破坏的组织中被发现，如囊肿和坏死组织。扩散受限的组织将在高 b 值图像上表现为高信号，在相应的扩散系数图上显示为低信号。扩散加权 MRI 对胰腺癌的检测具有高度敏感性和特异性，可用于检测小的或非未引起轮廓变形的胰腺癌。扩散加权 MRI 还可用于提高对肝和腹膜转移性病变的检测，这可以提供更准确的胰腺癌分期。MRI 无法区分肿块形成性胰腺炎和分化不良的腺癌，以及无法区分非肿瘤性囊肿和囊性肿瘤，仍然是一个挑战。本书第 69 章对腹部的扩散加权成像做了进一步讨论。

（六）内镜逆行胰胆管造影术

内镜逆行胰胆管造影术（endoscopic retrograde cholangiopancreatography，ERCP）能够同时显示胰管和胆管。此外，内镜医师可以检查和进行可疑壶腹周围病变的活检，进行括约肌切开术伴或不伴取石，并放置胆道内支架 [139-142]。ERCP 的更完整的讨论可以在第 74 章中找到。ERCP 的适应证包括：确定特发性胰腺炎（即胰腺分裂）的原因；为导管扩张和慢性胰腺炎患者在 Puestow 手术前提供外科医师的路线图；识别胰腺导管与假性囊肿和瘘管是否连通；检测导管内胰腺小肿瘤，这些小肿瘤导致

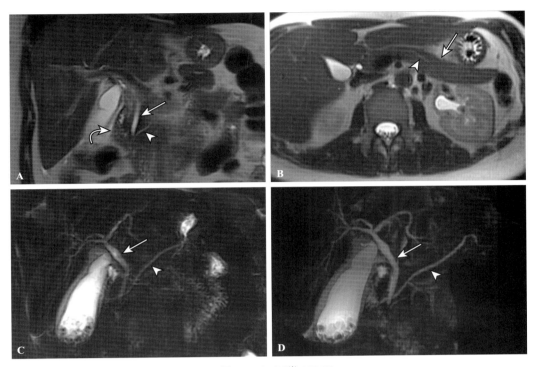

▲ 图 94-14　正常 MRCP

A. 冠状薄层 3mm T₂ 加权半傅里叶采集单次自旋回波（HASTE）图像（1200/92/154）显示胆总管（箭）和胰管（箭头）。未扩张的十二指肠也可见（弯箭）。B. 轴向薄层 3mm T₂ 加权 HASTE 图像（1300/900120）显示胰体及尾部（箭）的正常外观。未扩张的胰管部分可见（箭头）。C. 冠状厚层快速采集和弛豫增强（RARE）图像（3000/735/180）显示胆总管（箭）和胰管（箭头）。在这个图像上提示胰腺分裂。胆囊充盈缺损显示胆囊结石。胆囊壁增厚也可显示。D. 最大强度投影 T₂ 加权导航序列（3517/696/120）能够定位横膈的位置，从而校正横膈运动以最小化呼吸运动和伪影。该最大强度投影图像清晰地显示出胆总管（箭）和胰管（箭头）。胆囊结石再次在胆囊腔中被发现，并且在该图像上证实了胰腺分裂的存在

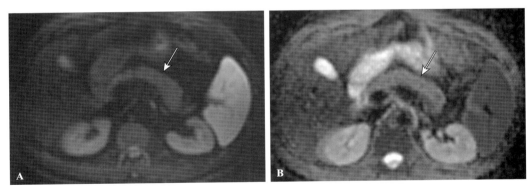

▲ 图 94-15　**Normal diffusionweighted MR image of the pancreas**

A. Axial diffusion weighting (b=500s/mm²) shows normal homogeneous bright signal of the pancreas (arrow). B. Axial apparent diffusion coefficient map shows the normal appearance of the pancreas (arrow). The pancreas is homogeneous, and there are no areas of restricted diffusion

导管变形，但未引起可由 CT 和超声检测到的肿块效应；并找出肝外胆管梗阻的原因（如结石、肿瘤、良性狭窄或炎症）[143-145]。

ERCP 胰腺头、体和尾正常胰管直径的上限分别为 6.5mm、5mm 和 3mm。正常的导管从大乳头至胰尾逐渐变细。在 Wirsung 管和 Santorini 管的交界处和肠系膜上动脉穿过胰腺腹侧的位置可以看到胰管的轻微狭窄。正常情况下，胰管的 20～30 个侧支是充盈的，直径为 0.2mm。Santorini 管在约 50% 的胰管造影中是可以显示的。在 1/3～2/3 的患者中

存在一个副胰管开口，但难以插管。随着年龄的增长，胰管直径增大，侧支充盈数量减少，侧支可能出现囊性扩张。胰管随着呼吸的不同时相而显著移动，特别是在尾部。造影剂在 2～7min 内从正常胰腺导管排出，但是在老年患者中可增加到 10min。

造影剂的注射应在透视引导下在不足以引起实质充盈的压力下进行（腺泡化）。当发生腺泡化，或假性囊肿被填满，或患者抱怨剧烈疼痛，或者看到造影剂进入十二指肠腔或肠壁时，则应终止注射。当遇到管腔狭窄或突然中断，应避免冒险试图充盈上游胰管。在俯卧位和斜位点片。有时，需要侧卧位和仰卧位来完成检查并充盈胰尾部胰管。胰腺排空也应在这个位置进行评估[146]。

正电子发射断层摄影 / 计算机断层摄影（PET/CT）在胰腺癌的分期显示出巨大的前景[147-154]。PET/CT 在胰腺和其他腹部恶性肿瘤中的应用将在第 68 章讨论。

第 95 章　胰腺介入放射学

Interventional Radiology of the Pancreas

Koenraad J. Mortele　　Stuart G. Silverman　**著**

曹　敏　**译**　李　英　**校**

在历史上，经皮活检在胰腺肿块的评估和管理中仅发挥有限的作用[1]。过去，经皮活检主要用于诊断时不可切除的肿瘤的组织确认，用于淋巴瘤或转移瘤的诊断（这两类通常不需要外科手术），以及炎性假瘤与真性胰腺肿瘤的鉴别[2]。近年来，先进的多排 CT（MDCT）和磁共振成像（MRI）技术提高了囊性肿瘤的检出率，因此，经皮胰腺肿块活检的作用逐渐增加[3, 4]。

同样，尽管传统上治疗急性坏死性胰腺炎的支柱是手术治疗，但已经提出了图像引导下经皮导管引流作为一种安全和可替代的治疗选择[5]。许多胰腺坏死患者经历了细针抽吸活检以鉴别感染性和无菌性坏死，如果认为有必要控制系统性中毒症状，还可以经皮图像引导下对胰腺坏死物质进行导管引流[6]。

在本章中，我们回顾胰腺肿块活检的特定临床指征，总结所报道的经皮胰腺肿块活检的诊断效果，讨论导致成功和失败的技术因素，并强调可能的局限性和并发症。最后，我们强调了复杂性胰腺炎患者治疗性放射学的现状，以便临床放射科医师能够了解经皮图像引导下穿刺和导管引流在坏死性胰腺炎、胰腺假性囊肿诊断和治疗中的作用。

一、介入放射学在胰腺肿瘤治疗中的作用

（一）背景

胰腺导管腺癌约占所有胰腺肿瘤的 85%，是美国第四大与癌症有关的死亡原因。在美国，每年约有 28 000 例新诊断的胰腺癌[7, 8]。通过 CT 扫描、MRI 或超声引导下经皮活检确定胰腺肿块的原因[9]。活检对诊断恶性疾病和确定恶性肿瘤的类型都很有用[10]。如在恶性胰腺肿瘤中，导管腺癌、胰岛细胞癌和淋巴瘤的预后和治疗方式均不相同。

经皮影像引导活检是诊断胰腺肿块病因的常用方法[8, 11, 12]。手术可在门诊进行，并发症发生率低，为 3%～6.7%[13, 14]。CT 引导下胰腺肿块细针抽吸活检的诊断率为 97.7%[15]。内镜超声引导下细针抽吸活检是胰腺肿块活检中越来越多使用的替代技术[16]。

（二）胰腺肿块活检适应证

1. 经影像诊断为不可切除性胰腺癌的患者

经皮胰腺肿块活检主要应用于无已知恶性肿瘤，但其影像学发现提示为不能切除的胰腺肿瘤的患者[13]。在这些患者中，活检能够提供组织诊断，以便随后进行适当的非手术治疗（图 95-1）。值得注意的是，在同时患有不能切除的胰腺癌和其他胰腺外病变，如肝或腹膜 / 网膜肿块的患者中，胰腺外肿块活检可能比胰腺肿瘤活检死亡率更低。如在一个患者同时有胰腺肿物和肝肿物，如果肝肿物活检证实为胰腺癌转移，即可以取消胰腺肿物的活检。

2. 已知的胰腺外原发癌患者

胰腺肿块经皮穿刺活检的另一个适应证是发现胰腺肿块且已知胰腺外原发恶性肿瘤的患者[17]。经皮胰腺肿块穿刺活检可以帮助这些患者区分可手术切除的胰腺导管腺癌和转移瘤。因为实际上所有的

转移瘤都需经药物治疗，而可切除的胰腺癌都需经外科治疗，所以需要进行预先诊断[18]。在这些患者中，预先组织诊断的重要性在淋巴瘤、肾细胞癌、肺癌患者中尤为突出，这三种肿瘤向胰腺转移并非罕见[19]。因此，当在胰腺外原发性恶性肿瘤患者中检测到胰腺肿块时，不应推测该肿块代表转移，应进行活检（图 95–2）。

3. 可能为胰腺炎性肿块的患者

慢性胰腺炎（包括自身免疫性和沟槽型胰腺炎）可表现为肿块样并类似胰腺肿瘤[20]。因此，应考虑炎症病因可能，以防止良性肿物的患者进行不必要的手术。通常这些患者存在慢性胰腺炎的病史、体征和症状。然而，不常见的是胰腺肿瘤伴梗阻后可引起胰腺炎进而引起重叠症状。因此，如果经过仔细地询问病史和实验室评估，仍然存在炎症原因的可能性，则经皮活检可用于确认癌症的诊断或确定炎症原因[21]。

4. 胰腺囊性肿块

经皮穿刺活检在胰腺囊性肿块评估中的确切作用仍然有争议[22-25]。在过去，这些肿块中的大多数都被认为是"外科病变"，因为除了良性浆液性微囊性胰腺腺瘤之外，囊性肿瘤通常被认为恶性或具有恶性潜能（胰腺的黏液性囊性肿瘤、导管内乳头状黏液性肿瘤、实性假乳头状肿瘤），它们不能单独根据影像学确信地定性为良性，只有被完全切除并经过完全的病理诊断后，才可被确诊为良性[26]。因此，从囊肿壁或液体获得的活检标本通常仅含有很少的上皮细胞、炎性细胞和纤维组织，这些材料

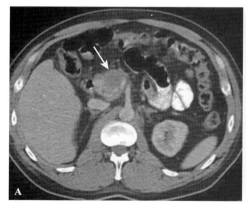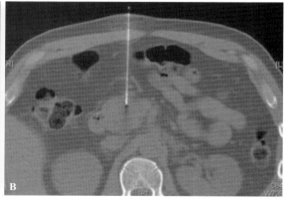

▲ 图 95–1　不可切除胰腺导管腺癌的经皮穿刺活检
A. 轴位增强 CT 图像示胰头区乏血供占位，侵犯门静脉（提示不可切除）。B. 轴位 CT 平扫示胰腺肿物穿刺活检（25G 针），细胞学证实为胰腺癌

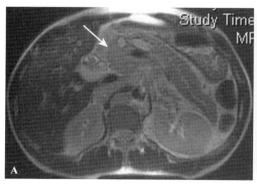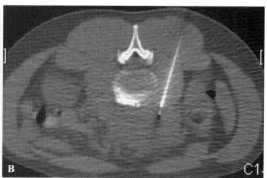

▲ 图 95–2　胰腺淋巴瘤经皮穿刺活检
A. 轴位 T_2 加权 MR 图像显示胰头高信号肿块（箭）伴继发性导管扩张。以及门腔静脉间隙及腹膜后广泛淋巴结肿大。B. 轴位 CT 平扫图像（患者俯卧位）显示同轴技术和后入路胰腺肿块的穿刺取样（20～25G 针），细胞学证实为胰腺淋巴瘤

不能用来给出特异性的良性诊断。没有恶性肿瘤细胞的活检结果仍然给介入放射科医师、临床医师和患者留有对病变进行不适当的取样或遗漏取样的可能[27, 28]。

近来，由于囊液肿瘤标志物分析、免疫组织化学和分子技术的重要进展，一些作者认为经皮活检有助于鉴别胰腺囊性肿块的良性亚型，从而避免这些患者的手术[27, 29, 30]。的确，新的先进的 MDCT 和 MRI 技术极大地增加了胰腺囊性肿瘤的检出，尽管切除所有的胰腺囊性肿瘤可以确保癌症不被漏诊，但大多数小的胰腺囊性肿瘤生长缓慢或根本不生长[3, 4]，多达 87% 的患者会遭受不必要的手术[4]。因此，在某些情况下可提倡经皮活检，如在有症状的＜ 3cm 的胰腺囊性肿瘤患者、有并发症增加手术探查风险的患者、在急性胰腺炎或慢性胰腺炎的基础上发现囊性胰腺肿块的患者（图 95-3）。在这些患者中，活检结果可以简单地作为附加数据，这些数据可以与影像数据结合以提供可能的临床诊断。

5. 多发性胰腺实性肿块

由于 95% 以上的胰腺导管腺癌是单发的，所以没有已知的原发恶性肿瘤，但同时存在多个实性胰腺肿块的患者也是胰腺活检的良好候选者[26]。鉴别诊断包括转移性疾病，但如果不知道原发性肿瘤，这种可能性则极低。另一种可能是原发性淋巴瘤，尽管淋巴瘤更常见的是继发性侵犯胰腺，并且常伴有淋巴结肿大。其他鉴别诊断的可能性包括多

灶性非功能性内分泌肿瘤和多灶性实性样胰腺微囊腺瘤。淋巴瘤或多灶性实性样胰腺微囊腺的诊断可导致药物治疗（图 95-4）。多灶性非功能性内分泌肿瘤的诊断可进行针对每个肿瘤的外科治疗，以便保留最大量的功能胰腺组织。

（三）技术考虑

胰腺肿块的经皮活检现在最常由超声、CT 引导，极少数的情况下由 MRI 引导。据我们所知，没有数据支持适合所有肿块检出的单一检查方法[31, 32]。超声波是广泛可用的、多平面的、便携式的检查方法，并且没有电离辐射，它提供实时成像并且比 CT 或 MRI 便宜。然而，并非所有的肿块超声都可显示。由于胰腺位于肾旁前间隙的后部，因此，在肠气干扰或腹部脂肪过多的患者中不是都能显示胰腺，而且可能难以看到针尖的位置[31]。CT 可用于显示几乎所有胰腺肿块（尽管很少情况下可能需要静脉造影剂），在显示周围正常胰腺、低密度、低血管性肿瘤和针尖方面非常出色[32]。MRI 通常用于 CT 或超声不能良好显示的异常肿块。一般来说，我们建议使用最能显示肿块的成像方式，以及放射科医师最熟悉的成像方式。

胰腺肿块的经皮活检可以用多种大小的针进行[33]。经皮胰腺肿块活检是指通过影像来引导穿刺针经皮进入胰腺肿块，以便获得组织诊断[33]。可以使用细针（20G 或更细）或大针（19G 或更粗）进

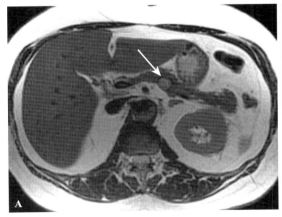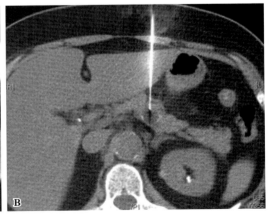

▲ 图 95-3　囊性胰腺肿瘤经皮穿刺活检

A. 轴位 T$_2$ 加权 MR 图像显示胰腺体部囊性肿块（箭），伴边缘钙化。B. 轴位 CT 平扫显示经肝途径的胰腺肿块穿刺取样（22G 针），细胞学和随后的流体分析及分子标记显示为良性黏液性囊性肿瘤，具有惰性细胞遗传学性质

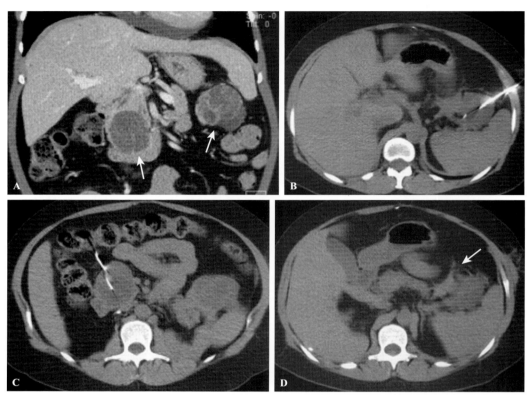

▲ 图 95-4　多发胰腺肿物经皮活检

A. 冠状位增强 CT 显示位于胰头和胰尾的两个密度不均的肿块（箭）。B. 轴位非增强 CT 图像示对胰尾肿块行粗针穿刺取样（18G 侧切装置）。C. 轴位非增强 CT 图像示对胰头肿块行细针抽吸活检（22G），两个肿物的细胞学及手术病理均为胰腺浆液性微囊腺瘤。D. 轴位非增强 CT 图像显示胰尾周围的少量自限性腹膜后出血（箭）

行活检。一些作者区分了细针抽吸术和活检术，在细针抽吸活检过程中，仅使用细针，进行细胞学检查，而活检则使用较粗的针，用于获取组织碎片，有时称为粗针活检，可以进行组织学检查[33]。通常情况下，细针抽吸活检标本进行细胞学分析，粗针穿刺活检标本进行组织学分析。针头的种类也不同，有的是端切的，有的是侧切的。

没有数据表明胰腺肿块最好用细针（20G 或更细）或粗针（19G 或更粗）活检。仅用细针经皮穿刺活检的诊断敏感性为 71%～94.7%[34-36]。这种诊断敏感性范围的原因可能是一些研究包括囊性和实性胰腺肿块，而另一些研究仅关注实性胰腺肿块。如前所述，大多数胰腺囊性肿块的诊断工作包括对囊液进行生化和肿瘤标志物分析，而不是组织取样，因此，细针抽吸活检的准确性与针在肿块中的定位能力和囊液的生化分析准确性有关[28]。用粗针活检亦有相似的敏感性（通常为 18G 针）[37, 38]。这

些研究表明，恶性肿瘤的检出敏感性在 69%～93%。因此，尽管还没有统计上有效的对比研究来得出任何确定的结论，但根据现有的数据，可以合理地得出结论，即细针本身足以进行大多数胰腺肿块活检。尽管在某些情况下使用粗针可以提高准确性，但我们相信它们会增加并发症的风险，尤其是出血和胰腺炎。因此，在我们的实践中，我们从细针开始，要求我们的细胞学家在穿刺过程中检查 1～2 次标本。如果细胞学的初步印象是标本是足够的，那么整个过程只用细针完成。如果对标本的充分性有任何疑问，我们将用粗针标本进行组织学分析[33]。

胰腺位于肾旁前间隙，穿刺时应优先选择避免经肝脏、胃、结肠、小肠、脾脏或肾脏的通路，以此尽可能减少细菌污染和出血的风险。如果可能，应优选避免穿透正常胰腺组织的路径，以将胰腺炎的风险降至最低。如果没有其他路径，经

过肝或胃的前路也可以选择。理论上，经胃穿刺会增加接受 H_1 受体阻断药或任何其他提高胃液 pH 药物患者的感染风险，因为胃液不是无菌的。此外，经胃途径行囊性胰腺病变的穿刺活检可能会损害活检的诊断准确性，因为胃黏液细胞可能污染涂片。

（四）诊断有效性

一些研究已经评估了胰腺肿块活检的敏感性、特异性和总体准确性。这些研究根据患者群体、肿瘤类型、引导方式及针的大小有很大差异[15]。如果不细分所用的针的大小或标本是经过细胞学还是组织学检查，或者两者皆有，总体来说，活检对恶性肿瘤诊断的敏感性为 71%~97%[15]。假阴性结果大多是由于未能将针尖精确地放置在小肿块中，或者由于取样时取到了同时存在的结缔组织反应性增生或邻近肿块的胰腺炎。即使在有经验的医师手中，也会出现假阴性，这表明对于有影像学发现可疑肿块的患者，阴性穿刺结果应该谨慎看待。

Tillou 及其同事[13] 报道了经 CT 和超声引导的经腹细针穿刺活检对胰腺肿块的诊断率为 96.5%。在回顾性研究中，Qian 和 Hecht[36] 显示 CT 引导下活检的敏感性为 71%。在 Mallery 和同事们的研究中[9]，经 CT 和超声引导的经腹胰腺活检（80%）比内镜超声引导的活检（74%）具有更高的敏感性。在一项研究中，我们还发现 CT 引导的敏感性（94.9%）高于内镜超声引导的敏感性（85%）[15]。然而，这些差异并无统计学意义。在 Qian 和 Hecht 的研究中[36]，经 CT 和超声引导下的经腹细针抽吸活检的阴性预测值是相似的，分别为 41% 和 45%。Mallery 和同事[9] 报道了 CT 和内镜超声引导下进行细针穿刺活检的阴性预测值分别为 23% 和 27%。我们的研究认为，CT 和内镜引导下细针穿刺活检阴性预测值分别为 60% 和 57.1%。在我们的研究中，小肿块在内镜超声引导下活检的频率（81.5%）显著高于在 CT 引导下活检的频率（32.6%）[15]。事实上，自从 1994 年首次报道利用内镜超声引导细针穿刺活检诊断胰腺癌以来[39]，文献指出内镜超声引导细针穿刺活检比 CT 引导细针穿刺活检更准确，尤其针对胰腺小肿块[34]。为了评估肿块大小对活检

效果的影响，我们按肿块大小将结果分层。将数据按肿块大小分层后，不同引导方法组之间的测试特性没有显著差异，在内镜超声引导下，小肿块并没有被更有效地取样[15]。

由于细胞学检查在胰腺囊性肿瘤的诊断中相对不敏感，因此在囊液肿瘤标志物分析、免疫组化和分子技术方面的进展已被用来提高检测这些病变中恶性肿瘤的敏感性。囊液癌胚抗原（CEA）值在浆液性囊腺瘤中一致较低，在黏液性病变中较高，在黏液性囊腺癌中显著升高[27]。对 450 名患者中 12 项关于囊液分析在胰腺囊性病变鉴别诊断中的作用的研究进行的汇总分析表明，CEA 水平 > 800ng/ml 强烈提示有黏液性肿瘤[40]。其他研究证实，在所有被测试的标志物（如淀粉酶、黏液胺染色、CA19-9）中，囊液 CEA 是诊断胰腺黏液性囊性病变可用的最准确的测试[41-43]。最后，研究揭示了聚集素 -β 和 MUC4 的分子分析在细针穿刺标本中帮助区分反应性导管上皮细胞与胰腺癌细胞的特殊作用[44]，对 K-ras 点突变和杂合缺失的突变分析[30]，MUC1 过表达免疫组化染色作为导管内乳头状黏液性肿瘤中浸润性癌特异性标志物的作用[29]。

（五）并发症

经皮胰腺肿块活检是一种安全的方法，CT 引导和超声引导下胰腺细针穿刺活检的并发症发生率都很低[15]。在 Meta 分析中，Chen 和同事[18] 报道了 CT 引导下胰腺穿刺活检的并发症发生率为 4%。出血是最常见的并发症，但它通常是亚临床的，仅通过术后 CT 扫描发现，并且由于胰腺的腹膜后位置而自限。虽然没有直接的比较数据，但我们相信粗针更有可能导致胰腺周围出血。

第二种最常见的并发症是由于意外侵犯或活检正常的胰腺实质导致的急性胰腺炎。它几乎总是自限性的，但可由于胰腺导管破裂而导致病程延长[45]。

肿瘤的针道移植是胰腺恶性肿块经皮活检理论上可能产生的结果，但是非常罕见，因此在有适当指征时不应阻止活检。据我们所知，仅有 1 例报道与胰腺肿块活检有关的针道扩散[46]。

二、介入放射学在急性坏死性胰腺炎治疗中的作用

（一）背景

1992 年在亚特兰大举行的急性胰腺炎国际研讨会上将急性胰腺炎定义为胰腺的炎症，伴有不同程度的远处器官继发累及 [47]。急性坏死性胰腺炎是一种严重疾病，与显著的发病率和死亡率相关。经皮影像引导的导管引流术是一种重要的可以挽救生命的治疗选择，既可单独使用，又可作为手术辅助措施 [5]。成功的治疗结果取决于胃肠病学家、外科医师和介入放射学家之间的密切配合和团队合作 [5]。

胰腺坏死定义为胰腺组织的弥漫性或局灶性活性丧失 [48]。胰腺坏死部分的感染导致感染性坏死。感染性胰腺坏死是急性胰腺炎的一种 "中间" 并发症，通常发生在症状出现后的第 3～8 周 [49]。感染性坏死和无菌性坏死均具有高死亡率 [5]。感染性坏死患者的死亡率为 30%～35%，无菌性坏死患者的死亡率为 10%～15% [7]。尽管感染的存在增加了胰腺坏死患者的死亡率，但是回顾 1110 例急性胰腺炎病例，发现死亡率与器官衰竭的关系比与感染本身更密切 [50]。

虽然目前还没有普遍接受的治疗原则，但是对于急性胰腺炎介入治疗的适应证已经达成了共识 [5, 7, 51-61]。一些经皮引流术用于在手术切除清创之前稳定重病患者，而另一些则是为了根治疾病。在某些情况下，经皮引流则作为部分成功的手术治疗之后的后续治疗 [62]。治疗方法因医疗中心而异，有时根据介入放射科医师和外科医师的专业知识而定。患者的临床状态，如脓毒症的存在，也会对不同临床状况下最优的路径选择产生影响 [5, 7]。

（二）影像引导的导管引流技术

1. 路径

大多数胰周积液聚集于小网膜囊、肾旁前间隙或腹膜后的其他部位 [48]。避开结肠、小肠、胃、脾脏和肾脏的入路是首选的，以尽量减少细菌污染和出血的风险。如果可能的话，首选经侧腹壁的腹膜后入路而非经腹膜的前入路 [7]。一些作者认为，理论上前入路有需要引流液克服重力引流的缺点 [5, 7]。如果没有其他途径可用，可以使用通过肝脏或胃的前部途径 [5, 7]。从理论上讲，经过肝脏会增加出血的风险，但在实践中通常是安全的。经过胃也是安全的，但是胃的蠕动可能导致导管在放置几天后脱落。此外，对于接受 H_1 受体阻断药或任何其他药物以提高胃液 pH 的患者应谨慎，因为胃液可能不无菌。累及胰尾的积液可通过左肾旁前间隙引流，避免损伤后方的降结肠 [5, 7]。同样，胰头周围积液可通过右肾旁前间隙引流 [6]。通常，患者在介入 CT 检查床上应调整到稍微后斜的位置，以优化到达感兴趣区的路径。

2. 导管的选择和放置

由胰腺坏死引起的积液通常是黏稠的。因此，胰腺和胰腺周围积液的充分引流通常需要具有多头侧孔和最小直径为 12F～14F 的导管 [52-61]。较大范围或多个部位的坏死积液可能需要多个导管来引流。如果液体不黏稠，12F～14F 引流导管可能会令人满意 [5, 7]。根据操作者的经验，可以使用串联套管针技术或 Seldinger 技术。如果使用 Seldinger 技术，导管鞘应该在导丝上依次扩张。如果坏死组织是黏性的，并且积液没有完全排出，则在最初放置 14F 导管之后几天可以更换大于 14F 的导管。应尽可能长地将含有侧孔的导管从侧翼入路横向地插入坏死胰腺积液中，以最大限度地引流 [5, 7]。

（三）胰腺无菌性坏死的处理

一般来说，在无菌性胰腺坏死的患者中，每 7～10 天重复腹部 CT 扫描，以追踪胰腺坏死的演变并寻找并发症 [3]。持续表现出临床不稳定并伴有心动过速、发热、白细胞增多或器官衰竭的患者可能需要图像引导经皮穿刺针取样来评估感染性胰腺坏死 [51]。重要的是，入路应避开小肠和大肠，以免污染积液或抽吸样品 [5, 7]（图 95-5）。

如果取样得到的胰液是无菌的，患者可诊断为无菌性胰腺坏死。其中一些患者在没有额外干预的情况下即可迅速康复，而另一些患者由于胰管破裂、有害的胰液渗出积聚到胰周间隙内而持续中毒，他们通常需要在重症监护室接受持续治疗 [63]。数年前，持续中度的患者需要进行手术清

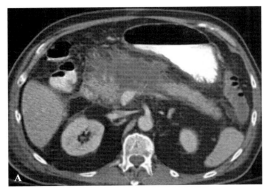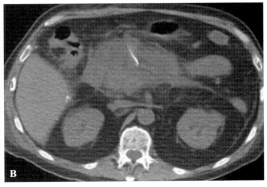

▲ 图 95-5　胰腺无菌性坏死性胰腺炎经皮细针抽吸活检

A. 轴位增强 CT 图像显示胰体部低血供区域符合胰腺坏死。B. 轴位非增强 CT 图像显示通过右前通路对胰腺坏死积液进行针吸取样（20G），取样液体分析后为无菌性坏死

创，然而，现在这些患者可以进行非手术治疗，因为早期手术清创可提高死亡率和发病率 [63-65]。经皮导管引流和支持治疗的结合可为手术治疗提供替代方案 [52]。

有学者建议，持续中毒的患者应每 7~10 天进行一次经皮影像引导的针吸取样，以评估是否存在感染性坏死 [51]。与常规的细针取样不同，坏死液体可经皮引流 [66]。可根据标准放射学方案放置和冲洗一个或多个导管，以提供"放射学坏死切除术"，并降低全身毒性 [66]。无菌坏死的经皮导管引流仍有争议。目前只有一项临床研究比较了每周经皮穿刺针取样评估感染和留置导管引流无菌坏死的治疗效果 [66]。

不使用经皮导管引流的主要理由是存在感染无菌胰周积液的可能性 [67]。尽管留置导管的细菌定植很常见，但如果在干预后 2 天或 3 天内排出所有液体和渗出物，则不太可能发生严重的临床感染 [5,7,66]。这需要密切注意后续 CT 扫描结果，并放置额外或更大的导管，以排出残留的液体。当后续 CT 扫描中没有残留的坏死液时证明达到了充分的引流。

（四）感染性胰腺坏死的处理

尽管增强 CT 扫描在评估胰腺坏死方面效果良好，但不能确切评估是感染性坏死还是无菌坏死 [48]。胰腺内、腹膜后或小网膜囊内气体是 CT 上的罕见发现，但是，如果存在，则通常表明感染 [48]。坏死胰腺组织的细菌感染是见的，并且与高发病率和死亡率有关。感染的风险可能会随着胰腺坏死的程度而增加，也可能不会 [50]。

传统上，通过外科坏死清除术和抗生素治疗感染性胰腺坏死 [65]。由于坏死组织碎片和黏性液体堵塞导管，经皮导管引流经常无效 [65]。然而，当患者不太稳定而不能接受手术时，经皮导管引流可成功地排出液化脓液，并将脓毒症的全身表现减至最低，从而使患者做好手术准备 [68-71]。

仅进行经皮导管引流也是可能成功的 [69]。在一项对 23 名患者的 38 处感染性胰腺周围积液进行经皮引流治疗的研究中，65% 的患者无须手术即可治愈，35% 的患者在引流后需要某种手术干预 [69]。对于包裹性积液引流的平均置管时间为 29 天，对于胰腺导管瘘患者为 96 天 [69]。成功在很大程度上取决于以下因素：①必须排空所有收集物；②如果在 2 或 3 天后仍然存在，则应放置额外的导管，并经常需要大口径导管；③每天至少应进行 3 次强有力的床边导管冲洗，每次注射 20ml 无菌生理盐水；④必须经常进行 CT 扫描随访，以评估治疗效果 [69,72]（图 95-6）。

（五）并发症

据报道，CT 引导下导管引流的主要并发症是出血和邻近器官，如肠道的损伤 [5,7]。出血是不常见的，出血原因可能是由于胰腺炎本身而不是引流操作 [5,7]（图 95-7）。所有经皮引流术后，都应进行腹部 CT 扫描，以评估腹膜后出血。静脉出血通常

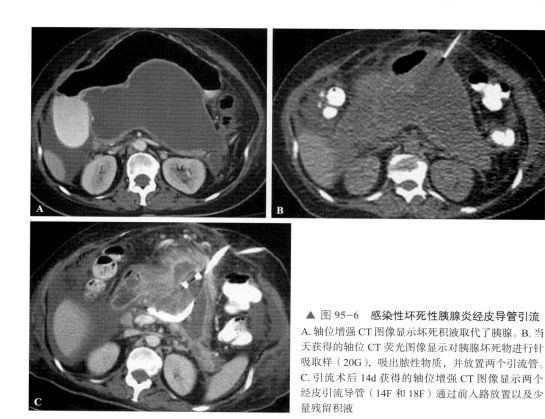

▲ 图 95-6　感染性坏死性胰腺炎经皮导管引流
A. 轴位增强 CT 图像显示坏死积液取代了胰腺。B. 当天获得的轴位 CT 荧光图像显示对胰腺坏死物进行针吸取样（20G），吸出脓性物质，并放置两个引流管。C. 引流术后 14d 获得的轴位增强 CT 图像显示两个经皮引流导管（14F 和 18F）通过前入路放置以及少量残留积液

是自限性的。动脉假性动脉瘤或脾动脉等邻近血管损伤导致的活动性动脉出血需要血管造影栓塞。与邻近肠道的瘘管形成几乎总是由于胰腺炎本身而不是导管引流所致[5, 7]。当肠环塌陷或未充盈时，导管可能会无意中插入肠道。在大多数情况下，肠道可愈合而不需要手术修复[5, 7]。

（六）导管护理

介入放射科医师应每天进行 1 次检查，评估患者的生命体征、白细胞计数和临床状态[72]。导管应每天至少用无菌盐水冲洗 3 次，使用的技术如下：首先应吸出并弃去所有从导管中引流出的液体，然后用 20ml 无菌盐水灌入脓腔内[5, 7]。重复这个过程，直到液体清澈为止，通常 2～3 次。最后，向患者的导管中注入 10ml 无菌生理盐水，再向袋中注入 10ml 以防止导管堵塞。导管与引流袋连接管之间的旋塞应保持在打开位置。重要的是，要记录准确的引流量，方法是从总引流量中减去注入的盐水量。护士应熟悉介入科放置的引流导管，以便及时冲洗。

应根据临床情况及引流量进行周期性腹部 CT 检查，评价残余的未引流积液情况[5, 7] 以判断是否引流充分及是否需要增加引流管。如果引流管不再引流出液体而腹部 CT 显示仍有液体潴留，表明导管可能被堵塞或侧孔未与积液接触。在这些情况下，应在导丝的引导下置换新导管，或将导管重新放置在积液聚集的地方（图 95-8）。

我们的导管拔除标准包括随访 CT 扫描无残留积液，连续 2 天导管引流非脓性液体量不超过 10ml/d。重要的是，不能在不评估引流量的情况下，仅根据影像结果移除导管[5, 7]。同样，不要仅因为导管停止引流而移除导管，导管可能会堵塞或被从积液中拔出。此时可行 CT 扫描显示残余液体。在某些情况下，CT 扫描可能显示积液完全消失，但是，如果与胰管或其分支有交通，导管可能每天仍在引流出大量液体[5, 7]。同样，导管引流量可能很少，但仍可能存在瘘。如果积液完全排空，胰管瘘通常会随着时间的推移而闭合[73]。

患者沟通和导管相关教育必须做好，因为导管可能需要保留数周至数月[5, 7]。一旦稳定，患者可

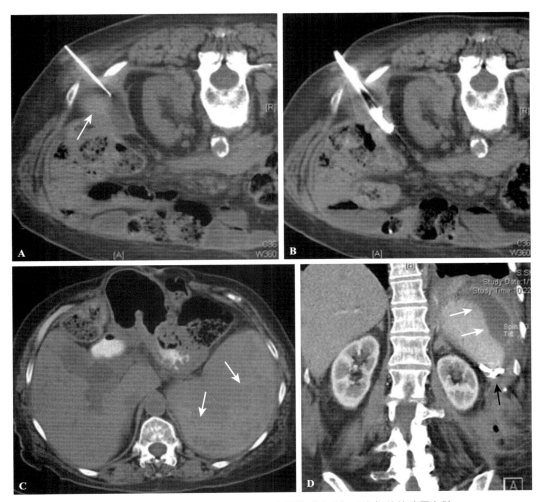

▲ 图 95-7　感染性坏死性胰腺炎经皮导管引流后与手术相关的脾周血肿

A. 轴位增强 CT 图像（患者俯卧）显示胰尾周围边界清晰的积液与机化的胰腺坏死一致。B. 轴位非增强 CT 图像（患者俯卧）显示经皮引流导管（14F）通过肋间通路放置。C. 5d 后获得的轴位非增强 CT 显示脾脏被膜下较大血肿（箭）。D. 3 周后获得的冠状位增强 CT 显示脾脏血肿几乎溶解液化（白箭）并显示经皮引流管（黑箭）

以带管出院，并作为门诊患者进行观察。介入医师应对患者进行定期访视，检查导管插入的位置。

（七）辅助操作

急性胰腺炎患者可能需要由介入放射科医师进行额外的支持性操作 [5]。这些操作包括影像引导下的胸腔穿刺和穿刺术，透视引导下的鼻咽部或经皮空肠营养管置入术，以及血管造影栓塞假性动脉瘤或出血血管 [5, 7]。一些研究支持急性胰腺炎患者使用肠内营养而非肠外营养 [74-76]。因此，应尽可能尝试使用鼻咽部或经皮空肠营养管。

一些无菌性坏死性胰腺炎患者将维持中毒状态

3～6 周，这通常是因为一个或多个胰管破裂，使胰液外渗所致 [66]。一些报道提倡在内镜下对胰管破裂处放置支架 [77-78]。然而，有以下原因不支持对无菌性坏死性胰腺炎进行内镜下放置支架的操作 [52]。第一，胰管可能呈梗阻状态，破裂处不一定可见；第二，在没有梗阻的情况下，注射的造影剂可能外渗并造成坏死区域感染；第三，胰体部广泛坏死，可导致远端胰管不可见或支架不可植入；第四，即使支架可以被放置在破裂处，也可能会因为引入异物而导致二次感染。

如果 CT 随访显示胰腺周围积液完全吸收，而导管持续每天引流出大量液体，则表明胰管交通的

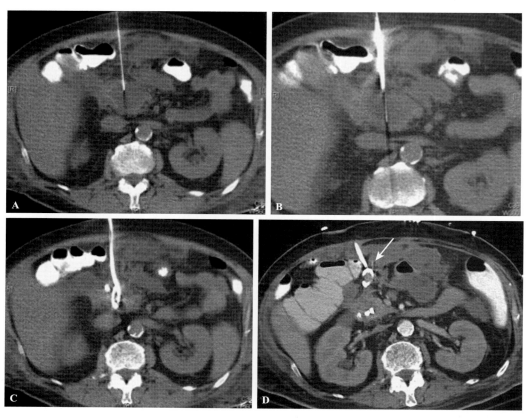

▲ 图 95-8　经皮引流导管移除

A. 轴位非增强 CT 图像显示通过前入路进行胰腺坏死物的针吸取样（22G）。B. 轴位非增强 CT 图像显示经皮引流导管（14F）通过串联技术插入。C. 轴位非增强 CT 图像显示经皮引流导管就位，胰液积液完全引流。D. 14d 后获得的轴位增强 CT 图像显示结束引流后，引流管移除（箭）及大网膜和胰周组织中胰液溢出

存在。可进行透视下脓肿造影，以显示胰管的形态及交通情况[73]。当积液被充分引流后，经过一段时间通道常可愈合。

三、介入放射学在处理胰腺假性囊肿的作用

（一）适应证

假性囊肿是被覆着肉芽组织的聚集的胰液[79]。通常，假性囊肿是由急性胰腺炎胰周积液经过 4 周或更长时间演变而成的。不到 10% 的急性胰腺炎患者将会发展成胰腺假性囊肿[80]。它们的形态、部位各异，通常无临床症状。影像上，假性囊肿表现为均匀的液体密度区，常 < 15HU。周围的纤维假包膜通常较薄（< 2mm）。囊壁钙化常见，多为弧形。

慢性假性囊肿（或指那些长时间不吸收的病灶）可能提示与胰管或其分支的持续交通[79, 80]。当有症状时，假性囊肿常 > 5cm，或持续时间 > 6 周。这些有症状的假性囊肿，通常应进行经皮引流；无症状的较大假性囊肿无须治疗[81, 82]。继发于假性囊肿的并发症包括感染（胰腺脓肿所致）和血管侵犯（假性动脉瘤所致）。

胰腺脓肿或感染性假性囊肿是一些聚集的脓液，其中很少或没有坏死[83]。它的发病率（3%）远低于感染性坏死性胰腺炎，通常在病程后期出现，内含大量细菌。重要的是，胰腺脓肿的死亡率很低。原因很多，其一，胰腺脓肿通常易于从经皮引流管引流[83]（图 95-9）。在多数病例中，影像不能用以判断胰周积液是否出现感染。因此，诊断常需影像引导下的经皮抽吸。

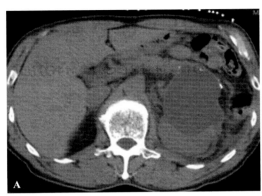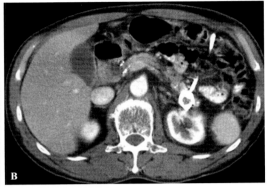

▲ 图 95-9　感染性假性囊肿（胰腺脓肿）经皮导管引流

A. 轴位平扫 CT 图像显示胰腺尾部附近有明确的积液，周围钙化与胰腺假性囊肿一致。通过左前入路针吸采集样本，对液体进行分析并证实其感染。B. 3 周后获得的轴位增强 CT 图像显示感染性假性囊肿完全消退

（二）预后

经皮引流是多数胰腺假性囊肿的有效的一线治疗[84, 85]，当积液充分引流且有足够时间使瘘管闭合，则很可能治愈。目前最大的系列研究[84]纳入了经皮引流的 77 名患者的 101 个胰腺假性囊肿（51 个为感染性，50 个为非感染性）。在这组患者中，101 个假性囊肿中 91 个（90.1%）通过导管引流治愈［非感染性，43/50（86%）；感染性，48/51（94.1%）］。6 名患者在经皮引流治疗后因为持续引流出液体接受了手术治疗。在患有感染性假性囊肿的患者中，感染可通过经皮引流在手术前根除。4 例假性囊肿复发并再次进行了经皮引流。平均引流时间为 19.6 天（感染性假性囊肿，16.7 天；非感染性，21.2 天）。共出现 4 例严重的并发症（无菌坏死的超级感染）及 6 例轻微并发症。因此，可认为经皮引流是治疗胰腺假性囊肿患者的安全可靠的手段。

四、结论

胰腺肿物的经皮穿刺活检是安全且精确的过程，可用来诊断恶性疾病并指导治疗。将来，当细胞学发展出更加敏感和特异的免疫组化制剂和细胞遗传学标记物阵列，这些可用来提高经皮针吸活检标本分析能力时，活检的效果无疑会提高。

影像引导的复杂型胰腺炎患者胰腺内或胰周积液导管引流，无论是否联合手术，都是一种重要的治疗手段[86]。成功的经皮治疗胰腺坏死依赖于一些重要的因素。通常，大量或多处积液需要多根大孔导管。由于导管需留置数周甚至数月，必须密切随访。每日介入科查房，不断地有效地导管冲洗，对未引流出的积液放置额外的引流管是照料这类患者的规范。在介入放射科医师、胃肠病医师及外科医师密切配合下，可获得成功的预后。

第 96 章　胰腺异常与解剖变异

Anomalies and Anatomic Variants of the Pancreas

Ali Shirkhoda　Peyman Borghei　Richard M. Gore　**著**

曹　敏 **译**　李　英 **校**

为更好地认识胰腺解剖变异并理解各种胰腺异常的发生过程，熟悉胰腺胚胎学及发育过程是很重要的。在胰腺发育过程中一些重要时期的错误或变异是导致大多数异常的主要原因。这些异常表现各异，可以毫无症状，也可以威胁生命[1-5]。本章节将先对胰腺胚胎发育的重要事件进行简要讨论，进而讲解常见的胰腺变异及各种胰腺异常。

一、胚胎学

胰管由源自十二指肠内胚层的两个芽发育而来[6]。一个是位于肠系膜背侧的胰腺背芽，在 28 天前被视为前肠憩室。生长到肠系膜背侧（图 96-1）。另一个是位于胆管附近的胰腺腹侧芽，在 30～35 天的胆 - 十二指肠角处表现为内陷[1]。

胰腺背侧和腹侧的芽很快生长成一对分支的、树枝状的导管系统，每个导管都有自己的中心导管（图 96-1B）。第 37 天，腹侧胰腺在十二指肠后方旋转，并与背侧胰腺接触（图 96-1C）。这两个芽基融合后与十二指肠腹侧壁融合。在成熟器官中，腹侧原基成为胰头的下部和钩突，而背侧胰腺成为身体和尾部。融合后，新的导管将背侧胰管的远端与腹侧胰腺的较短导管连接，形成主导管或 Wirsung 管（图 96-2）。约 91% 的成人有主胰腺管，主胰管与胆管在大乳头处一起进入十二指肠。背侧胰腺导管近端在融合过程中被挤，通常萎缩消失，但可能成为 Santorini 副胰管，其外观多样（图 96-3）。副胰管从靠近 Vater 壶腹 2～3cm 处的小乳头处进入十二指肠[7, 8]。在所有病例中，约 10% 的病例导管

系统未能融合，原来的双系统持续存在[1, 9]。

随着十二指肠的生长和分化，十二指肠壁将远端胆管吸收至其与胰管的交界处。不同程度的再吸收解释了胆总管和胰管的外观和相互关系的变化。如果导管吸收很少，就会形成一个很长的壁内壶腹，连接处在壁外。随着吸收程度的增加，连接处变成壁内，从而导致壶腹缩短[10-15]。完全吸收表现为胰管和胆总管各自产生开口（图 96-2），不再共用一个共同的壶腹[7, 16]。

从胚胎的第 3 个月开始，胰岛从终末导管中发育成细胞团。它们与毛细血管丛密切相关，最后与导管分离，成为胰腺的内分泌部分。胰岛素分泌约在第 5 个月开始。腺泡由终末导管细胞发育而来。导管系统和腺泡共同成为胰腺的外分泌部分[6]。分泌活动可能在妊娠中期在胰腺中建立，尽管这一点一直存在争议[1]。出生时胰腺的重量为 5～5.5g，在第一年年底将增加到 15g[11]。

胰腺融合的过程是复杂的，可能出现与此过程相关的各种异常或解剖变异，如胰腺不发育、胰腺原基再生障碍、发育不全、环状胰腺和胰腺分裂[12]。

二、正常解剖变异

胰腺头部和颈部的侧面可以有各种形状，有时看起来很突出（图 96-4）。然而，许多轮廓变化可能代表一系列不能单独归因于胰腺分裂的融合模式[13, 14]。在胰腺分裂患者的计算机断层扫描（CT）上，在胰腺头部和颈部可以发现分离两个不同胰腺

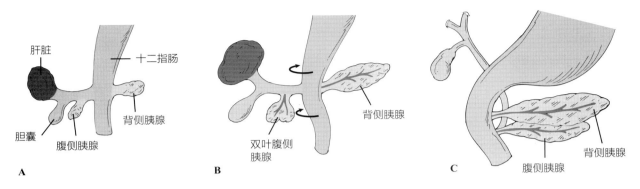

▲ 图 96-1 胰腺导管发育

A. 胰腺背段向后生长到肠系膜背侧，腹侧原基从肝憩室底部向外生长到肠系膜腹侧。B. 腹侧部分暂时发展为双叶结构，随着十二指肠的成熟，腹侧胰腺和胆管系统将转向后方。C. 胰管成熟的最后阶段需要两个系统融合（引自 Taylor AJ, Bohorfoush AG: Interpretation of ERCP: With Associated Digital Imaging Correlation. Philadelphia, Lippincott-Raven, 1996, p 209–210）

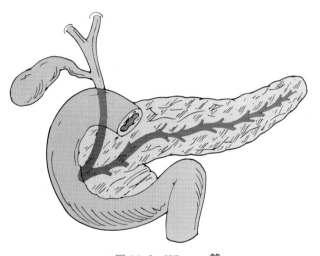

▲ 图 96-2 Wirsung 管

注意腹侧胰管和胆总管在壶腹处的连接，背侧胰管完全退化

部分的一个深裂。

胰腺被脂肪包围，脂肪清楚地界定了它的边缘。然而，由于缺乏包膜，胰腺小叶可由脂肪勾勒出来。这种脂肪浸润可以是弥漫性的或局灶性的（图 96-5）。局灶性脂肪浸润可以在 CT 上可类似于肿块，特别是在有邻近分叶隆起的情况下（图 96-4）。因此，磁共振成像（MRI）可能成为鉴别这种良性疾病与肿瘤的必要手段（图 96-6）。脂肪浸润可能与胰腺实质的局灶性缺乏有关，不应误认为是肿瘤。

胰腺的位置和形态是可变的，这些变化可能被误认为病理情况。如尽管胰头几乎总是保持在十二指肠第二部分内侧和肠系膜上血管根部外侧的固定

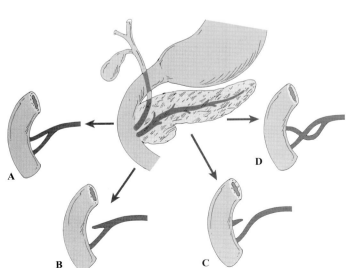

◀图 96-3 副胰管外观变化

背腹系统融合后，原进入十二指肠的背侧胰管段可保留为 Santorini 管，形成一条细长狭窄通道连接主胰管（MPD），并通过小乳头连接十二指肠（A）。也可与 MPD 保持连接，但不引流入十二指肠，从而成为 MPD 的另一个侧支（B）。还可在小乳突处与十二指肠保持联系，但不与 MPD 相连（C）。或与十二指肠和 MPD 保持联系，但发育出迂回路线，形成 ansa pancreatica（D）〔译者注：ansa pancreatica 是胰管的罕见解剖变异，据译者所知无对应的中文译名。它是主胰管（Wirsung 管）和副胰管（Santorini 管）之间的交通〕。ansa pancreatica 被认为是特发性急性胰腺炎患者的易感因素（引自 Taylor AJ, Bohorfoush AG: Interpretation of ERCP: With Associated Digital Imaging Correlation. Philadelphia, Lippincott-Raven，1996, pp 209–210）

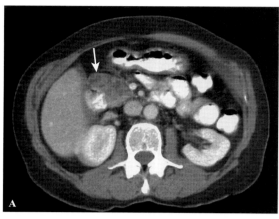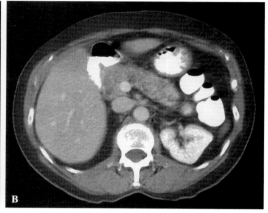

▲ 图 96-4　胰头分叶和脂肪浸润

A. 对比增强 CT 扫描显示胰头侧分叶（箭）并因脂肪浸润而出现密度不均匀。B. 靠上层面的胰腺头部、体部和尾部不存在脂肪浸润

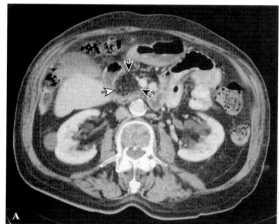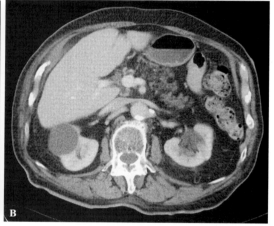

▲ 图 96-5　胰腺脂肪浸润

A. 胰头 CT 显示胰头有大面积脂肪浸润（箭）。一部分钩突没有脂肪浸润。注意相邻肠系膜上静脉没有任何占位效应。B. 胰腺体部也存在脂肪浸润，而胰尾未受累

关系——即使这些结构转移到中线的左侧——但胰头位置并非固定不变。尽管脾静脉通常标志着胰腺体部的背侧边缘和胰腺的尾部，但胰尾尖部在很少情况下可向脾静脉背侧弯曲，类似于肾上腺异常（图 96-7）。有时，即使在正常人中，胰尾也可能位于左肾前外侧，在排泄性尿路造影中，胰尾可能表现为假性肿块。在既往有左肾切除术的患者或先天性左肾缺失的患者中，胰尾常移位到肾窝，这可能被误认为复发性肿瘤或原发性肾实质病变[15]。

Kreel 和同事[16] 发表了一组胰腺尺寸的体内和体外测量结果，得出结论：胰腺头部的正常直径可达 3cm，颈部和体部的正常直径可达 2.5cm，尾部的正常直径可达 2cm。然而，正常胰腺的大小、形状和位置是高度可变的（图 96-8），通常从头部到尾部逐渐变细，大小和轮廓没有突然改变。随着年龄的增长，胰腺的大小逐渐减小，有时在 70 岁后变得非常小。在肥胖和老年人中更常见脂肪小叶。很少情况下，副脾可以嵌入胰腺尾部，可能需要 MRI 或核医学检查来区分这种变异和肿块（图 96-9）。

双歧胰管（图 96-10）是一种罕见的解剖变异，主胰管沿其走行分叉。这种变异与胰腺炎的高发病率有关[17]。

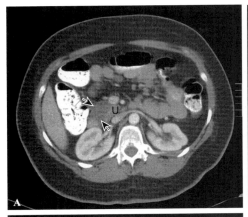

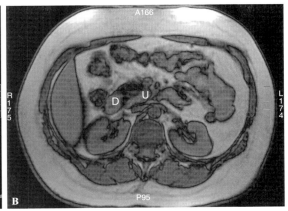

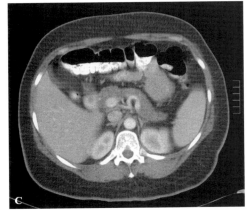

▲ 图 96-6　**42 岁女性胰头局灶性脂肪浸润**
A. 对比增强 CT 显示胰头低密度区（箭），一部分钩突（U）没有受累。胰头后方可见未充盈的十二指肠。B. MRI 平扫反相位序列（TR163，TE2.38）显示低信号脂肪区域，与 CT 低密度区一致。同样，胰头后外侧可见十二指肠（D），胰腺钩突（U）可见脂肪浸润未累及区。C. 胰头及胰体较高层面的轴位 CT 图像未显示显著脂肪浸润

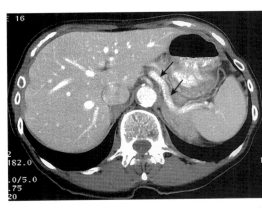

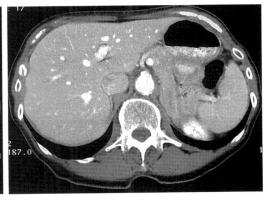

▲ 图 96-7　**胰尾伸入肾上腺隐窝**
注意，作为一种正常的变异，脾静脉（箭）不再是腹侧胰腺标志。上方和下方的图像是连续的层厚为 5mm 的两张连续图像

三、胰腺先天异常

（一）胰腺分裂

在这种异常情况下，由于腹侧和背侧原基融合不全或不融合，胰腺被分成两个独立的部分。因此，胰头和钩突通过大乳头的 Wirsung 管排出，胰体和尾部通过 Santorini 管通过小乳头排出[18, 19]（图 96-11）。这种异常见于 4%～11% 的尸检病例和 3%～4% 的内镜逆行胰胆管造影（ERCP）病例[20-23]。在 Uomo 及其同事对 650 项 ERCP 研究的分析中[24]，获得了 24 485 名患者的胰管满意成像，而 48 名患者（9.9%）发现了胰管的解剖变异。包括 26 例融合变异（22 例胰腺分裂和 4 例功能性分裂）和 22 例重复变异（1 例主胰管分叉，4 例襻环，2 例 N

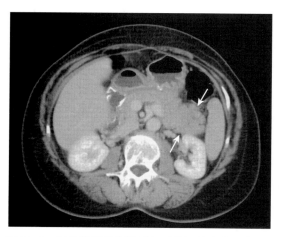

▲ 图 96-8　正常变异的胰腺尾部（箭）较胰头及前方的胰体部更为显著

注意胰腺的均匀强化和边缘的正常分叶

形和 3 例环形胰管）。

1. 临床表现

尽管胰腺分裂的解剖变异已经众所周知一段时间，但随着 ERCP 的出现，其临床意义变得更加重要。大多数胰腺分裂病例无症状。这种异常可能导致无危险因素的年轻患者的特发性胰腺炎复发[25, 26]，12%～26% 的特发性复发性胰腺炎患者有这种异常，而普通人群为 3%～6%[22, 26]。年龄差异很大，但最常见的年龄段为 30—50 岁[27]。一些关于儿童胰腺炎与胰脏分裂有关的报道已经出现，并且有一个报道指出这种异常可发生在多个家庭成员中[28]。

猜测在胰脏分裂中，Santorini 导管及其副壶腹太小，不能充分排出胰体尾部产生的分泌物[29]。在

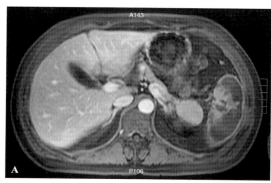 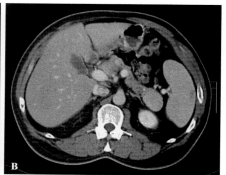

▲ 图 96-9　胰腺尾部的副脾，类似肿块

A. 患者因左上腹疼痛而进行对比增强脂肪抑制 T_1 加权磁共振图像显示脾脏梗死。胰腺尾部有一个明确的均匀肿块，其信号强度与脾脏上部信号相似（未显示）。B. 回顾 2 年前患者的对比增强 CT 扫描，肿块没有改变。在先前的检查中，认为它代表脾脏，核医学检查证明肿块的性质是胰腺尾部的副脾脏

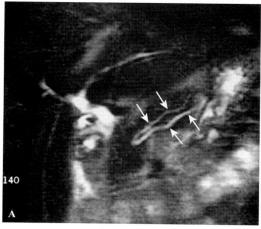 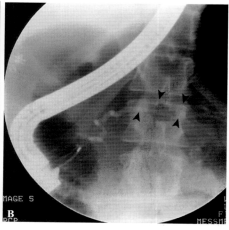

▲ 图 96-10　双歧胰管

A. 采用半傅里叶半采集单次快速自旋回波（HASTE）序列进行磁共振胆道造影，显示远端结石导致胆总管扩张，并偶然发现双歧胰管（箭）。B. ERCP 清楚显示胰管（双歧胰管）在整个胰体的分叉（箭头）（图片由 Dr. Ann S. Fulcher, Medical College of Virginia, Richmond, VA 提供）

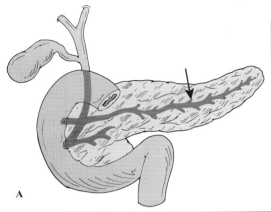

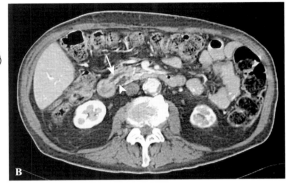

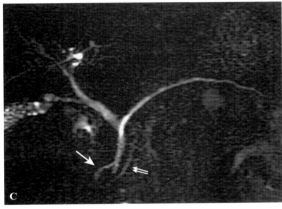

▲ 图 96-11 胰腺分裂

A. 模式图，注意胰头和钩突（腹侧胰管）与胆总管一起引流到大乳头，而胰体和尾部（背侧胰管；箭）引流到小乳头。B. 胰头部的轴位增强 CT 检查显示两个单独的胰管引流到十二指肠，其他图像证明了这些导管的独立性质，上方者（箭）将胰头和胰体引流到小乳头，下方者（箭头），仅引流下方的胰头和钩突到大乳头。C. 冠状斜位 MRCP 图像显示胰管通过小乳头引流（单箭），Wirsung 管道也可显示（双箭），两个管道系统之间没有连接，影像学表现与完全胰腺分裂一致。这张照片是在注射促胰液素后获得的（图片由 Dr. Carmen DeJuan，Department of Radiology Hospital Clinic，University of Barcelona，Spain 提供）

一项压力研究中，胰腺分裂患者通过 Santorini 管插管的背侧胰管压力读数明显高于通过 Wirsung 管插管的腹侧胰管压力读数。研究结论认为，在胰脏分裂症中，存在慢性胰液停滞，与酒精中毒等其他因素共同作用，引起更大的黏度，从而增加胰腺炎的风险[26]。在这些患者中副括约肌的外科括约肌成形术被认为是预防复发性胰腺炎的重要手段[30-33]。据报道，胰腺分裂与胰腺肿瘤有关[34-38]。在一项有限的研究中，12.5% 的分裂患者检测到胰腺肿瘤[34]。作者认为，小胰管相对狭窄和长期胰腺梗阻可能是胰腺癌发展的危险因素。

还有一些与胰腺分裂有关的其他问题，如小乳头处背侧胰管囊性扩张，这可能表明小乳头处阻塞[39]。此外，还报道了胰腺多发性神经内分泌肿瘤[40]和肠旋转不良[41]与胰腺分裂有关。

2. 影像表现

(1) 内镜逆行胰胆管造影（ERCP）：ERCP 常被认为是确定胰腺分裂症诊断的有效方法[22-24]。通常情况下，将造影剂注入 Wirsung 导管会遇到阻力甚至疼痛。然而，在显影后，导管变短且逐渐变细，当内镜医师试图填充导管的"剩余部分"时，通常会发生腺泡化。导管从开口处逐渐变细，在胰头形成分支[21, 42]。它必须与先前外伤、部分胰腺切除、假性囊肿或因癌或胰腺炎引起的狭窄而出现的导管缩短相区别。在这些病例中，胰管通常是突然的或不规则的末端[21-23]。Santorini 导管通常不能通过注射大乳头来观察，如果插管成功，则可以看到 Santorini 导管全程与小导管没有连通。除此之外，可通过刺激促胰液素和识别小乳头分泌做出诊断。详见第 74 章。

(2) 线阵内镜超声检查：内镜超声（EUS）可进行胰腺实质和导管系统的细节成像。据报道，使用放射设备，如果能在一张图像上显示门静脉、胆总管和主胰管，就可排除胰腺分裂的诊断。这被认为是间接评估胰腺分裂的方法[43]。因此，使用线性阵列仪器，如果主胰管从大乳头延伸到胰腺体尾部，或者如果主胰管穿过分隔腹侧和背侧原基的边界，则不诊断胰腺分裂。Lai 和他的同事[44]报道了该方法诊断胰腺分裂症的敏感性、特异性和准确性分别为 95%、97% 和 97%。超声心动图优于磁共振胰胆管造影（MRCP），也许还优于 ERCP，因为它可以直接显示胰腺肿块并对其进行细针抽吸活检，否则可能导致假性分裂的导管造影现象。可以想象，这可能是由于在腹侧和背侧导管系统的预期连接点附近存在机械阻塞导致的两个导管系统明显分离 [44]。此外，由于 EUS 不涉及胰管插管或注射造影剂，因此，与 ERCP 相比，EUS 的侵入性似乎更小 [43-47]，因此，线性阵列超声似乎是一种有希望的、微创的诊断胰腺分裂的成像方式 [43, 44]。

(3) 超声促胰液素试验：为了筛选能从外科括约肌切开术中获益的患者，可进行一些试验来评估副乳头传输胰腺分泌物的充分性。在超声促胰液素试验中，在静脉注射促胰液素（1U/kg 体重）前后对主胰管进行超声监测 [48]。72% 的有症状的胰腺分裂患者被发现狭窄性副乳头可在促胰液素诱导下扩张。超声分泌物测试也备受争议，几位作者主张胰管扩张是一个正常的表现 [49-51]。除了手术外，胰腺分裂可以通过经皮扩张和支架置入治疗 [52, 53]。

(4) CT：在一些胰腺分裂患者的 CT 上已经发现了胰腺头部和颈部的轮廓异常 [54]。当薄层扫描发现两个不同的胰腺部分或一个未融合的导管系统时，CT 有时可以提示这种诊断（图 96-11）。这两个部分可能导致胰头肿大或被脂肪裂分开。有时，背侧胰腺的脂肪替代可将其与腹侧部分分出边界 [30, 54]。同样，萎缩及胰腺炎可发生在胰腺体部和尾部，而胰头正常。这在 CT 和超声检查中可被认为是假性肿瘤 [55]。在酗酒者中，偶尔会观察到孤立的腹侧胰腺炎，这表明酒精和胆汁回流到腹侧胰腺之间的协同作用。由于胰腺分裂，背侧胰腺没有出现这种反流 [56]。其他导管异常也可能在横断面成像上形成肿块 [57, 58]。多层螺旋 CT 加上高分辨率斜冠状图像重建有助于描述胰管的连续性。该方法诊断胰腺分裂症的敏感性和特异性分别为 100% 和 89% [59]。

(5) 磁共振胰胆管造影：利用体线圈进行的重 T_2 加权二维快速自旋回波序列可以准确地描述胰腺导管异常并建立胰腺分裂的诊断 [60]。已发现使用屏气梯度序列对胰腺和胆道系统的评估有一定价值。

MRCP 在显示胰管方面优于 ERCP，特别是在使用半傅里叶采集单次快速自旋回波（HASTE）序列时 [61]。然而，单次快速获得磁共振造影加弛豫增强可能优于 HASTE 胰管显影 [62]。

当 T_1 加权序列进行脂肪抑制时 [63, 64]，MRCP 不仅能显示胰管，还能显示十二指肠周围的胰腺实质。事实上，MRCP 可以替代 ERCP 用于胰腺分裂的诊断。

促胰液素刺激的 MRCP 已被用于诊断小乳头处背侧胰腺的囊性扩张以及胰腺分裂 [39, 65, 66]（图 96-11）。有关 MRCP 的更多详细信息，请参见第 75 章。

（二）环状和半环状胰腺

环状胰腺是一种罕见的先天性畸形，每 12 000～15 000 名活婴中就有 1 名发生。在这种异常情况下，胰腺组织形成的一扁平环带，完全环绕十二指肠的第二部分 [21, 23]（图 96-12 和图 96-13）。罕见位置的环状胰腺也可发生于在十二指肠的第三部分附近 [67]。

在正常胰腺发育中，腹侧原基从肝憩室处发育成两个分离的芽。左腹芽萎缩，右腹芽持续形成头部和钩突。腹侧原基逆时针旋转 180°，十二指肠顺时针旋转 90°，使腹侧原基位于十二指肠内侧与背侧原基相邻的位置。关于环状胰腺的形成有三种理论：背侧和腹侧导管肥大，形成完整的环；旋转前腹侧导管与十二指肠的粘连；以及成对腹侧原基的左芽肥大或粘连。关于环状胰腺的形成有三种理论：背侧和腹侧导管肥大，形成完整的环；旋转前腹侧导管与十二指肠的粘连；以及成对腹侧原基的左芽肥大或粘连 [68]。

1. 临床表现

环状胰腺是一种罕见的先天性异常，可能在新生儿（52%）出现临床症状，也可能在成年前无症状（48%）。这种疾病通常直到 21—50 岁 [69-71] 才出现临床症状，甚至偶尔在更晚才出现 [72]。

症状通常与十二指肠梗阻有关。新生儿在出生后的第一天出现呕吐，通常有羊水过多的病史和胎儿胃肠道阻塞的其他表现 [23, 42, 73, 74]。还经常出现一些其他异常，如肠旋转不良、各种形式的十二指肠

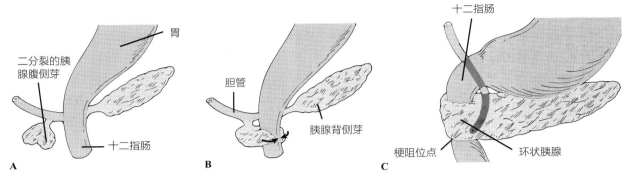

▲ 图 96–12　环状胰腺

A 和 B. 图片阐释了环状胰腺可能的胚胎学基础；C. 环状胰腺环绕十二指肠（图 A 和图 B 引自 Moore KL：The Developing Human，4th ed. Philadelphia，WB Saunders，1988）

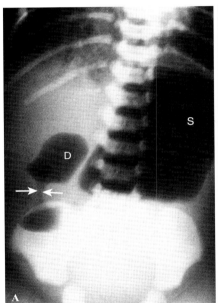

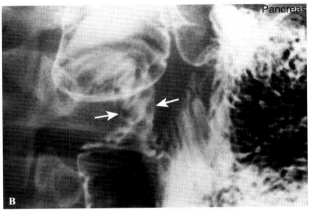

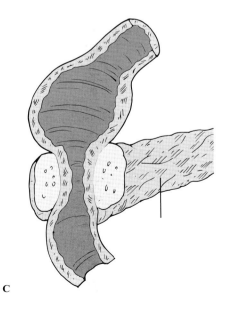

▲ 图 96–13　环状胰腺

A. 新生儿期出现环状胰腺，伴十二指肠狭窄（箭）。十二指肠球部（D）及胃（S）扩张，产生经典的双球征。B. 在患有不典型上腹痛的成人患者中，环状胰腺表现为十二指肠向心性狭窄（箭）。C. 模式图显示钡剂造影中表现的病理过程 [图 C 引自 Gray SW，Skandalakis JE，Skandalakis LJ：Embryology and congenital anomalies of the pancreas. In Howard JM，Jordan GL，Reber HA（eds）：Surgical Disease of the Pancreas. Philadelphia，Lea & Febiger，1987，p 37–45]

闭锁和心脏异常。

环状胰腺可能是无症状的，直到成年才引起症状。Kiernan 及其同事[75]调查了 266 名有症状的患者，发现 48% 是成年人。在年龄较大的儿童和成人中，恶心、呕吐和上腹部疼痛是主要的主诉。相关的胃和十二指肠溃疡的发生率在 26%～48%，15%～30% 的患者出现胰腺炎。这些患者的十二指肠梗阻显然不足以引起症状，直到出现并发的消化性溃疡或胰腺炎[76-78]。有报道称肝外胆管梗阻可由环状胰腺引起[3,5]。

在对儿童环状胰腺的长达 10 年的回顾研究中，Jimenez 和同事[79]发现，在 16 名患者中，12 名（75%）在生命的第一周内出现症状，5 名（31%）有染色体异常，6 名有其他严重的先天疾病。在对 7 例环状胰腺患者的另一项回顾研究中，4 例患者（42.8%）出现了相关的异常，包括肠旋转不良（42.8%）、固有十二指肠梗阻（28.5%）、21 三体综合征（14.2%）、心脏畸形（14.2%）和 Meckel 憩室（14.2%）[80]。作者认为，环状胰腺最常见与肠旋转不良伴发。

在儿童中，有症状的环状胰腺最好采用短路手术，如胃空肠造口术或十二指肠空肠造口术[17,48]。而在成人中，各种外科手术和介入内镜手术均可用于治疗。

环状胰腺的背景下已有胰腺恶性疾病的报道，最常见起源于腹芽[81,82]。然而，背芽受累的病例也曾被报道[83,84]。对于出现梗阻性黄疸的环状胰腺患者，建议对其进行胰腺恶性疾病评估[85,86]。

2. 影像表现

(1) X 线片和钡剂检查：小儿环状胰腺患者常在 X 线片上发现有诊断意义的双泡征（图 96-13A），近端气泡由胃扩张引起，远端气泡由十二指肠球部扩张引起[23,25,75]。

上消化道钡剂检查的影像学结果往往是特征性的，尤其是当十二指肠最大限度扩张时。在十二指肠第二部分内侧边缘的壶腹周围区域可显示外压偏心性狭窄（图 96-13A）。除非有相关的消化性溃疡，否则黏膜是完整的[87]。消化性溃疡病很常见，因此，当成人的壶腹周围十二指肠出现溃疡时，应考虑环状胰腺和卓 - 艾综合征的诊断[23,25]。

(2) 内镜逆行胰胆管造影：ERCP 是环状胰腺最常见的诊断方法，约 85% 的病例表现出典型特征。在这些患者中，在胰体和胰尾可见一个正常位置的主胰管，它与环绕十二指肠的胰头小导管相连。后者起源于十二指肠右前表面，经十二指肠后上方进入壶腹附近的胰腺或胆总管。在一些患者中，还可以见到胆道梗阻。

(3) 计算机断层扫描：CT 检查结果往往是非特异性的，如胰头肿大，中央区域见高密度，代表狭窄的十二指肠腔内的造影剂。如果十二指肠未充分填充造影剂，仅可发现胰头增大[88]。其他 CT 表现包括十二指肠壁明显环周增厚，伴胰头增大。十二指肠腔内也可见胰腺组织的半岛性突出[89,90]。回顾监视器上的连续图像可从上到下观察十二指肠，观察自造影剂进入环状胰腺的头部到从下方流出的十二指肠全程。有时，十二指肠可能没有完全被胰腺组织包围。这种异常称为半环状胰腺。Ueki 和同事[91]报道，三维 CT 胰腺造影可能有助于阐明环状胰腺的胚胎发生。

(4) 超声：胰头非特异性肿大是环状胰腺的主要超声异常[90]。超声内镜在诊断中更准确[92]。

(5) 磁共振成像：脂肪抑制的 T_1 加权序列可能显示出正常的胰腺组织环抱十二指肠[93]。MRI 和 CT（图 96-14）可作为补充传统检查的解决问题的技术[94,95]。CT 可能只显示胰头增大，而 MRI 能够清楚地区分胰腺和十二指肠[96]。

(6) 血管造影术：腹腔血管造影可显示胰十二指肠后动脉的一条异常分支，该分支从右侧和下方供应环状胰腺部分[23,42]。

（三）异位胰腺组织

异位胰腺是一种罕见的变异，其在显微镜下能见到出腺泡管和分化良好的胰岛。可见于像正常胰腺一样从内胚层衍生的器官中。异位胰腺是胚胎内胚层正常情况下不产生胰腺组织的部分的异塑性分化的结果[11]。尽管胰腺和肝脏的胚胎起源在解剖学上很接近，但异位胰腺比异位肝脏更常见[1,10,97,98]。

异位胰腺组织最常见于胃窦（25.5%）或十二指肠近端（27.7%）。不太常见的部位包括空肠（15.9%）、回肠、Meckel 憩室、结肠、阑尾、肠系

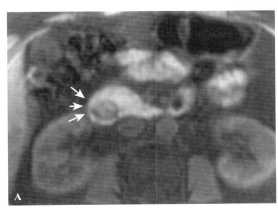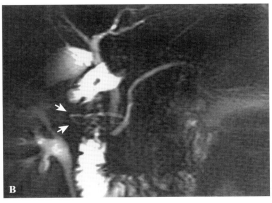

▲ 图 96-14　环状胰腺的磁共振特征

A. 轴位脂肪饱和 T₁ 加权图像显示十二指肠被胰腺组织包围（箭）。B. 冠状斜位 MRCP 图像显示环状胰腺（箭）的导管在十二指肠周围形成一个完整的环，这项检查是在给予促胰液素后进行的（图片由 Dr. Carmen DeJuan, Department of Radiology Hospital Clinic, University of Barcelona, Spain 提供）

膜、网膜、肝脏、胆囊、脾脏、胆管、食管、纵隔囊肿 [99]、输卵管和支气管食管瘘 [19, 22, 42, 100-103]。当它出现在十二指肠和胃壁时，异位胰腺通常由正常的胰腺组织，包括胰岛细胞和一个小的胰管组成。胰岛细胞通常不存在于其他部位。异位胰腺组织通常位于黏膜下（73%），尽管它也可以位于黏膜肌层或肠的浆膜表面 [104, 105]。胰腺分裂中也有关于十二指肠异位胰腺相关囊肿形成报道 [104, 105]。

异位胰腺组织是功能性的，与正常胰腺有相同的炎症和肿瘤性疾病谱。然而，大多异位胰腺病例是无症状和偶然发现的 [103-109]。事实上，许多报道的十二指肠胰腺异位症病例是在消化性溃疡手术中偶然发现的。此外，近 14% 的尸检中仔细切片可发现十二指肠有胰腺组织，14.1% 的胆道系统尸检中也发现胰腺样组织。当出现症状时，异位胰腺可能会类似十二指肠溃疡、胆囊疾病，甚至阑尾炎 [105, 108]。在胃中，它可能是引起幽门梗阻等症状的肿瘤样病变的组成部分 [107]。十二指肠周胰腺组织可引起胆道梗阻，如果异位组织位于较远的位置，则可作为肠套叠的导引点 [110]。引起症状的病变往往 > 1.5cm，据报道恶性肿瘤多是由这些组织引起的 [107, 109]。

除非异位胰腺组织引起梗阻或出血等症状，否则无须特殊治疗。

影像学表现

异位胰腺的特征是沿着胃窦的大弯侧或近端

十二指肠出现宽基底的、平滑的黏膜外或壁内病变（图 96-15）。在 45% 的病例中，可见钡剂聚集成中央龛影或脐凹样，可作为诊断依据。这代表了引流异位胰腺的退化导管孔 [95]。这个凹坑直径可达 5mm，长度可达 10mm。如果没有这一特征，病变则不能与其他黏膜下肿瘤相鉴别 [22, 23, 42]。异位胰腺的鉴别诊断包括消化性溃疡病、胃息肉、布鲁纳腺腺瘤、胃 - 睾丸间质瘤、淋巴瘤，以及转移到胃的恶性黑色素瘤或卡波西肉瘤 [111]。在罕见情况下，可在 CT 扫描中发现胃和十二指肠壁内囊性灶 [112]。

（四）胰腺不发育、发育不全和增生

胰腺发育不全是罕见的，通常不可存活。已发现其与宫内生长迟缓的因果关系，并被认为是由于发育所需的胎儿胰岛素缺乏所致 [113]。部分胰腺不发育和发育不全也是罕见的，然而，已有伴随旋转不良的背侧胰腺发育不全的病例报道 [114]。肠的异常旋转可能会中断胰腺原基的正常旋转，同时胰芽的位置异常会导致钩突的异常形态 [115]。

（五）胰管发育异常

单根主胰管通常与 Santorini 副胰管相连，然后与 Vater 壶腹处的胆总管一起开放。这种排列在 60%～70% 的正常人身上可见 [116, 117]。胰管解剖的常见变异包括腹侧胰管和胆总管在壶腹处连接，背侧胰管完全退化（图 96-2）（40%～50%）；腹侧

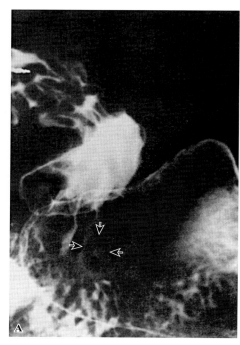

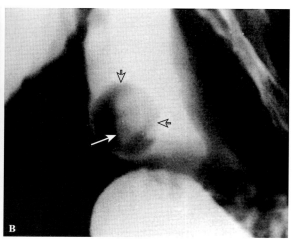

▲ 图 96-15　异位胰腺的钡造影检查

胃窦（A）和十二指肠球部（B）中存在异位胰腺组织。隆起的胰腺组织由开放的箭表示。实箭表示引流导管

胰管和胆总管在壶腹部连接，但背侧胰管持续存在（35%）；背侧胰管和腹侧胰管均存在且不连通，或胰腺分裂（5%～10%）；与退化导管共同形成距壶腹 5～15mm（5%～10%）的共同通道；腹侧胰管与各种类型残存的背侧胰管分别开口于十二指肠（5%）[116-119]。导管构型变异包括乙状构型和下降构型。在导管的胚胎学融合点很少会成环状。

（六）先天性囊肿

先天性且与胰腺囊性纤维化无关的囊性病变是罕见的。这样的囊肿不会引起任何症状，具有薄的纤维壁，排列柱状或立方上皮。与其他器官的囊肿无关[118-122]。

第 97 章　胰腺炎

Pancreatitis

Frank H. Miller　Ana L. Keppke　Emil J. Balthazar　**著**

曹　敏　**译**　李　英　**校**

胰腺炎是最复杂和最具临床挑战性的腹部疾病中的一种。它仍然是一个主要的诊断挑战，因为它的临床表现和它的原因一样是多变的。事实上，只有 1/5 的严重急性胰腺炎病例在最初出现时被认为是严重的[1-3]，42% 的致命急性胰腺炎病例在尸检前没有正确的诊断[4-7]。

自 20 世纪 70 年代末以来，横断面成像，特别是高分辨率、团注对比增强的多排螺旋计算机断层扫描（CT）大大改善了急性胰腺炎的诊断和治疗。最近，磁共振成像（MRI）显示它可以在胰腺炎患者的成像中发挥作用。本章的重点是放射学对急性或慢性胰腺炎患者的评估和管理的贡献。

一、胰腺炎分类

根据马赛和剑桥研讨会、1992 年在乔治亚州亚特兰大市召开的国际研讨会[8, 9]以及最近在 2008 年建立的急性胰腺炎分类工作组[10-12]，根据临床、形态学和组织学标准对胰腺炎进行分类。

二、急性胰腺炎

（一）病因学

虽然胰腺炎的病因多种多样，但酒精中毒和胆道疾病（胆结石）在美国约占 90%。这些原因的相对发生频率因受检者的国家和种族而异。酒精性胰腺炎在城市和退伍军人管理局医院更为常见，而胆源性胰腺炎在郊区和农村医院占主导

地位。在一般人群中，急性胰腺炎的发病率为 0.005%～0.01%[13-18]。10%～30% 的急性胰腺炎患者永远不能发现疾病的原因，并被诊断为"特发性"胰腺炎。胆汁淤泥和微石症可能是大多数此类胰腺炎发生的原因[16, 19, 20]。

确定胰腺炎的原因很重要，因为它有助于确定治疗方法。它可能限制进一步不必要的检查，并可能改善患者的长期预后[16]。

（二）病理生理学

急性胰腺炎的确切发病机制尚不完全清楚。酒精通过多种机制增加胰腺炎的风险。然而，95% 以上的重度饮酒者从未出现过明显的胰腺炎，这表明胰腺炎是一种复杂的综合征，涉及其他危险因素[21, 22]。解释酒精性胰腺炎的假设和理论包括坏死-纤维化过程、导管阻塞、胰酶泄漏、消化酶异常合成、有毒代谢物、胰腺血流改变、线粒体损伤和胰腺星形细胞的激活，星形细胞在胰腺纤维化中产生胶原[22]。

在酒精性胰腺炎中，酒精产生的毒性作用和由酒精引起的外分泌的化学变化导致蛋白质沉淀堵塞胰管[23, 24]。此外，酒精可导致十二指肠炎、水肿和Vater 乳头痉挛，进一步导致胰管阻塞[23]。

酒精还通过升高胃泌素和促胰液素水平和降低酶原抑制药水平间接刺激胰腺的分泌，导致胰蛋白酶的过早激活[24]。在急性胰腺炎中，这些激活的胰酶溢出，导致胰腺自溶和坏死[25]。在胆石症引起的胰腺炎中，结石（阿片石）阻塞了胆胰总管，导致胆汁回流到胰管并激活胰酶[17, 25]。大多数患者的粪

便中都发现了胆石[26]。这是紧急胆囊切除术或内镜逆行胰胆管造影（ERCP）引导下的括约肌切开术治疗胆源性胰腺炎的基本原理[16]。术中胆管造影时造影剂回流到胰管的情况在胆源性胰腺炎患者中比在没有胰腺炎的胆囊切除术患者中更常见[15, 27]。

第 96 章详细讨论的胰腺分裂，也被认为通过 Santorini 副乳头的功能性阻塞来诱发这种疾病[28]。其他各种原因，如药物、钙、内毒素、高脂血症、病毒感染、缺血、缺氧和创伤，也可激活胰腺中的蛋白水解酶，导致自发性消化，并刺激其他酶，如缓激肽和血管活性物质，这些酶可导致血管扩张、血管通透性增加和水肿[15, 29]。

胰腺损伤引起的白细胞释放炎症介质细胞因子，在急性胰腺炎的疾病进展和多系统并发症中起着重要作用。生物活性化合物，如磷脂酶 A2、肿瘤坏死因子、多形核细胞弹性蛋白酶、补体因子、白细胞介素和白三烯，被释放到系统循环中，刺激其他介质的产生并导致远处器官衰竭[30-32]。其中一些介质，如肿瘤坏死因子，对腺泡细胞也有毒性，可能导致胰腺损伤和坏死[32, 33]。这些炎症产物在疾病早期出现，可作为急性胰腺炎严重程度和预后的指标[32, 34, 35]。

胰腺炎在获得性免疫缺陷综合征（AIDS）患者中的患病率增加，这可以通过药物［戊咪定和 2'，3'- 二脱氧肌苷（DDI）］或继发性机会性感染来解释[1, 16, 36]。

病因与疾病严重程度之间没有可靠的相关性。一般来说，大多数坏死性胰腺炎病例与酒精中毒和高脂血症有关，而严重的胰腺炎则不常见于其他原因。

急性胰腺炎有几种主要的病理类型。急性间质性水肿性胰腺炎是最轻的胰腺炎。其特点是基本没有或仅有轻度的胰腺或系统性功能异常，对药物治疗反应迅速，无并发症。只有胰腺水肿和轻微的细胞浸润。腺体可能会增大到正常大小的 3 倍并变硬。胰周脂肪组织中可能有一些小的、分散的坏死和皂化灶。一般不累及其他器官。坏死性胰腺炎是一种更为严重的胰腺炎形式，可发生不同程度的全身和远处器官衰竭以及潜在的致命并发症。胰腺实质及邻近的胰周组织和筋膜平面出现广泛的脂肪坏死、出血和坏死液化。此外，在临床实践中还出现了各种中间类型的胰腺炎。损伤的程度和范围似乎与脂肪酶和蛋白水解酶的数量、产生率和活性有关[16]。

（三）定义

在描述胰腺炎并发症时，存在相当多的病理特征的模糊和重叠。以下是后续章节中讨论的常见后遗症的定义[16, 37]。

当出现以下三个标准中的两个时，诊断为急性胰腺炎：①与急性胰腺炎相关的腹痛；②血清淀粉酶或脂肪酶活性高于正常水平的 3 倍；③影像学发现急性胰腺炎的典型特征。

根据修订后的亚特兰大急性胰腺炎分类，急性胰腺炎可分为两大类型：间质性水肿性胰腺炎和坏死性胰腺炎[10, 11]。

1. 间质性水肿性胰腺炎

大多数患者因间质性水肿而出现弥漫性（或不太常见的局灶性）胰腺肿大。胰腺强化相对均匀，无坏死，有胰周炎，轻度渗出或积液。临床表现通常在第 1 周内控制[38]。当在胰腺炎发病后的第 1 天内进行成像时，很难区分间质性水肿性胰腺炎和斑片状坏死。3~7 天后的对比增强 CT 随访可能有助于区别[39]。

2. 急性胰周积液

胰周积液通常发生在症状出现 4 周内，主要发生在间质性水肿性胰腺炎之后。它缺乏非液化物质和确切的壁。

3. 坏死性胰腺炎

在影像学上，坏死性胰腺炎的定义是胰腺组织无强化。坏死最常见于胰腺和胰周组织，其次是仅累及胰腺，最不常见的是仅累及胰周组织。坏死性胰腺炎在 Balthazar 研究的基础上量化为 < 30%、30%~50% 和 > 50%。最近，它被改良的 CT 评分为 30% 以下或 30% 以上[40]。

4. 急性坏死性积液

急性坏死性积液是指各种量的与坏死性胰腺炎相关的液体和坏死物质的持续性聚集。这种聚集发生在胰腺或胰周组织中，常在坏死性胰腺炎发生后 4 周内出现。

5. 胰腺假性囊肿

胰腺假性囊肿是由纤维或肉芽组织形成的包膜所包裹的聚集胰液，通常在急性发作后 4 周内发生，或与慢性胰腺炎的病灶有关。假性囊肿缺乏真正的上皮层，这区别于囊肿或囊性肿瘤。它们是急性非坏死性胰腺炎局部并发症的表现，不应含有固体物质。目前的文献估计，50% 直径＜ 6cm 的无症状假性囊肿是自发消退的[41]。直径＞ 7cm 的假性囊肿可能需要介入治疗，特别是在酒精性胰腺炎患者中[37, 42]。持续性假性囊肿经常与胰管相通，并有破裂、出血、感染或引起假性动脉瘤的可能[30, 43]。感染的假性囊肿需要引流。

6. 包裹性坏死

包裹性坏死是一种持续性的坏死组织聚集，具有厚壁，但缺乏真正的上皮层，它发生于坏死性胰腺炎的背景中[10]。这种聚集通常在坏死性胰腺炎发作后 4 周或更长时间后产生，积聚在胰腺或周围组织中，可能感染也可能不感染。与假性囊肿不同的是，包裹性坏死含有坏死的胰腺实质或脂肪[11]。如果需要的话，可以用磁共振或超声（包括内镜超声）来更好地显示液化部分，以引导引流。

7. 蜂窝织炎

蜂窝织炎以前用来指胰腺和腹膜后组织出现不均匀团块样增大。与感染或坏死无关。由于该术语对胃肠科医师、内科医师和外科医师有不同的含义，因此应根据修订后的亚特兰大标准避免使用该术语[10-12]。

8. 脓肿

胰腺脓肿是由感染的胰腺分泌物渗出引起的。通常在初次发作后 3 周或 3 周以后发生，或可能为假性囊肿的继发感染。这一术语已不受修订的亚特兰大分类系统的青睐，取而代之的是"感染性假性囊肿"一词[10-12, 39]。

9. 假性动脉瘤

假性动脉瘤是内脏动脉的局限性扩张，可能由于急性胰腺炎释放的酶导致的动脉壁炎症，使动脉壁强度减弱而发生。假性动脉瘤通常见于脾动脉、胃十二指肠动脉和胰十二指肠动脉，可以是独立的或与假性囊肿有关。可能出现间歇性或持续性向假性囊肿、腹膜后或腹腔内出血。

（四）临床表现

胰腺炎的临床诊断往往很困难。患者的症状包括轻度腹痛、恶心、呕吐、发热、心动过速、腹胀，以及严重的腹痛和休克。大多数患者腹部有压痛和抵抗。这些表现是非特异性的，鉴别诊断通常包括急性胆囊炎、肠梗阻或梗死、内脏穿孔、肾绞痛、十二指肠憩室炎、主动脉夹层、阑尾炎和腹主动脉瘤破裂。在非常严重的病例中，可能出现侧翼瘀斑（Grey Turner 征）或脐周血肿（Cullen 征）。

因此，需借助一系列实验室检查来对胰腺炎进行诊断和分级。这些检查包括血清淀粉酶、脂肪酶、血清 / 尿淀粉酶比值、胰腺同工酶、免疫反应性胰蛋白酶、乳糜 - 胰蛋白酶、弹性蛋白酶、血清环磷酸腺苷、C 反应蛋白、尿胰蛋白酶原 -2 和甲胎蛋白的评估[7, 34, 44]。血清淀粉酶和脂肪酶水平是诊断胰腺炎最常用的方法。不幸的是，只有 80%～90% 的急性胰腺炎患者的淀粉酶值升高[45]。淀粉酶由肾脏迅速排泌，在最初的 48～72h 可能恢复到正常水平[37, 46]。由胆结石、小结石或药物引起的胰腺炎通常淀粉酶升高与脂肪酶升高比更显著[47, 48]。酒精性胰腺炎、高三酰甘油血症引起的胰腺炎、肿瘤和慢性胰腺炎中，淀粉酶水平相对于脂肪酶的水平往往较低[20, 47, 48]。血清淀粉酶水平与急性胰腺炎的严重程度无相关性，轻度疾病患者的淀粉酶水平可能高于 1000U，而重度坏死性胰腺炎患者的淀粉酶水平可能正常或较低[49, 50]。此外，在其他急性腹部疾病中也可能出现高淀粉酶血症，如肠梗阻、肠梗死、坏疽性胆囊炎、穿孔等[51]。脂肪酶升高对胰腺炎更为特异，但其水平不能预测病因[52]。

急性胰腺炎的发作是从腹痛发作时开始定义的，而不是入院日期。急性胰腺炎的临床病程从轻度和自限性疾病到休克、严重脓毒症和死亡不等。修订后的亚特兰大分类将急性胰腺炎分为两大类，即非严重急性间质性水肿性胰腺炎和严重急性胰腺炎，后者通常涉及腺体或周围组织的坏死[10]。急性胰腺炎的特征可以根据疾病的早期或晚期来判断[10]，急性胰腺炎的早期阶段出现在第 1 周内，显示机体对胰酶损伤的全身反应。这个阶段通常在一周内缓解。这一时期的临床特征通常是全身炎症反应综合征的症状。急性胰腺炎晚期仅见于中重度或重度急性胰腺炎。在这一阶段，急性胰腺炎的局部并发症和炎症的系统体征持续存在，因此，临床和影像学标准都很重要。

轻度急性胰腺炎通常在发病的第 1 周内和早期有所改善。没有器官衰竭或急性胰腺炎的局部或全身并发症的证据，轻度病例通常不需要进行影像学检查。中度急性胰腺炎的定义是急性胰腺炎的局部或全身并发症或短暂器官衰竭的存在。根据定义，急性胰腺炎患者的短暂器官衰竭持续时间少于 48h。严重器官衰竭的时间超过 48h 可诊断重度急性胰腺炎[53, 54]。

（五）影像学表现

断层成像对急性胰腺炎的诊断和分期有重要意义。疑似胰腺炎患者的放射影像学检查有五个主要目的：①排除其他可类似急性胰腺炎的腹部疾病；②确认急性胰腺炎的临床诊断；③评估胰腺损伤和胰周炎症的程度和性质，以区分严重程度；④确定急性胰腺炎的病因；⑤指导治疗干预、评估治疗反应。尽管过去 X 线片和造影检查已被用于胰腺炎的诊断，但它们大部分已被断层成像所取代，因为断层检查的诊断准确性显著提高。本文简要讨论了不同成像方式下胰腺炎的表现和体征，重点讨论了 CT 和 MRI。

1. 腹部 X 线片

腹部气体形态异常是腹部 X 线片上最常见的表现，程度从无气腹到肠梗阻。最常见的发现是小肠梗阻（42%），可见麻痹性"哨兵肠襻"。结肠截断征（56%），由胰腺炎症扩散到膈韧带引起的结肠脾曲痉挛，导致结肠远端气体缺乏有关[55-59]，尽管最初在腹部 X 线片描述，结肠截断征在 CT 上也可见（图 97-1）。

2. 胸部 X 线片

接近 1/3 的急性胰腺炎患者有肺和胸部的异常，如膈膨升、胸腔积液、基底段肺膨胀不全、肺部渗出及成人呼吸窘迫综合征[60-65]。胸部 X 线片异常可

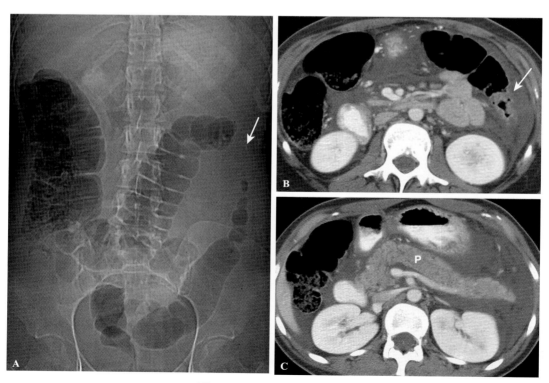

▲ 图 97-1　**MDCT 上的结肠截断征**
A. 腹部 MDCT 定位相上可见一名急性胰腺炎患者结肠内肠气在结肠脾曲截然中断（箭）。B. 轴位增强 MDCT 图像显示结肠脾曲肠管由于炎症渗出物蔓延导致的管腔狭窄（箭）。C. 轴位增强 MDCT 图像显示胰腺（P）由炎性改变及积液包裹

用于评价急性胰腺炎的严重程度[66, 67]。

3. 钡剂造影

Meyers 和 Evans[68] 强调了腹膜后间隙的韧带和系膜（图 97-2）在理解胰腺炎扩散的影像学表现上的重要性。外渗的胰酶通常进入小网膜囊，扩散到横结肠系膜、膈韧带和小肠肠系膜，引起浆膜炎和胃肠道刺激[55, 61, 68]。在 CT 和钡剂造影中可看到胃和十二指肠黏膜皱褶增厚和粘连。十二指肠、空肠

和横结肠可出现不同程度的痉挛和弛缓[68-71]。

4. 胆管造影

ERCP 通常不在急性胰腺炎发作期间进行，因为它可能加剧炎症或引起感染。胰管通常正常，但也可受压。一些胃肠病学家在发现胆总管内多发结石时提倡行内镜逆行括约肌切开术，以改变胰腺炎的病程。ERCP 还可以证明胰腺炎的其他原因，如胰腺分裂、胆总管囊肿、胆总管囊、十二指肠周围

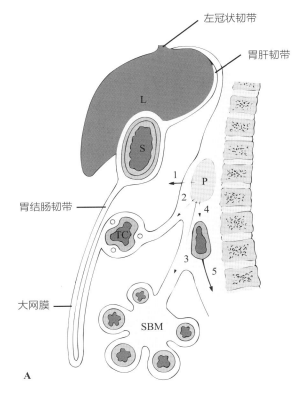

A

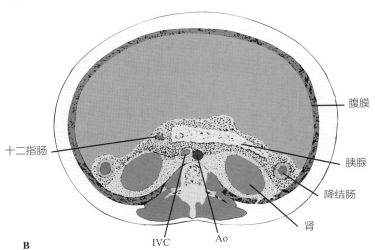

B

◀ 图 97-2 **胰腺解剖关系**

这些关系可解释 X 线片、钡剂造影、横断面影像上的影像表现。A. 腹部矢状位图描绘了急性胰腺炎炎症和液体的传播途径：①蔓延至小网膜囊会使胃后壁变形；②蔓延至横结肠系膜会使结肠下缘变形；③蔓延至小肠肠系膜根部会引起小肠襻变形；④蔓延至十二指肠会导致变形和黏膜异常；⑤蔓延至腹膜后的其余部分会引起肾前间隙的变化。B. 轴位图显示了胰腺与肾前间隙其他结构之间的密切关系（十二指肠、升结肠和降结肠）。肾脏位于肾周间隙

Ao. 主动脉；IVC. 下腔静脉；L. 肺；P. 胰腺；S. 脾；SBM. 小肠系膜；TC. 横结肠

憩室、胰腺或胆管癌和壶腹癌[15]（见第 74 章）。磁共振胰胆管造影（MRCP）是研究胰腺炎病因的首选方法，因其避免了与 ERCP 相关的并发症[72, 73]。

5. 血管造影

急性胰腺炎患者通常不进行血管造影，除非怀疑存在可经导管栓塞治疗的假性动脉瘤。它也有助于阐明胰腺炎的血管原因，如血管炎、结节性多动脉炎、主动脉瘤切除术后、移植后、Ortner 综合征、系统性红斑狼疮、低流量状态、休克和糖尿病[74-76]。

6. 超声

在 33%～90% 的急性胰腺炎患者中，超声检查可发现异常[77]。胰腺炎的典型超声表现为胰腺弥漫性低回声[78-80]。局部肿大较不常见。急性胰腺炎中胰腺的回声是非常多变的，取决于许多因素：超声检查的时机，在急性腹痛最初发作后 2～5 天，回声最大限度降低；胰腺内脂肪的数量（随着年龄的增长，胰腺被脂肪取代，因此回声更强）；出血；潜在的伴有钙化的慢性胰腺炎；以及急性胰腺炎胰腺外扩散的程度[78, 79, 81]。超声也是主观的，因为通常用于测量胰腺结构的内部标准是肝脏，肝脏结构常由于脂肪浸润、肝硬化或酒精性胰腺炎等改变。同样地，没有基线检查很难评估大小的变化，因为腺体的总体积是可变的，随着年龄的增长，尺寸会变小[82]。

胰管可能出现扩张，特别是当炎症局限于胰头时。局灶性胰腺内肿块可由急性积液、出血或边界不清的低回声胰腺肿大所致，这可能在超声上类似癌。囊性肿块应通过多普勒超声检查，以排除胰腺假性动脉瘤[83]。小网膜囊常可见积液，并可能产生"蝴蝶"样表现[84]。

前面的讨论都基于胰腺是可见的这一假设。在急性胰腺炎中，肠道气体和其他因素会限制 1/4～1/3 患者的腺体显示。这是限制超声在这个临床情景中应用的四大局限之一。其二是超声无法完全确定沿着筋膜平面和周围器官的复杂的胰腺外炎症扩散。它在显示到横结肠系膜的扩散过程中特别受限。其三，超声不能明确显示重症胰腺炎患者的胰腺坏死区域，这对判断坏死性胰腺炎的最终预后提供了重要的信息。最后，只有 CT、MRI 或血管造影才能诊断急性胰腺炎的许多胃肠道和血管并发症[78, 79]。

那么，超声在急性胰腺炎中的作用是什么呢？这对怀疑胆源性胰腺炎及临床症状较轻的患者是一个很好的初筛检查。它有助于检测胆结石，而 CT 有可能是无效的[85-87]。它也适用于对保守治疗反应迅速的轻度水肿性胰腺炎的患者。超声在检测胆总管远端结石方面有局限性，在诊断坏死方面也有局限性。超声可用于评估是否存在固体坏死物质，并将其与囊性物质区分开来，以在需要时帮助引导引流。CT 是临床上有严重胰腺炎的患者的首选，包括那些对保守治疗没有反应的患者，诊断困难的急性病患者，以及有并发症的患者，如感染的假性囊肿、出血、假性动脉瘤形成和胰腺坏死[88, 89]。

与传统的 B 超相比，组织谐波成像提高了图像质量、胰尾轮廓和病灶显示，以及固液体鉴别[90, 91]。组织谐波超声能够检测 91% 的急性胰腺炎患者的异常情况[92]。作者发现，两种最有用的超声发现是胰腺外炎症和实质不均匀性。然而，区分液体聚集和胰腺外炎症仍然是一个难题。在评估急性胰腺炎时，CT 的准确度仍优于组织谐波超声，因为即使组织谐波超声也不能像 CT 一样准确地显示坏死或其他并发症。

7. 计算机断层扫描和磁共振成像

CT 是诊断和治疗急性胰腺炎的首选影像学检查。它可以看到整个腺体、肠道、腹膜后、腹部韧带、肠系膜和大网膜。此外，它还可以帮助确定胰腺炎的病因、严重性分级，以及检测胰腺炎的并发症，它可以用于指导介入手术，如细针穿刺活检或导管放置。然而，CT 放射剂量可能是需要多次检查的年轻胰腺炎患者需要考虑的一个重要因素。MRI 可能是这些患者的一种选择，但是，它比 CT 更昂贵。MRI 的其他优点包括其高软组织对比分辨率和在一次检查中评估胆总管、胰管和软组织的能力[93-96]。在意识到肾源性系统性纤维化之前，当不能进行造影增强 CT 时，可以对肾功能不全患者进行造影增强 MRI 检查。然而，磁共振成像在较急性的情况下应用是有限的，尤其是当患者病情严重时，因为患者在检查时需要能够屏住呼吸，并在较长时间的检查中相对稳定。MRI 有助于区分胰周积液的固体碎片和囊性积液，在显示假性囊肿的组成上优于多排CT（MDCT）[39, 97-100]，磁共振弥散加权成像有助于急性胰腺炎的诊断[101]。

(1) CT技术：评估胰腺炎患者的技术应该是个性化的。通过MDCT获得最佳的血管和实质强化，避免呼吸运动影响，从而可获得最佳的诊断图像。以5ml/s的速度静脉团注150ml的60%非离子造影剂，我们常规使用两期成像技术。胰腺和肝静脉期图像层厚为2～3mm。此外，胰腺层面的未增强图像也可能有帮助。图像可以在扫描范围内重建成任何平面、层厚和层间距。

(2)MRI技术：随着高场强成像、相控阵表面线圈、磁共振兼容电源注射器、快速梯度回波屏气技术和脂肪抑制技术的出现，磁共振成像的作用变得越来越重要[96, 102, 103]。这些技术进步使得具有高分辨率图像的序列可以更快获得，同时基本上没有伪影。给予钆造影剂前后的T_1加权脂肪抑制序列和T_2加权序列对胰腺评估至关重要。T_1加权脂肪抑制序列能够检测胰腺的局灶性或弥漫性异常，并显示胰周脂肪平面。由于T_1弛豫时间短于肝脏，正常胰腺是腹腔内信号强度最高的器官。这是由于胰腺内腺泡蛋白、内质网和顺磁离子的丰富[104, 105]。增强扫描动脉期T_1加权图像显示正常胰腺的强烈强化，在随后的阶段减弱。T_2加权序列显示液体具有高信号强度，可以评估胰胆管，检测液体聚集和周围水肿。

(3)诊断：除了外伤性胰腺炎由于胰腺裂伤引起高密度（50～90HU）血肿外，无论病因如何，急性胰腺炎的影像学表现都是相似的。MRI有助于确定胰腺炎的病因，包括胆总管结石、胰腺分裂和潜在肿瘤。然而，在急性情况下，病因可能很难确定，因为炎症可能掩盖结石、胰胆管或潜在肿块。

在轻度胰腺炎中，CT和MRI可显示正常结果或胰腺轻微到中度增大。轻度炎症可能围绕着看起来正常的腺体（图97-3）。另外，胰腺可弥漫性增大，轮廓粗糙不规则，实质信号轻度不均匀，增强程度低于正常（图97-4）。在MRI上，根据炎症和水肿的程度，在平扫和增强的T_1加权脂肪抑制序列中，胰腺信号强度可能会降低（图97-5）[96, 106]。

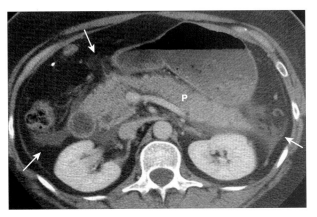

▲ 图97-3 急性胰腺炎
轴位增强MDCT图像显示一位腹痛和淀粉酶水平升高的患者的胰周炎性变化（箭）。胰腺（P）大小和强化均正常

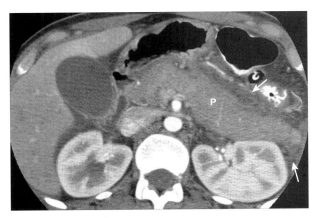

▲ 图97-4 轻度急性胰腺炎
轴位动脉期对比增强MDCT图像显示胰腺弥漫性增大和强化减弱。注意胰周炎性变化（箭）
P. 胰腺

在更严重的病例中，胰液外渗导致胰腺内和胰腺外液体聚集（图97-6）。由于胰腺没有发育良好的纤维包膜，胰腺分泌物通常渗入腹膜后间隙，最常见于肾旁前间隙（图97-7和图97-1）。CT能很好地显示周围的炎症、液体，偶尔还有邻近筋膜平面的轻度增厚（图97-1和图97-3）。磁共振成像也能很好地观察到胰周炎性索条（图97-5）。

多达18%的患者可出现更不常见的节段性急性胰腺炎[14, 88]。CT表现与弥漫性胰腺炎相似，然而，只有部分腺体单独或主要受累。最常受累的部分是胰头。这种形式的胰腺炎通常症状较轻，常伴有结石症[6, 98, 107]。然而，对于节段性胰腺炎的患者，应仔细评估，以排除类似胰腺炎的腺癌或由肿

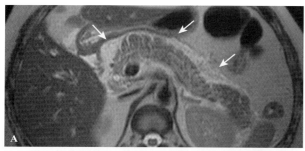

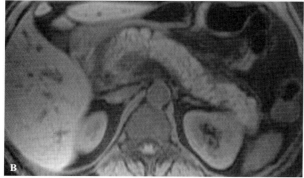

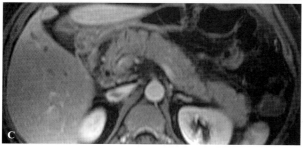

▲ 图 97-5　**Mild ERCP-induced pancreatitis**

A. Axial T$_2$-weighted half-Fourier acquisition single-shot turbo spin-echo (HASTE) MR image shows peripancreatic fluid (*arrows*) with high signal intensity.The pancreas also has mildly increased signal intensity due to edema.B. Axial T$_1$-weighted fat-suppressed spoiled gradient-echo MR image shows normal high signal intensity of the pancreas in this patient with uncomplicated pancreatitis. The peripancreatic fluid is better seen on T$_2$-weighted images. C. The pancreas shows diffusely decreased enhancement during the arterial phase after administration of gadolinium. (A-C from Miller FH, Keppke AL, Dalal K, et al: MRI of pancreatitis and its complications：Part 1, acute pancreatitis. AJR Am J Roentgenol 183：1637-1644, 2004. Reprinted with permission from the American Journal of Roentgenology.)

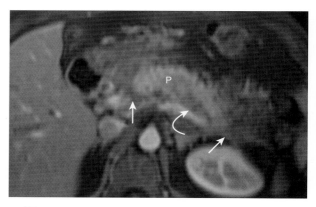

▲ 图 97-6　**ERCP-induced pancreatitis with peripancreatic fluid collections**

Axial enhanced T$_1$-weighted fat-suppressed spoiled gradient-echo MR image shows heterogeneous pancreatic enhancement and peripancreatic fluid and inflammation (*straight arrows*). Fluid (*curved arrow*) is seen between the pancreas and the splenic vein. P, Pancreas. (From Miller FH, Keppke AL, Dalal K, et al：MRI of pancreatitis and its complications：Part 1, acute pancreatitis. AJR Am J Roentgenol 183：1637-1644, 2004. Reprinted with permission from the American Journal of Roentgenology.)

块导致的胰腺炎等较为罕见的可能性（图 97-8 和图 97-9）。对于这类患者，尤其是年龄较大或没有胰腺炎危险因素的患者，可进一步行 EUS、MR、ERCP 或活检检查，或短期随访 CT 或 MRI[106]。

在一些严重的坏死性胰腺炎中，胰腺可能会增大，通常被高密度的不均匀积液所包围。由于高密度的渗出物，胰腺坏死的存在不能在 CT 上进行评估，除非在快速静脉注射造影剂（图 97-10）的动脉晚期 - 门静脉早期对腺体进行成像（图 97-10）[77]。在 MRI 上，T$_1$ 加权脂肪抑制序列可以看到与脂肪坏死和出血有关的胰腺周围高信号（图 97-11）。这一发现与较差的预后有关[108]。在 CT 和 MRI 上可以检测到没有强化、碎裂和液化坏死的斑片状区域（图 97-12）。界限不清的胰周分泌物会模糊胰周脂肪，包裹胰腺，显示筋膜平面、穿透筋膜和腹膜边界及韧带。这些聚集物最常见于胰腺体尾部周围的肾旁前间隙和小网膜囊内（图 97-13）[109]。穿透 Gerota 筋膜并累及肾周脂肪和肾脏很少发生。当积液量很大时，它们往往会沿着左侧或双侧肾旁间隙向下延伸。它们可以跨越腰大肌，进入骨盆（图 97-13B），有时延伸到腹股沟。渗出物可侵入小肠肠系膜、横结肠筋膜和肾旁后间隙（图 97-7）。液体可以渗透到实体器官，如脾脏或肝脏，甚至纵隔。脾脏受累是最常见的，因为胰腺尾部和脾脏门之间有密切的解剖关系。胰腺炎可出现脾脏包膜下或脾内积液或假性囊肿、梗死和脾出血。

在 7%～12% 的急性胰腺炎患者中，CT 或 MRI

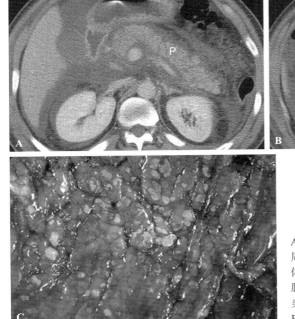

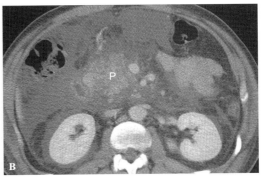

▲ 图 97-7 急性胰腺炎伴胰周液体

A. 轴位增强 MDCT 图像显示胰腺增强化正常，胰周液弥漫积液及索条。B. 胰头（P）增大，可见液体延伸至肾周和肾旁前间隙，以及横结肠系膜和小肠系膜。C. 来自不同患者的标本，由于急性胰腺炎导致大网膜脂肪坏死

P. 胰腺

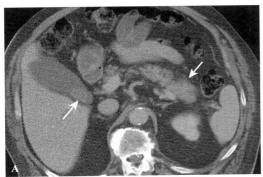

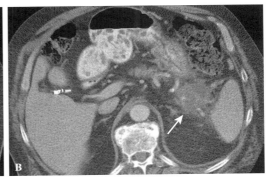

▲ 图 97-8 类似急性胰腺炎的胰腺癌

A. 轴位增强 MDCT 图像显示胰尾周围索条（短箭）以及胆结石（长箭），该患者表现为不可缓解的背痛，被认为患有胰腺炎。B. 胆囊切除术后 6 个月，患者仍有持续疼痛。淀粉酶及脂肪酶水平仅轻度升高，轴位增强 MDCT 图像显示胰尾部肿块（箭），包围血管，被证实为胰腺癌

显示腹膜内有少量游离积液。大量的胰源性腹水，多由于断裂胰管与腹膜腔相通所致，较为少见[30, 110]。这种表现通常与更严重的胰腺炎有关。在这些患者中，大多数人都可见典型的胰腺和胰周异常。CT 扫描显示正常腺体的患者很少会出现胰源性腹水。在这些患者中，需要测定淀粉酶水平以帮助诊断[111]。胰源性腹水的治疗包括保守治疗、鼻胃管减压、肠外营养和重复穿刺[112, 113]。如果这些措施失败，可能需要介入或外科手术，包括胰管支架置入、胰空肠吻合术和远端胰腺切除术。

（4）诊断敏感性：CT 诊断急性胰腺炎的准确性在很大程度上取决于病情的严重程度。报道的 CT 对急性胰腺炎的诊断敏感性在 77%～92%[51, 114, 115]，其高特异性进一步体现了 CT 的有效性。在大多数研究中，几乎没有假阳性的发现，而且 CT 的特异性高达 100%[114]。此外，通过检查整个腹部，CT 可以发现临床上怀疑患有急性胰腺炎的患者的各种其他腹部疾病。

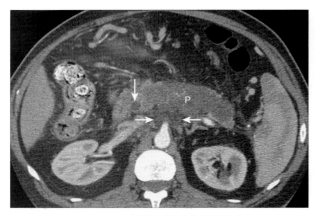

▲ 图 97-9　类似急性胰腺炎的胰腺癌

轴位增强 MDCT 图像显示胰腺体尾部（P）增大和增强减低，与胰腺坏死相似。注意腹腔干周围的胰周索条和软组织密度（短箭），增加了对癌症的怀疑。肠系膜上静脉、脾静脉和肝外门静脉血栓形成（长箭）。组织学检查显示胰腺癌

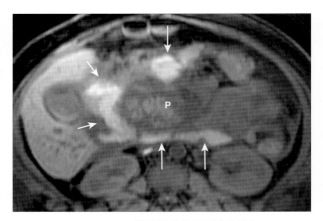

▲ 图 97-11　胰腺炎伴高信号液体聚集

轴位 T_1 加权脂肪抑制梯度回波磁共振图像显示复杂的胰周积液聚集（箭），主要为高信号，从胰头水平向下延伸（P）。抽吸活检显示坏死性炎症过程

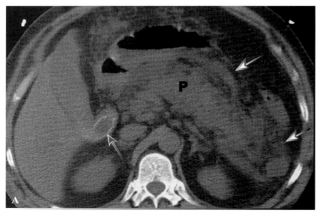
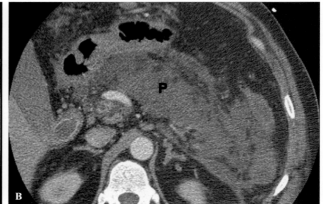

▲ 图 97-10　伴坏死的胆石性胰腺炎

A. 轴位非增强 MDCT 图像显示胰腺增大（P），边界不清楚，周围炎症改变（箭），胆囊颈可见胆结石（空心箭）。B. 轴位动脉期增强 MDCT 图像显示胰腺（P）无强化，与坏死一致

　　（5）诊断局限性：CT 诊断急性胰腺炎的局限性在于技术水平较差、缺乏静脉内造影剂、患者配合性差导致的图像质量不合格。运动或条纹伪影和腹膜后脂肪缺乏是一些患者的限制因素。此外，在临床症状较轻的胰腺炎中，常无胰腺实质形态或腹膜后异常，CT 扫描显示腺体可能正常。它发生在症状较轻和血清淀粉酶浓度短暂升高的患者。由于缺乏手术或病理相关性，这些患者的正常 CT 扫描的发生率尚未确定，但据估计为 14%～28%[88, 116]。经验表明，如果 CT 扫描质量好，所有中度或重度胰腺炎患者都会出现一些 CT 异常。在 CT 检查结果正常的患者中，胰腺炎要么不存在，要么临床意义很小。

　　（6）分期：由于能够准确快速地评估胰腺、腹膜和腹膜后，CT 可用于预测急性胰腺炎的严重程度[117-126]。亚特兰大分类的修订解决了转诊医师和放射科诊断医师在描述与急性胰腺炎相关的术语时缺乏一致性的问题[10, 11]。分类涉及出现症状起 4 周内和 4 周后的积液是否出现感染和坏死。

　　（7）分级系统：Balthazar 和同事研究的 CT 严重指数（CTSI），基于胰腺炎症及坏死的出现与否及严重程度以预测急性胰腺炎患者的发病率和死亡

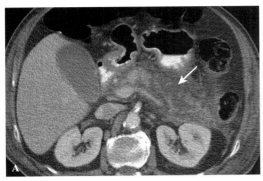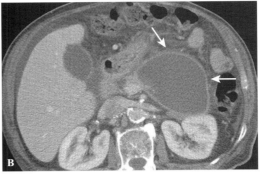

▲ 图 97-12 急性胰腺炎伴坏死演变为包裹性坏死

A. 轴位增强 MDCT 图像显示胰腺体和尾部的斑片状融合坏死区（箭），注意胰周炎性索条。B. 胰腺炎初始发作后 4 个月的轴位增强 MDCT 图像显示，先前坏死的胰腺体尾部出现了有壁包裹的坏死（箭）

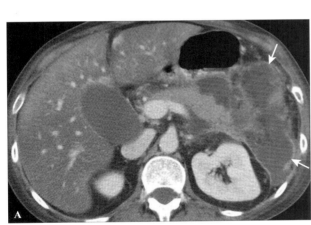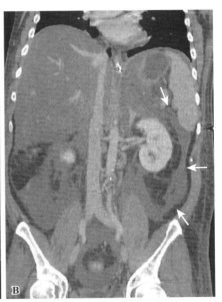

▲ 图 97-13 急性积液性胰腺炎

A. 轴位对比增强 MDCT 图像显示左肾旁前间隙内涉及胰腺尾部的不均匀液体聚集（箭）。注意，积液不会跨越 Gerota 筋膜扩散。积液沿着左结肠旁沟向下延伸到骨盆。B. 另一位胰腺炎患者的冠状对比增强 MDCT 图像显示液体（箭）从胰腺区域沿筋膜间平面向下延伸至骨盆。冠状面重建图像能更好地显示液体流动通道

率。2004 年，Mortele 和同事[40] 改进了这一指标，使其与患者预后更加相关。修改后的量表更新了胰腺炎的程度。

A 级：正常胰腺。

B 级：胰腺腺体局灶或弥漫增大，包括轮廓不规则，密度不均但未出现胰周炎症。

C 级：胰腺内部异常伴胰周脂肪炎症改变（图 97-4 和图 97-5）。

D 级：少且多为单发，边界不清的液体聚集。

E 级：两处或大量积液，或胰腺内或腹膜后出现气体密度（图 97-14）[88, 119]。

在胰腺坏死的病例中，不同坏死程度对应不同得分。30% 多的坏死最多得 4 分。胰腺外并发症得 2 分。修改后的 CTSI 最多有 10 分，作为炎症评分、胰腺坏死评分及胰腺外并发症评分[40]。

Mortele 和同事[40] 修改了 CTSI，因为获得的分数与并发症的发生没有显著相关性，并且显示了观察者间评分的显著差异。此外，Balthazar 及其同事

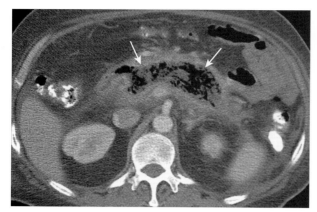

▲ 图 97-14　感染性坏死
轴位增强 MDCT 图像显示缺乏正常强化的胰腺实质。胰床上有气泡和碎片（箭），表明感染性坏死。患者接受了胰腺清除术

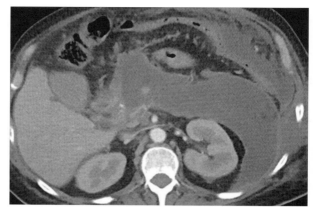

▲ 图 97-15　急性坏死性胰腺炎伴胰腺和胰周组织中急性坏死聚集
轴位增强 MDCT 图像显示整个胰腺和胰周坏死

发现，30%～50% 的坏死和 50% 以上的坏死在发病率和死亡率上没有显著差异。改良后的 CTSI 整合了坏死评分，使其在 30% 以上和 30% 以下有区别，并给出胰腺外并发症的评分 [40]。

　　(8) 坏死的描述：在静脉注射造影剂后的动脉期，正常胰腺应均匀增强。轻度炎症和间质性水肿不会干扰预期的腺体均匀强化（图 97-1 和图 97-3）。当出现坏死时，可出现腺体无强化、液化以及腺体密度或信号强度的变化（图 97-15 和图 97-16）。钆增强 T_1 加权梯度回波磁共振图像显示胰腺坏死为实质无强化的低信号区（图 97-17）。这一过程可以是局部的或节段性的，也可以影响整个胰腺，可能同时涉及胰腺周围组织与胰腺，或仅侵犯胰周组织（图 97-15 至图 97-17）[122, 127, 128]。在 Kivisaari 和同事使用 CT 的最初研究 [129, 130] 中，

轻度胰腺炎与注射造影剂后腺体密度迅速升高 40～50HU 有关。所有未出现增强或增强值低于 30H 的患者在手术中均发现胰腺坏死（图 97-15 和图 97-16）。其他研究者证实了 CT 在监测胰腺坏死中与手术的相关性 [131, 132]。在一个 93 例患者的研究中，发现 CT 对广泛胰腺坏死监测的整体准确率为 85%，敏感性为 100%[128]。有时，MRI 可能更高。有时，由于 MRI 对钆的敏感性高于 CT 对碘造影剂的敏感性，MRI 对胰腺坏死的检测可能比 CT 更为敏感。然而，许多胰腺坏死患者可能病情严重，可能无法屏住呼吸进行所需的 MRI 序列。

　　在 Balthazar 的系列研究中，坏死与住院时间、并发症的发展和死亡之间有很好的相关性；没有坏死的患者没有死亡率，只有 6% 的发病率，而有坏死的患者有 23% 的死亡率和 82% 的发病率 [119, 122]。坏

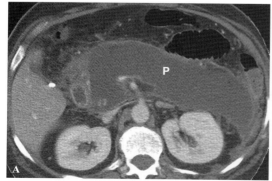

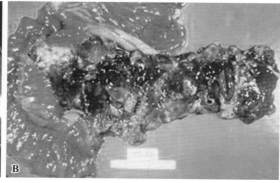

▲ 图 97-16　广泛坏死性胰腺炎
A. 轴位增强 MDCT 显示整个胰腺液化坏死（P），需要进行多次外科手术清创。B. 显示另一个不同患者坏死性胰腺炎的尸检标本

死程度也很重要。小面积坏死（＜30%）的患者无死亡率和40%的发病率，而大面积坏死（≥50%）有75%～100%的发病率和11%～25%的死亡率。30%以上坏死患者的合并发病率为94%，死亡率为29%。坏死率达50%，和坏死率超过50%的患者预后无显著性差异。其他研究表明，感染性胰腺坏死也是急性胰腺炎器官衰竭和死亡的重要预测因子[90, 133, 134]。Garg[90]发现无菌坏死患者的死亡率为12%，而感染性坏死患者的死亡率为50%。

(9) 检查适应证：许多急性间质水肿性胰腺炎患者具有典型的临床表现，在有限的支持治疗下表现出快速改善。他们不需要影像检查来诊断或治疗。另一方面，在以下情况下应及早进行 CT 成像，如临床诊断有疑问，在48～72h 对药物治疗没有反应；出现急性腹部症状（腹胀、触痛）、白细胞增多或发热；患者出现器官衰竭或严重急性胰腺炎的症状。临床症状的变化表明出现了并发症。进行 MRI 而不是 CT 的具体适应证包括对碘造影剂过敏；检测胰腺炎的病因，如胆总管结石、胰腺分裂和胰腺肿瘤；描述复杂的液体聚集为液化或坏死，并确定其引流能力。

（六）并发症

急性胰腺炎后的局部并发症包括急性胰周积液、假性囊肿、急性坏死积液和包裹性坏死[10]。及时发现和治疗局部并发症是必要的，因为它们导致了50%以上的急性胰腺炎死亡率[31, 135-137]。

1. 积液和假性囊肿

急性胰腺积液通常在最初4周内出现，4周后出现假性囊肿。急性胰腺积液的特点是没有固体成分，没有独立的壁，并且位于胰腺附近（图97-13）。在急性胰腺炎的前几天内，多达50%的患者出现积液。液体可以是胰液、血清或血液。它们要么是由于胰管破裂导致胰液、胰酶释放，要么是由于胰腺内酶的激活导致胰腺表面液体渗出继发而成。积液可包含在与其相邻的任何结构中。大多数积液在2～3周内被吸收。通常避免引流或抽吸以防止感染，除非被认为是罕见的感染性急性胰腺积液。未吸收的积液可在4～6周内形成纤维囊，形成假性囊肿[30, 138]。假性囊肿的形成与渗出分泌物的重吸收

不足以及与胰腺导管系统的连通有关。

当急性胰周积液在症状出现4周后被纤维壁包裹时，称为假性囊肿。假性囊肿往往在与胰管失去联系时自动消退。1%～3%的患者在胰腺炎最初发作期间出现假性囊肿[88, 139, 140]。据报道，在酒精性胰腺炎发作后，12%的患者出现假性囊肿[16]。胰腺假性囊肿的主要原因是慢性酒精中毒（75%）和腹部创伤（13%），其他原因包括胆石症、胰腺癌和其他特发性病因[141]。如果疑似假性囊肿的患者没有胰腺炎、胰腺创伤或胰腺手术史，应进行随访影像学检查或抽吸活检，以排除胰腺囊性肿瘤[138]。

假性囊肿的临床意义与其大小和可能发生的致命并发症有关。假性囊肿移位并压迫邻近的腹部器官，可引起梗阻、疼痛和黄疸。假性囊肿自发性破裂至腹腔内导致胰源性腹水或腹膜炎。侵蚀邻近血管导致大量突然出血。大多数并发症发生在＞5cm 的假性囊肿中。无症状患者的小假性囊肿通常由 CT 显示，发病率低，可通过临床和 CT 检查进行观察[30, 43]。对于增大、症状加重或出现并发症的假性囊肿[30, 42, 142]，建议进行外科、内镜或经皮引流[142, 143]。CT 或超声引导下经皮穿刺引流假性囊肿的成功率超过90%[142, 144]。第95章讨论了胰周积液经皮穿刺引流术。

假性囊肿的大小差别很大，一般为圆形或椭圆形。在 CT 扫描中，其特征是低密度液体内容物

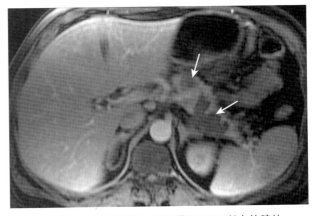

▲ 图 97-17　胰腺炎，坏死累及 50% 以上的腺体
轴位钆增强 T_1 加权脂肪抑制衰减梯度回波磁共振图像显示胰腺体尾部无强化坏死区（箭）（引自 Ly JN, Miller FH: MR imaging of the pancreas: A practical approach. Radiol Clin North Am 40: 1289-1306, 2002）

（＜ 15HU）和周围纤维囊。CT 值越高，说明存在继发性感染或坏死组织。CT 值 > 40～50HU 提示有囊内出血。在磁共振成像中，单纯性假性囊肿在 T_1 加权序列上表现为低信号，在 T_2 加权序列上表现为高信号。复杂的假性囊肿可能在 T_1 加权图像上呈现高信号，这是因为液体中含有血液或蛋白质，也可能含有固体碎片，这些在 T_2 加权图像上显示最佳（图 97-18 和图 97-19）。MRI 在辨识内容物成分上优于其他成像方式，对患者预后及治疗方式选择有重要意义[98, 145]。

ERCP 在显示假性囊肿的效能上低于 CT 或 MRI，因为仅有不到 50% 的假性囊肿在 ERCP 中有造影剂填充。相反，MRCP 能够显示出不与胰管交通的假性囊肿。ERCP，被用于显示假性囊肿和胰管间交通，尽管有时也可在 MRI 上显示（图 97-20）。交通性假性囊肿可能需要延长导管引流时间，直到与胰管连通处闭合、囊壁萎陷。同时还需对伴发的胰管梗阻进行减压。

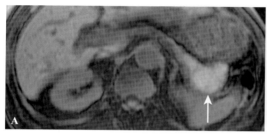
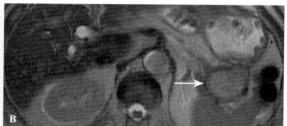

▲ 图 97-18 **Pancreatitis with hemorrhagic pseudocyst**

A. Axial T_1-weighted fat-suppressed spoiled gradient-echo MR image shows pseudocyst (*arrow*) in the pancreatic tail with high signal intensity from hemorrhagic content. B. Axial T_2-weighted HASTE MR image shows low signal intensity rim of hemosiderin in pseudocyst (*arrow*). The diagnosis of hemorrhage is easily made on MRI because of the hemosiderin rim. (A and B from Miller FH, Keppke AL, Dalal K, et al：MRI of pancreatitis and its complications：Part 1, acute pancreatitis. AJR Am J Roentgenol 183：1637-1644, 2004. Reprinted with permission from the American Journal of Roentgenology.)

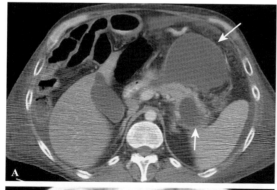
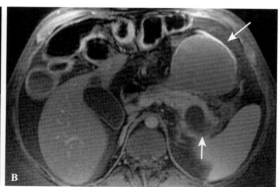
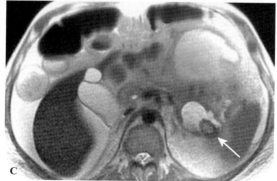

▲ 图 97-19　**胰腺假性囊肿内部碎片**

A. 轴位对比增强 MDCT 图像显示胰腺尾部（短箭）和小网膜囊（长箭）的低密度积液，与假性囊肿一致。B. CT 后 1 天获得的轴位增强 T_1 加权脂肪抑制梯度回波图像显示胰尾低信号假性囊肿（短箭）和小网膜囊中等信号强度假性囊肿（长箭）。注意相关的胰周炎性变化。C. 轴位 T_2 加权快速成像显示胰腺内假性囊肿内的碎片（箭），CT 上未发现。注意到终末期肾衰竭的患者有大量腹水

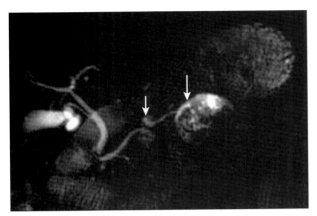

▲ 图 97-20　急性胰腺炎伴胰管破裂和假性囊肿

厚层 T_2 加权快速采集弛豫增强（RARE）MRCP 图像显示胰管破裂（短箭）和胰周假性囊肿（长箭）含有低信号强度碎片（引自 Ly JN, Miller FH: MR imaging of the pancreas: A practical approach. Radiol Clin North Am 40: 1289-1306, 2002）

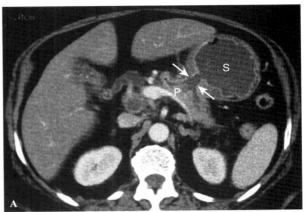

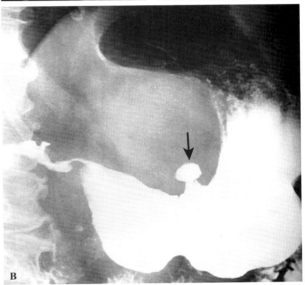

▲ 图 97-21　假性囊肿自发性破裂进入胃

A. 患者有一个既往检查发现的巨大假性囊肿，计划通过手术引流。择期手术前的 CT 检查显示假性囊肿（S）破入胃自发减压（箭）。
B. 上消化道检查显示溃疡（箭）与假性囊肿的自发性引流一致
P. 胰腺

尽管在急性胰腺炎中看到的边界不清的积液多自行吸收，假性囊肿的自然病程仍难以预测。它们可能持续存在、吸收，有时甚至随时间增大。甚至很大的假性囊肿都可以通过与胰管引流、侵犯进入邻近空腔脏器（胃、小肠、结肠）或破入腹膜腔而自行消散（图 97-21）。

2. 胰腺坏死

急性坏死积液和包裹性坏死都是急性坏死性胰腺炎的局部并发症。急性坏死积液，包含不同比例的液体、坏死物质，在出现急性胰腺炎症状后的 4 周内发生。他们仅出现在急性胰腺炎患者中，且无明确的壁。可以位于胰腺内或胰腺外。包裹性坏死，具有强化炎性壁的持续存在的不均质聚集物（可为固体或液体），通常在坏死性胰腺炎发生后 4 周出现（图 97-22 至图 97-24）。可位于胰腺内或胰腺外，可单发或多发。

急性坏死积液和包裹性坏死等感染性坏死的诊断可以通过患者的临床症状，或通过聚集物中出现气体来判断。在 CT 上，局灶性无菌性胰腺坏死与感染性坏死无法区分，除非局部有气泡，气体在 12%～18% 的坏死性组织中可见（图 97-14）[30]。在缺乏气体的情况下，如果需要的话，可经皮抽吸活检用以革兰染色或培养 [30, 140, 141, 146]。最近研究表明，大部分患者无须细针抽吸活检，患者需要经皮引流 [10, 147]。胰腺炎治疗在第 95 章进行了讨论。

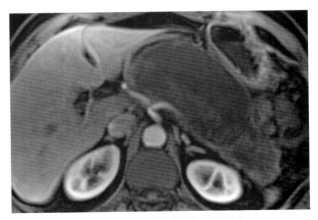

▲ 图 97-22　有包裹性坏死的患者

增强 T_1 脂肪抑制图像显示胰腺内包裹的异质性集合物，含有非液体碎片

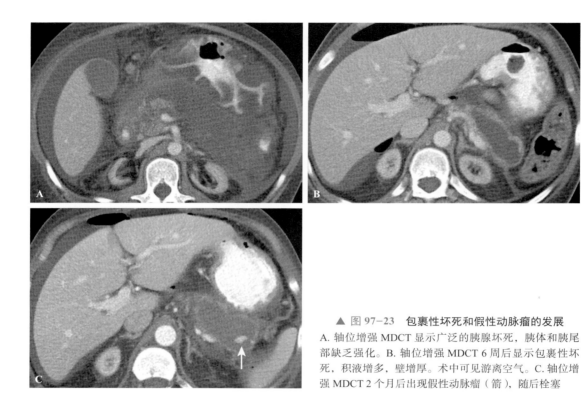

▲ 图 97-23　包裹性坏死和假性动脉瘤的发展

A. 轴位增强 MDCT 显示广泛的胰腺坏死，胰体和胰尾部缺乏强化。B. 轴位增强 MDCT 6 周后显示包裹性坏死，积液增多，壁增厚。术中可见游离空气。C. 轴位增强 MDCT 2 个月后出现假性动脉瘤（箭），随后栓塞

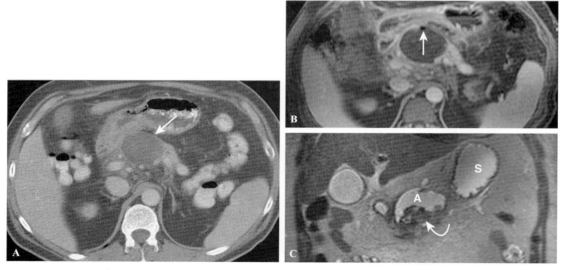

▲ 图 97-24　**Pancreatitis with infected walled-off necrosis**

A. Axial contrast-enhanced MDCT image shows hypodense fluid collection (*arrow*) in the pancreatic head suggestive of walled-off necrosis in this patient with pancreatitis. B. Axial gadolinium-enhanced T₁-weighted fat-suppressed spoiled gradient-echo MR image obtained 11 days after CT shows an air bubble (*arrow*) within the walled-off necrosis suggestive of infected walled-off necrosis. C. Coronal T₂-weighted HASTE MR image shows low signal intensity debris (*curved arrow*) within the pancreatic abscess that was not seen on CT. The presence of necrotic debris was confirmed at surgery. *A*, Abscess, now referred to as infected walled-off necrosis on the basis of the revised Acute Pancreatitis Classification Working Group. S, Stomach. (B and C from Miller FH, Keppke AL, Dalal K, et al: MRI of pancreatitis and its complications: Part 1, acute pancreatitis. AJR Am J Roentgenol 183: 1637-1644, 2004. Reprinted with permission from the American Journal of Roentgenology.)

3. 感染性假性囊肿

未能再吸收的积液是细菌生长的理想媒介，解释了脓肿的发展，根据修订后的急性胰腺炎分类工作组，现在被称为感染性假性囊肿。过去，脓肿被认为是急性胰腺炎死亡的主要原因[115, 148]。相关的高死亡率主要与诊断的显著延迟有关。它们在重症胰腺炎患者出现症状后的几周内发生。败血症性全身症状引起的临床进程恶化可预示它们的存在。最初临床表现可能不明显的[149]。感染性假性囊肿位于胰周组织内，大小和形态各异。在 CT 扫描中，它们表现为边界不清或部分包裹的不同密度（20～50HU）的积液，通常与残留的未受感染的积液不可区分[88]。一个更具特征的表现是在约 20% 被感染的假性囊肿中，可见到由产气细菌产生的气泡的存在。腹膜后气体在肠瘘患者也可以见到，然而，它总是强烈暗示感染[8, 13, 150]。尽管在 MRI 上可以检测到大量的气体或气液平面，并且在 T_2 加权图像上显示最佳，但 CT 对小气泡的检测比 MRI 更为敏感。CT 能准确显示腹膜后液体和气体的聚集，并能描述其位置和范围。这便于很快发现潜在的危及生命的并发症。所有胰腺炎患者在初次发作后 2～4 周仍出现边界不清的积液，应怀疑其感染。磁共振成像可能能够区分这些患者是感染性积液还是单纯积液（图 97-24）。磁共振弥散加权成像的使用可能会有所帮助。如果对诊断有疑问，超声引导或 CT 引导的针吸活检能快速可靠地建立诊断，对这组患者的早期发现、治疗和降低死亡率有很大贡献[142, 143, 151, 152]。经皮引流是治疗感染性假性囊肿的首选方法[153-155]。

4. 出血

尽管急性胰腺炎中常见伴随坏死组织的小面积出血，但大量危及生命的腹腔内出血却很少报道。这种并发症可能发生在急性胰腺炎发作后 2～3 周至数年内[156-158]。这是由于胰周血管侵蚀形成假性动脉瘤和随后的腹膜后出血造成的。一般来说，出血部位是沿着胰十二指肠曲或靠近胰腺尾部的脾血管。假性动脉瘤可位于胰腺假性囊肿内。当缓慢扩大的假性动脉瘤破裂进入腹膜或侵蚀到邻近的中空内脏或胰管，产生出血性胰腺[158]。CT 检查可通过高密度（50～100HU）积液的存在来鉴别腹膜后出血。MRI 对出血更为敏感，因为存在高铁血红蛋白，所以 T_1 加权脂肪抑制图像上的信号强度较高。动态增强 MDCT 或 T_1 加权钆增强磁共振成像显示假性动脉瘤是一个快速增强的肿块，与邻近动脉和主动脉的密度相似。由于活动性出血，造影剂溢出到腹膜后，以及腹膜腔内的新鲜血液，也可以被用于诊断。当患者既往有急性胰腺炎病史，且在胰腺内或胰周发现可疑肿物，并未进行增强检查或超声检查，亦未进行活检时，需高度怀疑假性囊肿（图 97-25 和图 97-23）。如果出血源被周围的出血所掩盖，血管造影对确定出血假性动脉瘤的存在和精确位置至关重要。治疗性动脉栓塞出血血管是必需的，这是一个紧急的救生程序。破裂血管或假性动脉瘤的大出血需要外科治疗。

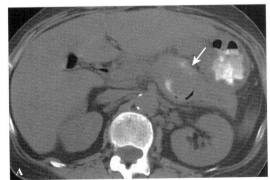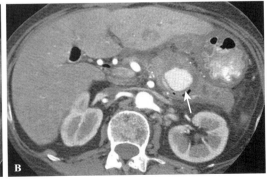

▲ 图 97-25　胰腺假性动脉瘤

A. 轴位非增强 MDCT 图像显示胰腺体部的扩张性病变（箭），周围有来自先前 ERCP 的造影剂和空气。B. 轴位动脉期对比增强 MDCT 图像清楚显示"肿块"是一个大的假性动脉瘤（箭）。在疑似假性囊肿或胰腺肿块的患者中，静脉注射造影剂至关重要，如本例所示。此假性动脉瘤随后被栓塞

三、慢性胰腺炎

慢性胰腺炎是一种相对罕见的疾病，近年在西方世界发病率不断上升。慢性胰腺炎是一种以胰腺的不可逆形态和功能损害为特征的长期胰腺炎症性疾病[159-161]。由于临床表现非特异，影像学特征不明确，因而对医师而言，特别是在其早期阶段，慢性胰腺炎的临床诊断可能很困难。影像学诊断依赖于胰腺的形态变化，这种变化在疾病的早期阶段是看不到的。主要特征包括实质萎缩、慢性炎症改变和胰腺纤维化。慢性胰腺炎患者胰腺癌的发病率显著升高[161, 162]。

（一）病原学

在美国，约 75% 的慢性胰腺炎是由酒精中毒引起的。在慢性胰腺炎的表现出现之前，需要连续饮酒 3～12 年[162]。与它们在急性胰腺炎发展中的主要作用相比，胆结石在慢性胰腺炎的病因中作用不大。高脂血症、甲状旁腺功能亢进、外伤和胰腺分裂是慢性胰腺炎发展的危险因素。

（二）临床表现

在 95% 的慢性胰腺炎患者中，疼痛是主要的临床表现。疼痛通常从上腹部经背部放射出来，可以是持续的或间歇性的，非常难以缓解，经常需要麻醉药或神经松解术。体重减轻往往伴随着疼痛，这两个发现提高了恶性肿瘤的临床怀疑。内分泌和外分泌不足会随着腺体的逐渐破坏而发生。约 50% 的慢性胰腺炎患者最终出现糖尿病和脂肪酸吸收障碍[162, 163]。

慢性胰腺炎的临床诊断，特别是早期诊断，往往很困难。由于与胰腺活检相关的风险，包括急性胰腺炎、瘘和出血，组织病理学诊断很少可用[164]。因此，诊断基于临床、形态学和功能异常。ERCP 和胰腺功能测试被认为是"金标准"诊断程序，但它们有局限性，有时需要进行长期的临床随访来确认诊断。

（三）影像学表现

1. X 线片

典型的胰腺钙化是慢性胰腺炎的诊断条件。酒精性胰腺炎患者中有 40%～60% 会出现这种症状，约 90% 的钙化性胰腺炎是由酒精中毒引起的。不幸的是，钙化发生在慢性胰腺炎晚期，与严重疾病有关。大多数胰腺结石都是小的、不规则的钙化，可能会弥漫（图 97-26）或局限分布于胰腺的特定区域。虽然可以在普通胶片上显示，但 CT 是描述胰腺钙化最具体和准确的成像方式。

2. 超声

高分辨率线性阵列扫描仪的发展显著提高了胰腺炎患者超声诊断的准确性。尽管超声机和高频和高分辨率探头有了显著的改进，但是最近还没有任何研究来评估超声在慢性胰腺炎诊断中的效用。然而，与 CT 相似，经腹超声对早期慢性胰腺炎的诊

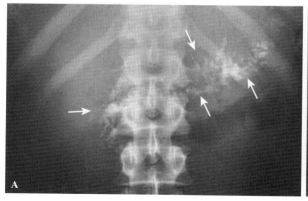
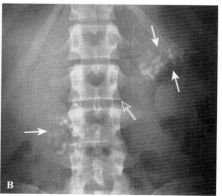

▲ 图 97-26　腹部 X 线片上的胰腺钙化
A. 整个腺体包含许多位于主胰管及分支（箭）的小钙化。B. 胰腺钙化位于胰腺的头部和尾部（箭）。胰腺体内缺乏钙化（空心箭）是由于胰腺假性囊肿导致的移位所致

断不敏感。

超声检查发现包括腺体大小异常，边缘不规则，实质回声均匀或不均匀，胰管扩张。慢性胰腺炎的典型表现是钙化，被视为实质或主胰管内的回声病灶。钙化是否伴有声影取决于它们的大小，并可能显示彩色多普勒闪烁伪影[165]。慢性胰腺炎常出现假性囊肿，通常为单发、无回声、边界清晰[166-168]。慢性胰腺炎的其他并发症，如胆道扩张和脾静脉血栓形成，也可用超声检查。

胰腺大小和轮廓的异常是超声检查中慢性胰腺炎最不敏感的指标，并可能是主观的。弥漫性肿大常在疾病早期出现，萎缩或局灶性肿大可在以后出现。萎缩的腺体通常很难辨认，一些腺体萎缩通常是随着年龄增长而发生的[169]。

胰腺实质回声在慢性胰腺炎的诊断中也不可靠，因为它可以是正常的、增加的或减少的。当出现急性加重并伴有实质性水肿时，回声降低[164, 169, 170]。

胰管扩张是慢性胰腺炎最常见的超声异常之一。在 90% 的病例中，呈胰体部管状、无回声结构。

3. 超声内镜

EUS 克服了经腹超声的许多局限性，因为探头靠近胰腺，并且由高频探头提供高分辨率的图像。虽然 EUS 是一种有创性的成像方式，但其并发症的风险较低。在许多情况下，EUS 有助于阐明胰腺炎的原因，能够检测到其他成像方式未发现的小胰腺肿瘤和小结石[171-173]。EUS 可以显示胆道内泥沙样微小结石，这些结石通常被 ERCP 上的造影剂掩盖。在 77%～92% 的特发性胰腺炎病例中，超声内镜能够诊断病因，大多数患者的病因是小胆结石[173, 174]。

EUS 下慢性胰腺炎的表现包括实质钙化、高回声病灶或索条、假性囊肿、回声不均和腺体轮廓分叶[175-178]。导管异常包括扩张和不规则，高回声壁，导管内结石和分支显影[176, 178]。出现两个以上的发现可以诊断慢性胰腺炎。超过 6 项发现，该病可能是中度到重度[178]。与 ERCP 不同，EUS 具有能够同时评估胰腺导管系统和实质的优点。然而，仅根据 EUS 变化诊断慢性胰腺炎是有争议的[164, 175]。在中重度慢性胰腺炎患者中，EUS 通常与 ERCP 有很好的相关性，而在轻度胰腺炎患者中则没

有[176, 179-181]。其他研究报道了具有正常 ERCP 发现和胰腺功能测试结果的患者，EUS 检查结果异常，表明 EUS 可能过度诊断慢性胰腺炎，或者，它可能在检测胰腺细微变化上比 ERCP 和功能测试更敏感[176, 182]。在一项对疑似慢性胰腺炎患者的研究中，在 ERCP 正常患者中增加细针抽吸可提高阴性预测值，但不能提高 EUS 发现的特异性[183]。在慢性胰腺炎患者中，EUS 联合对可疑肿块进行细针抽吸活检尤其有用。EUS 可同时进行局部淋巴结活检和评估肿瘤对血管侵犯情况，以加强这些患者的分期。EUS 在慢性胰腺炎中也有治疗应用，如进行腹丛神经阻滞以减轻无导管阻塞患者的疼痛，并指导管内支架置入以减压假性囊肿[184, 185]。EUS 的缺点包括其成本、可用性有限、学习曲线长和操作者依赖性。

4. 内镜逆行胰胆管造影

许多报道中慢性胰腺炎的发现基于 ERCP，由于其相对侵袭性，它通常不用于诊断目的，而是用于治疗。低侵入性检查，如 CT、MRI 和 EUS，现在主要用于诊断慢性胰腺炎及其并发症[186, 187]。在早期慢性胰腺炎中，胰管通常是正常的，限制了 ERCP 的敏感性。最早的变化包括主胰管的一级和二级侧支，包括扩张和轮廓不规则、鼓包、侧支狭窄和小腔显影。然而，其中一些变化可以在老年正常患者身上看到，在这个年龄组中必须谨慎解释[188, 189]。随着疾病的发展，主胰管的受累程度随着扩张、壁不规则、正常逐渐变细消失以及狭窄或闭塞区域的增加而增加。如果在主胰管中发现孤立性狭窄，鉴别诊断包括肿瘤和假性囊肿。胰腺炎患者的狭窄通常比肿瘤患者更短、更平滑、更对称[190, 191]。可以用 ERCP 进行可疑病变的活检或胰腺分泌物的刷洗和收集，并有助于诊断胰腺癌。晚期慢性胰腺炎，扩张更明显，可见导管内结石。胰管和侧支可能有 "湖泊链" 的外观。

根据剑桥分类，如果主胰管正常，但至少有 3 个侧支异常，慢性胰腺炎被认为是轻微的。中度胰腺炎需要在主胰管和 3 个以上的侧支出现异常。严重胰腺炎包括中度疾病的异常加上以下之一：大腔、导管阻塞、充盈缺损、严重扩张或不规则[192]。ERCP 能在 CT 显示形态异常之前检测出早期慢性

胰腺炎 [164]。慢性胰腺炎的 ERCP 与组织学之间有很好的相关性。然而，胰腺功能测试与 ERCP 之间的相关性有限，尤其是在慢性胰腺炎的早期阶段 [164, 192, 193]。ERCP 也有助于治疗胰腺炎并发症，如胰管狭窄和假性囊肿，避免手术并发症 [187]。

5. 磁共振胰胆管造影

ERCP 曾是评价胰胆管病变的标准成像手段，也是一种诊断和治疗手段。然而，由于其侵袭性和潜在的严重并发症，ERCP 现多为需要治疗干预的患者保留。MRCP 由于没有电离辐射，不需要碘造影剂，无创性，避免了潜在的并发症，在疑似胰腺炎或胰胆管异常的患者中得到了越来越多的应用。MRCP 也有助于解剖异常的患者，这些异常阻碍了胆总管或胰管的插管。借助重 T_2 加权序列，MRCP 能够描述充满液体的结构，如假性囊肿，并检测胰管的异常，包括扩张、形态不规则、导管内结石和多个或严重的阻塞，这可能是 ERCP 的限制 [194, 195]。MRCP 具有显示导管段梗阻近端和远端的优势，能够评估其特征、程度、位置和原因。

ERCP 和最近的 MRCP 有助于评估对药物治疗无效的腹痛患者的胰管是否有慢性胰腺炎的表现 [195-197]。MRCP 检测导管异常和扩张的敏感性在 56%～100%，特异性在 86%～100% [195-197]。结石引起的胰腺或胆管狭窄或梗阻是慢性胰腺炎疼痛的主要原因之一，也是外科手术的主要适应证之一 [198]。在导管扩张的情况下，导管引流术加上胰头部分切除术，可使 60%～80% 的患者长期疼痛缓解。

进行 MRCP 期间使用促胰液素可以评估胰腺的外分泌功能，改善胰管显示，并有助于在影像学观察到形态变化之前检测早期慢性胰腺炎的侧支胰管异常 [72, 199, 200]。促胰液素通过以下方式暂时扩张胰管：诱导胰腺分泌，增加 Oddi 括约肌张力。促胰液素还可以提高严重慢性胰腺炎导管狭窄和管腔内充盈缺损的检测 [200]。据报道，使用促胰液素的 MRCP 检查中十二指肠充盈评分降低与胰腺外分泌功能受损之间存在显著相关性，可以通过半定量或定量测量来进行 [199, 201-205]。正常的定量外分泌功能包括十二指肠完全充满胰液。次优定量外分泌功能指十二指肠仅由一部分被填充。使用促胰液素后的弥散加权成像可能有帮助 [202, 203, 206]。

6. 计算机断层扫描和磁共振成像

许多人认为，CT 成像是目前诊断慢性胰腺炎的最佳初始成像检查 [164, 207-209]。CT 检查广泛可用且可重复，可对胰腺和邻近器官进行全面评估，以帮助诊断慢性胰腺炎并排除其他症状原因，如腹痛或体重减轻。CT 和 MR 检查的慢性胰腺炎诊断标准是根据腺体大小和轮廓、胰管扩张和形状以及导管内钙化 [164, 190, 210]（图 97-27）的评估得出的。CT 诊断慢性胰腺炎的敏感性为 50%～90%，特异性为 55%～85% [209]。尽管自 1989 年梅奥诊所的初步研究以来，CT 技术有了显著的改进，但最近还没有任何研究来评估 CT 诊断慢性胰腺炎的准确性。

虽然 CT 能正确检测慢性胰腺炎的形态变化，但其评估疾病严重程度的能力却有限。这些缺点与以下因素有关：① CT 无法准确诊断早期形式的慢性胰腺炎，这些慢性胰腺炎没有表现出明显的形态变化；②外分泌和内分泌功能缺陷与胰腺形态影像学相关性差。与 ERCP 和胰腺功能检查相比，CT 对早期慢性胰腺炎的诊断不敏感。一些专家 [105, 211-213] 认为，MRI 可以根据胰腺的信号强度异常（可能在涉及胰管的异常之前发现）在 CT 前检测出慢性胰腺炎的表现。这些变化在未增强和钆增强 T_1 加权脂肪抑制图像上显示最佳。由于腺泡蛋白的存在，正常胰腺具有高信号强度，并且在给予钆造影剂后明显强化。慢性胰腺炎和相关纤维化导致蛋白质物质丢失，胰腺信号强度降低。与正常

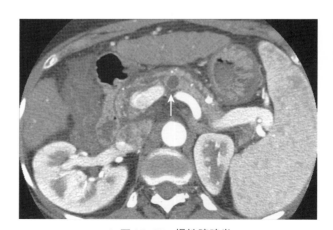

▲ 图 97-27　慢性胰腺炎
轴位增强 MDCT 显示胰腺萎缩，弥漫性钙化，胰管轻度扩张，胰腺体内有 1.2cm×1cm 的假性囊肿（箭）

胰腺不同，慢性炎症和纤维化胰腺在给药后的动脉期表现为强化减少和不均匀强化，后期强化相对增加[105, 211, 212, 214]（图 97-28）。Zhang 和同事[213]发现基于异常强化模式的慢性胰腺炎诊断的敏感性为92%，特异性为 75%，而基于胰腺形态变化的诊断敏感性为 50%。

慢性胰腺炎常见胰腺体积改变伴萎缩，然而腺体也可正常或仅有 15%～20% 的体积轻度增大，增加了诊断难度。在一个系列研究中，30% 的患者出现局灶性增大，54% 的患者出现腺体萎缩[209]（图97-27）。在无慢性胰腺炎的老年人中，胰腺也可出现明显萎缩。对病史、临床和功能结果的评估可能是鉴别诊断的必要条件。慢性炎性肿块引起的腺体局灶性肿大可类似胰腺肿瘤。在这些病例中，当CT 不能确定时，MRI 可以提供额外的诊断信息。然而，无论采用何种成像方式，这一区别都是困难的[215, 216]。多项研究表明，由于两种类型的病变都存在纤维化，局灶性胰腺炎和胰腺癌在 CT 和 MRI上可能具有相似的表现和强化方式[212, 217-219]。由于胰腺癌和局灶性慢性胰腺炎纤维化均限制了扩散，其表观扩散系数较低。这两种情况都可能导致胰管和胆总管扩张（双管征）、导管狭窄、动脉包埋和胰周静脉阻塞[216]。此外，在慢性胰腺炎的 2%～3%的病例中伴有癌发生，这种恶性变性在 CT 上往往难以识别[220]。在与以前的 CT 检查或短期随访相比较时发现一个新发的或快速增大的均匀且边界不清的胰腺肿块，表明有恶性疾病的发生。与腺癌相比，有利于诊断慢性胰腺炎相关的炎症性肿块的影像学特征包括：未扩张或光滑的、逐渐变细的胰腺导管穿过肿块（导管穿透征）、胰腺钙化的存在、导管口径与胰腺宽度之比较低以及导管扩张不规则[212, 217, 219]。腺癌和局灶性胰腺炎的影像学特征经常重叠，可能需要进行包括 ERCP 和 EUS 在内的补充研究，并进行细针抽吸活检以明确诊断。慢性胰

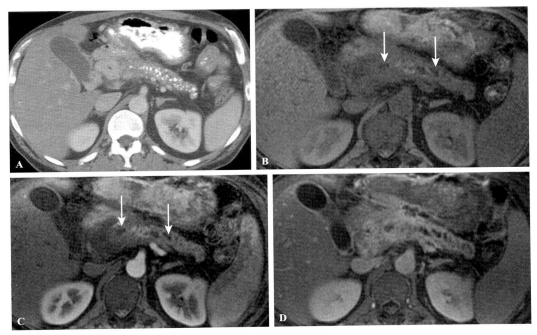

▲ 图 97-28　**Chronic pancreatitis**

A. Axial contrast-enhanced MDCT image shows pancreatic atrophy with multiple diffuse calcifications in a patient with chronic pancreatitis due to alcohol abuse. B. Axial T_1-weighted fat-suppressed spoiled gradient-echo MR image shows decreased，heterogeneous signal intensity of the pancreas and irregular dilation of the main pancreatic duct (*arrows*). C and D. Axial gadolinium-enhanced T_1-weighted fat-suppressed spoiled gradient-echo MR images show decreased pancreatic enhancement during the arterial phase (C) and delayed enhancement in the venous phase (D) related to fibrosis due to chronic pancreatitis. Dilated pancreatic duct (*arrows* in C) is more clearly visualized after gadolinium enhancement. (B-D from Miller FH，Keppke AL，Wadhwa A，et al：MRI of pancreatitis and its complications：Part 2，chronic pancreatitis. AJR Am J Roentgenol 183：1645-1652，2004. Reprinted with permission from the American Journal of Roentgenology.)

腺炎的特点是胰管及其二级分支扩张（＞ 3mm）（图 97-29 和图 97-30）。在晚期疾病中，主胰管呈串珠状、可不规则或光滑，通常含有结石（图 97-31）。与 CT 扫描相比，这些胰管异常在 MRI 和 MRCP 检查中表现得更好。然而，早期慢性胰腺炎侧支的细微变化在 ERCP 上显示最佳。三维薄层 MRCP 图像的使用改善了胰管的显示，如果有必要，可以使用促胰液素来改善胰管的扩张。胰管应完全显示到乳头的水平，因为胰头的小肿瘤可能产生类似的表现。老年性胰腺萎缩患者的胰管可扩张，类似于慢性胰腺炎。

胰腺钙化（图 97-27 和图 97-28）在约 50% 的慢性胰腺炎患者的 CT 扫描中可见[209, 210]。这些钙化是该疾病最可靠的影像学指征。它们可于整个腺体弥漫分布，可孤立分布，或集中在胰头或胰体。钙化数量可为单发或无法计数，通常较小。CT 上显示的慢性钙化性胰腺炎的表现较难在 MRI 上看到，因为与 CT 相比，MRI 更难显示钙化。然而，MRI 可能有助于显示导管内结石的性质，因为 T₂ 加权图像在导管内高信号强度的胰腺液对比下很容易显示

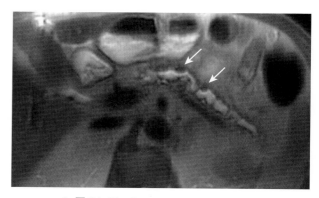

▲ 图 97-31　Severe chronic pancreatitis
Axial T₂-weighted HASTE MR image shows dilation of the main pancreatic duct and side branches，giving a "chain of lakes" appearance. The pancreas isatrophic and contains signal void areas (arrows) related to calcifications from chronic pancreatitis. (From Miller FH，Keppke AL，Wadhwa A，et al：MRI of pancreatitis and its complications：Part 2, chronic pancreatitis. AJR Am J Roentgenol 183：1645-1652，2004. Reprinted with permission from the American Journal of Roentgenology.)

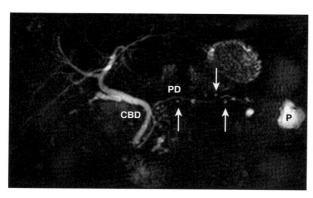

▲ 图 97-29　早期慢性胰腺炎
冠状 T₂ 加权厚层 RARE 磁共振图像显示胰管二级分支（箭）和胰尾假性囊肿（P）轻度扩张。主胰管（PD）和胆总管（CBD）口径正常（引自 Miller FH，Keppke AL，Wadhwa A, et al：MRI of pancreatitis and its complications：Part 2, chronic pancreatitis. AJR Am J Roentgenol 183：1645-1652，2004. Reprinted with permission from the American Journal of Roentgenology）

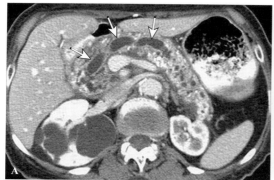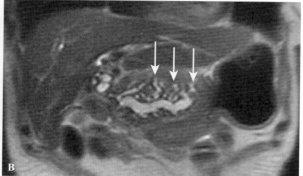

▲ 图 97-30　Chronic pancreatitis
A. Axial contrast-enhanced MDCT image shows diffuse calcifications in the pancreas with a dilated main pancreatic duct (arrows) measuring 9 mm and dilated side branches. B. Coronal T₂-weighted MR image shows the dilated pancreatic duct and secondary radicles (arrows) associated with chronic pancreatitis. (B from Miller FH，Keppke AL，Wadhwa A, et al：MRI of pancreatitis and its complications：Part 2, chronic pancreatitis. AJR Am J Roentgenol 183：1645-1652，2004. Reprinted with permission from the American Journal of Roentgenology.)

低信号强度的结石。[96, 214]。

胰腺内或胰腺外可能存在不同大小的假性囊肿。假性囊肿在慢性胰腺炎患者中发生率为 25%~60%，通常情况下是稳定的[13, 30]。

慢性胰腺炎有时会出现假性动脉瘤和脾静脉血栓形成，伴有广泛的侧支循环和胃静脉曲张，可通过 CT 和 MRI 进行诊断（图 97-32）。此外，反复发作急性加重的患者可能会出现急腹症、血容量下降和大量腹内出血。

7. 胰胸膜瘘

急性或慢性胰腺炎或胰腺外伤可发生胰胸膜瘘。胰管破裂后的胰腺分泌物通过主动脉或食管裂孔或直接通过横膈膜，到达纵隔、胸膜腔、心包或支气管树。患者通常出现大量胸腔积液和呼吸困难。需要高度怀疑胰腺胸膜瘘。CT 和 MRI 尤其在冠状位图像使用后，可以显示瘘管以及通常存在的慢性胰腺炎的变化（图 97-33）。内镜逆行胰胆管造影被认为是评价胰腺胸膜瘘的最佳成像方式，但技术上的失败可能是由于胰管显示不完全或瘘管过长所致。MRCP 可以描述瘘和导管解剖结构，有助于这些患者的手术计划制定，可能取代 ERCP[221]。

8. 沟槽型胰腺炎

反复发作胰腺炎或慢性胰腺炎急性加重的患者可能会发展出一种称为沟槽型胰腺炎的节段性胰腺炎，其中炎症反应和积液局限于十二指肠、胰腺头和胆总管之间的"沟槽"中（图 97-34）。

沟槽型胰腺炎最常见于有酗酒史的年轻男性。没有明确的证据表明它的确切发病机制。多种因素被认为在其发展中发挥作用。异位胰腺、Santorini 管发育异常、胰腺分裂、消化性溃疡及酗酒都被认为是风险因素[222]。

有两种形式的沟槽型胰腺炎，即单纯型和节段型。单纯型仅沟槽内出现瘢痕组织，无胰腺受累；节段型沟槽内瘢痕组织且胰头受累。由于胰腺分泌物的酶促作用，多达 50% 的患者出现十二指肠狭窄或胆总管狭窄[111]。识别沟槽型胰腺炎对区分胰腺癌和十二指肠癌很重要，这十分具有挑战性[223-225]。沟槽型胰腺炎，对比增强 CT 显示为十二指肠和胰头之间延伸的低增强的病变。常见于凹槽或十二指肠壁内的囊肿及十二指肠狭窄。胰头正常强化。沟槽型胰腺炎的磁共振表现为胰头与增厚、通常伴囊变的十二指肠壁间的片状纤维肿块[226]。在 T_1 加权图像上，这种纤维化肿块相对胰腺强化较低，在 T_2 加权图像上可以是低信号、等信号或稍高信号。在 T_1 加权图像中，囊性成分的信号较低，而在 T_2 加权图像中，囊性成分的信号强度较高，但由于其液体成分，因此没有强化。纤维成分在给药后出现延迟性强化，很容易与正常胰腺区分开来，后者在早期增强明显，在延迟的图像上增强不明显（图 97-34）[212, 227]。在急性胰腺炎和胰腺组织十二指肠异位患者中也有类似的十二指肠壁病变，称为十二指肠壁囊性营养不良[228]。十二指肠壁囊性病变可

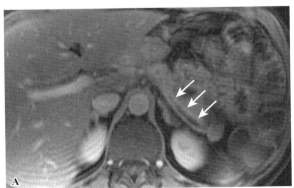
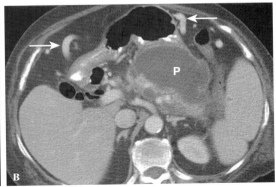

▲ 图 97-32 **Splenic vein thrombosis**

A. Axial enhanced T_1-weighted fat-suppressed spoiled gradient-echo MR image shows low signal intensity thrombus (*arrows*) in the splenic vein. B. Axial contrast-enhanced MDCT image from another patient shows pancreatic pseudocyst (P) and the presence of collateral vessels (*arrows*), suggesting splenic vein occlusion. (A from Miller FH, Keppke AL, Dalal K, et al: MRI of pancreatitis and its complications: Part 1, acute pancreatitis. AJR Am J Roentgenol 183: 1637-1644, 2004. Reprinted with permission from the American Journal of Roentgenology.)

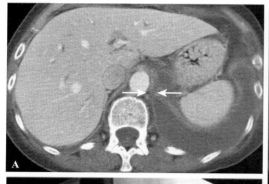

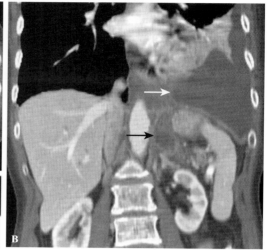

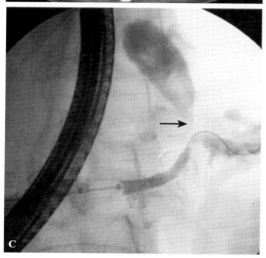

▲ 图 97-33　胰胸膜瘘

A. 轴位增强 MDCT 图像显示复发性胸腔积液患者的液体从腹部穿过横膈膜（箭）进入胸膜腔。B. 冠状位增强 MDCT 图像显示液体（黑箭）从破裂的胰管向胸部上方延伸，形成左胸腔积液（白箭）。如果没有冠状面重建图像，就很难做出诊断。C. ERCP 证实了 CT 结果，显示胰腺管瘘（箭），导致液体蔓延至胸部

压迫胆总管和主胰管，导致导管扩张。

　　MRCP 是评价沟槽型胰腺炎胆道和胰管的影像学方法[223]。主胰管在单纯沟槽型胰腺炎中通常正常，但在节段型中可能有轻度扩张，表现为胰头和十二指肠壁局灶性低密度病变[223]。总的来说，沟槽型胰腺炎会导致胆总管平滑的、长节段的偏心性移位，在胆总管的远端或胰腺内段形成狭窄。

　　沟槽型胰腺炎与癌症的区别可能很困难（图97-35）。主胰管明显扩张，胰周血管和组织包裹和浸润，相关肝脏病变有助于诊断恶性肿瘤。与此相反，肿块在凹槽附近的特征性位置、十二指肠壁囊肿以及周围胰腺血管未被包裹和侵入更提示为节段性凹槽性胰腺炎。沟槽型胰腺炎也可见到胰周淋巴结，难以与恶性疾病区分。这些发现可能是非特异性的，炎性胰腺肿块和恶性肿瘤之间的鉴别可能非常困难，需要活检，特别是如果临床特征不表明有沟槽型胰腺炎。

9. 自身免疫性慢性胰腺炎

　　自身免疫性慢性胰腺炎（autoimmue chronic pancreatitis，AIP）具有独特的临床、组织学和影像学特征[229]。它具有自身免疫机制，被视为免疫球蛋白 G 亚型 4（IgG$_4$）系统性疾病，可影响多个器官，包括胰腺、胆管、肾、腹膜后、肺、涎腺和淋巴结[229, 230]。可能与糖尿病和自身免疫性疾病共存，如干燥综合征、原发性硬化性胆管炎和原发性胆汁性肝硬化。AIP 可能是相对无症状的，或者表现为梗阻性胰腺肿块引起的无痛性黄疸。它主要发生在中年或老年男性，通常表现出对类固醇的显著反应[231, 232]。大多数患者年龄在 50 岁以上，据报道，AIP 中 5%～6% 的患者患有慢性胰腺炎[231]。实验室结果可能包括血清 IgG$_4$ 水平的升高。组织病理学检查特征是围绕胰腺组织导管周围区域胰腺纤维化伴淋巴细胞和浆细胞浸润[232]。

　　影像学研究显示罕见的胰腺弥漫性增大与胰管不规则狭窄同时出现[231]。经腹部超声检查发现

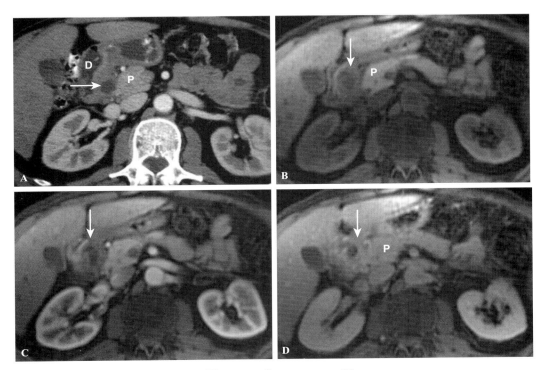

▲ 图 97-34 **Groove pancreatitis**

A. Axial contrast-enhanced MDCT shows hypoenhancing inflammatory tissue containing low-density cyst (*arrow*) in the groove between the duodenum (D) and the pancreatic head (P). B. Axial T₁-weighted fat-suppressed spoiled gradient-echo MR image shows low signal intensity of the inflammatory mass (*arrow*) between the high signal intensity pancreatic head (P) and the duodenum.C and D. The mass (*arrow*) has decreased enhancement in the arterial phase (C) and delayed enhancement in the venous phase (D) after gadolinium administration because of fibrosis. (A-D from Miller FH, Keppke AL, Wadhwa A, et al: MRI of pancreatitis and its complications: Part 2, chronic pancreatitis. AJR Am J Roentgenol 183: 1645-1652, 2004. Reprinted with permission from the American Journal of Roentgenology.)

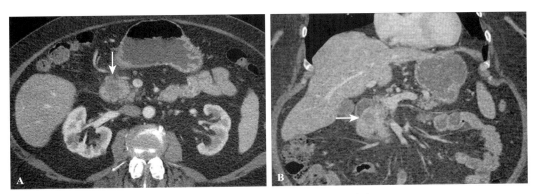

▲ 图 97-35 类似槽型胰腺炎的胰腺腺癌

轴位（A）和冠状位（B）对比增强 MDCT 显示胰腺癌十二指肠和胰头之间的低强化肿块（箭）

胰腺弥漫性低回声，这对诊断无特异性。在 CT 和 MRI 上，胰腺呈弥漫性肿大，呈香肠状，通常无钙化或结石[231, 233, 234]。横断面成像上典型的 AIP 表现包括胰腺弥漫性肿大、胰腺边缘小叶平滑、主胰管变窄和鞘状缘（图 97-36）[233, 235]。在磁共振成像上，

受累胰腺在 T₁ 加权上是低强度的，在 T₂ 加权成像上的为高信号，同时扩散受限[233, 236, 237]。与其他原因引起的慢性胰腺炎一样，在注射造影剂后，胰腺的动脉期增强降低，延迟期增强增加。胰腺周围常可见一个典型的低密度边缘，可能由纤维组织和

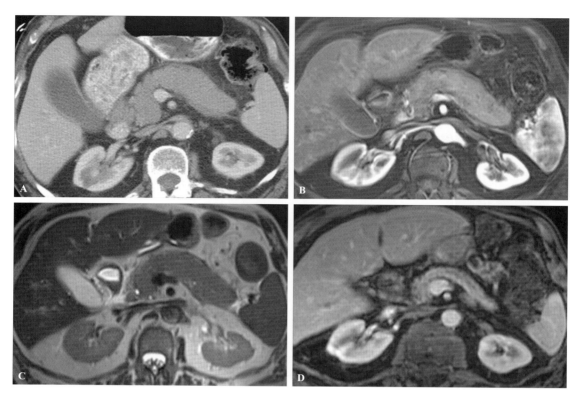

▲ 图 97-36 自身免疫性胰腺炎

A. 轴位增强 MDCT 显示胰腺均匀增大。注意到周围低密度边缘提示但不诊断自身免疫性胰腺炎。B. 轴位 T_1 加权图像显示胰腺强化减低，伴边缘低信号。C. T_2 加权图像显示胰腺呈香肠状。D. 治疗后的轴位增强 T_1 加权图像显示胰腺萎缩

炎症反应组成 [227, 231]。在 T_1 和 T_2 加权磁共振图像上，这种囊状边缘为动态成像强化延迟和低信号强度 [227]。主胰管的弥漫性或节段性不规则狭窄与肝内和肝外胆道狭窄相关，是在 ERCP 上的典型表现（图 97-37）。主胰管弥漫性狭窄，没有明显的上游扩张支持该诊断，典型的癌症或慢性胰腺炎则伴有更严重的扩张。胆道增厚和强化或肿块和淋巴结肿大也可能出现，类似于硬化性胆管炎或胆管癌。胆囊壁增厚也可能存在 [235]。MRCP 可良好地显示胆管异常，但不能像 ERCP 一样良好地显示胰管狭窄 [227, 238]。慢性胰腺炎的其他特征，如假性囊肿和胰腺钙化，在 AIP 中很少见。节段性侵犯可以类似恶性疾病。与胰腺腺癌不同的是，AIP 可以通过缺乏血管浸润及无转移来鉴别。

AIP 有许多胰腺外表现，包括最常见的胆道树受累（高达 80%）[230, 239]、肾脏受累（35%）和腹膜后受累（10%）。在大多数患者中，肾脏受累表现为双侧多发性圆形或楔形肾皮质病变，但也可弥漫性浸润肾脏或显示起源于肾实质的单个肿块样病变。腹膜后纤维化是一种围绕主动脉和下腔静脉的软组织肿块，在 10%～20% 的患者中可见。14%～24% 的患者可能出现涎腺和泪腺肿大。AIP 可见胃肠道异常和肺显影或病变。这些胰腺外表现应被认为是有助于诊断 AIP 的额外线索，尤其是在不典型的 AIP 表现中，如节段性或肿块性胰腺病变或由于 AIP 晚期病变导致的胰腺萎缩 [230]。

当这些典型的影像学特征与支持性血清学结果相结合时，高度怀疑 AIP 的诊断。已经发展了几种不同的诊断标准，包括梅奥临床组织学、影像学、血清学、其他器官受累、治疗反应（HISORt）标准和日本胰腺学会和亚洲诊断标准 [240-242]。EUS 最有助于细针抽吸或活检，特别是当诊断不清楚时，需要与癌症鉴别 [243, 244]。

在排除胰腺癌后，有治疗 AIP 经验的胃肠病学家已将皮质类固醇疗法用于诊断和治疗目的，尽管在多达 40% 的患者中可以看到疾病复发 [245]。皮

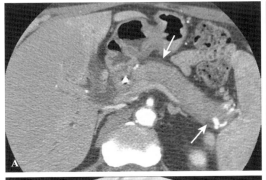

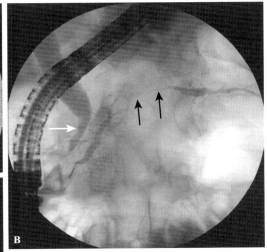

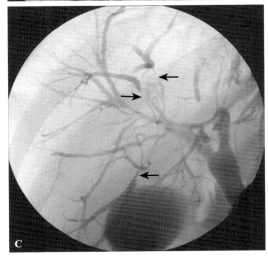

▲ 图 97-37　自身免疫性胰腺炎

A. 轴位增强 MDCT 图像显示胰腺均匀增大，轮廓清晰。注意胰周低密度边缘（箭），提示有自身免疫性胰腺炎，但不具有诊断价值。B. ERCP 显示胰腺管在胰体水平的节段性不规则狭窄（黑箭）。邻近狭窄的导管轻度扩张。也可见远端胆总管狭窄（白箭）。C. ERCP 显示肝内导管存在多处狭窄（箭）

质类固醇治疗后，胆总管和胰管的形态异常通常可以消退[246]。皮质类固醇治疗 AIP 后，两个最重要的预期结果是胰腺大小明显减小，主胰管外观正常化。胆道树受累和其他肝外表现的改善也经常报道。尽管 AIP 的弥漫性形式可能被认为难以与轻度急性胰腺炎区别开来，但对类固醇治疗的显著反应以及 AIP 腹膜后液和炎症的缺乏有助于区分这两种疾病[246]。

有研究表明，当影像学上存在某些特征时，AIP 对皮质类固醇治疗反应良好。这可能反映了疾病从早期活动性炎症到晚期硬化和纤维化的不同阶段的演变。胰腺弥漫性肿大、胰周晕、导管闭塞或壁增厚通常对皮质类固醇治疗反应迅速，可能与活动性炎症有关。据报道，在一些患者中，胰尾萎缩、持续性导管狭窄和局灶性肿块样炎症病变的影像学表现特征，提示类固醇治疗的反应降低或不理想，可能是因为晚期纤维化或硬化[246-249]。

四、总结

自 20 世纪 70 年代末以来积累的经验表明，CT 是评估胰腺炎患者最重要的一种成像方式。CT 对中、重度胰腺炎的诊断及临床上常不被怀疑的严重并发症的检测具有较高的敏感性和特异性。此外，CT 作为疾病严重程度的早期预测指标具有重要意义。积液和胰腺坏死的患者有发生并发症的高风险。这些患者应密切监测临床和后续 CT 检查。当脓毒症发展时，他们需要重症监护和经皮引流或外科手术。磁共振成像也成为评估胰腺炎的精确成像方式。对碘造影剂过敏或肾功能不全的患者，评估胰胆管，描述复杂的积液特征，诊断早期慢性胰腺炎尤其有用。超声检查主要用于排除胆结石和胆道梗阻的诊断。随着 MRCP 成为一种无创的替代诊断工具，ERCP 的作用已经减弱。ERCP 主要用于介入治疗，如胰腺炎和导管阻塞并发症的内镜治疗，并进行组织活检以区分良恶性肿瘤。它偶尔用于在手术前提供胰管的走行，并诊断慢性胰腺炎的早期侧支异常。然而，近几十年来，无创成像在诊断、管理和治疗急性和慢性胰腺炎患者中的应用有所增加，并在这些患者中发挥了重要作用。

致谢

感谢 Dr. Areza Ghasemi 和 Dr. Elise Saddleton 提供手稿。感谢 Holly Harper 和 David Botos 提供帮助。

第 98 章　胰腺肿瘤

Pancreatic Neoplasms

Alec J. Megibow　著

曹　敏　译　李　英　校

世界卫生组织对胰腺肿瘤的分类以其种类繁多而引人注目。这是因为胰腺外分泌、神经内分泌、导管内和间质成分均可发生良性、交界性和恶性肿瘤。此外，还有继发性（转移性）肿瘤和非肿瘤性肿瘤样病变（如慢性肿块性胰腺炎）影响胰腺。然而，在临床实践中，只有少数（腺癌、囊性肿瘤、胰腺神经内分泌肿瘤和转移）出现频率较高。本章试图回顾被认为患有胰腺肿瘤的患者所需的扫描方案；附加成像的作用，如正电子发射断层扫描（PET）和内镜超声（EUS）；以及这些肿瘤的成像表现。

一、导管腺癌

胰腺导管腺癌（pancreatic ductal adenocarcinoma，PDA）是美国男性和女性癌症死亡的第四大最常见原因。美国癌症协会估计，2014 年约有 45 000 例新病例，死亡人数为 38 000 人[1]。这与 2005 年预计的 32 000 例新导管腺癌病例相比，是一个惊人的增长，1998—2008 年期间发病率显著增加[2]，尽管影像、手术、放射和化学疗法有所改善，并且快速出现了分子分析，死亡率仍然很高，23% 的患者在确诊后 1 年内仍存活，仅有 4% 的患者在确诊后 5 年内仍存活。已确定的 PDA 发生的危险因素包括吸烟、男性非洲裔美国人、BRCA2 基因阳性、遗传性胰腺炎、肝硬化、糖尿病、慢性胰腺炎、高胆固醇血症、肥胖、Peutz-Jeghers 综合征、Lynch 综合征、维生素 D 缺乏、某些职业和致癌物[3]。常见症状包括体重减轻、黄疸、浮肿、疼痛、消化不良、恶心和抑郁。50 岁以上新发 2 型糖尿病应进行 PDA 相关检查[4]。

美国癌症联合委员会已经为胰腺癌[5]开发了一个基于 TNM 的分期系统，然而，由于在诊断时只有 15%～20% 的患者可以手术，所以大多数患者将不能被正式分配到某一个分期。对于所有未接受手术的患者，临床分期完全基于影像学[6]。影像的质量可以直接影响分期的准确性，有些患者在非针对胰腺成像的影像上被认为是不可切除肿瘤，但通过针对胰腺的影像检查被发现是可行手术切除的[7]。

导管腺癌占所有胰腺肿瘤的 85%～90%，60%～70% 发生在头部，5%～10% 发生在胰体，10%～15% 发生在腺尾部[8, 9]。多达 22% 的肿瘤可影响腺体的多个区域（弥漫性）[10]。当发现肿瘤时，通常直径为 2～3cm。胰腺癌细胞成分较少，并在肿瘤周围的基质内引起强烈的促结缔组织增生反应。间质反应包裹着胰腺内的血管，这解释了为什么 90% 的肿块比背景胰腺密度低。上游主胰管阻塞，周围实质萎缩。胰腺头部的肿瘤最终也会阻塞胆总管。肿瘤通过淋巴管、胰周血管和神经迅速生长，也可能沿着组织平面生长到周围的十二指肠和胃后壁。胰尾部的病变浸润脾门和左肾门。肝脏和腹膜腔中是远隔转移最好发处。即使在肿瘤并非处于局部进展期时，也可能出现这种情况[11]。

PDA 涉及的主要血管是肠系膜上动脉、腹腔干和分支。更常见的是，肿瘤会累及肠系膜上静脉、脾静脉和门静脉。一旦肿瘤与主要动脉分支有关，大多数外科医师都认为它们是不可切除的。然而，如果肿瘤与血管的接触程度很小，经验丰富的外科医师可以实现阴性切缘切除。胰腺癌中的大多数淋巴结转移见于未增大的淋巴结[12]，淋巴结增大是不常见的。大多数外科医师将对切除范围内有淋巴结转移的患者进行手术。远处淋巴结转移是手术的禁忌证。

（一）影像检查目的

一项高质量的影像学检查是所有胰腺癌患者评估的第一部分[4]。在大多数情况下，评估包括多探测器计算机断层扫描（MDCT）、磁共振成像（MRI）或超声内镜（EUS）和针吸活检[13, 14]。其他影像学方式，如经腹超声、诊断内镜逆行胰胆管造影（ERCP）、[18]F- 氟脱氧葡萄糖 -PET（FDG-PET）和受体（生长抑素）- 特异性核医学检查是次要的。上消化道系列检查、低张十二指肠造影和选择性导管血管造影等检查不再在诊断工作中起任何作用。

影像学检查的选择必须考虑到安全性、患者舒适性和可承受性以及足够的敏感性、特异性和准确性。成像方案的设计旨在检测胰腺肿瘤的存在，并确定患者所患疾病是否真的可切除[15]。必须优化成像采集的时间，以最大限度地提高病变与背景胰腺的对比度差异，以评估胰周主要动静脉的完整性，并检测胰腺外转移（图 98-1）。对于这些患者来说，应当采用多期采集方案的高质量 MDCT，这一点已被高度认可[4, 16, 17]。

（二）多探测器计算机断层扫描方案

MDCT 检查的图像数据通过最窄的探测器配置收集。通过数据采集，重建了两组图像数据。第一组图像以常见的 CT 层厚（3mm 或 4mm）重建，这些图像被发送到图片存档和通信系统（PACS）或胶片。第二组以探测器确定的最薄层厚重建（如 0.6mm 探测器配置中的 0.75mm 层厚）[18]。这些各

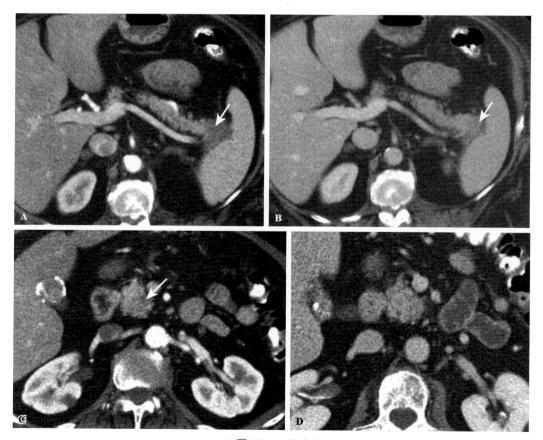

▲ 图 98-1　胰腺癌

A. 一名 57 岁男子的胰尾部腺癌。在胰腺期，胰尾部占位（箭）很容易辨认。B. 腺癌，胰尾部，与图 A 同一患者，在门静脉期，肿块几乎与胰腺的其余部分呈等密度（箭）。C. 一位 64 岁女性患者的胰头癌，胰头部有一个低密度区（箭）。D. 胰头癌，和图 C 同一患者，在门静脉期 20s 后，肿块无法识别，这两个病例都说明了胰腺期成像的重要性

向同性图像数据集被发送到三维（3D）工作站，允许多平面重建、3D 容积重建、CT 血管造影和 CT 胆胰造影（CTCP）[19-23]。通过使用中性（接近水密度）口服造影剂，增强了 3D 成像的实用性 [24]。

正确的静脉注射造影剂和采集时间是胰腺 CT 成功的关键。高碘浓度（370mg I/ml）的低渗透压静脉注射造影剂（剂量为 1.5mg I/kg）可提供最佳的胰腺实质和肝脏增强效果 [25]。造影剂应由高压注射器以至少 3ml/s 的速率给药，但最好为 4～5ml/s。所有研究者都使用双期扫描方案 [26-28]。在胰腺期（40～50s）采集第一组图像，并在门静脉期（70～80s）采集第二组图像（图 98-1）[29]。有些人主张采用包括平扫在内的三期方案，在我们的工作中，我们仅在怀疑胰腺神经内分泌肿瘤时加入平扫序列。

双能量 CT 采集的优点是允许放射科医师查看在两种不同能量（kVp）下采集的图像。观察在较低能量下获得的图像或通过模拟在较低光束能量（单能成像）下可能获得的对比度，通过最大化光电相互作用增强组织对比度。这导致背景胰腺的衰减增加，从而导致病变 - 背景的对比度增加 [30, 31]。

（三）磁共振成像扫描方案

通过在多个脉冲序列中多次采集，可以对胰腺和胆管树进行全面的（"一站式购物"）MRI 评估。在我们的实践中，胰腺专用的 MRI 评估包括轴位脂肪抑制快速（turbo）T_2 序列；二维（2D）轴位同相位和反相位平扫 T_1 加权序列；轴位和冠状位单次快速自旋回波（HASTE 或 spoiled GRASS）T_2 加权采集；以及多期钆造影剂增强、门静脉或胰腺实质期 3D T_1 加权梯度回波采集频率选择脂肪抑制（VIBE）序列 [32-36]。当前的 MRI 扫描仪可以获得扩散加权序列，但是，这些对于胰腺癌来说并不可靠 [37, 38]。

磁共振胰胆管造影（MRCP）也可以进行 2D 厚层或 3D 呼吸门控采集重 T_2 图像。2D 胰胆管评估也可以通过 HASTE 序列获得。

（四）多探测器计算机断层扫描表现

PDA 表现为一个低密度肿块，与胰腺期的背景实质相比边界模糊 [39]。在当前的 MDCT 技术下，常见不引起轮廓改变的肿瘤，这突出了胰腺在最大胰腺背景增强期成像的重要性，在这一期肿瘤与腺体的相对密度差异最大 [40]。在 11% 的病例中，胰腺癌可能是等密度的（图 98-2）[41]。次要发现包括当肿瘤位于胰头内时，上游胰管扩张和胆总管扩张。使用多平面曲面重建或三维容积重建可以更好地显示导管扩张 [42]。

主要动脉侵犯的 CT 表现包括胰腺边缘和邻近血管之间正常脂肪消失；肿瘤和血管之间接触超过 180°；动脉的形态变化，包括受累动脉的狭窄或包裹 [43, 44]。通过三维容积重建，胰腺供血动脉的图像可以与传统的导管血管造影技术相媲美，从而直接识别出血管的变化（图 98-2）[45]。与传统的轴位图像相比，CT 血管造影图像能够更准确地检测胰腺癌动脉侵犯（图 98-3）[46]。

随着 MDCT 技术的改进，PDA 在侵犯主要血管之前的局部扩散越来越受到重视。可预测的淋巴周围和神经周围肿瘤浸润途径与详细的解剖有关。需要高质量的薄层成像来观察这些变化 [47, 48]。当怀疑沿着这些路径扩散时，应提醒外科医师，在切除前尝试新辅助治疗可能是适当的 [49]。静脉侵犯的标准包括软组织肿块和静脉间接触超过 180°。当肠系膜上静脉被肿瘤包裹时，可出现"泪滴"征 [50]（图 98-4）。尽管软组织与静脉系统的接触对不可切除具有很高的预测价值 [51]，但当影像学检查未显示与静脉的任何直接接触时，手术中仍可能会发现静脉的明显受累 [52]。因此，评估胰头周围侧支静脉通道的存在和模式至关重要 [53, 54]。在进展期病例中，侧支静脉通道很容易被识别。常见的侧支通道包括突出的胃短静脉曲张、胃脾韧带静脉曲张和胃网膜 - 胃结肠干。寻找小的胰十二指肠后静脉是很重要的，当这些侧支存在时，肿瘤很可能会累及肠系膜上静脉，从而降低了获得肿瘤阴性切缘的可能性 [54]（图 98-4）。

（五）磁共振成像表现

胰腺肿块的表现取决于所用的采集序列（图 98-5）。如前一节所述，综合评价多采用多序列扫描。由于胰腺肿块引起致密结缔组织基质反应，大

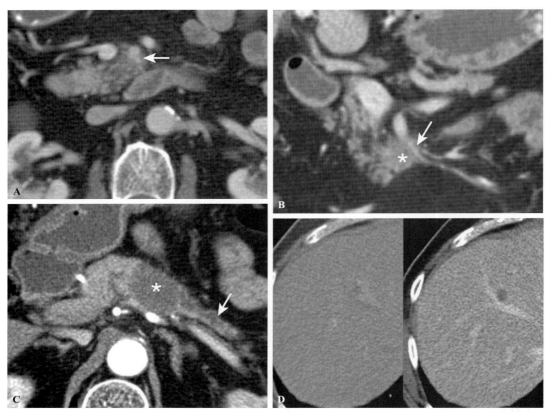

▲ 图 98-2　胰腺癌

A. 一位 78 岁女性的局部不可切除胰腺癌，一个浸润性肿块从钩突处向内侧突出，似乎与肠系膜上动脉接触超过 180°（箭）。B. 局部不可切除胰腺癌，与 A 同一患者，容积重建使 CT 血管造影图像更为理想地显示肿块（*），并清楚地显示肠系膜上动脉的完全接触（箭）。C. 一位 68 岁男性的局部可切除胰腺癌，胰体有一个肿块（*），它与脾动脉接触，但不包围脾动脉，注意上游胰体尾部萎缩和主胰管扩张（箭），根据肿瘤的局部分期，将其分为交界性可切除病例。D. 局部可切除胰腺癌但远处转移，患者与 C 相同，门静脉期可见肝转移。胰腺期，只有一个模糊的低密度区，这个病例说明胰腺和肝脏的峰值强化时间不同。尽管肿瘤是局部可切除的，但肝转移的存在使这个病例无法切除

多数肿块比周围正常的软组织有更短的弛豫时间，因此表现为"暗区"。对比增强胰腺实质期 T_1 期加权序列是显示肿块最有效的序列。脂肪抑制通过显著减少腹膜内和腹膜后脂肪的信号来突出显示肿块，增强正常实质、肿块和胰管之间的对比。与背景胰腺实质相比，PDA 信号强度较低，与 CT 结果相似。肝转移在门静脉期明显强化的肝实质对比下显示最佳。在 T_1 和 T_2 加权序列中，转移比背景肝脏有更快的弛豫时间，因此看起来相对高信号。如果能够在增强序列同时获得扩散加权序列，肝脏转移的检出将明显提高[55]。

由于钆增强成像序列是以三维体积采集的，因此动脉和静脉解剖可以显示为磁共振血管造影图像，其血管受累和肿瘤生长的特征与 MDCT 上显示的图像特征相似。熟悉 3D 技术，如最大密度投影和容积重建，可以用来在任何有用的平面上显示病理过程。

（六）超声内镜

EUS 在胰腺和壶腹部周围肿瘤诊断中的准确度已得到很好的证实[56]。然而，随着 MDCT 和 MRI 的快速进步，超声内镜的作用主要是对横截面技术的补充，并且对于个案问题的解决[57]。超声内镜是细针抽吸活检的极好指引，在 75% 的病例中可得到阳性结果[58]。研究表明，与经皮细针穿刺活检相比，经超声内镜活检后腹膜癌的发生率在统计学上显著降低[59]。

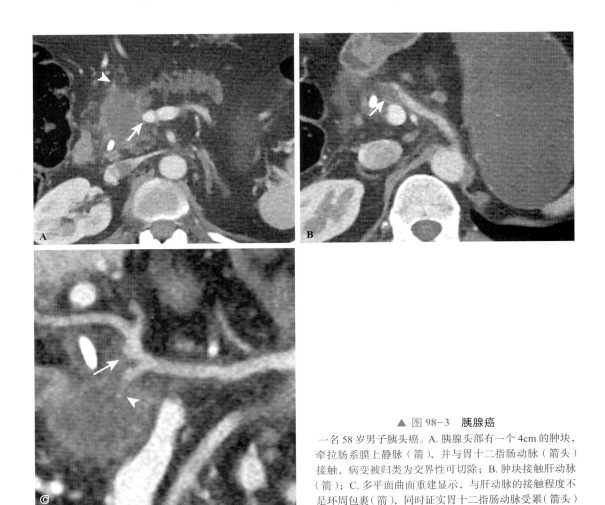

▲ 图 98-3　胰腺癌

　　一名 58 岁男子胰头癌。A. 胰腺头部有一个 4cm 的肿块，牵拉肠系膜上静脉（箭），并与胃十二指肠动脉（箭头）接触，病变被归类为交界性可切除；B.肿块接触肝动脉（箭）；C.多平面曲面重建显示，与肝动脉的接触程度不是环周包裹（箭），同时证实胃十二指肠动脉受累（箭头）

▲ 图 98-4　胰腺癌

一名 54 岁男子的胰头部不可切除腺癌。A.胰腺头部的肿瘤（＊）接触肠系膜上静脉（箭），与动脉没有接触。B. 尽管肿瘤与肠静脉（＊）在与脾静脉的汇合处接触＜ 180°，但由于肠静脉分支引流受阻，无法放置静脉移植物

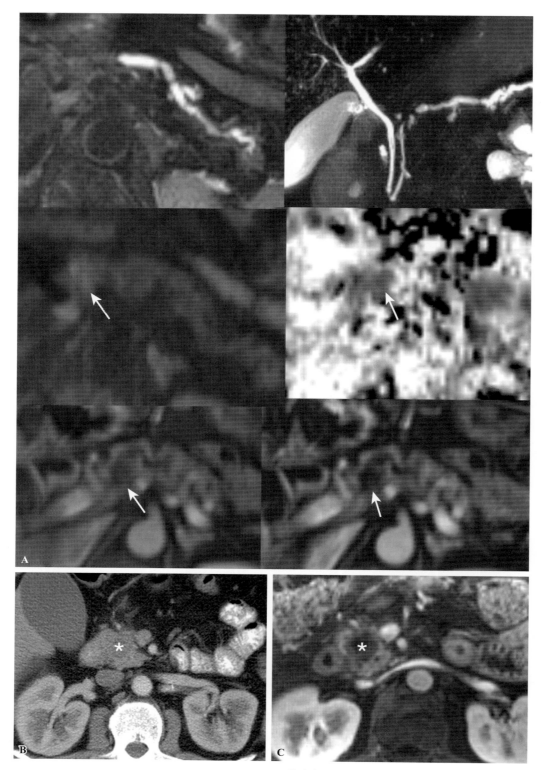

▲ 图 98-5 胰腺癌

A. 一名 68 岁女性患者的 MRI 检查。顶行，脂肪饱和的 T₂ 序列（左）和长 T₂ MRCP（右）显示节段性主胰管扩张。中行，高 b 值扩散加权图像（左）显示了管道口径变化区域的高信号狭窄（箭）。相应的表观扩散系数图显示感兴趣区域的信号减低（箭）。这种结合方式是肿瘤的特征表现。底行，增强梯度回波序列（左）图像显示胰管口径改变点的局灶性低信号肿块（箭）。使用减影成像可使对比度更加明显（右）。B. 腺癌，胰头，52 岁男子。胰腺头部浸润性肿块（*）见于胰腺期 MDCT。C. 腺癌，胰头，与图 B 同一患者。肿块（*）在增强梯度回波 T₁ 加权序列上更清晰地显示。放疗师发现磁共振对于更精确地定义肿瘤边缘很有用，可更好地勾画靶区

（七）多探测器计算机断层扫描、磁共振成像和内镜超声的准确度

在写这篇文章中有一个相对一致的共识，即 MDCT 的总准确度在 86%～99% [21, 40, 60-67]。由于诊断血管侵犯的标准有利于特异性而非敏感性，因此 CT 对预测可切除性的阳性预测值在 45%～79% [68]。然而，随着技术进步，一切都随之改善 [69]。这种趋势一直在持续，高质量的 MDCT 将 88 名患者中 81 名被认为无法切除的患者，重新分级为可切除，其中 94% 的患者完成了 R_0 切除 [7]。在收治大量胰腺癌患者的医疗中心，如果认为其他机构影像不准确，将要求患者重新进行专门的胰腺 CT 检查 [70]。

据报道，MDCT 检测动脉受累的准确率高达 99%，阴性预测值为 100% [71]。肝实质期图像对静脉病变的确认最好，阴性预测值接近 100% [40]。淋巴结转移的检测是有限的。以短轴直径＞ 10mm 作为淋巴结受累的标准，CT 报告的敏感度为 14%，特异性为 85%，阴性预测值为 82%，总准确度为 73% [12]。

据报道，高质量多序列 MRI 的准确率在 76%～89% [72-74]。对 8 项研究的 Meta 分析发现，CT 和 MRI 诊断血管侵犯的综合敏感性、特异性和正负似然比是相同的 [75]。一些中心发现，在设计放疗方案时，相对于 CT，MRI 的相对敏感度更高（图 98-5）。

低估胰腺癌分期的最常见原因是未能发现肝脏和腹腔小转移灶。影像学对这些小病灶的检测能力很差。小的腹膜种植灶可能没有腹水或其他更为明显的腹膜癌症状，这使得它极难被发现。对于那些被认为有可切除肿瘤的患者，在结合 CT 扫描并补充以术前立即进行的腹腔镜超声检查是一种成像策略，其准确度与其他更昂贵的检查一样高，可保持最高水平的质量调整寿命 [76]。在大多数临床实践中，MDCT 是主要的成像方式，MRI 主要给对造影剂过敏的患者使用。超声内镜用于在横截面检查中只看到导管阻塞，但未显示肿块的病例，是获得组织以确认恶性疾病的最佳方法 [77]。

随着新辅助治疗方案的成功报道和手术切除肿瘤技能的提高，急需一份与临床状况一致的详细影像学报告，其中针对特定肿瘤状态的每一个组成部分都能详细描述，在此基础上才能进一步做出适当

的治疗决策。这些报告能保证影像学检查的充分性及阅片的细致程度。此外，这些报告还可以作为机构测量图像的准确记录，并为更大的多中心试验提供统一的数据库。腹部放射学会和美国胰腺协会召集了一个影像学、胃肠学和外科专家小组，为报告胰腺癌患者的影像学发现创建了一个模板。该结果已发表在放射学 [78] 和胃肠学文献中 [79]。

（八）胰管改变

在临床应用中，大多数当前的磁共振系统都能在 MRCP 上对主胰管进行常规观察。快速 T_2 加权序列和呼吸门控长 T_2 3D 序列几乎可以显示所有病例的正常胰管。胰管可以在高质量的胰腺期 MDCT [42] 上看到，在门静脉期显示一般 [80]。最小强度投影和多平面曲面重组有助于识别胰管。

当在影像学检查中观察到这一发现时，患者应进行进一步检查，排除恶性疾病 [81, 82]（图 98-6）。在一个系列研究中，86 例孤立的导管狭窄中有 71 例是由恶性疾病引起的 [83]，胰腺癌 [84] 和神经内分泌肿瘤 [85] 是最常见的肿瘤原因。鉴别诊断包括主胰管内乳头状黏液肿瘤。当整个导管扩张时，不能排除慢性胰腺炎。

孤立性胰管狭窄可能早于 PDA 的典型影像学表现，可以被认为是"早期"胰腺癌的一个标志。几项研究表明，回顾以往 PDA 患者的影像学检查，近一半患者的胰腺会出现异常，最常见的是主胰管的节段性扩张。这一发现可以比胰腺肿瘤的临床表现早 18 个月 [86, 87]。在我们的实践中，当我们检测到节段性胰管梗阻时，患者将被转诊进行超声内镜和活检，文献验证了诊断潜在肿瘤的高灵敏度和特异性 [88]。小囊肿（＞ 5mm）伴胰管扩张似乎是 PDA 未来发展的预测因素 [89]。

（九）其他成像方式

目前胰腺癌的其他几种成像方式，包括经腹超声、ERCP 和 FDG-PET。一些报道显示，FDG-PET 扫描有望检测胰腺癌 [90-92]，然而，随着 MDCT 和 MRI 的改进及对成本的平衡，大多数人认为，PET-CT 是一个补充性质的检查，最好在个别病例有需要时使用 [93]。

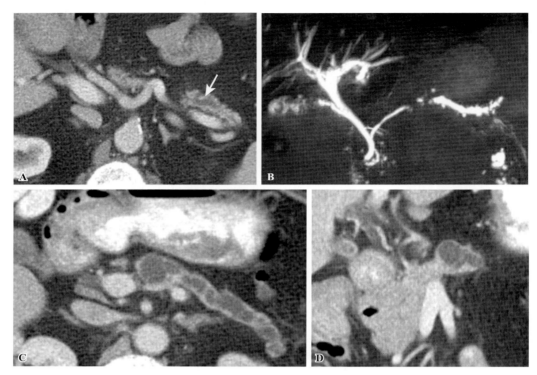

▲ 图 98-6　胰腺癌，主胰管的重要性

A. 这位 84 岁的前列腺癌患者发现了节段性扩张的主胰管（箭）。B. 该发现在 MRCP 上得到确认，患者接受了远端胰腺切除术，在这些影像检查后 3 年仍存活。C. 这名 69 岁女性的胰管扩张是在已知宫颈癌的监测中偶然发现的；D. 在狭窄点看不到肿块，手术时未发现清晰的胰腺肿块，但进行了远端胰腺切除术，证实为低分化腺癌

经腹部超声经常用于黄疸患者快速识别扩张的胆道系统。尽管肝内胆管扩张很容易被证实，但肝外胆管扩张的具体原因往往难以确定。最常见的原因是肠内气体遮蔽了胰头和胆总管。然而，在特定的患者中，仔细的经腹部技术可以证明有回声的肿块阻塞胰腺或胆总管。对比增强的经腹超声已经成为检测胰腺病变和测量器官灌注的成熟技术 [94]。

ERCP 常在术前用于将引流支架置入阻塞的胆总管内。几项研究表明，术前支架置入不应在手术切除前进行，因为并发症的发生率明显增加 [95]。大多数领先的胰腺外科医师在诊断评估后手术延迟超过 14 天时，都会要求胆总管支架置入。对于不能切除的疾病需要姑息治疗的患者，应保留内镜放置的可扩张金属的胆道内支架。

二、囊性肿瘤

影像学检查中经常可见胰腺囊性肿瘤。尽管在这些病变方面积累了大量的临床和影像经验，但很难针对个体患者预测其生物学行为。因此，当在影像学检查中检测到它们时，尽管影像学检查已经提高了正确描述单个病变的能力 [97, 98]，但对诊断和后续治疗的不同建议仍存在不确定性 [96]。

胰腺囊性肿瘤可分为四类，即浆液性囊腺瘤（serous cystadenoma，SCA）、黏性液囊性肿瘤、导管内乳头状黏液肿瘤（intraductal papillary mucinous neoplasm，IPMN）和"其他" [99]（图 98-7）。这一分类有助于聚焦影像诊断特征，以区分良性和恶性病变，同时对每一类别进行不同的管理。

（一）浆液性囊腺瘤

浆液性囊腺瘤（SCA）占胰腺外分泌肿瘤的 1%～2%。世界卫生组织对胰腺肿瘤的分类认为 SCA 是一种良性病变 [100]。在诊断时，25%～50% 的患者会有症状 [101]。这种肿瘤在女性（平均年龄 57 岁）中发生的频率更高，而且最常见于胰头。肿

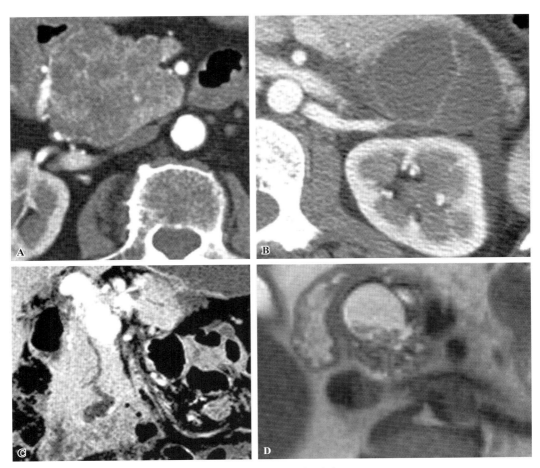

▲ 图 98-7 胰腺囊性肿瘤

4 个不同患者的典型影像学表现。A.浆液性囊腺瘤伴放射状排列的致密间隔。B.一位 45 岁女性的黏液性囊性肿瘤。注意间隔较少和胰尾部的典型位置。C.分支型 IPMN。最小密度投影 CT 显示与主胰管的关系。D.胰腺包裹性坏死。T₂ 加权图像上存在非独立碎片可进行特定诊断。随着当前的成像技术和对胰腺囊性病变表现的日益了解，约 2/3 的病例可以做出特定的诊断

瘤含有富含糖原的 PAS 染色阳性上皮细胞，这些上皮细胞被不同数量的纤维间隔分隔成囊肿。最常见的是偶发性，60%～80% 的 von Hippel-Lindau 综合征患者会有胰腺 SCA。

SCA 有两种形态：微囊型或典型型，以及大囊型或寡囊型。微囊型占 SCA 的 2/3，是由无数含有透明水样液体的囊肿形成的海绵状病变。囊肿在肿块中心的范围为 1～5mm，周围有较大的囊肿（达2cm）。放射状纤维带形成中央星状纤维瘢痕。中央瘢痕经常钙化。寡囊型病灶囊较少，也可能是单囊的。没有中央瘢痕，液体可能是透明的，但通常是出血性的[102]。由于认识到寡囊型 SCA，术语微囊型浆液性囊腺瘤不再用于描述这些病变。

SCA 的影像特征反映了肿块的形态特点。典型的变化表现为一个孤立的肿块，伴中心钙化和密集的纤维组织的放射状排列，这些纤维界定了各种数量的囊肿（图 98-8）。在一些肿瘤中，囊肿很小，纤维成分很密集，以至于病变实际上看起来是"实性的"[103]。可以想象，在 MDCT 上，囊肿接近水密度，周围的纤维网很密集。在 MRI 上，其外观取决于采集的脉冲序列。MDCT 显示中心钙化最佳，可用于诊断 SCA，但仅在 30% 的病例中出现[97]。肿瘤可能包围血管，阻塞胰管或胆道系统。尽管如此，即使这些看似侵袭性的肿瘤也可以是无症状的。

在 T₁ 加权脂肪抑制序列中，液体成分比纤维基质更暗；在 T₂ 加权采集中，液体成分变得更明显，因为 T₂ 弛豫时间较长而较明亮。EUS 在显示 < 2cm 的病变的蜂窝状内部结构时可能特别有用。超声内

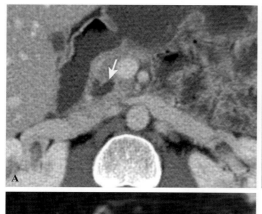
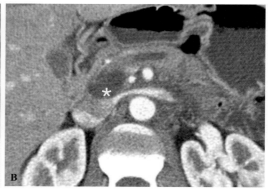
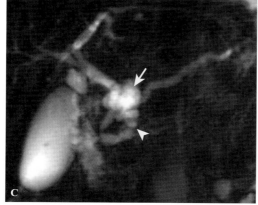

▲ 图 98-8 分支型 IPMN

A. 这是一个 49 岁男性泌尿系 CT 发现的 1.5cm 囊肿（箭）。B. 与图 A 中的同一患者，5 年后，当患者因腹部疼痛和高淀粉酶血症急诊就诊时，获得了这张图像。囊肿（★）现在长 2.8cm。C. 与图 A 同一患者，与图 B 图像同时获得的 MRCP 显示囊性灶（箭）、扩张的胰管侧支（箭头）和轻微扩张的主胰管。切除显示分支型 IPMN 伴低到中度发育不良，但无肿瘤

镜提供了一种很好的方法来对囊液进行取样 [104]。

当胰头有一个单房无强化的囊性肿块，其轮廓呈分叶状时，可怀疑为寡囊型囊腺瘤 [105]。尽管报告的这一系列发现具有很高的特异性，但可能无法将该病变与黏液性囊性肿瘤或假性囊肿鉴别。

（二）黏液性囊性肿瘤

这些罕见的肿瘤被认为是潜在的恶性肿瘤，因此，不应使用黏液性囊腺瘤和黏液性囊腺癌这两个术语。相反，病变被称为黏液性囊性肿瘤。黏液性囊性肿瘤是由各种不典型的上皮细胞形成的，这些上皮细胞产生黏液蛋白，并由卵巢型间质支持，而卵巢型间质不与胰管系统相连。它们占所有外分泌胰腺肿瘤的 2%～6% [106]。这些肿瘤几乎只发生在女性身上，在 50 岁左右发病率达到高峰。女性优势与肝胆系统、腹膜后、卵巢黏液性肿瘤相似。黏液性囊性肿瘤基质成分可被角蛋白标记染色，提示细胞黄体化 [102]，是这些病变卵巢型基质的特征。记住这一点很重要，因为男性患者不应考虑黏液性囊性肿瘤的诊断。

MDCT 上，这些病变显示为具有纤细分隔的大囊肿，静脉注射造影剂后最为明显。当钙化发生时，它是片状的（与 SCA 中看到的星芒状相反），位于病变周围（与 SCA 中钙化的中心位置相反）。上皮不典型程度较高的病变会显示壁结节、周围钙化和更无序的内部结构（图 98-9）。恶性病变往往比良性病变更大 [107]。在 MRI 上，病变在 T_2 加权序列上成高信号。在 T_1 加权序列中，静脉注射钆造影剂对显示间隔是必要的，成像序列采集时间越长，间隔越明显 [107, 108]（图 98-10）。黏蛋白本身可以在病变中心产生信号减低，不应与 SCA 中看到的放射状间隔相混淆。在 EUS 中，很容易识别出壁结节，并可与 SCA 的蜂窝状外观区分开来。超声内镜特别适用于囊肿液的抽吸 [109]。抽吸囊肿液中存在癌胚抗原对黏液性囊性肿瘤具有很高的预测价值 [110]。

（三）导管内乳头状黏液肿瘤

1982 年，Ohhashi 首次在 ERCP 中描述了 IPMN [111]。

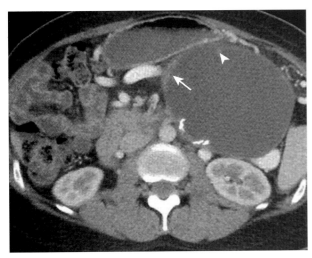

▲ 图 98-9　具有恶性特征的胰腺黏液性囊性肿瘤

一位 43 岁女性的囊性灶有三个特征，必须怀疑部分病变会有肿瘤组织学特征，包括周围钙化、不均匀厚壁（箭）和壁结节（箭头）。病灶的非典型性和非侵入性恶性变化在切除后得以确认

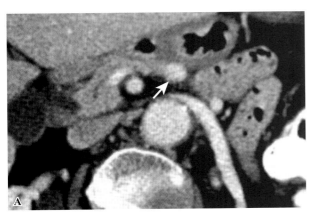

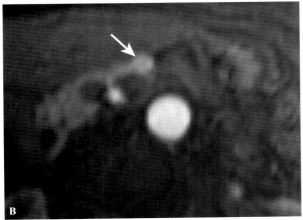

▲ 图 98-10　胰岛素瘤

A. 58 岁男性患者胰岛素瘤的 MDCT。动脉期的 CT 显示胰体内有高密度肿块（箭），肿块和周围的血管一样明亮。B. 同一患者的胰岛素瘤的磁共振成像。增强梯度 VIBE 序列的动脉相图像再次显示了胰体部的肿块（箭），切除后证实为胰岛素分泌性 pNET

1986 年，Itai 和同事首次在影像学文献中报道了 IPMN[112]。该肿瘤已被报道为多种名称，包括导管扩张性黏液性囊腺瘤、主胰管绒毛状腺瘤和在少数情况下被称为的导管内黏液性高分泌肿瘤。目前，"导管内乳头状黏液肿瘤"一词最常用。胰腺囊肿患者中这种病变的患病率很高。目前，在影像学检查中发现的大多数囊肿都假定为 IPMN，除非另有证明[113, 114]。与其他胰腺囊肿相比，男性患者的 IPMN 发生率略有增加。病变的病理特征是胰腺主支或侧支的弥漫性或节段性扩张，导管内产生黏液的上皮内衬细胞生长，以及大小乳头的挤压和扩张，伴随黏液排出[115]。在略多于 50% 的病例中，胰管膨胀至 Vater 壶腹，内镜下可见明显的黏液分泌过多进入十二指肠。

分为两种形态：一种是累及主胰管累及侧支或不累及侧支（图 98-11），另一种是仅累及侧支（图 98-8）。在这两种类型中，有五种组织学类型：肠型、胰胆管型、胃型、导管内小管乳头型和导管内嗜酸细胞型[116]。累及主胰管的病例比仅限于分支导管的病例更容易出现恶性上皮[117, 118]，但恶变并不是总能发生（图 98-11）。不同的组织学类型在影像学上是无法区分的，然而，它们之间的恶性风险差异很大。胰管内的任何地方都可能出现分支胰管型 IPMN，尽管钩突、胰头、胰颈是最常见的部位。个别病变包含广泛的上皮发育不良，然而，个别病变的生物学行为是可变的（图 98-8）。与恶性肿瘤相关的因素包括高龄、主胰管受累、并发糖尿病或其他胰腺相关的腹部症状、病变大小（> 3cm）和复杂性，以及可见的壁结节或任何其他实性成分的存在[119]。主胰管型 IPMN 恶性更为常见，但并非所有主胰管型 IPMN 都是恶性，有症状且胰管扩张超过 8 mm 的患者比胰管扩张较少的患者更可能出现恶变[120]。

在影像学上，病变的特点是胰管系统的一部分内径增大。静脉注射造影剂的增强薄层 MDCT 或 T₂ 加权 MRI 显示效果最佳。诊断通过与胰管的交通来证实，最好通过包括 CTCP[42] 和 MRCP[118, 121] 在内的 3D 技术来确定（图 98-8）。仔细观察图像将发现乳头膨胀进入十二指肠腔，这一发现可与慢性胰腺炎相鉴别[119]。可以在 MDCT[122] 和 T₂ 加权

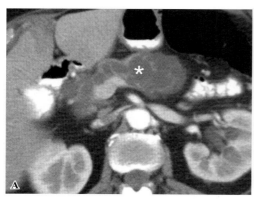
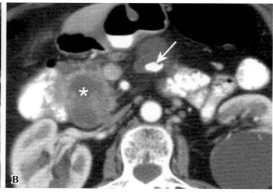

▲ 图 98-11　主胰管 IPMN 伴腺癌

A. 这位 74 岁女性的主胰管弥漫扩张（＊）。B. 与图 A 同一患者，胰头有软组织密度肿块（＊），注意主胰管近端的钙化（箭），这些病变中经常出现周围钙化

MRI[123] 上看到壁结节或黏液增生（图 98-9）。EUS 对评估主胰管肿瘤特别有用，尤其是主胰管受累的纵向范围，有助于手术方案制订[124]。

影像表现的综合分析是必要的。尽管如此，关于建议额外干预或随访的相当不确定性仍然存在。此外，随访周期的频率和间隔还没有得到普遍认同。首先，必须确定病变的大小。在多项研究中，＜ 3cm（低）或＞ 3cm 的肿瘤的恶性风险似乎有显著变化[125, 126]。目前的建议主张对＞ 3cm 的病变进行积极的检查。＜ 1cm 的病变通常可观察随访。如何处理大小为 1～3cm 的囊肿存在不确定性。在我们的实践中，我们将尝试通过胰腺专用成像（通常通过 MRI）来描述这种大小的囊肿，明确显示囊肿与主胰管的关系。如果囊肿具备 IPMN 的特征，建议对年轻患者进行每 6 个月一次为期 4 年的随访；对于有其他并发症的无症状患者，根据具体情况确定随访方案。如果囊肿没有典型特征，则假定为 IPMN。对于较大的囊肿（接近 3cm），可进行超声内镜检查，而对于较小的囊肿，则可进行 6 个月的随访。影响决策的因素包括患者的年龄和是否存在胰腺相关症状[127]。无论囊肿大小，我们提倡在任何囊肿切除前进行囊肿液体抽吸[128]。囊肿中癌胚抗原水平升高对黏液成分具有较高的预测价值[129]。

恶性囊肿的最强预测因素是有壁结节，尤其是那些＞ 6mm 的结节[130]。在横断面成像检查中很难检测到这些结节，超声内镜更适合观察它们。几乎所有关于胰腺囊肿的共识都认为，壁结节在囊肿的风险管理方面是一个非常重要的发现。与囊肿大小、间隔或壁厚相比，它们的存在是更可靠的恶性肿瘤独立预测因子[130]。

当最初发现胰腺囊肿时，非手术随访已被广泛接受。因为许多囊肿体积小，所以恶性肿瘤的形态特征可能不容易识别[131]。随访可以估计单个囊肿的生长速度。每年以超过 2mm 的速度生长的分支胰管型 IPMN 的恶性肿瘤发生率显著高于生长速度较慢的肿瘤（45.6% vs. 1.8%）[132]。

现在出现了越来越多的位于分支型 IPMN 远端的异时性胰腺癌的病例。异时性肿瘤的发生率在 6%～11%[133-135]。这证实了一种推测，即分支管 IPMN 作为一个区域缺陷出现在整个胰腺中，有发展成恶性肿瘤的风险。最新的分子病理学研究表明，胃型 IPMN 患者的异时肿瘤发生率更高[136]。因此，对特定病变内的分子标记物的了解可能对制定特定患者的随访计划具有重要意义。

（四）其他囊性肿瘤

实性假乳头状上皮肿瘤，也称为 Hamoudi 肿瘤，值得一提。这种肿瘤最常见于平均年龄 20 岁的女性患者[137]，但小至 10 岁，大至 79 岁的患者中也有报道。文献综述表明，约 15% 的肿瘤是恶性的，随着患者年龄的增长，恶性的可能性增加[138]。

肿瘤内实性和囊性成分的比例与肿瘤出血的程度直接相关。病变表现为圆形有包膜肿块，有不

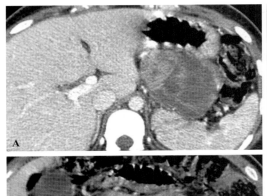
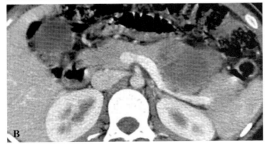
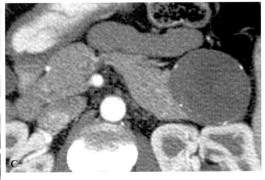

▲ 图 98-12　实性假乳头状上皮肿瘤

A 和 B. 一位 19 岁女性 MDCT 检查的图像显示胰尾部有一个巨大的不均匀肿块，高密度区反映肿瘤内的实性成分，低密度区是先前区域出血所致。C. 26 岁女性 MDCT 检查的图像，与图 A 和图 B 的病变相比，这个肿块有一个更"囊性"的外观

同数量的坏死和软组织病灶（图 98-12）。肿瘤内血液产物的存在导致 T_1 加权磁共振序列出现高信号[139]。无显著间隔，29% 的患者报道有中央和边缘钙化[137]。建议的治疗方法是外科手术，局部病变被视为低级别肿瘤。据报道，有转移性病灶的患者的中位生存时间为 5.2 年[140]。

任何胰腺肿瘤都可以表现为"囊性形态"，据报道有囊性胰岛细胞瘤和囊性导管腺癌。真正的胰腺上皮囊肿在没有系统性囊性疾病的情况下非常罕见，如成人多囊性肝肾疾病或 von Hippel-Lindau 病。当胰腺的囊性肿瘤被发现时，应尽一切努力排除急性或慢性胰腺炎的病史，因为胰腺假性囊肿仍然是最常见的囊性胰腺肿块[141]。

三、胰腺神经内分泌肿瘤

胰腺神经内分泌肿瘤（pancreatic neuroendocrine tumor，PNET）是一类异质性肿瘤，其中一些与激素分泌有关，可产生临床可识别的综合征。目前世界卫生组织的分类将 PNET 分为高分化内分泌肿瘤、高分化内分泌癌和低分化内分泌癌。分化良好的 PNET 进一步分为良性行为（局限于胰腺，无侵袭性，大小＜ 2cm，功能性或非功能性）和不确定行为（局限于胰腺，大小＞ 2cm 或有血管侵犯，功

能性或非功能性）。所有分化良好的 PNET 被认为是低级恶性肿瘤，根据大小、有丝分裂率、细胞增殖（通过 Ki-67 标记指数测量）和侵犯证据进行分类[142]。

PNET 占所有胰腺肿瘤的 1%～10%。据报道，其总患病率为 1/10 万，年发病率为每年 1～4 例 / 100 万人。无功能性 PNET 占 PNET 的 14%～30%，尽管有报道指出其发病率可高达 80%[143]。男性和女性中 PNET 发病频率相同，高峰年龄在 50—60 岁。在整个胰腺中发现 PNET 具有相同的频率[144]。在 4 种遗传性疾病患者中发病率增加：常染色体显性多发性内分泌肿瘤（MEN 1 型）、von Hippel-Lindau 病、结节性硬化和神经纤维瘤 1 型[145]。

PNET 最常见的影像学表现是在 MDCT 增强胰腺阶段，或在脂肪抑制、钆增强 T_1 加权 MRI 上出现的富血供、快速增强的肿块[146, 147]（图 98-13）。5%～10% 的 PNET 是囊性的，增厚的强化边缘可使其区别于其他胰腺囊肿。有时会出现孤立的管道狭窄[85]。

（一）胰岛素瘤

胰岛素瘤是最常见的功能性 PNET（图 98-10）。患者可能出现 Whipple 三联征（神经系统疾病、低血糖症和葡萄糖给药后症状逆转）。50% 的病变位

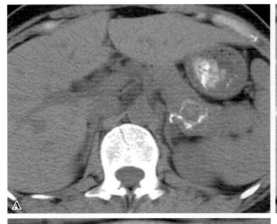
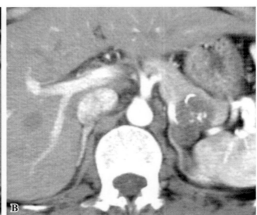

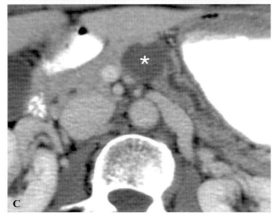

▲ 图 98-13　无功能性 PNET

A. 非增强 MDCT，48 岁无症状患者的胰尾部出现环状钙化。B. 胰腺期 MDCT，与图 A 同一患者，胰腺期密度肿块显示，胰腺内伴钙化的软组织密度肿块应怀疑 PNET。C. 一名 58 岁患者的偶然发现，胰体部有一个囊肿（ ＊ ），其上游主胰管扩张。切除病变并确诊 PNET，良好地显示了囊性 PNET。此外，并非所有病例都能明确诊断胰腺囊性肿瘤的类型

于胰腺的头部，其余位于腺体的其他部位；85% 为孤立性病变，0.5% 为胰腺外病变。大多数病变为 1～2cm，转移发生率不到 15%，但 10% 为恶性。恶性胰岛素瘤更大（高达 8cm），产生极高水平的胰岛素或胰岛素原，常在诊断时即出现转移[148]。当病变是孤立和局部的，简单切除或摘除就足以治疗。

（二）胃泌素瘤

胃泌素瘤是第二大功能性 PNET。大多数位于胰头和胆总管之间的解剖区域和十二指肠的第一或第二部分，即所谓的 "胃泌素瘤三角"[149]（图 98-14）。胃泌素分泌过多会导致卓 - 艾综合征（Zollinger-Ellison syndrome），这可能是一种偶发性症状，也可能是 MEN 1 型的表现。50%～70% 的卓 - 艾综合征病例通常是胰腺内肿瘤的结果，其余病例是十二指肠内肿瘤的继发改变。在 MEN 1 型中发现的大多数胃泌素瘤位于十二指肠内。在诊断

时，60% 的胃泌素瘤已经转移到胰周淋巴结，少数情况下至肝脏[148]。

（三）无功能性胰腺神经内分泌肿瘤显像

无功能性 PNET 的发病率在 50—60 岁达到高峰，男性和女性的分布是相等的。肿块通常很大，诊断时 60%～83% 的病变是恶性的，通常伴有肝转移。它们在成像时常常是富血供的。内部钙化常见，非功能性 PNET 是伴有密集的钙化实性胰腺肿块的最可能病因（图 98-13）。与导管腺癌相比，5 年生存率很高，5 年生存率接近 70%，10 年生存率接近 50%[150, 151]。

影像学特点

与单层 CT 的成功率为 29% 相比，MDCT 能将胰岛素瘤的检出率提高到 94%，所有亚型肿瘤检出的中位敏感度在 84% 左右[152, 153]。85% 的总检出率与 MRI 相似。MRI 结果对 ＞ 3cm 的病变达到 100% 的敏感性，但 MRI 对较小病变的表现非常

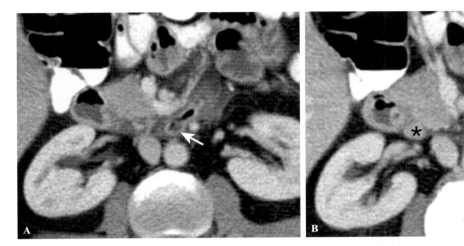

▲ 图 98–14　**Zollinger-Ellison** 综合征

A. 一位 44 岁上腹部严重疼痛男性患者的 MDCT 扫描，十二指肠第三部分出现溃疡（箭），注意壁水肿。B. 与图 A 同一患者，胰腺下表面和十二指肠内壁之间的凹槽中有一个稍高密度肿块（＊），在这个切除的淋巴结内发现一个分化良好的神经内分泌肿瘤（胃泌素瘤）

差 [154]。在 MRI 上，PNET 在 T_2 加权图像上显示出明显高于正常胰腺的信号强度，并在静脉注射造影剂后显示环形增强 [155]。超声内镜和分子方法被广泛应用，并在这些患者的影像学评估中提供了有统计学意义的改进。大多数人认为，MDCT 可以作为一线检查，但如果结果为阴性，则可以进行 EUS 检查。EUS 可能是评价可疑胰岛素瘤的较好的一线检查 [156]。

针对特定代谢途径或受体的分子制剂的效用与特定肿瘤亚型直接相关。生长抑素受体闪烁扫描技术广泛应用于临床。[111]In-Pentetreotide（Octreoscan）广泛用于临床。这种药物只对有生长抑素受体位点的肿瘤有用。较新的药物，尤其是那些可用于 PET/CT 扫描的药物，如 ^{68}Ga-DOTA-NOC，比 ^{111}In-DTPA-Octreotide 可更真实地显示阳性肿瘤病灶 [157]。这些药物和其他新开发的分子药物的主要用途是增加对未预期的转移部位的检出。

MDCT 和 MRI 技术的不断改进也导致了对 PNET 检出和分析的改进。使用双能谱 CT，Lin 和同事 [158] 报道了 95.7% 的灵敏度，与 MDCT 的 68.8% 的灵敏度相比，改进与结合单能图像和碘图的能力直接相关。表观扩散系数与 Ki-67 标记指数呈负相关，有助于预测单个肿瘤的生物学行为。

四、继发性胰腺肿瘤

胰腺继发肿瘤可通过直接从邻近的原发肿瘤（如胃癌）受累、局部转移淋巴结累及（如右结肠原发肿瘤引流的围术期转移性淋巴结侵犯胰头）和血行转移获得。肾细胞癌是最常见的转移到胰腺的原发性肿瘤。病变表现为胰腺实质内的富血供病灶 [159]。胰腺转移的其他常见来源包括黑色素瘤和肺癌，然而，几乎所有原发性肿瘤都可以转移到胰腺 [160]（图 98–15）。

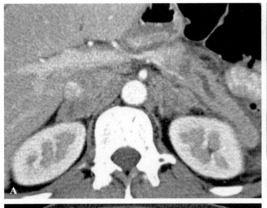
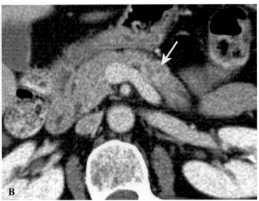
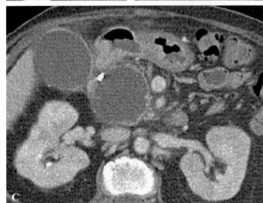

▲ 图 98-15　胰腺转移性疾病

A. 肺癌胰腺转移。胰腺内一个边界不清的肿块，其上游主胰管扩张。注意双侧肾上腺肿块。B. 黑色素瘤胰腺转移。胰体部有高密度肿块（箭），如果不了解患者的临床情况，就无法做出具体诊断。C. 卵巢癌胰腺转移，胰腺头有个囊性占位，在 12 个月之前的检查中，该区域是正常的，需与所有类型胰腺囊肿进行鉴别诊断

第 99 章　胰腺损伤和手术
Pancreatic Trauma and Surgery

Paul Nikolaidis　Joseph Meranda　Frank H. Miller　Allison L. Summers
Helena Gabriel　Mark Talamonti　Richard M. Gore　著
曹　敏　译　李　英　校

一、胰腺损伤

胰腺创伤性损伤是罕见的，很难诊断。胰腺的腹膜后定位在腹部创伤患者中既有好处也有不利因素。它在脊柱前的固定位置提供了很好的保护，防止减速损伤和后路刺伤 [1-3]。然而，这种受保护的环境可能会被子弹和更严重的减速力破坏，从而导致危及生命的胰腺损伤。由于其罕见和非特异性的症状，胰腺损伤的诊断往往被延迟 [4]。腹膜后位置不利于及时诊断，因为胰腺损伤的体征和症状往往发展缓慢，可能误导诊断 [5]。诊断和治疗的延迟很大程度上导致了胰腺损伤的潜在严重并发症，包括假性囊肿、脓肿和瘘管形成、脓毒症和慢性胰腺炎 [6]。从胰腺损伤的严重性来看，"胰腺不是你的朋友"这一外科格言是相当有道理的 [1, 7]。由于胰腺的腹膜后位置，诊断性腹膜灌洗不容易诊断出胰腺损伤，其假阴性率很高。此外，急性胰腺炎常见的上腹部疼痛、白细胞增多和高淀粉酶血症典型表现在胰腺外伤的情况下远不可靠 [4, 8, 9]。多探测器计算机断层扫描（MDCT）、超声、磁共振成像（MRI）、磁共振胰胆管造影（MRCP）以及逆行胰胆管造影（ERCP）可加快这些患者的诊断和管理 [10]。

（一）流行病学和病理生理学

胰腺损伤相对较少见，在 16 000 多名创伤患者中，只有 72 例（0.4%）发生胰腺损伤 [11]。胰腺仅涉及 2% 的穿透性损伤和 5%～12% 的钝性腹部损伤。然而，由于高速汽车损伤和枪击伤的数量不断增加，胰腺损伤的发生率也在增加。约 3/4 的胰腺损伤是由枪伤或刺伤引起的穿透性创伤造成的。其余的继发于钝性创伤，如摔、踢、方向盘或自行车车把的直接撞击而导致上腹部突然受到局部力量所致。这些力量压迫胰腺颈部或身体，使其紧靠肠系膜血管左侧的脊柱，造成挤压损伤或横断 [3-12]。对中线左侧的打击可能会损伤胰腺尾部或远端体部，并可能与同时发生的脾脏、胃、左肾或降结肠损伤有关 [9]。对肠系膜血管左侧的打击可能会造成挤压损伤或横断。中线右侧打击可能会损伤胰头、钩突或胆管，并可能与额外的肝、十二指肠、右肾或升结肠损伤有关 [9]。

虽然胰腺损伤相对较少，但总死亡率为 16%～20%，与其他腹部损伤相关时，总死亡率大幅增加 [3, 11, 13]。死亡率与损伤机制或损伤等级无关 [11]。死亡率因胰腺损伤的位置而异。头部、身体和尾部的比例分别为 22%、18% 和 10% [14]。约 90% 的胰腺损伤患者由于胰腺与十二指肠、胆道、结肠、脾脏、胃以及主要的全身和内脏血管之间的密切关系而同时出现内脏损伤 [15]。事实上，胰腺损伤患者平均有 3.5 处相关腹腔内损伤 [3]。胰腺和十二指肠联合损伤患者中，刺伤死亡率为 5%，钝伤死亡率为 15%，枪伤死亡率为 20%，猎枪伤死亡率为 50% 以上 [16]。大多数死亡发生在最初 48h 内，是由于血管损伤导致的大出血和低血容量性休克所致。迟发性发病率和死亡率的主要来源是胰管破裂，因为孤立的胰腺损伤（胰管正常）很少导致不良结果 [8]。多器官衰竭和感染导致了其余的死亡。1/3 的幸存者有严重并发症，如慢性胰腺炎、胰瘘、假性囊肿、胰腺脓肿、迟发性大出血、局灶性坏死、低血钙性抽搐、糖尿病和脂肪性腹泻[17]。胰腺外伤后的瘘形成率为 7%～20%[18, 19]。诊断延误是与胰腺损伤相关的高发病率和死亡率的主要原因。虽然穿透性创伤患者手术探查的必要性很明显，但胰腺损伤可能是临床隐匿的，必须保持高度怀疑[17, 20]。随着目前对钝性损伤和固定器官损伤非手术治疗的重视，漏诊胰腺损伤的风险变得更大[4]。

罕见的情况下，胰腺在 CT 或超声引导下的胰腺活检中受伤，导致胰腺炎或大出血[21, 22]。更不常见的是腹腔镜泌尿外科手术中胰腺损伤的可能性，发病率为 0.44%，仅在左侧手术中报道[23]。

（二）临床表现

上腹部疼痛、白细胞增多、高淀粉酶血症等急性胰腺损伤的典型临床三联征在胰腺损伤的诊断中价值有限。胰腺损伤患者的血清淀粉酶水平经常升高，但在很大比例的患者中，尤其是在创伤后 3h 内获得的情况下，最初可能是正常的[7, 24, 25]。血清淀粉酶和脂肪酶水平分别在 73%～82% 的患者中升高[8]。高淀粉酶血症是一种非特异性的发现，并且可见肠损伤和头部损伤引起的涎腺挫伤。血清高淀粉酶血症的程度与胰腺损伤的严重程度无关，事实上，挫伤患者的血清高淀粉酶血症程度可能比单纯横切患者的高[7, 26]。胰腺的腹膜后位置往往掩盖了严重损伤的症状。在某些情况下，患者最初可能是无症状的，疼痛、压痛和腹胀在 12～24h 逐渐发展。如果覆盖在胰腺上的腹膜保持完整，腹膜灌洗结果通常是阴性的[5, 7]。最近发现的另一个与儿童胰腺损伤相关的临床症状是"安全带征"。有这种症状的儿童胰腺损伤的发生率是普通儿童的 22 倍（由车辆的安全带约束引起的患者腹壁红斑、瘀斑和擦伤）[27]。

（三）外科分类

框 99-1 详述了美国创伤外科协会提出的描述胰腺损伤的分类系统[9, 28, 29]。这仍然是目前仍在使用中的最新的分类系统。它解决了对外科医师和放射科医师都很重要的关键问题：胰腺损伤的深度和位置，实质破坏的程度，以及壶腹和主胰管的完整性。它强调胰腺复杂损伤的重要性，特别是影响胰管和腺头部的损伤，它还可与其他器官损伤量表相关[28]。

框 99-1		美国创伤外科协会胰腺损伤分级量表
分级		**损伤描述**
I	血肿	轻微挫伤，无导管损伤
	撕裂伤	无导管损伤的浅表裂伤
II	血肿	无导管损伤或组织损失的严重挫伤
	撕裂伤	无导管损伤或组织损失的严重撕裂
III	撕裂伤	远端横切或胰腺实质损伤伴导管损伤
IV	撕裂伤	近端横切或涉及壶腹的胰腺实质损伤
V	撕裂伤	胰头大面积破裂

（四）影像学表现

1. CT 检查

CT 是评估钝性腹部创伤患者的首选方法[4, 10, 30-36]。胰腺裂伤相对于肝脏、脾脏或肾脏的损伤通常是轻微的，创伤后很难在影像学研究中看到。随着 MDCT 技术的不断改进，采用三维后处理技术的近各向同性 CT 数据集可以提高胰腺裂伤的检测和特征显示。局灶性胰腺肿大和胰周积液提示胰腺损伤，进一步观察可发现轻微撕裂或断裂线[10]（图 99-1 和图 99-2）。放射科医师必须依靠继发表现，因为许多损伤表现为胰腺炎、胰腺弥漫性或局灶性肿胀[10, 30, 31]。CT 上可能只能看到轻微的 Gerota 筋膜前层增厚及积液或肾旁前间隙、小肠肠系膜或横结肠系膜密度增高[32]。胰腺和脾静脉之间的液体最初被认为是胰腺损伤的一个有用的迹象[33]。在随后的一项研究中发现，该征象既不敏感也不特异[34]。然而，在该部位的液体应引导放射科医师对胰腺进行更仔细地检查[10, 29]。框 99-2 列出了提示胰腺损伤的 CT 表现[9, 10]。

CT 判断胰腺损伤的一个主要局限性是不能可靠地评估胰管的完整性。一些后处理技术，包括曲面重组和最小密度投影图像，现在在各向同性或近各向同性数据集中是可行的，这些技术已经改进了

框 99-2　提示胰腺损伤的 CT 表现

- 胰腺撕裂或断裂
- 局灶性（或弥漫性）胰腺肿大
- 胰腺挫伤或血肿
- 增强减弱或不均匀区域
- 脾静脉和胰腺之间的液体
- 胰周脂肪、结肠系膜和肠系膜中的液体
- 胰周和肠系膜脂肪索条
- 肾旁前后间隙或小网膜囊积液
- 左肾旁前筋膜增厚
- 胰管扩张或不连续
- 胰周积液，包括假性囊肿形成、脓肿或瘘形成
- 十二指肠、肝脏和脾脏等邻近结构的损伤

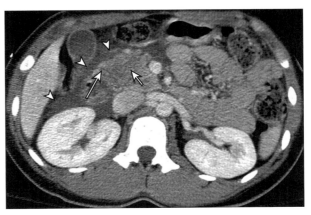

▲ 图 99-1　胰腺挫伤的 CT 表现

一位 44 岁女性因车祸行 MDCT 扫描，轴位图像显示胰头挫伤（短箭）和胰头轻微撕裂（长箭）。注意十二指肠和部分胰头（箭头）周围有液体

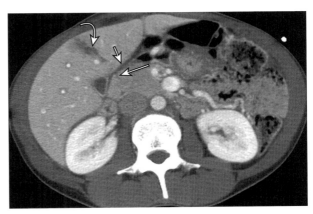

▲ 图 99-2　胰腺浅表裂伤的 CT 表现

一名 27 岁的腹部刺伤患者 CT 扫描显示肝实质撕裂（弯箭），伴随着胰头表面撕裂（长箭），胰腺和肝脏之间可见少量液体（短箭），随后内镜逆行胰管造影呈阴性

MDCT 对胰管的显示，但它们仍然需要在创伤的情境中验证。由于 CT 仍不能直接显示胰管损伤，因此需根据实质损伤程度估计胰管损伤情况[10]。此外，初步检查胰腺可能表现出相对正常。据报道，在 20%～40% 的急性钝性胰腺损伤患者中，胰腺可表现正常，尤其是损伤后 12h 内。

随后的检查可能显示初次检查没有发现的损伤。但是，这可能与胰腺损伤的特征演变有关，而不是初次检查不准确。撕裂逐渐增大，并变得更加清晰，通常与胰腺外液体聚集有关[37-41]。如果在 CT 阴性的情况下强烈怀疑断裂，12～24h 重复扫描可能会有所帮助[42]。以前的一些 CT 检查结果不佳可能部分与在没有螺旋或 MDCT 扫描仪、薄层扫描和最佳静脉造影剂、缺乏口服造影剂的情况下进行扫描有关[26]。

胰管损伤的 MDCT 表现可为高度敏感和不特异，或不敏感但特异[43]。如在一项用 MDCT 评估钝性胰腺损伤的研究中，确定低密度胰周积液的发现为敏感性 100%，但特异性只有 4.9%。另外，超过 50% 的胰腺实质宽度对识别胰腺撕裂的敏感性为 50%，特异性为 95.1%。

胰腺挫伤通常是等密度的，但由于实质内出血，有时会出现高密度肿块，或由于水肿而出现低密度肿块（图 99-1）。胰腺撕裂通常表现为线性低密度区（图 99-2）。胰腺断裂可被视为横穿腺体的明显缺损，通常累及胰腺颈部，垂直于其长轴（图 99-3 和图 99-4）。胰腺碎片通常很少或没有分离，

密度变化可能很细微，但可能被周围血肿和积液或条纹伪影所掩盖[44]。造影剂团注后的动态扫描在断裂检测中很重要，因为它提高了正常胰腺实质增强扫描的显示。胰腺导管撕裂后几天内可形成假性囊肿[31, 32]。CT 上与胰腺炎的假性囊肿相似（图 99-5）。

尽管超声对显示腹腔内液体（腹腔积血）是敏感的，但显示胰腺损伤的价值有限[45]。超声可错过胰腺损伤伴发的出血，因为胰腺的位置位于腹膜后。实际的胰腺实质损伤可能很难用超声图像显示出来。此外，许多患者都有相关的肠梗阻，限制了胰腺的超声评估。超声检查表现可能相对细微，通常表现为胰腺炎或挫伤引起的非特异性腺体增

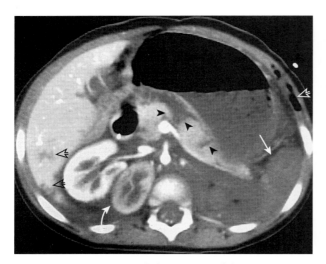

▲ 图 99-3　胰腺撕裂和多器官损伤

一名 16 个月大的幼儿卷入了一场小型货车事故，增强 CT 显示多处胰腺撕裂（黑箭头）、脾脏失活（白箭）、异位未融合肾血管损伤（白弯箭）、右肝撕裂（黑空心箭）和气胸皮下气肿（白空心箭）。患者还有脊柱压缩性骨折（图片由 Andrew J. Fisher，MD，Mallinckrodt Institute of Radiology，St. Louis，Mo 提供）

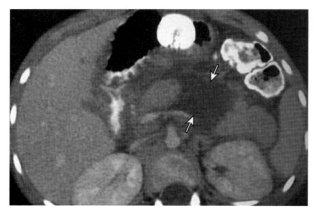

▲ 图 99-4　胰腺横断的 CT 表现

虐童受害者的 CT 扫描显示一个大的、界限清楚的缺损，代表胰腺断裂伴胰腺横断（箭）（图片由 Christine Menias，Mallinckrodt Institute of Radiology，St. Louis，Mo 提供）

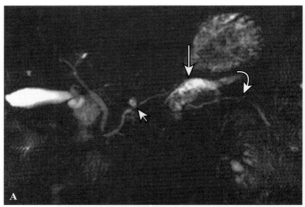

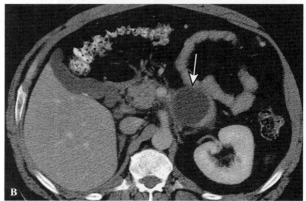

▲ 图 99-5　胰管损伤和假性囊肿的形成

最初的 CT 扫描显示胰腺没有异常，但患者出现严重的腹痛。A. 厚层快速采集弛豫增强（RARE）MRCP 图像显示了破裂的胰管（短箭）和由此产生的围术期积液（长箭）。注意 MRCP 评估损伤和外渗部位远端胰管的可行性（弯箭）。B. 短期随访轴位 MDCT 扫描显示胰腺假性囊肿（箭），随后成功引流

大 [45-48]。据报道，常规超声对胰腺外伤的诊断敏感性较低（45.7%～63%）。

即使有这些局限性，超声检查通常是儿科患者的首选检查方法。造影增强超声是一种有希望评估肝、脾和肾损伤的成像方式。尽管很少有研究关注胰腺损伤的对比增强评估，但有一些基于动物的研究显示出了前景。与传统的超声检查相似，便携性和更便宜的成本是主要的好处。

2. 磁共振胰胆管造影

磁共振胰胆管造影（MRCP）最近成为胰管直接成像的一种极好的替代方法。与 ERCP 相比，MRCP 的优点包括无创性、降低成本和更广泛的可用性 [49-50]。此外，MRCP 可以评估整个胰腺解剖结构，不仅包括胰管，还包括软组织。而且，这种成像方式还可以评估任何胰周积液和破裂部位以外的胰管情况 [10, 51]（图 99-5）。MRCP 也可能显示胰管异常，如胰腺分裂，这是内镜检查者在 ERCP 前需要知道的重要信息 [10]。磁共振成像已被证明能准确地检测胰管破裂。

新的改良和磁共振成像技术的进步，包括促胰液素增强的 MRCP，提供了更多的信息。动态评估提高了胰腺导管解剖的检测和创伤后是否存在渗漏。

胰腺损伤很少单独发生，MRI 也可以评估上腹部的其他器官，包括肝脏、肾脏和脾脏。

MRCP 在急性胰腺损伤中的确切作用尚未确定。关于其作为急性期筛查工具的有效性存在争议。随着磁共振成像的广泛应用和技术的不断改进，需要更多的研究和临床经验来确定 MRCP 在急性胰腺损伤中的确切作用。

3. 传统胰管造影

与胰腺实质相比，主胰管是一个硬而脆的结构。因此，导管可能撕裂，而不会产生断层影像异常或手术可检测到的胰周出血或包膜破裂。手术探查时可能会遗漏诊断，这导致一些外科医师提倡常规术中或术前胰管造影，以避免漏诊胰管破裂及其导致的发病率和死亡率 [52-57]。ERCP 并不是胰腺损伤的一种合适的筛选试验，而且 MRCP 在这方面的作用还没有被确定。然而，在 CT 扫描或 MRCP 检查可疑或技术上条件不充分的情况下，急诊 ERCP 可用于确定胰管病变的存在和位置。对这些患者的正常胰管的显示可以避免进行探查手术。这项技术并非普遍可用，尤其是在紧急情况下。此外，患者必须临床状态稳定，才能进行检查。导管横断表现为导管阻塞或胰腺导管造影剂外溢。ERCP 还可用于检测外伤后胰腺导管狭窄和假性囊肿之间的交通 [53-57]。

4. 胃肠道检查

胰腺损伤常伴发十二指肠损伤。当怀疑同时存在胰腺和十二指肠损伤时，水溶性造影剂可显示急性胰腺炎或假性囊肿引起的十二指肠穿孔或累及十二指肠的占位效应 [58]。

（五）治疗

胰腺损伤的首要任务是控制出血和控制细菌污染。另一个主要的管理优先级是识别特定的胰腺损伤，特别注意导管系统的完整性。导管损伤是后期发病率和死亡率中最重要的一个因素。大多数胰腺损伤都可以通过闭合的外引流来处理 [9]。在严重的胰腺损伤中，靠近断裂部位的失活胰腺组织的清创至关重要。然而，重要的是尽可能保留至少 20%～50% 的功能性胰腺组织。同时发生胰头和十二指肠损伤的切除术应伴有引流和十二指肠

改道。如果只有挫伤或裂伤而没有明显的导管破裂，缝合闭合和外部引流通常就足够了。胰头严重损伤可根据术中胰管造影表现进行处理。如果管道完好无损，应采用大口径导管引流。如果证实有导管损伤，可以考虑采用 Roux-en-Y 吻合术 [59]。然而，在接受胰肠吻合术治疗的高级别损伤患者中，并发症发生率可升至 60%，这表明在可行的情况下，远端胰腺切除术是这些患者的一种更好的手术治疗 [60]。

关于左半胰腺三级损伤的最佳治疗方法存在争议。63 名枪伤患者中有 54 例单独引流有效，死亡率较低，但出现了许多并发症，通常与大量相关器官损伤有关 [61]。另一组 57 名左半胰腺枪伤患者中有 48 例进行了远端胰腺切除术和脾切除术，死亡率也较低，但许多由相关器官损伤引起的并发症 [62]。接受远端胰腺切除术并保留脾脏的患者的并发症发生率明显较低（22% vs. 73%），但这可能是由于并发症的增加，如相关内脏或脾脏损伤和急诊手术 [60]。决定是否保留全部或部分脾脏是基于患者的血流动力学和年龄。同样，忽视或低估胰腺损伤可导致潜在的灾难性并发症 [26]。胰腺脓肿可能是由于引流不充分的液体聚集而形成的，这些液体聚集物受到肠道溢出物或菌血症的感染 [37]。

文献中已经描述了内镜下胰管支架置入术，取得了良好的效果 [6, 60, 63]。病例报道描述了良好的短期效果，以及内镜下胰管支架置入术延迟治疗创伤性胰管破裂的潜在作用 [6]。在部分破裂的导管中植入桥接支架的成功效果被报道 [63]。尽管导管支架短期效果良好，但随后的并发症，包括狭窄形成、无法随后移除支架及支架移位，都使人们对该手术在急性期的实用性提出了疑问 [60]。更重要的是，急性期的胰管支架置入可能延迟及时的手术干预和危及生命的损伤的明确修复。因此，有学者提出胰管支架置入术用于治疗创伤后的胰瘘 [60]。

儿童胰腺损伤的最佳治疗方法仍存在争议。与脾脏和肝脏损伤的非手术治疗相似，在没有大导管损伤或临床恶化的儿童中，胰腺损伤的非手术治疗是一个趋势 [64, 65]。ERCP 被提倡用于治疗这些儿童，显示胰管横断通常需要剖腹探查术和保脾远端胰腺切除术 [66]。在儿科人群中使用支架置入的内镜治疗

经验有限。在一个有 9 名经内镜放置支架治疗的主胰管损伤儿童的小型病例组中，所有接受 ERCP 治疗的儿童都避免了胰腺切除术，尽管大多数（66%）儿童出现了需要引流的胰周积液。

二、胰腺手术

（一）胰腺手术指征

1. 良性疾病

大多数急性胰腺炎的发作是自限性的，对保守治疗有效，无须任何放射影像学检查或治疗[67]。急性胰腺炎发作期间的手术作用仅限于切除受感染的坏死组织、引流经皮不能令人满意地引流的脓肿和控制破裂血管或假性动脉瘤引起的大出血[68]。感染性胰腺坏死、胰腺脓肿、严重的出血性胰腺炎和假性动脉瘤的形成是急性胰腺炎开放手术的少数剩余适应证。即使有迹象表明，手术经常被延迟，甚至被微创手术技术所取代[69]。在经皮导管治疗过程中，简单的脓肿和急性假性囊肿可经皮引流，并使用 CT 进行诊断和 CT 或超声引导穿刺[70, 71]。无菌坏死是非手术治疗的[72, 73]。在 2007 年修订的亚特兰大分类中，采用包裹性胰腺坏死来描述胰腺积液后的演变。在包裹性胰腺坏死中，厚壁无上皮内衬，类似于假囊肿，然而，在 CT 图像上可通过存在内部碎片（通常是脂肪密度）、较大尺寸、延伸至结肠旁间隙、不规则的壁以及胰腺畸形或不连续性来区分。如果是无菌的，可以保守治疗。然而，感染或有症状的积液通常是通过直接内镜下坏死切除术，传统的透壁内镜引流，或经皮引流。总的来说，90% 以上的无菌坏死患者可以在不进行手术干预的情况下成功治疗[74-76]。由于感染、坏死胰腺组织引起的持续性脓毒症需要手术引流和治疗，因为坏死组织不能通过经皮引流去除。通过 CT 或超声引导下对坏死病灶的抽吸，可以区分无菌坏死和感染坏死[72-73]。

严重出血性胰腺炎或假性动脉瘤形成出血也需要及时干预。如果术前进行血管造影检查和栓塞，可以更安全和有效地完成坏死组织切除和动脉瘤修复的手术通过栓塞[77, 78]，可以尝试保守治疗而不是

手术。一些外科医师提倡对胆结石性胰腺炎患者进行紧急胆囊切除术和胆总管探查，希望切除结石可以减轻胰腺炎的严重程度[79-81]。由于早期积极干预手术死亡率较高，大多数外科医师宁愿等到胰腺炎的急性发作消退[80]。ERCP 早期内镜下取石在急性胆源性胰腺炎伴胆道梗阻或胆管炎中的作用是普遍接受的，但在缺乏此类明确发现的病例中仍有争议[72, 73, 82-85]。一项研究建议将 MRCP 作为初始诊断工具，如果结石合并胆道梗阻或胆管炎，ERCP 早期内镜下取石的作用是公认的。在胆总管可见结石，建议急诊行逆行胰胆管造影。相反，如果没有胆总管结石，患者可以不必使用侵入性 ERCP[86]。大多数胆道胰腺炎病例可缓解且无并发症发生。

慢性胰腺炎患者的治疗仍然是一个具有挑战性的问题。手术的主要指征仍然是顽固性疼痛、怀疑有恶性疾病和邻近器官受累。较不常见的手术治疗指征包括假性囊肿、无法解除的胆道或十二指肠梗阻、胰内瘘和脾静脉血栓形成导致的左侧门静脉高压。手术方式通常为近端胰腺切除，但胰空肠外侧引流可用于大导管疾病。Beger 和 Frey 提出的保留十二指肠的胰头切除术实现了整体良好的疼痛控制和保存胰腺功能。胸腔镜下内脏切除术和内镜下手术仍需试验，以证实其在慢性胰腺炎治疗中的有效性。内镜治疗方面的新进展，包括使用完全覆盖的自膨胀金属支架，最近在慢性胰腺炎相关的胆道狭窄中进行了探索，传统的塑料支架治疗已经失败。此外，经内镜超声引导下经主胰管经壁引流行导管胃造口术已作为一种新的替代治疗方法引入到某些病例中。需要进一步的研究来验证这些技术。

通过远端 Roux-en-Y 胆总管空肠造口术治疗胆总管梗阻。但合并十二指肠梗阻时，必须通过胰头切除术治疗。胰管破裂引起的胰腺腹水应通过内引流进行治疗[87-94]。胰管或胆管因狭窄、结石或一系列狭窄而阻塞是引起疼痛的主要原因。导管引流术通常能缓解疼痛，改善胰腺功能[95-102]。如果没有导管扩张，减压手术通常不会改善患者的疼痛。由于这些手术与胰腺外分泌和内分泌功能不全有关，因此在考虑施行摘除手术之前，提倡使用神经消融术（腹腔神经阻滞）[103-105]。

急性和慢性假性囊肿可以通过外科手术治疗，但首先应尝试放射引导或内镜治疗[106-113]。

2. 恶性疾病

胰腺导管腺癌的外科治疗以前被认为是有争议的[114-120]。然而，大多数争议，如是否进行扩展淋巴结清除，标准切除术与保留幽门切除术，已经通过随机、前瞻性临床试验解决了[121, 122]。从外科学的角度来看，胰腺癌治疗中的第一个目标是确定切除的可能性[122]。不利于切除的因素包括有远处转移、主要静脉血栓形成和肠系膜上动脉、腹腔干或肝动脉包绕[121]。胰十二指肠切除术（Whipple手术）是唯一被证明能治愈胰头癌的手术。不幸的是，手术成功率并不高，切除患者5年总生存率在15%～25%[123]。Whipple手术是所有手术中最复杂的手术之一，具有明显的相关发病率和死亡率。在进行许多此类手术的大体量地区转诊中心中，有更好的手术成功率和更少的总并发症[122]。手术可有效缓解某些症状，如通过胆肠旁路术减轻黄疸，通过胃空肠吻合术减轻十二指肠梗阻，以及通过化学内脏切除术减轻疼痛[117]。胆道旁路和腹腔神经阻滞可经皮进行。

胰腺囊性肿瘤的治疗取决于是否有症状、病变的恶性潜能和手术风险。浆液性囊腺瘤不需要切除，除非患者有症状或诊断不确定。相比之下，黏液性囊性肿瘤因其较高的恶性潜能而应切除[124, 125]。在术前抽吸这些病变时，除了存在恶性细胞外，囊性液体癌胚胎抗原水平已被证明能准确预测黏液性肿瘤的存在[126]。胰腺囊性肿瘤的预后比导管腺癌好得多。事实上，近一半的囊腺癌患者可以通过外科治疗治愈[127, 128]。

胰腺神经内分泌肿瘤的外科治疗结果同样令人鼓舞。胰岛素瘤是最常见的功能性神经内分泌肿瘤，其特征是胰岛素水平过高。在10%～15%的患者中，它们通常是小而多发的。术前血管造影、磁共振、CT和术中超声可减少肿瘤无法触及时进行胰腺"盲"切的必要性[129-131]。由于更有效的药物治疗的出现，减少了消化性溃疡病的并发症，胃泌素瘤的治疗更为复杂。由于经手术治疗的患者肝转移率较低，仍建议切除胃泌素瘤[132]。此外60%以上的胃泌素瘤是恶性的，手术时有一半以上的胃泌素瘤存在转移。多达75%的患者有多处病变，许多肿瘤不能通过术前研究或手术触诊定位。这些肿瘤的首选治疗方案是对所有高风险患者进行外科探查。如果该疾病为局限性，则进行一次手术切除[118]。质子泵抑制药适用于无法切除的病变，因此不需要进行胃切除术[133]。

（二）影像学作用

对于胰腺肿瘤患者，放射科医师应向外科医师提供有关肿瘤范围和局部或远处肿瘤扩散的信息。由于胰腺癌的手术范围广泛，且死亡率高，因此患者的选择非常重要，这样就不会排除有潜在治愈性手术的患者，同时也不会有人接受不必要的手术。因此，通过影像分期的目的是区分可切除和不可切除的疾病。

确定可切除性所需的检测范围在外科文献中一直存在争议，但随着MDCT和MRI的高质量成像能力的出现，检测范围越来越小。对所有非转移性胰腺肿瘤患者进行有限的术前评估，之后手术探查的倡导者相信，术中评估是确定切除性最敏感的方法。他们认为，如果发现肿瘤不可切除，姑息手术是持续缓解症状性黄疸或胃出口梗阻的最佳方法[134, 135]。其他人则认为，即使是在所有肿瘤不能安全切除的情况下，当外科医师致力于切除术，直到在胃部和胰腺横切后，在肿瘤横切的最后一步，对腹膜后肿瘤生长相对于肠系膜上动脉起源的程度直接术中评估才能完成[136]。术前准确评估的必要性得到了大量阳性边缘切除和切除后局部复发的高发生率的报道证实[137, 138]。其他的研究表明，由于内镜、经皮和腹腔镜胆道减压方法的进步，对于大多数不可切除疾病的患者可以避免剖腹手术，而进行姑息治疗[139]。

在胰腺炎中，影像学有两个主要作用，包括对炎症过程的严重程度分期和检测并发症，如液体渗出、血管损伤、胰腺坏死、胰腺脓肿和假性囊肿的形成。

1. 计算机断层扫描

使用MDCT，现在可以获得更好的沿z轴的空间分辨率，并进一步提高时间分辨率。MDCT允许利用在规定的循环阶段快速获得身体局部的多通道多平面薄层数据，以最佳地勾勒血管系统，并检测和显示局灶性实质病变。典型的成像方案包括无增强胰腺实质相和静脉相成像的多相成像[140-143]。MDCT 可成功地检测和表征良性或恶性胰腺肿瘤，并对炎性胰腺疾病及其相关并发症进行成像[140-144]。

胰腺炎的程度和严重程度可以通过评估胰腺肿大的程度，以及假囊肿和周围积液的数量、大小和位置以及胰腺坏死的存在来评估。相关并发症包括血管血栓形成和肠内瘘形成。在急性胰腺炎患者中，包括胰腺期和肝期采集在内的双通道螺旋成像技术可能有助于勾勒胰腺坏死的局部区域[145, 146]。

在高达 30% 有明确临床症状和实验室检查的急性胰腺炎患者中，胰腺 CT 可能完全正常。同样，10% 的患者临床诊断为慢性胰腺炎，CT 上未见异常[144, 147]。

目前，MDCT 在胰腺癌分期中起着至关重要的作用，因为术前成像往往决定手术是否进行。CT 通常被认为是胰腺癌分期的最佳成像方式。计算机、扫描技术和三维软件的不断进步，极大地改善了胰腺和邻近血管的显示，从而提高了对较小肿块显示和 CT 分期。另一个潜在的优势是有证据表明，获得更薄层厚的能力可以提高对小的腹膜转移灶的检测[140-143, 148]。

MDCT 显示的主要发现是早期动脉（胰腺）成像中的低密度胰腺肿块，伴胰管扩张。在位于胰头的肿瘤中，胆道可能扩张。确定潜在肿瘤可切除性的一个重要特征是血管周围肿瘤侵犯，特别是与腹腔干和肠系膜动脉、脾静脉和肠系膜上静脉以及门静脉汇合处的关系[145]。多平面曲面重组图像和高质量容积重建的三维重建可能帮助出色地描述血管细节。肠系膜根部和横结肠系膜的改变伴腹水是一个不良的发现，提示腹膜癌。胰腺癌的胰腺外侵犯是指对邻近脏器的侵犯，十二指肠除外，因为十二指肠包括在 Whipple 手术切除范围内。显示病变不可切除的 CT 征象包括肝、网膜或腹膜转移；局部进展期侵犯至胰腺周围和腹膜后软组织；门静脉-肠系膜上静脉汇合处血栓形成；腹腔干或肠系膜上动脉包裹[149-155]。血管侵犯、淋巴结转移、肝转移和腹膜癌是公认的不可切除的原因[156-158]。CT 对手术不可切除性的阳性预测值很好，范围从

89%～95%[159-161]。根据 CT 标准判断有可能切除的肿瘤患者中，手术结果显示 60%～91% 的肿瘤确实可以切除。手术中发现的肿瘤不可切除的最常见原因是肝、腹膜或网膜转移、淋巴结转移和血管侵犯[122, 144, 158, 160, 162-164]。

如果 CT 检查认为肿瘤是可切除的，这应该被认为是潜在可切除性，因为 CT 会错过肿瘤的微小转移。Vargas 和同事的一项研究[165] 报道了用 MDCT 预测肿瘤血管侵犯的准确率为 99%，阴性预测值为 100%。一些人认为在评估动脉和静脉时可能需要不同的标准，目前已有各种血管受累的分级系统。血管受累是由瘤栓或血管阻塞（非可视的、血管截断或血管口径突然改变）的存在所证实的[144, 166, 167]。然而，其他辅助研究，包括内镜超声和腹腔镜分期检查，可能在进行胰腺大手术前提供额外的信息。CT 对其他胰腺实体瘤的评估也很重要。对于胰岛细胞或类癌肿瘤患者，多期增强 CT 的一个主要优势是检测和定位富血供转移。胰岛细胞瘤和转移瘤是最典型的富血供肿瘤。如果考虑肿瘤消融术治疗，MDCT 在预处理计划中很重要[145]。CT 和 MRI 对胰腺囊性肿瘤，包括浆液性和黏液性肿瘤以及导管内乳头状黏液性肿瘤的评估也很有效。

总之，MDCT 技术的出现进一步增强了 CT 在胰腺成像中的重要性，该技术在评估胰腺炎和胰腺肿瘤分期方面非常可靠。它成为大多数患者在临床治疗和持续监测中的"金标准"。

2. FDG PET/CT

氟脱氧葡萄糖（FDG）正电子发射断层扫描 / 计算机断层扫描（PET/CT）已被证明在胰腺腺癌术后复发的诊断中具有作用。在一项研究中，PET/CT 在所有接受手术的复发患者中都能正确地检测到局部复发，而 MDCT 仅在 64% 的患者中检测到复发，这表明 PET/CT 在这些患者的检测中更为优越[166, 167]。

3. 磁共振成像

一些报道比较了 MRI 和 CT 的疗效，结果各不相同。最早的研究通常是在低场强磁体和无钆对比增强的情况下进行的，显示出 CT 或等效或更好的结果[168]。后来使用动态对比增强与钆造影剂的研究表明 MRI 的优越性[169, 170]。目前仍需要进行

一项比较先进螺旋 CT 和 MRI 检查的大型前瞻性研究。

MRI、磁共振血管造影和胰胆管造影在评估可疑胰腺肿块方面与 CT 相当，当 CT 结果不确定时可能特别有价值。MRI 可以成功地评价急性和慢性胰腺炎及其并发症。此外，当有碘造影剂过敏史或需要检查胆道树时，MRI 是 CT 的可行替代品 [171, 172]。

腹部磁共振的多个最新进展，包括高梯度系统的发展和平行成像的出现，使得胰腺的最佳成像成为可能。评价胰腺实质最重要的序列是静脉注射钆后的 T_1 加权衰减梯度回波加脂肪抑制和动态成像。在 T_1 脂肪抑制序列中，由于存在腺泡蛋白，正常胰腺相对于肝脏具有高信号强度 [171, 172]。近年来，磁共振梯度技术和快速成像技术的发展使得扩散加权成像和表观扩散系数的测量成为胰腺磁共振成像的另一个重要工具。弥散加权成像是一个相对快速的序列可获得和提供巨大的组织对比。此外，扩散加权成像不需要造影剂。研究表明，弥散加权成像和应用弥散系数不仅有助于检测胰腺肿瘤，而且有助于检测肿瘤的扩散和对治疗的反应。

T_2 加权序列对胆道和胰管的评估特别有用。这些序列可以准确描述假囊肿、积液、胆结石和胆总管结石。MRCP 是基于重 T_2 加权序列的，越来越多地被用作诊断的一线检查手段，必要时可使用 ERCP，从而避免与内镜技术相关的潜在并发症，尤其是用于筛查和无症状个体时。即使在罕见的病理过程中，MRCP 仍具有动态成像、胰腺功能评估和总体良好诊断率的能力，使其成为现代胃肠病学不可或缺的诊断工具 [173, 174]。

MRCP 非常适合评估胰胆管手术后患者解剖结构的变化，尤其是在胆肠吻合术和胆管未扩张的情况下 [174]。它是可靠、快速、安全和无创的，可用于筛选有症状的患者进行治疗，以帮助指导进一步的治疗程序，或随访观察 [173]。

其他有助于术前评估可切除性的技术包括内镜超声和腹腔镜检查 [175]。腹腔镜检查和有限分期手术，以及超声腹腔镜检查在确定剖腹手术前在一些中心常规使用，以减少不必要的手术 [122]。最近出版的一篇 Meta 分析报道，平均而言，在剖腹手术前进行诊断性腹腔镜检查，活检和组织病理学确认

可疑病变，可避免每 100 名患者中的 23 个不必要的剖腹手术，这些患者根据 CT 表现原本计划进行根治性胰腺手术。

4. 术中超声

术中超声有助于胰腺神经内分泌肿瘤的诊断。在胰腺癌患者中，术中超声检查有助于定位不可触及的肿瘤，对疾病进行程度分期，确定其与邻近结构的关系，以及为各种手术提供指导 [175-178]。疾病的确切分期和潜在的可切除性可在开腹后、切除组织前立即确定。肿瘤侵犯，特别是门静脉系统，也包括肝转移和区域性淋巴结增大，很容易通过术中超声进行评估 [175]。

术中超声也可用于胰腺炎患者定位和显示假囊肿和其他积液。由于慢性胰腺炎患者周围有密集的炎性组织和坏死，术中很难通过直接观察和触诊来定位这些集合物 [175, 178-181]。慢性胰腺炎患者术中可通过超声对扩张的胰管进行定位，以便进行术中胰腺造影、手术减压，或其他手术操作 [175, 181]（图 99-6）。

（三）胰腺手术类型及术后影像学表现

1. 括约肌切开术

外科括约肌切开术是治疗 Oddi 括约肌痉挛和

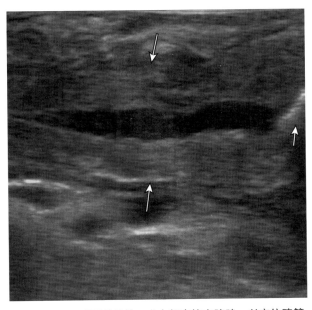

▲ **图 99-6　减压手术前，术中超声检查胰腺，以定位胰管**
术中超声（长箭）能很好地显示胰腺，注意扩张的胰管，直径为 6mm，可见针尖进入胰管（短箭）

胰腺分裂患者的一种方法。手术后，CT、超声和 X 线片可显示胆道内气体，罕见胰管内气体。在上消化道检查中，钡回流到胆管很常见。因为钡很快流入十二指肠，所以反流通常没有临床意义 [52, 116, 182, 186]。

2. Puestow 手术

对于伴有慢性胰腺炎的严重腹痛患者和伴有梗阻和狭窄的胰管扩张（＞6mm）患者，可考虑采用 Puestow 手术 [187, 188]。在这些患者中，在整个导管长度上进行纵向延伸切口，直到所有狭窄部位都被打开（图 99-7）。然后将导管与空肠进行 Roux-en-Y 吻合，在阻塞区域提供引流。手术后 60%～80% 患者的疼痛得到了良好的缓解，并且通过在不进行胰腺切除的情况下提供胰管导管引流来维持胰腺功能 [189-192]。这些患者在胃肠道检查中通常不会表现出任何胃、十二指肠或上空肠的异常，除非钡或空气回流到传入环路。在罕见的情况下，当钡发生反

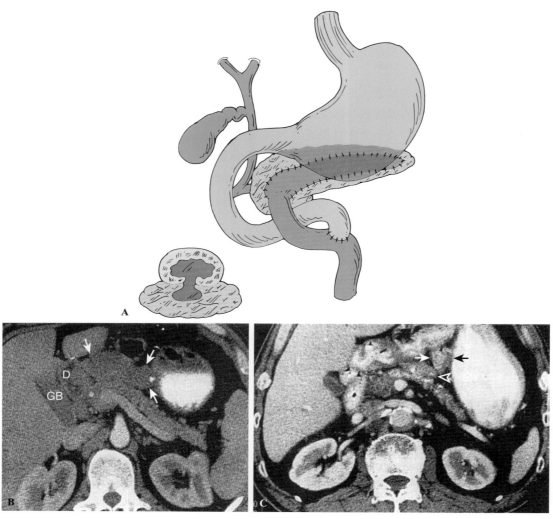

▲ 图 99-7 **Puestow procedure**

A. Color diagram of the expected anatomy after Puestow procedure. A long longitudinal incision throughout the main pancreatic duct is performed with anastomosis to a similarly opened Roux-en-Y loop of jejunum to create the longitudinal pancreaticojejunal anastomosis. Inset shows the anastomosis in cross section. B. CT scan obtained in a 41-year-old man during the arterial phase of contrast material enhancement shows the expected alterations in normal anatomy after a Puestow procedure. The collapsed pancreaticojejunal anastomosis (*arrows*) is immediately anterior to the body of the pancreas. D, Duodenum; GB, gallbladder. C. CT scan of the pancreatic tail in a 70-year-old man shows the Roux-en-Y loop (*arrows*) distal to the pancreaticojejunal anastomosis (*arrowhead*). The loop contains a small amount of oral contrast material and gas. (B and C from Freed KS, Paulson EK, Frederick MG, et al: Abdomen after a Puestow procedure: Postoperative CT appearance, complications and potential pitfalls. Radiology 203: 790-794, 1997.)

流时，除非造成输入襻的造影剂长期潴留或瘘管形成，否则没有任何意义[182-186]。在 CT 检查中，当吻合口含有液体或空气时，它可以类似胰腺或胰周脓肿。此外，如果放射科医师不知道患者已经接受了 Puestow 手术，从空肠吻合口到胰腺的软组织可以误认为肿瘤或内疝[188, 189]。

3. Frey 手术

这项手术最近越来越受欢迎，因为它是慢性胰腺炎较简单的手术，并且并发症较少[193]。它需要部分切除胰头，并用 Roux 环行纵行胰空肠吻合术（图 99-8）。不应在存在胰管或胆道狭窄的情况下进行手术[188]。术后并发症的发生率较之 Beger 手术有所降低，尤其是吻合口漏[194]。在一项将此手术与 Beger 手术进行比较的研究中，有一种趋势认为用 Frey 手术可以更好地控制疼痛。在那项研究中，两种方法的功能结果几乎相同。在这一手术过程之后，CT 显示胰头可能有一个大的空腔，这不应该被误认为是包裹性积液或肿瘤[188]。

4. Beger 手术

这种手术比 Whipple 手术更基础，但技术上更复杂，它也意味着比 Frey 手术更复杂[188]。Beger 手术涉及复杂的胰腺切除，而 Frey 手术是一种更简单的减压手术[194]。Beger 手术并发症的比例较高[193, 195]。胰体和大部分胰头被切除。十二指肠与相邻胰腺的一小部分以及胰腺内胆总管和壶腹结构保持完整，从而保持血液通过胃十二指肠动脉后支流向十二指肠。因此，有两个带有 Roux 襻的胰胆管吻合术部位（图 99-8）[188]。在一项将此手术与 Whipple 手术进行比较的研究中，发现 Beger 手术改善了疼痛耐受性和血糖控制[196]。

5. 中段胰腺切除术

该手术主要用于创伤性横断和难治性慢性胰腺炎患者。也有人提出选择性治疗胰腺颈部的良性和低度恶性潜在病变。它包括切除部分颈部或胰体，然后进行 Roux-en-Y 胰空肠吻合术，切除远端胰腺残体。胰腺远端也可以与胃吻合。近端切口边缘缝合。

6. Whipple 手术

这一手术也称为胰十二指肠切除术，被认为是胰头部病变和壶腹周围区域癌切除的标准手

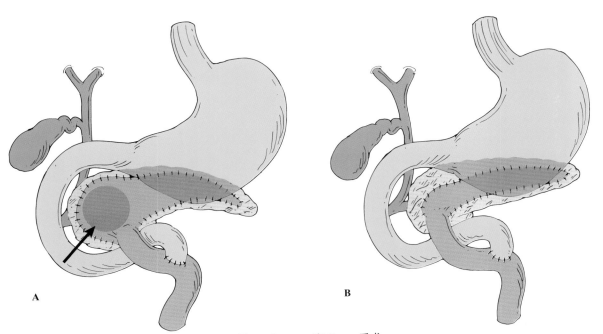

▲ 图 99-8　**Frey** 和 **Beger** 手术

A. 彩图显示了 Frey 手术后预期的术后变化。胰头部分切除，采用纵行胰管空肠吻合术吻合主胰管和 Roux-en-Y 空肠襻。箭表示胰头切除的区域，在影像学上可能显示为一个大的空腔。B. 彩图显示了手术后的解剖图。切除胰体和胰头的一小部分。胰头的一部分，连同十二指肠，保持完整。这样可以保护相邻的胰腺内胆总管和壶腹结构。创建了两个带有 Roux-en-Y 空肠环的单独胰肠吻合部位（图片由 David Botos，Northwestern University 提供）

术，它需要切除远端胃、十二指肠及部分或全部胰腺[122]。全胰切除术（双 Whipple）具有预防肿瘤局部复发的作用，但导致永久性糖尿病和外分泌不足。而且，这种根治性手术并没有被证明与显著提高生存率有关。

胃肠道必须重建，这需要空肠到胰腺（胰空肠吻合术）、胆道（通常是肝总管、肝空肠吻合术）和胃（胃空肠吻合术）的吻合。这项重建还要求在胃空肠吻合口的近端引入碱性胆汁和胰液，以进一步防止边缘溃疡[122, 182-189]。该手术的潜在技术改进包括进行胰胃造口术，而不是胰空肠造口术，同时进行胰十二指肠切除术和保留幽门的 Whipple 手术。胰腺胃造口术与胰胆管造口术相比，整体术后并发症和胰瘘发生率相同，但胰胆管造口术减少了胆道瘘、术后滞留和胃排空延迟[197]。另一项比较标准和保留幽门 Whipple 手术的研究显示，两个患者组的总结局相似，包括并发症和生存率[198]。

在 CT 检查中，有几个发现与 Whipple 手术的 3 个外科吻合口有关，在解释这些术后的检查时，这些吻合口可能成为潜在的陷阱[199, 200]。准确解释这些复杂的术后检查需要了解所进行的手术类型，包括吻合方式、手术和影像检查之间的间隔，以及患者是否接受过任何辅助治疗，如放射治疗或化疗。优化扫描技术和对预期的术后影像学结果的深入了解对于早期发现复发性和转移性疾病以及避免假阳性或假阴性解释至关重要[201]（图 99-9 和图 99-10）。

80% 的患者在肝空肠造口时会回流空气，有时还会出现造影剂。十二指肠空肠造口术或胃空肠造口术的外观可能令人困惑，这取决于外科医师确定的位置，通常是左上象限的前部。有时，吻合可以逆行方式定位，靠近肠系膜上静脉，类似十二指肠、淋巴结或复发肿瘤。胰胆管吻合术可引起软组织突起，继发于胰腺手术内陷到肠环中[199]。残余胰管通常在一定程度上萎缩，胰管稍显突出。反应性淋巴结和肠系膜上动脉周围胰腺周围脂肪的索条可以类似复发性肿瘤。常见的放射后效应包括胃窦增厚或胃空肠造口术、肝脏脂肪浸润、肠系膜脂肪在放射窗内滞留、偶尔肾中间部分的功能下降，这取决于放射窗的深度[201]。

似乎血清标志物 CA19-9 在大多数胰腺癌中都有表达，并可能提示复发[202, 203]。因此，术后连续 3～6 个月的 CT 扫描应与实验室检查结合，因为胰腺肿瘤可以很快复发[204-206]。此外，PET/CT 可能在评估 Whipple 术后患者中有重要作用。在一项研究中，PET/CT 在所有接受手术的复发患者中都能正确检测到局部复发，而 MDCT 仅在 64% 的患者中检测到复发。这是一项相对较小的研究，需要更大、更具结论性的研究。

7. 旁路手术

胆囊空肠吻合术或胆总管空肠吻合术是为了绕过不可切除的胰头肿瘤。造影剂和肠道气体（图 99-9）会回流到胆道系统中[207]。

（四）术后并发症

胰腺疾病的确定性或姑息性手术充满了与其他腹部手术相同的并发症：脓肿、吻合口漏或狭窄及复发。除非放射科医师知道手术导致的特定解剖改变，否则很难解释影像结果（图 99-11）。假性囊肿和积液是胰腺手术可能发生的特殊并发症，可以通过超声、CT 和 MRI 进行诊断和治疗[208-211]。

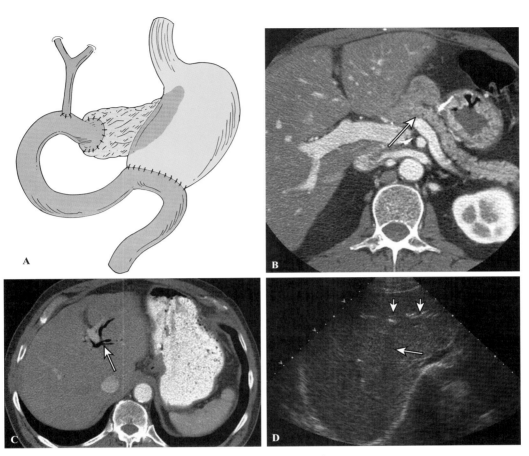

▲ 图 99-9　Whipple 手术

A. 彩色插图，显示 Whipple 手术后的变化，切除十二指肠、胃远端和胰头，随后空肠与胰腺、胆道和胃的吻合术通过形成的输入襻进行。B. Whipple 术后的 CT 表现，一位 52 岁因胰腺癌接受 Whipple 手术的女性，对比增强 CT 显示胰腺空肠吻合口（箭），胃窦也可见手术夹，与远端胃的部分切除有关，图片上没有显示胃空肠造口术。C. CT 胆肠吻合术后正常胆道气肿，在增强 CT 扫描中，空气（箭）在非独立性左肝管中被发现。D. 超声示胆肠吻合术后胆道正常，胆道空气被视为肝内反射镜（短箭），投射声影（长箭）

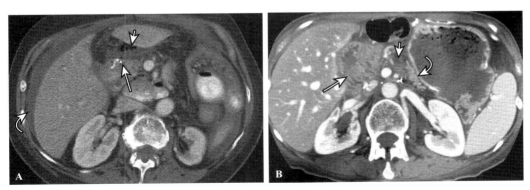

▲ 图 99-10　Whipple 手术后的随访影像

A. 吻合口破裂，Whipple 术后第 10 天对一名 67 岁女性进行增强 CT 扫描，输入襻（长箭）处的吻合口裂开，空气（短箭）聚集，形成早期脓肿，肝周游离液也存在（弯箭）。B. 复发性胰腺癌，胰腺癌 Whipple 术后 8 个月，一名 57 岁女性的 CT 增强扫描，肠系膜血管周围有一个软组织肿块（短箭），输入襻（长箭）的外观正常，可见预期的胰体和尾部萎缩（弯箭）

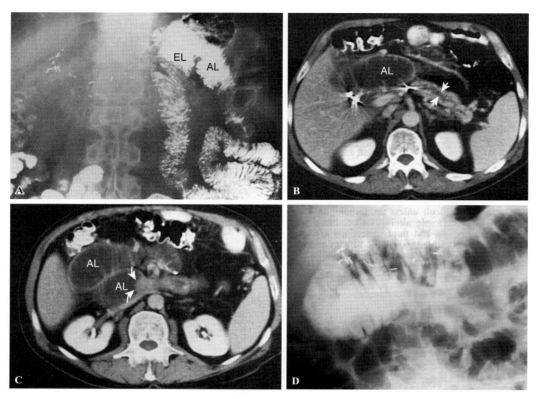

▲ 图 99-11　输入襻梗阻

胰头癌 Whipple 术后复发导致的输入襻梗阻。A. 钡剂造影显示有一个反向蠕动的毕Ⅱ式胃空肠造口术，输出襻（EL）正常填充，输入襻（AL）的远端部分也可见造影剂填充。B. 胰腺层面的 CT 扫描显示输入襻扩张。胰管（箭）也同时扩张。C. 更偏向尾侧扫描显示输入襻扩张和肿瘤复发（箭）。D. 经内镜逆行胰管造影证实输入襻扩张和造影剂的潴留

第 100 章　胰腺移植影像

Pancreatic Transplantation Imaging

Fauzia Q. Vandermeer　Maria A. Manning　Aletta A. Frazier　Jade J. Wong–You–Cheong　**著**

曹　敏　**译**　李　英　**校**

胰腺移植为患有严重 1 型糖尿病的患者提供了恢复正常血糖和停止或逆转糖尿病并发症进展的能力，如肾病、视网膜病变和血管病变 [1, 2]。标准的手术是移植整个尸源胰腺，而受体本人的胰腺留在原处。外科技术是多种多样的，在过去的 40 年中不断发展。尽管在此期间患者和移植体存活率都有所改善，但移植体失活率很高。早期发现移植体相关并发症是移植体存活的基础，通常依赖多种成像方式。胰腺移植术后的影像学对放射科医师是特殊的挑战，因为它需要对移植手术、复杂的术后解剖、广泛的术后并发症充分了解。超声（US）、计算机断层扫描（CT）和磁共振成像（MRI）在这种情况下具有各自的优势和局限性，通常需要多种方法来优化评估胰腺移植。在这一章中，我们回顾了胰腺移植手术、术后解剖和并发症，重点介绍 US、CT 和 MRI 的正常所见和异常发现。

一、胰腺移植类型

根据国际胰腺移植登记处的数据，自 1988 年以来，美国已经完成了 26 000 多例胰腺移植，2012 年完成了 1042 例 [3]。通常进行 3 种类型的胰腺移植手术。最常见的是，从一个已故的捐赠者那里移植胰腺，同时进行肾脏移植 [同期胰腺 - 肾脏（simultaneous pancreas-kidney，SPK）移植]，占到现在美国进行的胰腺移植的 75% [4]。较不常见的是（18% 的病例），1 名患者在从活体或死亡供体成功进行了肾移植术后，接受胰腺移植 [肾移植后的胰腺（pancreas after kidney，PAK）] [4]。单独进行胰腺移植（pancreas transplantation alone，PTA）最不常见，占 7% [4]。

SPK 移植使患者不需要胰岛素治疗和透析，1 年移植存活率（86%）高于 PAK 或 PTA 移植（分别为 80% 和 78%）[4]。这种差异长期存在，SPK 移植显示 20 年时移植有功能率为 45%，而 PAK 和 PTA 移植体有功能率分别为 16% 和 12%。[5]。胰腺移植的优点必须与短期手术并发症和长期免疫抑制相平衡。然而，随着外科技术、人类白细胞抗原匹配和免疫抑制疗法的最新进展，过去 20 年来，所有类型的胰腺移植都显示出患者和移植体存活率的显著提高 [4, 6, 7]。活体供者胰腺移植占少数病例（0.5%），这里不予讨论 [8]。

二、胰腺移植解剖学

胰腺获取

胰腺同种异体移植体连同其血供和供体的一部分十二指肠（包含 Vater 的壶腹）一起获得。同时获取供者髂动脉分叉用于重建动脉导管。随着时间的推移，外科处理动脉流入、静脉流出（内分泌产物）和胰管外分泌引流的技术不断发展，其中静脉和十二指肠附件的变异性最大。

1. 动脉血供

胰腺移植接受来自两个来源的动脉流入：①供体肠系膜上动脉，通过胰十二指肠下动脉供应胰头部；②供体脾动脉，供应胰腺体尾部 [8-10]。供体髂动脉分叉处的髂内动脉和髂外动脉以端 - 端吻合的方式附着在供体肠系膜上动脉和脾动脉上，形成 Y 形移植体（图 100–1 和图 100–2）。然后将髂总动脉部分与受体髂总动脉或髂外动脉吻合，移植长度根据静脉和十二指肠附着的不同而变化。

2. 静脉引流

移植体的静脉流出可引流至受者的门静脉或体静脉系统。胰腺移植最初采用体静脉引流。然而，静脉流出中包含的胰腺内分泌产物引起了对系统性高胰岛素血症的关注，导致加速动脉粥样硬化、高血压和高胆固醇血症，并导致向更符合生理的门静脉引流的移植改变 [8, 11–14]。这是通过将作为主要移植静脉的供体门静脉移植到受体肠系膜上静脉来实现的（图 100–1 和图 100–2A）。全身静脉引流涉及移植静脉与受者髂静脉（图 100–2B）或（很少）下腔静脉的吻合。这些技术目前在患者和短期移植体存活率方面相当，尽管目前以体静脉引流为主，门静脉引流仍被广泛使用 [4, 8, 15]。

3. 外分泌产物

胰腺外分泌液流入与胰腺一起取得的供体十二

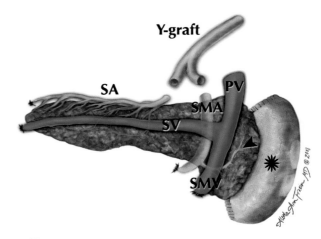

▲ 图 100–1 **Posterior view of donor pancreas demonstrating vascular reconstruction**

The donor iliac Y graft is attached to the donor splenic artery (SA) to supply the body of the pancreas and to the donor superior mesenteric artery (SMA) to supply the head of the pancreas through the inferior pancreaticoduodenal artery (*arrowhead*). The donor portal vein (PV) functions as the main graft vein and drains the donor splenic vein (SV) and donor superior mesenteric vein (SMV). The donor duodenal stump is harvested along with the pancreas (*asterisk*). (Copyright © 2015 Aletta Ann Frazier，MD. Published by Elsevier Inc. All rights reserved.)

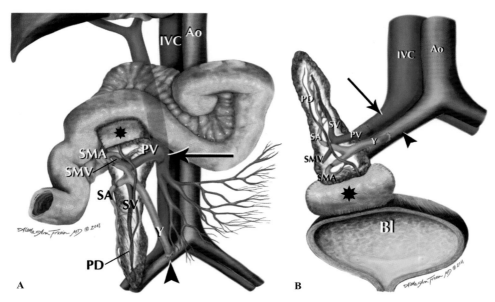

▲ 图 100–2 **通过覆盖的胰腺看两种胰腺移植的前视图**

A. 门静脉和肠外分泌引流。移植动脉（Y）与髂总动脉（箭头）近端相连，远端与供体脾动脉（SA）和供体肠系膜上动脉（SMA）相连。移植静脉（PV）附着于受体肠系膜上静脉（箭），用于门静脉引流。供体脾静脉（SV）和供体肠系膜上静脉（SMV）也被证实可用。外分泌引流是通过胰管（PD）引流到十二指肠残端（星号），十二指肠残端与空肠吻合。B. 静脉系统和膀胱外分泌引流。移植动脉（Y）与髂总动脉（箭头）近端相连，远端与供体脾动脉（SA）和供体肠系膜上动脉（SMA）相连。移植静脉（PV）与受体髂外静脉（箭）吻合，为供体脾静脉（SV）和供体肠系膜上静脉（SMV）提供全身静脉引流。外分泌的分泌物通过胰管（PD）排到十二指肠残端（＊），十二指肠残端与膀胱（Bl）吻合。IVC. 下腔静脉；Ao. 主动脉（经许可转载，引自 © 2015 Aletta Ann Frazier，MD. Published by Elsevier Inc）

指肠残端。它可以侧侧吻合到受者的小肠，用于肠道引流，也可以连接到受者的膀胱。肠外分泌引流最常用（SPK 91%，PAK 89%，PTA 85%），建立或不建立 Roux-en-Y 环（图 100-2A）[4]。肠内引流的移植体通常位于中线右侧的中腹，胰腺的头部位于颅侧，用于门静脉引流，或尾侧，用于体静脉引流。外分泌产物的膀胱引流是通过供体十二指肠残端和膀胱上部之间的吻合来实现的（图 100-2B）。膀胱引流的同种异体移植体通常位于骨盆右侧，位于膀胱上方，胰头指向尾侧。膀胱引流的一个优点是尿淀粉酶可以用来监测移植体的功能。然而，在许多中心，肠内引流比膀胱引流更优先使用，因为它产生较少的代谢并发症，较低的血尿率和复发性尿路感染[16]。初次膀胱引流后可成功地进行肠道转换，高达 25% 的患者接受此手术[8]。

三、胰腺移植成像的正常表现

（一）超声

超声是评估移植胰腺最常用的成像方式，它通常用于初始评估[10]。灰阶成像可以显示同种异体移植和围术期的液体聚集；彩色和多普勒成像可以记录灌注并评估动脉和静脉血管系统[9, 10]。超声众所周知的优点包括对移植术后患者和不稳定患者的可用性、可重复性。也可以用来指导移植胰腺的经皮活检。然而，超声评估依赖于操作者，并且有解剖上的挑战，如由于肠道干扰成像模糊并不少见。除非异常扩张，否则十二指肠部分通常不能单独评估。当移植胰腺难以直接显示时，彩色和能量多普勒成像有助于识别实质和移植血流，从而定位胰腺。

正常移植胰腺是均匀的软组织结构，相对于周围的肠系膜脂肪，在灰阶超声上是低回声的[10, 17]（图 100-3A）。因为它缺乏包膜，其边界可能不清晰，很难区分同种异体移植体和邻近结构。彩色和能量多普勒超声对移植胰腺灌注和血管解剖是必要的。Y 型移植动脉、移植静脉、脾动脉和静脉通常可见（图 100-3B 至 D）。动脉波形通常显示收缩压快速上升和持续舒张血流，而静脉结构在无回声

腔内显示单相波形（图 100-3E）。动脉阻力指数在移植体内是可变的，对区分正常和异常移植体没有帮助[18, 19]。

（二）计算机断层扫描

当涉及腹部感染、肠道并发症、胰腺炎或其他并发症时，最常使用 CT 检查。它更适合评估积液和肠道并发症，因为它视野更广和内在特性[17]。CT 能够可靠地显示胰腺、十二指肠残端和受者小肠，这在因肠道气体覆盖而无法通过超声成像显示移植时是有用的。对指导经皮活检特别有用。

阳性肠道造影剂应用于区分肠道、积液和移植体。因为大多数同种异体移植都是 SPK 移植，所以 CT 通常是在没有静脉造影剂的情况下扫描的，以避免肾功能受损患者进一步的肾损伤。这限制了对血管系统和实质增强的评价。在未增强的 CT 上，同种异体移植体表现为一种等密度软组织结构，可能与空虚未扩张的肠道密度相同且难以区分，尽管十二指肠残端两侧的手术钉有助于定位（图 100-4A）。供体十二指肠常塌陷且壁厚，但当其扩张时，可被误认为是积液。即使相邻空肠充满口服造影剂，供体十二指肠也通常不能显影。对比增强 CT，尤其是多平面重建，可以很好地显示血管解剖和实质强化（图 100-4B 和 C）。

（三）磁共振成像和磁共振血管造影

MRI 和磁共振血管造影（MRA）在评估移植胰腺中的使用频率较低。通常用于在超声或 CT 检查提示异常或不能诊断时，确认是否存在血管并发症。高分辨率、三维（3D）对比增强 MRA 为评估胰腺移植的动脉和静脉解剖提供了一种准确的诊断技术[17, 20-22]。未增强的 MRI 序列很容易区分同种异体胰腺移植体与邻近结构，在没有静脉造影剂的情况下，分辨率优于 CT。当受到覆盖肠道气体影响或体位限制时，MR 尤其有用。考虑到终末期肾病患者肾源性系统性纤维化的风险增加，应仔细评估静脉注射钆基造影剂的风险 / 效益比。未增强的 MRA 效果可能不及增强的 MRA，但是具体效果还没有正式评估。

在 T_1 加权图像上，胰腺实质相对于肝脏信

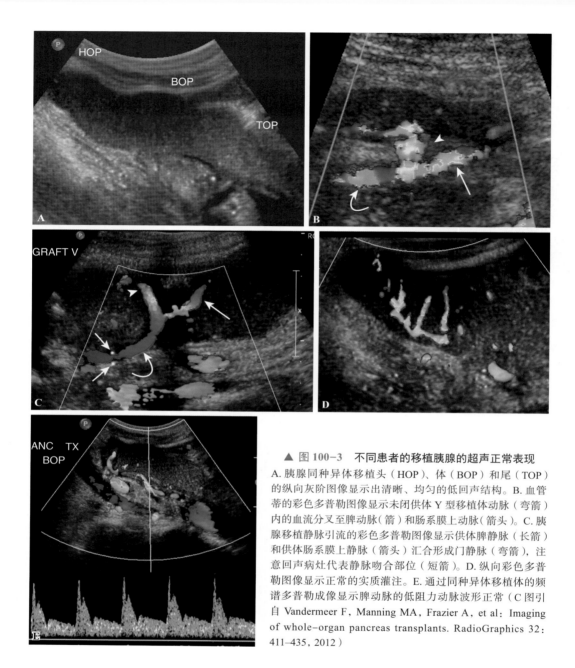

▲ 图 100-3　不同患者的移植胰腺的超声正常表现

A. 胰腺同种异体移植头（HOP）、体（BOP）和尾（TOP）的纵向灰阶图像显示出清晰、均匀的低回声结构。B. 血管蒂的彩色多普勒图像显示未闭供体 Y 型移植体动脉（弯箭）内的血流分叉至脾动脉（箭）和肠系膜上动脉（箭头）。C. 胰腺移植静脉引流的彩色多普勒图像显示供体脾静脉（长箭）和供体肠系膜上静脉（箭头）汇合形成门静脉（弯箭），注意回声病灶代表静脉吻合部位（短箭）。D. 纵向彩色多普勒图像显示正常的实质灌注。E. 通过同种异体移植体的频谱多普勒成像显示脾动脉的低阻力动脉波形正常（C 图引自 Vandermeer F, Manning MA, Frazier A, et al: Imaging of whole-organ pancreas transplants. RadioGraphics 32: 411-435, 2012）

号不均匀且为高信号。在 T_2 加权图像上，正常的同种异体胰腺信号强度介于液体和肌肉之间（图 100-5A）。T_2 加权图像对移植胰腺异常最敏感，因为大多数病理过程增加了腺体含水量。我们通常使用冠状 3D 脂肪抑制屏气梯度回波 T_1 加权动态增强序列来显示动静脉解剖和实质强化（图 100-5B）。数据可用于生成 3D 最大强度投影或容积重建图像，以优化血管系统评估（图 100-5C）。

四、胰腺移植术后并发症的影像学表现

　　尽管患者和移植体存活率稳步提高，移植失败仍然是胰腺移植后的一个问题。

　　移植失败的原因因移植时间和移植类型而异。在移植术后的前 6 个月，大多数并发症是由于手术或技术上的失败造成的，在所有类型的移植中都超过 55%[23]。技术上的失败发生在 7%～9% 的病例中，包括血栓形成、感染、胰腺炎、吻合口渗漏

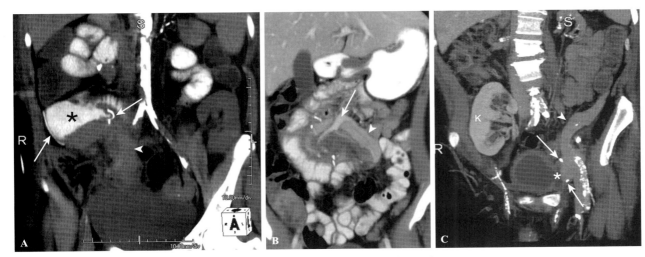

▲ 图 100-4　不同患者胰腺移植的正常 CT 表现

A. 非增强 CT 冠状面最大密度投影图像显示沿十二指肠残端（★）的手术钉线（箭），有助于移植胰腺的定位（箭头）。B. 冠状多平面重建图像显示明显的移植静脉（箭），胰腺体和尾部（箭头）实质增强正常。C. 肾移植后膀胱引流左下腹胰腺同种异体移植体（K）的增强 CT 检查冠状前斜 8mm 最大强度投影图像，显示沿着十二指肠残端侧缘的手术钉线（箭），有助于识别十二指肠膀胱造瘘术（★），移植胰腺（箭头）实质强化，很容易识别（引自 Vandermeer F，Manning MA，Frazier A，et al：Imaging of whole-organ pancreas transplants. RadioGraphics 32：411–435，2012）

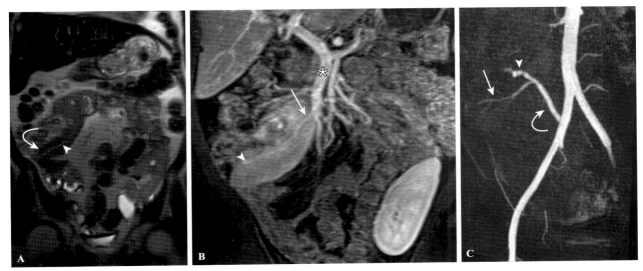

▲ 图 100-5　不同患者胰腺移植的正常磁共振表现

A. 冠状半傅立叶采集单次激发快速自旋回波（HASTE）T_2 加权磁共振图像显示移植胰腺（弯箭），其信号强度介于肌肉和液体之间，可见一段无扩张的胰管（箭头）。B. 冠状位动态容积内插屏气检查（VIBE）显示移植胰腺（箭头）的正常增强，移植静脉（箭）引流至受者的肠系膜上静脉（★），注意正常强化的左下腹移植肾。C. 最大强度投影显示右侧髂总动脉吻合的移植 Y 动脉（弯箭），注意脾（箭）和肠系膜上（箭头）分支（引自 Vandermeer F，Manning MA，Frazier A，et al：Imaging of whole-organ pancreas transplants. RadioGraphics 32：411–435，2012）

和可导致不得不切除的出血[24]。所有类型移植的重复开腹手术率仍然很高，高达 35%[24, 25]。非手术并发症通常是免疫性的，排斥反应是造成移植失活的最常见原因。急性排斥反应的峰值在 3～12 个月，而慢性排斥反应导致的移植体失活随着时间的推移以恒定的速度增加[23, 26]。原发性无功能发生率为 0.5%～1%，排除早期移植失败的其他原因后可诊断[24]。

（一）血管并发症

1. 移植体血栓形成

急性移植体血栓形成是术后早期移植体衰竭最常见和最严重的技术原因，发生率 2%～10%，通常发生在手术后的前 6 周[24, 25]。静脉血栓形成比动脉血栓更常见，是排异后移植体衰竭的第二常见原因[27, 28]。急性血管血栓形成可表现为高血糖、淀粉酶水平异常、移植体压痛、水肿，如果移植体经膀胱引流，还可伴血尿。血栓切除术和溶栓术在治疗中的作用有限，仅限于无坏死的短段血栓形成[24]。由于早期胰腺切除术可减少感染性并发症和死亡率，因此通常需要立即进行胰腺切除。

血栓形成的病因是多因素的。胰腺的微循环血流量比其他同种异体移植体小，导致血栓形成倾向增加。供体因素包括供体肥胖和心血管疾病、后台准备和冷缺血时间[27]。与 SPK 移植相比，PAK 和 PTA 移植更易发生血栓形成，膀胱引流较肠内引流更易发生血栓形成[8, 26]。严重的胰腺炎、动脉壁损伤和残端血栓的形成也使患者处于危险之中[20, 29, 30]。当获取供体胰腺时，在外周肠系膜上血管、脾动静脉形成残端（图 100-1 和图 100-2）。停滞的血液可能在这些低流量区域凝结，导致残端血栓。偶然发现短节段的周围脾静脉血栓，可能不会干扰移植体功能。通常采用充分抗凝来防止血栓的扩散，同时也可尝试溶栓。许多中心在围术期使用预防性抗凝药物，伴随着出血风险的增加[24]。

术后早期的移植体血栓形成也可能是急性或慢性移植体排斥反应的结果，其中自身免疫性血管炎和纤维化导致小血管和大血管逐渐闭塞。广泛的血栓形成通常导致实质坏死，需要紧急的胰腺切除术[27]。很少数情况下，在 Y 形移植动脉完全血栓形成后，侧支血管系统可能保留一些胰腺功能和实质。

血管血栓形成的超声表现取决于血栓的程度和位置[17, 30]。这些包括在灰阶成像上的腔内血栓回声，彩色和脉冲多普勒成像时血管内或整个胰腺内均无法探测到血液流动（图 100-6A 和图 100-7A）。静脉血栓形成时，动脉波形通常表现为高阻力型，舒张血流逆转（图 100-6B）。如果胰腺梗死，移植体将增大并出现低回声，无彩色血流（图 100-6A）。慢性血栓形成时，同种异体移植体可能萎缩，难以用超声评估。它通常表现为回声增强和灌注减少。

除非使用静脉碘造影剂，否则 CT 不能排除血栓形成。然而，急性血栓可能在未增强的 CT 上被怀疑是一种细微的、高密度的管状异常，通常提示

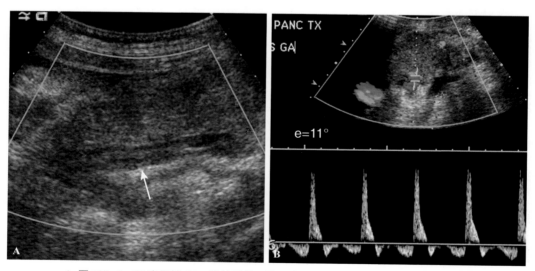

▲ 图 100-6　35 岁男性 SPK 移植后第 3 天，由于脾静脉血栓形成需要移除移植体

A. 彩色多普勒超声显示条纹状回声物质扩张脾静脉（箭），血管或移植胰腺内无血流。B. 移植动脉中获得的动脉波形显示出非常高的阻力波形，并伴有舒张血流逆转（引自 Vandermeer F，Manning MA，Frazier A，et al：Imaging of whole-organ pancreas transplants. RadioGraphics 32：411-435，2012）

需用 US、MRI 或 MRA 确认。传统的血管造影在移植体血栓形成的诊断中作用有限，但在高度选择病例中可用于溶栓治疗。

当诊断困难或超声检查不能确诊时，多期三维对比增强 MRA 可用于诊断，MRA 是一种可靠的确定闭塞、狭窄和梗死等血管并发症的方法[20-22]。注射造影剂后，血栓表现为低信号管腔内充盈缺损，胰腺强化程度可以评估（图 100-7B，图 100-8，图 100-9A、B）。完全梗死时，移植胰腺显示 T_2 高信号和无强化。在出血性梗死中 T_1 信号强度也可能增加。

对于肾衰竭和肌酐清除率降低的患者，由于存在肾源性系统性纤维化的风险，因此避免使用钆造影剂，未增强的 MRI 可用于血管评估。尽管没有造影剂不能评价实质强化，但血栓可被显示为 T_1 高信号或血管流空征象消失（图 100-9C）。TrueFISP（稳态自由进动真实快速成像）或梯度回波／时间飞跃序列显示血管中异常低信号强度的血栓时尤其有用（图 100-9D）。

2. 移植体狭窄

狭窄可以在任何一个吻合部位发生，但并不常

见[31]。许多受者患有外周血管疾病，同种异体移植体的流入血管可能会受到动脉粥样硬化斑块的损害。我们可以通过 US 在吻合口发现高速血流或湍流来检测狭窄，并通常通过 MRA 或传统血管造影来确认[20, 22]。这些可能适用于腔内治疗。

血管段的外在压迫或扭结可能在影像学上类似血栓形成。这可以在需要较长的 Y 形移植体将门静脉 - 肠移植体固定在腹部较高的位置时看到，这些移植体可能扭结或扭曲，是导致血管狭窄的另一个原因（图 100-10）[22]。这种情况只能在移植手术中确定[17]。

3. 假性动脉瘤和动静脉瘘

假性动脉瘤或动静脉瘘是胰腺移植术后罕见的术后并发症。它们可能出现在血管吻合口或活检部位，或在感染及胰腺炎的背景中[17]。尽管通常无症状，但它们与出血的高风险和移植体失活的高发生率有关[32]。假性动脉瘤与术后超声显示的积液表现相近。多普勒成像和磁共振显示这些血管并发症效果最佳[10, 17, 21, 22, 30]。

假性动脉瘤在超声灰阶成像中显示为圆形结构，彩色多普勒成像可见内旋血流，与邻近动脉相

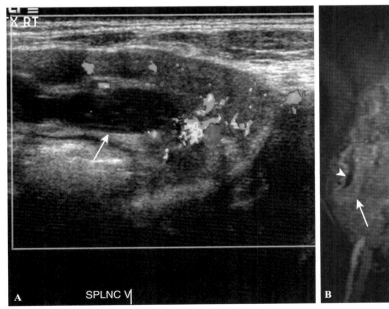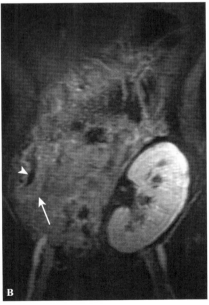

▲ 图 100-7　**SPK 移植后 48 岁男性脾静脉血栓形成**

A. 胰腺尾部的纵向彩色多普勒超声显示脾静脉扩张，含有管腔内血栓（箭）。B. 增强后脂肪抑制 T_1 加权冠状磁共振图像证实脾静脉血栓（箭头），但也显示正常的腺体强化（箭）（引自 Vandermeer F，Manning MA，Frazier A，et al：Imaging of whole-organ pancreas transplants. RadioGraphics 32：411-435，2012）

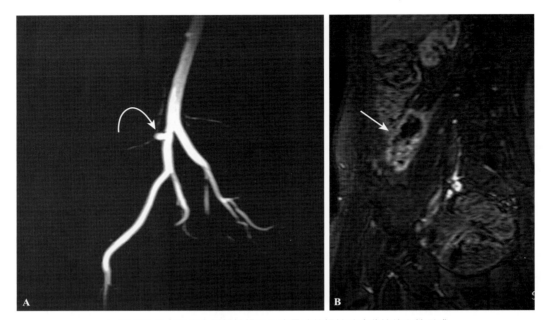

▲ 图 100-8　53 岁女性慢性排斥反应导致的慢性动脉移植体血栓形成

A. 减影 MRA 显示闭塞移植动脉的残端（箭）。B. 冠状增强后脂肪抑制 T_1 加权磁共振图像显示胰腺（箭）大部分梗死，伴边缘强化（引自 Vandermeer F，Manning MA，Frazier A，et al：Imaging of whole–organ pancreas transplants. RadioGraphics 32：411–435，2012）

通的动脉瘤颈部可见特征性的往复波形 [10, 17, 30]。在增强 MRA 中，假性动脉瘤充满造影剂，大小各异 [33]。动静脉瘘大小不一，在灰度图像上可能看不到。彩色多普勒成像显示彩色混叠和特征性的高速低阻多普勒波形，如果血流较大，引流静脉中会出现脉动血流（图 100-11 和图 100-12）[30]。对比增强的 CT 或 MRI 可显示动脉期成像中供体静脉结构的早期强化。这些血管并发症的处理取决于解剖结构和大小。活检后的小瘘可能是自限性的，可保守治疗。否则需要血管内介入或外科手术 [32, 33]。

（二）移植排斥反应

排斥反应仍然是移植失败的主要原因，其发生率在不同的免疫抑制疗法中为 5%～25% [8]。随着免疫抑制疗法的进展，急性排斥反应发生率显著降低，尽管在 PTA 移植中这一变化并不如 SPK 或 PAK 移植显著 [34]。由于这些进展对慢性排斥反应的影响较小，排斥反应仍然是最初 6 个月后移植失败的主要长期原因，因此胰腺长期存活率并无显著改善 [35]。

胰腺移植后任何时候都可能发生移植排斥反应。由于受体血液中存在预先形成的循环细胞毒性抗体，在罕见的情况下，移植后可立即发生超急性排斥反应。它会导致血栓形成和立即的移植体失活。急性排斥反应通常在移植后 1 周至 3 个月发生，并在 3～12 个月达到移植体失活的峰值 [36]。早期检测对于进行抗排斥治疗和避免移植失败至关重要。急性排斥反应是一种自身免疫性血管炎，导致小血管阻塞和灌注减少，如果病情严重或未经治疗会导致移植体梗死。多次发作的未确诊或未彻底治疗的急性排斥反应可能最终导致慢性排斥反应，伴纤维化和腺体萎缩，从而导致潜在的、渐进性的移植体失活 [18]。临床上很难诊断排斥反应，因为血糖、淀粉酶和脂肪酶水平的升高与排斥反应的存在与否或严重程度关系不大。可能出现移植体压痛。在膀胱引流的胰腺移植中，尿淀粉酶和脂肪酶水平可能异常。因此，经皮活检是排斥反应诊断和分级的基础。同一供体同时进行胰腺和肾脏移植时，移植肾脏的排斥反应可作为观察胰腺排斥反应的替代物，并通过血肌酐浓度和肾脏活检进行监测。

US 在检测急性排斥反应方面的作用有限。移植体增大和实质回声异质性增多的声像图表现缺乏特异性，也可见于急性胰腺炎和缺血 [10, 17]（图

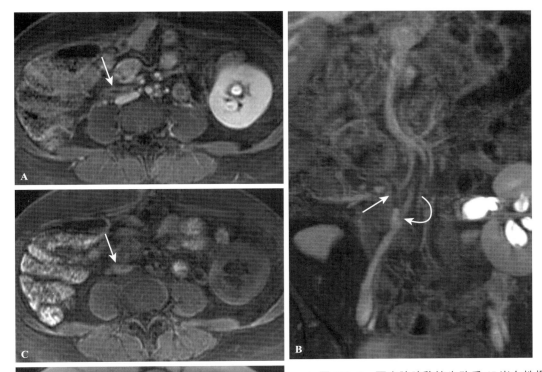

▲ 图 100-9　两次胰腺移植失败后 45 岁女性慢性动脉移植血栓形成

A. 轴位钆增强脂肪抑制 T_1 加权磁共振图像显示移植动脉腔内无造影剂（箭）。B. 冠状斜位最大强度投影图像，从最初注射 3min 后获得的数据中得出，显示位于右髂总动脉（弯箭）吻合处的远端的移植动脉（箭）内的管腔内信号缺失，注意正常增强的左下腹移植肾。C. 轴位脂肪抑制 T_1 加权图像显示移植动脉中存在高信号血栓（箭）。D. 轴位 TrueFISP 磁共振图像显示移植动脉中没有正常的高信号，与闭塞一致（箭）（引自 Vandermeer F，Manning MA，Frazier A，et al：Imaging of whole-organ pancreas transplants. RadioGraphics 32：411–435，2012）

100-13）。彩色多普勒超声通常显示主要血管通畅，可排除移植体血栓是导致功能不良的原因，但不能区分胰腺炎和排斥反应。阻力指数在急性排斥反应的诊断中并不有用 [18, 37]。在实践中，超声的主要作用是排除血栓并指导活检（图 100-14）。严重急性排斥反应或超急性排斥反应可导致血管血栓形成和梗死，并被误认为是原发性血栓形成。然而，不管血栓形成的原因是什么，在这些情况下都需手术治疗。

未增强的 CT 在急性排斥反应的诊断中实用性有限，表现为非特异性腺体增大，有时伴有胰周积液和十二指肠水肿，与急性胰腺炎的表现相同（图 100-15）。使用碘造影剂后，移植体更为明显，血

管显示最佳，可除外血栓形成。同时可出现由于小血管阻塞造成的增强减弱或强化不均匀。

在 MRI 上，急性排斥反应引起的移植体水肿可以通过 T_2 信号强度增加来识别，但这是非特异性的，T_2 信号增高的其他原因包括急性胰腺炎和缺血。发生排斥反应的胰腺和正常移植胰腺在增强方面可能存在显著差异。然而，这一发现仅具有中等特异性 [38]。

由于没有可靠的成像方式可以确诊或对急性排斥反应进行分级，影像引导下经皮活检是诊断急性排斥反应的"金标准" [39]。尽管活检最常在 US 指导下进行，但当肠道遮蔽前入路时，CT 引导活检可能是必要的。

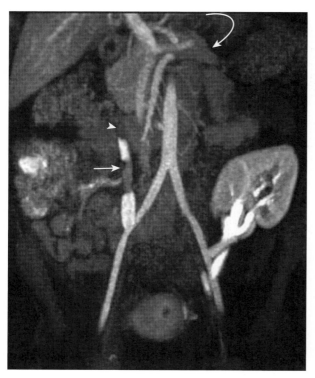

▲ 图 100-10　25 岁女性，接受了门静脉 - 肠内引流的胰腺移植，最初放置在右腹部，胰头朝向头侧

冠状钆增强 T₁ 加权 VIBE 磁共振成像显示吻合于右侧髂总动脉移植动脉延长扭曲（箭）。血栓形成（箭头）出现在扭曲节段的远端。同种异体胰腺的尾部（弯箭）从右下腹移到左上腹。注意到同种异体移植体持续强化，但增强程度降低。手术探查时发现胰腺梗死区域，需要切除。附带显示正常增强的左下腹肾移植的正常动脉和静脉供应（引自 Vandermeer F, Manning MA, Frazier A, et al: Imaging of whole-organ pancreas transplants. RadioGraphics 32: 411-435, 2012）

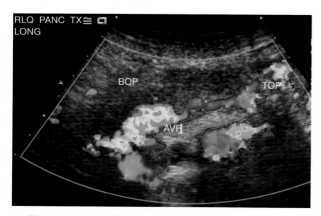

▲ 图 100-11　42 岁女性 PTA 术后活检发生医源性动静脉瘘

纵向彩色多普勒超声显示扩张的管状结构，湍流与移植脾静脉和移植动脉密切相关，符合胰腺近端胰体内（BOP）动静脉瘘（AVF）。TOP. 胰腺尾部（引自 Vandermeer F, Manning MA, Frazier A, et al: Imaging of whole-organ pancreas transplants. RadioGraphics 32: 411-435, 2012）

4%～10% 的患者中可发生慢性排斥反应 [8]。表现为继发于小血管内膜炎、腺泡萎缩和间质纤维化的外分泌和内分泌功能逐渐丧失。这会导致明显的胰腺萎缩，最终导致移植胰腺萎缩或失活（图 100-16）。在对比增强的 MRA 下，表现为与移植血管相连的小的强化结构。严重的慢性排斥反应可能最终由于长期小血管闭塞导致梗死和坏死，表现为 T₂WI 高信号（图 100-17）。

（三）移植胰腺炎

轻度、自限性和亚临床性胰腺炎在术后早期很常见，高达 35% 的患者出现血清淀粉酶的长期升高 [24, 25]。这通常是由于与微循环受损相关的再灌注损伤所致。危险因素与供者年龄和保存方法有关，包括溶液量、冷缺血保存时间和手术期间对器官的处理 [24, 40]。10% 的患者出现明显胰腺炎表现 [31]。症状包括移植体压痛、腹痛、恶心、呕吐和肠梗阻。采取膀胱引流术的患者发病率更高 [24]。

移植胰腺的轻度胰腺炎影像学表现可能正常。更严重的情况可能导致移植体非特异性增大和异质性（图 100-18 和图 100-19）。可能有移植体周围积液或邻近肠壁增厚。多普勒超声应显示移植体实质中的血流，除非出现胰腺坏死等并发症。US 可以显示胰腺炎的并发症，包括假性囊肿或脓肿的形成和胰腺梗死或坏死。然而，CT 和 MRI 对移植体周积液更为敏感（图 100-19）。MRI 的高对比度分辨率可以最好地显示移植体水肿和潜在的并发症，包括血管血栓形成。

（四）出血

腹腔内出血是胰腺移植术后重新开腹的最常见原因之一，但这是移植失败的一个不常见原因 [4, 24]。任何腹部手术后，由于围术期抗凝，都可能发生出血。如果在校正凝血曲线后仍然存在明显的腹膜出血，则需要进行外科手术以清除潜在的感染介质，此后可以自行修复 [24]。出血也可发生在血管、膀胱或肠吻合术处或继发于动静脉瘘处 [24]。膀胱引流移植体中可见膀胱内出血，可能或早或晚，都需要肠道转换 [24]。快速评估应包括 CT 和可能的常规血管造影。未增强的 CT 能最好地显示腹腔内高密度出血。

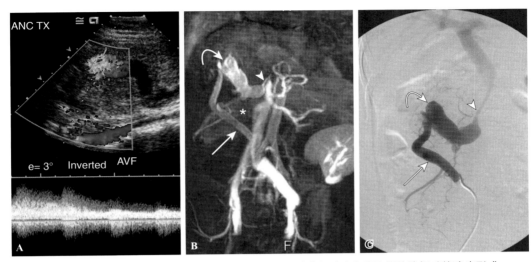

▲ 图 100-12　29 岁女性 SPK 术后 2 周发现供体肠系膜上动脉和受体门静脉间动静脉瘘形成

A. 胰头大血管的双多普勒超声图像显示动静脉瘘（AVF）的典型高速低阻力波形。B. MRA 显示移植动脉（箭）和肠系膜上动脉扩张，供体肠系膜上静脉早期充盈（弯箭），远端移植静脉（箭头）近吻合口的局灶性狭窄也可见（*，移植胰腺）。C. 选择性动脉造影证实了瘘的存在，更好地显示了相关的静脉流出道狭窄（箭头），瘘管被栓塞，但随后由于败血症进行了移植体移除（箭为扩张的移植体动脉；弯箭为扩张的移植体静脉）（引自 Vandermeer F，Manning MA，Frazier A，et al：Imaging of whole-organ pancreas transplants. RadioGraphics 32：411–435, 2012）

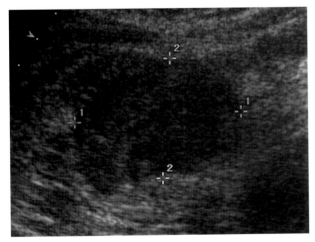

▲ 图 100-13　30 岁女性 PTA 术后 7 个月发生急性排斥反应

灰度 US 图像显示增大的、低回声移植体显示可能由急性排斥反应、急性胰腺炎或缺血引起的非特异性水肿

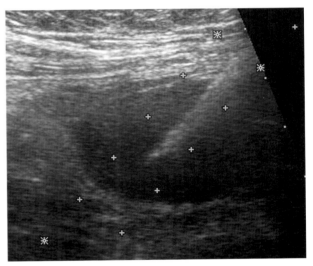

▲ 图 100-14　超声引导下移植胰腺的经皮活检

活检过程中获得的横位图像显示移植胰腺尾部的 18G 空心活检针

（五）肠道并发症

胰腺移植后肠道并发症的发生率为 19.4%[41]，包括小肠梗阻、吻合口渗漏、脓肿和假性膜性或巨细胞病毒性结肠炎。当临床发现有肠并发症或腹部感染时，应进行 CT 检查。在这些接受免疫抑制治疗的患者中，早期诊断对降低死亡率和发病率很重要。

1. 小肠梗阻

任何大型腹部手术后粘连都可能导致小肠梗阻。然而，经腹膜进行的肠内引流胰腺移植术增加了内疝的额外危险。内疝的绞窄率高于粘连性小肠梗阻。因此，在梗阻的情况下应怀疑是内疝。在 CT 上可以通过发现移植体或供者十二指肠远端的小肠襻扩张来发现内疝[41]。十二指肠残端的造影

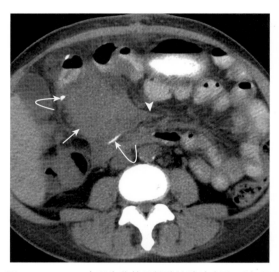

▲ 图 100-15　CT 表现为非特异性移植胰腺水肿，随后活检显示为急性排斥反应

未增强的轴位 CT 图像显示移植胰腺（箭）在右下腹是一个边界不清的软组织结构，在没有静脉造影剂的情况下很难与未经充盈的小肠区分，但可通过十二指肠残端缝合线（弯箭）识别。周围有少量游离积液（箭头）（引自 Vandermeer F，Manning MA，Frazier A，et al：Imaging of whole-organ pancreas transplants. RadioGraphics 32：411-435，2012）

剂显影可能表明远端肠梗阻更严重或也可能是正常的。由粘连引起的小肠梗阻往往发生在前腹部，通常程度较轻[41]。CT 多平面重建是显示这种并发症的最佳成像方式。

2. 吻合口外分泌物漏

出现吻合口漏的症状和体征包括腹痛、发热、白细胞增多、腹膜炎和败血症。早期吻合口漏可归因于手术因素，而晚期吻合口漏则被认为是感染、排斥、胰腺炎或十二指肠炎所致[42]。

2%~10% 的移植患者在肠内引流后发生渗漏，易发生腹腔内感染，这是继血管血栓形成后移植失败的第二常见原因[4, 25]。但是，早期识别和适当的处理可以将这种并发症对患者术后过程的影响降到最低。吻合口漏造成的移植失败不到 0.5%[43]，肠内引流移植的损失率高于膀胱引流移植[24]。

由于腹膜炎和脓毒症，肠道引流的吻合口漏会导致更高的患者发病率和死亡率，这可能是由于漏液部位（通常是十二指肠空肠吻合口）的肠内容

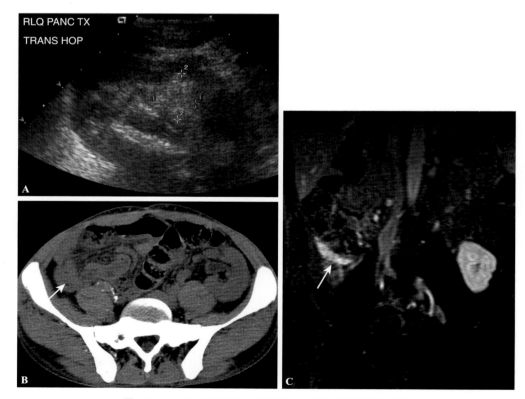

▲ 图 100-16　40 岁男子在 PAK 移植 10 年后出现慢性排斥反应

A. 横断灰阶超声显示萎缩的胰头（标尺）难以与肠系膜脂肪区分。B. CT 引导活检前获得的未增强的 CT 图像。因为移植胰腺（箭）很小，很难与肠道区分，所以不能进行活检。C. 对比增强 MRA 显示右下腹移植动脉（未显示）和实质强化（箭），注意左下腹移植肾强化（引自 Vandermeer F，Manning MA，Frazier A，et al: Imaging of whole-organ pancreas transplants. RadioGraphics 32：411-435，2012）

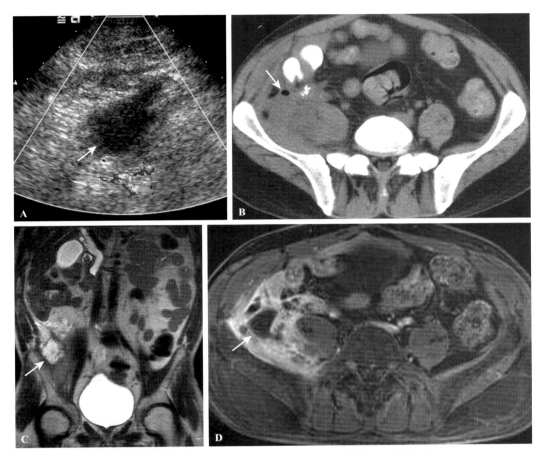

▲ 图 100-17　42 岁男性 PTA 术后 8 年发生慢性排斥反应和坏死

A. 右髂窝触痛部位的彩色多普勒超声显示无血管边界不清的液体聚集（箭），没有可识别的胰腺组织。B. 未增强的 CT 显示区域内正常组织时，伴同一区域内液体和气体（箭）。C. 冠状快速 T₂ 加权磁共振图像显示右下腹高信号液体聚集（箭）和皮下肌肉组织水肿。D. 增强后脂肪抑制 T₁ 加权轴位磁共振图像显示髂腰肌和腰肌的积液边缘强化（箭）及髂腰肌炎症。在手术中，局部可见化脓性蜂窝织炎，没有可辨认的胰腺组织（引自 Vandermeer F，Manning MA，Frazier A，et al：Imaging of whole-organ pancreas transplants. RadioGraphics 32：411-435，2012）

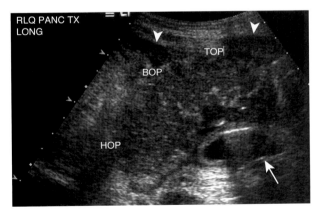

▲ 图 100-18　27 岁女性 SPK 移植术后胰腺炎

纵向超声图像显示移植体增大，呈低回声，周围伴液体（箭头）和相邻肠环增厚（箭）

HOP. 胰腺头；BOP. 胰腺体；TOP. 胰腺尾部（引自 Vandermeer F，Manning MA，Frazier A，et al：Imaging of whole-organ pancreas transplants. RadioGraphics 32：411-435，2012）

物溢出造成的。需要立即进行外科手术并修复吻合口[24]。对于膀胱引流的移植体，早期渗漏易发生于在膀胱吻合口处，晚期渗漏多发生于十二指肠残端[24, 25]。膀胱渗漏较轻，可通过膀胱置管进行治疗。然而，在腹膜炎时，需要重新开腹手术，并转为肠道引流。

尽管 US 也可以观察到含气体聚集物，口服造影剂的 CT 仍是首选的诊断方式（图 100-20A 和 B）。十二指肠分泌物渗漏很难与其他胰腺炎相关的积液鉴别，除非积液中含有气体。口服造影剂可以增加鉴别漏出液和积液的诊断信心。然而，考虑到十二指肠球填充程度的不一致，口服造影剂的作用在不同检查中并不相同。如果吻合口漏未能及时诊断和

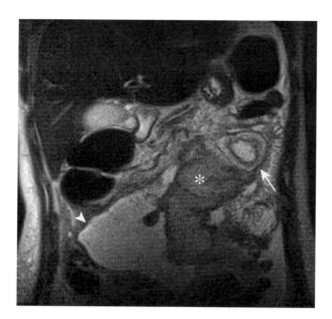

◀ 图 100-19　45 岁女性 PAK 移植后胰腺炎伴胰周积液

冠状快速 T₂ 加权磁共振图像显示高信号液体聚集（箭头）包绕水肿的移植体（星号），将移植体推挤至左侧，并延伸到右下腹。注意邻近肠环壁增厚和水肿（箭）。积液最终导致静脉血栓形成，最终需要移除移植体（引自 Vandermeer F, Manning MA, Frazier A, et al：Imaging of whole-organ pancreas transplants. RadioGraphics 32：411–435，2012）

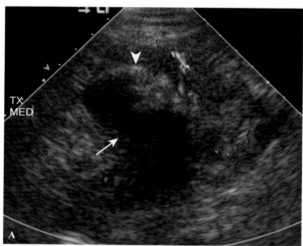

◀ 图 100-20　53 岁男性体静脉 - 肠 PAK 移植术后十二指肠吻合口瘘

A. 彩色多普勒超声图片显示移植胰腺（箭）旁无血供复杂积液，独立部分有回声病灶（箭头），提示存在气体。B. 未增强的 CT 能更好地显示含气的复杂胰周积液，与十二指肠缝合线（箭）关系密切，这有助于定位移植胰腺（箭头）。C. 通过现有导管注射造影剂后获得的窦道造影显示小肠襻造影剂充盈，与十二指肠吻合口渗漏一致（引自 Vandermeer F, Manning MA, Frazier A, et al：Imaging of whole-organ pancreas transplants. RadioGraphics 32：411–435，2012）

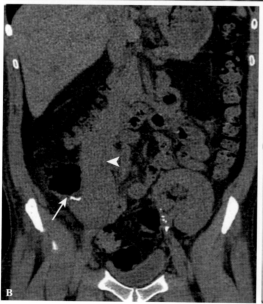

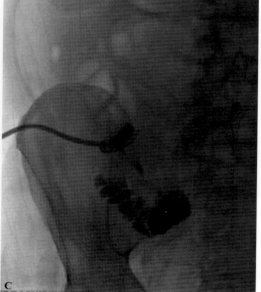

治疗，可能会导致肠皮肤瘘（图 100-20C）。膀胱引流的移植体渗漏可通过常规膀胱造影或 CT 膀胱造影诊断（图 100-21）。

3. 结肠炎

胰腺移植后可能会出现假膜性或巨细胞病毒性结肠炎。口服造影剂 CT 是首选的成像方式。然而，影像表现并不特异，需要结合相关的粪便及血液检查。

（六）腹腔积液

胰腺移植术后早期或晚期均常见积液，可用超声、CT 或 MRI 检测。这些表现可能并无重要临床意义，也可能与腹内感染有关。腹水并不少见，但通常为少量腹水。手术部位感染可能发生在高达50% 的患者中，但大多数是浅表的，并可通过抗生素和局部护理进行治疗[25]。深部感染与较高的发病率、移植体失活和死亡率有关，它们是继血管血栓形成之后的第二大技术性术后早期移植失败的原因[4]。致病菌包括细菌和真菌，50% 的感染是弥

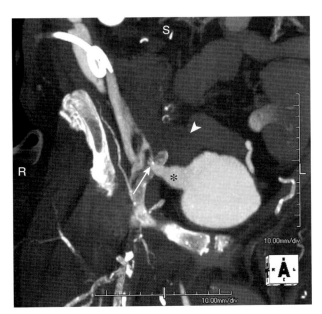

▲ 图 100-21　53 岁男性，体静脉 - 膀胱引流 SPK 移植后17 年，在十二指肠膀胱吻合口出现吻合口渗漏
逆行 CT 膀胱造影显示十二指肠缝合线（箭）附近的十二指肠膀胱吻合口（*）侧缘有渗漏。由于未使用静脉造影剂，移植胰腺（箭头）更难显示，注意右下腹的经皮引流管（引自 Vandermeer F, Manning MA, Frazier A, et al: Imaging of whole-organ pancreas transplants. RadioGraphics 32: 411-435, 2012）

漫性的。临床表现和影像学检查结果与肠漏相似，30% 的患者合并有漏（图 100-20）[24]。局限性脓肿可通过经皮引流进行治疗，但开腹冲洗的阈值较低（图 100-17 和图 100-19）。

腹腔内液体聚集也可以代表血清肿、血肿、囊性淋巴管瘤、尿性囊肿或假性囊肿。血肿表现为US 图像上的内部回声和 CT 图像上的高密度（图100-22A 和 B，图 100-23）。MRI 也有助于识别胰周血肿或出血性坏死，因为它们都表现为 T_1WI 高信号（图 100-22C）。然而，液体的性质往往不能仅由影像表现确定。超声或 CT 引导的经皮抽吸在诊断和治疗干预中都是有用的。重要的是要考虑到胰头附近的积液可能与十二指肠有关，可能代表扩张的十二指肠球或血肿（图 100-23）。

（七）移植后淋巴增生性疾病

移植后淋巴增生性疾病（PTLD）是胰腺移植术后一种罕见的晚期并发症，其发生率在 2.3%~6%[34, 44]。PTA 受者的 PTLD 发生率高于 SPK 或 PAK 受者，可能与其增加的免疫抑制需求和更高的急性排斥率有关[34]。尽管大多数病例与原发性 EB 病毒感染有关，但巨细胞病毒感染和免疫抑制治疗也起一定作用。胰腺移植后的 PTLD 可能比其他的实性脏器移植后反应更剧烈[45]。平均诊断时间为 1.5±0.5 年。淋巴结外广泛受累是胰腺移植受者 PTLD 的标志，占 69%[44]，最常见受累部位为淋巴结和肝脏，占所有 PTLD 患者的 39%~40%，其次为胃肠道，占33%[45]，移植体受累占 10%[44]。

CT 或磁共振（图 100-24）能最好地显示病变范围，可能能显示肝脏和移植体中存在的实性肿块及增生淋巴结的分布[46]。肝脏病变可以是弥漫性的或多灶性的。肠道表现包括局灶性肿块、壁增厚和扩张。

五、结论

胰腺移植术后并发症的诊断通常是一个复杂的过程，涉及多种检查方法和对常见外科手术和术后并发症疾病谱的了解。超声检查应是评价胰腺移植体和血管系统的一线方法。CT 可用于评估移植体

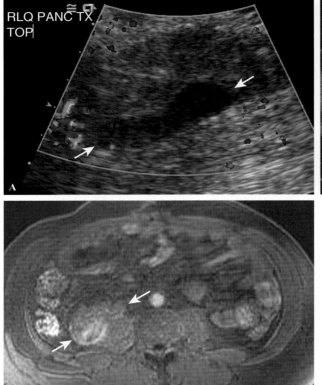

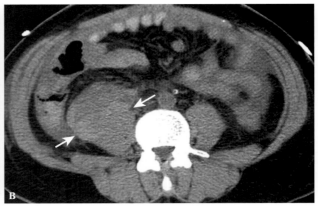

▲ 图 100-22　**44 岁男子 PAK 移植后，因脾和肠系膜上静脉部分血栓形成抗凝治疗，形成胰周血肿**

A. 纵向超声显示非特异性低回声无血供积液（箭），移植胰腺后方和右侧腰肌前方有内部回声。B. 轴位非增强 CT 显示积液内高密度（箭），提示血肿。C. 在脂肪抑制的 T_1 加权磁共振图像上，在积液中有特征性的高信号（箭），证实存在血液产物（引自 Vandermeer F，Manning MA，Frazier A，et al：Imaging of whole-organ pancreas transplants. RadioGraphics 32：411-435，2012）

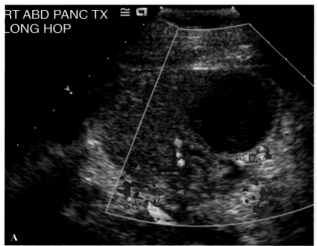

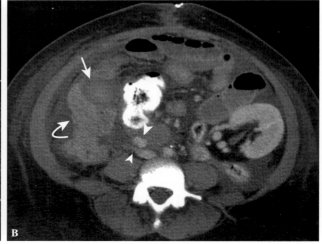

▲ 图 100-23　**31 岁女性患者行体静脉 - 肠外分泌胰腺移植后的十二指肠血肿**

A. 通过胰腺头部的纵向彩色多普勒图像显示含有内部回声的局灶性无血供积液。B. 随后的轴位增强 CT 显示，积液中有高密度物质（箭），符合血肿。注意胰头（弯箭）正常强化，移植动脉（大箭头）和移植静脉（小箭头）通畅，与下腔静脉吻合。考虑到其位于靠近胰头的位置，被描述为可疑十二指肠血肿。经手术探查，发现十二指肠严重坏死，尽管胰腺正常灌注，移植体血管通畅，同种异体移植体仍被移除（引自 Vandermeer F，Manning MA，Frazier A，et al：Imaging of whole-organ pancreas transplants. RadioGraphics 32：411-435，2012）

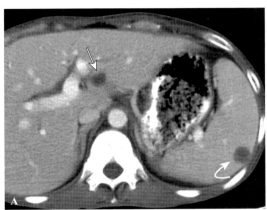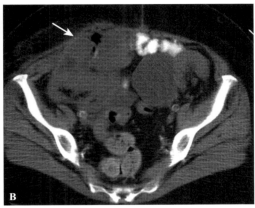

▲ 图 100-24　两个胰腺移植受者的 PTLD

A. 增强 CT 显示肝脏（箭）和脾脏（弯箭）内圆形低密度病变。B. 另一位患者的未增强 CT 显示小肠出现一个大的坏死肿块，并生长到前腹壁（箭），移植胰腺未显示，注意双侧移植肾（引自 Vandermeer F，Manning MA，Frazier A，et al：Imaging of whole-organ pancreas transplants. RadioGraphics 32：411–435，2012）

外的情况，尤其是除外脓肿形成或评估可疑的肠道并发症。当 US 和 CT 评估不完善或为了精确评估血管异常时，可行 MRI 和 MRA 检查。

本章作者就本章节内容发表了综述性文章，并附以在线补充材料[47]。本文图片经 RadioGraphics 许可使用。

第 101 章　胰腺的鉴别诊断
Pancreas: Differential Diagnosis

Richard M. Gore　著

曹　敏　译　李　英　校

一、影像学异常

表 101–1　胰腺钙化

常见
- 血管钙化的部分容积效应
- 慢性胰腺炎
  - 酒精性（20%～50%）
  - 遗传性（35%～60%）
  - 胆源性（2%）
  - 特发性
- 胆总管结石

罕见
- 急性胰腺炎皂化
- 浆液性囊腺瘤（日光放射样，33%）
- 黏液性囊腺瘤或黏液性囊腺癌（圆形）
- 假性囊肿
- 胰岛细胞瘤
- 转移瘤
- 囊性纤维化
- 蛋白质营养不良综合征
- 海绵状淋巴管瘤
- 腺癌（2%）
- 实质内出血
- 甲状旁腺功能亢进
- 梗死后，脓肿
- 胰腺肿瘤破裂后
- 血色病

表 101–2　局灶性胰腺肿块

感染
- 急性胰腺炎
- 慢性胰腺炎
- 沟槽状胰腺炎
- 假性囊肿
- 脓肿

原发性肿瘤
- 导管腺癌
- 导管内乳头状黏液瘤
- 胰岛细胞瘤
- 浆液性囊腺瘤
- 黏液性囊腺瘤
- 黏液性囊腺癌
- 淋巴瘤
- 转移瘤
- 正常解剖变异
- 胰周疾病
- 动脉瘤
- 血管内血栓形成

表 101–3　胰管扩张

- 慢性胰腺炎
- 胰腺或壶腹占位
- 胆总管远端结石
- 胰腺导管内黏液肿瘤
- 老龄化

扩张的性质
- 提示胰腺炎
- 不规则扩张
- 结石
- 导管占胰腺前后径的 50% 以上

提示肿瘤
- 外观光滑、串珠
- 导管直径占胰腺前后径的 50% 以上

表 101-4　胰管内气体

- 内镜逆行胰胆管造影后
- 十二指肠乳头切开术前
- 十二指肠降段约肌切开术
- 十二指肠憩室
- 肠胰瘘（自发性、外科性）
- 脓肿

表 101-5　胰腺内部或邻近的囊性肿物与胰腺假性囊肿

- 囊性胆管和胰管异常
- 炎症后
- 创伤后
- 手术后
- 特发性

囊性肿瘤
- 导管癌
- 囊腺瘤
- 囊腺癌
- 平滑肌肉瘤
- 皮样囊肿
- 血管
- 淋巴管瘤
- 血管瘤

潴留（阻塞后）
- 胰腺癌
- 胰腺结石症
- 急性和慢性胰腺炎
- 胆石症和胆囊炎
- 包虫感染
- 蛔虫感染
- 华支睾吸虫感染

先天性
- 单纯性
- 多囊性疾病
- 囊性纤维化
- 十二指肠重复畸形
- 胰腺内胆总管囊肿
- 囊性胆管和胰管异常

表 101-6　假性囊肿与胰腺囊性肿物的鉴别特点

特　点	囊性肿瘤	假性囊肿
囊的数量	多发	单发
常见部位	胰体尾部	胰头
囊壁钙化	10%	常见
囊壁厚度	>1cm	<1cm

表 101-7　胰腺脂肪增多

- 主胰管阻塞
- 年龄：老年动脉粥样硬化
- 肥胖
- 类固醇治疗
- 库欣综合征
- 囊性纤维化
- Shwachman-Diamond 综合征
- 营养不良
- 血色素沉着病
- 病毒感染
- 主胰管阻塞

二、超声

表 101-8　低回声胰腺肿物

- 局灶性胰腺炎
- 淋巴瘤
- 胰腺癌
- 转移瘤

表 101-9　伴局灶声影的胰腺肿物

- 假囊肿内气体与肠道相通
- 钙化性胰腺炎
- 胰腺结石
- 囊性胰腺肿瘤伴钙化
- 胰腺脓肿中的气体
- 动脉钙化

三、CT 和 MRI 影像

表 101-10　富血供胰腺占位

血管
- 动脉瘤
- 假性动脉瘤

原发性肿瘤
- 胰岛细胞瘤

转移瘤
- 血管肉瘤
- 平滑肌肉瘤
- 黑色素瘤
- 类癌
- 肾细胞癌
- 肾上腺癌
- 甲状腺癌

表 101-11　磁共振模式识别：胰腺局灶性病变

肿瘤类型	T₁WI	T₂WI	早期强化	晚期强化	影像描述
导管腺癌，小	↓	Ø	↓	↓~↑	通常无胰腺炎背景，肿瘤在平扫 T₁ 图像上显示清晰
导管腺癌，大	↓~Ø	Ø~↑	↓	↓	通常引起胰腺炎，肿瘤在平扫 T₁ 图像上显示不清
					在增强早期图像上显示的具有明确边缘的局灶性肿块是最常见的特征
胰岛素瘤	↓	↑	↑	Ø~↑	肿瘤通常＜ 1cm
胃泌素瘤	↓	↑	↑，环形	Ø~↑	肿瘤通常在胰头，50% 在诊断时有转移。肝脏转移多为增强后早期出现的均匀，光滑，环形强化灶，周边可见造影剂流出
生长抑素瘤，胰高血糖素瘤	↓	↑	↑	Ø	肿瘤在诊断时通常很大，大多数有肝转移。肝转移灶多发，形态不规则，环形强化，大小不一
	↓		弥漫均匀	不均匀	
VIP 瘤	↓	↑	↑	Ø	原发性肿瘤在最初诊断时通常很小，有少数大小不等的肝转移灶，且呈不规则环状强化
微囊性囊腺瘤	↓	↑↑	Ø~↑	Ø	在稳态 T₂（SST2）序列上小囊肿显示最佳。分隔细而规则，较大肿瘤的较厚分隔可在增强早期快速强化。肿瘤可有延迟强化的中央瘢痕
大囊性囊腺瘤	↓	↑↑	Ø	Ø	厚度均匀的间隔，规则，无壁结节
大囊性囊腺癌	↓	↑	Ø~↑	Ø~↑	肿瘤可能局部侵袭性并伴有肝转移。由于黏蛋白含量高，肝转移可能在 T₁W1 上为高信号

↓. 信号强度轻度减低；Ø. 等信号；↑. 信号强度轻度升高；↑↑. 信号强度中重度升高［引自 Semelka RC, Nagase LL, Armao D, et al: Pancreas. In Semelka RC（ed）: Abdominal–Pelvic MRI. Philadelphia, Wiley–Liss, 2002］

四、胆管造影术

表 101-12　胰管狭窄：ERCP 还是 MRCP

实质正常	实质异常
血管压迫	胰腺癌
动脉瘤	慢性胰腺炎
骨赘	导管增生

五、特定胰腺疾病的影像学表现

表 101-13　急性胰腺炎

超声

- 腺体低回声：弥漫（80%）
- 低回声肿物：局灶性（20%），胰头部或尾部，而非胰体
- 胰周积液
- 假性囊肿形成
- 胰腺外低回声团：蜂窝织炎
- 胰头局灶受累导致胰管扩张
- 胆囊壁厚

（续表）

CT

- 正常（29%）
- 腺体增大：弥漫性（80%）
- 腺体增大：局灶性（20%）
- 胰腺弥漫或局灶性低密度
- 出血性胰腺炎的高密度区（50～70HU）
- 胰腺坏死后实质无强化区
- 肾旁前筋膜增厚
- 小网膜囊、肾旁前间隙、肾旁后间隙、左膈下间隙、腹膜后、筋膜间间隙
- 假囊肿形成

MRI

- 局灶或弥漫性肿大
- 平扫 T_1 加权脂肪抑制图像信号不均
- 增强后早期迅速不均匀低强化
- 出血性胰腺炎：T_1 加权脂肪抑制图像中高信号
- 单纯假性囊肿：自旋回波 T_1 加权脂肪抑制图像中低信号；T_2 加权图像高信号

胆管造影术

- 胆总管长而轻微的锥形狭窄
- 狭窄前胆道扩张
- 远端胆管或胆总管结石

腹部 X 线片

- 结肠切断征，扩张横结肠突然变为无气降结肠
- 哨兵襻
- 肾晕征，前肾旁间隙炎性水样密度灶与肾周脂肪形成对比
- 脂肪坏死引起的胰周斑驳区
- 胰腺内气泡
- 无气腹

上消化道造影

- Frostberg 反 3 字征：十二指肠区内侧轮廓的成反 3 字样改变
- Vater 壶腹水肿
- 十二指肠曲增宽伴屈氏韧带下移
- 胃后间隙扩大
- 十二指肠、胃窦和大弯侧皱襞水肿增厚
- 空肠和回肠皱襞增厚
- 十二指肠蠕动减弱
- 胃食管静脉曲张

钡灌肠

- 横结肠下缘结肠袋狭窄、结节样改变、扭曲
- 结肠肝曲及近端降结肠狭窄

表 101-14　慢性胰腺炎

超声

- 腺体回声增强
- 导管内钙化

（续表）

- 萎缩
- 局灶性或弥漫性腺体肿大
- 假性动脉瘤形成
- 胰腺轮廓不规则
- 轻度胆道扩张
- 脾静脉血栓形成与脾大
- 胰腺内和胰周假囊肿

CT

- 小而萎缩的腺体
- 实质脂肪替代
- 局灶性（12%～30%）或弥漫性（27%～45%）胰腺肿大
- 假性动脉瘤形成
- 导管内钙化
- 胰腺轮廓不规则
- 轻度胆道扩张
- 脾静脉血栓形成与脾大
- 胰腺内和胰周假囊肿

MRI

- 纤维化：T_1 加权脂肪抑制图像呈低信号，增强后不均匀低强化
- 由于正常毛细血管床的破坏和乏血供肉芽组织的替代，增强后毛细血管期图像强化减弱
- 钙化表现为信号缺失
- 局灶性肿大见于癌与胰腺炎。两者都可在非增强 T_1 加权脂肪抑制图像和 T_2 加权图像表现为低信号，局灶性胰腺炎的增强后图像显示不均匀强化，伴有信号缺失囊肿和钙化，没有明确的、低强化的肿块病变。边界清晰的肿块提示肿瘤
- 整个胰腺呈弥漫性低信号，包括 T_1 加权脂肪抑制序列和增强后自旋回波图像的局灶性增大区域，较为典型
- 10% 的假性囊肿在 T_1 加权图像上为低信号或椭圆形信号缺失。它们的信号强度随血液、蛋白质、感染和碎片的存在而变化

胰胆管造影

- 早期：轻度导管扩张伴侧支膨胀性改变
- 侧支根部变窄
- 迂曲、扩张、壁僵硬、主导管狭窄（中度疾病）
- "串珠""湖泊链""珍珠项链"征，可见主胰管和侧支扩张、狭窄和阻塞（严重疾病）
- 导管内蛋白栓和结石
- 内镜逆行胰胆管造影术后造影剂的长期存留
- 胆总管远端狭窄伴近端扩张

普通 X 线片

- 大量不规则钙化

上消化道造影

- 假性囊肿造成胃或十二指肠移位
- 胃皱褶硬结
- 十二指肠狭窄

表 101–15　胰腺导管腺癌

CT

- 局灶肿块（95%）、弥漫性肿大（4%）、正常扫描（1%）
- 肿物中央低密度区（75%～83%）
- 胰胆管扩张
- 孤立性胆管或胰管扩张
- 胰腺体尾萎缩（20%）
- 梗阻后假性囊肿（11%）
- 腹膜后脂肪侵犯（50%）
- 钙化（2%）
- 胆胰管扩张，无肿块（4%）
- 腹腔干或肠系膜上动脉血管周围淋巴管侵犯（60%）
- 局部肿瘤延伸至脾门、肝门或肝后（68%）
- 胃、十二指肠、结肠、大网膜、肠系膜根部或横结肠的邻近器官侵犯
- 钩突成圆形或其他轮廓异常

超声

- 低回声胰腺肿块
- 腺体轮廓畸形与钩突变圆
- 胆总管、胰管或两者的扩张

磁共振成像

- T_1 加权脂肪抑制图像的低信号
- 增强后自旋回波图像的边缘强化
- 增强后 1～10min 的图像显示中等信号强度肿瘤，侵入低强度的脂肪中
- 累及淋巴结，在抑制 T_2 加权脂肪抑制自旋回波和增强脂肪抑制 T_1 加权图像上低信号背景下呈中等到高信号

血管造影

- 肠系膜上动脉（33%）、脾动脉（14%）、腹腔干（11%）、肝动脉（11%）、胃十二指肠动脉（3%）、左肾动脉（0.6%）的锯齿状、匍匐型或光滑的动脉包裹
- 静脉阻塞：脾静脉（34%）、肠系膜上静脉（10%）
- 静脉包埋：肠系膜上静脉 23%、脾静脉 15%、门静脉 4%
- 伴新生血管形成的低血供肿瘤

胆管造影

- 胰管不规则、结节状、鼠尾状偏心性狭窄
- 鼠尾状或乳头状胆总管梗阻
- 肝总管、胰管单发或双发梗阻
- 长的、逐渐变细的狭窄，侧支减少
- 侧支缺失，坏死区充盈
- 主胰管突然闭塞
- 分支胰管未充盈

上消化道造影

- Frostberg 反 3 字征：十二指肠区内侧轮廓的成反 3 字样改变
- 胃窦"衬垫"：胃窦后下缘的外在凹陷
- 乳头区结节性肿块（壶腹癌）
- 十二指肠壁的牵引、刺激和形态固定

钡灌肠

- 横结肠和脾曲下缘锯齿状扁平效应

表 101–16　胰腺囊性肿瘤

浆液性囊腺瘤

- 界限清楚，分叶肿块，4～25cm（平均 13cm）
- 无数囊肿 < 2cm
- 突出的中心星状瘢痕
- 营养不良的瘢痕区可见无定形中心钙化（X 线片可见，33%）
- 胰管和胆总管可能移位、包裹或阻塞

超声

- 复杂，内部回声类于实性病变；这是由于无数的微小囊肿和密集的放射状隔间造成的

CT

- 星芒状分隔
- 分隔和囊壁强化
- 蜂窝状外观

MRI

- 分叶状外缘，尤其是在 T_2 加权图像上，表现为葡萄状高信号囊肿
- T_1 加权图像信号强度低，T_2 加权图像示多个高信号小房
- 肿瘤间隔，通常从轻微到中度强化

血管造影

- 富血供或中度血供肿块
- 供血动脉扩张
- 动脉移位，无包裹
- 新生血管
- 偶发动静脉分流
- 脾静脉或肠系膜上静脉阻塞或压迫占 50%

黏液性囊腺瘤或囊腺癌

- 界限清楚，厚壁肿物，直径 5～33cm（平均 12cm）
- 大囊肿 > 2cm
- 单房或多房，有隔膜
- 壁曲线形钙化
- 85% 发生在胰腺尾部

超声

- 多房的
- 固定分隔伴结节性肿瘤乳头状突起
- 高增益模式下的复杂回波模式

CT

- 无中央星状隔膜，无蜂窝状外观
- 囊壁局限性增厚及囊壁突起
- 中心钙化

MRI

- 圆形或不规则椭圆形肿瘤
- 在 T_1 加权和 T_2 加权图像上，囊内容物的信号多变
- 粗糙的乳头状突起

MRA、CTA 和常规血管造影

- 乏血管肿瘤
- 动脉扩张，新生血管不太常见
- 动脉包绕或阻塞

表 101-17　偶然发现的胰腺囊性占位	
单房囊肿 • 导管内乳头状黏液肿瘤 • 浆液性囊腺瘤 • 假性囊肿 **微囊病变** • 浆液性囊腺瘤 **大囊病变** • 黏液性囊腺瘤 • 黏液性囊腺癌 • 导管内乳头状黏液肿瘤	**含有实性成分的大囊病变** • 导管内乳头状黏液肿瘤的恶变 • 黏液性囊腺癌 • 实性假乳头状瘤 • 坏死性胰岛细胞瘤 • 坏死性转移瘤

第十二篇

脾
Spleen

第102章 脾脏的正常解剖与检查技术
Spleen: Normal Anatomy and Examination Techniques

Stephen Thomas　Abraham H.Dachman　著
龙　蓉　译　高顺禹　校

一、大体和镜下解剖

脾脏是一个网状内皮淋巴器官，位于左上腹，在胃、胰尾及结肠脾曲的后外侧。成年人的脾长 10～12cm，平均重量男性约 168g，女性约 135g。脾脏的重量与身高、体重、体重指数和体表面积有关[1]。脾脏常位于第 9 至第 12 肋间，长轴与第 11 肋平行[2]。

脏腹膜于脾门处反折形成两个"蒂"样结构：一个是脾胃韧带，另一个是脾肾韧带。胰尾和脾脏的血管、淋巴管及神经均位于脾肾韧带内，并向脾门延伸[3]（图 102-1）。

脾脏的上侧面隆凸，紧邻膈肌的凹面，并与后肋膈角及左侧肺底毗邻。脾脏的后侧面毗邻左侧肾上腺或左肾，约有 1/3 的人的部分脾脏位于左肾后方[4]。脾脏的前侧面毗邻结肠脾曲，并以脾结肠韧带相连。脾结肠韧带、脾膈韧带、脾肾韧带和胃脾韧带将脾脏固定在左上腹。脾脏的脏面或凹面与胃、胰尾、左肾及结肠毗邻。脾门占据整个脾脏表面积 25%～33%。

脾动脉是腹腔干的分支，沿着胰腺上缘横向弯曲走行至脾门，沿途至少分出 5 条分支[5]。脾内静脉血管在脾门处汇合形成脾静脉，脾静脉位于脾肾韧带中，在左肾、左侧膈脚及主动脉前方，沿着胰腺背侧血管沟走行（图 102-2）。脾静脉接受肠系膜下静脉的汇入，并在胰头后方与肠系膜上静脉汇合形成门静脉。脾静脉提供门静脉总血量的 40%。脾的淋巴管位于被膜下，由一些较大的小梁淋巴管汇入而成，并于脾门汇入胰脾淋巴结。

脾脏的框架结构由被膜、小梁和网状纤维组成，其中被膜是由胶原纤维和弹性组织构成，其厚度＜ 1.5mm（图 102-3）。血液经脾动脉分支流入小梁，再经中央动脉流出。中央动脉位于白髓内，周围围绕动脉形成淋巴鞘，后者不规则扩大形成 malpighian 小体[6]。

淋巴鞘和淋巴滤泡构成了脾脏的白髓。红髓的血窦内充满血液。毛细血管或者直接汇入血窦，或者穿过红髓。红髓具有吞噬功能。

脾脏有 2～5 支段动脉，走行方向与脾脏短轴平行。脾脏的上极通常由两根极动脉及变异的段动脉供血[7]。

脾脏的神经起自腹腔神经丛，沿着脾动脉走行并发出节后交感神经纤维支配白髓。神经纤维沿着血管和小梁系统分布，末梢分布于中央动脉及其分支、动脉周围淋巴鞘、边缘窦和滤泡旁区，滤泡中偶尔有神经末梢分布[8]。

二、生理

每分钟约有 4% 的心输出量或 150ml 血液通过脾脏，每天约为 350L[9]。通常血液在脾脏内停留的时间为 20～25s。

脾脏可识别正常和异常细胞，并且选择性地清除异常细胞、衰老的红细胞或白细胞及血小板。10% 的脾脏动脉血直接流入静脉窦，剩下的 90% 流入红髓，红髓的内皮孔和巨噬细胞可以清除异常颗粒。异常的红细胞、病毒、细菌、细胞核残留物（染色质小体）和寄生虫被清除，正常的红细胞保

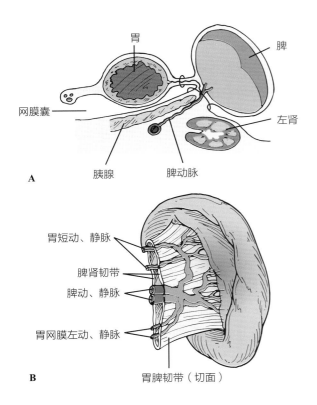

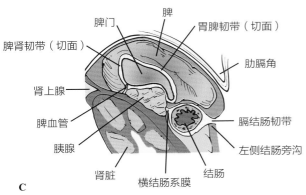

▲ 图 102-1 脾脏的解剖关系

A. 脾韧带，脾脏有两个蒂：胃脾韧带和脾肾韧带。B. 两个蒂中的脾血管，图片展示了脾脏的韧带及与脾血管的关系。C. 脾门与腹腔脏器的关系［图 A 引自 Dachman AH: The spleen: Normal anatomy and radiology. In Friedman AC（ed）: Radiology of the Liver, Biliary Tract, Pancreas and Spleen. Baltimore, Williams & Wilkins, 1987, pp 899–910；图 B 引自 Linder HH: Clinical Anatomy. East Norwalk, Ct, Appleton & Lange, 1989, p 438；图 C 引自 Meyers MA: Dynamic Radiology of the Abdomen. New York, Springer–Verlag, 1988, p 42］

持完整。现在尚不清楚是什么因素使衰老的血细胞易受脾脏的攻击，然而，有人认为衰老的红细胞细胞膜增厚，从而减慢或中断了它们在狭窄的脾索中的进程，使其容易成为吞噬细胞的目标[10]。正常情

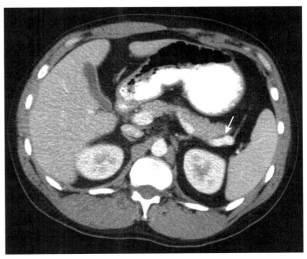

▲ 图 102-2 增强 CT 扫描显示脾静脉（箭）走行于胰腺后方、左肾前方

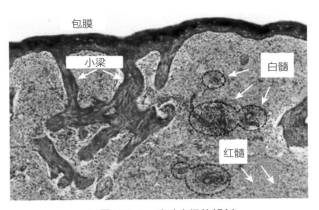

▲ 图 102-3 脾脏小梁的解剖

况下，血小板通过脾脏时有 30% 被清除。当脾大时，多达 80% 的血小板被清除。

　　脾脏在免疫反应中的作用尚未被完全了解，但它在体液免疫和细胞免疫的初始阶段是很重要的。脾脏的淋巴组织是独一无二的，因为脾脏的白髓充满了血液，而不是淋巴。因此，它能够对进入血液的抗原迅速做出反应。脾脏能产生促吞噬素，后者附着在白细胞上，促进吞噬作用。脾脏切除患者缺乏促吞噬素，由于细菌的调理作用被破坏而导致感染概率增加。脾脏是 M 免疫球蛋白抗体合成的主要部位，脾切除后血清 M 免疫球蛋白水平明显下降[11]。

　　人类脾脏储存血液的功能虽然没有发育良好，但它可以储存 200～250ml 血液，并在严重失血时维持血液中红细胞的容量[12]。脾脏被膜及小梁中

的节后交感神经兴奋，脾脏收缩，将脾脏内储存的红细胞释放入血循环。血小板和白细胞也储存在脾脏内。脾大患者由于储存量增多，可出现全血细胞减少，无脾患者由于储存量减少，可出现血小板增多症。

三、影像解剖与影像技术

脾脏大小和形态可以通过体格检查或影像学检查来评估。脾脏的触诊和叩诊可作为影像学的补充手段，但不敏感[13]。体型较大的成人和约 10% 的正常儿童可触诊到脾脏。因此，影像学检查在诊断可疑脾脏疾病中发挥重要作用。

（一）X 线片检查

X 线片图像上，在大网膜和横结肠系膜远端的脂肪及邻近胃和结肠的气体衬托下，脾脏可部分显示（图 102-4）[14]。在胸部侧位或腹部 X 线片侧位图像上，脾脏的腹侧面可能在脂肪的衬托下显影，尤其是脾大时。不到 20% 的正常脾脏能在 X 线片上显示，约 44% 的病例中可见到脾尖[15]。脾脏的长轴通常平行于后肋，且不会明显超出肋弓下缘[14]。X 线片可发现中重度脾大及脾脏钙化，后者常见于肉芽肿性病变（如结核、组织胞浆菌病、布鲁菌病）。弧线样钙化可见于慢性血肿、治愈后的脓肿及囊肿。二氧化钍沉积在 X 线片上可表现为细

网状钙化，通常结合病史可明确诊断。

（二）核素显像

放射性核素脾显像常用的造影剂为 ^{99m}Tc- 硫胶体（图 102-5）。核素脾显像的用途包括发现先天性脾异常、评估脾脏大小、副脾或残余脾、异位脾、脾萎缩及无脾。平面显像可用来评估 > 1cm 的病变，< 1cm 的病变并需用断层显像（SPECT 或 SPECT/CT）进行评估[16]。

（三）PET

^{18}F-FDG PET/CT 是一种有效的检查方法，用于

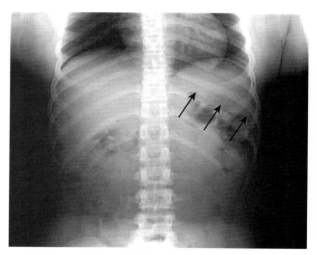

▲ 图 102-4　腹部 X 线片显示脾脏被横结肠勾勒显影（箭）

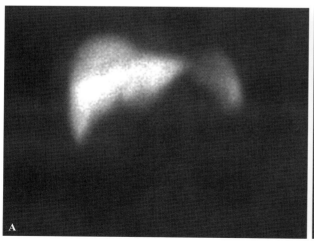
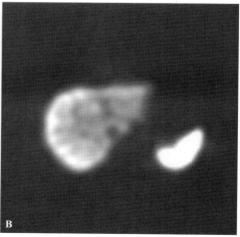

▲ 图 102-5　^{99m}Tc- 硫胶体显像
A. 前后位平面显像显示左上腹脾脏正常摄取。B. SPECT 图像显示脾脏较肝脏摄取活跃

发现癌症和监测疗效。正常脾组织中有轻微的放射性示踪剂摄取（图 102-6）。由于脾脏是髓外造血器官，使用骨髓刺激因子和造血障碍可导致弥漫性脾摄取增加[17]。恶性肿瘤累及脾脏时，可造成脾脏局灶性或弥漫性 ^{18}F-FDG 摄取增加[18]。

（四）血管造影

脾动脉平均长度为 13cm（范围 8～32cm）。85% 的人类腹腔干分为三支，肝总动脉、胃左动脉和脾动脉[19]。脾动脉通常起自胃左动脉远端，紧邻胃左动脉[14, 20]。约 15% 病例中，腹腔干三分支起自同一部位[21]。脾动脉的起源变异包括起自腹腔干腹侧或右侧，直接起自腹主动脉或肠系膜上动脉[20]。腹腔干可单独发出一分支供应脾脏上极，易误认为腹腔干发出两支脾动脉[22]。脾动脉按其走行可分为胰上段、胰段、胰前段及脾门段[5]，其迂曲程度随年龄增长而增加，其中走行最迂曲的是胰段，后者走行在胰腺背面并沿途发出细小分支供应胰腺。脾门段走行于脾和胰尾之间。

脾动脉的分布形态分为分散型和致密型两种基本类型。分散型（约 70%）脾动脉较短，分支多，穿过脾门进入脾内。而致密型（约 30%）脾门较窄，脾动脉分支短而粗大[23]。

脾动脉可发出分支供应部分胰体及胰尾。胰背动脉起自脾动脉的前 1～3cm（胰上段）。胰大动脉起自脾动脉的中间段，供应胰尾[24]。另一个分支，布勒动脉，可能会向下与肠系膜上动脉交通[22]。胃短动脉和胃网膜左动脉通常起自脾动脉近端[20]。

脾动脉造影实质期，脾脏的密度取决于脾脏容积与注射造影剂体积的比值。脾脏密度一般是均匀的或有轻微斑点样不均匀。脾静脉通常在动脉注射后 7s 显影。经皮脾穿刺门静脉造影也可显示脾静脉解剖结构。

（五）超声

超声可用于评价脾脏，最好的扫描体位为左前斜位、右侧卧位及俯卧位。超声最好使用中位频率为 3～5MHz 的曲线阵列换能器。采用肋下或肋间斜断面可增加超声窗。经前腹壁扫描常受胃气或结肠气体的影响，不利于观察。常采用横断面和纵向面（冠状）成像（图 102-7）。深吸气有利于观察紧邻膈肌的部分脾脏，这部分一般较难显示。胃腔充盈有利于仰卧体位观察脾脏。超声探头可以沿肋间以弧线或扇形移动。凸式探头有利于观察膈顶下方的脾脏盲区[22]。肝脏左外叶较大时可包绕脾脏，需要谨慎鉴别。消瘦的患者，如小孩或年轻女性，由于缺乏内脏脂肪，肝左外叶与脾脏分界不清，需与脾周积液鉴别[25]。

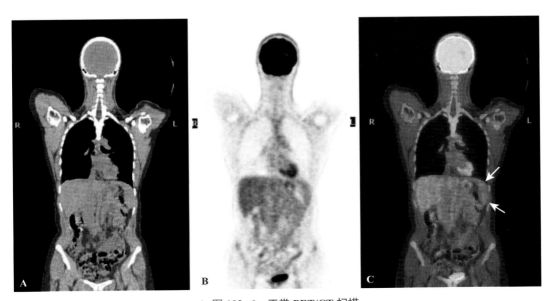

▲ 图 102-6　正常 PET/CT 扫描
A. 正常的冠状位 CT 图像。B. 正常的冠状位 PET 图像。C. 正常的 PET/CT 融合图像，脾脏显示正常摄取（箭）

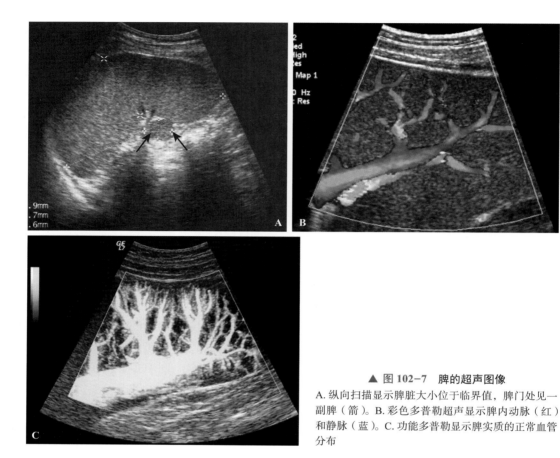

▲ 图 102-7　脾的超声图像

A. 纵向扫描显示脾脏大小位于临界值，脾门处见一副脾（箭）。B. 彩色多普勒超声显示脾内动脉（红）和静脉（蓝）。C. 功能多普勒显示脾实质的正常血管分布

正常脾实质为均匀的点状中低回声，偶尔散在高回声，代表血管的区域。脾脏的回声略高于肝脏，但明显高于肾实质 [26]。然而，如果肝脏回声异常，则可能难以用优化时间增益控制曲线的方法发现脾脏结构的异常。观察脾脏时，需要评估脾脏的形状、大小、脾门的位置及其与膈肌、胃、胰腺和左肾的关系。

测量脾脏大小的方法很多。成年脾脏大小一般约 12cm×7cm×4cm，重 150g。临床上，右侧卧位脾脏的上下径最大为 12～13cm[27]。儿童标准也采取同种方法测得 [28]。超声及 CT 采用脾脏容积指数评价脾脏的容积 [29]。脾脏容积指数等于脾脏的最大长径、宽度及前后径的乘积除以 27，正常值范围为8～34 [27, 28]。另外一种测量方法为选取脾脏横断面最大的一个层面，横径与其垂直径线的乘积即为脾脏容积 [27, 28]。

超声可用于发现及描述脾脏局灶性病变，测量脾脏大小及容积。彩色多普勒超声可用于评估脾脏的动、静脉，有利于鉴别血管结构（如正常血管、动脉瘤）与非血管结构（如胰腺假性囊肿）[30]。功能多普勒超声可显示脾脏的血流，特别是可以评估血流减少（如镰状细胞危象或梗死）。通过实时组织弹性成像测量脾脏弹性，可作为慢性肝病患者门静脉高压的一项指标 [31]。

超声微泡造影剂已用于评价肝脏疾病，同样可用于评价脾脏疾病，有利于显示脾梗死和脾裂伤 [32, 33]。

（六）CT

CT 可以很好地显示正常及异常脾脏的大小、形状、位置、结构。技术伪影可能是由于运动、线束硬化或者动态扫描造成的。CT 能清晰地显示脾脏与胰尾、肝左叶、膈肌、左侧肾上腺、左肾、结肠脾曲及邻近网膜、肠系膜内的脂肪的关系。脾脏的背面与膈肌毗邻的部分称为裸区，后者与肾筋膜有固定的关系 [34]。裸区长 2～3cm，部分情况下可被后肋膈角中的气体勾勒显示出。脾肾韧带在裸区

反折的部位相当于脾脏的中脊[34]。裸区可用于鉴别腹水与胸腔积液，因为腹水时裸区没有积液[34]。

CT 上显示的脾脏大小、形态和位置都是可变的[35]（图 102-8）。患者由仰卧位变为俯卧位时，肝脏和脾脏的腹侧及头侧会发生改变[36]。通过 CT 扫描制定放射治疗计划时，了解脾脏位置的变化非常重要。CT 平扫图像上，脾脏呈均匀密度，CT 值 40～60HU，比正常肝实质低 5～10HU[30, 37-39]。平扫有利于观察脾脏的钙化，后者可出现于脓肿、肉芽肿性病变、血肿、寄生虫囊肿、先天性囊肿和梗死[40]。由于脾脏周围的网膜和系膜内脂肪的衬托，即使不做增强扫描，脾脏的被膜和脾门血管仍可清晰显示。脾动脉走行较迂曲，在轴位 CT 上可表现为曲线形、圆形或卵圆形。脾静脉与胰腺的关系可发生变化，胰周脂肪可被误认为扩张的胰管[41]。

超声检查中提到的脾脏指数，也可用于 CT 中。简化的 CT 脾脏指数等于脾脏最长径（L）、宽径（W）及前后径（T）的乘积，通常小于 480。脾脏的容积可以通过脾脏指数计算得来，V=30×0.58×L×W×T[42]。通过手动或自动脾脏分段可以半自动或全自动计算脾脏的容积。针对儿童的研究表明，脾脏体积与体重的比值随着年龄的增长呈指数下降，从 1 个月的 4.5 cm^3/kg 下降到 25 岁的 2.4 cm^3/kg[42]。

增强扫描一般用于脾脏疾病的诊断以及与胰腺、肾上腺疾病的鉴别。静脉团注含碘造影剂后脾门血管显著强化，早期脾脏呈不均匀强化，有时呈条带状或花斑状（"斑马脾"）[43]（图 102-9）。造影剂缓慢灌注可使实质密度均匀增加[36, 43]。这是由于通过红髓的血流速率不同[43, 44]。造影剂团注 2min 后，脾脏呈均匀强化[35]。一项针对团注造影剂后出现不均匀的强化方式的研究表明花斑状是由于毛细血管阶段强化不一致造成的，而曲线状的低密度对应于血管内的静脉[45]。主动脉强化峰后，脾脏不均匀强化时间 > 40s 提示病理状态，反之，持续时间 < 40s 提示为脾脏正常的血流动力学相关的不均匀强化[45, 46]。

脾脏的灌注可以通过在动态增强 CT 扫描图像上，在脾脏和主动脉放置感兴趣区测量时间 - 密度曲线得到。该技术已被用于研究脾灌注与门静脉压力的相关性。脾动脉灌注正常值为 1.35ml/min，存在慢性肝脏疾病时降低，为 0.92ml/min[47]。这与罕见气体吸入洗脱试验相似，正常为 1.19ml/（min·g），慢性肝脏疾病为 0.96ml/（min·g）[48]。

与注射 300mg/ml 含碘造影剂相比，注射 400mg/ml 时脾脏动脉期实质强化程度明显增加，但是门静脉期强化程度相似。由于一般用门静脉期评价脾脏实质，所以注射更高浓度的含碘造影剂并不会提高 CT 的图像质量。然而，高浓度造影剂有利于在脾动脉灌注相时评价脾动脉及其分支[49]。

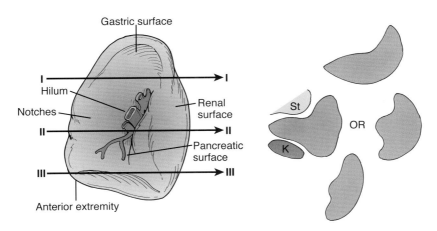

▲ 图 102-8　**Variations of splenic morphology on CT**

On axial images, the spleen may have several normal configurations because of prominent lobulation or ridging. K, kidney; St, stomach. (From Piekarski J, Federle MP, Moss AA, London SS: Computed tomography of the spleen. Radiology 135: 683–689, 1980.)

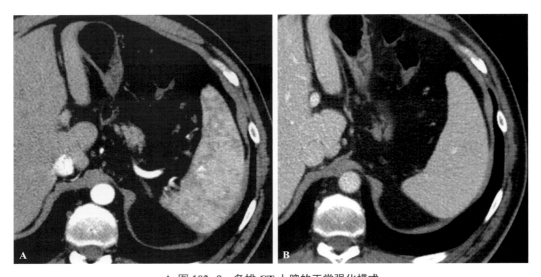

▲ 图 102-9　多排 CT 上脾的正常强化模式

A. 由于造影剂在红髓和白髓中流速不同，导致脾脏动脉期呈现花斑样强化。B. 脾脏门静脉期呈均匀强化

（七）MRI

新的磁共振成像（MRI）技术提高了 MRI 对脾脏疾病检测和鉴别。MRI 是一项评价脾脏局灶性和弥漫性病理状态极好的检查手段。快速扫描技术允许屏气成像和呼吸门控技术可减少脾脏邻近的膈肌和肠道的运动伪影 [50-55]。

脾脏含有大量的血红素，导致脾脏的 T_1 和 T_2 弛豫时间长于肝脏。所以在 T_1 加权图像上，正常脾脏的信号比肝脏低，但是比肌肉略高。在 T_2 加权图像上，脾脏的信号略高于肝脏 [56,57]（图 102-10）。

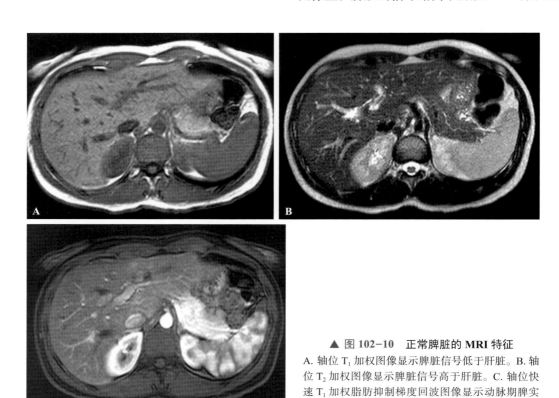

▲ 图 102-10　正常脾脏的 MRI 特征

A. 轴位 T_1 加权图像显示脾脏信号低于肝脏。B. 轴位 T_2 加权图像显示脾脏信号高于肝脏。C. 轴位快速 T_1 加权脂肪抑制梯度回波图像显示动脉期脾实质呈花斑样强化

固有的 T_2 信号升高会导致正常脾脏和异常脾脏对比不良 [50, 53, 58]。婴儿脾脏的信号与儿童及成年人不同。脾脏的 T_2 信号生后第 1 周等或略低于肝脏，之后逐渐增加，至 8 个月时呈中等高信号 [54]。这可能是因为出生时红髓含量相对较多。非血栓性血液在 T_2 加权图像上呈黑色。千万不要将新生儿的这种信号特征误认为是疾病 [54]。

脾脏的 MRI 图像包括注射造影剂前后快速 T_1 加权脂肪抑制梯度回波序列，可提高病灶的检出及其特征的显示。静脉注射钆造影剂后，脾脏早期呈条纹状或弧形强化，60～90s 后呈均匀强化 [52, 56]。脾脏铁沉积或含铁病变在 T_1 加权梯度回波序列上表现为正相位（回波时间长）信号较反相位（回波时间短）减低 [59, 60]。

第 103 章　脾脏血管造影及介入治疗
Angiography and Interventional Radiology of the Spleen

J. Satheesh Krishna　Naveen Kalra　Ajay K. Singh　**著**

龙　蓉　**译**　　高顺禹　**校**

由于脾脏的介入发生并发症尤其是出血的风险较高，目前尚未被广泛应用。现在普遍认为脾脏介入后出血并发症的发生率增加了。这可能是因为脾脏的介入比腹部脏器介入检查治疗做得少，另外，如果脾脏病变同时合并其他脏器的病灶，术者倾向于把重点放在其他脏器病变的治疗上而非脾脏的病变。然而，随着我们对这些操作过程越来越熟悉以及穿刺针越来越细，我们有信心更加安全地进行脾脏介入操作。

文献中报道的脾脏介入操作后发生并发症的概率比预想中的低。事实上，肝脏和胰腺介入操作后的死亡率要比脾脏的常见，可能是因为肝脏和胰腺介入操作的数量较多。脾脏活检的成功率为 91%，脾脏积液抽吸的成功率为 100%，脾脏积液引流的成功率为 86%[1]。这些操作的高成功率使得脾脏介入操作在临床上得到广泛的认可。

这一章节包含了脾脏介入操作的全部内容，重点讲述影像引导下活检、置管引流、囊肿酒精消融、射频消融和脾动脉栓塞。

一、检查前准备

脾脏介入的检查前准备与脾脏其他脏器相似，没有其他特殊要求。但是，要特别注意凝血参数，一般建议血小板数值 > 50 000/μl，国际标准化比值低于 1.2，以及活化部分凝血活酶时间为 20～33s。

患者要求头一晚禁食或空腹 8h。成人脾脏介入操作通常使用咪达唑仑或芬太尼进行局部麻醉，并皮下或腹壁注射 1% 利多卡因。然而，儿童需进行全麻，并由儿科麻醉团队提供支持。另外，操作前需开放静脉通路。

操作结束后，患者需观察 3h，包括患者监测患者的血压、脉搏。我们通常前一个小时每 15 分钟监测生命体征，后 2h 每半小时一次。患者在观察期间情况稳定，无或者仅轻微不适，可回家休息，并且 3 天内不能剧烈运动及从事重体力劳动。

二、影像引导下活检

活检的主要目的在于通过微创手段得到所需要的组织病理诊断，避免不必要的脾脏切除。因此，活检的主要适应证为临床和影像不能确诊的脾脏实性或囊性病变。临床上常需要进行脾脏病变活检的情况包括已确诊脾外肿瘤、已确诊或怀疑淋巴瘤。

根据病变情况，可选择 CT 或超声引导下活检。选择 CT 还是超声，还得根据不同检查影像医师的操作便利性及病变显示情况。通常情况下，优选超声，因为超声为实时引导并且方便快捷。另外，活检前和活检中可使用多普勒超声探测并避开脾门的大血管。

无菌原则适用于影像引导下活检。活检采样的瞬间要求屏住呼吸。一般选择最外周的病变进行活检，这样穿过脾脏实质的距离最短，并且可避免损伤脾门的血管。穿刺点一般在病灶的边缘，这样可以减少取到病灶中央坏死组织的概率。脾脏病灶邻近膈顶，为避免穿透胸膜，须使用实时超声或者可倾斜角度的 CT 进行引导。操作结束后，再次进行超声或 CT 扫描复查，排除血肿形成。

脾脏病灶活检比较有争议的地方在于穿刺针规格的选择。通常，穿刺针为 18～22G，抽吸针为 20～23G（图 103-1 和图 103-2）。文献报道，不同的研究显示粗针穿刺活检诊断疾病的敏感性高于 88%[1-12]。但是，活检的成功率低于细针抽吸[2, 5]。腰椎穿刺针用于深度＜ 8cm 的病灶，千叶针用于深度＞ 8cm 的病灶。

活检的组织量一般由进行介入操作的医师决定。当怀疑淋巴瘤时，可多取一些组织，通过流式细胞学和细胞阻滞得到免疫组化表型。如果细胞学检查没有发现恶性征象，部分活检组织将被送去进行培养和敏感性分析。

穿刺活检的并发症包括出血、气胸、胸腔积液和小肠损伤（表 103-1，图 103-3）。其中最严重的是无法控制的非自限性出血，可能需要进行输血、栓塞治疗或者脾脏切除。确保针道止血的一种方法

是在手术结束时注射可吸收明胶海绵。一旦发生出血，立刻进行快速补液及输血。保守治疗后仍然出血者，可经导管介入栓塞止血。如果仍然失败，可进行脾脏切除。

通常情况下，并发症发生的概率随穿刺针口径增加而增加。细针抽吸比粗针穿刺安全。一项 1000 例采用 22G 针进行抽吸的试验中，无一例出现术后并发症，然而另一项采用 14G 针进行活检的试验中，12%（4/32）的病例出现术后并发症，其中 1 例行脾脏切除，3 例进行输血[8, 9]（表 103-1）。

三、置管引流

通常，脾脓肿一般予以抗生素治疗，抗生素治疗失败后行脾脏切除手术。影像引导下放置引流管抽吸是一项成功率很高且创伤小的治疗方法[1, 13-15]。

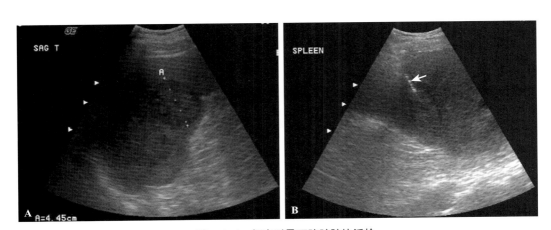

▲ 图 103-1　超声引导下脾脏肿块活检

A. 超声显示脾脏局灶性病灶，呈不均匀回声，测量方法为 A，如图。B. 穿刺针位于病灶内（箭），病理结果为错构瘤

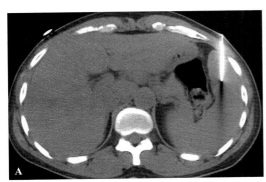
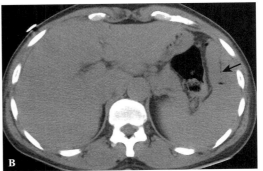

▲ 图 103-2　CT 引导下脾脏肿块活检

A. 轴位 CT 显示脾脏实质内 17G 同轴活检针。B. 术后 CT 显示穿刺通道（箭），病理结果为髓外造血

表 103-1　脾脏活检的并发症			
研　究	针（G）	病例数	并发症
Tam 等 [12] 2008	22	147	1.9% 重度（2 例行脾切除） 14.7% 轻度
Liang 等 [7] 2007	21、18	46	2%
Kang 等 [6] 2007	22	78	无
Muraca 等 [4] 2001	18～21	30	无
Keogan 等 [3] 1999	20～22	18	无
Lieberman 等 [2] 2003	20～22	20	10% 轻度（出血）
Lucey 等 [1] 2002	18～23	24	10%（2 例行脾切除，1 例出血）

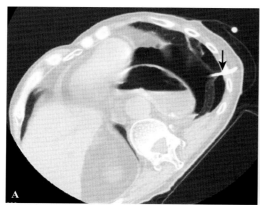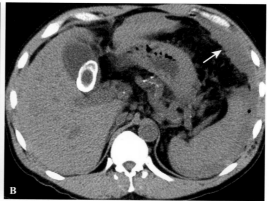

▲ 图 103-3　活检后并发症
A. 术后 CT 显示左侧气胸，经胸腔引流后成功好转（箭）。B. 术后 CT 显示左上腹出血（箭），行保守治疗

该技术不仅创伤比手术小，并且可以保留脾脏，避免因脾切除所导致的长期免疫缺陷。

积液引流最理想的状况为单房无分隔且一侧壁游离。与穿刺活检一样，位于脾脏外周的积液更容易引流，尤其是中部或下极。放置引流管抽液前需进行呼吸试验。常用的导管为猪尾导管，导管型号为 7～12F[1, 13]（图 103-4）。一般来说，较黏稠的脓肿需要使用较粗的导管，如果引流不充分，则需要更换更粗的导管。

多房脓肿引流较困难，可采用单根或多根引流管进行引流。引流管内的静水压可破坏脓肿内分隔，从而引流整个脓腔。脓肿内分隔也可通过导管内注射尿激酶破坏分解[16]。

与活检一样，置管引流使用超声或 CT 引导。

常用的两种方法是套管针技术和经皮穿刺技术。套管针技术快捷，经皮穿刺技术更精确，但耗时略长。在导丝弯曲或打结的情况下，经皮穿刺将失败。

每 8h 用生理盐水冲洗引流管，以防止管腔和侧孔堵塞。另外，重复冲洗可使液体黏度降低，易于引流。连续 3 天每天引流量少于 10ml 时可拔除引流管。拔除引流管前应注意将猪尾导管卷曲部分拉直，以减少患者的疼痛及软组织损伤。

引流管通常放置 7～14 天。拔除导管的先决条件是患者临床症状改善（包括体温和白细胞计数正常）和囊腔吸收。通常情况下，当导管引流量为 10ml/24h 并且影像提示未见残腔时，可以拔除导管。

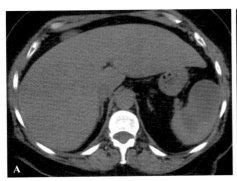
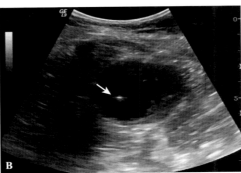
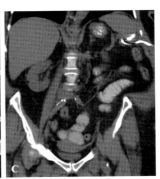

▲ 图 103-4　脾脏脓肿引流

A. CT 平扫显示脾脏内局限性液体密度灶。B. 超声显示该病灶大部分呈无回声伴碎片影，提示脓肿，脓腔内见针尖样回声（箭）。C. 引流后 CT 随访显示脾脏下极见引流管和塌陷的脓肿腔

与影像学引导下活检一样，出血是置管引流的一种严重并发症，严重的出血而需要行脾脏切除的发生率高于活检[1, 14]。因此，与活检后较短的（3h）监测时间相比，建议置管引流后检测更长的时间（24h）。

四、酒精消融

酒精消融硬化治疗的原理是囊肿壁蛋白质发生变性，最终大致细胞死亡及囊壁纤维化。这种方法广泛应用于实性脏器有症状的囊肿和包虫囊肿的治疗中，尤其是肝和肾囊肿[17-19]。其他硬化剂，如四环素，也被成功用于儿童[20]。与外科手术相比，这种疗法的优点是容易获得、疗效高、技术简单。

有症状的脾脏囊肿可用酒精消融术治疗。这些囊肿通常体积较大，一般在影像引导下放置 8~10F

的猪尾导管（图 103-5）。首先抽吸囊内所有的液体，进行细胞学和微生物学分析，然后，经导管向囊腔内注射造影剂，以确保导管位置正确，除外腹腔漏液。腹腔内造影剂外溢是酒精治疗的禁忌证。

将导管放入囊内，充分抽吸囊内容物后，向囊内注射 95% 的乙醇。乙醇注射量为抽吸液容量的一半（最多 100ml）。20min 后，将酒精吸出，可行 CT 复查确认。3 个月后复查 CT，除外囊肿复发。如若复发，可再次行消融治疗。

酒精消融治疗的并发症包括疼痛、出血、低血压、感染，以及放置导管过程中邻近结构损伤。

五、射频消融

射频消融的原理是针尖处射频引起离子运动和摩擦生热，当温度 > 50℃，发生组织脱水和蛋白质

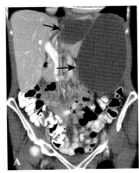
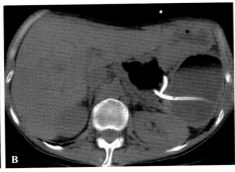
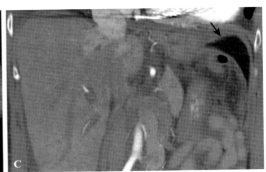

▲ 图 103-5　脾囊肿酒精消融

A. 增强 CT 显示脾脏内见两个较大的囊肿（箭），由于占位效应出现临床症状。B. 轴位 CT 显示引流管穿过这两个囊肿，消融过程中 95% 的低密度酒精注入囊肿内。C. 消融后 CT 显示囊肿明显缩小（箭）

变性，最终导致凝固性坏死。

RFA 已被用于局部治疗脾脏肿瘤，尤其是转移瘤。6 个月后随访发现病灶明显缩小[21]。有报道脾亢患者脾脏消融 30%～40% 后，血小板计数和肝功能得到改善[22-24]。RFA 也被用于感染性包虫囊肿手术前周围脾脏组织脱水[25]。

尽管射频消融因多种适应证已成功用于身体多个部位，但是关于脾脏射频消融的文章比较少，可能也是因为害怕脾脏介入治疗后出现出血并发症。然而，射频消融已用于治疗猪的脾脏 4 级裂伤[26]。射频消融成为主要的介入治疗手段用于脾脏疾病仍需进一步研究。

六、脾动脉介入

目前，脾脏动脉介入治疗的应用越来越多，并在某些特殊情况下可替代手术治疗。熟悉动脉解剖知识是成功进行栓塞和预防意外并发症所必需的。

（一）脾外伤脾动脉栓塞

脾脏是腹腔实性脏器中最易受伤的器官。由于脾切除术后有发生致命性败血症和机体免疫力下降的风险，临床上处理原则已从外科手术转向非手术治疗。脾外伤的这种保守治疗策略本身具有比较高的失败率（2%～52%）[27,28]。脾动脉栓塞可降低这种失败率，并避免进行二次脾切除手术。

CT 提示动脉损伤是栓塞的适应证。这种情况下，弹簧圈尽量放置在出血动脉的最远端，以保证剩余脾脏的血供。远端脾动脉栓塞易造成脾梗死和脾内积气[29]，此种积气与脓肿无关。对于继发性脾脏破裂风险高的患者，建议采用近端脾动脉栓塞，以降低脾脏和血循环压力（图 103-6）。这种情况下，侧支循环形成，主要通过胃短动脉、胃网膜动脉以及胃动脉、胰腺动脉到达脾远端，这种低血压的状态不会导致脾梗死，并且有利于脾脏修复和再生[30,31]。另外，对于操作过程中出现血流动力学恶化的患者，可以进行更近端的栓塞，节省时间。

（二）脾亢脾动脉栓塞

脾功能亢进最常见于肝硬化和门静脉高压患者，其特点是分离和破坏血液中的微颗粒。这种患者由于具有丰富的侧支循环，行脾动脉近端栓塞常失败。在这种情况下，建议采用不完全或部分脾栓塞，以减少可行存活脾脏体积。理想的状态是脾梗死面积 60%～70%，因为血液应答反应与梗死的程度相关。这项技术称为 Spigos 技术，原则如下[32]。

- 术前接种肺炎球菌疫苗。
- 术前 8～12h 使用广谱抗生素，术后持续用药 2 周。
- 抗生素悬浮于栓塞液中。
- 遵循无菌原则。
- 选择性导管放入胰大动脉起始处远端，避免该动脉被栓塞。
- 使用特殊的栓塞剂。

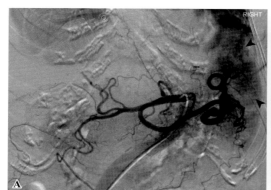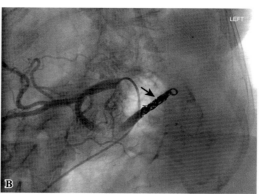

▲ 图 103-6 **脾脏裂伤行脾动脉栓塞**
A. 脾脏 4 级裂伤患者行选择性腹腔动脉造影显示造影剂外漏（箭头）。B. 脾动脉内放置 12 个 0.9mm 弹簧圈（箭）后动脉造影显示脾动脉完全闭塞

● 避免过度栓塞（梗死面积不超过 80%）。

● 术后疼痛治疗及预防肺炎并发症。

栓塞方法包括选择性部分栓塞和非选择性部分栓塞。选择性部分栓塞包括超选择性插管和脾动脉远端分支栓塞。其余的动脉分支被保留，给存活脾实质供血。复查动脉造影实质期可显示存活的脾实质以及梗死区，梗死区造影剂充盈程度同梗死程度相一致。

非选择性部分栓塞的导管位于胰大动脉起始处远端的脾动脉主干。常导致脾脏灌注普遍减少。

虽然脾动脉近端栓塞治疗脾亢效果不佳，但可用于脾切除患者术前栓塞，以减少术中失血，因为这些患者由于脾亢常出现血小板减少。

（三）门静脉高压脾动脉栓塞

部分脾栓塞术也可用于治疗门静脉高压和顽固性静脉曲张出血。栓塞可减少脾脏的静脉回流，从而降低门静脉压力。

（四）动脉瘤或假性动脉瘤脾动脉栓塞

脾动脉瘤通常较小（＜ 2cm）、呈囊状且位于分支血管上，常见于经产妇、肝硬化和门静脉高压患者中。假性动脉瘤常为胰腺炎后遗症。胰腺炎释放蛋白酶，造成坏死性动脉炎和血管壁弹性纤维断裂，导致血管壁结构破坏。最终导致假性动脉瘤形成，可引起胃肠道出血。

脾动脉瘤栓塞的适应证包括有症状的动脉瘤、育龄期妇女、门静脉高压以及动脉瘤直径＞ 2.5cm 的患者。所有的脾脏假性动脉瘤无论大小和有无症状都需要治疗，因为无症状的脾脏假性动脉瘤的病史尚不清楚。传统的治疗包括手术结扎。近年来，血管内导管栓塞被认为是一种治疗的方法 [33-35]。可将弹簧圈直接置于动脉瘤囊内，或将弹簧圈置于动脉瘤颈部的近端和远端使颈部旷置，此方法叫作"三明治法"。有些病例可采用经皮影像引导下注入栓塞剂 [36-38]，也尝试过超声内镜引导下注射栓塞剂 [39]。另一种方法是在脉瘤处放置一个具有弹性可扩张的支架，这种方法比较新颖之处在于动脉瘤内仍有血流通过。

（五）脾动脉窃血综合征脾动脉栓塞

脾动脉窃血综合征是肝移植少见的并发症，其典型的三联征为肝衰竭、肝动脉灌注减低和脾循环血流增加。这是因为肝硬化门静脉高压患者中脾动脉压力降低。脾窃血综合征会被误诊为肝移植失败，所以及时的诊断与处理是必不可少的 [40]。

尽管肝动脉再植入主动脉是理想的治疗选择，但通常优选微创手术，因为与二次手术相关的发病率增加。脾动脉栓塞是减少脾循环分流的有效手段 [41]。

（六）脾动脉栓塞的并发症

脾动脉栓塞的潜在并发症包括出血、梗死、脓肿、全身感染、医源性血管损伤（脾静脉血栓形成）、线圈移位、胃壁坏死和胰腺炎。栓塞后综合征很常见，包括低热和左上腹疼痛伴白细胞增多，这种疼痛可能需要使用镇痛药缓解。

七、经动脉脾照射

外照射放疗可有效治疗淋巴瘤、白血病、骨髓纤维化、特发性血小板减少性紫癜和真性红细胞增多症。动脉内照射正在成为一种可观的替代方案，可减少外照射放射治疗相关的并发症并增加最大允许照射剂量。通常使用的试剂是 ^{90}Y 微球 [42-44]。

不同的介入工具和手段在脾脏病变的处理中取得了不同的成功。为最大限度降低脾脏介入操作的并发症，必须了解每项技术的适应证和禁忌证。

第 104 章　脾脏异常与解剖变异

Anomalies and Anatomic Variants of the Spleen

Stephen Thomas　Abraham H.Dachman　著

龙　蓉　译　　高顺禹　校

一、胚胎学

脾脏的发育始于妊娠第 5 周，由胃背侧系膜两部分间的间充质细胞聚集而成。几个相邻区域融合形成分叶状脾脏[1]。胃的旋转与胃背侧系膜的发育导致脾脏由中线移至左上腹，胃系膜与覆盖于左肾的腹膜融合形成脾肾韧带[2]（图 104-1）。这导致脾肾韧带在背侧融合，成人脾动脉向左进入脾肾韧带后走行于腹膜后。

脾脏的包膜、结缔组织框架和实质是由不同的间充质细胞分化而来。脾脏在妊娠的第 4～8 个月具有造血功能，但淋巴细胞和单核细胞的产生会贯穿一生[1]。

二、脾裂、分叶与带

脾脏在胎儿时期呈分叶状，正常情况下，至出生前分叶消失。脾门处仍保留分叶状外观被认为是正常解剖。沿着上缘的沟槽或裂隙是胎儿时期脾脏分叶的遗迹[2]。异常的深裂可形成带。如果裂缝贯穿整个脾脏，会形成腰样结构，容易被误诊为脾撕裂。腹膜可能嵌在腰部，其表现类似血肿、梗死或裂伤[3]。深裂常发生于脾脏的上缘。当发生在下缘时，脾脏的小叶可向内侧和前方延伸至左肾。少数情况下，小叶可能位于左肾上极的后方，并将左肾推至前方[4]。

三、游走脾或异位脾

游走脾或异位脾是指脾脏位于左上腹后外侧以外的其他位置。一项 3853 例涉及所有年龄段由于各种原因行脾脏切除的研究显示，游走脾发生的概率为 0.16%[5]。通常发生在 20—40 岁，70%～80% 的报道病例发生在育龄期女性。1/3 的病例是在儿童中发现的，大多数（70%）年龄在 10 岁以上[6]。

脾脏通常由两个韧带固定在左上腹，胃脾韧带，连接脾脏与胃大弯；脾肾韧带，连接脾脏与左肾和腹后壁[2]。

游走脾可能是先天性的，也可能是后天获得的。先天性游走脾是由于固定脾脏于左上腹的一个或多个韧带缺如或松弛造成的。脾脏仅由血管蒂固定，可在腹腔内移动。罕见情况下，左上腹可见正常脾脏，但副脾可发生移动或游走[7]。

获得性游走脾可能是由于脾大或妊娠、肌营养不良导致韧带松弛造成的[8]。多胎女性发生游走脾的概率较高，提示可能与妊娠期激素作用和腹部松弛有关[9, 10]。游走脾有报道发生于梅干腹综合征及引起脾大的疾病，如脾囊肿、疟疾、霍奇金病和淋巴管瘤[11]。

（一）临床表现

游走脾的临床表现多样。游走脾可表现为无症状，而在查体或影像检查偶然发现。通常表现为可触及实性的、可移动的、有切迹的肿块。当脾蒂血管受压或扭转时可出现临床症状[8]。

儿童游离脾最常见的症状为急性腹痛。患者也可表现为非特异性症状，如偶尔的恶心、呕吐或轻微腹部绞痛[11]。慢性间歇性脾扭转时疼痛可能是模糊的[12]。游走脾扭转可累及胰腺尾部导致胰腺炎，

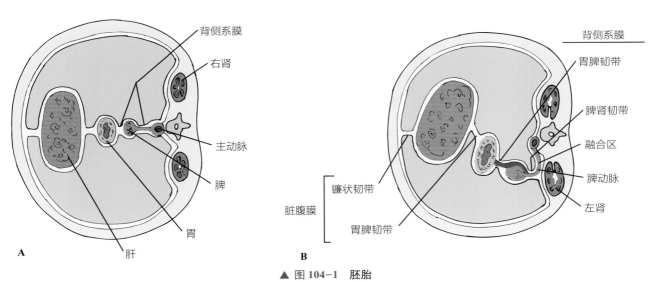

A　　　　　　　　　　　　　　B

▲ 图 104-1　胚胎

A. 妊娠 5 周末横切面显示脾脏在胃背侧系膜发育。B. 旋转开始，脾动脉走行于胃背侧系膜与后腹膜融合区域内 [引自 Dachman AH：Normal anatomy and radiology. In Friedman AC（ed）：Radiology of the Liver，Biliary Tract，Pancreas，and Spleen. Baltimore，Williams & Wilkins，1987，p 899–915]

脾静脉阻塞可导致脾大，引起脾功能亢进 [9]。少数情况下，由于脾蒂压迫可造成小肠或结肠甚至十二指肠梗阻 [6]。

（二）影像表现

1. X 线片

仰卧位和立位腹部 X 线片可能显示脾脏轮廓缺如或者左腹或中腹的移动性肿块。由于脾脏不在正常位置，肠襻可填充脾窝 [13]。由于缺乏脾脏的压迫，左肾和左侧膈肌可升高 [14]。

由于脾脏不固定于腹腔，脾蒂冗长或脾脏移位可引起胃出口梗阻、小肠梗阻或结肠梗阻。腹部 X 线片可显示胃腔扩张、小肠梗阻或结肠梗阻。脾蒂在累及的肠段或结肠上表现为线状缺损 [15-17]。

2. 核素显像

99mTc- 硫胶体显像可以反映肝脏和脾脏内的网状内皮细胞活性，有助于识别腹部异位的功能性脾组织 [18]。同理，99mTc- 热变性红细胞显像特异性显示脾组织，可评价脾脏的大小、位置及脾脏清除特异红细胞的功能 [19]。腹部异常位置的功能性脾组织摄取造影剂可诊断游走脾（图 104-2）。已证实的游走脾缺乏造影剂摄取提示蒂扭转 [20]。

3. 超声

灰阶超声和多普勒超声在游走脾的诊断中是有

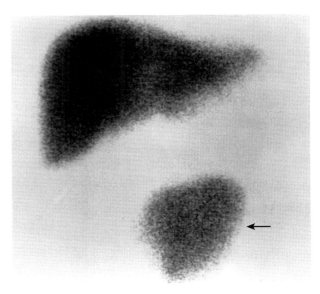

▲ 图 104-2　**Wandering spleen**

Anterior 99mTc-sulfur colloidscintigram shows absence of radiotracer activity in the left upperabdomen and uptake in an abnormally located spleen in the pelvis (*arrow*). The liver also shows normal radiotracer uptake (*top*). (From Paterson A, Frush DP, Donnelly LF, et al: A pattern-oriented approach to splenic imaging in infants and children. RadioGraphics 19：1465–1485, 1999.)

价值的，并可用于蒂扭转和梗死等并发症的诊断。超声检查可以发现左上腹的脾脏正常位置上脾脏缺如，并能确定异位脾脏是位于腹腔还是盆腔（图 104-3）。异位脾脏回声均匀，外周凹陷，代表肺门

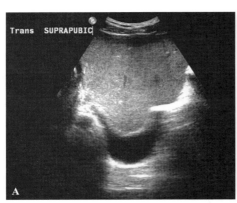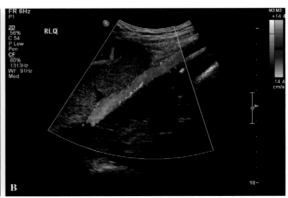

▲ 图 104-3　游走脾的超声特征

A. 超声断面示脾脏位于膀胱上方。B. 彩色多普勒超声示髂动脉旁的脾脏血流

血管结构。使用功率多普勒、彩色多普勒和双相超声可以评估脾实质和脾脏主要血管的血流情况 [21, 22]。

实时超声可发现脾脏移动范围和血管蒂扭转情况，评估发生脾梗死风险。由于血管蒂的间歇性扭曲和静脉充血，可能发生脾大 [23]。

4. CT 和 MRI

游走脾患者可表现为腹痛，增强 CT 可以诊断异位脾脏及其相关的并发症。游走脾的特异性 CT 表现为上腹部脾脏缺失，腹部或盆腔内见边界清楚显著均匀强化的软组织肿块 [24]（图 104-4）。

脾脏蒂扭转增强 CT 表现包括脾脏实质强化减弱或无强化，脾蒂高密度提示血栓形成，周围循环供血引起脾包膜增强。脾脏血管蒂的旋转是扭转的特异性表现。游走脾大是提示扭转的重要征象，但不特异 [25]。脾梗死导致密度明显减低，可能被误诊为肠系膜囊肿、一段充满液体的扩张肠襻或脓肿 [26]。游走脾蒂扭转可能与肠梗阻（由于腹部其他脏器的压迫）、脓肿形成、胰尾坏死和反复发作的胰腺炎有关 [27]。

MRI 广泛用于游走脾的诊断中 [28, 29]。MRI 可以确定异位脾脏的位置、脾实质的活性以及显示脾脏血管的解剖 [30]。

5. 血管造影

腹腔动脉造影通常不用于游走脾的诊断，但它可显示远端脾动脉逐渐变细或截断，提示游走脾扭转。静脉期可显示脾静脉梗阻，侧支循环和静脉曲张 [31]。MR 血管造影可用于术前显示脾动脉的位置和长度 [29]。

（三）诊断方法与治疗

一旦怀疑游走脾，需行影像学检查确定异位脾脏的位置及评价脾血管的解剖和是否通畅。评价脾实质的活性（包括梗死面积）对指导治疗非常重要。

游走脾的最佳治疗方法是手术。游走脾蒂扭

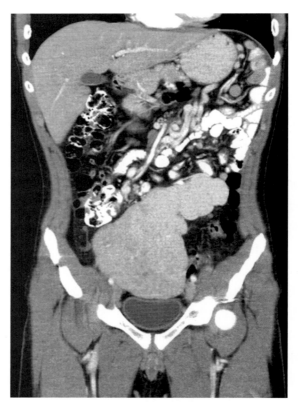

▲ 图 104-4　游走脾

对比增强 CT 冠状位图像显示脾脏异位于盆腔，左上腹见小肠填充

转后脾脏仍具有活性且脾静脉无血栓者首选保留脾脏的脾固定术。出现脾梗死的病例选择脾切除手术[32]。

四、副脾

副脾是一种先天性异常，是由于胚胎的脾芽不能在胃背侧系膜内融合，脾脏极度分叶并从脾脏组织中脱离而形成的。尸检病例中副脾的发病率为10%～30%[33, 34]。在行增强 CT 检查的病例中，有11% 的病例诊断副脾[35]，脾切除术后的患者中，有45%～65% 诊断副脾[36]。

副脾大小 1～3cm，但也可以与脾脏一样大，最常位于脾门或韧带内[35]，其次为胰尾，占所有病例的16%[34]。副脾也可位于胃壁、大肠、网膜、肠系膜、甚至阴囊[37, 38]。

副脾的形态与正常脾脏一致，由脾动脉分支供血，静脉引流至脾静脉。副脾病例中，88% 为孤立的，8% 有两个，3% 有三个[35]。

（一）临床表现

大部分病例中，副脾常无临床症状而偶然发现，但出现扭转或自发性破裂时可出现临床症状[39]。副脾的诊断非常重要，因为它可被误诊为淋巴结或肿瘤，尤其是位于胰尾的副脾更容易被误诊[40]。

特发性血小板减少性紫癜的治疗要除所有具有功能的脾组织，所以发现所有的副脾组织是非常重要[41]。

（二）影像表现

核素显像、超声、CT 和 MRI 都能诊断副脾。正常副脾的回声和强化与正常脾脏相同。病灶一旦诊断为副脾，无须随访，但如果怀疑肿瘤或是血液疾病患者需行脾脏切除，则需进一步检查[41]。

灰阶超声上，副脾常表现为脾门附近圆形或卵圆形肿块，回声与脾脏相同。在彩色多普勒超声上，进入病变的血管门结构是副脾的诊断特征[42]。超声造影显示副脾的强化模式与相邻脾脏相同[43]。

在多期增强 CT 图像上，副脾常表现为脾门附近边界清楚的肿块，动脉期呈斑片样强化，与脾脏

相同[35]（图 104-5）。胰腺内副脾类似于胰腺的肿瘤，如高血供的胰岛细胞瘤。脾脏的密度在动脉期、胰腺实质期及门静脉期常高于胰腺，同理，胰腺内副脾的密度在各个时相也均高于胰腺[44]。相反，胰腺的高血供肿瘤，包括胰岛细胞瘤，动脉期密度高于胰腺，而门静脉期等于或低于胰腺[45]。

在 MRI 的 T_1 加权图像上，副脾的信号等于或略低于脾脏，在 T_2 加权图像上，副脾的信号与脾脏相同。副脾的强化模式在动脉期、门静脉期及延迟期均与脾脏相同（图 104-6）。在 DWI 图像上，副脾信号与脾脏相同。在 MRI 图像上，副脾的信号特征与脾脏一致，有利于鉴别胰腺肿瘤[46]。

^{99m}Tc- 热变性红细胞显像是一项发现脾脏组织高特异性的检查方法，高达 90% 的热变形红细胞被脾脏组织摄取[47]。^{99m}Tc- 热变性红细胞显像可对脾组织选择性显像，具有极好的脾肝比。当有少量具有活性的脾组织存在时，如副脾，脾显像可能受损。另外，与其他断层图像相比，^{99m}Tc- 热变性

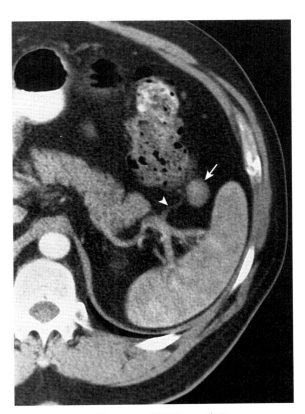

▲ 图 104-5　副脾的 CT 表现

副脾（箭）及供血血管（箭头），副脾密度与脾脏一致

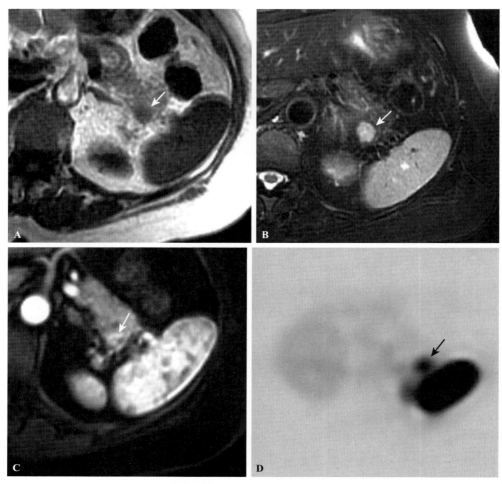

▲ 图 104-6　胰腺内副脾的 MRI 表现及 ^{99m}Tc- 热变性红细胞 SPECT

A. MRIT$_1$ 加权图像示胰尾肿块（箭），信号低于胰腺且略低于脾脏。B. MRIT$_2$ 加权抑脂图像示胰腺肿块（箭），信号高于胰腺但与脾脏相同。C. MRI 钆对比增强快速梯度回波 T$_1$ 加权抑脂图像示胰尾肿块（箭），动脉期强化类似脾脏。D. ^{99m}Tc- 热变性红细胞 SPECT 示胰尾近脾门局灶性高摄取（箭）

红细胞平面成像甚至单光子发射计算机断层扫描（SPECT）的空间分辨率较差。^{99m}Tc- 热变性红细胞 SPECT 常与其他横断面成像方法一起用于诊断和精确定位副脾[48]（图 104-6）。

五、脾 - 性腺融合症

这种罕见的先天性异常的特点是性腺和脾脏或异位脾脏之间异常连接。左侧性腺几乎总是受累，只有一例右侧受累的文献报道[49]。妊娠第 6 周前，在胚胎肠管旋转过程中，在左侧胃背侧系膜中发育的脾脏原基与包含性腺中胚层的左侧泌尿生殖褶靠近。公认的理论是脾脏性腺融合是发生在妊娠第 5～8 周时，两个器官相互靠近时的异常附着。脾 - 性腺融合症男女发生比例为 16：1，可影响左侧睾丸的正常下降或导致阴道直肠闭合失败，常伴有同侧腹股沟疝和隐睾[50]。

连续型脾 - 性腺融合症是最常见的一种类型，约占已发表病例的 55%，该类型中脾脏与性腺间由横穿腹膜腔的纤维或脾索连接。连续性持脾 - 性腺融合症与肢体缺陷综合征和其他先天性畸形相关，包括心脏畸形、胸廓畸形、腭裂、小颌畸形、肛门异常、脊柱裂、颅缝早闭、膈疝和肺异常[51]。非连续型脾 - 性腺融合症占 45%，与其他先天性异常无关[52, 53]。

如果左侧性腺出现慢性肿胀或肿块，尤其是伴有隐睾时，需怀疑脾 - 性腺融合症[54]。性腺肿块，如果可触及，常表现为实性具有弹性的，与睾丸分界模糊。首先进行超声检查，可显示边界清楚的阴囊肿块，回声与脾脏相似[53]。恶性病变极少发生于脾 - 性腺融合症，常发生于未下降的睾丸中[55]。

99mTc- 硫胶体显像有利于显示异位的脾脏组织，腹股沟或阴囊内见造影剂摄取[56, 57]。

六、内脏异位综合征

（一）无脾综合征

内脏异位伴无脾又称无脾综合征，特征性表现为脾脏缺如，右侧结构重复（双右侧），男性发病率是女性的 2 倍[58]。无脾综合征发生率为每 10 000～40 000 活胎中发生 1 例，该病是由于多基因缺陷造成的[59]。这种疾病常伴随各种先天性畸形，尤其是心血管畸形[58-63]（图 104-7 和图 104-8）。无脾患者中 85%～95% 出现先天性心脏畸形（框 104-1）。孤立的先天性无脾症不伴其他发育异常，尤其是心血管系统畸形[64]。

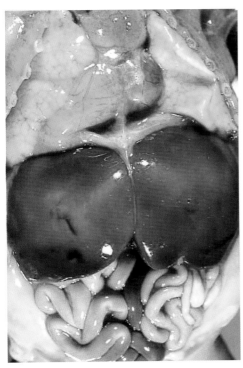

▲ 图 104-7　无脾的大体标本

尸检患者无脾，心下型肺静脉异常引流，房间隔缺损，肺动脉闭锁。肝脏横跨中线。诊断为无脾

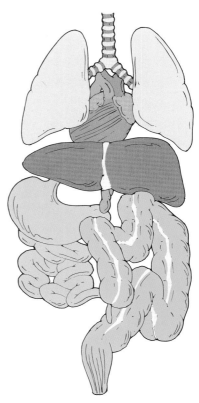

▲ 图 104-8　**Asplenia：associated anomalies**

Diagram shows organ positions in situs ambiguus with asplenia. (From Fulcher AS，Turner MA：Abdominal manifestations of situs anomalies in adults. RadioGraphics 22：1439–1456，2002.)

框 104-1　无脾综合征发育异常

肺异常
- 双侧三叶肺伴动脉上支气管

先天性心脏畸形
- 心脏错位
  - 中位心
  - 右位心
  - 右位主动脉弓
- 大血管
  - 大血管移位
  - 肺动脉狭窄或闭锁
- 静脉系统
  - 双上腔静脉
  - 双下腔静脉
  - 部分或全部肺静脉异常引流
- 心脏缺陷
  - 心室缺如或发育不全
  - 右心室双出口
  - 室间隔缺损
  - 房间隔缺损
  - 冠状动脉窦缺如
  - 单一冠状动脉窦

腹部影像学表现：无脾综合征患者的主动脉与下腔静脉并行于脊柱的同一侧，可通过超声或增强 CT 发现（图 104-9），两种检查均可以评估下腔静脉与心房的关系[65]。脾脏缺如，肝脏位于中线且对称。脾动脉缺如，腹腔干可能起自肠系膜上动脉。肠旋转不良造成胃位于右侧以及屈氏韧带位置异常，导致空肠位于右半腹而回肠位于左半腹。这与肠系膜上动脉和肠系膜上静脉正常关系倒置有关[66]。

^{99m}Tc- 热变性自体红细胞 SPECT/ CT 是评估腹盆腔功能性脾组织的可靠检查方法[67]。

（二）多脾综合征

多脾综合征是一种以多个小脾为特征的内脏异位综合征（图 104-10 和图 104-11），也称为左侧内脏异位。与无脾相比，多脾症男女发病率相似，有些研究报道女性更常见。文献报道，多脾症的发病率为每 250 000 活胎中发生 1 例[59]。多脾症出现先天性心脏病的概率（50%～90%）及缺损的严重程度低于无脾综合征（框 104-2）[68]。

腹部影像学表现：多脾综合征患者中，45% 出现右位胃，27% 出现肠旋转不良[69]。即使内脏正位

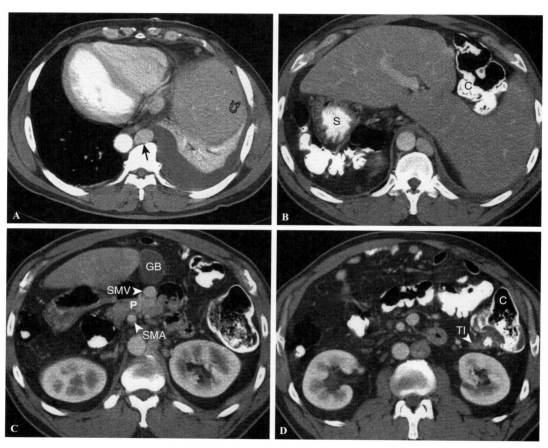

▲ 图 104-9　Situs ambiguus with asplenia

A. Transverse contrast–enhanced CT scan of the lower chest of a 48–year–old man shows dextrocardia and azygos continuation of the inferior vena cava. The aorta is located to the right of the enlarged azygos vein (*arrow*). The scan also shows left lower lobe collapse and a left pleural effusion. B. CT scan obtained 15 mm caudad to A shows the stomach (S) and colon (C) in the expected location of the spleen. The hypoplasia of the anterior segment of the right hepatic lobe allows cephalic migration of the colon.C. On another CT scan obtained caudad to B，the gallbladder (GB) lies in the midline. The superior mesenteric vein (SMV) lies anterior to the truncated pancreas (P)，whereas the superior mesenteric artery (SMA) lies posterior to it. D. CT scan obtained at the level of the right renal hilum reveals that the cecum (C) is located in the left lower quadrant. Notice the terminal ileum（TI）entering the colon. (From Fulcher AS，Turner MA：Abdominal manifestations of situs anomalies in adults. RadioGraphics 22：1439–1456, 2002.)

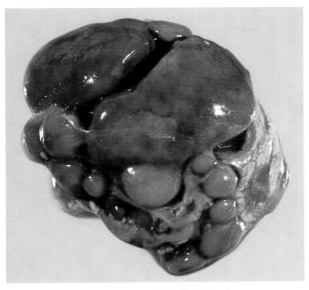

▲ 图 104-10　多脾的大体标本
多脾症患者尸检显示多发脾脏

<table>
<tr><td colspan="2">

框 104-2　多脾综合征发育异常

肺异常
- 双侧两叶肺伴动脉下支气管

先天性心脏畸形
- 心脏错位
  - 右位心
- 大血管
  - 主动脉或肺动脉瓣膜下及瓣膜梗阻或闭锁
- 肺动脉狭窄或闭锁
  - 心脏缺陷
  - 冠状动脉窦缺如
  - 房间隔缺损
  - 房室管畸形
  - 心室缺如或发育不全
- 右心室双出口
  - 静脉系统
  - 双上腔静脉
  - 下腔静脉截断，延续为奇静脉，房间隔位置异常导致异常引流

</td></tr>
</table>

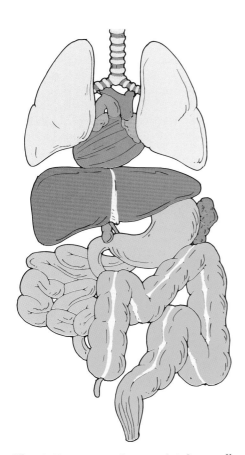

▲ 图 104-11　**Polysplenia：associated anomalies**
Diagram shows the organ position in situs ambiguus with polysplenia. (From Fulcher AS, Turner MA: Abdominal manifestations of situs anomalies in adults. RadioGraphics 22：1439–1456, 2002.)

也不能排除多脾的诊断。

　　脾组织数目和位置是可变的，根据位置不同，在右上腹或左上腹可发现 2～16 枚大小类似的脾结节[70]。异位脾组织可能在 CT 上难以鉴别，一些患者的脾脏功能可能较差。99mTc- 热变性自体红细胞 SPECT/ CT 是一种发现功能性脾组织并正确诊断多脾综合征的敏感方法[71]。

　　多脾综合征与胰腺异常有关，包括胰腺短、背侧发育不良、胰腺分裂、环形或半环形胰腺[72]。胰腺发育与十二指肠空肠旋转密切相关，胰腺异常可与肠旋转不良及十二指肠前门静脉共存[73]。

　　20% 的病例发现胆道闭锁与其他先天性解剖异常并存。最常见的是胆道闭锁脾畸形综合征，高达 90% 与多脾和胆囊发育不全有关[74]。肝细胞特异性钆造影剂 MR 胆道造影在检测胆道闭锁方面优于 99mTc- 双索菲宁显像（DISIDA）[75]。

　　多脾综合征与肾静脉和肝静脉之间下腔静脉缺失（中断）有关，肝静脉单独引流至右心房。下腔静脉的肾脏部分接收双侧肾脏的回流血液，并向后经过膈脚进入胸腔延续为奇静脉（图 104-12）。奇静脉在右侧气管旁间隙的正常位置汇入上腔静脉。自从横断面影像出现以来，下腔静脉延续为奇静脉的情况可出现在不伴严重先天性心脏病和无脾或多

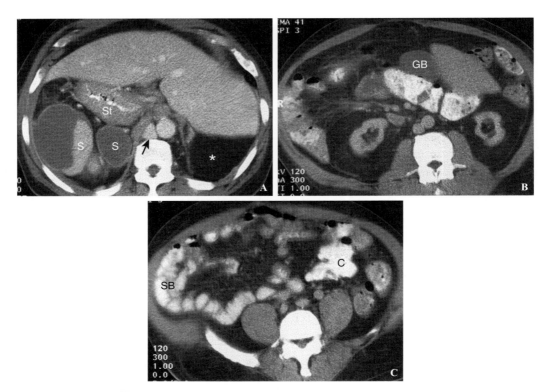

▲ 图 104-12　**Situs ambiguus with polysplenia in a 67-year-old man**
A. Transverse contrast-enhanced CT scan of the abdomen shows a midline liver，multiple spleens (S) in the right upper quadrant adjacent to the collapsed stomach (St)，and inferior vena cava interruption with azygos continuation (*arrow*). The low attenuation of the spleens is related to infarctions，which cause liquefaction and subcapsular hematomas. Notice the absence of splenic tissue in the left upper quadrant (*asterisk*). B. Transverse CT scan through the midabdomen reveals a midline gallbladder (GB). C. Transverse CT scan through the lower abdomen reveals the small bowel (SB) in the right lower quadrant and the colon in the left lower quadrant. The cecum (C) lies near the midline，a finding that indicates incomplete fixation. (From Fulcher AS，Turner MA：Abdominal manifestations of situs anomalies in adults. RadioGraphics 22：1439–1456，2002.)

脾综合征的无症状患者中 [76]。超声、CT、MRI 及血管造影可以确诊，显示肾脏与肝静脉间下腔静脉缺如，肝静脉单独引流至右心房 [77]。

　　10%～15% 的多脾症患者不伴心血管异常，可进入成年期。由于大多数成年患者没有任何症状，因此，多脾综合征常在其他过程中偶然被发现。即使是成年患者也可能出现腹部器官异常，包括右位胃、左位肝脏或中位肿大肝脏、右位脾脏、肠旋转不良、胰腺短缩及下腔静脉异常 [78]。

　　多脾综合征在影像上，包括联合腹部超声、CT 及 MRI，很容易识别。脾脏组织的诊断及定位可用于发现和鉴别异位亚型 [79]。

　　多种其他畸形与内脏异位综合征相关 [58-63，79-81]（框 104-3）。

框 104-3　异位综合征相关畸形

胃肠道
- 脐疝
- 食管闭锁及气管食管瘘
- 肠旋转不良
- 胃重复畸形、发育不良或血管发育不良
- 肛门狭窄或闭锁
- 无神经节性结肠
- 十二指肠闭锁
- 胆囊发育不良

胰腺
- 胰腺发育不全，（多囊）畸形

肝脏
- 胆囊缺如
- 肝外胆道闭锁
- 多囊肝
- 肾上腺异位肝组织

（续表）

泌尿生殖系统
- 肾发育不全、囊性畸形
- 马蹄肾
- 集合管重复畸形
- 双叶膀胱
- 尿道重复畸形或尿道瓣膜
- 直肠尿道瘘
- 双角子宫
- 卵巢发育不良及卵巢囊肿
- 重复、双角及单角子宫，阴道闭锁或重复
- 睾丸发育不良
- 阴茎重复，尿道下裂

呼吸道
- 喉裂或发育不全
- 气管食管瘘、气管或食管闭锁
- 肺发育不全

中枢神经系统
- 脊柱畸形，包括中线异常
- 胼胝体发育不全或不发育

（续表）

- 脑穿通性囊肿、小脑囊肿或 Dandy-Walker 囊肿
- 全脑畸形、积水性无脑
- 小脑囊肿
- 小脑发育不全或不发育
- 脑积水
- 透明隔异常
- 腰椎脊髓脊膜膨出
- 唇裂或腭裂

骨骼肌肉
- 颅骨发育不全或发育障碍
- 重叠足趾、杵状指、多指、桡骨缺如
- 椎骨或肋骨异常
- 尾骨退化、双骶骨、骶骨发育不全

其他
- 肾上腺融合或缺如
- 单脐动脉
- 膈疝

第 105 章　脾脏良性及恶性病变

Benign and Malignant Lesions of the Spleen

Patrick M.Vos　Stuart A.Barnard　Peter L.Cooperberg　著

龙　蓉　译　　高顺禹　校

虽然许多疾病可累及脾脏，但脾脏病变的诊断对于影像医师并不是很大的挑战[1]。在临床工作中，脾脏的大小和形状通常是主观评价的，如果没有明显的脾大或局灶病变，脾脏通常被忽略。然而，一旦发现异常，影像医师在提供诊断和指导临床处理方面起着重要的作用。

每一种影像检查，包括超声、CT、MRI 及核素显像，在评估脾脏方面都有其独特的优势和局限性。腹部 X 线片可以发现脾大（图 105-1）和脾脏钙化（框 105-1），但除此之外，没有特别的诊断价值。目前，血管造影仅用于治疗目的，如创伤、脾功能亢进或罕见血管肿瘤的脾栓塞[2]。^{18}F-FDG PET/CT 对评估恶性病变越来越有用，并对诊断脾脏实性恶性肿瘤具有很高的阴性预测值[3]。由于出血风险高，经皮脾活检在临床中并不常进行。然而，它们是相对安全的[4-6]。

本章描述了脾脏良恶性病变的各种影像学表现及特征。识别脾脏异常的影像学和病理学特征将缩小鉴别诊断范围，并有助于指导临床进一步处理。

CT 和 MRI 图像上脾脏的一个独特特征是在静脉注射造影剂后的第 1 分钟内不均匀的强化模式，这种增强模式在动脉期（最初的 25～35s）最为明显。强化模式随造影剂注射速度不同而变化，在脾大的情况下尤其明显。强化模式包括蛇状、条索状、花斑状（即斑马脾）、条带状、局灶性和弥漫性不均匀[7]。这种正常现象可能是由于红髓、白髓内血窦和脾索的血流速度不同所致[8]。大部分人这种不均匀强化在 60～70s 后消失，不应与疾病混淆[7-9]。记住这一现象，正常的脾脏在所有的影像学检查中应该是均匀的。

累及脾脏的病灶可分为以局灶性病变、多灶性病变及弥漫浸润性病变[10]（框 105-2）。局灶性异常虽然通常无症状，但应该怀疑是否存在病变[11]。少许情况下，当病灶很大时，可能出现症状。

如果患者已诊断全身性疾病，如转移瘤、淋巴瘤、结核，那么脾脏局灶性病变应考虑全身性疾病脾受累。最终，常需要影像科医师决定是进一步诊疗还是随访。

一、副脾、脾脏异位、种植脾

副脾是一种常见表现。在 10%～30% 的尸检病例和 16% 的腹部 CT 患者中发现副脾[12, 13]。正常脾脏是由多个脾灶融合而成，当一个或多个脾灶未能融合，则形成副脾[14]。

副脾大小一般约数毫米至数厘米，通常由脾动脉分支供血，影像表现及强化模式与正常脾脏相似。副脾通常位于脾脏内侧脾门附近（75%），邻近胰尾。不常见部位有胰尾内（17%）、胃脾韧带、脾肾韧带、胃壁、肠壁、网膜、系膜、盆腔及阴囊内[15-17]（图 105-2）。胰尾内的副脾通常较小，影像上较难发现，一旦发现，常被误诊为胰腺高血供肿瘤[18, 19]。

许多患有内脏异位症的患者，也可出现双侧脾脏或副脾[20, 21]。种植脾是指因外伤或手术脾包膜破裂后脾组织的自体移植。因外伤行脾脏切除的病例中，有 74% 出现种植脾，常出现在外伤数年后[22]。病理上种植脾与副脾十分相似，两者几乎不能鉴

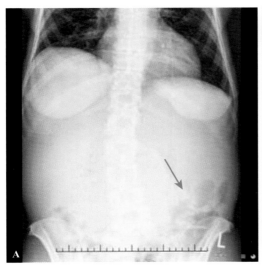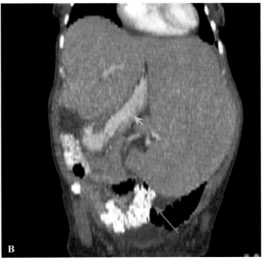

▲ 图 105-1　脾大

A. 腹部 X 线片显示左腹部见一巨大软组织密度，向下推挤结肠脾曲（箭）；B. 对应的冠状位重建 CT 图像显示脾大，并向内推挤胃（短箭），向下推挤结肠脾曲（长箭）

框 105-1　脾脏钙化病因
• 囊肿
• 血管瘤
• 错构瘤
• 淋巴管瘤
• 脾动脉
• 肉芽肿
– 结核
– 组织胞浆菌病
– 耶氏肺孢子菌肺炎
• 包虫病
• 血肿
• 含铁血黄素沉着
• 梗死
• 转移
• 结节病
• 镰状细胞病
• Gamna-Gandy 小体
• 胶质二氧化钍（非真性钙化）

框 105-2　累及脾脏病变的类型
孤立性病灶
• 典型多灶性病灶中的孤立性病灶
– 良性肿瘤：血管瘤、淋巴管瘤、错构瘤、炎性假瘤、紫癜、血管内皮细胞血管瘤、硬化性血管瘤样结节性转化
– 孤立性化脓性脓肿
多灶性病变
• 外伤：撕裂、骨折、脾内及包膜下血肿
• 脾破裂
• 脓肿：细菌性、真菌性、肉芽肿性
• 肉芽肿钙化
• 结节病
• 淋巴管瘤病、血管瘤病、紫癜
• 淋巴瘤、淋巴增殖性疾病
• 贝赫切特综合征
• 转移瘤
• 血管瘤、血管内皮瘤、紫癜
弥漫性病变
• 先天性疾病：门静脉高压、脾静脉阻塞、充血性心力衰竭
• 炎症性疾病：感染（如结核）及炎症（如结节病）
• 脾大：血液循环中异常血细胞的清除而引起的肥大（如真性红细胞增多症）
• 浸润性（如贝赫切特综合征、含铁血黄素沉着症、恶性疾病）

别 [14, 23]。与副脾相比，种植脾常数量较多，且形态、大小多变，常由植入部位的穿通血管供血。种植脾通常位于腹腔，但也可在其他部位出现，如盆腔、胸腔及瘢痕处 [24]。

　　副脾及种植脾常无临床意义，但也有例外 [13]。当血液系统疾病如特发性血小板减少性紫癜或淋巴瘤，行脾脏切除术后，副脾增生可导致疾病复

改编自 Paterson A, Frush DP, Donnelly LF, et al: A pattern–oriented approach to splenic imaging in infants and children. RadioGraphics 19: 1465, 1999

发[25]。副脾也可能模拟各种病理情况，如肿大淋巴结、邻近器官相关的肿瘤（如胰腺、肾上腺、肾）、腹盆腔肿块、子宫内膜异位及转移。少许情况下，副脾可表现为非特异性腹痛，或在发生扭转、囊肿形成或出血时出现症状[26-30]。

（一）影像学表现

超声上，副脾表现为边界清楚、圆形或卵圆形结节，回声与邻近脾脏相同或略低（图 105-3A）。75% 的病例表现为回声增强或不完整环形高回声，或两者同时出现[22]。

MR 各个序列图像上，副脾的信号及强化与正常脾脏相似（图 105-3B）。CT 上，副脾表现为边界清楚、均匀强化的圆形病灶（图 105-3C）。由于部分容积效应的影响，小的副脾（＜1cm）密度常低于正常脾脏[13]。

热变性红细胞显像显示副脾的敏感性及特异性很高，是诊断副脾的最佳检查方法[31, 32]。变性红细胞用 99mTc- 高锝酸盐标记，然后进行单光子发射 CT 成像。在此检查中，圆形或卵形高摄取病灶与 CT 上的结节分布一致。

99mTc- 硫胶体显像较少用于评价病灶疾病，它诊断副脾的准确率低于热变性红细胞显像[33]。与热变性红细胞显像相比，放射免疫显像在诊断副脾方面并不能提供更多信息[32]。

（二）鉴别诊断

副脾的鉴别诊断包括淋巴结肿大、腹盆腔肿块、子宫内膜异位、邻近脏器肿块（如胰腺、肾上腺、肾脏）、腹膜间皮瘤及转移。副脾的影像特点与正常脾脏相似，热变性红细胞显像可鉴别副脾与其他疾病。

二、血管瘤

（一）流行病学及发病机制

血管瘤是脾脏最常见的良性肿瘤，占尸检病例的 0.3%～14%[34, 35]。血管瘤在所有年龄段都可发生，主要好发于年轻人和中年人[35]。一些研究显示男性更多见，而另一些研究显示男女发病率无差异[34, 36, 37]。血管瘤通常在影像学或病理研究中偶然发现。少许情况下，血管瘤可呈多发或弥漫性，称血管瘤病，或属于弥漫性血管瘤病的一部分，如 Klippel-Trénaunay-Weber 综合征[38]。

（二）临床表现

血管瘤患者一般无症状[37]。少许情况下，大的血管瘤或血管瘤病可表现为左上腹可触及的肿块、疼痛或脾大。血管瘤 - 血小板减少综合征以血管瘤病、血小板减少症及血管内凝血为特征，是一种罕见的综合征，是由于血管瘤内红细胞被清除、血小板及凝血因子被消耗而造成的，通常出现在婴儿早期[39, 40]。脾脏血管瘤自发性脾破裂极其罕见[41]。少许情况下，如脾血管瘤出现无法治疗的疼痛、诊断不明确或压迫邻近器官时，可选择手术切除[35]。

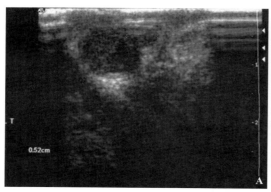
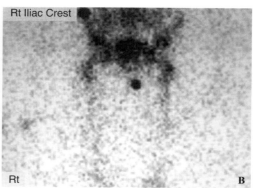

▲ 图 105-2　4 岁男孩，脾睾丸融合
A. 超声示左侧睾丸旁见一 5mm 结节。B. 盆腔 99mTc- 硫胶体显像示左侧阴囊内见局灶性摄取

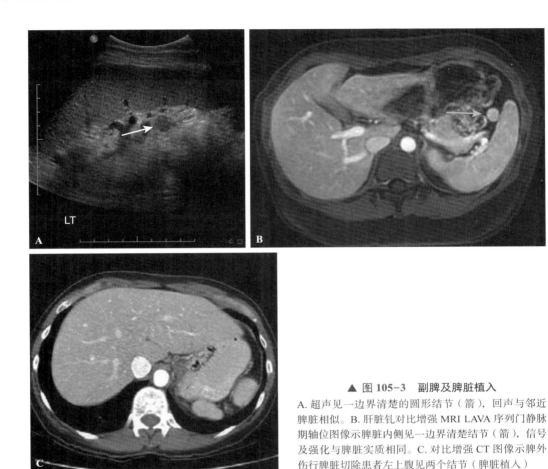

▲ 图 105-3　副脾及脾脏植入

A. 超声见一边界清楚的圆形结节（箭），回声与邻近脾脏相似。B. 肝脏钆对比增强 MRI LAVA 序列门静脉期轴位图像示脾内侧见一边界清楚结节（箭），信号及强化与脾脏实质相同。C. 对比增强 CT 图像示脾外伤行脾脏切除患者左上腹见两个结节（脾脏植入）

（三）病理

大体上，血管瘤呈蓝色至红色及海绵状，通常边界清楚[42]。大多数脾血管瘤为海绵状，少数为毛细血管型或混合型[34]。组织病理上，血管瘤无明显包膜，由不同大小的血管增生构成，血管内衬单层内皮细胞，纤维间隔少且血管内充满红细胞[14, 42]。小的血管瘤呈均匀实性，大的血管瘤内可见不同大小的囊腔[43]。血管瘤可出现钙化[44]。弥漫性血管瘤病罕见，是一种良性肿瘤，表现为整个脾脏被肿瘤性血管代替，其间散在结缔组织[40, 42, 45]。

（四）影像学表现

血管瘤的影像表现取决于它的大体形态，可表现为实性、囊性或囊实性[43]。腹部 X 线片上常表现为正常，但是大的血管瘤可表现为左上腹软组织肿块。如果出现钙化，一般呈点状或弧形[34]。

超声上，小的血管瘤呈不连续回声，与肝脏相似[46]（图 105-4）。大的血管瘤可呈囊实性[47]。出现钙化时可见后方声影。

CT 上血管瘤可表现为均匀实性肿块或混合囊性肿块，密度稍低[44, 47-49]，可伴点状、外周及弧形钙化。其他血管瘤表现有囊性或不均匀，取决于囊性成分及实性成分的范围。增强 CT 上，脾脏血管瘤可表现为中央渐进性强化，延迟期呈等强化，与肝脏血管瘤相似（图 105-5A 和 B），但与肝血管瘤相比，脾脏血管瘤较少出现这种强化方式。这可能反映了肝脏和脾脏血供的差异[34, 36, 50]。

MRI T_1 加权图像上，与脾实质信号相比，血管瘤呈等至低信号，T_2 加权图像上通常呈高信号[35]（图 105-5C）。Ramani 等[36]研究了 22 例脾脏血管瘤后发现与脾脏信号相比，血管瘤在 T_2 加权图像上有 19 例呈高信号，2 例呈等信号，另外 1 例呈低信号。同一个研究中，在钆动态增强序列上，22 例血

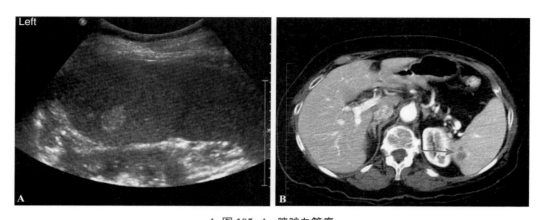

▲ 图 105-4　脾脏血管瘤
A. 纵向超声图像见一边界清楚明确的高回声病灶。B. 相应的增强 CT 门静脉期显示低密度病灶伴周围轻度强化（箭）

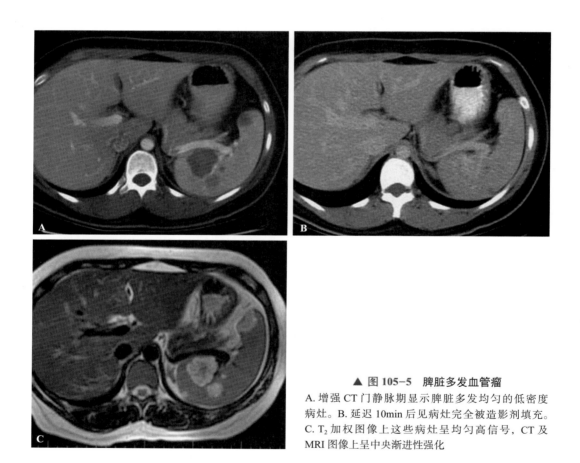

▲ 图 105-5　脾脏多发血管瘤
A. 增强 CT 门静脉期显示脾脏多发均匀的低密度病灶。B. 延迟 10min 后见病灶完全被造影剂填充。C. T₂ 加权图像上这些病灶呈均匀高信号，CT 及 MRI 图像上呈中央渐进性强化

管瘤中有 19 例出现中央渐进性强化，并有 19 例在延迟期出现均匀强化。其他强化方式有快速均匀强化且延迟期持续强化，以及向心性强化伴中央持续不强化区[36, 51]。有时，血管瘤中央可见纤维瘢痕伴持续强化[52]。海绵状血管瘤通常呈不均匀强化，囊性部分在 CT 及 MRI 上均不强化[50]。

关于脾脏血管瘤核素显像的报道较少，且其结果通常基于肝脏的标准[53]。肝脏及脾脏 99mTc- 硫胶体显像常显示脾脏呈放射性缺损[44]。99mTc- 红细胞显像表现为血流图像上的低血管区，早期血池像提示低血供病变或少许放射性聚集。通常情况下，血管瘤在延迟图像上表现出更高的活性，造成灌注血

池不匹配。这一现象被认为是肝血管瘤的特征性表现[53, 54]。

脾血管瘤的血管造影表现多样且不特异，可表现为低血供或高血供，伴或不伴造影剂聚集及异常肿瘤血管[44]。

三、错构瘤

（一）流行病学与发病机制

脾脏错构瘤是一种少见的良性肿瘤，于 1859 年由 Rokitansky 首次描述为脾瘤[55]。错构瘤也被称为脾内脾、创伤后瘢痕、结节样增生及增生性结节，通常是在诊断性影像、脾切除术或尸检中偶然发现的[56, 57]。错构瘤大部分仅在病例报道或小系列研究中描述。在大型尸检和脾切除术系列报道中，错构瘤的发病率为 0.12%～0.17%[58-60]。脾脏错构瘤极少通过影像确诊，常是脾切除后病理诊断[60, 61]。

错构瘤男女发病率无差别，可发生在任何年龄段。大多数错构瘤是单独发生的。脾脏错构瘤与血液疾病、结节性硬化、恶性肿瘤及 Wiskott-Aldrich 样综合征有关[56, 57, 60, 62]。

（二）临床表现

错构瘤常为偶然发现，大部分患者无临床症状，但较大的错构瘤可表现为可触及的肿块或脾大。脾脏错构瘤破裂罕见[63]。脾脏错构瘤可与血液性疾病相关，如全血细胞减少、贫血及血小板减少，这可能是由于异常血管间隙内造血细胞清除所致。有报道错构瘤切除后这些血液性疾病得到缓解[62, 64]。儿科病例中有报道脾脏错构瘤与生长迟缓和反复感染相关[56]。错构瘤与恶性肿瘤较难鉴别，尤其是仅通过细胞学分析。由于诊断上的不确定性，错构瘤常行部分或全脾切除[60, 61, 65, 66]。

（三）病理

大体上，错构瘤呈边界清楚的实性病灶，压迫邻近脾实质。错构瘤大小 1～10cm[56]。组织病理上，脾脏错构瘤由排列紊乱的红髓及增生的网状内皮细胞构成，常缺乏正常的白髓结构[14, 34, 42, 66]。错构瘤

常无真正的包膜，内含排列紊乱的血窦样结构及红髓，血窦内衬内皮细胞，周围围绕纤维索[34, 42]。有时可见囊状结构及粗大钙化[34]。特殊的免疫组化技术可用于鉴别错构瘤及血管瘤。错构瘤的病因尚存争议，一些学者认为错构瘤是先天性的，而另一些学者认为错构瘤是真性肿瘤或者获得性增生性病变[42, 60]。

（四）影像学表现

超声上，错构瘤通常表现为边界清楚、回声均匀的肿块（图 105-6A），常为等至轻度高回声或低回声[67-69]。肿块内部可见囊变及粗大钙化[68, 70]。彩色多普勒超声上，错构瘤常表现为血流增加[67, 69]。一些研究报道超声诊断脾脏错构瘤的敏感性高于 CT[70]。

轮廓异常通常是 CT 上唯一的异常表现[34]（图 105-6B）。典型的错构瘤在平扫及增强 CT 上表现为等或轻度低密度[71]（图 105-6C）。较大的错构瘤可出现不均匀强化，延迟期常呈均匀且持续的强化[72]。

MRI 上，错构瘤表现为边界清楚的肿块，T_1 加权图像呈等信号。一项 5 人的研究中，4 人行 T_2 序列扫描。与脾脏信号相比，其中 3 例表现为不均匀高信号，另 1 例表现为低信号[36]。同一项研究中，所有的错构瘤在动态对比增强序列上均表现为早期不均匀强化，延迟期呈强化较均匀。其他研究也描述了类似的 MRI 特征，包括静脉注射钆造影剂后延迟期持续强化[71-73]。

血管造影有时用于术前栓塞，可表现为高血供肿瘤伴周围肿瘤血管及肿瘤染色[56, 67, 74, 75]。

关于脾脏错构瘤核素显像表现的文献较少。脾错构瘤的病例报道描述了 ^{99m}Tc- 硫胶体显像上表现为高摄取，推测是由网状内皮细胞摄取引起的[75, 76]。放射胶体动态扫描显示脾脏内血流增加。其他研究也描述了放射性胶体的摄取低于正常脾脏[70]。

尽管基于影像特征可怀疑错构瘤，但仅靠影像图像不能进行确诊[34, 60]。尽管对病理科医师具有挑战，但确诊错构瘤需行经皮穿刺活检或脾脏切除[4, 66, 77]。

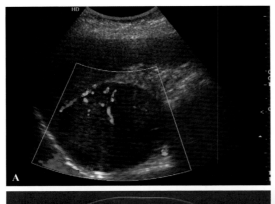

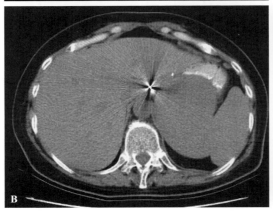

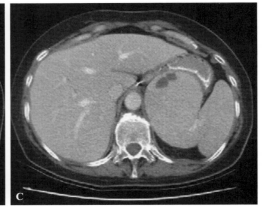

◀ 图 105-6　错构瘤
A. 纵向超声图像显示脾脏内侧轻度低回声肿块，内部见彩色血流。B. 平扫 CT 示圆形肿块累及脾脏内侧，与脾实质相比呈等密度（远端胃切除术后，局部见金属夹伪影）。C. 增强 CT 门静脉期显示肿块增强模式相同，前部有两个小的低密度的囊性区

四、淋巴管瘤

（一）流行病学与发病机制

脾脏淋巴管瘤是一种少见的、良性的、生长缓慢的先天性肿瘤 [78-80]，通常发生在儿童，只有少数报道病例发生在成年人。脾淋巴管瘤可以是脾脏内孤立结节灶，也可以累及整个脾脏（即脾淋巴管瘤病）[78]。这可能是罕见的先天性淋巴管畸形的一部分，称为淋巴管瘤病 [81]。淋巴管瘤病主要发生于儿童，常累及多器官、多部位，包括颈部、纵隔及腹膜后 [78, 81]。脾脏的淋巴管瘤也可能与 Klippel-Trénaunay-Weber 综合征有关 [82]。

（二）临床表现

成人脾淋巴管瘤常无症状 [80]。当出现症状时，通常与脾脏增大有关，包括左上腹疼痛、恶心和腹胀 [34, 83]。相关的凝血功能障碍、脾功能亢进和门静脉高压也有报道 [84, 85]。体格检查可发现左上腹软肿块 [80]。

小的、无症状的淋巴管瘤常保守治疗，大的、有症状的病灶常行脾脏部分或全切除 [83, 86]。次全脾栓塞也是一种有效的治疗方法 [78]。

（三）病理

大体上，脾脏淋巴管瘤的典型表现为被膜下多囊性病变，充满水样粉红色蛋白液 [14]。组织病理上，病变由多个大小不一的薄壁囊肿组成，囊肿内衬扁平内皮细胞。淋巴管瘤常累及被膜和小梁，而淋巴管结构正常存在 [42]。淋巴管瘤根据组织学表现分为毛细血管型、海绵状型及囊性 [81, 87]。

（四）影像学表现

腹部 X 线片通常为正常的，但也可表现为脾大伴邻近脏器受压，也可以显示弧形钙化灶 [34]。

典型的超声表现为多发囊性灶，数毫米至数厘米大小，囊性灶间见薄分隔 [80, 84, 88]（图 105-7）。脾脏淋巴管瘤可出现钙化，内部回声取决于是否存在蛋白或血性液体。彩色多普勒超声可显示囊壁及分隔的血管 [85]。

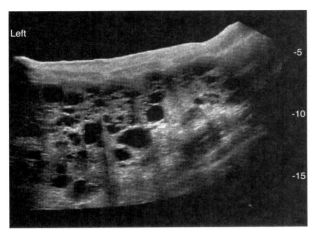

▲ 图 105-7　年轻女性淋巴管瘤病累及多个脏器，包括脾脏
纵向超声图像显示脾大伴多发囊性灶，大小为数毫米到数厘米

CT 表现为被膜下边界清楚无强化的低密度薄壁囊肿。可伴有小的、弧形或点状钙化[34, 78]。增强扫描囊内间隔可强化[80, 88]。

MRI 表现为脾内多发边界清楚的囊肿。T_1 加权图像上呈低信号，T_2 加权图像上呈高信号[34, 88]。如果囊内液体蛋白含量高或含有血性液体，淋巴管瘤在 T_1 加权图像上也可表现为高信号[43]。囊内分隔在 T_2 加权图像上呈低信号[89]。这些分隔在增强 CT 及增强 MRI 上显示更好。

当淋巴间隙小时，如毛细血管型淋巴管瘤，病灶在影像学上表现为实性病灶，术前影像学诊断比较困难[90]。有关脾脏淋巴管瘤的血管造影及核素显像表现的文献较少。淋巴管瘤在 ^{99m}Tc- 硫胶体显像上常无造影剂摄取[82]。

脾脏淋巴管瘤的血管造影表现为圆形或椭圆形低血供肿块，推挤周围动脉分支，内部无肿瘤血管[86]。病变范围广泛时，脾脏淋巴管瘤在静脉期可表现为大小不一的透亮区，称为瑞士奶酪征[86, 91]。

五、炎性假瘤

（一）流行病学与发病机制

脾脏炎性假瘤是一种少见的良性病变。炎性假瘤的病因和发病机制尚不清楚，可能与损伤后非特异性炎性应答反应有关，如感染[42, 92-94]。

（二）临床表现

与大多数脾脏良性肿瘤一样，炎性假瘤通常无症状，多是偶然被发现的，有时被认为是淋巴瘤。发热和白细胞增多是最常见的相关症状[92]。如果假瘤很大，体格检查可触及肿块。

（三）病理

大体上，病灶通常边界清楚，呈白色。组织学上，病灶边界清楚，由梭形细胞和不同比例的混合炎性细胞构成，包括小淋巴细胞、浆细胞和组织细胞。带状分布是其特征性表现，中央见坏死、出血、泡沫细胞、肉芽肿和巨细胞[95, 96]。病灶内可出现钙化。

（四）影像学表现

不幸的是，影像学检查无法在术前诊断炎性假瘤。脾脏炎性假瘤通常被误诊为其他肿块，如淋巴瘤或转移性疾病[92, 94]。

腹部 X 线片对诊断炎性假瘤帮助有限。超声通常表现为边界清楚的低回声肿块，伴钙化时可出现后方声影[92]。

平扫 CT 常表现为圆形低密度肿块，伴或不伴钙化。炎性假瘤可呈均匀或不均匀强化，常表现为延迟强化[93]。肿块中央可见持续性放射状低密度区域，可能是纤维化成分[97]。

炎性假瘤在 MRI T_1 加权图像常呈等信号，T_2 加权图像上可表现为不均匀低信号或不均匀高信号[93, 94]。与 CT 相仿，在动态增强扫描序列上，炎性假瘤常表现为外周强化、中央渐进性延迟强化，呈向心性强化模式[93, 94, 98]。

六、脾紫癜

（一）流行病学与发病机制

脾紫癜是一种罕见的病症，其特点是脾实质内血窦扩张以及多发充满血液的囊性空洞形成[99]。这种疾病常累及肝脏，但其他器官均可受累，包括脾脏。脾紫癜很少是单独发病，常与肝脏紫癜相

关 [100]。脾紫癜的发病机制尚不清楚，但与多种疾病相关，包括感染、血液恶性肿瘤、使用促蛋白合成甾体及免疫缺陷。

（二）临床表现

脾紫癜患者通常是无症状的，常在影像学检查或尸检中偶然发现。然而，紫癜可发生自发性脾破裂 [101]。1866 年，Cohnheim 报道了第一例脾紫癜的年轻男性患者发生自发性脾破裂 [102]。

（三）病理

大体上，脾脏大小通常正常，内含多发圆形至卵圆形的血性空腔，大小从 1mm 至数厘米。血性空腔可散在分布，簇状分布或弥漫分布 [34]。囊腔内可见血栓形成。镜下可见囊腔位于红髓内，囊壁内衬扁平的窦状内皮，或缺乏内衬细胞 [42, 99]。

（四）影像学表现

关于脾紫癜的研究不多见。脾紫癜的影像表现通常在肝脏紫癜病例中描述。脾紫癜的影像学表现多变，取决于囊肿的大小以及囊内是否存在血栓 [103]。

脾紫癜在超声上典型的表现为多发边界模糊的低回声病灶，当存在血栓时可表现为高回声 [34]。

脾紫癜在平扫 CT 上通常表现为多发低密度区，增强 CT 表现为多发边界清楚的低密度小囊性灶 [34, 101]。内部也可出现高密度及液液平面，这是由于红细胞比容效应造成的 [104, 105]。

MRI 上病变的信号强度取决于血液成分的时间和状态。在 T_2 加权像上，这些病变通常呈高信号，而在 T_1 加权图像上，病灶通常呈等于或低于脾脏信号。注射钆造影剂后，紫癜病灶可强化也可不强化 [104]，强化方式多样。

血管造影可以显示造影剂聚集的区域及脾内血管迂曲 [106]。如果病变破裂，可出现明显的脾周围血肿、脾裂和腹腔出血 [101, 106]。

七、脾脏囊性病变

与腹部其他实性脏器相比，脾脏的囊性病变相对比较少见。尸检报道中脾脏囊肿的发生率约为 76‰ [107]。真正的发病率可能更高。在一项研究中，腹部超声检测到的发病率约为 1% [11]。

多种病变可表现为脾脏囊肿（表 105-1）。在西方国家，大多数脾囊肿是无症状的，在常规的腹部检查或尸检中偶然发现。在西方国家脾脏囊肿最常见的是先天性和创伤性的。而在全世界范围内，寄生虫性囊肿（多数为棘球蚴病）更为常见，约占脾脏囊肿的 70% [108]。脾脏囊肿的病因和病理生理机制常可通过病史、症状及影像表现来推断 [43]。

表 105-1 脾脏囊性病变	
病灶类型	**举 例**
先天性	表皮样囊肿（原发性、真性、间叶源性）
	皮样囊肿（罕见）
获得性	假性囊肿（继发性囊肿）
	炎症后、创伤后、梗死后、胰腺炎
感染性	寄生虫：包虫病
	脓肿：化脓性、真菌性
肿瘤性	良性：囊性血管瘤、囊性错构瘤、囊性淋巴管瘤、紫癜
	恶性：血管肉瘤、淋巴瘤、转移

（一）先天性囊肿与假性囊肿

1. 流行病学与发病机制

根据 Fowler 于 1940 年提出的分类系统，非寄生虫性、非肿瘤性脾囊肿通常被分为真性囊肿和假性囊肿 [109, 110]。先天性囊肿，也称为真性、原发性、表皮样囊肿或间皮囊肿，内衬上皮或间皮细胞，被认为是发育异常。假性囊肿，也称为继发性囊肿，没有上皮内衬。

先天性囊肿被认为是胚胎时期脾脏包膜的间皮细胞嵌入脾脏实质逐渐生长所致，但也有许多其他假设 [14, 42, 111]。先天性囊肿约占脾脏囊肿的 10%，且与其他脏器的囊肿无关 [107, 112]。先天性囊肿可见于任何年龄段，但最常见于儿童和青年，且以女性居多 [113-115]。罕见的家族性脾表皮样囊肿也有报道过 [112, 116]。脾脏皮样囊肿很罕见，仅在少数病例报道中报道过 [117]。

假性囊肿是由血肿、梗死或感染所致，虽然常无明显外伤或感染病史。假性囊肿可发生于任何年龄段，以青年女性多见[113, 114]，也可发生于脾脏任何部位，但以上部多见[113]。

虽然 Fowler 提出的脾脏囊肿分类已被广泛认可，但 Morgenstern 对传统真假性囊肿的分类进行了反驳，并认为先天性囊肿的数量应该更多。他列举的理由有脾脏囊肿，很少具有明确的外伤史，且临床表现与有明确外伤史的出血性囊性病灶不同。另外，目前非手术治疗脾脏外伤越来越常见，脾囊肿的发生率应该会上升。脾脏囊肿壁是否内衬上皮细胞很难判断，这导致许多报道中囊肿被错误地分类为假性囊肿[114]。

脾脏囊肿的发展史尚不清楚，尚未有囊肿患者的长期随访报道发表[112]。

2. 临床表现

在西方国家，几乎所有脾脏囊肿均无症状而在常规影像学检查中发现[115]。囊肿很大时可出现症状，包括左上腹不适、腹胀及疼痛[113, 114]，很少出现并发症，如自发性出血、破裂或继发感染[118-120]。囊肿较大时，体格检查可发现脾大或可触及肿块，伴或不伴压痛[112]。常规实验室检查的结果通常是正常的，但脾脏表皮样囊肿可引起 CA19-9 及 CEA 升高[121]。

体积较小及无症状的囊肿常采取保守治疗，而大的和有症状的囊肿常需进行治疗，包括经皮穿刺、经皮穿刺硬化治疗和部分脾切除术[114, 115, 122]。

3. 病理

Dachman 等[113]的系列研究显示真假性囊肿不能根据形态进行鉴别。典型真性囊肿为单房的，内壁光滑呈白色，囊内液体可为清澈或浑浊，颜色可为黄色、绿色或棕色，液体内可含有胆固醇或血液降解物[14, 42, 114]。显微镜下，囊肿上皮多变，最常见的是鳞状上皮[123]。有时囊内可见分隔或囊壁增厚伴钙化[42, 113]。当囊肿发生炎症或出血时，内壁细胞被非特异性纤维组织或肉芽组织取代，病理上很难区分表皮样囊肿和假性囊肿。

大部分假性囊肿为单房，内壁光滑。囊壁由纤维组织构成，伴或不伴钙化，囊内充满浆液性或血性液体[14, 42, 115]。

4. 影像学表现

所有影像检查均很难鉴别真性囊肿和假性囊肿[43, 113]。假性囊肿壁稍厚。囊肿较大时可在腹部 X 线片上显示。在某些情况下，通过观察肿块是否伴有正常、完整的脾尖可以区分囊肿和脾大[113]。弧形钙化也有助于确定脾脏囊肿的存在（图 105-8）。

脾脏囊肿的超声表现与其他部位囊一样，为边界清楚的无回声病灶伴回声增强（图 105-9A）。表皮样囊肿和假性囊肿可见分隔、厚壁、小梁结构、内部回声和囊壁钙化[113]。

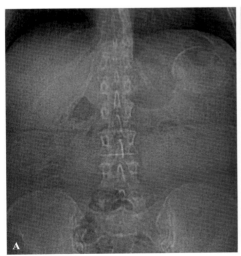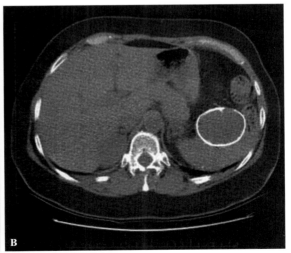

▲ 图 105-8　假性囊肿

A. 腹部 X 线片是左上腹圆形肿块伴钙化。B. 平扫 CT 见一均匀低密度病灶（15HU），囊壁薄伴钙化

脾脏囊肿在 CT 上表现为圆形或卵圆形、边界清楚、均匀低密度病灶，低或无强化（图 105-9B）。囊肿 CT 值通常在 0～15 HU，当囊内含蛋白质或血液降解物时可呈高密度。囊肿壁可增厚或钙化，有时可见囊内分隔[43, 113]。

脾脏囊肿在 MRI 上表现为 T_1 低信号，T_2 均匀高信号（图 105-9C）[51, 124, 125]。复杂囊肿由于囊内含有蛋白或出血成分，可呈 T_1 高信号 T_2 混杂信号。注射钆造影剂后，囊肿不强化。

脾脏囊肿在血管造影上表现为无血供病灶，当体积较大时表现为脾内充盈缺损[113]。

（二）包虫病

1. 流行病学与发病机制

包虫病，或棘球蚴病是由棘球蚴引起的绦虫感染。幼虫，即包虫，在肺、肝、肾或脾脏发育形成囊肿。2.5%～6% 的腹部包虫病累及脾脏，患者常由流行地区居住史[126-129]。脾脏包虫病通常是肝包虫破裂后引起腹部广泛受累造成的。原发性脾包虫病罕见[108]。肺泡棘球蚴病是由多房棘球蚴引起的，很少累及脾脏[130]。

2. 病理

包虫囊肿壁分为三层。绦虫的幼虫激发宿主的炎症反应，产生炎症细胞及纤维组织形成外层。真正的囊壁，也被称为内囊，由外层的角质层及内层的生发层构成，生发层可长出子囊，又称育囊。头节在生发层发育，脱离囊壁后在囊内形成砂状结构[42, 129, 131]。当寄生虫死亡时，囊肿失活，可能钙化及纤维化。

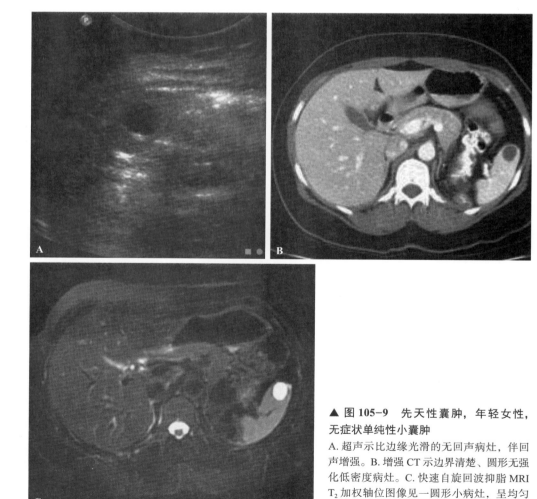

▲ 图 105-9　先天性囊肿，年轻女性，无症状单纯性小囊肿
A. 超声示比边缘光滑的无回声病灶，伴回声增强。B. 增强 CT 示边界清楚、圆形无强化低密度病灶。C. 快速自旋回波抑脂 MRI T_2 加权轴位图像见一圆形小病灶，呈均匀高信号

3. 临床表现

脾脏包虫病常无症状，当出现临床症状时，常表现为腹痛及脾大[108, 128]。通常情况下，脾脏包虫病的临床表现和影像表现均不特异，凡是流行区域患者出现脾脏囊肿，均需考虑脾脏包虫病的诊断。

脾脏包虫囊肿较大时可压迫周围结构，并发症包括感染、囊肿破裂及瘘[128]。包虫囊肿破裂入腹腔可能导致过敏反应及多发囊肿扩散至整个腹部[132]。血清学检查对包虫病的诊断灵敏度约为 90%[133]。影像学表现，结合临床、血清学和流行病学的结果，通常可提供正确的诊断[134, 135]。

阿苯达唑是治疗棘球蚴病的主要药物。脾包虫囊肿可通过经皮抽吸、高渗盐水或酒精注射治疗，也被称为 PAIR 技术（即穿刺、抽吸、注射、再抽吸）[135-137]。如果其他治疗方案失败，可以进行脾切除术或部分脾切除术。失活的囊肿通常可随访及保守治疗。

4. 分类

世界卫生组织包虫病工作组制订了包虫病囊肿的标准化超声分类[134, 138]（表 105-2）。

表 105-2 包虫囊肿的超声分型

分　类	描　述
CL	单纯性囊性病灶，无囊壁
CE1	单纯性单房囊肿，可见囊壁；可表现为"棘球蚴颗粒"，由于子囊移位而产生的细小内部回声（雪花征）
CE2	多泡、多分隔囊肿，子囊可部分或全部填充母囊肿，分隔可产生轮状结构，内部子囊可产生类玫瑰样或蜂窝样结构
CE3	单房的，内囊与外囊分离，内囊悬浮于囊液中（水中百合花征），或由含子囊和回声区域的单房囊肿造成的复杂肿块
CE4	不均匀的低回声或不均匀的退变产物，无子囊，退化的膜可能产生毛球征
CE5	囊肿壁增厚，钙化，呈拱形；病变部分或全部钙化

CE. 囊性包虫；CL. 未分类，单纯囊性病灶（改编自 WHO Informal Working Group: International classification of ultrasound images in cystic echinococcosis for application in clinical and field epidemiological settings. Acta Trop 85: 253–261, 2003）

分类遵循囊性包虫病的发展史。CL 型囊肿通常出现在早期，且不能生育，影像表现与非寄生虫性脾脏囊肿无法区分。由于来源不明，这种囊肿不能根据包虫囊肿（CE）的类型分类，而被称为囊性病灶（CL）。CE1 型和 CE2 型囊肿是具有活性的，通常是含有可发育的原头节的生育囊肿。CE3 型囊肿是退化型囊肿，正进入过渡阶段。大多数的 CE4 和 CE5 囊肿是无活性的，是不能生育的囊肿。

5. 影像学表现

包虫病的影像学表现反映了包虫病的发展史，子囊的形成是其自然衰老过程的一部分。影像表现多样，可表现为单纯性囊肿，也可表现为实性假瘤，取决于疾病的发展阶段（表 105-2）。当囊肿合并感染时，这些特征性影像学表现全部消失。

腹部 X 线片用处有限。弧形或环状钙化代表包囊钙化，可提示囊性包虫病，特别是来自流行地区的患者更有诊断意义[139]。

超声是世界范围内最流行及最容易获得的评估腹腔棘球蚴病的检查手段。超声用于诊断、治疗决策和随访。便携式超声也用于偏远地区的筛选、诊断和治疗[135]。

囊内细小的回声可能是由于子囊的移动而造成的（即雪花征）。囊肿内可看到波动的分离的内囊（即水中百合花征）。子囊可部分或完全填满母囊（图 105-10A）。钙化常见，可微小也可巨大。

CT 和 MRI 检查可用于不适合行超声检查及评估全身或复杂情况的患者。横断面成像有助于指导经皮治疗或手术。CT 扫描显示轻度囊肿壁钙化最好。

在 CT 上，包虫囊肿可表现为边界清楚的低密度囊性病灶，囊内水样密度，囊壁清晰，常见粗大钙化。包虫病囊肿可因碎片、包虫颗粒和炎性细胞而呈高密度。CE2 型囊肿的子囊排列在外周或完全充满整个母囊。子囊的 CT 值通常低于母囊。CE3 型囊肿常表现为高密度，呈圆形或椭圆形肿块，伴有散在钙化，偶见子囊（图 105-10B）。CE4 型囊肿可表现为复杂肿块，静脉注射造影剂后，分隔及囊肿壁常强化[129]。CE5 型囊肿为复杂囊性或实质病变，可部分或完全钙化。

单纯性囊肿在 MRI T_1 加权像上呈低信号，T_2

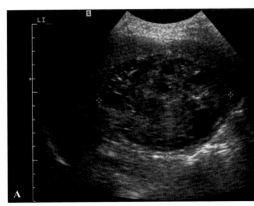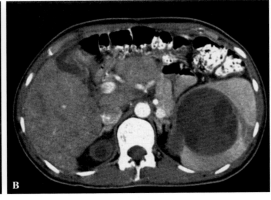

▲ 图 105-10　3 型包虫囊肿

A. 脾脏纵行超声显示复杂的病灶，伴中央高回声区和外周小的子囊。B. 对比增强 CT 动脉期示椭圆形肿块，累及脾脏内侧部分，中央密度相对较高，周围有少量低密度子囊，病灶累及右侧肾上腺（图片由 M.deJonge，MD，Amsterdam，The Netherlands 提供）

加权像上呈明显的高信号。包虫特征性表现为环形低信号（即低信号环），在 T_2 加权图像上更明显 [131]。静脉注射钆造影剂后，分隔和囊壁常出现强化。在 T_1 和 T_2 加权像上，子囊信号略低于或等于母囊基质信号。塌陷的寄生膜表现为蛇征。这些膜在所有序列上均呈低信号。CE4 型和 CE5 型囊肿通常在 T_1 和 T_2 加权像上呈低信号。

流行病区患者出现囊性病灶伴血清学结果阳性，强烈提示包虫病。几乎所有的脾包虫病患者均存在肝包虫。子囊肿的存在可能是最有帮助的影像学特征。

（三）脾脏囊性肿块的鉴别诊断

脾脏囊性肿块的鉴别范围广（框 105-2），包括真性或假性囊肿、寄生虫性（包虫）囊肿、胰腺炎相关假性囊肿、化脓性脓肿、脾脏良性肿瘤（如血管瘤、错构瘤、淋巴管瘤、淋巴瘤），以及转移瘤。通过分析临床表现及症状，用药史，以及囊肿表现，常可得到正确的诊断。

脾脏囊肿（真性或假性）最常见于西方国家，典型的表现为边界清楚，均匀水样密度，囊壁菲薄或不可见。感染或出血后，囊肿变得更复杂。

来自流行病区的患者出现囊肿伴囊壁钙化及子囊，需怀疑包虫囊肿。大部分脾脏包虫病同时存在肝包虫病。

脾脏脓肿患者常较虚弱或出现败血症，通常存在发热、左上腹痛和白细胞升高。胰腺炎后出现的

脾脏囊性肿块常提示为胰腺炎假性囊肿。

脾脏良性肿瘤（如血管瘤、淋巴管瘤、错构瘤）可表现为肿块内单一或多发囊性区，罕见情况下表现为单纯囊肿。脾脏淋巴瘤超声可表现为边界不清的低回声肿块伴内部回声，CT 上可表现为低密度肿块，伴或不伴环形增厚，与囊肿相似 [140, 141]。已有报道，来自于黑色素瘤及乳腺和卵巢的腺癌的脾脏囊性转移，但它们通常发生在广泛转移的背景下，表现常较复杂。孤立的脾转移罕见。

八、脾脏感染及炎性病变

脾脏的炎症和感染表现为三种截然不同的模式，即弥漫性脾大不伴局灶性病灶、孤立性病灶、粟粒性或大结节状，伴有或不伴脾大 [10]。弥漫性脾大是一种非特异性表现，可在多种疾病中出现，包括感染和炎症性疾病（框 105-3）。多发性脾结节病灶直径通常 < 2cm，常与非细菌性感染有关，如真菌感染和肉芽肿性炎。脓肿可表现为单发病灶。病灶内气体的存在虽然罕见，却是化脓性感染的特征性表现。

（一）脾结节性疾病

脾脏多发小结节可出现于多种疾病（框 105-4），包括细菌、真菌和原虫感染；肉芽肿性疾病包括分枝杆菌感染、结节病和恶性肿瘤，如淋巴瘤和转移瘤。许多多发脾结节的患者具有明确的诊断，如淋

查及骨髓活检。当基础疾病成功治疗后，结节通常会消退或变成钙化性肉芽肿。

各种情况的结节的影像特征无特异性且相似。结节数量通常很多，直径只有几毫米至 2cm，超声表现为低回声，CT 表现为低密度。病变在 T_1 加权序列上呈低信号，在 T_2 加权序列上从低信号到高信号不等。静脉注射造影剂后，结节通常不强化或呈环状强化。治愈的肉芽肿表现为相对正常的脾脏内散在的小钙化。

（二）真菌性脓肿和微脓肿

脾脏真菌感染通常发生在免疫抑制伴中性粒细胞减少的患者。获得性免疫缺陷综合征（AIDS）、化疗、免疫抑制药和淋巴增生异常是最常见的危险因素[142-144]。约 7% 的急性白血病患者存在肝脾真菌感染，这些患者预后较差[143, 144]。念珠菌是最常见的真菌，其次是曲霉菌、隐球菌和组织胞浆菌[145]。

当宿主反应增加时，念珠菌病的病灶被中性粒细胞和炎症细胞包裹和隔离。因此，慢性扩散性念珠菌病的患者影像学表现常是正常的，因为只有当中性粒细胞计数恢复时，病变特征变化才会显现出来[146-148]。在类似的病例中，Pestalozzi 描述了中性粒细胞减少过程中肝脾局灶性病变在影像学上缩小的现象[149]。

对于疑似或证实的真菌感染患者，单独的一次影像学检查是不特异和不敏感的，只有连续的影像学检查可以发现肝脾受累[148]。不管影像学检查结果如何，仍需要通过活检获得最终诊断，因为血液培养通常是假阴性的，尤其是念珠菌感染[150]。

1. 病理

在组织学检查中，这些病灶边界不清，内含假菌丝和酵母菌。镜下病变呈多层结构，由纤维外环、炎性细胞的中间区域和坏死的中心区域组成[147]。

2. 临床表现

系统性念珠菌病最常见的表现是持续发热，常规抗生素无效[144-148]。真菌感染的临床诊断通常很困难，因为其症状可能与患者的原发性疾病相似，如发热和脾大。免疫抑制患者不明原因的临床恶化应怀疑扩散性真菌感染。

框 105-3　弥漫性脾大的常见病因

- 充血性脾大
  - 门静脉高压
  - 脾静脉栓塞
  - 充血性心力衰竭
- 感染及炎性病变
  - 急性感染（如传染性单核细胞增多）
  - 慢性感染（如粟粒性结核、疟疾）
  - 结节病
  - 系统性红斑狼疮
- 增生性脾大（如肥大）
  - 溶血性贫血（如疟疾、真性红细胞增多）
- 浸润性脾大
  - 淋巴瘤，白血病
  - 转移
  - 髓外造血
  - 贮存性疾病（如戈谢病、淀粉样变性）
- 脾脏肿瘤
  - 淋巴管瘤病
  - 血管瘤病
  - 紫癜

框 105-4　脾脏结节性病变的病因 *

- 真菌性微脓肿
- 细菌性微脓肿
- 原虫感染
- 结核
- 鸟型分枝杆菌复合感染
- 耶氏肺孢子菌肺炎
- 猫抓病
- 结节病
- Gamna-Gandy 小体
- 何杰金淋巴瘤
- 非霍奇金淋巴瘤
- 转移

* . 脾结节直径＜ 2cm

巴瘤、转移瘤或结核。在这些病例中，结节被认为代表同一种疾病，通常不需要病理证实。典型的表现是多器官受累，肝脏及其他脏器也有类似的表现。

如果脾脏结节是孤立的，尚无明确诊断，那么仅从影像学表现很难做出诊断。不同的病因在临床上常有相似的表现，典型表现为脾大和发热。病史和临床表现可缩小鉴别诊断范围。有时需要进一步检查，如实验室检查（包括肿瘤标记物）、结核检

3. 影像学表现

诊断肝脾真菌感染的所有影像学方法的局限性是不能在中性粒细胞期观察到真菌脓肿病灶。在中性粒细胞计数恢复后，反复进行检查是很重要的，尤其当临床高度怀疑真菌感染且患者对常规抗生素治疗没有反应时[151]。

肝脾念珠菌病的超声表现有多种类型。多发小的低回声结节是最常见的表现[142]（图 105–11A）。感染的早期过程中有时可见到一种不常见表现，被描述为车轮内的车轮（即靶征）。第一个车轮外周纤维化的低回声区，第二个车轮是围绕在中央的坏死和真菌成分周围的炎性细胞的回声区[152, 153]（图 105–11B）。这种类型的病变称为牛眼病变，组织学上为被纤维化包围的炎性细胞。疾病治愈的晚期，病变缩小呈高回声，后方伴不同程度的声影，伴或不伴钙化，或病灶消失[142, 152]。使用更高频率的线性阵列探测器可显著提高病灶的检测率[154]。

CT 上，真菌微脓肿典型表现为 5～10mm 低密度的结节样病灶（图 105–11C）。CT 平扫的检出率很低（30%）[155]。增强扫描动脉期（25～35s），大多数病变（70%）表现为外周环形强化，通常在门静脉期消失[156]。在 Metser 等的研究中[155]，动脉期和门静脉期的检出率约 90%，没有显著差异。类似的表现在肝脏和肾脏中很常见[153]。

Rudolph 等[156] 在约 30% 的患者身上发现了另一种表现。在动脉期，这些病变表现为不均匀的中央强化，周围为双靶环，内环密度低而外环密度高。随着时间的推移，强化呈离心性，病变在门静脉期缩小或消失。

MRI 在肝脾真菌疾病的诊断上优于 CT 和超声，文献报道的敏感性为 100%，特异性为 96%[144, 151]。MRI 在抗真菌治疗后的随访及评估治疗反应中非常有用[145]。

MRI 显示，肝脾真菌病急性期病灶较小，直径 < 1cm。在 T_1 加权图像上表现为轻度高信号，在 T_2 加权图像上表现为明显的高信号。

亚急性期，病灶在 T_1 和 T_2 加权序列上均呈轻度高信号[151, 153]。亚急性期典型表现为所有序列上外周为极低信号环[151]。注射钆造影剂后，病灶中央可出现强化，外围仍见低信号环，使得病灶更加明显。急性期转变为亚急性期通常需要 2 周至 3 个月的时间[145]。

抗真菌治疗有效的情况下，1～3cm 的病灶变得不规则，中心区消失。MRI 上显示真菌性病灶愈合时间从 3 个月到 1 年以上[157]。

^{99m}Tc- 硫胶体、^{111}In 标记的白细胞及 ^{67}Ga 扫描通常对检测微脓肿没有帮助，因为正常造影剂摄取会掩盖小的病灶。^{67}Ga 扫描的结果多样，可显示为脾脏多发局灶性摄取增高或摄取减低区域[158]。

FDG PET 扫描显示 ^{18}F-FDG 摄取增加。这是一项很有前景的成像技术，可用于感染风险高的患者，尽管已发表的有关真菌感染的数据仍然较少[159]。

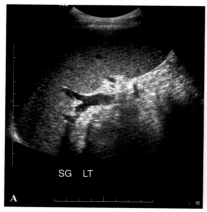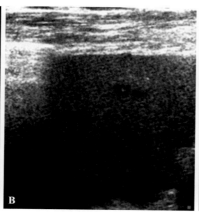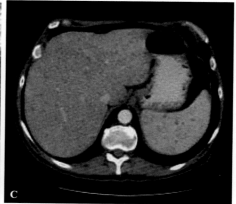

▲ 图 105–11　急性粒细胞性白血病患者扩散性念珠菌感染
A. 横断面超声显示脾内多发小的低回声病灶。B. 高频（5～12MHz）线性探测器声像图显示小的低回声结节伴中央回声灶。C. 增强 CT 扫描显示肝脏和脾脏弥漫多发近厘米的低密度结节

（三）结核

结核分枝杆菌是发展中国家的一个重要健康问题。而在西方国家，它通常见于免疫缺陷患者[160]。脾脏结核通常发生于扩散性、粟粒性结核患者，表现为多发，直径 0.2～1cm 的脾脏结节，大结节罕见[161]。在扩散性、粟粒性肺结核病例中，尸检发现累及脾脏者 80%～100%。相关表现包括淋巴结肿大和超声上的低回声或 CT 上的中央低密度结节，这在鸟型分枝杆菌复合感染患者中更为常见[162]（图105-12）。

（四）鸟型分枝杆菌复合感染

脾脏鸟型分枝杆菌复合感染，又称鸟型分枝杆菌胞内感染，常见于免疫缺陷患者，如艾滋病患者。影像表现为脾大伴多发低密度结节（图 105-13）。其他表现有明显的肝脾大、弥漫性空肠壁增厚和淋巴结肿大，常提示扩散性鸟型分枝杆菌复合感染[163, 164]。与肺结核患者相比，鸟型分枝杆菌复合感染患者的淋巴结更均匀，但组织病理诊断是必需的。

（五）耶氏肺孢子菌肺炎

肺孢子虫肺炎，以前称为卡氏肺孢子虫肺炎，是艾滋病患者最常见的机会性感染。肺外受累引起坏死性肉芽肿。脾内肺孢子虫感染常在艾滋病患者不明原因发热行影像学检查时偶然发现[165]。治疗成功后，结节可能增大并逐渐钙化，呈环形或斑点状[166, 167]。超声表现为脾大，伴有小的低回声病灶，伴囊性成分或小的高反射无声影病灶或钙化性肉芽肿[165]（图 105-14）。CT 上结节呈低密度或在疾病后期表现为钙化性肉芽肿[168, 169]。

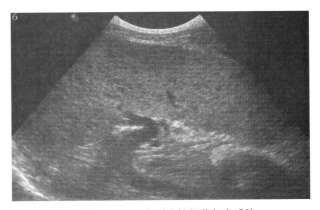

▲ 图 105-13　鸟型分枝杆菌复合感染
纵向超声图示脾大伴多发低回声结节

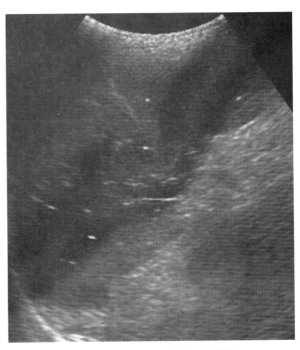

▲ 图 105-14　耶氏肺孢子菌肺炎
纵向超声图示治愈后多发点状钙化

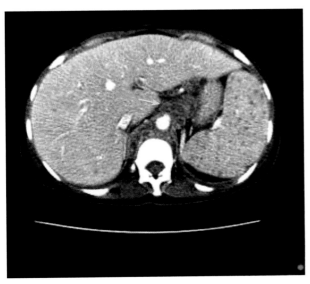

▲ 图 105-12　扩散性粟粒性结核
增强 CT 显示多发低密度结节，主动脉旁及膈脚后低密度淋巴结肿大（箭）

（六）猫抓病

猫抓病是由汉塞巴尔通体经家养猫抓伤后侵入人体而引起的自限性感染性疾病。据估计，美国每年有 22 000 人感染，其中大多数是儿童和青少年[170]。肝脾受累并不常见，但对于不明原因发热、腹痛、肝脏和脾脏多发低密度病变的患者，应考虑汉塞巴尔通体感染[171, 172]。

（七）结节病

结节病是一种不明原因的全身性疾病，以形成非干酪样上皮样肉芽肿为特征。结节病最常累及肺部和胸内淋巴结，但任何器官系统均可受累[173]。脾大常伴有肝大和腹腔淋巴结肿大，通常较轻微，占所有患者的 25%～60%[174-176]。脾脏明显肿大（长径> 18cm）约占结节病患者的 6%[177]。

尸检组织学检查显示肝脏和脾脏受累高达 77%，但影像学上发现相对不常见[177]。在影像学上，6%～33% 的结节病患者可见脾结节[174-176]。在一项研究中，这些患者通常表现为肝脾大、腹部淋巴结肿大以及腹痛、疲劳和不适等症状[177]。同一研究中，结节与肺部疾病的发展没有相关性，不能提示胸部 X 线片发展阶段的变化。结节病膈下淋巴结肿大常较小且分散，与淋巴瘤患者相比，这些患者的膈脚后淋巴结肿大并不常见。然而，在淋巴瘤和结节病中，淋巴结的形态和分布有明显的重叠，这些标准不能准确鉴别这两种疾病[176]。

结节病的结节直径 0.1～3.0cm[178-180]。超声示结节呈低至轻度高回声或不均匀回声[177, 180]。增强 CT 图像上，结节相对邻近的正常脾脏呈低密度[178, 179]（图 105-15）。结节在所有 MR 序列上均呈低信号，在钆对比增强早期 T₁ 加权抑脂图像或 T₁ 加权图像上显示最清晰[177]。CT 和 MRI 注射造影剂后，这些结节通常不强化。

（八）淋巴瘤或转移性疾病

淋巴瘤多为小细胞淋巴瘤和套细胞淋巴瘤，少见的霍奇金淋巴瘤可表现为脾脏多发结节或粟粒型。在霍奇金淋巴瘤患者中已发现类似于结节病的结节[42, 181]。这一表现通常是包括淋巴结肿大在内的

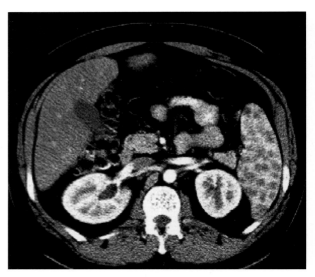

▲ 图 105-15　结节病
增强 CT 门静脉期示多发低密度结节

扩散性疾病的一部分。孤立的脾淋巴瘤罕见[14, 42]。

脾转移性疾病可表现为单发或多发结节，粟粒型罕见。这通常发生在进展期疾病患者，并广泛累及其他器官。

（九）Gamna-Gandy 小体

Gamna-Gandy 小体是由局灶性出血性梗死形成的含铁小结节。它们常见于充血性脾大和镰状细胞疾病患者，也可见于溶血性贫血、白血病、淋巴瘤或获得性血色素沉着病患者和多次接受输血的患者[182, 183]。门静脉高压患者中，有 9%～12% 的患者出现含铁小结节，且与脾大程度无关[182, 184]。组织学检查示结节较小，呈黄色或棕色，纤维化病灶中含有含铁血黄素和钙质，有时含有异物巨细胞。

MRI 示 Gamna-Gandy 小体常为多发结节，直径 3～8mm，T₁ 及 T₂ 加权图像上呈明显低信号[182]。梯度回波序列对检测含铁血黄素及这种结节最为敏感[182-184]。注射钆造影剂后，结节在 T₁ 加权梯度回波图像明显增大（图 105-16）。Gamna-Gandy 小体不强化。

超声准确性不如 MRI。在 Chan 及其同事的研究中，34 名患有 Gamna-Gandy 小体的患者中，超声发现了 24 名，灵敏度为 70.6%，特异度为 78.9%[185]。Gamna-Gandy 小体表现为多发点状高回声病灶。

平扫 CT 上 Gamna-Gandy 小体如发生钙化，呈

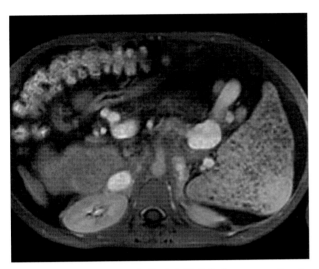

▲ 图 105-16　肝硬化及门静脉高压患者中 Gamna-Gandy 小体

钆对比增强 MRI 轴位 T_1 加权图像（多期快速梯度回波三维傅立叶变换成像）示脾内多发低信号小结节

多发高密度结节[186]。然而，在 CT 上常较难发现结节[184]。

（十）化脓性脓肿

1. 流行病学与发病机制

孤立的脾脏脓肿罕见，尸检结果显示发病率 0.14%～0.7%[187-189]。然而，随着免疫抑制患者、艾滋病患者和注射吸毒者数量增加，脾脏脓肿越来越多见[190]。化脓性脾脓肿通常为单发病灶，单房或多房，但也可为多发病灶。

大多数脓肿是由扩散性感染引起的，见于脓毒症及细菌性栓塞患者中[190, 191]。少见的途径为邻近感染（如感染性胰腺炎、肾周脓肿）和脾损伤（如创伤、梗死）后的二重感染。约 20% 的病例是不明原因的[191]。约 1/3 的患者有其他并发的脾外脓肿。文献报道脾脓肿的死亡率约为 10%[191, 192]。多发脾脓肿、含气脓肿、革兰阴性杆菌感染是预后不良因素[191, 193]。根据潜在疾病的不同，可能会感染不同微生物，包括革兰阴性杆菌（如肺炎克雷伯菌）、革兰阳性球菌、真菌、多种细菌和分枝杆菌[192, 193]。

2. 临床表现

脾脏脓肿最常见的临床表现为发热（92%）、左上腹疼痛（77%）和白细胞增多（66%）[194]。其他

症状包括左侧胸腔积液和脾大。糖尿病、免疫抑制或免疫缺陷通常是加重因素[195]。

脾脏脓肿的早期诊断和对病原菌的确定与药物的敏感性判断对抗生素的治疗至关重要。小脓肿可以进行经皮穿刺诊断。大的脓肿可经皮穿刺引流，这样可以保留脾脏[4, 5, 196, 197]。复杂病例可进行脾切除术。脾脓肿的并发症包括脾脏破裂和腹膜炎，可能危及生命。

3. 影像学表现

脾脏脓肿的表现取决于其发展阶段。早期表现为边界不清的肿块，随后发展成一个复杂肿块，内含分隔及碎片，有时含有气体[194]。当出现包膜时，病灶边界清晰。脾脏脓肿可为单发单房，单发多房，或多发[187]。影像表现不能预测感染源。

脾脓肿最常见的 X 线片表现为左侧胸腔积液（42%），其次为左肺基底渗出（20%）及脾大[191]。脾脏脓肿在 X 线片上很少能通过左上腹肠腔外气体或气液水平来诊断。

超声诊断脾脏脓肿的敏感性为 75%～98%[187, 191, 198]。超声对卧床不起的患者、肾功能受损的患者和脾脏小病变的评估特别有用。在一些患者中，由于肠内或肺部的气体阻挡，技术上检查比较困难。脾脏脓肿的超声表现取决于其发展阶段，只有 44% 的病例出现典型表现[193]。早期表现为边缘模糊的低回声病灶，类似于肿块。随后，脓肿可发展为无回声囊肿或复杂囊性病变，伴有分隔、碎片和气体引起的声影[194]（图 105-17A）。当出现包膜时，病灶通常边界清晰，伴有薄的高回声环。

脾脏脓肿典型的 CT 表现为单房或多房低密度积液或复杂囊性病变，静脉注射造影剂见环形强化（图 105-17B）。如果积液内含有气体密度，CT 可以直接诊断脓肿，但这种情况少见[196]。

CT 的优点是灵敏度高（92%～98%）、无侵袭性及速度快[187, 191]。CT 有助于区分单房和多房脓肿，能准确定位，并可提供脾周区域解剖信息。这些信息可用来指导进一步治疗（图 105-17C）。CT 可同时显示其他感染区域，有助于发现潜在的病源。

由于 CT 敏感度高且脾脓肿患者临床状况不稳定，因此脾脏脓肿患者不常进行 MRI 检查。脾脓肿在 T_1 加权图像上呈低信号，在 T_2 加权图像上呈轻

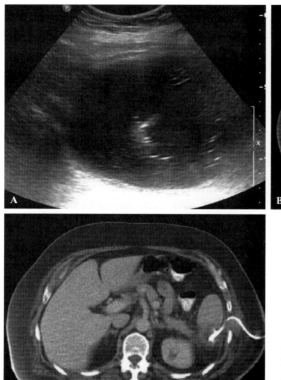

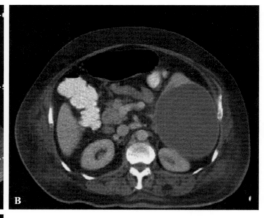

▲ 图 105-17 心内膜炎患者伴脾脏脓肿（耐甲氧西林金黄色葡萄球菌）

A. 超声示一个复杂的囊性病变伴碎片。B. 增强 CT 示一个大的单房低密度积液，边缘轻度强化。C. 经皮引流成功后增强 CT 示几乎完全吸收（图片由 H. L. S. Go, MD, Alkmaar, The Netherlands 提供）

至中度高信号。静脉注射钆造影剂后，脾脓肿呈轻度至显著外周强化 [51, 124]。

核医学检查在脾脏脓肿的检测和定位中作用有限。如果脓肿直径＞ 2cm，肝脏和脾脏的 [99m]Tc- 硫胶体扫描可显示非特异性脾充盈缺损。[67]Ga 扫描和 [111]In- 白细胞扫描可显示脾脏放射性核素摄取增加。然而，[67]Ga 扫描和 [111]In- 白细胞扫描中，正常脾脏摄取常会掩盖脾内或脾周的炎症灶，导致假阴性。[67]Ga 扫描是非特异性的，因为示踪剂摄取也见于肿瘤病变，尤其是淋巴瘤 [188]。与单独行 [111]In- 白细胞扫描相比，在注射 [111]In- 白细胞之前行肝脾 [99m]Tc- 硫胶体扫描，似乎可以提高检测和鉴别的能力 [188, 199]。FDG PET/CT 有助于发现感染部位，然而，它在诊断局灶性脾脓肿中的作用尚无定论 [3, 159]。

血管造影偶尔用于治疗血管并发症。感染性真菌动脉瘤很罕见，只出现在病例报道中 [200]。如果进行血管造影，脓肿表现为肿块伴纤细血管及外周高血供。

九、脾梗死

（一）流行病学与发病机制

脾梗死是动脉或静脉病变的结果，有许多潜在原因，包括血液学异常、血栓栓塞性疾病、血管疾病和创伤（框 105-5）。虽然脾梗死是一个相对常见的表现，只发表了少数较大的研究，而大部分文献是病例报道 [201-203]。

脾脏梗死的病因随年龄而异。40 岁以下的患者通常有相关的血液学异常，而 41 岁以上的患者往往发生了栓塞 [201]。总的来说，包括镰状细胞病在内的血液病可能是脾脏梗死最常见的原因。

梗死可以是节段性的或大面积的，可累及整个器官。由于脾动脉的分支是终末动脉，闭塞后导致局灶性脾梗死 [10]。脾梗死的并发症发生率 7%～20%，包括脓肿、假性囊肿、出血、包膜下血肿和破裂 [204-206]。

框 105-5　脾梗死的病因

- 栓塞源性
  - 血栓栓塞性疾病
  - 脓毒性栓子
  - 动脉粥样硬化
  - 经导管栓塞治疗
- 脾源性
  - 脾大
  - 血液疾病
  - 镰状细胞病
  - 骨髓纤维伴骨髓化生
  - 真性红细胞增多症
  - 肿瘤
  - 白血病
  - 淋巴瘤
  - 血管瘤
  - 结节性多动脉炎
  - 系统性红斑狼疮
  - 类风湿关节炎（如费尔特综合征）
  - 胰腺疾病
  - 胰腺炎
  - 贮存性疾病
  - 贝赫切特综合征
  - 淀粉样变性
- 脾动脉性
  - 外伤
  - 急性脾扭转
  - 胰腺肿块导致脾动脉闭塞或受压
- 脾静脉性
  - 门静脉高压
  - 脾静脉血栓形成

（二）临床表现

最常见的表现是左上腹疼痛和发热[207]。其他表现包括胸痛、左肩牵涉痛和白细胞增多[201, 202, 207]。30%～50% 的患者无症状[207, 208]。当发生并发症时可出现症状，如脓肿形成或出血。

（三）病理

所有梗死最初都是出血性的，随着时间的推移，它们变得苍白伴边缘充血，最后纤维化[42]。组织学检查中，大多数由栓塞引起的梗死灶呈楔形，外观苍白，基底部位于被膜面[14]。治愈过程中，梗死可完全好转或留下萎缩的纤维化组织，伴或不伴钙化。小栓子可产生粟粒或结节状梗死，导致斑点脾。巨大脾或浸润性病变发生梗死通常没有典型的楔形外观。

（四）影像学表现

脾脏梗死的典型影像学表现为楔形区域，基底部位于脾脏包膜处，尖端指向脾门（图 105-18）。然而，脾脏梗死的影像学表现多样，包括多结节或斑点状表现和边界不清的肿块样表现[209]（图 105-19）。亚急性期，当梗死组织机化，受影响的区域通常变得更加清晰。随着时间的推移，病变可能完全消失，或者梗死区域可能出现萎缩，伴或不伴钙化[210]。少数的情况下，整个脾脏可发生梗死，只留下薄薄的环形正常组织，由于包膜血管保存，使外周实质强化[10, 211]。

超声表现反映了不同的解剖病理特点，超声表现多样，包括单发或多发，楔形或圆形，低回声、等回声和高回声病变[208, 212]（图 105-20A）。急性期，梗死倾向于低回声、位于外周、楔形或圆形。病灶可能会在几天内变得更加清晰。慢性期，脾梗死表现为回声增强的区域为纤维化瘢痕。

尽管平扫 CT 有时可以检测到梗死，但增强 CT 显示更加清晰。CT 上表现可为典型的楔形、边缘无强化的低密度区（图 105-20B），也可以是不均匀低密度、边界不清的肿块样病变[206, 209, 213]。超急性期，CT 可显示斑点状密度增高，代表出血性区域。亚急性期，梗死边缘更加清晰。随着时间的推移，

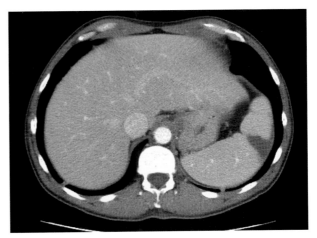

▲ 图 105-18　慢性脾梗死
增强 CT 示外周典型的楔形无强化低密度区，基底部位于脾包膜，尖端指向脾门，脾脏体积略缩小及包膜回缩提示慢性梗死

影像表现发生变化，包括完全吸收，持续变化，进行性体积缩小伴包膜由于纤维化而回缩[206]。

在 MRI 上，梗死区域的信号强度取决于梗死的时间和血性成分[214]。急性和亚急性梗死区域通常在 T_1 加权图像上表现为弥漫性低信号，在 T_2 加权图像上表现为不均匀的高信号（图 105-20C）。静脉注射造影剂后，该区域不强化，这一点与增强 CT 图像相似，但 MRI 可见包膜[214, 215]。

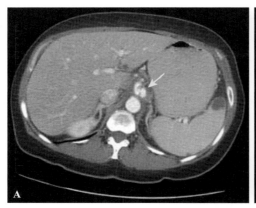
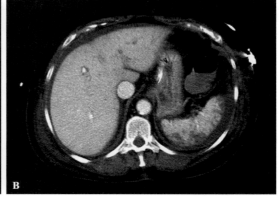

▲ 图 105-19　急性脾梗死
A. 腹腔干真菌性动脉瘤（箭）的患者增强 CT 示圆形梗死。B. 另一患者增强 CT 示脾脏斑点状梗死伴脾周积液

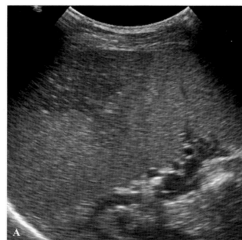
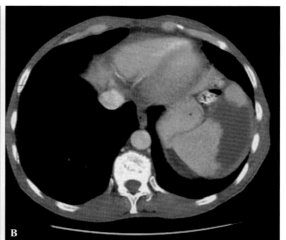
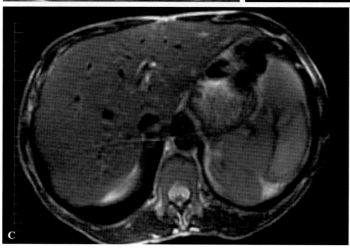

▲ 图 105-20　亚急性脾梗死
A. 超声示边界不清的低回声区域，尖端指向脾门。B. 相应部位增强 CT 示无强化低密度区。C. 同一患者 T_2 加权轴位图像示高信号区域

脾梗死核素显像上表现为活性减弱区，但这是一个非特异性表现[215]。大面积梗死时可表现脾脏无造影剂摄取[216]。另一种方法是，用 99mTc- 热变性红细胞扫描可用于显示在 CT、MRI 或 99mTc- 硫胶体显像中不明显的存活脾组织[217]。

血管造影显示楔形灌注减低区，完全梗死时脾脏不显影[206]。

复杂脾脏梗死的影像学表现包括进行性液化坏死并向外扩展、包膜下出血、脾脏破裂伴腹腔内游离血液及实质内含气腔，后者提示伴感染[208, 218]。经脾栓塞治疗后可发现脾实质内气体，仅有 17% 的患者证实伴感染[219]。

十、非创伤性脾破裂

非创伤性脾破裂，也称为自发性脾破裂或病理性脾破裂，是一种罕见但可能危及生命的情况。非创伤性脾破裂可发生在多种条件下（框 105-6）。病变脾脏通常肿大，无外伤史。然而，一些无关紧要的活动，如咳嗽、打喷嚏或呕吐，可能是脾脏破裂的诱因[220]。正常脾脏的自发性破裂更为罕见[221]。患有脾脏疾病患者更容易发生脾破裂，因为脾脏完整性发生改变及脾脏扩大到肋缘下方[222]。除了发病机制不同，非创伤性脾破裂的临床、病理和影像学表现与外伤性脾脏破裂相同（图 105-21）。

十一、脾大

弥漫性脾大的原因有很多，脾大的分类方法也多种多样（框 105-3）。脾大可根据发病机制进行分类。充血性脾大是由门静脉高压、脾静脉阻塞或充血性心力衰竭造成的。炎性脾大与各种感染和炎症过程有关，是由于免疫反应增加导致淋巴样增生的结果（如传染性单核细胞增多症）。增生性脾大是由于血液循环中异常血细胞的清除而引起的肥大（如真性红细胞增多症）。感染性脾大是由于脾过滤血源性病原体造成的，可导致微脓肿形成（如分枝杆菌感染）。浸润性脾大是巨噬细胞大量吸收难以消化的物质的结果（如贝赫切特综合征、淀粉样性、恶性疾病）。

框 105-6　病理性脾破裂的原因
• 感染
• 传染性单核巨细胞增多症
• 疟疾
• 脓肿
• 脾囊肿
• 贮存性疾病
• 淀粉样变性
• 镰状细胞病
• 脾梗死
• 血管炎
• 结节性多动脉炎
• 系统性红斑狼疮
• 类风湿关节炎（如费尔特综合征）
• 胰腺炎
• 脾脏紫癜
• 血管肉瘤
• 白血病
• 淋巴瘤
• 血管瘤
• 紫癜

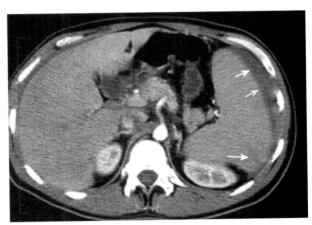

▲ 图 105-21　疟疾患者自发性脾破裂
增强 CT 示被膜下血肿（短箭）及实质内线样低密度缺损（长箭）

在影像学上，成人脾脏平均长度＜ 11cm，宽度＜ 7cm，厚度＜ 5cm。脾脏平均重量为 150g，范围 80～300g。随着年龄的增长，正常脾脏的大小和重量逐渐减少[223, 224]。影像学上，脾大可表现为左上腹的软组织肿块，向内侧推挤胃及向下推挤结肠脾曲（图 105-1）。超声、CT 和 MRI 均可准确评估脾脏的大小和体积[225-227]。脾脏长度（超声右侧卧位）可准确诊断脾大[225, 228]。

十二、其他疾病

（一）镰状细胞病

流行病学与发病机制：镰状细胞病又称镰状细胞贫血症，是一种常染色体隐性遗传病，累及红细胞。血红蛋白 A（HbA）基因的突变导致形成异常血红蛋白分子（HbS）。患者可能是杂合子（即镰刀样细胞特征），有一条正常的 HbA 基因（HBA1 或 HBA2）和一条异常的 HbS 基因；或纯合子，有两条异常血红蛋白基因（HbSS）。镰状细胞病携带者概率在世界各地差异很大，在疟疾高发地区概率较高[229]。杂合子携带者对疟疾感染的抵抗力提高，使得 HbS 变异体在这些人群中维持着高发生率。镰状细胞病是美国最常见的遗传性血液疾病。约 8% 的非裔美国人是携带者，每 396 个非裔美国人中有 1 个是镰状细胞病的纯合子[230]。镰状细胞病少见类型包括镰状细胞 - 血红蛋白 C 病和镰状细胞 -β- 珠蛋白生成障碍性贫血。

当脱氧时，异常的血红蛋白分子形成黏性聚合物，与其他血红蛋白分子聚合，使红细胞变形为异常的（镰刀状）形状。形成镰状细胞的倾向因压力而加剧，如疾病、发热、低温和高海拔。镰状细胞的形状导致红细胞弹性降低，阻碍微循环，导致组织缺氧和梗死，进而导致进一步的镰状细胞化。镰状红细胞的寿命只有 10～20 天，造成慢性贫血（即镰状细胞贫血）。血管阻塞的并发症通常比贫血要严重得多，贫血通常是可耐受的[231]。

镰状细胞病患者的脾脏通常受累。最常见的脾并发症是自身脾切除、脾隔离症、脾功能亢进、大面积脾梗死和脾脓肿[232]。在镰状细胞病纯合子中，婴儿时期的多次梗死通常导致小的瘢痕脾脏和功能完全丧失，最终导致终末期脾脏（即自身脾脏切除）。到 5 岁时，94% 的镰状细胞病纯合子患者是无脾的[231]。对于镰状细胞病杂合子患者，脾大通常持续到成年。

组织学检查显示，终末期脾脏被纤维化伴钙化和含铁血黄素沉积所取代[42]。在影像学上，脾脏体积较小，密度不均，伴斑点状或无定形钙化。镰状细胞病杂合子患者常伴有脾大，可有梗死后遗症表现。

脾脏通常较小，使其在超声上更难观察，常呈弥漫性回声增强。超声扫描有时可见低回声灶[233]。CT 常显示脾脏体积小伴大量钙化[231]（图 105-22A）。局灶性钙化灶直径可小至 0.5～1.0cm。MRI 显示在各序列上脾脏相对于骨骼肌呈弥漫低信号，代表钙化和含铁血黄素沉积[234]。肝脾 99mTc- 硫胶体扫描显示放射性示踪剂摄取减少或无摄取，提示脾脏功能丧失（图 105-22B）。

小的纤维化脾脏有时脾脏内残存的正常脾脏组织，后者不应被误诊为脓肿或肿块。这些区域相对脾脏在超声上呈低回声，CT 上呈低密度，MRI 上具有正常脾脏的影像学特征，并且 99mTc- 硫胶体显像可见放射性示踪剂的摄取[235]。

急性脾隔离症是镰状细胞病的一种危及生命的并发症，它通常发生在婴儿和儿童镰状细胞病纯合

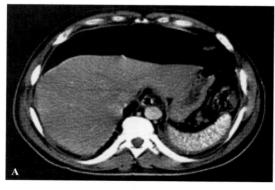
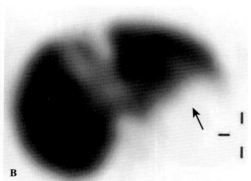

▲ 图 105-22　镰状细胞病纯合子终末期脾
A.CT 平扫示脾脏体积小伴大量钙化。B. 肝脾 99mTc- 硫胶体扫描示脾脏无摄取，提示功能性无脾（箭）（由 R. Attariwala，MD，PhD，Vancouver，Canada 提供）

子中。它是指脾脏中大量血液突然滞留，导致脾脏突然肿大[229]。红细胞比容迅速下降，低血容量休克和死亡可能在数小时内发生[236]。组织学检查示脾窦内被镰状红细胞阻塞，并可见梗死区、出血区和坏死区。

在影像学上，脾脏体积比想象的要大。明显正常的大小可能提示脾脏增大，因为大多数患者脾脏都很小[231]。超声上脾脏回声不均伴多发低回声区。CT 显示脾大伴不均匀强化，低密度区与高密度区穿插存在。脾脏 MRI 显示 T_1、T_2 加权序列上高信号区域，与出血一致[236]。

脾脏功能丧失需高度怀疑出现广泛侵袭性感染，约 10% 的镰状细胞并纯合子患者会发生这种情况。感染由包裹的细菌引起，包括肺炎链球菌、B 型流感嗜血杆菌和沙门菌，是导致发病和死亡的重要原因[231]。局灶性脾脓肿是一种相对少见的并发症。沙门菌是最常见的病原体[237]。

（二）胰腺炎脾脏受累

1. 流行病学与发病机制

胰腺炎脾脏受累发生率 1%~5%，包括脾静脉血栓形成、梗死、脾内假性囊肿、被膜下血肿、脾破裂和脾动脉假性动脉瘤出血[238, 239]。约 6% 的胰腺假性囊肿患者有脾实质受累[240]。

并发症通常是由于胰假囊肿的直接扩展造成的，由胰酶对脾血管或实质的消化作用引起的，或由于脾梗死的液化引起的[241]。大多数胰腺炎脾实质并发症可自行消退，可保守治疗[242]。然而，潜在的并发症，如脾破裂、感染和出血，是会危及生命的[240]。

2. 影像学表现

CT 检查是检测和随访急性胰腺炎有或无脾并发症最有效的影像学技术[243]。典型的影像表现为胰腺炎及其后遗症。脾脏被膜下积液或血肿表现为凸透镜样液体聚集，使脾脏轮廓线扁平或凹陷（图 105-23）。液体聚集的形态取决于坏死、感染和出血的数量[244]。脾脏假性囊肿内出现液液平面提示出血。积液出现气体提示感染，这种情况罕见。脾脏的局灶楔形或弥漫性密度减低最有可能代表梗死。门静脉血栓形成和假性动脉瘤常在增强 CT 上

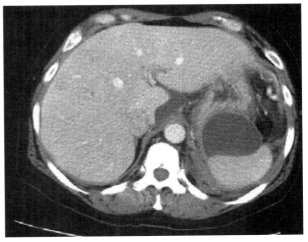

▲ 图 105-23　胰腺假性囊肿
胰腺炎患者增强 CT 示卵圆形积液累及脾门

被发现。

脾内或脾周积液经皮穿刺引流被认为可以预防脾破裂和治疗感染。然而，脾脏胰腺假性囊肿经皮引流与严重的并发症有关[240]。

（三）贝赫切特综合征

贝赫切特综合征是常染色体隐性遗传疾病。这种脂质贮存性疾病是由于缺乏葡萄糖脑苷脂酶而引起的[245]。它的特点是网状内皮细胞中葡萄糖脑苷脂沉积。临床分三种亚型，类型 1 是最常见的。贝赫切特综合征在儿童时期常表现为肝脾大、全血细胞减少和骨骼疾病，但临床表现随疾病严重程度变化较大。葡萄糖神经酰胺在肝脏和脾脏的积累会导致全血细胞减少和肝脾巨大。

组织学检查显示含糖脂的巨噬细胞（即白塞细胞）弥漫浸润脾脏或在脾内散在分布，也可见纤维化、梗死及骨髓外造血[42]。

典型影像学表现为脾巨大，常出现结节状改变和梗死。结节直径 0.5~7cm[246]。一项针对 46 例贝赫切特综合征患者的 MRI 研究显示，100% 患者出现肝脾大，33% 出现脾梗死，30% 出现脾结节[247]。

大多数贝赫切特综合征患者超声表现为多发散在低回声病灶，与病理上局灶性均匀簇状白塞细胞相对应[246, 247]（图 105-24A）。一些患者可显示散在高回声病灶，是由白塞细胞及纤维化或梗死造成的[247]。

CT 有助于显示脾大和低密度结节[246]（图 105–24B 和 C）。在 MRI T_1 加权图像上，由于萄糖脑苷脂的积累，脾脏的信号强度往往低于正常脾脏[248, 249]。结节在 T_1 加权图像上呈等信号，在 T_2 加权图像上呈不同程度的低信号或高信号[249]。

（四）含铁血黄素沉着症

含铁血黄素沉着症或脾脏铁过载通常是由继发性血色素沉着病引起的。它最常见于输血的患者。输红细胞溶血后，多余的铁沉积在肝脏、脾脏和骨髓的网状内皮系统中[249, 250]。网状内皮系统铁的异常积累不会损伤受累器官的实质细胞，通常临床意义不大。脾大常与基础疾病有关[251]。

脾脏含铁血黄素沉着症应与原发性（特发性）血色素沉着病相鉴别，后者是一种遗传性常染色体隐性遗传病。原发性血色素沉着病的特点是铁吸收过高，导致实质细胞铁过载[252]。除非这种情况得到治疗，否则会导致细胞和器官损害。最常见受累器官是肝脏，常引起肝硬化和肝恶性肿瘤，其次是心脏和胰腺。脾脏通常不受影响或只在晚期受累。

超声作用有限，因为肝脏和脾脏中弥漫性铁过量通常不会引起回声的改变。铁沉积的增加可导致平扫 CT 上肝脏和脾脏密度弥漫增加。然而，CT 由于敏感性较差，在评价肝内铁沉积增加方面的价值有限[252]。

MRI 是检测和定量铁贮存性疾病最有效的影像技术[253]。铁导致磁敏感性增加，由于自旋失相位导致 T_2^* 衰减增加。失相位导致 MR 图像的信号强度减低。由于骨骼肌通常不受累，所以在判断肝脏或脾脏的信号强度是否异常减低时，可以肌肉作为对照。如果在 T_2 加权梯度回波或自旋回波图像上，肝脏或脾脏的信号等于或低于肌肉，提示脾内铁沉积增加[250-253]（图 105–25）。

双重梯度回波技术也有助于显示 T_2^* 效应。由于横向磁化矢量的持续衰减，脾脏实质的信号强度随着回波时间的延长而减小。肝铁超载的讨论见第 89 章。

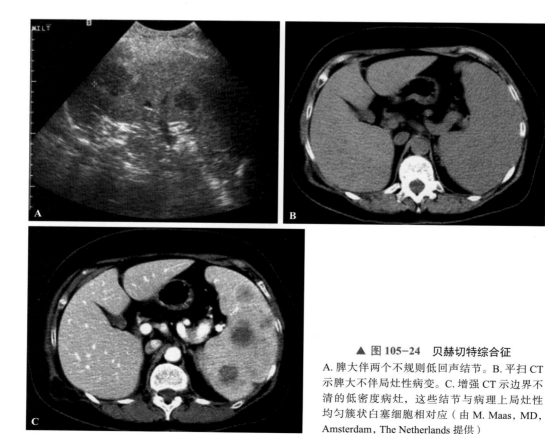

▲ 图 105–24　贝赫切特综合征
A. 脾大伴两个不规则低回声结节。B. 平扫 CT 示脾大不伴局灶性病变。C. 增强 CT 示边界不清的低密度病灶，这些结节与病理上局灶性均匀簇状白塞细胞相对应（由 M. Maas，MD，Amsterdam，The Netherlands 提供）

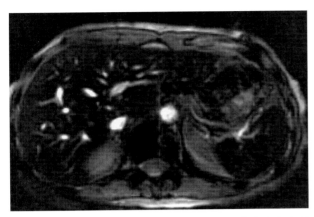

▲ 图 105-25　输血依赖性珠蛋白生成障碍性贫血患者出现含铁血黄素沉着症

MRI T_2 加权梯度回波轴位图像示肝脏、脾脏信号明显低于骨骼肌

（五）胶质二氧化钍

胶质二氧化钍是二氧化钍和葡聚糖胶体悬浮液的商品名。从 20 世纪 20 年代到 50 年代中期，它被用作造影剂。二氧化钍具有放射活性，主要发射 α 粒子，生物半衰期为 400 年[253]。二氧化钍作为血管内造影剂，保留在网状内皮系统，使用多年后可在肝脏、脾脏、淋巴结和骨髓中发现。

据报道，二氧化钍具有远期影响。α 射线可引起广泛的并发症，主要是肝脏并发症，死亡的主要原因是肝硬化、肝胆系统及血液系统恶性肿瘤[254, 255]。二氧化钍增加了肝血管肉瘤的风险，但这种现象在脾脏中尚未发现，可能是因为二氧化钍常引起脾脏显著的纤维化和萎缩[256]。

二氧化钍引起的脾脏改变取决于给药量和暴露时间。二氧化钍颗粒被网状内皮细胞吞噬，导致脾脏髓质纤维化和萎缩。因此，脾脏体积较小或正常大小。

腹部 X 线片示左上腹有斑片状高密度或点状致密影。超声示肝脏、脾脏和腹部淋巴结有高密度区域。在 CT 上，脾脏二氧化钍沉积表现为均匀高密度区或点状致密影，伴或不伴萎缩。肝脏和腹部淋巴结也有类似的高密度改变。在 MRI 上，二氧化钍沉积表现为所有序列上低信号或信号缺失。在一项研究中，MRI 检测不到二氧化钍沉积[256]。

十三、原发性恶性病灶

血管肉瘤

1. 流行病学与发病机制

血管肉瘤虽然罕见，却是脾脏最常见的原发性非血液性恶性肿瘤[257-259]（表 105-3）。估计每年发病率为每万人中 14～25 例[258-260]。血管肉瘤是一种侵袭性肿瘤，通常表现为广泛转移，预后不良，大多数患者在确诊后一年内死亡[260]。尽管包括儿童在内的所有年龄组可发生血管肉瘤，但平均发病年龄超过 55 岁[261]。无明显性别倾向[258, 260]。与肝血管肉瘤不同的是，尚未报道脾脏血管肉瘤与毒素接触有关，如二氧化钍或氯乙烯。罕见情况下，血管肉瘤与恶性淋巴瘤化疗或乳腺癌放疗病史相关[257, 262]。

表 105-3　脾脏恶性肿瘤

肿瘤类型	局灶	多发局灶	弥漫
原发性脾病灶			
原发性淋巴瘤	+	+	(+)
血管肉瘤		(+)	+
血管内皮瘤		+	
窦岸细胞血管肉瘤			+
继发性脾病灶			
继发性淋巴瘤			
非霍奇金淋巴瘤	+	+	+
霍奇金淋巴瘤	+	+	(+)
白血病	(+)	(+)	(+)
转移	+	+	(+)
卡波西肉瘤	(+)	+	

+. 常见表现；（+）. 少见表现

2. 临床表现

最常见的症状是腹痛（70%）、发热（10%）、疲劳和体重减轻[257, 259, 260]。70% 患者可出现脾大，自发性脾破裂相对常见，约占 25%[258-260]。贫血、血小板减少和凝血功能障碍常见。易发生转移，通常较广泛且进展迅速，最常见的转移部位是肝脏、

肺和骨骼 [258]。

对可疑脾脏血管肉瘤或其转移病灶行经皮活检之前，应特别小心，因为存在大量出血的风险 [263, 264]。

3. 病理

大体检查常可见脾大伴出血性结节改变 [258]。切下的标本典型表现为多发大小不等的结节，这些结节与出血、梗死和坏死有关 [257, 258, 260]。一种不常见表现为孤立的肿块 [257, 259]。镜下，脾脏血管肉瘤表现多样，可表现多发不同的生长方式，包括肉瘤样实性、乳头状型和上皮样型 [260, 262]。肿瘤内常可见出血和坏死 [259, 260, 262]。主要组织学特征为不规则血管，内衬非典型内皮细胞。分化良好的区域表现为脾窦样结构 [257]。分化较差的区域，肿瘤具有肉瘤样外观。实性区可能类似于未分化梭形细胞肉瘤 [258, 260, 262, 265]。免疫组化检查提示脾血管肉瘤可能起源于脾窦内皮细胞 [266]。有时组织学特征提示毛细血管和淋巴管内皮混合起源 [267]。

4. 影像学表现

脾血管肉瘤的常见影像学表现为脾脏侵袭性肿块或肿块伴转移 [257]。超声检查常发现脾大，多发边界不清的实性肿块伴结构异常（图 105-26 和图 105-27）[259]。常可见囊性区域，代表坏死、出血或血管湖 [257, 259]。多普勒可在实性区域或血管湖内检测到血流（图 105-26B）。

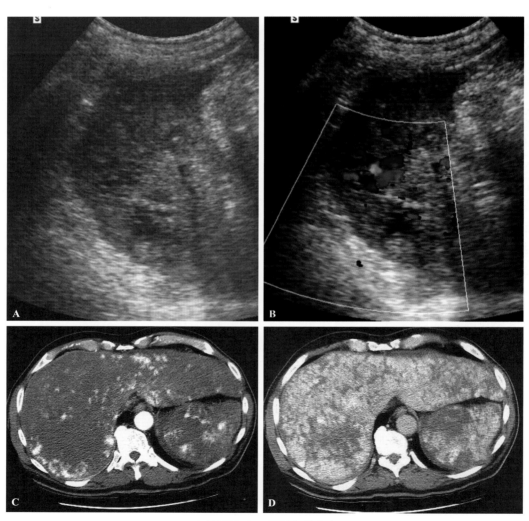

▲ 图 105-26　肝脾血管肉瘤

A. 超声示脾脏大小正常，回声不均匀，内见少许囊性区。B. 某些血管湖内可见彩色血流。C 和 D. 静脉注射造影剂后动脉期（C）和门静脉期（D）示肝脾内多发不规则强化区，脾脏内多发低密度区。活检提示多发血管肉瘤累及肝脏和脾脏，无法判断原发病变位于肝脏还是脾脏

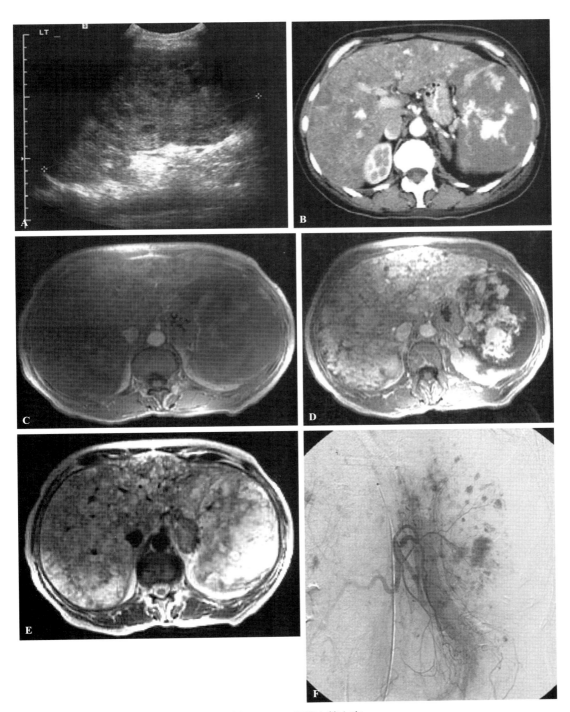

▲ 图 105-27　肝脾血管肉瘤

62 岁女性患者，左侧上腹疼痛加重，肝脾大，胸腔积液及凝血功能障碍。A．超声显示脾脏明显增大，内见多发边界不清的等回声肿块及低回声区域。B. 增强 CT 动脉期示脾脏增大，密度减低，伴多发不规则强化区，肝内见多发小的类似病灶。C. 同一层面 T_1 加权图像（多期快速梯度回波三维傅立叶变换成像）脾脏增大伴多发边界不清的低信号区及高信号区（可能是出血），肝内也可见多发小的低信号病灶。D. 相应水平钆造影剂增强 MRI T_1 加权图像（多期快速梯度回波三维傅立叶变换成像）示中央不规则强化及肝内弥漫强化灶。E. 相应水平 T_2 加权图像（快速弛豫快速自旋回波 = 3050/100ms）示肝脏和脾脏内高信号肿块。F. 栓塞前血管造影动脉早期示脾大伴多发高血供肿块及血管湖

最常见的 CT 表现为脾大，伴有多发边界不清的富血供肿块，增强扫描呈不均匀强化，并可见内部坏死（图 105-26C 和 D，图 105-27B）[257, 259]。另一个常见表现是脾内、包膜下或脾周出血[268, 269]。钙化罕见，但斑点状和呈放射状排列的大量钙化也有被报道过[257, 270]。

MRI 通常表现为脾大伴 T_1、T_2 加权图像不均匀高信号及低信号，信号强度与血液产物和坏死物有关（图 105-27C 和 D）[271, 272]。MR 图像上的低信号灶代表含铁结节[273]。对比增强 MRI 图像表现为肿瘤弥漫不均匀强化，与 CT 表现相似，且与病理改变一致[257, 259, 268, 271, 272]（图 105-27E）。

血管造影，偶尔用于化疗栓塞，表现为动脉期造影剂片状堆积，静脉期造影剂呈不规则池状堆积，与血管湖一致（图 105-27F）。肿瘤血管通常不显影[274]。根据我们的经验，血管造影门静脉早期出现强化，提示动静脉分流。

5. 鉴别诊断

鉴别诊断包括良性病变，如血管瘤、血管外皮细胞瘤、脓肿和窦岸细胞血管瘤，以及恶性病变，如淋巴瘤、转移瘤、卡波西肉瘤和血管内皮瘤。所有这些疾病都有相似的影像学表现[257, 259]。

十四、继发性恶性病灶

（一）淋巴瘤

1. 流行病学与发病机制

淋巴瘤是一种淋巴细胞恶性增殖性疾病，起源于淋巴结（结内）或各脏器内的淋巴组织（结外），包括脾脏。淋巴瘤是美国第五常见的恶性肿瘤。非霍奇金淋巴瘤（non-Hodgkin's lymphoma，NHL）约占 88%，霍奇金淋巴瘤（Hodgkin's lymphoma，HL）约占 12%[275, 276]。总的来说，NHL 在男性新增癌症中占 5%，在女性中占 4%。NHL 约占美国癌症死亡人数的 5%，是 20—39 岁男性癌症死亡的主要原因。世界卫生组织的分类确认了 30 多种非霍奇金淋巴瘤，在过去数十年中，全世界非霍奇金淋巴瘤的发病率和死亡率都有所上升[277]。

一般来说，非霍奇金淋巴瘤的发病率随着年龄增加而增加。相比之下，HL 表现呈双峰，20—29 岁是一个高峰，30—55 岁为平台期，55 岁后再次上升。HL 和 NHL 的男性发病率高于女性（1.5 : 1）[275-277]。

免疫抑制患者发生淋巴瘤的风险增加，包括人类免疫缺陷病毒感染（HIV）患者和移植后患者[278-280]。在高效抗反转录病毒疗法（HAART）出现之前，艾滋病相关淋巴瘤的相对风险超过 100[281]。HAART 出现之后，尽管艾滋病相关淋巴瘤的风险低于 HAART 出现之前，但同一般人群相比仍然更高[282]。艾滋病相关淋巴瘤包括 NHL 和 HL，它们通常具有高度侵袭性。HIV 携带者诊断淋巴瘤的难点是，在无恶性肿瘤的免疫缺陷患者中，也常出现脾大和淋巴结肿大[283]。艾滋病相关淋巴瘤的临床和放射学表现各不相同，可与卡波西肉瘤、分枝杆菌感染、真菌感染和免疫重建炎症综合征类似[284-288]（图 105-28）。

恶性淋巴瘤常累及脾脏，且淋巴瘤是脾脏最常见的恶性肿瘤。脾受累通常是全身性疾病的一部分。局限于脾脏的淋巴瘤，称为原发性脾淋巴瘤，是一种少见情况，发生率 < 1%，通常是 B 细胞起源的 NHL[289-293]。

淋巴瘤的常规分期包括实验室检查、骨髓抽取和活检，以及横断面成像，包括 CT 扫描和 FDG PET 成像。准确的分期对于淋巴瘤患者的处理和预后至关重要，同时包括评估是否累及脾脏[294]。在常规 CT 扫描问世前，脾切除手术分期发现约 45% 的 HL 患者存在脾受累[295]。30%～40% 的非霍奇金淋巴瘤患者诊断时即出现脾受累[294]。

一般来说，脾脏大小与淋巴瘤累及的风险有关，脾大高度提示脾脏受累。然而，脾脏明显肿大可无淋巴瘤受累，相反，脾脏大小正常不能除外淋巴瘤受累[295-297]。

恶性淋巴瘤的明确诊断需要组织病理学分析。准确诊断 NHL 亚型需要对组织结构进行评估。这至少需要穿刺活检，大部分情况是需要切除活检。在 HL 中，恶性细胞（即 R-S 细胞）数量较少，背景为大量的炎性细胞，所以组织诊断是必要的。有了这些提示，在某些病例中，除脾脏外无其他部位可活检时，经皮脾穿刺活检可以提供诊断并可能避免脾切除术[264, 298-301]。脾切除术仍可为原发性脾淋

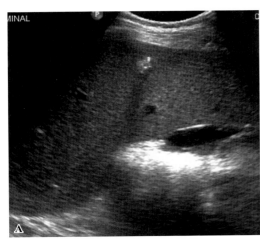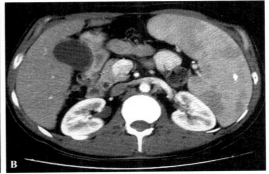

▲ 图 105-28　**32 岁男性艾滋病患者，同时患有伯基特淋巴瘤**

A. 矢状位超声示脾脏明显增大及实质钙化。B. 增强螺旋 CT 门静脉期示脾脏明显增大，密度不均匀并见一钙化，CT 表现提示淋巴瘤弥漫浸润

巴瘤患者提供诊断和部分治疗[302]。

2. 临床表现

淋巴瘤最常见的表现为一个或多个外周淋巴结无痛性肿大。发热、盗汗和体重减轻常伴随淋巴结肿大[289, 290]。其他非特异性表现有腹痛、腹部肿块和脾大。原发性脾淋巴瘤可表现为左上腹疼痛和脾大[303]。淋巴瘤累及脾脏常局限于脾被膜内，但可扩散至被膜外及局部侵犯邻近器官。非创伤性脾破裂是淋巴瘤的罕见表现[304, 305]。同时出现脾大、局灶性脾病变及相关淋巴结肿大，需怀疑淋巴瘤（表 105-3）。预后取决于淋巴瘤的组织类型和分期。

3. 病理

淋巴瘤累及脾脏的分类依据是细胞类型和生长方式。原发性和继发性淋巴瘤最常累及脾脏白髓，其次是边缘区和红髓[306]。淋巴瘤脾脏受累的大体表现多样[1]，如脾脏均匀增大不伴肿块[258]，粟粒性结节（< 5mm）[259]，多发大小不等的实性肿块[260]，大的实性肿块（> 5cm）等[290, 306, 307]。免疫抑制的患者中，霍奇金淋巴瘤很少是结外型，而结外受累常发生在非霍奇金淋巴瘤。大细胞淋巴瘤通常表现为单发或多发肿瘤。粟粒性结节多由小细胞淋巴瘤引起，如小裂细胞和混合细胞型的滤泡性淋巴瘤和套细胞淋巴瘤[262, 265]。原发性脾淋巴瘤常表现为单发肿块或多发肿块，常是 B 细胞起源的非霍奇金淋巴瘤[292]。当霍奇金淋巴瘤侵犯脾脏时，通常表现为单发或多发肿瘤肿块（图 105-29）[262, 308]。

4. 影像学表现

(1) X 线片：X 线片在目前作用有限。脾大时，可在上腹部 X 线片上表现为左侧膈肌抬高，胃、结肠脾曲及左肾移位。

(2) 超声：虽然超声检测淋巴瘤脾脏受累的特异性接近 100%，但敏感性较低（63%）。这可能是由于弥漫性受累时敏感性较差所致[309, 310]。超声可能比 CT 更敏感，尤其在发现不均匀或小结节浸润方面[309, 310]。

淋巴瘤脾脏受累有四种超声表现，与病理表现相对应[257]，如弥漫性受累（37%）[258]，局灶性小结节病灶（39%）[259]，局灶性大结节病灶（23%）[260]，大肿块性病变（2%）[311]。弥漫性受累通常表现为脾大，但回声正常。局灶性病灶呈低回声，无回声增强[311-313]（图 105-29A）。弥漫性小结节型主要见于低级别非霍奇金淋巴瘤和霍奇金淋巴瘤[311]。有时中心发生液化坏死后，病变可表现为无回声肿块伴或不伴分隔，类似于脾脏的囊性病变，甚至脓肿[314-317]（图 105-30A）。

(3) CT：CT 是目前公认的用于淋巴瘤分期的技术[318, 319]。新一代多排探测器 CT 扫描仪可以在一次屏气时间内对全身进行快速成像，并且有较高的空间分辨率。结内及结外受累均可被 CT 发现。CT 用于评估肿瘤的位置和大小，并监测对治疗效

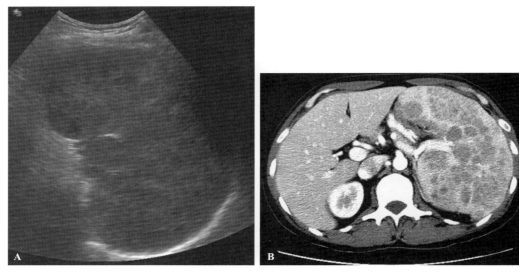

▲ 图 105-29　42 岁男性霍奇金淋巴瘤患者

A. 矢状位超声示脾脏增大伴多发边界不清的低回声病灶。B. 上腹部 CT 扫描显示多发低密度肿块

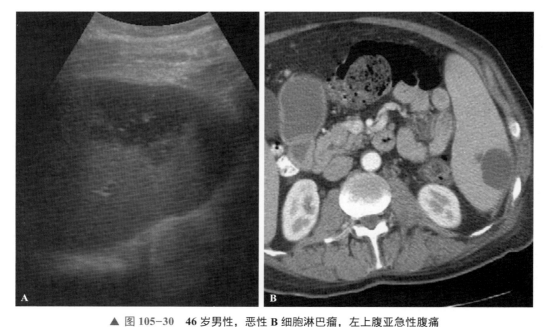

▲ 图 105-30　46 岁男性，恶性 B 细胞淋巴瘤，左上腹亚急性腹痛

A. 脾脏超声示外周无回声区域伴内部回声。B. 增强螺旋 CT 门静脉期示脾大及外周低密度病灶，肝脏也有类似的病变（图中未见显示）

果 [320, 321]（图 105-31）。CT 还有助于指导外科或经皮活检手术及放射治疗。CT 最大的局限性是不能确定正常大小的淋巴结是否受累，以及对脾、脑、骨髓浸润的检测敏感性相对较差 [322, 323]。此外，CT 不能评估治疗后残余组织的疾病活性 [324]。

　　FDG PET 与 CT 的结合（PET/CT）使用，提供了良好的 CT 解剖和 FDG PET 提供的生物学特性。

这种结合提高了疾病分期的总体准确性 [325, 326]。

　　平扫 CT 可见脾大伴低密度病灶。然而，通常需要静脉注射造影剂来评估局灶性脾受累（图 105-32）。评估动脉期图像时，医师应谨慎，因为脾窦和红髓、白髓的脾索内不同的血流造成正常脾脏强化方式多变。几乎所有患者中，这种不均匀强化在 60～70s 后就消失了 [327-329]。

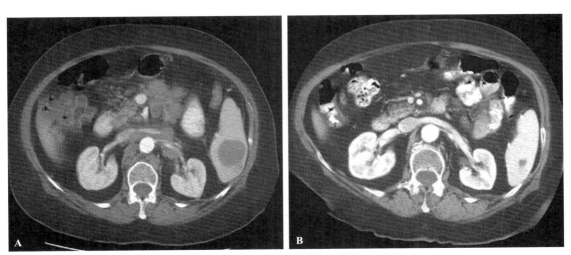

▲ 图 105-31　B 细胞非霍奇金淋巴瘤，74 岁女性乏力逐渐加重伴轻度发热 2 个月

A. 增强 CT 门静脉期示脾脏上部见一孤立肿块，边界不清，呈低密度，脾脏中等肿大，主动脉旁、腔静脉周围及腹腔多发肿大淋巴结。
B. 化疗 3 个月后行上腹部增强 CT 示肿大淋巴结及脾脏病灶缩小

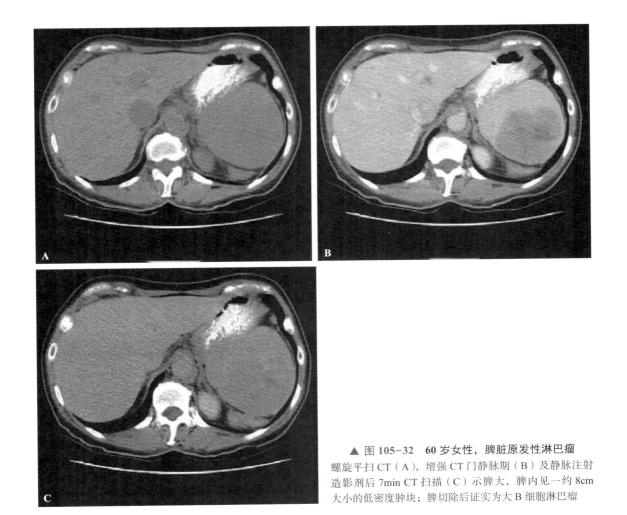

▲ 图 105-32　60 岁女性，脾脏原发性淋巴瘤
螺旋平扫 CT（A），增强 CT 门静脉期（B）及静脉注射
造影剂后 7min CT 扫描（C）示脾大，脾内见一约 8cm
大小的低密度肿块；脾切除后证实为大 B 细胞淋巴瘤

脾脏淋巴瘤有多种 CT 表现[257]：大小及外观正常[258]，肿大、无局灶性结节[259]，弥漫粟粒性低密度病灶[260]（图 105-33），多发大小不一的肿块[261]（图 105-29B），孤立性大肿块[303]（＞ 5cm，图 105-34）。原发性或继发性脾淋巴瘤患者的脾脏可巨大。淋巴瘤引起的局灶性脾肿物通常表现为轻度强化及低于周围脾脏密度（图 105-32）。

中心坏死伴环形强化病灶类似于脾脏脓肿。淋巴瘤和白血病患者中有时可出现楔形低密度区域，可能提示继发脾梗死。

大的肿块可累及脾脏包膜或直接侵犯脾周脏器。淋巴瘤治疗后偶见脾钙化，脾淋巴瘤治疗前钙化较罕见[303, 330]（图 105-35 和图 105-28）。

（4）MRI：MRI 在评估脑、脊髓和骨髓的淋巴瘤结外侵犯方面优于 CT[331]。然而，MRI 在判断正常大小淋巴结和治疗后残留肿瘤内是否有淋巴瘤累及方面与 CT 具有相同的局限性。与 CT 相比，MRI 的主要缺点包括成本高、扫描时间长及呼吸伪影。对于腹腔淋巴瘤的分期，MRI T_2 加权自旋回波序列发现肿大淋巴结及腹部脏器局灶性病灶的结果与螺旋 CT 相似[332]。在一项较早的研究中，MRI 和超声在发现霍奇金淋巴瘤浸润脾脏方面优于 CT。然而，这些方法都无法显示大部分非霍奇金淋巴瘤脾脏浸润，除了考虑到脾脏的大小[333]。随着新型快速成像技术的发展和弥散加权成像技术的加入，MRI 在淋巴瘤分期方面取得了良好的效果[334]。

淋巴瘤脾受累在 T_1 及 T_2 加权图像上的特征与正常脾实质类似，这使得分期具有挑战性。如果发现局灶性病变，它们在 T_1 和 T_2 加权图像上有不同的信号。为了更好地评估淋巴瘤脾脏受累情况，常需要行动态钆造影剂增强[335]。注射钆造影剂 20s 后梯度回波 T_1 加权图像显示病变最佳[336, 337]。弥漫性

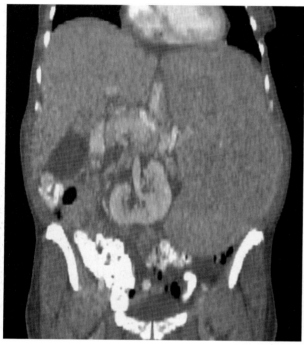

▲ 图 105-33 70 岁女性，套细胞淋巴瘤
增强 CT 门静脉晚期冠状位重建图像示脾大，推挤周围脏器。脾脏密度不均，内见多发粟粒性结节

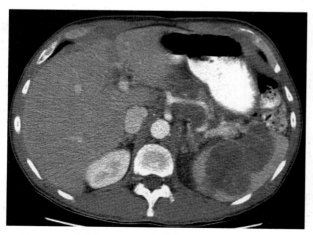

▲ 图 105-34 弥漫小细胞淋巴瘤
CT 示低密度肿块累及被膜，腹腔干及脾动脉周围见肿大淋巴结

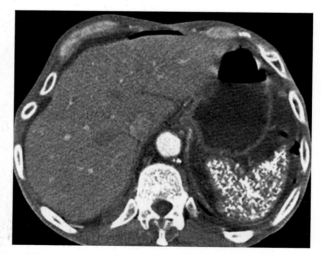

▲ 图 105-35 非霍奇金淋巴瘤治愈后 5 年，脾脏弥漫点状钙化，其他部位可见钙化淋巴结（图中未见显示）
图片由 M. de Jonge, Amsterdam, The Netherlands 提供

受累可表现为脾大伴不均匀强化。局灶性病灶可出现在正常脾脏内。多灶性病灶表现为多发低信号病灶。结节病灶在 T_2 加权图像可呈低信号，这个特征可用于鉴别淋巴瘤与实性脏器转移瘤，因为转移瘤几乎不出现 T_2 低信号[337, 338]（图 105-36）。

MRI 上继发性出血、坏死、囊变有助于判断脾脏受累[339]。MR 特异性造影剂的使用，如网状内皮系统特异性超顺磁氧化铁，似乎是一种很有前途的评估局灶性脾病变的方法，已经在几个小研究中得到证实[340, 341]。网状内皮系统正常摄取超顺磁粒子摄取，导致 T_2 加权图像上信号减低。恶性细胞不摄取超顺磁粒子，这些区域的信号强度不变，使其更加凸显[337, 342]。然而，在一般的放射学实践中使用这些特殊的对比材料仍然是受限的，并且最近很少有相关论文发表。

(5) 核医学：FDG PET 是一种基于组织葡萄糖代谢的功能成像技术。在大多数淋巴瘤中，受累组织是高代谢的，从而增加了细胞内葡萄糖的积累。FDG PET 显示受累组织中放射性药物摄取增加（图 105-37）。

在许多比较研究中，FDG PET 具有比 CT 和其他所有检查方法更高的灵敏度和特异度。在某些情

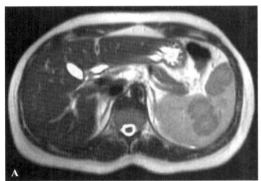
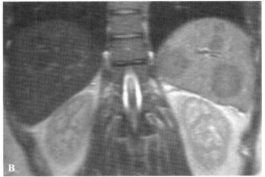

▲ 图 105-36　淋巴瘤

轴位（A）和冠状位（B）半傅立叶采集单发涡轮旋转回波（HASTE）MR 图像示一名 32 岁患有低度淋巴瘤的孕妇脾脏见一低信号肿块（图片由 D. Vanbeckevoort，MD，Leuven，Belgium 提供）

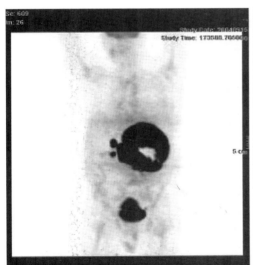
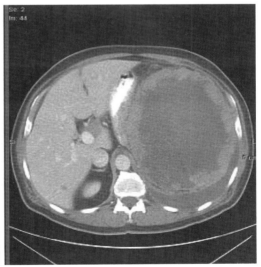

▲ 图 105-37　大 B 细胞淋巴瘤

左侧，PET 最大密度投影图显示脾脏外周区域大范围 ^{18}F-FDG 摄取增加伴中央低代谢。右侧，相应的增强 CT 图像示脾脏中央见一较大低密度肿块伴坏死（图片由 R. Attariwala，MD，PhD，Vancouver，Canada 提供）

况下，FDG PET 可能会改变淋巴瘤患者治疗的初级分期、计划和治疗监测[343]。FDG PET 是否能改变临床决策从而影响生存（结果）是一个正在研究课题[344, 345]。FDG PET 可与 CT 成像同时进行，融合形成 PET/CT 成像。PET/CT 已经成为一些机构中淋巴瘤患者首选的早期分期工具[322]。

FDG PET 的局限性在于它的可行性，操作费用高及假阳性和假阴性结果，如代谢性组织如肌肉或炎症组织的摄取可能造成假阳性结果，而惰性（低级别）非霍奇金淋巴瘤可能无法摄取 FDG，导致假阴性结果。对于某些类型的淋巴瘤，如 T 细胞非霍奇金淋巴瘤和高侵袭性非霍奇金淋巴瘤，FDG PET 显像的作用仍不确定。^{99m}Tc- 硫胶体和 ^{67}Ga- 柠檬酸显像对诊断脾淋巴瘤的敏感性、特异性和准确性均较低[346]。自 FDG PET 问世以来，这两种影像学方法在脾淋巴瘤的评估中发挥的作用有限[347]。

（二）白血病及骨髓增生异常

骨髓增生异常和急慢性白血病常累及脾脏[265]。与淋巴瘤不同的是，这些疾病主要影响红髓，但是白髓最终也可能会被浸润[262, 265]。脾大常见，其发生频率和严重程度取决于疾病的类型和持续时间。脾脏受累可表现为弥漫性受累和局灶性实性病变（单发或多发）[348]。与淋巴瘤不同，局灶性病变在超声上常呈高回声[349]。髓外造血可造成这些患者的高回声病灶[348]。脾破裂是一种少见的白血病表现，可能是由于脾包膜和小梁框架受浸润或梗死造成的[350, 351]（图 105-38）。细针活检可用于明确诊断[298-301]。

（三）转移性疾病

1. 流行病学与发病机制

脾脏的转移瘤相对少见，尸检发生率 0.6%～7.1%[352, 353]。脾脏受累可有多种表现形式，患者最常见的表现为单发或多发结节。偶尔会出现粟粒型，弥漫浸润型，腹膜种植或邻近器官的肿瘤直接浸润[262, 352]。最常转移到脾脏的肿瘤是黑素瘤（34%）、乳腺癌（12%）、卵巢癌（12%）、结肠癌（10%）和肺癌（9%）[353]。在一项针对亚洲人群的研究中，肺是最常见的原发肿瘤部位（21%），其

次是胃（16%）、胰腺（12%）、肝脏（9%）和结肠（9%）[352]。卡波西肉瘤可累及脾脏，通常发生于艾滋病伴扩散性卡波西肉瘤的患者。脾脏的孤立转移非常罕见，文献报道约有 40 例[352, 354, 355]。

有许多理论来解释为什么脾脏转移相对不常发生。最可能的解释是脾实质内缺乏传入淋巴管[262, 265, 353]。脾脏转移瘤最可能的转移途径是经脾动脉的血行转移，其发生率与肾转移瘤相当[353]。少见的转移途径有门静脉高压患者经脾静脉转移及经脾门淋巴结逆行淋巴转移[353, 356]。

脾脏腹膜种植转移可见于在卵巢癌、胃肠道腺癌和胰腺癌的腹膜转移癌中。种植转移内可见实性及囊性成分，压迫脾脏表面形成扇形压迹，这些征象在 CT 上均能很好地显示（图 105-39）。沙粒型或致密钙化可见于黏液腺瘤转移。腹膜假性黏液瘤，其特征是分泌黏液的肿瘤沿腹膜表面广泛扩散，也常累及脾脏。

脾脏直接侵袭的肿瘤并不常见，可来自邻近器官，如肺门淋巴结、胃、结肠、胰尾、左肾，或腹膜后肿瘤（图 105-40 和图 105-41）[357]。

2. 临床表现

脾转移通常见于疾病晚期伴有其他脏器广泛

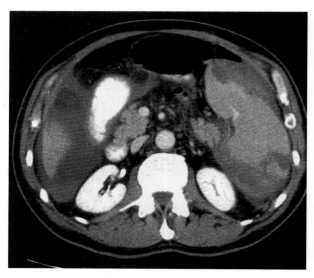

▲ **图 105-38 自发性脾破裂**
69 岁男性，急性淋巴细胞白血病，螺旋增强 CT 扫描示脾大，内见多发低密度区，包膜下及包膜周围高密度积液，肝周游离液体。腹腔镜及脾切除证实被膜下血肿破裂，脾脏弥漫性白血病浸润

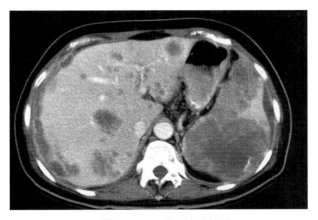

▲ 图 105-39　结肠癌脾转移

56 岁女性，增强螺旋 CT 扫描显示脾大的病灶累及包膜，并见肝脏及被膜下转移瘤。CT 另可见肿瘤弥漫浸润腹部，腹膜及网膜结节，肝内及被膜下转移瘤。剖腹手术证实了这些发现，并见盲肠腺癌（图片由 C. Keogh, MD, Vancouver, Canada 提供）

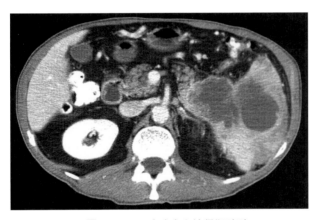

▲ 图 105-40　胰腺癌直接侵犯脾脏

63 岁男性，上腹部增强 CT 扫描示胰尾部囊实性肿块侵犯脾脏，经皮穿刺活检证实为胰腺癌

转移的患者中。单独的脾脏转移而无其他脏器转移的情况比较罕见，脾脏切除对这种患者是有益的[355, 358, 359]。大多数脾转移不引起症状，在常规分期时发现。脾大很少发生[354]。少数患者有临床症状，可表现为腹部肿块、脾大引起的左上腹不适以及瘤栓引起脾梗死造成急性腹痛。更多的情况下，患者表现为扩散性转移性疾病的症状，如厌食症和恶病质。当弥漫性实质受累时，患者可出现血液异常和血小板减少症。非血液性恶性肿瘤致脾破裂罕见，文献报道约 22 例[360]。

3. 病理

近 80% 的脾转移灶在大体上可见[352, 353]。脾

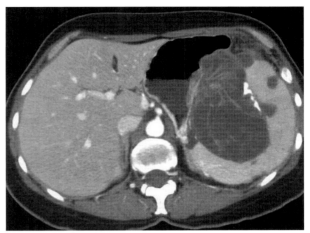

▲ 图 105-41　胰腺黏液囊腺癌直接侵犯脾脏

52 岁女性，上腹部增强 CT 扫描示胰尾（未见显示）囊性肿块，内见分隔及粗大钙化，侵犯并推挤脾门。脾内另见数个低密度小结节，提示为转移

脏受累可表现多种形式，包括孤立性转移、多发转移、脾包膜转移及脾红髓弥漫性浸润[262, 265, 352]。大多数转移性肿瘤表现为单发或多发结节，而弥漫性浸润较罕见。

4. 影像学表现

（1）超声：脾脏转移的超声表现多样。局灶性病变可表现为低回声，混合回声，或囊性，或呈靶征或晕征（即病灶伴低回声边缘）[361]。近 50% 的局灶性脾转移呈低回声，较大的病变回声更复杂。高回声转移较罕见的，可见于黑色素瘤、鼻咽癌、结肠癌和胃癌[362, 363]（图 105-42）。转移灶的超声特征与原发肿瘤类型无相关性[361]。

（2）CT：脾脏转移常表现为圆形，边界不清的低密度病灶（图 105-43）。平扫 CT 通常对发现脾脏转移没有帮助。在大多数情况下，由于脾脏的早期强化通常不均匀，所以肿瘤在静脉注射造影剂后 60～70s 的门静脉期显示最明显。脾转移瘤偶尔可见囊变或坏死[317]。囊性转移可是单房或多房的，囊内分隔和囊壁可出现强化[317, 327]。囊性转移与脾脏真性囊肿较难鉴别。

脾脏转移较少出现钙化，钙化可见于黏液腺癌转移[364]（图 105-44）。

（3）MRI：脾脏转移瘤在 T_1 加权图像上常呈等或轻度低信号，而在 T_2 加权图像上常呈轻度高信号。转移瘤在 T_2 加权图像上很少呈低信号，这一

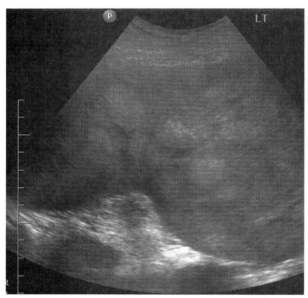

▲ 图 105-42 黑色素瘤脾脏高回声转移

超声示脾脏内多发高回声肿块，肝内也见多发相似病灶（未见显示）

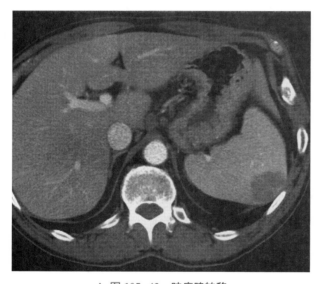

▲ 图 105-43 肺癌脾转移

肺癌（证实为鳞状细胞癌）术后 6 个月行上腹部增强 CT，门静脉期示脾内边界不清的低密度肿块

特征可用于鉴别淋巴瘤[337, 338]。由于黑色素可缩短 T_1 时间，所以黑色素瘤转移可在 T_1 加权图像上表现为高信号[365]。MRI 很容易显示坏死及囊性成分。强化的程度和特征取决于原发性肿瘤的性质和类型[338]。使用钆造影剂后，转移瘤常在 T_1 加权图像

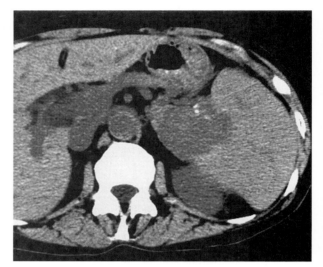

▲ 图 105-44 卵巢癌腹膜及脾脏转移

上腹部平扫 CT 示边界不清伴钙化的肿块侵犯脾门

上常呈低信号。早期（20s）钆造影剂动态增强扫描是必要的，因为转移瘤通常在约 30s 后与脾实质信号相等[337]。治疗后，转移瘤在 T_2 加权图像上常表现为信号减低，强化减弱。使用特殊的造影剂（如超磁氧化铁）可以更清晰地显示病灶，并可检测到更小的病灶[342, 366]。然而，在一般的放射学实践中，这些药物的使用仍然受限。

(4) 核素显像：FDG PET 正成为恶性肿瘤诊断和随访的影像学方法，越来越多的证据支持其应用[367, 368]。PET 显像的优势在于可同时检测淋巴结转移和淋巴结外转移。FDG PET 显示受累部位放射性药物摄取增加（图 105-45）。目前正在研究 FDG PET 在不同恶性肿瘤的诊断和分期中的作用和准确性，但在脾脏转移的检测准确性尚未得到评估[369]。FDG PET 影像学与多排探测器 CT（PET/CT）的结合可同时提供功能学和影像解剖学信息[370-374]。PET/MR 同样结合了功能成像和高分辨率的 MR[375]。

自引入 FDG PET 后，^{99m}Tc- 硫胶体和 ^{67}Ga 显像不再应用于检测脾脏转移瘤。^{99m}Tc- 硫胶体显像对脾转移灶的筛选敏感性和特异性较低。当在这些检查中发现异常时，脾脏可见局灶性缺损，但这些表现是非特异性的。脾转移瘤的 ^{67}Ga 显像不可靠，在临床诊断中应用有限。

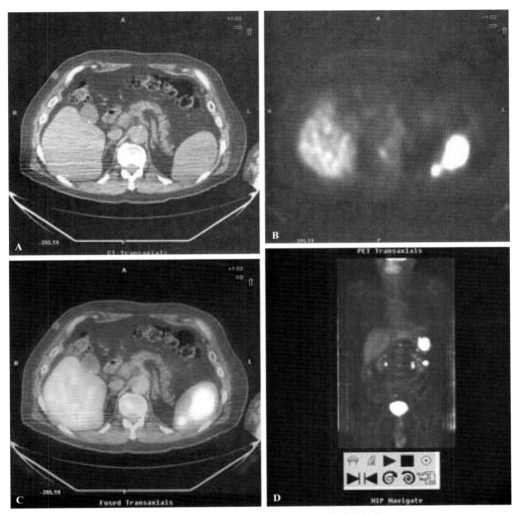

▲ 图 105-45　PET/CT 示恶性黑色素瘤脾脏转移

A. 上腹部平扫 CT 显示脾脏中央见低密度区。B. 轴位 PET 显示两个 ^{18}F-FDG 高活性区。C. PET/CT 融合图像显示两个 FDG 高活性病灶位于脾脏内。D. 最大密度投影图像显示脾内见大、小（内侧）两处病灶，并见另一病灶位于最大病灶下方，投影在肾脏外侧（图片由 Terence Z. Wong，MD，PhD，Duke University Medical Center，Durham，NC 提供）

第 106 章　脾脏创伤与手术
Splenic Trauma and Surgery

Vahid Yaghmai　Adeel R.Seyal　**著**

龙　蓉　**译**　　高顺禹　**校**

一、脾脏创伤

　　脾脏是腹部钝挫伤最常受累的器官[1, 2]。脾脏接受 5% 心输出量的血液，占网状内皮细胞总量的 25%，并在清除血浆抗原中起着重要作用[3]。在过去的一个世纪里，由于认识到脾脏在免疫应答中的重要作用，脾脏损伤的治疗会尽量保存脾脏。现在非手术治疗在血流动力学稳定的患者中广泛应用。复杂而精确的诊断成像技术的发展，如多层计算机断层扫描（CT），是这些变化背后的主要推动力。因此，脾损伤的准确诊断在损伤患者的评估中起着越来越重要的作用。对于腹部钝挫伤未做 CT 的患者，很难排除实体器官损伤[4]。CT 通过准确识别和鉴别脾脏损伤以及其他相关损伤，能够帮助筛选可以进行非手术治疗的患者[5, 6]。CT 和超声在这些患者的随访中都很重要，但是超声可能在没有腹腔出血的情况下会漏诊脾脏损伤[7-10]。

（一）流行病学

　　脾脏损伤有多种机制，包括腹部钝器伤、穿通伤、医源性和术中损伤。脾脏损伤约占所有腹部实体器官损伤的 25%[11]。机动车事故和赛车运动造成的脾损伤最多，其次是直接打击和跌倒[11]。在钝性脾损伤中，有 10%～40% 与中枢神经系统、肝脏、肾脏和空腔脏器损伤相关，这些损伤可能会改变治疗方案[12]。

　　胸部或腹部的穿透性创伤也可导致脾损伤。穿透性创伤可能涉及脾脏，但相对于小肠和大肠损伤较少见。多达 40% 的脾切除术由于医源性损伤造成。造成脾脏损伤风险最高的医源性因素包括左半结肠切除术（1%～8%）、开放性反流手术（3%～20%）、左肾切除术（4%～13%）、近段腹主动脉及其分支显露及重建手术（21%～60%），大多数医源性损伤是由于韧带附着的过度收缩和断裂造成的[13]。在介入治疗过程中，由于脾与左肾的关系千变万化，可能会发生医源性脾损伤[14-16]。脾损伤是一种少见的结肠镜并发症，可能在临床上没有症状，但在 CT 扫描上很明显[17-19]。

（二）临床表现

　　腹部钝挫伤后脾脏损伤的临床诊断有时会很困难。多达 40% 的严重腹腔损伤的患者在首次进急诊室时没有明显体征及症状[1, 20-22]。发生腹部钝挫伤后，平扫 CT 只能确诊 12% 无腹部损伤的患者和 22% 无严重损伤的患者[4]。实验室检查结合体格检查对腹部钝挫伤的诊断有重要意义[23]。然而，诊断线索可能被颅内或脊髓损伤、休克或中毒所掩盖[22, 24-26]。一项研究表明，在没有明显症状的胸腹部创伤患者中，有 19% 的患者有明显的 CT 表现[27]。

　　患者的症状包括左上腹压痛或左肩牵涉痛（克氏征），后者在 Trendelenburg 体位最易引出。7%～10% 的多发性创伤患者出现肋骨骨折[28, 29]。30%～40% 脾脏损伤的患者出现低血压和明显休克，但随着现场复苏和转运的进展，这一数字持续下降。腹腔内持续出血或血流动力学不稳定是明确的手术适应证。许多外科医师提倡使用诊断性腹腔灌洗（DPL）来评估脾脏的损伤，尤其是不稳定或多发伤的患者。DPL 相对于 CT 的价值仍有争议。然而，DPL 的局限性主要是其缺乏特异性，因为很难鉴别损伤的器官及损伤程度[30-32]。在腹部 CT 前进行 DPL 时要小心，因为灌洗液可能会因为稀释作用而降低腹腔出血的密度。

（三）病理生理学

因为脾脏复杂的韧带附着和海绵状的实质，发生钝挫伤后特别容易受到损伤。脾由脾肾和膈肌韧带牢固地附着在腹膜后，它也通过胃脾和脾结肠韧带附着在活动的胃和结肠上[33]。脾脏通过动脉供血分为 4 个或 6 个部分，而静脉系统是高度吻合的，不按节段解剖分布。动脉分支血管垂直于长轴进入脾脏，允许节段切除（图 106-1）。脾脏被包裹在一个从腹膜派生出来的薄膜中。儿童脾包膜相对较厚，包含更多的弹性和收缩成分[34]。

在快速减速过程中，脾脏可能由于突然挤压或对冲伤机制而损伤。减速损伤过程，胃和横结肠向脾脏移动，导致韧带 - 包膜撕裂或血管蒂或胃短血管损伤。钝性挤压可以发生在直接打击或冲击波，通常导致实质损伤和静脉沿节段出血。随着能量的转移，钝性损伤不沿着解剖节段，放射状骨折与广泛的动脉和静脉出血同时发生[33]。损伤导致实质血

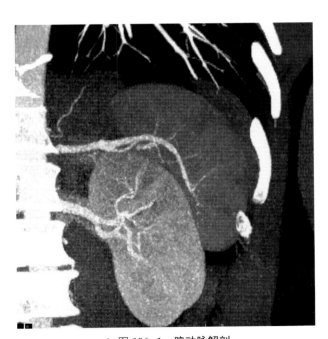

▲ 图 106-1　脾动脉解剖
脾动脉解剖按节段分布，动脉分支血管垂直于其长轴进入脾脏，如 CT 血管造影最大密度投影图像所示

肿但包膜完整是不常见的，但可能占脾脏延迟破裂的 1%～2%[35]。

脾穿通伤的后遗症主要取决于损伤器械及其路径。与钝挫伤相比，穿通伤不沿着解剖节段分布，更容易发生血管破裂。穿通伤最易损伤的器官是消化道，通常不易发现。异常的脾脏容易因轻微创伤而受损。

肿大的脾脏由于超出肋弓下缘，更容易发生钝性损伤。脾大可由多种疾病引起，包括门静脉高压、血运异常、感染和淋巴增生性疾病。

（四）影像学表现

腹部创伤患者的影像学检查是在初始复苏和临床评估之后进行的。虽然 X 线片是大多数外伤的常规检查手段，但可根据临床情况选择横断面成像。血流动力学不稳定的患者或需要立即留观的严重非腹部损伤的患者不适合 CT 检查，通常由 DPL 进行评估或立即进行探查[1, 36]。然而，对于血流动力学稳定的患者，影像学在脾脏损伤的检测和分期中起着非常重要的作用[37-39]。影像学检查也可用于这些患者的随访和术后评估。

1. CT

CT 已成为创伤后脾脏损伤诊断的"金标准"[40-43]。CT 诊断脾脏损伤的准确率超过 95%。然而，这样的结果只能通过精细的 CT 技术得到。应避免或尽量减少患者手臂、体外的电线和硬件、鼻胃管、胃胀或胃气液 X 线片造成的条痕伪影。增强 CT 是目前大多数医院对怀疑腹部损伤的患者进行评估的首选方法。采用团注造影剂进行多层螺旋 CT 扫描，可提高损伤检测率，减少延误[39, 44-46]。多层螺旋扫描可以最大限度地减少扫描时间和运动伪影[39, 44, 46]。

脾损伤的评估应包括血肿、裂伤的程度、造影剂外渗和相关的血管损伤[47]。脾脏血肿在平扫 CT 上密度高于脾脏实质，在增强 CT 上常呈低密度。脾血肿可在实质内、被膜下或脾周。脾内血肿（图 106-2）在增强 CT 上通常表现为脾实质内的低密度区域[26, 37, 38, 48]。在某些情况下，尤其是造影剂不充分时，这些脾内血肿可呈等密度[26, 49, 50]。

脾脏撕裂在 CT 上表现为线性的低密度病灶，可能不会贯穿整个脾脏（图 106-3）。撕裂可以是单

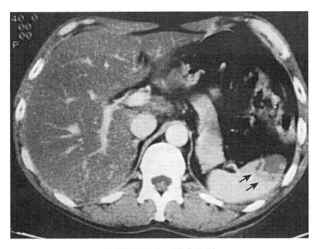

▲ 图 106-2　脾内血肿

图示血肿呈低密度血性积液（箭），通常情况下血肿的密度可低或等于脾脏密度

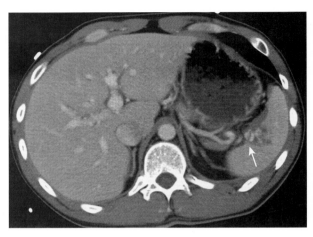

▲ 图 106-3　脾裂伤

裂伤（箭）延伸至脾门，并伴有外伤性假性动脉瘤夹层，注意脾周小血肿

发的，多发的，或星状的（图 106-4）。脾破裂（图 106-5）是指完全贯穿脾实质的撕裂伤，通常累及脾门。随着时间的推移，脾内裂伤变得越来越小，密度越来越低，边缘越来越光滑。这种愈合可能需要数周时间，随访 CT，特别是在不复杂的临床情况中，是没有帮助的，也不影响临床处理[7, 51-53]。许多医院不提倡出院后的随访影像学检查[52-54]。

被膜下血肿沿脾脏轮廓分布并压迫脾脏实质。被膜下血肿（图 106-6）通常表现为沿脾脏外侧面的新月形积液，这可能与脾周液体不易鉴别（图 106-7）。随着时间的推移，这些血肿密度变低，可

类似于腹腔内游离液体。然而，对脾实质的占位效应及其在增强的被膜和实质之间的位置可与游离液体鉴别。被膜下血肿通常在 4～6 周内吸收。这些血肿与迟发性脾破裂无关，也不是脾缝合术的适应证[35]。

脾实质的严重破坏导致脾"破碎"（图 106-8）。血管蒂损伤通常会导致严重的出血和心血管不稳定，通常不推荐 CT 评估。这些患者有一个特征性的 CT 表现，即脾脏尾侧无强化而脾脏上极由于有胃短动脉供血而存在灌注[47]。活动性出血表现为造影剂不规则聚集的区域，其密度与相邻血块不同[37, 55]（图 106-9）。外渗的造影剂的平均密度高

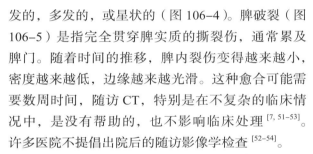

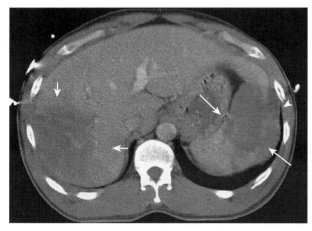

▲ 图 106-4　复合性脾裂伤

线样低密度病灶（长箭）提示裂伤，脾脏前部见段样缺血区，图中示脾周小血肿（箭头）及肝脏较大裂伤（短箭）

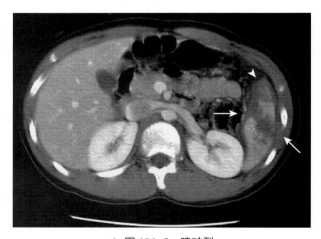

▲ 图 106-5　脾破裂

裂伤横穿脾脏实质（箭），图中示脾周小血肿（箭头）

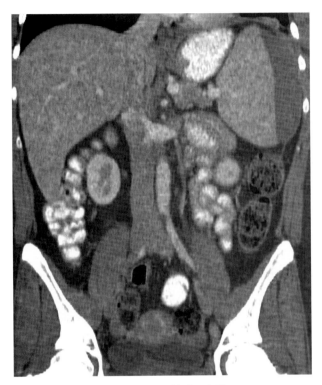

▲ 图 106-6　被膜下血肿

低密度积液位于脾脏的外侧表面，导致外侧边缘僵直。被膜下血肿沿着脾脏轮廓。冠状位重建对于评估外伤后腹腔内游离液体的位置特别有帮助

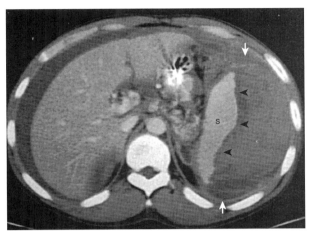

▲ 图 106-7　被膜下大血肿

被膜下积液和脾周积液很难区分，在这种情况下，较大的被膜下成分（箭头）压破脾脏（S）实质，但很难与脾周血肿（箭）区分；注意肝脏外侧的积血

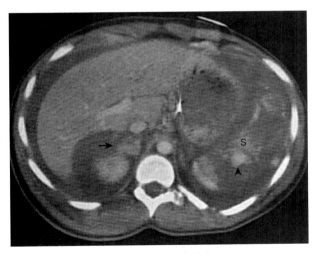

▲ 图 106-8　破碎脾

钝挫伤后严重脾损伤导致脾脏（S）破碎，见多个强化岛（箭头）。这些局限性强化区域可能代表假性动脉瘤的形成，这可以作为血管内或手术干预的提示因素。这位患者需要脾切除术，左肾和右肾上腺可见相关损伤（箭）。患者的手臂造成沿着腹部的条纹伪影，降低了图像质量

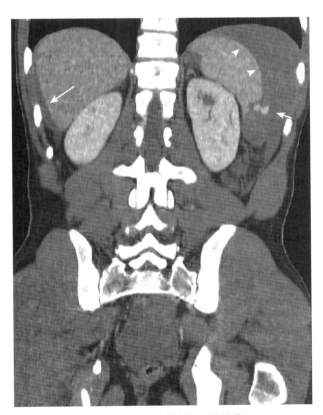

▲ 图 106-9　造影剂活动性外渗

脾裂伤部位（短箭）见造影剂活动性外渗，外渗的造影剂密度比脾周血肿（箭头）密度更高，根据这一点可将两者区分；注意腹腔积血蔓延至肝周（长箭）

于血肿（132HU∶51HU）[56]。一般情况下，剖腹术中造影剂外渗有较高的脾脏出血率[37, 56]。这些患者的开腹手术可以通过预防性的脾大动脉近端栓塞来避免[43, 57, 58]。

脾损伤可以较轻微，实质或包膜病变可能不能直接观察到。脾周高密度积液或凝血块的存在，即前哨凝血块（图 106-10），是脾损伤的一个有用指标[2, 48]。在一项研究中，20% 经手术证实的脾损伤患者以脾周血凝块为主要表现。局限性脾损伤的另一个细微征象是肾前筋膜和左侧椎筋膜增厚，可能是从脾肾韧带剥离出血蔓延腹膜后筋膜间隙[59]。

脾脏假性动脉瘤是腹部钝挫伤后脾脏损伤的罕见但可以危及生命的并发症。Davis 和他的同事[60]报道了 8% 的钝性脾损伤患者，CT 表现为边界清楚的局灶性造影剂聚集，提示假性动脉瘤形成。假性动脉瘤也可以通过超声诊断，但其敏感性低于CT[61, 62]。目前对经 CT 或超声诊断的成人和儿童外伤性脾动脉假性动脉瘤的治疗尚不成熟，包括从保守治疗到立即行血管造影确认和栓塞[43, 60, 63-66]。通过 CT 的动脉期和分泌期，可鉴别假性动脉瘤与造影剂外渗，假性动脉瘤在延迟期密度与邻近血管相等，而活动性出血的密度无明显变化。延迟期 CT扫描可以在不显著降低图像质量的前提下，调节参数减少辐射剂量[67]。

脾动脉内膜损伤可能导致脾梗死。这种不常见的表现可能与脾或其他邻近器官损伤有关，也可能与重要的邻近腹腔出血无关[68]。

一些病例报道描述了在最初 CT 检查表现正常的病例，最终出现了迟发性脾破裂[69, 70]。我们推测这些少见的迟发性破裂可能是由于低级别静脉出血所致，而早期临床检查、影像学检查和 DPL无法检测出来[71]。这种现象应该时刻提醒放射科医师和创伤内科医师，但它不应该被单独看作是一个 CT 的缺点。CT 扫描已被证实可以有效评估迟发性或远期破裂的患者[70]（图 106-11）。根据美国创伤外科手术协会提出的脾损伤分级（见下文）来评估损伤的程度，另外是否存在假性动脉瘤也可详细评估[70]。随访过程中若发现线样病灶范围增大，临床医师需警惕裂伤加重的可能。静脉注射造影剂后，在损伤的实质内出现高密度病灶可能表明假性动脉瘤的形成。如前所述，CT 在血流动力学稳定且无失血迹象的脾损伤患者的随访中的作用尚不清楚。许多机构在最初诊断后 48h内进行随访 CT，以评估损伤是否进展[60, 71]。然而，大多数研究表明，没有明确临床适应证的随访 CT检查是没有必要的[52, 54, 72, 73]。

随访检查中脾脏大小发生变化应警惕。在钝挫伤后情况稳定的患者中，可观察到脾脏增大，这种情况经生理收缩后可恢复正常的大小。Goodman 和 Aprahamian 报道[74]，在创伤患者的随访 CT 扫描中，脾脏体积平均增加了 25%，并且超过 50% 的患者的

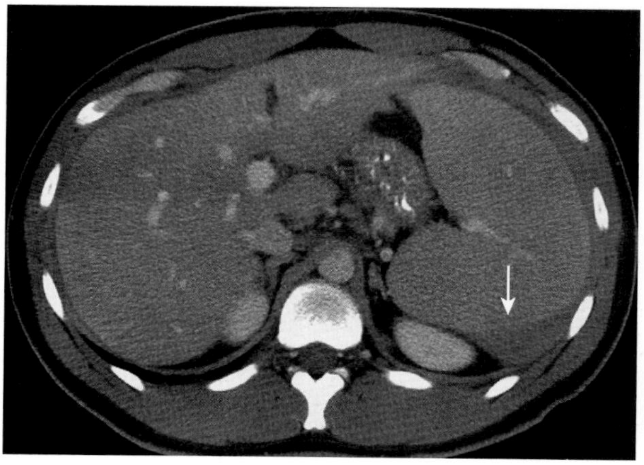

▲ 图 106-10　血凝块征
孤立的脾周高密度血肿（箭）提示脾脏很可能损伤，脾裂伤不明显

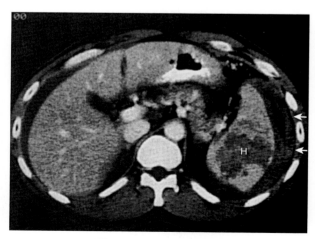

▲ 图 106-11　迟发性脾脏破裂
17 岁患者腹部击打伤后 1 周出现腹部和左肩部疼痛加重，行增强 CT 示脾脏低密度血肿（H）及脾周积液和出血（箭），需行脾切除术后

脾脏体积平均增加了 56%。

CT 对穿透性损伤，特别是刺伤同样有用。CT 可显示常见的胸部、膈肌和腹腔损伤（图 106-12）。水溶性造影剂口服和经直肠灌肠有助于发现相关内脏损伤。Munera 及其同事们强调了三期增强 CT 在评估未立即进行剖腹探查的枪伤患者中的作用[75, 76]。

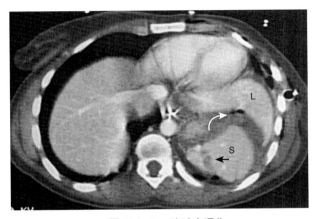

▲ 图 106-12　脾脏穿通伤

22 岁女性，前胸部刺伤，CT 扫描显示脾脏低密度裂伤（黑箭）及胃穿孔引起的气泡（白弯箭）；左肝叶增大（L）是一种正常变异，可紧邻脾脏（S）外侧边缘

然而，这种方法是有争议的，并未被普遍接受[77, 78]。

在脾脏损伤的 CT 诊断中，需要警惕一些 CT 表现。正常患者脾脏实质在扫描早期通常呈不均匀强化，这在创伤患者应谨慎评价（图 106-13）。门静脉期能更好地评价脾脏损伤。因此，在注射造影剂后约 65s 开始扫描可以改善肝脏和脾脏的强化。有报道在没有脾损伤的创伤患者中，脾脏的强化较肝脏减低，可能与肾上腺素能刺激和内脏血管收缩有关，不应被解释为脾损伤或血管损伤[74]。

患者的手臂或身上的置管造成的伪影可能类似于脾脏的损伤表现，或会影响脾脏损伤的评估。必须密切关注患者的体位，它的重要性应该传达给创伤团队。呼吸运动伪影可类似于被膜下血肿，这在旧的扫描仪中很常见，但在最新的多层扫描仪中很少见。先天性脾裂常见，不应误诊为撕裂。裂隙通常出现在脾脏的内表面（图 106-14），而大多数裂伤起源于脾脏的外表面[79]。然而，这两种表现都不是绝对的，有时，裂伤很难与裂隙鉴别。

脾损伤的外科及 CT 分型：脾损伤已被美国创伤外科协会的器官损伤分级（表 106-1）委员会进

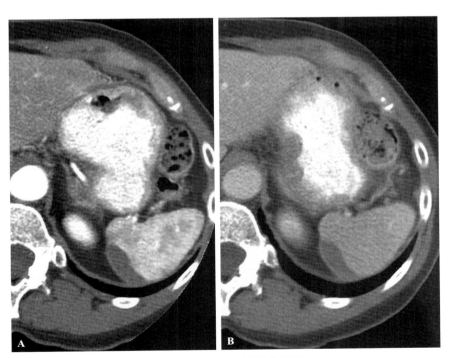

▲ 图 106-13　脾脏不均匀强化

A. 动脉增强晚期及门静脉早期脾脏呈不均匀强化，该患者出现被膜下血肿，脾脏的不均匀强化可掩盖脾内血肿。B. 肝门静脉期图像示脾被膜下血肿，而脾脏损伤不明显

行了解剖学分类，以反映特定损伤对患者治疗和预后的影响[80, 81]。器官损伤分级是根据脾脏的解剖破坏分为 1～5 级。这些是按外科治疗的复杂程度分级的[81]。目前大多数创伤中心使用的这种解剖系统是有局限的，因为它没有考虑到腹腔积血及其容量或其他器官的损伤。目前有一些基于 CT 的评分系统来整合这些信息[5, 33, 82]。Mirvis 和他的同事已经提出了一套考虑到这些表现的脾损伤分级系统，但仍在等待前瞻性试验验证[40, 43]。

Mirvis 和他的同事[40]发现 CT 在脾脏损伤的识别上是准确的，但在预测预后方面却没有用处。其他几位研究者也发现，钝性脾外伤的 CT 分级在预测患者的预后方面不可靠[83-85]。研究表明，增强 CT 证实的活动性出血、外伤性脾假性动脉瘤和动静脉畸形的形成提示保守治疗失败的可能性很高[55, 86, 87]。一些机构正在研究它们对评分和患者预后的影响[37, 43, 56, 60, 65, 66, 86]。这类分级的一个常见困难可能是非解剖因素的影响，如患者年龄、整体血流动力学稳定性和创伤中心的准备情况，而无视损伤级[6, 40, 43, 57, 63, 72, 80, 88-93]。Marmery 等[94]将血管损伤和活动性出血纳入到一个对脾损伤分类的新评分系统中，结果显示与美国外科协会系统相比，它对脾脏钝挫伤患者预测是否需要血管造影和栓塞或脾手术方面更有优势。需要进一步的前瞻性研究来验证这些结果。

2. 超声

超声是美国以外地区许多医疗中心创伤患者

表 106-1 美国创伤外科协会的脾脏损伤分级（1994 年版）		
分级*	病变	损伤描述
I	血肿	被膜下，未扩大，<表面面积的 10%
	裂伤	被膜撕裂，无出血，实质深度< 1cm
II	血肿	被膜下，无扩展，表面面积 10%～50%；实质内，未扩大，直径< 5cm
	裂伤	被膜撕裂，活动性出血；实质深度 1～3cm 且未累及小梁血管
III	血肿	被膜下，>表面面积的 50%；被膜下血肿破裂伴活动性出血；实质内血肿直径> 5cm 或有扩大
	裂伤	实质深度> 3cm 或累及小梁血管
IV	血肿	实质内血肿破裂伴活动性出血
	裂伤	裂伤累及段或脾门血管导致大的血管断流（>脾脏的 25%）
V	血肿	完全脾碎裂
	血管	脾门血管损伤导致脾脏断流

*. 多发脾损伤可提高一级（最多三级）

改编自 Moore EE, Cogbill TH, Malangoni MA, et al: Organ injury scaling. Surg Clin North Am 75: 293-303, 1995

的主要检查方式。在过去 20 年里，它在美国的使用也显著增加，79% 的 I 级创伤中心目前使用采用超声对创伤集中评估（focused assessment with sonography for trauma，FAST）[95-97]。与 CT 相比，

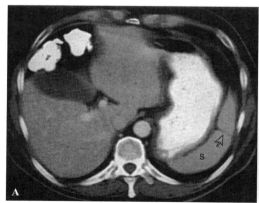
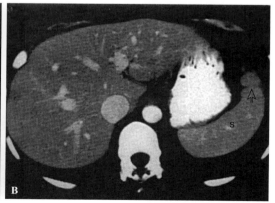

▲ 图 106-14　先天性脾裂

这种常见的变异通常出现在脾脏的内侧面，当它贯穿脾脏时，易被误诊为裂伤或破裂。A. 低密度裂（箭）主要在脾脏（S）的内侧面。B. 裂（箭）横穿整个脾脏（S）

FAST 有两个显著的优点：它可以通过手持设备在床边进行，并且无电离辐射[98]。FAST 的主要目标是检测腹腔内游离液体。这是基于腹腔内严重损伤不太可能不伴腹腔游离液体。据报道，超声检测腹腔游离液体的敏感性为 42%~98%[10, 97, 99-101]。一些研究显示，成人和儿童患者中出现了明显的假阴性和假阳性，这让人对 FAST 的实用性产生了怀疑[8, 9, 102-104]。研究发现，当患者病情稳定时，FAST 的敏感性降低[26, 99, 105, 106]。这可能与超声操作人员相关以及不太严重损伤时缺乏腹腔游离液体有关。此外，超声检测腹膜后损伤的敏感性有限[103, 107-109]。另外，患者肥胖、皮下气肿、回声窗受限以及等回声凝块也会降低超声的敏感性[110]。

实质内和被膜下病变的检出取决于出血的超声表现，而出血的表现又取决于出血的时间和探头的频率。在急性期，由于凝血的存在，裂伤和血肿出现回声。新鲜出血和慢性出血均可出现低回声[111, 112]（图 106-15）。由于肝脏的回声通常比脾脏低，肝左叶延伸到左上腹并包裹脾脏可能在超声上类似脾脏被膜下血肿（图 106-16）。超声检查时应全面检查，以及时发现腹腔积血。出现胃脾韧带周围的积血，即"左蝴蝶"征象，提示小网膜出血，应指导超声医师查看脾、胃或胰腺是否损伤[111]。彩色多普勒可有助于检出脾内假性动脉瘤[61]。有

报道称增强超声检测脾脏损伤的敏感性高于普通超声，但它的广泛应用还有待进一步研究[62, 113-116]。

与 CT 和 DPL 相比，超声检测腹部内损伤的准确率相对较低，说明这种检查与 CT 和 DPL 相比，是一种互补而非竞争的检查[96, 117-120]。所有在最初 FAST 检查正常的患者，均应该观察数小时，以避免遗漏重大损伤。此外，对疑似有重大损伤的患者应进行多次的超声或 CT 检查[110, 121, 122]。目前超声主要用于术后患者和保守治疗患者的长期随访。连续的超声图像可以用来记录脾脏实质异常的吸收情况和监测腹腔出血容量。

3. 其他检查

^{99m}Tc- 硫胶体扫描技术在脾外伤中是一种敏感但非特异的检查方法[123]。然而，核素显像在腹部钝性损伤的评估中不再起作用。同样，血管造影不再适合作为一种筛查手段，但能有效识别 CT 确定的特定损伤部位，并能够同时进行脾出血栓塞治疗[124]。

创伤患者的 X 线片表现通常是非特异性的。脾外伤的异常表现包括左后肋骨或上腰椎横突骨折、胃气泡向内侧移位、左侧膈抬高及腹腔积血。然而，胸部或腹部 X 线片无异常并不能除外进一步的诊断评估。

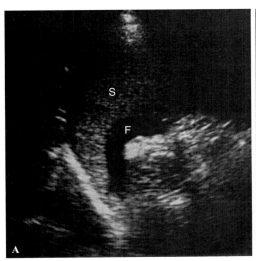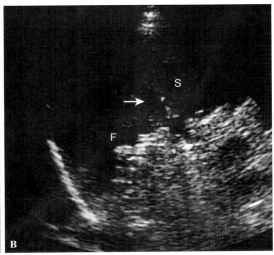

▲ 图 106-15　超声诊断脾脏损伤

19 岁患者，已知脾脏裂伤、劈裂及脾周积液，行超声检查诊断脾脏损伤。A. 肋间斜冠状位显示脾脏（S）周围低回声积液（F）。B. 斜位图像示脾周积液（F）及脾裂（箭），超声未见 CT 诊断的脾脏裂伤

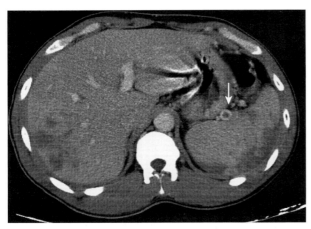

▲ 图 106-16　脾静脉栓塞
该患者示脾脏及肝脏广泛裂伤，脾静脉栓塞（箭）

（五）脾脏损伤的并发症

脾损伤的并发症取决于损伤的机制和治疗。接受保守治疗或保脾手术的患者主要的并发症是再出血。其他后遗症包括自发性脾静脉血栓形成、脾脓肿形成、胰腺炎和腹腔或胸内脾种植 [125-127]。当需要脾切除术时，典型的术后并发症包括左下叶肺不张、肺炎和胸腔积液。膈下脓肿、弥散性血管内凝血和胰腺损伤是少见的并发症 [128]。

脾切除术后患者最担心的是脾脏免疫功能的丧失和脾切除术后败血症的风险 [129, 130]。创伤后脾切除术后败血症的发生率 0.28%～1%，据报道其死亡率高达 50%～80%[131, 132]。脾切除术后败血症的主要症状是恶心、呕吐和全身不适，症状出现后数小时内迅速进展为昏迷、低血压和死亡。被包裹的微生物，如链球菌、嗜血杆菌、奈瑟菌，感染后通常有一个亚临床期。此外，脾切除患者术后感染并发症的发生率更高。据估计，无脾患者患败血病的风险是一般人群的 140 倍。脾切除术患者住院时间长于保守治疗的患者 [31, 129, 132]。

（六）治疗及预后

对保留脾脏功能的重要性的认识导致了外科观点和实践的引人注目的转变。儿科患者脾脏损伤的非手术治疗常见，在选择非手术治疗的患者中，成功率 > 90%[133, 134]。虽然小儿脾损伤的非手术治疗方法已经确立，但该方法在成人创伤患者中的

应用仍在不断发展，但已被广泛接受 [81, 135-138]。虽然年龄 > 55 岁被认为是手术治疗的一个指标，但是 Barone 和同事 [139] 以及 Myers 和他的同事 [92] 报道，年龄 > 55 岁的患者，非手术治疗的失败率分别为 6% 和 17%。Nix 和其同事 [6] 报道，脾损伤的程度比年龄在预后中更重要。成人的成功率为 27%～90%[137, 138]。非手术治疗的主要缺点包括未能发现相关损伤，如肠穿孔或膈肌破裂，以及输血需求增加。一些作者认为，输血 2 单位以上或者 CT 证实大量腹腔出血造成的输血风险超过非手术治疗的风险收益比 [140, 141]。患者选择非手术治疗时应符合严格的标准：低级别孤立性脾损伤、血流动力学稳定性和意识清醒 [142]。在这方面，CT 评估可能有助于选择不适合非手术治疗的患者，并可在早期保脾手术中获益。现在大多数患者（高达 85%）采用非手术治疗，之前提到的禁忌证（如高龄、担心遗漏空腔脏器损伤、红细胞输注大于 2 单位）已经不再完全有效 [143, 144]。

脾动脉栓塞术可以改善非手术治疗的效果 [60, 64, 143, 145-149]。Haan 和同事 [150] 报道了栓塞术脾脏救治率为 87%。在他们的研究中，80% 以上的 4 级和 5 级的脾脏损伤患者非手术治疗成功。55 岁以上患者的预后与年轻患者相似。140 例患者中有 16 例出现并发症，最常见的为出血和脓肿。最近的一项研究表明，主要动脉弹簧圈栓塞效果与选择性或联合栓塞技术相仿 [151]。脾损伤评分高、血压低、pH 低及红细胞输入量多等因素都不利于栓塞，而应手术治疗 [152]。然而，已有报道在血流动力学不稳定的患者中，经导管动脉栓塞成功治疗脾损伤 [153]。栓塞后如果出现腹痛、低血压或感染迹象，则应进行 CT 检查。用于栓塞的明胶泡沫可能以气体的形式出现在栓塞区域 [154]。

除非手术治疗外，另一个重要的治疗手段是脾修复术，即简单的脾缝合术或更为复杂的节段性切除并修复术 [33]。这些手术的成功率超过 95%[140]。

二、脾脏手术

除创伤性病变行脾切除术外，大多数脾切除术被用于控制或评估血液或肿瘤疾病。无论脾切除

的原因如何，手术原则应考虑尽量保留脾功能。由于胃和结肠与脾脏密切相关，意外损伤可发生在术中，术后脓肿是主要并发症。同理，胰尾通常延伸到脾门，在脾切除术中可能损伤。术后并发症的高发生率，包括胰腺炎、胰瘘和假性囊肿，在外科医师中引起了关于脾切除术区是否应该常规进行引流的争论。腹腔镜脾切除术，目前在许多中心实施，与开放脾切除术相比，具有较低的发病率和住院时间[155-157]。然而，这也带来了一些技术上的挑战，如巨大脾切除、标本提取以及确诊远处副脾比较困难[158, 159]。门静脉或脾静脉血栓形成是腹腔镜脾切除术中较常见的并发症，可以安全治疗[160]。在一项研究中，门静脉或脾静脉血栓形成的发生率在术后 1 周的多普勒超声上约为 20%。该作者建议术后第 7 天行超声筛查门静脉或脾静脉血栓形成[161]。多层螺旋 CT 血管造影同时评估体积和解剖，为计划行腹腔镜脾切除术的患者提供了准确、可重复的信息[162]。

　　脾切除术后患者行影像学检查用于评估是否存在感染、出血或胰腺损伤。由于这些适应证和左上腹超声检查的局限性，CT 是首选的检查方法。适当的口服或经直肠灌注造影剂对评价脾切除术区很是重要的。CT 鉴别术后无菌性积液与脓肿的能力有限，这种情况下，经皮穿刺非常重要的。膈下脓肿（图 106-17）有时很难与胸腔积液鉴别。可采用 CT 引导下经皮治疗膈下脓肿。

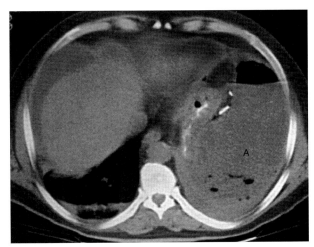

▲ 图 106-17　脾切除术后膈下脓肿
外伤后行脾脏切除的患者，左上腹见一巨大积液，内部可见气液平面（A），积液压迫胃，再次手术进行膈下巨大脓肿引流

第 107 章　脾脏的鉴别诊断
Spleen: Differential Diagnosis

Richard M. Gore　**著**

龙　蓉　**译**　　高顺禹　**校**

一、影像异常

框 107–1　伴脾大的先天性综合征

- Aase-Smith 综合征
- α_1- 抗胰蛋白酶综合征
- 贫血（如珠蛋白生成障碍性贫血、镰状细胞贫血、丙酮酸激酶缺乏）
- Chédiak-Higashi 综合征
- Cogan 综合征
- Ethanolamniosis
- Farber 综合征
- Felty 综合征
- 胎儿感染（如单纯疱疹、风疹、巨细胞病毒感染）
- 贝赫切特综合征 I 型及 II 型
- 神经节苷脂沉积病（如 GM_1、GM_2）
- 肝纤维化和肾囊性疾病
- 高脂蛋白血症
- 脂肪萎缩性糖尿病
- 黏多糖病
- 尼曼 - 皮克病
- 骨硬化病
- 风疹综合征
- 海蓝色组织细胞综合征
- Vaquez-Osler 综合征

框 107–2　脾脏缩小

- 炎症性肠病
- 遗传性发育不全
- 放疗后
- 梗死
- 多脾综合征
- 镰状细胞贫血

二、超声

框 107–3　脾脏回声弥漫增高

- 红细胞增多
- 结节病
- 白血病
- 结核病
- 疟疾
- 布鲁菌病

框 107–4　脾脏回声弥漫减低

- 门静脉高压致充血
- 白血病
- 淋巴瘤
- 多发性骨髓瘤

框 107–5　脾脏多发低回声肿块

- 脓肿（如化脓性、真菌）
- 转移
- 感染性栓子
- 梗死
- 淋巴瘤
- 囊肿（如单纯性、表皮样、包虫、胰腺源性）
- 淋巴管瘤病
- 肉芽肿性疾病（如结核、鸟型分枝杆菌感染、结节病、猫爪病）
- 错构瘤，血管瘤
- 脾动脉瘤
- 扩散性卡氏肺孢子虫感染

框 107-6　脾脏高回声肿块

- 遗传性球形红细胞症
- 梗死（慢性）
- 血肿
- 转移
- 钙化肉芽肿
- 浆细胞瘤
- 脓肿伴气泡
- 血吸虫病
- 单纯性囊肿内胆固醇结晶
- 包虫脓肿内砂粒

框 107-7　脾脏实性不均匀肿块

- 血肿
- 脓肿
- 梗死
- 血管肉瘤
- 血管瘤
- 血管内皮瘤

框 107-8　脾大：正常回声

- 门静脉高压致充血
- 粒细胞性白血病
- 感染
- 镰刀细胞病（早期）
- 遗传性球形红细胞症
- 溶血
- Still 病
- Felty 综合征
- Wilson 病
- 红细胞增多症
- 骨髓纤维化

框 107-9　脾大：高回声

- 白血病（即急性淋巴细胞性、慢性淋巴细胞性或放化疗后骨髓性）
- 淋巴瘤
- 疟疾
- 结核
- 布鲁菌病
- 结节病
- 红细胞增多症
- 遗传性球形红细胞增多症
- 门静脉血栓形成
- 异常丙种球蛋白血症
- 骨髓纤维化
- 血肿
- 转移

框 107-10　脾大：低回声

- 非干酪性肉芽肿
- 淋巴瘤
- 多发性骨髓瘤
- 慢性淋巴细胞白血病
- 门静脉高压致充血

三、CT

框 107-11　局灶性低密度病变：平扫

- 梗死
- 血管瘤
- 苯妥英钠治疗
- 脓肿
- 转移
- 先天性或创伤性囊肿
- 棘球蚴囊肿
- 原发性血管肉瘤
- 淋巴瘤
- 髓外造血
- 错构瘤
- 淋巴管瘤病
- 血管瘤
- 纤维瘤
- 皮样囊肿
- 表皮样囊肿
- 肉芽肿病（如结核、鸟型分枝杆菌感染、结节病、猫抓病）

框 107-12　局灶性高密度病变：平扫

- 钙化
- 黏液性转移
- 结肠、胃或胰腺原发肿瘤
- 包虫、愈合的肺孢子虫感染
- 急性出血（如创伤后、自发性）
- 血肿钙化
- 血管瘤伴破裂或出血
- 出血性急性梗死
- 因囊内出血或感染的复杂囊肿

框 107-13　脾脏密度弥漫增高

- 血色病
- 镰状细胞性贫血
- 范可尼贫血症
- 含铁血黄素沉着症

四、MRI

框 107-14　MRI T₁WI 多发低信号

- 梗死
- 转移
- 钙化的肉芽肿
- Gamna-Gandy 小体
- 囊肿
- 血管瘤
- 错构瘤
- 淋巴瘤
- 化脓性脓肿
- 淀粉样变性
- 苯妥英钠治疗
- 真菌血症伴多发脓肿形成
- 动静脉畸形
- 结节病
- 紫癜

框 107-15　MRI T₂WI 多发高信号

- 梗死
- 转移
- 囊肿
- 血管瘤
- 错构瘤
- 化脓性脓肿
- 真菌血症伴多发脓肿形成
- 棘球蚴囊肿
- 紫癜
- 淋巴管瘤

表 107-1　脾脏多发钙化

常见情况	少见情况
组织胞浆菌病	血肿
静脉石	梗死
血管瘤	波状热
结核	腕带蛇舌状虫感染
AIDS：愈合的肺孢子虫感染	棘球蚴囊肿
脾动脉粥样硬化	创伤后囊肿
脾动脉瘤	先天性囊肿
	错构瘤
	包虫囊肿
	镰状细胞贫血

表 107-2　脾脏孤立性钙化

常见情况	少见情况
脾动脉瘤	脓肿
脾动脉粥样硬化	皮样囊肿
梗死	表皮样囊肿
创伤出血囊肿	包虫囊肿
血肿	结核
	转移
	血管瘤
	静脉石

表 107-3　脾大

可能疾病	举例
肿瘤	淋巴瘤
	白血病（尤其是慢性髓系）
	转移
	纤维瘤、错构瘤、血管肉瘤
	血管瘤、淋巴管瘤
充血性脾大	心力衰竭
	门静脉高压
	肝硬化
	Banti 综合征
	脾静脉梗阻
梗死	肝炎
	疟疾
	利什曼病
	结核
	伤寒症
	梅毒
	棘球蚴病
	布鲁菌病
	斑疹伤寒
	组织胞浆菌病
	艾滋病
	血吸虫病
	细菌性心内膜炎
	黑热病
	巨细胞病毒感染

（续表）

可能疾病	举　例
溶血性贫血	血红蛋白病
	遗传性球形红细胞增多症
	原发性中性粒细胞减少症
	血栓性血小板减少性紫癜
髓外造血	石骨症
	骨髓纤维化
	真性红细胞增多症
	血色病
胶原血管病	Felty 综合征
	系统性红斑狼疮
	幼年型类风湿关节炎

（续表）

可能疾病	举　例
贮存性疾病	贝赫切特综合征
	淀粉样变性
	糖尿病
	血色病
	组织细胞增多症
	尼曼 – 皮克病
	脂肪软骨营养不良
其他疾病	错构瘤
	脓肿
	先天性囊肿
	创伤后囊肿
	肉瘤

表 107-4　常见脾脏疾病的鉴别

病变	T_1	T_2	早期 Gd	晚期 Gd	其他征象
囊肿	↓～Ø	↑↑	无	无	边界清楚
错构瘤	Ø	Ø～↑	不均匀信号	均匀等信号	通常＞4cm；起自脾脏中部的内侧面
血管瘤	↓～Ø	↑	外周结节样或均匀	向心强化；延迟强化	通常＜2cm；与肝血管瘤相比，病变通常在注射 Gd 后立即出现快速充盈，反映出其体积较小，而肝血管瘤往往更大
转移	↓～Ø	Ø～↓	局灶病变伴轻微强化	等信号	转移通常在注射 Gd 后 1min 后呈等信号
淋巴瘤，局灶性	↓～Ø	↑～↓	局灶病变伴轻微强化	等信号	局灶病变通常在注射 Gd 后 1min 后呈等信号；到处见肿大淋巴结
淋巴瘤，弥漫	↓～Ø	Ø～↓	局灶病变伴轻微强化	等信号	病变通常在注射 Gd 后 1min 后呈等信号；到处见肿大淋巴结

Gd. 钆造影剂；T_1. MR T_1 加权图像；T_2. MR T_2 加权图像；↓. 轻度减低；Ø. 等信号；↑. 轻度增高；↑↑. 中度到显著增高

引自 Nagase LL, Semelka RC, Armao D: Spleen. In Semelka RC（ed）: Abdominal–Pelvic MRI. New York, Wiley–Liss, 2002, p 491–526

腹膜腔
Peritoneal Cavity

Textbook of Gastrointestinal Radiology
（4th Edition）

胃肠影像学（原书第 4 版）

第 108 章　腹膜及腹膜后的解剖和影像
Anatomy and Imaging of the Peritoneum and Retroperitoneum

Vincent M. Mellnick　Dennis M. Balfe　Christine M. Peterson　著

龙　蓉　译　李　英　校

　　腹膜、腹膜下间隙和腹膜后腔是胃肠道病变过程中经常受累的结构。它们是器官发生、旋转、折叠和融合等复杂胚胎过程的结果，因此由这些过程中产生的积液的分布常常令人困惑。对疾病在腹部扩散的解剖分区的了解对于理解各种病理条件下的影像学表现是至关重要的。

　　本章的重点是腹膜、腹膜后及腹膜下的影像解剖。在正常的个体中，这些解剖区域的界限很模糊或者根本没有。当病理过程产生腹腔积液，液体分布的模式直接由它们之间的关系决定。疾病在腹部扩散的模式可以通过理解包裹肠道及其衍生的实质脏器的肠系膜的折叠来推测。本章的大部分插图都是所有计算机断层扫描（CT）和磁共振成像（MRI）从业者所熟悉的轴位层面。然而，在某些例子中，冠状、矢状或容积成像的图像可以更好地显示解剖关系。

一、胚胎学

　　胚胎学是理解本章所有概念的关键。本节概述了后腹膜和肠系膜的胚胎发生，如何形成成人的韧带附着[1]。一些细节在后面的腹膜后和腹膜下章节中进行了说明。

（一）上腹部胚胎发生

　　内脏及其衍生：在胎儿约 3 周时，胎儿的侧体板（形成胎儿外表面的中胚层组织）向上卷曲，包围一小部分体腔，形成胚胎内体腔（图 108-1A）。在脐附近，形成内胚层结构（内脏和所有内脏衍生

的实体器官）的部分卵黄囊，被胎儿中胚层包围。在这个阶段，左右腹膜间隙界限清晰，被悬吊肠管至腹壁的间质（即腹侧肠系膜），肠道及其周围的间充质，以及悬吊肠管至背侧体壁的间充质（即背系膜）分隔。母亲的血液从脐静脉经腹侧肠系膜输送给胎儿，来自成对的背主动脉的血液通过背系膜建立血管通道进入肠道及内脏。

　　胚胎发育约 4 周时，这种对称排列被打破。肝脏在腹侧肠系膜中线开始发育，向各个方向迅速生长，左右腹膜腔膨出，在腹侧肠系膜内向上延伸至横膈（即胎儿膈肌），后者从腹侧生长至背侧壁并将胸腔与腹腔分离。腹侧肠系膜和横膈之间宽阔的大致椭圆形的接触面没有间皮层，最终成为成人肝脏的裸区（图 108-1B 和 C）。

　　与此同时，脾脏和胰腺在背侧胃系膜叶间开始发育（图 108-1D）。脾脏在胃的背侧发育，而背侧胰腺起源于十二指肠的后方。部分胰腺（即成人的胰头和钩突）起源于腹侧肠系膜内的细胞团，这部分胰腺最终会在胎儿时期旋转并与背部的胰腺融合。被包裹的间充质持续将所有这些发育中的器官与体壁和肠道连接，并以腹部韧带的形式持续到成年（图 108-1E）。腹侧肠系膜的腹侧部分，连接肝脏和前体壁，成为镰状韧带，其间有脐静脉走行（及其纤维残留，即成人的圆韧带）。腹侧肠系膜的背侧部分形成胃脾韧带和肝十二指肠韧带，它们共同构成小网膜。胃脾韧带位于胃小弯和静脉韧带裂之间，内含胃左动脉和静脉以及引流胃小弯侧淋巴结群。肝十二指肠韧带是小网膜的尾部延伸，内含门静脉、肝动脉、胆总管和肝淋巴结链。小网膜最

下缘形成网膜孔的顶部。

背系膜的腹侧部分连接胃和脾脏，成为胃脾韧带，可由其内走行的胃短动脉和静脉识别（图108-1F）。在成人，胃脾韧带也形成了整个大网膜（即胃结肠韧带）和横结肠系膜的头侧部分（稍后讨论）。这些充满脂肪的结构很容易被它们所包含的血管、大网膜的胃网膜和横结肠系膜的中段所识别。背系膜的背侧部分形成脾肾韧带，其内含脾血管并连接脾脏和胰尾部。后者间充质几乎完全与肾前筋膜融合成为后腹膜的一部分。

胚胎发育第 5～6 周，肝脏持续快速生长并旋转进入右侧腹腔间隙。与此同时，胃顺时针旋转90°，使其左侧变成腹侧，右侧变成背侧。这种旋

转将背侧胃系膜拉向左侧，允许右侧腹腔间隙扩展至胃后方和胰脏前方。

右侧腹腔间隙的这一部分成为网膜囊。胃脾韧带的下缘向尾部延伸，形成一个长长的下窦。在胎儿后期，胃脾韧带的这一部分，多层融合形成大网膜（图 108-2）。在这期间（约胚胎发育第 6 周），中肠已经延长，它的中段伸入脐部（即生理性疝）。在第 10 周，这部分肠管回到腹腔。盲肠最终经历 180° 旋转（从上面看）到达右下腹的正常位置。升结肠和降结肠进一步旋转，使其肠系膜分别与两侧的肾前筋膜融合（图 108-3）。在右侧，升结肠逆时针旋转 90°（从下面看）通常成为腹膜后的一个固定部分。在左边，降结肠顺时针旋转 90°

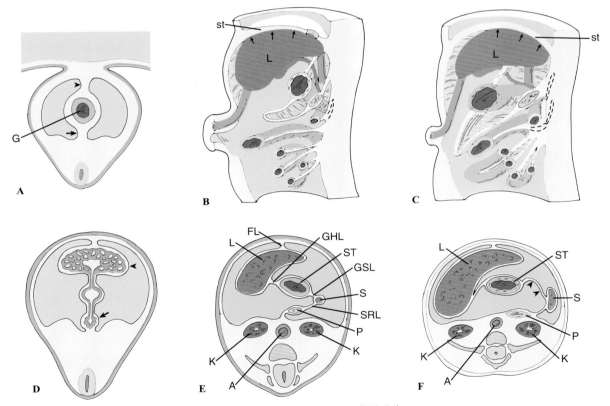

▲ 图 108-1 腹腔间隙与韧带的发生

A. 胚胎发育第 3 周末，腹壁已经融合，形成了一个封闭的腹腔，中间是受挤的原始肠腔（G）。原始肠腔被背部（箭）和腹侧（箭头）肠系膜固定在腹腔内，并将腹腔分成对称的左右两半。B. 肝脏裸区的形成，左侧位胚胎矢状位示意图显示肝脏（L）位于腹侧肠系膜内，向头侧生长与横膈（st）内的中胚层接触，肝表面与横膈（箭）接触的部位无腹膜附着，这部分称为裸区。C. 示意图显示裸区旋转到成人裸区的位置，随着横膈向腹侧生长，将胸腔与腹腔分离，裸区（箭）转移到腹腔的后部位置。D. 胚胎发育第 4 周，背侧和腹侧肠系膜的组织条索迅速生长，形成肝脏、脾脏和胰腺的尾部，肝脏（箭头）起源于腹侧肠系膜，脾脏、胰腺体部及尾部（箭）起源于背系膜。E. 胚胎发育第 5 周，肝脏开始迅速生长并占据腹腔大部分空间，与此同时，右侧腹膜间向向左侧扩展，延伸至胃后方。F. 右侧腹膜间隙向左侧扩展导致胃脾韧带外侧移位（箭头），胰腺尾部（P）与背侧间充质组织融合

A. 主动脉；FL. 镰状韧带；GHL. 胃脾韧带；GSL. 脾胃韧带；K. 肾脏；L. 肝脏；S. 脾脏；SRL. 脾肾韧带；ST. 胃

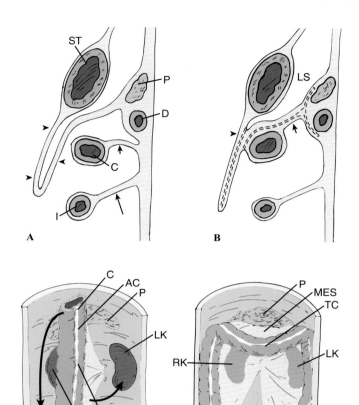

▲图 108-2　胃结肠韧带及横结肠系膜的形成

A. 右侧腹膜腔向左扩展使得胃脾韧带向尾侧延长，形成网膜囊下隐窝（箭头）。B. 胃脾韧带后层最终与结肠系膜融合形成横结肠系膜（箭）。胃脾韧带的前层和厚层也融合使得一部分右侧腹膜腔间隙封闭并形成胃结肠韧带（箭头）。右侧腹腔间隙在胃后方扩张的剩余间隙最终成为网膜囊（LS）
C. 横结肠；D. 十二指肠；I. 小肠；P. 胰腺；ST. 胃；箭. 结肠和小肠肠系膜；长箭. 小肠系膜；短箭. 横结肠系膜

▲图 108-3　结肠系膜的旋转与融合

A. 胎儿发育早期胚胎示意图显示远端中肠和后肠形成成人的结肠。最尾侧部分为直肠（R），保留它在骨盆位置；降结肠（DC）及其背系膜旋转（弯箭）覆盖在左肾（LK）的表面。近端部分包括盲肠（C）和升结肠（AC），在胚胎第6周延长并与其余的中肠一起伸入脐部形成生理性疝，当这段肠管返回腹腔后旋转 180°，使得盲肠位于右下腹。B. 位置发生变化后，右侧结肠及其系膜旋转覆盖在右肾（RK）前表面；横结肠（TC）及其系膜（MES）与胰腺（P）正前方

（从下面看），成为腹膜后的一部分。横结肠及其肠系膜从右到左贯穿胎儿，肠系膜表面朝向腹侧。胃脾韧带的后部与这个表面融合形成成人的横结肠系膜。

（二）下腹部胚胎发生

直肠，尿生殖窦及肾脏：直肠和尿生殖窦最初作为泄殖腔（后肠远端部分）的一部分[2]。随着胎儿发育，尿直肠隔，即一个腹膜窦，将前方的泌尿系统与后方的肠管分隔（图 108-4A）。在成人，尿直肠隔尾侧部分融合形成 Denonvilliers 筋膜，当仍存在一个腹腔间隙，最终成为直肠膀胱陷凹（Douglas 窝）。直肠和直肠周围脂肪被一层重要的筋膜包绕，即直肠系膜筋膜。

位于前方的尿路系统有几个连接成为成人的解剖标志。尿生殖窦向上通过尿囊与脐带相通，尿囊最终经纤维化成为脐尿管。尿生殖窦的中间部分

（最终成为膀胱）向后连接后肾管或输尿管。尿生殖窦的下部连接副中肾管和中肾管，窦和两个管道的进一步发展取决于性别分化。在女性胚胎，副中肾管的下部分融合形成子宫和阴道上部，另外接近性腺的一部分变成输卵管。中肾管几乎完全退化。尿生殖窦下部变成尿道，阴道下部和前庭以及相关的前庭大腺（图 108-4B）。

在男性胚胎，副中肾管退化。中肾管最靠近性腺的部分形成输精管，而最靠近尿生殖窦的部分发展成精囊和射精管。与此同时，尿生殖窦变成前列腺、尿道及相关腺体（图 108-4C）。这个胚胎衍生物最终遗留为一层筋膜（即脐膀胱筋膜），这层筋膜包绕膀胱的腹膜外部分及与膀胱表面连通的结构，这些结构包括脐尿管（即脐正中韧带），男性的输精管、精囊和前列腺。这层筋膜还覆盖在嵌入膀胱底的输尿管内侧面（图 108-15）。

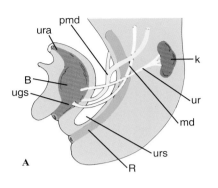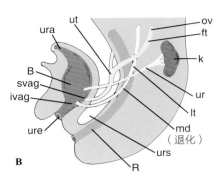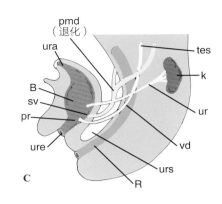

▲ 图 108-4　盆腔胚胎学

A. 性别分化前胎儿盆腔矢状位示意图显示尿直肠窦（urs），一个腹膜反折将泄殖腔分为后方的消化道部分——包括直肠（R）和前方的尿生殖部分（ugs）。泌尿部分的中央是膀胱（B），向上连接尿囊柄，最终成为脐尿管（ura）。膀胱向下与尿生殖窦（urs）相连，尿生殖窦根据性别进一步发育；膀胱与输尿管（ur）相通，而尿生殖窦与副中肾管（pmd）和中肾管（md）相通，后两者与生殖器形成有关。B. 女性中肾管几乎完全退化，它的上部分变成圆韧带（lt）。副中肾管中融合部分变成子宫（ut），上方成对的部分变成输卵管（ft），与卵巢相邻；副中肾管下部变成阴道上部（svag）。女性尿生殖窦形成阴道下部（ivag）和尿道（ure）。C. 男性副中肾管（pmd）退化，中肾管靠近睾丸的部分变成输精管，而靠近尿生殖窦的部分形成精囊（sv），尿生殖窦变成前列腺（pr）和尿道（ure）
k. 肾脏；vd. 输精管

二、腹膜后间隙解剖

先前讨论的胚胎学提供了腹膜后分层特性的基本理论（图 108-5）。从腹膜外的最外层（即腹壁和大血管）到最内层（即肾旁前间隙）一共 4 层。要强调的基本概念是病理性积液迅速将起源部位的间隙填充，并向邻近间隙扩展。如果积液的起源部位是在胚胎学上的系膜（如背系膜的胰腺炎），那么常见的扩散方式为在其附着的韧带内扩散（如胃脾韧带）。这种扩散方式称为腹膜下扩散（图 108-5A）。另外，积液可能会累及腹膜后的筋膜之间（如肾旁前间隙与肾周间隙之间的筋膜），这被称为筋膜间扩散 [3-9]，它提供了上腹部和盆腔的潜在联系（图 108-5B 和 C）。这一节的其余部分展示了每种扩散形式的临床图片，包括积液和侵袭性细胞聚集的例子。

（一）大血管

主动脉和下腔静脉走行于一个有不完整边界的间隙，位于椎体和腰大肌筋膜前方以及后小肠肠系膜根部后方。外侧边界不完整是由于肾前和肾后筋膜的内侧有肾动静脉穿行造成的。该间隙向上与中纵隔相延续，向下位于双侧输尿管腹段之间。该间隙起源的疾病可以很容易扩散至肾周脂肪或肾周间

隙的前方及后方（图 108-6）[10-13]。主动脉瘤破裂出血特别容易破入肾周筋膜后方。其他疾病，如腹膜后纤维化，往往局限于大血管间，包绕主动脉和下腔静脉并向两侧累及输尿管腹段。

（二）腹横筋膜

腹横筋膜是衬于腹壁内表面的一层结构。它是腹膜后的最外层，向上与膈筋膜相连，向下与盆深筋膜相连，因此它为积液提供了一个在腹腔内扩散的途径。

（三）后脂肪垫

有两个脂肪垫为肾脏提供缓冲，它们位于腹部后外侧，并延伸至盆腔上部。两者中较大的是半月形脂肪垫，其前部位于升结肠和降结肠的外侧，后部位于肾周脂肪的后表面，这层脂肪被称为肾旁后间隙。这层脂肪中有皮肤神经通过，但其内不含器官，很少是疾病发生的主要部位。较小的脂肪垫位于腰方肌附近的横筋膜前。在两个脂肪垫之间有一个裂口，液体可以通过裂口从腹膜后深部向外进入腹横筋膜。包含脂肪或肠管的疝可以通过同一裂隙，这是下腰三角的一部分（即 Petit 三角）。重症胰腺炎通常通过这一途径传播，在身体同侧面产生炎症和（或）出血，这就是出血性胰腺炎出现 Grey

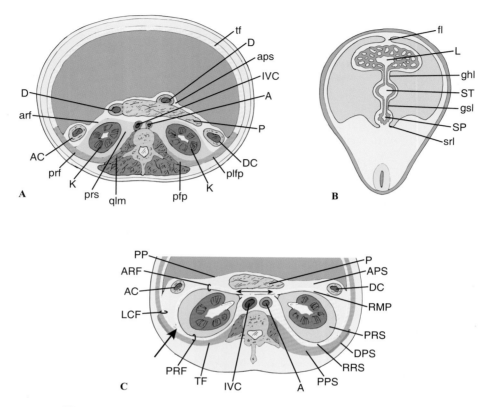

▲ 图 108−5　**The layers of the retroperitoneum and concepts of fluid distribution**

A. The line drawing depicts the four major retroperitoneal layers. The outermost is the transversalis fascia (tf), which extends from the inferior diaphragmatic fascia to the deep pelvic fascia and surrounds all abdominal organs. Just deep to the transversalis fascia, there are two organless fat pads. The posterior fat pad (pfp) is located just anterior to the quadratus lumborum muscle (qlm). The larger posterolateral fat pad (plfp) cushions the kidney (K) and perirenal fat and the mesentery surrounding the descending colon (DC). Between the two is a cleft, which is a part of the inferior lumbar triangle; the cleft is an important passageway between the deep retroperitoneum and the transversalis fascia. Just internal to the fat pads are the perirenal spaces (prs), which contain the kidneys, adrenal glands, and abundant fat. They are bounded by expandable fascial planes anteriorly (arf) and posteriorly (prf). They are loosely attached medially to the great vessel space around the inferior vena cava (IVC) and aorta (A). In adults, the two perirenal spaces do not communicate directly. The innermost space, which is the anterior pararenal space (aps), is composed of the dorsal mesenteries that contain the ascending (AC) and descending (DC) colon laterally and the duodenum (D) and pancreas (P) medially. B. The concept of subperitoneal disease spread is delineated. The line drawing of an early embryo emphasizes that the mesenteries surround every structure in the abdomen, providing a potential means of communication by way of the abdominal ligaments(derivatives of the mesenteries); the falciform ligament (fl) connects the liver (L)with the anterior abdominal wall. The stomach (ST) and duodenum are connected to the liver by the gastrohepatic ligament (ghl) or lesser omentum. The dorsal mesentery, containing the spleen (SP)and pancreas, communicates ventrally through the gastrosplenic ligament (gsl) and dorsally by way of the splenorenal ligament (srl). C. The diagram shows the retroperitoneal compartments and interfascial planes and spaces. The anterior perirenal space (APS) contains the duodenum (not shown), the ascending and descending colon, and the pancreas. The perirenal space contains the adrenal glands (not shown) and the kidneys. The perirenal spaces are closed medially.The posterior pararenal space (PPS) contains fat and lymph nodes. The renal fascia and lateroconal fascia are laminated planes composed of apposed layers of embryonic mesentery. By dissection of these layers, rapidly accumulating fluid collections or infiltrating disease may spread within retroperitoneal fascial planes. The thickness of the interfascial planes is exaggerated to illustrate their potentially expansile nature; all three interfascial planes are potential spaces. The retromesenteric plane (RMP) is continuous across the midline (*bidirectional arrows*). The retromesenteric plane, retrorenal plane (RRS), and lateroconal plane (LCF) communicate at the fascial trifurcation (*arrow*). The dorsal pleural sinus (DPS) may extend inferiorly to lie posterolateral to the PPS and the transversalis fascia (TF). ARF, Anterior renal fascia; PP, parietal peritoneum; PRF, posterior renal fascia. (C from Aizenstein RI, Wilbur AC, O'Neil HK: Interfascial and perinephric pathways in the spread of retroperitoneal disease: Refined concepts based on CT observations. AJR Am J Roentgenol 168: 639–643, 1997.)

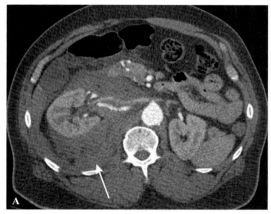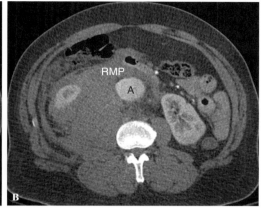

▲ 图 108-6 腹主动脉瘤破裂
两个不同层面（A 和 B）图像显示肠系膜后（RMP）及肾后出血（箭）
A. 主动脉瘤

Turner 征的原理（图 108-7）[14]。

（四）肾周间隙

人们对精确描绘肾周间隙及其筋膜的解剖非常感兴趣[15-20]，对于其确切的边界尚无普遍共识——其下半部分是否与盆腔相通[21-28]，以及两侧间隙于中线处是否相通[29]。在我们看来，腹膜后积液快速扩张到肾筋膜，于此积液可自由扩散至盆腔腹膜后及越过中线（见下文）。

肾脏的胚胎学解释了肾周间隙的异常表现。当肾脏从盆腔起源部位上升时，它们被肾前和肾后筋膜内一条长长的锥形脂肪包裹[30]。该间隙在横膈水平很薄，通常在肾下极后方体积最大，而向下延伸至盆腔处又很薄。积液，如尿性囊肿或局限性血肿[31-36]，通常倾向于位于肾周脂肪的后下部分，此处体积通常最大。肾周间隙的外界紧挨后外侧脂肪垫，其与该间隙的融合创造了一个可扩展的平面，该平面延伸到肾后外侧，即肾后平面。Raptopoulos和他的同事[37]描述了这种融合平面的特性，并与临床观察相符。肾周间隙的前界与肾旁前间隙毗连，并产生类似的层状平面（即肠系膜后平面），也可收集和分布腹膜后积液（图 108-8）。

肾周间隙内含肾脏、肾上腺、近端输尿管、肾动脉和肾静脉。肾周间隙的筋膜不完整，其间有肾血管穿过，并且整个肾周间隙的内侧边界不明确[38]。Kunin[39] 的研究证实，肾周脂肪中有结构良好的孔隙，有些孔隙连接肾表面和肾表面之间（即肾 - 肾间隔），有些孔隙连接肾表面和肾周筋膜（即肾 - 筋膜间隔）。后者可以解释为什么肾周间隙的渗出（通常为尿性囊肿[40]）可以快速进入肠系膜后或肾后平面（图 108-9），并解释了肾外起源的渗出如胰腺炎，如何累及肾脏表面[41-43]。

（五）肾旁前间隙

肾旁前间隙完全由内脏结构及其肠系膜组成。中间包括胰腺（头部及钩突周围残留的腹侧肠系膜以及支撑颈部、体部和尾部的背系膜）和十二指肠。这些结构向后与肾周间隙融合，通常在肾门水平。融合平面于中线处位于大血管间隙和肠系膜根部之间。肠系膜后平面的这一部分提供了左右后腹膜之间沟通的途径，是唯一一个越过中线的解剖通道（图 108-12C）。

肾旁间隙的外侧由升结肠和降结肠及其附着的背系膜组成。这些肠系膜与肾周脂肪的前面融合，恰巧位于与十二指肠融合位置的外侧，并在两侧分别形成单独的肠系膜后平面。外侧，它们与后外侧脂肪垫融合形成侧锥平面（图 108-10）。

三、腹膜后平面解剖

（一）肠系膜后平面及侧锥平面

后锥平面相对较小，它们沿着升结肠和降结肠

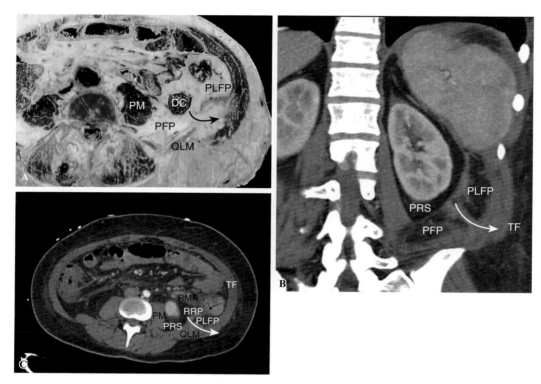

▲ 图 108-7　下腰三角通路

A. 尸体切片显示后脂肪垫（PFP）刚好在腰大肌（PM）的外侧和腰方肌（QLM）的前面；后外侧脂肪垫（PLFP），也被称为肾旁后间隙，在此人被一个包含降结肠（DC）周围脂肪的疝（弯箭）推挤；此下腰疝发生于两个脂肪垫之间的裂隙。B. 重症胰腺炎患者冠状 CT 图像显示腹膜后深层的胰腺渗出（弯箭），通过后脂肪垫（PFP）与后外侧脂肪垫（PLFP）之间的下腰三角通路，到达腹横筋膜（TF）。轴位图像（C）上，请注意肾周间隙（PRS）中保留的脂肪，它将前外侧的肠系膜后平面（RMP）与后外侧肾后平面（RRP）分隔开

外侧向下延伸。肠系膜后平面是腹膜外积液的主要途径。它们特别重要，因为它们是常见疾病的扩散途径，如胰腺炎和结肠炎。左侧肠系膜后平面向上延伸至横膈膜左侧膈脚，正好位于胃食管交界处后方（图 108-11）。右侧肠系膜后平面向上延伸的情况了解较少，临床提示右侧肠系膜后平面（或者可能是肾周间隙的上半部分 [44, 45]）与肝脏的裸区直接相延续（图 108-12）。

　　肠系膜后平面向下是有限制的，延伸到肾表面，而中间延伸到背系膜。再往下，随着肾周间隙变薄，这个平面逐渐变小。最终在肾筋膜锥体下方与肾后平面合并形成联合平面（图 108-13）。

（二）肾后平面

　　肾后平面向上延伸至膈下筋膜。在肾脏及以下水平，肾后平面向内延伸至腰大肌（图 108-13A）。一般情况下，肾后平面不延伸至同侧输尿管内侧。

由于肾后平面延伸至肾筋膜锥体下方，它与肠系膜平面合并成一个联合平面，这个平面位于腰大肌的前外侧面，输尿管的外侧以及髂血管的内侧，并与盆腔腹膜外相延续。

（三）盆腔腹膜外间隙与平面

　　膀胱及其胚胎来源的附件，是形成盆腔腹膜外的中心结构。膀胱、脐尿管、闭塞的脐血管和泌尿生殖窦衍生物被脐膀胱筋膜覆盖 [46]。这将盆腔腹膜外分为小体积的膀胱周围间隙和位于膀胱周围间隙与腹横筋膜之间的膀胱前间隙。类似于肾周间隙和筋膜的结构，膀胱前间隙的筋膜形成了一个可扩张的膀胱周围平面。如图 108-14 所示，闭塞的脐动脉（即内侧脐韧带）含有大量韧带周围脂肪，前面和后面均被筋膜覆盖。前筋膜形成脐膀胱前平面，刚好位于腹壁下动脉后方，外侧与腹横筋膜于腹股沟环附近融合。后筋膜形成脐膀胱

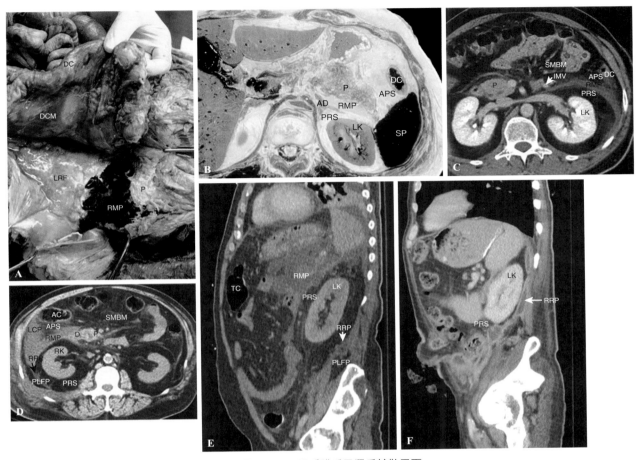

▲ 图 108-8 肠系膜后及肾后扩散平面

A. 将蓝色乳胶注入胰腺实质以模拟胰腺炎的尸体解剖图片；取出降结肠（DC）及其肠系膜（DCM），暴露肠系膜后平面（RMP）的乳胶；这个平面位于左肾筋膜（LRF）的前面，刚好在胰腺（P）尾部的后面。B. 图 A 横截面解剖图显示黄色乳胶填满了肠系膜后平面（RMP），其后为肾周间隙（PRS），内含左肾（LK）和肾上腺（AD）；其前方为胰腺（P）和降结肠（DC），后两者位于肾旁前间隙（APS），脾脏（SP）的上方。C. CT 示胰腺炎患者的腹膜后解剖；积液位于肠系膜后层面（RMP），在左肾（LK）周围的肾周间隙（PRS）前方；积液前方是肾旁前间隙（APS，由其内容物识别），降结肠（DC）及其系膜，其系膜以靠近胰腺的肠系膜下静脉（IMV）为标志；小肠肠系膜（SMBM）位于肾旁前间隙的前方。D. CT 显示十二指肠（D）炎症患者中右侧肾筋膜的对称性排列；肠系膜后平面（RMP）的后方为右肾（RK）及肾周间隙（PRS）脂肪的前方，前方为含有升结肠（AC）及其充满脂肪的肠系膜的肾旁前间隙（APS）；在这个例子中，液体向后扩展至后外侧脂肪垫（PLFP）和肾旁前间隙的侧锥筋膜平面之间，并向后扩展至肾周脂肪与后外侧脂肪垫之间的肾后平面（RRP）；胰腺（P）和小肠肠系膜（SMBM）可识别。E. 严重坏死性胰腺炎患者肾筋膜平面 CT 矢状位重建图像显示液体扩展至肠系膜后平面（RMP）；该平面在右肾（RK）前方，右肾位于肾周间隙（PRS）内；肾后平面（RRP）内含有少量积液，位于肾周间隙后方，后外侧脂肪垫（PLFP）前方。注意肾周脂肪向下延续以及横结肠（TC）。F. 另一名胰腺炎患者，CT 矢状重建图像显示位于肾周间隙（PRS）后方的肾后平面（RRP），此病例中，液体从膈下筋膜延伸至左肾（LK）下极以下

平面，外侧与联合平面融合，通常位于闭孔内侧。这两个后平面的大量积液横跨膀胱，类似于一个臼齿。

大多数膀胱前间隙的积液继续扩散可累及腹横筋膜。这些积液可以进入结肠外侧的联合平面。从这里，它们向后扩散至闭孔内侧，累及骶前筋膜。此外，它们可以进入腹股沟管，扩散至阴囊和股管，并进一步扩散至下肢（图 108-15）。

总之，存在一个复杂而庞大的筋膜网络，能够将出现在腹部任何地方的病理性积液传送到与原发部位远隔的位置。这个网络解释了一些现象，如胰腺炎如何类似阑尾炎，或者憩室炎可以在临床和影像学上类似输尿管梗阻。虽然胰腺炎的液体渗出仍然是最常见的涉及这些平面的病理过程，但侵袭性肿瘤的细胞扩散可以以相同的方式扩散。腹膜后间隙和平面的示意图如图 108-16 所示。

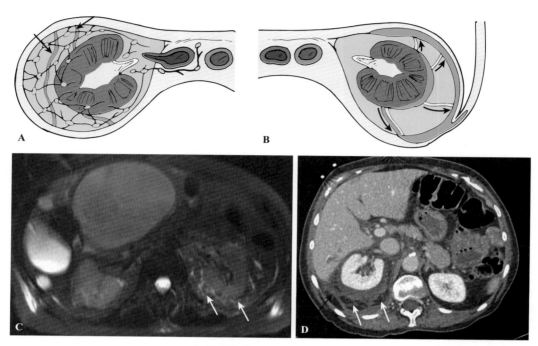

▲ 图 108-9　**Perinephric space**

A. Diagram depicting the perinephric space at the level of the midp ole of the right kidney shows a rich network of bridging septa (*arrows*), arteries，veins，and lymphatics. The perirenal lymphatics communicate with the lymph nodes of the renal hilum，and these connect with the periaortic and pericaval lymph nodes. B. Renal pericapsular hematoma can spread along the perinephric bridging septa. The diagram of the left perinephric space shows a pericapsular hematoma extending along the perinephric bridging septa (*arrows*) toward the interfascial planes. Tense fluid collections，such as large urinomas and hematomas，that would otherwise be constricted by an intact renal capsule or by perinephric septa may decompress along perinephric channels and retroperitoneal interfascial planes. C. Fat suppressed magnetic resonance image demonstrates bridging septa of Kunin (*arrows*) in a patient with recent fornical rupture. D. Subcapsular hematoma of the right kidney is decompressing through the bridging septa (*white arrows*) into the posterior retrorenal plane (*red arrow*). (A and B from Aizenstein RI，Wilbur AC，O'Neil HK：Interfascial and perinephric pathways in the spread of retroperitoneal disease：Refined concepts based on CT observations. AJR Am J Roentgenol 168：639-643，1997.)

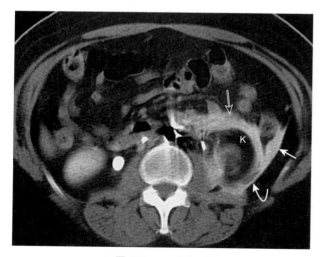

▲ 图 108-10　**肾盂破裂**

钝挫伤致左侧肾盂破裂，肠系膜后平面（空心箭）、侧锥平面（实心箭）、肾后平面（弯箭）内见造影剂外漏

K. 肾周间隙

四、腹膜下间隙韧带及肠系膜解剖

病理性积液在起源部位迅速扩散。筋膜间平面是积液扩散的主要途径，但是积液也可延伸到包绕病变脏器的肠系膜内。这种肠系膜内扩散的方法称为"腹膜下扩散"，它是指腹部韧带内扩散[47]。

（一）上腹部韧带

大多数肠系膜至成人成为上腹部韧带，部分前肠远端的腹侧肠系膜被吸收。以下描述的是腹侧和背系膜遗迹，它们是肠道及肠系膜内生长的肠道来源实性脏器的支持结构，如肝脏、脾脏和胰腺。

1. 镰状韧带

镰状韧带是腹侧肠系膜腹侧部分的遗迹，其内

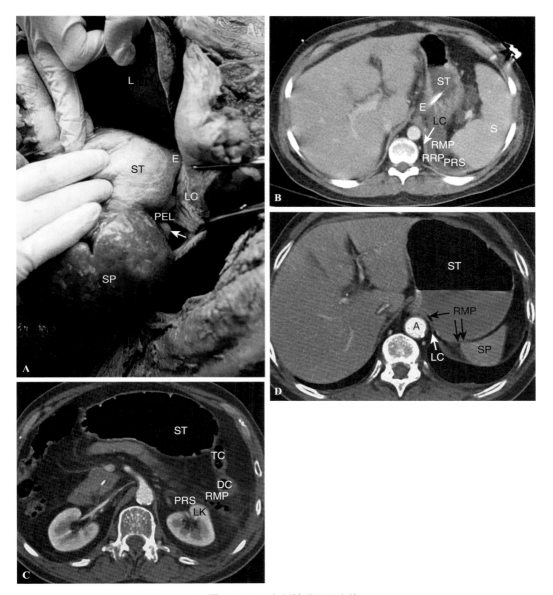

▲ 图 108-11　左侧筋膜平面上缘

A. 如图 108-8A 尸体钝性解剖，解剖者的手向后放置于胰腺（图中未显示）脾门（SP）处，位于胃（ST）的后内侧，食管（E）胃连接处的正下方；解剖者戴着手套的指尖（箭）位于横膈膜（LC）的左侧膈脚处，被近乎透明的膈食管韧带覆盖（PEL）。B. 一个临床病例的 CT 图片显示了筋膜平面的上缘；在这个胰腺炎患者，肾周间隙（PRS）上部周围的肾后平面（RRP）和肠系膜后平面（RMP）内积液，积液聚集在最上端，位于左侧膈脚（LC）的外侧，食管（E）的左后方，胃（ST）的右后方，这些积液正好勾勒出胃的裸区。C. 介入手术中胰脏尾部穿孔患者的 CT 图像，液体和气体勾勒出肠系膜后平面（RMP）的一部分，肠系膜后平面位于含有左肾（LK）的肾周间隙（PRS）的前方，肾旁前间隙可由近端降结肠（DC）及其肠系膜脂肪识别。D. C 图上方 4 层面处图像显示肠系膜后平面（RMP）内气体，邻近左侧膈脚（LC），勾勒出胃的裸区（单箭）和脾脏（SP）的裸区（双箭）

A. 主动脉；TC. 横结肠；ST. 胃

含闭塞的脐静脉，后者是门静脉高压症晚期患者的侧支循环。它将肝表面的腹膜间隙细分，偶尔是肝内肿瘤扩散途径，如侵袭性肝癌（图 108-17）。

2. 胃脾韧带及肝十二指肠韧带

肝胃和肝十二指肠韧带是腹侧肠系膜背侧的遗迹，它们位于肠管和肝脏之间，统称为小网膜。胃脾韧带位于静脉韧带裂隙与胃小弯之间，内含胃左动脉、冠状静脉和部分肝淋巴链[48]。它是胃癌扩散到肝门的重要途径，有时胃穿孔也在胃脾韧带间扩散（图 108-18）。

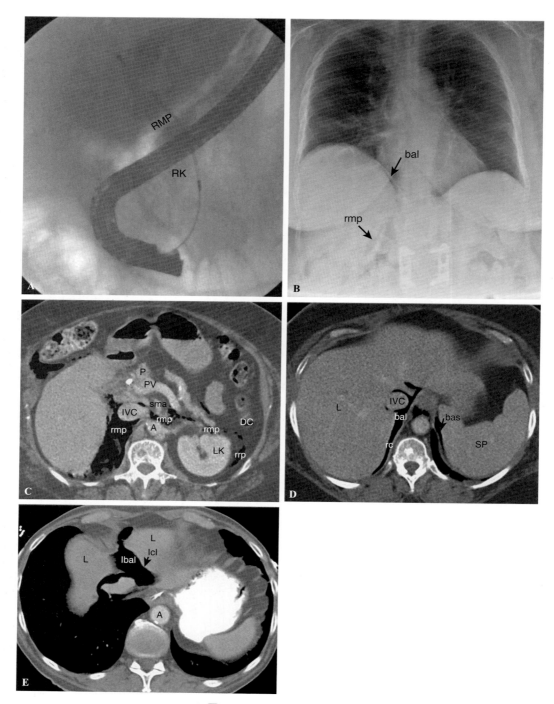

▲ 图 108-12　右侧筋膜平面上缘

A. 介入手术过程中的斜位透视图像显示十二指肠穿孔产生的气体勾勒出右肾（RK）前方的肠系膜后平面（RMP）。B. 手术后立即行胸部 X 线片显示右膈内侧面下方肝脏裸区（bal）的位置见新月形气体，十二指肠内气体上方可见肠系膜后平面（rmp）积气。C. 同一患者的 CT 图像显示肠系膜后平面（rmp）上部广泛积气，气体延伸至下腔静脉（IVC）的前方并向左延伸至主动脉（A）和十二指肠后平面的肠系膜上动脉（sma）之间，肠系膜后平面是由十二指肠肠系膜与大血管融合形成的；这使得右侧平面与左侧相应的平面相通，后者位于左肾（LK）的前方及降结肠（DC）后方；一些气体进入左侧肾后平面（rrp）。D. C 图向上 4cm 的 CT 图像显示气体勾勒出肝脏（L）裸区（bal）；气体沿右侧膈脚（rc）走行于下腔静脉（IVC）周围，左侧的一些气体已经上升到脾脏的裸区（bas）。E. D 图向上 3cm 的 CT 图像显示气体勾勒出裸区的左侧部分（lbal）；这些气体勾勒出左侧冠状韧带（lcl），即左侧肝周间隙的腹膜反折
L. 肝脏；A. 主动脉；P. 胰腺；PV. 门静脉

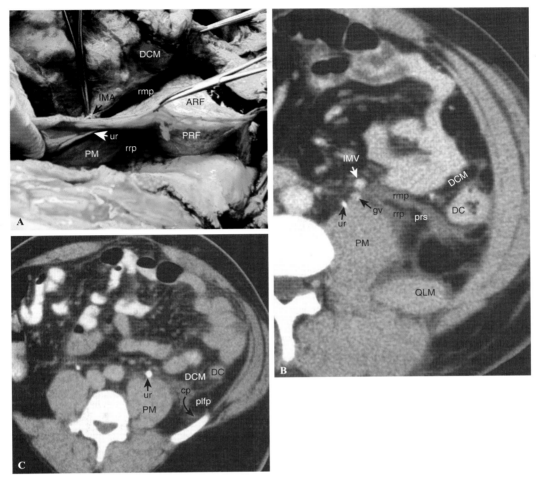

▲ 图 108-13　筋膜平面与盆腔的交通

A. 如图 108-8A 尸体钝性解剖，降结肠（未显示）沿着其肠系膜（DCM）向上翻起，由其主要血管——肠系膜下动脉（IMA）识别；肾前筋膜（ARF）正前方是肠系膜后平面（rmp），向外延伸至结肠系膜；肾周脂肪（止血钳夹住）向下逐渐变小；肾后筋膜（PRF）后方是肾后平面（rrp），这个平面向内延伸至腰大肌（PM）和输尿管（ur）；积液倾向于位于较大的肾后平面并沿腰大肌边缘延伸到盆腔。B. 胰腺炎患者肾周间隙（prs）下 CT 图像；肠系膜平面内的液体位于降结肠（DC）及其肠系膜（DCM）后内侧，此处可由肠系膜下静脉（IMV）识别；在肾周间隙后方和腰大肌（PM）前方的是肾后平面（rrp），它向内延伸到输尿管（ur）；输尿管与肠系膜下静脉之间的是右侧性腺静脉（gv），可见腰方肌（QLM）显示。C. B 图向下 15mm 的 CT 图像显示未见明显的肾周脂肪；肾后平面和肠系膜后平面合并形成一个联合平面（cp），它位于输尿管（ur）外侧的腰大肌（PM）的前外侧面。注意液体延伸到腰椎三角裂隙（弯箭），在后外侧脂肪垫（plfp）的内侧

　　肝十二指肠韧带内含门静脉、肝动脉、肝总管、胆囊管和肝门淋巴结[49]。腹侧肠系膜的这一部分曾经包含腹侧胰腺，后者在胚胎发育后期旋转进入腹膜后。胰腺炎使人想起胚胎学的联系，炎症通常通过肝门扩散到肝脏。因此，肝内门静脉血栓形成是急性胰腺炎的常见并发症（图 108-19）。

3. 脾胃韧带、大网膜及横结肠系膜

　　胚胎时期，背系膜的腹侧位于胃大弯和脾脏之间。当右侧腹膜腔延伸到胃后方时，背部肠系膜的这一部分被拉长，所以有一个长的、多余的表面向

下延伸。最靠近脾脏的背系膜部分成为成人胃脾韧带，它可以靠走行于其内的胃短血管识别。在脾静脉血栓形成的病例中，胃短静脉常为侧支循环。胰腺体部和尾部的胰腺炎的主要扩散途径是胃脾韧带[50]。大的韧带内积液常被误认为小网膜积液，但不与腹膜腔相通（图 108-20）。

　　在成人中，胃脾韧带的剩余部分形成另外两个韧带结构。下半部分融合形成胃结肠韧带，或大网膜。这种结构很容易通过其包含的胃网膜血管识别，其静脉在脾静脉阻塞的情况下扩张。大网膜也

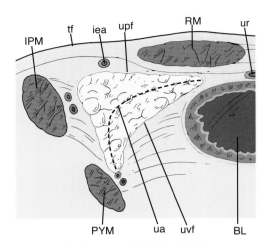

▲ 图 108-14　**盆腔腹膜外筋膜平面**

膀胱（BL）位于前中线，被膀胱周围筋膜包围。筋膜包绕内侧脐韧带周围的三角形脂肪，内含闭塞的脐动脉（ua）。韧带周围脂肪的后方是脐膀胱筋膜（uvf），它与膀胱周围的筋膜平面融合。脐内侧韧带根部的脂肪的前面是脐膀胱前筋膜（upf），它延伸到腹壁下动脉（iea）的后方。这个筋膜侧面与髂腰肌（IPM）内侧的联合筋膜平面融合，并且有可能延伸到后内侧梨状肌（PYM）附近的髂内血管内侧。膀胱的正前方是闭塞的尿囊、脐尿管（ur），被大量的脂肪所包围。脐膀胱前筋膜在中线分离，环绕着这个结构
RM. 腹直肌；tf. 腹横筋膜

是腹膜腔种植的主要部位。网膜转移常见于卵巢癌、子宫内膜癌及胃癌（图 108-21）。

残余胃脾韧带的后部和上部与横结肠背系膜前叶融合形成横结肠系膜。结肠中血管标志着此结构的位置，此结构为胰腺中段炎症的扩散提供了一条途径。胃大弯溃疡，良性或恶性，沿着横结肠系膜形成胃结肠瘘（图 108-22）。横结肠系膜也是邻近胰腺肿瘤直接侵犯的重要途径[51, 52]。

4. 脾肾韧带

胰尾起自脾肾韧带。右侧腹膜腔形成小网膜时，它也顺时针旋转胰腺和韧带，并成为后腹膜的一部分。脾肾韧带积液与肾旁前间隙积液难以区分。

5. 小肠系膜根部

小肠系膜是连接肠与后腹壁的腹膜宽褶，位于大血管间隙正前方[53, 54]。它通过肠系膜上动脉及其分支和肠系膜上静脉及其属支所识别。肠系膜淋巴结在横断面图像上很容易被观察到。胰腺炎偶尔蔓延至肠系膜根部，但肠系膜最常见于腹水患者，腹水勾勒出肠系膜皱褶。

（二）下腹部韧带

乙状结肠系膜内含肠系膜下动脉及静脉的乙状结肠和直肠分支，肠系膜下静脉近端至与脾静脉的交界处。乙状结肠的病变，如憩室炎，从肠系膜渗出至联合筋膜间平面。乙状结肠系膜也是妇科原发癌腹膜种植的常见部位之一。

五、腹膜间隙上腹解剖

腹膜腔由一系列连通但分隔的潜在间隙构成，这些间隙在腹部 X 线片或横断面成像中无法显示，除非它们被液体或气体填充。腹腔及腹腔和盆腔脏器的内衬是一种称为腹膜的间皮层。腹膜间隙由腹侧和背系膜及韧带的延伸所包围（图 108-23）。在一定程度上，腹腔是由最大的韧带，即横系结肠，分隔成结肠上区和结肠下区[55]。在结肠上区内，肠腔及其肠系膜有效地阻止了右侧腹膜间隙与左侧腹膜间隙之间的沟通。

（一）左侧腹膜腔

在下面的讨论中，腹膜间隙分成许多子间隙。尽管左侧间隙可以自由沟通，临床观察到病理性积液常占据一个或多个被纤维粘连分隔的间隙。

1. 肝周间隙

当肝脏的左外侧段生长并扭曲左腹腔时，形成两个左肝周间隙。左前肝周间隙延伸至肝脏表面，右侧受镰状韧带限制。左后肝周间隙（或肝胃隐窝[56]）位于胃脾韧带胃小弯前方及肝左叶后方之间。它可以沿着 Glisson 鞘的包膜深入肝实质，因此腹膜病变可以类似于原发性肝内疾病。肝胃隐窝的液体位于网膜囊上隐窝的液体正前方（图 108-24）。

2. 膈下间隙

紧靠肝周间隙左侧的是膈下前间隙[57]，其前界及外侧界为膈，后界为胃。在胃的外侧，膈下前间隙与膈下后间隙（或脾周）相通。脾周间隙几乎完全包围脾[58]，除了脾肾韧带内的部分脾组织。脾的这一裸区阻止液体在脾门的水平上向中间流动[59]。在脾尖以下，横肠系膜左侧附着于左侧半膈肌，形成膈结肠韧带，几乎完全占据膈下后间隙。它形成

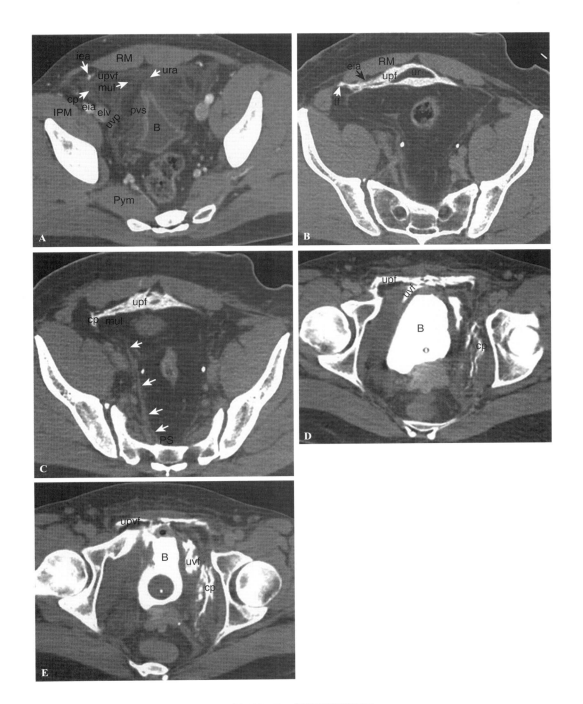

▲ 图 108-15　腹膜后筋膜平面

A. 创伤性膀胱穿孔患者 CT 图像显示膀胱（B）周围的膀胱周间隙（pvs）内少量尿液，该患者内侧脐韧带（mul）周围脂肪面比通常看到的大。前方的脐膀胱前筋膜（upvf）和后方的膀胱前平面（uvp）可见积液；右侧液体向后扩散至位于梨状肌（Pym）的髂内血管；前筋膜外侧延伸至腹壁下动脉（iea）后方，与髂外血管（eia 和 eiv）附近的联合平面（cp）融合；图中显示髂腰肌（IPM）、腹直肌（RM）和脐尿管（ura）。B. 另一位盆骨骨折患者的 CT 图像显示盆腔腹膜外膀胱穿孔的另一种液体分布模式；膀胱内造影剂漏至脐膀胱前筋膜（upf），它在中线分离，包围脐正中韧带或脐尿管（ur）周围的脂肪；脐膀胱前筋膜向外侧延伸至髂外动脉（eia）后，进入腹直肌（RM）外侧缘的腹横筋膜（tf）。C. B 图向下 15mm 的 CT 图像示脐膀胱前筋膜（upf）的造影剂扩散至位于内侧脐韧带（mul）周围脂肪前方的联合平面（cp）；右侧液体，而不是造影剂，向后（箭）扩散至髂血管内侧和直肠周围脂肪外侧，直到骶前间隙（PS）。D. 另一例因钝挫伤致腹膜外膀胱破裂合并多处骨盆骨折的患者 CT 图像显示穿孔膀胱（B）的造影剂扩散至脐膀胱筋膜（uvf）和脐膀胱前筋膜（upf）；左侧一些造影剂扩散至联合平面，并向后蔓延。E. D 图向下 15mm 的 CT 图像示联合平面（cp）见更多的造影剂聚集

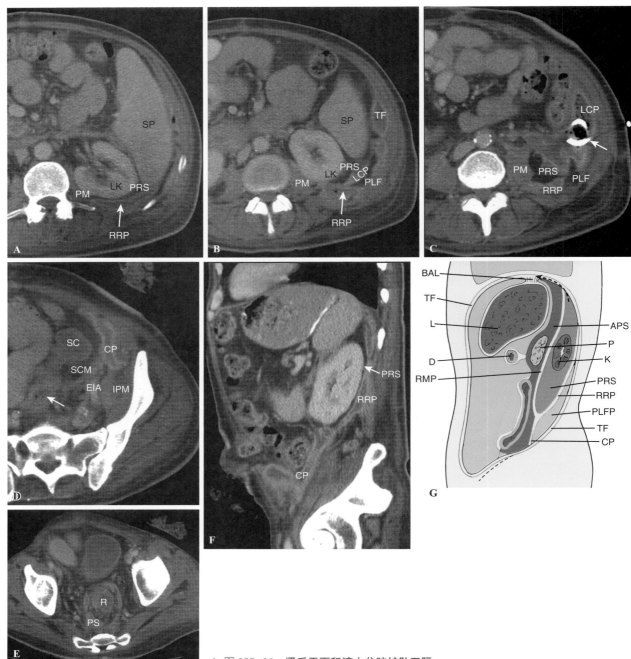

▲ 图 108-16　肾后平面积液由盆腔扩散至膈

A. 左膈下水平 CT 图像显示，肾周平面（RRP）积液向外扩散至左肾（LK）和左侧肾周间隙（PRS）脂肪后方的腰大肌（PM），至脾脏（SP）左侧。B. A 图下方的 CT 图像示肾后平面（RRP）的积液扩散至外侧脂肪垫（PLF）；侧锥平面（LCP）上缘可见积液；同时注意腹横筋膜（TF）可见积液。C. B 图下方，侧锥平面和腹横筋膜的积液汇合，局部可见引流管（箭）。D. 真骨盆入口水平 CT 图像示结合平面（CP）内积液，位于髂腰肌（IPM）前方，扩散至乙状结肠（SC）及其系膜（SCM）和髂血管（EIA）之间，并与直肠周围的腹膜外积液相通，图中可见后者的头侧部分（箭）（病例由 Doug Kitchin，MD 提供）。E. 同一患者髋臼水平的 CT 图像显示积液扩散至直肠（R）周围的腹膜外直肠周围间隙（PS）。F. 同一患者矢状位重建图像示肾后平面（RRP）起自左侧膈肌，向下位于肾周间隙（PRS）后方，经过联合平面（CP）至盆腔腹膜外。G. 线条图概况描绘了腹膜后间隙和平面的矢状视图。腹横筋膜（TF）围绕腹部，提供了一个任何来源的积液可扩展的平面；腹横筋膜向内是后外侧脂肪垫（PLFP），或肾后间隙，其内不含内脏，很少参与病理过程；肾旁后间隙向内是肾脏（K）和肾上腺周围的肾周间隙（PRS）；右侧肾周间隙似乎与肝脏裸区相通（虚线箭）；肾旁后间隙和肾周间隙之间的边界形成了一个可扩展的平面，即肾后平面（RRP）；肾周间隙的前方是构成肾旁前间隙（APS）的器官和肠系膜；这两个间隙之间的边界形成了肠系膜后平面（RMP）；肾筋膜锥体下方，肾后平面和肠系膜后平面汇合形成联合平面（CP），并延伸至盆腔腹膜外

BAL. 肝裸区；D. 十二指肠；L. 肝脏；P. 胰腺

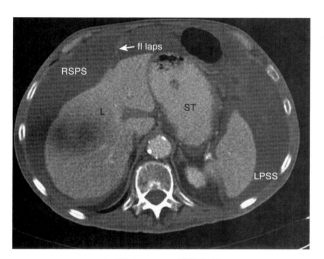

▲ 图 108-17 镰状韧带

肝衰竭患者腹水勾勒出镰状韧带（fl），左前肝周间隙（laps）及右侧膈下间隙（RSPS）可见积液，两间隙由腹侧肠系膜镰状韧带分隔

L. 肝脏；LPSS. 左后膈下间隙；ST. 胃

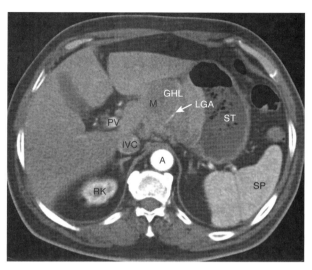

▲ 图 108-18 胃脾韧带

胃癌分叶状肿块（M）由胃（ST）向胃脾韧带（GHL）生长，胃脾韧带可由胃左动脉识别（LGA）

A. 主动脉；IVC. 下腔静脉；RK. 右肾；PV. 门静脉；SP. 脾脏

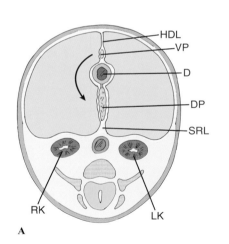

A

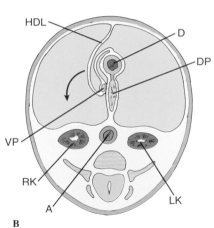

B

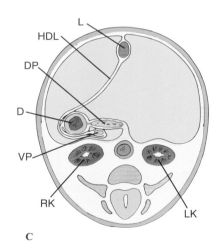

C

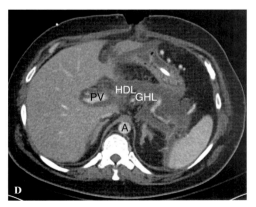

D

▲ 图 108-19 胰腺炎腹膜下扩散至肝门的胚胎学解释

A. 胚胎发育早期的示意图显示腹侧胰腺（VP）在腹侧肠系膜内发育，内含发育中的肝脏（位于图片的头侧）；这部分肠系膜最终成为成人的肝十二指肠韧带（HDL）。随着胎儿发育，腹侧胰腺会沿着箭方向与十二指肠（D）一起旋转，并与背部胰腺（DP）融合。B. 随后，腹侧胰腺（VP）仍附着在肠系膜（HDL）上，并融合到背部胰腺（DP）的右侧；随着胎儿进一步发育，胰腺的两个部分和十二指肠沿着箭方向旋转，并与右肾前方的后腹膜融合（RK）。C. 在所有的旋转之后，示意图显示腹侧胰腺（VP），现为肾旁前间隙的一部分，仍通过 HDL 与肝脏（L）保持联系。D. 胰腺炎的临床病例显示胰腺渗出液沿 HDL 向肝门扩散至门静脉（PV），并向上方的肝胃韧带（GHL）扩散

LK. 左肾；RK. 右肾；SRL. 脾肾韧带；A. 主动脉

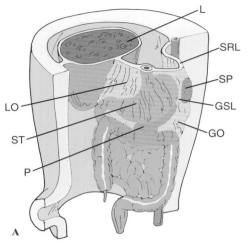

◀ 图 108-20　腹膜下扩散至脾胃韧带

A. 上腹部韧带示意图显示胃（ST）通过腹侧肠系膜连接到肝脏（L），这在成人成为小网膜（LO）。背系膜的腹侧部分称为脾胃韧带（GSL），它连接胃大弯和脾（SP），其残余的下褶皱成为大网膜（GO），胰腺（P）位于背系膜的背侧，后者大部分与后腹膜融合形成脾肾韧带（SRL），胰脏尾部渗出可以扩散到背系膜的任何部分。B. 胰腺炎患者的 CT 图像显示渗出液扩散至脾胃韧带（GSL），由脾（SP）上方的胃短动脉（箭）识别，部分积液沿胃大弯（ST）扩散。C. 另一位胰腺炎患者的 CT 图像显示脾胃韧带（GSL）内大量积液，胃（ST）大弯结构扭曲，这个积液经常被错误地认为是在小网膜囊内，右侧是脾脏（SP）

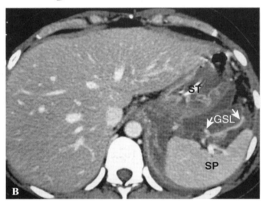

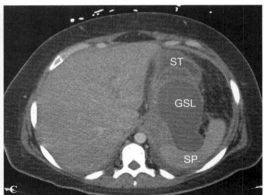

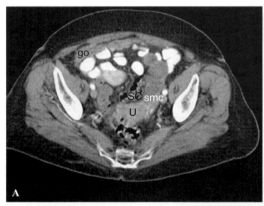

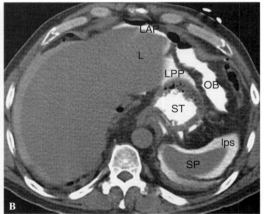

▲ 图 108-21　大网膜

A. 盆腔上部 CT 图像示卵巢原发癌广泛腹腔转移，大网膜（go）内广泛软组织沉积，其特征性部位位于前腹部；子宫（U）前外侧的乙状结肠（SC）的系膜（smc）内亦见软组织沉积。B. 胃穿孔至大网膜及小网膜的患者上腹部 CT 图像示胃（ST）腔内造影剂漏至左侧腹膜间隙，占据肝左叶（L）表面的左前肝周间隙（LAP）和左后肝周间隙（LPP）。脾（SP）上方的左后膈下（或脾周）间隙（LPS）也有造影剂。一些致密的造影剂已经漏至大网膜间，填充网膜囊（OB），这是小网膜的下隐窝。C. B 图像向下 15mm 处 CT 图像显示小网膜下隐窝（IR）与含有造影剂的大网膜（OB）之间的联系；右侧膈下间隙（RSS）在左侧

LAPS. 左前肝周间隙

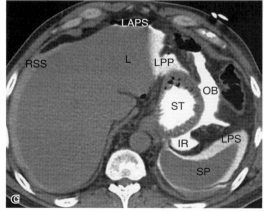

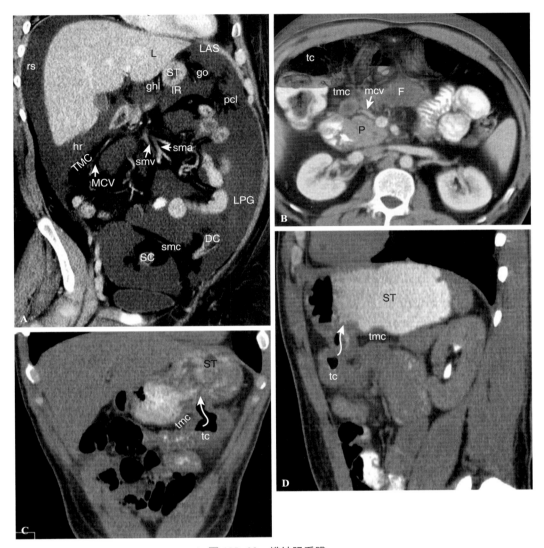

▲ 图 108-22　横结肠系膜

A. 一例大量腹水患者的冠状位重建图像显示由中结肠静脉（MCV）识别的横结肠系膜（TMC），它将腹膜间隙细分为结肠系膜上区和结肠系膜下区。一个连续性区域位于横结肠系膜和小肠肠系膜根部之间［以肠系膜上血管（sma 和 smv）为标志］。右侧结肠系膜上区的右膈下（rs）和肝肾（hr）间隙内有腹水，小网膜（IR）下隐窝内也有部分腹水。左前膈下间隙（LAS）的液体勾勒出大网膜（go）和膈结肠韧带（pcl），并与结肠系膜下区的左侧结肠旁沟（LPG）相通；结肠系膜下区的盆部积液勾勒出降结肠（DC）、乙状结肠（SC）和富含脂肪的乙状结肠系膜（smc）。B. CT 显示胰腺炎蔓延至横结肠系膜（tmc）；液体（F）沿着中结肠静脉（mcv）在横结肠系膜间蔓延；图中可见横结肠（tc）和胰头（P）。C. 一例结肠癌患者冠状位重建图像显示原发于横结肠（tc）的肿瘤沿横结肠系膜扩散至胃（ST）。D. C 图患者的矢状位图像显示横结肠（tc）和胃（ST）通过横结肠系膜（tmc）形成的瘘管（箭）

L. 肝脏

了一个相对的屏障，阻止液体沿着左结肠旁沟向上进入结肠上腔[60]。

（二）右侧腹膜间隙

右腹部的结肠上区大部分由肝脏占据。然而，右侧腹腔的一部分穿过胃后的网膜孔，位于中线左侧。

1. 膈下间隙

右膈下间隙前方受镰状韧带限制，后受肝裸区限制，肝裸区在下腔静脉与右心房交界处下方最宽[61]。在这个间隙的积液常常使肝脏表面变形（图 108-25）。值得注意的是，右腹部的肝下和膈下脓肿发生频率高于左侧，这是由于左侧结肠旁沟较右侧沟浅以及膈结肠韧带限制引流所致[62]。

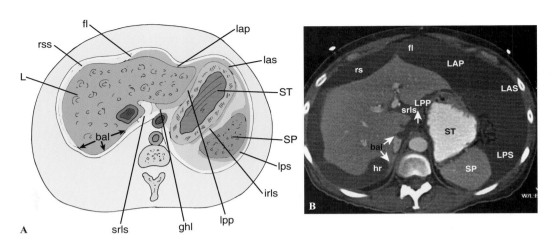

▲ 图 108-23　结肠上区

A. 结肠上区示意图显示左前肝周间隙（lap）的右侧为镰状韧带（fl），当肝外侧段（L）向左生长并扭曲其周围腹膜时形成；左后肝周间隙（lpp）常与胃（ST）小弯平行，其右侧及后方受胃脾韧带（ghl）的限制。胃和膈肌之间有左前膈下间隙（las），向后延伸至包绕脾脏的左后膈下间隙（lps）。在右侧，右侧膈下间隙在肝和右膈之间，在镰状韧带和肝裸区（bal）之间。尾状叶生长到小网膜上隐窝（srls），使其变形为典型的回旋镖状；胃的后部是网膜囊下隐窝（irls）。B. 大量腹水患者与 A 图位置相似的 CT 图像显示左前肝周间隙（LAP）大量积液勾勒出镰状韧带（fl）。左后肝周间隙（LPP）仅见少量积液，而腹水充盈左膈下前（LAS）和左膈下后（LPS）间隙。在右侧，右侧膈下间隙（rs）积液张力较大，使肝脏表面受压变形，且肝肾间隙（hr）内有大量的液体。网膜囊上隐窝（srls）内有少量液体；注意薄的胃脾韧带（箭）将左后肝周间隙与上隐窝分开

SP. 脾脏；ST. 胃；rss. 右膈下间隙

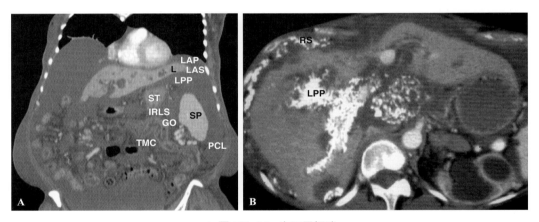

▲ 图 108-24　左肝周间隙

A. 腹水患者冠状位重建图像显示肝（L）外侧段周围左前肝周间隙（LAP）和左后肝周间隙（LPP）有液体。左膈下前间隙（LAS）的液体勾勒出胃结肠韧带或大网膜（GO）。横结肠系膜（TMC）最左端延伸至左侧半膈肌形成膈结肠韧带（PCL），在腹膜的结肠上区和结肠下区之间形成不完全屏障。可见胃（ST）和网膜囊下隐窝（IRLS），以及脾脏（SP）。B. 腹膜广泛钙化性黏液瘤种植的患者 CT 图像显示左后肝周间隙（LPP）的肝内范围。右侧膈下间隙（RS）内肝右叶膈面见转移。横结肠系膜显示

2. 肝肾间隙

　　裸区正下方，右侧腹膜间隙在肝Ⅵ段后表面和肾前筋膜之间向网膜孔移动。这种相对较小的潜在间隙称为肝肾隐窝，或者更常见的称为 Morison 囊。上腹部手术（通常是胆囊切除术）恢复的患者常见在此积液，因为它是右侧结肠上区最低点。

3. 网膜囊

　　网膜囊有两个组成部分，是指胃脾韧带和胃后方的右侧腹膜间隙[63-65]。肝脏尾状叶扭曲腹膜右侧形成回旋镖形上隐窝（图 108-26）。较大的下隐窝前界为胃，后界为肾周前间隙，下界和左侧界为横结肠系膜。下隐窝与大网膜内的潜在间隙相通（图

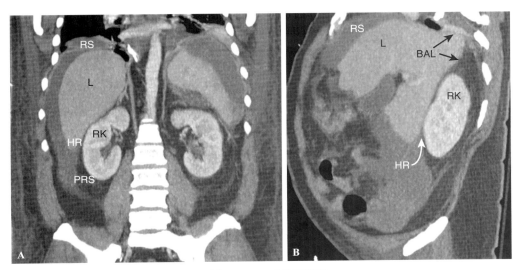

▲ 图 108-25　右肝周间隙

A. 腹水患者冠状位重建图像显示右膈和肝脏（L）之间的右膈下间隙（RS）内有液体，它与位于肝脏下表面、肾周间隙（PRS）内右肾（RK）和脂肪上方的肝肾隐窝（HR）内的液体相通。肝肾间隙也称为 Morison 囊。B. 另一名患者矢状位重建图像显示右侧膈下间隙（RS）与肝肾隐窝（HR）之间的连续性，Morison 囊位于肝脏（L）与右侧肾脏（RK）之间。注意肝裸区（BAL）的后部无腹水

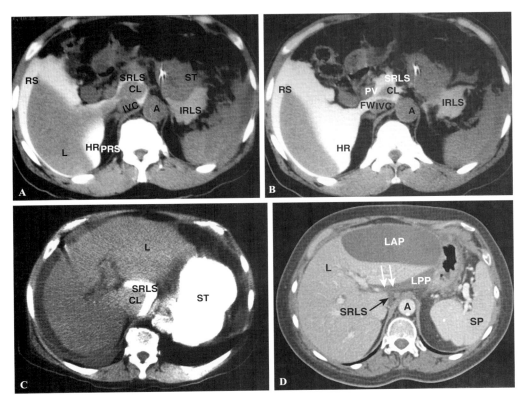

▲ 图 108-26　网膜孔

A. 创伤性腹膜膀胱穿孔患者，CT 显示 CT 膀胱造影的造影剂填满肝脏（L）周围的右侧膈下间隙（RS），并进入肝脏与肾周间隙（PRS）之间的肝肾隐窝（HR）。一些造影剂已经延伸到网膜囊的两个间隙，密度更高液体位于网膜囊上隐窝（SRLS），尾状叶（CL）周围，而密度更低的液体位于网膜囊下隐窝（IRLS），胃（ST）后方。B. A 图相仿 15mm 处 CT 图像显示肝肾隐窝（HR）积液经位于下腔静脉（IVC）与门静脉（PV）之间狭窄的网膜孔（FW），流入网膜囊上隐窝（SRLS）。图中可见主动脉（A）、尾状叶（CL）和网膜囊下隐窝（IRLS）。C. 另一位胃溃疡穿孔患者的 CT 图像显示，致密的造影剂从胃腔（ST）漏入网膜囊上隐窝（SRLS），在尾状叶（CL）内表面形成特征性回旋镖形状。图中可见肝脏（L）。D. 腹水患者 CT 图像显示左后肝周间隙（LPP）积液与网膜囊上隐窝（SRLS）积液的关系，两积液之间是胃脾韧带（箭）。图中可见主动脉（A）、肝脏（L）、胃（ST）和脾脏（SP）及左前肝周间隙（LAP）的张力性积液

108–27）。虽然网膜囊内的液体最常见的原因是腹水通过网膜孔进入，但胰腺炎、胆囊炎或胃穿孔引起的腹水可引起网膜囊局限性腹水[66]。

六、腹膜间隙下腹和盆腔解剖

（一）结肠下区

结肠下区被小肠肠系膜分为两个不等的间隙。较小的右侧结肠下区，受小肠远端肠系膜与盲肠交界处的限制，而较大的左侧结肠下区，除了被乙状结肠肠系膜包围外，其余部分与盆腔相通（图 108–28）。结肠旁沟位于升结肠和降结肠腹膜反折外侧。右结

肠旁沟与右侧结肠上区自由相通，膈结肠韧带在左结肠旁沟与膈下间隙之间形成部分屏障。

（二）盆腔腹膜间隙

仰卧位和直立位腹膜腔的最低部分是盆腔，这一解剖特征解释了该区域脓肿和肿瘤腹膜植入的发生频率高。在男性中，这个最低点位于直肠前筋膜和膀胱后壁之间。在女性中，这个最低点位于子宫壁和直肠前筋膜之间[67]。在前面，盆腔腹膜有两个皱褶。脐正中皱襞内包含闭塞的脐动脉，它将腹膜分为内外侧间隙，腹壁下动脉将外侧间隙分为腹股沟内外侧窝（图 108–29）。

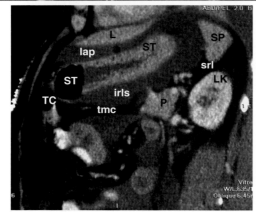

▲ 图 108–27　网膜囊下隐窝的界限

A. 腹水患者斜冠状位重建图像显示网膜囊下隐窝（irls），上界为胃（ST），左界为胃结肠韧带（gcl），下界为横结肠系膜（tmc）。在右侧，它向网膜囊上隐窝（srls）开放，网膜囊上隐窝流入肝肾隐窝（hr）。图中可见左膈下前间隙（las）和左侧旁沟（lpg）。B. 同一患者矢状位重建图像显示网膜囊下隐窝（irls）上界为胃（ST），后界为脾肾韧带（srl），下界为横结肠系膜（tmc）

L. 肝脏；lap. 左前肝周间隙；LK. 左肾；P. 胰腺；SP. 脾；TC. 横结肠

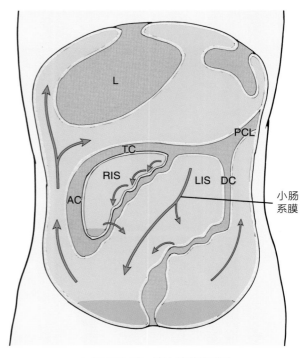

▲ 图 108–28　腹水腹腔内流动

结肠下区由小肠肠系膜分隔，较小的右侧结肠下区（RIS）受小肠远端肠系膜与盲肠交界处的限制。除了被乙状结肠肠系膜包围外，较大的左侧结肠下区（LIS）与盆腔相通。结肠旁沟位于升结肠（AC）和降结肠（DC）腹膜反折外侧；右结肠旁沟与右侧结肠上区自由沟通。膈结肠韧带（PCL）在左侧结肠旁沟和左膈下间隙之间形成部分屏障

L. 肝脏；TC. 横结肠

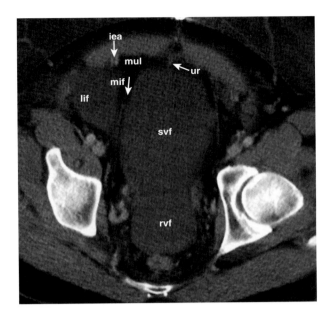

◀ **图 108-29　盆腔腹膜**

男性腹水患者的盆腔腹膜腔。较大的位于正中的膀胱上窝（svf）位于双侧脐内侧韧带（mul）上方，后将膀胱上窝与腹股沟间隙分离。腹股沟间隙由包含腹壁下动脉（iea）的脐外侧皱褶分为内侧（mif）和外侧（lif）间隙。在女性中，子宫将后方的直肠凹陷（rvf），也被称为 Douglas 窝，与膀胱上窝分离。图中可见脐尿管（ur）

第 109 章 腹盆部疾病的扩散途径
Pathways of Abdominal and Pelvic Disease Spread

Richard M. Gore　Morton A. Meyers　David N. Rabin　**著**

龙 蓉 **译** 李 英 **校**

传统上，腹腔分为腹膜腔、腹膜后间隙和腹膜外间隙[1]。虽然它有助于学习腹部解剖学和了解疾病在特定间隙的限制，但这种经典的方法对疾病在腹部的传播的理解是有限的。如果将腹盆部的各个间隙及组成部分认为是固定的、不可改变的及孤立的，那么就很难理解疾病在腹膜后和腹腔、在腹膜后各间隙及在腹膜下间隙之间的扩散。Meyers 和他的同事们认为，腹腔应该被看作是一个连续的间隙，被腹腔肠系膜、韧带和筋膜隔断，这些可限制或助于疾病的扩散[2-7]。血管、淋巴管和胆道系统也有助于一些良性和恶性疾病的扩散。这一整体模式有助于理解腹腔内疾病的局部和远处扩散。

一、血行扩散

（一）恶性疾病

恶性肿瘤每克肿瘤组织每天向血液中流入多达400 万个细胞。在这些细胞中，90% 以上从循环中被迅速清除[8, 9]。尽管这种转移效率低下，但腹腔器官和肠道（图 109-1）是腹腔内和腹腔外原发肿瘤血行转移的常见部位[8, 9]。

1. 肝转移

肝脏由于具有双重血供，是转移性疾病的常见部位[10]。门静脉系统输送来自结肠、胰腺、胃和小肠肿瘤的癌细胞，而动脉系统则输送来自任何部位的转移，但最常见的是来自肺和乳腺。由于肝脏的结构，它特别容易造成转移灶的沉积。库普弗细胞进入肝窦，阻碍肿瘤细胞的通道。这些细胞然后在内皮下渗出，挤压肝细胞，由于它们的位置靠近窦状细胞，接受丰富的动脉和门静脉血液的混合物[11-13]。在这种良好的环境，转移灶在肝脏生长的速度是其他部位的 4～6 倍就不足为奇了，肝脏是第二个最常见的转移部位（仅次于淋巴结），而25% 死于癌症的患者伴有肝脏转移[12]。

肝转移的影像学表现取决于肿瘤类型、血管密度和发生新生血管化的程度。转移灶的大部分血液供应来自肝动脉，这一事实对规划局部肝化疗或栓塞治疗很重要[10]。

2. 肠道转移

空腔脏器是重要的但更少见的血源性转移部位。乳腺癌或肺癌及黑色素瘤是最常见的原发性肿瘤。有时，肠转移的症状，如梗阻或出血，可能是隐匿的原发性肿瘤的最初临床表现[14]。

肠道转移灶的影像学表现取决于原发肿瘤的类型、血管丰富程度和生长速度，以及肿瘤诱导间质增生的能力。由于肿瘤细胞被困在位于肠道肠系膜对侧缘[15]的最小毛细血管中，血源性转移常位于肠道肠系膜对侧缘[14]。肠系膜血管在肠系膜缘入口处更粗[16]。影像学上可表现为肿块、溃疡、溃疡性肿块或狭窄区。

（二）感染

1. 门静脉

在抗生素使用前，肝脓肿通常由阑尾炎、憩室炎或盆腔炎引起的门静脉脓毒血症造成[17]。在西方国家，门静脉炎现较为少见，上行性胆道感染是引起化脓性肝脓肿最常见的原因[18-20]。

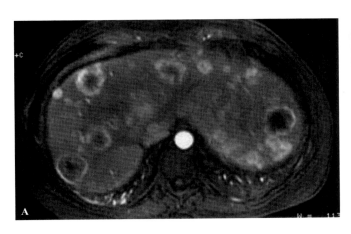
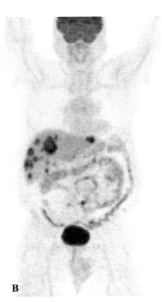

▲ 图 109-1　血行转移图谱
A. 对比增强 MR 扫描显示小肠神经内分泌肿瘤多发肝脏转移。B. 另一位患者 PET 显示小肠腺癌多发肝脏转移

世界上约有 10% 的人口感染了组织内阿米巴原虫，其中 10% 的感染引起临床疾病。门静脉仍然是结肠浸润性阿米巴虫病的主要引流途径。原生动物通过侵犯结肠黏膜进入门静脉系统，然后被带到肝脏，在肝脏中阻塞小的门静脉和动脉，导致实质梗死和蛋白溶解，随后形成脓肿[21]。

门静脉也传送棘球绦虫的虫卵至肝脏。虫卵被消化液溶解，释放的钩球蚴通过十二指肠黏膜进入门静脉循环。在肝脏中，虫卵分解或生长为包虫囊肿（见第 88 章）[21, 22]。

曼氏血吸虫也通过门静脉进入肝脏。当原虫负荷大，门静脉可能发生阻塞，导致门静脉高压。血吸虫病是世界上门静脉高压最常见的病因[21, 22]。

2. 体动脉

20 世纪 80 年代以前，细菌感染通过血液传播到腹部的频率越来越低，死亡率也越来越低。然而，这一途径在注射吸毒者、获得性免疫缺陷病（艾滋病）患者和其他免疫功能低下的人群中正在卷土重来[23]。化脓性和非化脓性脓肿（如念珠菌病、结核，以及耶氏肺孢子菌和新生隐球菌感染）在这些患者中发生的频率更高[24-28]。

二、淋巴扩散

胆管、胰腺、胃、小肠和结肠的肿瘤（图 109-2）常侵犯邻近的淋巴管。虽然每个恶性肿瘤的具体讨论超出了本章的范围，但有几个通用的基本原则。原发性肠道肿瘤的淋巴瘤栓子并不总是位于最近的引流淋巴结中。由于细胞嵌塞，较远的淋巴结可能发生淋巴阻塞。这可能导致肿瘤逆行扩散到邻近的肠段或较远的消化道部分。这也许可以解释结肠癌吻合口复发的现象，尽管在切除过程中使用了不接触技术和扩大的手术边界[29]。

肿瘤引起的淋巴引流紊乱可产生许多影像学表现。在结肠，可表现为肠壁水肿伴黏膜增厚，结肠袋消失及管腔狭窄。CT 上可看到结肠周围脂肪密度增高[30]。随着疾病的进展，结节状肿瘤沉积伴水肿，导致结肠的拇指印和小肠的鹅卵石状改变。这些影像学表现，可能分别类似缺血性结肠炎和克罗恩病，常提示广泛的淋巴浸润，并提示切除可能不会有疗效[6]。小肠肠系膜根部肿瘤引起的淋巴梗阻可引起淋巴水肿或淋巴管肿瘤浸润，造成瓣膜局灶性或弥漫性增厚。当肝脏淋巴管阻塞时，门静脉周围淋巴水肿形成，CT 扫描表现为门静脉周围低密度区，MR T_2 加权图像表现为门静脉周围高信号区[31]。

感染和炎症也可以通过淋巴管传播。病毒性肝炎患者肝脏炎症常向区域淋巴结扩散（见第 89 章）[32-34]。

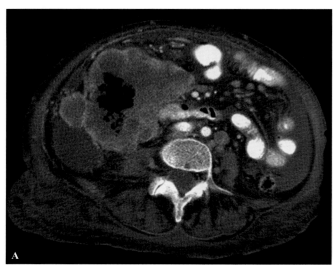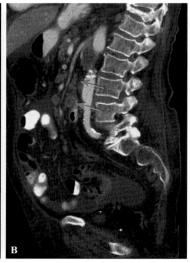

▲ 图 109-2　淋巴转移的 CT 表现
A. 较大的升结肠癌伴坏死，同时伴有恶性腹水及腹膜后淋巴结肿大。B. 矢状位示小肠系膜内转移性肿大淋巴结（箭）

三、胆道扩散

（一）感染

　　胆道系统是感染疾病的主要传播途径[35]。亚洲胆小管肝炎是我国部分地区、日本等远东国家最常见的胆道疾病。大部分感染患者有华支睾吸虫或肝片吸虫感染，这可能会阻塞胆管或作为病灶形成结石和慢性炎症。这些肝吸虫从十二指肠，通过胆胰壶腹，扩散到胆道的任何部分[36-38]。

　　蛔虫影响着世界 1/4 的人口。成虫通常从十二指肠经胆胰壶腹迁移至胆囊、胆道或更少见的胰管。患者可表现为急性胆囊炎或胆道梗阻[38-42]。已经确定的肝脏感染，如包虫囊肿，可能会侵蚀并破裂入胆道系统，排出的内容物可能会引起梗阻性黄疸（见第 88 章）[43]。

　　上行性胆管炎是胆道的一种化脓性感染，是西方国家肝脓肿最常见的病因。它发生在结石、狭窄或肿瘤引起的梗阻和近端胆汁淤积的临床背景下[20]。

　　由于隐球菌和隐孢子虫等生物的直接参与，艾滋病患者易患胆道和胰管疾病，这些生物也从十二指肠通过胆胰壶腹迁移所致。在影像学检查中，感染可能产生与硬化性胆管炎、乳头狭窄或急性胆囊炎相似的表现（见第 80 章）[43-49]。

（二）恶性疾病

　　肝细胞癌和胆管癌较少通过胆管扩散[42, 50]。

四、腹膜扩散

（一）腹腔液体流动

　　腹膜腔包含许多分隔但相通的间隙（见第 108 章）。横结肠系膜将腹膜腔分为结肠上区和结肠下区。结肠上区有 4 个间隙，即右侧的肝上和肝下间隙，左侧的膈下间隙和网膜囊。小肠系膜将结肠下区分为左侧和右侧结肠下区。较大的左侧结肠下区与盆腔相通，但以乙状结肠肠系膜为界。右侧结肠下区较小，尾部受远端小肠肠系膜与盲肠交界处的限制。腹膜腔最低的部分是外侧膀胱旁间隙和 Douglas 窝（女性为 Douglas 窝，男性为直肠膀胱陷凹）。盆腔通过结肠旁沟与结肠上区相通，结肠旁沟位于升降结肠腹膜反射的外侧。右结肠旁沟与右肝下、肝上间隙及横膈相通。左侧膈结肠韧带在左侧结肠旁沟和左侧膈下间隙之间形成部分屏障[51-54]。

　　腹腔内液体的流动途径取决于腹膜腔的解剖划分，腹腔内的压力，患者的体位，液体的来源、性质及积聚速度，是否存在粘连或手术史，膀胱膨胀度和液体的密度[5, 6, 54-58]（图109-3）。液体的流动使腹水不易引流，造成脓肿形成及恶性细胞生长。结肠下区的液体流入盆腔，可能左侧首先种植在乙状结肠的上表面，而右侧种植在盲肠的内表面。在盆腔，感染及恶性腹水填满Douglas窝，然后膀胱旁外侧隐窝。然后，盆腔液体在呼吸、体积考虑和腹腔隐窝的解剖学造成的腹腔内负压的驱动下，上升到两侧结肠旁沟[5, 54]。左侧结肠旁沟流动受膈结肠韧带限制。大多数液体流动发生在右侧结肠旁间隙。右侧结肠旁沟的液体可流入Morison囊（肝下间隙的肝肾隐窝）、右侧膈下间隙，也可以通过肝下前间隙及网膜孔进入网膜囊。镰状韧带通常阻止液体从右膈下间隙跨过中线扩散到左膈下间隙[51-58]。

腹腔内脓肿最常见的部位是盆腔、右侧肝下间隙和右侧膈下间隙。同样，Douglas窝、回盲处附近的小肠肠系膜、乙状结肠系膜、右侧结肠旁沟、右侧肝下和膈下腔是扩散性腹膜转移最常见的生长部位[6, 15, 50-58]。

（二）Douglas窝

1. 恶性疾病

大多数人的Douglas窝位于$S_2 \sim S_4$水平（图109-4）。在钡剂检查中，种植转移到此可表现为直肠乙状结肠交界处前方结节、浆膜压迹或固定的皱褶。这些变化在临床上与典型的结节状板样肿块相关，反映了肿瘤沉积物伴纤维反应。这种影像学表现需与子宫内膜异位症、精囊炎症、前列腺肿瘤或感染、结肠硬癌或放疗反应鉴别[5, 6]。

2. 感染

感染性积液自然地聚集在Douglas窝内，常导致脓肿形成（图109-5）。在X线片上，这种积液常呈高于膀胱的软组织密度。脓肿也可引起膀胱受压变形，压迫直肠乙状结肠交界处，或向后方和上方推挤乙状结肠[5-7]。

（三）肝周间隙

1. 恶性疾病

卵巢癌肝周扩散常见，在CT扫描上表现为结节状、斑块状或片状肿块，可钙化（图109-6）。自

由漂浮的卵巢癌细胞通过横膈膜的淋巴通道从腹膜移除，尤其是右侧。横膈间皮下淋巴毛细血管穿过膈肌与胸膜表面的类似淋巴丛沟通。通过膈淋巴管，淋巴液流到心膈和纵隔淋巴结。因此，盆腔恶性肿瘤，如卵巢癌，可引起心膈角淋巴结肿大。当这些淋巴管被肿瘤阻塞时，发生恶性腹水和腹膜种植[6, 59]。

2. 感染

右膈下和右肝下脓肿发生的频率是左膈下和脾周脓肿的2～3倍，这是由于右侧的外科手术较多，如胆囊切除术和阑尾切除术，以及右侧结肠旁沟常引流至Morison囊。右侧的感染积液由于被镰状韧带阻断，不会延伸到左侧膈下间隙[5, 60-62]。

（四）左侧膈下间隙

左侧膈下间隙（图109-7）脓肿最常见的原因是胃前壁或十二指肠球部溃疡穿孔，或胃、结肠或脾手术的后遗症。横膈膜下的腹内负压倾向将受感染的物质吸引到横膈膜。膈结肠韧带和镰状韧带可阻止广泛的腹膜炎和肿瘤腹膜种植扩散[5, 6, 61]。

（五）远端小肠系膜

当肠系膜反折从肠系膜根部延伸至支持小肠襻时，在小肠肠系膜右侧形成一系列腹膜隐窝。携带疾病的液体和细胞从隐窝流向右下腹，在回肠远端和盲肠的水平汇合，然后进入骨盆[15, 63]。

恶性肿瘤沿小肠肠系膜扩散（图109-8）可表现为肠系膜肿块、狭窄、毛刺征、溃疡或小肠襻粘连。如果多个相邻的隐窝受累，在钡剂检查中可以看到小肠襻栅栏状排列，以及狭窄的肠襻平行排列[5, 6, 15, 63]。

（六）乙状结肠系膜

左侧结肠下区的感染和恶性积液聚集在乙状结肠系膜上面（图109-9）。在钡灌肠检查中，这可能引起乙状结肠上部浆膜占位效应[5, 6]。

五、腹膜后扩散

腹膜后上至横膈，下至骨盆边缘。它由腹膜

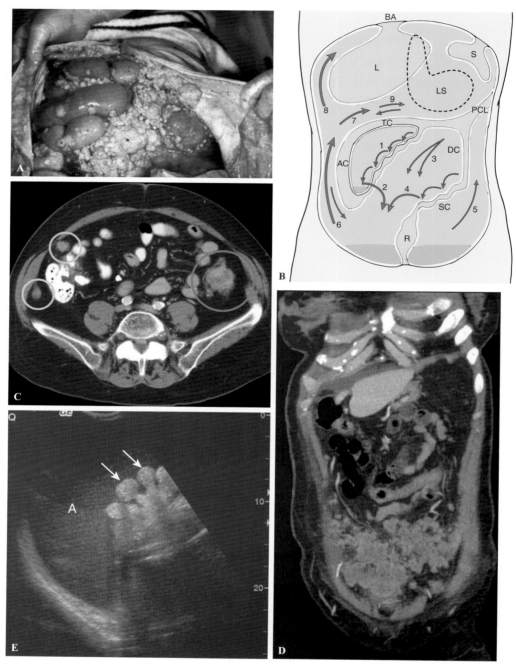

▲ 图 109-3 **Intraperitoneal spread of tumor: spectrum of imaging findings**

A. Gross peritoneal tumor implants are present in a patient with ovarian carcinomatosis. B. Fluid in the right inframesocolic space (1) cascades down the leaves of the small bowel mesentery, pools at the medial aspect of the cecum, and then overflows into the pelvis (2). Fluid in the left inframesocolic space (3) seeks the pelvis directly or is deposited on the superior aspect of the sigmoid mesocolon and then flows into the pelvis (4). Fluid in the pelvis may ascend the left paracolic gutter (5) but is stopped by the phrenicocolic ligament (PCL). Fluid in the right paracolic gutter (6) ascends to Morison's pouch (7) and then to the subphrenic space (8), where it is stopped by the bare area (BA) of the liver (L). There is potential communication with the lesser sac (LS) through the foramen of Winslow (9). *AC*, Ascending colon; *DC*, descending colon; *R*, rectum; *S*, stomach; *SC*, sigmoid colon; *TC*, transverse colon. C. Axial CT scan of a patient with carcinoma of the descending colon (*red circle*) and tumor implants in the greater omentum (*yellow circles*) adjacent to the right colon. D. Coronal reformatted CT shows an omental cake resulting from metastases from an ovarian carcinoma. E. Sonogram showing malignant ascites (A) contains fine, low-level echoes with matting of the bowel loops (*arrows*) centrally and posteriorly. (B modified from Meyers MA: The spread and localization of acute intraperitoneal effusions. Radiology 95: 547-554, 1970; and from Meyers MA: Metastatic seeding along small bowel mesentery: Roentgen features. Am J Roentgenol Radium Ther Nucl Med 123: 67-73, 1975.)

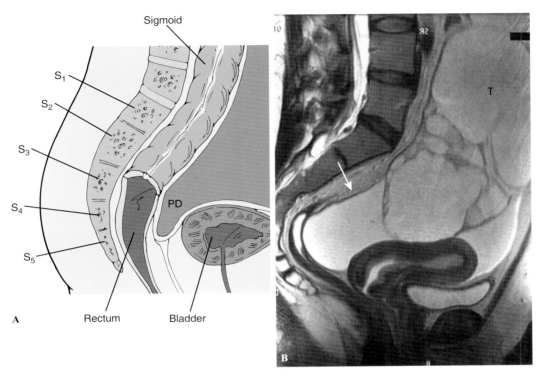

▲ 图 109-4　**Pouch of Douglas**

A. The pouch of Douglas (PD) is the most dependent portion of the peritoneal cavity and a common site for abscess formation and drop metastases. This sagittal diagram shows the anatomic relationships of this space and indicates the positions of the sacral segments of the spine (S_1 through S_5). B. Sagittal T2-weighted MR image shows malignant fluid (*arrow*) resulting from a large ovarian neoplasm (T) distending the pouch of Douglas. (A from Meyers MA：Distribution of intra-abdominal malignant fluid. Am J Roentgenol Radium Ther Nucl Med 119：198-206，1973. B courtesy of Rodney H. Reznek，MD，London，England.)

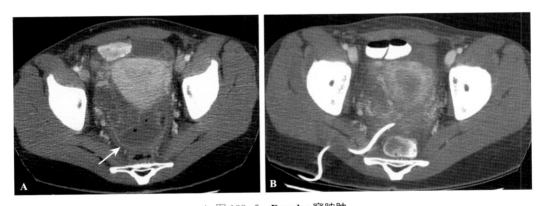

▲ 图 109-5　**Douglas 窝脓肿**

A. 阑尾切除术后 10d 患者，CT 图像显示 Douglas 窝含气脓肿。B. 经皮经臀引流成功治愈脓肿

后壁层腹侧和横筋膜背侧包围而成。肾筋膜前层（Gerota 筋膜）和后层（Zuckerkandl 筋膜）将腹膜后分为三大部分，即肾旁前间隙、肾周间隙和肾旁后间隙[64-66]（图 109-10）。

（一）肾旁前间隙

肾旁前间隙包括消化道的腹膜后部分：胰腺；升降结肠；十二指肠的第二、第三和第四部分。因此，它是许多感染、肿瘤和炎性疾病的发病部位，

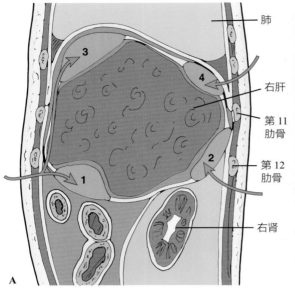

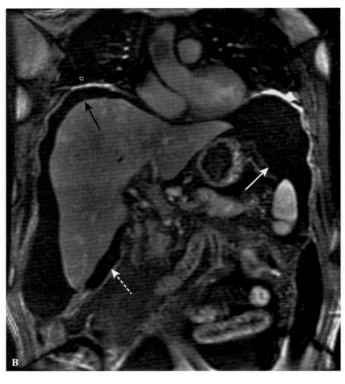

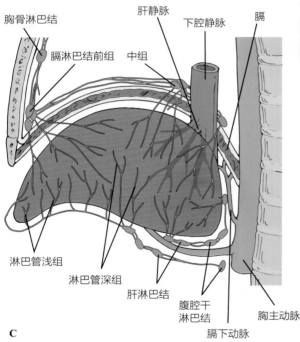

▲ 图 109-6 肝周间隙

A. 肝右叶旁矢状位图像显示肝周间隙，右上象限最常见的脓肿形成和腹膜肿瘤定位部位：1. 肝下前间隙；2. 肝下后间隙（Morison 囊）；3. 前膈下间隙；4. 后膈下间隙；箭指示肝周间隙脓肿的手术入路。B. 腹水患者 MR 冠状位 T_1 加权图像示右侧膈下间隙（黑箭）、左侧膈下间隙（白箭）和前膈下间隙（虚箭）。C. 矢状位图像显示肝脏和肝周间隙的淋巴引流，注意横膈膜上有许多淋巴管穿过（A 引自 Meyers MA：Dynamic Radiology of the Abdomen：Normal and Pathologic Anatomy, 5th ed. New York, Springer–Verlag, 2000, p57–130；C 引自 Woodburne RT, Burkell WE: Essentials of Human Anatomy. New York, Oxford University Press, 1988, p 407–508）

包括阑尾炎、憩室炎、胰腺炎和癌。肾旁前间隙的积液和气体往往停留在右侧或左侧，但如果它们起源于胰腺，则可能累及两侧，因为该器官横跨中线。双侧肾旁前间隙并发疾病最常发生于胰腺炎患者 [64, 65, 67, 68]。

肾旁前间隙在解剖学上与肝脏裸区（图 109-11）、小肠肠系膜根部、横结肠系膜相通，并为胃肠道疾病的广泛传播提供了途径。肾前旁间隙的液体可向

下流至肾筋膜尾缘，然后向后蔓延至肾旁后间隙。在这个水平上，侧锥筋膜可能消失，允许直接与腹膜外脂肪相通。炎症过程可累及侧腹壁，这可以解释胰腺炎的 Grey Turner 征 [64, 69]。

（二）肾周间隙

肾周间隙位于肾前筋膜（Gerota 筋膜）和肾后筋膜（Zuckerkandl 筋膜）之间，包含肾脏、肾上

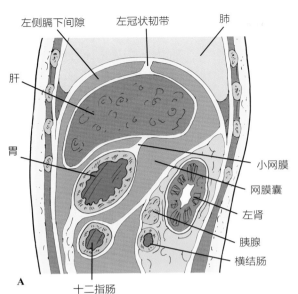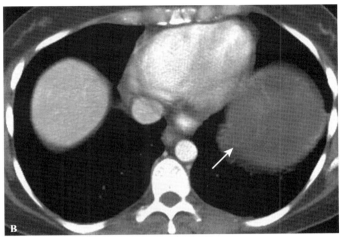

▲ 图 109-7　左侧膈下间隙的解剖及病理表现

A. 肝左叶矢状位图像示左侧膈下间隙、网膜囊、左冠状韧带及小网膜的边界。B. 卵巢癌导致左侧膈下间隙（箭）囊性转移（图 A 引自 Meyers MA：Dynamic Radiology of the Abdomen：Normal and Pathologic Anatomy，3rd ed. New York，Springer-Verlag，1988，p 49-90）

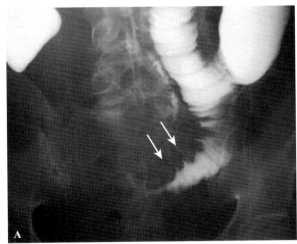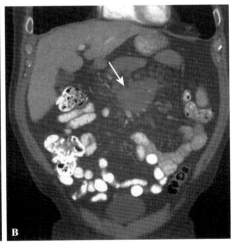

▲ 图 109-8　肿瘤肠系膜种植

A. 胃癌小肠系膜种植转移引起空肠系膜侧环状襞（箭）阻塞及毛刺状。B. 冠状位重建 CT 图像显示类癌侵犯小肠肠系膜根部（箭）

腺和脂肪。左肾与远端横结肠和近端降结肠关系密切[70, 71]。脾肾韧带、膈结肠韧带、横结肠系膜和降结肠腹膜反折在左肾前部附近融合。右肾位于十二指肠降段和结肠肝区附近。横结肠系膜根部和升结肠腹膜反折也在这个区域。晚期肾脏感染和肿瘤可突破筋膜边界，侵犯邻近肠道。同样，结肠的大肿瘤也可能侵犯肾脏[70, 71]。

有证据表明在 $L_3 \sim L_5$ 水平，两侧肾周间隙在主动脉和下腔静脉前方存在潜在的沟通。这就解释了腹主动脉瘤破裂后出血的某些分布模式。然而，当疾病起源于肾脏时，液体向对侧延伸会受到纤维分隔和潜在的狭窄通道的阻碍[72]。

（三）肾旁后间隙

肾旁后间隙主要含有脂肪。因此，它通常是疾病过程的继发部位，而不是疾病的原发部位。乙

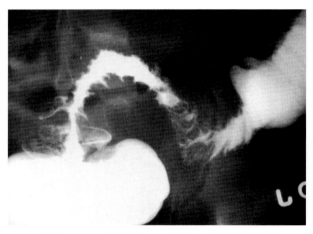

▲ 图 109-9　胃癌转移至乙状结肠系膜的种植转移
钡灌肠检查示乙状结肠狭窄及黏膜呈毛刺状

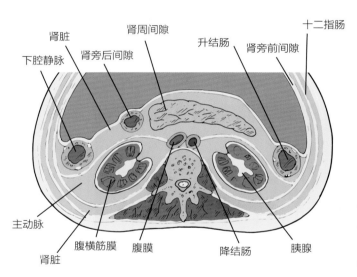

▲ 图 109-10　腹膜后解剖

肾脏水平的腹部轴位图像示腹膜后的解剖；肾旁前间隙包括消化道的腹膜后部分：升结肠、降结肠、十二指肠和胰腺。肾周间隙包含肾脏，位于 Gerota 筋膜和 Zuckerkandl 筋膜之间。肾旁后间隙含有脂肪（引自 Modified from Meyers MA: Acute extraperitoneal infection. Semin Roentgenol 8：445–464，1973）

状结肠和直肠穿孔可进入肾旁后间隙[73]。在胰腺炎中，液体可以从肾旁前间隙向下直接进入这个间隙[64]。然而，大多数胰腺炎见肾后积液是由肾筋膜后两层分离造成的。

　　肾旁后间隙积液通常是自发的腹膜后出血或相邻骨骼肌肉疾病所致。肾旁后间隙向前延伸为前腹膜脂肪线，该间隙内的疾病可能使这条线消失[64, 65]。

六、腹膜下扩散

　　腹膜下腔是一个大的、统一的、解剖上连续的潜在腔隙，连接腹膜腔和腹膜后（图 109-12）。这个间隙是由浆膜下结缔组织形成的，它排列在腹膜和腹盆部肌肉的内表面。它包含供应内脏的血管、淋巴和神经系统分支。腹膜下间隙延伸至腹膜腔，位于支撑和连接腹盆腔器官的肠系膜和韧带之间。因此，它提供了一个大的连续间隙，感染性、肿瘤性、炎性和出血性疾病可以通过这个间隙向多个方向传播[2-4, 6, 7, 65-68, 74, 75]。

（一）横结肠系膜

　　横结肠系膜是连接腹膜下各间隙的关键，是病灶局部和远处扩散的主要通道。右侧，横结肠系膜与十二指肠结肠韧带相连；左侧，与膈结肠韧带相连；中央与小肠系膜相通（图 109-13）[2-4, 7]。

　　胰腺炎中液体和酶的扩散体现了这一间隙在疾病扩散中的作用。胰腺炎的炎症可通过胃脾韧带、小网膜、胃结肠韧带扩散至横结肠和胃（均为腹腔内位器官），通过脾肾韧带扩散至左肾（腹膜后器官），通过肝十二指肠韧带扩散至肝脏和胆囊（腹膜内位器官），已经通过小肠系膜根部扩散至右下腹[2-4, 67, 68, 75]。

　　由于横肠系膜覆盖在小肠系膜表面，这种韧带扩散胰腺病变优先影响横结肠系膜的下缘[74, 75]。胰腺病患者钡剂灌肠时，可以看到横结肠下缘固定和上缘（未受累）假性囊肿形成。结肠肿瘤和憩室炎可累及横结肠系膜，继而扩散至胰腺[2-4]。

（二）胃结肠韧带及大网膜

　　胃结肠韧带连接胃大弯和横结肠（图 109-14）。它由覆盖胃的四层腹膜融合而成。这些层下降一个可变的距离形成大网膜，然后在结肠的水平融合。

　　大网膜中间层之间的潜在间隙形成网膜囊的下隐窝。在大多数成年人中，中间层部分融合阻止了网膜囊向横结肠下方延伸。大网膜内含有血管小梁及不同含量的脂肪组织、淋巴管或巨噬细胞。它被称为"腹腔警察"，经常被感染性和肿瘤性疾病累及[76-79]。

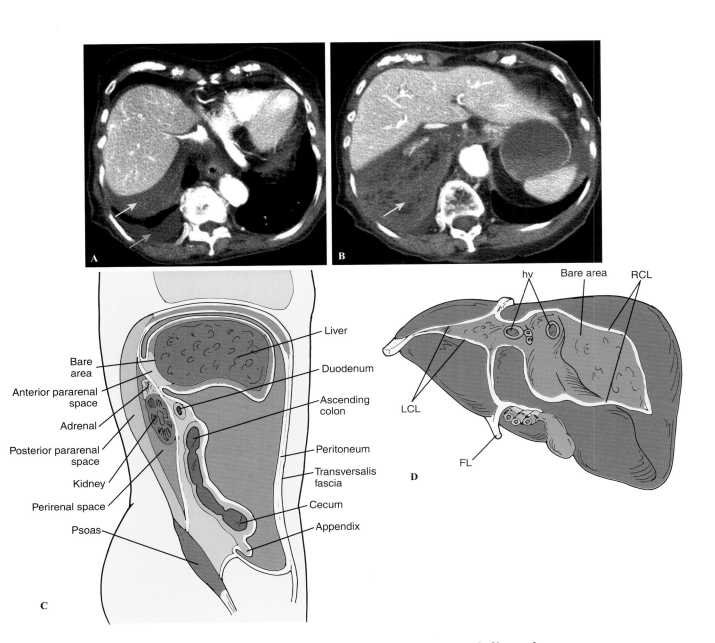

▲ 图 109-11　**Hepatic bare area and anterior pararenal space：spread of hemorrhage**

Communication between the bare area of the liver and the anterior pararenal space is illustrated in this patient who developed a spontaneous right renal bleed while being treated with anticoagulant drugs. A. Hemorrhage from a fractured right kidney is present in the bare area of the liver (*yellow arrow*). *Blue arrow*, Pleural effusion. B. The renal fracture is identified (*arrow*), and there is blood in the perinephric space and anterior pararenal space. Note the slitlike inferior vena cava. C. The anterior pararenal space is continuous with the bare area of the liver, explaining the findings in B. This sagittal drawing depicting the right retroperitoneal spaces also shows the perirenal space, containing the right kidney and adrenal gland, and the posterior pararenal space, which communicates with the inferior aspect of the anterior pararenal space. D. The diagram shows the posterior view of the bare area of the liver. *LCL*, Left coronary ligament；*FL*, falciform ligament；*hv*, hepatic veins；*RCL*, right coronary ligament. (C from Meyers MA：Acute extraperitoneal infection. Semin Roentgenol 8：445–464, 1973. D from Arenas AP, Sanchez LV, Albillos JM, et al：Direct dissemination of pathologic abdominal processes through perihepatic ligaments：Identification with CT. RadioGraphics 14：515–537, 1994.)

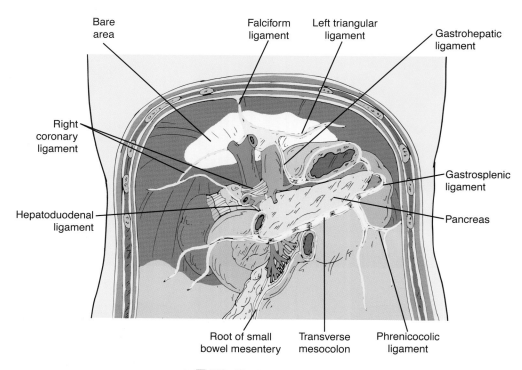

▲ 图 109-12 **Subperitoneal spaces**

Frontal diagram of the posterior parietal wall of the upper abdomen shows the planes of peritoneal reflections that constitute the major ligaments and mesenteries of the subperitoneal space. Anatomic continuity between intraperitoneal structures and between extraperitoneal and intraperitoneal sites is established along the bare areas at the roots of origin of the supporting ligaments and mesenteries. (From Meyers MA, Oliphant M, Berne AS, et al: The peritoneal ligaments and mesenteries: Pathways of intraabdominal spread of disease. Radiology 163: 593–604, 1987.)

左侧，胃结肠韧带与胃脾韧带相连。右侧，它止于胃十二指肠交界处，靠近肝十二指肠韧带。横结肠癌可侵犯胃大弯，胃的肿瘤可通过胃结肠韧带向横结肠上面扩散 [74, 75, 79]。

（三）胃脾韧带

胃脾韧带是小网膜的一部分。它连接胃食管胃交界处及胃小弯与静脉韧带裂隙及肝门之间的肝脏。横膈以下，食管由右侧的胃肝韧带和左侧的胃膈韧带覆盖。胃脾韧带内含胃左动脉、冠状静脉和胃左淋巴结链。胃脾韧带的腹膜下脂肪嵌入肝内形成 Glisson 鞘。CT 显示胃脾韧带的淋巴结和血管直径应＜ 8mm。＞ 8mm 的无增强结构提示淋巴结肿大。如果出现强化，应考虑静脉曲张 [80]。

胃癌通常首先扩散到胃脾韧带的淋巴结（图 109-15）。胃左淋巴结也接受食管远端淋巴的直接引流，该区域肿瘤可产生胃脾韧带淋巴结肿大。由

于胃脾韧带与肝十二指肠韧带相延续，胃肿瘤的扩散可引起肝门及胰周区域的淋巴结肿大。胃底恶性肿瘤可通过该韧带和 Glisson 鞘直接扩散到肝左叶 [4]。肝脏的感染性、炎性和自身免疫性疾病常常引起胃脾韧带和胃十二指肠韧带的淋巴结肿大。淋巴瘤和乳腺癌、肺癌、食管癌也可扩散至同一韧带。

（四）肝十二指肠韧带

肝十二指肠韧带位于胃肝韧带的游离边缘，连接腹腔的这部分与右侧肾前间隙。它从十二指肠第一部分和第二部分的交界处延伸到肝门，内含供应肝脏、胆囊、胆道和至胆胰壶腹处的胆总管的血管和淋巴管。肝门附近的任何肝脏或胆道病变，包括尾状叶前部，均可通过肝十二指肠韧带扩散，继而延伸至胃脾韧带、胃结肠韧带、十二指肠结肠韧带、横结肠系膜及镰状韧带。胰腺肿瘤可通过此韧带侵犯肝门 [81-86]。

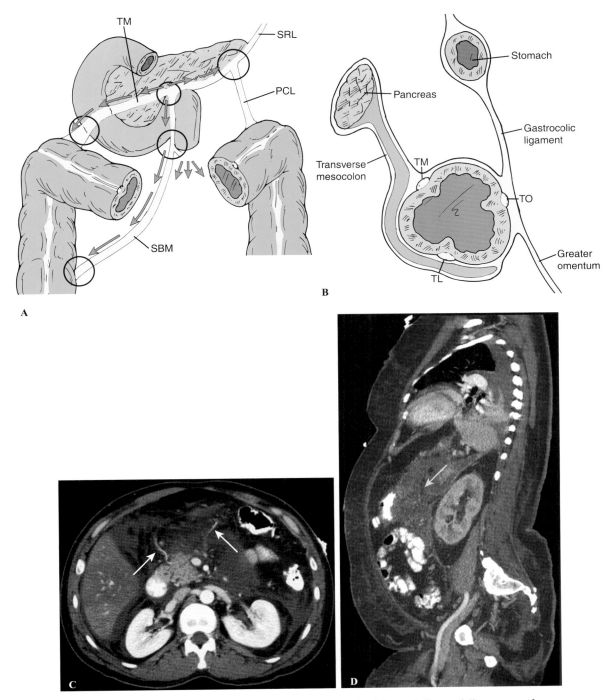

▲ 图 109-13　**Transverse mesocolon: anatomic relationships and planes of disease spread**

A. Frontal diagram shows the relationships of the transverse mesocolon (TM). The transverse mesocolon is continuous with the root of the small bowel mesentery (SBM), the splenorenal ligament (SRL), and the phrenicocolic ligament (PCL). B. Sagittal diagram through the transverse colon demonstrates preferential spread of pancreatic disease through the transverse mesocolon (TM) inferiorly along the taenia mesocolica–taenia libera (TL) haustra toward the taenia libera–taenia omentalis (TO) row. This constitutes the inferior border of the transverse mesocolon. C. Fluid surrounds the middle colic vessels (*arrows*) of the transverse mesocolon in this patient with pancreatitis. D. Sagittal reformatted image shows inflammatory pancreatic fluid traversing the transverse mesocolon to spread (*arrow*) to the transverse colon. (A from Okino Y, Kiyosue H, Mori H, et al: Root of the small–bowel mesentery: Correlative anatomy and CT features of pathologic conditions. RadioGraphics 21: 1475–1490, 2001; modified from Meyers MA: Dynamic Radiology of the Abdomen: Normal and Pathologic Anatomy, 5th ed. New York, Springer–Verlag, 2000, pp 131–264. B from Meyers MA, Volberg F, Katzen B, et al: Haustral anatomy and pathology: A new look. II. Roentgen interpretation of pathologic alterations. Radiology 108: 505–512, 1973.)

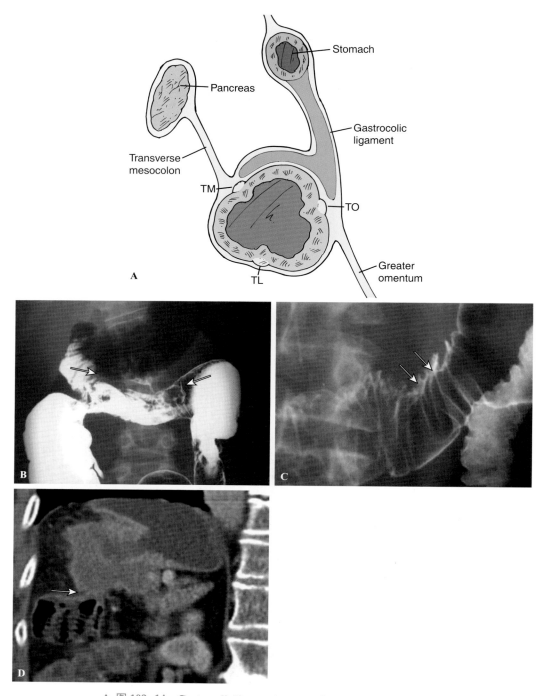

▲ 图 109–14　**Gastrocolic ligament：normal anatomy and pathology**

A. Sagittal diagram through the transverse colon demonstrates preferential spread of disease from the stomach，through the gastrocolic ligament，and along the taenia omentalis (TO) –taenia mesocolica (TM) haustral row. This constitutes the superior border of the transverse colon. The taenia libera (TL) is indicated. B. Barium enema in a patient with Crohn's disease demonstrates a fistula (*arrows*) from the transverse colon to the greater curvature aspect of the stomach by way of the gastrocolic ligament. C. Direct invasion (*arrows*) of the superior aspect of the transverse colon along the gastrocolic ligament occurs from a scirrhous carcinoma of the stomach. D. Sagittal reformatted image shows gastric cancer invading through the gastrocolic ligament into the superior aspect of the transverse colon (*arrow*). (A from Meyers MA，Volberg F，Katzen B，et al：Haustral anatomy and pathology：A new look. II. Roentgen interpretation of pathologic alterations. Radiology 108：505–512，1973.)

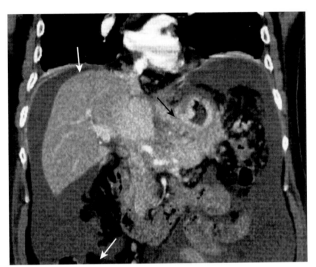

▲ 图 109-15　**胃癌扩散至胃脾韧带**
冠状位 CT 重建图像显示肿瘤侵犯胃脾韧带（黑箭），图中见肿瘤腹膜种植（白箭）

（五）十二指肠结肠韧带

十二指肠结肠韧带是横结肠系膜的右侧缘。它为疾病在降十二指肠和升结肠与横结肠交界处之间传播提供了途径[81, 87]。

（六）胃脾韧带

胃脾韧带由大网膜腹膜层的左外侧延伸形成，连接胃大弯和脾门，内含胃网膜左和胃短血管。胃脾韧带为疾病在胰尾、脾和胃之间传播提供了途径。胃癌可沿此韧带扩散至脾门。同样，胰尾癌也可先侵犯脾门，后通过胃脾韧带扩散至胃。因为胰腺尾部与韧带相邻，所以这是假性囊肿形成的常见部位（图 109-16）。良性胃溃疡穿孔可通过此韧带进入脾脏[2-4, 6, 88]。

（七）脾肾韧带

脾肾韧带覆盖在胰腺尾部表面，为包含胰腺的肾旁前间隙和包含肾脏的肾周间隙提供沟通的途径。虽然胰腺炎（图 109-17）和胰脏癌常通过这韧带扩散，但肾脏疾病很少累及胰腺尾部[2-4, 6]。

（八）膈结肠韧带

膈结肠韧带是横结肠系膜的左侧延伸。它作为脾的悬韧带，反映了结肠脾曲的解剖，并与脾肾韧带和横结肠系膜直接相连。它可以在胰腺和结肠、左肾及脾脏之间传播肿瘤和炎症性疾病[2-6, 67, 68]。

（九）小肠系膜

小肠肠系膜占据了腹膜腔的主要部分，它悬挂小肠且是疾病传播的一个巨大潜在间隙[2-4, 63, 67, 68]。在结肠下区，肿瘤及感染随腹腔游离液体沿着小肠系膜向下流动，右侧种植在盲肠内侧面及末端结肠

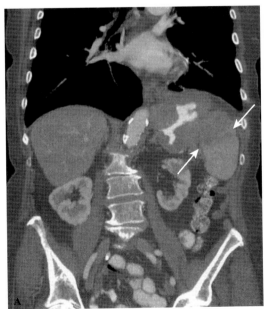

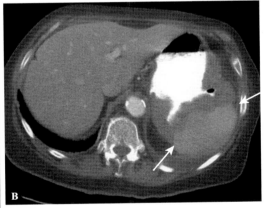

▲ 图 109-16　**胃癌通过胃脾韧带扩散至脾脏**
冠状位（A）及轴位（B）图像，胃大弯腺癌患者中胃脾韧带（箭）腹膜下间隙作为肿瘤传播的途径

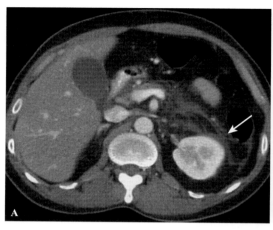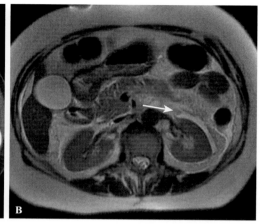

▲ 图 109-17　胰腺炎通过脾肾韧带扩散至左肾的同一患者 MRI 和 CT 图像

A. CT 图像示胰尾下方渗出液扩散至左侧肾周间隙（箭）。B. MR 抑脂 T_2 加权轴位图像示左侧肾周间隙肾脏外侧的高信号液体（箭）

上表面，左侧种植在乙状结肠上表面 [5, 6]。

小肠肠系膜腹膜下间隙与升结肠裸区和横结肠系膜相延续（图 109-18）。小肠系膜的作为后腹膜，覆盖后腹壁。小肠系膜中的结缔组织与腹膜后的腹膜下组织融合。腹膜下组织向下连续而不间断，从右下腹经盆腔肌肉组织并沿盆腔侧壁。因为这个间隙与阔韧带之间的潜在联系，它为疾病在腹部和骨盆之间的双向传播提供了途径 [2-4, 17]。

（十）乙状结肠系膜

乙状结肠系膜是疾病在腹腔和盆腔之间传播的主要途径。它与结肠裸区后部、直肠裸区，以及女性的阔韧带直接相连。憩室炎通常向乙状结肠系膜扩散并受乙状结肠系膜的限制。乙状结肠癌可通过血液扩散至卵巢或通过肠系膜和阔韧带扩散至卵巢 [2-4, 7]。同样，卵巢肿瘤或输卵管卵巢脓肿可通过阔韧带直接扩散至乙状结肠系膜，继而累及乙状结肠 [2-4, 7]。

（十一）阔韧带

阔韧带从子宫边缘延续至骨盆侧壁，与子宫一起在小骨盆形成一个隔，将其分为两部分。前部分包括膀胱和膀胱子宫陷凹，后部分包括直肠、子宫直肠陷凹、回肠末端和部分乙状结肠。这些韧带包围了腹膜下间隙，包括子宫、卵巢、输卵管、动脉、神经、淋巴管和插入膀胱的输尿管远端。在右侧，与盲肠基底部及小肠系膜右下外侧端相通，为

女性盆腔脏器与腹膜后脏器、腹膜脏器之间疾病的双向传播提供腹膜下途径。在左边，阔韧带与乙状结肠系膜相连。盲肠肿瘤、阑尾炎、克罗恩病脓肿、种植转移可通过此途径扩散至右侧卵巢。同样，卵巢肿瘤或输卵管卵巢脓肿可扩散至盲肠和末端回肠 [7]。

（十二）镰状韧带及圆韧带

圆韧带位于镰状韧带的游离边缘，将肝脏前上方固定于腹壁。肝门部感染和恶性肿瘤沿圆韧带裂隙扩展时，可穿透镰状韧带。肝脏表面的淋巴管也通过镰状韧带，为疾病的传播提供了额外的途径。圆韧带、胃脾韧带和肝十二指肠韧带是相连续的，深至肝门，靠近门静脉左支 [2-4, 89]。

（十三）冠状韧带及裸区

右冠状韧带从后面悬挂着肝脏右叶，与左冠状韧带一起形成肝脏区域的边界。肝脏裸区与肾旁前间隙相通 [4, 64, 65]。下腔静脉位于肝脏裸区，肾前旁间隙的液体可向腹侧蔓延至下腔静脉（图 109-11），紧邻网膜孔 [2-4, 89]。

七、腹膜外扩散

（一）髂腰肌途径

腹膜内和腹膜后疾病可穿透筋膜，扩散至腹膜

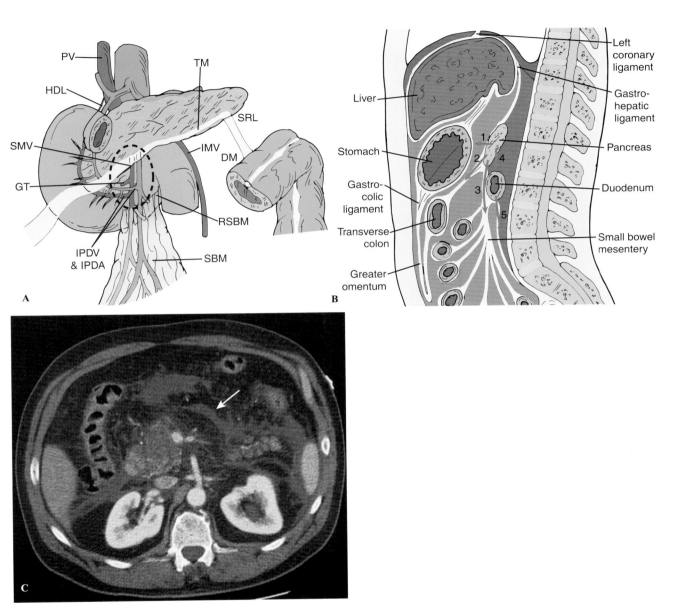

▲ 图 109-18　**Small bowel mesentery：conduit of disease**

A. Drawing of the anatomy near the root of the small bowel mesentery (RSBM). The root of the small bowel mesentery is contiguous superiorly to the hepatoduodenal ligament (HDL) along the superior mesenteric vein (SMV), anteriorly to the transverse mesocolon (TM), and posterolaterally to the ascending mesocolon and descending mesocolon (DM). The gastrocolic trunk (GT) is a landmark of the junction between the transverse mesocolon and the root of the small bowel mesentery. The inferior mesenteric vein (IMV) is a landmark of the descending mesocolon and joins the superior mesenteric vein or splenic vein on the left side of the root of the small bowel mesentery. The drawing also identifies the inferior pancreaticoduodenal artery (IPDA), inferior pancreaticoduodenal vein (IPDV), portal vein (PV), and splenorenal ligament (SRL). B. The diagram depicts the spread of pancreatic disease to the lesser sac (1), transverse mesocolon (2), root of the small bowel mesentery (3), duodenum (4), and retroperitoneum (5). C. CT shows fluid (*arrow*) in the subperitoneal space of the small bowel mesentery in this patient with pancreatitis. (A from Okino Y, Kiyosue H, Mori H, et al: Root of the small-bowel mesentery: Correlative anatomy and CT features of pathologic conditions. RadioGraphics 21：1475-1490, 2001.)

外间隙及其主要肌肉，腰大肌和髂肌。这些肌肉相当长，从胰腺水平至大腿和小转子水平，为疾病扩散提供了途径。结肠癌、胰腺炎、阑尾炎、克罗恩病伴瘘管形成、憩室炎、坐骨直肠脓肿、输尿管周围脓肿、肾脓肿、外伤性直肠穿孔和肠道异物穿孔可能累及腰大肌并延伸至腹膜外间隙[90-94]。

（二）坐骨切迹途径

起自直肠乙状结肠、前列腺、子宫和子宫颈的盆腔肿瘤，可通过侵犯梨状肌和闭孔内肌或其周围筋膜平面，累及盆腔腹膜外和臀区。直接压迫坐骨神经或骶神经可引起疼痛，类似马尾病变。同样，血肿或脓肿液可从盆腔扩散到臀区，反之亦然[90, 92]。

梨状肌可以通过坐骨大孔将疾病传播到大转子。闭孔内肌可通过坐骨小孔将疾病传播到大转子[91, 95]。

（三）闭孔途径

感染和疝气可通过闭孔扩散到腹股沟和腿部以及小转子。

（四）腹壁途径

腹壁感染是由丰富的脂肪和含有少量筋膜的长肌群扩散的。腹壁疾病可由疾病直接传播（如克罗恩病、肿瘤穿孔）或腹腔由镰状韧带间接传播引起。肿瘤向腹壁的扩散最常见于大网膜、横结肠、胆囊及膀胱等表层器官的肿瘤[96-98]。

八、总结

腹腔和盆腔器官及其支持韧带、腹膜反折及肠系膜形成一个复杂的相互连接网络。这个统一的概念解释了腹部疾病能够在远离其起源部位存在。了解各种传播途径有助于更清楚地了解许多疾病过程，有助于采用合适的腹部和盆腔疾病的影像学方法。

第 110 章　腹水及腹膜腔积液

Ascites and Peritoneal Fluid Collections

Richard M. Gore　　Robert I. Silvers　　Geraldine Mogavero Newmark　　Margaret D. Gore **著**

龙　蓉 **译**　　李　英 **校**

腹水是腹腔内液体的病理积聚。这是一种常见的临床表现，可能与许多疾病有关。在一些疾病中，腹水是疾病的并发症或晚期表现，而在另一些疾病中，它是疾病过程的首发临床表现。因此，腹水和其他腹腔积液的早期检测和鉴别诊断非常重要。

一、病理生理

腹水的原因千变万化（框 110-1）。表 110-1 列出了有助于鉴别不同原因造成的腹水的影像特点。虽然腹水可能仅仅反映了充血性心力衰竭、慢性肾病和大量液体过载等情况下的全身性第三间隙液体损失，但它更常见的是与腹腔内因素有关，这些因素产生腹水的速度比吸收速度快[1-4]。肝硬化和肿瘤是西方国家腹水最常见的两个原因。肺结核和肝硬化是全世界腹水的主要病因[4, 5]。

二、临床表现

少量腹水往往无症状，随着液体量的增加，患者会产生充盈感、不适感和腹胀感。张力性腹水时，患者可能会出现呼吸困难、恶心、呕吐、厌食症、发热或疼痛。液体积聚常伴有体重增加，除非它与酗酒、肿瘤或营养不良有关，在这种情况下，患者的体重可能保持稳定或下降[4]。

通过体格检查诊断腹水较困难，除非腹腔内有至少 1.5～2L 的液体[6]。体格检查显示腹胀伴腹部膨隆，叩诊或液波震颤呈浊音。只有 300～400ml

---

框 110-1　腹水原因

门静脉高压相关
- 肝硬化
- 酒精性肝炎
- 暴发性肝衰竭
- 心力衰竭
- 缩窄性心包疾病
- Budd-Chiari 综合征
- 肝静脉阻塞病
- 肝脏转移

腹膜疾病
- 卵巢、结肠、胃、胰腺、肝脏及其他恶性肿瘤
- 间皮瘤
- 结核
- 真菌感染
- 化脓性感染
- 腹膜炎
- 结节病
- 血管炎
- 嗜酸性肠胃炎
- Whipple 病

其他原因
- 黏液水肿
- 胰源性腹水
- 乳糜腹水
- 创伤或肿瘤出血引起血性腹水
- 卵巢囊肿破裂
- 肾病综合征
- 营养不良肠病
- 蛋白丢失性肠病
- 低白蛋白血症
- 梅格斯综合征
- 卵巢过度刺激综合征

影像方法	良性漏出液的特征	复杂性腹水的特征
超声	无回声区域	内部回声（可代表血、结晶、感染、肿瘤）
	可压缩区域	液体推挤肠管及实性脏器
	沿着肠道及实性脏器的轮廓	
	肠襻在液体中自由漂浮至腹部中心	分隔（可代表肿瘤、感染、粘连、炎症）
	最早见于 Douglas 窝或 Morison 囊	
CT	均匀低密度（0～20HU）	分隔（可代表肿瘤、感染、粘连、炎症）
	肠襻在液体中自由漂浮至腹部中心	高密度（> 30HU 提示出血或正常密度的血性腹水）
		延迟强化（提示肿瘤或感染）
MR	T_1WI 低信号	T1 弛豫时间较短，有蛋白质、肿瘤或血液引起的渗出
	T_2WI 明显高信号	急性出血（< 48h）由于脱氧血红蛋白呈 T_1WI 及 T_2WI 低信号
		中期出血（2～7d）由于高铁血红蛋白 T_1WI 呈高信号，T_2WI 呈低信号
	肠襻在液体中自由漂浮至腹部中心	延迟强化（提示肿瘤或感染）
		分隔（可代表肿瘤、感染、粘连、炎症）

表 110-1　良性和复杂性腹水的影像特征

的液体采用膝位叩诊（即水坑征）[7]。脐疝、阴茎或阴囊水肿和胸腔积液是腹水的间接征象。腹部浊音是腹水体格检查最敏感的体征，液波震颤是最特异的征象[2]。

三、诊断性穿刺

对于首次出现腹水的患者，以及慢性腹水患者出现发热、脑病或腹痛，建议行诊断性穿刺[8]。少量腹水的穿刺应在超声引导下使用 18G 或 20G 的塑料套管针进行，以避免损伤肝脏、脾脏或肠道。对于大量腹水，可以在中线脐下 2～3cm 处进行盲穿，以减少沿白线出血的机会，或者左侧卧位在麦氏点穿刺，避免损伤肿大的肝脏或脾脏[2, 4]。液体应分析蛋白质、乳酸脱氢酶、淀粉酶、血细胞计数差异、细菌学检查、细胞学检查、pH 和三酰甘油[2, 4, 8]。

四、腹腔积液的类型

（一）漏出液

漏出液是透明无色的，蛋白质含量小于 2.5g/dl，比重小于 1.016，常见于肝硬化、长期心力衰竭、缩窄性心包炎、慢性肾衰竭、低蛋白血症、全身水肿和 Budd-Chiari 综合征患者[2, 4, 8-10]。

（二）渗出液

渗出液密度 > 1.016，蛋白质含量 > 2.5g/dl，通常呈淡黄色，但在转移性腹膜炎、感染、结核或胰腺炎患者中可能出现血性腹水。腹水 - 血清乳酸脱氢酶比值 > 0.6 提示恶性肿瘤。多核白细胞计数 > 500/mm^3 提示感染或胰源性腹水，单核细胞计数 > 500/mm^3 常见于结核[11]。pH 低于 7.35 也提示肿瘤、感染或胰腺炎。液体淀粉酶值超过 1000 U/L 及蛋白含量超过 3g/dl 通常与胰源性腹水有关[12]。

（三）血性腹水

血性腹水通常发生在意外事故（图 110-1A）、手术或活检导致的肝脏或脾脏脏损伤情况下。血性腹水通常是恶性疾病引起的，但也可能发生在结核病或慢性胰腺炎患者中。

（四）脓液

脓液常见于急性腹膜炎患者。它最常见于肺炎球菌或溶血性链球菌感染的腹膜炎患者。当腹膜炎由内脏穿孔（图 110-1B）、阑尾炎、憩室炎或管卵巢脓肿引起时，体征和症状较重，但腹腔内积液的量相对较少。白细胞超过 500/mm³ 提示腹水感染 [9, 13]。

（五）乳糜腹水

乳糜腹水是黄白色、乳白色液体，是由于淋巴流经乳糜池和胸导管受阻或中断而造成的 [4, 9]。乳白色的外观是由于脂肪（主要是三酰甘油含量 ＞400mg/dl）和少量胆固醇和磷脂造成的。脂肪餐后三酰甘油水平是升高至 3 倍。乳糜腹水的病因包括钝性损伤、穿通伤和手术创伤，胰脏癌、胃癌、结

肠癌、卵巢癌及淋巴瘤对乳糜池的恶性浸润，左锁骨下静脉血栓形成，以及结核性淋巴腺炎。肝硬化、肾病综合征、蛋白质丢失性肠病、先天性淋巴疾病、慢性淋巴细胞白血病、结节病和右心室高压致淋巴反流是乳糜腹水较少见的原因 [3, 14-16]。成人乳白色腹水需警惕恶性疾病，尤其是淋巴瘤 [17]。

（六）新生儿腹水

新生儿腹水可能是由后尿道瓣膜、膀胱穿孔或尿道闭锁引起的尿性腹水。回肠闭锁、回肠穿孔、回肠扭转、缺血、心力衰竭和感染也可导致新生儿腹水 [18]。

（七）腹膜假性黏液瘤

腹膜假性黏液瘤的特点是腹膜腔（图 110-1C）、肠系膜和大网膜中大量积聚凝胶状黏液物质 [19]。它是由阑尾或卵巢分泌黏液的良性或恶性肿瘤破裂后种植转移在壁腹膜和脏腹膜上形成的。少见情况下，胰腺、胃、结肠、子宫、胆管、脐尿管、脐肠系膜管的黏液性肿瘤引起腹膜假性黏液瘤 [3]。

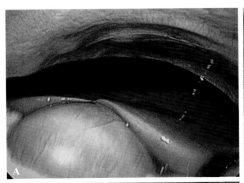
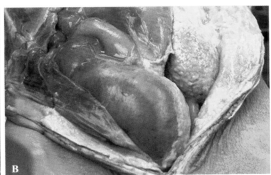
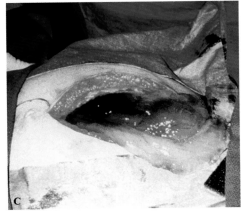

▲ 图 110-1　腹水的类型
A. 腹腔镜下示创伤后血性腹水。B. 内脏穿孔引起腹腔脓液。C. 腹膜假性黏液瘤

（八）胆汁性腹水

胆汁性腹水可发生在外伤、胆囊切除术、胆道手术、肝脏手术、肝活检和经皮胆道引流术后。这种积液通常出现在右侧或左侧结肠上区。

（九）胰源性腹水

几乎所有严重的胰腺炎患者都有胰周积液，大部分在 6 周内吸收（见第 96 章）。这些积液最常发生在网膜囊和肾旁前间隙。大网膜囊积液通常发生在重症胰腺炎"烧灼"腹膜、外伤或手术切除后 [20, 21]。所有胰源性腹水的原因都是因为胰管破裂。内镜逆行性胰管造影是诊断这些病例的检查方法 [21, 22]。胰源性腹水应作为每一个患有胰腺炎、酒精中毒或腹部创伤史的慢性腹水患者的鉴别诊断。

（十）尿性腹水

尿性腹水通常发生在膀胱撕裂或集合系统其他部分外伤后损伤、安全带损伤或使用器械后。大多数尿液积聚在腹膜后而不是腹膜腔 [3]。

（十一）脑脊液腹水

脑脊液腹水和假性囊肿形成占脑室腹腔分流并发症的 4.5%。这种类型的腹水发生在腹腔不能吸收液体或淋巴中断减少液体返回血液的情况下。如果积液引起感染或炎症反应，可造成粘连并引起脑脊液包裹 [3]。

五、液体分布途径

许多因素决定了腹腔内液体的分布，体积、腹腔压力、患者的体位、液体的起源、液体积聚的速度、是否存在粘连、液体的密度，以及腹膜、肠系膜、网膜韧带和反折 [23-35]。腹腔内液体分布途径如图 110-2 所示。简单地说，结肠下区的液体流入盆腔：右侧通过小肠肠系膜，左侧通过直肠乙状结肠的内侧面。当液体充满腹腔的最低点 Douglas 窝后，它沿膀胱外陷凹上升至结肠旁沟。液体在左侧向上扩散受膈结肠韧带限制。右侧结肠旁沟是腹腔上、下间隙的主要通道，其内液体流向 Morison 囊，然

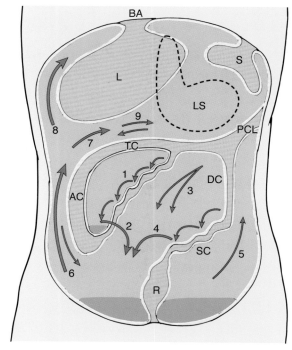

▲ 图 110-2　腹腔内液体分布途径

右侧结肠下区（1）的液体沿着小肠系膜向下流，流向盲肠内侧面，然后流入盆腔（2）。左侧结肠下区（3）的液体直接流入盆腔或先沉积在乙状结肠系膜上面然后流入盆腔（4）。盆腔的液体可上升至左侧结肠旁沟（5）但受膈结肠韧带限制（PCL）。右侧结肠旁沟（6）的液体上升至 Morison 囊（7），然后流入膈下间隙（8），在肝脏（L）裸区（BA）停止。通过网膜孔（9）流入网膜囊（LS）AC. 升结肠；DC. 降结肠；R. 直肠；S. 脾；SC. 乙状结肠；TC. 横结肠

后到达右侧膈下间隙 [34, 35]。这部分在第 108 章详细地讨论。

六、影像学表现

（一）胸部 X 线片

大量腹水的患者中可见膈肌抬高，伴或不伴交感性胸腔积液（即肝性胸水）。胸部 X 线片有时能提示腹水的原因。乳糜渗出时，可见上纵隔肿块伴气管偏移，心包钙化或渗出及纵隔淋巴结肿大也具有提示意义 [3, 36, 37]。

食管裂孔疝患者，大量腹水通过食管裂孔进入后纵隔时可造成纵隔假瘤 [38, 39]。这种假瘤是由于胃直到上至胃食管交界处仍被腹膜覆盖。有时腹水会使疝囊扩大，与胃囊大小不成比例，引起吞咽困

难，并在钡餐检查中可见心脏后肿物。在呼吸过程中产生的循环负压可能为通过腱膜缺损清除腹水提供一种替代途径 [37, 40]。

（二）腹部 X 线片

X 线片对腹水的诊断不敏感，已被横断面成像所取代。在 X 线片上诊断腹水通常需要 500ml 以上的液体 [3, 41, 42]。

X 线片上腹水的间接征象往往是非特异性的或只有在大量腹水时才有用：弥漫性腹部密度增高，侧腹膨隆，腰大肌边缘模糊，腹部脏器边界不清，立位腹部密度增加，小肠襻分离，以及含气肠管居中漂浮 [3, 4, 42]。腹水的直接症状更可靠、更具有特异性。80% 的腹水患者中，肝外侧边缘从相邻的胸侧壁向内移位（即 Hellmer 征）。肝角闭塞（80% 的正常患者可见）与 Hellmer 征密切相关，与结肠上区肝缘周围积液（如 Morison 囊）有关 [3, 41-44]。在盆腔，液体积聚在直肠膀胱陷凹，然后流入膀胱旁窝。这种液体在膀胱两侧产生对称的密度，产生狗耳朵或米老鼠外观，这是腹水的另一个征象 [41-44]。腹水的另一个直接征象是盲肠和升结肠向内侧移位，腹膜脂肪线向外侧移位。90% 以上的严重腹水患者都有这种征象。

（三）钡餐

当腹水为恶性时，钡剂检查可发现转移性浆膜种植、机械性小肠梗阻或结肠固定征，即在置管前和置管后的 X 线片上均未见结肠位置或病变的改变。在上消化道检查中，网膜囊内大量积液可类似胃后肿物。

（四）超声

实时超声是检测腹水最简便、最灵敏的检查 [45-49]。超声可发现少至 5～10ml 的腹水。正常女性月经周期的所有阶段，Douglas 窝内经常可见少量液体 [50]。

单纯的腹水在超声上表现为腹腔内均匀的，可自由移动，无回声区（图 110-3 A 和 B）。游离腹水不挤压脏器，通常填充于各脏器之间，勾勒脏器边缘。液体随着探头压力的增加而压缩，并随着患者

体位的改变而改变 [51-56]。

良性腹水有时会造成超声伪影。由于声波束在肝液界面的反射，肝周腹水可引起膈肌的明显不连续 [57]。在肝表面结节的患者中可以看到回声性肝假瘤。在这个伪影中，肝脏表面的一个凹面可以作为一个声学透镜，以类似于囊肿后壁的方式传输声音 [53, 58]。其他混淆的来源是结肠的盲肠网膜，它可能被误认为是肠系膜或腹膜种植转移 [59]。

少量液体往往聚集在 Morison 囊和肝周，表现为无回声带。由于肠襻和内脏之间的毛细血管作用，液体可在前部聚集 [34, 35, 54]。在一项针对肝病腹水患者的研究中，92% 的患者肝脏周围有腹水，77% 的患者盆腔有腹水，69% 的患者结肠旁沟有腹水，63% 的患者 Morison 囊中有腹水 [52]。虽然 Douglas 窝是腹水聚集最常见的位置，但是充分充盈的膀胱可能遮挡并推挤液体至子宫底旁的腹膜反折——所谓的三角帽 [50, 54]。在可疑情况下，体位变化导致液体位置、形状及大小发生显著改变。少量腹腔内液体常积聚在 Douglas 窝、Morison 囊。如果液体量增多，腹水可以出现在结肠旁沟 [45, 52, 54]。

大量腹水时，小肠襻呈典型的多环"棒棒糖"状，呈弓形排列在垂直漂浮的肠系膜两侧。肠腔内气体和系膜脂肪决定小肠襻是否漂浮。在消瘦的患者中，由于肠系膜脂肪的缺乏，整个小肠肠系膜和肠道可能会下沉 [45, 52, 54]。横结肠和乙状结肠通常漂浮在液体之上，因为患者仰卧时，它们位于上方。升结肠和降结肠不漂浮，因为它们固定在腹膜后 [54, 56]。在一些有大量腹水的患者中，由于右肾筋膜和肝脏或膈肌之间缺乏腹膜附着，右侧结肠旁沟中的液体有可能将右肾向前方和外侧推挤 [59]。

某些超声类型提示腹水可能是一种感染、炎症或恶性渗出物（图 110-3C 和 D），如粗糙的内部回声（如血）、精细的内部回声（如乳糜）、多发分隔（如结核性腹膜炎或腹膜假性黏液瘤）、包裹性或非典型的液体分布、团块状肠襻、液体和邻近结构之间的界面增厚 [54, 55, 59-63]。不伴这些表现并不完全排除渗出液，因为只有 1/4 的复杂积液可能满足渗出液的超声标准 [54, 55, 60, 61]。

恶性腹水时，肠襻不自由漂浮，可固定于后腹壁或黏附于肝脏或其他器官，或被包裹性积液包

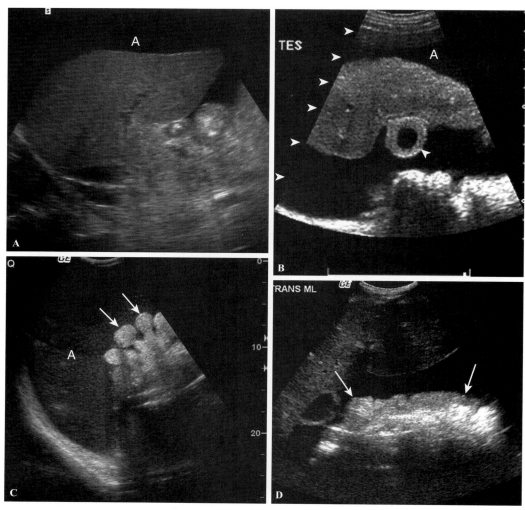

▲ 图 110-3　腹水的超声表现

A. 肝硬化患者渗出性腹水超声示无回声液体和低回声肝脏。B. 该肝硬化伴腹水患者见胆囊壁增厚（箭头）。腹水伴胆囊壁增厚提示良性病变；腹水伴胆囊壁正常厚度提示恶性病变。C. 胃癌患者超声提示恶性腹水，图示低回声液体（A）及小肠襻（箭）固定于后腹壁。正常情况下，这些肠襻应该是自由漂浮着。D. 该胃癌患者超声示腹膜种植（箭）

围。如果肠襻不能通过探头分离，或者尽管患者的位置发生了变化，但仍不能通过液体分离，则认为肠襻是缠结的或受浸润的 [51, 60]。

包裹性腹水通常提示恶性病变或与粘连和肠狭窄相关 [51, 60]。包裹性腹水通常呈圆形或凸出的轮廓，随着探针压力的增加，腹水是不可压缩的，不贴合脏器的边缘，并且随着患者体位的改变不发生移动 [51]。

恶性腹水的另一个征象是在大、小网膜囊内均有液体聚集 [64]。这一发现的意义在计算机断层扫描（CT）部分进行讨论。在超声检查中，这些液体集合形成蝴蝶状或翼状透亮区，被小网膜或胃结肠韧带分隔 [65]。

胆囊壁增厚或不增厚是良性或恶性腹水的另一个预测因素（图 110-3B）。大多数（95%）癌性腹膜炎患者的胆囊壁厚度 < 3mm [64, 66, 67]。在 82% 的病例中，胆囊壁增厚（> 3mm）与良性腹水有关 [64, 66, 67]。胆囊增厚主要是肝硬化和门静脉高压的表现。良性、渗出性腹水常伴发这些疾病 [68]。

腹膜假性黏液瘤的超声表现多种多样：不同回声的渗出物；高回声肿块，包含大量分散的囊性空腔；大的腹腔内，分隔，囊状肿块；大量厚壁，多分隔，充满液体的肿块；肝边缘扇形；多发圆形、回声密集的肿块，可因钙化而产生声影 [54, 69, 70]。

胆汁瘤的超声表现是非特异性的，穿刺是确诊的必要条件。胆汁瘤通常是位于肝或胆道结构附近的无回声集合，表现为回声增强，边缘锐利[3, 54]。

脑脊液腹水的表现也是非特异性的。少量的腹腔内游离液体是脑室-腹腔分流的正常表现，提示分流功能正常。它的缺乏并不意味着功能障碍。然而，与分流管顶端相关的包裹性积液是病理的，并提示功能障碍[3, 54, 71]。

出血的超声表现差异极大，并取决于探头的频率。使用 2.25MHz 和 3.0MHz 探头观察到的新鲜出血图像通常是无回声的，回声传输增加[72]。使用 5.0MHz、7.5MHz 和 10.0MHz 时，血栓呈强回声。这种回声是短暂的，通常在血栓溶血 96h 内消失。随着血栓机化，内部回声均匀地分散在整个液体或整层。慢性血肿通常有粗糙的高回声物质团块。随着时间的推移，血块可能变成完全无回声的浆液瘤[3, 54]。

虽然血肿的超声表现是非特异性的，但在创伤、急性贫血、失血或盆腔疼痛的适当临床背景中，某些表现可能是最有指导意义的。如 Douglas 窝中存在高回声物质可有助于诊断盆腔积血，因为大多数其他盆腔积液主要是无回声的，低回声[59, 72]。

（五）CT

CT 可以很好地探测腹水。少量腹水常位于右侧肝周间隙，即肝下后间隙（即 Morison 囊）和 Douglas 窝[64]。当出现大量腹水时，液体积聚在结肠旁沟，导致肠襻逐渐集中[45]。液体可在小肠肠系膜叶内或肠襻附近积聚形成三角形[73]。大量的液体可向腹膜后间隙蔓延。

通常很难根据 CT 密度来判断腹腔积液的性质[74]，但有几个常见的规则是有用的[74, 75]。单纯性腹水表现为低密度液体（图 110-4A），CT 值为 0~30HU。腹水的密度随着蛋白质含量和渗出物的增加而增加[3, 32]。同样，急性腹腔出血也可与其他积液区分开来，因为其 CT 值 > 30HU[74]（图 110-4B）。腹腔内血液的 CT 特征在数小时或数天内发生变化，与脑出血相似，在数天或数周内血液溶解，CT 密度也随之变化。这些暂时性的剧烈变化与腹膜的纤溶活性有关。高密度出血意味着出血是近期或快速

的，该患者需要仔细观察[75, 76]。在解释高密度液体时需要注意几点。肝脏 CT 延迟扫描时，大剂量造影剂灌注后可出现腹水延迟强化[77, 78]。

由创伤性或肿瘤性乳糜池破裂引起的乳糜腹水 CT 值 < 0HU[17]。创伤患者腹腔内和腹腔外存在水密度液体（即胆汁）提示乳糜性腹水，因为大多数水密度的腹水集中在一个腹膜间隙内[76, 79, 80]。然而，通常很难根据 CT 密度来判断腹水的潜在原因[74, 75]。

腹水的 CT 诊断确立后，确定腹水的原因是很重要的。许多 CT 特征提示肿瘤。与卵巢、肠道或胰腺肿块相关的肝、肾上腺、脾或淋巴结病变提示恶性腹水[80]。然而，这些肿瘤往往是进展期的，且在腹水前有明显的临床症状。卵巢、胃、胰腺或结肠引起的腹膜种植转移可沿腹膜表面或肝包膜产生结节性软组织肿块[81, 82]。有时，腹膜增厚或异常强化，但这些后期表现无特异性（图 110-4C 和 D）。癌性转移中网膜和肠系膜肿块也较常见（图 110-4E 和 F）。

恶性腹水患者的大网膜和小网膜内的积液量往往成比例，而良性漏出性腹水患者的积液主要集中在大网膜内，而不是小网膜内[62, 64]。类似的，良性积液是由小网膜周围结构的疾病（如胰腺炎，胃溃疡后壁穿孔）引起的，良性积液往往局限于小网膜[83]。网膜孔是腹膜囊之间的一个潜在的沟通方式[62, 83, 84]。

恶性腹水时，小肠可沿后腹壁拴住（图 110-5C）或呈星状外观。正常情况下，充满气体或充满造影剂的肠道应能在良性腹水中自由漂浮，居中并向前达前腹壁[67, 85-87]。和超声检查一样，胆囊壁增厚是提示良性腹水的另一个征象。

腹膜假性黏液瘤在 CT 上可表现为肝边缘扇贝状，也可表现为多发低密度囊状结构，或低密度肿块伴钙化。无菌性、非出血性胆脂瘤形态表现不特异，CT 值 < 20HU。这些包裹性胆汁不能与囊肿、假性囊肿、局限性腹水或脓肿明确区分。尿性腹水在平扫 CT 上表现也无特异性。静脉注造影剂后，造影剂常在这些集合中积聚。脑脊液腹水也无特异性表现，仅凭 CT 表现通常不能排除感染[33]。

（六）MRI

漏出液具有较长的 T_1 和 T_2 弛豫时间（图

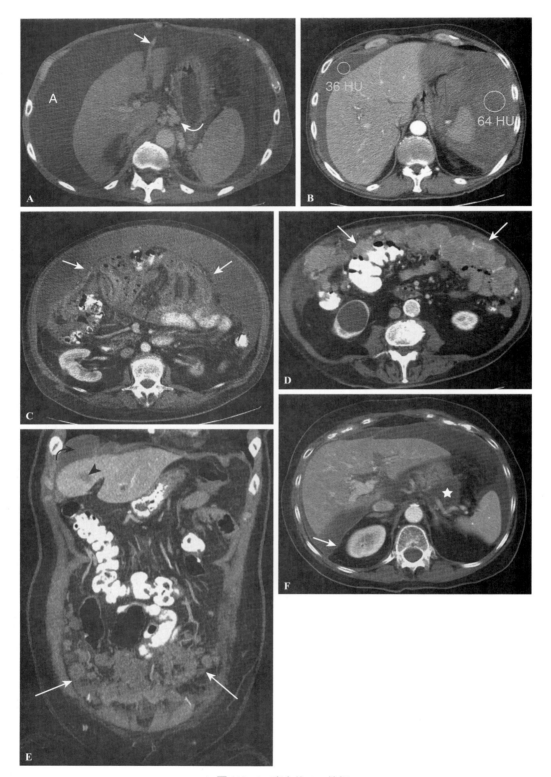

▲ 图 110-4 **腹水的 CT 特征**

A. 肝硬化及门静脉高压患者良性漏出性腹水（A），图示脐静脉再通（直箭）和胃脾韧带中静脉曲张（弯箭）。B. 脾外伤患者示血性腹水及前哨凝块征，并可见造影剂外漏（箭）。注意，脾脏附近高密度腹腔积液（64HU）及肝脏附近较低密度液体（36HU）。C. 感染或肿瘤引起的复杂腹水可导致肠系膜收缩并呈星状（箭）。该患者患有结肠癌腹膜转移。D. 卵巢癌患者的 CT 示腹水伴有网膜饼（箭），提示腹膜转移。网膜饼是由肿瘤完全替代大网膜脂肪而形成的。E. 转移性结肠癌患者冠状位多平面重建图像显示网膜饼（直箭），肝转移（箭头）及腹水（弯箭）。F. 小网膜（★）及腹膜腔内积液，这个表现及腹膜增厚伴异常强化（箭）提示该卵巢癌患者伴有腹膜转移

110-5A 和 B)。渗出液具有中等至短 T_1 值和长 T_2 值。T_1 弛豫时间随蛋白质含量的增加而减少[88-90]。虽然磁共振成像 (MRI) 可能鉴别不同类型腹腔积液，但它还不足以特异以避免穿刺[32]。

　　MRI 是另一种检测腹腔积液的方法，多项研究表明，MRI 在检测腹膜肿瘤和广泛转移方面优于 CT (图 110-5C 和 D)。MRI 序列包括 T_1 加权、快速自旋回波 T_2 加权、即刻和延迟钆对比增强、屏气、脂肪饱和的快速多平面序列。口服 2% 的钡溶液，提供稳定的水和肠扩张，有助于浆膜及邻近腹膜肿瘤的显示[91-93]。

七、腹水的鉴别

(一) 腹水与胸腔积液鉴别

　　对于少量胸膜积液或腹水的患者，可能很难确定液体是位于膈上还是膈下。CT 和超声检查可提供四个有用的征象[40, 94-100]。

1. 裸区征

　　肝右叶通过冠状韧带直接与后腹壁和膈肌相连，局部无腹膜。腹腔内液体不能聚集在肝脏后方 (图 110-6)。如果发现液体位于肝脏背侧和右侧冠状动脉上韧带附着的内侧，它肯定位于胸腔后肋膈角。脾也有一个裸区，与左肾的上腹面保持恒定的

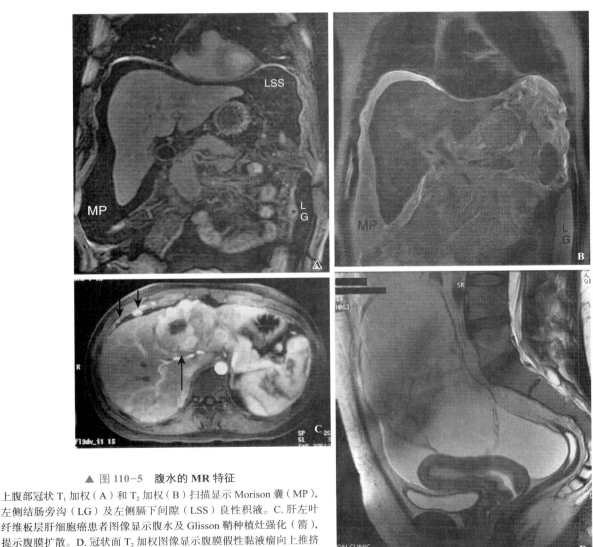

▲ 图 110-5　腹水的 MR 特征

上腹部冠状 T_1 加权 (A) 和 T_2 加权 (B) 扫描显示 Morison 囊 (MP)、左侧结肠旁沟 (LG) 及左侧膈下间隙 (LSS) 良性积液。C. 肝左叶纤维板层肝细胞癌患者图像显示腹水及 Glisson 鞘种植灶强化 (箭)，提示腹膜扩散。D. 冠状面 T_2 加权图像显示腹膜假性黏液瘤向上推挤肠道 (D 图由 Dr. Rodney H. Reznek，London，England 提供)

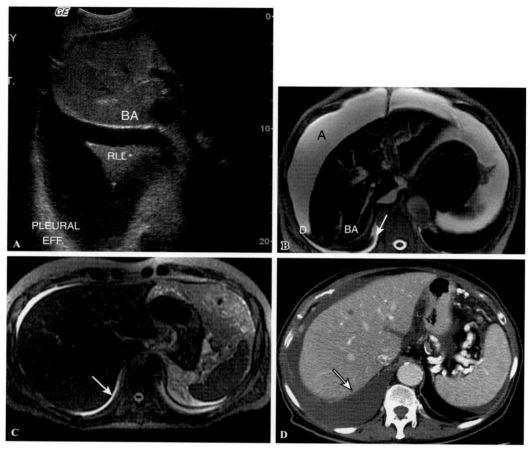

▲ 图 110-6　腹水与胸腔积液鉴别

A. 横断面超声图示裸区（BA）征，显示肝裸区后方的胸腔积液，腹水不会出现在这个区域，因为该区域在腹膜之外。B. 膈肌征，轴位 MR 扫描显示高信号的胸腔积液位于膈肌（D），肝裸区（BA）后方。C. 膈脚移位征，轴向 MR 图像显示一条高信号液体（箭）将脊柱与左半膈分开。D. 界面征，胸腔积液与肝脏的交界面（箭）不如腹水与肝脏的交界面清晰

A. 腹腔内液体；RLL. 右肺下叶

关系，特别是肾筋膜。此裸区约 2cm 长，通常在相邻的两个 CT 层面上可见。脾肾韧带在裸区反的点在解剖学上可能与脾中脊相关 [100]。

2. 膈肌征

膈肌"内"的液体为腹水，膈肌"外"的液体为胸腔积液 [99]。

3. 膈脚移位征

膈脚代表中线附近的局灶性肌肉增厚。如果膈肌因为不正常的积液而离开脊柱，则为胸腔积液。腹水位于膈脚的外侧和前部 [97]。

4. 界面征

积液的位置也可以通过它与肝脏的界面来确定。腹水与肝脏的界面清晰可见。胸腔积液与肝脏的交界面不清楚。这种不清晰部分反映了曲面（如

膈肌）上的溶剂效应，并受到扫描层面的影响 [98]。

（二）腹水与被膜下积液鉴别

肝和脾的被膜下积液通常与器官被膜的形状一致。肝被膜下积液受到镰状韧带的限制，可向内侧延伸至冠状韧带的附着处。冠状韧带阻止腹腔内积液向内延伸。在实时超声检查中，被膜下积液在呼吸运动过程中，随着相关器官一起移动，而器官在腹水中"滑动" [55]。

八、治疗

治疗肝硬化腹水的基本原理是减少并发症发生的风险，如自发性细菌性腹膜炎，并改善患者的整

体外观、能量消耗和幸福感[4, 101]。膈肌受压引起的呼吸受损、胃胀引起的厌食症和腹部胀气引起的不适均可通过治疗得到改善[3, 4]。因为这些并发症几乎只发生在中度到重度腹水的患者身上，所以少量腹水的患者通常不需要特殊的治疗。根据治疗方法和侵袭性的不同，腹水的治疗可能伴有一些严重的不良反应，如酸碱和电解质紊乱、肝性脑病、肾功能不全、低血容量，以及与 LeVeen 腹腔静脉分流术相关的各种并发症[4]。

（一）利尿

腹水的规范化内科治疗包括限制钠的摄入（每天 20～30mEq）、水的摄入（出现低钠血症）、利尿药和螺内酯，对 95% 的患者有效[4]。治疗性穿刺可用于需快速缓解紧张腹水症状的患者[101, 102]。

（二）治疗性穿刺

早期的报道强调了大容量穿刺的危险，如肝性脑病、肾功能不全、心输出量减少、低血容量和低钠血症。后来的研究表明，大部分肝硬化患者对 5L 以下的大容量穿刺耐受良好[102-106]。

（三）经颈静脉肝内门体静脉分流

经颈静脉肝内门体静脉分流术（TIPS）越来越多地应用在难治性腹水患者的短期和长期治疗中[107-110]（图 110-7）。该手术在第 82 章叙述。

（四）外科分流

腹腔静脉分流术是治疗 5% 以下顽固性腹水的最佳手术选择。首先由 LeVeen 提出，分流器的功能是将腹水回流到中央静脉系统。该分流器的一端位于腹腔内，传出端位于右心房入口附近的上腔静脉。随后的分流（如 Denver 分流和 Cordis-Hakim 腹水瓣）包括泵机制，以增加流量或清除部分堵塞的分流。这些分流的好处包括增加心输出量、肾血流、肾小球滤过率、尿容量和钠排泄，降低血浆肾素活性和血浆醛固酮浓度[111, 112]。

尽管有这些明显的好处，但没有迹象表明腹腔静脉分流术能改善患者的生存。这些分流的并发症发生率为 74%，死亡率为 24%[113]。败血症、分流功能障碍和弥散性血管内凝血是主要并发症。本手术仅适用于对内科治疗和 TIPS 术治疗失败的患者[114]。

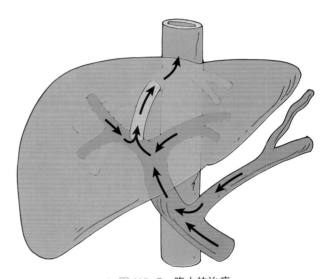

▲ 图 110-7　腹水的治疗

经颈静脉肝内门体静脉分流已成为内科治疗失败的难治性大量腹水的一线治疗方法

第 111 章　系膜及大网膜病变

Mesenteric and Omental Lesions

Aparna Balachandran　Tara Sagebiel　Paul M. Silverman　**著**

龙　蓉　**译**　李　英　**校**

一、解剖

肠系膜是腹膜的一部分，它从后腹膜延伸出来，并悬挂肠襻。肠系膜由两层薄薄的纤维脂肪组织组成，包围并包含供养小肠及结肠的血管和淋巴结构。腹膜和肠系膜给脏器之间提供了一个光滑无摩擦的表面[1]。肠系膜根据包绕小肠还是结肠，可进一步划分。小肠肠系膜斜置于腹腔内，从左上象限屈氏韧带延伸至右下象限末端回肠和回盲瓣。横结肠系膜从胰腺伸出，悬吊在横结肠系膜上。横结肠系膜的根部穿过十二指肠的第二部分以及胰脏的头、体和尾。横结肠系膜的平面可以通过中结肠血管来识别。

大网膜是从胃大弯向下延伸的胃背侧系膜。它向下延伸并在横结肠前反折，然后在横结肠后继续延伸成为横结肠系膜。大网膜的下降和上升部分通常融合形成四层血管腹膜皱褶（图 111-1）。

腹腔主要由横结肠系膜分为结肠上区和结肠下区。结肠上区的腹膜皱襞包括镰状、冠状、肝胃、肝十二指肠、大网膜、胃脾、脾肾和膈结肠韧带。镰状韧带将膈下间隙分为左、右膈下间隙。膈结肠韧带从脾区延伸至膈肌，限制左结肠旁沟的头侧范围。结肠下区被小肠肠系膜分为右侧和较大的左侧部分，并延伸至盆腔深处。左侧结肠下区在左下盆腔受乙状结肠肠系膜的限制。

腹膜腔的韧带全部由融合的腹膜层组成，并形成腹膜下间隙，后者是连接腹腔间隙和腹膜后间隙的潜在间隙。腹膜下间隙也延伸到实质脏器。因此，任何涉及腹膜下间隙的病变过程都可以双向传播，既可累及腹膜腔，也可累及腹膜后间隙，并可累及腹部器官。

在大多数患者中，计算机断层扫描（CT）上有充足的脂肪来鉴别小肠肠系膜、横结肠系膜和乙状结肠肠系膜。肠系膜脂肪密度在 -160HU～-100HU[2]。

二、原发性肿瘤

腹膜原发性肿瘤少见，常为间叶源性。

（一）硬纤维瘤

这些肿瘤与良性但具有局部侵袭性的成纤维细胞增生或纤维瘤病有关[3]。这些肿瘤的发病率与它们对邻近器官的局部侵袭性相关。这类疾病不常见，每年每百万人中发生 2～4 例，并且没有肿瘤的特征。病因尚不清楚，但与怀孕和服用雌激素有关。它们可以偶发，也可与家族性腺瘤性息肉病有关。家族性腺瘤性息肉病是一种遗传性综合征，其特点是多发肠息肉，主要发生在结肠。Gardner综合征现在被认为是家族性腺瘤性息肉病的一种，这两种情况都有 APC 基因突变。

5%～25% 的家族性腺瘤性息肉病患者患有硬纤维瘤[4]。约 50% 的腹部硬纤维瘤发生在腹内，另50% 位于腹壁[4]。近 1/3 的腹部硬纤维瘤可引起疼痛。腹部硬纤维瘤可累及腹壁、肠系膜或腹膜后（图 111-2 和图 111-3）。许多此类肿瘤通常与手术史有关，如结肠切除术，并可在手术部位复发。手术被认为可以刺激硬纤维瘤的生长[5]。肠系膜硬纤维瘤最常见的部位是在小肠肠系膜的根部。肿瘤大

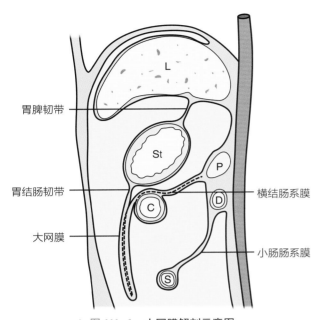

▲ 图 111-1　大网膜解剖示意图
L. 肝脏；St. 胃；C. 结肠；P. 胰腺；D. 十二指肠；S. 小肠

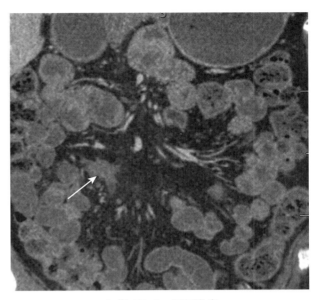

▲ 图 111-2　硬纤维瘤
肠系膜内硬纤维瘤（箭）呈放射状浸润肠系膜脂肪

小不一，范围为数厘米到非常大。硬纤维瘤是一种假包被性病变，尽管其外观边界清晰。显微镜下硬纤维瘤可见边缘浸润。浸润性生长可导致肠、输尿管或血管阻塞，偶尔也可导致瘘管形成[6]。CT 是一种评价硬纤维瘤及其与周围结构关系的良好影像学检查，也是保守治疗患者的随访的有效检查手段。硬纤维瘤通常对强化较低，常可通过有无占位效应与术后纤维化鉴别。在超声上，硬纤维瘤表现为边界清晰的实性肿块（图 111-4），呈低至中等回声[7]。在磁共振成像（MRI）上，硬纤维瘤表现为 T_1 和 T_2 低信号（图 111-5），不强化或轻度强化[8]。

（二）恶性腹膜间皮瘤

恶性腹膜间皮瘤是一种罕见但具有侵袭性的肿瘤，起源于胸膜和腹膜的浆膜层[9]。恶性腹膜间皮瘤仅占所有间皮瘤的 10%～15%[9]，可单独发生或与胸膜间皮瘤同时发生。大多数患者有石棉接触史[10, 11]。从接触石棉到出现腹膜间皮瘤有很长的潜伏期，通常是接触石棉后 30 年出现。男性略占多，但少于胸膜间皮瘤。腹膜恶性间皮瘤患者比胸膜间皮瘤患者有更长的石棉接触时间[12]。

腹膜间皮瘤可分为弥漫性间皮瘤和局限性间皮瘤。弥漫性类型相对于局限性类型具有侵袭性，局

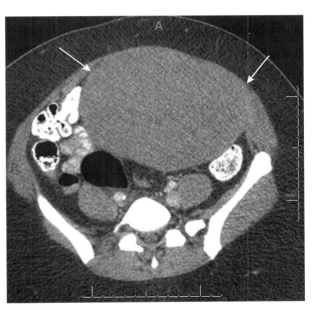

▲ 图 111-3　硬纤维瘤
硬纤维瘤（箭）累及腹壁

限性间皮瘤手术预后较好。

根据组织学特征，腹膜间皮瘤可分为上皮型、肉瘤样和混合型。组织学外观有很大的变异性，使诊断困难。肉瘤样型预后不良[13]。免疫组化染色已被证明对鉴别恶性腹膜间皮瘤和累及腹膜的其他肿瘤有很大的帮助[14]。恶性腹膜间皮瘤产生大量透明质酸，可使胶体铁染色。相比之下，恶性间皮瘤

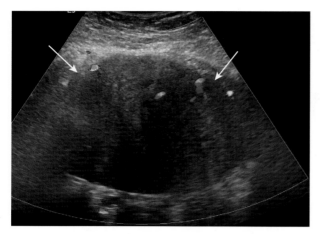

▲ 图 111-4　硬纤维瘤
超声示硬纤维瘤（箭）呈低回声肿块

不因存在黏液蛋白而呈阳性。症状不特异，包括腹胀、疼痛和不适。55% 的患者在胸部 X 线片上没有石棉肺的表现。

CT 是腹围增大、疼痛加重患者进行初步评估的最有效检查方法。注射造影剂后间皮瘤的结节和肿块强化。恶性腹膜间皮瘤表现为腹膜增厚、浸润或结节（图 111-6），也可表现为肠系膜和肠壁呈片状增厚。肠襻可因浸润性改变而固定。钙化少见。它们可能与腹水有关。也常出现对邻近脏器的占位效应。MRI 上结节呈 T_1 低信号，T_2 中至高信号（图 111-7）[15]。腹膜结节也可以在动态增强或弥散加权成像中显示 [16]。PET 在恶性腹膜间皮瘤的

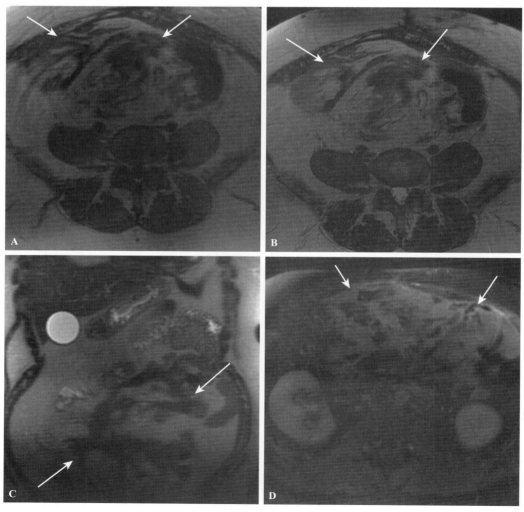

▲ 图 111-5　硬纤维瘤
轴位 T_1 序列（A），轴位 T_2 序列（B），冠状位快速自旋回波序列（C）及增强后抑脂序列（D）显示硬纤维瘤（箭）累及肠系膜脂肪

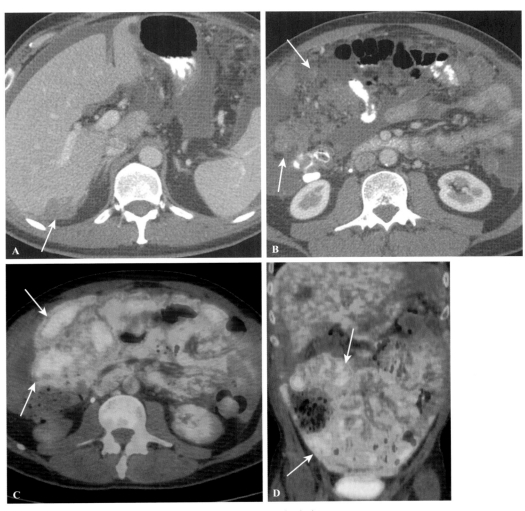

▲ 图 111-6　间皮瘤

A. 腹膜间皮瘤患者见沿肝后缘种植（箭）。B. 沿肠系膜肿块样浸润（箭）。C. 轴位 PET/CT 示沿小肠系膜 FDG 高摄取肿块（箭）。D. 冠状位 PET/CT 示腹膜弥漫受累（箭）

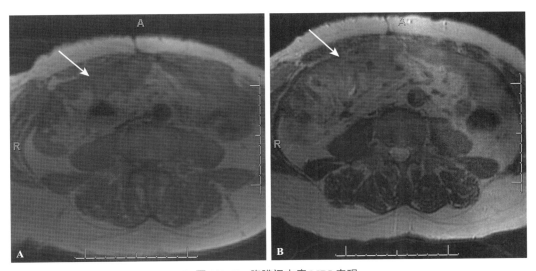

▲ 图 111-7　腹膜间皮瘤 MRI 表现

轴位 T_1 加权（A）和轴位 T_2 加权（B）图像示浸润性肿块（箭）累及肠系膜和大网膜

精确解剖评价中作用有限[17]。所有的影像学方法对 < 0.5cm 的腹膜结节都不敏感。腹膜间皮瘤生存率较低，诊断后中位生存时间为 8～12 个月。

CT 有助于评估胃肠道或泌尿生殖道、乳腺和胰腺其他部位的原发性肿瘤。鉴别诊断包括转移性疾病、原发性腹膜乳头状浆液癌、淋巴瘤和肉芽肿性疾病。有明显肿大淋巴结的存在，最有可能的诊断是淋巴瘤或转移性疾病。同样，若存在腹膜增厚伴钙化，那么恶性腹膜间皮瘤的诊断可能性降低。

肠系膜浸润形成典型的星状和固定外观。

（三）原发性腹膜浆液性癌

原发性腹膜浆液性癌是一种罕见的恶性肿瘤，通常发生在绝经后女性。这是腹膜的原发性肿瘤，但细胞来源被认为是卵巢外的具有 Müllerian 电位的间皮[18]。

根据妇科肿瘤学组的诊断，对于原发性腹膜浆液性癌的诊断，卵巢大小应正常或由良性病变增大，卵巢外部位受累应大于卵巢受累[19]。其预后及治疗方法与浆液性卵巢癌相似。钙化可见于此肿瘤，且有助于鉴别恶性腹膜间皮瘤与此肿瘤（图 111-8）。原发性腹膜浆液癌的 CT 和病理表现与浆液性卵巢癌的腹膜转移相似。应评估原发性卵巢肿块，以排除卵巢癌腹膜转移。多达 30% 的病例中可见沙粒样钙化[20]。

（四）高分化乳头状间皮瘤

这是一种罕见的间皮瘤亚型，临床上与恶性腹膜间皮瘤不同。这些肿瘤常见于年轻女性，与石棉接触无关[21]。它们可能会被偶然发现并被偶然切除。这些肿瘤往往很小（图 111-9）。在放射学文献中关于这些肿瘤的记录很少。这些肿瘤可以表现为腹膜钙化而不伴肿块，也可以表现为多发腹膜结节[22, 23]。手术后不复发。然而，这些肿瘤有较小的可能发展为恶性腹膜间皮瘤，所以需要观察[24]。

（五）多囊性腹膜间皮瘤

这是腹膜间皮瘤另一种罕见的亚型，主要发生在年轻和中年女性，沿盆腔腹膜表面。这些患者与石棉接触没有关系。在这些患者中，既往腹部手术或盆腔炎症的发生率较高[25]。此肿瘤由大小不一的囊肿组成，由分隔物或纤维组织分隔[26]。它可以表现为多囊性肿块、多发单囊性囊肿或单囊性肿块[23]。在超声上，此肿瘤表现为一多腔病灶，包含无回声囊腔和等回声分隔。它们可以包围卵巢，卵巢可能出现包绕在囊性肿块内。CT 表现为一界限清楚的无钙化的多房囊性肿块，内见强化分隔。50% 的肿瘤在手术切除后会在局部复发[27]。

此肿瘤有较小的风险转化为恶性间皮瘤，应长期随访[28]。

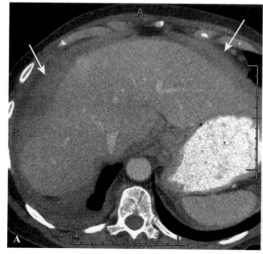
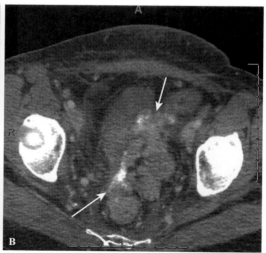

▲ 图 111-8 原发性腹膜乳头状浆液癌
A. 沿肝脏见腹膜受累（箭）。B. 盆腔腹膜受累伴钙化（箭）

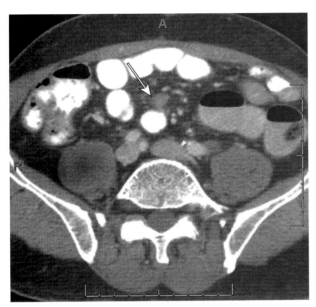

▲ 图 111-9　乳头状间皮瘤
偶然发现小肠系膜内小的乳头状间皮瘤（箭）

（六）增生性小圆细胞瘤

这是一种罕见但极具侵略性的肿瘤，通常发生在青少年和年轻人中，在男性中更为常见。最常见的临床症状是腹胀。预后不良，3 年生存率低于 30%[29]。CT 表现为多发，大的腹腔内实性肿块（图 111-10），未见明确的原发病灶。肿瘤主要累及大网膜和膀胱旁间隙。中央低密度区可能与出血或坏死有关。腹水和肝转移是相关的表现。此肿瘤既可见血行扩散，也可见腹腔内扩散。腹膜后和睾丸旁受累的肿瘤已被报道。恶性腹水在该肿瘤常见。这种肿瘤常呈 T_1 低信号和 T_2 高信号，注射造影剂后呈不均匀强化[1]。

（七）腺瘤样肿瘤

这是一个非常罕见的肿瘤，通常是偶然发现

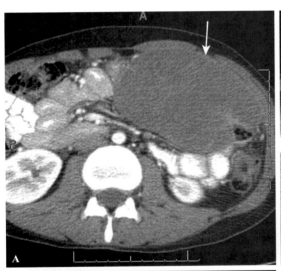

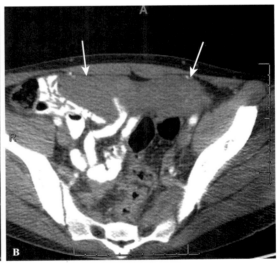

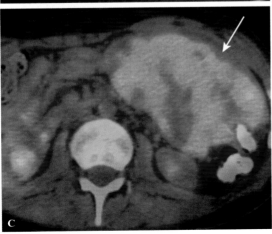

▲ 图 111-10　增生性小圆细胞瘤
增生性小圆细胞瘤患者轴位腹部 CT（A），轴位盆腔 CT（B）及轴位腹部 PET/CT（C）见病灶

的。腺瘤样肿瘤可与多囊性间皮瘤同时发生[30]。该肿瘤通常较小，以上皮样细胞为特征[1]。

（八）其他原发间叶性肿瘤

肿瘤可能起源于间充质结构，可能起源于脂肪、血管、淋巴或神经源性组织。

脂肪源性肿瘤可以从良性脂肪瘤到恶性脂肪肉瘤。良性脂肪瘤CT上通常表现为边界清楚、密度均匀的含脂肪病变。脂肪肉瘤边界不清、密度不均，内含不同含量的软组织成分（图111-11）。如果CT上含脂肪肿块散在软组织间隔或强化区域，则可诊断为脂肪肉瘤[31]。

血管瘤可发生在肠系膜，进一步分为海绵状、毛细血管和静脉型。海绵状血管瘤是肠系膜内最常见的一种血管瘤，含有大的血管窦，通常呈软组织密度，内部可含有静脉结石[32, 33]。血管外皮细胞瘤也可以发生在肠系膜，通常是大的血管肿块（图111-12）。

淋巴管瘤是起源于淋巴管的良性肿瘤，可以是先天性肿瘤，也可以是间充质起源的良性肿瘤。典型表现为多囊性肿块，伴有强化的薄壁（图111-13），与囊性间皮瘤很难鉴别[34]。

神经源性肿瘤通常是良性的，腹膜后比肠系膜更常见。在CT上，这些肿瘤呈实性低密度肿块

（图111-14），增强扫描呈轻度强化[35]。MRI上呈T_1低信号、T_2中等到高信号，轻度强化。它们可能呈现管状。罕见情况下，它们可能恶变。

扩散性腹膜平滑肌瘤病是一种罕见的疾病，其特点是在整个腹膜有多发平滑肌肿瘤结节。这通常在伴子宫肌瘤的年轻女性中偶然发现[1]。

肉瘤在腹膜后比肠系膜更常见。肿瘤常发生

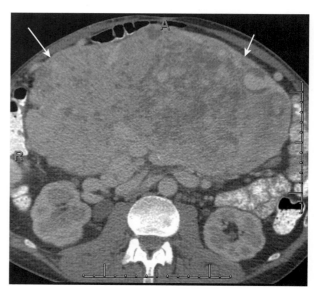

▲ 图 111-12　血管外皮细胞瘤
肠系膜内血管外皮细胞瘤（箭）

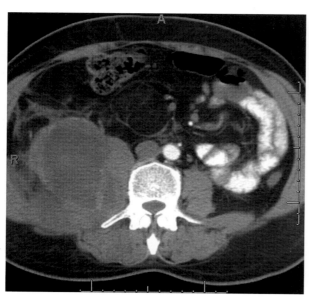

▲ 图 111-11　脂肪肉瘤
脂肪肉瘤呈实性成分与脂肪成分混合肿块

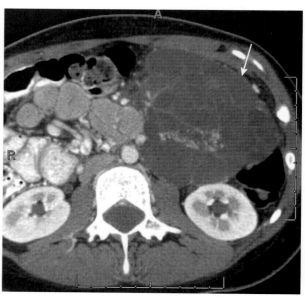

▲ 图 111-13　肠系膜淋巴管瘤
肠系膜淋巴管瘤（箭）轴位CT示多房囊性肿块

于腹膜后，并向腹膜延伸，常在诊断时体积很大（图 111-15），中央可见与坏死或出血相关的低密度区域。恶性纤维组织细胞瘤是最常见的腹膜肉瘤。

三、继发性肿瘤

转移性疾病的腹腔内扩散可通过以下方式发生：①沿肠系膜和韧带的直接扩散；②腹腔内种植；③淋巴管扩散；④血源性扩散[36]。

直接扩张最常见于胃肠道和胰腺肿瘤，可累及原发肿瘤部位周围的各种韧带。腹腔内种植与腹水内恶性细胞的运动有关，从而沉积在腹腔内。淋巴扩散最常见于淋巴瘤。血源性转移通常由于远端栓塞发生在肠襻的肠系膜对侧缘。这在黑色素瘤、乳腺癌和肺癌中很常见。

（一）腹膜转移癌

腹膜转移癌常见于胃肠道、胰腺、黑色素瘤、乳腺、肺和卵巢的肿瘤。前面列出的四种机制中的任何一种都可能导致腹膜种植，然后导致腹膜转移癌。腹膜腔内存在不同体积的液体。它从上腹部向下到骨盆，然后再回到上腹部，形成循环。重力和呼吸在腹腔内的液体循环中均起作用。腹膜转移癌在 CT 上表现为腹膜结节（图 111-16），可进展为腹膜肿块。当原发性肿瘤是黏液性的，如阑尾或卵巢肿瘤时，可以看到腹膜弥漫性伴囊性转移（图 111-17）。这叫作腹膜假性黏液瘤。腹膜转移癌的检测较困难，特别是当结节的大小是亚厘米级时。腹膜结节常与收缩的小肠襻混淆。腹膜转移癌的准确评估需要肠腔充盈及静脉注射造影剂。结节对相邻器官产生占位效应，可引起肝脾扇贝状边缘，可引起肠系膜浸润及增厚，形成星状肠系膜。

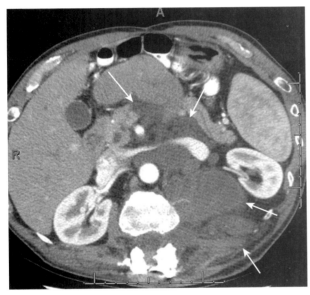

▲ 图 111-14　神经纤维瘤
神经纤维瘤（箭）轴位 CT 示均匀低密度肿块累及腹膜后及肠系膜

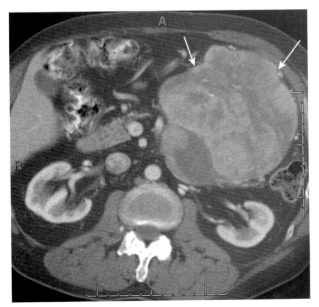

▲ 图 111-15　纤维肉瘤
轴位 CT 示肠系膜内不均匀强化的纤维肉瘤（箭）

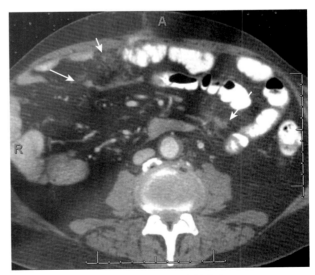

▲ 图 111-16　腹膜转移癌
结肠癌腹膜转移的患者见腹膜小结节（箭）

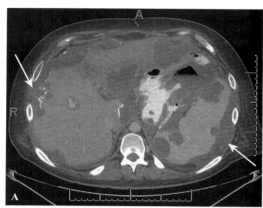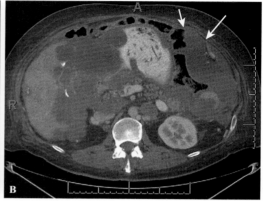

▲ 图 111-17　阑尾黏液癌转移

轴位 CT 示黏液样种植物导致肝脏和脾脏扇贝样压迹伴钙化（A），黏液样种植物对小肠襻产生占位效应（B）

它们可以累及肠道表面，导致肠壁增厚并可能造成肠梗阻。常见的累及部位包括右侧膈肌、右侧结肠旁沟、Douglas 窝和大网膜[37]。

（二）类癌

这是一种罕见的肿瘤，仅占胃肠道肿瘤的 2%。但是，类癌是小肠第二常见肿瘤，占所有小肠肿块的 25%[38]。它们来源于肠嗜铬细胞，85% 的类癌发生在胃肠道。胃肠道类癌最常见于阑尾（50%），其次是小肠，主要是回肠。小肠类癌淋巴结转移可累及肠系膜淋巴结。肠系膜肿物周围有强烈的纤维增生性反应[39]，可造成肠系膜肿物周围呈放射状，小肠襻僵硬固定，有时出现小肠襻扭结（图 111-18）。肠系膜纤维化也可能累及肠系膜血管，并可能导致肠系膜缺血。70% 的病例可见肠系膜肿块内钙化。MRI 显示肠系膜肿块呈 T_1 低信号，T_2 中等信号，增强后明显强化。

（三）淋巴瘤

淋巴瘤可累及肠系膜，表现为肿大的淋巴结或较少见的腹膜淋巴瘤病。非霍奇金淋巴瘤中肠系膜淋巴结受累很常见，达近半数患者（图 111-19）。

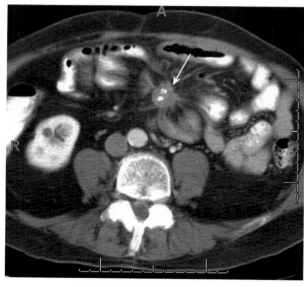

▲ 图 111-18　类癌

小肠类癌患者轴位 CT 示肠系膜结节样转移（箭），该肠系膜结节引起反应性增生，使肠系膜呈放射状外观

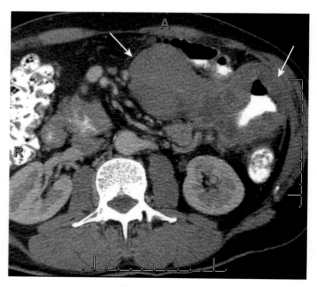

▲ 图 111-19　淋巴瘤

淋巴瘤患者累及空肠伴淋巴结肿大（箭）

典型的 CT 表现是肠系膜上动脉和静脉周围的融合肿块，呈三明治征[40]。通常伴有腹膜后淋巴结肿大。许多其他疾病也可表现为肠系膜淋巴结肿大，包括转移性疾病和肉芽肿性感染引起的反应性淋巴肿大、获得性免疫缺陷综合征（AIDS）、克罗恩病和 Whipple 病。

腹膜淋巴瘤病更少见，可类似于腹膜转移癌（图 111-20）和结核性腹膜炎[41]。腹水很常见。淋巴结肠道受累也常表现为肠壁增厚或肠腔动脉瘤样扩张。也可见肠系膜和腹膜后肿大淋巴结。腹膜淋巴瘤病常见于高度侵袭性淋巴瘤，包括小细胞、大细胞和淋巴母细胞淋巴瘤。这可以模拟浸润性癌。

四、炎性及浸润性疾病

（一）胰腺炎

急性胰腺炎是一种胰腺急性和弥漫性炎症，可以从轻微的急性胰腺炎到严重的急性胰腺炎。轻度急性胰腺炎占 75%～80%，以胰腺间质水肿和炎症为特征，一般无并发症，可自行消退。重症急性胰腺炎见于少数患者，其特征是胰腺或腹膜后脂肪坏死及全身远处器官衰竭。大多数情况下，无须影像学检查。1/3 的胰腺炎患者，胰腺在 CT 上可能是正常的。其他轻度急性胰腺炎患者，可见胰周脂肪渗出及结节（图 111-21）。增强 CT 扫描对重症急性胰腺炎患者及发热和白细胞增多的患者有帮助。增强 CT 可以帮助评估胰腺炎的范围以及是否存在胰周积液、出血、胰腺或腹膜后坏死和胰腺脓肿形成。在这些患者中，早期使用 CT 已被证明对评估其严重程度和随访是有益的。胰周积液可经腹膜蔓延并沿韧带扩散。在脾门附近、胃脾韧带、横结肠系膜和小肠肠系膜均可见。当液体和炎症通过横结肠肠系膜进入横结肠，导致横结肠和降结肠解剖交界处的结肠管径突然改变时，可看到结肠截断征。

（二）憩室炎

结肠憩室病是一种常见的 CT 表现。结肠憩室炎在所有结肠憩室病患者中占 15%～30%[42]。其特征是结肠壁增厚，袋状皱褶不清晰，结肠周脂肪模糊（图 111-22）。憩室炎还可引起结肠穿孔、结肠周围脓肿形成、邻近结构瘘管形成、炎症改变引起的结肠或输尿管梗阻[43]。这些病例约占全部病例的 1/5，可能需要手术而不是保守治疗。CT 为评估憩室炎的范围及并发症的存在提供了一种无创的方法，已成为憩室炎影像学检查的首选。CT 还为脓肿的经皮引流术提供了路线图。有时，结肠肿瘤穿孔、盆腔炎、子宫内膜异位症和阑尾炎可与憩室炎混淆。建议在急性症状消除后继续随访以排除原发性结肠恶性肿瘤。

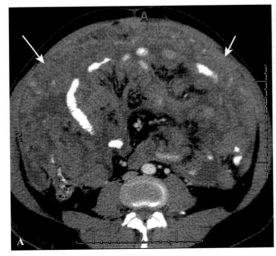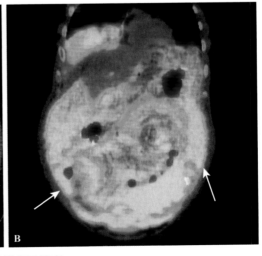

▲ 图 111-20　腹膜淋巴瘤病
轴位 CT（A）及冠状位 PET/CT（B）示腹膜淋巴瘤病（箭），图像表现与腹膜转移癌类似

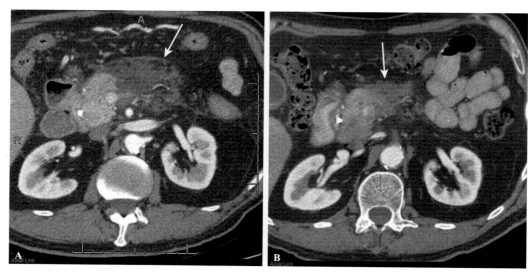

▲ 图 111-21　胰腺炎

A. 急性胰腺炎轴位 CT 示胰腺轴位模糊软组织密度（箭），并向肠系膜根部蔓延。B. 2 个月后轴位 CT 示胰腺炎病变发展呈更实性外观（箭）

（三）克罗恩病

　　克罗恩病是一种胃肠道慢性肉芽肿性炎症性疾病，可发生在从口腔到肛门的任何地方。病因不明，特征表现为复发和缓解累及胃肠道不连续部分。小肠和远端回肠是最常见的部位。CT 表现为肠段壁增厚、黏膜下水肿及急性期黏膜高强化 [44]。CT 还可显示肠腔狭窄或狭窄伴狭窄前扩张，受累肠段周围纤维脂肪增生（图 111-23），邻近结构瘘

管形成，以及脓肿形成。纤维脂肪增生可导致受影响肠襻周围的脂肪量显著增加，或炎症引起脂肪密度增加。瘘管可发生在邻近的肠襻，但偶尔也可发生在皮肤。15%～40% 的活动性疾病患者可发生内瘘。克罗恩病可出现肠系膜淋巴结肿大，特别是回肠淋巴结。CT 可用于评估并发症和监测治疗。

　　MR 结肠成像越来越多地应用于年轻的克罗恩病患者。MRI 的优点包括可重复成像、无辐射，实时成像评估固定小肠襻，弥散扩散加权成像，它可

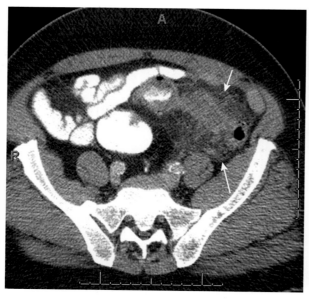

▲ 图 111-22　憩室炎

憩室炎患者轴位 CT 示乙状结肠周围脂肪模糊（箭）

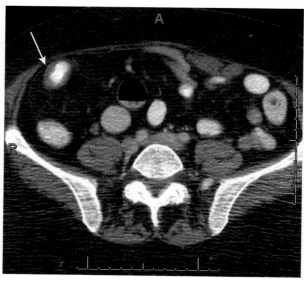

▲ 图 111-23　克罗恩病

克罗恩病患者轴位 CT 示小肠壁增厚（箭），周围小肠无异常

以显示由急性炎症引起的扩散受限区域[45, 46]。

（四）肠系膜脂膜炎或硬化性肠系膜炎

该病有多种名称，包括挛缩性肠系膜炎、肠系膜脂肪营养不良和黄色肉芽肿性肠系膜炎[47]。这是一种罕见的病因不明的疾病，其特点是肠系膜炎症、纤维化，以及不同程度的脂肪坏死。通常与其他炎症条件有关，如腹膜后纤维化、硬化性胆管炎、Riedel 甲状腺炎、眼眶假瘤，以及免疫球蛋白 G_4 升高的硬化性疾病[48]。该病年龄范围很广，高峰出现在 51—70 岁，男女比例为 1.8 : 1。诊断标准要求排除胰腺炎、炎症性肠病和腹外脂肪坏死，如 Weber-Christian 病。该病常累及小肠肠系膜，尤其是肠系膜根部。

常见的临床症状包括腹痛、体重减轻、发热、恶心、呕吐、小肠梗阻和肠系膜缺血。该病可能主要表现为以下三种情况之一：①肠系膜脂膜炎，其特征是慢性炎症和肠系膜脂肪密度的轻度增加；②肠系膜脂肪营养不良，以脂肪坏死为特征；③回缩性肠系膜炎，以纤维化为特征。患者可有全部三种表现。

上消化道造影及钡灌肠检查中，可见肠系膜肿块推挤肠襻，最常累及空肠系膜。肠襻可扩张、僵硬或狭窄，但完全梗阻罕见。CT 上可表现为肠系膜脂肪密度轻度增加，或不规则软组织肿块（图 111-24 和图 111-25）。软组织肿块可引起肠梗阻，可浸润肠系膜血管从而引起缺血。血管周围可能保留着一小圈脂肪，称为脂肪环或晕圈征，这可能有助于诊断。有时，肠系膜炎区域可出现中央钙化区域。鉴别诊断包括类癌转移至肠系膜和淋巴瘤。CT 上肠系膜脂肪密度增高有许多鉴别诊断，列举在框 111-1。

（五）结核

结核性腹膜炎发生在不到 4% 的结核病患者中，腹膜是肺外结核病第六常见部位[49]。最常见的原因是血行扩散，但偶尔受累的肠道、淋巴结或输卵管破裂也可能导致结核性腹膜炎。目前多达 80% 的腹部结核病例与潜在的免疫缺陷有关[50]。

结核性腹膜炎被进一步分为渗出型、粘连和纤

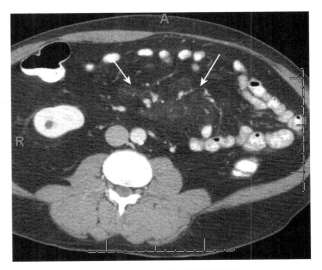

▲ 图 111-24　硬化性肠系膜炎
小肠类癌患者轴位 CT 图像偶然发现肠系膜模糊（箭），最后证实为硬化性肠系膜炎

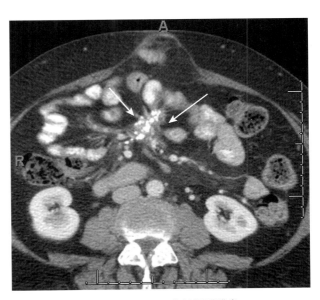

▲ 图 111-25　硬化性肠系膜炎
另一位硬化性肠系膜炎患者轴位 CT 图像示肠系膜肿块伴多发钙化（箭）

维化型、干酪型。渗出型是最常见的表现（90%），包括大量腹水（游离或包裹性腹水）。粘连和纤维化型是第二最常见的，其特征是大网膜和肠系膜肿块伴肠襻僵硬粘连。干酪型的特点是腹膜纤维增厚和干酪样淋巴结[50]。这三种类型之间常有重叠。

淋巴结肿大通常发生在肠系膜和胰腺周围，而不是腹膜后，因为小肠和肝脏受累。典型的表现是边缘强化中央坏死结节，可能与干酪样坏死有关。

框 111-1 肠系膜密度增高的鉴别诊断

肠系膜水肿
- 低蛋白血症
- 门静脉高压
- 肝硬化
- 肾病综合征
- 心力衰竭
- 缩窄性心包炎
- 门静脉栓塞
- 肠系膜上静脉栓塞
- 肠系膜上动脉栓塞
- Budd-Chiari 综合征
- 血管炎
- 外伤
- 肿瘤
- 手术

淋巴水肿
- 炎症
- 肿瘤
- 手术
- 放射治疗
- 先天性畸形

炎症
- 胰腺炎
- 阑尾炎
- 憩室炎
- 炎症性肠病
- 结核
- 淀粉样变
- 肠系膜脂膜炎

出血
- 外伤
- 肠缺血及肠梗死
- 抗凝

肿瘤
- 非霍奇金淋巴瘤
- 间皮瘤
- 类癌
- 胰腺癌
- 结肠癌
- 卵巢癌
- 乳腺癌
- 黑色素瘤
- 胃肠道间质瘤

腹水常因细胞含量或蛋白质含量高而呈高密度，CT值为20～45HU。其他支持诊断的表现包括肝脾肿大伴局灶性肝脾病灶、腹膜强化和肠道受累。肠道的评估，特别是回肠区域的评估，可能有助于进一步诊断。由于死亡率高，早期诊断和治疗至关重要[50]。

（六）Whipple 病

Whipple 病是一种由革兰阳性芽孢杆菌 Whipple 杆菌引起的罕见的多系统感染。它影响多个器官。含脂巨噬细胞异常聚集，内含有周期性酸-希夫染色的细菌元素。这些巨噬细胞主要聚集在小肠黏膜下层。临床症状包括体重减轻、腹痛、关节痛和脂肪泻。可见小肠皱褶增厚伴肠系膜低密度淋巴结肿大。皱褶增厚可能与巨噬细胞沉积和淋巴结受累引起的淋巴管扩张有关。肠系膜低密度淋巴结肿大，可引起淋巴淤积和继发肠壁增厚。胰周、腹膜后、纵隔偶见淋巴结肿大。

这些淋巴结密度较低是 Whipple 病的特点[51]。低密度淋巴结的鉴别诊断包括转移性疾病，如治疗后的睾丸癌、淋巴瘤和结核病。

（七）淀粉样变

系统性淀粉样变是由多个器官细胞外淀粉样蛋白异常纤维样沉积引起的。这可能原发病变或继发于一些慢性疾病，也可能发生在多发性骨髓瘤中。临床症状和体征包括肠梗阻、假性梗阻、肝肿大和巨舌。淀粉样蛋白沉积可导致肠壁增厚，较少引起肠系膜和大网膜软组织浸润。CT 上可见受累腹膜内的散在结节和粗大营养不良性钙化。肠系膜和腹膜后淋巴结肿大也可见[52, 53]。

（八）髓外造血

髓外造血是指对造血减少（如骨髓纤维化）的代偿反应或存在血红蛋白病（如地中海贫血）的情况。主要受累部位为肝、脾和脊柱旁软组织。罕见情况可有肠系膜和腹膜受累。CT 表现为肠系膜和腹膜内有较大的软组织肿块，对肠等邻近器官的占位效应较小[54]。鉴别诊断包括淋巴瘤。

（九）外伤及出血

肠系膜出血不常见，但可见于腹部钝性创伤、动脉瘤破裂、抗凝血和血小板减少。急性出血在平扫 CT 上可表现为高密度（50～60HU）[55]，可在2

周内减低。如果肠壁出血，钡剂检查可见肠襻移位和肠壁增厚。在超声上，根据出血的时间，可以有多种表现。同样的，在 MRI 上，根据出血的时间可以有多种表现。大多数急性出血具有高 T_1 信号。抗凝治疗引起的大出血约 50% 发生在腹腔内，可累及肠壁、腹膜后和腹壁。

（十）肠系膜水肿

肠系膜水肿可由系统性低白蛋白状态（如肝硬化或肾病综合征）和淋巴或静脉阻塞等情况引起。典型的 CT 表现为肠系膜脂肪弥漫性密度增高，肠系膜内血管模糊。Mindelzun 和同事们使用的"模糊肠系膜"一词通常是潜在肠系膜疾病的征象，与肠系膜中脂肪密度的增加有关。这是一个非特异性的征象，可见于肠系膜水肿、出血、外伤、炎症和肿瘤（框 111-1）。需仔细评估与大肿块相关的较大肠系膜静脉血栓和静脉阻塞。在引起肠系膜水肿的全身情况下，还可以看到皮下和肠壁水肿。

（十一）肠系膜囊肿

肠系膜囊性病变可能是重复囊肿、肠源性囊肿、淋巴管瘤、假性囊肿、畸胎瘤和间皮囊肿[56,57]。这些通常是先天性和良性病变。

淋巴管瘤是一种边缘强化的多房囊性病变。不同的囊可能含有复杂的液体。它们可以粘连邻近的肠管，在切除时需同时切除肠管。假性囊肿见于既往有胰腺炎病史的患者（图 111-26）。它们可以是单房的，也可以是多房的，并且有明确的囊壁。囊壁通常可见强化。他们在超声波上可显示回声碎片。肠源性重复囊肿通常也有厚壁（图 111-27），而肠囊肿壁薄。良性囊性间皮瘤也在鉴别诊断中。

五、大网膜

大网膜的解剖在前文已讨论。与其他腹膜皱襞一样，大网膜也包含血管和淋巴管以及网状组织。大网膜除了储存脂肪外，还在隔离感染及清除腹腔炎症和肿瘤细胞方面发挥重要作用。动脉供应来自腹腔干的分支，静脉引流至脾静脉和肠系膜上静脉而后进入门静脉。虽然大网膜有助于减少向横膈淋

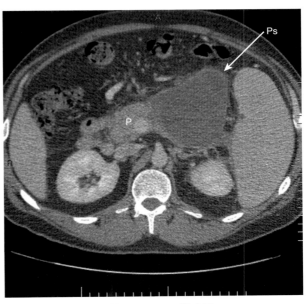

▲ 图 111-26　假性囊肿
轴位 CT 示胰腺（P）周围见一假性囊肿（Ps，箭）

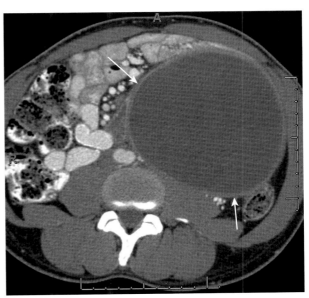

▲ 图 111-27　肠源性重复囊肿
轴位 CT 示一个厚壁的肠源性重复囊肿（箭）

巴管的扩散，但这可能会增加向门静脉循环和肝脏的扩散。

（一）影像特征

腹部 X 线片很少用于大网膜疾病。对于大网膜肿块，与肠襻移位相关的继发性体征可能有助于诊断。钡灌肠检查中网膜浸润的间接证据可能是占位

效应、皱褶纠集或管腔狭窄，尤其是横结肠上缘。

超声对大网膜肿块的患者可能有帮助，但将小肿块与肠襻区分开可能比较困难。超声也依赖于操作者，这使重复性和评估反应变得困难。

CT 是评价大网膜和腹膜疾病最常用的影像学方法。随着多层螺旋 CT（MDCT）的出现，薄层和快速成像提高了对大网膜和腹膜小结节的检测。适当的肠道造影剂充盈在怀疑有网膜和腹膜疾病的患者中是至关重要的。腹部内脂肪的缺乏可能使网膜疾病的评估变得困难。

正常大网膜通常表现为横结肠前外侧均质脂肪密度结构。这应该区别于更居中的小肠肠系膜。大网膜病变通常是继发于其他疾病，如腹膜转移癌，也可受累于影响腹膜及邻近器官的炎症。原发性网膜疾病罕见，包括网膜囊肿、节段性梗死、扭转和原发性网膜肿瘤。

（二）原发性肿瘤

原发性网膜肿瘤罕见，包括间叶性肿瘤，如脂肪瘤 / 脂肪肉瘤、脂肪母细胞瘤、纤维瘤 / 纤维肉瘤和平滑肌瘤 / 平滑肌肉瘤[58]。也可出现大网膜畸胎瘤和血管网状细胞瘤。症状出现在疾病的后期，常无特异性，可能与腹胀和疼痛有关。约 33% 的大网膜肿块是恶性的。大网膜肿块的 CT 表现通常无特异性。肿块内脂肪的存在可能进一步将鉴别诊断范围缩小到包含脂肪的肿块，如脂肪瘤、脂肪母细胞瘤和脂肪肉瘤，以及其他非肿瘤性疾病，如脂膜炎、局灶性梗死和扭转。

（三）转移性疾病及淋巴瘤

转移性疾病是引起网膜病变最常见的原因。转移细胞可种植在大网膜表面，通过松散结合的基底膜浸润大网膜脂肪。网膜浸润有助于肿瘤受累的诊断，通常提示腹膜受累。典型的"大网膜饼"是指大网膜完全由种类替代（图 111-28）。在 CT 上，可以看到一个厚的软组织肿块取代了整个大网膜，位于横结肠的前面。软组织块也可以延伸到盆腔。大网膜受累的早期表现可始于小面积的结节和脂肪密度增高。小的网膜种植结节的检出虽因 MDCT 有改进，但仍具有挑战。评估腹膜受累的继发征象，

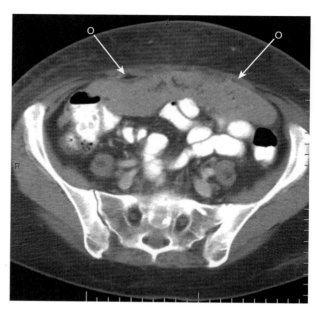

▲ 图 111-28　网膜饼
卵巢癌转移的患者轴位 CT 示网膜饼（箭）

如腹水，也可能有帮助诊断。

卵巢癌是最常见的大网膜转移性疾病的原因。在开腹手术时发现大网膜受累，尸检时几乎普遍存在。卵巢癌患者出现异常大网膜强烈提示转移性疾病，但 CT 上表现为正常大网膜并不排除大网膜受累[59]。常见的转移到大网膜的肿瘤包括结肠癌、胃癌、胰腺癌、乳腺癌、子宫内膜癌和原发部位不明的腺癌[58]。黑色素瘤、肉瘤和淋巴瘤也可累及大网膜。大网膜的钙化肿块通常提示黏液性肿瘤，如卵巢和结肠肿瘤。平滑肌肉瘤通常表现为大网膜大而边界清楚的软组织肿块，伴有中央坏死。

（四）炎性疾病

1. 胰腺炎

胰腺炎引起的炎症通常累及胰周脂肪、邻近腹膜后及小网膜，并可蔓延至小肠肠系膜。严重时，炎症可蔓延至结肠和大网膜。大网膜改变包括密度增高和浸润性蜂窝织炎改变，假性囊肿和脓肿形成，偶尔可出现腹水。

2. 肺结核

结核性腹膜炎的 CT 表现与腹膜转移癌引起的大网膜结节、网膜饼和腹水无法鉴别。中心低密度的肿大淋巴结有助于缩小鉴别诊断范围。肝脾肿大

是肺结核的相关表现。对于有危险因素的患者，应考虑结核性腹膜炎，因为该疾病的死亡率很高。

3. 脂膜炎

特发性脂膜炎是大网膜脂肪的炎症。CT 表现为大网膜周围密度增高。这些表现与小肠肠系膜的表现相同，但在小肠肠系膜中更为常见。

（五）其他疾病

许多其他病变可累及大网膜，包括外伤性血肿、网膜疝、网膜梗死和扭转。原发性节段性梗死常累及右侧大网膜游离边缘[60-63]。右下腹疼痛，类似阑尾炎或胆囊炎，可作为表现症状。这通常累及年轻人（20—40 岁），男性受影响的概率是女性的 2 倍。CT 上表现为右下腹局灶性大网膜脂肪浸润伴正常阑尾、胆囊及相关的腹腔内复杂积液。急性腹痛患者，如果 CT 表现为腹部前部有一团同心圆或漩涡状的脂肪团，可提示网膜扭转。

综上所述，腹膜和大网膜疾病在影像学检查中可能有广泛的表现。CT 和 MDCT 是目前检测及评价该病变最有效的影像学检查。特异性的特征和分布往往能得出准确的诊断。

第 112 章　疝及腹壁病变
Hernias and Abdominal Wall Pathology

Richard M. Gore　Gary G. Ghahremani　Carolyn K. Donaldson　Gail S. Smith
Linda C. Sherbahn　Charles S. Marn　**著**
龙　蓉　**译**　李　英　**校**

腹部疝在临床中很常见，在美国每年约有 75 万例腹腔疝手术[1]。大多数涉及前腹壁或腹股沟疝都可以通过检查和触诊轻易诊断出来。在这些病例中，影像学检查有助于术前显示疝内容物及相关并发症（如肠梗阻或缺血）。影像学检查是发现腹内疝、膈疝和其他不可触及或未被怀疑的疝的主要方法[2-7]。

MDCT 可以显示对疝的诊断和处理关键的特征：①疝囊的精确解剖位置；②疝囊的形状及其连接；③囊内容物；④疝环及周围壁；⑤肠管、血管、大网膜、肠系膜壁和疝囊腔的并发症。MDCT 的多平面功能提供了前腹壁和盆腔壁的精细解剖。它可以识别壁疝及其内容物，检测术后并发症，并可评估血肿、脓肿和肿瘤。

本章描述各种腹部疝的临床和影像学特征。许多病例是在胃肠钡剂检查或腹部 CT 检查中偶然发现小而可复性的疝[2-7]。无症状疝不需要手术治疗，但应引起患者和转诊医生的注意。如果发展呈嵌顿疝，引起肠梗阻，在寻找病因的同时可以立即处理。

一、疝的分类

腹部疝可分为三种主要类型。内疝是指肠道通过大网膜、肠系膜或腹膜韧带的腹膜或肠系膜孔穿出，导致其被腹腔的其他间隙所包裹。外疝（即腹壁疝）是由于腹壁或盆腔壁的缺损而引起的肠襻、大网膜或肠系膜突出。膈疝通常被认为是一个单独的类别，是指肠道、大网膜或肠系膜疝入胸腔。

疝口通常是一个预先存在的解剖结构，如小网膜的网膜孔、腹股沟管、食管裂孔。先天性、术后或外伤性的病理缺陷也是疝的潜在部位[1-7]。腹部疝的内容物通常是小肠或大肠，也可能是大网膜或其他腹部或盆腔脏器。

用于特殊疝的命名通常表明疝口的解剖位置，而不是疝出物的特性。因此，分类是基于常见疝的分布（框 112-1）。

框 112-1　疝的分类

腹内疝
- 十二指肠旁
- 网膜孔
- 盲肠周围
- 乙状结肠间
- 跨肠系膜
- 吻合口后

腹外或盆腔外疝
- 腹壁
  - 脐
  - 腹侧
  - 半月线
  - 腰椎
  - 切口
- 盆壁及腹股沟
  - 腹股沟管
  - 股
  - 闭孔
  - 坐骨
  - 会阴

膈疝
- 食管裂孔
- Bochdalek 孔
- Morgagni 孔
- 获得性缺陷

二、疝

（一）腹内疝

尸检腹内疝的发生率在 0.2%～0.9%[2, 4]。随着减肥手术和肝移植的增多，这种情况也越来越普遍。图 112-1 显示了它们的典型位置[2]。内疝如果能轻易恢复，那可无临床症状，但较大的内疝往往引起上腹部不适，脐周绞痛，并反复发作肠梗阻。体格检查可触及大的环状突出物，局部有压痛。在症状期进行腹部钡餐检查或 CT 检查，可做出正确的诊断。否则，疝在自行缓解或经鼻胃管肠减压后，可能无法辨识。

到目前为止，嵌顿性内疝最常见的表现是急性小肠梗阻。在一大批因肠梗阻而行手术的患者中，其潜在病因为内疝（4.1%）、外疝（17.5%）、肿瘤（18%）或粘连（32%）[8]。

每种类型的内疝都有特定的影像学特征（表 112-1），将在本章后面进行描述。一般来说，钡剂检查和 CT 显示了各种内疝的某些诊断特征，包括在怀疑区域的小肠的异常位置，如小网膜囊；腹膜腔内几段小肠襻包裹和聚集；腔内造影剂淤滞，近端肠扩张；疝环明显固定，防止在超视镜手术中或通过改变患者的位置而分离或脱出[2, 4]。

术前影像学诊断或对腹内疝的高度怀疑是很重要的，因为在开腹手术中，疝环的自发复位或意外牵引可能会导致其被忽视。通常的腹部探查不足以评估所有可能成为疝部位的腹膜隐窝和肠系膜缺损[2, 4]。

1. 十二指肠旁疝

十二指肠旁疝是腹内疝最常见的类型，占报道病例的 53%[2, 9-13]。男性比女性更常见，男女比例约为 3：1。约 75% 发生在左侧，累及 Landzert 十二指肠旁窝。在 2% 的尸检中可见此腹膜囊。它位于十二指肠升段或第四段正外侧，位于肠系膜下静脉和左结肠上升动脉抬高的腹膜皱襞下方。小肠襻从后面进入囊内，十二指肠出现在它固定的腹膜后位置。它们向后方和左侧突出，疝入降结肠系膜和横肠系膜的远端[2, 4]。

25% 的十二指肠旁疝发生在腹部右侧，通常累

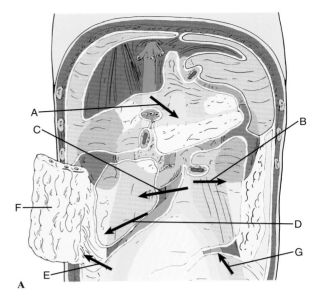

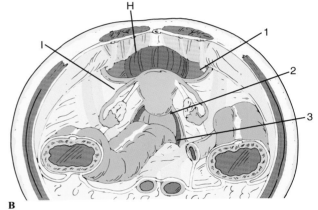

▲ 图 112-1　腹部及盆腔疝

A. 冠状位示意图示上腹腔及下腹腔内疝的位置及方向：网膜孔（A），左侧十二指肠旁疝（B），右侧十二指肠旁疝（C），横结肠系膜疝（D），盲肠周围疝（E），大网膜疝（F）及乙状结肠间疝（G）。B. 示意图（上面观）示女性盆腔内疝、囊、隐窝的位置，可见膀胱上疝（H）、阔韧带疝（I）、膀胱输尿管囊（1）、Douglas 窝（膀胱直肠陷凹）（2）及直肠周窝（3）[引自 Kudo M：Operation for uterus. In Takeda Y（ed）：Anatomy for Obstetric and Gynecologic Surgery，Tokyo，1999，Medical View，p 38–67；Asanuma Y：Pancreas and spleen. In Matsuno S，Hatakeyama K，Kanematsu T（eds）：Comprehensive Anatomy for Gastroenterological Surgery：Small Intestine，Anorectal Disease，Colon，Liver，Gallbladder，Biliary Tract，Pancreas and Spleen，Tokyo，1999，Medical View，p 108–144；Kuwahara M：Anatomical precautions of adjacent organs. In Yoshida O（ed）：Anatomy for Urologic Surgery，Tokyo，1998，Medical View，p 114–133]

及 Waldeyer 肠系膜顶窝。在 1% 的尸检中发现此异常的空肠肠系膜囊。其孔位于肠系膜上动脉的正后方，十二指肠横段下方，然而，腹膜囊本身向右

表 112-1　内疝的临床和影像表现

疝类型	亚型	发生率 *·	特征性临床表现	X 线片及钡剂检查	CT 表现	关键血管
左侧十二指肠旁疝	先天性，正常孔隙	占所有疝的 40%，十二指肠旁疝的 75%	餐后疼痛，可追溯至儿童期	左上腹包裹的空肠肠襻，位于十二指肠升段外侧；可有占位效应，胃后壁缩进或横结肠下移位	胃和胰腺间，胰腺后方，或横结肠与左侧肾上腺间小肠襻扩张	肠系膜下静脉位于疝囊颈部，且被向前推挤
右侧十二指肠旁疝	先天性，正常孔隙	占所有疝的 13%，十二指肠旁疝的 25%	餐后疼痛，可追溯至儿童期	十二指肠降段下外侧见包裹性肠襻；与小肠未旋转有关	十二指肠降段下外侧见包裹性肠襻；与小肠未旋转有关	肠系膜上动脉向前移位
盲肠周围	先天性或获得性，异常孔隙	13%	右下腹疼痛，阑尾炎的鉴别诊断；常发生梗阻症状	右侧结肠旁沟盲肠后外侧小肠襻（通常扩张）	右侧结肠旁沟盲肠后外侧小肠襻（通常扩张）	无
网膜孔	先天性，正常孔隙	8%	由于对胃的占位效应，出现近端梗阻症状；腹内压的变化时出现症状（如分娩，劳累）；前屈症状缓解	胃后内侧环形肠襻；盲肠扭转的鉴别诊断	肝门和下腔静脉间小网膜内肠襻	无；穿过网膜孔的血管
乙状结肠间	1 型：先天性，正常孔隙；2 型和 3 型：获得性，异常孔隙	6%	无	乙状结肠后外侧 U 形或 C 形肠襻	乙状结肠后外侧 U 形或 C 形肠襻	无
跨肠系膜 †	儿童：先天性，异常孔隙成人：通常获得性，异常孔隙	8%	两种典型人群：儿童及术后成人。成人，呕吐少，因为近端胃囊分泌物少，起病更急	多变，胃残余物内有空气；可以模拟左侧十二指肠旁疝	结肠外侧小肠；小肠推挤大网膜脂肪直接与腹壁相邻	无
吻合后 †	获得性，异常孔隙	5%	通常在术后第 1 个月内；呕吐较少，因为近端胃分泌物较少	多变	多变	无

*. 前六种类型的发生率引自 Meyers[112] 的历史数据，但是唯一可用的主要资源。前 6 种类型的内疝发生率仅为 93%。据报道 [112]，膀胱周围疝并非真正的内疝，因此本综述不包括在内

†. 由于过去十年在美国进行了大量的肝移植和胃旁路手术，目前可能有更多的跨肠系膜和后吻合口内疝。5% 是手术中使用 Roux 环后的发病率，而不是肝移植或胃分流术

和向下延伸，直接在腹膜后壁的前面。因此，右侧十二指肠旁疝可视为小肠疝入升结肠系膜[2, 4, 9]。

十二指肠旁疝的临床表现从间歇性、轻度消化不良到急性肠梗阻。反复性的脐周绞痛或餐后上腹痛和腹胀是禁食前常见症状[2, 9]。胃肠道造影检查最有可能在症状期提供正确的诊断。然而，在疝自行缓解后，钡剂检查的结果往往为阴性，患者可能会被诊为神经症。

左侧十二指肠旁疝的影像学特征已被许多研究者描述[2, 4, 5, 9-12]。多发空肠襻边界清楚的卵圆形肿块位于左上腹，紧靠十二指肠升段外侧（图 112-2）。

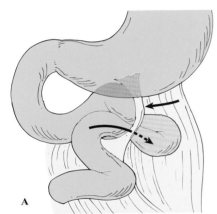

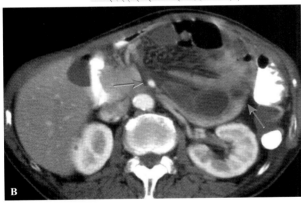

▲ 图 112-2　**Left paraduodenal hernia**
A. Graphic illustration of a left paraduodenal hernia depicts loop of small bowel prolapsing (*curved arrow*) through Landzert's fossa, located behind inferior mesenteric vein and ascending left colic artery (*straight arrow*). Herniated bowel loops are therefore located lateral to the fourth portion of the duodenum. B. Axial CT scan shows a closed loop obstruction of a short segment of proximal jejunum (*arrows*). The mural thickening and mesenteric edema suggest superimposed ischemia. (A from Martin LC, Merkle EM, Thompson WM: Review of internal hernias: Radiographic and clinical findings. AJR Am J Roentgenol 186: 703-717, 2006. Reprinted with permission from the American Journal of Roentgenology.)

疝挤压胃后壁，压迫远端横结肠。透视和连续 X 线片显示囊状环与残余小肠分离。同时可见受累肠段的扩张和钡剂滞留。因为十二指肠位于腹膜后和疝出的近端空肠进入 Landzert 窝的后内侧，只有一段远端小肠通过疝口。肠系膜下静脉和左结肠上行动脉位于左侧十二指肠旁疝的前内侧边界[2, 4, 9]。这些发现在开腹手术中得到了证实，但在术前对上腹部的 CT 扫描可能有助于发现这些表现。

右侧十二指肠旁疝表现为几个小肠襻卵圆形聚集，位于十二指肠降段的下外侧（图 112-3）。它们通常比左边的更大，更固定。输入和输出襻通过疝口，于此处它们紧密地排列并变窄[2, 4, 5, 7, 13]。侧位片在显示疝内容物的腹膜后移位时特别有用。钡灌肠检查显示升结肠位于右侧十二指肠旁疝外侧，盲肠保持正常位置。

肠系膜上动脉及其回结肠分支位于右侧十二指肠旁疝囊前壁。这些血管后面疝环的通过可用动脉造影观察到[2]。空肠动脉，通常起源于肠系膜上动脉的左侧，突然向右转，并在起源血管后方，供应 Waldeyer 窝疝出的肠管。

手术技术纠正十二指肠旁疝在其他地方描述过[9]。术前的诊断和影像学解剖的展示有助于外科医师更好地理解极其混乱的腹腔镜下表现。疝囊的盲法分离应避免，因为它可能损伤疝囊壁内重要的肠系膜血管。它可能造成肠系膜缺损，可能成为医源性内疝的潜在部位[2, 4]。

2. 网膜孔疝

网膜囊通过网膜孔与较大腹腔相通。这个小开口可以作为内脏进入网膜囊的通道，网膜孔疝占所有内疝的 8%[2, 4-7, 14]。60%～70% 的病例中疝出物为小肠。回肠末端、盲肠和升结肠受累占 25%～30%。其余疝出物可为横结肠、胆囊和大网膜。诱发因素包括网膜孔扩大，以及因为肠系膜较长或升结肠系膜持续存在而导致肠襻过度活动。疝入网膜囊可能是由于腹内压力突然增加引起的，如举重或分娩。肝右叶的延长也可能是一个促进因素，引导肠襻移向网膜孔。

这种类型的内疝通常发生在中年人身上，表现为进行性上腹痛和急性小肠梗阻。体格检查通常表现为局部压痛和上腹胀。前屈或膝胸位可缓解。

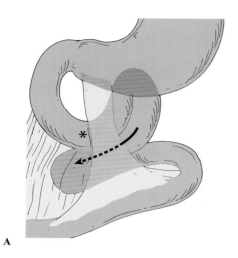

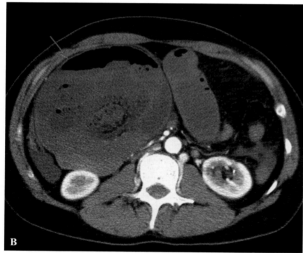

▲ 图 112-3　**Right paraduodenal hernia**

A. Graphic illustration of right paraduodenal hernia shows loop of small bowel prolapsing (*arrow*) through Waldeyer's fossa, behind superior mesenteric artery and inferior to third portion of duodenum (*asterisk*). B. Axial CT scan shows a cluster of jejunal loops (*arrow*) in a closed loop obstruction.Note the poor mural enhancement and edema in the adjacentmesentery, indicating ischemia. (A from Martin LC, Merkle EM, Thompson WM: Review of internal hernias: Radiographic and clinical findings. AJR Am J Roentgenol 186: 703-717, 2006. Reprinted with permission from the American Journal of Roentgenology.)

网膜孔疝的影像学特征如下。

（1）腹部 X 线片示小网膜内侧和胃后方见含气肠管，通常可见近端小肠明显扩张。如果盲肠和升结肠是疝出部分，则右侧髂窝空虚 [2, 4, 5]。

（2）上消化道检查示小网膜内的疝出物向左前方推挤胃。十二指肠的第一部分和第二部分可能被压破并向左侧移位。

（3）小肠造影显示肠襻扩张及蠕动增加，提示远端机械性梗阻。X 线透视可将梗阻部位定位在右上腹部，对应于网膜孔的解剖位置在十二指肠球部至肝门之间。

（4）如果疝累及盲肠和升结肠，钡灌肠检查可发现肝曲附近逐渐变窄或梗阻 [2, 4]。

（5）腹部 CT 扫描显示肠襻位于肝脏、胃和胰腺之间（图 112-4）。CT 是显示网膜孔疝的存在和内容的最佳成像技术 [5-7, 14]。

（6）当胆囊被拉长，且其底部位于左侧并推挤胃窦或胰腺体时，可诊断为胆囊疝入网膜囊。如果网膜孔通畅，人工压迫上腹部可减少疝的发生。如果不及时诊断和治疗，可能会发生网膜囊内胆囊绞窄和穿孔 [15]。

除了网膜孔外，可能还有其他通道进入网膜囊。如在胃部分切除术后，形成网膜囊前壁的胃脾韧带缺损。组成网膜囊底部的横结肠系膜或胃结肠韧带可能出现先天性或后天的缺损。肠襻可以通过这些开口疝入网膜囊，或再通过网膜孔重新进入大腹腔 [2, 4, 16, 17]。

3. 盲肠周围疝

回盲肠部存在四个腹膜隐窝，盲肠或阑尾肠系膜的先天性和后天性缺损可能导致盲肠周位疝的发生 [2, 4, 5]。用于这些疝分类的术语（如回结肠、盲肠后、回盲肠、盲肠旁）在影像学鉴别诊断和手术治疗方面的实用价值有限。

在对 467 例内疝的回顾中，13% 累及回盲区 [2]。临床表现通常为间歇性的右下腹痛，伴有小肠扩张、恶心和呕吐。慢性嵌顿可产生与阑尾周围脓肿、局部肠炎或粘连引起的肠梗阻相似的症状。

大多数情况下，一段回肠通过盲肠系膜缺损疝出，并占据右侧结肠旁沟。如果腹部 X 线片发现回肠与盲肠的异常关系伴有小肠梗阻，则做出正确的诊断（图 112-5）。更有用的是小肠造影或钡灌肠检查显示回肠末端的逆行蠕动。仔细的透视评估和侧斜位摄片有助于显示疝出的回肠位于盲肠后外侧，且位置固定。

4. 乙状结肠间疝

乙状结肠间疝累及乙状结肠间窝，位于两段乙状结肠和肠系膜之间的腹膜囊。65% 的尸检可见

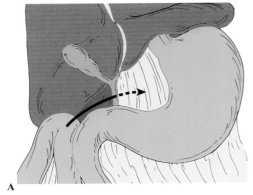

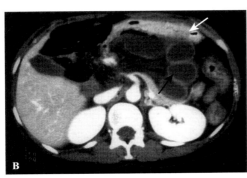

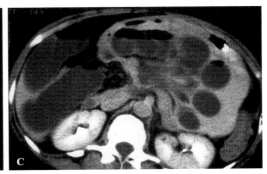

◀图 112-4　**Foramen of Winslow hernia**
A. Graphic illustration of foramen of Winslow hernia shows bowel about to prolapse (*arrow*) into lesser sac, behind hepatoduodenal ligament, the free edge of the lesser omentum. B. CT scan shows small bowel (*arrows*) herniated into the lesser sac, causing a closed loop obstruction. C. Scan obtained several hours later shows that these loops have become ischemic and hemorrhagic. (A from Martin LC, Merkle EM, Thompson WM: Review of internal hernias: Radiographic and clinical findings. AJR Am J Roentgenol 186: 703-717, 2006. Reprinted with permission from the American Journal of Roentgenology.)

此囊 [2, 4, 5, 18]。

乙状结肠间疝通常是可恢复的，通常是开腹手术偶然发现的。钡灌肠是最好的影像诊断方法，可见小肠逆行性充盈。典型表现是空肠或回肠的一部分被包裹在乙状结肠襻间（图 112-6）。

这部分内容中，需要提及两种相似的病变。

（1）在乙状结肠转位疝中，累及乙状结肠肠系膜两层的缺损可导致小肠襻向乙状结肠后外侧的左下腹部疝出。疝环通常是一条长索，纤维边缘被肠系膜下血管的分支所连接 [2, 19]。

（2）在乙状结肠内疝中，先天性缺陷可能只存在于乙状结肠系膜的一层。小肠襻通过这个孔被嵌顿在疝囊中，疝囊是由乙状结肠的内侧和外侧层分离形成的 [4, 18]。

累及乙状结肠的这三种类型疝的影像学鉴别通常比较困难，但与其外科治疗无关紧要。

5. 跨肠系膜疝

5%～10% 的内疝是由于小肠系膜缺损造成的。它们没有限制性的疝囊，但它们的表现与真正的内疝类似 [4, 19-23]。

约 35% 的跨肠系膜疝累及儿童，是儿童内疝最常见类型。潜在的肠系膜缺损通常直径 2～5cm，位于屈氏韧带或回盲瓣附近 [2, 4]。可能与胎儿长缺损有关，因为这种肠系膜孔和相关的疝经常在肠段闭锁的婴儿中发现。然而，在成人中，大多数肠系膜缺损可能是胃肠手术史、腹部外伤或腹腔内炎症有关 [2, 4, 24]。

在没有限制性疝囊的情况下，较长段的小肠可通过肠系膜孔疝出。肠扭转可能进一步恶化病程，并导致迅速绞窄和肠坏死 [20-24]。患者表现为严重的脐周绞痛，伴有肠音亢进和进行性扩张。可触及腹部压痛性肿块，代表肠疝的 Gordian 结。腹部 X 线片显示机械性小肠梗阻，偶见单发、扩张的闭环（图 112-7）。小肠检查可发现疝出的肠输入襻和输出襻周围有收缩。肠系膜上动脉造影显示内脏分支在通过肠系膜缺损处，供应疝出肠管的血管突然成角并移位 [22]。这些发现提示需紧急外科手术，尽管临床和影像学上不可能将肠系膜疝与其他闭环梗阻（如小肠扭转或腹膜粘连）区分开来 [23-25]。

结肠系膜缺损也是内疝的潜在部位。如横结肠系膜的先天性或术后缺损允许小肠襻疝入网膜囊 [2, 4]。类似的情况也可以出现在先天性持续性降

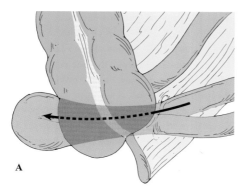

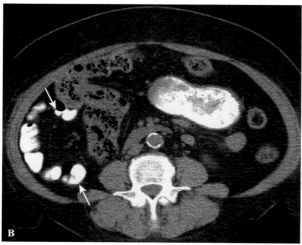

▲ 图 112-5　**Pericecal hernia**

A. Diagram of a pericecal hernia shows a loop of ileum prolapsing (*arrow*) through cecal mesenteric defect, behind and lateral to the cecum, into right paracolic gutter. B. CT scan shows small bowel loops (*arrows*) lateral to the proximal ascending colon. (A from Martin LC, Merkle EM, Thompson WM: Review of internal hernias: Radiographic and clinical findings. AJR Am J Roentgenol 186：703-717, 2006. Reprinted with permission from the American Journal of Roentgenology.)

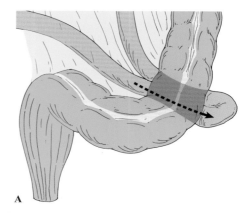

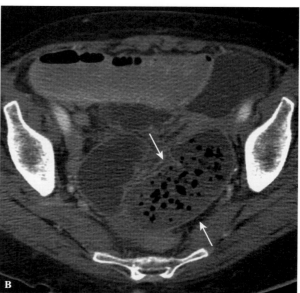

▲ 图 112-6　**Intersigmoid hernia**

A. Illustration of an intersigmoid hernia shows bowel protruding (*arrow*) through defect in sigmoid mesocolon to lie posterolateral to sigmoid colon itself. B. A small knuckle of ileum has herniated into the intersigmoid fossa, leading to small bowel obstruction. Notice the small bowel feces sign of the obstructed loop (*arrows*). (A from Martin LC, Merkle EM, Thompson WM: Review of internal hernias: Radiographic and clinical findings. AJR Am J Roentgenol 186：703-717, 2006. Reprinted with permission from the American Journal of Roentgenology.)

结肠系膜中。这种结构上的缺损可导致小肠疝入左结肠旁沟，引起降结肠向内侧移位。

6. 跨大网膜疝

1%～4% 的内疝发生于大网膜缺损 [2, 4, 8]。根据外科手术或尸检观察，报道的病例不到 100 例。疝口通常位于大网膜周围，是一个长达 10cm 的裂口。大多数是先天性的，但外伤和炎症也可能产生大网膜穿孔或薄弱区域。这些缺损随后可作为小肠或其他移动的肠管，如盲肠或乙状结肠，跨大网膜疝的潜在部位（图 112-8）。临床和影像学表现几乎与跨肠系膜疝相同 [18-23]。

7. 吻合后疝

吻合后疝是消化道手术后认识较深刻且可预防的并发症。通常在胃部分切除术和胃空肠吻合术后发生。约 75% 的病例造成吻合后间隙的空肠输出襻嵌顿，是前结肠或后结肠吻合时产生的 [2, 4, 26]。疝通常是由右至左的，因此空肠输出襻或过长的输入襻占据左上腹。少数情况下，回肠、盲肠或大网膜也

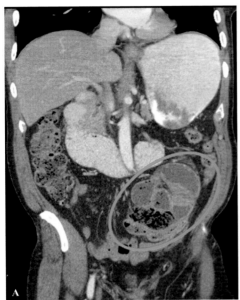

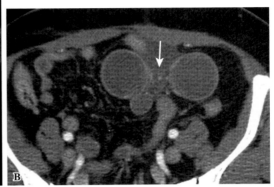

◀ 图 112-7　跨肠系膜疝

A. 冠状位 CT 重建图像示闭襻性梗阻（圈）伴聚集分布的小肠及小肠内粪便征。B. 另一个患者，梗阻的肠襻在肠系膜缺损处汇合（箭）

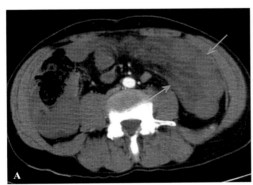

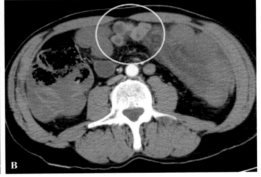

▲ 图 112-8　跨大网膜疝

A. 由于绞窄性跨大网膜疝，出现小肠襻缺血（箭）、轻度强化及肠系膜水肿；B. 示疝出部位的小肠襻簇（圈）

被累及 [27]。

约 50% 的疝发生在术后第一个月，其余的则发生在术后 1 年内或数年内 [4]。主要表现为腹部绞痛，以及高位小肠梗阻征象。左上腹部偶尔可触及疝出的肿物。这些非特异性表现可能被误认为是由吻合口水肿、倾倒综合征或术后胰腺炎引起的胃出口梗阻。延误诊断可能导致疝环绞窄，手术治疗后的死亡率高达 30%，如果不知道，死亡率几乎是 100%[2, 4, 26]。

吻合后疝的影像学诊断需要在胃肠道使用钡或水溶性造影剂后进行仔细地透视检查。检查确定梗阻部位不是胃吻合口，而是吻合口远端。部分梗阻的输出襻逐渐充盈，显示其位于胃空肠吻合术后外

侧（图 112-9）。疝出的空肠在左上腹呈团块或固定，常伴有一定程度的扩张和滞留 [2, 4, 27]。

主要发生在结肠前吻合术后的输入襻疝的诊断更加困难。临床表现包括持续性上腹部痛和压痛，无胆汁性呕吐，以及血清淀粉酶升高。上消化道造影显示吻合口及输出襻通畅，然而，疝出的输入襻不显影或延迟显影。上腹部的 CT 扫描或超声通常显示阻塞的输入襻充满液体且明显扩张 [28, 29]。核素显像是这种病变的另一种诊断方法。由胆道排泄至十二指肠的放射性核素显像剂可显示扩张的输入襻和梗阻部位 [30]。

像其他有症状的内疝一样，吻合后疝也需要手术矫正。然而，这种医源性疝在胃手术初期应该通

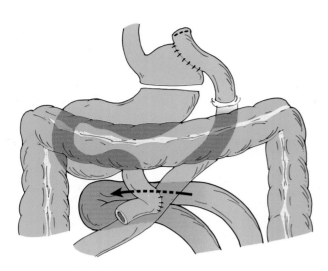

▲ 图 112-9 **Retroanastomotic hernia**

The diagram shows a retrocolic Roux-en-Y gastric bypass procedure. The *arrow* indicates a loop of small bowel protruding posterior to the enteroenterostomy，in keeping with a retroanastomotic internal hernia. (From Martin LC，Merkle EM，Thompson WM：Review of internal hernias：Radiographic and clinical findings. AJR Am J Roentgenol 186：703-717，2006. Reprinted with permission from the American Journal of Roentgenology.)

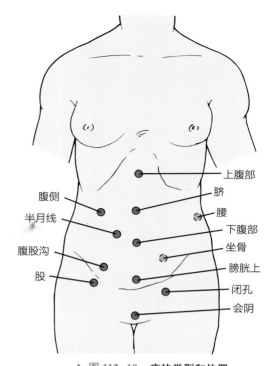

▲ 图 112-10 **疝的类型和位置**

通过腹壁的疝通常累及先天性薄弱或既往手术切口的部位

过短输入襻和缝合空肠系膜和横结肠系膜之间的吻合后间隙来预防 [2, 4, 26, 27]。

（二）腹壁疝

约有 1.5% 的人群发生腹壁疝，通常累及先天性薄弱或既往手术切口的部位 [1-3]。腹膜突出形成疝囊，包围大网膜、肠或其他腹部器官的突出部分。目前的症状多样，并取决于大小、位置和疝内容物。

1. 脐疝

在婴儿和儿童，脐环是疝的一个常见位置。它通常表现为一个软，无症状的隆起，往往会自然消失。然而，在某些情况下，由于嵌顿引起脐压痛和阻塞性症状的需要进行手术。先天性脐膨出不是真正的脐疝，因为该病在妊娠期肠管不会回到腹腔中。

在成人中，脐疝主要发生在有多次怀孕史的女性和肥胖患者，或因腹水和慢性肠扩张而导致腹压力增加的患者（图 112-10）。疝内容物通常是大网膜和小肠或大肠的不同节段。疝出的内脏与腹膜囊之间常发生粘连，引起消化道症状等并发症 [7, 8]。

当患者出现肠梗阻和脐痛，即使表面没有明显隆起，也应怀疑嵌顿性脐疝。腹部 X 线片通常显示肠襻扩张和肿瘤样密度，即脐疝。使用低峰值千伏安的前腹壁锥形侧视图或横断面视图有助于检测脐疝中是否存在大网膜脂肪或肠襻。小肠或大肠的钡剂检查可显示脐区肠梗阻或疝出。腹部超声和 CT 上显示，通过脐缺损疝出的肠管呈"指关节"样时，可以做出诊断 [31-33]。

2. 腹疝

腹疝一词包括通过腹壁前侧和外侧的几种类型的疝（图 112-11）。大多数发生在中线，并通过腱膜形成白线。它们分别被称为上腹壁疝或下腹壁疝，这取决于它们在脐上或脐下的位置。疝孔径通常是一个小的、坚硬的缺损，可使部分大网膜、腹膜脂肪或肠襻向前突出 [1, 5-7, 33]。疝内容物的嵌顿和绞窄可能经常发生，并产生与客观发现不成比例的症状。腹痛的严重程度可类似消化性溃疡穿孔。然而，腹疝的疼痛因用力而加重，并伴有腹壁局灶性压痛。

侧腹疝通常是自发发生的，但通常涉及腹部手术、腹腔镜、腹膜透析或刺伤的部位。稍后将与其

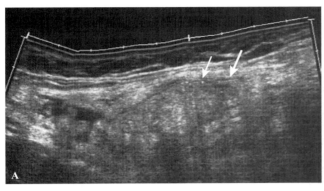

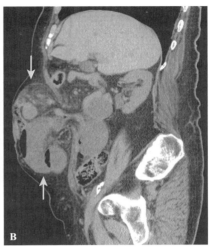

▲ 图 112-11　腹疝

A. 长轴超声示大网膜脂肪（箭）腹疝。B. 另一位患者矢状位重建图像示小肠及肠系膜（箭）疝出

他切口疝一起讨论。一般来说，各种腹疝的影像学特征与脐疝相似。钡剂检查显示狭窄或梗阻近端肠襻扩张，与局部腹壁压痛密切相关。CT、MRI 或超声可显示腹壁缺损及相关疝[5-7, 31-34]。

3. 半月线疝

半月线疝并不常见。它们发生在下腹的前外侧，沿腹直肌鞘与腹横肌和斜肌腱膜纤维结合形成的半月线。其根本原因是腹横筋膜后层先天性缺损，腹腔脏器突出该层，形成壁间疝或壁内疝[1, 35-37]。

半月线疝因其解剖位置深、发展隐匿，在临床上难以诊断。患者通常有间歇性下腹痛和肠梗阻的长期病史，伴有轻微肿胀或脐和耻骨联合中间的前外侧肿块。这些疝在男性和女性中发生的频率几乎相同，它们可以是双侧发生，并与其他腹疝或腹股沟疝相关。

半月线疝的常见内容物包括大网膜和一小段小肠或大肠。钡灌肠或小肠造影检查有助于确诊[36]。然而，CT 是显示腹直肌鞘侧缘及大网膜或肠襻间质突出的疝的检查技术[5-7, 37-39]（图 112-12）。当下腹前外侧壁有复杂肿块，可进行超声诊断，示由大网膜疝成分的等回声或嵌顿肠管所含气体造成的声影[37]。

4. 腰疝

侧腹相对薄弱的两个区域可能成为疝的部位。上腰椎间隙是一个倒置的三角形，上缘为第 12 肋骨，前缘为内斜肌，后缘为竖脊肌[1, 40, 41]。下腰椎三角下缘为髂骨，前缘为外斜肌，后缘为背阔肌[42, 43]。

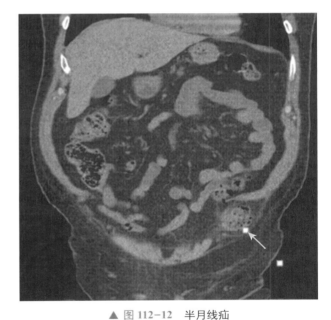

▲ 图 112-12　半月线疝

CT 示小肠经左侧腹直肌外侧缘（箭）的腹膜缺损疝出，此处为先前手术部位

文献报道过 300 例腰疝，多数涉及较大的上腰椎间隙。其内容物通常包括肠襻、腹膜后脂肪、肾脏、其他较少见的脏器。这些疝有逐渐扩大的趋势，可引起慢性下腰痛和肠梗阻等症状。约 25% 腰疝发生肠嵌顿，约 10% 可能导致绞窄。自发性和创伤后腰疝出多见于左侧和中年男性。临床表现为侧腹部软组织肿块，可误认为脂肪瘤或血肿。腹部 X 线片通常无异常，但当肠襻位于疝内时，钡剂检查是有用的（图 112-13）。文献表明，CT 最能准确地

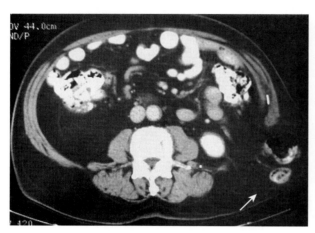

▲ 图 112-13　腰疝

CT 示降结肠及肠系膜向后外侧疝出下腰椎间隙

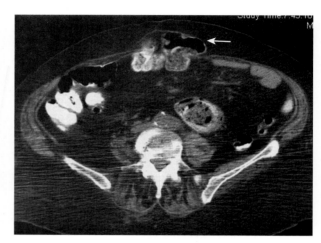

▲ 图 112-14　切口疝

腹腔镜术后 1 年 CT 扫描示横结肠（箭）突入中线切口下

描述腰疝的位置和内容物 [5-7, 40-43]。

5. 切口疝

美国每年要进行近 300 万例腹部手术，约 5% 的患者发生切口疝，这是一个严重的医源性问题。这些疝往往发生在手术后的头 4 个月，这是腹壁横切肌层和筋膜层愈合的关键时期。其进展性增大通常在术后第 1 年内出现，但 5%～10% 的患者在临床上沉默数年才被发现 [1, 3, 5]。

尽管任何手术瘢痕都有发生切口疝的潜在风险，但最常见的部位是中线切口和旁线切口。切口疝的临床症状和体征取决于潜在缺陷的大小和硬度以及内脏突出的程度。腹膜脂肪或大网膜边缘常是小切口疝的最初内容物，造成腹部隐隐不适和愈合瘢痕的局部压痛。在更晚期，可看到嵌顿性肠襻形成的持续性肿块。

约 10% 的切口疝在体检中无法检测。如在肥胖患者中，丰富的皮下脂肪阻止深层腹膜缺损和突出的内脏的触诊。临床诊断也可能因为患者严重腹痛和腹胀或存在瘢痕疙瘩而较困难。疝出的节段偶有剥离，隐藏在腹壁肌层和筋膜层之间。这些壁间或壁内疝常表现为手术瘢痕附近的局部肿胀和压痛，但其实质内容和内口很少触及。在这种情况下，影像学检查对正确诊断起着至关重要的作用 [3, 5, 34, 44-47]。

对于非特异性腹痛和间歇性梗阻性症状的患者，用胃肠道造影可能显示临床上隐匿的或未被怀疑的切口疝。重要的是，当患者紧张时，要从侧面观察有手术瘢痕的区域。这种方法有助于发现可复性疝，否则可能会被忽略 [46]。CT 最能显示腹膜和腹壁筋膜层的小缺损，通过这些小缺损，大网膜或肠襻可突入皮下脂肪 [3, 31-34]。它还可以显示肠襻绞窄引起的缺血性改变，这是外科急诊的一个征象（图 112-14）。切口疝的超声检查可在愈合的瘢痕下不连续的腹壁层内见肠襻引起的声影。

大多数切口疝是腹面的，但是对于以前做过腹部手术的患者，应该考虑其他可能的位置。如获得性腰疝可能出现在肾切除术的侧切口区域 [41]。当肠远端穿过腹壁时，也可能发生大网膜或肠的造口旁疝（图 112-15）。同样，胆囊切除术后患者在右侧肋下切口下可发生间歇性肠疝。这些疝在体格检查中可能不被察觉，但在钡剂检查或腹部 CT 检查中很容易发现 [3, 5, 7, 44]。

（三）盆壁及腹股沟疝

几乎 75% 的腹部疝发生在腹股沟，在美国每年有超过 50 万的手术 [1, 34]。大多数是腹股沟疝，通过检查和触诊很容易诊断。影像学研究主要用于术前评估突出的内疝及其相关并发症，或由于盆壁突出的位置较深，临床表现不明确。

1. 腹股沟疝

在最常见的腹股沟斜疝中，腹膜囊中含有肠襻，它从腹股沟管中伸出，在腹股沟外环处显露出

第十三篇 腹膜腔
第 112 章 疝及腹壁病变

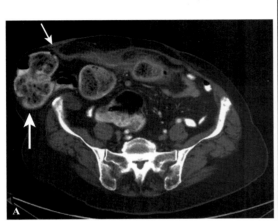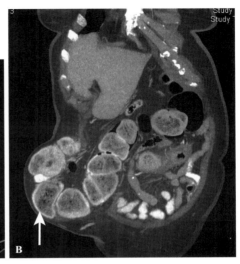

▲ 图 112-15 造口旁疝

A. 造口周围疝患者轴位 CT 图像显示部分升结肠（大箭）沿结肠造口术后外侧缘（小箭）。B. 冠状位 CT 重建图像上示部分结肠肝区（箭）位于疝内

来。此疝主要发生在男性，可沿精索延伸至阴囊（图 112-16）。对于女性，疝沿着子宫圆韧带进入大阴唇[1, 34]。

腹股沟斜疝的发生有其先天基础。在睾丸胚胎迁移过程中，一个称为鞘膜的腹膜囊伴随着睾丸下降进入阴囊。在女性中，它沿着圆韧带。在双性别中，这种腹膜沟通，通常在出生前就被阻断。然而，约 1/3 的婴儿和 15% 的成年人有一侧或两侧的鞘膜未闭锁。当腹腔脏器被推入开放的囊中，进一步发展为腹股沟疝[34, 37]。

腹股沟斜疝的内容物通常包括小肠襻或移动结肠段，如乙状结肠、盲肠和阑尾。其他脏器和盆腔附件较少受累。当部分腹膜后器官，如膀胱、远端输尿管、升结肠或降结肠，被包括在疝中时，就会出现滑动腹股沟疝。由于腹膜后结构构成疝囊壁，在手术修复过程中可能损伤，因此术前的确诊非常重要。供应升结肠或降结肠的血管走行在滑疝后壁，如采用不正确的手术入路，易造成意外损伤。

腹股沟斜疝占肠梗阻的 15%，肿瘤（32%）和粘连（18%）是肠梗阻更常见的原因[8]。嵌顿性或绞窄性疝的症状包括肠胀，伴有腹股沟或阴囊的疼痛和张力性肿胀。仰卧位腹部 X 线片出现腹股沟区扩张的肠襻，受累侧闭孔上方有软组织密度或含气肿块，提示该诊断。小肠或大肠的钡餐检查通常显

示肠段进入疝口时逐渐变窄或阻塞。透视下应尝试手动减轻疝，并显示肠管疝的输入和输出襻。重要的是要认识到憩室炎、阑尾炎和原发性或转移性肿瘤可能发生在疝囊内[47-50]。腹股沟的 CT 和超声检查也可以为疝内容物及与其他腹股沟或阴囊的肿块的鉴别提供有用的诊断信息（图 112-16）[32, 34]。

腹股沟直疝是一种更少见的腹股沟疝，主要发生在男性，很少发生在女性或儿童。它代表内脏通过腹壁下血管内侧的薄弱区域直接突出腹壁。疝表现为腹股沟小肿块。由于它的孔径短而钝，很少被嵌顿[1, 34]。它可与斜疝相鉴别，斜疝是经腹股沟管延伸而斜向阴囊的疝。

腹股沟直疝和斜疝同时发生在同一腹股沟是不寻常的。在这种情况下，分隔两个相邻疝囊的腹壁下血管呈双室外观。这种病变因此被称为鞍袋、裤子，或混合性腹股沟疝[1, 34, 51]。

另外两种类型的腹部疝发生。

(1) Littre 疝，Meckel 憩室突入疝囊。这通常发生在右腹股沟区域，但也可能与其他腹侧或盆腔疝相关[1, 52]。

(2) Richter 疝仅包含部分肠壁作为局限性的外囊（图 112-17）。肠管腔未见明显改变，肠壁疝入手术或腹腔镜缺损处造成嵌顿，引起剧烈疼痛和压痛，但肠腔无变化，无阻塞性症状[3, 53-55]。

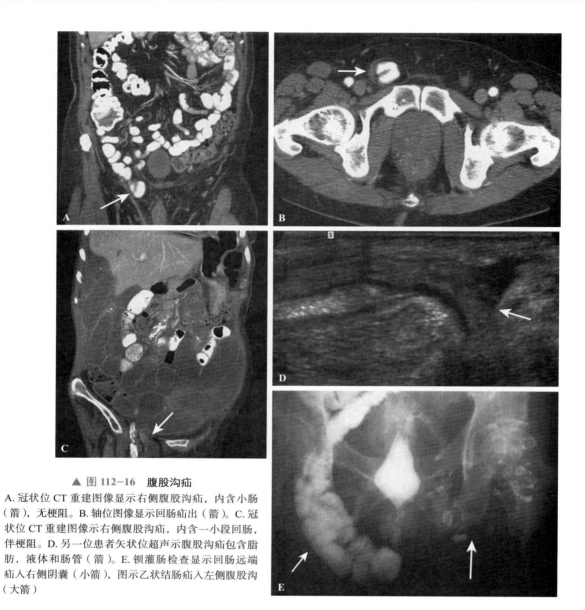

▲ 图 112-16　腹股沟疝

A. 冠状位 CT 重建图像显示右侧腹股沟疝，内含小肠（箭），无梗阻。B. 轴位图像显示回肠疝出（箭）。C. 冠状位 CT 重建图像示右侧腹股沟疝，内含一小段回肠，伴梗阻。D. 另一位患者矢状位超声示腹股沟疝包含脂肪，液体和肠管（箭）。E. 钡灌肠检查显示回肠远端疝入右侧阴囊（小箭），图示乙状结肠疝入左侧腹股沟（大箭）

2. 股疝

股疝主要发生在女性，约占女性腹股沟疝的1/3。男性的发病率比女性小 3～4 倍，儿童很少受累[56, 57]。疝内容物通常是腹膜脂肪、大网膜边缘或小肠襻（图 112-18）。它们可使股静脉移位或狭窄，沿隐静脉下行。然而，股疝的颈部始终位于腹股沟韧带下方和耻骨结节外侧。

股疝由于股管位置较深，覆盖的脂肪组织较多，临床上不易诊断。然而，它们发生嵌顿和绞窄的概率是腹股沟疝的 8～12 倍，因为股环的边缘坚硬。因此，正确的影像诊断很重要[7, 58-60]。

3. 闭孔疝

这个罕见的疝的位置是闭孔上外侧的闭孔管（图 112-19）。它是一个斜向的纤维骨性隧道，长2～3cm，直径 1cm，内由闭孔神经和血管走行。

80%～90% 的闭孔疝发生在老年女性，可能是由于怀孕和衰老后闭孔管扩大所致。右侧多见，常含回肠襻，也可累及其他脏器或盆腔附件[1, 34, 60]。疝出的结构常嵌顿在管内或耻骨肌和闭孔肌之间。大多数患者表现为急性或反复发作的肠梗阻，直肠或阴道检查发现闭孔区域有压痛性肿块。约一半的患者在腿部伸展或外展时会感到疼痛（即 Howship-Romberg 征），因为疝压迫闭孔神经。

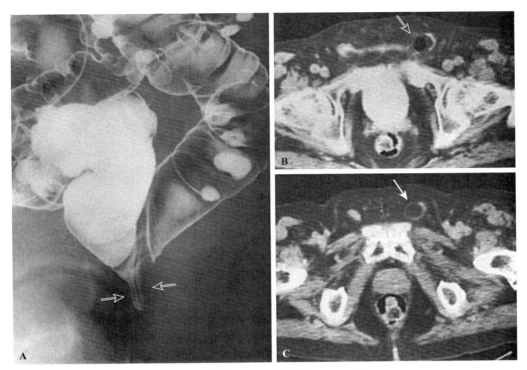

▲ 图 112-17　嵌顿性 Richter 疝

A. 结肠双重对比造影显示漏斗状异常，累及乙状回下缘（箭）。B. 盆腔下部 CT 显示左腹股沟小疝，包含含气的乙状结肠壁（箭）。C. 尾侧 2cm 处层面示疝囊内脂肪肿块（箭），代表一个嵌顿的肠脂垂，牵拉邻近的乙状结肠壁

当腹部 X 线片或钡剂检查显示肠梗阻并在闭孔区域有含气体或造影剂的固定肠襻时，应考虑闭孔疝的诊断。盆腔 CT 在显示疝最有价值，表现为软组织肿块或肠襻通过闭孔疝出，并延伸至耻骨肌和闭孔肌之间 [61-63]。

4. 坐骨疝

坐骨大切迹以骶骨的外侧边缘和髂骨的下缘为界。骶结节韧带将这个半弓状结构转化为坐骨大孔。内有坐骨神经、臀血管和神经以及梨状肌走行。它也是盆腔或腹腔脏器疝入臀下区域的一个潜在位置 [5, 64-66]。坐骨小孔位于大孔尾侧，更少发生这种并发症。

约有 50 例坐骨疝被报道，大多数累及远端输尿管或小肠襻 [64, 66]。临床表现通常为下腹绞痛、尿路症状、放射到大腿的疼痛，以及可触及的臀区压痛性肿块。腹部 X 线片很少有帮助，但排泄性尿路造影能显示疝出的远端输尿管的特征性曲线形外观。小肠或结肠的钡剂检查和 CT 扫描可用于显示疝入坐骨孔并向外侧延伸至臀下区域的肠襻

（图 112-20）。

5. 会阴疝

累及盆底的疝并不常见，主要通过泌尿生殖膈。提肛肌或尾骨肌的缺损可导致更多的会阴后疝 [60, 67]。

会阴疝患者多为 50 岁以上女性。原因包括由于怀孕、肥胖或腹水引起的腹腔压力增加导致的盆底获得性虚弱、局部炎症，以及经腹会阴或经会阴前列腺切除术后的缺损。临床表现通常包括会阴或臀肿块，坐着时可能引起不适。钡灌肠或小肠检查可用于显示肛门附近或臀部的突出物 [60, 67]。CT 扫描还可显示坐骨直肠窝的疝囊及其内容物 [68]。

（四）膈疝

膈疝（图 112-21）分为 4 种类型，包括食管裂孔、胸骨旁、胸腹裂孔和创伤性。食管裂孔疝在第 28 章讨论。

1. 胸骨旁疝

胸骨旁疝常含大网膜和横结肠（图 112-22），偶尔包含胃和小肠，被腹膜囊包围。它们通过胸骨

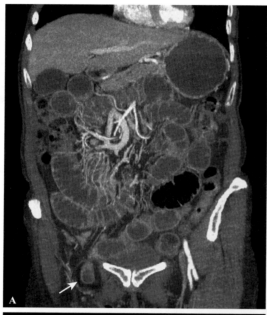

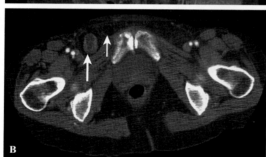

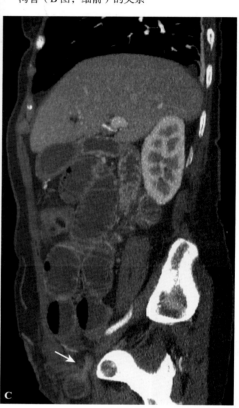

◀ 图 112-18 股疝

冠状位（A）、轴位（B）及矢状位（C）CT 图像示右侧闭塞性股疝（粗箭），并显示其与腹股沟管（B 图，细箭）的关系

旁的胸骨后孔疝出，由于胸骨肋肌束的自然薄弱，胸骨后孔比正常情况下要宽。约 90% 的病例发生在右侧。成人此疝通常无症状[68-71]。

2. 胸腹裂孔疝

胸腹裂孔疝是通过胸腹裂孔的腰肋三角区形成的。在这些病例中，胸膜肺裂孔的闭合有缺陷（图 112-23）。在新生儿中，这些疝很大，通常需要手术修补。在成人中，这些疝很小，通常是胸腹裂孔周围的腰肋肌束发育不全引起的。它们通常是在无症状的患者中偶然发现。MDCT 有助于评估膈缺损的程度和疝囊的内容物。这个管道是胸腔和腹膜后的一个通道。此种疝左侧比右侧常见[68-71]。

3. 创伤性疝

膈肌破裂可由钝性伤（如车祸、跌倒、挤压伤、呕吐发作）或穿通伤（如子弹和刀伤、裂孔疝修补）发展而来。破裂占所有钝性伤的 0.8%～1.6%，占所有膈疝的 5%，但占所有绞窄性膈疝的 90%[68-71]。

在外伤性膈疝中，左侧膈肌受伤的概率是右侧膈肌的 3 倍。脏器疝出发生在 32%～58% 的病例中，最常见的是胃、结肠、小肠、大网膜、脾脏、肾脏和胰腺[68-71]。车祸中最常见的膈肌破裂伤包括肝脾撕裂伤、肋骨及骨盆骨折、肺挫伤。Bergqvist 三联征包括肋骨骨折、脊柱或骨盆骨折和膈肌破裂。

文献报道的 CT 检测这些疝的准确性不一致，灵敏度 61%～100%，特异性 77%～100%[68-71]。冠状位和矢状位容积 MDCT 重建数据可能有助于诊断，但并不总是准确的，而且可能具有误导性。

一些体征有助于识别外伤性破裂：膈肌不连续、膈肌节段性不清、腹内容物疝入胸腔内、项圈征、腹腔脏器升高、膈肌增厚、胸腔积液与腹腔脏器毗邻、内脏依靠征、胸腔及腹膜积血、膈肌水平造影剂外溢。内脏依靠征（图 112-24）是指右侧

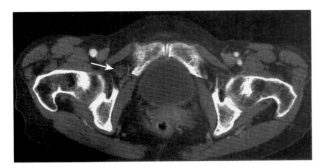

▲ 图 112-19　闭孔疝

盆腔 CT 示一小段回肠（箭）疝入右侧耻骨肌深部及右侧闭孔内肌前方

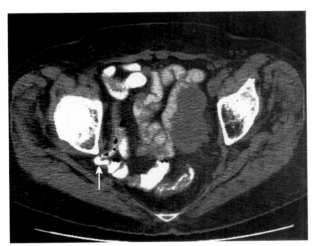

▲ 图 112-20　坐骨疝

右髋臼后方可见一小段回肠（箭），不伴梗阻

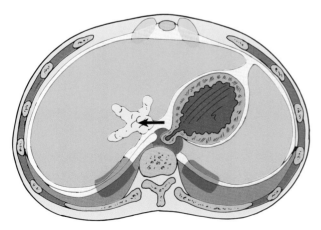

▲ 图 112-21　**Diaphragmatic hernias**

Cross-sectional drawing depicts the common locations of Morgagni, Bochdalek, and hiatal hernias. Several elements are indicated: juxtacaval fat (*arrow*), foramen of Bochdalek (*green*), esophageal hiatus (*pink*), and foramen of Morgagni (*yellow*). (From Gaerte SC, Meyer CA, Winer-Muram HT, et al: Fat-containing lesions of the chest. RadioGraphics 22: S61-S78, 2002.)

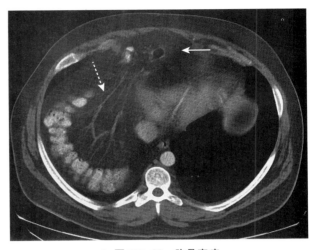

▲ 图 112-22　胸骨旁疝

CT 扫描显示胸骨后疝内含大网膜和结肠（箭），注意肠系膜血管扇形分布（虚箭）

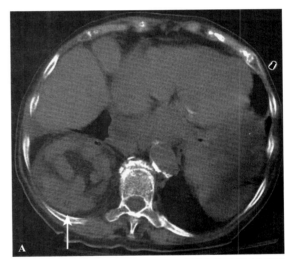

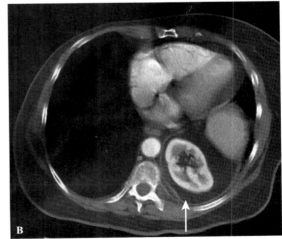

▲ 图 112-23　胸腹裂孔疝

A. 小肠（箭）疝入右侧胸腹裂孔。B. 左肾及肾周脂肪疝入左侧胸腹裂孔（箭）

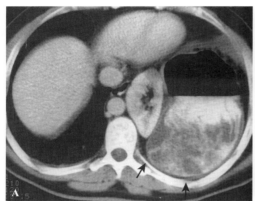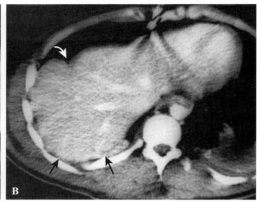

▲ 图 112-24　Traumatic diaphragmatic hernias：the dependent viscera sign

A. In a 32-year-old man with left-sided diaphragmatic rupture，an axial CT scan shows discontinuity of left hemidiaphragm (*arrows* indicate extent of diaphragmatic tear) with gastric and left renal herniation.The stomach lies dependent on left posterior ribs，which is a positive dependent viscera sign. B. In a 32-year-old woman with ruptured right hemidiaphragm，an axial CT scan shows the right lobe of the liver dependent on right posterior ribs (*black arrows*)，which is the dependent viscera sign. A partial，waistlike constriction (*white arrow*)—the collar sign—is visible along anterior surface of right lobe of liver and is attributable to partial hepatic intrathoracic herniation. (A and B from Bergin D，Ennis R，Keogh C，et al：The "dependent viscera" sign in CT diagnosis of blunt traumatic diaphragmatic rupture. AJR Am J Roentgenol 177：1137-1140，2001. Reprinted with permission from the American Journal of Roentgenology.)

肝脏的上 1/3 或者左侧胃或肠后肋骨接触。项圈征或沙漏征是指胃或肝脏经膈疝出的部分的局限性缩窄。横膈膜的突然不连续可伴或不伴内脏疝出。膈肌缺失征是指膈肌在某个区域不完整。横膈水平造影剂主动外溢和膈肌不对称增厚均提示损伤。一侧膈肌单独升高不特异性指向膈肌破裂，因为它可能是腹腔脏器突出、膈神经损伤或先前存在的瘫痪导致的 [68-71]。

由于胸部 X 线片表现轻微、胸腹损伤的非手术治疗以及将注意力转移到更直接的危及生命的损伤上，创伤性疝往往数天甚至数年都未被发现。其他诊断难点，包括左侧缺损可能被大网膜所覆盖，右侧缺损可由肝脏封闭，正压通气可防止腹部内容物疝入胸腔直至机械通气停止，肺不张、胸腔积液、肺挫伤或膈神经麻痹可掩盖撕裂。症状的出现可能被延迟太久，以至于创伤事件被遗忘 [68-71]。

三、前腹壁

前腹壁的肌肉和筋膜层为腹腔内脏器提供包容、支持和保护，并参与运动和呼吸。这些结构通常在横断面成像中很少受到关注，但它们可参与多种先天性、炎性、肿瘤性和医源性病变。在 CT 和 MRI 中，常规成像方案通常足以评估腹壁病变，超声检查必须通过短聚焦的高频（5～7.5MHz）换能器来评估前腹壁。所有这些技术为前腹壁疾病的评估提供了良好的解剖学细节。

（一）解剖

前腹壁的解剖可分为两个部分。腹部和上盆部的前壁是一个相对简单的多层结构，而下盆部的筋膜、间隙和结构则更为复杂。这些解剖关系决定了疾病过程的起源和扩散。

一般来说，前腹壁浅层至深层解剖依次为皮肤、皮下脂肪、浅筋膜、一块或多块肌肉、深筋膜、腹膜外脂肪和腹膜 [72, 73]。腹直肌位于白线两侧，白线从剑突到耻骨联合（图 112-25）。沿其上侧面，腹直肌被三块侧腹肌的腱膜所包围。大约在脐和耻骨联合的中间，腹内斜肌和腹横肌的腱膜不再参与腹直肌鞘的后层。这种转变，以弓状线为标志，使腹直肌从弓状线到耻骨联合后方仅由薄薄的横筋膜覆盖。腹外侧肌（从浅筋膜到深筋膜）包括腹外斜肌、腹内斜肌和腹横肌，它们由半月线与腹直肌分离。腹壁肌肉不对称很常见，常因先天性变异或术后萎缩而引起。在 X 线片上常可见到腹膜脂肪带。腹水导致将此透亮区域从邻近结肠推挤开，

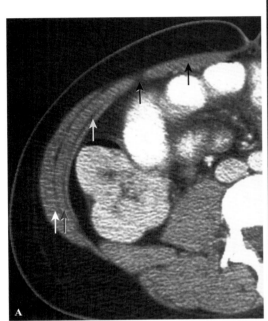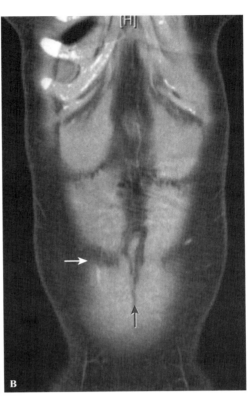

▲ 图 112-25　前腹壁解剖

A. 轴位 CT 的腹壁正常解剖，如外斜肌（白箭）、内斜肌（红箭）、腹横肌（黄箭）、白线（蓝箭）及腹直肌（黑箭）。B. 冠状位 CT 的腹壁正常解剖，如腱膜（白箭）及白线（红箭）

而在腹膜腔或腹壁的炎性病变可以导致透亮区域消失。

一个类似于肾脏周围腹膜后间隙的解剖模型已经被提出，以简化对膀胱周围腹膜外间隙的理解[74]。脐膀胱筋膜起源于脐，在脐周围呈扇形分布，闭塞脐动脉，膀胱终止于骨盆深筋膜层。这样，脐膀胱筋膜就类似于肾筋膜，在脐膀胱筋膜前形成一个膀胱前间隙（如肾前间隙），在这个筋膜和膀胱之间有一个膀胱周围间隙（如肾周间隙）。与肾脏、输尿管及肾上腺位于肾周间隙类似，膀胱、脐尿管及闭塞的脐动脉位于膀胱周围间隙。膀胱前间隙是一个较大的潜在间隙。这个该间隙积液可以局限盆腔下部，该间隙也被称为耻骨后隙或 Retzius 间隙。然而，较大的积液可以快速向上和向外侧蔓延至腹膜间隙。膀胱前间隙的液体也可进入弓状线以下的腹直肌鞘，可能位于腹壁下血管横筋膜穿孔处。然而，膀胱周围间隙被紧紧地限制在膀胱周围[74]。

（二）先天性疾病

1. 脐尿管异常

脐尿管是腹膜外管状结构，从脐至膀胱顶。它是尿囊的遗迹，可能是泄殖腔的一部分。这个三层的条索结构内衬移行上皮，由一层血管和一层肌肉包裹的淋巴管支撑[75]。胎儿解剖显示，在出生或出生之前，脐尿管已经成为一根纤维条索，或者是一根从膀胱顶延伸出来的 1mm 管状结构。这个管腔通常很快就消失了[76]。

目前已知有四种脐尿管先天性病变：脐尿管未闭，脐尿管囊肿，脐尿管窦和膀胱脐尿管憩室[75, 77]。脐尿管未闭在出生或生后几天即可发现。由于尿液反流，脐带可能变厚变紧，并可能出现脐疝。结扎时尿液从脐漏出。大量文献报道了脐尿管未闭与下尿路梗阻的关系（占病例的 14%～50%），但不清楚尿道梗阻是否是脐尿管未闭的直接原因[75]。通过分析液体的尿素和肌酐，观察染料注入膀胱时脐区颜色的变化，或通过在脐区开孔进行瘘管造影术来确认诊断[75]。排泄性膀胱尿道造影术可以证实这种沟通，并且它可以排除下尿路梗阻。

如果只有部分脐尿管未闭，就会出现脐尿管囊肿。它经常在成年人身上表现为增大的肿块、饱腹感或感染。这些病变需要横断面成像来检测，因为这些病变不与膀胱或脐相通[78]。CT 或超声对囊肿穿刺引流的诊断有直接的优势。术前进行经皮穿刺引流及抗生素治疗可减少手术感染并发症[79]。未治疗的感染囊肿通常流至前腹壁，但也可能自发性破裂进入腹腔[75]。最终的治疗需要完全切除并切除膀胱穹窿[80, 81]。

脐尿管窦可能是脐尿管囊肿感染的结果，该囊肿引流到脐，或不太常见的膀胱。这些病变表现为脐部引流或尿道感染。如果卵黄管遗迹连接到肠腔、肠系膜或腹膜腔，则可能存在其他通道。瘘管造影术对显示管道的走行是有用的，该管道需要完全切除。

2. 卵黄管异常

很少情况下，异常的卵黄管表现为脐周病变[75, 77]。这种管状结构在胚胎发育早期连接脐和肠道，通常在妊娠 10 周时消失。如果肠道与脐部的通道部分或完全未闭，就会产生各种畸形[77]。这种结构的深端不完全闭合导致 Meckel 憩室发生，这是最常见的卵黄管异常。罕见情况下，回肠至脐之间有一个未闭的通道。通过观察分泌物的性质和瘘管造影可以很容易地将此病变与未闭的脐尿管区分开来。如果导管的浅端未闭，则出现卵黄管窦，表现为分泌黏液。可见小肠黏膜息肉样肿块[82]。如果导管两端闭合，但中间部分未闭，则形成卵黄管囊肿，并从肠壁积聚黏液样分泌物[75]。

3. 梅干腹（Prune-Belly）综合征

梅干腹（Prune-Belly）综合征又称 Eagle–Barrett 综合征，是一组前腹壁肌肉缺失、隐睾、输尿管和膀胱扩张的综合征，原因不明[83, 84]。表现各异：受影响最严重的婴儿出生或生后短时间内死亡，死于羊水过少引起的肺发育不全（即 Potter 综合征）。轻微病例通过修复未下降的睾丸或膀胱输尿管反流来治疗。轻微病例可能只有轻微的前腹壁起皱或腹直肌舒张[83]。CT 可明确显示前腹壁缺损及泌尿生殖系统异常。

（三）积液

1. 血肿

前腹壁血肿常累及腹直肌鞘，但也有侧壁血肿[73]（图 112-26）。这些血肿源于肌纤维或血管撕裂，可能是自发性的，也可能与创伤、手术、抗凝、变形、咳嗽或医源性原因（如穿刺活检或抽吸）有关[85, 86]。疼痛、失血、瘀斑和腹部肿块可能提示正确的诊断，但临床征象往往缺乏或非特异性。疼痛或发热提示有脓肿或其他急性腹腔内病变，需准确诊断，避免不必要的干预[86]。

弓状线以上的腹直肌鞘血肿因其位置和形态而易于诊断。横断面图像显示腹直肌鞘呈卵圆形扩张。纵向图像见梭形病灶[86]。在弓状线以下，这些积液延伸到膀胱前间隙，推挤和压迫盆腔脏器[87]。盆腔积液必须考虑其他诊断，如尿性囊肿、脓肿或淋巴囊肿。相反的，如果向头侧追踪，起源于膀胱前间隙的尿性囊肿、脓肿或淋巴瘤可以模拟腹直肌鞘血肿。剖宫产的筋膜下血肿也是一种膀胱前血肿，位于子宫和前腹壁之间。由于手术方法的不同，这种病变必须与膀胱壁瓣血肿区分，后者发生在子宫下段和膀胱之间[88]。

股鞘动脉穿刺后形成血肿，可能累及前腹壁。股鞘向上与横筋膜相延续，股鞘内形成的血肿可迅速扩张，填满膀胱前间隙。这些血肿可以延伸到腹直肌或腹壁外侧肌[18]。血液也可以直接从腹股沟进入侧腹壁，主要沿着腹横筋膜和腹横肌[89, 90]。在任何腹膜后、腹膜外或腹壁血肿的病例中，临床征象和症状无法对血肿准确定位。CT 对评价病变的范围非常有效，随着时间的推移，变化很明显。持续出血需要外科治疗[91]。

血液的 CT、超声和 MRI 表现随凝块的时间、患者的血细胞比容而变化，在 CT 或 MRI 中，造影剂的使用会改变周围肌肉的表现[85]。在 CT 扫描中，血液通常是高密度且不均匀的。高密度位于血块内，周围是较低密度的血清液。血肿中细胞成分的最底层可以通过 CT 或超声显示[85]（图 112-26）。血液的 MRI 表现多变，常与肿瘤或脓肿难以区分[92]。

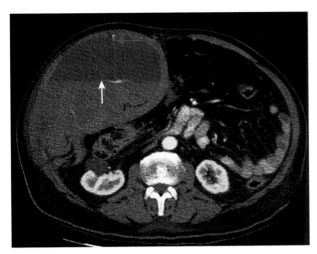

▲ 图 112-26　侧腹壁血肿

图示血细胞比容效应（白箭），注意造影剂的主动外溢（红箭）

2. 尿性囊肿

膀胱破裂通常发生在腹部钝性伤时，常伴有骨盆骨折。膀胱的穿透性和医源性损伤也时有发生。扩张的膀胱由于沿膀胱穹隆撕裂而破入腹腔。腹膜外膀胱破裂可仅局限于膀胱周围间隙或可延伸至 Retzius 的膀胱前间隙或阴囊、大腿、阴茎或腹膜后[93]。膀胱破裂引起的尿性囊肿是前腹壁积液鉴别诊断的一部分。CT 可以显示这些积液，但膀胱造影对尿道损伤更有利，在怀疑膀胱破裂或尿道损伤时仍需膀胱造影[93, 94]。

3. 脓肿及蜂窝织炎

前腹壁的局灶性炎性病变可以是术后、创伤后或自发性的（即与糖尿病或免疫抑制有关）。它们也可以代表腹腔内病变的扩展，如脓肿或克罗恩病[73, 95, 96]。通常，这些病变发生在术后或危重患者，伴随败血症。腹壁脓肿与血肿一样，临床难以详细描述。CT、MRI 和超声是评估腹壁感染的检查方法[73, 95, 96]。任何横断面检查的目标都是四个。首先，炎性病变必须仔细定位。皮下脓肿可能进行简单切除和引流即可，但更深的病变可能需要更积极的治疗；第二，应寻找潜在致病因素，如克罗恩病、感染或肿瘤穿孔，或腹腔内脓肿。在这方面，超声由于难以识别肠道或肠系膜病变而具有明显的局限性[96]；第三，没有明确包裹性积液的蜂窝织炎必须与脓肿区分，因为仅靠抗生素治疗不足以治愈脓肿；第四，某些病例需适时地使用经皮引流。CT

仍是腹壁炎性病变的首选影像学检查方法，因为它能准确地描绘腹腔内和腹膜后的相关病变，并为引流提供适当的指导[95]。

较小的腹壁脓肿通常呈卵圆形或梭形。当它们变大时，它们逐渐变得更像肿块。它们可能会推挤肝脏、脾脏或膀胱等结构，并可能被误认为是腹腔内或腹膜后积液[95]。CT 或超声通常可以分辨液体的成分来区分脓肿和蜂窝织炎（图 112-27）。一般来说，蜂窝织炎边缘不清楚，但靠筋膜平面一侧边界清楚[95]。

坏死性筋膜炎是一种罕见的侵袭性软组织感染，通常见于糖尿病患者或酗酒者。这种疾病通常是由下泌尿生殖道或肛周软组织的潜在感染引起的，大多数感染集中在盆腔[97]，尽管坏死性筋膜炎在其他地方也有报道。它可以自发产生，也可以由钝性或穿透性创伤、手术、静脉淤积或褥疮引起[98]。病理检查可见小的皮下动脉血栓形成，由此造成的缺血可能导致侵袭性感染的发生[97]。软组织气体是这种疾病的放射学特征[98]，但仅有气体是不够的，因为软组织气体可能由瘘管、引流、穿透性损伤或过氧化氢伤口冲洗造成的分子氧所致[99]。大多数坏死性筋膜炎患者在发病时是有毒的，需要积极的抗生素治疗和手术清创。据报死亡率为 20%～50%[98]。另一种不常见的腹壁感染是放线菌病。这种感染通常由外伤直接感染腹壁，从腹腔感染源延伸，或血液传播感染。虽然这些病变对青霉素有反应，但它们可误诊为肿瘤。常需等到外

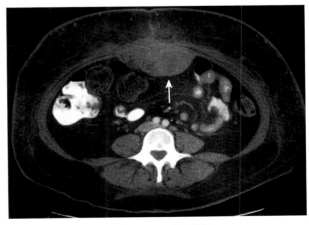

▲ 图 112-27　腹壁脓肿

术后患者腹直肌鞘脓肿（箭），图示皮下脂肪可见炎症

科活检后才能做出正确诊断 [100]。

（四）肿瘤

1. 原发恶性肿瘤

前腹壁的原发恶性肿瘤并不常见，包括肉瘤、硬纤维瘤（即间叶源性肿瘤）及脐尿管癌。肉瘤在组织学上进一步分为横纹肌肉瘤、纤维肉瘤、平滑肌肉瘤、脂肪肉瘤、滑膜肉瘤、恶性神经鞘瘤、恶性纤维组织细胞瘤和低分化肉瘤 [101, 102]。硬纤维瘤是纤维肉瘤的一种低级别、非转移性变异，倾向起源于在肌筋膜平面。它们是局部侵袭性肿瘤，可能累及肿瘤深部的肠管或膀胱，或者邻近的肋骨或骨盆 [101, 102]。它们的组织学外观、局部侵袭性和复发的倾向造就了它们的另一个名称，即侵袭性纤维瘤病。硬纤维瘤通常发生在育龄女性，有时发生在手术瘢痕上 [101-103]。Gardner 综合征结肠切除术瘢痕处常出现硬纤维瘤，可能伴有肠系膜或棘突旁肌肉硬纤维瘤 [104]。

硬纤维瘤与各种肉瘤通常不易鉴别，除非存在远处转移 [73]。硬纤维瘤通常边界清楚 [105]。纤维性肿瘤超声常呈低回声，而 CT 成高于肌肉密度，尤其是增强扫描 [105-107]。MR 扫描显示 T_1 和 T_2 加权图像上纤维组织呈低信号，MR 扫描的多平面成像可能在显示这些病变的起源和范围方面具有一定优势 [37]。这些病变需要广泛切除，术前对病变范围的评估对于手术是非常重要的 [107]。

脐尿管癌是一种罕见疾病，通常发生在脐尿管近膀胱段。典型的临床表现包括尿中含血或者黏液。这些病变最常见的是腺癌（94%），通常发生在男性（75%）[108]。病变常钙化，它使膀胱顶端变形，并可使输尿管向外侧移位 [108]。

2. 转移性疾病

虽然皮下转移通常在临床上很明显，但它们可能被忽视，尤其是在肥胖患者。由于皮下脂肪所提供的自然均匀的背景，这些软组织病变通常能很好地显示出来。CT、超声或 MRI 可显示这些病变，这些转移灶随时间的变化可作为化疗反应的一种标志 [109]（图 112-28）。引起皮下转移的典型原发性病变包括黑色素瘤、肺癌、肾癌和卵巢癌 [73]。各种腹腔内恶性肿瘤直接向腹壁扩散也很常见。一种独特的、医源性扩散到腹壁的形式，偶尔见于为治疗胆道恶性梗阻而留置引流管的患者 [110]。少许情况下，经皮穿刺活检可造成皮下种植转移 [111]。胃癌有一种特殊的倾向，在脐附近产生孤立的转移。这可能是一种腹膜转移，而不是淋巴结扩散 [112]。

3. 良性病变

各种良性腹壁肿瘤可表现为软组织肿块。这些病变，常偶然发现，包括脂肪瘤、神经纤维瘤和其他间叶源性肿瘤 [73]。有时，子宫内膜瘤可发生在前腹壁，合并有手术瘢痕，通常发生在剖宫产前。这些激素反应性病变在月经时疼痛，如果检查不仔细，盆腔超声很容易漏诊 [113]。

（五）其他情况

1. 血管病变

小的皮下血管在腹部 CT 上可清楚显示。然而，

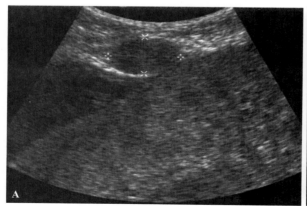
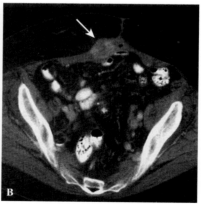

▲ 图 112-28　**腹壁转移性恶性肿瘤**
A. 超声长轴示胃癌转移至前腹壁皮下，见一低回声转移灶（光标）。B. 结肠癌腹壁转移灶（箭）强化

这些血管（通常是静脉）的大小或数量的增加应怀疑腹腔内静脉异常。静脉是通过其明显的强化和在多个连续的图像上呈管状或锯齿状而识别出来。腹壁静脉侧支血管可能发生在全身性静脉闭塞或门静脉高压的情况下，仅出现侧支血管往往不能确诊。门静脉高压患者通常有大量的相关发现，这些发现可得出正确的诊断，包括腹膜后、肠系膜、脾周或食管旁静脉曲张和肝硬化[113-115]。有一种特殊的侧支血管，即再通的脐静脉或脐旁静脉，对门静脉高压的诊断具有高度特异性[113-115]。该血管沿镰状韧带将门静脉系统从左侧门静脉排入前腹壁，终止于许多脐旁体静脉，形成水母头。

2. 血管移植

经手术放置在皮下的移植动脉很容易通过 CT、超声或 MRI 识别[73]。腋股旁路移植沿外侧腹壁平行于人体长轴，而股股旁路移植仅在耻骨联合上方穿过下腹。这些移植血管的通畅性可通过触诊鉴别，也可通过多普勒超声证实[73]。

3. 其他置入物

慢性非固定的腹膜透析是对肾衰竭患者进行的治疗，其方法是将液体依次注入腹膜腔并将其清除，以排除毒素和调节电解质。这项技术需要放置一根穿过前腹壁的导管。导管入口处的渗漏、疝或液体聚集在 CT 上显示最佳（图 112-29）。将透析液与碘化造影剂混合，有利于显示导管部位的腹膜[115]。

其他置入物，如输液港、化疗泵和心脏起搏器，在横断面成像上很常见。除非该设备是最近放置的，否则置入物周围的气体或液体应考虑感染。

4. 钙化

高钙状态、皮肌炎、特发性钙化、Ehlers-Danlos 综合征、注射肉芽肿和表皮松解大疱可造成皮下钙化[115]。这些可以通过 CT 精确定位。

5. 皮下气体

虽然大多数皮下气体病例是由外伤或手术引起的，但也必须考虑感染和内脏破裂[73]。CT 扫描可以很好地定位气体，也可评估潜在的病理情况，包括肠瘘和脓肿[115-117]。

6. 腹腔镜损伤

腹腔镜手术正越来越多地用于腹部和盆腔疾病。

这种手术至少需要在腹壁上用套管针钻四个洞。每一个孔都可以导致腹壁永久性缺损（图 112-30），这可以作为将来疝形成的部位[118-120]。

四、结论

横断面成像提供了一种优秀的、无创的方法来评估前腹壁的病理过程。可以对这些病变的性质、位置、范围和潜在原因进行具体评估，并可制定治疗计划和实施方案及完成随访。

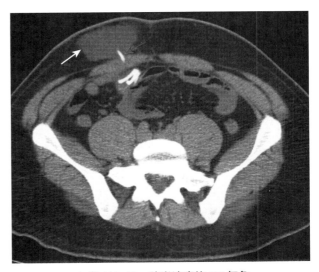

▲ 图 112-29　脑脊液瘤的 CT 征象
由于脑室 - 腹腔分流管（红箭）位置不当，导致盆腔前壁皮下脂肪内积液（箭）

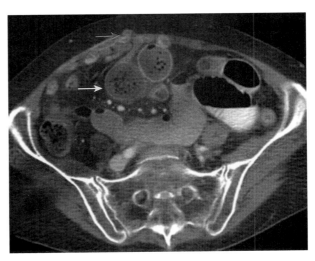

▲ 图 112-30　套管针畸形
前腹壁套管相关疝（红箭）引起小肠梗阻（黄箭）伴小肠粪便征

第十四篇

儿科疾病
Pediatric Disease

Textbook of Gastrointestinal Radiology
(4th Edition)

胃肠影像学（原书第 4 版）

第 113 章　胃肠道的实用胚胎学
Applied Embryology of the Gastrointestinal Tract

Bruce R. Javors　Roi M. Bittane　**著**

卢巧媛　**译**　齐丽萍　**校**

　　胃肠道和腹腔的复杂解剖来源于相对简单的起源。从原始的直管状消化道转变到由肠系膜悬带并被腹膜反射包裹的细长且曲折的肠道（及其附属器官），可以通过明确定义的一系列事件比较容易地得到解释。尽管这些过程是单独讲述的，但这多个过程通常是彼此间复杂的交互同时发生的。

一、早期发育

　　受精后，受精卵迅速经历反复的有丝分裂，导致细胞数量增加。这发生在没有相应的细胞质量增加的情况之下。

　　受精后约 3 天，实性细胞球（即桑葚胚）形成。第二天，中央腔出现，将细胞分离成滋养层（胎盘一部分发育于此）和成胚细胞。两天后，子宫内膜植入开始。

　　在发育的第二周期间，细胞的球形物质变平形成双层盘。原始的卵黄囊也开始发育。在第三周期间，胚盘迅速发育成胚胎（即原肠胚形成）。细胞分化为 3 个典型的生殖细胞层，即内胚层、中胚层和外胚层。进入双层盘。原始的卵黄囊也会发育。

　　内胚层发育成呼吸道和胃肠道的内覆上皮以及肝脏和胰腺的腺体成分。中胚层发育成胃肠道的平滑肌、结缔组织及其相关的血管。血细胞及其远祖细胞、横纹肌、骨、软骨，以及生殖和泌尿生殖道也起源于中胚层。外胚层是表皮和神经系统的起源。

　　裂出现在发育中期中胚层的外侧部分，形成胚胎内体腔。这些细胞横向卵黄囊内发育。它们位于腹侧内脏中胚层和更背侧的体质中胚层之间，并作为两者之间的分割[1]。体质中胚层与外胚层结合形成胚胎体壁（即体膜），内脏中胚层与内胚层一起形成胚胎肠（即脏层）（图 113-1）。

　　随着胚盘的外侧边缘向腹侧和中间移动，它们开始挤压卵黄囊，并更位于胚胎内体腔一侧。胚胎内体腔的继续生长和最终的中线融合完成了胚胎内体腔的包围，形成圆柱形体腔。更中央放置的脏壁层也开始向腹侧闭合，将初级卵黄囊部分分离到肠和次级卵黄囊中，次级卵黄囊由卵黄蒂分开（图 113-2）。

　　在较大的周围体腔内形成原始的消化管。背系

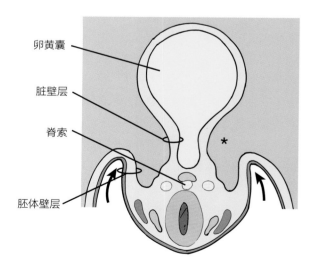

▲ 图 113-1　胚胎发育的第 4 周早期

在第 4 周早期通过胚胎中部的横截面显示了在开始包裹胚内体腔的情况下对体细胞的折叠。这最终包围了体腔。脏壁层对中肠形成的贡献是显而易见的

★ . 胚内体腔

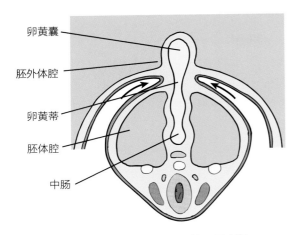

▲ 图 113-2 胚胎发育的第 4 周晚期

与图 113-1 类似的横截面，但它显示了第 4 周结束时的发育。胚内体腔的包封几乎完整。卵黄囊已经分离成更加明确的卵黄蒂和中肠

膜及其内脏腹膜来源于脏壁层。大多数腹侧肠系膜也来自脏壁层，随着时间退化，留下一个大的胚胎体腔（即体腔）[2]。

二、胚内体腔的分割和膈肌的形成

在发育的第 4 周至第 6 周期间，巨大的总胚内体腔被分隔成胸膜、心包和腹膜腔。到第 4 周，一个大的心包腔通过两个较小的心包腹膜管连接到腹膜腔。发育的头的压力导致心脏和心包腔向尾侧和腹侧移位。心包腹膜管沿其背侧从心包出口进入腹膜。

当肺芽发育时，它们长成为成对的心包腹膜管。这就产生了两对脊。颅脊形成胸膜心包膜，最终将原始心包腔分离成明确的心包腔和胸膜腔。尾脊产生了胸腹膜。这对膈肌的发育起着重要的作用。随着肺芽向上生长，肝脏和腹膜向下空间的扩张，这些膜变得更加突出。它们沿着外侧面和背侧边缘附着在腹壁上。它们的游离边缘投射到心包腹膜管。

在第 6 周，背外侧胸腹膜游离边缘与食管中线背侧系膜融合，在此处形成部分原始纵隔。原始隔膜的前半部由横膈膜形成，横膈膜在第 3 周作为中胚层的缩合而出现。到第 4 周，它已经增厚，在心包和腹膜腔之间形成一个不完全的分隔（图 113-3）。

在第 6～12 周，许多变化对出生时存在的横膈的这些结构具有贡献。由胸膜腹膜形成的大的背外侧组成部分减小。来自腹壁的肌母细胞迁移到膜的外周面。这些有助于膈肌的生长，最终形成肋膈角。肌母细胞也长成原始的背侧食管系膜，形成膈肌脚。

除了复杂的形成外，隔膜的位置也会发生明显的变化。第 4 周，横膈的神经支配来自 C_3～C_5 水平。肌母细胞和相关的神经支配也来自这些水平。第 4～6 周，胚胎的背部迅速生长，导致横膈明显下降。横膈的间充质将自身的肌母细胞贡献给膈肌，维持其原始的 C_3～C_5 神经支配。在最后，横膈位于胸腰椎连接处，而保持其膈神经，颈中神经支配。

三、膈肌发育异常

（一）膈疝

如果胸腹膜不能完全闭合，在胸膜腔和腹膜腔之间可能存在导管。如果在第 10 周中肠生理性疝减轻时在背侧外侧的管仍存在（稍后讨论），则返回肠可能通过 Bochdalek 孔疝入胸腔。这种情况最常见于左侧[2]。

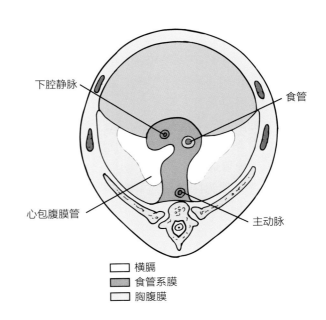

▲ 图 113-3 胚胎发育的第 5 周

5 周胚胎的下面观，横膈、食管系膜和胸腹膜的相对贡献随着进一步发育而变化

（二）Morgagni 疝孔

膈肌前内侧部（即胸骨后部）的天生薄弱是由上腹部血管穿行造成的。网膜或肠疝可能在该部位发生，最常见于右侧[3]。

（三）膈肌膨升

膈肌穹窿发育不良可能导致结构薄弱和继发的膨升，只有薄腱膜组织片存在。腹部内容物可能突入胸腔，类似真正的疝，很难区分。

四、正常肝脏发育

在发育的第 4 周，前肠的尾部发育出被称为原始肝憩室的腹侧芽。内胚层肝芽在腹部肠系膜的两个层之间扩大和生长。向上方它的生长与间质，即横膈相连接，并长入横膈。腹侧肝芽在肠系膜内分为头尾部。头侧部形成肝脏和肝内胆管，尾部形成胆囊和胆囊管[4]。

头侧肝芽进一步分化为左右叶，最初大小相等。右叶最终变得比左边大得多。左、右叶索的远侧分支经导管化成最后的为左、右肝总管。肝内胆管树被认为是由肝实质产生的。这些组织索沿着门静脉分支的随机产生模式进行延伸（稍后讨论）。因此，肝内胆管的形态是多变的。

成熟的肝脏有两个代表胚胎血管通道残留物的韧带。它们是镰状韧带内的圆韧带和静脉韧带。这些分别由卵黄静脉和脐静脉发育成的。成对的卵黄静脉引流卵黄囊，穿过发育中的肝脏和横膈，并注入原始心脏的右侧（即静脉窦）。肝内的卵黄静脉形成网状的血管通道，成为肝窦。窦房结的一些被覆细胞后来分化为巨噬细胞（即库普弗细胞），是肝脏的网状内皮成分[5]。卵黄静脉在窦房结的近端和远端的部分分别成为肝静脉和门静脉肝部的部分[6]。

成对的脐静脉引流胎盘和绒毛膜。它们穿过横膈，对肝窦发育没有什么贡献，然后注入静脉窦。整个右脐静脉和一段左侧肝脏近端部分（头侧）萎缩。一个大的静脉通道，即静脉导管，从肝窦网中长出来，在肝脏内迂回，将血液从左脐静脉的远端

（尾侧）输送到静脉窦。最终，静脉导管的管腔闭塞，残余结构成为静脉韧带。左脐静脉的远端部分向内移动到肝边缘，接着其管腔闭合。然后变成圆的韧带（即圆韧带）。连接静脉韧带和脐带的韧带并被包裹在腹侧肠系膜最前面的部分，即镰状韧带（图 113-4）[7]。

横膈间叶成分参与肝和胆囊的腹侧肠系膜的形成。肝脏的纤维组织包括 Glisson 鞘、胚胎肝造血组织，以及被覆在血窦内的库普弗细胞，也起源于横膈[7]。

膜性的腹膜是双层结构，包裹肝脏和胆囊成为它们脏腹膜。发育中的肝脏头侧部分直接与膈肌连接，因此没有腹膜包封。这个区域缺乏腹膜覆盖，被称为裸区（图 113-4）。脏腹膜从肝脏反折到膈肌作为冠状韧带，勾画出此区。

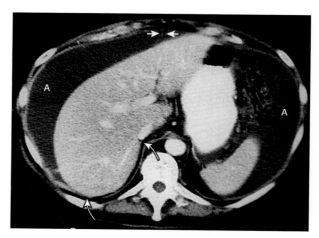

▲ 图 113-4 镰状韧带和肝裸区
上腹部 CT 显示大量的腹水（A），勾勒出镰状韧带（直箭）。沿着右叶的后部，有一个不被腹水包围的区域：裸区（弯箭）。它代表了肝脏与横膈相接触的部分没有腹膜覆盖

五、肝脏异常发育

（一）非典型分段

分叶变异时有发生。二分肝由肝叶的过分分离引起，这可能代表着先天性左叶内侧段的缺失[8]。右叶缺失可能是由于门静脉发育不良或原生肝憩室发育不良所致[9, 10]。门静脉异常可能是左叶缺失的原因。多叶肝脏多达 16 个也可见到[7]。肝脏异常在第 85 章进一步讨论。

（二）非典型位置

肝叶可在胸部发育。当它们有独立的系膜时，可能发生扭转[11]。具有共同胚胎发育的结构内也可能发现异位肝组织，如胆囊、胰腺、脐带和胃肝韧带[12]。

六、胆囊与胆管正常发育

胚胎发生的第4周以肝憩室的出现为特征。然后它分为颅芽和尾芽。尾芽形成胆囊、胆囊管和肝外胆管。它们的发育比肝内胆管早几周。

胆总管发育为将胆囊和主要肝管连接到十二指肠降部的条索。中空的胆囊和胆总管原基在第5周内被增生性内胚层阻塞。在这周结束时，通过空泡化和细胞分裂重新再通。胆总管再通先于胆囊和十二指肠。当十二指肠向右旋转90°时，胆总管随着腹侧胰腺原基再旋转180°。共同导管从其原始的腹侧位置向右，然后向后移动，并且最后到十二指肠降段的内侧。

胎儿期胆囊和肝内胆管间通过胆囊 - 肝Luschka胆管交通。在成人中，这些导管通常是萎缩的，但某些患者可能仍然保留导管。当它们一直存在，但在胆囊切除术中并未被识别时，可能会导致明显的胆汁漏[13]。

十二指肠壁中的空泡聚结形成两个单独的通道，然后单一腔用于相邻的胆总管和主胰管。在十二指肠壁内是原始的壶腹组织，它扩大并推移两个管连接处远离十二指肠腔。这种移位被十二指肠壁平滑肌的生长逆转。这导致了这两种结构交界处出现相当大的可变性[14, 15]。

七、胆囊和胆管发育异常

（一）Phrygian 帽

Phrygian 帽是胆囊的异常形状。它代表了胆囊底部的折叠，非真正病理性的。

（二）胆囊憩室

胆囊憩室是真正的憩室（包含所有正常壁的组成）。它可能是胆囊肝管的残余结构。它可以是胆汁淤滞和结石形成的部位（见第76章）[16]。

（三）位置异常

胆囊位置最常见的异常是"游走"或"飘浮"胆囊。附着在肝脏下表面的胆囊系膜的延长导致过大的活动性。胆囊可疝入小网膜囊，发生扭转，或位于其他腹内位置（见第76章）[7, 16-19]。

（四）双歧胆囊或重复畸形

双歧胆囊有两个腔，但只有一个胆囊管。每个重复或三联胆囊均有其自身的胆囊管，这些可由肝外导管持续外翻或胆囊不完全再通引起[5, 7, 16, 18]。后者也可引起分隔胆囊（见第76章）[7, 20]。

（五）发育不全

胆囊发育不全是一种罕见的情况，是由于肝芽的尾部发育不足或胆囊再通不当造成的[6, 7, 18, 21]。它可能与影响其他器官系统的许多异常有关（见第76章）。

（六）气管 - 胆管瘘

气管 - 胆管瘘的特点是同时合并有胆汁染色的痰和胆道积气。在胆管树连接到隆突区时会出现这种情况[7, 18, 22]。

（七）胆道闭锁

胆道闭锁时肝内胆管数目减少。这可能是原发的或由于 α_1- 抗胰蛋白酶缺乏症、囊性纤维化或病毒性肝炎引起的（见第120章）[23]。

（八）Alagille 综合征

Alagille 综合征是常染色体显性遗传的肝动脉发育不良综合征。其特点是胆管狭窄、周围肺动脉狭窄、椎体异常、心智和身体发育迟缓（见第119章）[24]。

（九）囊性疾病

囊性疾病的范围从肝内囊肿或纤维化到肾脏疾病。也会发生各种模式的遗传。囊肿可能是由于肝内胆管发育不良所致。在其他形式中，以胆管增生和肝门纤维化为主（见第76章和第119章）。

（十）Caroli 病

Caroli 病是一种非家族性疾病，以肝内胆管节段性囊性扩张为特征。它可能是代表了先天性肝纤维化和胆总管囊肿之间的一种中间形式[18]。可能的原因是围产期肝动脉阻塞[25]。反复发作的胆管炎可能是由胆汁淤积引起的（见第76章）。

（十一）胆总管囊肿

现已提出多种理论来解释胆总管囊肿成因[26-28]。这些概念包括远端胆管阻塞，随后壁的减弱和膨胀，胆管通过十二指肠壁的异常过程，以及胆管壁的发育不全。另外的理论包括 Oddi 括约肌附近的胆汁和胰管的高连接点，当括约肌收缩时使得胰酶回流到胆总管，导致胆管炎和扩张。另一种理论认为，原始胆管中上皮细胞过多，随后再通导致囊肿形成。病毒感染导致婴儿梗阻性胆管病，是另一个广受青睐的理论。在过去的10年中，成像技术的进步极大地提高了胆道的无创性评估。如多排螺旋 CT 和磁共振胆管胰管造影（MRCP）能够准确显示术前解剖，并能够显示异常的胰胆管连接[29]。

胆总管囊肿在亚洲和女性中更常见。已经确定了5种典型的 X 线类型[30]。最常见的类型是胆总管的动脉瘤样扩张，它通常延伸到胆囊管和肝总管。罕见的第二种形式是从胆总管远端突出的憩室。第三种形式是胆总管囊肿，它表现为胆总管远端扩张突入十二指肠。第三种形式也可能是先天性十二指肠重复囊肿，胆总管穿过该囊肿（见第76章）[31]。

在胆总管囊肿的分类中还有其他两种类型。一种是多节段性肝内外胆管扩张，另一种是 Caroli 病（见上文）。

八、食管正常发育

在第4周的后半期，呼吸系统发育为前肠的腹芽。喉气管沟形成于原始咽的尾端，并成为喉气管憩室。纵向（气管食管）皱襞最终将腹侧呼吸器官从背侧食管分离。

最初，食管相对较短。心肺的生长有助于食管的伸长。其上皮和上皮腺体增生并且中空腔消退。在胎儿期结束时，这种细胞栓也会在第8周被完全吸收。

九、食管发育异常

（一）气管食管瘘

气管食管皱襞的部分融合导致呼吸道和胃肠道的不完全分离（即气管食管瘘）。这通常伴随着一些管腔狭窄（即食管闭锁）。第114章进一步讨论了这种常见的异常现象。

（二）重复畸形

内皮栓不完全吸收可导致重复食管（见第114章）[32]。重复囊肿表现为黏膜下肿块，通常不与食管腔连通。CT 或内镜超声可以记录其囊性本质。

（三）狭窄

食管远端可能出现网状狭窄或长节段狭窄。狭窄是由不完全的再通造成（见第114章）[33]。

（四）食管支气管

食管支气管是呼吸道和胃肠道共同起源的证据。在这个情况下，分支支气管起源于食管，通常与肺隔离症相关[34]。

（五）先天性短食管

如果食管没有随着身体生长而成比例地伸长，则会发生先天性短食管[33]。先天性短食管在出生时就存在并合并裂孔疝，与成人后天获得性的不同。

十、胃、十二指肠和小网膜的正常发育

在第4周的末尾，也就是胎儿时期的中点，原始的胃在中矢状面上仍然是一个直的空管。在接下来的2周内，未来的胃扩张，首先以梭形方式，然后优先生长其背侧壁。这会导致背侧的隆起，这是胃大弯的起源。

在发育的第6~8周，胃同时沿着两个不同的轴旋转。首先主要的纵向轴旋转导致背部隆起形成胃的侧缘。前腹面形成内壁（即胃小弯）[33]。这解释了在成人中左迷走神经支配胃前壁，右迷走神经支配胃后壁（图113-5）。

增大的肝脏有助于围绕前后轴的第二个旋转。胃从纯粹的纵向位移向另一个横向方向。胃大弯向下、向侧方凸，而胃小弯向上、向内凹。

远端前肠腹侧肠系膜持续存在到成年。在尾状叶和左叶外侧段的交界处，它继续将胃小弯（即前腹壁）连接到肝脏的下表面，成为胃肝韧带（图113-6）[35]。在其中有胃左动脉、胃冠状静脉和很多淋巴结。小网膜的尾侧部形成肝十二指肠韧带。在其游离缘内有肝动脉、门静脉、肝总管和胆总管以及淋巴结[36]。这个游离边缘形成的Winslow孔的一个边缘，将小网膜囊与较大的腹腔分开。

与原始胃的背侧隆起不同，十二指肠形成一个腹侧隆起。十二指肠的近端（即从幽门到刚过乳头）来自前肠，由腹腔动脉供血（即前肠大动脉）。十二指肠的其余部分来自中肠。因此，它由肠系膜上动脉（即中肠大动脉）供血，该动脉穿过持续存在的背系膜。

随着胃旋转，十二指肠的位置也会发生变化。之前指向背面的凹形缘口开向左侧（即经典C环）。背部肠系膜随后被再吸收，沿其前表面留有脏腹膜覆盖。这种肠系膜附着的缺失造成球部远端十二指肠位于"腹膜后"。

十一、胃、十二指肠和小网膜的发育异常

（一）胃窦网

胃窦网是一个薄的、向心狭窄的胃窦。它由黏膜和黏膜下层组成（图113-7）。它可能是先天性的（即再通错误）或可能与消化性溃疡病相关[37]。

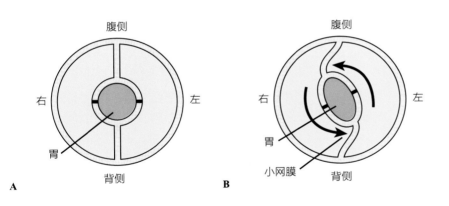

▶ 图113-5 胃旋转和小网膜形成

横断面示意图描绘胃绕身体纵轴的旋转，左侧迷走神经被带到胃的前壁，右侧腹膜间隙向胃后方的扩展开始形成小网膜囊

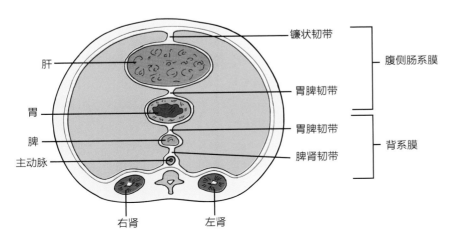

▶ 图113-6 肠系膜和支持韧带的胚胎起源

通过肝脏水平的5周胚胎的横截面显示由腹侧和背系膜分开的成对的上腹膜（右和左）。即使在这个发育阶段，也清楚地证明了成人的许多悬韧带的起源

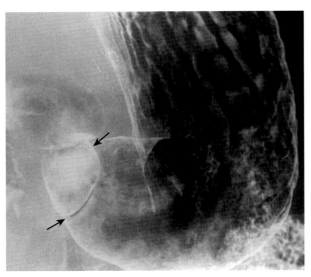

▲ 图 113-7　胃窦网
胃窦中存在薄线性非阻塞性缺陷（箭）

（二）胃憩室

胃憩室通常位于胃底后壁的高处，可能是真正的憩室或肌壁缺失的假憩室[37]。位置恒定提示潜在的先天性基础。

（三）重复畸形

通常在胃大弯处发现重复畸形。这些非交通性的囊性肿块大小差别很大（见第 116 章）[37, 38]。

（四）十二指肠狭窄

十二指肠狭窄表现为不同长度的狭窄，通常在第三和第四部分。可能是由于错误的再通所致（见第 116 章）[33]。

（五）十二指肠网及倒置憩室

一条薄而窄的组织带可能会部分地阻塞十二指肠。随着肠蠕动的持续压力推动肠内容物，该网可伸展并膨胀成正常十二指肠腔内的囊状结构，即所谓的倒置憩室或风向标畸形（见第 116 章）[39]。

十二、胰腺的正常发育

在发育的第 4 周，尾前肠的内胚层产生胰腺背侧和腹侧的芽。背侧的芽最先出现，位于腹侧的

顶端。背芽迅速生长进入背肠系膜（即中肠）。它产生胰腺的体和尾部。较尾侧胰芽由肝憩室发展而来。这个芽原本是两分裂的，但左侧萎缩，右侧持续形成钩突和胰头[40, 41]。

据报道，背芽比腹芽具有更大的脂肪浸润倾向，这有助于在影像学研究中胰腺芽之间区分正常胰腺实质和病变胰腺。这种倾向可能源于胰腺芽不同的组织学成分[42]。显微镜下评价表明，起源于腹侧芽的胰腺实质含有致密的胰腺小叶，而起源于背侧芽的胰腺实质相对排列松散，并含有更多嵌插的脂肪组织[43]。

局灶性脂肪浸润的 CT 评估，最常见于胰头前部，在非增强或增强 CT 检查中显示胰腺实质内脂肪密度的孤立区域。然而，增强 CT 检查可能掩盖了局灶性脂肪浸润的存在，因为正常实质的增强使低密度脂肪变模糊。值得注意的是，脂肪浸润区域与剩余胰腺实质之间的界线通常是平滑和尖锐的，正如在脂肪浸润源于组织学组成差异所预期的那样[43, 44]。

超声检查中，局灶性脂肪浸润与正常的胰腺实质相比是高回声的。在 CT 上，胰腺脂肪浸润部分和剩余的实质之间存在分界线[44]。

磁共振成像是评估局灶性脂肪浸润（并将其与肿瘤性病变区分）的准确方式，因为它能够清楚地识别脂肪组织。脂肪组织在 T_1 和 T_2 加权图像上表现出高信号。此外，利用化学位移成像，可以看出脂肪浸润组织在反相位 T_1 序列上比同相位信号强度明显降低[43, 44]。

有几个重要的影像线索有助于区分肿块与局灶性胰腺实质脂肪浸润。局灶性脂肪浸润多见于胰头的前侧，而胰头的后侧和邻近胰管的实质则不受影响。如与恶性病变相比，脂肪浸润通常不会对周围组织或血管产生占位效应，并且通常保持胰腺的正常轮廓。最后，在复查中，局灶性脂肪浸润倾向于稳定。

当十二指肠向右旋转 90° 时，胰腺背部芽及其肠系膜被带到原始十二指肠襻（见上文）的凹部。它们最终位于十二指肠降部的左侧（内侧）。胆总管及胰腺腹右侧部分也完成此 90° 旋转，同时进行另外的 180° 旋转。它们总共旋转 270° 后位于十二

指肠曲的凹处（图 113-8A 和 B）。

最终，十二指肠背侧系膜与后腹壁融合，导致胰腺腹膜后定位。然而，胰腺尾部的一小部分在脾门附近位于有时没有完全吸收的中胃部分，维持其腹膜内位置[40]。

在第 6 周时，腹侧和背侧芽实质及其导管融合起来。通过大乳头排空的主胰管（Wirsung）来源于头部的腹侧原基和体尾部的背侧原基（图 113-8C）。副胰管（Santorini）来源于背侧原基的远端，在10% 的患者中，它通过小乳头排空[40]。在其余病例中，由于两个导管系统交通，主胰管是主要排泄通路。

外分泌胰腺组织来源于产生小管的胰芽。小泡形成在这些小管的末端，从而产生腺泡。朗格汉斯的内分泌胰岛也源自内胚层[40]。邻近胰腺的内脏间充质提供其结缔组织基质[33]。

十三、胰腺发育异常

（一）环状胰腺

这种异常中的 85% 的病例中，十二指肠降段被一条胰腺组织包绕[40,41]。环状胰腺最常见于男性患者，75% 的病例可能有其他先天性异常（见第96 章）。

一种理论认为原为二腹胰腺的左侧芽持续存在，并有助于形成十二指肠周围的组织环[45]。另一种理论假设，右侧芽顶端异常附着在十二指肠上，并且当十二指肠壁旋转时，原基旋转，从而伸展和包裹十二指肠周围的胰腺组织[40,41]。

（二）胰腺分裂

胰腺分裂是由背侧和腹侧的胰腺芽融合失败而引起的。这允许钩突和头部的一部分通过短而窄的主胰管（Wirsung）引流到大乳头。其余的由副胰管（Santorini）通过位于大乳头头侧和腹侧的小乳头引流。小乳头的狭窄开口可能使这些患者易患胰腺炎（见第 96 章）[46]。MRCP 技术在诊断胰腺分裂是准确的已经得到证明。采用多排螺旋 CT 影像或多平面重建技术也可以提高胰腺分裂患者导管解剖的显示[47,48]。线性阵列转换器的内镜超声可以显示不典型的导管解剖。该技术也可显示腹侧和背侧胰腺原基的分裂板[49]。

（三）异位胰腺组织

胰腺组织岛可以沿着胃窦胃大弯或十二指肠sweep 的内侧面生长，并形成黏膜下结节[37,39]。其他受累部位，包括网膜，也有过报道（见第 96 章）。完全发育的胰管罕见。

十四、小网膜和大网膜的正常发育

随着腹侧肠系膜沿中肠的吸收和沿前肠远端的持续存在，腹部被分成成对的（左和右）头腹膜

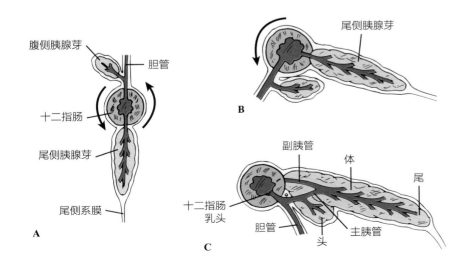

◀ 图 113-8 胰腺发育阶段的俯视图

A. 从第 4 周开始，随着十二指肠旋转 90°，腹侧胰腺环旋转 180°（从右到后）导致了 270° 的总旋转，原来的腹侧原基移动到十二指肠的左侧，这种旋转也将远端的胆总管带到十二指肠后面。B. 背侧原基由十二指肠旋转携带，使其位于十二指肠的左侧。C. 到第 7 至第 8 周，两个胰腺芽的导管与腹侧胰腺融合，形成主胰管的远端部分。大部分的近端主胰管起源于背侧原基

腔和较大共用的尾侧腔。随着原始胃的发育，背系膜（即胃肠系膜）及其伴随的供血血管开始明显延长。当胃旋转时，细长的胃系膜与胃的背隆一起旋转（如前所述）。这使得成对的头腹腔空间的右半部分向后延伸到胃的左上象限，形成小网膜囊（图113-5）。

这个细长的中肠（包含脾脏）最背侧的部分最终与后腹壁部分融合，形成了脾动脉的腹膜后走行（图 113-9）。现在多余的胃系膜的腹侧部分向前和向下突出。它悬挂在胃大弯上，覆盖在横结肠和肠系膜上的小肠上。然后，它转回身，在后腹壁加入已经融合的背侧部分（图 113-10A）。

多余的腹膜裙的两片融合，使两层间的空隙（即小网膜的下隐窝）闭塞。大网膜由 4 层腹膜组成，像围裙样悬挂在大量的腹腔上。大网膜部分与横结肠和其背侧悬韧带融合（图 113-10B）[33, 36]。腹侧由于大网膜与横结肠上部黏附，使得胃结肠韧带上移。背侧、胃周系膜和结肠系膜融合形成横结肠系膜[33, 36]。这就勾画出小网膜囊的下缘。横结肠系膜要跨过胰腺，可以成为腹膜后胰腺疾病扩散到腹腔结肠的通道[50]。腹膜后筋膜由多层不同的胚胎系膜融合层构成的。这些板层从膈肌延伸至盆底，能在后腹膜迅速积聚液体进行扩散（见第108 章）[51]。

Winslow 的孔是小网膜囊的入口点。它的边界

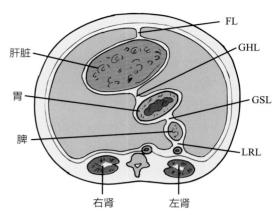

▲ 图 113-9　胃系膜的旋转

穿过上腹部的横截面示意图显示了包含脾芽的细长胃系膜的持续旋转。这种旋转使背系膜贴在后腹壁。最终的退化和肠系膜融合使得脾肾韧带（LRL）成为残余物。胃脾韧带（GSL）形成小网膜囊的一个侧边。胃脾韧带（GHL）作为小网膜持续存在。镰状韧带（FL）继续在膈下空间中将腹膜的右侧从左侧，前上侧分开

由腹侧的肝十二指肠韧带的游离边缘、上方的肝尾状叶、后部的下腔静脉和下部的幽门十二指肠区域的腹膜反折构成[52]。

脾脏在胃的细长的背侧系膜内发育，并将其分成两个部分，这两个部分构成小网膜囊的外侧边界。脾肾韧带代表了胃系膜背侧至腹膜后的融合。胃脾韧带代表位于胃和后腹壁之间脾脏系膜起源的更腹侧的残余物（图 113-9）。

覆盖在胃左动脉上的隆起的腹膜嵴将小网膜囊

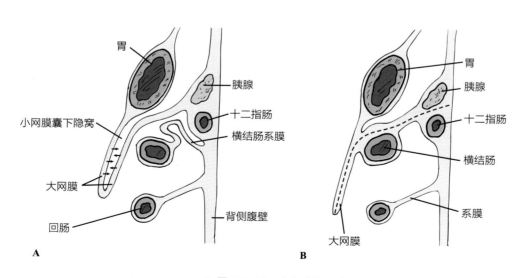

▲ 图 113-10　大网膜的形成

A. 纵向示意图显示大网膜的两层融合闭塞了小网膜下隐窝。B. 大网膜与横结肠及其背侧系膜融合使胃结肠韧带和横结肠系膜位置升高

分成两个隔室。较小的内侧隔室包含食管的膈下部分。小网膜囊内侧的炎性渗出液可以通过食管裂孔穿过横膈进入纵隔。

十五、小网膜囊和大网膜的发育异常

（一）心下囊

少见情况，在膈肌水平存在持续的交通，内侧小网膜囊延伸到纵隔。这就形成右肺内侧心下囊[33]。

（二）网膜囊肿

间充质内衬的大网膜囊肿可在大网膜叶内形成，代表了大网膜下隐窝不完全闭塞。肠系膜囊肿、网膜囊肿、重复囊肿和神经肠囊肿的组织学鉴别是基于它们的细胞被覆和其他壁成分差异[53, 54]。

十六、脾的正常发育

脾脏在第 5 周的发育过程中由胃系膜的间充质发育而来。最初，形成几个不同的间充质簇。这些聚集并融合形成脾脏，在第 3 个月发展成其特有的形状。它们的融合导致脾脏的分叶状轮廓。出生前脾脏轮廓平滑，沿着前上缘贴其前边缘只保留有几个凹痕。间质形成脾的网状结构、小梁和脾包膜。T 淋巴细胞和 B 淋巴细胞在骨髓中产生并迁移到脾脏。到第 4 个月，脾脏产生巨核细胞和其他血细胞前体作为造血活动的部分，在成人脾脏保留造血能力。

十七、脾的异常发育

（一）副脾

副脾是指先天性异位脾组织（见第 104 章）。这与脾脏种植是不同的，脾脏种植是由创伤和随后的脾脏碎片的植入和生长引起的异位脾组织。副脾可能是脾脏融合失败的结果[55]。另外，太大的分叶可能导致组织被夹断而与主脾分离[56]。高达 30% 的人群有副脾[33, 55]。最常见于脾门，但也可能在腹膜后的其他部位发现[57]。通常只存在一个副脾。副

脾和血液疾病之间存在关联[58]。

（二）游走脾

不到 0.2% 病人脾脏可能有具有不寻常的活动度和占据不典型位置[55]（见第 104 章）。这种情况在多产女性中最常见[59, 60]。游离脾脏与胃脾和脾肾韧带不完全融合甚至缺失有关[61, 62]。与脾大及产后妇女发病率增加有关，提示后天原因造成的[63]。脾脏活动度过大，易发生扭转及继发梗死。

（三）无脾

孤立性脾脏缺失不伴随别的异常通常是后天获得性的[64, 65]。然而，它更常见于男孩，并且具有多器官系统先天性异常的复杂综合征（见第 122 章）[66]。一种理论认为这与在胚胎中身体曲度发育异常有关[67]。这就解释了与无脾相关常存在位点异常（尤其是右侧转位）。

（四）多脾

多脾是由许多解剖异常所定义的更广泛的内脏转位综合征的一个组成部分。这种转位综合征与左旋异构体有关，左旋异构体提示双侧双叶肺和双侧肺闭锁的存在。这种综合征也与位于腹腔中央的肝脏、位置随机分布的胃和多个脾脏相关。心脏异常也可能存在，但在无脾脏而不是多脾患者中更为常见。伴随多脾的内脏异位综合征中最常见的表现是奇静脉（或半奇静脉）与下腔静脉延续，很容易通过横断面成像以及仔细阅读胸侧位片得以发现（图113-11）。内脏异位综合征的症候群并非恒定，可能因患者而异[68]。

与无脾症一样，与多脾症相关的多器官系统异常可能与胚胎体曲的异常发育有关。多脾在女性更常见。尽管多脾患者与无脾患者相比具有更广泛的临床表现，但据报道，50% 以上患有此病的新生儿在出生第一年内死亡[55, 69]。

（五）脾 - 性腺融合

脾 - 性腺融合几乎只见于男孩，累及左侧[70, 71]。连续的和不连续的形式的出现频率相同。连续的形式包括纤维和脾脏组织带将左侧性腺连接到脾

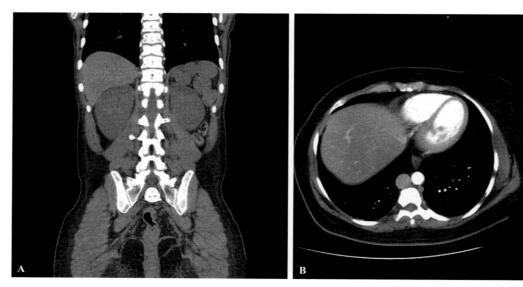

▲ 图 113-11　多脾伴下腔静脉的奇静脉延续

A. 冠状位 CT 扫描显示左上腹多发脾脏。轴位 CT 扫描显示同一患者奇静脉延续下腔静脉，这是合并多脾的内脏异位综合征的常见表现

脏 [70]。其中约 25% 的病人患有隐睾症。在不连续的形式中，异位脾组织位于性腺。

发育中的性腺在胚胎发育的第 6 周从中肾产生，中肾与背部肠系膜中的脾前体相邻 [72]。性腺组织通常在发育的第 8 周下降。这两个胚原基没能完全分离可导致这种异常。

十八、正常的中肠旋转和固定

只有类人猿和人类的原始背系膜有部分闭塞。这很可能是由直立的姿势造成的 [73]。

在发育的第 3 和第 4 周，胚胎开始生长得比卵黄囊快得多。到第 5 周，胚胎内和胚胎外腹腔通过狭窄的茎（即脐肠或卵黄肠管或卵黄茎）连接（图 113-2）。

在胚胎内体腔，中肠开始伸长并向腹侧环入卵黄囊。该中肠襻可分为两个节段，最初是大致相等的长度。该环的轴为肠系膜上动脉，其顶点以脐肠系膜导管为标志。动脉前段开始于前肠中肠结，止于环的顶点。这段发育成十二指肠乳头的远端、空肠和大部分回肠。动脉后肢从环的顶端延伸到中肠–后肠连接处。从这个部分长成远端和末端回肠、盲肠、阑尾、升结肠和大部分横结肠。向后肠的过渡通常在横结肠的远端 1/3 处，在那里发生从肠系膜上动脉（即中结肠）到肠系膜下动脉（即左结肠）分布的转换（图 113-12）。

到第 5 周，动脉后段的近端在脐带环的顶端附近出现小肿胀（即盲肠芽），标志着开始小肠和大肠间的分化。

Snyder 和 Chaffin 在 20 世纪 50 年代早期的开创性工作促使对中肠如何旋转的理论进行了重大修正 [74, 75]。中肠疝发生在发育的第 6 周。它受到背系膜致密缩窄的限制，背系膜将较近端的动脉前段和较远端的动脉后段与后腹膜束紧 [76]。在疝中，中肠明显伸长 [33, 76]。生长主要累及动脉前段。源于肝右叶增大及迅速拉长的压力，迫使动脉前段向下向右生长 [33, 76]。长度的增加以适应一系列的回旋和小环。此时，动脉后段占据脐疝的左侧。从前面看，这代表一个 90° 的逆时针旋转。

到第 10 周，腹膜腔的进一步生长和肝脏尺寸增加速度放慢使得中肠的生理性疝气有足够的空间减少。首先返回的是细长的、盘绕的动脉前肢 [33, 74-76]。这些右侧（原为颅侧）的襻进入位于肠系膜上动脉右侧的腹部，然后经过该动脉后方占据腹部的左侧。现在较大的盲肠芽可能阻碍动脉后（尾侧）在左半腹腔中肠的返回，直到动脉前段返回完成（图 113-13）。

在第 11 周内，生长速度较慢的动脉后段返回。

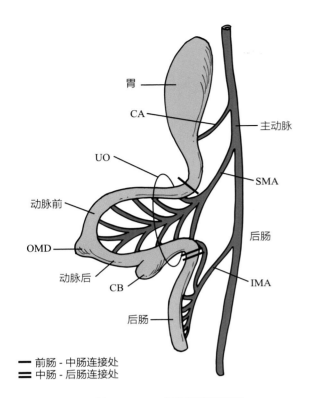

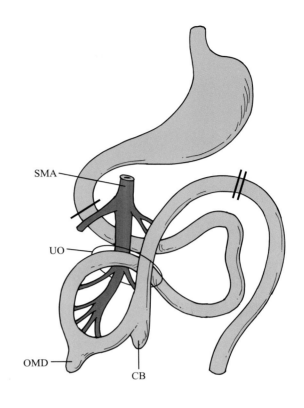

▲ 图 113-12　6 周肠道发育情况
发育 6 周时肠道纵向观察显示肠系膜上动脉（SMA）是中肠旋转轴。脐肠系膜管（OMD）将中肠分成动脉前和动脉后肢。注意脐部生理性疝的发生（UO）。粗线标记前肠 - 中肠（/）和中肠 - 后肠（//）结合点。腹腔干（CA）是前肠的主要动脉，肠系膜下动脉（IMA）供应后肠
CB. 盲肠芽

▲ 图 113-13　10 周肠道发育情况
10 周胎儿的前面观，延长的、多余的动脉前肢重新进入腹部，较差到肠系膜上动脉（SMA）的左侧和后侧。这就把后肠移到左边。粗线标记前肠 - 中肠（/）和中肠 - 后肠（//）结合点。CB. 盲肠芽；OMD. 脐肠系膜管；UO. 脐部生理性疝

随着疝气的减少，结肠继续旋转，先在肠系膜上动脉的前方旋转，然后向右旋转（图 113-14）。到第 12 周时，结肠完成 270° 逆时针旋转。这 270° 包括在脐疝期间发生的 90° 以及在脐疝复位期间增加的 180°。胚胎的屈曲将盲肠带到髂嵴的水平。它的右下腹位置是升结肠持续生长的结果，而不是进一步的中肠旋转。

阑尾的发育是一个独立的、独特的过程[77]。原始盲肠的基部和它的顶端之间生长分化速度的差异导致快速形成这种蠕虫状附属物，即阑尾。出生后盲肠外侧壁的不对称生长导致阑尾从盲肠的中线向回盲瓣的同侧迁移。内侧壁的生长由于回肠及其血管蒂的存在受到阻碍[77]。

从第 11 周到第 5 个月的末尾，背系膜发生逐渐、部分的吸收。升结肠和下结肠的节段与后腹壁的壁腹膜粘连，从而所谓的腹膜后位置。实际上，通常它们的前、中、外侧被腹膜覆盖，只有它们的后壁才是真正的腹膜后。

横结肠系膜（即结肠系膜）持续存在到成年。它部分与大网膜融合，形成胃结肠韧带。横结肠系膜的远端（即膈结肠韧带）起到锚定作用，固定左上腹脾曲。它还封住左侧结肠旁沟，防止疾病从下方蔓延到左上腹[36, 78]。

在小肠中，动脉前段的近端较厚的附着处位于第 2 腰椎胸的左侧，标志着十二指肠 - 空肠的结合处。十二指肠肠背部肠系膜残端也吸收到后腹壁，导致十二指肠"腹膜后化"。小肠系膜的远端被携带到右下腹，终止于第 4 或第 5 腰椎的水平。肠系膜小肠沿着后腹壁悬挂在短的后部附着物上。

乙状结肠维持其背肠系膜附着为乙状结肠系膜。与各种不同长度的附着的结肠相比，其系膜长度短，可能导致乙状结肠扭转的形成。

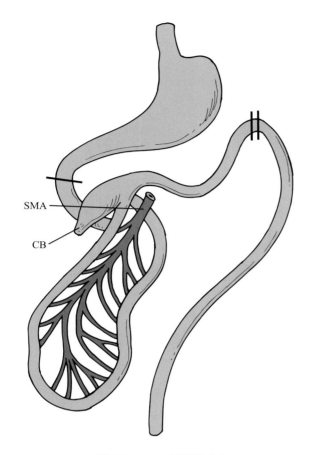

▲ 图 113-14　11 周肠道发育

随着比图 113-13 晚 1 周的发育，生理性疝完成复位。动脉后肢部分完成了 180° 的旋转，盲肠位于上腹部，向右侧移动
CB. 盲肠芽；SMA. 肠系膜上动脉

十九、中肠旋转与固定异常

（一）重复畸形

由于再通中的错误，可形成平行于第一肠腔的第二肠腔 [33, 54, 79]。重复畸形通常不与第一肠腔连通，但它们共享共同的肌壁和血液供应。在回肠中更常见（见第 117 章）。

（二）回肠闭锁

从十二指肠到回肠各级小肠闭锁均归因于子宫缺血过程（见第 117 章）[80, 81]。其他权威认为在多发小肠闭锁情况下可能由于宫内感染引起的 [82]。

（三）肠系膜囊肿

肠系膜内囊肿有多种起源。它们的鉴别取决于其壁成分和内衬细胞 [53, 54]。

（四）未旋转

未旋转虽然通称为旋转不良，但未旋转代表在旋转 90° 后中肠旋转的异常停止 [33, 54, 83]。此时，动脉前段中肠位于肠系膜上动脉的右侧，动脉后段位于左侧。然后，动脉后段先回到腹部。结果它位于左腹。返回的动脉前段被迫保持在右侧（图 113-15）。这两个节段继续共享一个位于中线的共同的背肠系膜。这使得大肠和小肠管有相当大的活动度，并易于发生中肠扭转。

（五）反向旋转

在罕见的反向旋转中，中肠返回的顺序是相反的，动脉后段返回先于动脉前段 [33, 54]。这导致结肠位于肠系膜上动脉的后面，十二指肠和小肠在前方交叉。肠系膜带异常可能引起梗阻。

（六）不完全旋转与固定异常

虽然旋转和固定是两个独立的、不同的发展阶段，但旋转的异常常常与固定异常有关 [33, 54, 73, 83]。最常见的情况是，结肠不能完成 180° 的旋转，停止在右上腹。可能存在背肠系膜不完全吸收，使得形成细长、可活动的结肠节段。许多不同的变化和组合在异常旋转和固定均可遇到。存在异常旋转的近段并不意味着必然存在异常旋转的下段，但异常下段的存在几乎总是与异常的近端旋转有关。

伴随肠旋转和固定异常，多发先天性胃肠道和其他器官系统畸形已被报道 [83]。最常见的相关畸形是十二指肠闭锁或网（11%），其次是梅克尔憩室（11%）、脐膨出（9%）、其他狭窄或闭锁（5%）和先天性巨结肠（2%）。不常见的相关异常包括心脏和骨科异常、胆道闭锁、胰腺异常、小结肠、食管网和气管食管瘘。

（七）过度旋转

在过度旋转状态下，拉长的结肠继续旋转超过其通常的 270° 停止点 [33, 54]。盲肠可能穿过中线，有时到达左上腹。因为动脉前段长度和旋转正常，所以它位于正常位置，在此病中不受影响。

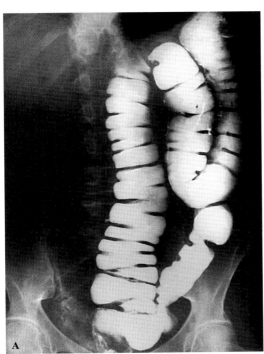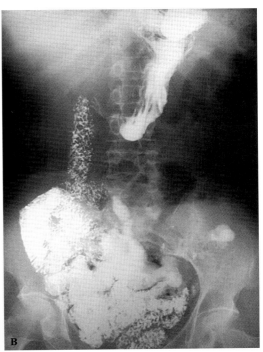

▲ 图 113-15　肠不旋转

单对比钡灌肠显示整个结肠位于左半腹。这就反映了在第一个 90° 旋转后中肠前肢的过早返回。在同一患者上消化道系列显示十二指肠襻形成不完全。空肠和大部分小肠位于右半腹部。动脉后段占据左侧，中肠动脉前段必须保持在右侧

（八）内疝

背系膜形成和再吸收的异常可能允许肠襻向内突入（见第 112 章）。这些窝中最常见的是位于十二指肠附近 [33, 54]。

左侧十二指肠旁疝比右侧的更常见。Landzert 窝是由降结肠系膜不完全融合形成的 [54]。肠襻可在结肠下和肠系膜下静脉前疝出。小肠系膜上的类似缺损（即 Waldeyer 窝或肠系膜顶窝）允许襻从肠系膜上动脉下方的左上腹向右疝出 [54]。这就是右侧十二指肠旁疝。

类似但不太常见的缺陷可存在于盲肠周围区域、乙状结肠系膜内、甚至横结肠系膜中。在这些区域内可以看到许多不同类型和位置的内疝。

（九）Meckel 憩室

如果脐肠系膜导管不能完全闭塞，肠的外翻可能会持续。生理性疝的顶端位置决定了 Meckel 憩室在远端回肠的位置（见第 117 章）。

Meckel 憩室差异很大 [54]。小肠与脐带或纤维

条带之间可能存在囊性残余物。与肠沟通是最常见的表现（图 113-16），但引流脐窦也有报道。纤维索可以作为一个旋转轴，允许扭转发生。

这些憩室可包含异位的胃或胰腺组织。异位胃组织的存在可能导致消化性溃疡和出血。据报道在黏膜层内肿瘤罕有发生。肠内容物在憩室内的淤积可能引起肠结石形成。少见情况，憩室倒置

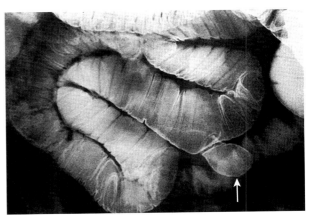

▲ 图 113-16　Meckel 憩室

灌肠锥形下视图显示 Meckel 憩室（箭）起源于回肠襻的肠系膜对侧边缘。这代表了脐肠系膜管的残余

并成为肠套叠的前缘。在 Littre 疝中，憩室进入疝囊 [54]。研究显示在已知克罗恩病患者中 Meckel 憩室发生率增加。在 294 例克罗恩病患者中发现 17 例 Meckel 憩室（5.8%），其发病率约为一般人群的 2～3 倍。在另一项研究中，877 例克罗恩病患者中只有 10 例（1.1%）有 Meckel 憩室。具有克罗恩病和相关的 Meckel 憩室的大部分患者年龄＜ 40 岁，并有回肠受累伴 / 不伴有结肠受累 [86]。这个研究得出结论：Meckel 憩室的发病率并没有比一般人群增加，更重要的是，Meckel 憩室的存在并没有改变患者的管理。在这些研究中，手术证实的 Meckel 憩室患者均没有异位胃黏膜。这个发现意味着在这些患者中用锝显像不会产生阳性结果。

致谢

作者对 James H. Sloves, MD, and Joseph Patrick Mazzie，DO 在准备这一章内容中做出的贡献表示感谢。

第 114 章 新生儿胃肠放射学
Neonatal Gastrointestinal Radiology

Kate A. Feinstein　Sandra K. Fernbach　著

卢巧媛　译　　齐丽萍　校

本章讨论在新生儿期的胃肠畸形表现。有些在出生时就显而易见（如腹裂、脐膨出、膈疝），另一些通常在生命的最初几小时或几天内显现（如食管、小肠或结肠闭锁，胎粪性肠梗阻，胎粪塞，巨结肠）。其中很多通过产前超声能得到提示。

一、旋转异常

（一）胚胎学

在第 6 孕周，中肠和后肠的快速伸长导致它们疝入前腹壁中线的囊中。在妊娠第 9 周回到腹腔之前，中肠围绕肠系膜上动脉旋转 90°。一旦进入腹腔，肠道再旋转 180°，将十二指肠空肠交界点定位在脊椎左侧的胃水平，将空肠定位在左上腹，将回肠定位在右季肋区或右下腹[1-3]。结肠进行单独的逆时针 270° 旋转，将盲肠带入右下腹。这种正常旋转与宽阔的肠系膜基底有关，从左上腹延伸到右下腹。在两个部位附着使肠子固定在适当的位置，如十二指肠空肠交界处的 Treitz 韧带和盲肠基底部的附着。

儿童中发生的最普遍旋转和固定的异常有脐膨出、腹裂和膈疝。旋转变异也可能出现在无脾和多脾综合征，十二指肠狭窄或闭锁，以及先天性巨结肠疾病的儿童。然而，旋转不良常常作为孤立异常而存在。

旋转异常的范围很宽（图 114-1 至图 114-3）[3-10]。在一些儿童中，发生旋转过程，但固定失败。在其他儿童，离正常位置只有微小偏差。完全不旋转是

指空肠位于脊椎右侧，回肠位于盆腔或脊柱的左侧。大多数临床问题都出现与正常旋转模式具有较大偏差的儿童中。在经典的旋转不良中，盲肠位于中腹部或中线左侧（图 114-2），可通过源自肝脏下表面的宽带固定在位置上。这些 Ladd 带穿过十二指肠，并可能在该水平上引起肠外压迫和梗阻（图 114-3）。

（二）临床表现

大多数旋转不良在婴儿出生的最初几个月出现。如果有急性肠扭转伴肠系膜缩短的肠道扭曲，

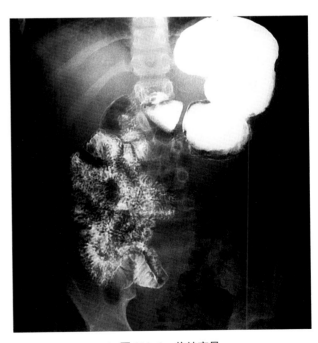

▲ 图 114-1　旋转变异
十二指肠球部覆盖在脊柱上，在腹部右侧可见多个空肠襻

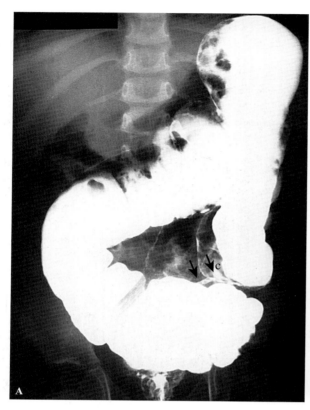

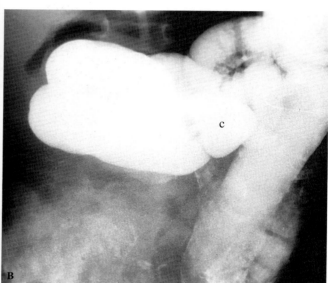

▲ 图 114-2　钡灌肠显示的旋转不良

A. 盲肠（c）位于左下腹，在阑尾中可见造影剂（箭）。B. 在另一个孩子中，盲肠（c）位于左上腹

或慢性呕吐和生长迟缓，Ladd 带阻塞导致的肠梗阻，则会有急性腹部症状（图 114-3）。中肠扭转可产生血管损害，如果不及时诊断和治疗，可导致整个小肠坏疽（图 114-4）。

　　在一些儿童中，直到后来因为其他目的作检查时，才检测到旋转不良。不常见情况，异常旋转可与慢性扭转有关。这种情况妨碍淋巴和静脉引流，导致吸收不良或发育不良 [11-14]。急性肠扭转伴肠梗死，尽管少见，在年长的儿童和成人中确有发生。矫正术后肠活动度异常可能持续存在。肠旋转不良儿童中常常发生的其他十二指肠异常有：十二指肠闭锁、环状胰腺和十二指肠前门静脉。

（三）影像学表现

　　腹 X 线片在不复杂的肠旋转异常儿童没什么价值，因为不使用阳性造影剂十二指肠空肠连接及盲肠位置很难确定。有时右肝下缘（即十二指肠三角）气体的异常轮廓可能提示旋转异常伴肠扭转的诊

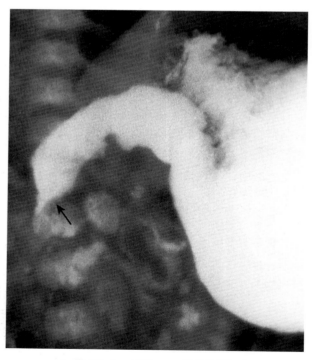

▲ 图 114-3　伴有 Ladd 带的旋转不良

上消化道系列显示十二指肠部分梗阻，外压性充盈缺损（箭）

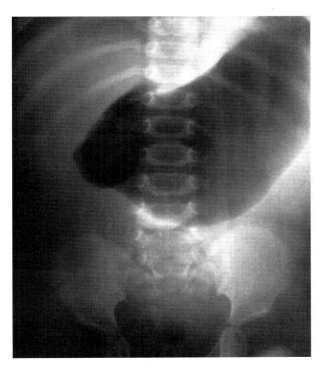

▲ 图 114-4　中肠扭转

急性发病的中肠扭转婴儿X线片仅显示胃和十二指肠内存在气体

断[11]。正常X线片不能排除肠旋转异常伴肠扭转的诊断[4-6, 10]。

在新生儿或腹痛或呕吐的儿童，腹部X线片显示胃和十二指肠球气体扩张提示高位梗阻（图114-4）。此表现（即双泡征）亦可见于十二指肠闭锁和环形胰腺。有必要进行造影检查鉴别Ladd带相对良性的并发症（图114-3）及肠扭转的外科急症（图114-4）。

在中肠扭转患儿中，腹部的气体分布可能正常或显示高或低梗阻，或腹部可能无气体[5-7]。因为腹部X线片通常是不能诊断出来的，延误诊断的后果是严峻的，当怀疑扭转时，应紧急进行造影检查。

第一项用于检测旋转不良及其并发症的检查应是上消化道系列。钡灌肠可以显示盲肠位置异常或固定异常（图114-2），但钡灌肠结果正常并不排除旋转不良伴扭转。因此，如果未发现低位梗阻性病变，仍考虑旋转不良，则在灌肠后可能需要进行上消化道造影。

旋转不良可通过超声检查诊断，尽管通常是由于其他原因进行的检查的偶然发现[14, 15]。肠正常

的旋转失败造成肠系膜上动脉和静脉之间的异常关系。肠扭转时肠系膜上静脉可围绕肠系膜上动脉，超声上不稳定地产生涡流征[15]。超声可通过显示主动脉和肠系膜上动脉之间的十二指肠的第三段来排除旋转不良[16, 17]。断层扫描（CT）也可以显示这些血管的变化和显示位置异常和扭曲的肠管[18]。

二、腹裂

（一）概况

前腹壁的发育是复杂的，正常闭合需要四个独立的褶皱（即颅、尾和两侧褶皱）的有序生长[19, 20]。腹裂是一种矢状旁缺损，通常位于正常位置和看起来正常的脐带的右侧。脐带通过肠疝进入羊水中。

（二）临床表现

疝出的肠没有腹膜或网膜覆盖，因此与母体血清AFP水平升高有关。在10 000个存活新生儿中就有1人发生腹裂畸形，产前超声可诊断[21-23]。出生时，缺损和肠疝明显，不易与其他腹壁缺损混淆。

肠旋转不良或不旋转是腹裂的原理，但很少引起并发症。20%的病例出现肠闭锁，通常是唯一的异常表现，但它是术后发病的重要因素[24-28]。

（三）治疗

尽管少量肠管通常通过小缺损疝出，但手术修复与术后5%～25%死亡率相关，主要并发症是败血症和电解质问题[22-29]。产前暴露于羊水会导致肠壁水肿和浆膜炎性增厚，甚至在修复后也会影响蠕动功能[28]。在子宫中，暴露的肠和肠系膜可能变短和盘绕，这也影响产后功能。短肠综合征可能会降低肠道吸收，并导致体质下降。短肠或肠蠕动不良的儿童可以通过肠外高营养来支持，但这也可能造成管理问题：静脉血栓、肝病和胆汁淤积。剖宫产曾经是减少子宫内肠变化的常规手术，但产后和术后肠功能无明显差异[20, 23, 29]。

手术矫正的类型，直接手术还是延迟手术，取决于缺损的大小和其他并发症的存在，如闭锁

和短肠 [26–29]。除了覆盖疝出的肠外，放置腹筒仓（abdominal silo），可能有必要建立吻合口来给闭锁近端扩张的肠减压。

手术后，肠动力改变在腹裂症患儿非常普遍。起先的术后麻痹性肠梗阻常常导致明显小肠转运时间延长 [27–31]。这些儿童胃食管反流发生率显著增高。即使他们通常是足月婴儿，在修复后 1~4 个月于 23% 的病例会发生坏死性小肠结肠炎（necrotizing enterocolitis，NEC），并且表现可能不典型，只有 36% 的患儿有血丝便 [30]。

（四）影像表现

产前超声诊断腹裂症的基础是观察到胎儿正常的脐带插入有肠管疝出的前腹壁缺损 [19, 21, 23]。没有腹膜覆盖肠，如果存在胎儿腹水或覆盖膜，或在疝出的内脏中发现肝脏，更有可能诊断为脐膨出 [19, 22, 32]。外肠襻增厚强烈提示腹裂。羊水量通常是正常的。肠管管径超过 17mm 提示存在闭锁，同样，肠管管径较小通常与肠的连续性相关。

腹部 X 线片显示正常位置的脐带夹与疝出的肠襻分开，肠襻由气体勾勒出来（图 114–5）。术后应仔细检查坏死性肠炎的改变：肠梗阻、肠襻扩张和肠壁内气体等 [27, 30]。术后钡餐用于检查胃食管反

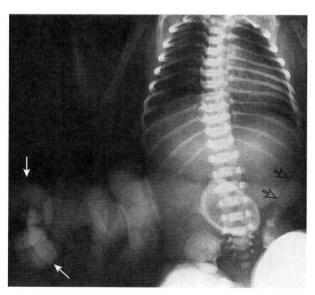

▲ 图 114–5 腹裂

腹裂新生儿外置肠襻（白箭）延伸到腹壁外侧。因为肠襻缺乏腹膜覆盖，每个肠襻轮廓都被气体清楚地勾勒出来。正常插入的脐带位于中线，由脐带钳限定在中线左侧（空心箭）

流、肠襻扩张、梗阻性粘连、肠存在量及位置、蠕动或转运时间异常 [33]。

三、脐膨出

（一）临床表现

脐膨出，在 5000 例存活出生儿中约有 1 例存在，是一种大小不等的中线缺陷，肠、肝、脾、胰腺和子宫可通过该缺陷突出 [19, 21, 32]。腹膜或网膜通常覆盖疝出的器官，但网膜可能在出生时破裂。脐带插入网膜的顶端。肠管旋转畸形，8%~20% 的患儿有 Meckel 憩室。

产前超声可诊断脐膨出 [19, 21, 22, 32]。母体 AFP 水平可能升高，但是由于覆盖网膜，它们趋向于低于有腹裂的患儿。相关变异见于 50%~80% 的有脐膨出婴儿，包括法洛四联症和房间隔缺损以及其他心脏、中枢神经系统和胃肠道异常。异常的检出可能影响妊娠的结局或管理，某些异常与胎儿死亡有关，而其他异常可能导致计划性终止妊娠 [34–36]。Beckwith-Wiedemann 综合征患儿占脐膨出人群的将近 12%。这些婴儿出生时巨大，舌头大。特异性胰腺异常，胰岛细胞增多症，易导致婴儿低血糖，即使在新生儿期。唐氏综合征（即 21 三体综合征）、13 三体综合征和 18 三体综合征与脐膨出的发病率有关 [32, 34–36]。

患有小前腹缺损（如腹裂、小脐膨出）的儿童往往有正常发育的胸腔。那些具有巨大脐膨出（即包含肝脏和肠）的患者胸腔较小，肺发育不良和呼吸功能不全的发生率增加。术后可能需要通气支持 [36, 37]。

手术治疗可采取多种形式 [38]。在大多数儿童，缺陷是通过原发性皮肤闭合或用筒仓封闭来矫正的。手术方法是由缺陷的大小决定的，较大的缺损可能需要分步缩小。

（二）放射学表现

产前超声诊断脐膨出是基于观察到脐带插入胎儿腹壁前膜覆盖结构 [19, 21–23, 32, 35]。胎儿腹水、羊水异常量及相关先天缺陷是次要的支持表现。肠壁增厚或无腹膜或无网膜提示腹裂诊断。

产后腹部 X 线检查（图 114-6）显示脐膨出为软组织密度，邻近的气体很好地界定其边缘。与腹裂不同（图 114-5），除非脐膨出网膜破裂，肠管不会单独出现。术后影像学检查可发现肠旋转不良和其他器官位置异常[39]。

四、膈疝

（一）Bochdalek 孔疝

1. 胚胎学

在早期胎儿生活中，腹膜腔和胸膜间隙是连续的。在第 8 周，就在前疝肠返回腹腔之前，这两个间隙之间的交通由于膈肌的发育而关闭[40]。如果肠过早返回腹部，或者如果膈肌发育迟缓或不完全，则膈疝形成。由于肠管返回腹部被阻断，患儿有肠旋转不良。仅有 10% Bochdalek 疝有腹膜覆盖。

2. 临床表现

后外侧或 Bochdalek 疝占活产儿 1/3000[40]。一些膈疝可能是创伤或感染后获得性的。在新生儿期，膈疝可与 B 组链球菌感染相关[41]。晚期出现或无症状的检出病例也有报道[41, 42]。

先天性膈疝在左侧发生的频率是右侧的 6～9 倍，可能是因为胸膜腹膜管在右侧关闭得较早，约

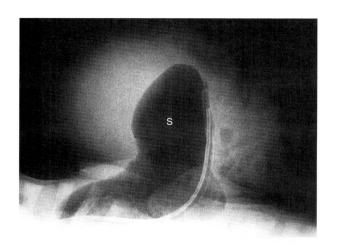

▲ 图 114-6　脐膨出
腹部侧位 X 线片显示腹膜覆盖的脐膨出。脐膨出的网膜通过气体勾勒出来并且清晰可见，但由于它们没有暴露在空气中，因此不能识别单个肠襻，不像腹裂那样。充满气体的胃（S）突入到脐膨出中

3% 的儿童有双侧膈疝。左侧疝通常包含胃肠道的部分。伴左侧或右侧膈疝肝脏可延伸至胸腔。无论疝发生的哪一侧，同侧和对侧的肺都被压缩，决定新生儿结局的最关键因素是肺发育不良程度[43-48]。

当有严重呼吸窘迫的新生儿有舟状腹时，临床上应怀疑膈疝。由于肠内容物在胸腔内，腹部的外观缺乏正常隆起。大多数患膈疝的新生儿接受快速插管和复苏，当他们稳定时，再接受外科修复。所有儿童都要仔细检查中线缺陷（即唇腭裂、脊柱裂和脐膨出）和心脏病变（即室间隔缺损和法洛四联症），因为相关的异常也决定预后[42, 43]。

尽管通气支持和药物使用包括吸入一氧化氮纠正肺动脉高压（膈疝的一个常见并发症），早期术前死亡率为 20%～80%[43]，为了提高生存率，体外膜氧合（extracorporeal membrane oxygenation，ECMO）应用于因肺发育不全而导致严重呼吸功能不全的婴儿[48, 49]。ECMO 可在手术前、术中或术后使用。这种肺旁路系统需要通过右颈总动脉和右心房（静脉 - 动脉入路）将大口径套管置入主动脉弓，或者通过右颈内静脉向右心房（静脉 - 静脉入路）置入单根双腔导管[50]。肝素化是常规。肺几乎不通气给肺机会成熟、生长。ECMO 使术后存活率提高到 80% 以上，但并非没有并发症，如颈部伤口出血、脑内和胸腔出血，以及后来中线复位困难。需要 ECMO 的儿童比不需要的儿童神经系统的结局差。因为这些孩子从出生时病情较重，神经系统缺陷有多种原因，包括 ECMO[51]。

许多患有膈疝的婴儿在进行修复之前仍然死亡的事实推动了整个 20 世纪 90 年代产前外科手术干预的研究。据报道，通过磁共振成像（MRI）测量的预测胎儿肺容量是生存的预测因子[44]。在观察到预期的胎儿肺容量非常低的胎儿中，采用的一种胎儿手术技术涉及胎儿气管阻塞，尽管由于突出的腹部内容物产生了外在压力，但这会导致液体充满肺部并促进其扩张[52]。出生时阻塞气管的夹子或气囊会被移除，允许正常呼吸。这项技术仅适用于那些产前超声表明肺实质严重受损的患者，结果很有希望[52]。

3. 放射学表现

当心脏和其他纵隔结构从中线移位并且胸部存

在"肿块"（即肝脏或肠道）时，产前超声做出膈疝诊断[40,43-45]。在一些研究中，胎儿腹围在第5百分位以下与产前和产后病程较差相关[53]。胎儿腹水、胸腔积液和羊水过多与膈疝有关。

产前超声和 MRI 已证实在许多膈疝中有部分或全部肝脏[44,47]。如果未在产前诊断，患儿在出生后不久就会出现呼吸窘迫。腹部 X 线片可以确定腹部肠道存在量。胸部 X 线片可以排除新生儿呼吸窘迫的其他原因：肺部不成熟、先天性肺气管畸形和肺炎。应寻找复苏的并发症和可能影响患儿管理的其他先天性畸形。气胸很常见，需要及时治疗。

在早期 X 线片上，突出的肠襻可能表现为软组织肿块。随着时间和气体吞咽，胸部 X 线片具有更典型的气泡表现（图 114-7）。包含肝脏的膈疝可能看起来更实，可能伴有胸腔积液。轻度膈疝偶尔直到儿童期才被诊断出来[40]。

如果胸腔内容物的性质不确定，应插入鼻胃管，以确定胃并引入气体到肠。在手术前很少需要造影检查来显示上消化道或下消化道（图 114-8）。

术后立即胸部 X 线片可见纵隔仍然移向疝对侧。同侧肺表现为软组织密度由接近纵隔的气体勾出轮廓。同侧气胸是预料之中的，由于长期纵隔移

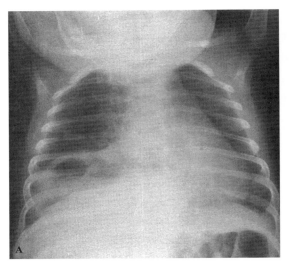

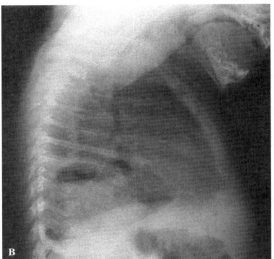

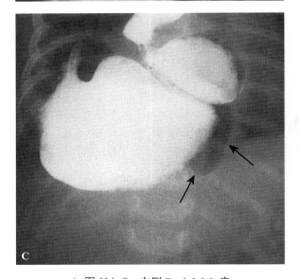

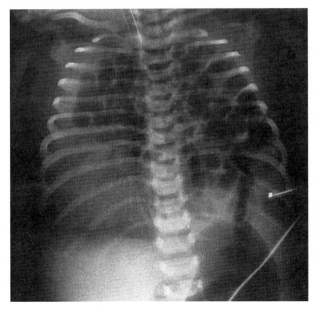

▲ 图 114-7　左侧 Bochdalek 疝
多发充气肠襻布满左胸和右肺尖。纵隔向右侧移位，心脏软组织和发育不良的右肺融合

▲ 图 114-8　右侧 Bochdalek 疝
前（A）和侧（B）位 X 线片显示后方的软组织密度与局灶积气。这与先天性肺气管畸形或肺囊肿相似。C. 上消化检查显示胃已经疝入到右胸腔。充气小肠也在疝中（箭）

位与张力性气胸相似。试图排空这种气胸可导致对侧发育不良的肺过度膨胀并导致对侧气胸。术后最初几天，随着同侧肺的膨胀，液体可能占据胸腔的一部分并在这一侧产生模糊影。

在给儿童放置 ECMO 之前，进行心脏、颅脑和腹部超声以识别那些能够安全接受这种治疗的人。新生儿颅内出血或伴致命异常者被排除在 ECMO 之外。

接受 ECMO 治疗的新生儿每日应接受胸部 X 线片检查。线位置的评估是必要的，支撑线的打结和移位可能会使治疗不理想。肺密度影由于计划低通气、肺内液体增加以及不寻常的出血常常弥漫性增加[54, 55]。约 30% 的 ECMO 治疗儿童发生胸腔出血，表现为典型的胸腔积液，或与气胸有关发生意想不到的纵隔移位[55]。食管在中线可能表现为纵隔气体或液体肿块，因为它经常由于胃食管反流而扩张[56]。尽管肠襻回纳到腹部通常能很好耐受，但长期存活者中约有 20% 经受肠梗阻，约 13% 患者需要手术治疗以解除梗阻[57]。

许多长期存活者胸部 X 线片上最明显的表现是发育不良肺的生长和发育程度。在许多儿童中，2 岁或 3 岁时具有几乎正常的胸部 X 线片表现[58]。

（二）Morgagni 孔疝

结肠或其他腹部结构疝入胸骨后间隙是罕见的，在膈肌前内侧发育异常时发生。所谓的 Morgagni 孔疝占所有膈疝的 2%～4%[40, 43, 59]。

呼吸道和胃肠道的症状很常见，但并不一定与疝有关[59, 60]。孩子可能没有症状，在与此无关的胸部 X 线片检查中发现异常。到 5 岁时只有 50% 病例被检出[61]。

尽管 Morgagni 疝的疝入胸腔的肠管量通常比 Bochdalek 疝少得多，但旋转不良或固定不良很常见。与 Bochdalek 疝相反，Morgagni 孔疝通常在右侧，有被膜或网膜[62, 63]。

含气的 Morgagni 疝的鉴别诊断包括肺炎、肺不张、肺囊肿、脓肿和先天性肺气管畸形。如果肝脏疝出，实性表现与膈肌肿瘤、心包肿块或前纵隔肿块相像。即使无症状的儿童 Morgagni 疝也要被矫正，因为可能发生嵌顿和绞窄。

放射学表现

前后位胸部 X 线片可显示沿心脏边缘的软组织密度影或气体（图 114-9）。在侧位投照，疝位于前部并肠管显示诊断成立。在某些情况下，可能需要

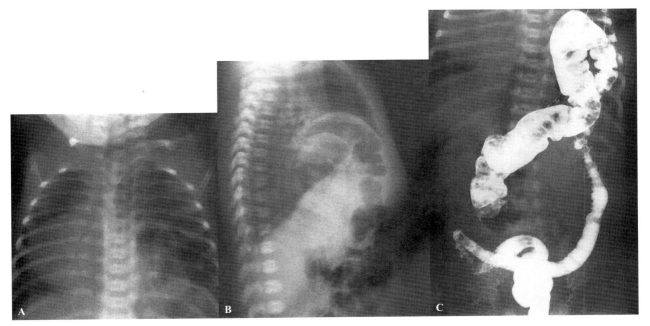

▲ 图 114-9　**Morgagni 孔疝**
A. 前后胸部 X 线片显示左肺基底部有气体积聚，并有心脏向右侧移位。B. 在侧位图中，肠从腹部延伸到胸骨后区。C. 钡灌肠显示占据左胸前部的结肠段呈高密度改变

额外的成像来识别疝的性质和程度（图 114-9）[63]。

五、正常和异常的新生儿肠气

第一次呼吸时，新生儿开始给呼吸道和胃肠道充气。除非有障碍，否则这些过程往往相互平行进行。几个问题延迟了气体进入胃肠道。最明显的是口腔或食管中的机械性阻塞，最常见的是食管闭锁。在阵痛和分娩过程中给予的药物可以抑制吞咽机制，减少吞咽的气体量，并延迟气体进入远端小肠和结肠。

腹部 X 线片最初正常但随后变成无气提示新生儿患有败血症，发生电解质紊乱，正接受胃吸引，或在通气时被麻痹等可能性。这些过程减少了吞咽的气体量和可用于进入远端肠的气体量。

在任何有呼吸道或胃肠道症状的新生儿中，应仔细检查肠气分布模式。气体应以马赛克模式对称分布在腹部。气体的缺乏或位置异常可证实怀疑的膈疝。腹部肿块可以使肠襻移位并且通过膈肌上的压力引起呼吸窘迫。高位肠梗阻，上腹部有一些肠襻含气含液扩张（图 114-10）。在远端阻塞的情况

下，扩张的肠襻布满腹部（图 114-11）。

在新生儿中，因为结肠袋未发育，可能难以区分小肠和大肠。虽然位置可以允许小肠与大肠的区分，但是扩张的小肠可以填充通常由结肠占据的空

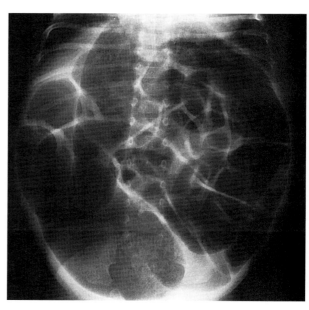

▲ 图 114-11　低位梗阻
先天性巨结肠病引起的结肠梗阻使整个腹部多个肠襻扩张。由于不能识别断续的结肠袋，所以很难理解除整个小肠之外结肠是扩张的

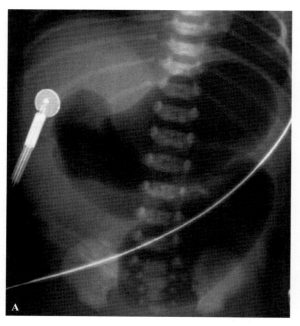

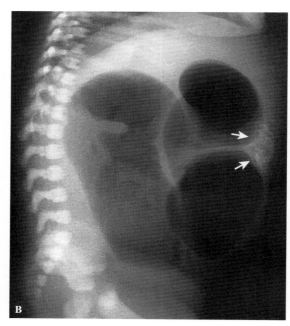

▲ 图 114-10　高位梗阻
空肠闭锁患儿的前后位（A）和侧位（B）腹部 X 线片显示充满腹部数个明显扩张的肠襻。沿着前腹壁（箭）的钙化提示前肠穿孔和胎粪性腹膜炎

间或甚至类似扩张的胃。

确定最远的气体范围很重要，因为鉴别诊断取决于阻塞的水平。检测结肠内的气体可能需要额外的图像。如果怀疑极远端病变，俯卧位侧位直肠相可能有用。可以进行结肠的造影以确定是否存在梗阻或识别梗阻的水平和性质。

六、腹部肿块

（一）临床表现

新生儿腹部肿块的鉴别诊断广泛，如卵巢囊肿或肿瘤、消化道重复畸形、肠系膜或网膜淋巴管瘤、脾脏或肝脏囊肿或肿瘤、胆总管囊肿、囊性胎粪性腹膜炎、子宫阴道积水和腹膜后肿块[60,64-67]。大多数新生儿腹部肿块起源于肾脏，输尿管肾盂交界处梗阻和多囊性发育不良肾脏是最常见的原因。胃肠道病变占新生儿腹部肿块的8%～15%。

可以通过产前超声检查或出生后腹部触诊来检出肿块。在一些新生儿中，肿块足够大以致腹壁扩张或变形并引起呼吸窘迫。可能存在腹水或类似假性腹水。如果肿瘤压迫相邻结构或者肿瘤发生扭转，则会导致疼痛或梗阻。

患有充血性心力衰竭的婴儿肝脏上的杂音提示肝脏血管瘤。如果臀部出现肿块，腹部肿块可能代表骶尾部畸胎瘤的内部延伸[66]。

（二）放射学表现

腹部X线片可显示肠梗阻或移位，相对非特异性的表现。钙化提示胎粪性腹膜炎、畸胎瘤和肝母细胞瘤，脊柱异常提示骶前脑膜膨出、泄殖腔梗阻畸形和骶尾部内部含畸胎瘤成分。

超声是新生儿腹部和盆腔肿块的首选成像技术（图114-12）[60,65,66]。

应解决以下问题：①肿块起源于哪个区域或器官？②肿块是实性，囊性还是有分隔？③周围有壁，膜或是包膜？④围绕肿块的结构看起来正常？⑤有腹水吗？⑥腹部或腹膜后有扩散灶或侵犯？

根据获得的信息，儿童可以进行外科手术，进行进一步的放射学评估，或者观察和观察一段时间后复查。

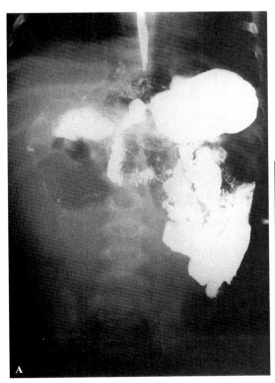
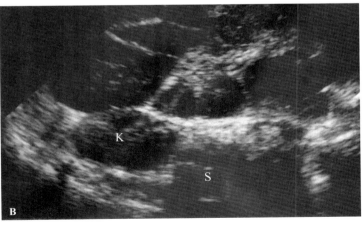

▲ 图 114-12　新生儿腹部肿块为肠系膜淋巴管瘤

A. 钡剂存在于胃、十二指肠和小肠。胃食管反流充盈食管远端。十二指肠曲向左侧移位。向上移位、受压的高密度的肠襻出现在右上腹。
B. 腹部中线右侧的轴位腹部超声显示多个充满液体的结构。这些结构都没有可见的蠕动，因为它们是淋巴管瘤的一部分
K. 肾脏；S. 脊柱

七、坏死性小肠结肠炎

（一）临床表现

NEC 病程危及生命，主要影响早产儿的胃肠道。NEC 的症状和体征通常在生命的最初 2 周出现，如胃内残余量增加、腹胀、血便、昏睡，甚至呼吸状态改变[68, 69]。

除了早产之外，记录到的其他相关因素包括：①任何原因的肠缺血；②异常的肠激素、免疫球蛋白或蠕动；③肠内营养，特别是高卡路里浓度的大量配方奶；④母亲使用可卡因。病毒或细菌可能在某些情况下有影响[70, 71]。

病理检查显示溃疡开始于黏膜，并延伸至黏膜下，炎性细胞可能存在于肠壁多层[72]。肠积气见于黏膜下层和浆膜下。在 50% 的病例中，正常肠区在病变段之间。炎性假膜的发生率小于 10%。许多标本同时显示在同一肠段的急性变化和修复性改变。这些过程的并发症包括坏疽、穿孔伴腹膜炎或肠囊肿形成或狭窄形成、肠瘘和败血症[72-74]。

手术时机至关重要，理想的情况下，手术应发生在坏死时未发生肠穿孔前。腹壁红斑或穿刺阳性结果提示肠穿孔，必须手术治疗[75-77]。气腹是手术指征。这些临床和放射学征象清楚地提示穿孔已发生。

狭窄是迟发性表现，NEC 儿童 9%～35% 会发生肠狭窄。约 75% 发生在结肠，通常在脾曲区，15% 是多发性，15% 的患儿累及回肠末端。延迟 20 个月后即可出现，但当早期检查发现时可自发消退[73, 78]。行肠分流或经皮腹腔引流治疗的 NEC 所致肠穿孔的患儿狭窄形成率低于只接受药物治疗者。为了排除狭窄，NEC 患儿可以在恢复喂养前对整个胃肠道进行顺行造影检查。转流手术患儿在重建肠道前应检查旁路肠管以排除狭窄[73, 78]。可疑 NEC 患儿的内科治疗包括肠外营养和抗生素治疗[71]。

大多数 NEC 患儿经内科治疗和手术治疗后存活。小早产儿的死亡率最高，他们太虚弱而无法接受标准的开腹手术，因此需要经皮腹腔引流治疗。晚期并发症包括短肠综合征、脓毒症、腹腔脓肿、复发性 NEC、狭窄形成以及一些胃肠道外的问题。

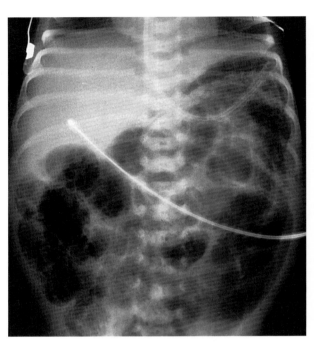

▲ 图 114-13 坏死性小肠结肠炎伴肠积气症
腹部气泡状表现是由肠壁内的气体引起的。在一些肠段中，壁内气体明显平行于管腔，在其他肠段中，壁内气体为围绕肠腔的圆形改变

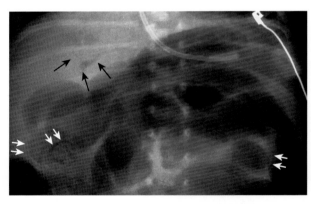

▲ 图 114-14 坏死性小肠结肠炎合并门静脉积气
遍布肝脏分支状透亮区代表门静脉系统内的气体（黑箭）。也可看见壁内气体（白箭）

NEC 幸存者是儿童短肠综合征最大构成组。

（二）放射学表现

腹部 X 线片表现包括胃扩张、持续扩张的肠襻或不变的肠气分布[79]（图 114-13 和图 114-14）。稍后会出现肠气肿，大量壁内气体聚集形成平行于肠壁的线状条纹图案，或者正面看时，表现为围绕肠腔的圆形透亮区。尽管气肿性肠病的气泡状表现可能提示粪便，然而早产儿在生命的前 2 周很少在结肠内形成粪便。

气体进入肠系膜静脉，随后进入门静脉及其分支，产生放射到肝脏周边的条纹状透亮影（图 114-14）。这对于大多数儿童是气体的消散症状，但对许多医师来说，这表明需要手术[77]。

肠穿孔是 NEC 最严重的并发症，表现为腹腔内游离气体。当气体量大时，肝脏或中腹上方出现弥漫性透亮区。气体可勾勒出镰状韧带（图 114-15）。肠壁的内表面和外表面可以清楚地看到。在一些儿童中，气体围绕脐动脉并在骨盆中产生倒 V 征。Morison 囊内的气体可产生三角形的透亮影[80]。

当怀疑有游离空气时，仰卧位腹部 X 线片由水平投照侧位片来补充，这比卧位或直立 X 线片更容易获得。游离气体可显示为肝脏和胃前面的透亮影，或肠襻之间从腹壁向下突出的小三角形透亮影[81]。

虽然超声不是 NEC 的主要成像技术，但在 X 线片上发现前，超声可以显示受累肠襻肠壁增厚和门静脉气体[82, 83]。肝内门静脉气体可表现为遍布全肝气泡亮反光点。肝实质产生异常片状分布的亮回声。当使用彩色多普勒成像时，严重受损（坏疽）肠襻可显示血流减少或消失[83]。局灶性积液、回波的游离液体、肠壁回声增加和肠壁厚度增加也是预后不良的超声征象[84]。NEC 的早期诊断及时治疗在大多数情况下中止疾病进程。当临床上怀疑 NEC 时，即使没有影像学发现，也要对婴儿进行相应的治疗。如果需要确诊，新生儿可以使用低渗造影剂上消化道造影或造影剂灌肠。采用 CT 是一种新的确认 NEC 的方法。从摄入稀释低渗造影剂的 NEC 新生儿收集的尿液标本，其平均 CT 密度值明显高于正常婴儿的尿液[85]。

在 NEC 的自然病程中可发展成肠狭窄，可以引起肠梗阻的临床和影像学征象。造影剂灌肠（图 114-16）应用于评估整个结肠和末端回肠。虽然有些狭窄可能会自发解除，但大多数都被外科切除或用球囊导管扩张[78, 86]。

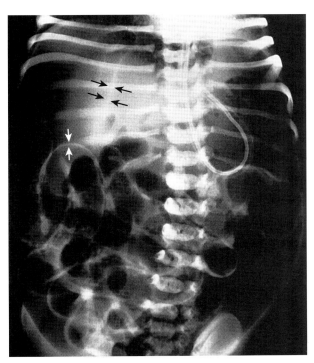

▲ 图 114-15　坏死性小肠结肠炎伴穿孔的足球征表现

大量游离腹腔气体勾勒出镰状韧带（黑箭）。气体使得整个右上腹不寻常的透亮表现。多个肠襻的内壁和外壁（白箭）可见，是腹腔内游离气体的另一征象

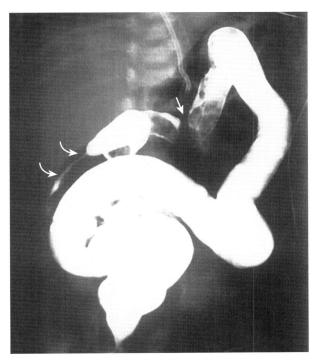

▲ 图 114-16　坏死性小肠结肠炎引起的结肠肠狭窄

水溶性灌肠剂显示横结肠中段轻度肠腔狭窄（直箭）和在结肠肝曲区一段更严重的狭窄（弯箭）

八、食管闭锁

（一）概述

食管闭锁（esophageal atresia，EA）在 5000 例活产儿中约发生 1 例，男孩和女孩发病率相同。80% 以上气管通过先天性气管食管瘘（TEF）连接到远端食管，但约 10%EA 是完全的（图 114-17）。3%～4% 有近端瘘（有或没有远端瘘管），约 5% 无闭锁，但在气管和食管之间有异常连接（即 H 型瘘）。

EA 可以在产前诊断，但在出生时诊断更常见：当婴儿难以处理分泌物，或第一次喂养时，婴儿呼吸困难[87]。尝试通过鼻胃管通常是不成功的，鼻胃管可以进入气管并通过气管食管瘘和远端食管罕见。为了保护肺，及时诊断 EA 是必要的。

远端气体

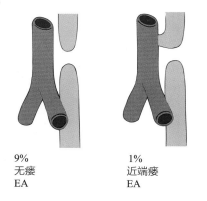

82%
远端食管瘘
EA

6%
H 型食管瘘

2%
近端瘘
远端瘘
EA

无远端气体

9%
无瘘
EA

1%
近端瘘
EA

▲ 图 114-17　食管闭锁的类型
描绘了食管闭锁（EA）的常见形式

有 EA 或有 EA 和 TEF 新生儿必须评估排除其他异常，包括 21 三体综合征和 VATER 综合征。VATER 或 VACTERL 的首字母缩写强调脊椎、肛门、心脏、气管食管、肾脏和肢体异常可能同时发生[88-91]。在手术前进行体格检查和影像学检查，以发现需要紧急矫正的其他异常（如十二指肠闭锁），影响 TEF 的标准外科矫正（如右主动脉弓），或影响死亡率（如肾发育不全、导管依赖性心脏病变）。在约 50% 的婴儿中，EA 是孤立存在的异常。

远端瘘的存在可以通过临床诊断（图 114-17），因为受影响的新生儿有圆形腹部和肠鸣音。EA 和无远端瘘管的婴儿有舟状腹并无肠鸣音。

稳定的有 EA 和 TEF 的新生儿在出生最初几天进行手术矫正。手术选择包括端对端或端对侧吻合[90,91]。手术可以通过传统的开胸或电视辅助胸腔镜手术完成[92,93]。提供肠外营养几天，直到术后检查证实吻合口完整，就可以安全地给予经口喂养。

当近段和远段之间存在较大间隙，即是 EA 和无 TEF 的儿童常见的问题，在新生期通常不尝试主要矫正。在外科或放射线引导下胃切开置管，可满足营养需要[94]。上囊被分流，使里面的分泌物不会被吸入。之后通过接入一段肠管或将胃拉入食管，在近端食管和胃之间建立吻合，来重建新食管[95-97]。这个手术经常被延迟到孩子长到 1 岁才做。EA 中的非手术吻合可以通过磁性延长食管段并在上下囊的两端放置磁铁，使用口腔和胃造口术插入导管来建立[98]。无论是哪种类型的修复，术后并发症都很多。在新生儿期进行初次修复的儿童中，有 10%～20% 出现吻合口瘘（图 114-18）。因为吻合口有瘢痕、吻合口张力引起的缺血改变或胃食管反流，吻合口狭窄或狭窄的形成（图 114-19 和图 114-20）发生在 15%～30% 的病例中[99-102]。吻合口径的改变并不总是表明狭窄，而是可能由先前阻塞的上段食管的残留扩张所致。远端食管狭窄可由先天性食管狭窄或胃食管反流引起（图 114-21）[100]。可以采用食管扩张术和球囊扩张术治疗狭窄[103]。

在手术部位发生瘘（图 114-22）或延迟发现近端盲端瘘（图 114-23）可能导致术后类似误吸的喂养困难。患有 H 型瘘管的儿童（图 114-24）可能只有间歇性喂养问题，因为瘘管可能不总是明显

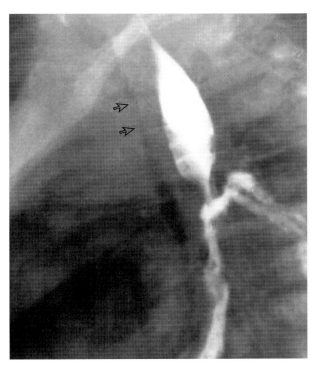

▲ 图 114-18　食管闭锁和气管食管瘘修补术后吻合口瘘
当造影剂到达吻合处时，进入远端食管并向后漏出。注意近端气管（箭）的狭窄

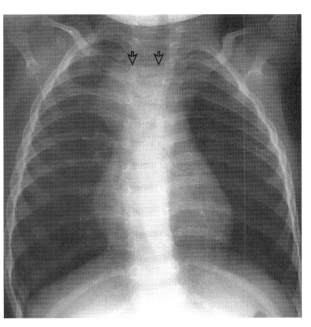

▲ 图 114-20　气管食管瘘修复术后吻合口狭窄
一个有液气平面（箭）的软组织密度影使气管左移。这是狭窄的吻合之上扩张的上端盲端。由于食物在吻合口受阻，儿童症状十分明显

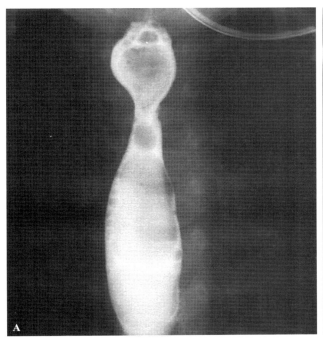

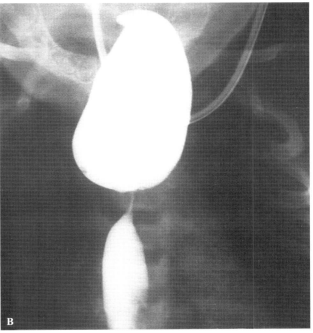

▲ 图 114-19　食管闭锁和气管食管瘘修复后狭窄形成
A. 在术后早期进行的检查显示吻合口轻度狭窄，这可能是正常的。B. 数月后，一次检查显示严重的狭窄导致近端食管扩张增大

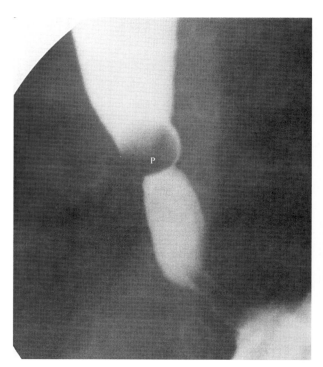

▲ 图 114-21　气管食管瘘修复术后胃食管反流

反流造成了远端食管的严重狭窄，被整个吞咽的豌豆（P）不能进入胃

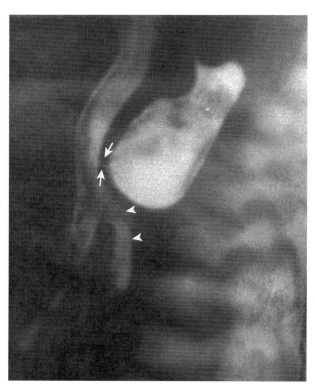

▲ 图 114-23　对上段盲端进行了质量不佳的术前检查：近端食管闭锁伴远端瘘

上端盲端充满造影剂，通过一个小瘘管（箭）气管被充盈造影剂，来自气管的对造影剂勾勒出远端气管食管瘘和远端食管段的上部（箭头）。上食管段和下食管段是紧密相连的

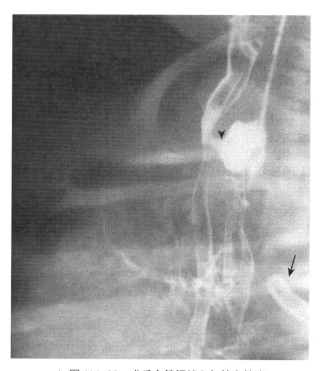

▲ 图 114-22　术后食管闭锁和气管食管瘘

这个瘘管在术后数天就出现了。造影剂注入食管上部，通过瘘管（箭头）进入气管。可以看到胸腔引流（箭）

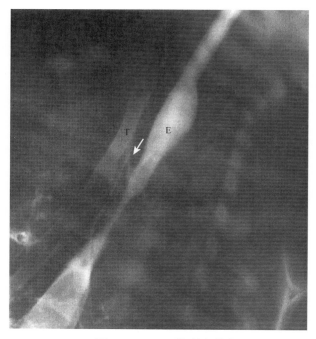

▲ 图 114-24　H 型气管食管瘘

注入食管上端造影剂填满食管（E）、瘘管（箭）和气管（T）

的。瘘管的肌壁可能收缩，或瘘可能被黏液或食物堵塞。H 型瘘管可以多年未被发现，直到做食管造影评估多发性肺炎的原因才得以被发现。

症状性胃食管反流和肺部疾病在 EA 和 TEF 儿童整个生活中都很常见。胃食管反流是由于原发性远端食管异常、术后胃食管交界处的解剖学改变、顺行蠕动不良或胃排空延迟所致 [100, 101, 104]。事实上，所有患有 EA 的儿童都会有食管动力紊乱。如果需要胃底折叠术治疗胃食管反流，必须对其进行修改，使其不阻塞蠕动不良的食管 [105]。

修补后数年的 CT 检查证实了扩张的上食管气管结构和功能异常及液体淤积 [106]。气管异常可由前肠发育不良或手术改变引起 [1]。呼吸道症状可持续存在 [99, 101]。

（二）放射学表现

无气管食管瘘 EA 的产前诊断可由羊水过多、胃内无液体有些提示 [87, 107]。充满液体的上端盲端可用超声检测，偶尔用 MRI 进行确认。

1. X 线片

作为 VACTERL 的一部分，应仔细检查胸部和腹部的 X 线片，检查椎体分段和肢体异常（图 114-25），检查法洛四联症和右侧主动脉弓，以避免在通常在右侧施行的切开术中受伤，以及肠气，来鉴别单纯 EA 和 EA 伴气管食管瘘，并发现其他肠道闭锁。

2. 术前造影检查

术前识别近端瘘管在某些机构是需要的，在其他机构是不需要的。评估可能的瘘管是在帮助儿童保持在一个半直立姿势时进行的侧位透视上段食管。将几毫升低渗造影剂缓慢手动通过置于上袋中的喂养管注入上端盲端内（图 114-26 和图 114-23）。一旦发现瘘管，就停止注射。当没有瘘管时，造影剂通过喂养管清除。

对于无气管食管瘘的 EA 患儿，术前通过胃造口管进行钡剂检查以确定下段食管的长度。上端盲端的最低位置由大口径导管确定。下段可以用回流的造影剂或通过经胃造口术向头侧输送的管子看到。这个远侧段趋向仅延伸到膈上很短的距离（图 114-27）。

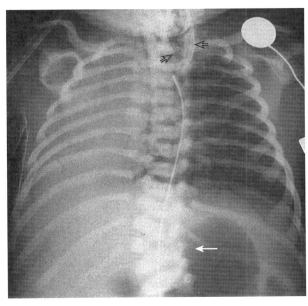

▲ 图 114-25　VATER 综合征

一个营养管盘绕在食管上（空心箭）。左边存在 11 条肋骨，右边存在 12 条肋骨。分段异常，包括一个半椎体，可见于胸腰椎水平（箭）。右半胸密度增高，纵隔的结构向右移位，因为右肺发育不全。该幼儿也有单侧肾发育不全

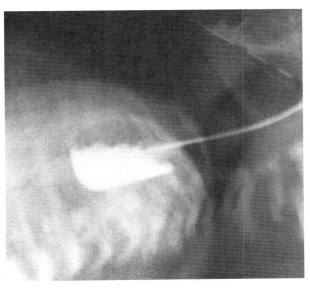

▲ 图 114-26　食管闭锁无气管食管瘘

上袋充满少造影剂。未发现瘘管。患者处于仰卧位而不是首选直立位进行这项检查

因为 H 型气管食管瘘并不总是明显，所以它可能很难显示。食管必须扩张，而且在一些儿童中为了看到瘘管，有必要做第二次或第三次检查。重复的钡餐食管造影可以通过在上食管放置喂养管并手

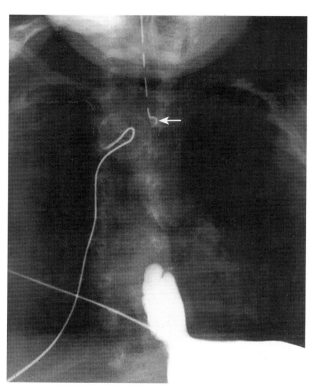

▲ 图 114-27　食管闭锁不伴气管食管瘘胃造口注射造影
喂养管位于上部食管盲端（箭）。经胃造口注入胃的造影剂已回流到短的远段食管。上方盲端的远端和远侧食管的近端之间的距离约为 5 个椎体的高度

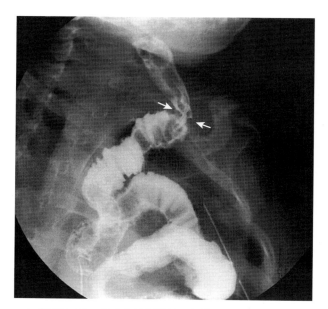

▲ 图 114-28　儿童食管闭锁并无气管食管瘘的术后检查
造影剂通过先前转道的上食管段和由多个小肠襻创建的冗长新食管之间的吻合（箭）

动注射造影剂来进行。瘘管有 N 型而不是 H 型，因为它从食管向前上方连到气管（图 114-24）。虽然在矢状面 CT 可以显示 EA、远侧 TEF 及上下节段间隙的长度，但很少应用此技术。

3. 超声检查

超声成像用于寻找包括在 VACTERL 综合征里的肾脏畸形：发育不全、异位和融合异常。相关的尿道异常通常通过临床检查发现。

4. 术后造影检查

术后约 5 天，进行食管造影以检测吻合口渗漏（图 114-28 和图 114-18）。低渗透性造影剂可以首先使用，如果食管完好，其余的检查可以使用钡剂。

当儿童进食情况恶化时，应进行钡餐造影，以排除吻合口或远端食管狭窄。拒绝固体食物可能是狭窄的第一个迹象。在这种检查中，必须用大量的造影剂来解决吻合口难题。小口抿造影剂食管扩张差，容易使异常部分被忽略。儿童出现流口水或完全拒绝进食时需要进行造影检查，以检查是否有异物或食物在吻合口或远端食管上方嵌塞[108]（图 114-20 和图 114-21）。

九、喉气管裂

喉气管或喉气管食管裂是一种罕见的、严重的前肠分裂失败，男性略好发。裂隙长度不同，常与 EA 和 TEF 相关[109]。EA 和 TEF 可以掩盖喉气管裂，因为症状相似，包括咳嗽、不能处理分泌物和复发性肺炎。这种引起无声哭叫的异常还与 VACTERL 异常、主动脉缩窄和大血管转位有关[109-111]。因为存在多种异常，新生儿期死亡很常见。

喉气管裂的诊断通过内镜确诊。术后的放射学检查应该少量的缓慢地给予造影剂，以便任何残留的裂隙都能与误吸鉴别开。外科手术将气管与食管分开是必要的。裂的程度和相关的气管软化使许多儿童的重建很困难。

十、空肠回肠狭窄和闭锁

十二指肠闭锁在第 116 章中进行讨论。空肠和回肠闭锁在 5000 个新生儿中约有 1 个发生[112]。产

前超声显示羊水过多约占 50%。当出生后有呕吐和腹胀可诊断闭锁。

空肠和回肠闭锁被认为是由于局部压力，肠系膜根部受损，血管内血栓形成或肠道完全再通失败导致的肠道血管损伤[112-117]。在 30% 的患病新生儿中可以看到多个闭锁平面。大多数病例是偶发的，尽管多发性胃肠闭锁的遗传综合征已有描述[118, 119]。

根据肠道和肠系膜不连续性的差异对闭锁进行分类[115]（图 114-29）。闭锁的发生率比先天性狭窄多 6 倍[114]。约 1/3 的空回肠闭锁患儿有肠旋转不良[3]。

（一）治疗

手术技术和术后护理的改善显著提高了小肠闭锁患者的预后。手术的选择取决于闭锁的部位、范围和类型以及近端肠的扩张程度[112-117]。短肠，定义为残余肠小于正常长度 200cm 的 1/2，是发病和死亡的一贯原因。短肠最初可以通过全肠外营养来弥补，但是由于全肠外营养性肝炎的并发症，病情最严重的患儿是肝移植的候选人群。

（二）放射学表现

当产前超声检查显示羊水过多合并肠扩张时，

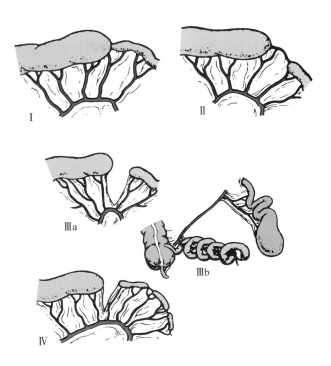

▲ 图 114-29 肠闭锁分类

Ⅰ 型，在相邻的肠襻之间有一个网或隔膜。Ⅱ 型，肠的不连续性，通常伴有近段的扩张，肠系膜是完整的。Ⅲ a 型，肠系膜有间隙，肠襻间不连续。Ⅲ b 型，有一长段闭锁小肠，其余的小肠有螺旋形或苹果皮外观。Ⅳ 型，有多个小肠闭锁区（引自 Grosfeld JL, Ballantine TVN, Shoemaker R: Operative management of intestinal atresia and stenosis based on pathologic findings. J Pediatr Surg 3:368–375, 1979）

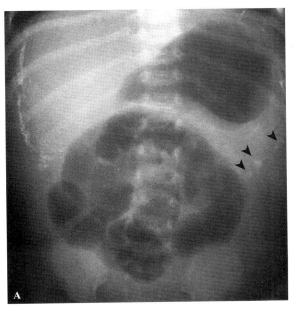
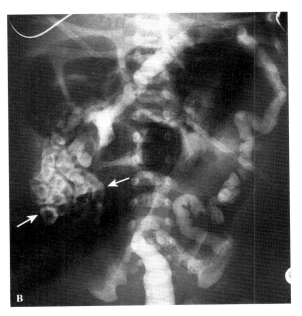

▲ 图 114-30 回肠闭锁

A. 致密钙化（箭头）围绕上腹部的侧面。注意手术证实的回肠闭锁近端扩张的肠襻。B. 不同回肠闭锁患者的造影剂灌肠显示小管径结肠和造影剂回流到充满胎粪的末端回肠（箭）

应考虑小肠闭锁 [120, 121]。产前超声检查相比其他肠闭锁能更成功地发现十二指肠闭锁 [120]。MRI 也可显示胎儿肠闭锁。产后腹部 X 线片显示闭锁或狭窄段近端扩张、充气的肠襻。最接近梗阻的近侧肠襻可与其他段不成比例地扩张，并具有圆形边缘（图 114-10）。闭锁时观察不到远端肠气，而狭窄的病例远端肠气很少。腹膜钙化表明闭锁并发胎粪性腹膜炎（图 114-30 和图 114-10）。然而，胎粪性腹膜炎可以存在，即使放射线或手术没有看到钙化（图 114-31）。患有肠闭锁的儿童的壁内钙化已有报道，但也可能在没有闭锁的情况下出现。

气体通常提供足够的对比度来确定梗阻水平。对于空肠闭锁，少许肠襻充气或有气液平（图 114-10）。当多个扩张肠襻存在时，梗阻更可能在回肠（图 114-32）。当回肠梗阻位置极低时，扩张的肠襻可能充满整个腹部，很难与结肠梗阻区分。

对疑诊空肠闭锁患儿，为了排除远端第二梗阻，可以进行造影剂灌肠。由于有穿孔的风险，低渗透性造影剂是检查首选。当梗阻平面高时，由于梗阻远端的肠分泌物进入结肠，因此存在正常管径

的结肠，从而保持其贮存功能。小管径结肠意味着远端小肠有梗阻，小肠内容物不能进入结肠（图 114-30）。少见情况，外源性压迫完全地阻塞小肠，以致形成微结肠 [122]。超声检查对继发腹腔内的改变可能是有用的，包括怀疑胎粪性腹膜炎时，可以发现游离液体、游离胎粪或肠囊肿（图 114-31）。胎粪是产生回声的，因为它是由分泌物、脱落细胞和胎毛组成的混合物质 [123]。

如果大量小肠闭锁或被切除，手术后的小肠钡餐检查可显示许多变化表明小肠试图代偿其长度损失 [124]。小肠扩张，皱襞较通常变厚，转运时间增加。

十一、胎粪性腹膜炎

当子宫内发生肠穿孔时，无菌胎粪渗入腹腔并产生化学性腹膜炎即胎粪性腹膜炎。穿孔是由任何可能引起肠缺血的过程引起的，包括肠扭转、内疝、肠套叠或胎粪性肠梗阻，伴有或不伴有囊性纤维化 [125-129]。腹膜炎与闭锁、粘连、腹腔内囊性肿

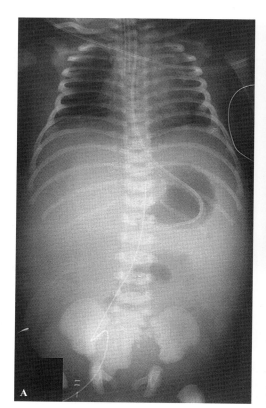

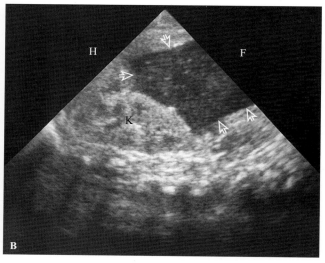

▲ 图 114-31 胎粪性腹膜炎
A. 胸部和腹部的 X 线片显示腹部气体缺乏，可能是因为通过气管内管进行抽吸和通气。胎粪性腹膜炎引起全腹部模糊、鼓胀的侧腹和肠襻居中。B. 纵向超声显示新生儿肾脏回声前的胎粪的腹腔积聚。胎粪比固体结构回声少，但它比单纯的渗出的腹水含有更多的回声
H. 头；F. 尾

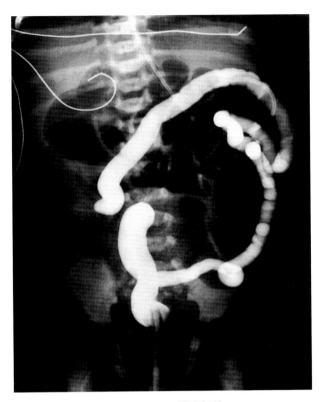

▲ 图 114-32　结肠闭锁

存在多个扩张的肠襻，水溶性造影剂填充小管径结肠，造影剂没有通过肝曲近端，即闭锁的部位

块、腹水、阴囊肿块有关，并且在许多病例中，有腹腔或阴囊钙化（图 114-10 和图 114-30）[125-131]。胎粪性腹膜炎在活产婴儿每 35 000 例中有 1 例。

胎粪性腹膜炎有时被归类为几种不同的形式，包括纤维粘连性、囊性和泛发性。纤维粘连性胎粪腹膜炎的定义是致密的条带和膜，响应腹膜过程在肠周和跨肠襻形成。囊性胎粪性腹膜炎在穿孔内有炎性组织及相邻的肠襻垫在一起时发生。在出生后，如果穿孔已经密封，"囊肿"可以充满液体，或者如果囊腔与肠腔保持连续，可以充满空气和肠内容物。在泛发性胎粪性腹膜炎中，松散黏附或自由漂浮的钙质斑块散布在整个腹膜腔。钙化在腹部 X 线片上可能看不见。

（一）临床表现

许多胎粪性腹膜炎患儿是产前诊断的[128-130]。产后诊断者大多数在出生后头 24h 内出现腹胀和由粘连带、小肠闭锁或胎粪腹水引起的胆汁性呕吐

（图 114-10，图 114-30 和图 114-31）。无症状的儿童可能直到因其他原因摄腹部 X 线片显示腹膜钙化时才被诊断。

胎粪腹膜炎和囊性纤维化可独立发生，而胎粪钙化最常发生在无囊性纤维化的情况下[131]。新生儿腹部钙化的鉴别诊断有限，有肿瘤（如神经母细胞瘤、肝母细胞瘤、畸胎瘤）、肠襻壁或腔内的钙化，以及产前肾上腺出血或肾静脉血栓形成的腹膜后钙化。虽然所有胎粪性腹膜炎患儿都应进行汗氯化物、大便胰蛋白酶和胰凝乳蛋白酶试验，以排除囊性纤维化，但不到 10% 的患者有此病[130]。胎粪性腹膜炎患儿预后良好，存活率约 90%[128-130]。

（二）放射学表现

胎粪性腹膜炎的超声标准包括胎儿腹水，腹水可能有回声斑点、沿腹膜表面回声、囊性腹部肿块和肠扩张[129-130]。单独腹水可能是胎粪性腹膜炎的征兆，在子宫内，这与胎儿羊水相似。腹部 X 线片可显示腹膜钙化（图 114-10 和图 114-30）、肠梗阻、肿块效应、罕见的气腹。

如果盆腔或腹部有腹水或可触及肿块，则应使用超声检查，因为它可确定肿块的大小并排除其他肿块或梗阻性病变。超声检查可区分常见腹水和有"脏"腹水的胎粪性腹膜炎（图 114-31）。骨骼的 X 线片可以显示干骺端致密带，这被认为是在穿孔时形成的[132]。

十二、结肠闭锁

（一）总则

结肠闭锁的发生率比肠道其他部位低，在 40 000 个活产中约有 1 个发生闭锁[115]。横结肠比其他部位更常见，有轻微的女性好发倾向[133]。与其他肠闭锁所致的早产率增加相比，结肠闭锁的儿童更有可能在足月出生。新生儿结肠闭锁表现为呕吐和腹胀。胎粪可能正常通过。

结肠闭锁的鉴别诊断包括其他低位梗阻的原因，如先天性巨结肠、重复畸形、胎粪塞、肠套叠和远端回肠疾病。应进行造影剂灌肠以缩小诊断可能性的范围，并指导额外的检查和治疗。

（二）放射学表现

与其他肠闭锁一样，结肠闭锁的产前超声检查经常显示羊水过多和扩张的充满液体的肠襻。产后腹部 X 线片显示低位梗阻，并且扩张的肠襻可能由于腔内胎粪而具有气液平面或气泡状表现。结肠闭锁的 X 线片诊断是困难的，特别是在出生的最初几小时，因为空气可能尚未到达最远端肠段。

超声检查可排除腹水或肿块病变的存在。低渗透压造影剂对比灌肠是可选择的诊断检查。由于闭锁患者结肠破裂的发生率增加，检查时应十分谨慎。造影柱突然结束，造影柱可能变细或呈圆形，"眼镜蛇头"或如果存在隔膜呈杆状畸形[134]（图114-32）。结肠口径可能正常或小，取决于管腔阻塞何时发生。如果观察到移行区，也可存在先天性巨结肠病[135]。

十三、肛门闭锁

（一）临床表现

肛门闭锁是一种复杂的异常，在 5000 例活产儿中约有 1 例发生，略倾向男性好发[136-140]。肛门直肠畸形谱宽且随患者性别而异（图 114-33）。对肛门闭锁的变异进行了许多分类，一个广泛使用的系统是 Wingspread 分类[136]。其他在 1 日龄时进行临床检查的很强的基础上发展起来[137,138]。男孩比女孩更有可能出现肠尿瘘。因为它们缺少插入的生殖结构（图 114-34）。女孩发生肠阴道瘘和泄殖腔异常的概率较高。

直肠的远端范围必须显示清楚，因为它决定了婴儿是否需要新生儿结肠造口及其他畸形存在的可能性[137-142]。远端直肠袋相对于肛门提肌的位置用来大致地对不同类型的肛门闭锁分类。当直肠末端位于肛提肌上方时，婴儿有一个高或盆腔直肠间的肛门闭锁。当直肠止于在这些肌肉下面时，婴儿有一个低位或肛提肌闭锁肛门。可用放射学和临床数据来区分高和低病变。腹部 X 线片、超声、CT 和 MRI 可能在这个过程中起作用。

当存在瘘管、会阴珍珠（perineal pearls）、外括约肌波纹状外观或正常表现的女性尿道和阴道时，提示低位病变。会阴或尿液有胎粪提示低位病变[137,139]。有低位病变的婴儿行肛门成形术或暂时扩大瘘管。当无瘘管、会阴光滑或女婴只有一个会阴孔时（即泄殖腔异常），应考虑高位病变。有高位病变的新生儿需接受结肠造口术。当孩子约 1 岁时，会接受一个矫正性拉通过程。

肛门闭锁的婴儿泌尿生殖系统异常很常见[140-142]。肾脏异常（如缺如、发育不全、异位、马蹄肾）在高位肛门闭锁的儿童中更常见和更严重。约有 23% 的肛提肌上肛门闭锁患儿存在与尿道的瘘管连通，通常与尿道或膀胱相连。产后早期腹部 X 线片显示膀胱内有空气或尿中有胎粪时，可在出生时诊断瘘。或者，在新生儿期用排尿性膀胱尿道造影或结肠造口关闭前压力顺行结肠造影寻找瘘管[143]。在 VACTERL 的儿童中，先天性尿道病变的发病率增加：如重复畸形、狭窄和巨尿道[140]。

在其他孤立性肛门闭锁患儿中，心血管畸形，尤其是法洛四联症和室间隔缺损的发生率增加。心脏畸形对肛门闭锁患儿的死亡率有显著的影响。高达 20% 的肛门闭锁儿童可能发生脊髓拴系可伴有或不伴有脊椎异常[144]。

（二）治疗

矫正手术取决于生殖器损伤的解剖结构和手术偏好。大多数高位肛门闭锁的手术是后矢状肛门成形术的变体[145,146]。手术的目的是保留和必要时加强储便功能。在肛门闭锁手术时，需要纠正的泌尿道畸形同时被修复。

低位肛门闭锁患儿脊柱畸形和椎管内病变的发生率低于高位肛门闭锁患儿。与高位肛门闭锁程度的儿童相比，这些儿童术后的肛提肌、神经弓发育得更完整、排尿模式更正常。矫正手术后，女孩比男孩更能成功控便[140,145]。

这种差异可能反映了一个事实，即超 90% 的男孩，仅 69% 患病女孩有肛提肌上型直肠肛门闭锁。

（三）放射学表现

1. 产前超声检查

产前超声提示肛门闭锁患者存在肠梗阻，但扩张的肠管只在妊娠后期出现。可在肛门闭锁胎儿见

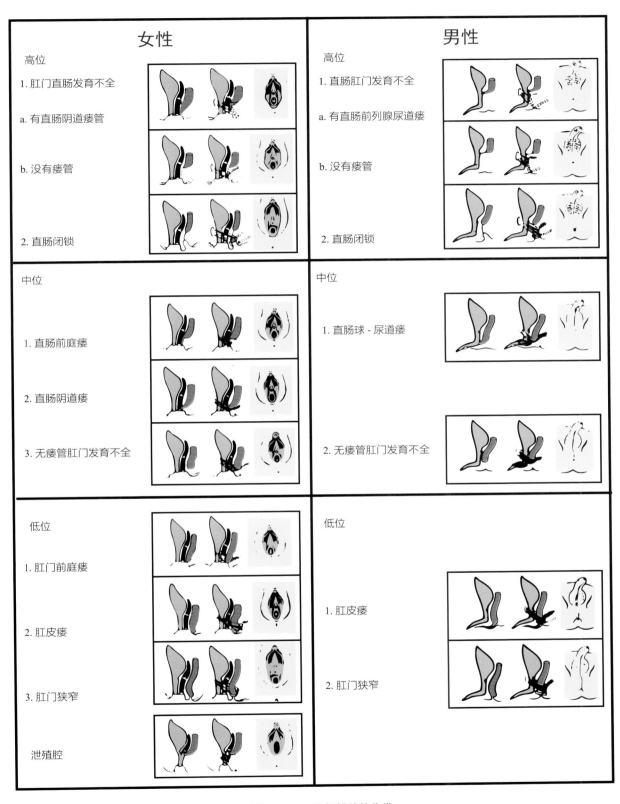

▲ 图 114-33　肛门闭锁的分类

这张图显示了两性肛门闭锁与内脏器官之间可能存在的许多关系（改编自 Grosfeld JL, Ballantine TVN, Shoemaker R: Operative management of intestinal atresia and stenosis based on pathologic findings. J Pediatr Surg 3:368–375, 1979）

到管腔内肠结石。因为患有空肠和回肠闭锁的婴儿很少有胃肠外异常，所以 VACTERL 综合征在多重扩张的肠襻胎儿体内发现任何气体提示肛门闭锁。

2. X 线片

在胸腹部的 X 线片上可以看到肛门闭锁的许多相关畸形，如脊柱畸形伴有缺失、多余或融合节段，半月骶骨，法洛四联症和室间隔缺损。除了远端梗阻的改变外，肠道气体分布可能很少。少数肛门闭锁的婴儿所报道的腔内钙化可能是由产前尿和结肠内容物的混合物引起的，尽管它可以发生在肠与生殖泌尿道之间没有梗阻或瘘管连通的情况下（图 114-34 和图 114-35）。

当体格检查没有提供关于远侧盲端水平的足够信息时，必须用放射检查进行确定。用婴儿倒置法（即倒置相）获得的直肠侧位片曾是评价直肠位置的标准方法 [146]。肛提肌的水平与耻骨 - 骶线相同：从耻骨上、中 1/3 的连接处到 S₅ 下部画出的一条线。如果直肠空气止于此线近端，则认为肛门闭锁是高位的，但如果它止点此线以下，则认为是低位肛门闭锁。现在不使用倒置摄影，在婴儿膝盖下夹紧的情况下获得直肠的俯卧水平投照侧位片 [147, 148]（图 114-36）。俯卧位或膝胸位在婴儿的生理上比倒置造影更好，它也能使结肠气体进入直肠，并防止远端空

气通过瘘管逸出。所使用的标线与标准倒置相相同。当在出生的头 24h 之后摄 X 线片，由于延迟允许气体被驱动到肠的最远端部分，所以更为准确 [147, 148]。

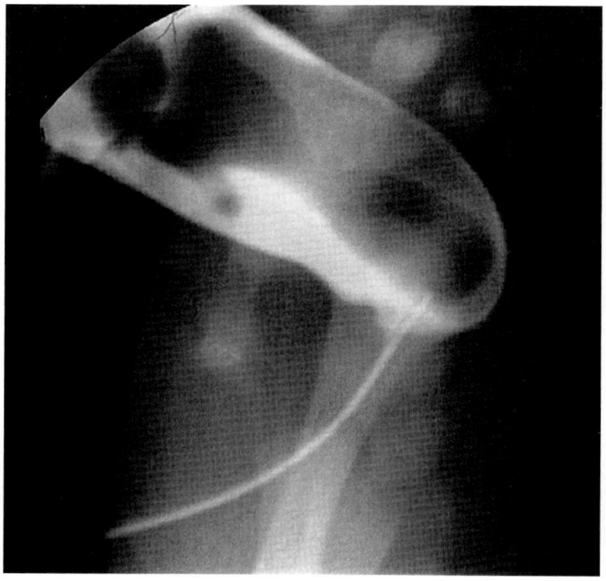

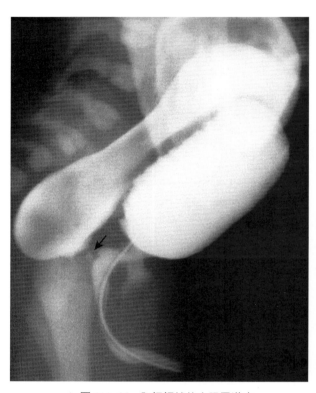

▲ 图 114-35　肛门闭锁伴直肠尿道瘘

在排泄膀胱尿道造影上显示直肠尿道瘘。当儿童排尿并充填尿道时，造影剂通过瘘管（箭）进入盲端直肠。瘘在侧位片上显示最好

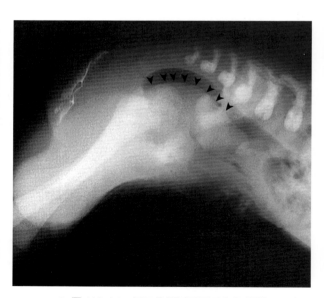

▲ 图 114-34　直肠尿道瘘

一种放置于尿道中的导管，用于经直肠尿道瘘行膀胱尿道造影。造影剂勾勒出直肠远端

▲ 图 114-36　折刀位倒置图显示肛门闭锁

儿童俯卧位臀部布卷垫起。钡糊标记肛门。直肠袋中的胎粪（箭头）是由空气勾勒出来的

CT 倒置相（由儿童俯卧或胸膝位获得）比腹部 X 线片提供更好的解剖学描述，但是并不常用[199]。在矢状面重建，可以看到与中线骨结构相关的远端结肠，即使它还没有充满空气。极少通过直肠窝经皮注射造影剂以试图发现远侧盲端。

3. 超声检查

超声可以识别远端直肠袋，因为直肠袋包含回声性胎粪，因此可以将异常定义为高位或低位病变[150]（图 114-37）。当结肠袋不容易划分时，通常是高位肛门闭锁。经会阴超声检查也用于评估远侧直肠袋及其周围的耻骨直肠肌[151]。肾脏超声检查应当是常规，并且即使在腹部 X 线片未显示脊柱异常时也应进行脊柱超声检查。

4. 胃肠道和泌尿生殖道造影检查

常规进行排尿性膀胱尿道造影以排除膀胱输尿管反流，这发生在几乎 50% 的高位肛门闭锁儿童和 35% 的低位肛门闭锁儿童。在男孩子中，必须进行排尿性膀胱尿道造影以排除直肠尿瘘，这需要在拉通手术时结扎。

因为瘘管在初次检查时可能并不总是充盈，所以如果新生儿检查的结果正常，则在矫正手术前行加压顺行结肠造影或重复排尿性膀胱尿道造影[143]。应该用水溶性造影剂，而不是钡充盈这个未使用的部分，以避免钡进入尿道。当远端结肠段扩张和婴儿处于侧卧位时，瘘管显示最好（图 114-35）。

5. CT 与磁共振成像

可做 CT 或 MRI 进行术前肛提肌评估，但并非常规[149, 150]。MRI 显示括约肌群优于 CT，CT 受限于新生儿体内少量脂肪。MRI 也能更好地显示在冠状面或矢状面上成像最好的肌肉。当没有足够的内在肌肉产生排便控制时，除非做些特殊操作来支撑肌肉，否则手术结果可能令人失望[152]。

当在超声检查中发现异常病变时，MRI 有助于评估脊髓[153-155]。在新生儿时期，MRI 也能很好地显示结肠远端，嵌顿的胎粪产生高信号。

6. 术后检查

当临床上怀疑吻合口瘘时要进行术后检查。如果有粪便污染或严重便秘，则进行造影检查。CT 和 MRI 偶尔用于评估结肠穿通位置与括约肌群关系[156]（图 114-38 和图 114-39）。直肠应居中位于括约肌群内，以确保其功能正常。在括约肌群发育不良的儿童中，新生直肠居中不良比那些肌群发育良好的儿童更常见（图 114-38）。一个最初排泄很好但后来发展为失禁的儿童应该评估产生脊髓拴系的脊髓病变[153-155]。儿童在手术时有排便困难时应评估先天性巨结肠病，这种病症在肛门闭锁患者发生率升高。在一些儿童，尤其是好发便秘患者中，通过经皮结肠造口术和顺行灌肠来实现大便的节制[157]。

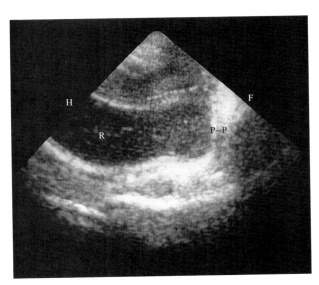

▲ 图 114-37 肛门闭锁

在肛门闭锁的婴儿直肠袋的纵向超声图上，回声性胎粪扩张并界定远端直肠（R）袋。袋至会阴距离（P-P）仅为数毫米 F. 下面的；H. 上方的

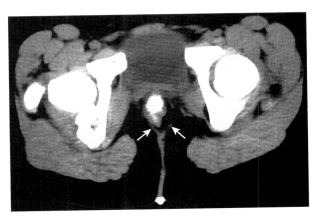

▲ 图 114-38 肛门闭锁的术后 CT 表现

术后评估肛门闭锁婴儿的括约肌，盆腔 CT 显示括约肌（箭）菲薄且发育不良

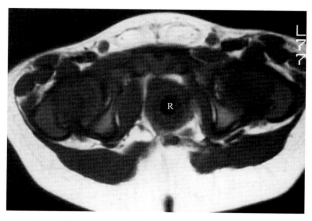

▲ 图 114-39　肛门闭锁穿通的 MRI 的表现

轴向 MRI 在一个好体位显示肛门穿通。直肠（R）位于发育好的括约肌复合体中央

十四、肛门闭锁变异体

（一）泄殖腔畸形

在女孩中，肛门闭锁的一种变体与更复杂的肾脏、阴道和子宫异常有关，即泄殖腔畸形[136, 158-160]。每 40 000～50 000 个出生儿中有 1 个发生异常。这种异常可以在出生时被诊断，此时可见到"无特点的"或"无特征"只有一个开口的会阴。这个开口通常在巨大的阴蒂下。外部的解剖提示在某个水平，膀胱、输尿管和阴道和直肠汇合为一个不同长度的共同远端通道。形成许多可能的外形取决于哪一个远端通道占主导地位。

在 1/3 泄殖腔畸形的新生儿中，汇合通道的阴道口狭窄，导致伴有腹部肿块的阴道积水[160-162]。如果膀胱不能自由排泄或出现相关的反流，可能发生尿路败血症。新生儿期的管理要求纠正尿路异常，转移粪流。

泌尿生殖道异常，如孤立性肾、异位肾、输尿管梗阻、膀胱输尿管反流及膀胱憩室是常见的。Müllerian 结构没能融合常见，并导致阴道重复畸形、阴道隔和子宫重复畸形。心脏、骨骼和其他胃肠道异常出现频率也见增加。

（二）治疗

矫正手术经常被推迟到 1 岁以后[159, 160]。尽管

在一些女孩中，解剖学上允许进行一期矫正，但是那些具有长共同通道的女孩需要分阶段修复以形成尿道、单独的阴道和有功能的肛门。手术的目的是达到储粪、储尿和正常的性功能。

（三）放射学表现

为了防止泌尿道损伤或恶化，必须在新生儿期准确地描绘内部解剖。腹部 X 线片可以记录椎体畸形、腹部钙化或大盆腔肿块（即扩张阴道）的存在与否。

需要进行水溶性造影检查，以观察共同通道的长度以及上面每个系统的关系。这些检查需要进行操作，在注射造影剂的同时通过并阻塞会阴开口的导管，如果存在结肠造口、膀胱造口或阴道造口，则从上方引入导管[161, 162]。任何辅助开口也应注射造影剂。

超声可用于检测肾、子宫或阴道异常。然而，利用超声或 CT 很难显示共同通道[161, 162]。三维磁共振生殖器造影通过增加压力将钆溶液注入共同通道、膀胱造口和远端结肠，描绘了复杂的解剖结构[163]。MRI 有利于评估脊髓，脊髓拴系很常见，这会影响后来的肠和膀胱功能。

十五、尾部退化

尾部退化是下肢脊柱、下肢、泌尿生殖道和直肠肛门的严重畸形的一种罕见综合征，发生在约 1% 糖尿病母亲的后代中[164, 165]。下肢融合成单一结构的婴儿被称为具有特定形式的尾部退化，并腿畸胎或美人鱼畸形[166]。这通常是一个伴有完全肾发育不全的致命变异。其他尾部较轻微退化的儿童会有 VACTERL 综合征的许多典型特点。下肢可能萎缩、畸形或收缩。泌尿生殖系统异常与肛门闭锁畸形相同，膀胱功能障碍程度反映脊柱畸形但不与之平行。

许多变化可以产前诊断[167]。脊柱和四肢的变化通常比肛门直肠畸形明显要早。脊柱畸形通常通过 MRI 评估[168]。

十六、Currarino 三联征

肛门直肠畸形的另一种变体是 Currarino 三联征，另外包括骶骨畸形和骶前肿块[169-171]。肛门直肠病变被描述为肛门狭窄、肛门异位、肛门闭锁或先天性巨结肠病[172]。骶骨病变在患有肛门直肠畸形的儿童中并不罕见，但骶前肿块（如前方脑脊膜膨出、重复畸形、畸胎瘤）是罕见的。在一些儿童中，骶前肿块在肛门病变修复后数年被发现（图 114-40）。

在约 50% 的病例中，三联征以常染色体显性方式遗传[168, 170]。同其他类型的肛门闭锁一样，当超声发现异常时，继之以 MRI 是患者评估的重要部分，脊髓拴系在该病中很常见[173]。

十七、其他低位梗阻性病变

许多低位梗阻性病变是功能性的而不是机械性的。当对有先天性巨结肠征象的儿童进行造影剂灌肠时，应考虑以下描述的疾病。任何导致肠梗阻的过程都可以类似梗阻，临床上应该排除。

（一）胎粪性肠梗阻

1. 临床表现

胎粪肠梗阻提示 80% 以上的患者有囊性纤维化[125]。远端回肠管腔狭窄填满胎粪团扩张段上方有厚胎粪。新生儿不排胎粪或粪便[125]。患儿的第一年死亡率已显著降低，但仍有约 10%。胎粪性肠梗阻在第 118 章进一步讨论。

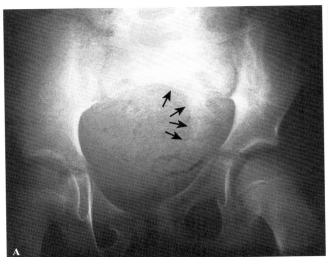

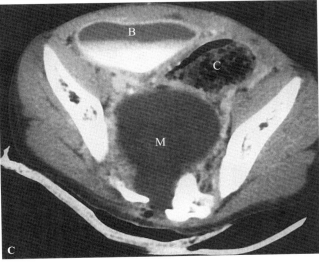

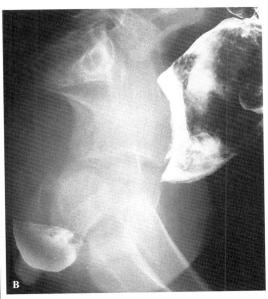

▲ 图 114-40　Currarino 三联征
A. 骨盆的前后位 X 线片显示大量粪便使骶骨的观察模糊不清，骶骨畸形形成，呈弯刀形（箭）。B. 钡灌肠的侧位片显示直肠通道被后部外部肿块遮住，近端结肠扩张。C. 轴向 CT 扫描显示水样密度骶前脊膜膨出（M）压迫并移位膀胱（B）和结肠（C）

2. 治疗

长期以来高渗、水溶性造影剂的清洁灌肠一直用于诊断和治疗这种疾病[174]。因为从血管腔内吸入肠腔内的液体可能产生脱水，所以新生儿应该有静脉置管。必须将造影剂回流到梗阻的末端回肠，这可能导致未使用的微结肠肠穿孔。尽管需要立即手术[175]，大多数穿孔的儿童康复良好。

3. 放射学表现

腹部 X 线片显示多个扩张的小肠襻（图 114–41）。右下腹颗粒状外观以及该区域内无气液平是源于异常厚的腔内胎粪，胎粪不随重力改变位置。

造影灌肠显示小管径结肠，33%～50% 的患者结肠旋转不良[125-127]。回流到回肠末端的造影剂勾勒出嵌塞的胎粪（图 114–41）。为了避免穿孔，医师不应该尝试用首次造影灌肠剂填充整个梗阻的区段。当部分回肠充盈时，检查结束。将婴儿送回育婴室进行临床观察。如果持续梗阻，则给予补充灌肠，通常间隔 1 天。每次必须观察逆流到达嵌塞胎粪并最终进入上面扩张的肠襻。

产前或产后超声可显示浓缩的胎粪或扩张的近端肠襻中的胎粪[120, 121]（图 114–42）。产前诊断胎粪性肠梗阻越来越常见。

（二）胎粪堵塞综合征

胎粪通过延迟和腹胀是胎粪堵塞综合征的临床表现，也称为小左半结肠综合征或结肠功能不成熟，500～1000 例新生儿中出现 1 例。其中，25% 有囊性纤维化，另有 5%～13% 患有先天性巨结肠病[176-182]。与胎粪堵塞有关的其他因素包括早产、母亲糖尿病和母亲用硫酸镁治疗[179, 181, 182]。在大多数儿童中，胎粪堵塞是一个没有特殊原因的单独的过程。

大多数儿童通过灌肠，刺激了栓子的通过得以迅速、完全缓解。如果梗阻复发，有必要通过直肠活检排除先天性巨结肠病，并评估患者的囊性纤维化。当围产期出现梗阻症状时，可以造影灌肠以排除先天性巨结肠。如果在回肠末端出现充盈缺损，应考虑凝乳综合征。这也可以用高渗造影剂灌肠治疗[183]。男孩患乳凝综合征概率是女孩的 5 倍。

放射学表现

在患有胎粪堵塞综合征的儿童中，腹部 X 线片显示多个扩张的肠襻[177, 180]（图 114–43A）。用水溶性剂做造影灌肠，勾勒出充满肠腔的黏附粪栓（图 114–43B）。结肠的管径可以正常，或者到脾曲段肠管径变小（图 114–44），与患左半小结肠综合征新

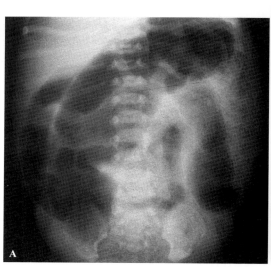
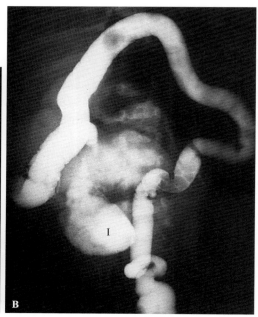

▲ 图 114–41 胎粪性肠梗阻

A. 充气扩张的肠襻布满腹部。胎粪嵌塞的上方可见多个充盈胎粪的肠襻。B. 造影灌肠结肠的口径略缩小，当造影剂回流到扩张和阻塞的回肠末端（Ⅰ）时，被腔内胎粪稀释

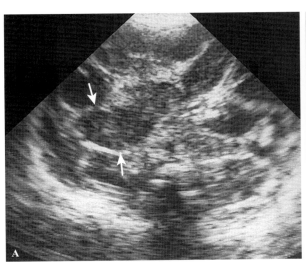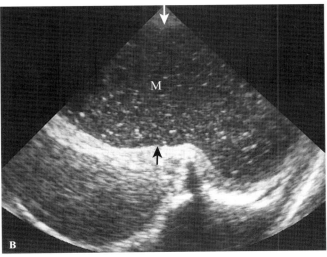

▲ 图 114-42　胎粪性肠梗阻的超声表现

A. 在横向扫描上可见充满有回声胎粪的圆形肠襻（箭）。B. 有回声胎粪（M）填充扩张的肠襻（箭）

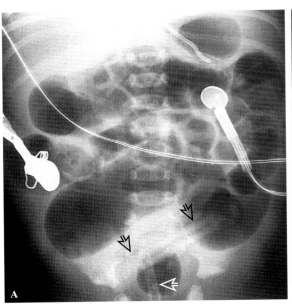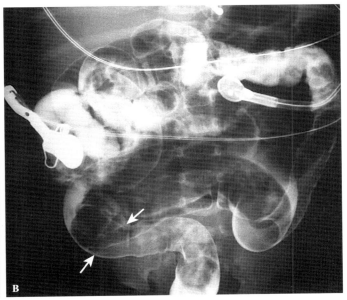

▲ 图 114-43　在先天性巨结肠病中胎粪堵塞

A. 多个扩张的肠襻充满腹部。无可特异地被识别为结肠。脐带钳在下腹部投影（黑箭）。灌肠尖端到位（白箭）。B. 管腔内管状缺陷（箭）从降结肠延伸至直肠。结肠的管径有轻微的变化，乙状结肠大于直肠

生儿所见相同[181]。

（三）巨结肠 - 微结肠 - 小肠蠕动障碍综合征

巨结肠 - 微结肠 - 小肠蠕动障碍（MMIH）综合征的病理生理机制已经被许多学者研究过，但机理仍不清楚[183-186]。已提出的假说有小肠平滑肌细胞自主神经抑制输入的异常、肠肽的失衡及炎症后纤维化。

1. 临床表现

MMIH 综合征是一种罕见的疾病，几乎只发生在女孩[186]。大多数病例是散发性的，但有些病例是常染色体隐性遗传。临床表现可能与慢性肠假性梗阻综合征重叠，该综合征有类似的胃肠道问题，但不同的尿路受累改变[187]。

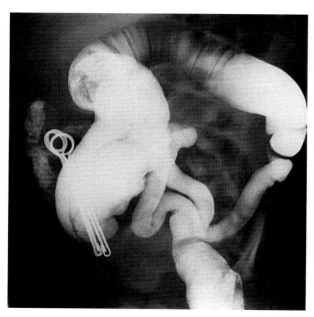

▲ 图 114-44　小左半结肠综合征
直肠巨大，但降结肠和乙状结肠比正常小得多。在脾曲的水平肠径有一个突然的变化，是一个典型表现

患儿出生后不久就有腹胀和呕吐。腹部起皱的外观类似于梅干腹综合征，直到巨大的膀胱插管引流才能观察到。

实际上所有患 MMIH 综合征的儿童都在婴儿期死亡。无论是药物刺激或回肠造口或结肠造口都无法改善胃肠道功能。静脉输入营养液能改善营养状况，但这是暂时的措施，因为肠道功能未能纠正。

MMIH 综合征的主要鉴别诊断是先天性巨结肠，后者通常不伴有小结肠或大膀胱。在一些儿童中，可能有必要结肠活检以排除该诊断。

2. 放射学表现

在宫内发现女婴明显扩张的膀胱和上尿路，能提示 MMIH 综合征[188, 189]。该病可以与其他伴有膀胱扩张和上尿路改变的综合征相区别，因为它与羊水量减少无关。有膀胱扩张和上尿路异常的男婴更有可能出现后尿道瓣膜或梅干腹综合征。

产后的放射学检查可显示扩张的上尿路，但不能发现机械梗阻的部位。造影剂灌肠容易充满小结肠，在患有 MMIH 综合征的婴儿中，小结肠有异常旋转或固定的倾向。常规进行泌尿生殖道的造影检查以排除膀胱输尿管反流，这是一种常见的新生儿扩张的原因。超声可显示扩张的膀胱肿块[190]。

（四）先天性巨结肠

先天性巨结肠通常表现在新生儿期。在第 118 章中讨论该病。

第 115 章　小儿食管疾病
Diseases of the Pediatric Esophagus

Jennifer E. Lim–Dunham　Sandra K. Fernbach　**著**

卢巧媛　**译**　齐丽萍　**校**

一、先天性食管异常

（一）概述

许多先天性病变影响食管的形态和功能。重复畸形可能是无症状的或可能表现为呼吸或吞咽问题。食管闭锁是一种复杂的异常，常伴有其他器官系统异常。这些疾病在第 113 章中描述。

一些先天性支气管肺前肠畸形，如发育不全和先天性气管狭窄，罕见并且可能与食管闭锁有关[1-7]（图 115-1）。食管支气管也包括在支气管肺前肠畸形范围中，其特点是孤立的部分肺与食管之间交通（图 115-2）[8]。

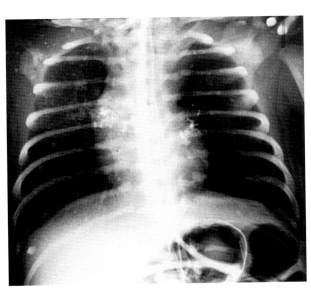

▲ 图 115-1　气管发育不全

尽管两肺明显通气和发育，但该患儿具有明显呼吸窘迫。在多次尝试气管插管失败后，内镜检查显示气管发育不全。术中的检查表明，因为它们来自食管，两侧主支气管都含有钡

食管网和憩室也不常见，在儿童期可能表现有黏膜炎症和吞咽困难[6, 7]（图 115-3）。食管憩室可能是独立的表现，也可能是 Ehlers-Danlos 综合征的表现[9]。在新生儿中，向后憩室应与由鼻胃管或气管内管的创伤性通道产生相鉴别[10]。

食管内有异位胃或呼吸道上皮和气管软骨与局灶性狭窄和吞咽困难有关[2, 5, 11]。尽管上段食管内异位胃黏膜发生率在儿童尸检病例中接近 21%，但这些病例临床上罕见[11]。

儿童壁内平滑肌瘤可能是家族性的、综合征性的或孤立的[12-15]。它们可能会产生管腔性食管狭窄，并可能难以通过影像学与中纵隔其他肿块鉴别（图 115-4）。平滑肌母细胞瘤可能出现在食管壁与其他病理异常相关，如肺软骨瘤[13]。

（二）吞咽障碍

口腔吞咽部紊乱可能是由于先天性异常，如舌头缺失、巨舌、腭裂、小颌畸形[16, 17]。后天性吞咽问题通常由神经疾病引起，如脑瘫、颅脑外伤、脑脊膜膨出或中枢神经系统肿瘤[16-19]。吞咽过程的所有阶段（口腔、咽部和食管）应作为实时、视频透视吞咽检查的一部分，这是评估口咽吞咽生物力学的一种极好的方法，并且操作的辐射剂量很小[16, 20, 21]。大点的孩子应给予与年龄适合的食物以评估咀嚼的完整性和把食物集中在口腔内的能力。有些孩子吞咽液体和半流食很好，但吞咽固体有困难。改良的钡剂吞咽是在孩子保持的半直立姿势下进行的，模仿孩子通常吃东西的方式。增加吞咽的操作（如敲打脸颊、下拉下巴和托起头部）在这个位置上更容易进行。

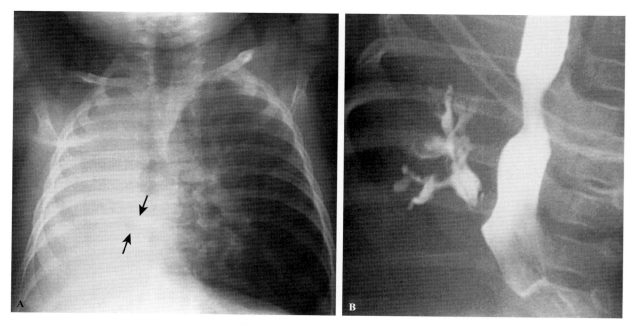

▲ 图 115-2　右主干支气管食管起源

A. 纵隔向密度增高的右半胸移位。在胸部下 1/3（箭）之上的中线处的积气对应右主支气管。B. 右肺支气管起源于食管并充满从食管来的造影剂

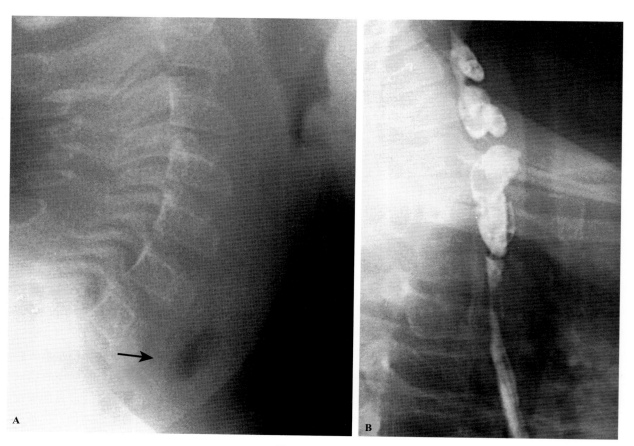

▲ 图 115-3　食管网

A. 侧位投照，椎体前间隙一个小气体聚集代表扩张的食管。B. 食管造影显示断续的被多发网分离的部分阻塞的食管节段

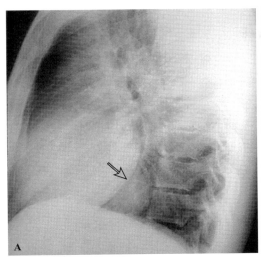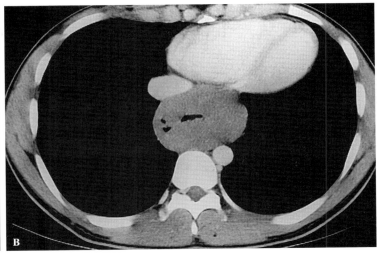

▲ 图 115-4　食管平滑肌瘤

A. 侧位胸部 X 线片显示心脏和脊柱间见一个软组织肿块。B. CT 扫描显示均匀的肿块环绕远侧食管。肿块内微小气体积聚是由之前的活检造成的

　　神经肌肉疾病可影响多个解剖位置，破坏正常吞咽过程。可能受损的器官包括：①舌，会导致不良的食团形成；②腭，导致鼻咽反流（图 115-5A）；③会厌，导致气管渗漏或吸入；④咽，导致排空不良和过早的喉"溢出"；⑤环咽肌，这会导致食团通道的阻塞。环咽肌松弛不良被称为环咽痉挛或环咽嵴，一些正常儿童可短暂发生（图 115-5B）。

　　吞咽检查应与语言或职业治疗师联合进行，他们确定最佳食物量和喂食器具，并可做些协助吞咽的补偿策略。检查应记录在录像带或数字媒体上，以便进行后续观察。

（三）血管环

1. 临床表现

　　当食管和气管被主动脉、其分支或胎儿循环的残余物包围、移位或压迫时，血管环出现[22-24]。有些环是不完整的，但其他环如双主动脉弓则完全包围并经常压迫食管和气管（图 115-6）。

　　无症状环常常在胸部 X 线片上被偶然发现。在儿童时期，血管环在喂食期间通常表现为喘鸣，因为一过性食管扩张会产生额外的气管压迫，而成年人则倾向于以吞咽困难为症状。反射性呼吸暂停是另一种表现，并可能需要紧急手术。这些儿童中有20% 也患有先天性心脏病[25]。

　　双主动脉弓是最常见的血管环，通常由较大的右主动脉头弓和较小的左主动脉尾弓构成。如果右锁骨下动脉作为左主动脉弓的最后分支而不是第一分支出现，则出现第二种最常见的血管环。为了达到其正常位置，该血管必须从左向右倾斜向头侧穿过，使食管的后部产生凹陷。如果左锁骨下动脉作为右主动脉弓的最后一个分支出现，它产生更多的气管和食管撞击，因为锁骨下动脉起源于通常较小但占据空间的 Kommerell 憩室，并且正常的左侧动脉韧带持续存在。

　　右无名动脉是主动脉的第一支血管，在大多数儿童中完全或部分起源于中线左侧[26]。当它从左向右交叉时，它可能使气管的前面产生凹陷。因为许多有此表现的儿童没有症状，许多有症状的儿童随着生长症状消失，变异的右无名动脉通常被认为是正常变异[26]。有严重症状的儿童可能对无名动脉手术有反应，即外科方法将动脉抬高并远离气管固定。

　　血管悬带是肺动脉的异常，其中左肺动脉以异常的方式从右肺动脉而不是正常地从主肺动脉起源。异常的左肺动脉在气管和食管间从右向左走行。有肺悬带的儿童心内和支气管异常的发生率增加，包括室间隔缺损和正常分支形式的变化。

2. 影像学表现

　　X 线片通常可以提示血管环的诊断。在气管或

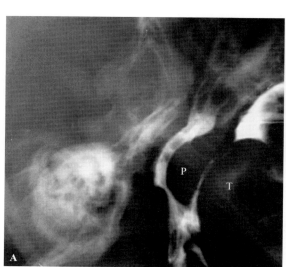
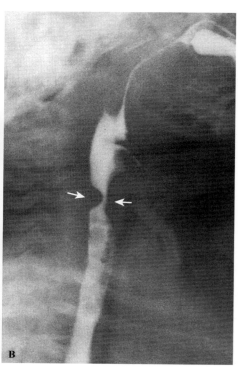

▲ 图 115-5　异常吞咽

A. 鼻咽反流，当钡通过舌（T），腭（P）不关闭鼻咽，鼻咽内充满钡。B. 环咽肌痉挛，上食管括约肌 C_5 水平有食管狭窄，这是环咽肌（箭）

胸部的正位视图中，应该仔细评估主动脉弓和气管的位置（图 115-7 和图 115-8）。有呼吸道症状的儿童存在右主动脉弓表明可能存在双主动脉弓或右主动脉弓伴其左锁骨下动脉变异[22]。侧位胸部 X 线片显示气管前移提示存在血管环。

虽然与过去相比，钡餐食管造影不那么常用，但是对于有症状的血管环患者，钡餐食管造影术仍然是最先采用的影像学检查。因此，放射科医师必须能够识别每种类型的环在上段食管产生的特征性压痕，尤其是侧位图[22]（图 115-9 和图 115-10）。

即使通过 X 线片或食管造影发现血管环之后，仍推荐使用先进的横截面成像进行更详细的评估。静脉注射或不注射造影剂的磁共振（MR）血管造影，以及增强多排探测器 CT（CT）血管造影能产生高分辨率多平面重建图像和三维重建，以帮助了解主动脉弓结构、气管和食管之间的详细复杂解剖关系（图 115-11 和图 115-12）。CT 和 MR 血管造影对于术前规划、术后及血管内术后评价特别有用，并且已经大大取代了用于直接显示血管解剖的

传统导管造影[23, 24, 27, 28]。在儿科患者中，最先进的 MR 血管造影术通常比 CT 血管造影术更受欢迎，因为它不需要放射线或含碘造影剂，并且可以提供血流动力学信息。当 MR 血管造影不可用、禁忌证或可能不能诊断时，可以进行多排螺旋 CT 血管造影[27]。

二、食管后天性异常

（一）胃食管反流病

1. 临床表现

胃食管反流（gastroesophageal reflux，GER）是婴儿和儿童常见几乎是生理过程[29-32]。它通常是由于下食管括约肌不能保持足够的静息压力，但约 35% GER 儿童可能有额外的食管运动障碍[30]。当它与呕血、停止发育、食管狭窄形成，呼吸暂停和心动过缓有关时就是病理性的 GER[31]。GER 的其他食管外症状，如中耳炎、哮喘、反复发作的上呼吸道感染和睡眠障碍逐渐被识别[29, 31-34]。GER 还与

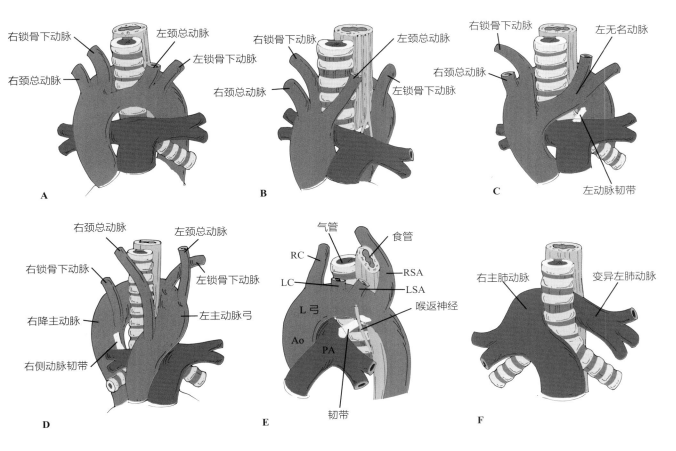

▲ 图 115-6　血管环和悬带

A. 双主动脉弓。B. 右主动脉弓伴变异左锁骨下动脉和左动脉韧带。C. 右主动脉弓伴镜像分支和食管后动脉韧带；D. 左主动脉弓伴右降主动脉和右动脉韧带。E. 左主动脉弓、变异食管后右锁骨下动脉、左动脉韧带。F. 变异左肺动脉或肺动脉悬带

Ao. 主动脉；L 弓 . 左侧弓；LC. 左颈总动脉；LSA. 左锁骨下动脉；PA. 肺动脉；RC. 右颈总动脉；RSA. 右锁骨下动脉（图片由 Jane M. Eggerstedt，MD，Shreveport，LA 提供）

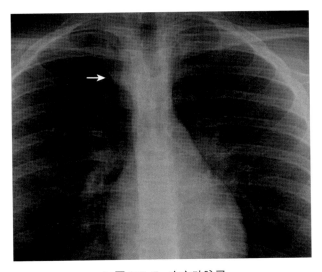

▲ 图 115-7　右主动脉弓

右主动脉弓（箭）压缩并使气管向左移位。正常的左侧主动脉节缺如

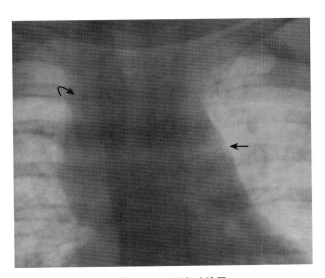

▲ 图 115-8　双主动脉弓

较大和高位的右弓（弯箭）压缩并使气管向左移位。沿着气管左缘可见较小左下主动脉弓压痕（直箭）

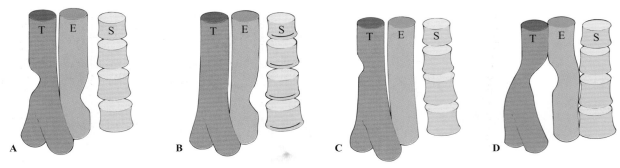

▲ 图 115-9　侧位视图血管在气管和食管的压痕

A. 双主动脉弓，气管被弓前部、食管被弓后部压痕。B. 变异右锁骨下动脉或左锁骨下动脉，气管外形正常，食管后面被异常血管压凹。
C. 异常无名动脉，气管前方被无名动脉压扁，食管外观正常。D. 肺悬带，左肺动脉压迫气管向前移位、食管向后移位，左肺动脉在两者间通过

E. 食管；S. 脊柱；T. 气管（改编自 Berdon WE，Baker DH：Vascular anomalies and the infant lung：Rings，slings，and other things. Semin Roentgenol 7：39-64，1972）

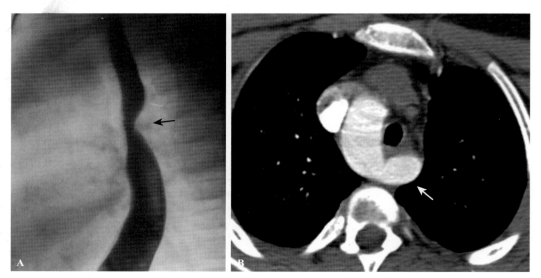

▲ 图 115-10　右主动脉弓伴变异左锁骨下动脉

A. 侧位图显示食管的后方明显变异血管（箭）形成的压痕。B. 增强 CT 显示变异的左锁骨下动脉（箭）起源于右主动脉弓，在塌陷食管后方走行

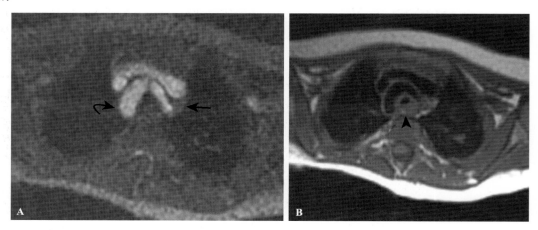

▲ 图 115-11　双主动脉弓的 MR 表现

A. 白血稳态自由进动图像显示大的右主动脉弓（弯箭）和较小的左主动脉弓（直箭）。B. 相应的黑血 T₁ 加权图像显示环绕气管和塌陷食管的双主动脉弓（箭头）

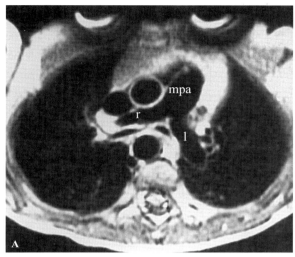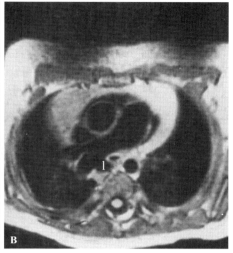

▲ 图 115–12 肺动脉悬带的 MR 表现

A. 正常解剖，主肺动脉（mpa）分为右（r）和左（l）肺动脉。B. 在肺动脉悬带，异常的左肺动脉（l）起源于右肺动脉

Barrett 食管黏膜的发育有关[35]。

GER 可能是一个孤立的问题，但在神经肌肉疾病、修补气管食管瘘、膈疝或腹裂，囊性纤维化，以及胶原血管疾病患儿中发病率增加。在患有支气管肺发育不良和哮喘的儿童中，给予减少支气管痉挛和增强通气的治疗可以降低食管压力，引起或加重 GER，反过来加重呼吸道症状。继发性胃食管反流发生于婴幼儿胃出口梗阻，经纠正后可消失。50% 的原发性 GRE 儿童有胃排空障碍[36]。

虽然可根据临床表现怀疑 GER（即婴儿在每次喂食后呕吐），但一些儿科医师更喜欢在开始治疗之前记录并量化反流量。钡餐造影是最常用的检查方法，价廉易得。钡餐食管造影的最大价值可能不在于其诊断 GER 的能力，而是在于能发现儿童症状的其他原因和排除胃或十二指肠梗阻。使用放射性核素显像诊断 GER 比过去大大减少。食管测压和 pH 探针监测提供了有关反流的频率和持续时间的额外信息[37, 38]。内镜可记录 GER 诱发食管炎的存在和严重程度。

大多数患孤立性 GER 的儿童长大后症状消失，但那些具有潜在异常的儿童不太可能消失[30, 31, 39]。症状性 GER 可以通过加稠婴儿配方奶粉、每餐少量以及餐后给婴儿调整合适的体位来治疗。常给予质子泵抑制药和抗酸药治疗。特效药物在治疗上的成功有争议[32]。停止潜在的刺激性药物或纠正胃或

十二指肠梗阻也可以消除 GER。

那些对药物方案没有反应的人可能会进行胃底折叠术，即用胃包绕下食管的手术加强下食管括约肌[40, 41]，最常见的手术如 Nissen 胃底折叠术，即胃底绕食管包绕 360°，然而也可以进行部分包绕而非完全包绕，特别是在食管动力差的儿童中[39-42]。与具有复杂内科或外科病史的儿童相比，抗反流手术在孤立性 GER 患儿中发病率低且更为成功[40, 41]。在进行胃底折叠之前，排除干扰胃排空的病变很重要。如果发现有，反流手术可以补充幽门成形术或幽门肌切开术。对于某些特定患者群体，在许多中心腹腔镜下胃底折叠术较开放手术更受青睐。腹腔镜下胃底折叠术与传统胃底折叠术成功率相当，其优点包括住院时间短、需要疼痛药物减少、美容效果好、喂养早[39, 41-43]。

在一些儿童中，GER 与斜颈、躯干、头部和颈部异常运动有关，与神经异常类似。这被称为 Sandifer 综合征[44]。在 GER 被纠正后，异常运动停止，异常运动可能是由 GER 引起的疼痛的结果或可能代表减少反流的尝试。

2. 影像学表现

(1) 钡餐检查：为了在钡餐食管造影中优化 GRE 的检出，食管胃交界处应被适量的胃液包裹，并在几分钟内间断性观察。如果孩子拒绝喝必需量的钡或患有吞咽神经障碍，可以通过鼻胃管注入胃

中。如果孩子已经摄取了几乎到需要量的钡，然后拒绝多喝，可以给配方奶或果汁补充量。钡稀释不改变检出 GER 的能力。

使用透视来确定 GER 的频率、量和向头侧的范围（图 115-13）。作为 GER 的结果，误吸很少发生，但可以在食管造影的吞咽部分显示出来。应该评估反流钡从食管中清除的速率，快速清除的儿童不太可能吸入或发展为食管炎[30]。GER 诱导的食管炎在标准造影检查中很少见。在 GER 问题解决之后，应该观察胃和十二指肠以排除胃排空延迟、胃出口梗阻、十二指肠梗阻或旋转不良。

(2) 放射性核素显像：放射性核素扫描对 GER 的诊断非常敏感。给儿童服用含有 99mTc- 硫胶体（或其他螯合锝）的配方或果汁，并连续扫描 60min，记录在这长段时间内反流发作次数[38]。这是优于透视的一个主要优点，透视必须是间歇性进行以尽量减少对儿童的辐射。放射性核素检查比起胃食管反流性疾病"金标准"——24h pH 探针检查更有利，并提供了关于胃排空、肺内吸入和食管异常收缩的额外信息[36, 38]。

(3) 超声：超声能准确显示胃食管反流的发作，与钡剂检查和食管 pH 监测结果有很好的相关性，

但不能取代 GER 的初步诊断的其他检查[45-47]。胃食管交界处的解剖结构被超声很好地显示出来，这可以与其他检查手段结合起来用来评估反流[48]。开始喂养后，GER 超声可见表现为高回声物质向食管的逆行通路。超声检查还被用于评估食管腹段的长度，这个因素与 GER 可能性相关[47]。

(4) 术后检查：术后的检查适应证包括吞咽困难，这可能提示胃底折叠太紧，以及持续的 GRE 症状，这提示胃包裹太松或已经松开[49]。在摄片检查中，完整的包裹在胃食管交界处产生占位效应（图 115-14）。包裹的破裂可能与食管旁疝或 GER 有关（图 115-15）。

（二）嗜酸细胞性食管炎

1. 临床表现

在过去的几十年中，儿童中嗜酸性食管炎逐渐被认为是一种独特的食管炎，而在成人中不常见。虽然本病与胃食管反流有重叠的症状，但它具有区别于胃食管反流的特征性临床病理特征。儿童嗜酸性粒细胞性食管炎的临床表现与食管功能障碍有关，随年龄而变化。婴儿和蹒跚学步的儿童经常出现喂养困难，而学龄儿童和青少年更可能出现呕吐、疼痛和吞咽困难。食物嵌塞是该病成人的疾病特征性表现，在儿童中较少见[50]。嗜酸性食管炎在儿童中报道发病率至少为 1/10 000，男性高发，有 GER 症状的儿童对质子泵抑制药常规治疗无反应时应该怀疑此病[51-53]。

嗜酸性食管炎是一种慢性、免疫和抗原介导的疾病，只累及食管，组织学以嗜酸性炎症为特征[50, 54]。内镜活检是目前唯一可靠的嗜酸性食管炎诊断检查，每高倍镜下至少 15 个嗜酸细胞才能确定诊断[55]。在儿童中，嗜酸细胞性食管炎最常与其他过敏性疾病如食物过敏、哮喘和湿疹相关，去除特定饮食抗原、局部类固醇或两者同时并用都有效[54, 55]。

2. 影像学表现

由于嗜酸性食管炎的症状不典型，常被误诊为 GER，因此经常进行包括上消化道检查或食管造影在内的诊断性检查[52]。成人食管造影的特征表现为长段、光滑中下段食管狭窄和食管运动障碍[52, 53]。

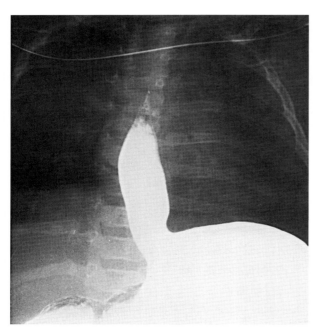

▲ 图 115-13 胃食管反流
大量造影剂反流到隆突水平。胃食管连接处扩张

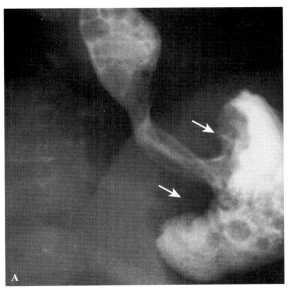
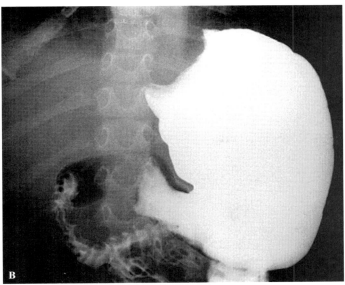

▲ 图 115-14　胃底折叠术后食管钡餐造影表现
A. 胃包裹导致远端食管狭窄和胃底（箭）占位效应。B. 胃底凹陷位于胃底折叠部位

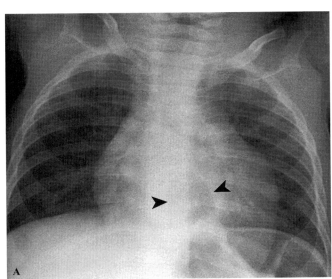
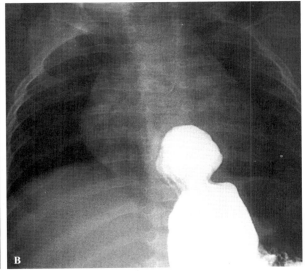

▲ 图 115-15　Nissen 胃底折叠术失败
A. 在胸部 X 线片上心影后有一个圆形积气影（箭头）表代表疝入的胃。B. 胃底位置异常充盈钡。压痕提示胃包裹的残余物

（图 115-16）。弥漫性食管狭窄产生直径＜ 20mm 的小口径食管，以及有特点的形成环状食管的多发向心性凹陷在成人嗜酸性食管炎已经描述过，但在儿科患者中也可以见到 [56, 57]。食管远端 Schatzki 环在儿童中很罕见，但是一出现往往与潜在的嗜酸性食管炎有关 [58]。尽管已经描述过很多的伴有嗜酸性粒细胞性食管炎的放射学异常，但事实仍然是超过 1/2 患儿，包括那些有严重症状且有食物嵌塞病史

的儿童，食管造影是正常的，这表明食管造影不是检出这种疾病的可靠的方法 [53]。

（三）贲门失弛缓症

1. 临床表现

儿童仅占贲门失弛缓症患者的 3% [59]。贲门失弛缓症通常是孤立的表现，但可以罕见地与综合征相关。一种特异的综合征，三 A 综合征〔即贲门失

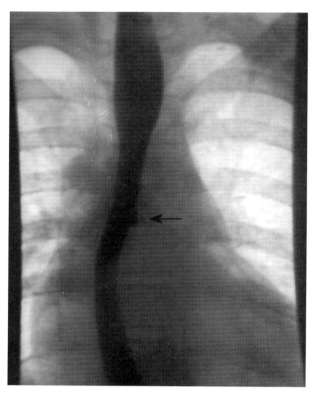

▲ 图 115-16　嗜酸性食管炎
该吞咽困难的青少年可见继发于长段、边缘光滑的狭窄，食管中段和远端管径异常狭窄。少量造影剂（箭）的外溢代表内镜活检并发食管的局部穿孔

弛缓症、无泪和促肾上腺皮质激素（ACTH）不敏感]，也被称为 Allgrove 综合征 [60]。

患儿典型的表现为吞咽困难或未消化的食物反流。复发性肺炎可能是由于夜间平卧睡眠的儿童误吸食管内容物引起的。扩大的食管可以压缩气管，产生气管症状，可能发生体重减少或发育不良 [61, 62]。

部分患者采用气囊食管扩张术 [63]，受累食管段注射肉毒杆菌毒素短期效果良好 [64, 65]。可根据需要重复注射。在那些贲门失弛缓症对肉毒杆菌毒素注射或扩张难以治疗的患者中，通常采用腹腔镜技术进行手术（即改良的食管切开术）[66- 68]。为了控制频发的术后相关的 GER，可以在肌切开术时进行胃底折叠术 [68]。

2. 影像学表现

儿童贲门失弛缓症的影像学表现与成人相似。胸部 X 线片可显示扩张的、充满液体的食管，压迫

或使气管移位，慢性误吸的证据，无胃泡。钡剂检查显示扩张的、充满液体的、无张力的或收缩性差的食管，末端是锥形、鸟喙状狭窄段。

（四）食管静脉曲张

食管静脉曲张儿童罕见，通常是由于门静脉的肝外梗阻（即海绵状变性）而不是肝实质疾病而发生的 [69]。大多数儿童门静脉血栓形成的原因不明，但有几种易感危险因素，如脱水、腹腔内感染和脐静脉插管 [69-71]。肝内门静脉阻塞由先天性或后天可导致肝纤维化疾病引起，如胆道闭锁、α₁- 抗胰蛋白酶缺乏、多囊肾和囊性纤维化 [69-71]。

最常见的是扩张的静脉侧支在内镜检查中被诊断出来。然而，它们也可以通过 CT 或超声直接显示，甚至偶尔在食管造影上间接显示为从胃底延伸到食管的迂曲的线状填充缺损 [71, 72]（图 115-17）。

（五）异物和腐蚀剂摄入

1. 临床表现

幼儿本能地将物体放入口中，大多数腐蚀剂和异物摄入都发生在 5 岁以下的儿童中也就不足为奇了。由于婴儿缺乏将被抓物体放入口中的能力，因此在 6 或 7 个月以下的婴儿中几乎没有腐蚀性和异物摄入。

关于腐蚀性摄入，黏膜损伤的类型和位置取决于摄入腐蚀剂的 pH[73-75]。腐蚀剂，如碱液和洗衣洗涤剂，具有高 pH，引起的大部分损伤在口腔和食管上部。尽管大多数儿童在没有后遗症的情况下康复，但约 3% 的患者会出现穿孔或狭窄形成 [74]。酸和其他低 pH 腐蚀剂（如马桶清洁剂）主要伤害胃窦，但可能在食管中产生灼伤和瘢痕。酸和上呼吸道之间的接触可能会在一些儿童中产生威胁生命的会厌炎。漂白剂为中性（pH=7），一般只会引起食管短暂刺激，而不会产生长期并发症。据报道，摄入漂白剂偶尔会产生较深的病变。

在摄入腐蚀剂的情况下，在摄入后 2 或 3 天非紧急进行内镜检查，以评估损伤的程度和程度，这些信息有助于治疗和预后。约 1/3 有摄入史的儿童通过内镜检查发现食管改变 [75]。临床表现（如口腔灼伤、喘鸣、流口水、呕吐）与内镜检查发现的损

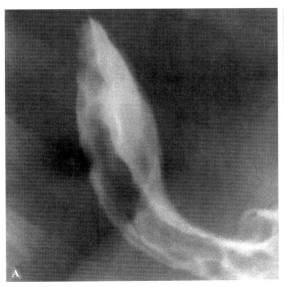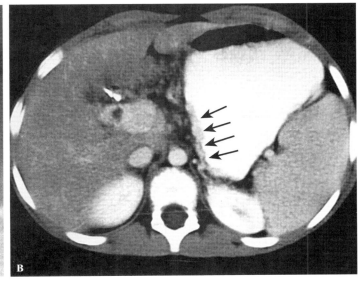

▲ 图 115-17　食管静脉曲张

A. 钡餐食管造影。食管胃交界处点片显示出一个巨大、线状的静脉曲张。B. CT 扫描显示沿着充盈液体的胃后部和内侧走行的静脉曲张（箭）

伤程度无关，但临床结果数量较多与黏膜损伤的程度相关 [76]。患有吞咽困难或流口水的儿童可能已经发生了食管狭窄或瘢痕。

异物摄取，最常见的是硬币，可以表现出很多的症状。异物卡在食管的孩子可能会出现胃肠道不适，包括吞咽困难、哽噎、流口水。然而，这些儿童也可能出现呼吸问题，如气喘、呼吸困难、咳嗽，特别是随着时间的延长。因此，即使没有目击摄入行为，也应高度怀疑食管异物采用措施 [77]。当进行 X 线片检查呼吸道疾病时，会发现意外的食管异物，并非少见。高达 14% 的食管异物嵌塞儿童存在潜在的结构异常，如狭窄或环 [77]。特别是食团嵌入与潜在的食管疾病如嗜酸性粒细胞性食管炎有很大关联 [77]。

食管异物嵌塞的并发症包括黏膜溃疡、穿孔和瘘管。这些类型的食管损伤最可能发生在异物已经存在超过 24h 的期间 [77]。此外，异物的类型可能影响并发症的可能性。纽扣或圆盘电池，这是越来越常见的家庭用品，嵌塞在食管内会造成组织损伤已众所周知。电池可对食管造成严重的局部损伤，有时在几小时内就发生，因此必须立即取出。损伤机制包括受压坏死、电池漏液引起的化学损伤和低压电损伤 [78-80]。由锂构成的 20mm 纽扣电池产生极

强的电流，当其被摄取时可能导致特别高的并发症率 [81]。< 15mm 的圆盘电池通常毫无困难地通过食管，不太可能造成伤害 [80]。

并不是所有的异物都需要取出。对于无症状的儿童，如果最近被吞下的硬币位于在胸腔入口下方的食管中，可以不经干预而通过。只有出现症状时或连续摄片显示硬币的位置没有改变时，才需要取出硬币 [76]。当需要取出硬币时，硬性食管镜的内镜检查是首选方法 [78]。除了需要全麻外，整个过程安全、有效并提供嵌塞部位食管的信息 [82]。一种较不经常使用的替代方法是在透视下引导球囊取出，这是一种划算的异物取出方法，据报道成功率在 80% 以上 [81, 83-85]。然而，当嵌塞异物是纽扣电池，内镜取出是首选的，因为可以确定损伤的程度和评估可能的并发症。

2. 影像学表现

腐蚀剂摄入后，应获得气管和胸部片。任何会厌肿胀或气管肿胀应立即采取措施确保气管通畅。肺损伤虽然罕见，可能会发生。纵隔气肿，表明食管穿孔，可能不会急性出现，但应在早期和后期的 X 线片上寻找。

在腐蚀剂刚摄入后，钡餐检查对于诊断或管理是没有用的。在此期间，内镜对食管的评估更加精

确[75]。在恢复早期，造影检查可能显示预测值的异常。造影剂在食管壁内的滞留和食管的持续气体扩张通常意味着严重损伤，并可能在穿孔之前出现。烧伤性运动障碍可能与食管横褶的出现有关，在这些部位可以发生狭窄[86, 87]。钡造影检查对于发现晚期食管改变，如狭窄，或在内镜检查中未能见到的部位的异常有价值[88]。有必要采取结肠间置食管切除术治疗长段狭窄或扩张受限[89]（图 115–18）。

如果异物含有不透 X 线金属，那就很容易发现。硬币是胸部 X 线片上最常见的异物[75, 90, 91]。含铝异物，尤其是来自汽水罐的环，可能很难看到，就像一些金属制成的轻微不透 X 线硬币异物[92, 93]。能不能显示玻璃取决于摄入块的大小及是否存在重叠结构[91]。但是，大多数被吞下的异物，如食物和小塑料玩具，都是透 X 线的，只能通过食管造影或内镜来发现（图 115–19）。

可疑摄取硬币或电池的影像检查应从前后位和侧位胸部 X 线片开始，以识别异物的类型和数量[78]。X 线片也可帮助定位异物和并发症，如穿孔。摄取的异物通常滞留在食管中的几个生理狭窄部位，即胸腔入口、主动脉结的水平和胃食管交界处。异物滞留在任何其他水平的应怀疑潜在狭窄或血管环。

从食管取出电池的紧迫性远高于硬币，但是硬币偶尔与圆形按钮电池的形状、大小和轮廓类似，混淆了正确的诊断并导致治疗延迟[78, 79]。应仔细观察异物的 X 线片特征，识别圆盘电池的特征性双环密度或同心晕征，以与硬币辨别[79, 82]（图 115–20）。

当食管异物透 X 线时，气管或胸部 X 线片的结果可能是完全正常。侧位片应仔细分析纵隔、食管

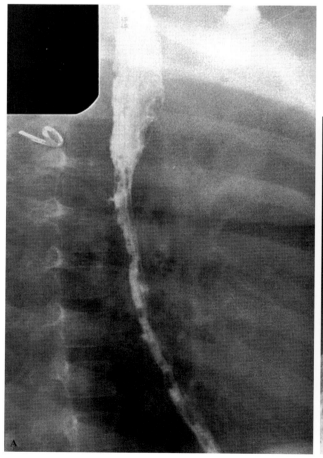
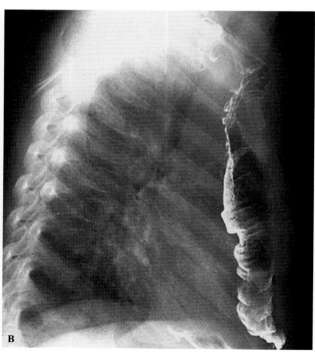

▲ 图 115–18　碱液摄取和手术矫正
A. 远端食管的不规则性和缺乏扩张性表明摄取碱液所造成的损害程度。B 通过食管切除和结肠代食管治疗狭窄。在胸骨后间隙可见有造影剂的置入的结肠

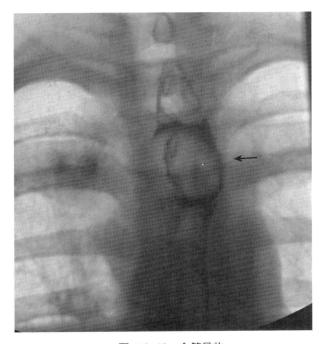

▲ 图 115-19　食管异物
食管内圆形透亮的充盈缺损（箭）被造影剂勾勒出轮廓，代表吞入的塑料瓶盖堵塞在主动脉弓水平

和气管之间的软组织增厚可能是食管水肿的征兆，这时用导管成功取出异物的可能性降低。食管增厚或前弓可能由纵隔炎引起，纵隔炎在食管穿孔后发展而成（图 115-21）。

如果一个其他方面表现健康的孩子最近出现流口水或吞咽困难，建议进行钡剂造影检查以排除透光的异物、有症状的先天病变或后天性炎症病变。吞咽机制和生理狭窄的常见部位应仔细检查，因为这些部位是异物最容易停留的地方。在取出食管异物后，可以使用造影检查排除固有食管疾病并检出并发症，包括创伤后食管憩室、气管食管瘘和食管 - 主动脉瘘[79, 94, 95]（图 115-22）。

（六）其他食管损伤

放疗，特别是与某些化疗药物联合使用，可引起食管炎、狭窄和瘘管形成[96, 97]（图 115-23）。在单独接受化疗的儿童中也可见食管动力和黏膜异常。由于免疫抑制，机会性微生物如疱疹病毒、白色念珠菌和巨细胞病毒引起的食管感染很常见[98]。许多口服药物可产生局部食管损伤，可能是药片直接与黏膜接触造成的。

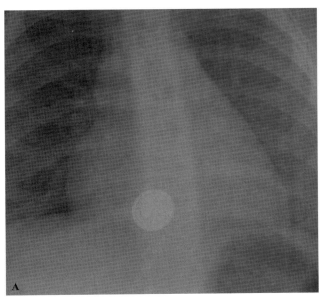
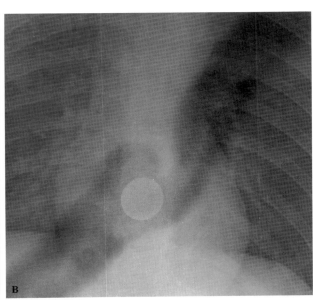

▲ 图 115-20　鉴别摄入的圆盘电池与硬币
A. 滞留在食管远端的圆盘电池呈被一个圆透明环分开的两个同心圆的特征表现。B. 相反，嵌塞硬币密度均匀，缺少电池的特征表现

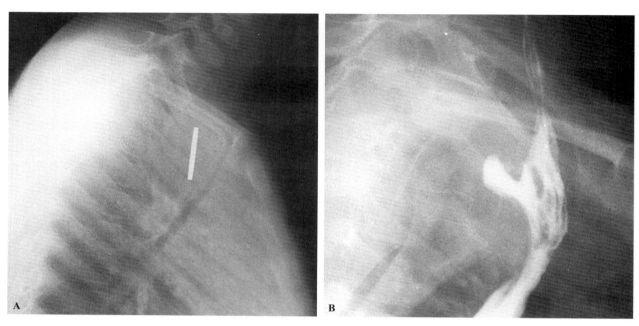

▲ 图 115-21　硬币摄取合并食管穿孔

A. 在食管上部可见硬币，气管向前弯曲，狭窄。B. 在取出硬币之后，造影检查表明硬币已经造成食管向后穿孔，并且食管被围绕穿孔部位的炎症过程向前推移

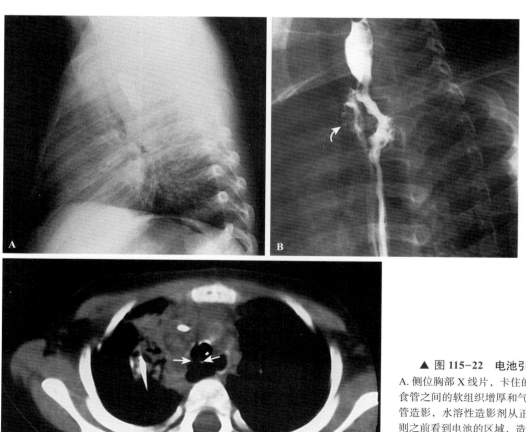

▲ 图 115-22　电池引起的气管食管瘘

A. 侧位胸部 X 线片，卡住的不透光电池与气管和食管之间的软组织增厚和气管的前弓有关。B. 食管造影，水溶性造影剂从正常颈段食管进入不规则之前看到电池的区域，造影剂在前部积聚（箭）表明发生穿孔。C. CT 扫描，经过数天的抗生素治疗和通过胃造口管喂养，孩子出现高热。在气管和外伤性增宽的食管之间可见瘘管（箭）

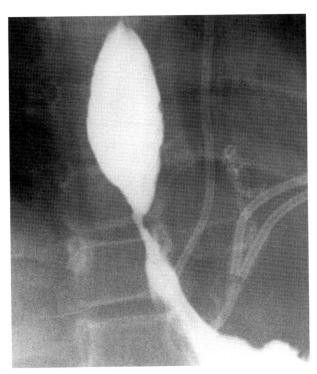

▲ 图 115-23　放疗和化疗相关食管炎
这个少女接受了化疗和放疗来治疗胸部原始神经外胚层肿瘤。
由于吞咽困难进行的食管造影显示了一个长狭窄段

需要扩张的食管狭窄被描述为 Stevens-Johnson 综合征的一部分[99]。大疱表皮松解症累及食管通常表现或短或长、多发或单发狭窄。这种皮肤疾病可出现网、假憩室和整个食管缩短。在大疱表皮松解症患儿中观察到幽门闭锁的发病率增加，并且它似乎局限于大疱表皮松解症患儿的一种基因亚组中[100-103]。

第116章 小儿胃和十二指肠的疾病
Diseases of the Pediatric Stomach and Duodenum

Jennifer E. Lim–Dunham　Richard M. Gore　**著**
卢巧媛 **译**　齐丽萍 **校**

一、先天性异常

大多数影响胃和十二指肠的异常在腹部 X 线片上都很明显。幽门的完全闭锁导致单个气泡，十二指肠的闭锁表现为众所周知的双泡征，重复囊肿可以使肠管移位或阻塞肠管。小胃导致没有正常的胃泡，并与心血管和脾脏异常有关。遇到胃或十二指肠异常时，必须仔细寻找其他异常情况。

（一）幽门和胃窦闭锁

幽门和胃窦闭锁是罕见的异常，新生儿无呕吐性不能进食。除了胃泡外，腹部无气体。对患幽门闭锁的婴儿进行超声检查，既未显示正常的幽门管也未显示幽门肌[1]。有完整幽门膜的婴儿应可见幽门管[2, 3]。罕见有幽门狭窄的新生儿具有不完全梗阻和幽门狭窄的典型特征。闭锁和隔膜之间的鉴别通常取决于外科医师，因为 X 线片显示完全阻塞的新生儿出生第一天就需要手术。幽门闭锁和大疱表皮松解症之间有联系[4]。患者皮肤受到的微小创伤会导致水疱和糜烂。这些患者的幽门梗阻可在子宫内开始或在出生后发生。

（二）胃窦黏膜隔膜

完整的黏膜隔膜或胃窦网是一种罕见的异常，可引起婴儿呕吐或不发育[5]。大龄儿童可能由于硬币或其他异物在胃滞留而发现[6]。在上消化道道检查中，隔膜表现为在胃窦的水平线样充盈缺损（图116-1）。对于有症状的婴儿，横膈膜的孔径通常为 5mm 或更小，尽管在透视检查中无法准确判断

孔径的大小[7]。无症状的、偶然发现的胃窦网可能不需要介入，尽管一些医师提倡更积极的方法处理[7, 8]。

（三）小胃

小胃常伴有脾脏缺失和肠系膜异常[9, 10]。与喉气管食管裂、气管食管瘘和 VACTERL（脊椎、肛门直肠、心脏、气管食管、肾脏和四肢）范围的异常之间的联系已有记录[11, 12]。在孤立性小胃患者中，X 线片显示没有正常的胃气泡，而食管经常扩张，因为它通过反流起辅助胃的作用[13]。微小的胃

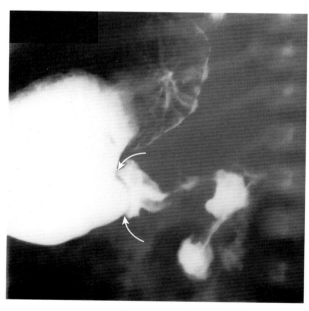

▲ 图 116-1　**胃窦网**
俯卧右前斜位的胃单造影图像显示横跨充钡的胃窦的细而线性的充盈缺损（箭）。婴儿出生后数小时内出现餐后呕吐

排空到正常口径的十二指肠，而十二指肠可能有位置的异常（图 116-2）。治疗是通过创建或补贴空肠袋来直接增加胃容量[14]。

（四）十二指肠闭锁与狭窄

1. 临床表现

闭锁和狭窄是近端十二指肠的先天性阻塞性异常，可归因于在子宫内第 8~10 周十二指肠成管失败。闭锁以完全管腔闭塞为特征，狭窄以闭塞不全为特征。狭窄可有多种形式，包括节段性狭窄和具有一个或多个开口的隔膜或网，部分闭塞十二指肠腔[15]。

十二指肠闭锁的发病率占活新生儿的 1/10 000，比狭窄更为常见[16]。新生儿通常有胆汁呕吐，因为 75% 的患者闭锁位于 Vater 壶腹的远端[15]。另一方面，直到晚些时候十二指肠狭窄或网才在临床上变得明显。只有在婴儿从液体喂养到进食固体食物后，小管腔才可能被食物堵塞[17]。

十二指肠闭锁和狭窄与其他异常有关，包括 21 三体综合征，约占患有闭锁或狭窄的婴儿的 1/3[15]。其他包括 VACTERL 异常的疾病谱、心脏异常和旋转异常[16, 18, 19]。

在十二指肠闭锁或狭窄的患者中，多达 20% 可发现环状胰腺，但罕见是十二指肠梗阻的主要原因[15]。因为当存在环状胰腺时，十二指肠狭窄的手术入路没有显著区别，所以广泛的术前评估是不必要的。

2. 影像学表现

十二指肠闭锁及其他先天性十二指肠梗阻可在孕 20 周或之前通过产前超声得到可靠诊断[16, 20, 21]。典型的超声表现为充满液体、扩张的胎儿胃和十二指肠的双泡征，尽管也有报道在正常胎儿可见到一过性这种表现[16]（图 116-3）。

出生后，腹部 X 线片通常是具有诊断性的，显示双泡征，即扩张充气胃及远端没有气体的近端十二指肠（图 116-4）。如果胃和十二指肠通过呕吐或鼻胃管减压，则 X 线片可能是不可诊断的。如果 X 线片无法诊断，可通过鼻胃管注射空气或钡剂。在十二指肠不完全阻塞的情况下，双泡伴随远端肠道内的气体[16, 22]。X 线片上可能类似十二指肠闭锁或狭窄的一种重要的情况是肠旋转不良伴中肠扭转。

具有完全或部分高度十二指肠狭窄的临床和 X 线片证据的婴儿很少需要额外上胃肠道造影检查，

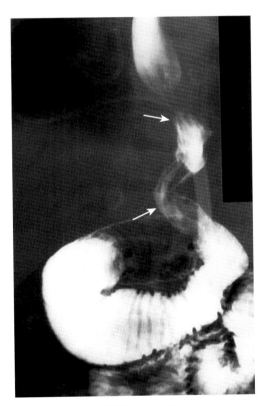

▲ 图 116-2　小胃

仰卧正位显示小胃（箭）。中度扩张的十二指肠处于正常位置。婴儿在检查期间有明显的胃食管反流。此上消化道检查是评估一个 8 月龄的婴儿不发育的一部分。重叠的导管是中心静脉导管

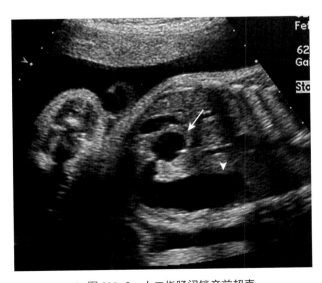

▲ 图 116-3　十二指肠闭锁产前超声

在妊娠 29 周时获得的胎儿超声显示异常扩张和充满液体的胃（箭头）和十二指肠球部（箭）提示十二指肠闭锁

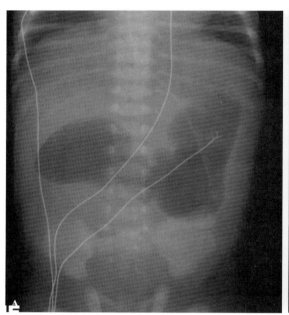
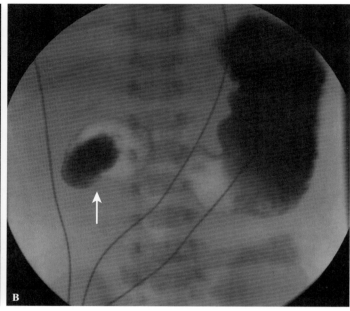

▲ 图 116-4 十二指肠闭锁

A. 新生儿腹部 X 线片显示典型扩张充气的胃和十二指肠的双泡征。B. 上消化道检查显示扩张的十二指肠与胃不成比例，这是十二指肠闭锁的特征性表现，造影剂通路在闭锁段上方完全阻塞（箭）

因为需要外科手术来缓解阻塞。如果需要，可以延迟手术治疗十二指肠闭锁或狭窄，但延迟手术不适用于旋转不良和中肠扭转。如果考虑延迟手术，应进行上胃肠道检查或超声检查以确认没有旋转不良 [22]。

闭锁患者上消化道检查典型表现为十二指肠完全梗阻，造影剂未能越过闭锁段，十二指肠球部扩张与胃不成比例。在十二指肠狭窄中，可以看到十二指肠的第二段变窄，但没有旋转不良和肠扭转可见的十二指肠的螺旋状外观和十二指肠空肠交界处（DJJ）的移位表现 [22]。十二指肠隔膜和网也称为腔内憩室，表现为充钡十二指肠中纤细线样充盈缺损 [23]（图 116-5）。在年长的儿童中，已经被拉伸多年的膈肌可以在钡造影和超声检查中呈现风向标表现 [24]。

（五）重复囊肿

1. 临床表现

胃和十二指肠重复囊肿很少见 [25-27]。由胃食管交界处出现的重复畸形可能包含呼吸组织和肠组织，可能代表支气管肺前肠畸形 [25, 28]。如果在胃食管连接处发现囊性肿块，应仔细检查胸部 X 线片寻找囊肿的纵隔或肺的成分。远端胃和十二指肠的

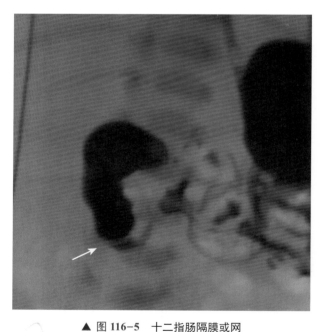

▲ 图 116-5 十二指肠隔膜或网

部分阻塞的十二指肠网显示为十二指肠第二段的细线性充盈缺损（箭）

重复性囊肿可以是肠源性或神经源性的 [26]。在早期子宫内生活中，神经肠管将外胚层与内胚层连接并通过背侧神经褶。管道持续存在或副管（即脊索分裂综合征）引起一系列异常，包括脊髓纵裂、半椎

和肠囊肿[29]。大多数胃和十二指肠囊肿被认为是肠道异常管腔化的结果[30]。重复囊肿通常在产前就被诊断了[31, 32]。

胃和十二指肠重复囊肿共同的特点包括梗阻、可触及上腹包块，胃肠道出血和呼吸窘迫。大部分重复囊肿是在出生后第一年被诊断[32, 33-35]。

2. 影像学表现

胃重复囊肿可通过上消化道检查、超声检查或两者进行评估（图116-6）。在透视下，当胃肠道腔内的造影剂包围阻塞性重复囊肿的近端时，就会产生"喙"征[36, 37]。在超声中，肠重复囊肿通常可以通过肠壁特征性回声来识别，这种回声模式与原生肠成镜像。这种模式被称为肠征，由一个代表黏膜和黏膜下层的内高回声环和一个代表肌层的外低回声环组成[33, 34, 38]。

（六）旋转不良

1. 临床表现

发育中的胃肠道通常有两个区域，十二指肠空肠区和盲肠区，它们似乎能够拉动相邻的肠子。在宫内生命的第8周之前，十二指肠空肠段从脐部回到腹腔，在肠系膜上动脉（SMA）下逆时针行至中线左侧。随后，在生命的第10周之后，盲肠段向右下腹逆时针旋转[39-41]。肠旋转不良是指正常旋转

过程的不当完成，导致异常肠系膜附着（即Ladd带）的形成和肠系膜基底缩短。旋转停止可能发生在发育的任何阶段，或仅涉及中肠的一部分，导致范围广泛的旋转异常，从不旋转（其中小肠位于肠系膜血管右侧，结肠位于左侧）到盲肠小程度升高[41-43]。

旋转不良应特别注意两个关键解剖标志。首先是Treitz韧带，它是从SMA的根部到十二指肠的第四部分与空肠的交界处的结缔组织和平滑肌的悬吊韧带[41, 44]。在上消化道检查中通过十二指肠 - 空肠交界处（DJJ）相对于胃、十二指肠近端和脊椎的正常位置推断其存在。正常人DJJ和Treitz韧带位于左上腹部，旋转不良者则向腹部内侧和下方移位[45]。其次是十二指肠的第三和第四部分，正常人固定在SMA下腹膜后，但在有旋转不良的患者中可自由移动[46]。

症状不是旋转不良引起，而是由旋转不良、位置异常的肠管引起的并发症。最严重的是中肠扭转，其原因是肠系膜在异常狭窄和短缩的血管蒂扭转造成的。肠扭转可以是固定的或间歇性发作，并且由于潜在可能发生肠缺血和坏死而有危及生命的紧急情况[47]。梗阻也可由于Ladd带穿过十二指肠造成。患儿在出生的第一年通常是有症状的，但是旋转不良可以在任何年龄表现出来[45]。胆汁呕吐是

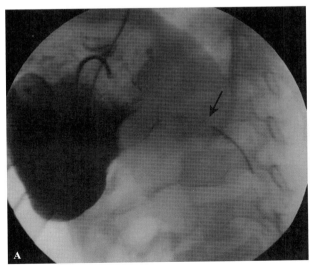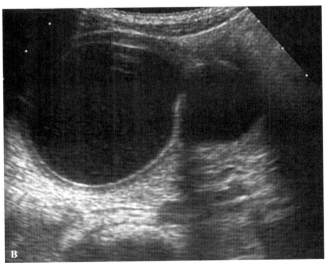

▲ 图 116-6　胃重复囊肿

A. 7周大持续呕吐的婴儿上消化道检查显示胃窦有外源性压迫和占位效应，近端十二指肠（箭）有严重的管腔狭窄并几乎完全梗阻。
B. 相应的超声证实占位效应是由一个大的、包含内部低回声的双叶囊肿引起的。囊肿壁表现出肠壁特征性的低回声和高回声层

典型的症状，并且呈此表现方式的婴儿应该高度怀疑旋转不良和扭转 [43, 45]。偶尔，儿童可耐受间歇性扭转的梗阻，并因间歇性疼痛或吸收不良症状而就医 [48, 49]。慢性间歇性扭转是继发性淋巴管扩张症和乳糜性腹水的原因。

急症手术治疗适用于避免旋转不良所致潜在的灾难性肠坏死并发症。最可靠的治疗是 Ladd 手术，其中中肠扭转被松解，Ladd 带被分开，盲肠被移动，阑尾被切除，肠系膜变宽，小肠在右半腹，结肠在左半腹 [50]。

2. 影像学表现

旋转不良或扭转患者的 X 线片有各种各样的表现，从远端肠气稀少到充满空气的胃或肠襻的位置异常，胃或十二指肠球部因梗阻而充气扩张，如果存在闭襻远端肠梗阻和肠扭转缺血，则充气肠襻明显增大伴肠壁增厚。然而，大多数情况下，X 线片是正常的 [44, 45]。

文献中有相当多的争论是关于可疑中肠扭转时明确肠位置和肠梗阻存在的最佳诊断方法 [51-54]。以下段落中描述的方法不是万无一失的，而且最终，因为漏诊旋转不良的风险如此之高，在非结论性的情况下，放射科医师应该毫不犹豫地重复检查或者使用不同的、补充的方式来做出正确的诊断 [44, 45, 55]。

仔细控制的上消化道检查系列，通过口腹或通过放置在胃中或更好的是十二指肠近端的鼻胃管注入钡或水溶性造影剂，通常被认为是"金标准" [45, 55]。要记录的关键解剖结构是在造影剂首过十二指肠时，身体摆正直立的正位 DJJ [55, 56]。DJJ，根据参考 Treitz 韧带在 L_2 椎体终板或十二指肠球水平以上并且位于该椎体的左椎弓根的左侧时是正常的 [41, 57]。在侧位上，十二指肠的第二和第三部分在后面，因为它们是腹膜后的 [45, 55, 56]。

在前后位视图上 DJJ 向下或向中线移位，在外侧视图上向前移位是旋转不良的征兆（图 116-7）。典型的 Ladd 带导致十二指肠的完全或部分梗阻，中肠扭转引起十二指肠、空肠的螺旋状、Z 状或带状外观，有时伴有十二指肠近端扩张和部分梗阻 [39, 40, 41, 54]（图 116-8）。

有时，十二指肠的正常解剖变异可能难以与真正的旋转不良区分，或者由于技术因素可能无法

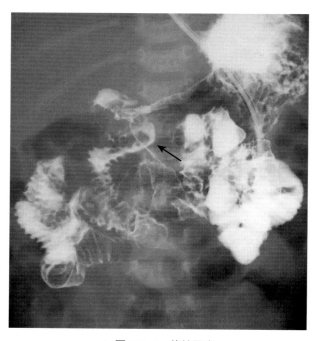

▲ 图 116-7　旋转不良

上消化道检查显示位于左椎弓根右侧和 L_2 椎体上方终板下方的十二指肠空肠交界处（箭）位置异常

观察到 DJJ。与旋转不良相像的正常变化包括胃过度扩张或远端肠梗阻的婴儿通过扩张的胃或肠而导致 DJJ 的向下方移位，< 4 岁的儿童 DJJ 可活动，十二指肠第二部分的冗长，也被称作移动十二指肠或聚水十二指肠 [48, 57-60]。在 DJJ 位置不明确的情况下，盲肠的位置可以通过造影剂进入结肠或进行对比灌肠来评估 [44, 59]。然而，盲肠，虽然通常位于右下腹，但在婴幼儿中可能具有广泛的正常范围，即使在有旋转不良的情况下也可能处于正常位置 [39, 40, 44]。在手术证实为旋转不良的儿童中，只有 87% 患儿盲肠位置异常，相比之下 97% 的患儿 DJJ 位置异常 [45]。

几种旋转不良的超声特征已有过描述。肠系膜上动脉（SMA）和肠系膜上静脉（SMV）位置反转是在旋转不良中的一个表现。横断面图像上，SMV 与门静脉交界水平，SMV 通常位于 SMA 的右侧。如果 SMV 在 SMA 的左侧，应诊断旋转不良。然而这个表现并不稳定，敏感性为 67%～100%，特异性为 75%～83%，旋转不良时 SMA 和 SMV 关系可能正常，而存在反转时可能没有旋转异常 [44, 45, 56]。在超声中看到旋涡征，肠、SMV 和 SMA 扭曲并包裹

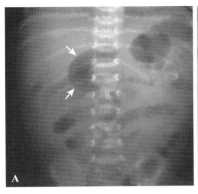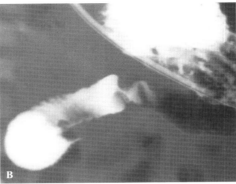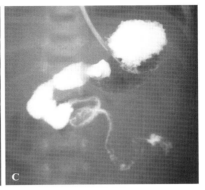

▲ 图 116-8 旋转不良伴中肠扭转

A. 一个 3 周大的男孩出现胆汁性呕吐、嗜睡和血便，腹 X 线片显示十二指肠（箭）的异常扩张和多个扩张肠壁增厚肠襻。B. 十二指肠梗阻及扭曲的肠管引起钡剂"喙"状改变。C. 数分钟后拍的 X 线片显示典型的与旋转不良和中肠扭转相关的 十二指肠和近端空肠螺旋状表现

缠绕血管系膜时（图 116-9），提示中肠扭转。最后，超声发现十二指肠的第三部分在腹膜后 SMA 和主动脉之间，这是肠道正常旋转可靠征象，但不是绝对的 [43, 46, 56]。同样，腹膜后十二指肠缺失强烈提示旋转不良 [46]。

在旋转不良和扭转 Ladd 手术后，上消化道检查显示持续移位的 DJJ、右半腹小肠和左半腹结肠的预期的术后外观 [50]（图 116-10）。其他可能的并

▲ 图 116-9 旋转不良伴中肠扭转

上腹部肿块的横断面彩色多普勒超声显示由 SMA（箭）和 SMV（箭头）沿着肠系膜顺时针方向扭曲和反折构成的旋涡征，提示中肠扭转

发症包括粘连和小肠梗阻，报道的患者并发率高达 24%，以及复发性扭转 [50] 的报道达 7%。

二、后天疾病

（一）胃穿孔

新生儿急性自发性胃穿孔的发病率呈下降趋势 [61, 62]，易感因素包括急性胃扩张、围产期窒息引起的缺血性坏死、远端梗阻，如环形胰腺或十二指肠狭窄 [61-65]。X 线片表现为腹腔积气和直立位下没有胃内的气液平 [66]。新生儿十二指肠穿孔很少见 [67]。

大龄儿童的胃穿孔发生在下列临床环境中：消化性溃疡穿孔、皮肌炎（虽然十二指肠穿孔更常见）、管和导管通过胃壁的移走，以及先前的腐蚀性物质的摄入 [68-72]。Nissen 和其他胃底折叠术的并发症包括胃胀、胃破裂或梗死，当患者还有远端小肠梗阻时 [73-75]。上腹部钝挫伤，当胃扩张时偶尔导致胃破裂。

（二）幽门狭窄

1. 临床表现

肥厚性幽门狭窄，约每 1000 个婴儿发生 3 个，是婴儿最常见的手术适应证。这种疾病与遗传因素病因学不明，但可能由复杂的遗传因素和环境因素的相互作用导致的 [76, 77]。男性，尤其是头胎生的男性，患病概率更高 [78, 79]。

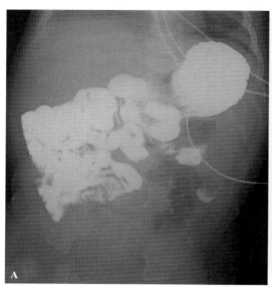
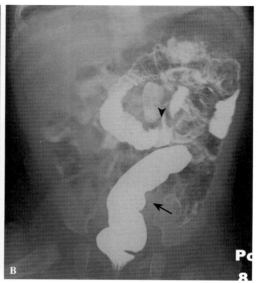

▲ 图 116-10　旋转不良 Ladd 手术

A. 小肠检查显示 Ladd 手术后预期的外观，空肠和回肠位于右上腹。B. 整个结肠，包括直肠乙状结肠（箭）和盲肠（箭头），位于左半腹

幽门狭窄典型的表现在 2～12 周龄的健康婴儿中，伴有反复的非胆汁性呕吐，有时是强力或喷射性呕吐。逐渐发生的症状可能被误认为是新发的或恶化的胃食管反流。该年龄范围之外的发病或胆汁性呕吐应提示评估其他诊断，如旋转不良。幽门肌切开术，非急诊手术，是治疗幽门狭窄的首选方法[76]。由于美容效果好、住院时间短、伤口感染率低，腹腔镜手术较开腹手术越来越受到青睐[76, 78]。

2. 影像学表现

超声成像是诊断幽门狭窄的既定影像学检查，具有高度敏感性和特异性[76-78]。在当代医学实践中，对影像学的依赖已经发展到现在认为超声是评估幽门狭窄的固有部分，而经典体检发现的可触及的"橄榄"发现频率在降低[76, 80, 81]。易于通过超声描绘的特征包括增厚的、低回声幽门肌（甜甜圈或宫颈征）和双层回声黏膜（超声双轨征）[77, 82-84]（图 116-11）。不管患者的年龄或体重[52, 76, 79, 85-87]，在幽门长轴测量肌肉厚度超过 3.0～3.5mm 的是幽门狭窄的可靠指标。幽门管长度超过 15～18mm 也被认为是异常的[82]。与诊断幽门狭窄的定量测量同样重要的是幽门的形态学外观及实时观察胃内容物很少或没有通过幽门。

在幽门狭窄中，增厚肌层是一种不随时间变化的固定异常。幽门痉挛是一种暂时性而非固定性

肌肉肥厚的症状，采用非手术治疗，与幽门狭窄的超声表现相似。肌肉可能增厚，但增厚的程度通常不如幽门狭窄明显，通常 < 3.0mm。此外，幽门狭窄时肌肉持续增厚，幽门痉挛时肌肉间歇性增厚，偶尔幽门肌肉放松，允许胃内容物通过。因此，将幽门的观察时间延长到至少 5～10min 是超

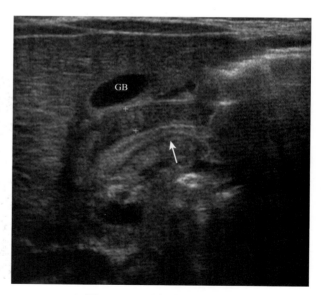

▲ 图 116-11　幽门狭窄的超声成像

在沿着幽门的长轴获得的图像中，低回声幽门肌肉（卡尺之间）异常肥大和增厚，测量超过 3.5mm，并且可以在平行的线性回声（箭）的两侧看到，线性回声代表狭窄幽门通道的冗余黏膜。胆囊（GB）是一种定位幽门的有用的解剖标志

声检查的重要部分，可以防止幽门狭窄的假阳性诊断[84]。在诊断不明确的情况下，可以在1～3天内重复进行超声检查以发现早期或转化中的幽门狭窄[76-78]。

超声检查应使用高频线性阵列换能器，将肝脏作为声窗[77]。为了让胃窦充分充满液体并评估幽门通道的通畅性，婴儿可转向右后斜位并可以口服液体（图116-12）。这些可以帮助划分幽门管开始和结束的标志，即幽门前胃窦和十二指肠球部[77]。如果胃已经膨胀，则不应该给液体，因为过度膨胀的胃将幽门移到胃后面，造成幽门观察困难，并可能导致假阴性结果[77]。

如果幽门狭窄是首要诊断考虑，很少进行上消化道造影，但是放射科医师仍应认识这些表现，因为在怀疑反流的婴儿在接受上消化道检查中会偶尔意外发现幽门狭窄。上消化道检查也是在没有超声专家的情况下的另一种检查选择[76]。钡餐造影上幽门狭窄的经典特征包括部分或完全胃出口梗阻、胃蠕动过度、幽门管延长。受压管腔内单管（即弦状）或双管（即火车轨道状）影，幽门肿块压入充满钡的胃和十二指肠球底部形成肩样征[76,82]（图116-13）。

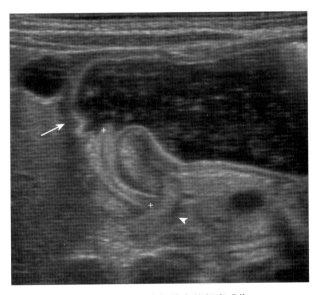

▲ 图116-12 幽门狭窄的超声成像
继发于肥厚幽门肌的胃出口梗阻。胃因口服液体而扩张。幽门管（在卡尺之间）异常伸长至17mm以上，并且不开放使流体不能通过。划分幽门开始和结束的可靠的超声标志分别是充满液体的胃窦（箭）和产生回声的三角形十二指肠球（箭头）

幽门肌切开术后即刻的影像学表现很难解释，因为它与术前检查相似，有线状征和胃窦幽门痉挛[76]（图116-14）。然而，6周之后大多数患者的超声和放射学表现应该是正常的。在此之前，由于黏膜通过"破裂"肌肉的缺陷漏出，常常有不对称的通道。不完整的幽门肌切开术导致伴有胃排空不良的拉长狭窄通道的持续存在[88]。有成功幽门肌切开术史的患者可能留下一些胃窦幽门的功能障碍，导致异物（如硬币）滞留[76,89]。

（三）胃十二指肠血肿

1. 临床表现

腹部钝伤引起的胃血肿并不常见。十二指肠血肿更常见，因为十二指肠夹在脊椎和腹膜前腹壁之间。这些病例典型的病史是儿童在玩耍或体育比赛时摔倒在自行车的把手上或被击中腹部[90,91]。十二指肠血肿与胰腺损伤有关，因为胰腺也位于腹膜后易受腹部钝挫伤的位置[92]。

当任何儿童有可疑病史时都应考虑虐童[93,94]。其他十二指肠血肿的危险因素包括过敏性紫癜、与白血病相关的出血、凝血病、特发性血小板减少性紫癜、内镜活检和抗凝治疗[95]。当有穿孔时，必须手术，但除此之外，大多数不复杂的十二指肠血肿保守处理[90,94,96]。

2. 影像学表现

十二指肠血肿的诊断可由X线片提示，X线片显示胃扩张，右半腹部软组织肿块和远端气体稀少。腹膜后空气在X线片或CT扫描中可以看作肠壁漏的征象[96-98]。上消化道造影检查显示血肿的壁内占位效应，但如果血肿堵塞黏膜破口，则不能显示穿孔（图116-15A）。

超声检查可以显示和监测血肿与常见的邻近胰腺损伤，但不能可靠地显示穿孔[92,96]（图116-15B）。如果有严重的上腹部外伤，尤其是挤压伤，CT是首选的影像学方法，因为它能很好地显示所有器官[96]（图116-16）。然而，CT能漏诊十二指肠微小破裂的病例[100]。当血肿消退时，穿孔和十二指肠分离可变得明显，每个患有十二指肠血肿的儿童在外伤后的头7～10天必须仔细观察[99]。

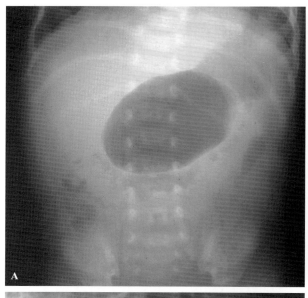

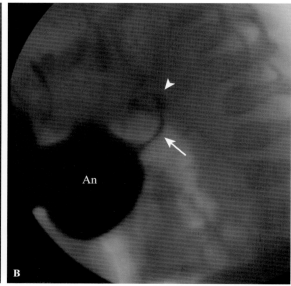

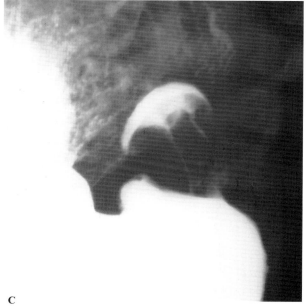

▲ 图 116-13　幽门狭窄：上消化道检查系列

A. 一个 5 周大的男孩，有 1 周餐后非胆汁性呕吐史，腹部 X 线片显示胃扩张，远端气体相对缺乏。B. 在狭窄、细长的幽门道内可见一条单一的钡条（弦征，箭）。幽门的解剖标志是近端胃窦（An）和远端十二指肠球（箭头）。C. 在异常幽门管内平行的双条钡线（即火车轨道征）在充满钡的胃以及十二指肠球部的凹陷来自于幽门肌增厚

（四）胃十二指肠异物

1. 临床表现

儿童胃部肿块可能是摄入异物或胃石。儿童时期最常见的胃石是毛石或毛球，但是其他不可消化的物质，如蔬菜或水果（植物性苯甲酸酯），也可能形成肿块引起梗阻[101]。青春期的毛石通常跟精神问题和异食症有关，摄取非营养性物质。毛石通常局限于胃，但尾巴可能延伸到十二指肠，极少见遍布小肠[102]。乳结石在早产儿中已经描述，它们可能是由于胃排空机制不成熟而形成的[103]。胃石症状通常为隐匿性梗阻，如恶心、呕吐、腹痛、早饱和食欲减退[101, 102]。

异物的摄取在幼儿中极为常见，特别是在 6 月龄至 3 岁的儿童中。因为大多数物体通过时没有并发症，即使是小婴儿，外科医师和儿科医师也采取保守的方法。在到达胃的异物中，90%～95% 在没有胃底和十二指肠结构异常的情况下自发性通过[104-106]。

由于不利的大小、形状或成分，有几种类型的摄入异物更容易引起并发症，应该比其他类型的异物更谨慎地处理。这些包括尖锐的物体，超过 6cm 长的物体，圆盘电池和磁铁[106]。

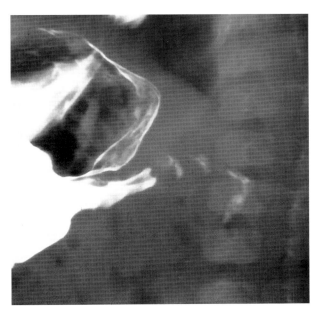

▲ 图 116-14 幽门切开术术后

幽门狭窄术后残余幽门变形，胃排空正常。因术后持续性"吐痰"进行随访检查。该患者保守内科治疗后有缓解

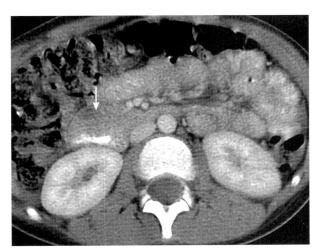

▲ 图 116-16 十二指肠血肿

CT 扫描显示十二指肠第二部分肠壁的血肿（箭），造成充盈造影剂管腔偏心压迫

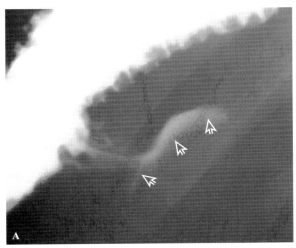

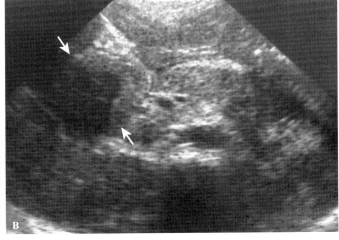

▲ 图 116-15 十二指肠血肿

A. 俯卧斜位上消化道检查显示十二指肠梗阻，钡（箭）勾勒出十二指肠肿块。B. 上腹部的横断面超声显示肿块的十二指肠血肿（箭），该 10 岁的儿童上腹部遭受自行车车把撞击。全面超声检查提示撞伤产生的胰腺肿胀，胰周积液（未显示）

电池与组织的长期接触会引起局灶性损伤已众所周知，并且由于压迫坏死或低压电损伤可能导致穿孔，因此摄入的盘形或纽扣电池可能潜在地造成损伤[106]。即使电池更有可能滞留在食管中而非胃中，如果电池几天后不能通过胃，那么建议移除[106]。嵌塞在食管的盘状电池的处理在第 115 章中讨论。

摄入的稀土磁体虽小但功能强大，作为胃肠道潜在损伤的原因需要积极处理已逐渐被认识。两个或两个以上磁体或与金属异物耦合的磁体可滞留在胃肠道的两个相邻但分开的部分并且由于磁吸引而彼此黏附，导致肠壁被夹住、坏死和穿孔[106-108]。尽管最常见的是发生在小肠，但从食管到结肠的任何肠道节段都会受累。在腹痛或梗阻或穿孔的其

他临床体征情况下，内镜下取出内镜所及的磁铁的范围较低，而内镜所及范围之外可能需要手术去除 [106]。

2. 影像学表现

胃中大块毛石通常可以在 X 线片上看到，并通过钡剂上消化道检查证实（图 116-17）。它们也可能是在横断面成像中被偶然发现。

在疑似异物摄取的病例中，经常缺乏目击摄取和可靠的病史，使 X 线片成为管理的一个重要部分。建议对胸腹部进行前后位和侧位摄影，以确认异物的存在、类型和位置以及穿孔的证据，如腹膜内游离气体。注意不要把圆盘电池误认为硬币，圆盘电池在 X 线片上具有特征性的斜面、双致密环。应隔几小时拍一系列的 X 线片，以记录异物通过含气肠道的运动。在多个磁铁或磁铁与金属异物的组合的情况下，异物的不运动或两个磁铁之间存在间隙，应怀疑肠壁卡在两个磁铁之间，并需要干预（图 116-18）。读片的陷阱包括堆叠的磁铁类似单个物体，并认为相互吸附的磁铁位于单个肠段而不隔着肠壁 [106]。

（五）肿瘤

儿童胃和十二指肠肿瘤罕见。胃中出现的肿块种类繁多，在影像学特征上相互重叠，在 X 线片上难以区分 [109]。胃外起源的肿块，如大的胰腺假性囊肿或肝肿块，也可能压迫胃，引起占位效应，与胃肿块相似。

胃畸胎瘤发生于婴儿，最常见于男孩 [110]。事实上所有患者在出生的第一年都出现上腹部肿块 [111-114]。典型 X 线片显示肿块内的钙化，肿块使胃气泡移位 [113]。没有横截面成像，某些患者难以与腹膜后神经母细胞瘤相鉴别。起源于胃壁的平滑肌瘤和平滑肌肉瘤是分叶状或息肉样肿块，只有通过组织学检查才能鉴别 [115, 116]。成平滑肌瘤是胃壁少见肿瘤，倾向于黏膜内生长，引起被覆黏膜溃疡。其生物学行为通常是良性的，但也有转移的报道，肝是最常见的转移部位 [117]。

胃的其他罕见肿瘤包括淋巴瘤，它可以是原发病变，或少见情况是 Burkitt 淋巴瘤全身侵犯的一部分 [118, 119]。在以上两种情况下，表现相似：胃壁弥漫性浸润、黏膜增厚、溃疡和分散的胃肿块。胃腺癌的钡餐检查表现与淋巴瘤和平滑肌肉瘤相似，在儿童中不常见，并且与共济失调 - 毛细血管扩张和免疫缺陷有关 [120, 121]。

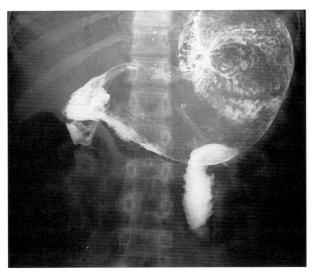

▲ 图 116-17 毛石
这名 12 岁女孩有 2 年的食毛癖病史，充满钡的胃里有一大块充盈缺损，她头上遗留秃斑。在手术中，从胃中取出缠满浅褐色头发的 500g 重东西

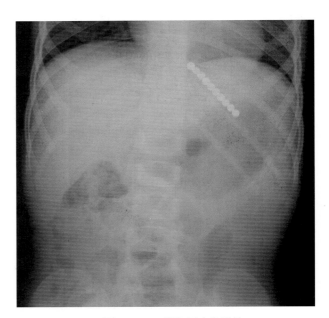

▲ 图 116-18 摄入胃内的磁铁
急性腹痛数日的患者在体内胃食管交界处和近端胃的预期区域内见到排列成线状物的十个磁球。在内镜下，分开的磁铁黏附在一起，最接近的磁铁位于食管远端，其他的磁铁位于贲门部，它们夹住了食管和胃壁。无管壁糜烂或穿孔

胃肠道间质瘤是胃肠道的恶性间叶肿瘤，50%以上的病例累及胃[109, 122]（图116-19）。

胃炎性假瘤在X线片检查中可与恶性肿瘤类似，如果一个孩子有其他不寻常的相关问题，如腹膜后纤维化或硬化性胆管炎，或如果儿童有Castleman综合征[123]，当胃肿块包含溃疡或局限性穿孔时，应考虑是否存在胃炎性假瘤。

胃和十二指肠息肉是最常见的错构性的并是Peutz-Jeghers综合征的一部分（图116-20）。胃底腺息肉病可在有家族性大肠腺瘤病和Gardner综合征的儿童和成年人出现[124]。儿童其他胃息肉包括炎性纤维样息肉、孤立性增生性息肉和息肉样凹腔性增生[125-128]。

神经纤维瘤可发生在胃或十二指肠壁。虽然这些病变通常是良性的，但可以引起呕吐、黄疸和吐血[129]。神经纤维瘤通常与von Recklinghausen病（多发神经纤维瘤病）的其他皮肤斑一同发生。胰腺异位表现为沿着胃大弯或十二指肠内缘的肿块，是在婴儿期很少诊断的先天性异常[130]。胆总管囊肿可表现在Vater壶腹光滑、边界清楚的肿块。当巨大错构瘤性息肉、胃造瘘管或Foley导管作为导入点时，十二指肠或胃可能出现肠套叠[131]。

（六）消化性溃疡

幽门螺杆菌是一种革兰阴性、活动性细菌，是常见的与消化性溃疡病和胃炎有关的人类病原体，据报道，在美国低等社会经济阶层的发病率高达50%[132-136]。虽然大多数感染是在儿童时期获得的，但症状通常数十年不显现，因此儿童消化性溃疡病非常罕见[136-138]。穿孔性消化性溃疡病甚至更罕见，20年仅有52例报道，描述特征性急性而非慢性表现，与年龄较大的青少年人群和男性相关[139]。

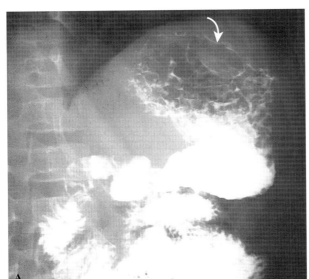

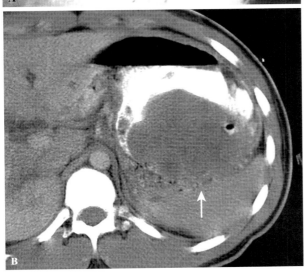

▲ 图116-19　**胃的胃肠间质瘤**

A. 上消化道检查显示胃底部巨大充盈缺损（箭）。B. CT扫描显示胃底部腔内软组织肿块（箭，胃部造影剂勾勒出的肿瘤）

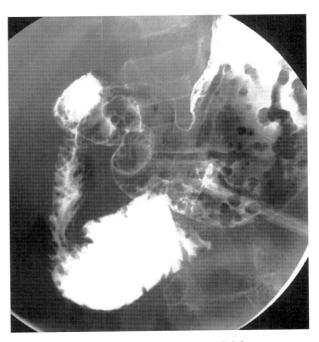

▲ 图116-20　**Peutz-Jeghers综合征**

在已知Peutz-Jeghers综合征的患者中，通过胃造口管注入钡剂和空气，勾勒出多个代表错构瘤性息肉的充盈缺损

在婴幼儿期继发于压力，可发生消化性溃疡病。除了阿司匹林、其他非甾体抗炎药、皮质类固醇和托拉唑林外，还牵涉到休克、呼吸衰竭、脓毒症、低血糖、严重烧伤（即 Curling 溃疡）、颅内病变（即 Cushing 溃疡）和慢性全身性疾病[68, 138]。

Zollinger-Ellison 综合征是儿童消化性溃疡的少见病因，由胃泌素瘤产生过多的胃泌素并导致胃酸过量分泌所致，21 年中该病只记录有 28 名儿童患者[68, 136]。消化性溃疡、胃酸高分泌和高胃泌素血症偶尔发生在胃窦 G 细胞增生症患儿[68]。

（七）消化性疾病以外的炎症性疾病

Ménétrier 病是一种罕见的炎症性疾病，特征是胃皱襞增大，主要在胃体和胃底，以及胃腺增生[140-142]。这种疾病有双峰分布，发生在 10 岁以下儿童和成年期。与成人进展性病程相比，儿童期该病与巨细胞病毒感染有关，急性发病，数周或数月后自发消退[141]。偶尔并发呕血、贫血和明显低蛋白血症。异常增厚的胃皱襞和胃壁增厚可以通过钡造影、CT 或超声看到[140-144]。

嗜酸性胃炎和嗜酸性胃肠炎被归类在儿童原发性嗜酸性胃肠疾病的较大组中，其特点是胃肠道的富嗜酸性细胞炎症，其原因不明[145, 146]。嗜酸性食管炎也归为此类，在第 115 章进行了更详细的讨论。有人提出过敏机制，包括全身过敏和食物过敏，至少在有过敏性鼻炎病史的嗜酸性胃炎和嗜酸性胃肠炎儿童这个大亚群，除了表现出各种非特异性症状，包括腹痛、呕吐、发育不良、贫血和蛋白丢失性肠病[145, 146]，还有哮喘、湿疹和过敏性鼻炎。影像学检查敏感性和特异性较低，但在胃部表现包括黏膜不规则和花边改变，胃皱襞和胃壁增厚，以及胃腔狭窄，通常局限于胃窦[145, 147, 148]。

慢性肉芽肿病是一种血液学疾病，通常发生在男孩，这些孩子产生超氧化物的机制存在缺陷。这导致某些细菌不能被多形核白细胞、巨噬细胞动员和其他肉芽肿反应有效溶解。除了众所周知的疾病感染并发症外，胃肠道任意部分的受累均有大量病例报道[149, 150]。最具特征的胃肠道表现，胃窦的胃皱襞和胃壁增厚，可能导致管腔狭窄和胃出口梗阻，仅在 16% 的病例见到[150-152]（图 116-21）。

在儿童克罗恩病累及胃和十二指肠并不常见，如果存在，通常发现于已确诊的小肠和结肠病患者[153-155]。黏膜结节和溃疡、瘘管和窦道、不规则狭窄和假憩室形成是胃十二指肠克罗恩病的主要影像学表现[155]（图 116-22）。

Henoch-Schönlein 紫癜最常见的胃肠道受累部位是十二指肠和小肠，这将在第 117 章中进一步讨论。通常为十二指肠的第二部分有肠壁增厚，很少伴有溃疡[156-158]。在腹部疼痛和呕吐症状后可能出现特征性皮疹。

全世界 25% 的人口携带蛔虫，大多数感染者是儿童[159]。这是唯一能摄取钡的寄生虫[159]。当寄生虫负荷足够大时，可能造成梗阻，在地方病区工作的放射科医师能熟练鉴别管腔内蛔虫与粪便及其他肿块（图 116-23）。胃线虫幼虫与受感染的生鱼一起摄入造成胃黏膜穿透，引起急性、严重的腹痛。双对比钡剂检查可以诊断，线状充盈缺损与幼虫穿透胃壁部位的黏膜水肿有关[160]。内镜下清除幼虫可缓解腹痛。

虽然贾第鞭毛虫病可能发生在异常球蛋白血症

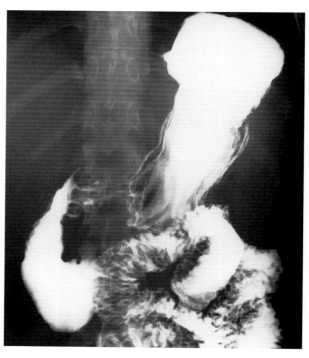

▲ 图 116-21　慢性肉芽肿病
此患者有长期慢性肉芽肿病史，可见胃皱襞增厚伴胃窦明显狭窄。因上腹部不适和呕吐症状促使进行本检查

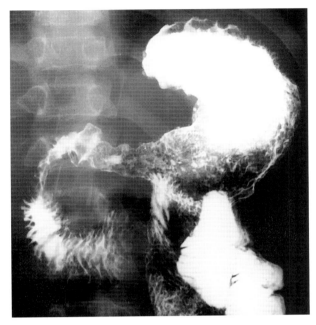

▲ 图 116-22　克罗恩病胃炎
一个 12 岁的男孩表现为上腹痛和体重减轻。上消化道检查黏膜结节在本片中非常明显

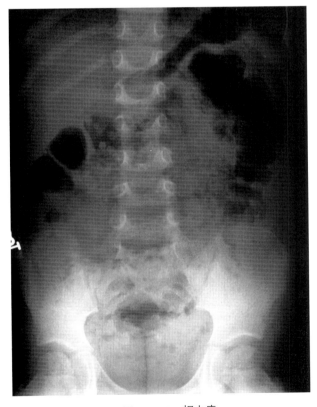

▲ 图 116-23　蛔虫病
一位来自波多黎各的 5 岁女孩有 2 个月的腹痛史。腹泻伴有呕吐，呕吐物中含有蛔虫。注意中腹十二指肠和空肠不同寻常的气体分布

的情况下，但是如果水源受到污染，免疫功能正常的儿童也会受到感染。十二指肠痉挛、黏膜增厚和腔内积液增多是感染的特征性但非特异性放射学特征[161]。类圆线虫也感染十二指肠黏膜并引起炎症反应。慢性疾病导致一个固定的、狭窄的、无特点的十二指肠[162]。

继发于摄取腐蚀性物质的损伤的位置和类型主要取决于摄取剂的 pH。高 pH、碱性药物更黏稠，导致与食管的接触时间相对较长（见第 115 章）。另一方面，低 pH、酸性试剂的黏性较小，导致通过食管快速传递到胃中，易于汇集在胃窦和幽门中[163]。因为由酸引起的坏死类型以凝固而不是液化为特征，食管内碱剂引起的胃壁穿透和随后的穿孔在胃酸剂损伤较少遇到[163]。更多情况下，胃黏膜，有时是十二指肠，变厚或溃疡，导致胃出口梗阻，这是酸摄入最常见的并发症[163-165]（图 116-24）。由于瘢痕形成需要几周到几个月的时间，因此放射学在以前的腐蚀剂损伤的随访中是有用的。胃的狭窄、收缩和十二指肠襻的僵硬是早期腐蚀剂摄入的特征[166]。

（八）胃或十二指肠扩张

胃胀气常见于儿童特有的几种疾病。许多孩子

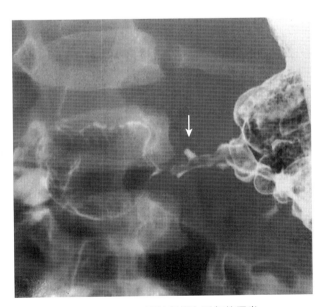

▲ 图 116-24　腐蚀剂摄入引起的胃炎
7 岁男孩误食硫酸，可见标志性的胃窦狭窄伴皱褶增厚和溃疡（箭）

在哭泣或紧张时吞咽空气。在一些神经肌肉损伤和发育迟缓的青少年群体中存在明显的嗜气癖[167,168]。胃胀气发生在气管食管瘘伴有或不伴食管闭锁或气管内插管不慎置入食管后。糖尿病和以前的饥饿是胃扩张的原因，可能由胃张力不足造成的。

胃的膨胀使它容易发生扭转。扭转也与肠系膜和韧带附件缺陷和膈肌缺损有关[167,168]。肠系膜轴扭转是沿着连接胃大弯胃小弯的轴旋转。它在X线片上具有典型的表现[147]。器官轴扭转是沿胃轴的一种扭转[169]。胸内胃扭转可伴大的先天性裂孔疝或膈疝[170-171]（图116-25）。

肠系膜上动脉（SMA）综合征是由SMA和肠系膜根部阻塞压迫十二指肠的第三和第四部分[172-175]。可能在通过手术和铸型来矫正脊柱侧弯（石膏管形综合征等）或可能在严重减肥后发生。X线片及上消化道摄影显示胃及十二指肠近端扩张，十二指肠水平段中央有骤然截断。俯卧、高营养或鼻-空

肠喂养可减轻大多数患者的症状，很少需要手术治疗[172-175]。

特发性巨十二指肠是慢性肠假性梗阻病谱的一部分，可散发或家庭性发生[176,177]。这种病是由平滑肌疾病、内外神经异常或神经内分泌环境改变引起的。胃肠道扩张部分无解剖结构的梗阻是其特点。细菌过度生长和腹泻是常见的问题。继发于糖尿病、硬皮病、淀粉样变性的巨十二指肠在鉴别诊断中总被提及，但这些疾病在儿科患者中很罕见。

囊性纤维化患者影像学可显示的十二指肠异常很常见，最好发于十二指肠第二部分[178,179]。增厚黏膜皱襞、结节状黏膜和腔内液体增加为典型特征。这些发现由于Brunner腺过度增生、黏液黏稠、黏膜水肿或黏膜肌层收缩不当所致[180]。由于在黏膜异常的背景下影像学上难以发现溃疡，推荐有消化性溃疡症状的囊性纤维化患者进行内镜检查[180]。

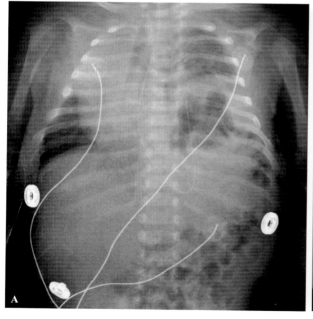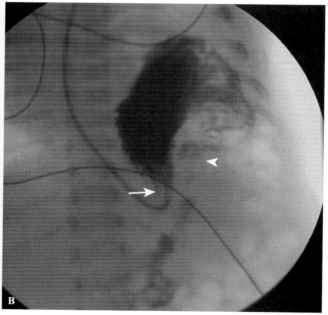

▲ 图 116-25 **胃扭转**

A. 腹部X线片显示先天性左膈疝。B. 上消化道检查显示疝入的胃发生胃扭转。箭指示胃食管交界处。存在两种肠扭转，一种器官轴型，胃大弯位于胃小弯之上，另一种肠系膜轴型，十二指肠（箭头）到胃的左侧

第 117 章　小儿小肠疾病

Diseases of the Pediatric Small Bowel

Jennifer E. Lim–Dunham　Sandra K. Fernbach　**著**

卢巧媛　**译**　齐丽萍　**校**

一、Meckel 憩室

（一）临床表现

Meckel 憩室是一种常见的先天性胃肠道异常，可引起多种并发症，临床表现各异。这是发生在小肠的一系列异常中最常见的一种，这些异常继发于胎儿早期的脐肠系膜（卵黄）管（原中肠与卵黄囊沟通的管道）的退化失败。在回肠和脐之间的任何位置，导管的不完全吸收都可能导致异常，除了Meckel 的憩室外，还包括卵黄管或中憩室带、卵黄瘘、脐肠系膜囊肿和脐息肉[1-9]（图 117-1）。

Meckel 的憩室是由于回肠末端的开放和脐肠管的脐端闭合的结果，是一个真正的憩室，由所有肠层组成。与消化道重复畸形和大多数其他肠憩室不同，Meckel 的憩室起源于肠的肠系膜对侧边缘，有单独的血液供应，即卵黄肠动脉[5, 8]。根据"2 法则"，Meckel 憩室发生率约为 2%，发生于回肠距回盲瓣 2 英尺内，2 岁时临床上产生症状[8, 10]。

继发于 Meckel 憩室并发症的临床症状各不相同，约 4% 的 Meckel 憩室患者出现这些症状。最常见的并发症是直肠出血和肠套叠[1-5, 8]。

下消化道无痛出血是 20%～55% 的 Meckel 憩室主要并发症之一，该憩室含有分泌酸的异位胃黏膜，儿童较成人更常见[1, 3]。邻近异位胃黏膜的小肠因暴露于胃酸而形成溃疡，导致出血。当 Meckel 憩室作为导进点时，会导致回 - 回肠和回 - 结肠肠套叠，不可复性肠套叠应引起对 Meckel 的憩室的怀疑[1, 2, 4-6, 8, 10]。其他 Meckel 憩室较少见的并发症

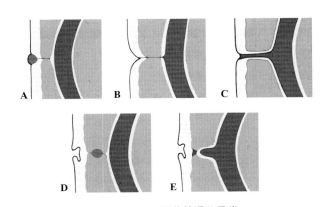

▲ 图 117-1　卵黄管退化异常

A. 脐带息肉；B. 中隔憩室或脐肠系膜带；C. 脐肠系膜导管或卵黄瘘；D. 卵黄囊肿；E. Meckel 憩室

包括肠扭转或脐肠系膜带周围疝引起的小肠梗阻、肠穿孔、憩室炎或憩室本身的炎症、Littre 疝，以及一种包含 Meckel 憩室的腹股沟疝[1-2, 8-10]。

Meckel 憩室的一种特殊形式是巨型 Meckel 憩室，这往往是大于平均大小 2cm×3cm，长长的有窄的憩室颈。它可以作为局灶性扭转的导入点，也可以在其根部发生扭转[11, 12]。巨大的 Meckel 憩室淤滞可能导致细菌过度生长，导致吸收不良。

（二）影像学表现

腹部 X 线片通常表现正常，但若憩室合并肠套叠则可能出现梗阻。Meckel 的憩室在常规钡餐研究中很少充盈，可能是由于体积小或摄取的碎片阻塞管腔，但在较高的肠灌洗压力下可能会出现模糊影[8, 13]。除非压迫使肠管移位，叠压的肠襻可能使憩室模糊不清，这使憩室的检出更复杂。在 Meckel

憩室患者小肠检查中发现黏膜三角平台或右下腹的三射型褶皱已有描述 [13]。在延迟检查中，充气的巨大 Meckel 憩室可能充满造影剂 [12]（图 117-2）。小肠疝或绕脐肠系膜带肠扭转的患儿常表现为低位小肠梗阻的非特异性表现（图 117-3）。

包括计算机断层扫描（CT）和超声波在内的先进成像技术通常用于有急腹症症状的尤其是右下腹疼痛儿童的检查。Meckel 憩室本身以及继发的并发症如肠套叠可以被检出（图 117-4）。超声表现为囊性或管状结构，肠壁增厚，有时表现为肠壁高回声和低回声交替带 [4-7]。多普勒及彩色多普勒超声能更清楚地显示炎症的变化 [4-7]。通过 CT 或磁共振（MR）肠成像，炎性憩室可表现为右下腹充气、液或充盈对比物的盲端囊袋，其壁增厚，邻近肠系膜有炎症改变 [3-6, 14]。倒置的 Meckel 憩室，通常是肠套叠的导入点，在高密度管腔内见到充盈缺损 [15, 16]。

扩张和发炎 Meckel 憩室超声和 CT 表现与阑尾炎中扩张和发炎的阑尾相似。右下腹痛和发热的临床症状在这两种病也重叠，在怀疑 Meckel 憩室的情况下，推荐识别正常的阑尾有助于两者的鉴别 [8, 10, 4]。回肠重复囊肿可与 Meckel 憩室相似，Meckel 憩室与回肠重复囊肿的区别在于具有更厚、更不规则的壁和蠕动的存在 [8, 14]。

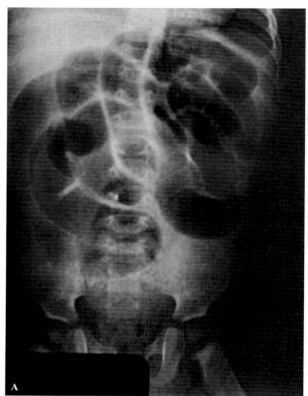

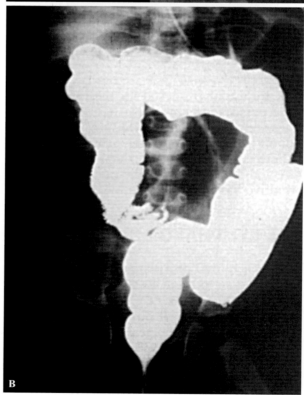

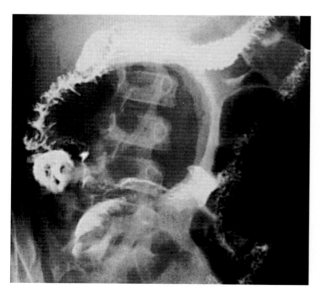

▲ 图 117-2　巨大 Meckel 憩室
钡剂灌肠后的 X 线片显示结肠内残留造影剂和数个小肠襻。引起近端小肠梗阻、巨大圆形的中腹积气，是一个巨大的 Meckel 憩室

▲ 图 117-3　脐肠系膜带
A. 婴儿腹部 X 线片多发、扩张的小肠襻提示低位肠梗阻。B. 结肠正常，只是右侧结肠从侧腹壁移位，无法扩张盲肠。手术时发现疝入卵黄管下的小肠被套住

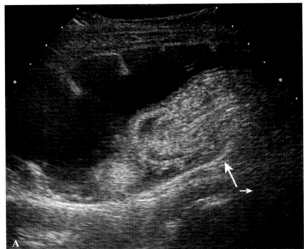

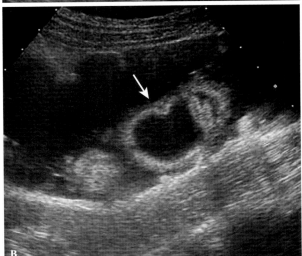

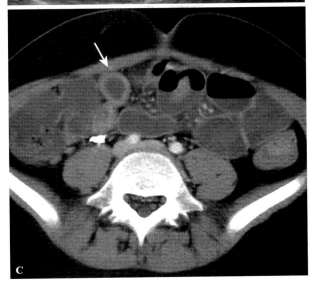

▲ 图 117-4　Meckel 憩室的超声和 CT 表现

A. 超声可见充满液体的结肠里回结肠肠套叠（箭）。B. 肠套叠里厚壁、充盈液体的囊肿（箭）代表发炎的 Meckel 憩室。C. 相应的 CT 图像显示右下腹（箭）内充满液体的炎症囊肿的环周壁增厚

^{99m}Tc- 锝盐核素闪烁成像是目前应用最广泛的出血期 Meckel 憩室诊断方法，其灵敏度达 85%[4, 5, 8, 17, 18]。静脉注射的同位素定位于右下腹部胃异位黏膜，其活动速率和模式与胃黏膜相似（图 117-5）。如果先前的检查结果是阴性或模棱两可的，而且仍强烈怀疑有 Meckel 憩室，那么在闪烁显像前给予五肽胃泌素可以刺激憩室的胃黏膜摄取，从而提高检出的灵敏度[18]。

当残留的胃肠道钡吸收发射的伽马射线时，当深度溃疡或梗阻破坏了憩室内的胃黏膜时，或者当同位素被误解释为在泌尿生殖系时，就会出现假阴性研究结果。例行进行腹部侧位扫描，以减少上述最后这个错误[8]。也可能出现假阳性的研究结果，但它们更容易识别。消化道囊肿的异位胃黏膜是造成假阳性结果的主要原因。尽管没有胃黏膜，炎症过程可能罕见地浓聚同位素。

二、肠淋巴管扩张

（一）临床表现

先天性和后天的小肠淋巴疾病可导致蛋白质丢

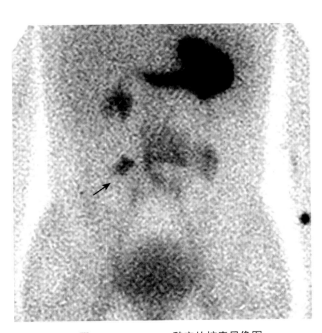

▲ 图 117-5　Meckel 憩室的核素显像图

锝盐通过胃进入到近端小肠。右下腹（箭）中异常且持续活性的小区域代表同位素定位于 Meckel 憩室内的异位胃黏膜

失、腹泻和免疫球蛋白水平下降 [19]。组织学改变包括所有肠层淋巴管的弥漫性或局灶性扩张，可能伴有绒毛样改变和炎性细胞浸润黏膜 [19-22]。富含蛋白质的淋巴液从扩张的淋巴管漏入胃肠道，导致蛋白质丢失性肠病。先天性淋巴结构畸形称为原发性肠淋巴管扩张症（Waldmann 病），通常在 3 岁前表现。常见症状包括双下肢水肿和胃肠道不适，如腹泻、腹痛、恶心和呕吐 [22]。

由于蛋白质通过小肠流失，孩子可能停止成长。类似的淋巴细胞丢失也会导致淋巴细胞减少。原发性淋巴管扩张的确诊是通过内镜和肠道活检 [23]。24h 粪便中 α_1- 抗胰蛋白酶水平升高提示蛋白丢失性肠病并支持诊断 [22, 23]。

当淋巴管扩张继发于静脉阻塞或静脉压升高时，这种疾病称为继发性淋巴管扩张。引起继发性淋巴管扩张的情况包括炎症性肠病、结节病、淋巴瘤、充血性心力衰竭和缩窄性心包炎 [22]。继发性淋巴管扩张在接受了复杂的先天性心脏病 Fontan 手术的儿童 [22] 是一种罕见的但认识明确的并发症。肠淋巴管扩张很久以来公认为 Noonan 综合征、Turner 综合征、Klippel-Trénaunay 综合征、von Recklinghausen 综合征的一部分。Hennekam 综合征是一种常染色体隐性遗传病，伴有轻度至中度智力迟钝、特异面容和耳缺损，也与淋巴管扩张有关 [24-26]。

（二）影像学表现

小肠造影检查表现为环形襞增厚，黏膜结节，如果有吸收不良有过度分泌 [19]。肠管口径正常。钡灌肠检查可显示受累结肠皱襞增厚。

超声和 CT 也能显示腹水、淋巴管扩张、肠壁和肠系膜增厚等非特异性表现 [23, 27-29]。最后的改变可能是原发性的、也可能是由这种蛋白丢失性肠病引起的低蛋白血症。

人血白蛋白核医学闪烁显像在可疑肠淋巴管扩张症的诊断中起着重要作用，与 α_1- 抗胰蛋白酶粪便取样相比，其优点在于不仅能够确认胃肠道蛋白丢失的存在，也可定位蛋白质渗漏的解剖部位。在此诊断过程中，通过静脉注射 99mTc 标记的人血白蛋白，并在 24h 内周期性获得腹部的图像，以寻找在肠内渗出的异常放射性示踪剂。用于这一目

的的其他放射性药物包括 99mTc- 二膦酸亚甲基和 99mTc- 右旋糖酐 [22, 23, 28]。

三、Henoch-Schönlein 紫癜

（一）临床表现

过敏性紫癜是儿童最常见的全身性血管炎，通常累及小肠和肾脏，并伴有明显的皮疹 [30, 31]。过敏性紫癜不发生于非常年轻的人群，在 3—10 岁的儿童中最常见，以男性为主。多达 30% 的患者年龄可能超过 20 岁。与其他季节相比冬天更好发。

过敏性紫癜小肠受累的特点是肠壁缺血或出血。随后的腹痛可能是剧烈的，类似于外科腹痛 [32-36]。3%～5% 的过敏性紫癜患儿发生肠穿孔和不可复性肠套叠等并发症，可能需要手术 [32-34]。回回肠肠套叠与更常见的回结肠肠套叠发生率一样。当肠套叠只涉及小肠时，尽管有潜在的疾病过程，肠套叠通常会自发缓解。胃肠出血，在老年患者中较少见，约有 50% 的儿科患者发生胃肠出血，但不太可能需要输血。大多数儿童完全康复，没有急性病程的后遗。

肾脏疾病通常表现为血尿，而肾功能明显下降不常见。肾活检可记录肾小球肾炎或肾炎免疫球蛋白 A 肾炎的变化。相关皮疹可能从荨麻疹发展为斑疹，成为典型的可触及的紫色病变。皮肤病变在臀部和下肢最为突出。皮肤病变活检显示小动脉和静脉周围有粒细胞浸润 [31]。大脑受累较少见，但可表现为多种形式，包括癫痫、失明和头痛 [37]。泌尿生殖系统受累并不常见，但可引起睾丸或附睾疼痛，并可引起睾丸扭转或附睾睾丸炎 [38]。关节痛通常发生在几个大关节，可先于皮肤病变。

（二）影像学表现

腹部 X 线片通常表现正常，除非有穿孔、伴小肠梗阻的肠套叠或肠壁增厚到足以产生气胀节段的拇指印 [34]。上消化道造影显示局限性的黏膜增厚，黏膜下水肿 [34]（图 117-6）。可能发现肠梗阻或肠套叠。进行造影剂灌肠减少回肠肠套叠耐受性良好，但通常不成功 [39]。

超声检查显示肠壁增厚，有时受累肠段积液扩

张，通常是空肠或回肠（图 117-7），常伴有液体扩张 [34, 39, 40]。超声在排除相关的腹部改变如肠套叠也

有价值。超声或闪烁摄影已用于评估那些发展为急性阴囊疼痛或压痛的患者 [38, 41, 42]。

过敏性紫癜的诊断特点，包括肠壁增厚和肠壁强化，通过先进的肠成像技术，如 CT 和 MR 肠成像，静脉注射造影剂和口服造影剂以实现肠道扩张 [35, 43-45]（图 117-8）。在许多其他疾病中，包括移植物抗宿主病、缺血性或感染性肠炎和炎症性肠病，也可发现类似的肠道异常 [35, 43, 46, 47]。

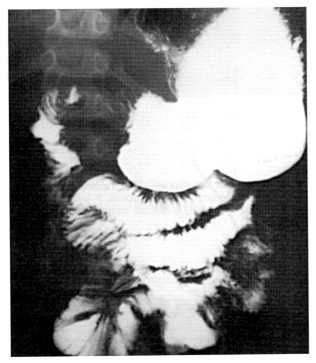

▲ 图 117-6　过敏性紫癜小肠检查的表现
空肠瓣增厚，造影剂在进入远端充满液体的肠襻时被稀释

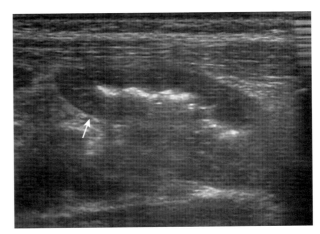

▲ 图 117-7　过敏性紫癜的声像图
显示肠壁明显增厚的异常小肠襻（箭）

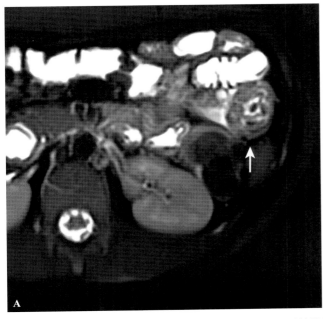

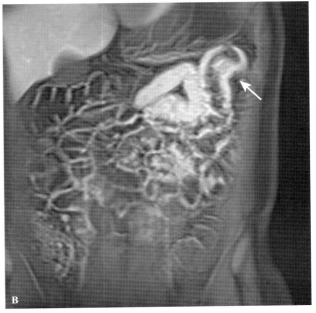

▲ 图 117-8　过敏性紫癜 MR 肠造影表现
A. 轴向 T_2 加权半傅立叶采集单次激发 TSE（HASTE）脂肪饱和图像显示左上腹空肠襻局部环周壁增厚（箭）。B. 冠状 T_1 加权脂肪饱和三维体积内插屏气检查（VIBE）静脉滴注钆后延迟图像显示同一肠襻肠壁异常强化（箭）

第 118 章　小儿结肠疾病
Diseases of the Pediatric Colon

Kate A. Feinstein　Sandra K. Fernbach　著
卢巧媛　译　齐丽萍　校

一、淋巴滤泡型和淋巴样增生

淋巴滤泡是胃肠道的正常特征，儿童淋巴滤泡比成人淋巴滤泡更为突出。淋巴滤泡最好的观察方式是双对比钡剂灌肠检查，50%～70% 的儿童钡剂灌肠检查可见淋巴滤泡[1,2]（图 118-1）。正常滤泡直径 2mm，大小均匀，常有中央脐。它们可与家族性息肉病相似，就像息肉覆盖结肠一样。> 2～3mm 的滤泡与结节性淋巴样增生有关，是对免疫、感染性、炎性或过敏性刺激发生反应而出现的[3,4]。

二、肛门前突

肛门前突是便秘的一个器质性原因，在一些儿童中可以看到，这些儿童以前被认为有精神原因便秘或怀疑患有巨结肠（Hirschsprung's disease，HD）[5,6]。肛门前突可能是肛门闭锁伴会阴瘘的一种轻度异常[5,6]。

肛门移位可能很小，很难通过查体来判断。男孩的外部变化可能比女孩更难察觉。肛门的位置本身并不决定功能障碍的程度[7]。患儿可能从出生起就有异常的排泄史，或可能正常排泄几个月。肠运动间歇时间长、排便不畅、粪便污染也是常见的主诉[5,6]。

治疗方法是外科手术。肛门直肠管和肛门内括约肌被调动，在正常位置建造新肛门。该手术并发症发生率低，可以形成几乎正常的排空模式[5,7-9]。

肛门前突的鉴别诊断包括巨结肠、神经性便秘和心因性便秘。这些疾病通常可以通过体格检查、脊柱影像学、直肠测压和直肠活检排除。

影像学检查

传统的影像学检查是用来评估存粪量和发现脊柱异常。如果大量粪便使骶骨模糊，可能需要侧脊柱 X 线片来排除可能与神经源性直肠功能障碍相关的骶骨畸形。

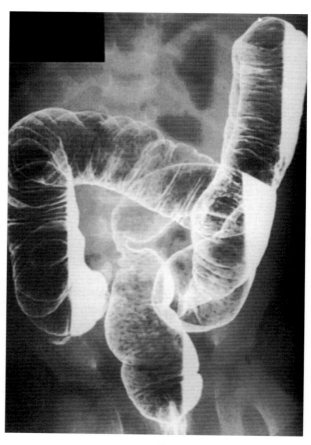

▲ 图 118-1　淋巴滤泡形态
在这个双对比钡剂造影上，结肠内可见大小相似的小结节

在钡灌肠检查中，直肠侧位图是诊断的关键。对于肛门前突患儿，直肠导管后面有一个深的后隐窝或架（图 118-2）。当直肠向前方成为肛门时，在结肠的最后一圈以下下降。直肠管移除后排泄后 X 线片显示，肛门比平常更前方，并且与后方直肠架成一定角度，位于骶骨前方几毫米的正常位置。

三、巨结肠

（一）病理表现

巨结肠（hirschsprung's disease，HD）的特点是在受累的肠内 Auerbach 和 Meissner 神经丛中没有神经节细胞[10]。这一过程可能是由于原始神经母细胞通常的头尾向迁移停止引起的，在一些儿童中，这种迁移与神经嵴的其他异常有关。研究表明，患有中枢低通气综合征的儿童发生 HD 的概率升高[11]。

累及的肠段长度不一，并总是远端。约 85% 的病例局限于降结肠和远段，所有病例中 55% 累及直肠乙状结肠交界处和远侧节段[10, 12]。全结肠无神

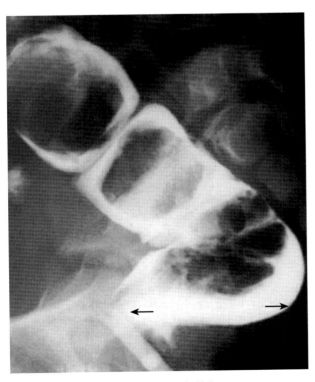

▲ 图 118-2　肛门前突

钡剂灌肠检查表明直肠增宽，含有大量粪便碎渣。与肛门相差很远很深的直肠后段（箭）通过导管尖端得以识别

经节细胞症，有或无小肠受累，可见于 8% 患儿童中[10, 12-14]。广泛无神经节细胞症是一种罕见的，通常是致命的畸形，其中整个小肠甚至胃都缺乏正常的神经节细胞[14]。区域性神经节细胞缺乏罕见，可能是后天病损或有不同的胚胎学基础。

（二）临床表现

2/3～3/4 患有典型 HD 的儿童是男性。男孩和女孩患全结肠神经结缺乏的概率相等。HD 是新生儿结肠梗阻最常见的病因，超过 70% 的病例是在此期间确诊的[10, 12]。新生儿表现粪便通过迟缓、腹胀或呕吐。延误诊断可导致肠穿孔或可能致命的肠炎[15-17]。约 5% 的 HD 患儿死于肠炎，通常在出生后 3 个月内死亡，约 10% 的 HD 患儿在术前发生肠炎。这些儿童也可能出现假膜性结肠炎，即使最近没有接触抗生素，在 5% 病例中可导致阑尾和近端结肠穿孔[18]。由于假膜性结肠炎是可以治疗的，因此获得 HD 和"典型"结肠炎患儿的粪便培养可能是有用的[17]。

未确诊为 HD 的大儿童通常有不正常的新生儿大便史和持续便秘[19, 20]。有时，延迟到出生后 11—30 岁才被诊断，导致慢性便秘、慢性泻药滥用、结肠扩张，使结肠易于扭转。

临床病史和体检表现通常是特异的。与精神性便秘（其症状开始于厕所训练时）儿童相比，HD 儿童有新生儿的异常大便史，很少有粪便污染。体检时，精神性便秘患儿直肠壶腹充满，HD 患儿直肠壶腹空虚。

HD 患儿直肠扩张不能产生正常的内括约肌反射松弛[21]。如果诊断仍不确定，可以进行直肠测压，特别是对钡灌肠结果正常、药物治疗便秘无效的患儿[21]。约 18% 的小于 1 个月和 10% 的年龄大于 1 个月的患儿直肠测压可能给出不明确或不正确的结果[21]。

直肠黏膜抽吸活检通过组织学显示神经节细胞排除 HD 的诊断。全层直肠活检是留在有问题的情况下，如当放射学改变不典型或黏膜活检无结论时[22]。

在多数儿童中，发现 HD 是孤立的，但在 21 三体综合征、Waardenburg 综合征、Smith-Lemli-Opitz

综合征和其他几种综合征的儿童中，巨结肠的发病率有所增加。在一些家庭中，HD 似乎是遗传的 [23-25]。遗传因素可能存在于多达 20% 的患者中，并且在几个家庭中已经确定了一个显性遗传模式。HD 涉及多个基因，在神经发育基因观察到许多突变 [26]。

HD 患儿的肠旋转不良发生率增加 [27]。在子宫内，旋转不良可导致肠扭结和缺血肠，与 HD 患儿的肠闭锁发病率增加有关 [27, 28]。HD 与肠闭锁相关也表明，导致肠闭锁的缺血性事件可能干扰了神经母细胞头尾向的迁移。

（三）治疗

HD 的初始治疗是结肠减压，以防止小肠结肠炎。虽然这可以通过盐水灌肠来实现，但可以进行一期新生儿修复。这包括经肛门直肠内拉出，在没有或有腹腔镜的帮助下，通过术中病理指导确定真正的过渡区。结肠明显扩张或体重不足 2kg 的儿童，行结肠造口术。最终或矫正手术通常要推迟几个月。所有操作（即 Swenson、Soave 和 Duhamel 手术）试图通过移除或绕过神经节段来恢复正常功能 [10, 12]。术后并发症包括吻合口漏、持续阻塞，以及很少见的在先前正常节段发生继发性无神经节细胞症。

当一个较大的儿童被诊断为 HD 时，在矫正手术前会进行结肠造口手术，以使扩大的结肠口径恢复正常。这使得以后的手术更容易。全结肠无节细胞症患儿在术中组织学指导下进行回肠造口术，使回肠造口能在含有神经节细胞的节段内。随后，这些儿童接受全结肠切除术和回肠肛门内直肠穿通术 [19]。

（四）影像学检查

早期诊断 HD 可以挽救生命。不幸的是，放射学诊断在新生儿时期比在后期更困难。常规胸部 X 线片显示远端肠梗阻改变。罕见地在肠腔内出现钙化 [29]。

进行造影灌肠检查是为了诊断和排除其他原因的远端梗阻，如胎粪塞、小左结肠综合征、回肠闭锁。怀疑 HD 时，可用小口径灌肠头避免直肠扩张。

灌肠从婴儿或儿童左侧卧位开始，以更好地灌

肠最可能出现异常的肠段：直肠和直乙交界段（图 118-3）。在婴儿中，漏斗或锥形外观提示 HD（图 118-4）。尽管有报道显示腹部延迟摄影中保留的钡剂对确诊有价值，但不建议充盈异常形态结肠近端，以防钡剂发生嵌塞。灌肠尖端移除后直肠侧位片可能是显示异常小直肠壶腹和显示异常直肠乙状结肠交界指数的关键 [30, 31]。远端结肠的皱褶外观，波形直肠，是神经节细胞缺乏症另一个表现，在导管尖端被移除后可能变得更加明显。

在全结肠神经节细胞缺乏症新生儿中，结肠容易充盈并迅速回流至小肠，回肠可见正常肠与扩张肠之间的过渡区，失去正常结肠冗余的表现。异常结肠反倒可能看起来正常，有胎粪塞，或者是小结肠 [32, 32]。

HD 诱导的结肠炎产生痉挛性、难以扩张的结肠，伴有刺状或锯齿状黏膜（图 118-5）。活动性结

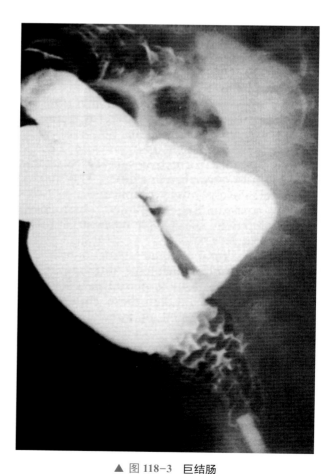

▲ 图 118-3 巨结肠
从钡剂灌肠的侧视图观，直肠比乙状结肠小。直肠的波形外观也在巨结肠中已有描述

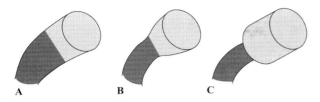

▲ 图 118-4　巨结肠

侧视图描述了巨结肠直肠过渡区的不同表现。A 在非常年幼的时候，过渡区可能是锥形的，随着从乙状结肠到直肠，管径不知不觉地减小。B 和 C. 管径的不连续的变化更为典型，放射学过渡区在 C 中更为清楚地确定

肠炎会导致钡快速排出，这也对 HD 患儿的假阴性、延迟便后 X 线片做出解释。

对于有便秘史的较大儿童，对比灌肠在未经准备的结肠中进行，因为结肠扩张和直肠扩张的减压可以减少产生典型过渡区的突然变化。过渡区用于定义管径可感觉改变的区域，扩张正常结肠在上方，含无神经节的结肠在下方。扩张的肠段可能包含无神经节结肠，因为有神经分布的扩张结肠将其内容物推向远端，并扩张异常肠段[34, 35]。在进行姑息性或纠正性手术之前，总是获得真正的过渡区的病理证实。

当钡灌肠显示扩张的直肠和乙状结肠时，经典的 HD 被排除在外，以上的结肠被填充以观察结肠扩张的程度并评估肠的旋转。之后家长应接受指导如何加强钡剂的通过。当儿童接受搭桥手术作为最初的外科治疗时，通常在胃肠连续性重建之前用对比灌肠来检查远侧节段。它可能表现为严重不可扩张、僵硬、黏膜增厚、结节和息肉样淋巴样增生[36]。如果存在冗余，则是先前神经节段扩张的结果。

在确定的矫正手术后，没有常规的时间或指征进行放射学检查。如果患儿术后立即出现脓毒症，则通过小导管将水溶性造影剂轻轻灌注直肠，可显示吻合口漏。也可选择盆腔增强 CT 显示可疑的积液或脓肿，更好地确定其范围和继发并发症。

四、炎症性肠病

溃疡性结肠炎和克罗恩病肠炎的病理、流行病学和影像学表现将在第 57 章中讨论。这个简短的

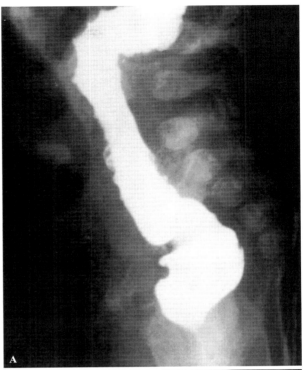

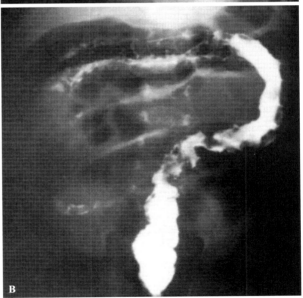

▲ 图 118-5　全结肠巨结肠

钡剂灌肠的正面（A）和侧面（B）观显示直肠比近端结肠大。结肠炎引起的剧烈痉挛阻止结肠扩张。除了直肠，到处都有毛刺和黏膜溃疡

讨论集中在儿童溃疡性结肠炎的几个方面。儿科克罗恩病在第 116 章中介绍。

溃疡性结肠炎在生命的头十年是罕见的，在第二个十年是不常见的。腹泻伴血或黏液、腹痛和发

热的症状提示为幼年息肉、Meckel 憩室、感染性或过敏性结肠炎。也可能发生贫血和体重减轻 [37-40]。

儿童溃疡性结肠炎的影像学表现与成人相同。然而，中毒性巨结肠在儿童中较少发生。

五、其他结肠炎和腹泻的原因

持续的血性或水样腹泻在儿童中不常见，值得关注的原因是因为它可能导致电解质异常，蛋白质和体重减轻，并刺激臀部。病毒、细菌或寄生虫感染通常是问题根源 [41-43]。在高达 28% 的儿童中，尽管进行了大量诊断检查，腹泻的病因仍不明确。乳糜泻通常被认为是小肠疾病，可能是非感染性腹泻最常见的原因。诊断是基于对无谷蛋白饮食的反应和小肠活检的结果 [44]。

牛奶过敏和乳糖不耐受可导致儿童腹泻 [45, 46]。不能消化乳糖会在出生的第一年引起腹泻。去除致病的双糖可以缓解症状。牛奶和豆奶中的蛋白质会损害对这些食物过敏儿童的胃肠黏膜。直肠活检可显示诊断性组织学改变。钡剂灌肠检查可显示结肠炎的非特异性改变：变窄、拇指印和痉挛。虽然这些改变通常涉及整个结肠，节段性改变也有过描述。小肠也可能受累，导致环状襞增厚或累及肠段变窄。

儿童腹泻的一个罕见原因是胶原结肠炎 [47-49]。结肠炎伴水性腹泻和绞痛。显微分析黏膜活检标本是诊断必要的。可见基底膜胶原带增宽、炎性细胞少和固有层水肿。症状通常对皮质类固醇或磺胺嘧啶有反应，但停药后可能复发。

肿瘤是引起水样腹泻的罕见原因。少数神经节母细胞瘤和神经节神经细胞瘤分泌血管活性肠多肽，顾名思义，肠多肽可增强肠蠕动 [50]。通常不怀疑这种疾病，但是在钡灌肠前的常规 X 线片显示椎旁肿块或钙化时才做出诊断。可测量血浆中血管活性肠多肽水平以证实诊断，CT 或超声对显示肿瘤大小及组织起源可能有帮助。肿瘤切除后腹泻停止。

川崎病可引起多种身体和生理变化，腹痛、提示肝病的血清异常、明显的器官坏死和类似缺血性结肠炎的不典型结肠炎 [51]。

六、溶血性尿毒症综合征

（一）临床表现

溶血性尿毒症综合征（hemolytic uremic syndrome, HUS）是一类病，有两组不同的患者 [52-54]。在一些病例中，感染一种特定的大肠埃希菌与 HUS 的发生有关。在另一些患者，尤其是那些有疾病复发的患者，可能存在遗传因素。两组患者均患有急性微血管病变性溶血性贫血、少尿性肾衰竭和血小板减少 [52-54]。HUS 通常发生在学步幼儿和 2—10 岁的儿童中，他们表现为流感样疾病、胃肠炎和带血腹泻，这些症状先于更明显的肾脏和血液学表现几天或几周出现。前期胃肠道表现多样，需与溃疡性结肠炎、假膜性结肠炎、肉芽肿性结肠炎、志贺菌病、沙门菌病、肠套叠及急腹症等病因鉴别 [52-56]。通常延迟到贫血、血小板减少或肾衰竭才能诊断。尿液分析提供了重要的信息，因为大多数患者在疾病早期有蛋白尿、血红蛋白尿或血尿（镜下或肉眼）。没有腹泻的患者肾脏疾病的预后比出现腹泻的患者差 [57]。当外周血涂片存在分裂细胞和毛刺细胞也提示诊断。患者可能会出现中枢神经系统症状，有时伴有 CT 和 MR 检查异常 [58]。

强力补液治疗有活动性腹膜征为典型的 HUS 患儿，可导致水中毒，引起周围水肿和肺水肿此时可发生急性肾衰竭。及时诊断可以避免不必要剖腹探查术，有助于准确管理液体需求。透析是必要的，直到肾功能恢复。

大多数患者康复后没有后遗症。死亡在无尿儿童中更为常见，是由于血栓形成过程影响肾脏以外的器官。

（二）影像学检查

常规 X 线片检查常有异常发现，但不能诊断。可观察到肠气紊乱、受累肠襻增厚或拇指印 [59]。

结肠在钡剂灌肠检查中可表现为痉挛、指纹、溃疡、僵直和水肿节段变窄（图 118-6）。之后，可能会形成束带。

超声检查有助于排除外科腹部的病因，并显示提示诊断的变化：腹水，肠壁增厚，肾实质回声增强[60]。在少尿或无尿期间，多普勒检查发现收缩压和舒张压有明显异常。正常血流的恢复预示着即将到来的利尿，这是在透析患儿的有用信息[60]。

七、阑尾炎

（一）临床表现

儿童急诊剖腹手术最常见的适应证是阑尾发炎或破裂。诊断依据症状（如腹痛、呕吐、低热）、体征（如触诊右侧下腹疼痛、反跳痛）和实验室资料（如低度白细胞增多、无尿路感染）。当表现典型时，通常在没有放射学检查的情况下进行手术。对那些表现不典型，提示可能为其他不需要手术诊断的患者进行影像学检查。超声检查显示，在怀疑有阑尾炎的患者中，多达 25% 的人确立的是其他诊断[61]。

怀疑阑尾炎的患者超声或 CT 可提示其他的可能性，如感染性肠炎、克罗恩病、肠系膜淋巴结炎、肠套叠、急性肾盂肾炎、大网膜梗死和 Meckel 憩室炎。在十几岁的女孩中，可能被诊断为妇科疾病，包括盆腔炎、卵巢囊肿、血肿、卵巢扭转和妊娠[61]。

破裂或穿孔在儿童中比在成人中更常见[62-65]。有术前影像学检查的患儿，术中穿孔率高达 50%[66]。破裂后，腹部症状可暂时减轻，使诊断不明确。

如果发生破裂，局部软组织（如肠、大网膜）的炎症称为蜂窝织炎。据报道，多达 37% 的急性阑尾炎患儿有蜂窝织炎或阑尾周围脓肿，在症状持续时间较长的患儿中更为常见[64]。蜂窝织炎或阑尾周围脓肿可触及右下腹肿块。在第 56 章对阑尾脓肿的诊断、治疗和预后进行了全面的讨论。

（二）影像学表现

儿童阑尾炎的影像学表现与成人相同，将在第 56 章讨论。小儿阑尾炎的某些特征应予以考虑。阑尾炎在儿童中比成人更为常见，在儿童中更容易发生阑尾破裂（图 118-7 和图 118-8）。

成像方式的选择（甚至是否成像）可能令人困惑。在一些检查中，术前影像的使用增加了可供选择的不用手术诊断的数量，并减少了阴性阑尾切除术的数量，但另一些检查则有相反的结果，等待做检查没有见到什么价值。当需要进行横断面成像时，超声（图 118-9）和 CT（图 118-10 和图 118-11）具有 90% 以上的特异性和敏感性[61-68]。在没有阑尾炎的儿童中，儿童正常阑尾高达 81% 可以在超声上得以识别[69]（图 118-12）。

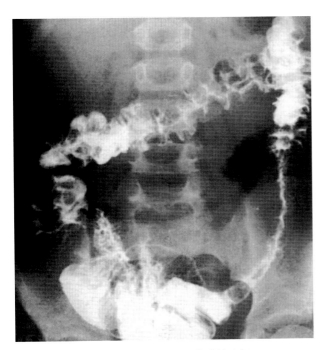

▲ 图 118-6　溶血性尿毒症综合征
降结肠痉挛和溃疡，在钡灌肠检查中，轻微的拇指印使横结肠变形

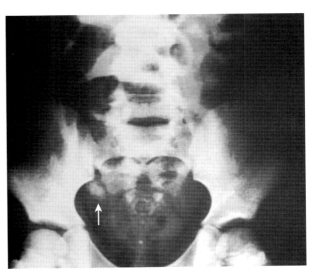

▲ 图 118-7　阑尾结石
右侧骶髂关节下方可见大的钙化阑尾石（箭）

对于瘦弱的儿童，超声是一个合理的一线选择。在体重较重的儿童或超声检查不方便时，CT 同样成功地进行诊断或排除阑尾炎或发现其他疾病。超声

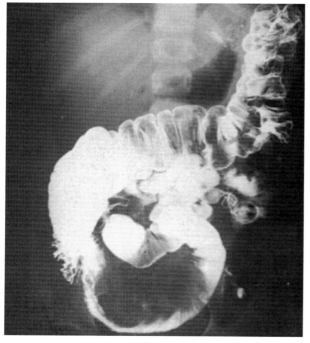

▲ 图 118-8 阑尾脓肿
小肠造影检查回肠末端受阑尾脓肿的外压和移位

诊断模棱两可时，磁共振成像有助于阑尾炎的诊断[70]。关于 CT 检查应如何进行（即全腹盆或集中于腹部和右肾下极以下盆腔）及何为适当的准备（即直肠、口服、静脉注射或这些技术的某些组合）的争议表明许多成像技术产生极好的诊断结果[71, 72]。

由于很多原因用超声诊断急性阑尾破裂具有挑战性。减压后的阑尾直径可能＜ 6mm，阑尾可能因肠气覆盖而无法识别，在周围组织发生炎症反应后，仅仅可疑的阑尾残余物存在。超声和 CT 有助于鉴别阑尾炎引起的 Yersinia 肠炎（常伴有右下腹疼痛）（图 118-13）。除了阑尾炎的成像外，放射医师能经皮引流阑尾脓肿[73]。

八、盲肠炎

盲肠炎，又称中性粒细胞减少性结肠炎，因为它可能影响结肠的任何部分，是发生在免疫抑制患者盲肠的急性炎症。它最初被描述是发生在由于治疗急性粒细胞白血病的免疫抑制的儿童[74]。盲肠炎见于儿童及影响多种免疫抑制的成人，恶性肿瘤化疗、器官和骨髓移植以及艾滋病是其他显著危险因素[74-78]。

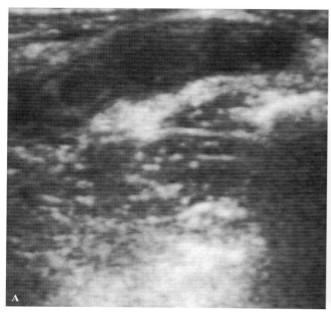

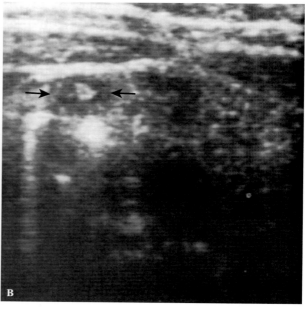

▲ 图 118-9 阑尾炎超声图
A. 纵向扫描显示腹肌下方有一个扩张的、不可压缩的阑尾。B. 另一名儿童右下腹横断面扫描显示阑尾增宽（箭），提示阑尾炎。中央回声聚焦引起远端声影的是阑尾粪石

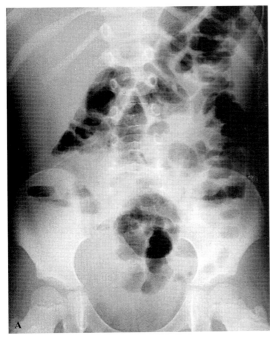
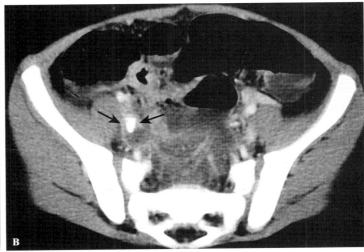

▲ 图 118-10　阑尾炎的腹部 X 线片及 CT 表现

A. 腹部 X 线片显示由于右腰大肌痉挛导致轻度腰椎左侧凸。下腹肠襻有数个气液平面，这是局灶性肠梗阻的征象。B. CT 显示在扩张的阑尾里的阑尾粪石（箭）

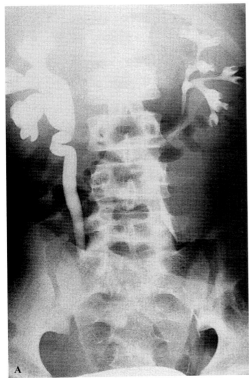
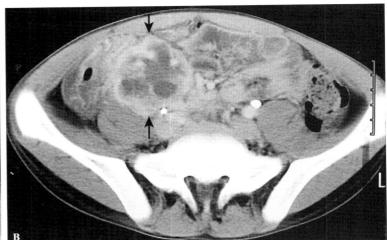

▲ 图 118-11　阑尾脓肿 CT

A. 在这个逆行肾盂造影片显示由于右下腹的占位效应右肾盂系统和输尿管近段扩张。B. CT 显示混杂密度肿块（箭），压迫右侧输尿管

（一）临床表现

盲肠炎患儿表现为右下腹疼痛、中性粒细胞减少、发热和腹膜刺激征，偶尔表现为炎性肿块，少见伴有下消化道出血。可能发生盲肠穿孔，但及时治疗时不一定致命。粒细胞输注、抗生素和手术切除受累肠管可能会阻止炎症的进展 [77,78]。诊断延迟可能导致穿孔、败血症和死亡。

盲肠炎的鉴别诊断包括临床上的阑尾炎和放射学的气肿性肠炎。一项对 450 多名接受血液恶性疾病治疗的儿童进行的研究发现，阑尾炎和盲肠炎发生的频率几乎相同，并显示 CT 检查是鉴别诊断的关键 [79]。

（二）影像学表现

盲肠炎患者的常规 X 线片可显示右下腹异常肠气量或软组织肿块，腹水或气肿性肠炎。积气可能是良性过程。腹腔内游离气体是一种更不好的征兆，意味着需要手术，除非另有很明显的气体来源。

有报道造影灌肠显示盲肠炎症过程的改变，但可能导致穿孔。怀疑为盲肠炎的患者不建议使用。

血管造影罕见用于诊断，可显示黏膜充血改变、溃疡部位染色、动静脉分流 [75]。如果出血量大，可以进行栓塞治疗。

超声显示盲肠、升结肠和回肠壁增厚 [80,81]。与其他过程相比，彩色多普勒显示肠壁全层血流增加，不同于其他疾病，主要影响黏膜，或者血流减少和缺血改变。超声在识别脓肿和排除阑尾炎症方面也很有用。在这种脆弱人群，CT 成功鉴别盲肠炎和其他疾病，促进了在这方面的应用逐渐增加 [82,83]。

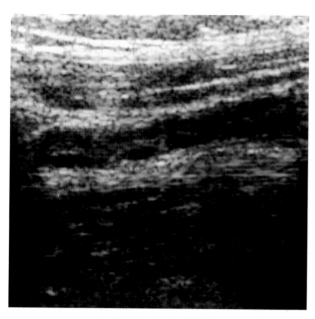

▲ 图 118-12 正常阑尾
在这个纵向扫描中，无触痛、可压缩阑尾的钝的远端末端高于其近端

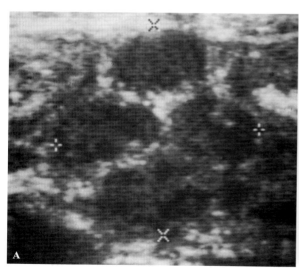
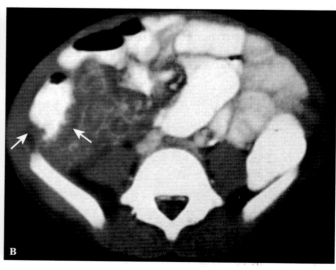

▲ 图 118-13 Yersinia 肠炎
A. 一例儿童的矢状位声像图可见几枚肿大淋巴结（十字光标），阑尾表现正常。B. 肿大的淋巴结在右髂窝产生不均匀的肿块。在 CT 扫描上盲肠（箭）的壁增厚

九、肠套叠

肠套叠发生于肠近段进入远段管腔，并通过蠕动被推进远段。近段称为肠套叠套入部，远段称为肠套叠鞘部。肠套叠是由受累节段命名的。最常见的形式（70%～90%）是回结肠，回肠脱入结肠不同的距离。不常见的肠套叠类型是回结肠、回回肠、空回肠。

尽管肠套叠的发病率有季节性变化，表明它有病毒易感因素，但大多数肠套叠患儿没有前驱症状或可识别的病因。只有 3%～10% 的儿童有本身肠异常，成为肠套叠的导引点，如重复畸形、血管瘤、息肉、Meckel 憩室或淋巴瘤[84-86]。肠套叠是一种已知但罕见的手术并发症[87]。大部分肠套叠发生于 3 月龄至 3 岁的儿童，2：1 男性好发。几乎有 1/3 在这个年龄段之外发生肠套叠的儿童，有病理上的先导点[84-86]。尽管如此，在年龄较大的儿童中应尝试进行影像学解除肠套叠，因为大多数儿童没有一个先导点，因此可以避免手术。

（一）临床表现

肠套叠患儿表现为腹部绞痛。大便可检出便潜血阳性或有典型但不常见的果酱外观。超过 90% 的患者出现呕吐、腹泻等胃肠道症状。略超过半数的患儿可触诊到腹部肿块。少数儿童嗜睡或脱水。在新生儿中，呕吐通常是最显著的临床表现。直肠出血在肠套叠新生儿中也比在较大的儿童中更为常见，可能提示坏死性小肠结肠炎，而不是正确的诊断[83, 84]。

（二）治疗注意事项

钡灌肠或空气灌肠可用于诊断和治疗回结肠肠套叠。灌肠的静水压或气压是用来驱动肠内套叠肠段逆行回到正常位置。需要外科手术来解除对压力没有反应的肠套叠，以及治疗临床状况禁止放射介入的儿童。具有发热、白细胞计数升高、腹膜刺激征或明显全身毒性的儿童应立即手术，因为这些表现提示肠穿孔或肠坏疽。自发复位可能发生，通常是全麻的结果，约 14% 有肠套叠记录的患儿在手术中可能没有任何发现[83, 84]。

当有小肠梗阻证据或症状存在超过 24h，解除肠套叠的成功率降低[87-89]。在急性发作的儿童中成功率可能超过 75%，但在症状持续 48h 以上的儿童中成功率仅为 50%。由于水压或气压复位的唯一替代方法是外科手术，其发病率和费用都在增加，因此应该尝试对所有没有上述医学问题的儿童中进行复位。

成功解除肠套叠的儿童中有 7%～10% 发生肠套叠复发。肠套叠的第二次甚至第三次发作并不一定表明有一个先导点。在一个大样本的系列中，仅 10%～20% 的复发儿童在手术中发现有先导点[90]。因此，尽管是复发仍应尝试水压或空气解除套叠。

患有过敏性紫癜、近期腹部手术或囊性纤维化的儿童肠套叠的发生率增加。标准解除肠套叠的方法在这些人群中可能有效，但在患有过敏性紫癜的儿童中通常不太成功[91]。

（三）影像学表现

在常规 X 线片上，当肠内气体量减少，肠襻从右侧季肋部移位，阑尾如充气、位置异常，或者肠套叠可以被识别为软组织肿块，提示肠套叠的诊断[92-94]。当怀疑肠套叠时，儿童可直接使用钡剂、空气或水溶性药物进行造影灌肠，以便诊断和治疗。

在许多医疗机构，都要进行超声诊断。诊断敏感性 100%，特异性 90% 以上[95-97]。超声诊断的缺陷包括由于其他原因（如淋巴瘤或克罗恩病）肠壁增厚时产生的假阳性结果，以及由于肠气含量过高而无法进行全面腹部检查时产生的假阴性结果。也有报道检出假先导点[94]。

治疗性灌肠检查仅在病情稳定的儿童中进行。应在检查前进行外科会诊，以防复位失败或出现并发症。昏睡或脱水的儿童应在检查开始前应被唤醒。将大口径导管（带或不带充气气球）安全放置于直肠内，用胶带将臀部牢牢封住。首先介绍钡灌肠，然后介绍空气灌肠。

钡或水溶性造影剂袋悬挂在透视床上方 36～39in 处。造影剂持续流动，直到结肠被填满并有自由回流进入小肠或直到遇到肠套叠（图 118-14）。在整个检查过程中，造影剂袋始终对患者开放，以保持恒定的压力，试图将肠道推到原来的位置。

应避免用手按压腹部，因为这会增加穿孔的风险。只要有肠套叠套入部回复运动，造影剂流动就要持续进行。当钡首次停顿时，袋子应再向患者开放 3～5min。如果在此期间没有任何运动，造影剂就会从结肠导出，孩子可以休息几分钟。再次尝试灌肠复位，继续此程序达到 3 次。如果复位不完全或没有复位，就需要手术。几乎 90% 的儿童用这项技术成功地复位。最近的文献表明，在一些儿童中，延迟反复尝试肠套叠复位是成功的，并且可能避免手术 [90, 98, 99]。如第一次尝试复位失败，可给予镇痛和镇静 [100]。这往往会使孩子感到更舒适，并可能有助于自发复位。怀疑肠套叠的儿童在开始造影剂灌肠前通常不服用镇静药，因为药物可能会混淆没有肠套叠的儿童腹部疾病的性质。已证明胰高血糖素，一种有效的平滑肌松弛药，对儿童肠套叠的复位没有帮助 [101]。

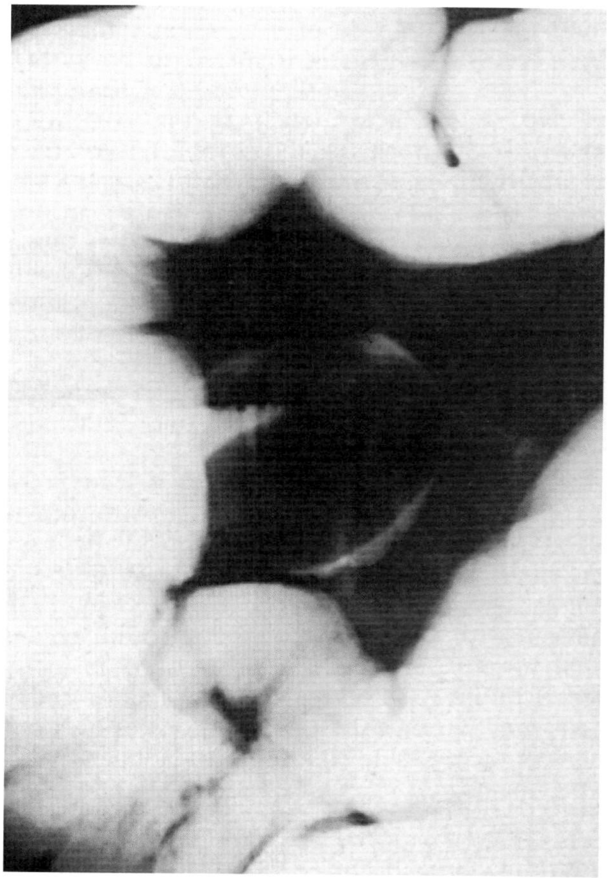

在肠套叠套入部和肠套叠鞘部之间钡夹层，作为未复位的一个征象已被报道过，并与坏死性肠病的发生率增加有关（图 118-15）。然而，在这些儿童中，有 40% 的儿童有复位可能，而非剧烈的复位尝试，或许使用水溶性造影剂，可以避免手术。

只有造影剂自由回流进入小肠襻时才发生复位。应该通过透视和在充盈及排空后的 X 线片进行仔细评估，以发现先导点。

复位后，回盲瓣可能水肿，可能类似持续性肠套叠或先导点 [102]。在较大的儿童中，晚些时刻腹部 X 线片有助于识别残余盲肠肿块，这些肿块可能代表淋巴瘤或另一个先导点。

在复位过程中，如果球囊过度充气，可能在肠套叠、远端结肠或直肠的位置发生穿孔 [103, 104]。穿孔罕见，发生在不到 1% 的复位中。

在新生儿和婴儿中，如果症状出现已经超过 48h，当考虑到潜在肠道的活性时，应使用水溶性造影剂或空气。水溶性造影剂所产生的静水压力比钡要小，可以将灌肠袋比标准的 3 英尺轻度高一点 [105]。

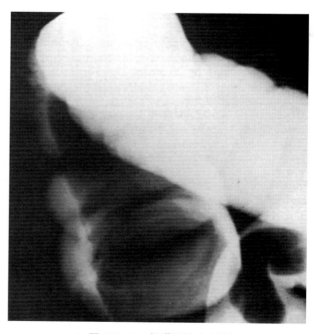

▲ 图 118-14　肠套叠
钡灌肠检查发现此患儿回肠有持续性充盈缺损，其结肠外观正常。因为该检查之前的超声显示肠套叠，所以有必要回流到比平常更多的回肠襻来确认和治疗肠套叠

▲ 图 118-15　钡灌肠检查夹层征
可见造影剂沿着肠套叠边，呈弹簧圈状。当观察到这个征象时，尽管复位仍有可能，成功复位的可能性减小

利用室内空气灌肠进行肠套叠复位是一种广泛应用的方法[106-110]。该技术成功率非常高，并发症少，优点多。如果穿孔破入腹膜腔，则不引入异物，复位过程也不很混乱。最初的报道显示，由于透视时间较短，可以使用较低的透视技术，辐射照射减少，但后来的一篇文章证实，透视时间差异很大，取决于放射科医师和复位的容易程度[107]。对于新手来说，很难确定什么时候发生了复位，因为在完全复位之前，空气可能进入并扩张小肠[109, 110]。

空气复位和水压复位有许多相同的要求，如放置直肠管、良好的直肠密封和透视。空气可以通过间歇性人工吹入或通过连续输送系统输送。压力是由压力计控制的，这样可以达到预期的压力，但不会超过。低压力（60mmHg）和低流量（1L/min）可能有助于在研究开始时显示肠套叠，但在大多数研究中通常使用压力为 80～120mmHg[106]。空气减压过程中穿孔继发的张力性气腹可能危及生命[104]。1 个 18G 的针是立即进行穿刺术的标准设备。

对肠套叠的超声表现有较好的描述[94-97, 110-114]。折叠肠管和肠壁分层的肿物在横断面扫描上产生靶征或面包圈征（图 118-16A），纵断面扫描上产生假肾或夹心征（图 118-16B）。超声可用于诊断

和治疗。在一些机构，在超声引导下使用 Ringer、Hartmann、盐水灌肠或空气灌肠来进行肠套叠复位[115-118]。肠套叠的 CT 表现已在成人（见第 62 章）和儿童中描述过[119]。由于辐射剂量和费用的考虑，CT 不是一种有用的筛查技术。对于灌肠时未见肠套叠，但有功能性回盲瓣的儿童，CT 或超声检查是有用的。在这种情况下，重要的是要鉴别儿童肠套叠复位与儿童残余回肠或其他变异肠套叠。

十、结肠扭转

（一）临床表现

结肠扭转在儿童中很少见，最常见的情况是旋转不良和肠系膜附着的其他异常，便秘伴智力迟钝，HD 或囊性纤维化，或吞气症[120-123]。盲肠扭转可包括相邻小肠扭转，有报道经盲肠造瘘口或管并顺行灌肠而实现自愈[124]。

非常年幼的儿童可以幸免，儿童期的扭转通常出现在 7—10 岁。总体上结肠扭转特别是乙状结肠扭转在男孩中发生的频率是女孩的 4～5 倍。在表现上，孩子有腹痛，少见有呕吐伴随腹胀和压痛的

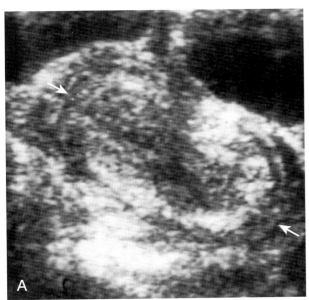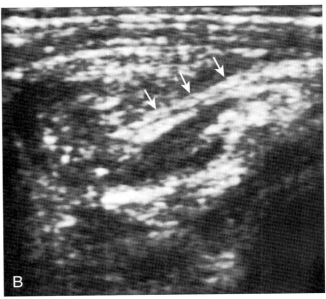

▲ 图 118-16　肠套叠超声成像

A. 在纵向声像图上显示肠套叠的靶征（箭），前方的低回声结构是扩张的肠襻。B. 不同患者横断面扫描显示肠套叠套鞘和套入部平行黏膜回声（箭）

查体表现。此表现可能类似肠套叠，虽然在较大的儿童这种诊断不太可能。

治疗包括诊断性灌肠和直肠镜或结肠镜检查，插入或不插入大口径导管减压。如果没有实现减压或扭转复发（约占 1/3 的病例），就需要手术治疗。如果有腹膜炎的迹象，则为手术适应证，因为受累肠管血管损伤可导致肠坏疽。

（二）影像学表现

在肠扭转患者，常规的 X 线片可能报告正常，表现为结肠或小肠梗阻的非特异性改变，或表现为豆荚状异常扭曲的肠襻。北极暴露征（即在儿童中，乙状结肠的扩张、扭转突出于横结肠之上）的价值尚未确定[125]。盲肠扭转可表现为左中腹部或左上腹的充气结构。传统的 X 线片在排除其他引起腹痛的原因和排除游离气体方面最有用。

造影灌肠检查的特征性显示扭转的狭窄、扭转或鸟嘴畸形（图 118-17）。灌肠的压力可松解受累肠段。关于扭转的进一步讨论可以在第 62 章找到。

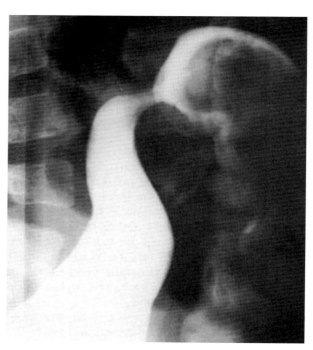

▲ 图 118-17　乙状结肠扭转
结肠的扭曲产生直肠上方狭窄。肠扭转上段扩张，充满粪便

十一、少年息肉

（一）临床表现

青少年息肉是良性的，"炎性"息肉不是遗传的或与炎症性肠病有关。它们在男性中略多于女性[126-129]。这些息肉在新生儿中很少见，主要表现在出生最初十年的中后期，粪便中有血。出血不伴有腹泻或提示感染性或炎性肠病的胃肠道外症状。检查肛门可以排除肛裂是出血的原因。有时，息肉可表现为脱垂的直肠肿块。这些息肉应与少年期息肉病（一种常染色体显性息肉，很少有明显的肾外表现）和发生在诸如 Peutz-Jeghers 综合征和家族性腺瘤性息肉病等综合征中的息肉相鉴别[129-132]。因为多达 1/3 的息肉位于脾曲近端，所以推荐肠镜检查。治疗包括结肠镜检查时切除息肉。

（二）影像学表现

儿童息肉在钡灌肠双对比检查中显示最好。虽然大多数息肉位于左侧，但必须仔细评估整个结肠。显示一个息肉不应停止寻找另一个息肉，因为 20%~30% 的儿童有一个以上的少年息肉。大多数息肉表面光滑，有蒂（图 118-18）。成人良恶性息肉的影像学鉴别标准在儿童中几乎没有价值，因为不管其外观如何，几乎所有的青少年息肉都是良性的。

采用结肠压迫法息肉的超声成像和 CT 结肠成像是新兴的研究领域[133-135]。然而，结肠镜检查在大多数情况下是一线评估方式。

十二、结肠癌

原发性结肠癌在儿童中少见，在病理检查中，这些癌症更常见是黏液或胶样类型[136-142]。最多发生于直肠和乙状结肠。这些癌症可能是自发发生的，也可能是溃疡性结肠炎或家族性腺瘤性息肉病的结果。

（一）临床表现

约 10% 的患者可触及肿块。结肠癌的症状（如呕吐、疼痛、便秘、出血）需要早期和全面的评估，

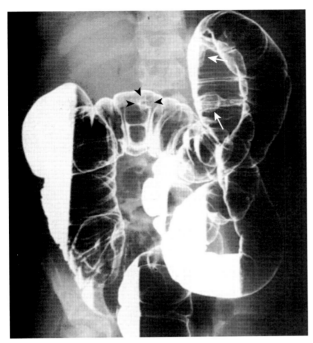

▲ 图 118-18　青少年息肉

双重对比钡灌肠检查显示 3 个息肉，2 个息肉在脾曲（箭）和第 3 个（箭头）在横结肠正面

尽管这种肿瘤在儿童中的罕见性往往会拖延彻底的诊断检查。因此，该病通常在诊断时已晚期。尽管做了手术和化疗，患者的预后还是很差。

结肠癌的鉴别诊断是有限的。非肿瘤性病变如肠套叠、阑尾炎、胃肠炎和寄生虫感染应予以考虑，并通过适当的检查排除。梗阻、肿块和直肠出血也是许多其他肿瘤的表现，包括血管瘤、淋巴瘤、平滑肌瘤和其他梭形细胞肿瘤[141]。

（二）影像学检查

儿童结肠癌的单对比钡灌肠和双对比钡灌肠与成人结肠癌的特征相同（见第 59 章）。可存在结肠黏膜不规则或管腔狭窄，伴有典型的苹果核变形。与成人一样，超声或 CT 在寻找局部、转移或疾病复发有作用。

十三、纤维化结肠病

（一）临床表现

纤维化结肠病（fibrosing colonopathy，FC）在囊性纤维化的儿童和成人已得到公认[143-148]。它是酶替代治疗的一种并发症，常见于 10 岁以下儿童。目前还不清楚 FC 是否与高剂量制剂有关，或与已接受的酶的总剂量有关。FC 导致结肠腔狭窄，并且与克罗恩病不同。尽管 FC 患者有腹泻和腹痛，但由于难治性囊性纤维化患儿腹泻和腹痛相当常见，故不能立即诊断 FC。对于 FC 和梗阻患者，可类似远端肠梗阻综合征或肠套叠。造影灌肠可以鉴别这些并发症。

治疗包括减少酶的剂量和饮食中的脂肪量。严重梗阻很常见，可能需要手术[149]。

（二）影像学表现

钡剂灌肠检查显示结肠狭窄程度不等，从盲肠向远端延伸。直肠通常不受累。结肠短缩，受累节段结肠袋消失[150, 151]。

第 119 章 小儿胆囊及胆道疾病
Diseases of the Pediatric Gallbladder and Biliary Tract

Jennifer L. Nicholas 著

卢巧媛 译　齐丽萍 校

一、成像方法

超声通常是评估疑似胆道疾病儿童的首选成像方法，因为它无创、相对便宜、不涉及造影剂、镇静药或辐射暴露。超声在鉴别阻塞性和非阻塞性黄疸病因方面特别有用[1]。一般来说，在疑似胆道疾病的检查中，超声检查所需要的唯一准备是让儿童在近 4～6h 内不吃任何东西，以确保最佳的胆道系统扩张。

CT 和 MRI 也可用于评估儿童胆道系统，但 CT 使儿童暴露于辐射之下，两种成像方式可能都需要镇静。针对 CT 和 MRI，已经制定了评估胆道系统的具体方案。CT 胆管造影是在静脉注射造影剂后进行的，造影剂由肝脏排泄进入胆道系统（甲葡胺碘肟酸），通常不用于儿童[2]。磁共振胰胆管成像（MRCP）是一种无创性评估胆道系统、周围肝实质和其他腹部脏器的方法，这些通常不需要造影剂，也不暴露于辐射下[2]。然而在新生儿和婴儿 MRCP 检查受限，因为直径 < 1mm 的胆管难以在 MRCP 显示[3]。在准备 MRCP 检查时，至关重要的是，孩子尽可能 4～6h 不进食以便胆道系统最优扩张和胃是空虚[3]。MRCP 图像采集过程中，能合作的儿童可采用屏气技术，不能配合的儿童可采用非屏气的呼吸门控技术[3, 4]。

经皮经肝胆道造影、经皮胆囊造影、术中胆道造影、内镜逆行胆胰管造影术（ERCP）也用于评估小儿胆道系统，但它们是有创性检查，使儿童暴露于辐射和镇静药下，在技术上具有挑战性。如 ERCP 在儿科患者中的并发症发生率为 1/3（33%），高于成人的并发症发生率[5]。

核医学肝胆闪烁显像，使用 ⁹⁹ᵐTc- 地索苯宁[（2, 6- 二异丙基吡酯苯胺）- 亚氨基二乙酸]或 ⁹⁹ᵐTc- 美溴芬宁（溴 -2, 4, 6- 三甲基乙酰苯胺二乙酸）进行，提供更多的生理信息而非解剖学信息，尤其是关于胆道系统通畅性的信息。

二、正常胆囊

超声是一种理想的评价儿童胆囊的影像学方法，因为它可以在多个平面和患者在不同的位置实时评价胆囊。正常小儿胆囊新生儿长约 1.3cm，婴儿长约 3.4cm，宽 < 1cm[6]。16 岁儿童胆囊平均长度为 8cm，平均宽度 < 3.5cm[7]。

正常的胆囊壁超声表现清晰，高回声，空腹时厚度 < 3mm[6, 7]。胆囊重复是罕见的，通常无症状[8]，但当遇到时，可能被误认为是病理过程，如胆总管畸形、胆管扩张或胆囊憩室（图 119-1）。胆囊的其他先天性异常包括异位（最常见的是肝后、肝内或肝上）、分隔和发育不全。正常的儿童胆囊可能有皱褶或扭曲，这可以类似病理过程，如结石和扩张的胆管。在多个平面上成像或患者在不同位置成像能区分正常皱褶与异常病理过程[6]（图 119-2）。

儿童胆囊壁增厚，定义为厚度 > 3mm，可见于急慢性胆囊炎[6]、低蛋白血症、腹水、全身性静脉高压[9]、急性肝炎[10]。然而，腹水和低白蛋白血症患儿胆囊壁厚度可以正常。没有胆囊壁增厚的儿童也可以发生胆囊炎[9]。如果液体被困在胆囊和肝脏之间的肠系膜内，造成晕圈效应，或者如果液体

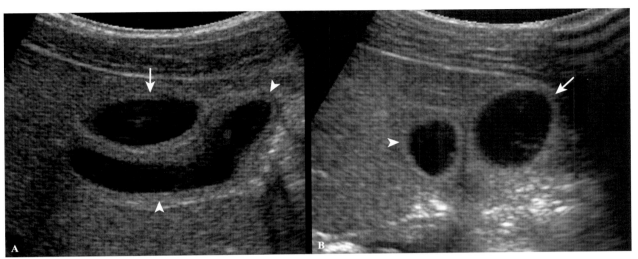

▲ 图 119-1　胆囊重复畸形

两个平面的超声图显示一个 10 岁患有胆绞痛的儿童有两个胆囊（箭和箭头）

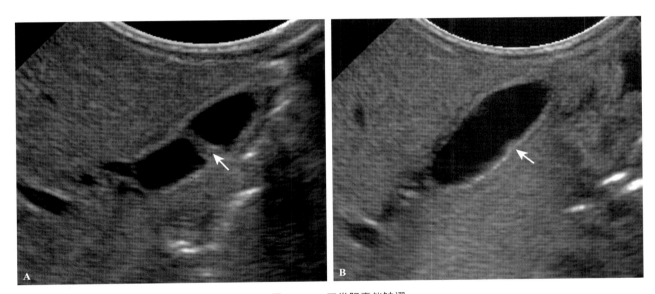

▲ 图 119-2　正常胆囊伴皱褶

A. 21d 男婴。超声图像显示了一个褶皱（箭），类似胆囊腔的横隔。B. 另一平面影像学显示胆囊腔未分隔。该皱褶类似胆囊壁的局部增厚（箭）

围绕在腹腔内胆囊周围，可能会出现假性胆囊壁增厚[9]。技术因素，如换能器的角度，也会影响胆囊壁的表现。如果由于最近一次进食引起的收缩而导致胆囊没有最佳的扩张，那么胆囊壁可能会出现增厚，建议在患者禁食 4～6h 后再次进行影像学检查，以便更准确地评估。

三、正常胆管

肝脏的肝细胞分泌的胆汁被胆管收集汇入

Hering 管。然后胆汁进入小叶间胆管，更外周的肝内胆管，然后汇入左、肝右管。左、肝右管汇入肝总管，肝总管出肝，连接胆囊管（来自胆囊），形成胆总管。胆总管与胰管连接，形成 Vater 壶腹，壶腹将胆汁输送到十二指肠的第二部分。

除非肝内胆管扩张，肝外周胆管在超声、CT 或 MRI（甚至 MRCP）通常无法显示。在年龄稍大一点的儿童中，在超声、MRI 和 CT 上可见正常的左、肝右管。肝总管、胆囊管和胆总管可能更容易显示，但它们细小使显示具有挑战性。根据超声从内壁到内壁的测量[11]，1 岁以下儿童胆总管直径应＜ 1.6mm，儿童及青春期早期胆总管直径应＜ 3.3mm。胆囊管通常只有在扩张时才能看到，即便如此，通常也只能看到胆囊管的远端部分[6]。

在 MRCP 上，如果肝右管、肝左管、肝总管、胆总管均可显示，管径正常，分支汇合均匀，则认为小儿胆管树正常[12-14]（图 119-3）。然而，在新生儿中，肝外胆管可能是唯一可见的胆管。

四、婴幼儿胆汁淤积的评价

（一）新生儿黄疸

正常的短暂性生理黄疸（未结合的高胆红素血症）可发生在足月和早产儿出生的前 2 周[15]。然而，胆汁淤积指南委员会建议对于有黄疸、2 周以上的非母乳喂养婴儿胆汁淤积（结合胆红素异常积聚）进行评估。母乳喂养的婴儿在出生后 3 周内胆红素可能升高，但如果尿液发暗或大便色浅，这些婴儿的高胆红素血症应视为异常。当血清总胆红素浓度＜ 5.0mg/dl 时，当血清结合胆红素浓度＞ 1.0mg/dl 时，或当血清总胆红素浓度＜ 5.0mg/dl 时，当血清结合胆红素浓度＞ 20% 时，诊断为胆汁淤积。

短暂的新生儿黄疸可由溶血、肝感染、败血症、代谢性疾病、胆汁堵塞综合征或肾上腺出血引起。一些药物和全肠外营养也会引起短暂性黄疸。新生儿肝炎、胆道闭锁和胆总管畸形是持续性新生儿黄疸最常见的病因[1]，合并肝炎和胆道闭锁占 70%～80%[16]。Alagille 综合征和自发性胆管穿孔是持续性新生儿黄疸较少见的原因。Caroli 病是一种先天性肝内胆管异常，也可引起持续性黄疸，但临床表现多见于儿童或青少年[17]。

胆道闭锁是持续新生儿黄疸最常见的原因，需要手术干预。其他不太常见的持续新生儿黄疸需要手术的原因包括胆汁浓缩综合征、胆总管畸形和胆管自发穿孔[18]。对新生儿黄疸的初步影像学研究通常是腹部和骨盆的超声检查。用灰度图和多普勒成像评价肝的大小、血管、实质回声、回声结构，以及肝内和肝外胆管。如果胆囊存在，则评估胆囊的大小、壁厚、有无结石或泥沙以及胆囊周围液体。脾脏和胰腺也要评估。腹部和盆腔超声对胆汁淤积的潜在来源提供了良好的解剖学评价；核医学肝胆闪烁显像，最好使用 ^{99m}Tc- 甲溴菲宁，可以评估肝

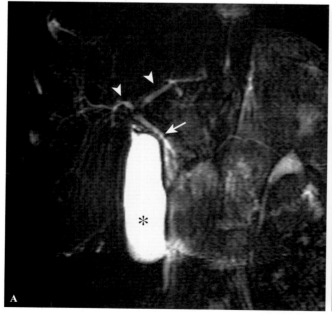
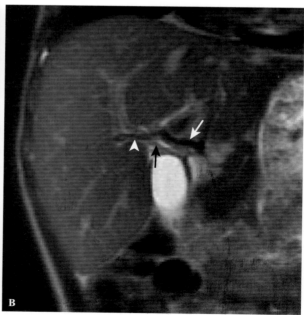

▲ 图 119-3 **MRCP 正常表现**
获得 MRCP 用以评估镰状细胞病患儿胆道。A. 冠状，厚层，T$_2$ 加权图像显示胆总管（箭）、肝总管、肝右管和肝左管通畅（箭头），在肝动脉穿过肝左、右管汇合处存在信号丢失，个人源图像（未显示）显示导管通畅。胆囊被胆汁充盈扩张（＊）。B. 冠状半傅里叶采集单次激发涡轮自旋回波（HASTE）图像显示肝总动脉（白箭）和肝右动脉（箭头）的流空信号。黑箭标注肝总管的起点

细胞功能和胆道引流。

(二)胆道闭锁

1. 背景

胆道闭锁是一种影响胆道树的进行性、纤维化、闭塞性疾病。胆道闭锁通常在新生儿期开始，但也可能在出生之前开始[19, 20]。胆道闭锁导致胆汁淤积，进而导致肝纤维化和肝硬化[20]。胆道闭锁患儿典型表现为持续性新生儿黄疸，常伴有黄疸或陶土色(无胆汁)大便[21]。每 8000～16 700 例活产儿中，有 1 例发生胆道闭锁，在亚洲人群中发病率较高[22-24]。

已经形成胆道闭锁的分类系统，一般是根据累及胆道树的部位和程度来分类[1]。最先提出胆道闭锁的分类体系，Ohi 是较为广泛使用的分类系统之一[25, 26]。在 Ohi 开发的系统中，Ⅰ 型为胆总管闭锁，近端胆管(肝右、肝左、肝总管)通畅，被认

为是手术可矫正的胆总管闭锁类型。Ⅱ 型是肝管闭锁。Ⅲ 型涉及肝外胆道树和肝门肝内胆管。不同程度的闭锁可发生在远端胆管，范围从发育不良到纤维化、发育不全，或(分别为亚型 a 到 d)这些程度的闭锁的混杂组合。累及的近端胆管进一步分为亚型，分配以小写希腊字母：alpha(α)是近端胆管扩张，beta(β)是近端胆管发育不全，gamma(γ)累及肝门胆汁湖，mu(μ)是近端胆管纤维化，nu(ν)是肝门一个纤维性包块，omicron(o)是近端胆管未发育(图 119-4 和图 119-5)。

2. 相关异常和畸形

70%～85% 的婴儿胆道闭锁，无其他异常或畸形，称为围产期胆道闭锁[27-29]。一般来说，这些孩子出生时没有黄疸，但在出生后最初的 2 个月出现黄疸，大便逐渐变得无胆汁。

10%～15% 的患有胆道闭锁婴儿患有侧位性畸形，即所谓的胆道闭锁脾畸形或胚胎性胆道闭

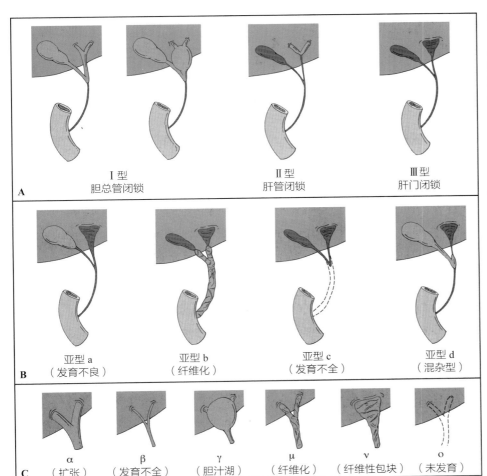

◀ **图 119-4　胆道闭锁分类中使用的 Ohi 示意图**
A. 三种主要类型的胆道闭锁(认为 Ⅰ 型是可手术纠正的)。B. 远端胆管闭锁的亚型。C. 近端胆管胆道闭锁的亚型(引自 Superina R, Magee JC, Brandt ML, et al: The anatomic pattern of biliary atresia identified at time of Kasai hepatoportoenterostomy and early postoperative clearance of jaundice are significant predictors of transplant-free survival. Ann Surg 254:577–585, 2011)

A
Ⅰ 型
胆总管闭锁

Ⅱ 型
肝管闭锁

Ⅲ 型
肝门闭锁

B
亚型 a
(发育不良)

亚型 b
(纤维化)

亚型 c
(发育不全)

亚型 d
(混杂型)

C
α
(扩张)

β
(发育不全)

γ
(胆汁湖)

μ
(纤维化)

ν
(纤维性包块)

o
(未发育)

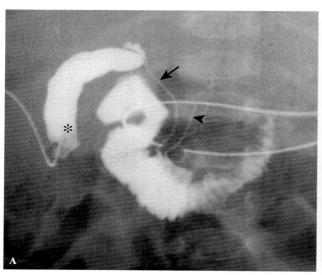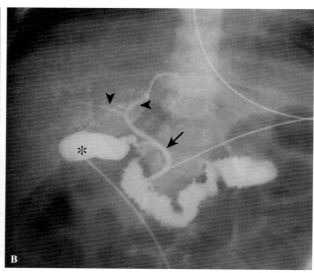

▲ 图 119-5　胆道闭锁的胆管造影表现

A. 通过胆囊插管（＊）和注射造影剂进行术中胆管造影，这个婴儿有一个极度发育不良但通畅的胆总管（箭），无肝总管或肝内胆管充盈，胰管（箭头）显示。B. 婴儿术中胆管造影正常表现，胆囊（＊）插管，胆囊管和肝总管的结合形成胆总管（箭），肝左、右管显影（箭头），肝内胆管分支明显

锁。与胆道闭锁相关的异常包括内脏转位、对称双叶肝、无脾或多脾、肠旋转不良、下腔静脉中断或缺失、十二指肠前门静脉、肝动脉变异和心脏异常 [30, 31]。如果黄疸婴儿出现多脾或内脏转错，几乎都存在胆道闭锁 [18]。这种综合征很重要，因为侧位性畸形患者复杂的解剖结构使胆道闭锁的外科治疗复杂化 [23]。

剩余 5%～10% 的胆道闭锁病例与其他先天性畸形有关，包括肠闭锁、肛门闭锁、肾脏异常和心脏异常 [28, 32, 33]。

3. 治疗

如果不治疗，胆道闭锁是致命的，平均存活18 个月 [34]。在胆道闭锁患者中，目的是通过 Kasai 手术（也称 Kasai 门静脉肠吻合术、肝门静脉肠吻合术和肝门静脉肠吻合术）实现足够的胆道引流。Kasai 手术包括切除闭塞胆道残余物，用 Roux-en-Y 肝空肠造口将门板与小肠吻合。认为可手术矫正的胆道闭锁，部分近端肝总管必须是通畅的，在切除纤维化胆管残余后可以直接和空肠吻合，理想地防止胆道闭锁的长期后果和需要肝移植。不幸的是，真正可矫正的胆道闭锁并不常见，病例仅占10%～15%。尽管胆道闭锁的其余形式被认为外科不可矫正的，在需要肝移植之前姑息性使用 Kasai

手术，生存率超过 95%[18]。在 Kasai 手术后，充分的胆道引流被定义为术后 3 个月内胆红素总浓度低于 2.0mg/dl [26]。

最初的共识是，在诊断为胆道闭锁的婴儿达到2 个月龄之前应该进行 Kasai 手术 [35]。然而，这并不是来自日本登记处更全面分析的结论 [36]，也不是达文波特的结论，该报道说在进行 Kasai 手术的100 日龄以上儿童的小样本研究中，有 45% 的儿童5 年无移植存活 [37]。2004—2010 年，一项北美协作前瞻性研究评估 530 例胆道闭锁患者，发现婴儿未满 75 天接受 Kasai 手术并没有比婴儿超过 75 天达到充分的胆道引流（总胆红素浓度＜ 2.0mg/dl 在前3 个月）[26]。然而，在同一项研究中，Superina 及其同事 [26] 确实表明，在 75 天前进行 Kasai 手术与提高无移植存活率有关，这表明尽早识别和治疗患有胆道闭锁的婴儿是值得的。

胆管炎是 Kasai 手术的一个严重的潜在并发症，可导致胆汁引流突然停止。Kasai 手术后发生胆管炎的最大危险因素是胆道引流不充分。当儿童出现发热和无胆汁粪便或发热和黄疸伴直接胆红素水平升高及 C 反应蛋白阳性时，应怀疑胆管炎[38, 39]。一些研究人员扩大了胆管炎的诊断范围，将接受Kasai 手术的患者的不明原因发热包括在内。大多数接受 Kasai 手术的患者至少有一次胆管炎发作，90% 发生在 2 岁以下的儿童 [39]。该人群中的胆管炎发作显示对生存率有不利影响 [39]。

4. 成像

超声、核医学肝胆闪烁成像、CT、MRI 是胆道闭锁检查的主要成像手段。必要时可采用经胆管造影、术中胆管造影和传统的血管造影。术前用多普勒超声、CT、MRI 和血管造影描述患者解剖，用于手术过程的技术规划。在 CT 或 MRI 未见门静脉主干的情况下，可能需要传统血管造影来显示门静脉主干的位置和大小 [40]。

超声应是胆汁淤积性黄疸和怀疑胆道闭锁的婴儿的首选成像方式 [22]。在超声检查前，婴儿尽可能禁食 4h，以最大限度地扩大胆管树和胆囊（如果有胆囊的话）。高频线性换能器或微凸换能器用于胆道系统的最佳显示 [20, 22]。

胆道闭锁患儿的超声表现各不相同。肝实质回声和回声质地可能正常 [4]，或缺乏可识别的胆管，导致肝实质均匀一致的表现 [18]（图 119-6）。如果患者在疾病后期出现，可能会呈现肝硬化和门静脉高压表现（图 119-7）。可能看不到胆总管。如果肝脏没有接受彩色多普勒检查，肝动脉可能被误认为是胆总管，从而导致假阴性结果。假阴性检查结果也可以发生在有部分的胆总管通畅 [21] 或存在肝外

胆管囊性扩张 [18]。

当肝动脉被正确识别时，其大小有助于做出胆道闭锁诊断。已经表明，胆道闭锁患者肝右动脉的直径（1.9mm ± 0.4mm）明显大于肝炎婴儿（1.4mm ± 0.3mm）和对照组婴儿（1.2mm ± 0.2mm）[41]。同一研究中，胆道闭锁组肝动脉与门静脉直径比（0.52mm ± 0.12mm）大于在肝炎组（0.40mm ± 0.07mm）和对照组（0.40mm ± 0.10mm）（$P < 0.001$）[41]。根据这些发现，诊断胆道闭锁的肝动脉临界值为 1.5mm（敏感性 92%，特异性 87%，准确性 89%），肝动脉直径 / 门静脉直径比值 0.45（敏感性 76%，特异性 79%，准确性 78%）[41]。

另一项有助于诊断胆道闭锁的超声发现是一种局灶性三角或管状高回声结构，位于门静脉主干分叉的前方，略高于门静脉主干（图 119-8），称为三角索征。此回声结构代表胆总管闭塞后纤维化残余物 [4, 20, 22, 42, 43]。三角索内多普勒未见血流。三角索在疾病早期可能不明显，也可能被右肝大动脉所掩盖。由于炎症或肝硬化，三角索也可被门脉周弥漫性高回声所掩盖，如果纤维化的索很小，也很难识别 [20]。如果婴儿在最初的超声检查中发现正常或提示新生儿肝炎，但淤胆汁性黄疸没有改善或恶化，需要进行短期超声随访 [44]。

在患有淤胆性黄疸的新生儿中，> 4mm 的三

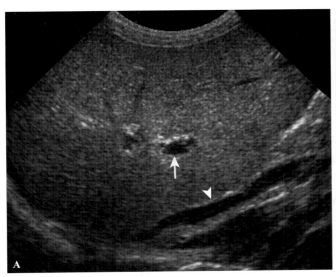
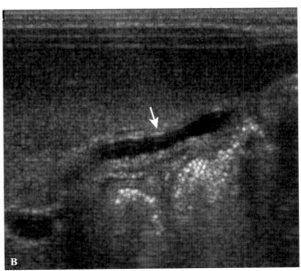

▲ 图 119-6　胆道闭锁的超声表现

A. 22d 女婴胆汁淤积性黄疸的纵向超声图，肝脏回声质地正常、均匀，可见肝内下腔静脉（箭头）、肝静脉和门静脉（箭），但未见胆管。
B. 可识别囊壁不规则小胆囊（箭），无胆管扩张，在 Kasai 手术治疗前，通过核素扫描、肝活检和术中胆道造影证实胆道闭锁

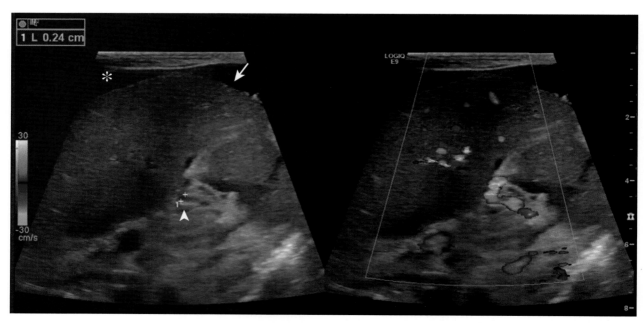

▲ 图 119-7 胆道闭锁进展为肝硬化合并门静脉高压和腹水

3 个月的小儿胆道闭锁患者，利用高频线性换能器所拍摄的肝脏灰阶及彩色多普勒图像显示肝脏表面（箭）结节状轮廓、腹水（＊）和扩大的肝动脉（箭头）。这个患者不是 Kasai 手术的候选人，因为他在有腹水和肝硬化后才就诊。约 1 个月后，他接受了肝脏移植

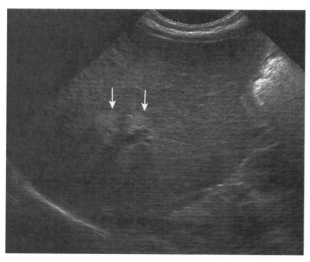

▲ 图 119-8 胆道闭锁的超声三角索征

三角索征描述胆道闭锁婴儿纤维化、闭塞的胆总管。正好位于门静脉主干分叉的头侧可见一个局灶性高回声区，或者它可被当作门静脉右支回声前壁被测量（箭）。内低回声区是肝右动脉的分支（由 Myung-Joon Kim, MD, Yonsei University College of Medicine, Severance Hospital, Seoul, Korea 提供）

角索已显示对胆道闭锁的诊断具有 80% 的敏感性和 98% 的特异性，具有 94% 的阳性和阴性预测值[45]。在组织病理学上，三角索内圆形、线形，或管状的低回声或囊性病变已被组织病理学描述为在纤维化肿块里的裂隙状囊性病变[4]。这些囊性裂隙在 T_2 加权 MRCP 图像上也可见高信号强度的三角形区域[4]。

胆道闭锁患者胆囊通常较小或无胆囊[4, 14, 20–22]，但正常胆囊显像并不排除胆道闭锁的诊断[42]。有黄疸的没有胆道闭锁的早产儿接受全肠外营养，也可能有小胆囊[20]。胆囊伴随三联征与胆道闭锁有关，如闭锁性胆囊（长 < 1.9cm），黏膜变薄或缺乏光滑、完全回声的胆囊黏膜被覆在模糊胆囊壁，结节状、不规则或分叶性胆囊外形[20]（图 119-9）。这些表现推测为由胆道闭锁婴儿闭锁状态、不成熟和功能缺失的胆囊引起的。胆囊壁增厚并不是胆道闭锁的特征，但 25% 的无胆道闭锁的黄疸婴儿有胆囊壁增厚的表现，这可能有助于指导远离胆道闭锁诊断的检查[20]。

当超声不能诊断胆道闭锁时，下一个诊断检查通常是核医学肝胆扫描研究[42]。该研究使用 99mTc- 亚氨基二乙酸衍生物，优选甲奥菲宁[46]，因为它具有较高的肝脏排泄率[47]。在理想情况下，给儿童口服苯巴比妥 3～7 天疗程（每天 5mg/kg，分两次给药）[46, 47]，作为检查前的准备，据认为苯巴比妥可促进胆汁排泄和流动，这有助于鉴别新生儿肝炎和胆道闭锁。如果婴儿年龄接近 Kasai 手

术理想的进行阶段（60～75 天），肝胆管的检查可以尝试没有苯巴比妥准备或 2～3 天用熊去氧胆酸短期预处理（每天 20mg/kg，分两次，直到检查完成）[47, 48] 以节省时间，防止延误诊断。

根据核医学学会的实践指南，在静脉给药 1mCi（99mTc- 甲奥菲宁）之前，进行肝胆扫描的婴儿应禁食至少 2h[47]。然后动态获取前视图像，从注射开始，持续 60min，每帧 1min[47]。在换尿布后，可获得延迟前视图及侧方投照影像，包括 4～6h 的 5min 图像和在 24h 的 10min 图像（如小肠未见放射性药物）。

如果在静脉注射同位素后肝实质几乎立即显像，随后依次在肝内胆管、肝外胆管、胆囊和小肠中活动，理想情况是给予同位素后 1h，肝胆扫描研究结果认为是正常的。当放射性药物的肝细胞清除延迟，但到 24h 小肠见到活性时，推测是新生儿肝炎。如果放射性药物在 24h 内排泄入肠，则基本排除胆道闭锁诊断 [34, 42, 49]。当在 24h 延迟影像未见肠内放射性药物，应考虑胆道闭锁（图 119–10）。然而，24h 肠道内未见放射性药物对胆道闭锁的并非高度特异，因为新生儿肝炎患儿肝细胞功能障碍有时非常明显以致放射性药物在 24h 内不排泄 [50]。报

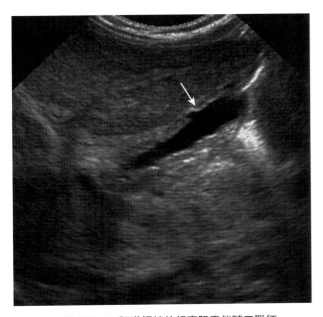

▲ 图 119-9　胆道闭锁的超声胆囊伴随三联征

胆囊闭锁合并不规则黏膜和壁轮廓（箭）被称为胆囊伴随三联征。它与胆道闭锁有关（由 Myung–Joon Kim, MD, Yonsei University College of Medicine, Severance Hospital, Seoul, Korea 提供）

道的肝胆道扫描显像对胆道闭锁的诊断准确率为 56%～81.6%，敏感性为 91.7%～100%，特异性为 35%～76.9%[14, 20, 42]。

排除胆道闭锁，应显示肝总管和胆总管通畅 [49]，但超声和肝胆核素扫描显像并非总能实现。MRCP 如果能够显示正常的胆道解剖，可以取消对儿童更多创伤性成像，如经皮经肝或术中胆管造影、活检或探查性手术 [13]。在 MRCP 上，胆总管或肝总管未显示时，可诊断胆道闭锁。在胆汁淤积性黄疸患儿中，Han 和同事 [51] 证实 MRCP 诊断胆道闭锁的准确性为 98%，敏感性为 100%，特异性为 96%。与超声检查一样，胆道闭锁 MRCP 表现包括肝外胆管不显影、胆囊小或缺如、肝门周围纤维化（超声上三角索征）。肝门周纤维化在 T_2 加权图上常表现为肝门腹侧高信号强度的三角形区域 [3, 4, 49]，在 T_1 加权图上表现为与门静脉分支平行的低信号，注射钆后门静脉分支与肝脏呈等信号。注射钆可区分强化门静脉周围纤维化与其他疾病过程中未强化、扩张的肝门周围胆管 [52]。在 T_2 加权图像上，在一些胆道闭锁患儿肝门周围纤维化的高信号内被认为是局灶性液体的高信号 [4]（图 119–11）。

胆道闭锁 MRCP 假阳性结果已有报道，这部分是由于 MRCP 依赖于胆汁的产生和分泌到胆管来显示胆道系统 [13]。儿童患有导致肝胆功能下降和胆汁分泌减少的疾病，如硬化性胆管炎，由于胆管内胆汁相对缺乏，胆管树在 MRCP 上不能显示出来，可能会有假阳性检查结果 [12, 13]。

肝活检有助于确诊胆道闭锁。18G 针肝穿刺活检显示对胆汁淤滞儿童胆道闭锁的诊断敏感性为 90% 的，特异性为 96% 的 [42]，准确性为 85%[18]～93%[42]。新生儿肝炎与早期胆道闭锁具有相同的超微结构和光镜特征。如果活检是在某一特定患者疾病过程的早期进行的，则胆道闭锁的典型超微结构特征（即小叶内小胆管增生伴胆管微绒毛缺失、导管周围炎性纤维化、胆汁栓塞）尚没出现，可出现假阴性结果 [53]。如果临床病程与肝脏活检结果不一致，可能需要重复活检。

在一些儿童中，超声、核素扫描、MRCP 和肝脏活检结果可能都不确定的。在这些儿童中，术中胆管造影、经皮经肝或经胆囊或内镜检查显示胆管

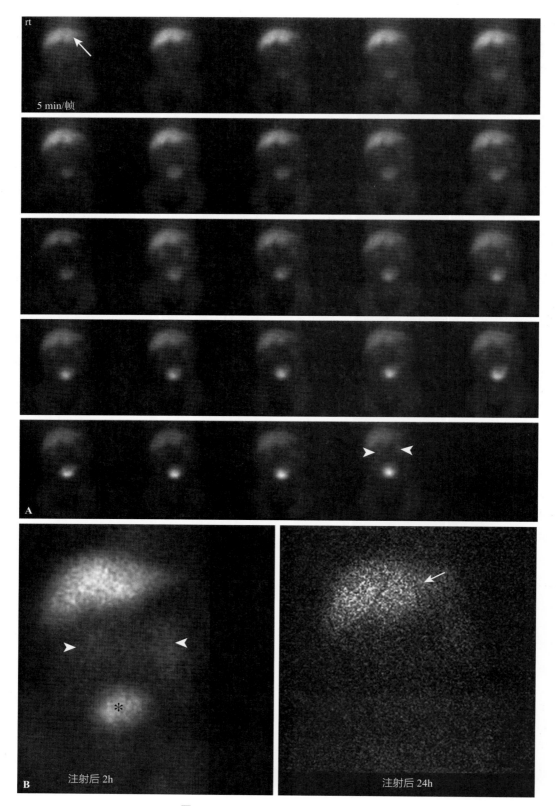

▲ 图 119–10　胆道闭锁的肝胆道核素扫描图

A. 每帧 5min 拍摄腹部和骨盆前位图像显示肝细胞对 ^{99m}Tc- 地索苯宁有较好的摄取（箭），在胆囊、胆总管或肠没有活性的证据，肾摄取（箭头）和排泄入膀胱是明显的。B. 前位延迟影像，延迟 2h 后，肝脏内持续有活性，肾脏（箭头）持续清除放射性药物，在膀胱内被检出（★），24h 成像也显示肝脏有一些活性（箭），但没有胆汁排泄进入小肠证据

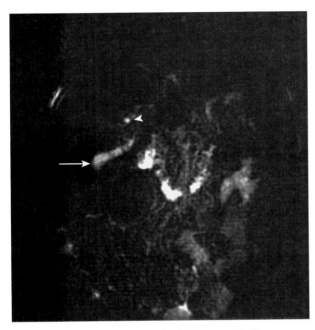

▲ 图 119-11　胆道闭锁的 **MRCP** 表现

冠状、厚层、T₂ 加权图像显示一个出生 19d 的胆汁淤积婴儿，肝门内局灶性高信号（箭头），代表肝门内的囊性病灶。可识别一个胆囊（箭），但没有线性或分支胆管样结构。不能识别肝右管、肝左管、肝总管及胆总管与胆道闭锁一致（由 Myung-Joon Kim, MD, Yonsei University College of Medicine, Severance Hospital, Seoul, Korea 提供）

可能是必要的。

在接受 Kasai 手术的胆道闭锁患儿中，在术后影像学检查中监测纤维化、肝硬化和门静脉高压的变化非常重要。同样重要的是要了解患者的基线解剖结构，并记住与肝门吻合的空肠肠襻可以显示为充满液体的结构，这可能被误认为是术后积液。如有必要，可通过核素显像证实吻合口通畅性。

（三）ALAGILLE 综合征

1. 背景

Alagille 综合征，又称动脉 - 肝发育不良，是一种罕见的常染色体显性疾病，其特点是慢性胆汁淤积，由于小叶间胆管相对于肝内门静脉区域的数量较少[54, 55]。Alagille 综合征患儿通常在新生儿时发病，但可能在晚些时候发病。在诊断上，该疾病的 5 个典型特征中至少有 3 个表现：①小叶间胆管缺乏引起的慢性胆汁淤积；②通常累及肺周围动脉发育不全或狭窄的先天性心脏病；③"蝴蝶"椎骨；④后胚胎环（一种眼部异常）；⑤特殊的面容[56, 57]。

不同程度肺动脉狭窄是 Alagille 综合征最常见的表现之一，其他相关血管异常包括基底动脉或大脑中动脉瘤、颈内动脉异常、主动脉缩窄或动脉瘤以及烟雾综合征。颅内血管异常占这些患者死亡率的 34%[57]。肾动脉受累可引起高血压[57]。

2. 成像

Alagille 综合征的超声表现与新生儿肝炎相似。在新生儿肝炎中，肝脏大小和回声可能正常或增强，肝内胆管通常不显示。肝胆核素闪烁显像最初可能类似于胆道闭锁[46]，但通常不能显示放射性药物正常排泄入肠[50]（图 119-12）。胆管造影或 MRCP 会显示肝外胆管通畅，排除胆道闭锁的诊断，但由于 Alagille 综合征罕见，这一诊断步骤有时是不可避免的，导致在病理诊断 Alagille 综合征之前就会采用 Kasai 手术进行治疗[56]。

有 12% 的 Alagille 综合征儿童由于慢性胆汁淤积发生胆源性肝硬化[58]。年龄较大时出现 Alagille 综合征的儿童可能有肝硬化的表现。良性病变，如结节样增生，在患 Alagille 综合征和肝硬化儿童已有描述[59]。最终可能需要肝移植。

（四）进行性家族性肝内胆汁淤积症

1. 背景

进行性家族性肝内胆汁淤积症（progressive familial intrahepatic cholestasis，PFIC）是一组由三个轻度不同的常染色体隐性肝内胆汁淤积症性疾病，从婴儿期开始通常在出生前十年进展为肝硬化。PFIC 患儿表现为胆汁淤积、黄疸、发育不良、皮脂分泌过多、瘙痒或佝偻病[6, 60]。平均发病年龄为 3 个月，但有些患者可能要到晚些时候才出现，甚至进入青春期。没有治疗，很少有患者能活到 30 岁[61]。

现在被称为 PFIC 的第一个亚型最初是在 Jacob Byler 的 Amish 后裔中发现的，并被命名为 Byler 病[62]。在 Greenland 爱斯摩儿童中发现了一种类似的疾病，称为 Groenlandica 家族性胆汁淤积症[63]。后来，几个非 Amish 人但表型相似的患者被报道有类似的情况，并采用了更广泛的术语 Byler 综合征。

以前被称为拜耳病和家族性胆汁淤积症的疾病已经被发现是同一种疾病，现在被归类为 PFIC-1 亚型。PFIC-2 在临床上与 PFIC-1 相似，但主要发生

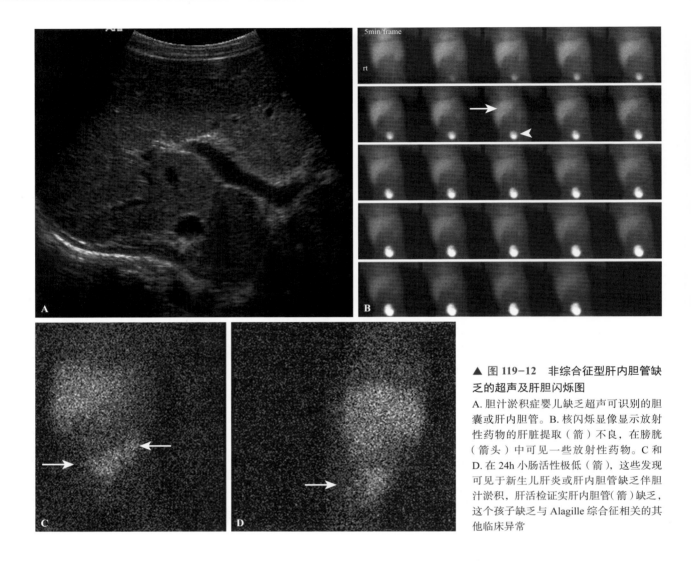

▲ 图 119-12　非综合征型肝内胆管缺乏的超声及肝胆闪烁图

A. 胆汁淤积症婴儿缺乏超声可识别的胆囊或肝内胆管。B. 核闪烁显像显示放射性药物的肝脏提取（箭）不良，在膀胱（箭头）中可见一些放射性药物。C 和 D. 在 24h 小肠活性极低（箭），这些发现可见于新生儿肝炎或肝内胆管缺乏伴胆汁淤积，肝活检证实肝内胆管（箭）缺乏，这个孩子缺乏与 Alagille 综合征相关的其他临床异常

在中东和欧洲的家庭。尽管 PFIC-1 和 PFIC-2 包含危及生命的胆汁郁积，这些疾病患者 γ-glutamyl 转肽酶水平低。PFIC-1 的重要临床特征包括腹泻、胰腺炎和听力损失，PFIC-2 与肝胆恶性肿瘤的风险增加有关[64]。PFIC-1 和 PFIC-2 都是由于微管出口和胆汁形成所需的基因产物的缺失引起的[65]。

尽管具有类似的临床表现，PFIC-3 患者的血清 γ-glutamyl 转肽酶水平升高。不像 PFIC-1 和 PFIC-2 患者的胆酸输出有缺陷，而 PFIC-3 患者的肝细胞磷脂输出有缺陷，导致不稳定的胶粒对胆管产生毒性作用，导致胆道梗阻[66]。

2. 成像

PFIC 患者的超声表现在疾病早期可能是正常的，但最终会出现肝硬化，包括回声粗糙、结节状

轮廓和门静脉高压表现。核医学肝胆闪烁显像通常在 PFIC 的初始诊断中没有作用，但有时在姑息性胆道分流手术后用于评估通畅[67]。

（五）胆总管畸形

1. 背景

胆总管畸形，可以是肝外、肝内，或两者兼有的胆管扩张[3]。胆总管畸形不常见，估计每 75 万活产中有 1 例[18]。胆总管畸形在女孩中的发病率是男孩的 4～6 倍[68, 69]。

胆总管畸形的婴儿通常表现为可触及的腹部肿块，与下面的囊性肿块相对应（图 119-13），黄疸和无胆汁大便。这些儿童很少有呕吐、疼痛或不适及发热的症状。1 岁后出现胆总管畸形的儿童有更

多不同的症状。

胆总管畸形形态学上分为柱形、梭形（图 119-14）或纺锤形[69]。Todani 及其同事[70] 根据畸形在胆道树内的位置提出了一个分类系统。

（1）Ⅰ型（最常见）：a. 在胆囊管汇入水平以上胆总管扩张；b. 胆囊管汇入水平以下胆总管扩张；c. 弥漫性或柱形扩张。

（2）Ⅱ型：胆总管一个或多个憩室。

（3）Ⅲ型：胆总管囊肿（十二指肠内段胆管扩张，伴胆总管和胰管排入其内）。

（4）Ⅳ型（多发囊肿）：a. 多发肝内、肝外胆管囊肿；b. 仅有多发肝外胆管囊肿。

（5）Ⅴ型（Caroli 病）：肝内胆管囊肿（单发或多发）。

最近提出了 Todani Ⅰ型胆总管畸形的一个亚型（Todani ⅠD）[71]。除肝总管和胆总管扩张外，胆总管畸形还表现为胆囊管中部扩张，形成双角形态[71]。

关于胆总管畸形的主要理论之一是壶腹近端的胰管和胆总管的异常结合，后来胰酶回流至胆管[72]。胰管压力大于胆总管，胰液可直接回流至胆总管，因为胰胆畸形连接发生在十二指肠外，胆总管不受胆总管括约肌保护[72]。这可能解释某些胆总管畸形中胆汁中胰酶水平高的原因[69]。胆总管畸形与下列表现有关，如胆管内结石、肝内胆道扩张、肝胆道异常、复发性胰腺炎和肝外胆管穿孔[3, 72]。

2. 成像

超声在胆总管畸形的评估中有用[2, 3, 69]（图 119-13）。常规产前超声检查可显示胆总管畸形[12, 68]（图 119-15）。超声上，胆总管畸形可表现为右上腹一

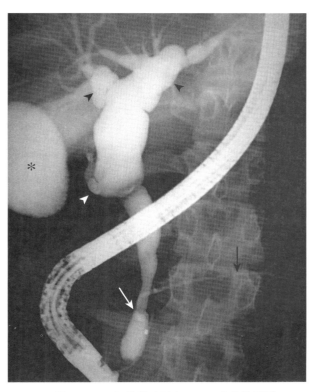

▲ 图 119-14　胆总管畸形在 ERCP 上呈梭形型

肝左、右管（黑箭头）及其主要肝内分支呈梭形扩张。胆囊管（白箭头）连接扩张的肝总管形成胆总管，胆总管（白箭）和胰管（黑箭）有异常的连接。胆囊造影剂充盈扩张（＊）。没有看到结石

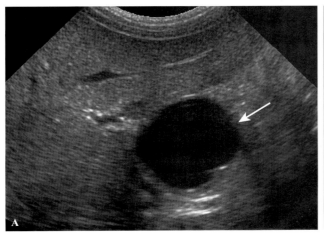
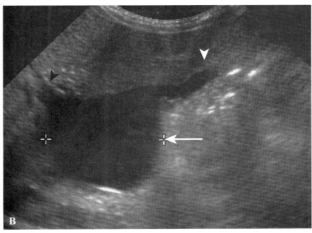

▲ 图 119-13　囊肿型胆总管畸形

A、B. 生后第 3 天超声图像显示小胆囊（白箭头），排入胆总管囊肿（箭）。手术在肝总管（黑箭头）近端切除了囊肿

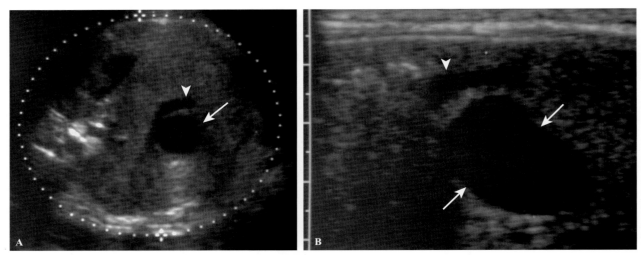

▲ 图 119-15　胆总管畸形的产前诊断

A. 产前超声图显示肝门区周围囊性结构（箭），胆囊（箭头）也被识别。B. 同一婴儿在出生当天产后超声确认存在涉及肝外胆管的胆总管囊肿（箭），胆囊（箭头）确定是一个独立的结构

个巨大分叶状囊性结构，与胆囊不同，延伸到肝门[56]并与胆道系统连通[1]（图 119-16）。肝内胆管的管径和外观通常正常，但也可有不同程度扩张[73]。

肝胆核素闪烁显像通常证实囊性结构的胆道起源，其结构通常可与胆囊区分开[74]。在一些患者中，胆总管畸形并没有放射性药物充盈，并可能导致肝脏的感光缺失，与超声发现相关[74]。附加 MRCP 横断面成像可能是术前超声检查的有用辅助手段[2]。术前 ERCP 或术中胆道造影延长了手术时间，在 MRCP 显示胰管和共同通道的患者中不需要这些检查[71]。MRCP 还可以显示肝内胆管狭窄或肝胆管异常。

持续性或间歇性黄疸患儿胆总管畸形的治疗方法是切除畸形，然后行 Roux-en-Y 肝空肠吻合术[18]。在新生儿时期，胆总管畸形可行体外引流，然后在儿童年龄较大时（通常约 5 月龄）进行切除和胆道重建[69]。

在畸形或附近的胆管或胰管中有约 4% 的恶性转化风险[75]。患癌症的风险约为一般人群的 80 倍[75]。已报道的癌症类型包括腺癌、鳞状细胞癌和腺棘皮瘤[70]。

胆总管畸形的鉴别诊断包括间充质错构瘤、肝囊肿、肠重复囊肿、胰腺假性囊肿、肝动脉瘤、胆总管自发性穿孔[1]、胆管囊腺瘤。

（六）Caroli 病

1. 背景

Caroli 病又称 Todani V 型胆总管畸形[3, 70]，是肝内胆管海绵状扩张[76]。Caroli 病是一种罕见的先天性疾病，肝内胆管有节段性非阻塞性扩张[77]。Caroli 病可能累及肝脏的一个或两个叶，但更常见的是累及肝脏的左叶[17]。当扩张局限于肝内胆管树时，无其他肝异常，就使用 Caroli 病这个术语。Caroli 综合征比 Caroli 病更为常见，包含小胆管和大胆管的扩张，并与先天性肝纤维化有关。患 Caroli 综合征患者肝门周围纤维化可导致肝硬化和门静脉高压[77, 78]。

Caroli 病和 Caroli 综合征均以常染色体隐性方式遗传。Caroli 病与 Caroli 综合征与肾囊性疾病之间存在相关性，包括常染色体隐性多囊肾病（图 119-17）、肾小管扩张、髓质海绵肾、肾髓质及皮髓交界处的髓质囊肿病[3, 73]。

关于 Caroli 病的病因，最广为接受的理论之一是它是胚胎管板重塑过程中发生阻滞的结果。胆管板是包围门静脉分支的肝前体细胞（肝母细胞）的套状层。胆管板细胞复制和分离，在两上皮细胞层之间形成一个裂隙样腔。胆管板重建形成肝内胆管贯穿整个胎儿期。认为由于不完全重塑导致胆管板畸形并最终导致 Caroli 病[78]。

大多数 Caroli 病或 Caroli 综合征患者在儿童期或成人青年期出现发热、反复发作或痉挛性腹痛和

短暂性黄疸。呈现的这些症状是胆汁淤积和结石形成所致[79]。幼儿可能出现反复的腹痛、瘙痒、无胆汁性大便和间歇性黄疸。肝脏可能变大[79]。

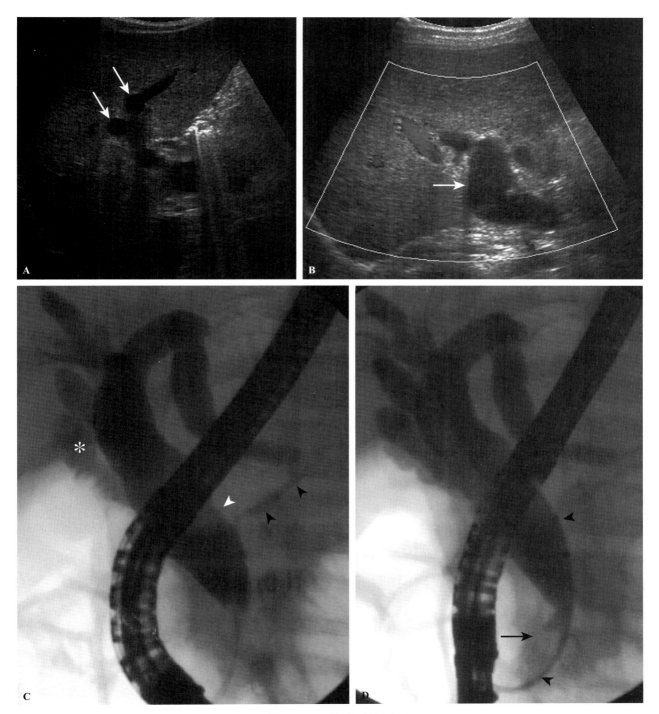

▲ 图 119-16　梭形胆总管畸形

A 和 B. 患有复发性胰腺炎的 4 岁儿童的超声图，这些图片显示肝内（A，箭）和肝外（B，箭）胆管梭形扩张。C. ERCP 表现胆总管、肝总管及其主要分支梭形扩张（白箭头），胆囊（＊）被识别，胰管（黑箭头）不规则，异常插入胆总管。D. 胰胆管共同通路（箭头）含有 1 个 5mm 结石（箭）

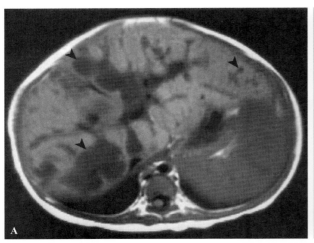
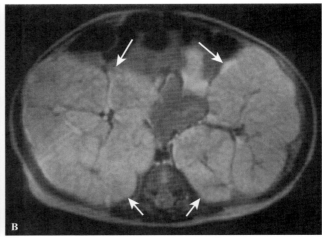

▲ 图 119-17　Caroli 病的 MR 表现

A. 轴位 T$_1$ 加权 MR 图像，显示弥漫性肝内胆管扩张伴散在囊性扩张区域（箭头）。B. 轴位肾脏 T$_2$ 加权 MR 图像，肾（箭）弥漫性增大，无肾积水。这些表现与 Caroli 病合并常染色体隐性多囊肾病一致

据报道，在先天性肝内胆管囊性扩张的患者中，胆管癌的发生率高达 7%[77]，比一般人群高 100 倍多[67]。恶性转化的原因尚不清楚。恶性转化的早期诊断困难，因为其症状可以与胆管炎相似[77]。

2. 成像

Caroli 病的超声表现包括肝内胆管扩张伴完全或不完全穿过扩张的胆管腔的有回声分隔，门静脉小分支部分或完全被扩张的胆管包围[80]。在 CT 上，中央强化的门静脉根部被低密度扩张的胆管包围，称为中央点征[43]。

（七）胆汁阻塞综合征或胆汁浓缩综合征

胆汁浓缩是胆道闭锁后手术治疗新生儿黄疸的第二大常见原因。它比胆总管畸形稍常见[18]。超声检查显示胆总管扩张，胆囊表现正常。在超声显示 30% 的儿童胆管堵塞非常明显[18]。胆汁浓缩呈轻度高回声，不引起声影。在扩张的梗阻胆管内可见液体碎片平面[1]。胆泥可与肝脏等回声，如果胆泥充满胆囊腔，可使胆囊难以显示[6]。胆汁淤积可引起肝回声增强[1]。

经皮经肝胆管造影能证实诊断，术中给予胆管树盐水灌洗治疗。术后超声随访显示胆管恢复正常管径[18]。

五、胆囊疾病

（一）胆石症

在任何年龄的儿童能见到胆结石[81]（图 119-18）。儿童胆石症的典型危险因素包括溶血、既往胃肠手术和全肠外营养[82-84]。在新生儿和婴儿中，其他危险因素包括早产、长期禁食[84] 和呋塞米治疗[82,85]。在患有败血症、需要光疗的高胆红素血症和肠道吸收不良的病史的新生儿和婴儿，也可发现

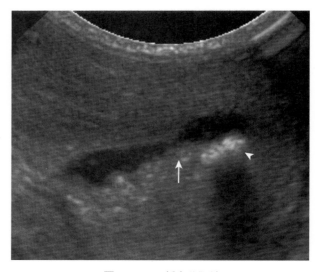

▲ 图 119-18　新生儿胆结石

1 日龄婴儿（孕 37 周）的超声表现胆囊内的胆结石（箭头）和胆泥（箭）

结石[86]。年龄较大的儿童，胆道结石的病因很多，包括镰状细胞病[87]、全肠外营养、回肠切除术、溶血性贫血和囊性纤维化[88, 89]。镰状细胞病患儿胆结石患病率随年龄增长而增加，在15—18岁年龄组高达42%[87]。在青春期人群中，胆石症与妊娠[84, 89]、避孕药的使用和肥胖有关[84]。胆结石的影像学表现见第 77 章。

（二）无结石胆囊炎

无结石性胆囊炎是没有胆结石的胆囊炎症。如果症状持续不到 1 个月，则认为非结石性胆囊炎是急性的，如果症状持续超过 3 个月，则认为是慢性的[90]。

无结石性胆囊炎的症状包括发热、黄疸、腹痛、右上腹痛和呕吐[84, 90]。急性无结石性胆囊炎患儿多伴有白细胞升高和肝功能异常。急性无结石性胆囊炎最常发生在术后不久，或与全身性疾病、严重创伤、烧伤、代谢性疾病、多次输血、使用静脉麻醉或静脉输入营养液有关[90]。在儿童应考虑沙门菌败血症是感染的原因[82]。急性无结石性胆囊炎可用药物治疗或胆囊切除术[91]。

在超声检查中，虽然它可能含有胆泥，可能扩张，可能有厚壁，但胆囊没有结石[73, 81]（图 119-19）。囊壁增厚可由水肿或局灶性出血引起[81]。儿童慢性胆囊炎多与胆石症有关[73]。

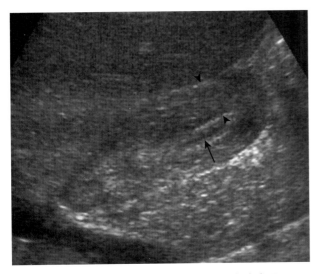

▲ 图 119-19　急性无结石性胆囊炎的超声表现
胆囊壁弥漫性增厚（箭头）。微小的低回声腔内没有结石（箭）

（三）胆囊运动障碍

胆囊运动障碍的特点是胆囊收缩性差。患有这种疾病的儿童和青少年有慢性腹痛。^{99m}Tc 肝胆扫描，然后注射胆囊收缩素诱发胆囊收缩可做出诊断。排泄分数低于 35% 认为是异常[84]。

Rescorla[73] 报道，20% 接受腹腔镜胆囊切除术的儿童术前诊断为胆道运动障碍。在该组患者中，病理评价显示 71% 的有慢性胆囊炎改变，但 93% 的患者在胆囊切除术后疼痛得到缓解。

（四）胆囊积水

胆囊积水是胆囊异常膨胀，胆囊壁无增厚或炎症[92]。胆囊内胆汁可能异常浓稠，暂时阻塞胆囊管[93]，也可能是外来的梗阻[6]，可能是门静脉周围淋巴结肿大所致[93]。

血管炎也是胆囊积水的诱因之一[6]。最初梗阻后，胆囊黏膜分泌的浆液使胆囊进一步扩张[6]。Bowen 表明，在没有喂养的婴儿或急性胆囊管阻塞的婴儿中发生的短暂的急性胆囊扩张是"短暂的胆囊扩张"，对于胆囊管阻塞的情况只要胆囊内的胆汁被清澈、薄、无色的液体代替，术语"积液"一词最合适[93]。

胆囊积水通常是由脱水或长期禁食引起的胆汁淤积造成的[6]。在感染或肠外高营养的情况下可到新生儿胆囊积水[92, 93]。在年龄较大的儿童中，有报道与黏膜上皮淋巴结综合征（川崎综合征）和各种感染有关[93]。表现可能包括黄疸、腹胀和可触及的右上腹肿块[92, 93]，但也可能无症状[6]。

在急性积水中，超声测量胆囊长度，婴儿＞ 3cm，大龄儿童＞ 7cm[6]。壁不厚，可能有也可能没有胆泥（图 119-20），除此之外，胆道没有异常扩张[6]。

六、胆管疾病

（一）胆总管结石

需要胆囊切除的胆石症患儿中胆囊结石和胆总管结石并存高达 13%[84, 94]。大多数患儿胆总管结石可自行排出，无须常规术前或术后 ERCP[94]。然而，

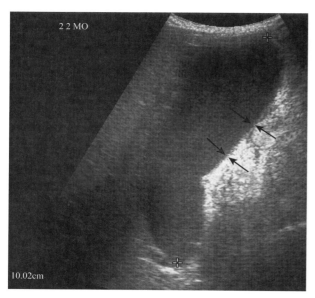

▲ 图 119-20 胆囊积水

22 月龄的婴儿骨髓移植后，胆囊异常扩张，长度超过 10cm。胆囊壁薄（箭），腔内胆泥回声。胆囊后来用胆囊造瘘管引流

可能发生完全胆道阻塞或胰腺炎 [84, 94]。在 Vrochides 和同事的一系列研究中 [94]，12 名接受胆囊切除术、术中胆道造影诊断为胆总管结石的儿童中，11 名在术后无症状，甚至没有手术清除胆管内结石。一周复查超声显示无结石或梗阻征象。对于儿童，在术后有胆总管结石滞留的特殊情况下，需要术后 ERCP 伴括约肌切开和结石清除 [94]。

超声对胆囊内结石的检测是准确的，但对肝内、肝外管道的检测则不那么准确 [3]。胆总管结石

超声图表现为胆管内高回声，有声影结构，常伴有近端胆管扩张 [1]（图 119-21）。

成人 MRCP 对胆总管结石的诊断具有 95% 的敏感性、100% 的特异性、100% 的阳性预测值和 98% 的阴性预测值 [95]。儿童胆总管结石的 MRCP 评价尚未得到广泛的研究 [3]。

（二）囊性纤维化胆道改变

除了肝纤维化和肝硬化，囊性纤维化患者还可能发生胆道疾病，包括胆石症和胆泥形成。约 10% 囊性纤维化患者中发生胆结石（通常胆固醇结石）[88, 89]。囊性纤维化的新生儿可能有与胆汁浓缩相关的长期黄疸 [96]。

超声和 MRCP 作为无创性工具用来评估这些变化 [97]。囊性纤维化患儿超声检查显示胆囊壁厚、体积小 [9]。虽然约 1/3 的囊性纤维化患者胆囊较小，但胆囊功能通常正常 [96]。部分患儿有疼痛性局灶胆管狭窄，表现为放射性药物在肝胆闪烁显像上排泄延迟 [96]。MRCP 除了用于评估与囊性纤维化相关的典型胰腺、肝脏和脾脏异常，可用于评估胆道系统 [97]。这些表现包括有或没有结石的小胆囊，胆管内胆石症，肝内、肝外胆管狭窄，管道壁不规则和胆管扩张区域，在某些病例导致串珠状外观 [97]。

从历史上看，尸检 23% 的囊性纤维化患者有异常大小或异常内容的胆囊，无炎症改变 [98]。胆囊可能是发育不全的、萎缩或扩张，在黏膜内和黏膜

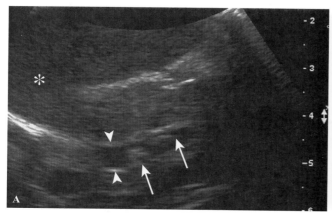
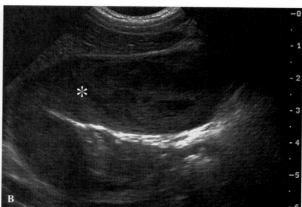

▲ 图 119-21 胆总管结石或胆泥的超声表现

A. 胆总管（箭头）异常扩张，含有高回声的结石、胆泥或两者皆有（箭）。B. 在这个患有镰状细胞病的 8 岁儿童中，胆囊被胆泥（＊）严重扩张

下可能有许多被覆上皮细胞、多分叶、含黏液样的"囊肿"。胆囊腔可能含有透明或灰白色黏液，而不是胆汁[98]。

（三）原发性硬化性胆管炎

原发性硬化性胆管炎（PSC）是一种慢性进行性疾病，包括炎症、纤维化，以及随后中、大型肝内和肝外胆管的狭窄。大多数儿童有肝内和肝外受累，尽管该病可能局限于这两者之一。与 Caroli 病不同，PSC 可能只影响肝内胆管的孤立区域，而 Caroli 病通常影响大的中央肝内胆管[76]。

大多数 PSC 患儿在诊断时有症状，呈现肝功能检查结果异常和下列一种或多种体征或症状，如腹痛、疲劳、黄疸、脾大伴或不伴肝大、腹水、发热、体重减轻[99, 100]。多达 81% 的儿童患有炎症性肠病，尤其是溃疡性结肠炎[99]。其他儿童并发有胆系外疾病，如朗格汉斯细胞组织细胞增多症、免疫缺陷[100]、系统性红斑狼疮、胰岛素依赖型糖尿病或自身免疫性甲状腺炎[99]。25%PSC 患儿具有与自身免疫性肝炎一致的组织学表现。许多 PSC 患儿

进展到终末期肝病，需要肝移植。PSC 可在异体移植肝中复发[99]。

硬化性胆管炎的超声表现包括肝内和少见的肝外胆管扩张[100]、胆管壁增厚、肝内及肝外胆管结石、胆结石及狭窄引起的节段性胆管狭窄。除非有胆管扩张，否则很难发现狭窄[6]。可能有肝硬化或门静脉高压的征象[100]。MRCP 或常规胆管造影可显示肝内或肝外胆管壁不规则、长段或短段狭窄、充盈缺损和不规则扩张，伴有或不伴有插入环形狭窄[100]（图 119-22）。第 80 章将进一步讨论 PSC 的影像学特征。

七、肿瘤

肝外肿瘤，如胰胆管淋巴瘤，可对胆管造成占位效应。胆管内肿瘤，如横纹肌肉瘤，也会导致胆道梗阻。表现的症状包括厌食、黄疸、瘙痒、发热、腹胀（有 / 无疼痛）、呕吐和可触及的腹部肿块[101-103]。肿瘤（如胆管横纹肌肉瘤）[101]、淋巴瘤[102]、胰头肿瘤（如血管内皮瘤）[104]和胰腺癌侵

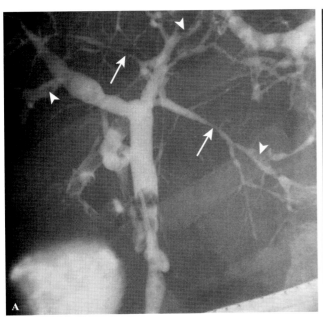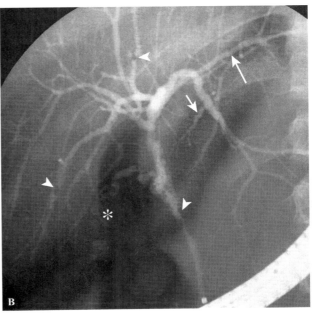

▲ 图 119-22 硬化性胆管炎的 ERCP 表现

A. 一个患有克罗恩病和硬化性胆管炎的青少年的 ERCP 图像，胆管内有充盈缺损，可能代表结石（箭头），遍布全肝内胆管有节段性变窄或狭窄（箭）（由 Lisa Lowe, MD, Children's Mercy Hospital and Clinics, University of Missouri, Kansas City, MO 提供）。B. 一例患有溃疡性结肠炎和硬化性胆管炎的 9 岁儿童的 ERCP 图像，箭头标记腔内充盈缺损，可能是结石。胆囊内有多个充盈缺损（＊），有轻度管壁不规则（箭），无明显狭窄形成（由 Laura Z. Fenton, MD, The Children's Hospital and University of Colorado Health Sciences, Denver, CO 提供）

及胆总管[105]的占位效应已被报道可引起梗阻性黄疸[102]（图 119-23）。

横纹肌肉瘤是唯一发生在小儿胆管树的原发性肿瘤[106]。它通常是胚胎变异（如葡萄状肉瘤）[103, 107]。横纹肌肉瘤可发生于壶腹[101]、胆总管[103]、肝胆

管[107]。大多数儿童有间歇性黄疸、发热和厌食症，伴有或不伴有腹胀[103]。超声可显示肝门肿块[103]。CT 上可见软组织肿物扩张受累胆管[106]（图 119-24 和图 119-25）。可能有继发性肝内胆管扩张。CT 也可显示腹膜后和肠系膜淋巴结肿大[106]。肿瘤可向

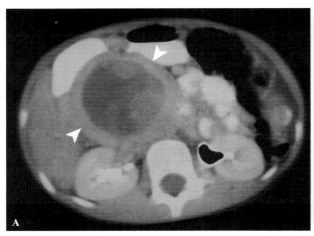
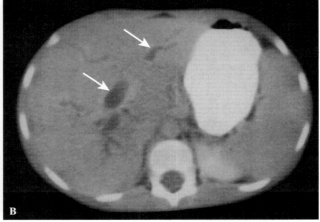

▲ 图 119-23　胰头肿瘤引起的胆道梗阻

A. 这个 2 岁儿童起源于胰头的厚壁（箭头）巨大混杂密度肿块，是胰腺实性乳头状上皮肿瘤。B. 肿块阻塞了胆总管，继发肝内胆管扩张（箭）（由 Laura Z. Fenton, MD, The Children's Hospital and University of Colorado Health Sciences, Denver, CO 提供）

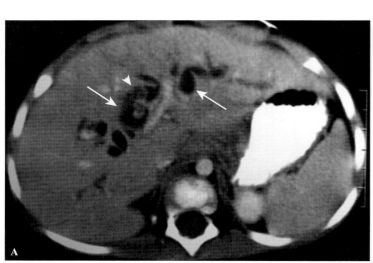
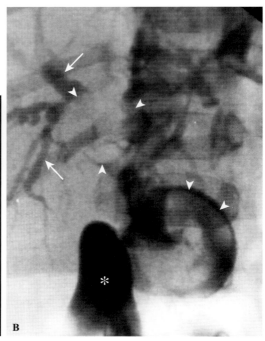

▲ 图 119-24　胆管横纹肌肉瘤

A. 有发热、不适和黄疸的 2 岁儿童 CT 增强扫描，箭表示扩张的肝内胆管，在一个区域中，存在较高密度物质，可能代表胆泥或胆管内肿块（箭头）。B. 术中通过向胆囊（＊）注射造影剂获得胆道造影，显示扩张的胆管，包括胆总管内有多发充盈缺损（箭头），胆管内肿块邻近的胆管也扩张（箭），手术活检证实胚胎型横纹肌肉瘤的诊断（引自 Donnelly LF, Bisset GS Ⅲ, Frush DP: Case 2: Embryonal rhabdomyosarcoma of the biliary tree. Radiology 208:621-623, 1998）

肝脏蔓延。30% 的儿童发生区域淋巴结、腹膜和大网膜转移[103]。小儿壶腹横纹肌肉瘤可以通过胰十二指肠切除术，辅以化疗、放疗或两者兼用而得以成功治疗[101]。

胰胆淋巴瘤可累及肝门和胆囊而不引起梗阻[102]。确实阻塞胆管树的淋巴瘤肿块通常对化疗迅速反应，可能不需要胆道引流手术[102, 108, 109]。

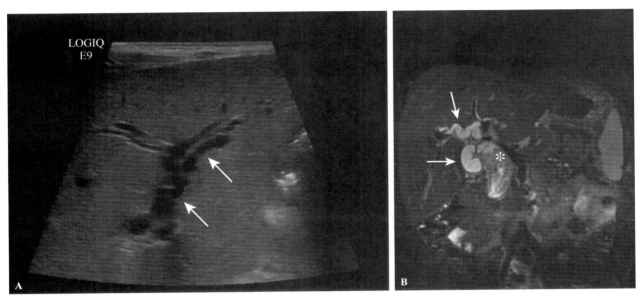

▲ 图 119-25　胆道横纹肌肉瘤

A. 有身体不适和黄疸的 3 岁儿童肝脏超声图像显示扩张的肝内胆管（箭）。B. 同一患者的冠状面 T$_2$ 加权 MRCP 图像，箭表示扩张的肝内胆管和肝总管，胆总管内可见广泛的肿瘤侵犯（＊）

第 120 章　小儿肝脏疾病

Diseases of the Pediatric Liver

Jennifer L. Nicholas　Caroline L. Hollingsworth　**著**

卢巧媛　**译**　齐丽萍　**校**

肝病在儿童人群中并不像在成人人群中那么常见，但其后果同样非常严重，可能需要进行肝脏移植。本章讨论更常见的小儿肝脏先天性、肿瘤性、感染性、血管性和代谢性疾病。

出生时，肝脏约占腹腔的 40%，占婴儿总体重的 5%。随着孩子的成长，肝脏相对于腹腔的大小会减小。在婴儿期，肝下缘通常在肋缘下几厘米，但在儿童期变得不那么明显。

因为肝大、肝功能检查异常、黄疸、可触及的肿块或产前超声检测到的异常，而促使进行小儿肝脏的影像学检查。影像学在肝移植前后对肝脏的评价中也起着重要作用。本章着重于肝脏肿块和儿童人群特有的疾病，特别是当成像方法与成人人群不同的情况。

一、可疑肝肿块的影像学检查

可触及的腹部肿块是儿童肝脏肿块最常见的临床表现。其他常见的体征和症状包括肝大、腹痛、体重减轻、厌食、黄疸和副肿瘤综合征。此外，大血管畸形可能表现为充血性心力衰竭或消耗性凝血功能障碍（Kasabach-Merritt 综合征）。超声是儿童可疑肝脏肿块的是一种有用的成像方式，因为它可以评估腹部内脏和血管。超声相对便宜，不会让孩子受到电离辐射，通常患者也不需要镇静。当发现腹部肿块，超声可以帮助确定器官起源，肿块是囊性还是实性，肿块是否有血管供血，肿块是否含有钙化，是否累及其他腹部器官。

超声证实肝脏肿块存在后，通常会进行额外的 CT 或 MRI。由于手术切除是许多小儿肝脏肿块的一线治疗，肿块精确的解剖显示非常重要。选择 CT 或 MRI 作为后续成像方式的决定往往是受习惯和个人偏好的驱动，因为每种方式都有其自身的优势和局限性。MRI 通常是首选，因为它提供了详细的多平面解剖信息，不依赖于团注造影剂的精确定时来显示血供，也无电离辐射。CT 通常比 MRI 更容易获得，不太需要镇静。

当考虑局灶性结节性增生时，^{99m}Tc- 锝硫胶体闪烁成像可作为有帮助的辅助检查。局灶性结节增生表现为放射性药物摄取正常或增加，而其他肝脏肿块表现为摄取减少区。标记红细胞研究也可以帮助区分血管瘤和肝脏其他肿块，血管瘤表现出放射性药物活性增加，而其他肝脏肿块则没有。

二、先天性异常

（一）畸形和疝

肝的主要先天性畸形包括肝叶发育异常、肝叶发育不全和完全肝叶不发育。肝脏不发育和发育不全最常累及左叶的 IV 段和右叶的 V、VIII 段[1]。除了肝实质明显缺失外，最好的诊断线索是肝门静脉和肝内胆管的缺失[1]。先天性肝叶发育不全，剩下的肝实质常发生代偿性增大。肝脏发育不全与胆道疾病、门静脉高压症和其他先天性异常有关[2]。肝实质经膈疝疝出通常在出生时出现，但可能延迟。如 B 组链球菌性肺炎与迟发性右侧膈疝有关[3]。

（二）肝脏纤维多囊性疾病

肝纤维多囊性疾病被认为是胆管板畸形的后遗症，包括胆管板部分或全部停止重塑，导致胚胎胆道结构持续存在[4]。胆管板畸形可累及段级胆管（大）、小叶间胆管（中）或最小的胆管分支，导致不同的疾病。胆总管畸形（肝外）和 Caroli 病（肝内）累及胚胎性大肝胆管畸形。常染色体显性多囊肝病（ADPLD）涉及中型胚胎肝胆管畸形。纤维多囊性肝病累及胚胎小胆管，包括先天性肝纤维化和胆管错构瘤（von Meyenburg 综合征）[5]。Caroli 综合征（Caroli 病伴先天性肝纤维化）累及大、小胆管[6]。

胆总管畸形（也称为胆总管囊肿）和 Caroli 病（也称为 V 型胆总管囊肿）分别以肝外胆管扩张和肝内胆管扩张为特征，被认为发生在胆管胚胎发生的早期。胆总管畸形发育的第二种被广泛接受的理论是胰管近端插入胆总管异常，导致胰酶回流至胆总管，削弱胆总管壁，导致异常扩张[7, 8]。在第 119 章讨论了 Caroli 病和胆总管畸形、诊断方法和影像学表现。

ADPLD 涉及中型胆管畸形，与常染色体显性多囊肾病（ADPKD）相关（图 120-1）。没有 ADPKD 的 ADPLD 非常少见。肝囊肿的形成通常发生在肾囊肿形成后，由于 ADPKD 中的肾囊肿一般在生命的第二或第三个十年才表现出来，所以 ADPLD 很少

在儿童时期表现出来。29%～48%ADPKD 患者表现 ADPLD[9]。肝大通常是存在多囊性肝病的第一个迹象。超声、CT、MRI 和磁共振胰胆管造影术（MRCP）在肝囊肿的检出中非常有用。超声显示多发无回声薄壁病变，后方回声增强。CT 上，肝囊肿为液体密度，MRI 和 MRCP 囊肿 T_1 加权序列呈低信号，T_2 加权序列呈高信号。如果囊肿出血、既往感染或其他原因导致液体较复杂，则回声、密度和信号会发生相应变化[5, 10]。

先天性肝纤维化涉及较小叶间胆管重建缺陷，肝内门静脉分支异常和门静脉渐进性纤维化为特征[11]。先天性肝纤维化可伴有或不伴有肉眼可见的肝内胆管囊性扩张。先天性肝纤维化伴肉眼可见的与胆道相通的肝囊肿（Caroli 病），称为 Caroli 综合征，Caroli 病比 Caroli 综合征少见得多。Caroli 病和 Caroli 综合征可发生在同一家族的不同成员中，提示这两种疾病可能有相同起源。先天性肝纤维化有时表现在儿童早期，但可能直到晚些时候才表现出来。

先天性肝纤维化和 Caroli 综合征与纤维囊性肾病有关，包括常染色体隐性多囊肾病（ARPKD）和 ADPKD，肾小球囊肿肾脏疾病，弥漫性囊性肾发育不良，肾小管间质疾病，如肾静脉阻塞、慢性肾小管间质疾病、尿浓缩缺陷、髓质海绵肾（影像学术语，指增强成像肾集合管微囊性扩张，伴或不伴肾钙化）。所有在新生儿期存活的 ARPKD 患者均有

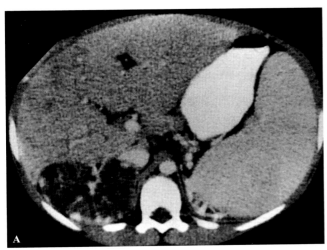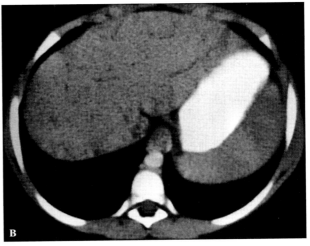

▲ 图 120-1　常染色体显性多囊肾病
A. 上腹部 CT 扫描显示多发肾小囊肿。B. 在较高层面更好显示许多肝小囊肿

先天性肝纤维化的临床表现[12]。部分患者在组织学水平上可见非阻塞性肝内胆管扩张（Caroli 病）[12]。

在超声上，先天性肝纤维化患者可能有正常或增强的实质回声、正常或粗糙的实质回声纹理、高回声的肝门三联征或门静脉不清。实质内可见囊肿，肝左叶可增大，可有门静脉高压的征象，包括门静脉血流逆转、脾大和静脉曲张[13]。由于与纤维囊性肾病有关，肾脏也可能异常，用高频换能器对肾实质的详细评估可能是有用的。在 CT 上，肝脏密度不均，肝左叶肿大，门静脉高压症及纤维囊性肾病相关表现明显。先天性肝纤维化 MRI 表现为肝实质在 T_1、T_2 加权序列呈低信号，T_2 加权成像门静脉血管内高信号（反映了门静脉周围纤维化），脾大和伴随的肾脏纤维囊性改变[13]。当伴发 Caroli 病时，MRCP 可显示肝内胆管囊性或梭形扩张及肝内胆管不规则[14]。先天性肝纤维化的并发症包括上行性胆管炎、门静脉高压的后遗症（包括肝硬化和静脉曲张出血）和肝细胞癌风险的增加[14]。

胆管错构瘤（也称为胆道小错构瘤或 von Meyenburg 综合征）也被认为是小叶间胆管板畸形所致。胆管错构瘤可与转移性疾病混淆，因此确诊需要组织样本。胆管错构瘤超声表现为低回声或高回声。在 CT 上，胆管错构瘤通常大小均匀，不强化[14]。在 MRI 上，胆管错构瘤在 T_1 加权序列上表现为低信号，在 T_2 加权序列上表现为高信号[14]。

（三）肝囊肿

肝囊肿被认为代表了胆道的生长停滞和扩张，尽管有一些证据支持血管损伤导致坏死和囊肿形成的理论（图 120-2）。它们可能在产前被检测到，但可能要到出生后才能确定诊断。周围病灶的鉴别诊断包括囊性肝母细胞瘤、间充质错构瘤和血管畸形。当囊肿位于肝下时，需要额外考虑胆总管囊肿、胰腺假性囊肿、消化道重复畸形、肠系膜囊肿和脐尿管囊肿[15]。

三、恶性肝肿瘤

在儿童中，肝肿块相对少见，占儿童腹部肿块的 5%～6%[16]。肝脏原发性肿瘤仅占所有儿童恶性

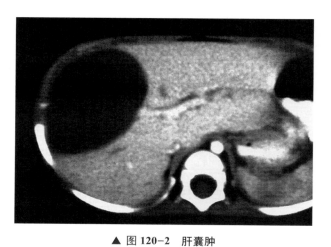

▲ 图 120-2 肝囊肿
一个 6 月龄的婴儿的一个单纯肝囊肿最初是通过产前超声波检出的。持续扩大导致额外影像检查和手术切除

肿瘤的 0.5%～2%，但它们是最常见的儿童胃肠道原发恶性肿瘤。原发性肝脏肿瘤是儿童期第三常见的腹部恶性肿瘤，仅次于 Wilms 瘤和神经母细胞瘤[17]。

（一）原发性恶性肿瘤

任何肝脏恶性肿瘤的影像学特征都不能排除组织诊断[17, 18]。影像学检查的主要目的是确定病变的特征，并确定与肝段解剖、血管结构和胆道系统相关的疾病程度，以便进行潜在的化疗干预和术前规划[19, 20]。随访成像对于评估肿瘤对治疗方案的反应和确定切除的可能性是必要的。大多数恶性儿童肝脏肿瘤需要完全切除或移植作为治愈的先决条件[21]。

肝母细胞瘤、肝细胞癌和较少见的胚胎肉瘤约占儿童原发性恶性肝肿瘤的 2/3。其余原发性肝脏肿瘤在儿童中并不常见，包括肝纤维板细胞癌、血管肉瘤、上皮样血管内皮瘤（一种非常罕见的肿瘤，介于血管肉瘤和血管瘤之间）、横纹肌瘤、内皮窦瘤和淋巴肉瘤。胚胎横纹肌肉瘤是儿童胆道最常见的恶性肿瘤，在第 119 章讨论[22]。

1. 肝母细胞瘤

肝母细胞瘤是小儿最常见的肝脏恶性肿瘤，占小儿恶性肿瘤的 1%[23]。肝母细胞瘤是来源于多能干细胞的胚胎性肿瘤，具有分化为肝细胞和胆道上皮细胞的能力。在组织学检查中，这些肿瘤被划分为上皮型、混合型（即上皮性和间质性），或未分化型。上皮型是最常见的，约占所有肝母细胞瘤的

60%[24-26]。上皮类型进一步细分为胎儿型和胚胎型。单纯胎儿组织预后较好，未分化的组织预后较差。对于混合型肿瘤，存在间质成分具有较好的预后。最常见的间质成分是软骨和骨样组织[24, 25]。

肝母细胞瘤通常发生在婴儿和小于 3 岁的儿童中，平均发病年龄约为 1 岁。这种肿瘤在男孩中略多于女孩，男女比例约为 3：2[27]。尚无环境危险因素与肝母细胞瘤明确相关，但在早产或低出生体重的婴儿中，肝母细胞瘤的发生率增加[28, 29]。发生在家族中的肝母细胞瘤也有报道，在 Beckwith-Wiedemann 综合征和家族性腺瘤性息肉病患儿中风险增加。肝母细胞瘤与这两种综合征的关系提示 11 号染色体和 5 号染色体的畸变在发病机制中起作用[30, 31]。肝母细胞瘤发生率增加的其他几种情况是半侧肥大、Wilms 瘤和胆道闭锁。

肝母细胞瘤通常表现为无痛的腹部肿块，但也可能出现体重减轻、厌食症、腹痛、黄疸和很少发生的性早熟。大多数患者没有潜在的肝病。有时，β- 绒毛膜促性腺激素（hCG）水平升高，产生男性化和中等度血小板增多。超过 90% 的患有肝母细胞瘤儿童血清甲胎蛋白（AFP）水平升高。在 3 岁以下的儿童，有肝肿块和 AFP 水平升高，肝母细胞瘤是应该首要考虑的。

肝母细胞瘤最常见的累及部位是肝右叶，虽然双侧病变约占 35%[31]（图 120-3 和图 120-4）。确诊时，20% 的患者存在远处转移，最常见在肺内转移[29]。在病理检查中，肝母细胞瘤倾向于有假包膜、边界清楚、体积大。这些肝脏肿块在出现时平均直径为 10～20cm[25, 32]。肝母细胞瘤通常表现为边界清楚、强回声的实性肿块[33]。在多达 1/3 的患者中钙化在超声上显而易见，表现为点状高回声区伴后方声影。罕见情况下，肝母细胞瘤呈囊性[34]。

CT 通常显示巨大、低密度、界限清楚肿块，静脉注射造影剂后均匀强化（图 120-5）。CT 比超声或 MRI 更好显示钙化。

钙化在上皮型肿瘤中表现为点状、细小，在混合型肿瘤中表现为弥漫、粗大[35]。MRI 最常见的表现是边界清楚的肝脏肿块，T_1 加权序列低信号，T_2 加权序列高信号[25, 35]。当肿瘤内存在坏死或出血时，肿块内可能存在 T_1 加权高信号区域。增强 CT

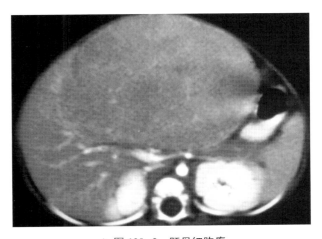

▲ 图 120-3　肝母细胞瘤
一位 6 月龄的婴儿，上腹部的增强 CT 显示左肝内侧段有一个巨大的等密度肿块

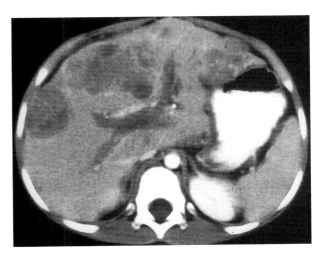

▲ 图 120-4　多灶肝母细胞瘤
1 岁儿童，增强 CT 显示多发低密度肝肿块和门静脉血栓形成

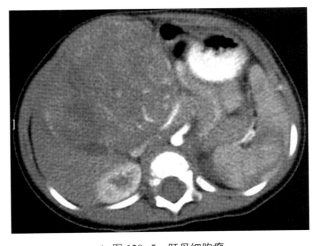

▲ 图 120-5　肝母细胞瘤
一名 3 岁男童出现腹部肿块。增强 CT 显示肝脏右叶低密度、边缘清楚的肿块

和 MRI 容易显示门静脉或肝动脉的侵犯、包裹或血栓形成。存不存在这些表现强烈影响肿瘤的可切除性[36]。联合化疗和新辅助化疗的出现、肝切除术，以及在某些情况下肝移植，大大提高了生存率。肝母细胞瘤患儿 5 年生存率为 75%[37]。

2. 肝细胞癌

肝细胞癌在儿童罕见，约占小儿恶性肿瘤0.5%。肝细胞癌是仅次于肝母细胞瘤的儿童第二常见原发性肝肿瘤，也是 4 岁以上儿童最常见的原发性肝肿瘤[37, 38]。儿童肝细胞癌的组织学特征与成人相似，肿瘤细胞与肝细胞非常相似。肿瘤的生长情况各不相同，但这些病变通常表现为多中心、弥漫性或浸润性肿块[39]。如果出现坏死，部分肿瘤可表现为囊性。肝细胞癌常见于男孩和年龄较大的儿童。它有一个双峰年龄分布。第一个高峰出现在4—5 岁，第二个高峰出现在 12—14 岁。诊断时平均年龄为 12 岁[40]。

虽然组织学和大体标本特征遵循在成人所见的特征，但儿童的潜在病因在很大程度上是独特的：胆道闭锁、Fanconi 贫血、乙型肝炎病毒感染、家族性胆汁淤积、遗传性酪氨酸血症和糖原贮积症1A 型。糖原贮积症 1A 型是由葡萄糖 -6- 磷酸酶缺乏引起的，约 50% 的患者会发展为肝腺瘤。这些患者也有因现有腺瘤恶性转化或新肿瘤发展而罹患肝癌的危险[41, 42]。静脉高营养，使用雄激素或甲氨蝶呤治疗，以及口服避孕药也与肝细胞癌风险增加有关[43]。然而，50% 以上的肝癌患儿没有肝病或其他危险因素[39, 40]。许多儿童肝细胞癌是新发病例，通常与肝硬化或其他既往肝病无关。这与成人肝癌形成鲜明对比，成人肝癌 70%～90% 的病例与肝硬化有关[43-46]。

尽管病因不同，但儿童和成人肝细胞癌的大体和镜下特征是相似的[47]。典型的小梁型和纤维板层变异是儿童最常见的两种肝癌类型。已经观察到成人纤维板层亚型的预后有所改善，但这在儿科人群中尚未见报道[24, 48-50]。

肝细胞癌常表现为腹部饱胀伴疼痛或不适。其他常见的体征和症状包括体重减轻和疲劳。体格检查最常见的临床表现是肝大。就诊时，60%～80%的肝细胞癌儿童有血清 AFP 水平升高。就诊时出现

转移性疾病很常见，典型转移部位包括区域淋巴结、肺和骨。治疗结果均较差，总生存率约 20%[47, 51-54]。完全肿瘤切除仍然是长期生存的唯一机会。由于就诊时高转移率（高达 50% 的儿童）和肝细胞癌在儿童往往是多灶的，只有少数病例能完全切除肿瘤[26, 39, 51]。儿童肝细胞癌的最佳治疗方法仍存在争议，肝移植的作用仍存在争议。

儿童肝细胞癌的影像学表现与成人无明显差异，无特异性，超声、CT、MRI 表现不一。在超声检查中，与正常肝实质相比，肝细胞癌通常是低回声到等回声的。当肿瘤浸润时，正常的肝回声可能受到轻微破坏[55]。在非创伤性或门静脉期研究中，CT 可以显示一个孤立的肿块，浸润性肿瘤，或多发融合性肿块，在平扫 CT 或门静脉期相对于正常肝实质呈低密度到等密度。在增强 CT，这些肿瘤可以呈高密度（图 120-6）。钙化不常见，但出血和坏死常见。在 T_1 加权 MRI 检查中，肝细胞癌常比正常肝实质信号低，但肿瘤也可能表现为等到高信号。出血、坏死或脂肪变性时可见混杂信号强度的病变。在 T_2 加权图像上，大多数病灶表现为中等强度高信号。

3. 未分化的胚胎性肉瘤

未分化胚胎肉瘤是一种罕见的间充质来源的高度恶性肝肿瘤，几乎只发生在儿童人群中。它是儿童第三位常见的原发性肝脏恶性肿瘤。未分化胚胎肉瘤的年龄分布落在肝母细胞瘤和肝细胞癌的发病高峰之间，在 6—10 岁的儿童，无性别倾向[17]。组织学上肿瘤由未分化的梭形细胞组成，类似于带有黏液样基质的胚胎细胞。肿瘤由于有纤维性假包膜通常边界清楚[56]。

未分化胚胎肉瘤通常表现为巨大腹部肿块，尽管疼痛、发热、黄疸和体重减轻也有报道[25]。偶尔患此肿瘤的儿童在肿瘤破裂后表现为急腹症。虽然可能存在白细胞增多和贫血，但这种肿瘤没有可靠的血清标志物。血清 AFP 水平正常[57]。

未分化胚胎肉瘤的超声表现不一，从有分隔的囊性肿块到不均质、实性为主病变。实体病灶可表现为高回声伴钙化引起声影。在非对比 CT 上，未分化胚胎肉瘤常呈低密度。造影剂给药后内部分隔和纤维包膜可强化[58]。MRI 上，未分化胚胎肉瘤通

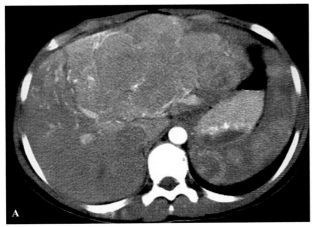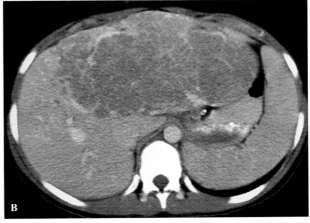

▲ 图 120-6　肝细胞癌

有腹部肿块 12 岁的女孩上腹部动态 CT，动脉期（A）、门静脉期（B）显示一个巨大、不均匀的肿块，动脉期早期强化。孩子没有潜在的肝病

常表现不均匀，这些肿瘤通常 T_1 加权序列呈低信号，T_2 加权序列呈高信号，与肿块的囊性成分相对应。纤维假包膜和内部分隔在 T_1 加权和 T_2 加权序列上呈低信号[59]（图 120-7）。

4. 肝血管肉瘤

肝血管肉瘤是一种罕见的高度恶性内皮细胞肿瘤[60-64]。与成人肝血管肉瘤不同，儿童肝血管肉瘤女孩比男孩好发，比例约为 2∶1。目前还缺乏与砷和聚氯乙烯等环境致癌物的明确关系[65]。平均发病年龄为 40 月龄。小儿肝血管肉瘤通常表现为腹部肿块，可能伴有黄疸、腹痛、呕吐、发热、呼吸急促、呼吸困难或贫血（图 120-8）。在成人肝血管

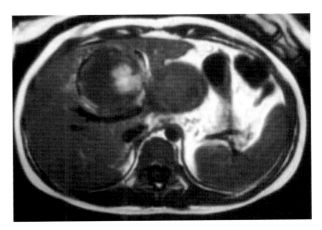

▲ 图 120-7　未分化胚胎肉瘤

8 岁女童的上腹部 MRI 轴位 T_1 加权显示肝左叶发生双分叶肿块

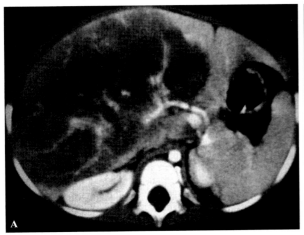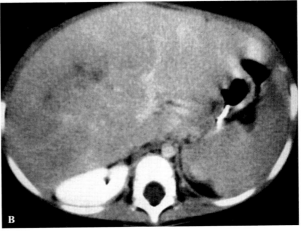

▲ 图 120-8　肝肉瘤

动态增强 CT 图像显示肝右叶发生的一个巨大、低密度的肝脏肿块，侵犯到左叶的内段

A. 动脉期；B. 延迟扫描

肉瘤中经常发生的消耗性凝血病，在儿童中尚未见报道。

小儿肝血管肉瘤组织学上与成人肝血管肉瘤不同。小儿肝血管肉瘤除了成人血管肉瘤的特点外，还可出现与软组织血管内皮瘤类似的细胞密集轮状肉瘤细胞或 kaposiform 梭形细胞[66]。这种肿瘤通常表现为腹部肿块迅速增大，就诊时通常无法切除。转移尤其是肺部转移早期就会发生[61, 62, 67]。所描述的小儿肝血管肉瘤是在婴幼儿血管内皮瘤的背景下，因此可能在最初的活检标本中被遗漏[61, 62, 67, 68]。由于婴儿血管内皮瘤和儿童肝血管肉瘤之间存在关联的可能性，1 岁以上儿童假定血管内皮瘤的诊断可能需要接下来活检证实。没有明确的影像学特征来区分这两种肿瘤[67]。

5. 上皮样血管内皮瘤

上皮样血管内皮瘤是一种非常罕见的从软组织、肺及肝脏发生的血管源性恶性肿瘤，其恶性程度介于小儿血管内皮瘤与肝血管肉瘤之间[69, 70]。组织病理学检查，肿瘤由上皮样细胞和树突状细胞组成。肿瘤的中心以纤维间质为主。肿瘤可浸润肝窦和门静脉分支，因此引起阻塞。这些特征可能被误解为静脉闭塞性疾病[71]。可能存在脾大、腹水和门静脉高压。上皮样血管内皮瘤一般发生于 20 岁后，表现为多种临床症状。

上皮样血管内皮瘤表现为多灶性或多中心性病变。27%～45% 的患者就诊时就看见转移性疾病[71, 72]。此肿瘤的超声表现各异且无特异性。肿瘤被描述为低回声、等回声和高回声[72]。可存在内部钙化。在未增强的 CT 上，病变相对于正常肝实质呈低密度。静脉注射造影剂后，通常周围强化接着是相对均匀的强化，与肝实质相比呈等密度。MRI 显示肿瘤特征优于 CT[73]。在 T_1 加权序列上，肿瘤通常表现与正常肝实质相比信号减低，静脉注射钆后显示周围强化。在 T_2 加权序列上病变可相对不均匀[73]。

上皮样血管内皮瘤对化疗和放疗明显耐受。最主要的治疗选择是根治性肝切除术或肝移植。

（二）继发性恶性肿瘤

儿童最常见的继发性或转移性肝恶性肿瘤包括神经母细胞瘤、Wilms 瘤、淋巴瘤和白血病。转移性疾病通常表现为肝实质内的单个或多个散在肿块，尽管白血病可表现为弥漫性浸润型[16, 17]。IVS 期神经母细胞瘤，患儿转移范围局限于肝脏、皮肤或骨髓，常表现为肝实质弥漫性浸润。肝转移超声通常表现为低回声，但肝脏弥漫性受累可能难以检出。在 CT 上，尽管应注意在门静脉期一些转移灶变成等密度，转移性疾病通常表现为低密度病灶（图 120–9 和图 120–10）。肝脏转移性疾病通常 T_1 加权 MR 序列呈低信号，在 T_2 加权序列呈高信号。

四、良性肝肿瘤及肿瘤样异常

（一）小儿肝血管病变

小儿肝脏血管病变按其生物学特征可分为两大类[74]。肝血管增生性肿瘤包括婴儿血管内皮瘤、血管肉瘤和上皮样血管内皮瘤。血管畸形包括动静脉畸形、动 – 门静脉瘘和门 – 体分流。

1. 婴儿血管内皮瘤

婴儿血管内皮瘤是一种良性但经常有症状的血管肿瘤。该病是婴儿期最常见的肝脏肿块，大多数表现在出生的前 2～6 个月[75, 76]。查出的婴儿血管内皮瘤只有 5% 的是发生在 1 岁以上的儿童。女性比男性更易患病，女性与男性之比为 1.3～2∶1。婴儿肝血管内皮瘤是一种以内皮细胞增生为主的肝脏肿瘤，其特点是细胞增殖后迅速生长，然后自

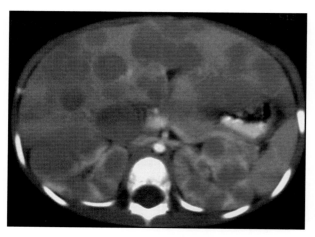

▲ 图 120–9 Burkitt 淋巴瘤

6 岁男童上腹增强 CT 显示 Burkitt 淋巴瘤转移引起的多发低密度肝脏肿块。注意多发低密度肾脏病灶，也是 Burkitt 淋巴瘤转移所致

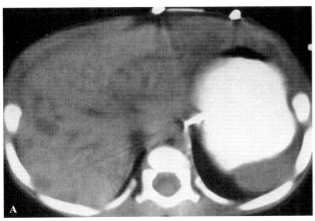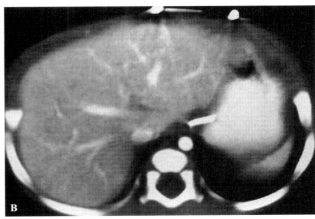

▲ 图 120-10　神经母细胞瘤肝转移

一名患有原发性盆腔神经母细胞瘤的 12 月龄的婴儿，发现有多处肝脏转移。这些局灶性病变在增强前扫描中显示最好（A），给造影剂后病灶几乎成等密度（B）

发退缩。鉴别婴儿血管内皮瘤与上皮样血管内皮瘤和成人肝血管瘤很重要。上皮样血管内皮瘤是一种具有恶性潜能的增生性肿瘤，不会随着时间的推移而消退，成人肝血管瘤是一种血管畸形，不会自行消退。

婴儿血管内皮瘤通常表现为婴儿肝大。10% 的患者因血管分流导致高输出性充血性心力衰竭。发育不良、贫血、血小板减少和呼吸困难是其他常见的症状。贫血和血小板减少可能与消耗性凝血症（Kasabach-Merritt 综合征）有关。肿瘤破裂伴腹腔出血也有阐述[77, 78]。约 50% 的患该肿瘤的儿童可见皮肤血管瘤和其他器官血管瘤。

超声、CT 和 MRI 能够明确这些高灌注病变的典型继发特征，包括肠系膜上动脉水平以下的腹主动脉逐渐变细和明显的供血血管。特征性表现为超声上边界清楚低回声的病变，尽管单发或局灶性病变可以更不均匀[55]（图 120-11）。在非对比 CT 上，大多数血管内皮瘤与正常肝实质相比呈低密度。可见小点状钙化灶。注射造影剂后，病灶向心强化，病灶外围先增强（图 120-12）。延迟扫描通常显示均匀的高密度肿块。巨大局灶病灶可能表现为不均匀不同增强模式，包括由于纤维化导致的中央部分缺乏强化[79]（图 120-13）。血管内皮瘤的 MR 表现取决于肿瘤坏死或出血的程度。幼儿血管内皮瘤典型表现为一个边界清楚的球形病灶，其信号特征在 T_1 加权序列上相对于肝脏呈低信号，在 T_2 加权序列上表现为明显的高信号。肿瘤内可能存在与血管分流增加有关的流空信号。

对患有肝血管内皮瘤婴儿首选的管理应该是保守治疗，因为大多数病灶在几个月到几年的时间内不经治疗而自行消退[16]。这些病变通常通过连续超声检查进行观察，直到它们退缩。治疗选择包括类固醇、干扰素 α-2a、栓塞，以及少见情况对难治性

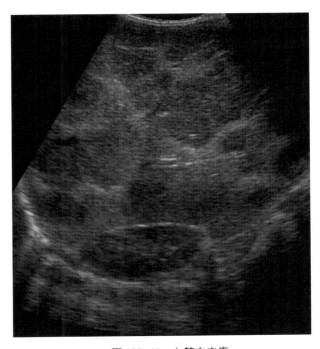

▲ 图 120-11　血管内皮瘤

1 月龄有肝大的女婴，矢状面肝脏的超声检查显示由于多中心血管内皮瘤，遍布肝实质的多发低回声肿块

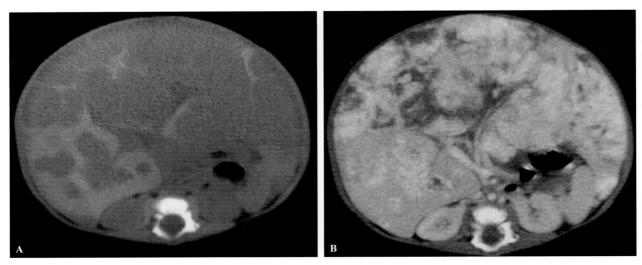

▲ 图 120-12　2 周龄的女婴多灶性肝血管内皮瘤，表现为肝大

A. 腹部平扫 CT 显示肝脏两叶内多发低密度病灶。B. 静脉注射造影剂后，病灶周围致密强化

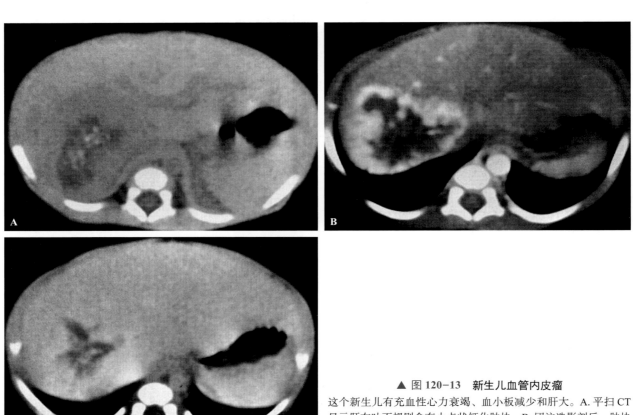

▲ 图 120-13　新生儿血管内皮瘤

这个新生儿有充血性心力衰竭、血小板减少和肝大。A. 平扫 CT 显示肝右叶不规则含有小点状钙化肿块。B. 团注造影剂后，肿块周围有致密的强化，轮辐状向周围肝实质内延伸，注意大管径的主动脉。C. 延迟扫描时，肿块周边边缘部分强化

病例进行化疗、放疗、手术或肝移植。

2. 动静脉畸形

肝动静脉畸形（hepatic arteriovenous malformation，AVM）是一种先天性的血管异常，动脉静脉系统之间的直接交通导致血液分流。在异常血管之间这些异常区没有异常组织，缺乏生长或再生的潜力。新生儿期肝脏 AVM 表现为充血性心力衰竭、贫血、肝大、门静脉高压。在婴儿中，AVM 通常是孤立

的，影像表现与孤立性肝血管瘤可能显示相当大的重叠（图 120-15）。遗传性出血性毛细血管扩张症患者可能在儿童晚期出现充血性心力衰竭、肝缺血和门静脉高压症的症状。与 AVM 在婴儿期常见不同，遗传性出血性毛细血管扩张的儿童通常有弥漫性疾病。

肝 AVM 超声上可表现为局限于一叶肝的一簇增大、迂曲的血管团，其静脉搏动增强，动脉阻力指数降低（图 120-14）。静脉注射造影剂 CT 上，这些病灶动脉期或门静脉早期显示均匀高强化，随后造影剂迅速清除。MRI 在鉴别肝 AVM 和肝血管

瘤方面特别有用[80]。在增强 MRI 中，AVM 缺乏在血管瘤常见的延迟增强[81]。

　　3. 动脉 - 门静脉瘘

　　大多数肝动静脉瘘是独立的先天性异常，虽然这些血管病变可能是后天获得的，并可以在遗传性出血性末端扩张或 Ehlers-Danlos 综合征的病例中见到[82]。在婴幼儿中，肝动门静脉瘘最常见表现为门静脉高压、腹水、吸收不良、消化道出血，尽管也有高输出心力衰竭的报道[82]。病灶有各种表现，典型表现为肝内大静脉曲张伴单条动静脉连接，不同于 AVM 含有多个供血血管[83]。由于静脉曲张周围缺

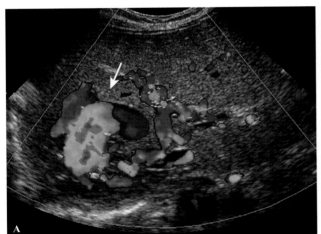
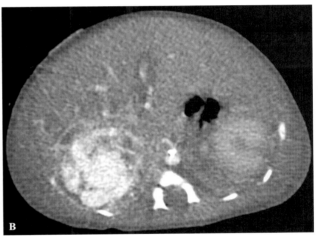

▲ 图 120-14　肝动静脉畸形

A. 婴儿肝右后叶超声显示巨大动静脉畸形伴有肝右静脉与肝动脉直接相通（箭）。B. 同一婴儿肝脏轴向增强 CT 扫描，累及肝右后叶巨大动静脉畸形，注意异常血管之间缺乏肝实质

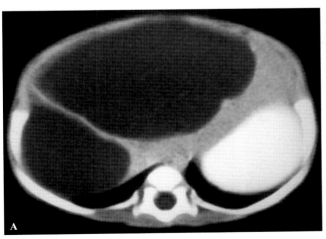
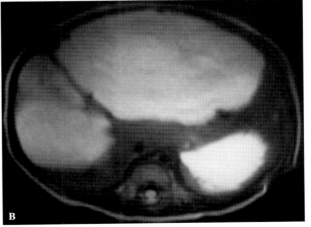

▲ 图 120-15　间充质错构瘤

A. 婴儿上腹增强轴位 CT 显示一个巨大囊性肝肿块，占据两叶肝。注意单个分隔的强化。B. 轴位 T_1 加权 MRI 显示相同病灶，几乎完全是囊性的

乏增强组织，这种病变可以与婴儿局灶性血管瘤相鉴别。如果栓塞不成功，治疗可能包括肝叶切除术[84]。

4. 门体静脉分流

先天性门体分流虽然罕见，却是婴儿和儿童高氨血症和半乳糖血症的公认原因[85-87]。肝内和肝外门体分流已有描述[80, 85-89]。预后因素与分流类型、分流率和患者年龄有关。大多数肝内门体分流在出生后 2 年内自动关闭，无症状的患此病的儿童可通过连续的超声检查来观察[80, 85]。

先天性肝内门体分流是门静脉分支与肝静脉之间的异常交通，被认为是无静脉窦的后遗症[88]。肝脏的超声检查通常显示肝静脉和门静脉分支通过管状、无回声的结构交通。多普勒评估可能有助于记录血管交通和评估分流比。当门静脉或门静脉分支遇到搏动的两相或三相频谱模式时，应怀疑存在门体分流。

肝外门静脉系统分流包括先天性门静脉缺失和在门静脉和下腔静脉之间侧 - 侧交通。这些异常与其他先天性畸形有很高的相关性，如复杂先天性心脏病、内脏异位综合征、Goldenhar 综合征和胆道闭锁，但它们也见于无症状因其他原因接受影像检查的儿童[80]。超声显示肝门部仅存在肝动脉和胆总管，可检出门静脉缺失。CT 或 MRI 的横断面成像可以更好地显示肝外门体分流的路线，尤其是使用后处理容积重建技术时。

（二）间充质错构瘤

肝脏间充质错构瘤是婴儿和儿童早期一种罕见的良性、囊性为主的肿块，大多数患者在 2 岁以前就出现了。认为这种病变是一种发育异常，而不是真正的肝脏肿瘤，它由胆管、肝细胞、间充质组织和血管组成。肿瘤通常以囊性为主，但偶尔也会出现实性成分较多的肿瘤[90]。就诊时肿瘤常常体积巨大，常常重达 1kg 以上，常累及肝右叶，尽管左右叶均可累及。患者通常表现为一个巨大、无症状的腹部肿块，血清甲胎蛋白水平正常。

超声能通过显示占位的囊性、分隔特点及实体成分而很好显示病变的特征，但增强 CT 能更好地显示肿块与相邻结构的关系。静脉注射造影剂后，分隔应几乎不强化，但当存在软组织成分时，增强

可能不均匀（图 120-15）。在 MRI 上，囊性成分表现出不一致的信号改变，这与不同蛋白液体成分相对应[91]。

虽然间充质错构瘤是一种良性病变，在影像学上非常容易与其他肝脏肿瘤区分开来，但手术切除仍是治疗的主流。切除通常是可治愈的，尽管摘除术后跟随着切开和囊性成分引流，以及连续成像的非手术治疗已有报道[92, 93]。移植仍然是不可能进行手术切除的儿童的一种选择[94]。

（三）肝腺瘤

肝腺瘤在总体儿童人群中是不常见的肿瘤，但在易发系统性疾病的儿童或少女中，尤其是口服避孕药的少女中，可能更常见。使用外源性类固醇治疗 Fanconi 贫血的儿童和 1 型糖原贮积症患者患腺瘤和其他肝脏肿瘤的风险增加[95-97]。在 1 型糖原贮积症患儿中，肝腺瘤倾向多发的[98]（图 120-16）。

腺瘤通常是孤立的病变并有正常血清甲胎蛋白水平。病变可能是偶然发现的，但易于发生急性出血，导致突然腹痛发作（图 120-17）。由于有突发性出血的并发症，这些病变采用外科切除治疗。

（四）局灶性结节增生

局灶性结节增生是成人仅次于血管瘤的第二常见的良性实性肝肿瘤，但在儿童人群中很少见（图 120-18）。过去，局灶性结节增生被认为是一种与缺血改变有关的错构瘤或肿瘤，但这种良性肿瘤现

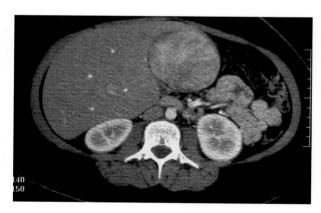

▲ 图 120-16　腺瘤
Gaucher 病患儿肝脏 CT 增强显示强化的起源于肝左叶外侧段边界清楚的肿块。手术切除后，病变证实为腺瘤。注意由于 Gaucher 病引起的肝大和肝密度减低

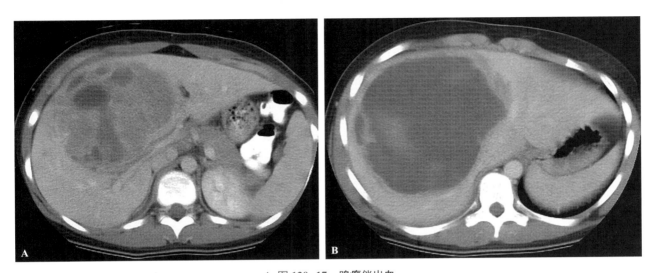

▲ 图 120-17　腺瘤伴出血

一名 11 岁女孩在空手道课后出现急性腹痛，静脉造影增强轴位 CT 图像。切除时发现占据肝右叶的巨大出血性肿瘤是一个腺瘤

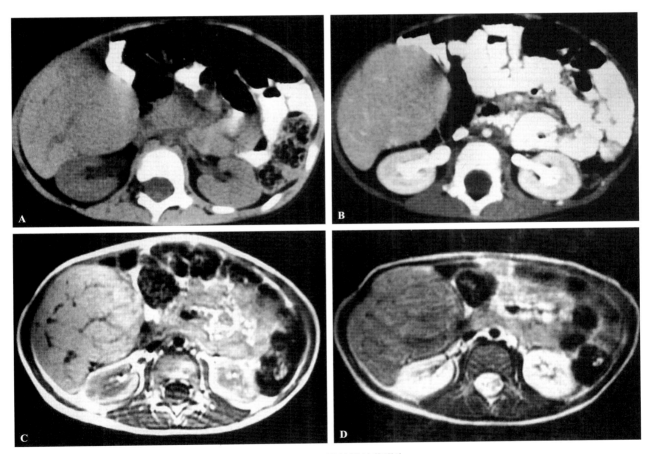

▲ 图 120-18　局灶性结节增生

新生儿体检发现肝脏肿大。CT 图像显示肝右叶下部有一个圆形肿块，在增强前（A）和增强后（B）其密度与周围实质相同。MRI 显示，T_1 加权（600/30）（C）和 T_2 加权（2000/80）（D）序列病灶信号强度与周围实质相等

在被认为是一种先天性或后天血管畸形的非肿瘤性、增生性反应[3]。一种假设是局灶性循环障碍引起动脉和门静脉血栓形成。肝组织的血管再通和再灌注可能导致肝细胞增殖和局灶性结节增生[3, 99]和其他非肿瘤性病变，如再生结节的形成[100]。

（五）淋巴增殖性疾病

随着免疫缺陷儿童数量的增加，淋巴增生性疾病在儿童人群中越来越常见。实体器官和干细胞移植在儿童中的应用越来越广泛，免疫性疾病患儿的生存率也有所提高。淋巴组织增生紊乱是由感染 Epstein-Barr 病毒的 T 细胞功能障碍和 B 细胞增殖异常引起的。该疾病包括多种疾病，从多克隆 B 细胞增生到单克隆 B 细胞淋巴瘤[101, 102]。淋巴增生性疾病最常见于实体器官移植后，但也见于干细胞移植后的儿童。

实体器官移植后，淋巴增生性疾病常发生在同种异体移植区，肝移植后最常累及肝脏[102]。肝病可表现为门静脉周围低密度区或散在肿块[102, 103]。与淋巴增生性疾病相关的肝肿块与其他肝肿块的区别可能在于其有浸润和包围门静脉而不是使门静脉移位的倾向[18]。

五、肝脏局灶性炎性 – 感染性病变

局灶性肝感染在第 88 章有详细描述。下面重

点讨论儿童特异的肝脏炎性病变。肝脓肿通常是由细菌、真菌或肉芽肿感染引起的。阿米巴脓肿和包虫病在世界范围内很常见，但在发达国家的普通儿科人群中并不常见。

由于化脓性细菌性肝脓肿可能危及生命，需要及时诊断和治疗。在婴儿中，肝脓肿与全身性脓毒血症有关，或可能是脐线放置的后遗症。在年龄较大的儿童中，脓毒血症是一种常见的病因，尽管在创伤后或免疫缺陷患者中，如镰状细胞贫血或免疫缺陷的儿童，也可能出现化脓性肝脓肿（图 120-19）。有时，化脓性肝脓肿可由阑尾炎穿孔引起（图 120-20）。在接受干细胞移植或因化疗而免

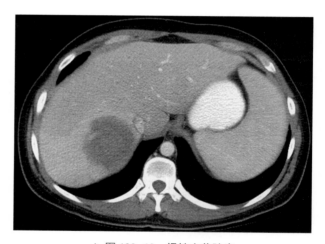

▲ 图 120-19 慢性肉芽肿病
十几岁的男孩，肝右叶肝顶处可见低密度的肝脓肿。经皮穿刺引流效果不佳，因为化脓性物质少，多为肉芽肿

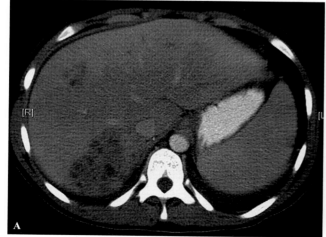

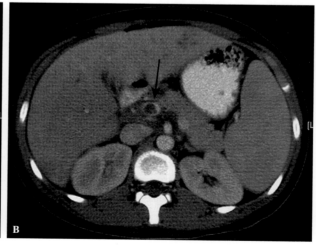

▲ 图 120-20 化脓性肝脓肿
A. 在这个 15 岁穿孔性阑尾炎女孩的肝脏中，可见多发混合密度病灶。B. 注意同一儿童肠系膜上静脉（箭）血栓

疫功能低下的儿童中，与扩散性真菌感染有关的肝和脾脓肿更为常见[18]。这些患者最常见的致病微生物是白色念珠菌和曲霉菌。猫抓病是一种良性的、自限性的全身感染，与区域淋巴结肿大有关，通常影响肝脏。肝脏受累通常表现为多发小结节病变。这种感染是由亨塞巴尔通体菌引起的，通常发生在猫抓伤或多处皮肤擦伤之后。

慢性肉芽肿病是一种遗传性免疫缺陷，可导致白细胞异常。这种疾病最常见的遗传方式是 X 染色体连锁，因此最常见于男孩。慢性肉芽肿病的特点是多种分子缺陷的组合，导致白细胞中的 NADPH 氧化酶活性缺陷[104]。患有慢性肉芽肿性疾病的儿童由于中性粒细胞的细胞内杀伤缺陷，出现反复性感染，通常伴有过氧化氢酶阳性细菌感染，如金黄色葡萄球菌或真菌，包括曲霉菌[105]（图 120-21）。这种疾病通常出现在 1 岁以下患有肺部感染的儿童身上。其他受累部位包括淋巴结、皮肤、肝脏、胃肠道和骨骼[106]。

六、新生儿黄疸

非结合高胆红素血症是正常新生儿一种常见的生理现象，发生在约 60% 的足月和 80% 的早产儿。高胆红素血症通常在生后第 5～7 天达到高峰，胆红素水平通常低于 12～14mg/dl[107]。母乳喂养的婴儿胆红素升高可延长到出生后第二周。新生儿在出生后 24h 内出现黄疸，24h 内血清胆红素水平迅速升高（＞5mg/dl），持续性黄疸，2 周后新发作黄疸，或直接胆红素水平高于 1mg/dl 时应提高新生儿黄疸是病理性的怀疑[108, 109]。在这些儿童中，需要进一步评估黄疸的感染性、代谢性或外科病因。在新生儿期，新生儿肝炎、胆道闭锁和胆总管畸形 / 囊肿是导致黄疸最常见的三个原因[110]。第 119 章详细讨论胆道闭锁和胆总管囊肿。

新生儿肝炎在男性婴儿中比女性婴儿中更为常见，通常发生在出生的第一个月。新生儿肝炎相关疾病谱包括甲型肝炎、乙型肝炎、丙型肝炎、原虫感染、弓形虫病、梅毒、风疹、巨细胞病毒感染、疱疹病毒感染、先天性代谢病、家族性胆汁淤积和特发性病因[108, 110]。

超声是患黄疸新生儿首选的成像工具，在鉴别胆总管囊肿或胆管扩张与其他梗阻原因方面特别有用。在新生儿肝炎患儿，肝脏的超声表现可能是正常的，也可能是肿大的，回声的强弱不一。除了严重的肝细胞功能障碍，胆道和胆囊通常正常。在这些婴儿中，胆汁产生减少可能导致胆囊变小[110]。在因肝功能障碍导致胆汁分泌不良的新生儿中，超声鉴别新生儿肝炎与胆道闭锁具有挑战性。在这些儿童中，应进行核医学肝胆扫描成像，以评估胆汁向小肠内的排泄。

七、肝硬化和肝脏的弥漫性疾病

肝硬化是肝脏的一种弥漫性疾病，由正常肝实质的破坏和纤维化的形成所致。肝实质再生表现为局灶性结节状，可为小结节或大结节。门静脉高压在肝硬化时很常见。儿童肝硬化通常是先天性或后天肝病的后遗症，包括胆道闭锁、肝炎、先天性肝纤维化、囊性纤维化、Budd-Chiari 综合征和慢性胆道梗阻。肝硬化也是多种代谢紊乱的继发表现，包括 α₁- 抗胰蛋白酶缺乏症、Wilson 病、糖原贮积症、酪氨酸血症和半乳糖血症（图 120-22）。

（一）α₁- 抗胰蛋白酶缺乏

儿童最常见的严重肝脏疾病的遗传原因是 α₁- 抗胰蛋白酶缺乏。抗蛋白水解酶的相对缺乏导致

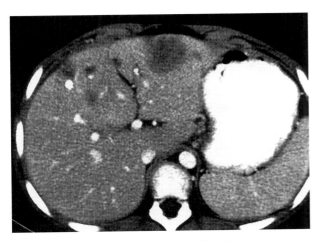

▲ 图 120-21　慢性肉芽肿病

一名 9 岁男童 CT 扫描发现多处肝脏病灶。CT 显示以前感染引起的钙化和活动感染引起的低密度肿块

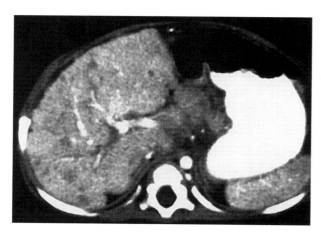

▲ 图 120-22　酪氨酸血症
酪氨酸血症患者肝脏轮廓不规则，实质内多发低密度病灶，呈片状强化，孩子接受了移植

肝毒素积累，导致肝结构破坏和肝硬化，并伴随相关影像学表现。个别患者还有肺气肿、肺泡炎，甚至肉芽肿合并多血管炎（以前称为韦格纳肉芽肿）等临床表现[111-113]。

（二）囊性纤维化

囊性纤维化患儿肝胆并发症的发生频率和严重程度随着患者预期寿命的提高而增加[114]。囊性纤维化相关的肝胆疾病包括慢性胆管炎、纤维化、脂肪变性和局灶性胆汁性肝硬化，这些疾病可发展为肝硬化合并门静脉高压、胆管异常和胆囊异常，包括胆结石[115]。

（三）糖原存储疾病

糖原贮积症是一组遗传性代谢紊乱疾病，其主要表现为糖原分解为葡萄糖的异常，表现为糖原结构或浓度异常。根据特定酶缺陷的不同而划分为六种类型。1 型糖原贮积症（von Gierke disease）的特点是肝糖原分解为葡萄糖的缺陷，导致肝糖原在肝细胞和肾近曲小管内过度积聚。1 型糖原贮积症患儿肝腺瘤和肝细胞癌的发病率增加。肝大、脾大和肝硬化是几种不同类型糖原贮积症的特征。

（四）Gaucher 病

Gaucher 病是一种罕见的遗传性糖脂代谢疾病，可导致葡萄糖脑苷脂在网状内皮系统细胞中异常积聚。肝大可能是肝脏见到的唯一的影像学异常，但一些儿童在 MRI 上表现出 T_1 加权低信号和 T_2 加权高信号的局灶区域，可能与 Gaucher 细胞沉积和纤维化有关。这些儿童门静脉高压症并不常见。超声、CT 或 MRI 测定的肝脏和脾脏体积可作为疾病进展的指标，并可能与骨髓的变化和缺血性坏死的发展相关[116-119]（图 120-23）。

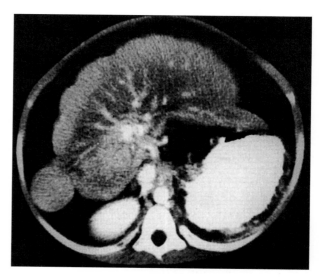

▲ 图 120-23　Gaucher 病
9 岁男孩肝脏的 CT 扫描显示肝轮廓扭曲，周围实质强化，门静脉周围中心区域密度相对较低。患者在这项 CT 检查的数天内死亡。尸检时，肝脏的中心部分被纤维化所取代

第 121 章　小儿胰腺疾病
Diseases of the Pediatric Pancreas

Mariam M. Kappil　Darshit J. Thakrar　著

卢巧媛　译　齐丽萍　校

一、小儿胰腺影像学

超声是评价小儿胰腺的首选成像方式。相对较大的肝左叶可作为一个声窗，儿童身体瘦小，使之可行[1]。超声是儿童理想的成像方法，因为它无创性、不需要镇静，而且没有电离辐射[2]。正常胰腺声像图回声均匀[3]（图 121-1）。早产儿和新生儿胰腺的回声通常比肝脏强[4]。随着儿童的成长，胰腺的回声通常几乎与肝等回声。在腺体内，正常的胰管通常表现为回声线或具有回声边界的无回声腔（图 121-2）[1, 3]。相对于身体大小，儿童的胰腺比成人的大，尽管它会随着年龄的增长而缩小[2, 5]。胰腺的头部和尾部通常比体部和颈部要厚。通常的胰头钩突有时会被误认为是异常。正常情况下胰管直径＜ 2mm[6]。

考虑到电离辐射、静脉和口服造影剂的需要及小患者可能需要镇静等因素，CT 通常是在超声无法诊断的情况下才使用。它也被用来更清晰地显示解剖细节（如胰腺肿块、严重胰腺炎或病变全部的范围），评估腹部钝创伤[1]，和评估胰腺疾病的远处并发症。在 CT 上，正常儿童胰腺一般光滑或轻微表面分叶，呈与肝脏密度相似[5]的均匀软组织密度[2]（图 121-3）。

当 MRI 与磁共振胆管成像（MRCP）相结合时，是一种强有力的、无创的胰腺和胆管系统成像工具[2]。在脂肪饱和和 T_1 加权图像上，胰腺表现出固

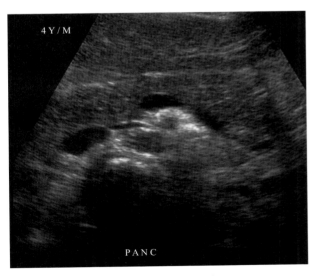

▲ 图 121-1　正常胰腺
胰腺的横断面超声图像显示胰腺回声与邻近的肝相似

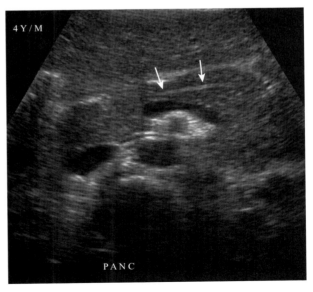

▲ 图 121-2　正常胰管
胰腺横断面超声图像显示胰体内平行回声线与正常胰管相符（箭）

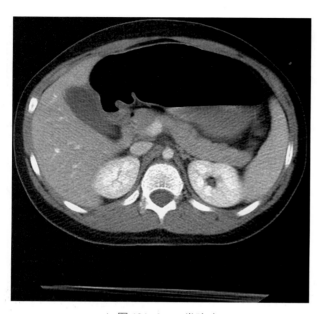

▲ 图 121-3　正常胰腺

增强 CT 扫描显示一名 7 岁女孩的正常胰腺，表面有轻微的分叶。胰腺的密度与邻近的肝相似

有的 T_1 高信号，与其他器官相比呈高信号。在 T_2 加权图像上，胰腺应该与肝脏等信号强度[7]。MRCP 有助于评估急性或复发性胰腺炎患儿先天性异常（如胰腺分裂或胰胆交界处异常）的导管解剖[8]。MRI 的缺点包括费用高、技术难度大（尤其是对年龄较小的儿童，他们不能配合）、关于胰腺周围和胆道解剖的空间分辨率差[8]。

内镜逆行胆管造影术（ERCP）已成为评价胰腺和胆管系统的"金标准"，但随着 MRCP 的出现，其应用有所下降。该技术的缺点是具有侵袭性，儿童需要全身麻醉，并有可能并发胰腺炎，至少 3% 的儿童发生胰腺炎[1]。因此，ERCP 现在通常用于需要介入或胆道和胰腺括约肌测压的病例[9]。

二、创伤

钝性腹部外伤占儿童腹部损伤大部分[10]。由于腹部肌肉发育不全，儿童比成人更容易遭受创伤性胰腺损伤[2]。损伤机制最常见的是胰腺受到脊柱压迫，如见于汽车碰撞或非意外损伤，或离散局灶性损伤[10]，常见于自行车车把损伤[5]。儿童胰腺损伤的总发生率为 3%～12%[10]，其中 90% 同时有其他结构损伤，包括肝、脾、肠及邻近血管[11]。自行车车

把型损伤最容易引起胰腺孤立损伤[12]（图 121-4）。

胰腺损伤的体征和症状可能在损伤后延迟数小时或数天，特别是如果损伤仅局限于胰腺[10]。症状通常不典型和不特异性，包括腹痛、恶心、呕吐和发热[2]。初始血清淀粉酶水平对胰腺损伤的检出敏感性和特异性较低，即使在胰腺损伤严重的情况下也可能是正常的[12]。

超声在腹部钝性损伤中的应用有限，对 CT 所见的胰腺损伤检出的灵敏度仅为 67%[12]。增强 CT 对胰腺损伤的评估优于超声，24h 内对所有胰腺损伤的检出灵敏度为 85%[12]。患者入院 CT 表现可能正常，后来经影像复查或开腹手术证实有胰腺损伤[10]。胰腺损伤的早期表现可能轻微，尤其是在刚发生创伤后[2]。与其他损伤的腹部实性器官不同，胰腺在撕裂和破裂时的密度没有变化，使得诊断困难，尤其是在实质碎片未分离的情况下[2, 13]（图 121-5）。

胰腺挫伤或撕裂易于发生在胰腺体、尾的交界处[14]。表现为垂直于胰腺长轴的线性低密度区[1, 2, 5]（图 121-6），可能伴有胰腺水肿和增大，胰腺或十二指肠血肿，胰管扩张[2, 12]。胰周积液或小网膜囊积液是胰腺损伤的有用标志，特别是在没有其他器官损伤的情况下[1]。不能看到腺体的部分应该提示胰腺撕裂的诊断[14]。胰腺完全横断罕见[14]（图 121-7）。钝性外伤是儿童急性胰腺炎最常见的原因[5]。儿童创伤后急性胰腺炎检查中，CT 成像可以显示急性胰腺炎的典型表现。约 40% 的儿童创伤性胰

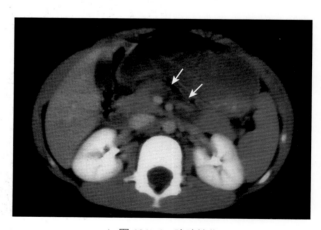

▲ 图 121-4　胰腺挫伤

一名小男孩自行车车把造成腹部外伤后，胰腺 CT 扫描显示胰腺体挫伤（箭）引起局灶性低密度

腺损伤会形成胰腺假性囊肿，其中约 50% 可自行吸收[1, 10]。

如果 CT 表现不明确，ERCP 可用来评估胰管损伤。ERCP 还具有潜在干预的好处，可以放置支架治疗胰管损伤[15]。ERCP 的常规使用也会导致更多胰腺损伤进行非手术性治疗[16]。

一旦诊断了胰腺损伤，管理取决于损伤的严重程度和位置以及是否存在相关的腹腔损伤[10]。大多数患者接受非手术治疗、肠道休息和全肠外营养[17]。手术干预的决定是基于血流动力学的不稳定性和胰液流入腹腔或腹膜后腔的程度[18]。近端胰管损伤通常保守治疗，如肠道休息、鼻胃减压和高营养。然而，远端胰管的横断可以采用保留脾的胰远端切除术来治疗[10, 19]。

在低灌注综合征，一种见于低血容量休克幼儿的罕见疾病，可以看到异常的胰腺强化。这种综合征易于发生在那些严重中枢神经系统受损或腹部受伤[5]，并有复杂酸中毒证据的患者身上[20]。低灌注综合征影像学表现为"休克肠"，肠管弥漫性扩张，充满液体伴有异常肠壁强化[2]；胰腺、肾脏、肾上腺[5]和肠系膜[2]的高强化；中等至巨大的腹腔血肿；管径缩小的腹主动脉[20]和裂隙状下腔静脉（图 121-8）。

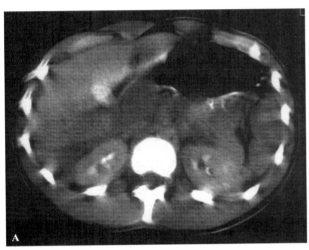
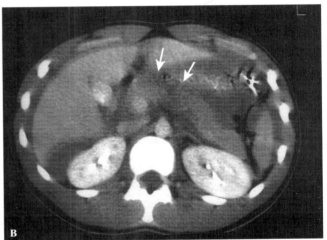

▲ 图 121-5　胰腺挫伤

A. 一个发生车祸的少女，上腹部 CT 扫描受到明显运动伪影的限制。B. 上腹复查扫描显示肿大的胰腺内不均匀低密度，代表胰腺挫伤和水肿（箭），患者也有中等量游离腹腔积液

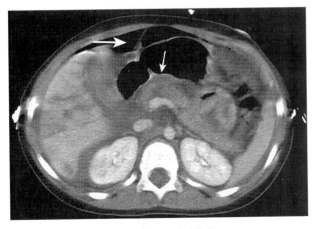

▲ 图 121-6　胰腺挫伤

一名 3 岁的男孩在车祸后的上腹部 CT 扫描显示胰头局灶性低密度，典型的分布在脊柱前方（细箭），患者还有由于十二指肠撕裂造成的腹腔内游离气体（粗箭）

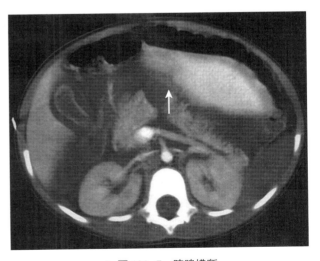

▲ 图 121-7　胰腺横断

一名幼儿非意外损伤后，CT 扫描显示完全的胰腺横断（箭）

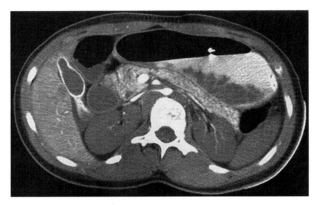

▲ 图 121-8　低灌注综合征
一位青少年在车祸后的胰腺 CT 扫描，显示低灌注综合征，包括胰腺的高强化及主动脉、下腔静脉管径的缩小

三、胰腺炎

（一）急性胰腺炎

胰腺炎是一种少见的引起儿童腹痛的原因。急性胰腺炎的临床诊断是基于存在上腹痛和压痛及胰酶的评估。儿童急性胰腺炎的死亡率高达 21%，临床表现多样，因此高度的临床怀疑对及时诊断至关重要。

儿童急性胰腺炎的病因明显不同于成人。在成人，80% 的胰腺炎与酗酒和胆道疾病有关[21]。儿童急性胰腺炎最常见的病因是腹部钝挫伤[22]，其次是感染和药物使用[21]。许多药物和毒素与引起急性胰腺炎有关。儿童最常见的药物是抗癫痫药丙戊酸[23]。在儿童人群中引起急性胰腺炎的感染往往是病毒性的，包括腮腺炎病毒[14]、柯萨奇病毒 B 和水痘 - 带状疱疹病毒[23]。15% 儿童急性胰腺炎病例是由结构异常引起的[24]。这些包括先天性异常（如胰腺分裂）、克罗恩病和累及壶腹周围区域的十二指肠溃疡[25]。多系统疾病，包括血管炎、狼疮、败血症、镰状细胞病和溶血性尿毒症综合征，约占急性胰腺炎病例的 14%[24]。对于不明原因的胰腺炎，诊断上的考虑，尤其是在幼儿中，应包括非意外创伤、有机酸代谢先天失常、遗传性胰腺炎、溶血性尿毒症综合征和胆道疾病[5]。儿童胰腺炎的其他病因见框 121-1。在多达 25% 的病例，找不到病因。

X 线片对急性胰腺炎的检出不敏感，但可见一些反应性表现（图 121-9）。这些包括胸部 X 线片

框 121-1　小儿胰腺炎病因
创伤
• 机动车碰撞
• 非意外创伤
• 自行车车把损伤
药物或中毒
• 抗癫痫药物，特别是丙戊酸
• 化疗药
• 类固醇
• L - 天冬酰胺酶
• 对乙酰氨基酚
• 柳氮磺胺吡啶
• 噻嗪类
• 呋塞米
感染
• 流行性腮腺炎
• 柯萨奇病毒 B 型
• 水痘带状疱疹病毒
• 蛔虫病
• 大肠埃希菌
• 真菌感染（免疫抑制）
结构异常
• 胰腺分裂
• 胆总管囊肿
• 肠重复囊肿
• 壶腹周围病变，包括克罗恩病和十二指肠溃疡
代谢紊乱
• 囊性纤维化
• 高钙血症
• 高脂血症
胶原血管疾病
• 狼疮
• 血管炎
• 溶血性尿毒症综合征
败血症
休克
镰状细胞病
珠蛋白生成障碍性贫血

显示肺不张、半膈抬高、左侧胸腔积液、心包积液及肺水肿[21]。在腹部 X 线片上可见左上腹哨岗肠襻或弥漫性小肠肠梗阻（图 121-9），横结肠扩张或降结肠内气体缺乏。额外的发现可能包括来自胰腺假性囊肿的占位效应和胰周管腔外气体（如果与脓肿有关）。

超声通常是评估儿童可疑胰腺炎首选的影像学检查[1]。可见胰腺肿大，弥漫性或局灶性，通常累及胰头[1]（图 121-10）。然而，儿童的胰腺大小有

很大的差异，健康的患者和患有胰腺炎的患者之间可能存在重叠 [3]。急性胰腺炎时，胰腺回声也可变为低回声 [21]，但也有报道回声增强。儿童中最可靠的表现似乎是胰管扩张 [9]。急性和慢性胰腺炎均可见胰管扩张，边界不清 [26]，慢性胰腺炎患者胰管直径较大。儿童胰腺炎相关胰管直径，1—6 岁 > 1.5mm，7—12 岁 > 1.9mm，13—18 岁 > 2.2mm[6]。

在轻微的胰腺炎病例中，胰腺可以表现正常。超声可见其他表现包括胆石、胆汁泥、肝内或肝外胆管扩张 [25]。腹水和胰外积液很常见。超声也是随访胰腺炎积液的方法。

CT 发现早期胰腺炎比超声更敏感，是评估胰腺炎的严重程度及潜在并发症的最好方法 [21]。小儿急性胰腺炎的 CT 评估显示了一系列的发现，包括弥漫性腺体肿大伴不均匀密度和强化，胰腺边缘不清，胰周液体及水肿，脂肪和软组织炎症 [5, 27]（图 121-11）。密度减低及不强化区提示胰腺坏死，胰腺炎加重 [2]。在多达 1/3 的急性胰腺炎患者中，初次成像可见正常的胰腺 [5]。

研究表明，磁共振成像并用 MRCP 在急性胰腺炎的评估中发挥着越来越大的作用，尤其是其无辐射和良好的软组织对比。MRI 对急性胰腺炎的发现可能比 CT 更为敏感 [7]。急性胰腺炎 MRI 显示腺体肿大，信号强度异常，周围炎症和水肿。特别是，由于水肿腺体失去了正常固有 T_1 高信号，T_2 信号增加 [7]。MRCP 可显示急性胰腺炎病因的先天性异常如胰腺分裂和胰腺胆管交界处异常，或胆道结石 [8, 25]。

ERCP 专门用于不明原因反复发作的胰腺炎患儿和病程较长的患者，以排除可能的结构异常或导管破坏。ERCP 对胆石性胰腺炎患者也有诊断和治疗作用 [25]。

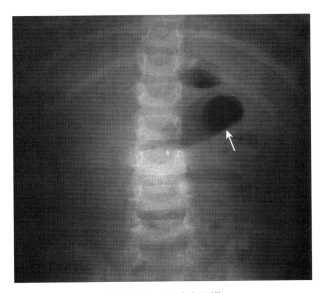

▲ 图 121-9　哨岗肠襻

前后位 X 线片显示左上腹部小肠襻（箭）的局灶性扩张，代表 2 岁受虐待男童外伤性胰腺炎胰周炎症引起的局限性肠梗阻

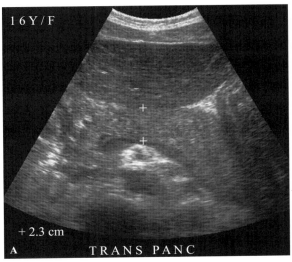
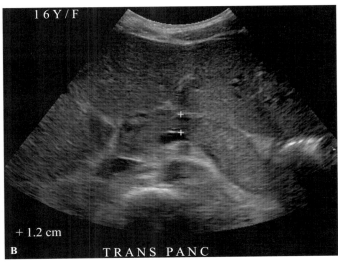

▲ 图 121-10　急性胰腺炎

A. 17 岁有血栓性血小板减少性紫癜病史的女孩胰腺横断面超声图像显示胰腺弥漫性肿大，与肝脏相比呈强回声。B. 同一患者 2 周后进行超声随访，显示胰腺大小间距减小，与肝脏比较回声减低

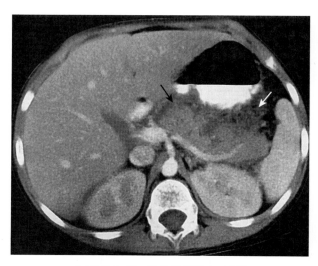

▲ 图 121-11　急性胰腺炎 CT 表现

一名 7 岁男童 CT 扫描示胰腺弥漫性肿大并伴有胰周脂肪感染（箭），他在接受天冬酰胺酶治疗急性淋巴细胞白血病后发生了急性胰腺炎

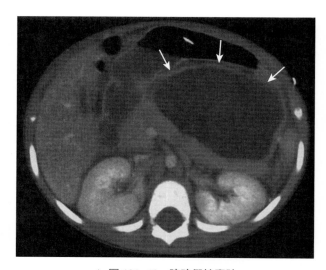

▲ 图 121-12　胰腺假性囊肿

通过胰腺的 CT 扫描显示中腹有一个巨大的囊性积液，对胃有占位效应，代表了一个有胰腺炎病史的年轻患者的假性囊肿（箭）

约 50% 的急性胰腺炎患儿在胰腺外出现积液：急性胰液、假性囊肿和脓肿，其中假性囊肿形成是胰腺炎最常见的并发症[24, 26]。儿童假性囊肿形成最常见位置为肾前间隙（71%）、小网膜囊（57%）、小网膜（50%）、横结肠系膜[27]。儿童不到 10% 的假性囊肿发生在胰腺实质内[28]。直径＜ 10cm 的假性囊肿易于自行吸收。直径＞ 10cm 的假性囊肿或直径＜ 10cm 但 6 周后仍未吸收的假性囊肿建议引流。持续的积液应引起潜在结构异常的怀疑[27]，有必要进一步评估胰管[5]。除非合并出血或感染，假性囊肿通常表现均匀，密度接近于水[14]（图 121-12）。脓肿通常发生在胰腺炎发作后 4 周以上[5]，可由急性胰腺炎积液和假性囊肿发展而来。

（二）慢性胰腺炎

慢性胰腺炎由于反复发生的胰腺炎症引起纤维化、脂肪变性或钙沉积导致的是一种进行性的、不可逆的胰腺破坏[26]。认为慢性胰腺炎的易感性受遗传和环境因素的影响[25]。全世界最常见的原因是青少年热带胰腺炎，与纯蛋白营养不良有关，发生在赤道附近、第三世界国家。在美国，最常见的病因是遗传性胰腺炎和囊性纤维化。遗传性胰腺炎定义为反复发作的胰腺炎[14]，发生在两代或两代以上的家庭中，没有其他已知的好发因素[21]。最常见于白

人儿童，常染色体显性遗传，外显率（40%～80%）不同[14]。发病的中位年龄为 10 岁[25]。约 50% 的患者在第一次急性胰腺炎发作 10 年后发展成慢性胰腺炎[25]。遗传性胰腺炎患者的并发症发生率高于非遗传性慢性胰腺炎患者[21]。不常见的原因包括类固醇治疗、甲状旁腺功能亢进、胰腺分裂[14]、高钙血症[23]、营养不良[26]。

慢性胰腺炎患者有慢性、上腹中部腹痛[5]。胰腺功能不全伴糖尿病是一种晚期并发症，发生在剩余胰腺功能不足 10% 的情况下[5, 23]。慢性胰腺炎超声表现为胰腺回声增强。常见轮廓不规则伴有实质内钙化和胰管扩张[26]（图 121-13）。CT 能更好地显示实质萎缩、导管扩张和钙化的特点[5]（图 121-14）。慢性胰腺炎的并发症包括反复的急性胰腺炎发作，假性囊肿的形成，以及胰腺腺癌的风险增加[14]。其他主要并发症包括糖尿病、腹水、胸腔积液、门静脉高压症、门静脉和脾静脉血栓形成、胰腺外分泌功能不全[21]。

四、囊性纤维化

囊性纤维化是白人最常见的致死性隐性遗传性疾病[2]，发病率是每 2500 例活产儿中有 1 例[29]。以常染色体隐性方式遗传[5]，囊性纤维化是由囊性

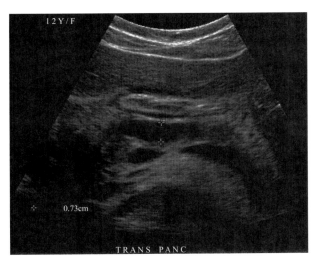

▲ 图 121-13　慢性胰腺炎
一位 12 岁的慢性胰腺炎女孩横断超声显示主胰管扩张

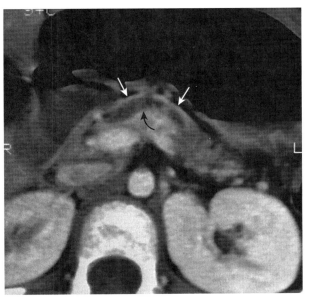

▲ 图 121-14　慢性胰腺炎 CT 表现
患慢性胰腺炎 5 岁女孩 CT 显示胰实质变薄（直箭），胰管扩张（弯箭）

纤维化跨膜电导调节剂（CFTR）基因的多种突变引起的一种多系统疾病[30]。这种缺陷基因导致表达 CFTR 的上皮细胞细胞膜上氯离子转运异常，导致外分泌异常浓稠，通常影响肺、胰腺和肝脏[26]，也影响鼻旁窦和生殖道[29]。虽然肺疾病是囊性纤维化患者发病和死亡的主要原因[31]，肺部疾病治疗的改善延长了患者的生存期，并增加了包括胰腺在内的其他器官[29]的发病率。

囊性纤维化顽强的胰腺分泌导致胰管阻塞，伴上游腺泡和导管扩张，晚期腺泡组织萎缩[5]。如果病变足够严重，最终导致胰腺实质被纤维化和脂肪替代[5, 26]。囊性纤维化占儿童胰腺外分泌功能不全原因的 85%～90%[2]。作为慢性梗阻的结果，在出生时或出生后不久就发生了[30]。只有 10%～15% 的患者能维持足够的胰腺功能能避免脂肪泻。囊性纤维化患者的内分泌功能障碍不太常见，30%～50% 的囊性纤维化患者表现出葡萄糖不耐受，13% 的成人患者有糖尿病[31]。

胰腺囊性纤维化几种胰腺改变模式已有阐述，如胰腺完全被纤维脂肪组织替代伴胰腺增大、胰腺部分被纤维脂肪组织替代、无脂肪替代的胰腺完全萎缩、弥漫性胰腺纤维化、胰腺囊性变性[29]。在囊性纤维化的影像学表现中，胰腺钙化和直径不超过几毫米的小囊肿并不少见[29]。胰腺囊肿病是囊性纤维化的常见并发症，较大的囊肿遍布整个腺体[29]。

这些真正的囊肿是由于顽固的分泌胰腺导管被阻塞，导致上游扩张[29]。在被富含钙的浓缩物导管和管状阻塞后，通常在扩张胰管内可见胰腺钙化[32]。虽然囊性纤维化是慢性胰腺炎最常见的原因之一，急性胰腺炎不是一种常见的表现，因为通常没有足够的功能残余胰腺组织来引起炎症反应[5, 25]。然而，如有胰头增大应怀疑急性胰腺炎[1]。

囊性纤维化的超声表现包括脂肪替代引起的胰腺回声增强和胰腺萎缩引起的胰腺体积缩小[29]（图 121-15）。其他表现包括钙化和单个或多个囊肿[2]。胰腺囊肿病中，可见多发无回声病灶，壁薄光滑，无结节，后方回声增强。

囊性纤维化患者的胰腺 CT 评估显示低密度、弥漫肿大胰腺，与脂肪替代相一致（图 121-16）。当存在完全萎缩时，可见软组织密度小胰腺，造影剂给药后无强化[29]。其他表现包括实质钙化和胰腺囊肿病的囊肿[2]。

MRI 显示胰腺完全脂肪替代，表现为胰腺肿大，在 T_1 加权图像上呈高信号。胰腺纤维化在 T_1 和 T_2 加权图像上显示为低信号，无 T_1 加权图像上脂肪高信号[29, 32]。胰腺 MRI 的缺点是不能可靠地显示小钙化[28]。在 MRCP 上，由于胰管变窄，囊性纤维化患者的主胰管通常不能很好地显示[32]。当存在囊肿时，在 T_1 加权图像呈低信号，在 T_2 加权图像呈高信号，伴薄且光滑低信号壁[29]。

五、Shwachman-Diamond 综合征

Shwachman-Diamond 综合征是继囊性纤维化之

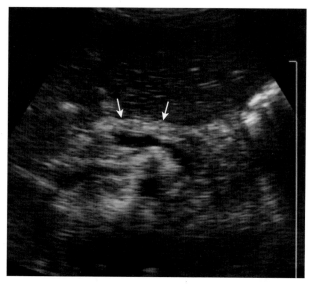

▲ 图 121-15　囊性纤维化的胰腺超声表现
7 岁男孩患有囊性纤维化，横向超声显示，由于萎缩和脂肪浸润（箭），胰腺变薄，并呈明显的强回声

后儿童外分泌胰腺功能不全的第二大常见病因，临床表现从轻度到几乎完全无外分泌功能[33]。它以常染色体隐性遗传方式遗传，其他相关表现包括骨骼和骨髓异常。这些患者外分泌胰腺功能不全，出汗试验结果正常[34]，可与囊性纤维化鉴别[5]。临床上，Shwachman-Diamond 综合征患者在婴儿期表现为脂肪泻[21]。与囊性纤维化不同的是，Shwachman-Diamond 综合征患者的临床症状随着年龄的增长有改善的趋势[5]。病理检查见胰腺脂肪浸润，腺泡减少，但胰岛和导管保留[1, 21, 34]（图 121-17）[33]。胰腺最初可能肿大，但后来变正常或略小[14]。患者可表现为肝大或脾大，可能由感染或营养不良引起[33]。胰腺钙化和囊肿与 Shwachman-Diamond 综合征无关，可与囊性纤维化区分[5]。

六、胰岛细胞增殖症

胰岛细胞增殖症又称新生儿和婴儿持续性高胰岛素血症和弥漫性腺瘤病，是以持续性胰腺胎儿状态为特征的一种先天性异常。病理检查可见成胰岛细胞的增殖和持续存在，该细胞是从导管上皮细胞分化出来的[26]。这些成胰岛细胞产生胰岛素，患者表现低血糖症状，通常在新生儿和婴儿阶段被查出[1, 26]。胰岛细胞增殖症的诊断是持续性的症状性

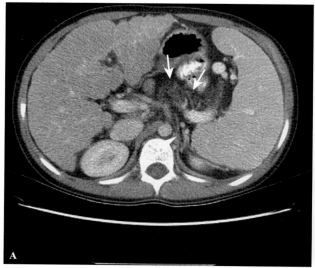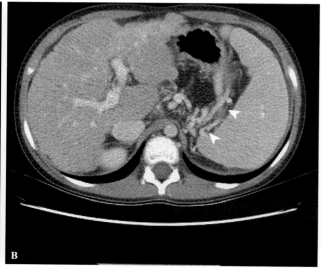

▲ 图 121-16　囊性纤维化胰腺 CT 表现
一名十几岁女孩 CT 显示胰腺脂肪替代（箭）。该患者还因肝纤维化而有结节性肝，因门静脉高压而有脾静脉曲张（箭头）和脾大

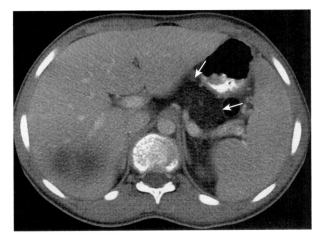

▲ 图 121-17 Shwachman-Diamond 综合征

一名患有 Shwachman-Diamond 综合征的少年男孩 CT 显示由于萎缩导致胰腺实质丧失和胰腺脂肪浸润（箭）

低血糖，胰岛素水平过高，静脉注射胰高血糖素不反应[35]。诊断也可以通过胰腺静脉的选择性静脉取样来评估胰岛素水平的升高[36]。目前已公认两种类型，第一种是局灶性腺瘤样增生，第二种是弥漫性 B 细胞异常[36]。胰腺超声有时显示弥漫性回声增强，弥漫性的胰头、胰体、胰尾体积增大。局灶型的病变在影像学显示不佳[36]。弥漫型在持续性低血糖的情况下，有必要几乎全胰切除，对于局灶型，只需切除特定病变[37]。

七、胰腺占位

（一）先天性囊肿

真正先天性胰腺囊肿罕见，是胰管异常发育的结果[26,38]。在产前超声检查中，可能偶然发现囊肿，也可能与羊水过多有关。出生后，在任何年龄可以诊断囊肿[1]。患者通常无症状，偶然发现囊肿[38]。女性发病为主[38]。先天性胰腺囊肿有上皮内衬，通常为单发单房，通常位于胰腺体或尾部[5,38]。罕见与胰管沟通[38]。在超声检查中，先天性胰腺囊肿通常是无回声的，其大小从镜下到 5cm。CT 上囊肿一般呈低密度，壁不强化[38]。先天性囊肿多发时，可见于多种相关综合征，包括 Beckwith-Wiedemann 综合征、常染色体显性多囊肾病（ADPKD）和 von Hippel-Lindau Disease（VHLD）[26]。

（二）肿瘤

小儿胰腺肿瘤极为罕见。它们被划分为上皮或非上皮起源，上皮性肿瘤又分为外分泌肿瘤和内分泌肿瘤[37]。在儿科人群中，最常见的外分泌肿瘤是胰腺母细胞瘤和腺癌。内分泌肿瘤可以是激素功能性肿瘤，或是非功能性肿瘤。小儿胰腺间充质瘤更为罕见。

1. 胰腺的外分泌肿瘤

（1）胰母细胞瘤：胰母细胞瘤又称婴儿胰腺癌，是儿童最常见的胰腺肿瘤[28]。这种罕见的上皮肿瘤[14]，常被误诊为神经母细胞瘤或肝母细胞瘤[5]，具有 2∶1 的男女比例[2,28]。诊断时的平均年龄为 4 岁，但可从新生儿期到成人期的任何时间都可出现[2]。它与 Beckwith-Wiedemann 综合征相关[2,28]，在东亚发病率较高[2]。患者通常表现为腹胀或可触及的巨大腹部肿块。肿块可能与非特异性症状有关，包括发育不良、上腹痛、厌食症、呕吐、腹泻和体重减轻[28]。也可出现梗阻性黄疸。25%～55% 的患者血清 AFP 升高，肿瘤可以分泌促肾上腺皮质激素[2,39]。

胰母细胞瘤可以位于胰腺的任何部位，它可能是外生的，也可能完全取代胰腺[28]。肿块在出现时往往很大，直径 7～18cm。肿瘤通常是单发的，界限清楚，被纤维包膜包裹[14,28]。转移最常见于肝脏，也可见于局部淋巴结、肺，极少情况下见于骨[39]。也可发生肠和腹腔以及邻近的结构如脾、肾和肾上腺[28,39] 的局部侵犯。当出现转移性疾病时，预后通常较差[2]。

总体上，影像学表现为一个实性肿块，其外观提示胰母细胞瘤，但并非特异性的[1]。胰母细胞瘤通常巨大，界限清楚，可以有分叶[5]。超声显示界限清楚、不均匀的肿块，含有实性和囊性成分[37]。还可以看到低回声为主的实性肿块[39]。CT 通常显示不均匀强化肿块，含有低密度区，提示囊性坏死[39]（图 121-18）。肝脏的转移倾向是低密度，也可含中心坏死区域[39]。MRI 上，胰母细胞瘤在 T_1 加权图像呈低至中等信号，在 T_2 加权图像呈高信号[37]。可发生肠系膜血管和下腔静脉血管包埋，可出现钙化，这可能使其与神经母细胞瘤鉴别困难[39]。

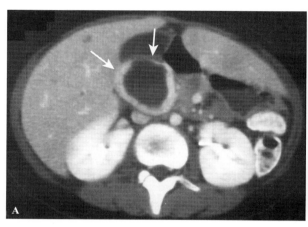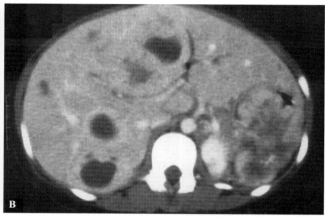

▲ 图 121-18　胰腺母细胞瘤

A. 一个患胰腺母细胞瘤的少年男孩 CT 显示胰头（箭）一个巨大、界限清楚的肿块。B. 肝脏 CT 扫描显示肝实质内多发不均匀肿块，符合转移

　　鉴于胰腺母细胞瘤的非特异性影像学表现，通常通过经皮穿刺活检确诊[1]。治疗包括手术切除，对转移性疾病进行化疗[28]。放疗用于局部复发或不完全切除[1,40]。尽管有些患者单独切除就能治愈，但高达 60% 的患者有复发[40]。

　　(2) 腺癌：导管型和腺泡型两种类型腺癌在儿童都极为罕见。其中，腺泡型多见于儿童，病理与胰腺母细胞瘤有关[37]。肿块可发生在胰腺的任何部位，往往表现与局部肿瘤膨胀或转移相关的症状[2]。在诊断时通常出现转移[26]。影像学表现为边界清楚的结节状肿块伴坏死[2]。在超声上，肿块通常是囊性的或有实性和囊性混合成分[26]。CT 显示出血和囊性区，强化不均匀[5]。也可见钙化。

　　导管型通常发生在成人，但在青少年患者已有报道[28]。它最常位于胰头。患者表现为疼痛和体重减轻，超过 50% 的患者有阻塞性黄疸。影像学显示小的乏血供肿块，常伴主胰管和肿块近端胆总管扩张[2]。

　　2. 胰腺内分泌肿瘤

　　胰岛细胞肿瘤：胰岛细胞瘤可分为功能性和无功能性内分泌肿瘤[2]。如果胰岛细胞瘤有功能，则与低血糖（胰岛素瘤）或 Zollinger-Ellison 综合征（胃泌素瘤）有关，促肾上腺皮质激素瘤和舒血管肠肽瘤在儿童中较少见[37]。无功能性胰岛细胞癌在儿童人群中比成人更常见，通常表现为腹部肿块。由于对这种无功能肿瘤诊断的延迟，就诊时转移很常见[28]。

（三）转移性疾病

　　在儿童中，胰腺转移瘤比原发性胰腺肿瘤更常见。Burkitt 淋巴瘤是最常见的转移病因（图 121-19）。发病平均年龄为 11 岁，临床表现无特异性[26]。超声检查可显示单发病灶、胰腺弥漫性浸润或多发病灶，通常为实性、边界清楚、低回声[26]。转移也见于其他恶性肿瘤，包括原发性神经外胚层肿瘤、卡波西肉瘤和神经母细胞瘤。神经母细胞瘤通常通过淋巴扩散或直接侵犯胰腺[5]。

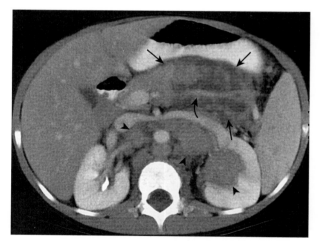

▲ 图 121-19　淋巴瘤浸润胰腺

一个 7 岁患霍奇金淋巴瘤男孩 CT 扫描显示胰腺浸润肿大，软组织结节代表肿大淋巴结（直箭）。注意血管（弯箭）迂曲穿行在这个区域，腹膜后肿大淋巴结延伸到左肾门（箭头）

八、其他疾病

（一）von Hippel-Lndau 病（VHLD）

VHLD 是一种常染色体显性疾病，伴有不同的发病率（80%～100%）[41, 42] 和延迟表达率。它通常在第二个或第三个十年出现明显临床症状[5]。VHLD 临床表现广泛，包括多器官系统的良、恶性病变，最常见的表现为胰腺囊肿和肿瘤，肾囊肿和透明细胞癌，视网膜和小脑血管网状细胞瘤，嗜铬细胞瘤[43]。肾囊肿是 VHLD 最常见的腹部病变，可见于约 76% 的患者[44]。这些囊肿可以是单个的，也可以是无数个，与多囊肾疾病类似。

囊肿，从典型的单纯胰腺囊肿[44] 到胰腺囊性替代，是 VHLD 最常见的胰腺病变[41]。在一些检查中，30%～50% 的 VHLD 患者描述到囊肿[5, 44]，在尸检数据，约 72% 已知 VHLD 患者有描述到囊肿[44]。囊肿好发生在胰腺体部尾部[5]（图 121-20 和图 121-21），通常很小。广泛的胰腺囊性替代患者有糖尿病[44]，巨大囊肿可引起胆总管梗阻[14]。VHLD 中累及胰腺的其他病变包括无功能的胰岛细胞瘤[44]、血管网状细胞瘤[41]、浆液性囊腺瘤（即微囊腺瘤）和 Vater 壶腹腺癌[2, 42]。在 VHLD 家族有胰腺癌的报道，并可能是一些家族死亡的原因[44]。

（二）Beckwith-Wiedemann 综合征

Beckwith-Wiedemann 综合征是一种罕见的疾病，以典型三联征（脐膨出、巨舌和巨人症）为特征。虽然它可以是家族性的，具有常染色体显性遗传，不同的表达性和降低的外显率，大多数病例是散发的[45]。患者可表现为偏侧肥大和肾脏、肝脏、胰腺和肾上腺不同程度的内脏肿大[2]（图 121-22）。肾脏也有囊肿的报道，罕见于肾上腺[45]。患者患恶性肿瘤的风险也增加[45]。

Beckwith-Wiedemann 综合征与新生儿低血糖的高风险有关。低血糖常发生在生命的最初几天，如果严重到一定程度，可能会导致智力迟钝[46]。长期预后取决于肿瘤的发生，肿瘤通常是腹腔内的。相关的恶性肿瘤包括 Wilms 瘤[45] 和胰腺母细胞瘤[2]。

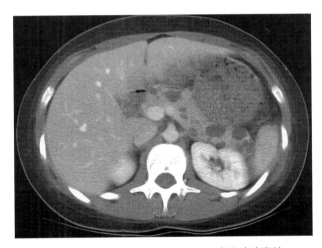

▲ 图 121-20　von Hippel-Lindau 病的胰腺囊肿

一位患有 von Hippel-Lindau 病的年轻女性 CT 扫描显示胰腺内有许多小囊肿

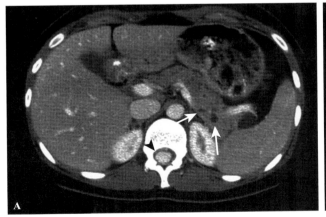
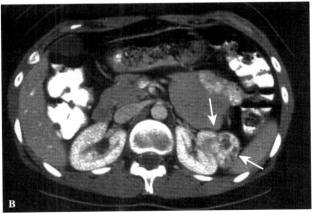

▲ 图 121-21　von Hippel-Lindau 病

A. 患有 von Hippel-Lindau 年轻女性胰腺 CT 扫描显示胰尾部小囊肿（箭），椎管内高强度肿块符合血管网状细胞瘤（箭头）。B. 肾平面 CT 扫描显示左肾不均匀肿块，符合肾细胞癌（箭）

胎儿超声提示 Beckwith-Wiedemann 综合征的表现包括巨大胎儿和前腹壁缺损，最常见的是脐膨出、肝大、肾大和巨舌症。由于腹腔恶性肿瘤的风险增加，建议至少每 4 个月进行一次腹部常规超声检查，直到 7 岁或 8 岁[47]。

（三）常染色体显性多囊肾病

ADPKD 是一种常染色体显性疾病，外显率几乎 100%。虽然肾囊肿是主要的特征，但在其他腹部器官，包括胰腺、肝脏、脾脏和肾上腺，也可见到囊肿[2]。约 10% 的 ADPKD 患者会出现胰腺囊肿，当出现胰腺囊肿时，通常会出现肾囊肿。超声和 CT 通常表现为单纯性囊肿，可多发，通常较小，可出现在腺体的任何部位[48]。囊性改变通常不像累及肾脏或肝脏的囊性改变那么严重，但胰腺的囊性转化有报道[26, 49]（图 121-23）。

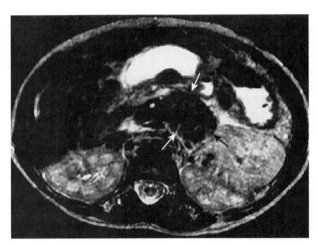

▲ 图 121-22　Beckwith-Wiedemann 综合征胰腺肿大
19 个月的 Beckwith-Wiedemann 综合征女孩在观察肝母细胞瘤，轴位 T₂ 加权 MRI 显示弥漫性胰腺肿大（箭），信号强度正常

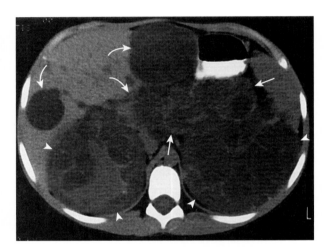

▲ 图 121-23　常染色体显性多囊肾病胰腺囊肿
12 岁患常染色体显性多囊肾病男孩，CT 扫描显示胰腺（直箭）几乎被大囊肿所取代，肝内也可见囊肿（弯箭），双肾肿大含有许多囊肿（箭头）

第 122 章　小儿脾脏疾病
Diseases of the Pediatric Spleen

Jared R. Green　Martha Cotsen Saker　**著**

卢巧媛　**译**　齐丽萍　**校**

一、脾组织学及功能

脾组织由红髓和白髓组成。红髓由血管窦组成，白髓由淋巴滤泡和白细胞组成[1]。白髓相对红髓的比例随着年龄的增长和抗原的刺激而增加[1, 2]。红髓中的单核吞噬细胞清除循环中异常或衰老的红细胞[3, 4]。

脾脏的影像学表现取决于成像方式、患者年龄、脾脏组成及脾脏大小[1]，造影剂静脉给药的时间[5]。脾呈弯曲楔形，可能有正常的裂隙、凹陷或分叶[3, 6]。

在超声上，正常脾脏具有均匀的回声，在灰度图像上相对儿童肾脏呈高回声，与肝脏比呈等回声或高回声（图 122-1 和图 122-2）。彩色多普勒血流显像显示组织异常富血管。

平扫 CT 显示，正常脾脏实质密度均匀，略低于正常肝脏[2]。在增强检查中，脾脏的表现取决于静脉注射造影剂和图像采集的时机。认为脾一过性强化不均匀是由于红髓和白髓相对血流速率的差异造成的。注射造影剂后显示不均匀强化初始显像平均时间为 19.2s（范围 9～44s）。在使用造影剂 70s 后仍持续不均匀强化仅占儿童的 6%[5]。对比增强 CT 和磁共振成像（MRI）检查所见模式多样，包括弧形、条形（图 122-3）和灌注相对延迟的局灶区域。注射造影剂 70s 后获得的图像上脾脏密度不均匀区域可能提示异常[5]。

与红髓和白髓比例有关的组织特征可能决定 MRI 上的信号强度。新生儿白髓淋巴组织发育不全，脾脏主要由红髓血管窦组成。在出生的第一周，在 T_1 和 T_2 加权自旋回波图像上，脾脏相对于肝脏通常是等信号或低信号[1]（图 122-4A 和 B）。随着高细胞含水量淋巴组织的成熟，在出生后约第 2 周在 T_2 加权图像上，脾脏信号强度略高于肝脏[6]。当孩子 1 月龄时，脾脏相对于肝脏呈中度信号强度[1]。到 7 月龄时，淋巴滤泡的大小和数量相对增加，红髓的程度相对减少（图 122-4C 和 D）。孩子 8 月龄以后，小儿脾的信号特征与成人相同[1]。与增强 CT 一样，动态增强 MRI 的动脉期脾脏常表现出不均匀强化[7, 8]。有理论认为，无论是否有相关的输血，化疗后患者脾脏相对于肝脏信号强度的降低，都可能是由于白髓高含水量和淋巴组织的减少或消除所致[9]。

评价脾脏的核医学检查包括 ^{99m}Tc- 硫胶体显像

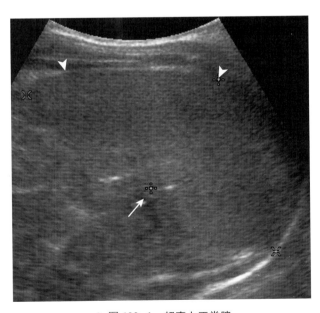

▲ 图 122-1　超声上正常脾

正常儿童脾脏超声图显示实质回声质地均匀，光滑的包膜外表面（箭头）和凹陷的脾门（箭）

和 ^{99m}Tc 变性（热损伤）红细胞显像。硫胶体被脾脏、肝脏网状内皮细胞吞噬，变性红细胞被隔离在脾脏中。脾脏显像适应证包括腹部外伤、脾大及左上腹肿块，寻找副脾或脾种植，评估梗死、功能性

无脾、多脾及内脏异位综合征[10]。

二、脾脏大小

脾脏的长度和体积随着孩子的成长而增长。脾脏超声测量通常是在通过脾门冠状面测量，从脾膈顶到下尖[11]。正常年龄的上限是 3 月龄 6cm，在 6

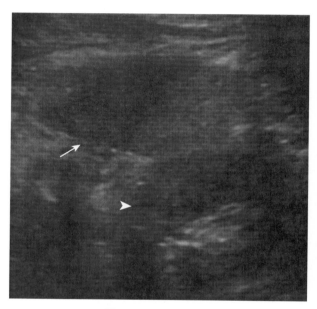

▲ 图 122-2　超声上正常脾

正常儿童脾脏的声像图显示脾脏（箭）正常均匀回声纹理，相对正常肾脏（箭头）呈高回声

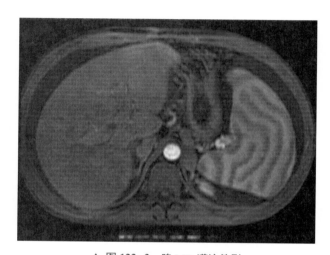

▲ 图 122-3　脾 MR 灌注伪影

轴位图，在给药过程中获得容积内插式屏气检查（VIBE）磁共振图像，显示一过性的脾实质灌注模式，包括弧形和条纹

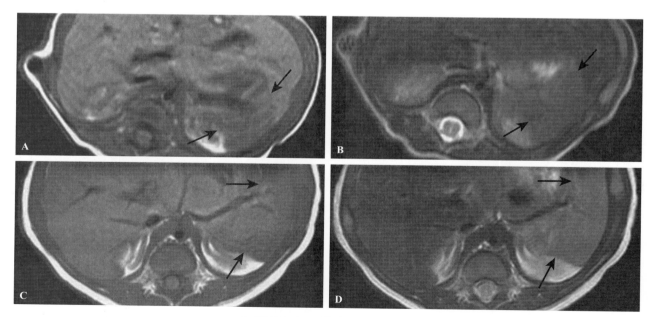

▲ 图 122-4　正常脾脏的 MR 表现

MRI 显示脾脏（箭）相对于肝脏信号强度的正常变化，9 日龄的新生儿（A 和 B）和 12 周大的相同婴儿（C 和 D）。9 天大婴儿的 T$_1$ 加权图像（A）和快速自旋回声 T$_2$ 加权图像（B）中，新生儿脾脏的信号强度相对较低，尤其是在 T$_2$ 加权序列上，因为较高血管性红髓与白髓比。这张 T$_1$ 加权图像（C）显示了同一个孩子 12 周时的 MR 表现。当白髓的淋巴样组织成熟时，在快速自旋回波 T$_2$ 加权图像（D）上，脾脏（箭）对肝脏呈中等高信号

月龄 6.5cm，12 月龄 7cm，2 岁 8cm，4 岁 9cm，6 岁 9.5cm，8 岁 10cm，10 岁 11cm，12 岁 11.5cm，15 岁以上的女孩 12cm，15 岁以上男孩 13cm[11]。脾大继发影像学表现包括脾脏延长到左肾或肝右叶下缘以下，向内到达主动脉及脾门凹陷消失[3]（图 122-5）。

三、先天性异常

（一）副脾

副脾是正常脾组织的先天性残余，当间充质细胞不能与脾间充质其余部分融合时形成[12, 13]。副脾也称副脾、多生脾或脾小叶。副脾通常位于主脾门前部或后部，但很少位于主脾侧面，也没有文献记载主脾上方[14]。

副脾边界清楚，圆形、椭圆形[13]或三角形，平扫和增强密度均匀[14]（图 122-6）。副脾大小为数毫米到数厘米，通常直径 < 3.2cm，可明显肥大[4, 13, 15]。

在 CT 上可以看到脾动脉给副脾供血。在 CT 上，16% 的人有 1～3 个副脾[14]，也有报道存在 10 个副脾的[16]。在手术或尸检中，10%～30% 的人有副脾[15]。由于周围脂肪的部分容积效应和 CT 准直的使用，亚厘米副脾的密度可能比主脾低[14]。

如果患者因血液病正在接受治疗性脾切除术，则需要切除副脾，因为残余的副脾组织可能导致疾病复发[16, 18]。如果副脾位于胃大弯附近[15]、左侧肾上腺[19]、胰腺尾部[15, 20]，则可能类似淋巴结肿大或肿瘤。副脾扭转时可出现症状[21]。

（二）多脾和无脾

出生时多发脾脏（即多脾）或脾脏缺失（无脾）可能与多种以内脏转位或内脏异位为标题的先天性异常有关[22]。在多脾症中，由于脾组织起源于背侧胃系膜[12]，多发小脾总是见于胃同侧（图 122-7）[22]。多脾，常伴下腔静脉中断并与奇静脉

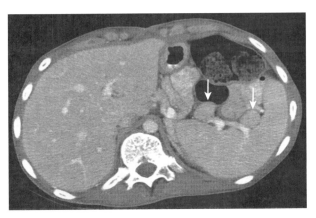

▲ 图 122-6 正常副脾
一位 18 岁腹痛女孩的 CT 可见脾门表面有两个脾脏（箭）。最大层面是 2.0cm×2.3cm。在这张 5mm 层厚轴位增强 CT 图像上，副脾与正常脾密度相同

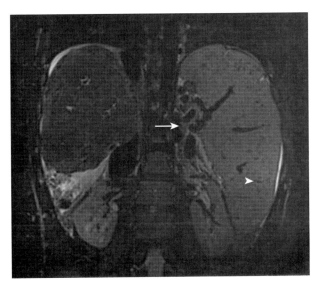

▲ 图 122-5 脾大的 MR 表现
脾脏明显增大，延伸至硬化肝右叶以下。注意在 T_2 加权冠状图像上的脾门静脉曲张（箭）和点状低信号脾铁质沉着结节（箭头）

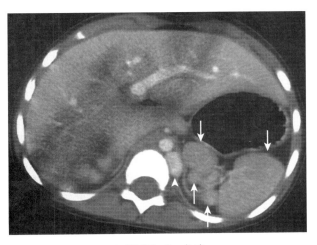

▲ 图 122-7 多脾
轴位增强 CT 显示左上腹胃后区多个大小不一的多发脾（箭）。奇静脉增粗（箭头），肝内下腔静脉缺失

延续，双侧偏左及先天性心脏病[22]。也可能伴有胆囊缺失、胆道闭锁、十二指肠前门静脉[22]和肠旋转不良[22-24]。

无脾是一种脾组织缺失，与双侧偏右和复杂发绀型心脏病相关[6, 25]。与胆囊重复畸形[6, 8]、中肠固定不良或旋转不良、小胃相关[26]。

用 99mTc- 硫胶体或热损伤 99mTc 标记的红细胞核核素成像可以评估是否存在或缺失脾组织[25]。

（三）游走脾

脾主要由胃脾和脾肾韧带支持[3, 12, 27, 28]。如支持韧带缺失或松弛，则脾可异位，称为游走脾。这种病在儿童中罕见[27-29]。异位程度受血管蒂长度的限制[30]。脾脏不在正常位置，其他部位有软组织肿块，具有脾脏的影像学特点是该病的特征。(图 122-8)。可能有间歇性腹痛史[27, 31]或间歇性可触及的腹部肿块[6]。有游走脾扭转的儿童通常表现为急腹症[27-29, 32]。

游走脾扭转的超声表现为高回声出血、低回声梗死和充血。早期，有或无脾大均可保留灰度回声[33]，彩色多普勒检查可显示脾静脉闭塞或淤滞，仍保留动脉血流及胰实质血流。随着扭转持续，动脉血流最终减少或检测不到[33, 34]。

在 CT 上，扭转脾脏根据灌注程度不同，可不均匀强化、密度减低。增强的脾门血管与间杂的脾门脂肪扭曲在一起，形成螺旋状或带状表现[27]（图122-9）。在超声检查中，扭曲的脾门血管表现为脾门肿块，对于尚未做出诊断且脾扭转不异位的病例，这可能是一个重要的发现。游走脾与前腹壁肌肉缺陷有关[34]，罕见报道伴有梅干腹综合征[35]。

游离脾扭转诊断后，如脾无梗死，可行脾固定术，以防止未来发生扭转保护脾功能[28, 29, 31, 33]。

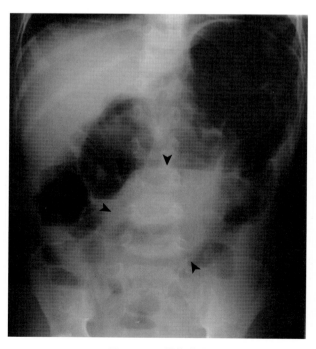

▲ 图 122-8 异位游走脾

X 线片显示左上腹结肠胀气，在脾脏的预期位置没有占位效应。在中腹部，异位脾（箭头）推移肠管，正如横断面成像所证实的。小肠内可见气液平面

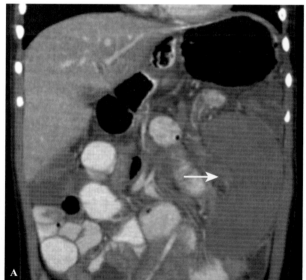

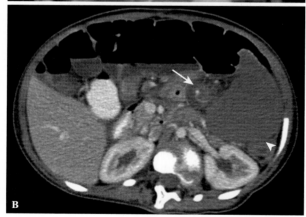

▲ 图 122-9 脾扭转

A. 游走脾扭转在增强 CT 冠状位重建上显示没有强化（箭）。B. 注意脾门血管（箭）旋涡状改变，脾脏实质缺乏强化

（四）脾性腺融合

脾原基与同侧性腺原基有着密切的发育关系，可融合形成一条从性腺头侧到主脾的连续的长索带[4]。与主脾的连接可能是完全或部分纤维性的[36]，并与隐睾有关[4]。任何一种情况下，一部分脾组织可能与主脾分离（不连续）并随性腺下降[4]，称为脾性腺融合。

男童脾性腺融合通常表现为无痛的睾丸肿块[36]。术前评估阴囊肿块时应考虑脾性腺融合，否则可能导致不必要的睾丸切除术。异位脾组织附着在睾丸上，在超声上类似于睾丸重复畸形，被描述为一种胶囊样的、均匀的睾丸外肿块，与正常睾丸呈等回声，在彩色多普勒超声上未见充血。核素 99mTc- 硫胶体显像可证实异位脾组织的存在[4]。

四、囊性病变

（一）真性囊肿和假性囊肿

真性囊肿，如先天性或上皮性囊肿和棘球蚴囊肿，有上皮细胞内衬，但假性囊肿没有[6, 7]。通过影像学不能可靠地鉴别真性囊肿和假性囊肿[37]。

上皮囊肿可进一步分为间皮囊肿、表皮样囊肿或皮样囊肿。表皮样囊肿内衬层状鳞状上皮，肉眼可见粗小梁[37, 38]。表皮样囊肿可能是家族性的，通常直径数厘米，有破裂的倾向[38]。

表皮样囊肿在超声上表现为相对薄壁、无回声的病灶，不随时间改变。在 10% 的病例中可见壁钙化，尽管壁钙化在后天假性囊肿中更为常见[37]。可能有分隔和壁小梁形成，这在真性囊肿中更为常见。这种液体可能有胆固醇结晶、炎症碎片或先前出血的血液产物引起的内部回声[37]。在 CT 和 MRI 上，囊肿遵循液体密度和信号特征，有或无分隔和钙化[6, 39, 40]（图 122–10）。这些囊肿不显示中央或边缘强化[7]。

包虫囊肿是真性囊肿。可伴有周围钙化，常表现为多发分隔[7, 41]。在包虫囊肿中，CT 上可能有致密碎片（又称包虫砂）引起的内部密度增高区。可能存在位于外周的小的子囊[41]。

后天假性囊肿，最常见于创伤后，比真性囊肿更常见[41, 42]。在影像学上与真囊肿无法鉴别，可以有壁钙化[41, 42]，但分隔不常见[41]。

（二）淋巴管畸形

脾淋巴畸形，又称淋巴血管瘤，是先天性的，由扩张的淋巴管组成[43, 44]。尽管淋巴畸形在脾脏很罕见[45]，但淋巴畸形是第二最常见的脾良性病变[8]。它们不是肿瘤，它们的生长与孩子的生长是相称的[46, 47]。淋巴压力或流量的突然变化、感染或出血进入病变可导致体积的突然增大[46-48]。它们通常是无症状的，并且被偶然发现[39]（图 122–11）。

淋巴管和淋巴间室由一层扁平的内皮细胞排列，并含有淋巴液[45]。它们可能是孤立的，也可能与内脏、骨骼或软组织的其他淋巴管畸形有关[45, 49]。

在影像学上，脾脏的淋巴畸形与身体其他部位的淋巴畸形相似，具有多房性囊性结构[45]。在超声检查中，可见各种大小的、界限清楚、低回声或无回声的区，通常伴有分隔和可能产生内部回声的蛋白质碎片[43, 45, 49]。放射性核素 99mTc- 硫胶体扫描显示局灶性摄取降低区[45]。

CT 上，淋巴管畸形呈低密度伴有无强化的离散区[49]，常位于包膜下，但也可呈弥漫性[43, 50]。造影剂给药后壁和分隔可轻度增强[44, 50]。

MRI 上，囊性区在 T_1 加权图像通常呈低信号，在 T_2 加权图像呈高信号[7]、在 T_2 加权序列上有或

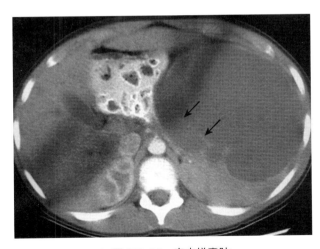

▲ 图 122–10 表皮样囊肿

增强 CT 图示巨大的脾内囊性肿块伴有相对薄壁，注意分隔或小梁（箭）

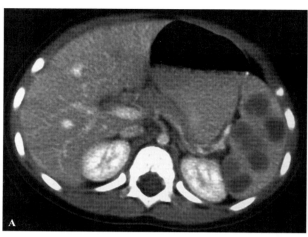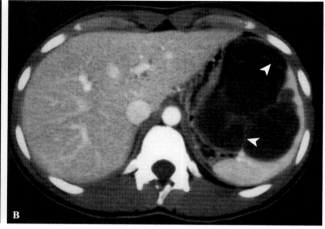

▲ 图 122-11　淋巴管畸形

A. 3 岁儿童偶然发现多发无强化、边界清楚、低密度脾内囊性病变，病灶 1 个月期间稳定，后续 PET/CT 检查未见高代谢特性，脾切除术时诊断多发性淋巴管畸形。B. 另一名儿童增强 CT 显示在这个起源于脾脏的大淋巴管畸形中，有多发分隔（箭头），虽然分隔可以强化，但淋巴管畸形的囊性区不强化

无液液平面[8, 44]。囊性区域不强化，但分隔可在延迟期影像上强化[7]。

五、良性病变

（一）血管瘤

在 Mulliken 和 Glowaki 分类之前[51]，在文献中血管瘤和血管畸形有不同的命名法，导致分类混乱。国际血管异常研究学会（ISSVA）随后根据这些病变的组织病理学、临床过程和治疗制订了指南[52]。尽管有 ISSVA 指南中列出的标准，但血管瘤是最常见的脾良性病变[13, 50, 53, 54]。

小儿脾血管瘤在超声、CT、MRI 上的影像学表现多种多样，正如文献所报道的[13, 41, 50, 53-56]。这可能反映了医学文献中广泛使用的不准确术语，因为一些作者可能描述了血管肿瘤，而另一些则描述了血管畸形[52, 57]。

血管瘤是良性的，通常是无症状主要由大量内皮细胞构成的实体肿瘤[44, 52]。增殖性血管瘤可通过位置、占位效应或血小板隔离引起临床并发症。它们在出生的第一年是增殖阶段，然后是一个退化阶段[44, 58]。在增生期，MRI 显示血管瘤为一实性、分叶状软组织肿块，T₁ 加权图像与肌肉比呈等或低信号，T₂ 加权图像为高信号，均匀强化。可见供血动

脉和引流静脉，可见明显的流空信号[44, 58]。退化期肿瘤有脂肪替代。在 T₁ 加权图像上，信号强度有不同的增加，在 T₂ 加权图像上，信号强度有不同的降低[44]。

（二）血管畸形

血管畸形是由动脉、毛细血管、静脉和淋巴管共同构成的先天性病变。它们是由它们的流动特征（即高流量或低流量）加以描述的[44, 52, 58]。静脉畸形是以前被称为海绵状血管瘤、静脉曲张血管瘤或海绵状淋巴管血管瘤[44]。血管畸形与血管瘤等血管肿瘤的区别在于缺乏增加的内皮细胞周转率[52]。它们由内皮细胞内衬的管道组成，静脉间相互连接，与正常或发育不良的引流静脉有各种连接。空间充满了血，没有真正的实体肿块。它们可能含有静脉石。在 T₁ 加权图像上呈低信号，在 T₂ 加权图像上呈高信号强度。血管腔壁可能表现为不增强的分隔，而如果没有血栓形成，则血管腔肯定增强。可以看到液液平面。静脉石在 MRI 上表现为无信号[44]。

（三）错构瘤

错构瘤是一种罕见的、非肿瘤性的、正常脾脏成分紊乱的混合物[6, 55, 59]。它们通常没有包膜，但

边界清楚[59,60]，实性结节病变[50]。它们经常呈现高回声，内部可能有囊性区域[8,40]。有些是不均匀的，可能含有微小的斑点状钙化[50]或中央的星状瘢痕。错构瘤的大小为数毫米到数厘米，中位大小为 5cm[55,61]。

几乎一半的脾错构瘤患儿在发病时有症状[59]。儿童可表现为脾大、反复感染、周期性低热伴盗汗、生长迟缓或血液学异常[55,60,62]。

核素闪烁成像显示脾大，但放射性核素摄取无改变。横断面影像学表现及对比度增强程度各不相同[50]。CT 可显示脾大[62]，伴有或不伴外形异常[55]。MRI 上脾脏错构瘤 T_1 加权图像上常与正常脾等信号，在 T_2 加权图像上有不同的信号强度[8,62]。给予造影剂[55]后早期有弥漫性不均匀强化，延迟期强化更均匀、持久，囊性区域或中央瘢痕不强化[8]。肿块的 MR 特征，结合 ^{99m}Tc- 硫胶体的摄取，最能提示良性错构瘤[62]。有报道脾错构瘤与结节性硬化有关[40,63]。

六、恶性病变

（一）淋巴瘤

淋巴瘤是最常见的小儿脾实性恶性肿瘤[40]。转移性疾病，即使是在淋巴瘤中，也比原发性脾恶性疾病更为常见[8]。约 1/3 的淋巴瘤患者有脾受累[42]。淋巴瘤脾受累可局灶性或弥漫性。病灶可为粟粒性、可小可大、可单发或多发[7,8,42]。弥漫性累及可类似特发性脾大，无孤立病灶。约 1/3 的淋巴瘤患者有脾大，然而，在没有脾淋巴瘤的情况下，淋巴瘤的儿童可发生脾大[3]。

超声上的局灶病变通常相对于正常脾呈低回声[40,41,64]，在某些情况下可能类似囊肿[56]。局灶性淋巴瘤病灶通常呈低密度，CT 检查不强化（图 122-12）[41]。可出现中心区域陈旧性出血、坏死或脓肿[41]。

在 T_1 加权图像上，病变相对肌肉通常呈等到低信号，在 T_2 加权图像上，病变呈等到高信号强度。动态增强时，某些隐匿性病变与正常强化脾脏相比，可以呈低密度区突出显示[7,53]。脾脏弥漫性淋

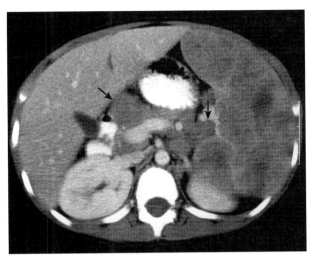

▲ 图 122-12　淋巴瘤

脾大伴有没有明显强化的多发低密度病灶。靠近胰尾脾门区域和门静脉前存在淋巴结肿大（箭）（由 Lisa Lowe, MD, Children's Mercy Hospital and Clinics, University of Missouri, Kansas City, MO. 提供）

巴瘤浸润，T_1 或 T_2 加权图像可能不能检出[41]，正电子发射断层扫描（^{18}F-FDG PET）有助于鉴别弥漫性脾侵犯[40]。

对 154 例患霍奇金淋巴瘤患儿行分期性腹腔镜手术行脾切除的回顾性分析，手术时预测脾脏受侵的两个最重要临床预测因素，是脾表面细小到粗大表面结节，脾门及胰尾淋巴结受累[65]。71% 有脾门或胰尾淋巴结肿大的儿童病理证实有脾侵犯[65]。

（二）白血病

儿童脾脏常含有白血病细胞。诊断时的超声表现通常包括脾大伴低回声。与淋巴瘤不同，局灶性肿块不典型。也可以存在脾门或腹膜后淋巴结肿大。成功化疗后，脾脏体积缩小，回声恢复正常[3]。由于白血病浸润，尽管有明显的脾大，脾在 CT 检查通常保持一个正常、均匀的密度值[13]。

（三）转移性疾病

脾脏转移并不常见[53]，但却是最常见的脾脏恶性疾病。脾转移通常是显微镜下可见的，影像学或肉眼检查可能不明显[13]。转移灶可出现出血或坏死的囊状区域，可继发感染[41]。

七、创伤

（一）腹部钝挫伤

脾脏是儿童腹部钝挫伤最常见的腹部损伤器官，其中大部分病灶是采用非手术处理[66-69]。对 26 项队列研究进行 Meta 分析，评估 1083 名儿童钝性脾损伤和非手术治疗，85% 的儿童有随访影像，15% 没有。这些儿童无一例发生脾脏延迟破裂（出院后），也无死亡[70]。按美国创伤外科 CT 成像器官损伤标准[71]对损伤进行分级。儿童的血流动力学状态和临床状态是决定是否需要手术治疗的主要因素[2, 66, 67, 72]。

超声对脾损伤的诊断不如 CT 敏感。超声常常低估脾脏损伤的大小[73]，可能是由于出血和损伤相比正常脾脏组织呈明显等回声。

静脉造影剂的活动性外溢表现为在脾损伤部位造影剂的喷射或快速旋转进入扩张的血肿或血池[74]（图 122-13A）。这一表现表明快速活动性出血，可能需要手术介入，尤其在成人[66, 75]。脾损伤患儿造影剂喷射而出与更高级别的脾脏损伤有关，但 6 例有此征象的患儿中只有 1 例需要手术治疗，包括脾切除术和左肾切除术[66]。手术或栓塞（图 122-13B

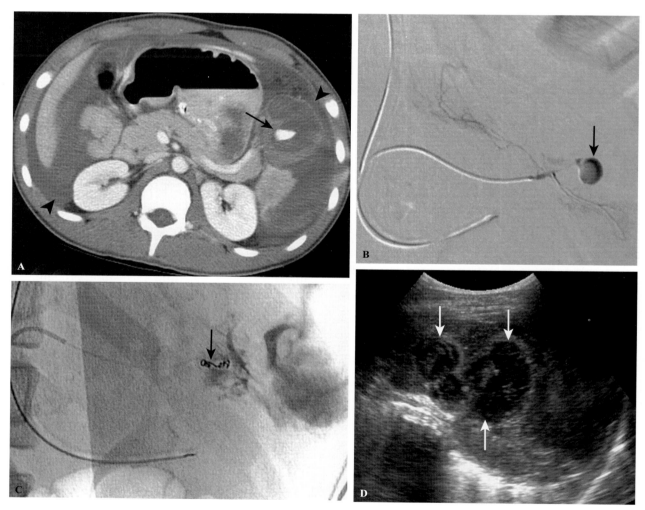

▲ 图 122-13 脾外伤

A . 汽车碰撞后 14 岁男孩脾脏损伤的 CT 增强表现，1 个月后，男孩出现了晕厥发作，低血压，愈合的破裂的脾发生自发破裂，腹腔内血液围绕肝脏和破裂的脾（箭头），脾前部有一个混合密度血肿，伴外渗静脉造影剂在中心积聚（箭），提示有活动性出血。B . 脾端动脉选择性造影显示局灶性外渗（箭）。C . 进行钢圈（箭）栓塞止血。D . 愈合脾脏回声质地不均匀。相对低回声的区域（箭）可能代表一个正在演变的血肿和坏死的脾组织

和 C）可减少或取消输血的需要[68]。

如果孤立性脾或肝损伤患者血流动力学仍然稳定，通常不建议影像复查[70, 72, 76]。先前损伤区域囊肿形成，可能代表血肿吸收[76]（图 122-13D）。由超声图像确定的愈合时间随脾脏损伤程度的加重而延长[76]。

（二）种植脾

当脾包膜因外伤或手术而破裂，使脾髓在腹腔内扩散时，就会发生脾种植[4, 77, 78]。与先天性副脾不同，种植脾的脾组织可位于腹腔的任何位置，如果膈肌不完整可位于胸腔内，由局部组织提供血供，无包膜[78]。种植脾常无症状。然而，并发症已有报道，包括腹痛或盆腔疼痛、肠梗阻、脾种植扭转、脾切除术后溶血性疾病复发、外伤性破裂等[4, 79]。

影像学可表现为多发性 1～5cm 软组织肿块，具有正常脾组织的影像表现[79]。它们可以位于腹腔的任何地方，最常见的是在小肠浆膜上。种植脾可能被误认为疾病，如淋巴瘤、腹膜癌或子宫内膜异位症[77]。用核素 99mTc- 硫胶体或变性红细胞核显像可证实种植脾的诊断[10, 80]。

八、感染

（一）念珠菌病

多发脾脓肿常见于非细菌性微生物，最常见的是念珠菌感染。真菌性微脓肿常见于与血液恶性肿瘤相关的免疫抑制的患儿[8]。这些微脓肿可能太小，在影像上不能分辨[8]。超声检查存在几种肝脾念珠菌病模式。最常见的是一种非特异性的均匀低回声病变，尽管斑点状＜ 5mm 回声病灶，伴有不同的后方声影，见于在疾病晚期，与纤维化伴或不伴钙化有关[81]（图 122-14）。在 CT 检查中，急性微脓肿通常相比于正常脾脏呈低密度，罕见地有中心高密度病灶，尽管随着时间的推移，它们可能会变成高密度并可钙化[81]。在 MRI 检查中，微脓肿显示为多发中等 T_1 加权信号和高 T_2 加权信号病变。注射钆造影剂后可有周围环状强化或靶环状强化[8]。

（二）猫抓病

猫抓病是由革兰阴性杆菌巴尔通杆菌引起的[82]。患者表现为接种部位附近的单侧区域性淋巴结炎并伴有全身症状[83, 84]。在少数患者中，网状上皮系统受累可导致肝脾肉芽肿或化脓性病变[83]。患者可出现脾大伴微脓肿和坏死性肉芽肿，愈合后可钙化[83]。超声检查见多发低回声脾病变（图 122-15）。在 CT 检查中，脾内多发界限清楚的低密度病灶，静脉注射造影剂后会显示地更清晰[83]。

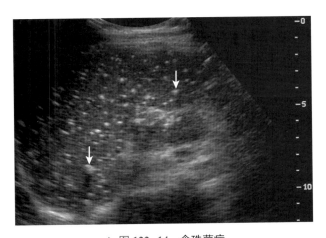

▲ 图 122-14　念珠菌病
有念珠菌感染史的白血病患者，超声显示在整个脾脏有无数点状的、高回声病灶（箭），符合治愈的肉芽肿

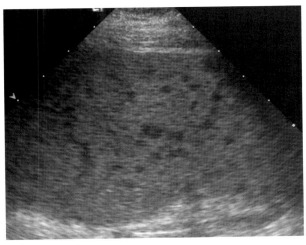

▲ 图 122-15　猫抓病
肿大脾脏有无数低回声病灶，符合微脓肿。这种表现对某一特定微生物非特异性，这个 10 岁女孩的这种情况是感染了巴尔通杆菌。病变愈合时可钙化（由 Lisa Lowe, MD, Children's Mercy Hospital and Clinics, University of Missouri, Kansas City, MO 提供）

影像学表现的鉴别诊断包括其他肉芽肿性疾病，如结核、组织胞浆菌病、结节病和念珠菌感染，以及肿瘤，如淋巴瘤或其他转移性疾病[8, 83]。

（三）传染性单核细胞增多

传染性单核细胞增多症是由 EB 病毒引起的。至少 50% 的感染性单核细胞增多症患者因大量活化的 T 淋巴细胞[86] 充血而急性发展为脾大[85]。脾可明显变大[87, 88]，罕见地合并自发性脾破裂[87, 89]。自发性破裂的症状包括急性左上腹疼痛和左肩牵涉痛（即 Kehr 征）[87-90]。

脾自发性破裂的超声检查可显示脾内低回声区、脾周及包膜下积液和腹腔内积液。

九、梗死

脾动脉分支是终末动脉，所以脾血管闭塞可能导致梗死[2, 8]。镰状细胞血红蛋白病是儿童脾梗死最常见的病因。白血病或淋巴瘤的脾浸润也可引起梗死[2]。脾血管闭塞的原因包括栓塞、扭转、门静脉高压症、胶原血管疾病及 Gaucher 病等浸润性疾病[2]。梗死的可能并发症包括发热、脓肿或假性囊肿形成、脾破裂和出血[2, 91]。

脾梗死最常见的是周边的和楔形，尽管在超声

上它们可能表现为一个或多个边缘不清、回声低的区域，类似脓肿或脾瘤[2]。随着时间的推移，梗死变得更加圆、边界更清晰[41]。最后，梗死区域可完全吸收或留下钙化区域或小的周围缺损[2, 91]。如果近期整个脾脏梗死，增强 CT 可见低密度脾脏仅包膜强化[42]（图 122-16）。

十、镰状细胞病

镰状细胞病血红蛋白病谱包括纯合子镰状细胞病（SS）、杂合子镰状细胞特征（SC）、镰状细胞 -B^0 型珠蛋白生成障碍性贫血和镰状细胞 -B^+ 珠蛋白生成障碍性贫血[92]。

（一）脾隔离

SS 病患儿可因异常细胞的隔离而发生脾大[2]。急性脾隔离危象是 SS 患儿疼痛性脾大急诊原因。发生隔离时，脾流出血管被镰状红细胞阻断，导致脾体积迅速增大[93]。当脾脏积聚大量血液时，可能会发生低血容量休克和死亡[94, 95]。

尽管患 SS 疾病到 5 岁的儿童[93, 94] 和患 SC 疾病的年龄更长的儿童和青少年也可发生发作性脾隔离[93]，患儿一般小于 2 岁[2]。

超声显示脾脏肿大且不均质，伴内部低回声

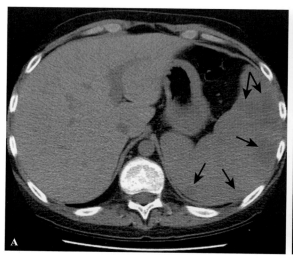
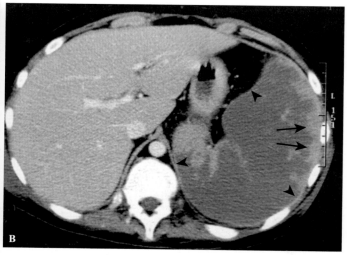

▲ 图 122-16　白血病和梗死

A. 青少年白血病患者进行平扫 CT 检查评估肺部感染，显示脾大，位于边缘的低密度区（箭）可能代表梗死、感染或肿瘤浸润。B. 13d 后进行的增强 CT 评估急性发作的左上腹疼痛，显示脾脏大小增大，脾脏有大面积的密度减低区且相对缺乏强化，包膜（箭头）和一些周围实质（箭）有正常的密度和强化，脾切除证实脾脏梗死

区。多普勒检查显示脾主静脉和脾内静脉通畅[96]。

增强 CT 可显示多个周边、非强化、低密度区或巨大的弥漫性非强化低密度区。尽管脾大可持续存在，脾可恢复正常、均匀的表现[93]。

（二）正常的脾组织岛

随着时间的推移，镰状细胞病患儿的脾脏变得越来越不均匀。在超声检查中，高回声区域代表先前梗死的区域，低回声区域代表正常脾组织的区域。

在 MR 上，正常脾组织的岛保留正常信号，而 T_1 和 T_2 加权图像上信号强度降低的区域见于含铁血黄素沉积[53,97]和钙化[97,98]（图 122-17）。T_1 加权，因为 T_2^* 效应，梯度回波同相位和反相位序列可以进一步确定铁的存在[99]。正常的脾组织岛在同相位和反相位间的信号强度无明显变化（图 122-18）。然而，由于铁的顺磁效应对横向磁化强度的持续衰减，在铁沉积异常的组织中，双梯度回波技术的第二相存在明显的信号丢失[99]。

脾脏最终可能产生致密钙化，在骨扫描中可能积聚放射性示踪剂。透光区可能与正常残余功能性的脾组织岛有关[100]。这些正常的脾组织岛聚集 ^{99m}Tc- 硫胶体，提示功能性脾组织，在 T_1、T_2 加权图像上信号强度正常，有助于从病理过程如脓肿、梗死或肿瘤中鉴别这些正常的脾岛[98,100]。

（三）功能性无脾

反复发生的血管闭塞事件可能导致在 7 岁前脾脏网状内皮细胞完全功能丧失[101]。自体脾切除术和脾萎缩常见于血红蛋白 SS 患者。尽管如此，在 9—17 岁患有 SS 疾病的儿童中，64% 的脾脏在超声上可见，而在其他镰状细胞亚型中，脾脏在超声上的可见率为 96%～100%[92]。

据报道，镰状细胞病和功能性无脾患儿骨髓移植后脾功能恢复，核素显像显示脾摄取恢复[101]。

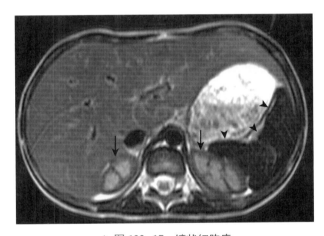

▲ 图 122-17　镰状细胞病

半傅立叶采集单次激发涡轮自旋回波（HASTE）图像显示肾皮质（箭）和脾脏（箭头）低信号，提示铁沉积

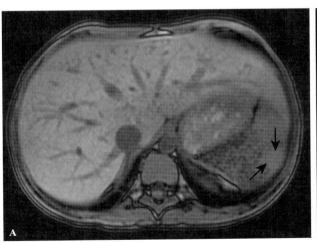
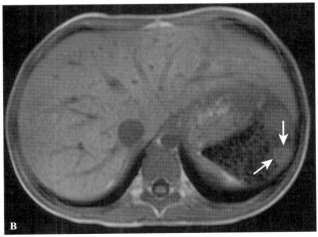

▲ 图 122-18　含铁结节中正常脾组织岛（箭）

A. 双梯度回波技术的反相位图像（TE=2.4ms）以脂水消除（即化学位移）伪影为特征。B. 后获取同相图像（TE=5.0 ms），含铁结节的信号强度相对于同相位图像上的信号显著降低，肝脏和正常脾组织（箭）不含异常量的铁，在两个相位间不显示信号强度的显著变化

十一、紫癜

紫癜样肝病是以肝脏内有多发不规则的囊性充血区为特征，偶尔也在脾脏或骨髓中。紫癜的发病机制尚不明确[102, 103]，但在结核、合成代谢类固醇、口服避孕药和人类免疫缺陷病毒感染患者中均有报道[8, 104, 105]。

在 CT 检查中，紫癜常以不同密度亚厘米的病变为特征，这些病灶与微脓肿类似[105]。MR 信号强度倾向遵循血液产物，T_1 和 T_2 加权 MR 信号强度是可变的[105]（图 122-19）。

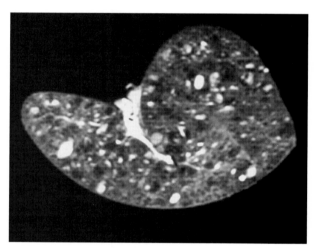

▲ 图 122-19　紫癜样肝病
在经手术切除的紫癜脾的 T_2 加权磁共振图像中，无数、亚厘米、血液充盈区的信号强度变化极大

十二、Gaucher 病

Gaucher 病是由葡萄糖脑苷酶缺乏引起的一种溶酶体储存障碍[106]。葡萄糖苷在网状内皮系统细胞内的积累导致肝脾大和骨髓浸润[6, 107, 108]。脾大很明显伴有对邻近器官的占位效应引起的症状[107, 108]。约 30% 的 Gaucher 病患者有大量的脾结节[108]，继发于 Gaucher 细胞的局灶性聚集和扩张的血液充盈的血窦。结节通常直径 < 2.5cm[108]。

在超声检查中，多发 Gaucher 结节在同一患者可以是低回声或高回声[107]。CT 上结节呈低密度，无强化。MRI T_1 加权图像结节呈轻度低信号强度、等信号强度[107]，或者最不常见的是高信号，而在 T_2 加权图像以低信号为主[107]。Gaucher 结节在 T_2 加权图像上也有描述为高信号、靶样（中心高信号）或不均匀[107]。在 33% 的患者中可能有脾梗死的相关区域，特别是在那些脾较大的患者中[108]。

十三、组织细胞综合征

儿童组织细胞综合征可分为朗格汉斯细胞组织细胞增多症，朗格汉斯细胞以外的单核吞噬细胞的组织细胞增多症，包括噬血细胞性淋巴组织细胞增生症（hemophagocytic lymphohistiocytosis, HLH），恶性型包括急性单核细胞白血病和恶性组织细胞病[109]。

朗格汉斯细胞组织细胞病是组织细胞与成熟嗜酸性粒细胞聚集，骨髓来源的组织细胞的增殖[110]。疾病可能是局部的或全身性的。脾大伴大小不一的多发圆形低回声病灶，经全身治疗可消除[111]。

HLH 以细胞免疫系统不受控制地激活为特点。临床标准包括发热、脾大、全血细胞减少、高甘油三酯血症和低纤维蛋白原血症。HLH 患儿的 3 个主要超声表现是非特异性的包括明显分层的胆囊壁增厚 5～7.5mm，肝门周围区域回声增强，门静脉前方 6～9mm 增厚及肝门淋巴结肿大[109]。淋巴结较少于脾门，无胆道扩张。发生脾大伴或不伴门静脉高压。半数儿童有无回声的腹水。由于这些表现是非特异性的，且见于患肝炎儿童，如果肝炎血清学检查结果为阴性，可以考虑 HLH[109]。

第 123 章　小儿腹壁、腹膜和肠系膜疾病

Diseases of the Pediatric Abdominal Wall, Peritoneum, and Mesentery

Kevin P. Boyd　Arthur B. Meyers　Ana Maria Gaca　George S. Bissett III　著

卢巧媛　译　　齐丽萍　校

一、胚胎学

在妊娠第 3 周末，胚胎——相对扁平的胚盘通过 4 次折叠开始形成一个管。这些包括一个头侧、一个尾侧和两个侧皱襞，在脐区形成前腹壁。这些皱襞不能完全结合可能导致前腹壁缺损。缺陷类型取决于哪些折叠未能融合。

在发育中的胚胎里，中肠从胆管插入到结肠的脾曲这部分，在约怀孕的第 5 周到第 6 周时迅速伸长，腹腔暂时变得很小，无法容纳这段肠管。这导致了生理疝的肠进入脐带内的胚胎外体腔。这些疝出的肠襻在妊娠约第 10 周回到腹部。在此期间，肠道逆时针旋转 270°。肠不能回到腹腔导致脐膨出。腹部内脏通过前腹壁的缺损而疝出（通常在脐的右侧）就发生了腹裂[1]。

产前超声检查使用的不断增加和常规筛查孕妇血清 AFP 能够早期诊断前腹壁缺损，包括 Cantrell 五联征、脐膨出、腹裂和膀胱外翻。虽然已经努力寻找这些腹壁缺陷的共同原因，但它们似乎是不同的疾病[2]。总的来说，这些疾病的预后往往取决于相关的先天性异常。

二、前腹壁缺损

（一）Cantrell 五联征

Cantrell 五联征是由两种主要的异常（心脏异位和胸腹壁中线缺损）和这两个区域之间的组织异常，以及胸骨下段、膈肌的心包和前部膈肌缺损组成的。已有一些不太严重的病例报道，它们被认为是不完整的形式。原因尚不清楚，但可能有遗传因素。许多其他异常与 Cantrell 五联征有关，包括唇腭裂[3]和四肢异常[4]。

临床上，患者一般表现为呼吸困难和发绀。这些新生儿有前腹壁缺损，通常是脐膨出，以及结构性心脏缺损，如房间隔缺损、室间隔缺损或法洛四联症。前腹壁缺损伴短胸骨或胸骨裂，表现为上腹部被心脏填满[4]。

Cantrell 五联征通常是产前超声做出诊断，此时脐膨出、心脏异位及先天性心脏病确诊。产后胸部 X 线片显示心脏位置异常，通常伴有右旋。胸部异常也可能显而易见，包括肺发育不全和肋骨异常[4]。CT 在心脏异位修复前对胸腔的术前评估有价值[3]。CT 血管造影和 MRI 可以明确心血管解剖、膈肌缺损程度以及肠或肝的膈疝程度[5]。

Cantrell 五联征的治疗涉及胸腹壁缺损的闭合，但矫正手术的成功是有限的。术后并发症包括胸内和腹内压力增加，可导致呼吸和心血管损害[4]。预后取决于心脏异常的严重程度以及任何其他相关异常的严重程度[3]。

（二）脐膨出

脐疝是指腹部脏器疝入完整的脐带，除非有膜破裂，否则会有内脏被膜覆盖（图 123-1）。严重程度的范围从一个小的脐疝到一个大的缺陷，导致所有腹部器官向外疝出[6]。脐膨出发生率是 4000~7000 例活产儿中有 1 例[2]。虽然脐膨出可以是孤立的异常，脐膨出相关的异常比腹裂更常见[7]。

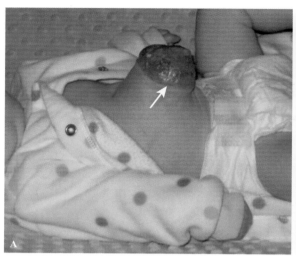
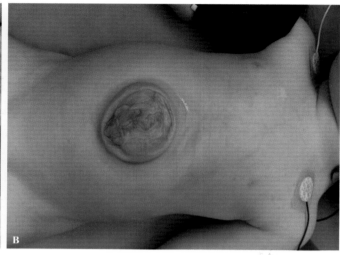

▲ 图 123-1　巨大脐膨出

巨大的脐膨出，1 岁时分期闭合。A. 涂布和等待技术伴基部（箭）进行性角化。B. 术前图像显示一个较小的、完全角化的网膜（由 J. Densmore, MD, Children's Hospital of Wisconsin, Milwaukee, WI 提供）

高达 54% 的患者可见相关基因异常，18 三体综合征最常见，但 13 三体综合征、Beckwith-Wiedemann 综合征和罕见的单亲二体（来自父母一方的染色体对的两个副本的遗传，而不是来自另一方的）也有发生。研究表明，不包括肝突出的小脐膨出患者更容易出现相关染色体异常[2, 7]。高达 70% 患者可见内脏异常，包括神经管缺陷和心脏、肾脏、面部和骨骼异常及 Cantrell 五联征[2, 7]。胃肠道异常可包括肛门闭锁、结肠闭锁和先天性巨结肠。

生理性肠疝通常见于妊娠第 8～12 周，在此期间之后，才能可靠地诊断脐膨出。脐膨出通常是产前超声诊断，脐膨出患者表现在脐带插入点[6]的肿块内有腹部脏器被覆腹膜（图 123-2）。脐膨出的腹壁缺损往往很大[7]。疝出的内脏通常包括肝脏和不同数量的肠管[6]。当脐膨出含有疝出的肝和胆道结构时，称之为巨大的脐膨出（图 123-3）[2]。腹部或脐膨出内可见腹水，并可出现羊水过多[6]。产前诊断还应包括彻底寻找相关异常[7]。胎儿 MRI 越来越多地应用于脐膨出患者，以定性前腹壁缺损的大小和位置，定性网膜囊及其内容物，并识别相关异

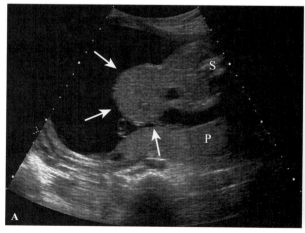
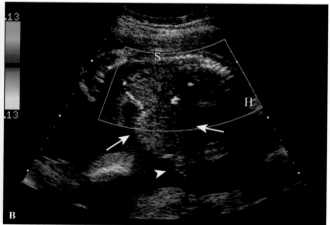

▲ 图 123-2　脐膨出

A. 胎儿横断面超声图像显示患脐膨出胎儿肝脏通过前腹壁缺损（箭）疝出。B. 矢状位图像也显示外突的肝脏（箭）伴脐带插入包含肝脏的腹膜内（箭头）

H. 头；P. 胎盘；S. 脊柱

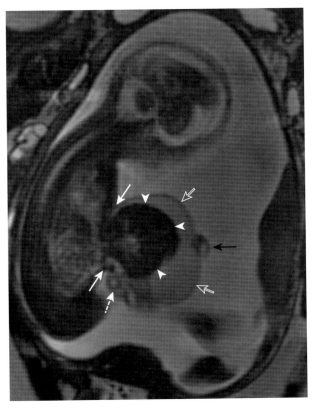

▲ 图 123-3 脐膨出

一个妊娠 24 周有巨大脐膨出胎儿的矢状面稳态梯度回声 MR 序列。有一个前腹壁巨大的缺损（白实箭），伴大部分肝脏（箭头）和小肠襻疝出（虚箭）。脐膨出的被覆包膜可清晰显示（空心箭），可见一段脐带附着在网膜囊的顶端（黑箭）

常[8]（图 123-3）。此外，胎儿 MRI 可计算巨大脐膨出患者肺体积，预测肺发育不全程度，可预测出生后的发病率[9]。脐膨出胎儿的出生后影像学检查通常专门用于鉴别相关异常，应包括超声心动图和肾超声。

对婴儿脐膨出分娩路径的研究表明，剖宫产分娩与阴道分娩相比没有明显改善。剖宫产通常专用于有产科适应证的患者。患者有一个巨大的脐膨出是例外，这些患者具有肝脏损伤导致致命出血的高风险[2]。

与腹裂不同，脐膨出疝出的肠和肝在形态和功能上是正常的。覆盖疝出内脏上的包膜，可以减少体液流失，防止发生腹裂症患者常见的代谢异常[2]。

脐膨出的治疗取决于是否存在并发症（心血管损害、肺功能不全）、同时存在的先天性综合征或异常及缺损的大小。手术选择包括小缺损的闭合

手术及延迟闭合术，即通过"涂布和等待"技术给患者时间生长足够大以容纳较大的脐膨出[10]（图123-1）。在功能上，脐膨出的患者通常不会出现腹裂相关的肠动力问题。脐膨出上的保护性覆盖膜提供了保护屏障防止羊水暴露。脐膨出患者的预后主要取决于相关的染色体或结构异常[2, 7]。患有脐膨出和心脏异常的婴儿的死亡率接近 80%[2]。当覆盖膜破裂时，预后较差，因为无论脐膨出的大小，这些患者的出生体重往往明显低于膜完整的患者。巨大脐膨出患者也容易出现肺发育不全，这可能使基本修复复杂化[6, 11]。

（三）腹裂

腹裂是指腹部内脏通常是小肠和大肠通过前腹壁的缺损疝出，通常在脐的右侧。脐带插入完整，无腹膜覆盖疝出的器官[2]（图 123-4）。这些肠襻随后暴露于子宫内的羊水中[12]。

腹裂的发病率占活产儿 1/10 000[2]，但来自美国、欧洲和日本的流行病学研究发现，在过去十年中，腹裂的发病率增加了 10 倍。不认为这代表检出或报告有所改善，因为同一时期脐膨出的发病率保持稳定，而且发病率上升率表明环境风险因素而不是遗传因素所致[13-15]。虽然家族性腹裂的报道显示有遗传倾向，但许多研究表明致畸因素起的作用。腹裂更容易发生在重度吸烟、怀孕期间饮酒、怀孕期间营养不良，或者在怀孕早期使用具有血管活性的非处方药（如对乙酰氨基酚、阿司匹林、伪麻黄碱、苯丙醇胺、麻黄碱、甲苯丙胺）的年轻母亲中。也报道描述过成群患此缺陷的婴儿出现在毒废物场附近[2, 15]。

与脐膨出不同，腹裂往往与染色体异常无关。高达 31% 的男性腹裂患者有隐睾，睾丸可能是疝出内脏的一部分[2]。多达 25% 的患者有肠闭锁、狭窄或其他肠道并发症。除了肠闭锁和隐睾，相关的异常罕见[15]。

肠闭锁伴腹裂原因尚不清楚，有理论表明，共同的血管损伤导致腹裂和肠闭锁，而不是由前腹壁缺损引起的狭窄引起的肠缺血[2, 7]。除闭锁外，腹裂患者疝出的肠管通常受损，伴有肠管缩短、增厚，并形成纤维覆盖。大部分患者在手术治疗后仍

存在肠动力和吸收功能差的问题[7]。研究表明原因包括羊水暴露、缺损处狭窄诱发的损伤和肠细胞内基因表达的改变[6, 12]。发生在子宫内的肠损伤似乎发生在妊娠晚期，表现为进行性肠扩张和增厚[7]。肠壁不对称扩张，伴或不伴胎粪性腹膜炎，提示肠闭锁[6, 12]。并非所有的肠损伤都发生在子宫内，已

有报道早期修复或筒仓应用可以改善预后，提示一些损伤可能发生在出生后[7]。

通常是在产前超声做出腹裂的诊断，孕妇筛查显示血清 AFP 水平升高[7, 12]。通过超声识别在正常脐带插入的情况下无腹膜覆盖的疝出内脏，可早在妊娠 12 周做出胃裂的诊断[7]（图 123-5）。腹壁缺

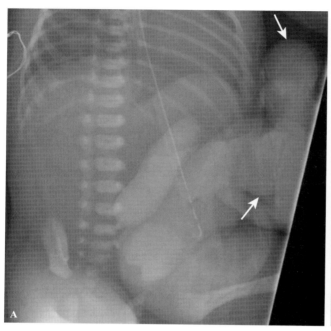
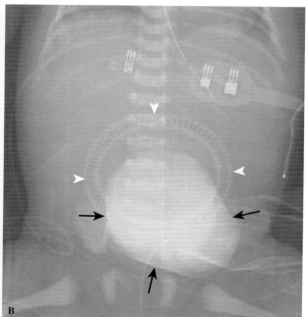

▲ 图 123-4 腹裂

A. 有腹裂新生儿出生第一天正位腹 X 线片。腹部外有多个充满液体的肠襻（箭），无腹膜覆盖。B. 同一患者筒仓放置后腹部正位片。肠襻（箭）现在包含在筒仓覆盖内。筒仓底部的弹簧用箭头表示

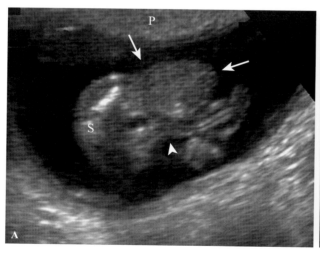
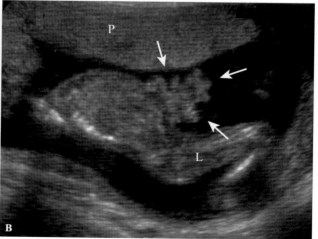

▲ 图 123-5 腹裂

A. 产前横断面超声图像显示肠管（箭）通过前腹壁缺损疝入脐带插入点（箭头）右侧。B. 矢状图显示疝出肠在羊水中漂浮，没有腹膜覆盖（箭）

L. 下肢；P. 胎盘；S. 脊柱

损通常较小，通常直径 < 4cm。除了肠外，可以疝出的器官还包括肝、胃、睾丸和输卵管[6]。

产前诊断可以对其他异常进行早期诊断，并可以决定分娩的地点和时间，优化产后护理。与脐膨出一样，研究并没有显示剖宫产相比阴道分娩能提高婴儿的生存率或预后更好，但肝疝出的情况例外[12]。在具有产后和外科治疗腹裂经验的医疗中心出生的婴儿，与其他地方分娩的患者相比，其结果有所改善[6]。

腹裂的治疗包括疝出的器官回复到腹腔，如果可能的话，进行一次闭合。这种情况在腹裂通常比脐膨出更迫切，因为缺乏腹膜覆盖会导致体液流失增加。如果由于腹腔太小，无法承受一次修复，则有必要进行筒仓修复，在几天期间内逐渐将疝出的脏器返回腹腔（图123-4）。闭合的一个风险包括腹内压力增加，可能导致血管和呼吸受损[2]，尿路梗阻和肠缺血[6]。隐睾情况下，睾丸通常在修补腹壁缺损时回复到腹腔，多数最终降至阴囊正常位置[2]。

腹裂患者的预后取决于小肠闭锁或狭窄的存在和疝出肠管的情况[7,12]。可能需要产后影像学检出小肠狭窄或穿孔区域，这两种情况都见于复杂的腹裂，可能无法通过产前影像学预测[16]（图123-6）。虽然肠损伤的原因尚不清楚，但它通过导致宫内生

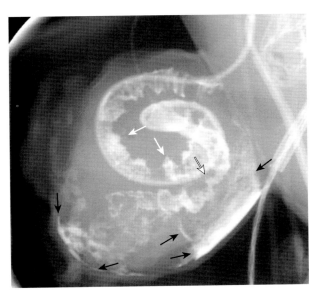

▲ 图 123-6 复杂腹裂
通过空肠造口管注射水溶性造影剂后的透视图像。存在空肠襻（白箭）不规则，造影剂的管腔外渗出和造影剂在筒仓中至少两个独立区域（黑箭）聚集

长迟缓、羊水异常和早产而影响预后[7]。术后，肠损伤导致体重增加不良、肠蠕动下降、喂养不耐受[2]。无论是否存在肠闭锁或肠狭窄，肠动力的恢复都很缓慢[12]。

腹裂患者的死亡率一般与短肠有关，短肠可能是先天性的，也可能是肠扭转或坏死性小肠结肠炎所致[17]。死亡率也可能与长期肠外营养引起的肝病有关，尤其是肠闭锁患者[2]。

（四）膀胱外翻

膀胱外翻是一种罕见的先天性异常，发病率是2/10万。流行病学研究表明，男女比例相等，与非白种人患者（如黑种人、西班牙裔、亚洲人）相比，白种人发病率较高[18]。

膀胱外翻是由于前腹壁会阴膜腹侧端关闭失败造成的[7]。这种缺陷导致膀胱、膀胱颈和尿道的前疝[19]。也会存在外生殖器畸形，包括男性患者尿道上裂、阴茎小、女性患者尿道板开放、阴唇分离[20]。其他相关异常包括腭裂、神经管缺损、心血管和骨骼肌异常及早产[18]。

由于膀胱外翻的表现可能轻微，在产前常规超声筛查的基础上通常不能进行诊断[21]。持续的膀胱不显示合并肾脏外观正常及羊水量正常应怀疑膀胱外翻。由于胎儿膀胱通常每隔50～155min就会充盈和排空一次，因此必须小心避免将完全排空的膀胱误认为缺如。下腹壁可见软组织肿块，代表外翻膀胱。膀胱外翻的其他发现包括脐带插入点较低，男性患者有一个小阴茎和尿道上裂及髂嵴外展[20,22]。

膀胱外翻的修复通常是分阶段进行。初始阶段包括膀胱、后尿道和前腹壁的关闭，可能伴有骨盆截骨，视出生时出现的耻骨分离程度而定。随后的阶段包括尿道上裂修复和膀胱颈重建[23]。研究结果表明，早期做膀胱闭合更成功[24]。

与其他前腹壁缺损一样，没有证据表明剖宫产术能改善预后，但推荐在有膀胱外翻手术经验的医院分娩，因为结果有所改善[7,23]。无明显围产期死亡率与膀胱外翻相关，但是，可能有显著的长期发病率，特别是尿路，约70%的患者需要进行大的重建以取得排尿控制。男性和女性患者的生育能力下降[21]。

三、梅干腹综合征

梅干腹综合征，又称 Eagle-Barrett 综合征或三体综合征 [25]，由腹壁肌肉松弛、双侧未下降睾丸和泌尿系统异常组成。假性梅干腹综合征是指不是所有的经典三联征都存在 [28]。"梅干腹"一词源于前腹壁因肌肉松弛而出现的皮肤皱褶表现 [25]（图 123-7）。

梅干腹综合征的原因不明。理论包括胎儿损伤导致腹肌发育不良和慢性宫内腹胀（即后尿道瓣膜慢性膀胱扩张）导致的肌肉萎缩 [25, 28]。似乎还有一种家族形式的疾病，其传递方式尚不清楚 [27]。梅干腹综合征几乎只发生在男孩 [25]，但家族性形式在女孩中略多见（28% 的患者，与非家族性患者只有 5% 相比）[27]。

泌尿生殖道结构异常包括不同程度的肾发育不良。输尿管双侧扩张、迂曲。膀胱容量大，常伴脐尿管残余，包括脐尿管憩室或瘘。患者可能有尿道异常，包括尿道发育不全或闭锁 [26, 28]。

与梅干腹综合征相关的其他异常包括骨骼肌、心血管和胃肠道系统 [25]。胃肠道异常包括旋转不良、肛门闭锁和先天性巨结肠病 [28]。这些患者易患肺部感染，并容易因腹部肌肉无力而形成脊柱侧弯 [26]。

在超声检查中，梅干腹综合征患者表现为输尿管扩张、扭曲和双侧肾积水。肾脏可能畸形或显示囊性改变 [25]。膀胱有增大的趋势，但不出现小梁 [25]。排泄性膀胱尿道造影显示患者具有巨大变长的膀胱，常伴有脐尿管憩室或瘘。这些患者中 85% 有膀胱输尿管反流，通常是双侧的，进入扩张迂曲的输尿管（图 123-8）。排尿时，前列腺部的尿道通常扩张，逐渐变细进入尿道膜部。造影剂也可以回流到前列腺小囊 [25]。患者具有膀胱排尿后残余尿量大的倾向。

关于预后，似乎有两组患者。第一组包括明显的泌尿生殖系统异常，尤其是慢性尿道阻塞和肺发育不全的患者。他们往往是死胎或出生后不久死亡 [26]。第二组患者倾向有足够肾功能，尽管可能存在解剖和功能异常，包括尿道扩张和膀胱输尿管

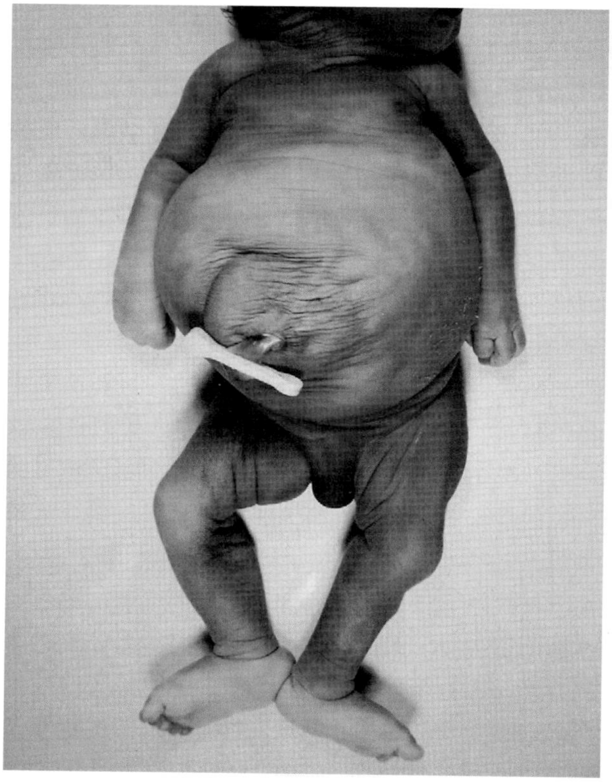

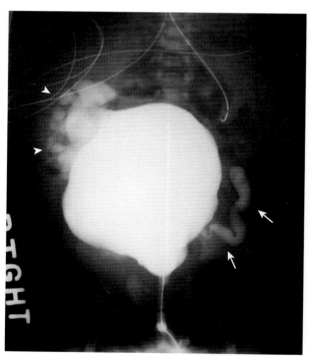

▲ 图 123-7 梅干腹综合征
患梅干腹综合征新生儿的照片显示典型的外观，冗余、褶皱皮肤覆盖凸起、缺乏正常肌肉组织的腹部

▲ 图 123-8 梅干腹综合征
在排泄性膀胱尿道造影术中腹部的前后位图显示增大、大容量的膀胱伴有反流至左侧输尿管（箭），并反流至右肾集合系统，伴右侧肾盂扩张（箭头）

反流。第二组患者的预后取决于梗阻、败血症和反复尿路感染引起的慢性肾衰竭的发生[25,26]。许多人在出生后 2 年内死亡[25,26]。尿路扩张与肾功能无相关性[29]。

四、腹膜

腹膜炎

小儿细菌性腹膜炎通常是阑尾炎伴肠穿孔所致，其他原因包括腹膜透析和脑室 - 腹腔分流导管感染[30]（图 123-9）。原发性细菌性腹膜炎是一种病因不明的腹部炎症，在儿科人群中很少见。临床表现与急性阑尾炎相似，伴有弥漫性腹痛、发热和白细胞增多。原发性细菌性腹膜炎常见于慢性疾病患者，如慢性肾病、扩散性红斑狼疮、肝病或免疫抑制[31,32]。腹水培养通常培养出单链细菌，通常是革兰阳性球菌，认为是通过血源性、淋巴性或跨壁扩散至腹膜。

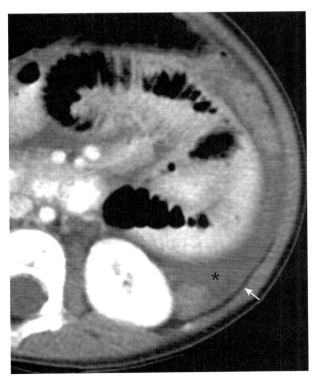

▲ 图 123-9　腹膜炎

一名 3 岁男童表现为弥漫性腹痛，体格检查结果符合腹膜炎。腹部和骨盆的轴位对比增强 CT 显示腹膜增厚和强化（箭）伴复杂性腹水（*）。手术证实为阑尾炎穿孔（未显示）

原发性细菌性腹膜炎的影像学表现包括复杂腹水（伴有分隔的液体和强化腹膜）和大网膜炎，这两种情况可能与肠道的炎症改变不相称。通过穿刺术和显示单个细菌株生长的液体培养证实诊断。多种菌株的生长更符合肠穿孔而不是原发细菌性腹膜炎。

五、肠系膜和大网膜囊肿

网膜和肠系膜囊性病变最常见的是淋巴管畸形[33]。淋巴管畸形是以前称为淋巴管瘤或囊性水瘤的病变的首选术语[34]。这些罕见的腹腔内囊性肿块起源于与中央淋巴系统缺乏正常连接的异常淋巴管[35]。病变趋向于多分隔、可移动和壁薄[35]。

肠系膜淋巴畸形最常见于小肠肠系膜内，但也可发生在胃肠道从十二指肠到直肠的任何地方[36]，或可附着于腹腔腹膜内层[37]。在肠系膜内，这些病变可以从肠系膜的基底部延伸到腹膜后。约 75% 的肠系膜囊性病变出现在年轻人或 10 岁以上的儿童[35]。网膜囊性病变位于大网膜或小网膜内[36]，常见于儿童，68% 发生于 10 岁以下[38]。

虽然这两种病灶的患者在诊断时可能是无症状的，但有些患者可能出现腹胀或腹部"牵拉感"[35]。患者也可能出现与肠梗阻有关，包括肠扭转或占位效应、病灶感染或出血[35]、病灶发生扭转或破裂等急腹症表现[38]。罕见情况下，患者可能因占位效应而发生呼吸、肝脏或肾脏损害[38]。虽然肠系膜或网膜淋巴畸形通常是通过超声、CT 或 MRI 诊断，但腹部 X 线片经典地显示均质水密度团块推移肠襻。然而，这些表现是非特异性的，X 线片和透视检查不能诊断[39]。

由于没有电离辐射和使用方便，超声是首选成像方式。超声显示腹腔内囊性肿块，通常伴有薄分隔。可见内部碎片，符合出血或感染（图 123-10）[36]。CT 显示一个巨大、低密度的肿块和一个非常薄的或不可辨认壁[40]（图 123-11）。病变可呈多分隔，有微小壁钙化[36]（图 123-11）。MRI 表现出与其他部位淋巴管畸形相似的信号特征，肿块在 T_2 加权图像呈高信号伴低信号间隔，平扫 T_1 加权呈低信号，增强 T_1 图像呈低信号，造影剂给药后周围及分隔强化[41]（图 123-12）。CT 和 MRI 有助于显示肿块不是起源于肾脏、卵巢、胰腺[37]。然而肠系膜囊肿往往是被肠襻包绕或如果肠系膜根部起源压迫肠管向前，而网膜囊肿则倾向于压迫肠管向后[36]。

肠系膜和大网膜囊肿的治疗包括外科手术切除以防止扭转、出血或感染[38]，通常能消除症状[37]。建议完全切除以防止复发[35]（图 123-13）。近年来，

经皮影像引导的多西环素腹腔淋巴管畸形硬化治疗已被证明是一种安全有效的主要治疗方法[42]。

六、淋巴结病和肠系膜及腹膜肿瘤

在儿科人群中，腹部肠系膜内的局灶性实性肿块可能是淋巴瘤、硬纤维瘤、畸胎瘤和脂肪瘤。当肿块多发时，通常代表淋巴结肿大，在儿科人群中更可能是炎症性或感染性的，而非肿瘤性的。在儿科人群中，恶性淋巴结肿大通常由淋巴瘤、淋巴增生性疾病和转移性疾病引起[40]。

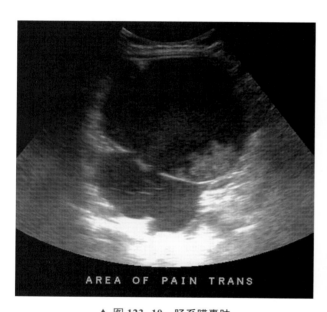

▲ 图 123-10　肠系膜囊肿
8 岁男童腹部疼痛逐渐恶化，横断面超声影像显示上腹部多房性囊性肿块伴内部碎屑。本检查胰腺未显示

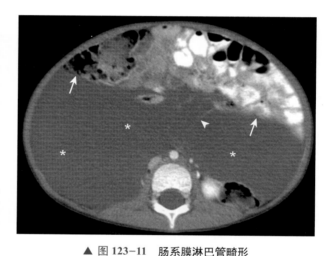

▲ 图 123-11　肠系膜淋巴管畸形
一名 3 岁男童患有肠系膜淋巴管畸形。腹部轴位增强后 CT 图像显示在腹盆腔有一个巨大的低密度肿块（＊）伴有几个细分隔（箭头），肿块引起肠向前移位（箭）

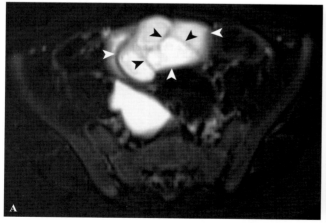

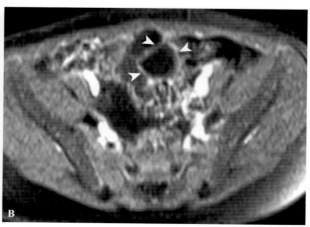

▲ 图 123-12　肠系膜淋巴管畸形
一名 4 岁男童患有肠系膜淋巴管畸形。A. 骨盆轴位脂肪抑制 T_2 加权 MR 图像显示肠系膜肿块伴有高信号（白箭头）和多发低信号细分隔（黑箭头）。B. 轴位脂肪抑制盆腔 T_1 加权 MR 图像显示仅薄的周边和间隔强化（箭头）

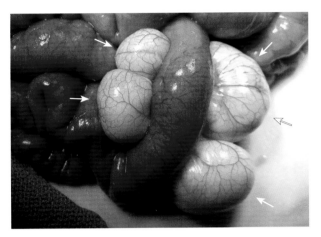

▲ 图 123–13 肠系膜囊肿
以远端小肠肠系膜为中心的肠系膜囊肿（箭）大体图像

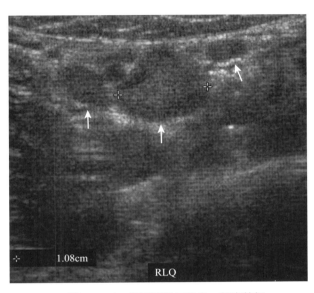

▲ 图 123–14 肠系膜淋巴结炎：超声特征
患腹痛 12 岁男孩的超声显示右下腹（÷）淋巴结肿大（箭），阑尾正常（未显示）

在超声评价方面，儿童肠系膜淋巴结肿大定义[43] 为短径 > 4mm[44] 和长径 > 10mm，由分级压迫超声确定（图 123–14）。然而，由于肠胃气体所致的模糊、有限的视野和操作者的依赖性，超声可低估腹部淋巴结肿大[45]。CT 是一种较为敏感的腹部淋巴结评价影像学手段。CT 确定小儿肠系膜淋巴结肿大的标准为短径 > 8mm，研究表明，这个标准会导致 5% 的儿童出现假阳性率[45]。淋巴结的回声对区分正常淋巴结和淋巴结肿大不敏感[46]。

小儿肠系膜淋巴结肿大的常见病因是肠系膜淋巴结炎。肠系膜淋巴结炎以肠系膜淋巴结的良性炎症为特征，有时与肠炎相关[40]。患者倾向于表现为急性、慢性或反复性腹痛，没有其他疾病的证据[45]，患者还可能出现恶心、呕吐、腹泻、右下腹疼痛和压痛、发热和白细胞增多表现。由于临床表现相似，肠系膜淋巴结炎很难与急性阑尾炎鉴别[40]。事实是，正常无症状儿童中在回肠和主动脉旁区域可见肿大淋巴结，使问题更为复杂[46]。

肠系膜淋巴结炎的 CT 表现包括右侧腰大肌前和小肠肠系膜淋巴结肿大。这种淋巴结肿大比阑尾炎更广泛，阑尾炎往往是在右侧腰大肌前区孤立存在。肠系膜的炎性改变也已被描述[40]。

儿童人群感染性或炎性淋巴结肿大可能由结核、猫抓病、真菌感染或结节病引起[40]。虽然 CT 上大多数淋巴结肿大密度均匀，类似于肌肉，但表现为中央低密度伴周围强化的淋巴结更符合感染性或炎性过程而非肿瘤性[40]。这种强化模式已被描述为结核的特征（见于约 60% 的病例），但可见于任何与中央淋巴结坏死相关的病程。有研究表明结核引起肠系膜淋巴结肿大比腹膜后淋巴结肿大更明显[40]。

肠系膜淋巴结肿大常见于克罗恩病患者。受累的淋巴结可遍及肠系膜内，从肠系膜根部到外周，也可以更集中见于右下腹。炎症性肠改变不一定有淋巴结肿大存在[47]（图 123–15）。肠系膜淋巴结肿大也见于结节病和结缔组织疾病，但它通常不是唯一的影像学异常[47]。

在儿科人群，恶性淋巴结肿大通常由淋巴瘤、淋巴增生性疾病和转移性疾病引起。在淋巴瘤中，淋巴结开始时小而离散，但可以融合形成软组织肿块（图 123–16）。淋巴结肿块具有特征性表现，围绕生长并取代正常血管和肠管[47]。在 CT 上，淋巴结通常表现为软组织密度并均匀强化，尽管周围强化也有描述。未治疗的淋巴瘤中钙化淋巴结罕见，发生率小于 1%，但在治疗后常常钙化[47]。

表现为腹部淋巴结肿大的淋巴瘤通常是非霍奇金淋巴瘤，而淋巴结肿大通常累及肠系膜和腹膜后[40]。Epstein-Barr 病毒诱发的淋巴增生性疾病倾向于累及结外实质而非淋巴结肿大[48, 49]。

儿科人群中肠系膜实性肿块罕见。硬纤维瘤见于有 Gardner 综合征病史或既往手术或外伤史的患者[40]。肠系膜肿块的其他鉴别诊断包括孤立性炎性或肿瘤性淋巴结和炎性假瘤[40]。成纤维小圆细胞瘤是一种罕见的恶性肿瘤，通常表现为盆腔明显的肿瘤，伴有多种腹膜转移及其他转移[50, 51]（图 123-17）。腹膜转移在儿童中很少见，但也可在患恶性卵巢肿瘤儿童中见到。

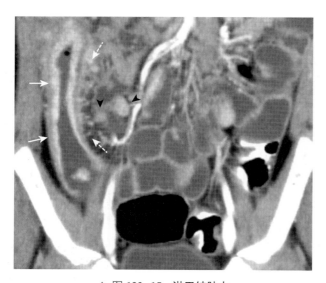

▲ 图 123-15　淋巴结肿大

一个患有克罗恩病的 8 岁女孩，腹盆增强 CT 冠状面重建图像。有肠壁增厚和末端回肠高强化（实箭），右下腹（箭头）存在多发肠系膜淋巴结肿大，还发现直小血管充血（虚箭）

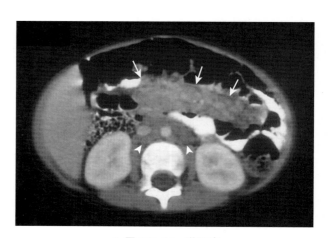

▲ 图 123-16　淋巴瘤

3 岁淋巴瘤患儿横断面 CT 显示沿肠系膜软组织结节（箭）、腹主动脉旁和主动脉腔静脉腹膜后淋巴结肿大（箭头）

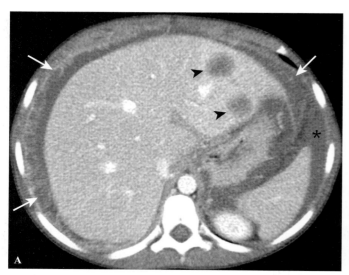

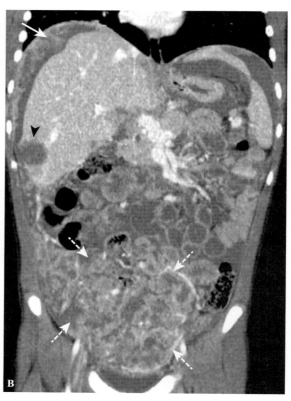

▲ 图 123-17　成纤维小圆细胞瘤

一名 8 岁女孩患腹部成纤维小圆细胞瘤，腹部和盆腔增强 CT。A. 轴位图像显示多发腹膜种植（箭）、复杂腹水（*）和肝脏转移（箭头）。B. 冠状位图像显示除了腹膜种植（实箭）和肝转移（箭头）外巨大肠系膜肿块（虚箭）

第十五篇

常见的临床问题
Common Clinical Problems

Textbook of Gastrointestinal Radiology
（4th Edition）

胃肠影像学（原书第4版）

第 124 章　急腹症
The Acute Abdomen

Richard M. Gore　Kiran H. Thakrar　Daniel R. Wenzke　Robert I. Silvers　Uday K. Mehta
Geraldine Mogavero Newmark　Jonathan W. Berlin　**著**
宋　翔 **译**　朱海滨 **校**

急腹症一词定义了一种临床综合征，其特征是突然发生严重腹痛，需要紧急内科或手术治疗。及时准确的诊断对于最大限度地降低发病率和死亡率至关重要。鉴别诊断类别广泛，包含了感染性、炎性、阻塞性和肿瘤性疾病，范围从良性自限性疾病到需要紧急手术的病症（图 124-1）。在一篇涉及约 30 000 名急腹症患者的综述中，Shah 观察到 28% 的患者患有阑尾炎，9.7% 患有急性胆囊炎，4.1% 患有小肠梗阻，4% 患有急性妇科疾病，2.9% 患有急性胰腺炎，2.9% 患有急性肾绞痛，2.5% 患有穿孔性消化性溃疡及 1.5% 患有憩室炎。除此之外，还有 1/3 的患者无法明确病因[1]。

对于急腹症的临床诊断常富有挑战性，因为体格检查、临床表现和实验室检查的结果往往是非特异性和非诊断性的[2-5]。超声在评估患者的胆囊及儿童和孕妇的阑尾疾病方面已经具备了独特优势。磁共振（MR）在孕妇中的应用也越来越常见。但是多排螺旋计算机断层扫描（MDCT）已成为大多数急腹症患者分类的首选检查手段。这是因为 MDCT 可以全方位显示肠道、肠系膜、网膜、腹膜、腹膜后、腹膜下及腹膜外多种结构而不受肠道气体和脂肪的影响。MDCT 扫描可以在不增加辐射暴露、不受呼吸运动影响的情况下获得更薄的连续图像。多平面重建图像可以通过各向同性技术的数据集获得。快速扫描允许在单次静脉推注造影剂后采集不同时相信息[6]。本章讨论了引起急腹症的最常见腹部疾病的横断面影像学特征。

一、技术考虑

考虑到急腹症病因的多样性，现已经创建了用于患者准备和扫描的多种 MDCT 方案。成像技术的选择取决于最可能的诊断、临床环境和专业知识。检查应针对每位患者个性化设置。有关腹部 CT 方案的更详细讨论，请参见第 5 章。

最佳的扫描方案是覆盖了整个腹部和盆腔的全面检查。当扫描范围仅根据复杂多变的临床诊断决定则很容易发生误诊。扫描范围从膈肌到耻骨联合下，冠状位和矢状位重建图像有助于确诊[3]。

静脉注射造影剂有助于诊断内脏静脉血栓形成、肠缺血、动脉瘤和活动性出血及实质脏器异常。阑尾炎、胆囊炎、憩室炎、克罗恩病和感染性小肠结肠炎等管壁的炎性改变通过增强也得到更好显示。对比增强扫描还可以很好的显示肝脏、脾脏和肾脏的肿瘤、脓肿及梗死。静脉注射含碘造影剂具有肾毒性和潜在的对药物过敏的风险，并且可能掩盖肾和输尿管结石。大多数患者增强扫描所提供的信息证明了风险和额外费用是合理的。注射速率应 ≥ 3ml/s，注射量为 125～150ml 的 60% 含碘造影剂。动脉期成像（延迟 40s）对怀疑出血、肠缺血和动脉血栓形成的患者有帮助。延迟 60～70s 获得门静脉期图像。对肾脏和盆腔的延迟扫描可以发现在早期时相中可能被忽视的肾盂肾炎、肾脏肿块和膀胱疾病[4-6]。

当怀疑肠梗阻、肠缺血或梗死、肠道感染或炎症时，肠腔内的固有液体可作为良好的阴性造影剂。阳性造影剂会导致算法低估或过度，进一步干

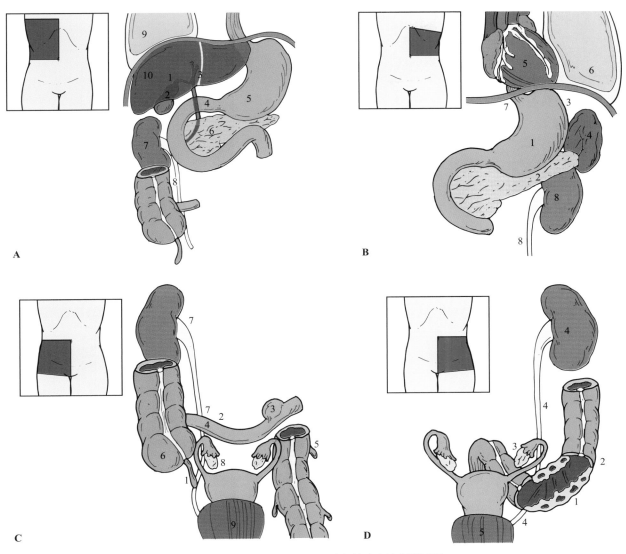

▲ 图 124-1 不同象限导致急性腹痛的主要原因

A. 右上腹疼痛的原因：1. 胆囊管梗阻；2. 胆囊炎；3. 胆管炎、胆道梗阻；4. 十二指肠炎、十二指肠溃疡；5. 胃炎、胃溃疡，6. 胰腺炎、胰腺癌；7. 肾盂肾炎、肾梗死、肾或输尿管结石、肾积水；8. 肝下的阑尾炎；9. 肺炎、胸腔积液、肺栓塞；10. 肝炎、肝脓肿、肝肿瘤出血、急性肝充血（右心衰竭）、Budd-Chiari 综合征、门静脉血栓形成。B. 左上腹疼痛的原因：1. 胃炎、胃溃疡；2. 胰腺炎、胰腺癌；3. 膈下脓肿；4. 脾梗死和感染；5. 心脏原因，包括心包炎、心包积液、心肌梗死；6. 左肺下叶肺炎、积液、肺栓塞；7. 食管裂孔疝、胃食管反流病；8. 肾盂肾炎、肾梗死、输尿管结石。C. 右下腹疼痛的原因：1. 阑尾炎；2. 肠系膜淋巴结炎、大网膜扭转；3. 梅克尔憩室、回肠憩室炎；4. 克罗恩病、感染性或缺血性回肠炎；5. 冗长的乙状结肠憩室炎；6. 感染性、缺血性或炎症性结肠炎、肠脂垂炎；7. 肾脏感染或梗死、输尿管结石；8. 卵巢疾病，包括囊肿破裂、扭转、盆腔炎、异位妊娠；9. 感染性和炎症性膀胱炎。D. 左下腹疼痛的原因：1. 憩室炎、肠脂垂炎；2. 感染性、炎症性或缺血性结肠炎；3. 卵巢疾病，包括囊肿破裂、扭转、盆腔炎、异位妊娠；4. 肾盂肾炎、肾或输尿管结石；5. 感染性和炎症性膀胱炎（引自 Dieter B, Modder U: Diagnostic Imaging of the Acute Abdomen. Berlin, Springer-Verlag, 1988, p 5）

扰对肠道强化和活力的评估。在这些情况下不需要予口服造影剂或者给予水等阴性造影剂。疑似肾、输尿管结石和腹主动脉瘤破裂的患者，应首先进行无口服造影或平扫扫描。

对于缺乏特异性症状和体征的患者，我们更倾向于在扫描前至少 1h 给予 800～1000ml 的 2% 口服、稀释的水溶性造影剂溶液。口服造影剂主要用于区分肠襻和腹盆部肿块、脓肿。口服造影剂会影响肠出血或缺血的诊断，并限制了对输尿管结石、阑尾结石和胆管结石的检出。口服造影剂使用的实际困难包括充盈肠道需要较长时间、造影剂分布的随机性、患者不能摄入和需要足够数量的药物等。

既往研究提示使用直肠造影剂有助于阑尾炎、憩室炎和肠脂垂炎的检出。患者左侧卧位，在不使用球囊、利用重力作用将 400～600ml 的 3% 水溶性造影剂溶液通过软橡胶直肠导管注入，然后将患者转到仰卧位进行扫描。

急腹症患者另一种预处理方法是在没有口服、静脉或直肠给予造影剂的情况下进行 CT 扫描。这种操作迅速、几乎没有风险，不会引起患者的不适。但这种扫描方式的问题是很难解释病情，尤其是对于腹部或盆腔脂肪较少的患者。

二、阑尾炎

急性阑尾炎（图 124-2）是最常见的腹部外科急症，在美国每年患病人数约 25 万人 [7]。尽管大多数患者可根据病史、体格检查和实验室检查结果做出正确诊断，但对于 20%～33% 症状不典型的患者的诊断较为困难。对于婴幼儿、老年患者和育龄期妇女的诊断尤为困难。过去剖腹手术探查阴性率平均约 20% 是被接受的 [7]。MDCT 在疑似阑尾炎患者的应用对其预后产生积极影响，明显提高了剖腹手术的阳性率。手术误诊率从未行影像检查前的 20%～40% 降至目前的 5%～10% [8, 9]。

急性阑尾炎的 MDCT、超声和 MR 表现可反映炎症的范围和严重程度（图 124-3）。病变程度较轻时阑尾呈轻度扩张（直径 6～15mm）、充满液体的结构，可见阑尾壁环形均匀增厚（图 124-4），少数

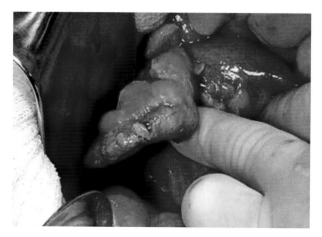

▲ 图 124-2 阑尾炎
这幅术中图像显示扩张并弥漫性发炎的阑尾

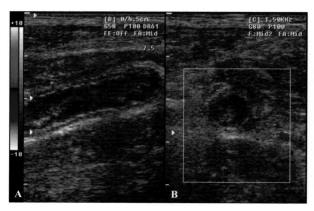

▲ 图 124-3 阑尾炎的声像学特征
A. 腹部右下象限声像图可见沿长轴扩张、发炎的阑尾。B. 发炎阑尾的横轴成像可显示肠壁增厚和阑尾壁增加的彩色多普勒血流，提示伴随炎症的充血

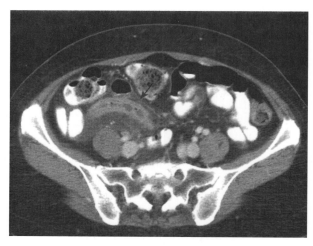

▲ 图 124-4 阑尾炎的 CT 特征
轴位图像显示扩张的、充满液体和气体的阑尾（箭），伴有肠壁增厚和阑尾周围炎性改变

时候炎症仅局限在阑尾盲端（即所谓的"阑尾盲端炎"）。在超声检查也会发现阑尾周围炎症，并可引起阑尾的压痛。发炎的阑尾通常在彩色多普勒超声提示血供较丰富 [10, 11]。

在 MDCT 上，阑尾壁均匀增厚伴明显强化是急性阑尾炎的典型表现，在轴位图像上可见到靶环征（图 124-4）。阑尾周围炎表现为阑尾系膜脂肪间隙模糊。CT 较 X 线片能更可靠地检出阑尾钙化或结石 [12-20]。X 线片对对阑尾结石的显示不如 CT 或超声。随着疾病进展、发生穿孔，阑尾正常结构破坏消失，局部被蜂窝织炎或脓肿所取代（图 124-5）。病变邻近的末端回肠和盲肠可见肠壁受累增厚。对

症状典型的患者，在脓肿或蜂窝织炎中见到阑尾结石则可明确阑尾炎的诊断。如果未见到阑尾结石，阑尾炎的鉴别诊断包括盲肠憩室炎、回肠憩室炎、Meckel 憩室炎、肿瘤穿孔（盲肠、阑尾或回肠）和克罗恩病伴脓肿形成[20-30]。

MR（图 124-6）也越来越多地应用于临床高度怀疑阑尾炎的孕妇。MR 特征与 CT 所见相似，阑尾直径增粗＞ 7mm 并伴有阑尾周围炎性改变。有关阑尾炎更全面的讨论请参见第 56 章。

三、憩室炎

病史明确存在憩室的患者中，憩室炎的发生率为 10%～25%。憩室炎一般是憩室的微穿孔造成，少数可由于憩室较大穿孔累及结肠周围腹膜下丰富的脂肪间隙所导致的。这类患者通常表现为左下腹疼痛、发热和白细胞增多。临床误诊率为 34%～67%[31, 32]。CT 对憩室炎患者的目的是确诊及判断有无并发症（如脓肿），为外科选择经皮或开腹治疗路径提供建议，并进一步为排除憩室炎的患者提出其他可能的诊断[33, 34]。

憩室炎患者的典型 CT 征象是周围脂肪的炎症改变，在高达 98% 的患者中均可观察到（图 124-7）。轻症病例可表现为邻近脂肪间隙轻微模糊，也可伴有少量液体积聚、细条索和肠腔外气体。较严重的患者可发生蜂窝织炎或有临床症状的脓肿形成。超过 80% 的患者有明显的憩室，同时约 70% 的患者可观察到对称性管壁增厚超过 4mm。其他典型特征包括直小血管充血和联合筋膜平面下方层面的液体聚集[31-34]。

部分患者可在发生炎症的结肠憩室附近发现造影剂呈箭头状聚集（即憩室炎的箭头征）。憩室炎还可表现为结肠旁突出腔外类圆形凸出，中心可伴

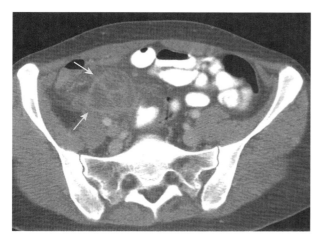

▲ 图 124-5　阑尾脓肿
右下腹沿着盲肠的内侧面可见脓肿（箭）

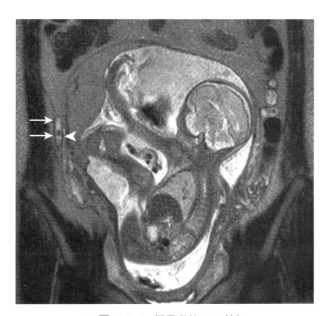

▲ 图 124-6　阑尾炎的 MR 特征
妊娠晚期的孕妇腹部冠状位 T₂ 加权像，胎盘外侧面可见以阑尾壁增厚、腔内充满液体和阑尾周围炎为特征的阑尾炎（箭和箭头）

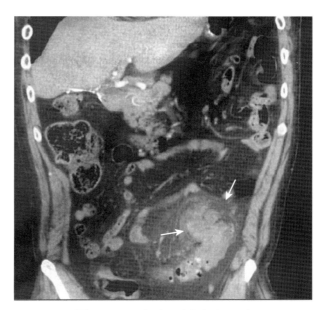

▲ 图 124-7　乙状结肠憩室炎的 CT 表现
冠状位重建图像显示了乙状结肠与降结肠交界处肠壁增厚和乙状结肠系膜蜂窝织炎（箭）

有软组织钙化、钡或气体[31-34]。

癌性穿孔是乙状结肠憩室炎最主要鉴别诊断。急性憩室炎患者的结肠壁厚度通常 < 1cm，但对于严重肌肉肥大的患者肠壁可达为 2～3cm 厚，影像学表现类似于结肠癌。支持急性憩室炎诊断的 CT 表现包括拴系或锯齿状管腔结构、联合筋膜平面内液体的存在、直小血管充血。反之，病变段肠管与正常肠管的分界过度截然、伴局部肿大淋巴结及肠壁增厚超过 1.5cm 等征象更支持癌[31-34]。

急性憩室炎的并发症包括脓肿形成（图 124-8）、大肠和小肠梗阻、阑尾继发性炎症、瘘管、窦道和症状明显的腹腔内穿孔。右侧憩室炎在临床上通常难以诊断。与阑尾炎患者相比，右侧憩室炎患者病史较长、疼痛较轻、最大压痛点较高，临床上可类似急性胆囊炎。多达 1/3 的患者存在可触及的肿块，表现类似阑尾或盲肠肿瘤。

右侧憩室炎的 MDCT 表现还包括局灶性结肠周围炎性改变、肠壁轻度增厚以及右半结肠肠壁最厚层面可见突出腔外的憩室。合并感染的憩室可包含气体、液体、造影剂或钙化成分。正常阑尾结构可见。如果阑尾未见显示，则在鉴别诊断中必须考虑阑尾炎、肠脂垂炎、盲肠炎或穿孔性盲肠癌[31-34]。有关憩室炎更全面的讨论请参见第 55 章。

四、肠梗阻

小肠和结肠梗阻约占腹部外科急症的 20%[35]。MDCT 取代了传统的检查手段，因为它可以更可靠地回答几个问题：是否存在梗阻？梗阻部位在哪？梗阻的原因是什么？梗阻的严重程度如何？梗阻是单纯性的还是闭襻性的？是否存在绞窄或缺血？区分单纯性和闭襻性梗阻很重要（图 124-9），因为单纯性肠梗阻可以采取保守治疗，而闭襻性梗阻需要及时的手术治疗。对于肠梗阻的患者，由于腔内液体和气体可充当天然造影剂，因此可以在没有口服造影剂的情况下进行扫描。静脉注射造影剂对于评估肠道灌注和缺血以及显示肠系膜血管的大小、形态和通畅程度很重要[36]。如果给予口服造影剂，数小时后腹部延迟摄片可明确造影剂是否已进入结肠。

肠梗阻的 CT 特征性发现是明显扩张和瘪陷肠管之间过渡区。仔细观察过渡区和管腔内容物通常会揭示梗阻的根本原因。CT 对存在内外疝、肿瘤、胆石性肠梗阻、各种形式的肠套叠及 Billroth Ⅱ 式术后输入襻梗阻的患者最有帮助。如果不存在肿块、疝气、肠套叠、脓肿或炎性增厚，则粘连是最可能的诊断。典型的粘连具有鸟嘴状变窄，受影响的肠道可能很难看到，这取决于肠襻相对于轴位扫描平面的方向。在冠状位和矢状位动态观察或多平面重建有助于确诊[37-47]。

应仔细观察前腹壁以寻找既往的手术瘢痕。"小肠粪便征"常出现在梗阻部位附近。如果检查前口

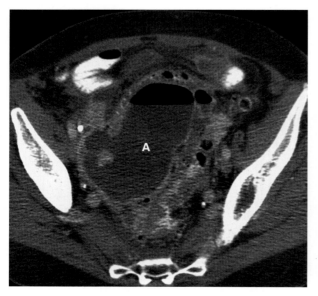

▲ 图 124-8 由乙状结肠憩室炎引起的脓肿
在乙状结肠系膜中可见含有气液平面的巨大脓肿

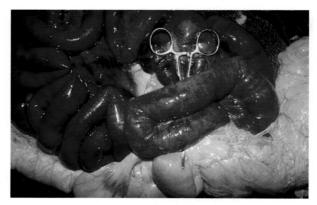

▲ 图 124-9 绞窄性小肠梗阻
术中照片显示由于肠扭转周围粘连造成绞窄继而引起小肠出血坏死

服阳性造影剂，在接近梗阻水平时造影剂浓度会变得很稀。最接近梗阻水平的小肠扩张最明显。

嵌顿性或闭襻性梗阻表现为环状、充满液体的结构，伴有近端肠管积气积液、扩张。肠系膜血管呈放射性分布（图124-10），它们可被拉伸并朝向U形或C形集聚。两个相邻并折叠成圆形、椭圆形或三角形节段通常提示扭转部位的起点和终点。肠系膜血管可能有一个不寻常的病程。当缺血进展时，肠壁可能增厚并具有黏膜下水肿引起的外观表现。受累肠壁可能表现为低强化或延迟强化。液体和出血可能聚集在受累节段的肠系膜、肠壁和管腔中。肠系膜变得模糊，并且可能会形成腹水[37-47]。

据报道，对于存在小肠高位梗阻的患者，CT的敏感性达90%～99%。CT对小肠低位梗阻患者的诊断准确率相对较低。大肠梗阻（图124-11）也可以通过 MDCT 来证实。有关肠梗阻更全面的讨论请参见第 46 和 62 章。

五、急性胆囊炎

急性胆囊炎是由胆囊梗阻及其伴随的壁层炎症引起的，并伴有感染，有时伴有坏死。大多数病例是由于胆囊颈或胆囊管胆结石阻塞引起的。只有20%的胆囊结石患者会发生急性胆囊炎，许多表现为右上腹疼痛的胆囊结石患者具有导致其症状的其他病理情况[48]。

只有 20%～30% 的右上腹疼痛患者患有急性胆囊炎。主要超声诊断标准是与胆结石相关的超声墨菲征。急性胆囊炎的继发征象包括囊壁增厚（＞3mm）和分层，正常锥形胆囊颈部消失而表现为椭圆形或圆形的扩张或水肿的胆囊、胆囊周围积液[48, 49]（图124-12）。

虽然超声是诊断急性胆囊炎的首选方法，但由于诊断不明确，CT 往往是最初的检查手段。急性胆囊炎最典型的 CT 表现是囊壁增厚超过 3mm（在胆囊扩张的情况下）及炎症性管壁强化（图124-13A）。由于肝动脉充血和早期静脉引流，在发炎的胆囊附近的肝实质可能发生短暂的、局灶性的强化增高（图124-13B）。其他缺乏特异性的征象包括胆囊周围积液、胆囊周围脂肪间隙模糊及胆汁的密度增高。CT 还可显示急性胆囊炎的并发症，包括穿孔和坏疽。气肿性胆囊炎存在壁内或腔内气体[49, 50]。有关急性胆囊炎更全面的讨论请参见第 77 章。

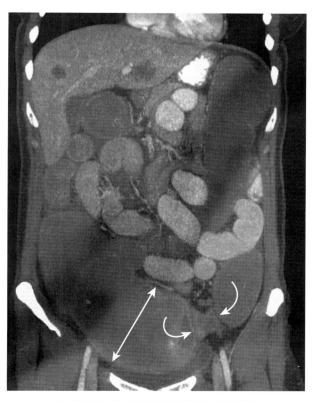

▲ 图 124-11　乙状结肠癌导致大肠梗阻
冠状位重建图像显示引起梗阻的乙状结肠肿块（弯箭）。可见盲肠扩张（双头箭）、肝转移

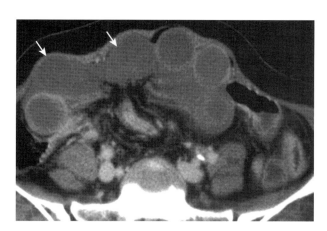

▲ 图 124-10　闭襻性小肠梗阻的 CT 表现
轴位图像显示一位存在肠系膜内疝的患者，其梗阻的回肠襻汇聚到中心点。梗阻的肠壁环形增厚、部分肠襻低强化（箭）和邻近小肠系膜水肿。术中发现肠缺血

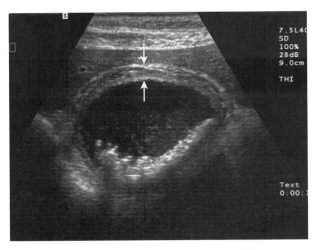

▲ 图 124-12　急性胆囊炎的声像图特征

右上腹的横向声像图显示胆囊内的淤泥和伴有声影的结石。囊壁增厚（箭）与水肿有关，造成囊壁分层改变。该患者还存在超声墨菲征

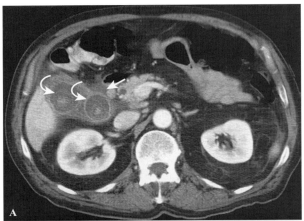

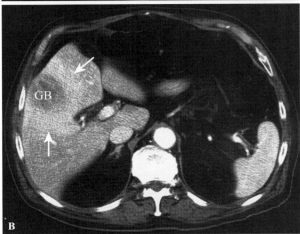

▲ 图 124-13　急性胆囊炎的 CT 表现

A. 在厚壁胆囊内可见两枚大结石（弯箭）。注意到胆囊周围积液（直箭）。B. 胆囊头侧层面的 CT 图像缩窄窗宽，炎症性胆囊（GB）周围的肝实质可见一过性早期强化（箭）

六、胆总管结石

胆总管结石患者常见临床症状为急性右上腹疼痛、发热、黄疸和胰腺炎。薄层重建可提高 MDCT 对结石的检出率。典型表现包括胆总管内见到高密度致密灶，或者可以看到混合胆固醇 - 钙结石的低、高密度分层样改变，近端胆管可伴有明显扩张。MDCT 对胆总管结石诊断的敏感性为 88%、特异性为 97%、准确性为 94%，然而，肠腔和血管内阳性造影剂的使用可能掩盖对边缘钙化结石的检出 [49, 51, 52]。MR 和 MR 胰胆管造影是诊断胆总管结石的最佳手段。

七、消化性溃疡

消化性溃疡患者的通常表现为与急性胰腺炎和胆囊炎难以区分的非局限性体征和症状，MDCT 通常是首选检查。最常见的 MDCT 表现是局灶性管壁增厚，这是一种非特异性表现。有时，会发现活动性溃疡或穿孔（图 124-14），伴有邻近脂肪、肠系膜和网膜的炎性改变 [53]。

八、胰腺炎

MDCT 在急性胰腺炎患者的临床诊断（图 124-15）、

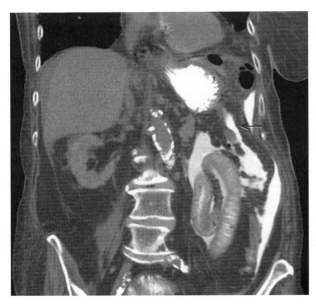

▲ 图 124-14　穿孔性胃溃疡的 CT 表现

左上腹的腹膜间隙中存在外渗造影剂（箭）

治疗和分期中起着至关重要的作用。MDCT 可显示胰腺内的出血和坏死，并明确邻近器官内炎症的扩散范围。急性胰腺炎的 MDCT 表现反映了腺体和周围脂肪的水肿，但在高达 28% 的轻症病例可表现为正常胰腺[54]。整个胰腺可表现为肿大，并具有粗糙、不规则的轮廓。在轻症病例中，胰周脂肪含有高密度的纤维束、血管边缘模糊、筋膜增厚。其他正常腺体的周围可能存在轻度胰周炎症。节段性胰腺炎发生在 10%～18% 的患者中，并且通常与结石有关。通常腺体表现为均匀强化[55]。

在进展期的病例中，腺体内胰液的渗出形成许多小的、胰腺内的液体密度积聚。在坏死性胰腺炎中，腺体增大并常被高密度的渗出物包裹。坏死的实质成分表现为强化减低或无强化，与正常强化的存活组织存在明显分界。胰体和胰尾受累更常见，胰头由于其丰富的侧支循环而相对少见。增强后强化的存活胰腺组织可散布在整个腺体中。胰腺周围渗出物可累及胰周脂肪，模糊筋膜层面，并穿透筋膜、腹膜边界和韧带。这些渗出物通常聚集在较小的腔隙、肾旁前间隙和前筋膜间隙中。MDCT 也有助于提示血管并发症，如假性动脉瘤和脾动静脉血栓形成。

MDCT 可以通过显示坏死来帮助预测患者的预后。在一项研究中，MDCT 上无坏死迹象的患者死亡率为 0%、发病率仅为 6%，而大面积坏死（＞50%）的患者发病率为 75%～100%，死亡率为 11%～25%[55]。有关胰腺炎更全面的讨论请参见第 97 章。

九、穿孔

胃肠道穿孔通常是消化性溃疡、憩室炎、严重肠炎、梗死、创伤、肿瘤或闭襻性梗阻的致死性并发症。MDCT 是评估有腹膜炎症状患者的理想方法，而腹膜炎往往被误诊为其他急性病变。MDCT 可检出胸部或腹部 X 线片上可能忽略的气腹[56-59]。肺窗、连续动态观察图像有助于腔外气体的显示。

对穿孔部位的检测通常很困难，但可以通过口服和静脉注射造影剂来辅助诊断。包裹性液体和气体（图 124-16）、局灶性肠系膜或网膜浸润及壁腹

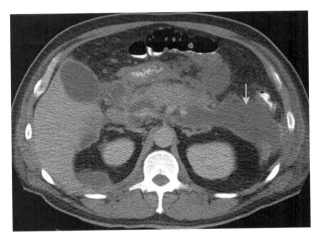

▲ 图 124-15　胰腺炎的 CT 表现
在该轴位图像上，左前筋膜间平面内可见炎性液体积聚（箭）

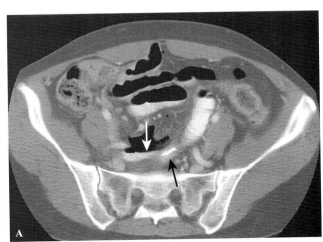
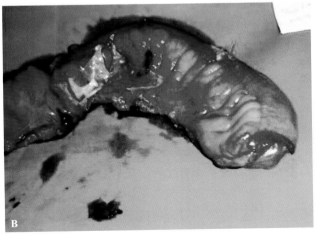

▲ 图 124-16　由鸡骨引起的小肠穿孔的 CT 与大体病理结果
A.CT 显示由于鸡骨（黑箭）穿孔引起的小肠系膜内的空气 - 造影剂平面（白箭）。B. 手术标本显示了穿孔部位

膜的局部增强有助于明确穿孔部位[56-59]。

十、肠缺血

肠道血管功能不全是老年急性腹痛患者或任何有冠心病、外周血管疾病、动脉炎、低血压、脱水或心脏代偿失调病史患者需要考虑的鉴别诊断。肠缺血患者症状广泛、不特异，导致临床诊断困难。肠缺血的主要原因包括灌注不足和动脉或静脉闭塞或血栓形成。通常，某一个因素的优势决定了结果。CT 在鉴别缺血的早期改变中发挥重要作用。需要快速静脉注射造影剂（＞3ml/s）以优化血管显示并评估肠系膜上动、静脉的通畅性[60-63]。

肠缺血的 CT 表现取决于其病因、病程和严重程度。肠壁增厚是最常见的影像学表现，还可呈现由黏膜下水肿引起的靶环或晕环状外观。水肿增厚的肠壁在扩张肠管内充满液体、气体或造影剂的情况下是最易观察的。这种表现是非特异性的，可见于感染性和炎症性肠病。肠系膜模糊提示水肿和出血。腹腔和肠系膜上、下动静脉内出现局灶性积气或血栓可做出特异性诊断。缺血性肠病患者的肠壁、肠系膜和门静脉系统中出现气体提示预后不佳（图 124-17）。CT 对气肿和门静脉积气检出的敏感性远高于 X 线检查[64-68]。

结肠缺血通常是由低灌注或低血压引起的，肠系膜血栓罕见。MDCT 显示由黏膜下水肿引起的结肠节段性增厚，伴有扇形、不规则状边缘[65]。有关肠缺血更全面的讨论请参见第 47 章和第 62 章。

十一、腹腔脓毒症

患有腹部脓肿或腹膜炎的患者可出现急腹症。腹部感染通常由肠道、胆道或泌尿生殖系统的细菌连续传播引起。这些感染通常是多菌性的，包括需氧和厌氧生物。MDCT 是诊断腹腔脓肿最准确的影像学检查方法。最初，脓肿表现为由大量炎性细胞涌入形成的软组织密度肿块。随着脓肿成熟、中央发生液化坏死，周围血管增多并伴有结缔组织形成，病变呈现典型的中央低密度区和边缘强化。40%～50% 的患者中存在小气泡或气液平面，提示

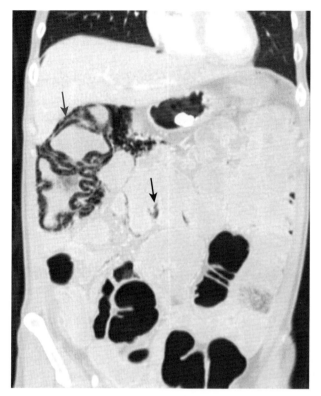

▲ 图 124-17 伴有肠壁积气和肠系膜静脉内气体的结肠梗死的 CT 特征

冠状位 CT 显示结肠肝曲区域的肠壁积气（红箭）和肠系膜上静脉内的气体（黑箭）

腹腔内脓毒症。脓肿往往呈类圆形或椭圆形，但当脓肿毗邻实质脏器时可发展成扁豆状或新月形。脓肿还会推移周围结构，使邻近的筋膜平面消失或增厚，并引起邻近肠系膜或网膜脂肪间隙的炎症[3-5]。有关腹腔脓肿更全面的讨论请参见第 72 章。

十二、肠脂垂炎

这种异常情况发生在结肠的肠脂垂发炎、扭转或缺血时。肠脂垂炎的临床和影像学表现类似阑尾炎及左、右两侧憩室炎。发炎的肠脂垂表现为小的、脂肪密度肿块，伴有与结肠浆膜面毗邻的高密度边缘。在病变的中心可以看到小的、圆形或线样的高密度病灶，代表血管内血栓形成。肠脂垂炎也可产生占位效应，邻近肠壁局灶性增厚，肠系膜脂肪浸润，以及周围腹膜的局灶性增厚（图 124-18）[69-71]。

MDCT 通常可确诊。在许多情况下可以避免手

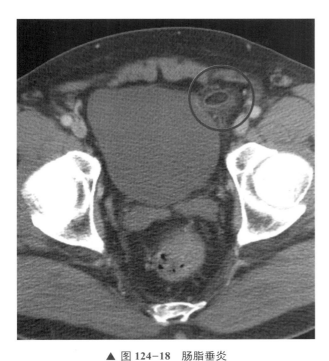

▲ 图 124-18　肠脂垂炎

CT 表现为椭圆形脂肪密度结构（圆圈），网膜附属物被结肠周围密度增高的脂肪环绕

术，因为肠脂垂炎是一种自限性疾病。有关肠脂垂炎更全面的讨论请参见第 62 章。

十三、网膜扭转和梗死

网膜扭伤或梗死是一种罕见的疾病。部分大网膜发生扭转或自发性静脉血栓形成，有时两者兼而有之，这导致有相应部位压痛的严重腹痛。最常发生在右下腹，在这种情况下临床表现类似急性阑尾炎，也可发生在右上腹，类似于急性胆囊炎。这种右侧更多见可能反映了血管发育变异，这种变异更易导致右侧静脉血栓形成[72]。

CT 显示受累节段大网膜脂肪密度增高（图124-19）。这需要与网膜原发或继发性恶性肿瘤（如肿瘤网膜转移）、网膜感染（如结核）和肠脂垂炎相鉴别。网膜梗死和扭转累及网膜范围通常大于肠脂垂炎[73]。有关网膜扭转和梗死更全面的讨论请参见第 62 章。

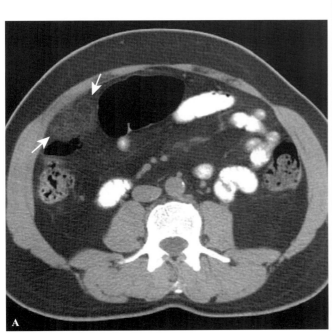

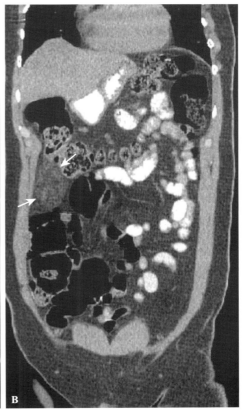

▲ 图 124-19　大网膜的局灶性扭转 - 梗死的 CT 表现

轴位（A）和冠状位（B）图像显示一小部分网膜脂肪的局灶性密度增高（箭）

十四、肠系膜淋巴结炎

回结肠淋巴结的良性炎症可引起肠系膜淋巴结炎，在临床上常类似阑尾炎。小肠结肠炎耶尔森菌、假结核耶尔森菌和空肠螺杆菌是最常见的病原体。阑尾正常，邻近回肠和盲肠可能增厚。在 MDCT 上，可见肠系膜淋巴结肿大（＞5mm），周围肠系膜可有炎性改变（图 124-20）[74]。

十五、感染性小肠结肠炎

因腹痛到急诊科就诊的几乎 70% 是胃肠炎和感染性小肠结肠炎患者。大多数情况是自限性的，不需要影像检查。在非典型病例中，腹部绞痛而不是腹泻可能是其主要症状。侵袭性大肠埃希菌、志贺菌、沙门菌、耶尔森菌和内阿米巴感染的较严重病例中，MDCT 扫描可能未见异常或显示非特异性的肠壁增厚[75]。

假膜性结肠炎是由于强效抗生素会破坏肠道的正常菌群，导致艰难梭菌的过度生长。细菌肠毒素的释放引起黏膜炎症，由黏液和炎性碎片引起假膜的形成。在 MDCT 上，肠壁平均增厚 15～20mm，

伴有由黏膜下水肿形成的靶或晕环状外观[75]。造影剂残留在增厚的结肠袋中可形成类似深度溃疡表现，具有手风琴样的外观（图 124-21）。管腔也可完全消失，腹水和周围炎性改变伴随这些特征出现[75]。MDCT 在鉴别艾滋病患者急腹症的一系列炎症性、感染性和肿瘤性疾病中是最有效的。隐孢子虫病和巨细胞病毒等感染会导致肠壁增厚、黏膜下层水肿和黏膜强化程度增高[75]。

粒细胞减少性小肠结肠炎（即盲肠炎）是一种急性炎症和坏死性过程，主要累及患有严重中性粒细胞减少症的免疫缺陷患者的盲肠或末端回肠及阑尾。在这种疾病中，黏膜溃疡形成之后是细菌和真菌侵入。CT 表现无特异性，包括盲肠壁节段性增厚、壁内区域水肿或坏死、结肠周围积液和肠周绞窄（图 124-22）。晚期病例可发展为肠壁积气和症状明显的穿孔[75]。有关感染性小肠结肠炎的讨论请参见第 58 章。

十六、炎症性肠病

大多数患有炎症性肠病的患者存在周期性加

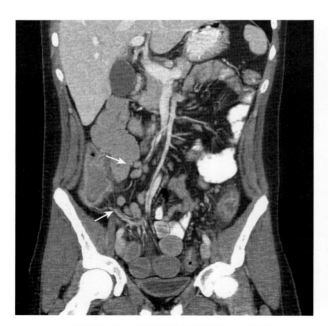

▲ 图 124-20　肠系膜淋巴结炎的 CT 表现
冠状位重建图像显示回结肠系膜内多发边界清楚的肿大淋巴结（箭）

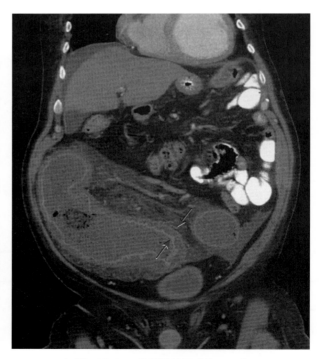

▲ 图 124-21　伪膜性结肠炎的 CT 表现
冠状位 CT 重建图像显示伴有冗长的乙状结肠黏膜下水肿（箭）的肠壁明显增厚。注意邻近的乙状结肠系膜内腹水和炎性改变

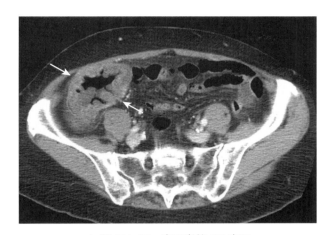

▲ 图 124-22　盲肠炎的 CT 表现

在该急性淋巴细胞白血病患者中，轴位图像显示了盲肠壁明显增厚（箭）

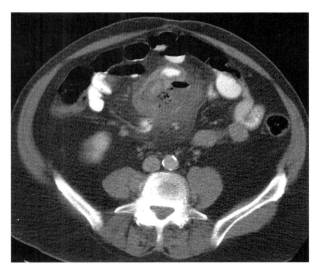

▲ 图 124-23　Meckel 憩室炎的 CT 表现

轴位 CT 图像显示了含气脓肿形成（箭）和回结肠系膜内的炎性改变

重的慢性病程。幸运的是，真正的紧急情况并不常见，但紧急情况与高发病率和死亡率有关。肠梗阻和脓肿形成是克罗恩病患者最常见的紧急情况，而溃疡性结肠炎患者可发生暴发性结肠炎、中毒性巨结肠和穿孔[75-78]。

　　将近 25% 的克罗恩病患者可出现脓肿，MDCT 是确诊和指导经皮引流的首选方法。在梗阻患者中，MDCT 所显示的患病肠管的状态可显著影响患者的治疗。MDCT 扫描可显示肠壁分层（即能够将黏膜、黏膜下层和肌层固有层清晰显示）从而提示黏膜下层水肿的存在。类固醇、生物制剂和其他免疫抑制疗法可改善这类水肿。水肿减轻可导致管腔扩张，随后改善梗阻。如果肠壁分层消失，可能存在跨壁纤维化，梗阻可能需要手术或狭窄成形术。MDCT 还可显示克罗恩病的其他非特异性并发症，包括肠系膜纤维脂肪增生、瘘管形成和反应性腺病。在暴发性溃疡性结肠炎患者中，MDCT 是评估肠壁状态和检测中毒性巨结肠早期穿孔的首选无创性手段[75-78]。有关炎症性肠病更全面的讨论请参见第 41 章和第 57 章。

十七、小肠憩室炎

　　小肠憩室炎是由空肠或回肠假憩室或 Meckel 憩室炎症引起的一种罕见疾病。CT 表现无特异性，包括肠周炎症（图 124-23）。有时，在炎症过程中

可识别出被空气或肠石填充的憩室[79]。

十八、腹主动脉疾病

　　MDCT 在显示胸腹主动脉夹层方面非常出色。矢状位（图 124-24）和冠状位的多平面重建往往有助于确诊[80]。

　　主动脉瘤破裂的临床三联征包括腹痛、搏动性肿块和低血压。几乎 1/3 的患者没有这种典型表现，而被误诊为肾绞痛和憩室炎。对于吸烟的老年人来说，应该考虑到动脉瘤破裂的诊断，因为他们有更高的破裂风险。MDCT 是疑似夹层动脉瘤和破裂患者的首选影像检查方法。不应使用阳性造影剂。在最初获得的平扫图像上仔细寻找提示与即将发生破裂高度相关的高密度血液：悬垂的主动脉征，即主动脉后壁不能被识别并与脊柱紧密相连；高密度新月征（图 124-25），归因于附壁血栓或动脉瘤壁的出血，这可能是动脉瘤破裂的第一个征象；内膜钙化的局灶不连续性[81, 82]。

　　为了获得最佳的血管分辨率、显示内膜片及多平面、三维血管图像的重建，需要快速输注造影剂（> 3ml/s）和薄层扫描。尽管动脉瘤的动脉粥样硬化管壁可强化并有血管灌注，但主动脉壁的坏死区显示为低密度的非强化局部区域。MDCT 破裂的直

接征象包括腹膜后血肿和静脉注射造影剂的明显外渗（图 124-26）[81, 82]。

十九、出血

肠道、肠系膜、网膜、腹膜后或腹部肌肉组织中的急性出血可引起急腹症。显著出血的患者有血细胞比容下降和低血压。应进行无增强扫描以发现高密度血肿。以高速率（4～5ml/s）静脉输注造影剂可识别活动性出血部位，并为随后的血管造影栓塞提供有效的指导。腹直肌鞘或腰肌可能发生出血。大多数自发性出血是由抗凝引起的（图 124-27），然而，它们也可能由肿瘤出血引起，最常见于肾细胞癌和肝细胞癌患者[83]。

二十、肝脾血管疾病

急性右心失代偿可导致下腔静脉和肝静脉扩张。这可能导致肝脏充血和 Glisson 鞘的扩张，这是一种未被充分认识的右上腹疼痛原因。MDCT 结果显示静脉扩张和造影剂回流入扩张的下腔静脉和肝静脉内[84]。

肝静脉（即 Budd-Chiaria 综合征）、门静脉和肝动脉血栓形成的患者可出现急性右上腹疼痛。症

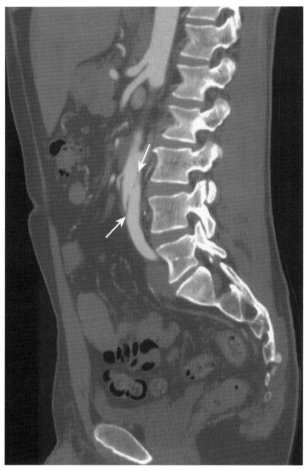

▲ 图 124-24　肾下腹主动脉夹层
矢状位重建图像显示该正常口径主动脉的内膜片（箭）

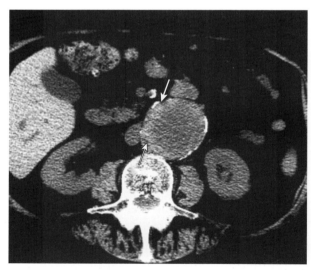

▲ 图 124-25　即将发生主动脉破裂的新月征
肾下主动脉瘤在狭窗宽显示下可见高密度血栓（箭），这与破裂发生率增加有关

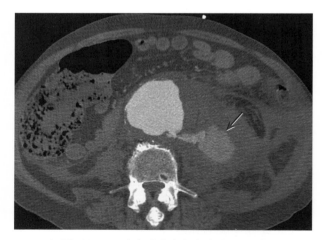

▲ 图 124-26　腹主动脉瘤主动破裂的 CT 表现
造影剂（箭）从主动脉的左侧面外渗。注意进入周围腹腔内、腹膜后、腹膜下和腹膜外间隙的出血

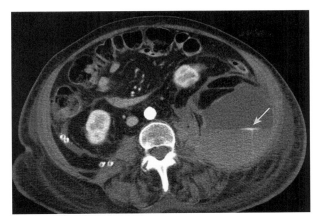

▲ 图 124-27　自发性腹膜后出血的 CT 表现

在该过度抗凝患者的左侧腹部可见造影剂的主动外渗（箭）。在多发间隙内可见出血，如腹膜后、腹膜外和筋膜间

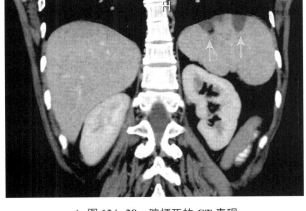

▲ 图 124-28　脾梗死的 CT 表现

CT 冠状位重建图像显示该心房颤动患者脾脏上部的两个低密度区域（箭）

状的严重程度取决于闭塞发作的范围和速度[85]。

Budd-Chiaria 综合征有多种病因，包括凝血异常、真性红细胞增多症、骨髓增生性疾病和肿瘤。肝静脉和下腔静脉可发生血栓。在早期扫描中，肝脏呈斑片状强化，伴有中央部分强化增高及外周强化减低。延迟期图像显示为这种强化模式的反转[85]。

肝硬化、肝肿瘤、胰腺炎和肠系膜门静脉炎的患者均可发生门静脉血栓形成。门静脉血栓形成在对比增强扫描中表现为低密度中心区域伴边缘环形强化。受累肝段也可发生一过性不均匀强化。癌栓可使静脉扩张并见动脉期强化[85]。

肝脏梗死很罕见，因为肝脏有双重血液供应。肝梗死通常由肝动脉血栓形成引起，其可见于脓毒症、休克、口服避孕药、肝移植、镰状细胞病、子痫、细菌性心内膜炎、创伤和结节性多动脉炎患者。MDCT 显示低密度无强化的楔形周边区域。脾和肾梗死也可能存在[84]。

脾梗死表现为急性左上腹疼痛，但临床上也可能是无症状的。细菌性心内膜炎、胰腺炎、门静脉高压症、镰状细胞病和脾肿大是导致大多数梗死的原因。在 MDCT 上，局灶性梗死表现为延伸到脾脏被膜的密度减低的楔形区域（图 124-28）。虽然一些外周强化可能是由被膜血管灌注引起的，但完全梗死可引起脾脏弥漫性低密度改变[86]。有关肝脾血管疾病更全面的讨论请参见第 90 章。

二十一、肾绞痛

MDCT 改变了对怀疑因嵌顿结石造成急性输尿管梗阻而表现为急性腰痛患者的评价。MDCT 诊断梗阻性尿路结石的阳性预测值和阴性预测值均在 95% 以上。MDCT 能明确输尿管结石的部位和大小，并能揭示 25% 的非输尿管结石患者腰痛的原因（如阑尾炎、憩室炎、胰腺炎、胆囊炎、肠梗阻、腹主动脉瘤、卵巢疾病）[87-90]。

大多数结石在 MDCT 上可见，在输尿管的走行区域的致密灶（图 124-29）。周围软组织壁通常较薄，代表输尿管壁的水肿，这强烈支持输尿管结石

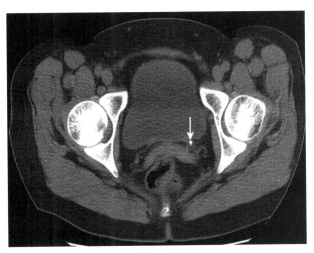

▲ 图 124-29　输尿管结石的 CT 表现

在左侧输尿管末端可见 2mm 结石（箭）

而不是静脉石的诊断。继发征象包括肾积水、输尿管积水、肾周绞窄和输尿管周绞窄。受累肾脏的密度可能低于未梗阻肾脏。超过 5HU 的密度差异被认为是有意义的。这些患者中有很多都处于脱水状态，导致正常侧髓质密度轻微增高、而梗阻侧髓质密度略减低[87-90]。

诊断误区包括误诊静脉石为结石，将由于泌尿系感染或炎症、反流或其他良性和恶性梗阻原因造成的输尿管扩张归因于结石，以及未发现在接受依地那韦治疗的人类免疫缺陷病毒感染患者中形成的结石。未使用静脉造影剂限制了 MDCT 诊断其他急性肾脏疾病的能力，如肾盂肾炎、肾静脉血栓形成和肾梗死。如果 CT 平扫结果是正常的或不确定是否存在梗阻性结石时，可以通过对比增强扫描以寻找患者疼痛的其他原因（图 124-30）。当存在肾盂积水、肾周及输尿管周围绞窄而无结石的患者伴有临床症状改善且无其他发现时，可以做出近期结石排出的推测性诊断[87-92]。

二十二、结论

疼痛的主观性，复杂的神经解剖路径，以及广泛疾病可导致一个常见症状的事实使得急腹症很难诊断。然而，必须做出两个重要决定：患者需要手术吗？如果是，多久需要？大出血患者需立即手术治疗（如腹主动脉瘤破裂）；其他情况（如穿孔、肠缺血）需要在几个小时内进行手术干预，因为额外的延迟会增加并发症的发病率。超过 6h 的延误对于患有诸如阑尾炎、肠系膜静脉血栓和绞窄性小

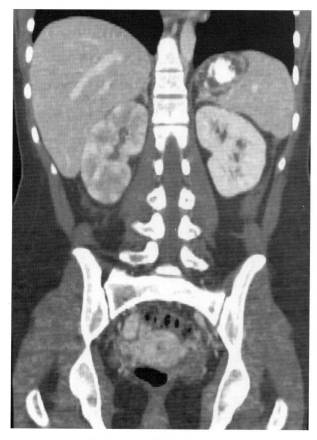

▲ 图 124-30 肾盂肾炎的 CT 表现
受感染的右肾肿大伴水肿，并在冠状位重建图像上表现为灌注减低的条纹状肾图

肠梗阻等疾病的患者是不利的。

MDCT 已成为诊断急腹症和回答先前提出的问题的最重要的无创性成像工具。MDCT 可能对急腹症患者的预后、住院时间和整体医疗开支产生积极影响。

第 125 章　消化道出血

Gastrointestinal Hemorrhage

James E. Huprich　Jeffrey A. Alexander　Brian P. Mullan　Anthony W. Stanson　**著**

宋　翔 **译**　朱海滨 **校**

消化道出血是胃肠病学家遇到的最常见、最具挑战性的临床问题之一。在美国，每年约有 40 万名有胃肠道出血症状和体征的患者就医。幸运的是，在大多数情况下，消化道出血会自行停止。然而，在 25% 的复发或持续出血患者中，其发病率和死亡率都是显著的 [1, 2]。对这类患者快速、准确的诊断和治疗出血源对于预防死亡和限制并发症发病率是必要的。在许多患者中，出血可能是慢性和间歇性的，并且患者可能出现轻微的失血征象，如贫血。与急性出血患者相比，慢性消化道出血患者的死亡率较低，但由于反复住院和诊断程序造成的对生活质量和护理费用的影响是巨大的。

消化道出血的分类依据出血的严重程度和胃肠道内出血的部位。胃肠道失血的患者出现血流动力学不稳定的迹象需要快速复苏，并在住院条件下迅速识别和治疗出血部位。另一方面，血流动力学稳定的患者存在慢性失血的迹象可以在门诊为患者来处理。

在内镜可及性的基础上，胃肠道出血也可按照发生出血的胃肠道节段进行分类。上消化道出血被定义为出血源于 Treitz 韧带近端的病变，即上消化道内镜常规可进入的肠段。中肠出血发生在壶腹和末段回肠之间（通过深部内镜可及），下消化道出血发生在末段回肠远端（结肠镜可及）。每一段的出血发生率分别 75%～80%、5%～10% 及 20%～25%。

本章重点介绍用于检测出血性质和部位的影像学手段以及用于治疗消化道出血的常用方法，剩余部分讨论消化道出血患者的诊断和治疗方法。

一、病因学

消化道出血的来源广泛（表 125-1）。大多数疾病在胃肠道的特定部位更为常见，在相应的部分讨论导致出血的更常见原因。

既往史可为消化道出血的来源提供有用的线索。高达 60% 的上消化道出血患者源于同一病因 [3]。共存疾病也可能提示出血的潜在原因，如：①肝病或酒精滥用：静脉曲张；②肾脏疾病、主动脉狭窄或遗传性毛细血管扩张症：血管发育不良；③腹主动脉瘤或主动脉移植物：主动脉肠瘘；④幽门螺杆菌感染：消化性溃疡病；⑤吸烟、酗酒、幽门螺杆菌感染：恶性疾病；⑥胃肠道吻合术：吻合口溃疡；⑦慢性腹泻和腹痛：炎症性肠病。

二、临床表现与评估

消化道出血有五个临床表现：①呕血，表现为可能是新鲜的、鲜红或陈旧的带有咖啡色外观的血性呕吐物；②黑粪，即黑色的、有光泽和黏性、恶臭的粪便物，是由血液在肠道中降解而引起的；③便血，即鲜红或栗色的血液、血性腹泻、混合血液形成的粪便排出；④大便潜血阳性，只有用化学试剂检测粪便才能发现；⑤失血的症状，如呼吸困难、头晕或休克（大出血）或缺铁性贫血（慢性出血）[4-7]。

诊断胃肠道出血的一个主要目标是对上消化道与远端胃肠道出血源的鉴别。近端病变往往导致呕血或黑粪，而远端病变更常见的是产生便血。上消化道源性便血通常反映了大出血，当便血与血性鼻

表 125-1　消化道出血的原因

上消化道出血

- 十二指肠溃疡
- 胃溃疡
- 胃炎
- 吻合口溃疡
- 食管炎
- 食管胃底静脉曲张
- 食管贲门黏膜撕裂
- 巴雷特溃疡
- 胆道出血
- 胃黏膜巨大皱襞症
- 食管裂孔疝

上下消化道出血

- 肿瘤
  - 癌
  - 平滑肌肉瘤、平滑肌瘤
  - 血管瘤
  - 淋巴瘤
  - 转移
  - 息肉
- 主动脉肠瘘
- 脉管性疾病
  - 遗传性出血性毛细血管扩张症
  - 蓝色橡皮疱痣综合征
  - CRST 综合征（皮肤钙质沉着症、雷诺现象、指端硬化及毛细血管扩张）
  - 血管发育不良
  - 动静脉畸形
- 淀粉样变性
- 弹性组织疾病
  - 弹性纤维性假黄瘤
  - Ehlers-Danlos 综合征
- 血液系统疾病及易患体质
- 血管炎

下消化道出血

- 痔疮
- 肛裂
- 小肠和结肠憩室病
- 缺血性肠病
- 炎症性肠病
- 结肠孤立性溃疡
- 肠套叠

改编自 Rockey DC: Gastrointestinal bleeding. In Feldman M, Friedman LS, Brandt LJ (eds): Gastrointestinal and Liver Disease, 8th ed. Philadelphia, Saunders, 2010, pp 247–298

胃管吸出物伴随出现，则死亡率接近 30%。呕血几乎无一例外的将出血源定位于 Treitz 韧带的近端。然而，高达 40%～50% 的上消化道出血患者没有

呕血。约 20% 的出血性溃疡患者有黑粪，30% 有呕血，50% 两者都有，以及多达 5% 有便血[8-11]。只要 50ml 血液滴入上消化道时，就可导致黑粪，出血量达 1000ml 或以上可导致便血。

胃管抽吸胃内容物见到血液提示上消化道出血源的诊断。然而，未抽吸到血液并不能完全排除上消化道出血的可能性，因为出血可能在胃管置入之前已经停止或可能发生在幽门括约肌的远端。胃管吸出物中见到胆汁提示已经对幽门远端的肠道进行了取样。鼻胃管灌洗有助于在内镜检查前清除胃内的血块和碎片，然而，几乎没有证据表明灌洗有助于止血。

三、诊断和治疗方法

（一）内镜检查

上消化道内镜和结肠镜是评估消化道出血患者的最重要的工具，因为它们可直接显示肠腔，并提供了一种快速诊断和治疗上消化道和结肠及回肠末端内异常的方法。内镜检查对出血原因判断的准确率可达 90%～95%，同时为治疗过程提供通路并提供有价值的预后信息[10]。

尽管内镜仍然是诊断和治疗起源于上消化道和结肠的胃肠道出血的基础，但截至目前小肠仍无法进入。最近在内镜技术方面的进展，包括胶囊内镜和深部肠镜，已将内镜的使用范围扩大到整个胃肠道，包括小肠。

（二）胶囊内镜

胶囊内镜（CE）于 2000 年引入，使整个胃肠道包括小肠的可视化成为可能，在此之前传统内镜技术几乎无法接近小肠。该技术包括口服或内镜将装有光源、透镜、电池、射频发生器和天线的小胶囊引入胃或十二指肠。该胶囊以每秒 2 帧的速度获取胃肠道的图像，并将数据传送到患者腰部佩戴的数据记录器。然后在计算机上下载并观看图像。胶囊内镜可实现在 79%～90% 的患者中显示整个小肠[12]。

胶囊内镜有几个缺点。在接受胶囊内镜检查的健康患者中，有多达 23% 的患者检测到细微的发

现[13]。此外，由于该装置是纯诊断性的，如果发现明显的异常，还需要采取额外的治疗性操作。胶囊内镜的最严重缺点是在狭窄或肠梗阻患者中的胶囊滞留，有时需要手术取出。这在患有克罗恩病和小肠肿瘤的患者中更为常见。通过选择那些可以安全进行胶囊内镜检查的患者，有助于最大限度地降低开放式胶囊滞留的风险[14]。

（三）深部肠镜

这些技术主要用于评估小肠，包括双气囊小肠镜（DBE）、单气囊小肠镜和螺旋小肠镜。这些技术比胶囊内镜更有优势，因为它们不仅能使整个小肠可视化，而且还允许治疗干预。这些先进的技术需要特殊的专业技能，并存在如出血和肠穿孔等相关的并发症。因此，它们通常只有在胶囊内镜或其他成像检查提示小肠异常的阳性结果后才能进行。

双气囊和单气囊小肠镜包括肠镜和带有充气气囊的外套管。双气囊小肠镜也有一个附在肠镜末端的气囊。小肠的推进是通过一系列推拉动作来实现的，在这种情况下，随着肠镜和外套管的前进，气囊被交替地充气和放气，小肠像手风琴的风箱一样缩短。这些操作可以通过顺行或逆行的方法进行。对于近端 75% 的可疑病变选择顺行入路，对于远端病变选择逆行入路。其方法的选择是基于胶囊内镜或其他影像学表现。整个小肠检查成功率为 16%～86%[15]。诊断性双气囊小肠镜检查并发症发生率为 0.8%，治疗过程中并发症发生率为 4%。

螺旋小肠镜是一种使用螺旋管的新技术，它在远端有一个 21cm 长的螺旋管。外套管置于肠镜上方，成对的装置通过顺时针方向旋转推进，直到达到小肠可及的最远范围。然后肠镜单独前进，随后旋转螺旋管。这种装置可以显著缩短检查时间，并且并发症发生率与双气囊小肠镜相似。

（四）多排螺旋计算机断层扫描

多排螺旋计算机断层扫描（MDCT）在消化道出血诊断中的应用已日益被接受。对涉及 672 例急性胃肠道出血患者 22 项研究的 Meta 分析中，CT 血管造影在检测活动性出血方面的敏感性为 85%，特异性为 92%[16]。MDCT 技术也可用于评估血流动

力学稳定患者的出血来源。在一项针对不明原因胃肠道出血的门诊患者的前瞻性研究中，16 名患者中有 14 名经多层螺旋 CT 肠造影（CTE）确定了出血源[17]。

在大多数报道中，用于评估消化道出血的方法是对 CTE 技术的修改（见第 38 章）[18]。患者喝大量的低浓度钡溶液（如 VoLumen）以充满肠管。水可以作为替代物，但由于肠道吸收迅速而产生不理想的肠道扩张。这两种造影剂都是中等密度，以允许最佳肠壁可视化。在大多数 CT 扫描研究中，肠内阳性造影剂的存在使肠壁显示模糊，并且可能掩盖细微的血管病变和阻碍活动性出血的识别。

用于评估消化道出血的多种扫描技术已经被报道。这些通常涉及静脉注射造影剂后两相或三相采集（如动脉、门静脉、延迟），有时还结合最初的平扫。显然，采集次数越多，患者受到的辐射剂量越大。然而，更多的采集可以提高对出血源的检测。随着时间推移，通过多次扫描采集可以最佳地显示活动性出血产生的造影剂腔内积聚的演变现象（图 125-1）。此外，一些病变具有特征性的增强方式，可能做出特异性诊断，从而促进及时处理。此外，血管病变可能仅是短暂可见，如果采集太早或太晚可能无法检测到异常[19]。技术的选择取决于患者的年龄和临床病史。在我们的实践中，我们更倾向于使用三相采集来评估大多数患有不明原因消化道出血的患者[17]。

（五）核素显像

放射性核素显像评估消化道出血可分为直接法和间接法。直接核闪烁扫描法使用 ^{99m}Tc - 硫胶体或首选 ^{99m}Tc 标记的红细胞（RBC）。对胃肠道失血的间接评估与在怀疑有 Meckel 憩室中应用的 ^{99m}Tc - 高锝酸盐显像有关，这对于年轻患者是特别有价值的[20]。

^{99m}Tc - 硫胶体检查可用于显示快速胃肠道失血，但其血管内停留时间短（半衰期 2～3min）且骨髓、肝脏和脾脏摄取增加，所以它在胃肠道失血中的作用有限，因为活动性出血几乎总是间歇性的。这允许约 15min 的有限成像窗口来显示出血部位。这也是该放射性核素示踪剂的"非标记"指示。

^{99m}Tc 标记的红细胞显像是检测胃肠道失血的敏

感无创方法，其灵敏度为 40%～90%。在动物模型中，与血管造影 0.5～1.0ml/min 相比，它能够检测 0.1ml/min 左右的失血率 [21-26]。该检查不需要患者太多的准备，辐射剂量相对较低（0.3rad/20mCi），并且通常可以覆盖超过 12h 的间歇性成像。敏感的成像是基于高且持久的红细胞标记效率，通过标记后质量控制在 95% 的量级上。最高的标记效率是通过体外标记法，使用商业试剂盒如 UltraTag（Mallinckrodt，St. Louis，MO）。标记过程需要 20～30min，并重新注射标记的红细胞，在大视场伽马相机下获取前腹部动态图像。通常，60～90min 的初始成像是标准的，如果初始图像是正常的，则有后续的延迟图像，这取决于患者的临床状态 [27]。

图像解释依赖于观察示踪剂外渗进入肠道，随后通过肠蠕动运动（图 125-2）。随着时间的推移，示踪剂的形态、位置和运动确定了胃肠道出血部位是来自小肠或大肠，要注意到示踪剂顺行和不太常见的逆行运动都可能发生。

成像缺陷可能是由于胃和肾脏系统中的游离锝。这可因 99mTc 红细胞标记不良而看到异常或突出的血池病灶（如腹主动脉瘤）、食管静脉曲张、阴茎活动和血管移植物，以及诸如副脾组织和血管瘤等杂项。

（六）血管造影

持续或反复出血发生在 7%～16% 的上消化道出血患者 [28] 和多达 25% 的下消化道出血患者中 [29]。这些患者可能需要血管造影来定位或治疗出血源。

在大多数情况下，血管造影控制胃肠道出血首

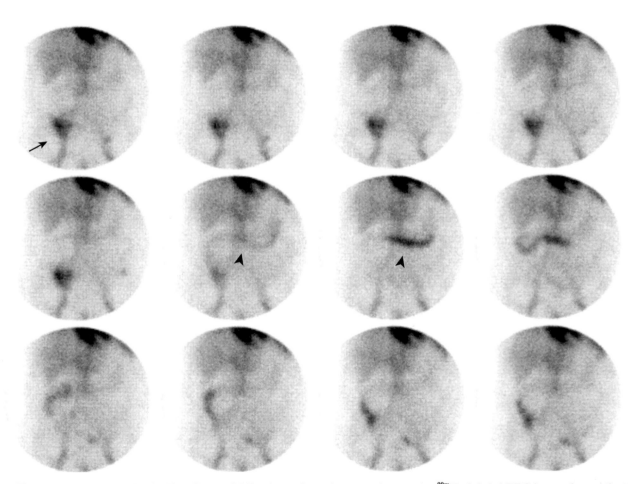

▲ 图 125-1　Active colonic bleeding. Sequential 5-minute dynamic composite anterior 99mTc-labeled RBC images in a patient with active gastrointestinal blood loss. Note the prompt appearance of abnormal tracer uptake in the right lower quadrant (arrow) with subsequent antegrade movement of tracer from the cecal region through the right colon to the transverse colon (arrowheads).

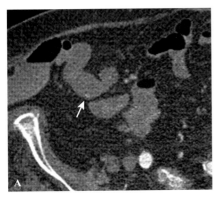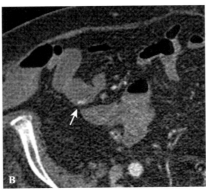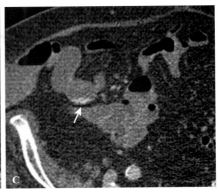

▲ 图 125-2　活动性小肠出血

一名 82 岁女性主动脉瓣置换术后常规服用华法林并发了黑粪和贫血，胶囊内镜检查结果正常。多期 CTE 的动脉期（A）、门脉期（B）和延迟期（C）轴位图像显示由于回肠溃疡的活动性出血，造影剂在肠道的基底部逐渐累积（箭）（引自 Huprich J, Fletcher J, Fidler J, et al: Prospective blinded comparison of wireless capsule endoscopy and multiphase CT enterography in obscure gastrointestinal bleeding. Radiology 260:744–751, 2011）

先需要确定出血部位。血管造影检测活动性出血需要最低出血率为 0.5ml/min。因为同位素标记的红细胞扫描可检测更低的出血率（0.1ml/min），所以核素显像检查阳性可预测血管造影检查阳性结果。

治疗性血管造影介入具有广泛的应用，从动脉栓塞病变、直接输注血管加压素到进行经颈静脉肝内门腔静脉分流术（TIPS）。动脉内加压素通过直接作用于血管壁引起全身血管收缩，从而降低灌注压力以形成稳定的血凝块。不幸的是，停止输注后再出血很常见。作为一种有效的外周血管收缩剂，血管加压素在冠心病、充血性心肌病、重度高血压和外周血管疾病患者中必须谨慎使用。

治疗性栓塞导致出血部位的血供机械性闭塞。使用栓塞剂可产生暂时性（0~21 天）或永久性血管闭塞。栓塞剂通过端孔导管输送到靶血管中。并发症发生率为 5%~9%，其中以缺血和梗死最为常见。超选择性导管的使用减少了与缺血有关的并发症。血管造影在胃肠道出血具体病例中的应用将在以下各节中讨论。

（七）钡餐检查

钡餐检查在评估消化道大量出血的患者中没有显著作用。肠腔内的钡剂干扰内镜检查、诊断性 MDCT 以及诊断和治疗性血管造影[30-32]。在贫血和隐匿性胃肠出血患者中，钡剂检查已经被上消化道内镜、结肠镜、胶囊内镜和 MDCT 所取代。

四、上消化道出血

在所有急性胃肠道出血病例中，上消化道出血占 75%~80%，近年来其发病率明显下降。然而，急性非静脉曲张性上消化道出血的死亡率在过去 50 年中仅有微小下降，为 2.5%~10%[33, 34]。死亡率缺乏改变的情况可能与上消化道出血的患者年龄增加和伴随的并发症增多有关。

消化性溃疡是上消化道出血的最常见原因，占所有病例的 20%~40%。其他主要原因包括胃糜烂（15%~25%）、静脉曲张出血（5%~30%）及贲门黏膜撕裂（5%~15%）。在所有急性上消化道出血的病例中，45%~60% 的患者普遍使用了阿司匹林或非甾体抗炎药。此外，每天服用 1 片"小剂量阿司匹林"（81mg）的患者，上消化道出血的风险增加。

对上消化道出血患者的初步评估应侧重于评估血流动力学状态和并发症。提示严重上消化道出血的相关因素包括鼻胃灌洗出血、心动过速以及血红蛋白水平低于 8g/dl。

与所有胃肠道出血病例一样，必须考虑到使患者易患缺氧（冠心病、慢性阻塞性肺病）、容量超负荷（充血性心力衰竭、肾衰竭）、出血（凝血障碍、血小板减少症、肝病）的并发症及在选择诊断和治疗方法时抽吸的应用（痴呆、肝性脑病）。

迅速应用上消化道内镜检查是急性上消化

道出血的首选诊断方法。据报道，其诊断上消化道出血的敏感性和特异性分别为 92%～98% 和 30%～100%[2]。此外，一旦明确出血，内镜治疗可以实现止血和防止大多数患者再出血。

然而，对于所有急性上消化道出血患者均不提倡急诊内镜检查。20 世纪 80 年代初发表的几项前瞻性随机研究未能证明内镜检查在诊断上消化道出血方面发病率或死亡率有所降低[35]。

然而，在高危个体中，应尽早进行上消化道内镜检查：①可能因各种原因出血的酗酒患者；②疑似主动脉肠瘘患者；③大量失血者；④怀疑有活动性出血者；⑤那些正在经历或不太可能耐受复发性出血的患者，包括那些因宗教原因反对输血的人[36]。有轻微出血（即没有心动过速、低血压或红细胞比容降低）的患者可等到第二天进行选择性内镜检查。年轻的轻微出血健康患者可以在没有诊断性检查的情况下出院，通过门诊随访评估[37]。

（一）消化性溃疡

胃或十二指肠溃疡出血仍是上消化道出血的最常见原因。消化性溃疡病最常见的危险因素是幽门螺杆菌感染、非甾体抗炎药、生理应激和胃酸过多（如 Zollinger-Ellison 综合征）。

消化性溃疡出血患者的治疗方法在内镜检查时确定。内镜治疗有多种选择。热凝固（一种用于消融出血性溃疡的内镜技术，其中两个血管壁被压缩和"油炸"）涉及将凝固探针直接放置在出血血管上。这对于直径达 2mm 与加热器探头一致的血管是有效的。注射疗法导致短期填塞和血管痉挛，并且可以自由使用肾上腺素（1∶10 000）诱导。血管破坏若是长期的，可以由硬化剂或酒精诱导（总注射量不超过 2ml）。内镜下夹闭术没有显示出比热疗法更有效[38]，然而，它可能对存在凝血障碍的患者或进一步凝血可能不理想的病例具有吸引力。

内镜治疗适用于有活动性动脉出血和可见无血的裸露血管（色素突起）的患者。黏附性凝血块是再出血的预测因子，可以通过内镜治疗或高剂量质子泵抑制药治疗（或两者兼有）来处理[39-41]。所有三种内镜治疗方案已被证明具有相对类似的疗效。现在已经证明肾上腺素注射后紧跟更持久的治

疗方式（凝血、血管收缩或夹闭）比单独肾上腺素治疗更有效[42]。有光洁的溃疡基底部（再出血率 < 5%）和平坦的色素斑（再出血率 5%～10%）的患者不需要内镜治疗，并且可在内镜检查后很快出院。深部溃疡可能会暴露较大的血管，可能不适用内镜凝固。胃深部溃疡，尤其是胃体上部小弯侧（胃左动脉）或十二指肠球后部（胃十二指肠动脉）伴有内径 2～3mm 以上无出血性裸露血管的溃疡不应在内镜下治疗。这类患者可能受益于治疗性栓塞。

内镜治疗后再出血发生率为 20%～30%。复发性出血的再治疗在 70% 以上的病例中达到了长期止血效果[43]。溃疡的内镜表现可预测其再出血的可能性。内镜下，活动性出血的溃疡持续或复发出血的概率为 80%[11]。存在无出血的裸露血管再出血的概率为 50%[11, 13]。

如果内镜治疗失败，则出血血管的血管造影和栓塞是外科手术干预的优先选择[38]。血管加压素可有效控制胃出血（70%）。由于十二指肠的双重血液供应，十二指肠溃疡出血对血管加压素输注相对不敏感。因为穿透性溃疡引起的炎症反应、受累血管管径较大，所以不会因注射血管加压素而止血。因此，十二指肠出血的再出血是常见的。栓塞治疗上消化道出血的初始控制成功率为 84%，然而，再出血发生率为 27%[44]。

（二）食管静脉曲张

门静脉高压症是由机械和血管因素导致的门静脉流出阻力增加发展而来，并且通过全身高动力循环和外周血管扩张来维持。形成食管静脉曲张需要至少 10mmHg 的肝静脉压力梯度，发展成静脉曲张出血通常需要至少 12mmHg 的梯度。约 50% 的肝硬化患者存在胃食管静脉曲张，静脉曲张出血的发生率为每年 5%～15%。尽管近年来存活率有所提高，静脉曲张出血与 6 周内至少 20% 的死亡率相关[45]。静脉曲张大小、内镜下特征和晚期肝脏疾病是食管静脉曲张破裂的预测因素。

对于无出血的静脉曲张患者，推荐使用非选择性的 β 受体拮抗药进行预防性治疗，这可降低门静脉压力。这些药物应该用于具有较高出血风险的小

静脉曲张患者，特别是那些具有红色条纹征或患有晚期肝病的患者。对于大静脉曲张的患者，同样推荐β受体拮抗药或静脉曲张结扎来预防出血。

急性食管静脉曲张破裂出血的治疗包括血管活性药物（在美国常用奥曲肽）治疗2~5天、内镜下静脉曲张结扎和预防性抗生素应用。经皮放置的TIPS用于标准治疗无效的10%~20%的患者。对晚期肝病的患者来说，TIPS可能比标准疗法更具有生存优势[45]。使用或不使用β受体拮抗药或内镜下静脉曲张带结扎用于预防再出血。急性胃静脉曲张破裂出血应采用药物治疗和抗生素治疗。胃食管和胃底静脉曲张可行快速结扎。在活动性出血表面应用氰基丙烯酸酯胶治疗孤立性胃静脉曲张（目前在美国不可用）。TIPS用于防止胃静脉曲张再出血。有一些关于TIPS分流凝血、肝性脑病恶化和肝功能恶化的担忧。

（三）胃炎

归因于压力、酒精滥用和使用非甾体抗炎药引起的胃黏膜出血大概占胃肠道出血的30%。表面糜烂是由黏膜屏障破坏引起的，使胃酸向黏膜下层反向扩散。弥漫性胃炎患者绝大部分会自行止血。如果这些患者未自行止血，应该尝试经导管治疗，因为手术在这种情况下死亡率很高（21%）[46]。

在出血性胃炎患者中，血管造影可见黏膜弥漫性充血。如果没有观察到造影剂外渗，应进行动脉内注射血管加压素。栓塞应用于活动外渗的患者。这些技术在约80%的患者中是成功的。

（四）食管贲门黏膜撕裂

食管贲门黏膜撕裂综合征以远端食管和近端胃的纵向黏膜撕裂为特征。患者通常有近期干呕或呕吐的病史，并伴有难以忍受的上腹部和左侧胸部疼痛，放射到背部。该病症约占上消化道出血的5%，内镜确诊。

40%~70%的食管贲门黏膜撕裂综合征患者需要输血，然而，75%~80%的患者通过卧床休息、镇静和有力的液体和血液置换成功治疗[47]。在大多数保守治疗失败的病例中，注射肾上腺素或乙醇、随后进行热凝固的内镜治疗一般可成功止血。在极

少数情况下，内镜无法阻止出血，需要进行诊断和治疗性血管造影。在确定出血血管后（通常为胃左动脉分支），应使用非永久性栓塞剂如凝胶海绵质粒，因为这种疾病是自限性的。由于食管的血供复杂，动脉内注射血管加压素通常是不成功的。

五、中肠出血

约5%的胃肠道出血患者，在上消化道内镜和结肠镜检查中均未发现出血原因。美国胃肠病学协会将这种情况定义为原因不明的消化道出血[48]。重复内镜检查可能发现15%初始内镜检查中未发现的出血源，通常位于上消化道。剩下的患者中75%的人群是由于小肠来源失血。血管扩张症（也称血管发育不良）是65岁以上患者最常见的出血原因（54%），其次是小肠溃疡（13%）和肿瘤（12%）。在年龄41—64岁的患者中，血管扩张症（35%）和小肠肿瘤（31%）是最常见的。在40岁之前，克罗恩病是小肠出血的最常见原因（34%），其次是小肠肿瘤（23%）和非特异性肠炎（11%）[49]。

大多数小肠出血患者失血速度缓慢，呈慢性病程。这类患者可能出现缺铁性贫血，伴或不伴有黑粪或便血。针对这些患者，无线胶囊内镜是首选的初始诊断方法。不明原因胃肠道出血中，如果在出血事件发生后1~2周内行胶囊内镜检查诊断率可达90%，而在出血事件发生后2周以上行胶囊内镜检查诊断率则降至60%~70%[50, 51]。在检查结果正常的患者中，建议重复行胶囊内镜检查，55%的患者能发现显著异常[52]。

总体来说，胶囊内镜对以缺铁性贫血为临床表现的隐匿性消化道出血患者的评估优于CT小肠造影，其敏感性分别为78%和22%[53]。对24项胶囊内镜试验的汇总分析显示，对不明原因胃肠道出血的总诊断率为87%[54]。多期CT小肠造影在评估可疑小肠出血患者中可能具有与CE互补的作用，因为CT具有检测可能未被胶囊内镜发现的黏膜下肿块的能力。胶囊内镜确实可能遗漏一些非常明显的小肠占位，尤其是像类癌和胃肠道间质瘤等黏膜下肿瘤[55-57]。三项研究共描述了19例假阴性CE检查，19例漏诊病灶中有18例（95%）为肿块。Ross等

报道了 15 例小肠肿瘤患者中 10 例（67%）出现假阴性 CE 表现[58]。在一项对 17 例同时行 CTE 和 CE 检查的小肠肿瘤患者进行的回顾性研究中，敏感性分别为 94% 和 35%[59]。在另一项比较隐匿性消化道出血的多期 CTE 和 CE 评估效果的前瞻性研究中，CTE 发现了 9 个小肠肿瘤中的 9 个，而 CE 只发现了其中的 3 个[17]。因此，对于胶囊内镜表现正常的患者，应考虑进行多期 CTE 检查以排除胶囊内镜漏诊的疾病，尤其是占位性病变。

有轻度失血迹象如缺铁性贫血的患者，当肿瘤被排除后，可考虑行内科药物治疗。对于不能排除小肠肿瘤或出血严重的患者，需要持续输血，有必要行有创性的外科手术。

可以通过 DBE、单气囊小肠镜或螺旋小肠镜进行深部肠镜检查。选择取决于现有的专业知识。DBE 是使用最广泛的，因此文献中的大多数报道都是基于这种技术。不明原因消化道出血患者的 DBE 诊断率为 60%～80%。

血管造影主要用于确认小肠血管病变的存在，尤其是动脉病变。对急性胃肠道出血的患者在血管造影上检测到血管病变，同时没有发现其他异常，即使当时没有检测到活动性出血，也应行导管栓塞治疗。如果病变不能安全地栓塞，可以固定微导管并将患者带到手术室注射亚甲蓝，以便于手术时识别要切除的肠段[60]。

术中肠镜检查可用于肠镜检查失败的病例，可以在评估整个小肠时获得最高的成功率。与深部肠镜相比，治疗性外科手术后再出血较少。然而，与其他治疗相比，手术具有更高的死亡率。

（一）小肠血管病变

小肠的血管病变包括血管扩张症、动脉病变（动静脉畸形和 Dieulafoy 病）和静脉病变（静脉血管瘤和小肠静脉曲张）。内镜和 CTE 检查在对这些病变的检测中作用是互补的[19]。

血管扩张症是与不明原因胃肠道出血相关的最常见的血管病变。血管扩张症可发生在胃肠道的任何地方。我们所了解的关于血管扩张症（也称为血管发育不良）的大部分内容是基于结肠镜的检查结果[61]，尽管没有证据表明小肠血管扩张症与结肠病变有任何显著差异。血管扩张症由壁薄而迂曲的静脉组成，缺乏内部弹力层。这些疾病的发病高峰是 61—80 岁。文献报道表明血管扩张症是多发性的，40%～75% 的患者合并消化道出血。此外，在结肠镜检查中 2.6%～6.2% 的患者可观察到血管扩张，这类患者是因为各种原因接受的结肠镜检查[61]。血管扩张症表现为肠壁内微小的强化区域（图 125-3）。在内镜检查中，血管扩张症由斑点或斑片状的红斑区域组成，大小为 2～10mm。血管扩张症通过内镜行消融治疗。不幸的是，反复出血很常见。

动脉病变包括动静脉畸形、瘘及 Dieulafoy 病，比血管扩张症少见。Dieulafoy 病在胃中最常见，但也可在整个胃肠道中看到。它们是不明原因消化道

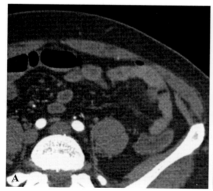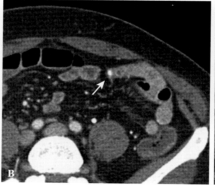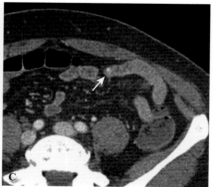

▲ 图 125-3　血管扩张症

一名 65 岁女性，多次黑粪发作。多期 CTE 检查的动脉期（A）、门脉期（B）和延迟期（C）轴位图像显示远端空肠一直径小于 5 mm 的局灶性结节状强化区域（箭），在动脉期未见显示，在肠期强化最明显。随后在球囊辅助内镜检查下行血管扩张消融治疗（引自 Huprich J, Barlow J, Hansel S, et al: Multiphase CT enterography of small bowel vascular lesions. AJR 201:65–72, 2013）

出血的罕见原因。这些病变可能是先天性的，包括黏膜下动脉上覆溃疡。据估计，有 3.5% 的患者出现不明原因的消化道出血[62]。

动脉病变在多期 CTE 上有特征性表现，在动脉期图像上明显强化，在随后的时相上消退或消失（图 125-4）。如果省略了动脉期图像，动脉病变可能被漏诊。动静脉畸形和瘘可伴有早期引流静脉，这使它们与 Dieulafoy 病相区别。由于动脉病变暴露于高动脉压下，因此存在危及生命的大出血可能。治疗包括内镜激光或机械消融、栓塞或手术切除。

静脉病变包括小肠静脉曲张和静脉血管瘤。肠系膜静脉高压症患者由于肠系膜静脉阻塞或门静脉高压，在粘连处形成小肠静脉曲张。相邻肠襻之间或肠和腹膜之间的粘连为静脉曲张形成提供了通路。对于先前进行过腹部手术并存在肠系膜静脉高压证据的患者，应考虑到小肠静脉曲张[63]。静脉血管瘤是小肠的罕见病变，可单独发生或可能与先天性静脉畸形骨肥大或蓝色橡皮疱痣综合征有关。病变在病理上被归类为错构瘤，由内皮细胞排列的大量血窦组成。静脉病变通常通过手术切除治疗。

（二）小肠溃疡

小肠溃疡是出血的常见原因。虽然有很多致病原因，但非甾体抗炎药的使用仍是小肠溃疡最常见的原因。由于受累节段肠腔狭窄，患者可能会出现小肠梗阻。通过内镜检查可确诊小肠溃疡。放射学检查在溃疡的诊断或治疗中不起重要作用。灌肠技术可能有助于检测相关狭窄的患者。需要对受累小肠进行分段切除以避免狭窄。

（三）小肠肿瘤

小肠肿瘤是与不明原因胃肠道出血相关的第二常见病变。大多数小肠肿瘤是潜在恶性肿瘤，因此，它们的检出不仅对出血的治疗很重要，同时也对降低相应疾病进展导致的死亡至关重要。小肠肿瘤在本文的其他地方讨论。

六、下消化道出血

下消化道出血约占所有胃肠道出血的 25%，与上消化道出血相比，其死亡率显著降低（4%）。80%～85% 的下消化道出血患者的出血会自行停止[64]。与上消化道出血相比，下消化道出血患者年龄较大，这可能是由于伴随年龄增长，结肠憩室病和血管扩张症的发病率增加。

大多数便血患者具有较低的胃肠道出血源。如前所述，便血患者通常会接受鼻胃管灌洗以排除上消化道来源的大出血。来自左半结肠的血液通常为鲜红色，而来自右半结肠的血液由于时间较长而呈黑色或栗色。然而，右半结肠的大量出血导致排空较快时也可能表现为鲜红色，盲肠出血很少出现黑

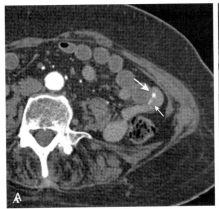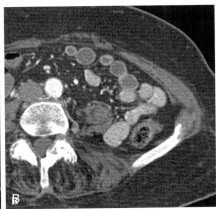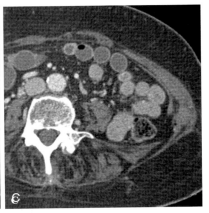

▲ 图 125-4　**Dieulafoy 病**

一名患有便血的 58 岁男性。多期 CTE 检查的动脉期（A）、肠期（B）和延迟期（C）轴位图像显示仅在动脉期可见的远端空肠的小结节状强化区域（大箭）。邻近造影剂的线状聚集（小箭）可能提示活动性出血（引自 Huprich J, Barlow J, Hansel S, et al: Multiphase CT enterography of small bowel vascular lesions. AJR 201:65–72, 2013）

粪。细菌代谢需要足够的时间才能从新鲜血液形成黑粪。如果血液仅限于卫生纸上或粪便表面，则可能是肛周来源。里急后重提示直肠起源（如直肠炎）。

在几个大型的系列综述中，最常见的便血原因是憩室病（42%）、缺血性结肠炎（18%）、肛门直肠疾病（痔疮、肛裂、直肠溃疡；16%）、肿瘤（11%）和血管扩张症（3%）[65]。

在初步排除上消化道出血源后，结肠镜检查是评估便血的首选方法。在结肠镜检查中，45%~90% 的下消化道出血患者有明确或潜在的出血来源[65]。进行紧急结肠镜检查的益处尚不明确。一些临床医生对没有做肠道准备的患者进行结肠镜检查，然而，既往针对没有做肠道清洁的下消化道出血患者行结肠镜检查的研究表明其诊断成功率较低。大多数中心在给予足够的肠道准备后进行结肠镜检查。对于结肠镜检查不完全或不成功而继续出血的患者，应采用其他技术。

放射性核素标记的 RBC 扫描可能有助于定位出血部位。这种方法的一个主要缺点是需要活动性出血来检测出血源，并且仅能将出血定位到腹部的一般区域。准确率为 24%~91%。定位不良是由于蠕动和抗蠕动作用使放射性核素从出血部位转移和分散造成的。在一项对 203 例接受 RBC 扫描的下消化道出血患者的研究中，52 例扫描呈阳性，然而，有 13 例出血部位定位不正确，造成 8 例患者进行了不必要的外科手术[66]。

CT 血管造影可用于活动性胃肠道出血的定位[16]。在一项对 124 例下消化道出血患者的回顾性分析中，CT 血管造影显示准确率为 100%[67]。这种技术之所以有吸引力，是因为它的方便性和广泛的可用性。然而，它使患者遭受辐射照射，并存在诱发造影剂肾病的风险，尤其是那些需要随后进行血管造影治疗的患者。

血管造影通常只适用于因严重出血或持续、复发性出血导致血流动力学不稳定而不能行内镜检查的患者，以及非诊断性结肠造影患者。活动性出血的鉴定需要 0.5~1ml/min 的出血速率。放射性核素标记的 RBC 扫描可用于确认活动性出血的存在和定位出血部位。在 RBC 扫描阴性的情况下，血管造影是通过首先评估肠系膜上动脉来进行的，因其通常为出血部位供血。如果结果为阴性，则检查肠系膜下动脉和腹腔动脉。血管造影定位出血部位的成功率为 25%~70%[68]。血管造影还提供了通过输送血管收缩剂和治疗性栓塞来治疗出血部位的能力。

活动性出血患者很少需要紧急手术。在缺乏出血部位术前定位的情况下，与结肠切除术相关的发病率和死亡率高于术前明确出血部位的患者。因此，应尽一切努力在手术前定位出血部位。

（一）憩室出血

憩室出血的患者通常表现为急性失血，表现为栗色大便或便血。轻微或隐匿性出血不是憩室出血或憩室病的特征。憩室出血和憩室炎是不同的病症，很少在一起发生。憩室出血一般是无痛的，除了因结肠内血液的泻药效应导致的痉挛。

憩室出血更常见于右半结肠，其窦口往往较宽且结肠壁较薄。据估计，3%~5% 的憩室病患者会发生憩室出血。出血最常发生于 51—70 岁时，并且超过 75% 的患者会自发停止。一般来说，15%~25% 的患者会发生再出血[69]。第二次发作后，再出血的风险为 25%~50%。

结肠镜下鉴别出血性憩室可能比较困难，因为憩室数目众多并且出血可能是间歇性的。能发现且可明确憩室为出血来源的可能仅占 21%[70]。内镜治疗方法包括黏膜下注射肾上腺素、双极凝固和应用止血夹和止血带。通常，如果出血部位可以通过内镜识别，则治疗是有效的，再出血率低。

对于结肠镜检查后持续或反复出血，通常进行血管造影以明确活动性出血血管（图 125-5）。如果确定了血管，可以尝试经导管栓塞，尽管在一些研究中结肠梗死发生率已高达 20%。经导管注入血管加压素可控制 90% 的出血，但再出血率较高[71]。

（二）结肠肿瘤

结肠癌通常导致隐匿性下消化道出血，粪便潜血试验结果通常呈阳性。这是一种少见的便血病因，占 50 岁以上直肠出血患者的 10%。结肠肿瘤在本文的其他地方讨论。

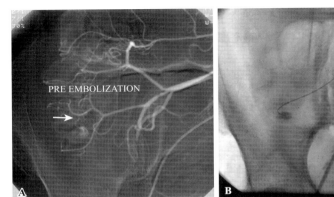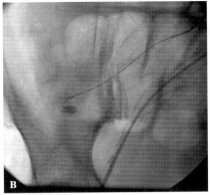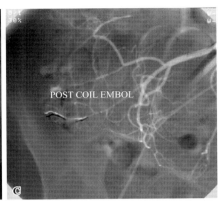

▲ 图 125-5　结肠憩室出血

一名 76 岁男性，因盲肠憩室急性出血。A. 回结肠动脉的血管造影显示从小的末梢分支（箭）快速渗入盲肠。B. 将微导管远端置入末梢分支中，导丝向前移动超过微导管尖端 2cm。注意外渗造影剂的圆形轮廓，表明出血进入憩室。C. 栓塞后的血管造影显示两个金属线圈阻塞出血动脉（引自 McDonald M, Farrell M, Stanson A, et al: Preoperative highly selective catheter localization of occult small-intestinal hemorrhage with methylene blue dye. Arch Surg 130:106–108, 1995）

第 126 章 腹部创伤

Abdominal Trauma

Rajan T. Gupta　Kirema Garcia-Reyes　著
宋　翔 译　朱海滨 校

创伤是 45 岁以下美国人死亡的头号原因，也是美国的第五大致死原因[1]。初步数据显示，2011年有超过 122 000 人死于创伤[1]。创伤给美国医疗保健带来了巨大的经济负担，每年有 4500 多万患者急诊科就诊，直接医疗费用约为 800 亿美元[2, 3]。它也是导致残疾的主要原因，造成的生产力损失超过了任何其他疾病。在 2000 年，由于创伤导致的生产力损失使美国损失了 3260 亿美元[4]。

对创伤患者进行适当、及时的评估对于避免严重的并发症和降低死亡率均至关重要。虽然体格检查在这些患者的初步评估中仍然很重要，但研究表明在腹部钝性创伤的情况下其敏感性仅为 55%～65%[5, 6]。此外，没有明显创伤迹象或体格检查阴性（如安全带征、腹部压痛或防护）的患者仍可能有明显的内脏损伤。因此，影像学在创伤诊断和治疗中起着至关重要的作用。

在本章中，我们描述了腹部创伤的损伤机制以及影像学检查（重点是 CT）在评估创伤患者中的作用。我们还回顾了 CT 成像技术和用于解读腹部创伤的诊断标准，重点介绍了腹部 CT 在肠道损伤中的作用。

一、腹部创伤的损伤机制

腹部损伤可分为钝性伤和穿透伤，其中钝性伤占腹部损伤的 80% 以上，而穿透约占 20%[7, 8]。穿透伤包括刺伤和枪伤，刺伤的发生频率约是枪伤的 3 倍[9]。与钝挫伤相比，穿透伤评价更直观，因为伤口进入点通常是明显的，如果是枪伤还可以识别伤口出口。然而，钝性伤的损伤程度在体格检查中并不明显，因此与较高的发病率和死亡率相关[6]。

大多数钝性伤发生在机动车碰撞之后，其次是行人与车辆碰撞以及坠落、殴打或运动伤害对腹部的直接打击[6, 10]。通常可采用三种机制来描述钝性伤，即减速伤、挤压伤和外部压迫。快速减速在器官的固定和活动部分之间产生显著的剪切力，可导致这些区域或腹膜附着点的撕裂。这些剪切力也会导致血管撕裂或引起动脉的拉伸损伤，从而导致敏感器官的梗死[10]。诸如安全带或方向盘之类的外部物体可导致前侧腹壁与后方胸肋或脊柱之间的器官挤压伤[9]。最后，由外部压迫引起的腹内压突然增加可导致空腔内脏穿孔。

通常，多个器官同时损伤的创伤性事件的发生机制不止一种，如在机动车事故中，从车辆中弹出的未系安全带的驾驶员首先撞到挡风玻璃，造成第一组伤害，随后再撞到车辆外的地面造成第二组伤害。如果患者仍在快速移动，还可能会发生第三或第四组伤害，直到患者最终停止移动。损伤可能集中在身体的某一部分，但同一患者更可能存在多处损伤部位。因此，在评估有创伤史的患者时了解创伤的细节是有帮助的，因为这有助于确定受损器官。此外，研究发现损伤机制也是死亡率和长期功能障碍的独立预测因子[7]。

脾脏是最常见的腹腔内受损器官，在高达 60% 的病例中是唯一受累器官[7]。继脾脏之后，按发生频率递减排序，其他常见的损伤器官依次为肝脏、肾脏、小肠或肠系膜、膀胱、结肠或直肠、膈肌、胰腺和主要血管[10]。

二、腹部创伤患者的诊断方法

创伤患者的诊断方法因其血流动力学状态而异。尽管进行了适当的复苏，血流动力学仍不稳定的患者通常被带到手术室进行紧急剖腹手术，因为高度怀疑仍存在持续性出血。腹部创伤的诊断技术包括创伤的超声聚焦评估（FAST）和诊断性腹腔灌洗。简而言之，FAST 用于游离腹腔积液的评价，通常在剖腹探查前进行。这是一种快速、无创的检查，可在床旁进行，现已证明其对腹部和盆腔的血液成分具有高达 90% 的特异性[11]。然而，这是一项依赖于操作者的检查，不关注创伤器官的直接征象。在不存在腹腔积血的情况下，FAST 对器官损伤的敏感性也很低（29%～35%）[11]。因为 FAST 扫描结果未见异常并不能排除腹内损伤，所以通常需要进一步的诊断性检查，如诊断性腹腔灌洗或 CT。

诊断性腹腔灌洗用于评估腹腔内出血和空腔脏器的损伤。随着影像技术的进步和创伤后非手术治疗的增加，其使用正在显著减少。该技术的原理是将盐水注入腹膜腔，盐水与存在的血液混合，然后回收液体进行分析。诊断性腹腔灌洗在检测腹膜腔出血方面具有高度敏感性，一些创伤外科医师高度评价这种方法在放射科医师不能很好地解读影像的情况下可提供及时、易于理解的信息能力[12]。然而，它的缺点包括对出血来源缺乏特异性，并且它是一种具有相关风险和死亡率的有创性操作[13,14]。

三、CT 在腹部创伤中的应用

CT 的速度和准确性以及其在急诊室和创伤中心的广泛可用性使得这种成像方式在创伤患者的分类和诊断中发挥了主要作用。CT 在腹部创伤中的应用可追溯到 20 世纪 80 年代[15]，随着螺旋扫描和多排计算机断层扫描（MDCT）技术的出现，在更短的扫描时间内获得更高的图像质量，促使其得到了更广泛的应用。

在过去，创伤患者首先使用传统的胸部、颈椎和骨盆 X 线片进行评估。CT 扫描仅适用于血流动力学稳定的钝性腹部损伤患者，这类患者无穿透性损伤的证据或病情已经有所缓和。目前，在临床上 CT 更常用于一定程度血流动力学不稳定的患者，只要他们对初始复苏有反应并且病情足够稳定以接受 CT。事实上，2009 年发表的一项研究发现接受全身 CT 检查的患者中，每 5 人就有 1 人在创伤现场发生休克，每 6 人中就有 1 人在入院时休克[16]。CT 现在也经常用于胸部外伤或具有穿透性伤口的患者。

现已证明，CT 扫描在临床决策是否为需要手术干预的损伤也优于其他方法。Deunk 等的一项研究发现创伤后的 MDCT 结果常常导致治疗决策的改变[17]。此外，创伤后 CT 的使用增加了向非手术治疗的转变，并降低了发病率和院内死亡率。如果患者血流动力学稳定，大量涉及肝脏、脾脏和肾脏的损伤现在可以采取保守治疗。

四、CT 成像技术和解读

针对创伤患者的 CT 扫描方案应尽量优化，以帮助放射科医师在检测损伤的同时最大限度地降低患者风险。为了实现这一目标，重要的是要考虑图像采集和分析的各个方面。这些包括造影剂使用、不同采集时相及其不同程度的对比强化、辐射剂量和图像处理。

（一）造影剂

静脉注射造影剂提高了 CT 检测损伤的敏感性和特异性。美国放射学会制定了适当性标准，该标准是基于证据的指南，旨在帮助在不同的紧急情况下选择成像方式和造影剂给药途径。指南指出，静脉使用造影剂对于在腹部钝性创伤中识别肠道、内脏或血管损伤至关重要[18]。此外，他们建议不要在腹部钝性创伤的情况下使用口服造影剂，可能是因为缺乏额外的诊断价值以及由于等待肠道造影剂通过而延误获得 CT 图像的时间[19]。

围绕静脉使用造影剂的更具争议性的问题之一是急性肾损伤的风险，尤其是对于老年人、那些已确定的肾功能不全者和患有慢性疾病的患者，如糖尿病、充血性心力衰竭和高血压。这在创伤的情况下尤其令人担忧，因为医师常常不能获得完整的病史，并且肾功能检测可能会延误治疗。

最近，一些中心一直在研究针对非特异病史患者的与肾脏疾病有关的床旁（POC）肌酐测试[20]，可在行影像学检查时检测。

Lee-Lewandrowski 等的研究调查了 POC 肌酐测试及其对大型学术医疗中心放射科临床操作的影响[21]。该团队发现 5.3% 的患者（每月 441 人）进行扫描时没有近期的肌酐水平或估算的肾小球滤过率，其中 26% 被确诊为异常。他们还发现 POC 和中心实验室血浆肌酐测试之间有很好的一致性，然而，POC 肌酐测试比中心实验室血浆肌酐测试约贵 47%。然而，由于静脉注射造影剂扫描的及时性和质量的提高，作者建议 POC 肌酐检测可改善临床操作，并且可能具有成本效益[21]。一项急诊科 POC 肌酐检测的研究也表明 POC 与血清检测之间存在良好的相关性，因此作者得出结论，由于其使用方便且周转时间快，所以在紧急情况下可取得实质性效益[22]。

（二）多期成像

由于图像采集速度的提高，可通过单次推注造影剂实现多期成像。截至目前，针对创伤的扫描方案所需的最佳时相数目还没有达成共识，因为对比强化峰值在器官之间变化并且每个时相都有优势。一些研究认为在开始注入造影剂后 65～80s 产生的门静脉期图像是诊断实质性损伤的良好折中方案[10]。如在一项关于多期成像在胰腺损伤检测中作用的研究中，研究人员发现门静脉期是确定管腔损伤征象最准确的时期[23]。BosCak 等关于脾损伤的研究结果表明门静脉期在诊断实质性损伤和活动性出血方面比动脉期更敏感，而动脉期对假性动脉瘤的识别更为敏感[24]。因此，该作者认为双期成像提供了最佳的整体效果。

多期成像也有助于进一步研究血管损伤的特征。在不同时间点获取图像有助于区分内源性损伤和活动性血管出血时区分动、静脉来源[25]。理论上来讲，医师还可通过延迟扫描图像寻找造影剂外渗来判断出血速率，同时可评估肾脏的集合系统[26]。

（三）辐射剂量

关于辐射剂量，与所有成像一样，需要对每个

患者进行风险 - 效益分析以确定 CT 是否合适。具体而言，必须权衡辐射和静脉内注射造影剂的风险与诊断创伤的益处。鉴于 CT 优于临床评估和诊断性腹腔灌洗等临床上诊断腹部创伤的方法[27, 28]，CT 仍是急性外伤患者重要的检查方法。在进行 CT 检查时坚持 ALARA（可合理达到的最低程度）的概念是至关重要的，也就是说，应该使图像质量最优化，但不要以增加患者的辐射剂量为代价[10]。因此，在当前的 CT 扫描仪平台上有多种剂量降低工具，包括自动管电流调制，其允许管电流随着被成像的身体区域自动改变[29]，从而降低辐射剂量[30]。此外，尽管大多数 CT 是用传统的滤波反投影重建，但是新的研究集中在一系列新的迭代重建算法上，旨在降低剂量的同时保持图像质量[31-37]。Willemink 等的研究表明，进行全身 CT 图像重建时迭代重建需要的平均时间要显著高于滤波反投影，但这种差异约为 45s，在评估创伤情况时这点时间延迟微不足道[38]。这项研究的局限性在于它仅使用一个 CT 供应商的软件来进行，可能需要对其他主要供应商的迭代重建产品进行额外研究，以评估其是否适用于其他迭代重建算法。

（四）图像处理

目前的多探测器 CT 平台具有利用各向同性数据集获取亚毫米截面厚度数据的能力。这些亚毫米层厚数据集的解读可能会很麻烦，大多数中心将以 2.5mm 或 5.0mm 的截面厚度重建这些图像以便于解读[10]。

此外，轴向数据集的冠状位和矢状位重建通常可以由控制台的 CT 技术人员进行并发送到 PACS 系统，供放射科医师结合轴向数据集进行解读。冠状位和矢状位重建能够帮助确认在轴位图像上做出的诊断以及帮助诊断其他结构的损伤，如膀胱、膈肌和脊柱（图 126-1）[39-43]。

五、CT 解读方法

创伤性损伤的发生机制通常比较复杂，可导致多器官损伤。因此，一致且可重复的检查模式可帮助最大限度地减少损伤的遗漏。在解读创伤患者 CT

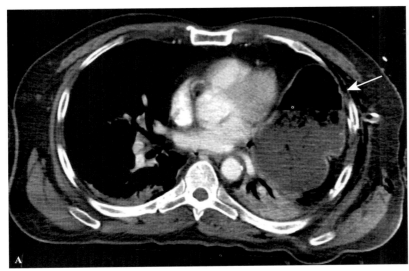
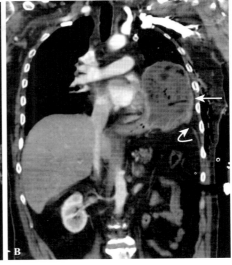

▲ 图 126-1　左膈肌破裂

55 岁男子驾驶摩托车时被一辆机动车撞倒。A.CT 增强扫描的轴位图像显示大部分胃位于胸腔心脏的侧面，表明膈肌破裂（箭）。B. 冠状位重建图像再次显示胃疝入胸腔和膈肌破裂（弯箭）。患者行急诊手术，修复了长达 12cm 的左侧膈肌破裂，此病例说明了冠状位重建图像在急性创伤情况下的价值

检查时，使用严格的例行程序可显著减少遗漏的外伤性病变的数目，特别是在多发伤的情况下[44, 45]。与任何 CT 解读一样，在每种情况下使用特定的检查模式不如简单地拥有和遵循一个全面的检查模式重要。

六、腹部损伤的 CT 表现

（一）肝脏和脾脏

目前，大多数脾脏和肝脏损伤在血流动力学稳定的患者中采取保守治疗。钝性肝脾损伤的主要类型包括被膜下和实质内血肿（图 126-2）、撕裂伤（图 126-3）、活动性出血及其他血管损伤[46, 47]。值得注意的是，血管损伤可能是不易察觉的，其唯一迹象可能是终末器官损伤。美国创伤外科协会（AAST）为肝脏和脾脏创伤设计了损伤分级量表（表 126-1 和表 126-2）。

（二）胰腺

2/3 的胰腺损伤发生在胰腺体部，其余的损伤在头部、颈部和尾部均匀发生（图 126-4）。此外，胰腺损伤很少单独发生，据估计，70%～90% 的胰

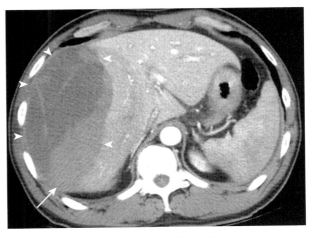

▲ 图 126-2　被膜下血肿

55 岁男性在腹部钝性外伤后进行评估，腹部 CT 增强扫描显示肝右叶存在被膜下血肿（箭头）。注意混杂密度表明这是一个血肿，血肿在重力作用下偏下方有更密集的血液成分（箭）

腺损伤伴有其他器官损伤[48]。胰腺损伤的 AAST 分级标准是根据损伤的部位以及实质和导管的破坏程度而定的（表 126-3）。

肝脏、胰腺和脾脏损伤分别在第 91 章、第 99 章和第 106 章中进一步讨论。

（三）肾脏

CT 是评价肾损伤的首选影像学检查方法，因

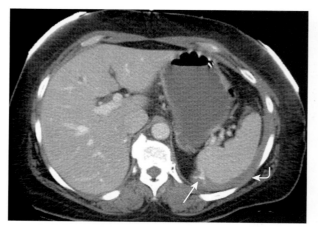

▲ 图 126-3　脾脏损伤伴活动性外渗

45 岁女性车祸外伤，腹部增强 CT 显示脾损伤，伴有脾脏附近出血（弯箭）及活动性外渗区域（直箭）。脾脏损伤伴活动性出血在剖腹探查和脾切除术后得到证实

▶ 图 126-4　胰腺横断伴腹膜后和腹膜内出血

42 岁女性，在自行车事故中突然刹车，人摔到人行道上。A. 对比增强 CT 显示大量腹膜后和腹腔内出血（直箭），胰尾因出血而向前移位（弯箭）。B. 在左上腹正常位置上可看到横断的胰尾部分（箭头），剖腹探查证实了胰腺横断的诊断，并行远端胰腺切除和脾切除

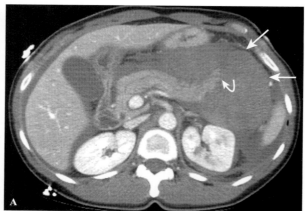

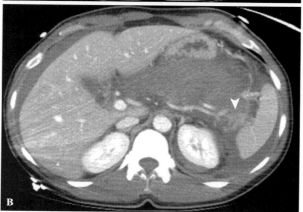

表 126-1　美国创伤外科协会肝脏损伤量表		
分　级*	病　变	损伤描述
I	血肿	被膜下，表面积＜ 10%
	挫裂伤	被膜撕裂，实质深度＜ 1cm
II	血肿	被膜下，表面积 10%～50%
		实质内，直径＜ 10cm
	挫裂伤	被膜撕裂，活动性出血
		实质深度 1～3cm，长度＜ 10cm
III	血肿	被膜下，表面积＞ 50% 或破裂伴有活动性出血
		实质内血肿＞ 10cm 或扩大
	挫裂伤	实质深度＞ 3cm
IV	挫裂伤	肝实质破坏累及 25%～75% 肝叶或单叶内 1～3 个肝段
V	挫裂伤	肝实质破裂累及肝叶＞ 75% 或单叶内＞ 3 个肝段
	血管	近肝静脉损伤［即下腔静脉和（或）肝中央大静脉］
VI	血管	肝脏撕裂

*. 多发伤提升一级（达到Ⅲ级）

引自 Moore EE, Cogbill TH, Jurkovich GJ, et al: Organ injury scaling: Spleen and liver (1994 revision). J Trauma 38:323–324, 1995

表 126-2　美国创伤外科协会脾脏损伤量表

分级 *	病变	损伤描述
I	血肿	被膜下，表面积＜ 10%
	挫裂伤	被膜撕裂，实质深度＜ 1cm
II	血肿	被膜下，表面积 10%～50%
		实质内，直径＜ 5cm
	挫裂伤	被膜撕裂，活动性出血
		实质深度 1～3cm，不累及小梁血管
III	血肿	被膜下，表面积＞ 50% 或扩大
		被膜下或实质内血肿破裂
		实质内血肿＞ 5cm 或扩大
	挫裂伤	实质深度＞ 3cm 或累及小梁血管
IV	挫裂伤	累及节段性或脾门血管，导致主要血供被阻断（＞ 25% 脾脏）
V	挫裂伤	脾脏完全粉碎
	血管	脾门血管损伤使脾脏血供被阻断

*. 多发伤提升一级（达到Ⅲ级）

引自 Moore EE, Cogbill TH, Jurkovich GJ, et al: Organ injury scaling: Spleen and liver (1994 revision). J Trauma 38:323–324, 1995

表 126-3　美国创伤外科协会胰腺损伤量表

分级 *	病变	损伤描述
I	血肿	轻微挫伤无导管损伤
	挫裂伤	浅表撕裂伤无导管损伤
II	血肿	严重挫伤，无导管损伤或组织缺损
	挫裂伤	严重撕裂伤，无导管损伤或组织缺损
III	挫裂伤	远端横断或实质损伤伴导管损伤
IV	挫裂伤	近端 † 横断或实质损伤涉及壶腹
V	挫裂伤	胰头大面积破裂

*. 多发伤提升一级（达到Ⅲ级）；†. 近端胰腺位于患者肠系膜上静脉的右侧

引自 Moore EE, Cogbill TH, Malangoni MA, et al: Organ injury scaling, II: Pancreas, duodenum, small bowel, colon, and rectum. J Trauma 30:1427–1429, 1990

为它能够准确显示肾实质、集合系统和血管[49]。8%～10% 的腹部外伤患者可发现肾损伤，尽管 80%～90% 的损伤是钝性而不是穿透性损伤[49, 50]。肾外伤可导致肾蒂挫伤、撕裂、出血或撕脱（图 126-5）。创伤后肉眼血尿应及时评估肾脏系统，尽管缺乏这一发现并不能排除损伤[49, 50]。

早期和延迟成像是充分评估泌尿系统所必需的，因为延迟期图像对于确定集合系统的完整性至关重要[10, 49, 50]。AAST 已经设计了一个基于损伤深度并且涉及肾血管和集合系统的损伤分级量表（表 126-4）。Ⅰ 度损伤约占创伤性损伤的 75%～80%，而 Ⅱ 度损伤占 10%[49]。因此，与其他器官的治疗趋势一样，大多数肾损伤都采取保守治疗。

除常规 MDCT 外，对于出现肉眼血尿和骨盆骨折的患者建议进行 CT 膀胱造影以寻找严重膀胱损伤。大多数膀胱破裂（85%～100%）表现为骨盆骨折，然而只有 6%～8% 的骨盆骨折患者存在外伤导致的膀胱破裂（图 126-6）[51]。破裂的位置对于治疗决策很重要，因为大多数腹膜外破裂的病例可以

通过引流保守治疗（图 126-7），而腹膜内破裂（图 126-8）通常需要外科手术来修复[52]。膀胱外伤的其他发现包括可保守治疗的挫伤和间质损伤，以及通常需要修复的联合破裂[53]。

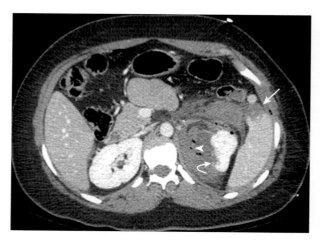

▲ 图 126-5　继发于枪伤的脾破裂和肾损伤
23 岁孕妇左上腹部中弹受伤，腹部和盆腔增强 CT 显示脾破裂（直箭）。注意左肾窝内的大量出血和气体（箭头）以及左肾实质损伤（弯箭）。患者接受了剖腹探查术和脾切除术。术中评估左肾显示肾破裂和集合系统损伤

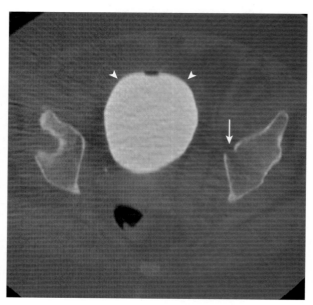

▲ 图 126-6　骨盆创伤，CT 膀胱造影正常
45 岁男性，车祸后进行评估。盆腔 CT 显示多发骨盆骨折和盆腔出血（左前髋臼骨折用直箭表示）。患者 CT 膀胱造影显示膀胱壁轮廓光滑（箭头），无膀胱损伤迹象

表 126-4　美国创伤外科协会肾脏损伤量表

分　级*	病　变	损伤描述
I	挫伤	显微镜下或肉眼血尿，泌尿系检查正常
	血肿	被膜下，无扩张且不伴有实质撕裂
II	血肿	非扩张性肾周血肿局限于肾后间隙
	挫裂伤	肾皮质实质深度＜ 1.0cm，无尿外渗
III	挫裂伤	肾皮质实质深度＜ 1.0cm，无集合系统破裂或尿外渗
IV	挫裂伤	实质撕裂伤，累及肾皮质、髓质及集合系统
	血管	肾主动脉或静脉损伤伴出血
V	挫裂伤	肾脏完全粉碎
	血管	肾门撕脱使肾脏血供被阻断

*. 多发伤提升一级（达到Ⅲ级）

引自 Moore EE, Shackford SR, Pachter HL, et al: Organ injury scaling: Spleen, liver, and kidney. J Trauma Acute Care Surg 29:1664, 1989

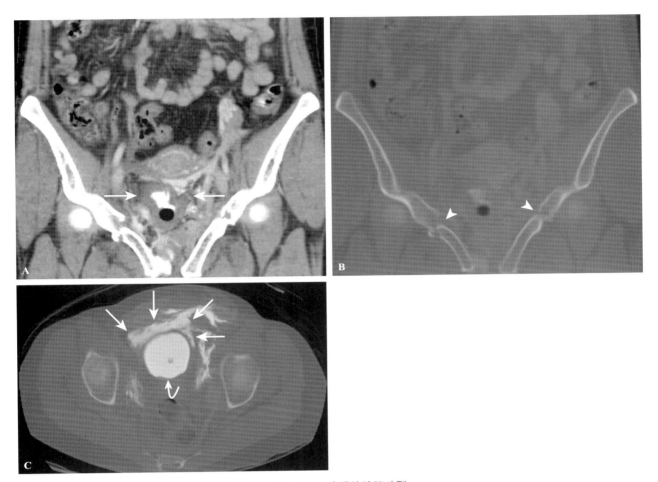

▲ 图 126-7　腹膜外膀胱破裂

51 岁女性，摩托车事故后。A. 腹部和骨盆 CT 扫描冠状位重建显示广泛骨盆骨折伴盆腔出血，使用尿管减压的膀胱包含来自初始静脉注射的造影剂（在直箭之间）。B. 在骨窗上看到的腹部和骨盆冠状位重建图像显示了一些典型的骨盆骨折（箭头）。C. 由于广泛的骨盆创伤，患者接受了 CT 膀胱造影，显示适当扩张的膀胱（弯箭）及膀胱前方和外侧的外渗造影剂（直箭），这些发现与腹膜外膀胱破裂是一致的

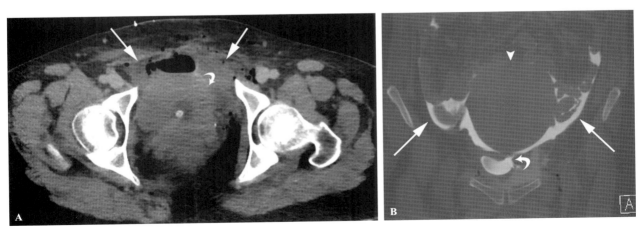

▲ 图 126-8　腹腔内膀胱破裂

33 岁女性，骨盆穿透伤后。A.CT 增强扫描显示双侧骨盆内血肿和积气（直白箭），可见内含尿管的部分减压的膀胱（弯箭）。B. 由于盆腔大量出血，行 CT 膀胱造影，冠状位重建图像显示外渗造影剂勾勒出腹腔内肠襻的轮廓（直白箭）。注意左侧膀胱壁破裂的大致位置（弯箭）。注意图像中央部分是一个扩大的产后子宫（箭头）

七、CT 和肠道损伤

既往研究表明，1%～5% 的腹部创伤患者会发生肠道损伤。最近的一项针对腹部钝性创伤患者的研究发现 9% 的患者有空腔脏器损伤，这其中 1/3（约 3%）累及胃，其余累及肠管[54]。钝性创伤患者肠道损伤的诊断是比较困难的，因为临床症状往往是非特异性的或延迟呈现。此外，在多发伤患者中，在存在其他器官损伤的情况下肠道损伤的细微表现可能被忽略，尤其是在没有腔外气体的证据时。诊断的目的是确定哪些患者需要手术干预，哪些患者可以非手术治疗。

随着保守治疗患者数目的增加，及时准确的诊断对于最大限度地降低发病率和死亡率至关重要[10]。研究表明，由于诊断延迟而干预延误会导致发病率和死亡率增加。一项研究显示，即便诊断延误 8h 就可能导致腹部手术患者的脓毒症、腹膜炎乃至死亡，而另一项研究表明延误超过 24h 可能导致空腔脏器损伤的患者出现急性呼吸窘迫综合征和脓毒症[55, 56]。同时，最新研究显示，在入院和剖腹手术之间延误超过 5h，并发症发病率增加了 3 倍[57]。

CT 在评估肠道损伤中的敏感性和特异性在文献中有所不同，敏感性为 64%～95%，特异性为 92%～100%[10, 58-61]。Atri 等指出 CT 的阴性预测值高，若 CT 扫描结果正常，测试后受伤的概率 < 1%[62]。漏诊的原因包括其他器官的重大损伤导致阅片医师忽视了小肠创伤、患者的身体状态、生命支持和检测设备产生的伪影、未见到肠腔外游离气体[44]。因此，阅片医师有必要按照特定的观察模式，以尽量减少假阴性的结果。

八、肠道和肠系膜损伤的 CT 表现

肠道和肠系膜损伤在 CT 上有一系列的表现，从小的不伴有肠壁损伤的肠系膜血肿到肠壁完全透壁性破裂。更具体地说，可以表现为肠壁黏膜面可撕裂而浆膜面完整，也可以表现为肠壁出血而黏膜层和浆膜层均完整，还可表现为肠壁水肿的肠挫伤。偶尔，肠道浆膜表面也可受到损伤，在肠周形

成血肿但不伴有明显的穿孔。肠系膜也可因动脉血供中断、静脉引流或毛细血管损伤引起血肿而受损。肠系膜的一部分可被撕脱，导致血管、脂肪与肠系膜的其余部分分离。

小肠损伤发生的概率是结肠损伤的 2 倍，因为小肠活动性更强。近端空肠和远端回肠特别容易受到钝性损伤，因为钝性损伤所产生的剪切力一般作用于肠道固定地点附近的活动肠管[63]。横结肠由于其暴露的位置而成为大肠中最脆弱的部分，而升结肠和降结肠相对固定在腹膜后，不易受影响。就穿透性创伤而言，小肠和结肠是火器伤中最常见的两个器官[6]。肝脏、小肠和结肠是刀伤中最常见的 3 个器官[64]。

有各种各样的 CT 表现有助于诊断有重要临床意义的肠道和肠系膜损伤。但是，这些改变并不是在每一位肠道损伤的患者中都存在，因此其敏感性和特异性存在较大差异[10]。仔细寻找这些征象十分重要，因为有些征象有助于提高发现严重伤害的可能性。特异性较高的 CT 征象包括肠壁不连续、肠腔外造影剂和游离气体。其他具有较高敏感性但特异性较低的征象包括局灶性肠壁增厚、肠壁异常强化、肠系膜绞窄和游离腹腔积液[63]。

（一）肠壁不连续

局灶性肠壁不连续是证明肠道损伤存在最特征性表现，最严重的肠道损伤即肠穿孔通常表现为这种征象（图 126-9）。尽管如此，只有 7% 的肠穿孔患者能发现肠壁不连续，这一征象的敏感性低[65]。肠穿孔的缺损通常较小，这也导致发现肠壁不连续的概率较低[66]。

（二）口服造影剂外渗

许多医疗机构不会让创伤患者接受 CT 检查时口服造影剂，因为造影剂转运至肠道需要一定的时间，导致扫描的延迟。因此，尽管口服造影剂的外渗是肠穿孔的特异性征象[63]，但并不常见。

（三）肠腔外气体

根据报道，肠损伤患者 CT 图像上腔外游离气体的检出率为 20%～75%[63]。腹腔或腹膜后的游离

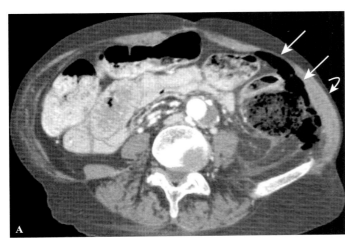
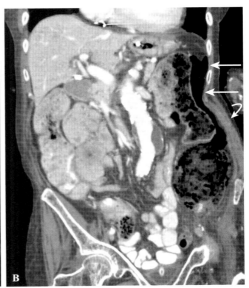

▲ 图 126-9　刺伤后结肠穿孔

65 岁男子，左腰刺伤。A. 腹部和盆腔的轴位 CT 扫描显示降结肠肠壁不连续伴腹腔内游离气体（直箭），与外伤性结肠穿孔相符。此外，在刺伤部位的左侧肌肉组织内存在血肿（弯箭）。B. CT 冠状位重建图像显示腹腔内游离气体（直箭）和左侧肌肉组织内血肿（弯箭）。患者另外还存在腹主动脉瘤

气体是诊断肠损伤的特异性征象，但当游离气体量较少时会增加检出难度。如当肠襻破裂时肠襻内可能充满液体，因而最初没有气体进入腹腔，穿孔也可以自然封闭，或者损伤可导致肠梗阻，阻止了气体被推入穿孔肠管[63]。肺窗和骨窗更有助于提高对肠腔外游离气体的检出。

肠破裂继发气腹时，气体通常积聚在前腹壁后面（图 126-9）、膈肌下面、沿肝脾的腹膜表面。在肝门、肠系膜、肠系膜静脉或门静脉中也可见到气体[66]。CT 发现肠腔外游离气体并非是诊断肠损伤 100% 特异性的证据，这也可能是由其他一些因素导致的。这些状况包括穿透性损伤（将外部空气引入体内）、机械通气、使用 Foley 导管的膀胱破裂、气压伤、气胸和 CT 检查前的腹腔灌洗[63, 66]。位于腹壁最内层与腹膜壁层之间的空气称为"假气腹"，这同样也会导致肠损伤的假阳性诊断[59]。因此，当同时发现游离气体与其他阳性体征时，游离气体的存在增加了诊断肠损伤的可靠性，但当只有游离气体孤立存在时，需要考虑到其他原因。

（四）局灶性肠壁增厚

肠管适度充盈时，肠壁厚度不应超过 3mm。局灶性肠壁增厚是临床上的一个重要征象，发生率为全部肠损伤患者的 45%～75%[44, 62, 66]。如果没有其他发现，如盆腔内的游离液体或邻近肠系膜绞窄或积液，局限性肠壁增厚一般不需要外科手术干预[10, 66]。换句话说，创伤后肠壁局限性增厚可能继发于肠蠕动或局灶性肠壁挫伤，这种情况是不需要手术治疗的[59]。

与创伤直接导致的局限性损伤相比，广泛性肠壁增厚可能是灌注不足或"肠休克"的一种表现。容量下降的其他征象统称为"低灌注复合改变"，包括下腔静脉扁平、主动脉变窄以及肾上腺、肾脏和肠道的强化增高[67]（图 126-10）。容量过载通常继发于静脉补液过量，也可能导致弥漫性肠壁增厚，这种情况一般不伴有"低灌注复合改变"[59]。

（五）肠壁异常强化

肠壁异常强化可以由低灌注或局部血管损伤引起，这会导致血管通透性增加、造影剂渗漏到间质内[44, 68]。既往研究表明，注射造影剂后肠壁出现不规则的明显强化通常提示肠壁全层损伤[63, 69]。与之相反，肠壁强化减低提示肠缺血[59]。通常情况下，评估强化是否异常应参考邻近的血管和肠襻[68]。

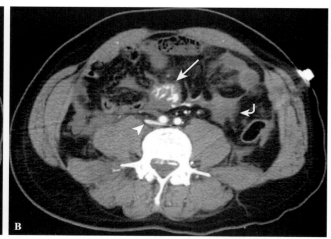

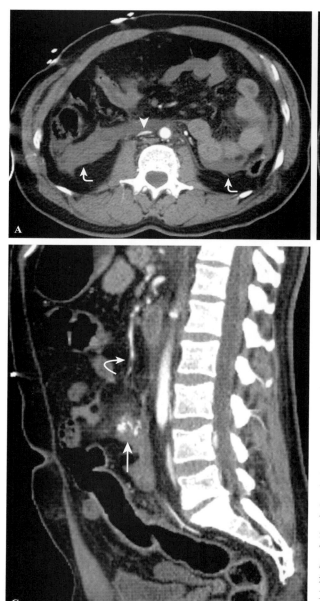

▲ 图 126–10　**肠系膜上动脉的活动性外渗，伴有灌注不足和休克的迹象**

50 岁男性，车祸受伤的司机。A.CT 增强显示大量腹腔内出血（弯箭），伴有左下腹相邻的小肠襻增厚。下腔静脉变窄并呈狭缝状（箭头），提示低血容量状态。B. 静脉注射造影剂在肠系膜根部汇集（直箭），与活动性外渗相符。再次注意腹腔内出血（弯箭）和下腔静脉狭窄（箭头）的存在。C. 矢状位重建图像显示外渗的静脉注射造影剂在肠系膜根部汇集（直箭），可能来自肠系膜上动脉的一个分支（弯箭）。这些发现在诊断性血管造影以及随后的剖腹探查手术中得到证实

（六）肠系膜损伤

肠系膜损伤包括肠系膜浸润（也称为绞窄）、血肿、血管串珠状或突然截断[59]。肠系膜绞窄通常是肠系膜损伤的征象，可伴有或不伴有肠损伤（图126–11）。当这种发现伴随存在局灶性肠壁增厚时，提示有重要的临床损伤[44,59]。因为肠系膜绞窄也可见于孤立的肠系膜损伤，因此其对肠损伤的特异性较低[63]。如只发现了局部肠系膜血肿而不伴有其他提示肠损伤的征象，多见于肠系膜血管的孤立性损伤[44]。

肠系膜血肿在早期通常呈三角形，但在较大时可以是圆形或卵圆形的。存在较大血肿时，需要仔细观察延迟期图像以评估是否存在活动性出血，因为活动性出血需要急诊外科手术来预防缺血性肠病。肠系膜血管形态不规则、串珠状及肠系膜动、静脉干突然截断也是提示需要外科干预的血管损伤征象[59]（图 126–12）。

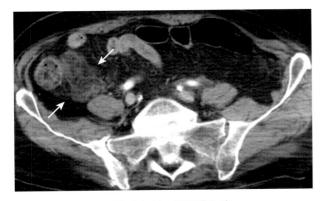

▲ 图 126-11 肠系膜血肿

80 岁男性，机动车撞树。腹盆 CT 增强扫描提示右下腹邻近升结肠的肠系膜脂肪内见条索影和结节灶（箭）。影像学征象提示结肠挫伤伴肠系膜血肿

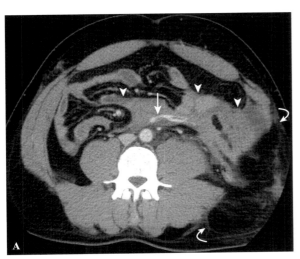

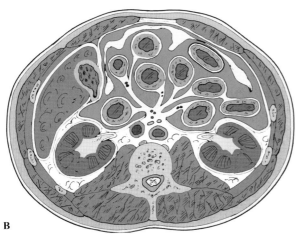

▲ 图 126-12 创伤性腹壁疝和静脉注射造影剂的主动外渗

A. 41 岁男性，车祸外伤。腹盆 CT 增强扫描提示创伤性左侧腹壁疝（弯箭）合并腹腔积血（箭头），在肠系膜下动脉分区区域的活动性外渗（直箭）。B. 中腹部示意图显示肠系膜形成三角形环腹膜间隙的边界，这与 A 图中肠系膜出血的表现相似

（七）腹腔游离液体

腹腔内液体的检出是一种高度敏感（90%～100%）但非特异性（10%～15%）的肠损伤表现，因其可能是创伤性或非创伤性来源[10, 70]。创伤性腹腔内液体的来源包括来自实质脏器、肠道或肠系膜损伤的血液，胆囊或胆管破裂产生的胆汁，以及膀胱破裂排出的尿液。非创伤性液体的原因包括由肝硬化等并发症引起的腹水，以及育龄妇女盆腔内的生理液体等。

腹腔内液体的位置对正确诊断有一定提示意义[63, 71]。如果液体仅见于肠道附近或夹杂在肠系膜之间，则可能由肠损伤引起。如果全腹腔包括上腹腔、下腹腔以及盆腔均见到大量血液，则损伤更可能发生在实质脏器中，如脾或肝撕裂。上腹部实质脏器损伤的初期，血液聚集到该器官附近的主要腹膜腔间隙，然后沿着解剖路径经结肠旁沟向下汇集至盆腔[26, 63]（图 126-13）。因此，如果血液只聚集在肠系膜间隙，在结肠旁沟或盆腔内没有血液，提示出血的来源可能是肠道。

创伤患者腹腔内液体的密度也有助于确定出血部位。凝结的血液比血清密度高，而血清比尿液或胆汁更稠密。因此，在出血部位附近发现的"哨兵血块"可以通过其较高的密度（45～70HU）在 CT 上识别，远离出血源的未凝固血液具有较低的密度

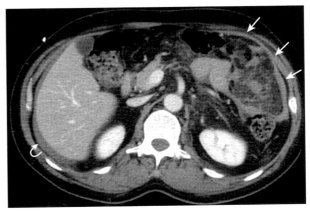

▲ 图 126-13 网膜撕裂伤

56 岁男性，摩托车事故伤。腹盆 CT 增强扫描显示出血和左上腹网膜增厚（直箭）。这种出血延伸至结肠脾曲。在肝脏周围发现额外的出血（弯箭）。患者紧急接受剖腹探查，发现大网膜撕裂伤及结肠脾曲部分肠壁撕裂

（30～45HU）[72]。需要注意的是，在创伤距离扫描间隔时长＞48h 和血细胞比容低的患者中，血块的密度可减低 [72]。胆汁和尿的密度接近于水，相应的 CT 值范围通常为 0～15HU。

九、结论

创伤是 45 岁以下美国人死亡的头号原因，也是美国第五大死亡原因。对创伤患者进行适当的及时评估对于避免严重并发症和降低死亡率至关重要。由于体格检查的不可靠性和延误诊断的风险，影像学在创伤的诊断和治疗中起着至关重要的作用。

由于扫描速度快、可用性广及空间分辨率高，因此 CT 是急性创伤情况下评价患者的主要评价方式。CT 可用于评价腹部钝性损伤和穿透性损伤，CT 上获得的信息通常可以指导临床决策和治疗计划。对比增强 CT 有助于腹部实质脏器损伤的诊断。在过去 30 年中，CT 的广泛应用使得血流动力学稳定的患者从积极手术探查逐步转向采取更保守的治疗模式。

保持一致的扫描和解读模式对于放射科医师至关重要，因为创伤性损伤很少单独发生。这在肠损伤的评估中尤其重要，因为其征象包括气腹、造影剂外渗，也可见到很多细微改变，如局灶性肠壁增厚和邻近的肠系膜血肿。放射科医师是创伤团队的关键成员，为患者医治做出了重大贡献。

第 127 章　胃肠道肿瘤的治疗效果评估

Monitoring Gastrointestinal Tumor Response to Therapy

Kumar Sandrasegaran　著

罗　瑶　译　曹　崑　校

影像学在各种肿瘤治疗的疗效客观评价中起着至关重要的作用。肿瘤治疗效果评价是 II 期临床试验的重要临床终点，可以用于合理预测总体生存期和其他临床事件如进展时间[1,2]。最近美国食品药品管理局（FDA）批准的肿瘤药物中超过 70% 是基于影像学评价[3]。一些疗效评价标准已被用于肿瘤学评价胃肠道恶性肿瘤治疗效果。它们不仅被用于科研或药物试验，也被用于日常临床实践。早期发现治疗抵抗可促使针对患者的个体化治疗的实现。

一、世界卫生组织（WHO）标准和 RECIST 1.0 指南

1981 年发布的世界卫生组织（WHO）肿瘤疗效评价标准建议使用横轴面最大径与其最大垂直径的乘积[4]。治疗反应分为完全缓解，提示肿瘤消失；部分缓解，即乘积减少超过 50%；疾病进展，即乘积增加超过 25%；疾病稳定，介于部分缓解和进展之间。WHO 标准建议，若有多个病灶存在，可以使用单个靶病灶的乘积之和对治疗反应进行分类。WHO 标准自建立以来，被广泛使用了 20 多年[5,6]。然而随着时间的推移，其缺陷也逐渐变得很明显。对靶病灶的数量以及最小径线没有明确规定，也没有关于采用何种影像学方法的指南。二维测量费时费力，测量过程中极小的误差都会导致乘积出现很大变化[7]。为了缓解这些困境，曾进行过几次修改，但都没有得到一致性认可[8]。

2000 年，一个包括有欧洲癌症研究与治疗组织、美国国家癌症研究所及加拿大国家癌症研究所成员在内的工作组发表了《实体肿瘤疗效评价标准》（RECIST）指南[9]。这一推荐基于对 14 个不同试验中 4000 多名患者的回顾性评价。该指南解决了 WHO 标准中的大部分但并非全部的缺陷。RECIST 指南推荐使用肿瘤单径测量（最大径）而非乘积（图 127-1）。病灶分为可测量和不可测量两类，X 线片上测量超过 20mm 或螺旋 CT 上测量超过 10mm 的病灶被认为是可测量病灶。可测量病灶根据基线大小和测量的可重复性被分为靶病灶和非靶病灶。只有靶病灶用于对疗效进行分类。RECIST 指南推荐采用最多 5 个器官的最多 10 个靶病灶用于疗效评价。一般不对非靶病灶进行测量，除非这些病灶有明确提示疾病进展的征象。与 WHO 标准一样，肿瘤完全缓解，表明所有靶病灶消失；部分缓解，表示靶病灶的最大径线总和减少 30% 以上；疾病进展，表示靶病灶最大径线总和增加 20% 以上，或有新病灶出现，或非靶病灶有明确进展；不属于以上三类的为疾病稳定。表 127-1 展示了 WHO 和 RECIST 标准之间的主要差异。

尽管 RECIST 1.0 指南在 WHO 指南的基础上有所改进，但许多相关问题仍未解决，包括淋巴结的测量，新的功能成像技术的应用，如 ^{18}F- 氟脱氧葡萄糖正电子发射断层扫描（^{18}F-FDG PET）和磁共振灌注成像，以及对使用非细胞毒性药物临床试验的评价[10,11]。

二、RECIST 1.1 的演变

为了解决这些局限性，RECIST 工作组对来自

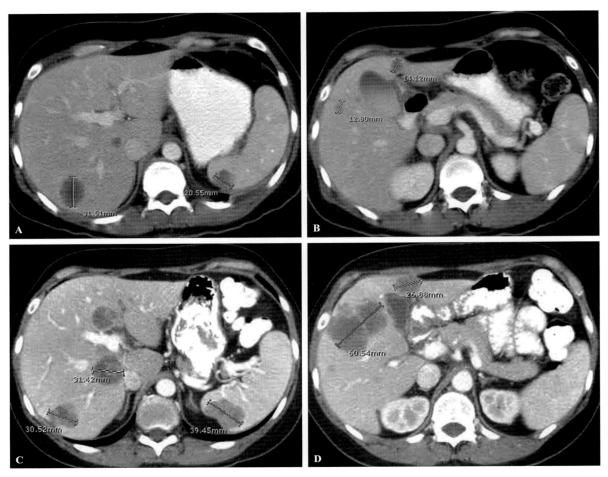

▲ 图 127-1　RECIST 1.0

39 岁男性患者，结肠癌肝转移。基线扫描的靶病灶最大径线总和为 77mm（A 和 B），随访 CT（C 和 D）的靶病灶最大径线总和为 238mm，按 RECIST 1.0 评估疾病进展

表 127-1　WHO 标准与 RECIST 指南的比较		
	WHO	**RECIST 1.0**
影像检查方法	未特别提及影像检查方法	推荐 CT、MRI 和胸部 X 线片作为影像检查方法
对可测量病灶的定义	二维测量；未规定最小病灶大小	至少有一个可精确测量的径线；非螺旋 CT 检查上病灶最大径 > 20mm，螺旋 CT 检查上最大径 > 10mm
测量方法	最大径与其最大垂直径的乘积	横轴位的最大径
需测量的病灶数量	无明确数量	共测量最多 10 个靶病灶（每个器官最多 5 个）
反应性评价	完全缓解：所有病变消失 部分缓解：与基线测量相比，最大径线总和减少 30% 疾病稳定：既非部分缓解，亦非进展 疾病进展：与最大径总和的最小值相比，最大径总和增加 20%，或出现新病灶，或非靶病灶明确进展	完全缓解：所有病变消失 部分缓解：靶病灶减少 50%，且任一靶病灶增长不超过 25% 疾病稳定：既非部分缓解，亦非进展 疾病进展：可测量病灶的大小增加 25%，或出现新病灶，或非靶病灶明确进展

6500 多名患者 18 000 处靶病灶前瞻性收集的临床试验数据进行评估后，对现有标准进行了几次修改 [6]。RECIST 1.1 和 RECIST 1.0 的主要区别见表 127-2 [6]。

RECIST 1.1 中的修改包括以下内容：将靶病灶数量从每名患者最多 10 个（每个器官最多 5 个）减少到最多 5 个（每个器官最多 2 个）；将淋巴结归类为靶病灶，测量其短径（不是长径，长径用于其他类型的靶病灶）；以前规定为不可测量的病灶（如骨病灶）现在如何重新定义为可测量病灶（图 127-2）；以及对所使用的影像检查方法指南的修改 [12, 13]。

在 RECIST 1.0 中，根据肿瘤基线大小将其分为可测量和不可测量两类。可测量病灶指 CT 上最大径 > 10mm（层厚不超过 5mm），胸部 X 线片上 > 20mm。短径 > 15mm 的淋巴结被认为是可测量（图 127-3）。最大径不足 10mm 的病变和短径为 11～15mm 的淋巴结被认为是不可测量。RECIST 1.1 指出了其他一些不可测量的病灶，包括小肿块（结节短径 < 10mm）、软脑膜疾病、淋巴道扩散、乳腺炎性病变、心包/胸膜积液、影像学上未能证实的可触及的腹部肿块/器官肿大、放射治疗后被周围瘢痕组织包裹的病灶、不伴有超过 10mm 软组织肿块的骨转移。应注意这些不可测量病变的存在或消失，因为这些病变的明确进展可提示疾病进展。在 RECIST 1.0 中，建议对所有基线时的靶病灶和非靶

表 127-2　RECIST 1.0 和 RECIST 1.1 的对比

	RECIST 1.0	RECIST 1.1
病灶测量		
可测量病灶的最小径线	CT：10mm，螺旋；20mm，非螺旋	CT：10mm，螺旋扫描的参考标准被删除
淋巴结	未提及	靶病灶 > 15mm，非靶病灶 10～15mm；非病理性 < 10mm（短径测量）
所测量病灶的数量	10 个病灶（每个器官 5 个）	5 个病灶（每个器官 2 个）
可测量病灶的特殊考量	囊性病变；骨病灶被认为是不可测量	对骨病变、囊性病变的可测量性进行了注释
反应性标准		
靶病灶	完全缓解：淋巴结未提及 疾病进展：对比研究过程中的最小值，径线总和增加超过 20%，或出现新病灶	完全缓解：淋巴结短径必须 < 10mm 疾病进展：对比研究过程中的最小值（包括基线），径线总和增加超过 20%；或绝对值增加至少 5mm，或出现新病灶
非靶病灶	若明确进展则考虑为疾病进展	针对明确进展有更详细的描述；须代表整体疾病状态变化而不是单一病灶增长
总体反应性	表格综合了靶病灶和非靶病灶	两个表格，一个综合了靶病灶和非靶病灶，另一个仅有非靶病灶
确认性的测量	对于完全缓解和部分缓解：必须在初次数据记录后 4 周再次满足标准	仅对有主要反应终点的非随机试验保留了这一要求
无疾病进展生存期	仅作为一般评价	对使用无疾病生存期（无疾病生存比例）作为Ⅱ期试验终点有更具体的解释 对Ⅲ期试验的无进展生存评价有更多的细节
反应性结果的报告	对Ⅱ期结果的报告，推荐分为 9 个类别	分为Ⅱ期和Ⅲ期 9 个类别减少至 5 个 对Ⅲ期的反应性报告给出指南
对Ⅲ期临床试验的反应性评价	如果方案指定，则可采用更宽松的标准	该部分被删除，Ⅱ期和Ⅲ期无须不同标准

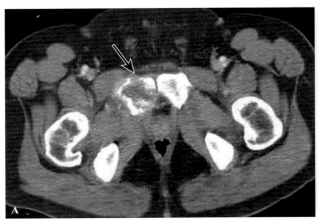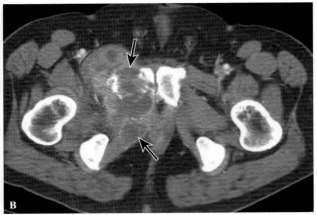

▲ 图 127-2　基于 RECIST 1.1 的骨病灶测量

初始（A）和随访（B）的骨盆横轴位增强 CT 显示右侧耻骨（箭）处有溶骨性病变，随访时（B）有明显的软组织成分增加，符合疾病进展。与 RECIST 1.0 不同，RECIST1.1 对含软组织成分的骨转移有明确的测量指南

病灶进行记录。

　　RECIST 1.1 依赖于具有可重复性和准确性的检查方法。如胸部 CT 比胸部 X 线片更合适；但是，如果病灶在胸部 X 线片上能够清楚显示，也可以被认为是可测量。总体上认为 CT 是用于病灶测量的最可靠且易获得的检查方法。对比增强 MRI 也可用于评价治疗效果。超声、内镜、腹腔镜和肿瘤标记物被认为可重复性不佳，不推荐用于病灶测量。在某些情况下 PET 扫描也可能适用，如证实缺乏代谢活性的放射瘢痕组织，提示完全缓解。对新发的高代谢灶，只要能在随后的 CT 上得到确认，就可以被认为是疾病进展的征象。

　　虽然 RECIST 1.1 保留了 RECIST 1.0 里面的 4 个主要治疗反应性分类，但修改了疾病进展的定义。除了靶病灶直径总和增加 20% 以外，小病灶绝对值需增加至少 5mm。新病灶的出现也被认为是进展。RECIST 1.1 中对淋巴结的纳入需要进一步澄清，以避免混淆。若所有淋巴结短径均 < 10mm，则为完全缓解。这消除了 RECIST 1.0 的主要缺点，即正常大小的淋巴结不能归类为完全缓解。

　　RECIST 1.0 中对有病灶分裂或多个病灶融合情况时该如何测量没有规定的共识。在 RECIST 1.1 中，若病灶分裂，则使用每个单独病灶的最大径之和作为靶病灶总和（图 127-4）。若病变融合且无法区分，则记录融合后病灶的最大径。

三、其他的肿瘤反应性评价标准

　　RECIST 1.1 有局限性，其中一些针对肿瘤亚型。RECIST 1.1 的两个主要局限性是它仅基于解剖学测量而未考虑肿瘤血管情况或功能成像参数。传统的癌症化疗采用细胞毒性药物，常导致肿瘤径线缩小。在过去的十年中，随着肿瘤靶向治疗的出现，对肿瘤细胞遗传学和分子生物学的认识发生了模式转变。这些新药中有些是被设计用于干扰或抑制肿瘤生长过程的某个或多个分子机制，且主要是细胞抑制作用而不是细胞毒性（图 127-5 和图 127-6）。目前使用的细胞抑制药包括：抗血管生成药物（用于转移性结直肠癌的贝伐珠单抗）、哺乳动物西罗莫司靶点抑制药（用于肾细胞癌的替西莫司）、酪氨酸激酶抑制药（用于胃肠道间质瘤的伊马替尼）和雌激素阻滞药（用于乳腺癌的曲妥珠单抗）[14]。对其他几种癌症类型的研究，如前列腺癌、恶性间皮瘤、软组织肉瘤和神经内分泌肿瘤，也表明 RECIST 1.1 标准在评价治疗效果方面是不准确的。

（一）EASL 和改良的 RECIST 标准

　　Forner 及其同事[12]发现，RECIST 标准低估了经动脉化疗栓塞或射频消融治疗的肝细胞癌患者的治疗反应。他们建议使用欧洲肝脏研究协会（EASL）指南，该指南除了使用肿瘤径线外，还采用肿瘤密度测量来评价反应性。这些标准已成功应

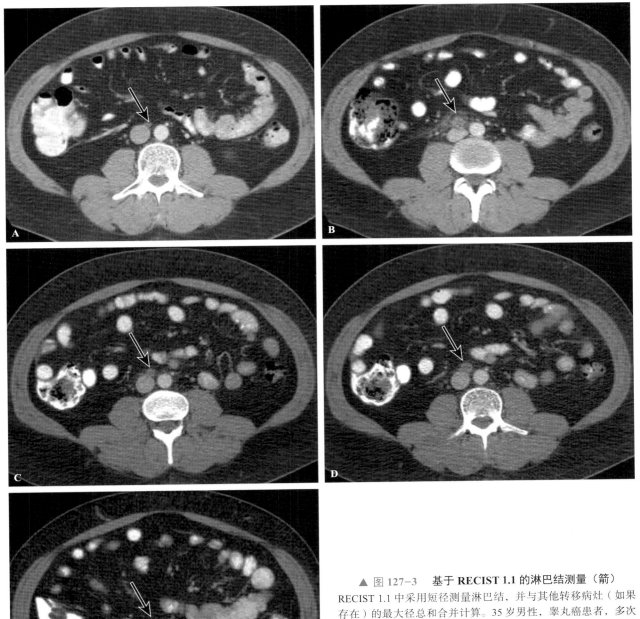

▲ 图 127-3　基于 RECIST 1.1 的淋巴结测量（箭）

RECIST 1.1 中采用短径测量淋巴结，并与其他转移病灶（如果存在）的最大径总和合并计算。35 岁男性，睾丸癌患者，多次横轴位对比增强 CT 显示主动脉与腔静脉之间的淋巴结，径线从 2007 年 5 月的 5mm（A）增加到 2008 年 4 月的 18mm（B），符合疾病进展。化疗后，淋巴结在 2008 年 7 月缩小至 11mm（C），符合部分缓解。2008 年 9 月（D）淋巴结测量值为 14mm，短径增长超过 20%，但不认为是疾病进展，因为还未符合 5mm 绝对值增长的条件。因此，此时被认为疾病稳定。2008 年 12 月（E），淋巴结测量值 4mm，被认为完全缓解（即淋巴结短径 < 10mm）

用于肝细胞癌局部治疗的临床试验反应性评价。

Lencioni 和 Llovet[13] 提出了一套改良的 RECIST（mRECIST）标准用于肝细胞癌的治疗效果评价。mRECIST 标准与 RECIST 标准相似，只是采用了增强动脉期肿瘤强化成分的长径（图 127-7）。

（二）Choi 标准

Choi 及其同事[15] 制订了评价伊马替尼治疗胃

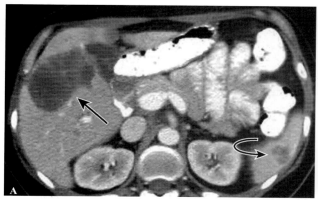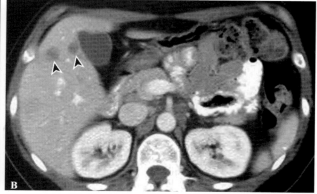

▲ 图 127-4　分裂病灶的处理

59 岁女性，乳腺癌肝转移患者。A. 基线的横轴位增强 CT 显示肝 S₅ 的大病灶（直箭）。注意脾转移（弯箭）。B. 治疗后的横轴位增强 CT 显示病灶分裂为两个较小的病灶（箭头）。在后续的检查中，使用每个单独病灶的最大径之和评价肿瘤大小变化

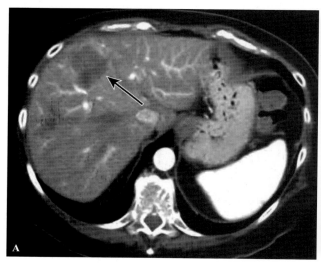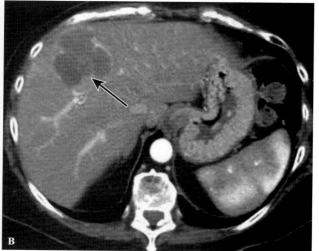

▲ 图 127-5　**RECIST 1.1 的缺陷**

46 岁男性，低分化肝细胞癌。横轴位增强 CT 显示钇 90（⁹⁰Y）放射栓塞治疗前（A）和 1 个月后（B）病灶大小增加（箭），归类为疾病进展。后续 CT 扫描（未展示）病灶径线缩小、强化减弱，提示反应性良好。肿瘤经靶向治疗后，包括消融和栓塞在内，可能最初会因出血和水肿出现增大

肠道间质瘤的疗效评价标准，纳入了肿瘤密度和大小变化（表 127-3）。伊马替尼是一种酪氨酸激酶抑制药，主要通过诱导肿瘤凋亡起作用。在基于一项对 173 例进展期胃肠道间质瘤患者的研究中，作者建议肿瘤密度减少 15% 或肿瘤径线减少 10% 提示部分缓解（图 127-8 和图 127-6）。这些标准在确定治疗有效时与 ¹⁸F-FDG PET 有 97% 的一致性。

（三）MASS 标准

2010 年，Smith 及其同事 [16] 提出了针对转移性肾细胞癌的 MASS 标准，即形态（M，morphology）、密度（A，attenuation）、径线（S，size）和结构（S，structure）（表 127-4）。将治疗反应性分为三类：反应良好、反应中等和反应不良。在他们对 84 例接受舒尼替尼或索拉非尼治疗的转移性肾细胞癌患者的研究中，Smith 及其同事发现，以 MASS 标准（89%）评价无进展生存的准确性高于 RECIST 标准（36%）（图 127-9）。作者结论是，疾病进展时间和疾病特异性生存时间在 MASS 标准的三种分类之间有显著差异，表明这些标准能够更好地区分侵袭性和非侵

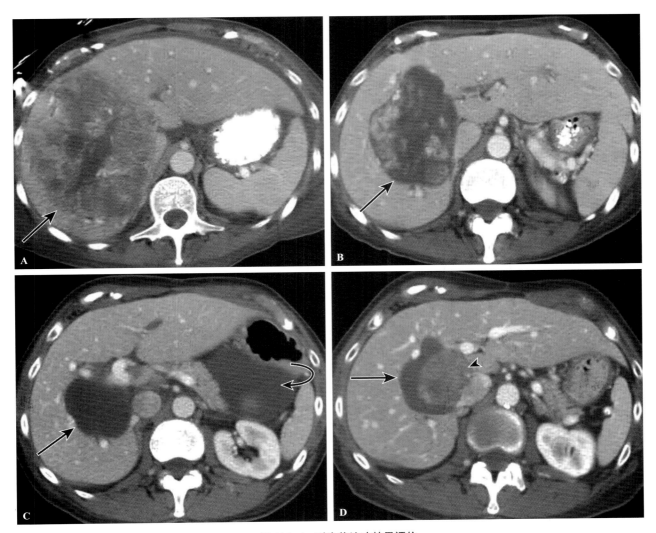

▲ 图 127-6　对生物治疗效果评价

60 岁女性，转移性胃肠道间质瘤患者，使用甲磺酸伊马替尼（格列卫）治疗。A. 治疗前（2006 年 6 月）的横轴位增强 CT 显示右肺的大病灶（箭）。B. 治疗开始两个月后（2006 年 8 月），病灶（箭）径线缩小，同时中心密度也明显降低。C.2007 年 4 月，病灶仍然存在，但却完全囊性变（直箭）。根据 RECIST 1.1 标准中被认为是部分缓解，但在 Choi 标准中则被认为是完全缓解。新见腹水（弯箭），被误报为转移性肿瘤。腹水常见于因伊马替尼引发的低蛋白血症，在无实性腹膜结节存在时，则不应考虑为肿瘤复发。临床认识到影像学的错误，减少了伊马替尼剂量。D.2009 年 12 月，在囊性肿块（箭）内可见一壁结节（箭头），提示肿瘤进展，尽管病变径线并未增加。在 Choi 标准中，新的瘤内结节被认为是疾病进展。该病例解释了许多概念。在评价肿瘤对生物制剂的反应时，RECIST 1.1 并不令人满意。伊马替尼治疗后完全囊性变的肝转移或腹膜肿块不应被误认为是良性囊肿或无活性的肿瘤。胃肠道间质瘤的突破性克隆增殖可能发生在对伊马替尼反应良好的几个月后，特别是在减少剂量的情况下。腹水不一定是腹膜转移的指标，更可能是继发于药物作用

袭性病变。

（四）PERCIST

　　使用 PET 进行定量的肿瘤评价需要考虑两个问题：测量的一致性和结果的可重复性。此前曾有过几次将 PET 标准化的尝试，包括欧洲癌症研究与治疗组织[17] 和美国国家癌症研究所发布的那些

尝试[18]。实体瘤的正电子发射断层摄影反应性标准（PERCIST 1.0）代表了建立标准化 PET 标准的最新尝试[19]。肿瘤的治疗反应在本质上是连续的，而分散的类别，如分为完全缓解或部分缓解，可能会导致有用数据的丢失。PERCIST 指出，需记录从基线到治疗后检查的代谢活性变化百分比，以绘制连续的肿瘤活性图。

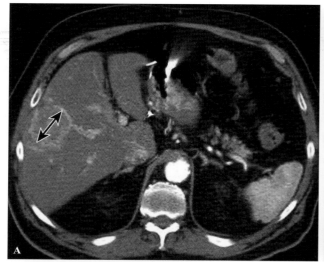

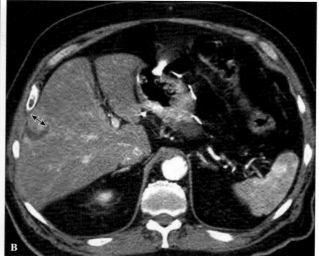

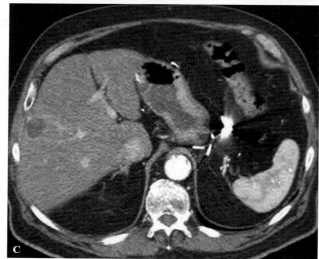

▲ 图 127-7　mRECIST 用于肝细胞癌

78 岁男性肝癌患者，在接受 ^{90}Y 放射栓塞治疗和口服索拉非尼治疗前（A）、治疗后 6 个月（B）和 12 个月（C）的一系列增强 CT 检查动脉期图像显示动脉增强成分逐渐减少。图 C 中无可见的动脉期强化成分。mRECIST 标准用于肝细胞癌与 RECIST 标准相似，除了使用动脉期的增强灶长径（双箭）。该病灶基于 RECIST 1.1 标准被归为部分缓解，基于 mRECIST 肝细胞癌标准为完全缓解。对该病例，考虑到在 34 个月的随访中病变未发生变化，mRECIST 是更准确的预测方法

表 127-3	胃肠道间质瘤 Choi 反应性标准
完全缓解	病灶消失且无新病灶
部分缓解	径线减少＞ 10%（无新病灶），或密度减少＞ 15%（无新病灶）
疾病进展	有新病灶，或径线增加＞ 10%（无密度减少 15%），或有新的瘤内结节或现有的瘤内结节增大
疾病稳定	以上都不符合

表 127-4	肾细胞癌的 MASS 标准
反应类别	**定　义**
反应良好	无新发病灶且无下列任何一项：①肿瘤缩小＞ 20%；②一个或多个明显实性强化病灶，伴有明显的中央坏死或明显的 CT 值降低（＞ 40HU）
反应中等	既不符合良性反应也不符合不良反应标准
反应不良	符合下列任何一项：①肿瘤增大＞ 20% 且无明显中央坏死或明显 CT 值降低；②新发转移灶，明显的中心实性，或以前为均匀低密度、无强化的肿块新出现强化

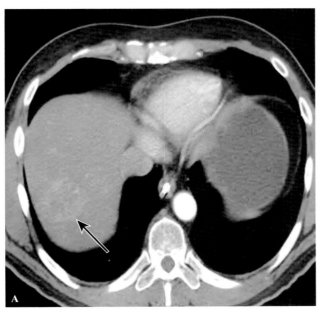
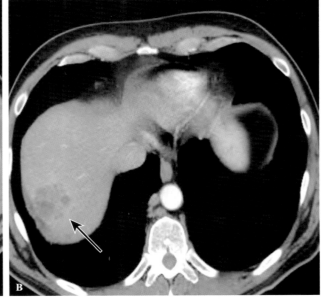

▲ 图 127-8 胃肠道间质瘤的 Choi 标准

转移性胃肠道间质瘤患者，甲磺酸伊马替尼治疗前（A）和治疗后（B）横轴位增强 CT。肝转移灶（箭）在基线扫描时测量为 3.2cm，CT 值 145HU（A），在后续扫描时测量值 3.0cm，CT 值 84HU（B）。这些表现根据 RECIST 1.1 被认为是疾病稳定，根据 Choi 标准被认为是部分缓解

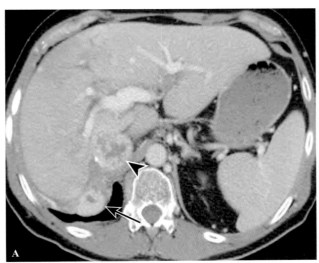
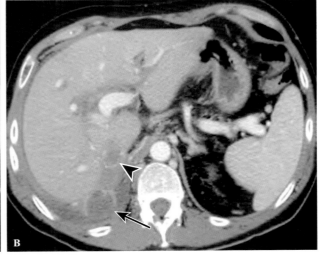

▲ 图 127-9 MASS 标准

52 岁男性，转移性乳头状肾细胞癌。舒尼替尼治疗前（A）和治疗后（B）CT 显示后部病灶（箭）径线轻微增大和明显的 CT 值 / 强化减低。前部病灶（箭头）显示径线的缩小和密度减低。根据 MASS 标准符合反应性良好

　　PET 评价的主要决定因素是标准化摄取值（SUV），这是一种半定量的活性测量方法，通常是通过测量肿瘤活性值除以注射剂量 / 体重来计算。在 SUV 的众多变体中，瘦体重修正的 SUV（SUL）被采用与 PERCIST 一起使用，是因为该参数已被

证明比其他 SUV 指标更不易受患者体重变化的影响[20, 21]。在每一次扫描中，在单个最活跃的病灶上获得 SUL 峰值。该峰值被定义为在以肿瘤最活跃代谢区为中心的一个直径 1.2cm（相当于 1cm³ 的体积）的球形区域内的平均活度。在随访扫描中，SUL 峰

可能位于不同的病灶。通过使用与 RECIST 相同的概念，PERCIST 建议将最多 5 个靶病灶（每个器官最多 2 个）的活性度总和作为评价反应性的次要决定因素。除 SUL 外，PERCIST 还建议对总病灶糖酵解（TLG）进行测量，以评价 TLG 的价值。TLG 是对全肿瘤在预设阈值以上的 FDG 摄取的测量，其计算方法是将平均 SUV 乘以总肿瘤体积（单位为 ml）[22]。PRECIST 提供了 4 个反应性类别（表 127-5，图 127-10 和图 127-11）。

PET 也已被纳入经修订的淋巴瘤治疗效果评价国际工作组标准。这是一组使用 CT、PET 和骨髓活检的复杂标准 [23-25]。因这个分类系统不涉及胃肠癌，所以在本章中不作进一步讨论。

四、功能磁共振成像技术

一些 MRI 技术，如动态对比增强 MRI（DCE-MRI）、扩散加权成像和磁共振波谱，已经被作为肿瘤治疗效果的评价被研究。到目前为止，还没有标

表 127–5	**PRECIST 1.0**
反应类别	**定 义**
完全缓解	所有的 FDG 摄取病灶均消失
部分缓解	降低 > 30%，且 SUL 在最大摄取灶下降至少 0.8SUL 平均单位
疾病进展	增加 > 30%，且 SUL 在最大摄取灶增厚至少 0.8SUL 平均单位 新的 FDG 摄取病灶
疾病稳定	以上都不符合

准方案或明确定义的界值将这些技术用于客观评价肿瘤治疗效果。关于这些技术的大部分数据来自单中心，主要是回顾性研究，需要在更大的前瞻性随机研究中进行验证。

DCE-MRI 是指在静脉注射低分子量钆螯合物之前、期间和之后采集一系列图像。通常，每期图像的时间分辨率只有几秒钟。DCE-MRI 使用 T₁ 加

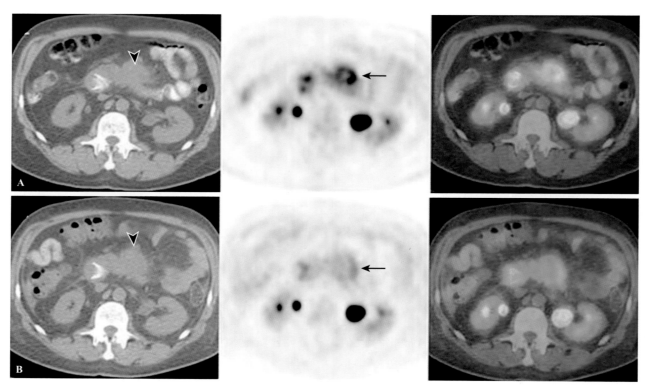

▲ 图 127–10　**PRECIST 标准**
治疗前（A）和治疗后（B）59 岁胰腺癌患者的 PET/CT 图像显示，CT 上肿瘤大小稳定（箭头），然而 SUL 下降了 41%，说明肿瘤（箭）有治疗效果（部分缓解）。PRECIST 采用对代谢最活跃的病灶测量 SUL 峰值进行比较

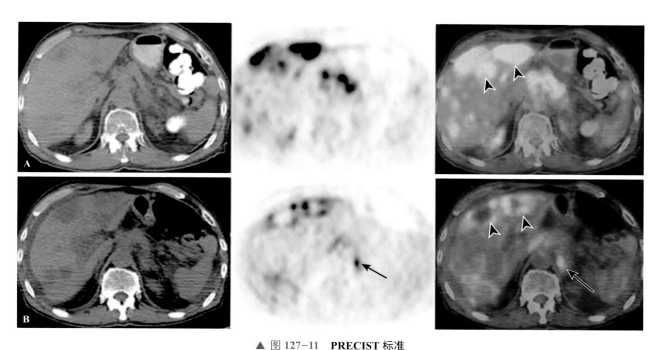

▲ 图 127-11　**PRECIST 标准**

53 岁结直肠癌转移患者，接受吉西他滨和伊立替康联合化疗。治疗前（A）和治疗后（B）PET/CT 图像显示，之前已有的肝转移（箭头）SUL 下降了 50%，但 B 图可见一新生高代谢的腹膜后病变（箭），表明疾病进展

权对比增强技术时可以测量组织供血情况[26]。其他应用较少的磁共振灌注技术包括评价钆剂首过时 T_2^* 信号变化的动态磁敏感增强 MRI，以及无造影剂的动脉自旋标记。T_1 加权 DCE-MRI 可以进行半定量测量，参数可直接从时间信号强度图中获得，如达峰时间和增强曲线斜率。这些参数高度依赖于扫描设备的类型和使用的扫描方案。此外，信号强度与组织中钆浓度不成正比。为了使不同研究之间更具一致性，定量技术被研发出来。定量技术的细节，包括测量输入动脉和使用不同模型，超出了本文范围，将在其他地方讨论[26-30]。常用的模型 (Toft 模型) 假设钆剂在血浆和血管外细胞外间隙之间自由出入，衍生出诸如流入速率（K^{trans}）、廓清速率（K_{ep}）和细胞外空间体积分数（V_e）等参数[30]。

大多数关于 DCE-MRI 的研究在盆腔（女性生殖系统肿瘤、直肠癌或前列腺癌）。上腹部的呼吸运动使高时间分辨率 DCE-MRI 在技术上颇具挑战。为数不多的一些研究表明，治疗前高 K^{trans} 提示腹部肿瘤对化疗或抗血管生成治疗具有良好反应[31]。这些结果与头颈癌部肿瘤、脑肿瘤和乳腺癌的研究结果一致[26-28,32,33]。治疗后 K^{trans} 的显著下降也预示反应良好。然而，在临床可能应用 DCE-MRI 进行肿瘤疗效评价之前，还需要解决方法标准化的问题并进行更广泛的结果验证。

扩散加权磁共振成像已作为一个有潜力的评效工具被研究，用于原发性和转移性肝肿瘤、胰腺癌和直肠癌[34,35]。这些研究结果有些并不一致。治疗前的低表观扩散系数（ADC）被证明是胰腺癌治疗效果差的预测因子，而治疗前高 ADC 被证明是肝转移和原发直肠癌治疗失败的标志[36-38]。在靶向治疗的肝细胞癌和化疗的结直肠癌肝转移中，ADC 值的增加与治疗有效相关[39,40]。然而，检查的最佳时机仍然未知。ADC 值的变化可能反映了肿瘤组织治疗后的病理变化。在治疗后最初的 24～48h，可能观察到 ADC 值下降，可能是由于细胞毒性水肿和细胞外空间缩小所致。治疗后的前 2 周，肿瘤坏死导致 ADC 值升高，这通常出现在可测量出的肿瘤大小变化之前。随后 ADC 值的降低可能与细胞炎性渗出、肿瘤再增殖、纤维化或灌注减少有关[41]。在扩散加权成像被临床用于评价肿瘤治疗效果之前，仍需要进一步研究。

五、结论

影像学在评价肿瘤对各种治疗的反应中起着至关重要的作用。分子靶向治疗的出现增加了对明确肿瘤生物学的需求，这可能与肿瘤大小变化无关。目前，RECIST 1.1 是正式用于评价肿瘤治疗反应的主要方法。在将来，PET 或功能磁共振技术可能被用于克服解剖测量的局限性。